PRINCIPLES AND PRACTICE OF HAND SURGERY

手の外科の実際

改訂第7版

広島大学名誉教授 津下健哉 著

南江堂

PRINCIPLES AND PRACTICE OF HAND SURGERY

7th Edition

KEN-YA TSUGE, M.D.
Professor Emeritus
Hiroshima University
Hiroshima

© Ken-ya Tsuge, 2011

Published by Nankodo Co., Ltd., Tokyo, 2011

Designed by Kōji Itō
Printed and bound in Japan
All rights reserved. This book is protected by copyright. No part of this book may be reproduced in any form or by any means, including photocopying, or utilized by any information storage and retrieval system without written permission from the publishers and author.

本書の複製は著者および出版社の許諾なくしてはいかなる形式においてもできません．

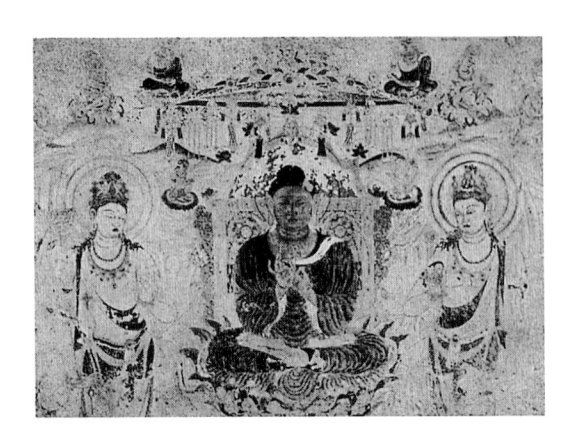

〔デザインの手の図について〕
デザインの「手」の図は，法隆寺金堂壁画西大壁（6号壁）「阿彌陀浄土図」の一部分をさす．手の姿があまりにも美しいので勿体ないことながら表紙に入れさせていただくことにした（著者）．（「奈良の寺⑧法隆寺金堂壁画」30頁，岩波書店，1975年より．法隆寺ならびに岩波書店より1984年9月写真記載許可ずみ）

改訂第7版の序

　改訂第6版を出版してから20年余が経過した．私にはもはや改訂はできないものと諦めていた．しかし内容の不足は読者に対して申し訳ないと常々考えていた．たまたま県立身障者リハビリテーションセンター退職後は広島手の外科・微小外科研究所に迎えられ，これも所長から顧問職となり，時間的余裕ができたのを機会に不足部分の追加ができないかと考えた．年齢を考えて恥ずかしい面もあり，また不勉強，経験不足は否定できないが，現在のまま放置するのも残念と考えていたところ，生田義和名誉教授のアドバイスも頂き改訂に着手することとした．マイクロサージャリーの項については生田名誉教授，また砂川融教授らの援助を頂くこととし，一部手術については広島手の外科・微小外科研究所木森研治部長の手術を参考にさせて頂いた．

　本書は「私の手の外科―手術アトラス」と姉妹をなすものであり，今回の改訂では「手術アトラス」の図を一部転用させて頂いた．実際とは principles and practice であり，実施面についても頭でイメージしながら読んで頂ければ幸いである．

　最近の手の外科の進歩は目覚ましいものがあり，微に入り細にわたっての術式が発表されているが，細にこだわり大局を忘れてはならない．手術は手の外科に長年従事してきた人に許されるもので，手を始めて10年以内の人は手の外科の歴史，手の外科の基礎を知る必要がある．技術は教えられるものでなく本人が自らの努力により頭と体で会得するもので，それには10年の時間が必要であろう．マイクロサージャリーの技術は手の外科の進歩に絶対必要である．手術は atraumatic technique に徹することであり，瘢痕をいかに最小にするかにある．手の手術をすれば手の外科医だと考えるべきでない．私は手の外科を始めて55年になる．ここに改訂版を出すことの気恥ずかしさはあるが，一面安堵感もあり，多くの人に支えられ今日に至ったことを感謝している．

　最後に今改訂作業にあたっての生田，砂川，木森諸先生の御厚情に深くお礼を申し上げる．また施設の使用を許していただいた土谷晋一郎理事長，校正の手伝いをいただいた上村優子君，密山裕子君にも厚く御礼を申し上げる．さらに改訂の機会を頂いた南江堂にも深謝したい．

2011年9月

広島大学名誉教授

津下　健哉

改訂第2版の序

第 1 版 の 序

　手の外科を始めて10年近くになった．この間いろいろの雑誌に発表した原稿や，講演の原稿が大分たまったのでこれらをまとめ，また足りないところは補足して1冊の本として出版することとした．いまだわが国には手の外科としてまとまった書物が発刊されていないので，この方面の進歩になんらかプラスするところがあればこのうえない幸いである．なお本書は「手の外科の実際」としたが，理論とか文献的考察はなるべくこれを除外して，実際面のみを中心とし，しかもできるだけ具体的にわかりやすく書くよう努力した．ところによって記載が重複しているところもあるが，それは臨床上とくに重要と考えたがためと了解していただきたい．

　今日までわが国では腱の損傷とか瘢痕拘縮，また神経の損傷など個々の問題については，学会でも雑誌でもしばしばテーマとして取り上げられ，それぞれの問題について注意しなければならない治療原則ともいうべきものが述べられてきたが，しかしこれらはいわば数学の公式のようなもので，かかる公式のみで処置できる症例はきわめて少ない．われわれの取り扱う症例の大部分は数学でいえば応用問題ばかりで，これらの公式をつかっていかに応用問題を解いていくか，ここに手の外科のむつかしさがあるといってよい．本書では公式だけでなく，公式をつかっての応用問題の解き方，考え方ともいうべきものをできるだけくわしく書いてみたつもりである．

　症例の写真も多数挿入したが，これらは応用問題の解き方，考え方を，会得するうえでの資料となればと考えたからである．個々の手術にしてもできるだけくわしく記述するとともに，私の経験から知りえた手術のコツというようなものも同時に記載した．手の障害に悩む患者が1人でも救われれば私のこのうえない喜びとするところである．

　　　そしてこれはお願いであるが，手にメスを加える場合には一応本書を始めから終わりまで通読されて，手の外科の原則とその考え方の常識とを理解されたうえで，初めてメスをとるようにしていただきたい．もし1項目のみの知識で気軽にメスをとることがあれば，かえって不幸な患者を増やす可能性があるからである．

　　　応用問題の解答は1つの公式のみでは不可能である．数個の公式をその症例に応じて適宜に組み合わせることによって，初めて正しい解答すなわち良好な結果が得られることを申しあげたい．

　さて手の外科の領域でも，毎年少しずつではあるが確実な進歩が行なわれている．私も症例を重ねるにしたがって多少考え方の変化，前進があるかもしれない．幸いにして本書が皆様に愛されるところとなれば，今後改訂の機会をとらえて，より完全な学問の進歩に遅れない書物として育てていくことが私の念願である．皆様のご批判とご教示をお願いし

たい．

　なお本書の発刊にあたっては岡山大学整形外科児玉教授をはじめ，同教室員，また広島大学整形外科教室員各位の暖かいご援助をいただいた．これらの方々に厚くお礼申しあげる．

1965 年 9 月

広島にて

津下　健哉

目　　次

第1章　手の外科の特殊性 ——————————— 1

第2章　手の解剖と運動生理 ——————————— 3

- Ⅰ．手のアーチと力の介達 ……………… 3
  1. Transverse arch ……………… 3
  2. Longitudinal arch ……………… 4
- Ⅱ．皮膚とランドマーク ……………… 4
- Ⅲ．手掌腱膜構造 ……………… 5
- Ⅳ．内在筋（intrinsic muscles）……………… 6
  1. 母指球筋群（thenar muscles）……………… 6
  2. 小指球筋群（hypothenar muscles）……………… 6
  3. 骨間筋および虫様筋 ……………… 6
- Ⅴ．血管とリンパ管 ……………… 7
- Ⅵ．手の神経支配 ……………… 8
  1. 皮膚知覚 ……………… 8
  2. 運動支配 ……………… 8
- Ⅶ．手の筋肉 ……………… 10
  - 母指のつまみ運動 ……………… 11
- Ⅷ．屈筋腱と腱鞘 ……………… 12
- Ⅸ．指背腱膜構造（extensor apparatus）……………… 13
  1. 矢状索（sagittal band）……………… 14
  2. 腱膜構造（expansion hood）……………… 15
  3. 支靱帯（retinacular ligament）……………… 16
  4. Cleland ligament および Grayson ligament ……………… 16
  5. 母指の背側腱膜 ……………… 18
- Ⅹ．手関節部の構造 ……………… 18
  1. 手関節掌側 ……………… 18
  2. 手関節背側 ……………… 18
- Ⅺ．関節と靱帯構造 ……………… 19
  1. 手関節 ……………… 19
  2. 指関節 ……………… 19

第3章　手の手術の一般 ——————————— 23

- Ⅰ．手術器具について ……………… 23
- Ⅱ．麻　酔 ……………… 25
  1. 局所麻酔 ……………… 25
  2. 伝達麻酔 ……………… 25
  3. 全身麻酔 ……………… 26
- Ⅲ．消　毒 ……………… 26
- Ⅳ．手術台の配置 ……………… 26
- Ⅴ．敷布のかけ方と術中の透視 ……………… 28
- Ⅵ．止血帯の使用 ……………… 28
- Ⅶ．皮層の切開 ……………… 30
- Ⅷ．皮膚の縫合 ……………… 31
- Ⅸ．止血について ……………… 32
- Ⅹ．Atraumatic の操作 ……………… 33
- Ⅺ．手の良肢位について ……………… 34
- Ⅻ．包帯について ……………… 35
  1. 圧迫包帯の実施方法 ……………… 35
  2. その他の包帯 ……………… 35
- XIII．固定について ……………… 36
  - 実施上の注意 ……………… 36
- XIV．手のリハビリテーション ……………… 37
- XV．弾性副子（dynamic splint）について ……………… 39
  1. プラスチック板の利用 ……………… 39
  2. 手関節保持用装具（cock-up splint）……………… 41
  3. 指の屈曲を得るための装具 ……………… 41
  4. 指の伸展を得るための装具 ……………… 42
  5. 母指対立位保持のための装具（opponens splint）……………… 42
  6. 機能訓練 ……………… 43

第4章　手における開放創の処置 ── 45

- Ⅰ．開放創処置の目標と治療原則 …………… 45
- Ⅱ．救急処置と再感染の防止 ………………… 46
- Ⅲ．受傷と受傷状況およびその問診 ………… 46
  1. 原因 ………………………………………… 46
  2. 受傷からの経過時間と最初の処置 ……… 46
- Ⅳ．創の観察 …………………………………… 47
  1. 創の性状および汚染程度 ………………… 47
  2. 皮膚欠損について ………………………… 47
  3. 皮膚の生活力判定 ………………………… 47
  4. 深部組織損傷の有無 ……………………… 47
- Ⅴ．麻酔について ……………………………… 48
- Ⅵ．開放創の清掃 ……………………………… 48
- Ⅶ．Débridement について …………………… 49
- Ⅷ．一次的創閉鎖の適応について …………… 49
- Ⅸ．深部組織修復の問題 ……………………… 51
  1. 骨折，脱臼の修復 ………………………… 51
  2. 血管の縫合 ………………………………… 51
  3. 腱の修復 …………………………………… 51
  4. 神経の修復 ………………………………… 51
- Ⅹ．開放創の閉鎖について …………………… 53
  1. 単なる縫合について ……………………… 53
  2. 局所皮膚の移動 …………………………… 54
  3. 遊離皮膚移植 ……………………………… 54
  4. 有茎皮膚移植 ……………………………… 55
- Ⅺ．後療法について …………………………… 57

第5章　挫滅創の処置 ── 59

- Ⅰ．圧挫創 ……………………………………… 59
- Ⅱ．手指背側における挫滅創 ………………… 60
- Ⅲ．手指掌側における挫滅創 ………………… 62
- Ⅳ．Degloving injury の処置 ………………… 63
  - 治療 …………………………………………… 63
  1. 剝離皮弁の再縫合 ………………………… 63
  2. 遊離植皮術 ………………………………… 63
  3. 有茎植皮法 ………………………………… 63
  4. 有茎植皮と遊離植皮の合併法 …………… 64
  5. 二次的修復について ……………………… 65
  - Ring injury について ……………………… 66
- Ⅴ．High-pressure injection injury …………… 66
- Ⅵ．指の挫滅創と切断の問題 ………………… 67
  1. 指の切断と適応の決定 …………………… 67
  2. 指切断の実際と注意 ……………………… 67
- Ⅶ．新鮮外傷と一次再建術
  （primary reconstruction）の重要性 ………… 69
- Ⅷ．化膿創の処置について …………………… 72

第6章　爪の損傷 ── 73

- Ⅰ．爪下における血腫形成 …………………… 73
- Ⅱ．爪の剝離と爪床損傷 ……………………… 74
- Ⅲ．爪の変形 …………………………………… 75
- Ⅳ．爪の疾患 …………………………………… 76
- Ⅴ．爪の形成と移植 …………………………… 77

第7章　指先部の切断とその被覆 ── 79

- Ⅰ．指の手術と準備 …………………………… 79
- Ⅱ．末節における指の切断 …………………… 79
  1. 不完全切断 ………………………………… 79
  2. 完全切断 …………………………………… 80
- Ⅲ．指の切断と再接合 ………………………… 86
- Ⅳ．断端の形成術 ……………………………… 86

第8章　熱傷の治療 ── 87

- Ⅰ．熱傷について ……………………………… 87
  1. 熱傷の原因と分類 ………………………… 87
  2. 熱傷程度の分類 …………………………… 87
  3. ショックについて ………………………… 88

4. 熱傷の治療 …………………………………… 88
Ⅱ. 放射線火傷 (radiation burn) について ………… 92
Ⅲ. 電撃傷 (electrical burn) について ……………… 94
　　1. 局所の所見 …………………………………… 94
　　2. 治　療 ………………………………………… 95
　　3. 陳旧例に対する機能再建 …………………… 96
Ⅳ. 化学薬品による熱傷 (chemical burn) ………… 98
　　1. 酸, アルカリ ………………………………… 98
　　2. フッ化水素酸 (hydrofluoric acid) ………… 100

第9章　瘢痕拘縮の治療 ─────────────────────── 101

Ⅰ. 瘢痕拘縮の予防 ……………………………………… 101
Ⅱ. 手術適応と手術時期 ………………………………… 101
Ⅲ. 瘢痕拘縮除去時の諸注意 …………………………… 102
Ⅳ. 線状瘢痕に対する Z-plasty ………………………… 103
　　1. 実施上の注意 ………………………………… 103
　　2. Z-plasty の利用 ……………………………… 104
Ⅴ. 表在性瘢痕の除去 …………………………………… 107
　　1. 瘢痕切除と遊離皮膚移植の実施 …………… 107
　　2. 指間部における水かき形成の除去を伴う
　　　　皮膚移植 …………………………………… 113
Ⅵ. 深部に及ぶ瘢痕拘縮の除去 ………………………… 115
　　1. MP 関節の過伸展拘縮の除去 ……………… 115
　　2. 指背瘢痕と指のボタン穴変形 ……………… 116
　　3. 指屈側の瘢痕拘縮 …………………………… 118
　　4. 母・示指間の瘢痕による母指内転拘縮
　　　　の矯正 ……………………………………… 119
Ⅶ. 有茎植皮の実施について …………………………… 120
　　1. 適　応 ………………………………………… 120
　　2. 利点と欠点 …………………………………… 120
　　3. 種類と方法 …………………………………… 121

第10章　骨折と脱臼
　　　　　　（含 手根不安定症, 靱帯損傷, ロッキング）───── 131

Ⅰ. 治療の原則 …………………………………………… 131
　　1. 早期整復 ……………………………………… 131
　　2. 固定肢位（安全肢位固定） ………………… 131
　　3. 固定範囲 ……………………………………… 132
　　4. 完全固定 ……………………………………… 132
　　5. 早期運動 ……………………………………… 132
　　6. 関節強直の防止 ……………………………… 132
Ⅱ. 手関節における骨折と脱臼 ………………………… 133
　　1. 橈骨遠位端骨折 ……………………………… 133
　　2. Colles 骨折 …………………………………… 135
　　3. 不安定骨折とその治療 ……………………… 136
　　4. 橈・尺関節の脱臼 …………………………… 139
　　5. 手根骨部における骨折と脱臼 ……………… 140
Ⅲ. 末節の骨折および脱臼 ……………………………… 154
Ⅳ. 中節の骨折および脱臼 ……………………………… 156
　　1. 中節骨骨折 …………………………………… 156
　　2. PIP 関節における脱臼および骨折 ………… 156
Ⅴ. 基節の骨折および脱臼 ……………………………… 160
　　1. 基節骨骨頭顆部骨折 ………………………… 160
　　2. 基節骨骨幹部骨折 …………………………… 161
　　3. 基節骨の若年者骨折 ………………………… 163
　　4. MP 関節の背側脱臼 ………………………… 165
Ⅵ. 中手骨の骨折および脱臼 …………………………… 168
　　1. 基部骨折 ……………………………………… 168
　　2. 骨幹部骨折 …………………………………… 168
　　3. 頸部骨折 ……………………………………… 169
　　4. 手根中手骨 CM 関節の脱臼・骨折 ………… 170
Ⅶ. 母指の骨折と脱臼 …………………………………… 171
　　1. 末節, 基節の骨折, 脱臼 …………………… 171
　　2. MP 関節の脱臼 ……………………………… 171
　　3. CM 関節の脱臼骨折（Bennett 骨折,
　　　　Rolando 骨折） …………………………… 172
　　4. 母指 CM 関節の習慣性脱臼, および
　　　　変形性関節症 ……………………………… 175
Ⅷ. 指における捻挫 ……………………………………… 176
　　1. 側副靱帯の断裂 ……………………………… 176
　　2. Volar plate の断裂 …………………………… 177
　　3. Boutonnière deformity の発生 ……………… 178
　　4. 診　断 ………………………………………… 178
　　5. 治　療 ………………………………………… 178

x　目　次

- IX. 母指における捻挫 ……………………… 179
  - 1. MP関節尺側側副靱帯の断裂
      （Stener lesion） …………………… 179
  - 2. 母指MP関節亜脱臼 ………………… 181
  - 3. 母指MP関節のロッキング ………… 182
  - 4. 示指におけるMP関節ロッキング … 183

第11章　骨，関節の手術 ── 187

- I. 肘関節 ……………………………………… 187
  - 肘拘縮の原因 …………………………… 187
  - 1. 関節形成術 …………………………… 187
  - 2. 人工関節による肘関節形成術 ……… 191
  - 3. 肘関節側副靱帯の再建 ……………… 192
  - 4. 肘の離断性骨軟骨症
      （osteochondritis dissecans） ……… 192
  - 5. 橈骨頭（頸部）骨折 ………………… 193
  - 6. 上腕骨外上顆炎（テニス肘） ……… 194
- II. 手関節 …………………………………… 195
  - 1. 関節固定術 …………………………… 196
  - 2. 関節形成術 …………………………… 199
- III. 前腕の回旋運動障害 …………………… 199
  - 1. 尺骨末端切除術（Darrach operation） … 200
  - 2. 尺骨短縮術 …………………………… 202
  - 3. Sauvé-Kapandji法 …………………… 202
- IV. 中手骨の変形，欠損 …………………… 203
  - 1. 骨の変形 ……………………………… 203
  - 2. 骨幹部の欠損 ………………………… 205
  - 3. 中手骨移行術（metacarpal transfer） … 207
  - 4. 中手骨骨頭の欠損 …………………… 208
- V. MP関節に対する手術 …………………… 209
  - 1. 関節囊切除術（capsulectomy） …… 210
  - 2. 人工関節Avanta MCP implantによる
      関節授動術 …………………………… 211
  - 3. 全関節移植術（whole-joint replacement） … 211
- VI. PIP関節に対する手術 ………………… 212
  - 1. PIP関節拘縮に対する処置 ………… 213
  - 2. 関節固定術 …………………………… 214
  - 3. 関節形成術 …………………………… 215
- VII. DIP関節に対する手術 ………………… 217
  - 1. Heberden結節 ……………………… 217
  - 2. 粘液性囊腫（mucous cyst） ……… 218
  - 3. 豆状骨・三角骨関節症 ……………… 218
  - 4. 手根中手関節隆起
      （carpometacarpal boss） …………… 218

第12章　Volkmann阻血性拘縮 ── 219

- 1. 原因と病理 …………………………… 219
- 2. 急性期の臨床症状 …………………… 220
- 3. 急性期の処置 ………………………… 221
- 4. 変性発生後の治療 …………………… 222
- 5. 手に限局したVolkmann拘縮（ischemic contracture, local, in the hand） …… 227

第13章　Dupuytren拘縮 ── 231

- 1. 発生と原因 …………………………… 231
- 2. 症　状 ………………………………… 232
- 3. 診　断 ………………………………… 232
- 4. 病理組織 ……………………………… 234
- 5. 治　療 ………………………………… 234

第14章　骨の無腐性壊死疾患 ── 239

- 1. Kienböck病（lunatomalacia） …… 239
- 2. 舟状骨の無腐性壊死（Preiser病） … 242
- 3. 指骨骨端炎（Thiemann病） ……… 242
- 4. 中手骨骨端炎（Dietrich病） ……… 242
- 5. Microgeodic disease ……………… 242

第 15 章　母指の機能再建 ——— 245

Ⅰ．母指内転拘縮の治療 ……………………… 245
 1．不良肢位固定による母指内転拘縮 …… 246
 2．神経麻痺による母指内転拘縮 ………… 247
 3．熱傷，外傷性瘢痕による母指内転拘縮 …… 248
 4．骨，関節の損傷による母指内転拘縮 …… 250
 5．手に限局した Volkmann 拘縮による
   母指内転拘縮 ………………………… 250
 大多角骨摘出術（trapeziectomy），および
  筋膜球挿入による関節形成術 ………… 251
Ⅱ．母指の短縮，欠損に対する処置 ………… 252
 1．母指の延長 …………………………… 252
 2．Cocked hat 法 ………………………… 252
 3．母指の造指術 ………………………… 254
 4．母指化手術（pollicization） ………… 256
 5．足指の移植（toe to thumb） ………… 262
 6．Phalangization ……………………… 263
 7．前腕での切断に対する機能再建
   （Krukenberg 法） …………………… 264
Ⅲ．母指の知覚再建 …………………………… 264
 1．掌側皮膚前進法（volar flap advance 法） …… 264
 2．神経血管柄付き島状皮弁植皮
   （neurovascular island pedicle transfer） …… 264
 3．橈骨神経知覚枝の利用
   （sensory cross finger 法） ………… 266
 4．神経・血管縫合による遊離植皮 ……… 267

第 16 章　腱の損傷 ——— 269

Ⅰ．腱と癒着 …………………………………… 269
Ⅱ．縫合腱の治癒過程 ………………………… 269
 1．腱の治癒機転 ………………………… 270
 2．腱の栄養 ……………………………… 270
Ⅲ．損傷腱治療の際注意すべき諸問題 ……… 271
 1．手の外科における腱手術の順序 ……… 271
 2．局所解剖の熟知 ……………………… 271
 3．手術時の一般的注意 ………………… 271

第 17 章　屈筋腱の新鮮損傷 ——— 273

Ⅰ．原　　因 …………………………………… 273
Ⅱ．診　　断 …………………………………… 273
Ⅲ．腱縫合の適応決定 ………………………… 274
Ⅳ．手術野の拡大と切開の延長 ……………… 275
Ⅴ．腱の縫合方法 ……………………………… 276
 1．筆者らの腱縫合 ……………………… 276
 2．ループ状糸付き針を用いての腱縫合の利点 …… 278
Ⅵ．腱損傷修復とその評価 …………………… 278
Ⅶ．各部位における屈筋腱損傷の治療 ……… 279
 1．指先部での屈筋腱損傷（zone Ⅰ） …… 280
 2．No man's land での屈筋腱損傷（zone Ⅱ） …… 280
 3．母指 MP 関節屈側における
   長母指屈筋腱損傷（zone TⅡ） …… 285
 4．手掌部における屈筋腱損傷（zone Ⅲ） …… 286
 5．手根管部での屈筋腱損傷（zone Ⅳ） … 287
 6．前腕部における屈筋腱損傷（zone Ⅴ） … 287
 7．後療法 ………………………………… 291
 8．腱剥離手術について（tenolysis） …… 292

第 18 章　伸筋腱の新鮮損傷 ——— 293

Ⅰ．DIP 関節部における伸筋腱損傷（zone Ⅰ） …… 294
 治　療 …………………………………… 294
Ⅱ．中節背面における伸筋腱損傷（zone Ⅱ） … 296
Ⅲ．PIP 関節背側における伸筋腱損傷（zone Ⅲ） … 296
Ⅳ．基節背面における伸筋腱損傷（zone Ⅳ） … 298
Ⅴ．MP 関節背側における伸筋腱損傷（zone Ⅴ） … 298
Ⅵ．手背部および手関節部における伸筋腱損傷
  （zone Ⅵ，Ⅶ，Ⅷ） ……………………… 299

第19章　陳旧性屈筋腱損傷 —— 301

I. 腱の縫合 ………………………………………… 301
II. 腱の移行術 ……………………………………… 302
III. 指先部（zone I）での陳旧性屈筋腱損傷 ……… 302
　1. Advancement 法 …………………………… 302
　2. DIP 関節の良肢位での腱固定術，または
　　　関節固定術 ………………………………… 303
　3. 腱移植術（Pulvertaft 法）………………… 304
IV. No man's land（zone II）での
　　陳旧性屈筋腱損傷 …………………………… 306
　1. 腱移植の意義 ……………………………… 306
　2. 切開について ……………………………… 307
　3. Pulley の残存 ……………………………… 308
　4. 損傷腱の剝離 ……………………………… 308
　5. 移植腱の採取 ……………………………… 309
　6. 移植腱の縫合 ……………………………… 311
　7. 移植腱の緊張度 …………………………… 312
　8. Pulley の再建 ……………………………… 314
　9. 後療法 ……………………………………… 314
　10. 高度瘢痕症例における silicone rod の利用 … 315
　11. 腱移植と paradoxical phenomenon ……… 316
V. 母指における陳旧性屈筋腱損傷（zone TII）… 316
VI. 手掌および手根管部（zone III, IV）における
　　陳旧性屈筋腱損傷 …………………………… 317
VII. 前腕部（zone V）における陳旧性屈筋腱損傷 … 319
　1. 瘢痕が少なく良結果が期待される症例 …… 319
　2. 瘢痕と癒着が中等度に認められる症例 …… 320
　3. 瘢痕と癒着が高度に認められる症例 …… 321

第20章　陳旧性伸筋腱損傷 —— 325

I. DIP 関節部における伸筋腱損傷（zone I）…… 325
II. PIP 関節部における伸筋腱損傷（zone III）…… 327
III. MP 関節背側および手背部における伸筋腱
　　損傷（zone V, VI）……………………………… 330
IV. 手関節および前腕背側における伸筋腱損傷
　　（zone VII, VIII）………………………………… 331

第21章　その他の腱の諸問題（腱剝離，腱断裂，腱脱臼，腱鞘炎）—— 333

I. 腱剝離術 ………………………………………… 333
II. 腱の断裂 ………………………………………… 336
　1. 屈筋腱の断裂 ……………………………… 336
　2. 伸筋腱の自然断裂 ………………………… 336
III. 指伸筋腱の脱臼 ……………………………… 339
IV. 腱間結合による指独立伸展障害 …………… 340
V. 小指（固有）伸筋腱の解離による障害 …… 341
VI. 狭窄性腱鞘炎 ………………………………… 341
　1. 症状 ………………………………………… 341
　2. 診断 ………………………………………… 341
　3. 原因と病理 ………………………………… 341
　4. 治療 ………………………………………… 342
VII. 弾発指 ………………………………………… 343
　1. 小児における弾発指 ……………………… 343
　2. 成人における弾発指 ……………………… 344
　3. 原因 ………………………………………… 344
　4. 治療 ………………………………………… 345
VIII. 手指における石灰沈着性腱周囲炎 ………… 346
IX. Intersection syndrome ……………………… 347
X. 手関節部の腱鞘炎 …………………………… 348
　1. 尺側手根伸筋腱腱鞘炎 …………………… 348
　2. 橈側手根屈筋腱腱鞘炎 …………………… 348
　3. 尺側手根屈筋腱腱鞘炎 …………………… 348
　4. 音楽家の手（musician's hand）………… 348

第22章　末梢神経の損傷 —— 351

I. 神経の解剖 ……………………………………… 351
II. 神経の変性と再生 …………………………… 351
III. 神経損傷の症状 ……………………………… 354
　　診断と検査法 ……………………………… 354

IV. 神経損傷の分類 …………………………… 359	1. 年　齢 ………………………………………… 381
V. 一次縫合と二次縫合の問題 ………………… 361	2. 受傷と神経修復までの期間 ………………… 382
VI. 主要末梢神経の損傷 ………………………… 362	3. 神経損傷のレベル …………………………… 382
1. 手掌および指における神経損傷 ………… 362	4. 局所の瘢痕と循環障害 ……………………… 382
2. 尺骨神経の損傷 …………………………… 362	5. Gap と tension の問題 ……………………… 382
3. 正中神経の損傷 …………………………… 365	6. 縫合手技 ……………………………………… 382
4. 正中・尺骨神経の同時損傷 ……………… 367	7. 術前・術後の処置 …………………………… 383
5. 橈骨神経の損傷 …………………………… 368	XI. 骨折と末梢神経損傷 ………………………… 383
VII. 末梢神経損傷の診断 ………………………… 371	1. 鎖骨骨折に合併する神経損傷 ……………… 383
1. 部分損傷の診断 …………………………… 371	2. 肩関節脱臼に合併する神経損傷 …………… 383
2. 部位診断 …………………………………… 371	3. 上腕骨骨折に合併する神経損傷 …………… 383
VIII. 治療方針の決定 ……………………………… 371	4. 肘部骨折に合併する神経損傷 ……………… 383
IX. 末梢神経損傷の治療 ………………………… 373	5. 前腕および手の損傷に合併する神経損傷 … 383
1. 保存療法 …………………………………… 373	XII. 神経剥離術と注射麻痺 ……………………… 384
2. 観血療法 …………………………………… 373	注射麻痺について …………………………… 385
X. 麻痺の回復 …………………………………… 381	

第23章　Entrapment neuropathy（絞扼性神経障害）── 387

I. 肘部管症候群（cubital tunnel syndrome）……… 387	IV. Supracondylar process（spur）による障害 …… 398
1. 原　因 ……………………………………… 387	V. 手根管症候群（carpal tunnel syndrome）…… 399
2. 症　状 ……………………………………… 388	1. 症　状 ……………………………………… 399
3. 治　療 ……………………………………… 389	2. 診　断 ……………………………………… 399
II. 前骨間神経の絞扼性神経障害	3. 原因と病理 ………………………………… 400
Anterior interosseous nerve syndrome	4. 治　療 ……………………………………… 402
（pronator syndrome）……………………… 394	VI. 尺骨神経管症候群（ulnar tunnel syndrome）… 404
III. 後骨間神経の絞扼性神経障害	VII. ボウリングによる母指の障害 ……………… 406
Posterior interosseous nerve syndrome,	VIII. 糖尿病と手の神経障害 ……………………… 406
Supinator syndrome ………………………… 396	

第24章　末梢神経麻痺に対する腱移行術 ── 407

I. 腱移行術についての諸注意 ………………… 407	IV. 正中・尺骨両神経麻痺に対する腱移行術 …… 421
1. 腱移行術の実施時期 ……………………… 407	1. 低位正中・尺骨両神経麻痺に対する
2. 術前における拘縮の除去 ………………… 407	腱移行術 …………………………………… 421
3. 移行腱の選択と術式の決定 ……………… 408	2. 高位正中・尺骨両神経麻痺に対する
II. 尺骨神経単独麻痺に対する腱移行術 ……… 409	腱移行術 …………………………………… 435
1. 低位尺骨神経単独麻痺に対する腱移行術 … 409	V. 橈骨神経麻痺に対する腱移行術 …………… 436
2. 高位尺骨神経単独麻痺に対する腱移行術 … 413	1. 適応の問題 ………………………………… 436
III. 正中神経麻痺に対する腱移行術 …………… 413	2. 腱移行術の実施 …………………………… 436
1. 低位正中神経麻痺に対する腱移行術 …… 413	3. Boyes 法 …………………………………… 440
2. 高位正中神経麻痺に対する腱移行術 …… 420	

第25章　腕神経叢の損傷（分娩麻痺，副神経・肩甲上神経・腋窩神経麻痺) ———— 441

- Ⅰ．腕神経叢の解剖 …………………………… 441
- Ⅱ．腕神経叢麻痺の発生 ……………………… 443
- Ⅲ．腕神経叢の損傷部位と損傷状況 ………… 444
- Ⅳ．症状と診断 ………………………………… 444
- Ⅴ．Avulsionとruptureの鑑別 ……………… 445
- Ⅵ．腕神経叢麻痺の治療 ……………………… 446
  1. 保存療法 ……………………………… 447
  2. 手術療法 ……………………………… 447
  3. 機能再建術 …………………………… 448
- Ⅶ．分娩麻痺 …………………………………… 456
- Ⅷ．副神経麻痺 ………………………………… 458
- Ⅸ．肩甲上神経麻痺 …………………………… 459
- Ⅹ．腋窩神経麻痺 ……………………………… 459

第26章　神経麻痺後の機能再建（肩・肘・前腕の麻痺，頸髄損傷) ———— 461

- Ⅰ．肩関節の麻痺 ……………………………… 461
  1. 筋の移行術 …………………………… 461
  2. 肩関節固定術 ………………………… 462
  3. 肩関節の内転・内旋拘縮に対する手術 … 465
- Ⅱ．肘関節の麻痺 ……………………………… 466
  1. Steindler法，およびその変法 ……… 466
  2. 広背筋移植法 ………………………… 469
  3. 大胸筋移植法（Clark法) …………… 469
  4. 上腕三頭筋移植 ……………………… 471
- Ⅲ．前腕の麻痺 ………………………………… 471
  1. 回内位変形 …………………………… 471
  2. 回外位変形 …………………………… 471
- Ⅳ．手における麻痺 …………………………… 473
  1. 腱固定術（tenodesis) ……………… 473
  2. 母指の固定術 ………………………… 473
  3. 機能的把持副子（flexor hinge splint)の利用 … 474
- Ⅴ．頸髄損傷と手の機能再建 ………………… 476
  - 麻痺の分類 ……………………………… 476
  1. 肘の屈曲は可能であるが，手指は完全に麻痺するもの … 477
  2. 手関節の背屈は可能であるが，指の伸展・屈曲が不能なもの … 478
  3. 指の伸展は可能であるが，指の屈曲が不能なもの … 480
  4. Intrinsic musclesのみに麻痺をみるもの … 481
- Ⅵ．進行性筋萎縮症性疾患と手の外科 ……… 481

第27章　痙性麻痺の手 ———— 483

- Ⅰ．手術適応の問題 …………………………… 483
- Ⅱ．各部位における変形の矯正手術 ………… 484
  1. 肩関節の変形に対する手術 ………… 484
  2. 肘関節，前腕の変形に対する手術 … 484
  3. 手関節の屈曲変形 …………………… 486
  4. 屈筋，回内筋群起始部解離術 ……… 487
  5. 母指の内転拘縮 ……………………… 489
  6. 指の変形 ……………………………… 490

第28章　微小外科（マイクロサージャリー) ———— 493

- Ⅰ．縫合材料と手術器械 ……………………… 493
- Ⅱ．端々吻合 …………………………………… 495
- Ⅲ．切断指再接着手術 ………………………… 498
- Ⅳ．神経・血管損傷に対するマイクロサージャリー的処置 … 500
- Ⅴ．一次的再建術 ……………………………… 502
- Ⅵ．手の機能再建でのマイクロサージャリーの応用 …………………………………… 504

第29章　血管系疾患，胸郭出口，CRPS ── 517

Ⅰ．血管の各種障害について ……………… 517
  1．血行障害の診断 ……………………… 517
  2．外傷性動脈瘤（traumatic aneurysm）……… 518
  3．外傷性動静脈瘤（traumatic arteriovenous aneurysm）…………………………… 520
  4．閉鎖性血栓血管炎（thromboangitis obliterans, Buerger 病）………………… 522
  5．閉鎖性動脈硬化症（arteriosclerosis obliterans）…………………………… 522
  6．動脈血栓症（arterial thrombosis）…… 522
  7．動脈塞栓症（arterial embolism）……… 523
  8．胸郭出口症候群（thoracic outlet syndrome：TOS），神経血管圧迫症候群（neurovascular compression syndrome）………………… 523
  9．Raynaud 病（Raynaud disease）……… 524
  10．Raynaud 症候群（Raynaud syndrome）…… 524
  11．Shoulder-hand syndrome ……………… 525
  12．カウザルギー（causalgia），反射性交感神経性ジストロフィー（RSD）……………… 526
  13．Complex regional pain syndrome（CRPS）…………………………………… 527

第30章　化膿性疾患（含 特殊感染症） ── 529

Ⅰ．化膿の波及と手の解剖 ………………… 529
Ⅱ．瘭　疽（felon）………………………… 530
Ⅲ．爪　側　炎（paronychia）……………… 532
Ⅳ．中節，基節の掌側皮下膿瘍 …………… 534
Ⅴ．急性化膿性滑膜性腱鞘炎 ……………… 535
Ⅵ．筋膜腔の急性化膿性炎症 ……………… 537
  1．Mid-palmar space の炎症 …………… 537
  2．Thenar space の炎症 ………………… 538
  3．指間部膿瘍（web space abscess）…… 538
  4．Parona space の炎症 ………………… 539
  5．Posterior adductor space の炎症 …… 540
Ⅶ．手背部の炎症 …………………………… 540
Ⅷ．骨髄炎および関節炎 …………………… 540
Ⅸ．犬咬創（dog bite），人咬創（human bite）…… 540
Ⅹ．後　療　法 ……………………………… 541
Ⅺ．特殊な感染症 …………………………… 542
  1．結核性炎症 …………………………… 542
  2．非定型的感染症 ……………………… 545

第31章　肘，手のリウマチ ── 547

Ⅰ．変形の原因とその進展過程 …………… 547
Ⅱ．変形の予防 ……………………………… 547
Ⅲ．手術適応の問題 ………………………… 548
Ⅳ．肘関節のリウマチ変化とその治療 …… 548
  1．肘関節の滑膜切除術 ………………… 549
  2．肘滑膜切除の予後 …………………… 551
  3．人工肘関節置換術 …………………… 551
Ⅴ．手関節のリウマチ変化とその治療 …… 552
  1．手関節部における滑膜切除術 ……… 553
  2．腱の自然断裂 ………………………… 555
  3．手関節固定術および橈骨遠位端骨切り術 …… 556
  4．屈筋腱の tenosynovitis と手根管症候群 …… 557
  5．指における屈筋腱の tenosynovitis …… 559
  6．リウマチにおける弾発指 …………… 559
Ⅵ．MP 関節のリウマチ変形とその治療 …… 559
  1．MP 関節における滑膜切除術 ……… 560
  2．軽度の swan neck 変形に対する release operation ……………………… 561
  3．MP 関節における伸筋腱の尺側脱臼の矯正 …… 561
  4．MP 関節の変形矯正と関節形成術 …… 562
  5．指の尺側偏位と伸筋腱の尺側脱臼 …… 565
  6．高度な swan neck 変形の矯正 ……… 568
Ⅶ．PIP 関節のリウマチ変形とその治療 …… 568
  1．PIP 関節の滑膜切除術 ……………… 570
  2．Button hole（boutonnière）変形の矯正 …… 571
Ⅷ．DIP 関節のリウマチ変形とその治療 …… 571
Ⅸ．母指のリウマチ変形とその治療 ……… 572
Ⅹ．リウマチと誤りやすい膠原病 ………… 575

第32章 手の先天異常 ——————————— 577

I. 成　因 …………………………………… 577
II. 分　類 …………………………………… 578
III. 先天異常の分類項目別治療 …………… 579
   Ⅰ 形成障害による異常〔failure of formation of parts（arrest of development）〕 ……… 579
     横軸欠損（transverse deficiencies）……… 579
     長軸欠損　longitudinal deficiencies
      （縦軸欠損）………………………… 584
     Tendon or muscle dysplasia
      （筋腱形成障害）…………………… 598
     Nail dysplasia（爪形成障害）…………… 599
   Ⅱ Failure of differentiation of parts
     （分化障害）………………………… 601
     Synostosis（先天性骨癒合症）………… 601
     Radial head dislocation
      （先天性橈骨頭脱臼）……………… 602
     Symphalangism（指節骨癒合症）……… 603
     Contracture（拘縮）…………………… 603
   Ⅲ Duplication（重複）………………… 612
     母指多指症（thumb polydatyly）……… 612
     中央指列多指症（central polydactyly）… 618
     小指多指症（polydactyly of the little finger）…… 618
     三指節母指（triphalangel thumb）……… 618
     鏡手（mirror hand）…………………… 619
   Ⅳ Abnormality of induction of digital rays
     （指列誘導障害）…………………… 620
     Soft tissue（皮膚性合指症）…………… 620
     Skeletal 骨性合指（中央列合指，列手症，複合列手）………… 625
   Ⅴ Overgrowth（過成長）……………… 633
     Macrodactyly（巨指症）……………… 633
   Ⅵ 低成長（undergrowth）…………… 638
     短指症（brachydactyly, short finger）… 638
     斜指症（clinodactyly）………………… 638
   Ⅶ Constriction hand syndrome
     （絞扼輪症候群）…………………… 640
   Ⅷ Generalized skeretal abnormalities &
     a part of syndrome（骨系統疾患）… 643

第33章 手の腫瘍 ——————————— 647

I. 皮膚に発生する腫瘍 …………………… 647
  1. 皮膚癌 ……………………………… 648
  2. Melanoma（黒色腫）……………… 649
II. 軟部組織よりの腫瘍 …………………… 650
  1. 脂肪腫（lipoma）………………… 650
  2. 線維腫（fibroma）………………… 650
  3. ガングリオン（ganglion）………… 651
  4. 巨細胞腫（giant cell tumor of tendon sheath, benign synovioma）………… 652
  5. 類上皮囊腫（epidermoid cyst）…… 654
  6. 肉芽腫（granuloma）……………… 655
  7. 末梢神経よりの腫瘍 ……………… 656
  8. 血管系の腫瘍 ……………………… 658
  9. リンパ管腫（lymphangioma）…… 663
  10. Tenosynovial chondromatosis ……… 663
III. 骨よりの腫瘍 …………………………… 664
  1. 骨囊腫（bone cyst）……………… 664
  2. 骨内ガングリオン ………………… 664
  3. 内軟骨腫（enchondroma）………… 665
  4. 外骨腫（exostosis），軟骨性外骨腫（osteochondroma）………………… 665
  5. 良性巨細胞腫（benign giant cell tumor）…… 666
  6. 類上皮囊腫（epidermoid cyst）…… 668
  7. 類骨骨腫（osteoid osteoma）……… 669
  8. 手における悪性腫瘍 ……………… 670
IV. 痛　風（gout）………………………… 672
  1. 発生と診断 ………………………… 672
  2. 手術適応 …………………………… 672
  3. 手術療法 …………………………… 673
  4. 薬物療法 …………………………… 673

主要文献	675
欧文索引	705
和文索引	710

第1章 手の外科の特殊性

　人類に今日の文化をもたらしたものは手であるといって過言でない．手はきわめて繊細な運動器官であると同時に知覚器官でもあり，そのちょっとした障害も日常生活には大きな苦痛となる．

　したがって，われわれが手に外科的処置を加える場合には，他部の手術とはまったく異なった心構えなり，考え方，技術操作を必要とする．すなわち，

(1) 操作がきわめて繊細で，しかも正確，丹念でなければならない．そのためには専用の手術器具を必要とする．

(2) 操作にはBunnellのatraumatic technique（California State Journal of Medicine 19：204-207, 1921）が要求される．

(3) 以上を行うために，医師には細かい神経と高度の技術，忍耐力が要求される．

(4) さらに医師のみの努力以外に，よく訓練されたhand therapistの協力が必要となる．

などの特殊性があり，手の外科を行う際には，今日までの一般外科的あるいは整形外科的な考え方なり，手術手技をいったん忘れて，まったく新しい出発点より再出発する必要がある．何ものもおろそかにしない細かい神経，そして努力と経験によりつみ重ねられた高度の技術こそ，手の外科において要求されるものであり，これによりはじめて良好な機能を有する手が再建できるであろう．とくに複雑な手の障害の治療に際しては個々の障害に対する深い知識と経験のほかに，これらを総括して，手全体としての機能を再建し，創造する**計画性と芸術性**が要求されることを知るべきである．

　さらに，40数年前より発足したマイクロサージャリーの技術なり，考え方は手の外科にとりきわめて大切で，手の外科を始める者は，この技術なしには良結果は得られず，また将来の発展も期待できないので，まずその技術を習熟しておく必要のあることを付記しておく．

　■**手の外科とは**：私は手の外科は「知識ではない．知識と訓練により裏付けされた技術である」と考えている．過去50年余り手の外科，とくにその手術につき関心を持ってきたが，いつも思うのは技術のことである．最近は各地で講習会がもたれ，出席者も多く，若い諸君は新しい知識を得るのにきわめて熱心である．喜ばしいことではあるが，知識が先行して技術がそれに伴わない場合には気の毒な患者さんが増加する．われわれは今日まで知識を重視して技術を二の次としてきた傾向がある．しかし手術の成績は知識ではなく技術に左右される．知識は静的なものであり，技術は動的なもので，知識を動的にしたものに知恵という言葉がある．正しい技術のためには知恵が必要であるが，最近は知識はあるが知恵のない人が増えているように思われる．論語に「学ビテ思ワザレバ則チ罔シ」との言葉がある．学ぶのみでは単に知識にとどまり，思索と訓練を重ねることにより初めて知恵となり，技術と結びつくと思われる．知識から「カン」なり「コツ」は生まれない．

　古来，Natura sanat, Medicus curatなる言葉がある．治すのは自然であり（患者自身の治癒力），医者はそのservant（召し使い）であるといわれる．医者が患者を治すという考えは医師の「奢り」である．百姓が米をつくるという言葉がある．しかし百姓は種をまき，水を引き，雨，風を防ぐが，米をつくるのは自然である．これと同じで，薬，栄養を与え，また手術をして治りやすいようにhelpし，supportするのが医師の努めで，治すことはできない．処置に際しては自然の回復力を損なう

ことのないよう，組織の瘢痕化は最小限にとどめるべく，atraumaticな操作の極限を追求していくことが必要となる．しかも自然の回復力の邪魔はすべきでない．そしてわれわれは自然から学ぶことを忘れてはならない．

最近小（低）侵襲手術なる言葉をよく眼にするが，手術はすべて小侵襲であるべきである．内視鏡手術も盛んである．もちろん結構であるが，将来における手術の消極化を危惧するものである．皮膚瘢痕の大きさのみにこだわり，患者にみえない深部瘢痕の重要度を忘れてはならない．

第2章 手の解剖と運動生理

手は比較的単純な物をにぎる grasp とか，つまみ pinch 運動から，きわめて複雑な運動までを中枢の指令に従って自由自在に行うと同時に，その感覚はきわめて鋭敏で，物の形，またその性状までを触知することができ，一種の眼の役割りをするもので，今日の人類は脳とそれに直結した手によってつくられたといっても過言ではない．前腕と上腕，それに肩関節は単に脳と手の連絡路であり，手の機能をよりよく発揮するための arm であるともいってよいであろう．

さて，この手にメスを加える場合，かかる複雑な機能がいかにして行われているか，その解剖と運動生理を十分に熟知しておく必要がある．

I 手のアーチと力の介達

手が小さな物でも大きな物でも自由ににぎり，つまむことができるのは手のアーチの巧妙な屈伸，あるいは開閉運動によるもので，手には2つのアーチが考えられる．すなわち1つは横のアーチ（**transverse arch**）であり，他の1つは縦のアーチ（**longitudinal arch**）で，これら2つのアーチはそれぞれ自由な運動性を有する部位と，運動時に支点として働く固定された部位とに分類することができる．そしてこれらアーチが筋力の作用によって，見事なバランスを保ってはじめて，手の調和に富んだ精巧な機能が発揮されることとなる．

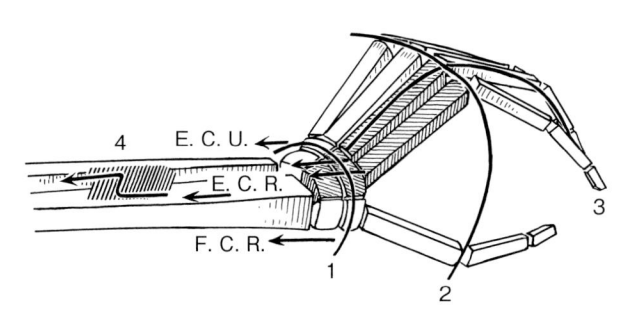

1：固定された横のアーチ　　2：可動性の横のアーチ
3：縦のアーチ　　　　　　　4：骨間膜

図2・1 手におけるアーチと力の介達

1. Transverse arch

これには fixed の carpal arch と mobile な metacarpal arch の2つがある．図2・1にみるごとく，手根骨の末梢列にある4つの手根骨は互いに密に固定されて carpal arch を形成して，凹側は屈筋腱，正中神経を通ずる carpal tunnel をつくっている．次に示指，中指の中手骨中枢端はこのアーチに接して CM（carpometacarpal）関節をつくるが，この関節はまったく固定された関節で可動性はない．したがって，この carpal arch と示・中指の中手骨は1つの unit を形成して手のすべての運動の支点を形成し，**力の介達**もまたこの unit を通じて行われることとなる．

次に metacarpal arch は各中手骨の骨頭により形成された arch で，示・中指の中手骨は先述のごとく力の支点として carpal arch に固定されているが，他の3つの中手骨，とくに母指の中手骨は大多角骨の saddle joint を支点として自由に外・内転，回旋運動が可能であり，また小・環指の中手骨も相当の可動性が許されている．したがって母指球部の thenar muscles，小指球部の hypothenar muscles の作用により，大きな物をにぎると

き，小さな物をつまむとき，この metacarpal arch は自由に開大，縮小して，母指との対立運動が得られることとなる．

なお横軸アーチの開閉については母指の機能再建の項の図 15・1 を参照されたい．

2. Longitudinal arch

このアーチは中手骨および 3 つの指骨（母指については 2 つ）からなり，母指より小指まで 5 列のアーチがある．各アーチは中手骨を支柱として intrinsic muscles によりバランスを保ちながら long flexor，また long extensor の作用により屈伸が可能で，先の横のアーチの運動とあいまって手の巧妙な運動が可能となる．もしなんらかの原因でアーチの保持に重要な役割を有する intrinsic muscles の一部が麻痺するとか，骨折その他が起これば これらのアーチは容易に破壊され，手の機能は障害される結果となる．

さて縦横のアーチの運動は，1 つの unit をなす carpal arch と，これに固定された示・中指の中手骨を支柱として行われるが，この unit はまた手根骨中枢列を通じて radio-carpal joint により橈骨に接続する．この橈骨は尺骨の周囲を自由に回旋しながら，尺骨との間を中枢および末梢側の radio-ulnar joint とともに，橈骨から尺骨に向かって，中枢側から末梢側に向かって走る**骨間膜**により連絡されているため，手から橈骨に伝えられた力は一部分散され，大部分のものは尺骨側に移動して肘関節を通じ上腕骨に移行することとなる．

また先の固定された unit，すなわち carpal arch と示・中指の中手骨は背側においては 3 つの手根伸筋（特に短橈側手根伸筋）と，掌側においては 2 つの手根屈筋（長掌筋も一部作用）の作用により，運動の単位としての 1 つの手が radio-carpal joint により橈骨に支えられ，この関節で掌屈，背屈あるいは橈・尺屈の運動が可能となるわけである．

II 皮膚とランドマーク

手掌面には多数の横皺がみられる．各指について 3 つ（母指については 2 つ），手掌部にも 3 つで，指のものは末梢より distal interphalangeal, proximal interphalangeal, **palmophalangeal crease** と呼び，手掌部のものは末梢より distal, proximal **palmar crease, thenar crease** と呼ばれ，また手くびのものは **wrist crease** と呼ばれる．ともに手の機能の必要に応じて形成されたもので，手術時の切開の場合，また診断に，あるいは深部構造のランドマークとしてきわめて重要である．

さて手背の皮膚と手掌側の皮膚とではその性質に相当の差異がある．手背の皮膚は弾性に富んで深部構造とは粗に連絡するのみであるが，手掌の皮膚は deep fascia との間に脂肪組織を通じて多数の細かい vertical fiber があり連絡されるために移動性に乏しい．このことは皮膚欠損部の被覆などの際とくに注意しなければならない．

次に皮膚の上からみえる骨突起，腱，また皮膚の皺などを利用して，深部の重要組織の位置関係を知ることができる．図 2・2 はこれらを示したもので，A, B は母指の指根部でその尺側から proximal palmar crease に平行に引いた線で，Kaplan はこれを手の **cardinal line** と呼び，きわめて重要な線としている．すなわち環指の尺側縁から長軸に平行な線を引くと，その交点はほぼ尺骨神経の deep branch の分岐部に相当し，この点から小指の palmophalangeal crease の尺側点を結ぶ線は，digital nerve のいちばん尺側のものの走行とほぼ一致する．また中指の尺側縁から長軸線を引くと AB との交点は正中神経よりの motor branch の分岐部に相当し，この点と示指の palmophalangeal crease の橈側点を結ぶ線はいちばん橈側の digital nerve の走行とほぼ一致するという．また母指を最大外転せしめ，これに接する CD 線を引くと，これはちょうど superficial palmar arterial arch に接することとなる．これらの相互関係を知ることは深い刺創などの診断に際してとくに大切である．

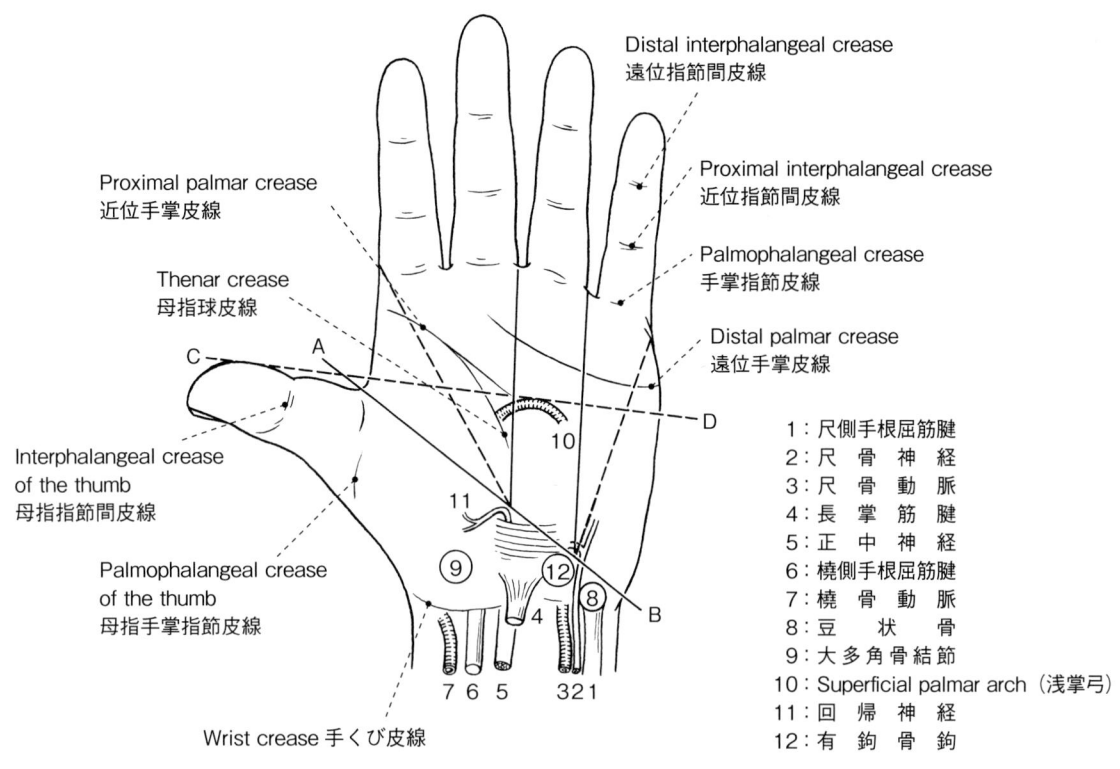

図2・2 手掌面におけるランドマークと深部解剖の相互関係

1：尺側手根屈筋腱
2：尺　骨　神　経
3：尺　骨　動　脈
4：長　掌　筋　腱
5：正　中　神　経
6：橈側手根屈筋腱
7：橈　骨　動　脈
8：豆　状　骨
9：大多角骨結節
10：Superficial palmar arch（浅掌弓）
11：回　帰　神　経
12：有　鉤　骨　鉤

III　手掌腱膜構造

　これら手のcreaseを形成する腱膜構造は一般になおざりにされがちであるが，手の機能を知るうえに，また手術時にその処置はきわめて重要である．

　長掌筋腱は手関節掌側の中央部に達すると，ここで手掌面に扇形にひろがる **deep fascia**（palmar aponeurosis）に移行する．これにはlig. carpi volareからの結合織線維も混入し，手掌部より基節骨の掌側にまで及んで指掌腱膜となり，これが拘縮すればDupuytren拘縮を起こすこととなる（Dupuytren拘縮の項の図13・1参照）．なお先に述べたが，このdeep fasciaは皮膚との間に **vertical fibre** による連絡があると同時に深部より小血管がfasciaを通じて垂直に皮膚に向かって侵入しているので，皮膚の移動性の少ないことが容易に想像される．

　次に，deep fasciaは縦方向の線維のみでなく末梢側にいたると横走する線維すなわち **superficial transverse metacarpal lig.** もこれに混入，さらにこのdeep fasciaはその末梢部において深部に向かって櫛の歯状に **線維壁 septa** を出し，屈筋腱の走るcompartment，および虫様筋，血管，神経の走るcompartmentをそれぞれ分離している．このseptaはそれぞれの中手骨の骨膜や骨頭を横に連絡する **deep transverse metacarpal lig.** に移行しており，屈筋腱部においてはそのfibrous tendon sheachを囲み，虫様筋，血管，神経を入れるcompartmentは末梢側において **lumbrical canal** に移行している．さて，このseptaの存在は臨床上きわめて大切であって，腱損傷時にはしばしば損傷されるであろうし，また縫合部がこのdeep fascia，またseptaと癒着すれば可動性は非常に損われるので切除することが望ましいわけである．

　以上のseptaによる隔壁形成は手掌の比較的末梢側にのみみられるもので，中枢側においてはみられず，ただ

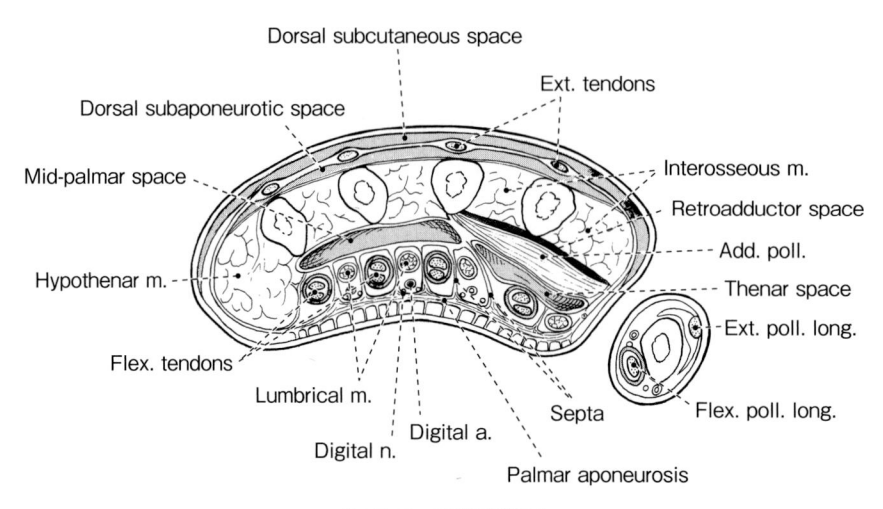

図2・3 手掌横断面

deep fascia より中指の中手骨に向かう septa のみとなり，手掌を **thenar space** と **mid-palmar space** とに分け，それぞれの bursa を形成，腱の可動性を助けているが，もし化膿が起これば，この bursa によって膿瘍が容易に拡大されることとなる．

その他，母指内転筋の背側には **retroadductor space** と呼ばれる space があり，deep palmar arterial arch を通じているが，手に限局する阻血性壊死の発生に関与するとともに，化膿に際しては thenar space と同様の意義を有することが知られている．

手背側の deep fascia は伸筋腱とともに静脈，リンパ管の多数走行する **dorsal subcutaneous space** と中手骨骨膜，骨間筋膜との間に形成される **dorsal subaponeurotic space** を分離するが，ともに外傷，炎症により容易に浮腫を発生することはよく知られているところである．

IV 内在筋 (intrinsic muscles) （図2・3, 4）

手掌部および中手骨骨間部にある小筋群を総称して intrinsic muscles と呼び，母指球筋群 thenar muscles と小指球筋群 hypothenar muscles，および虫様筋，背・掌側骨間筋群がこれにはいる．ともに手のアーチとバランスの保持に重要であり，手の細かい運動のコントロールはすべてこの intrinsic muscles により行われる．

1. 母指球筋群 (thenar muscles)

Abd. poll. brev., opponens poll., flex. poll. brev. および add. poll. からなり，前二者は正中神経に支配され，後者は尺骨神経支配で浅部と深部に分かれ，浅部は正中神経，深部は尺骨神経に支配される．しかし，この支配は非常バリエーションが多く，診断にあたって，また治療時に問題となってくる．前二者は母指の対立運動 opposition, すなわちつまみ pinch の際に大切であり，後二者は力強い握り運動 grasp の際に重要となる．

2. 小指球筋群 (hypothenar muscles)

母指球筋のそれとほぼ対称的で abd. digiti quinti, opponens digiti quinti, flex. digiti quinti からなり，ともに尺骨神経支配で，母指球筋とともに母指と小指の pinch に作用し，もし母指球と小指球の筋群が麻痺すれば手の横のアーチ（**metacarpal arch**）は失われ，手は扁平化してくる．

3. 骨間筋および虫様筋

骨間筋は dorsal に4個，volar に3個あり，ともに尺骨神経に支配され，中手骨より起こり，末梢端の一部は

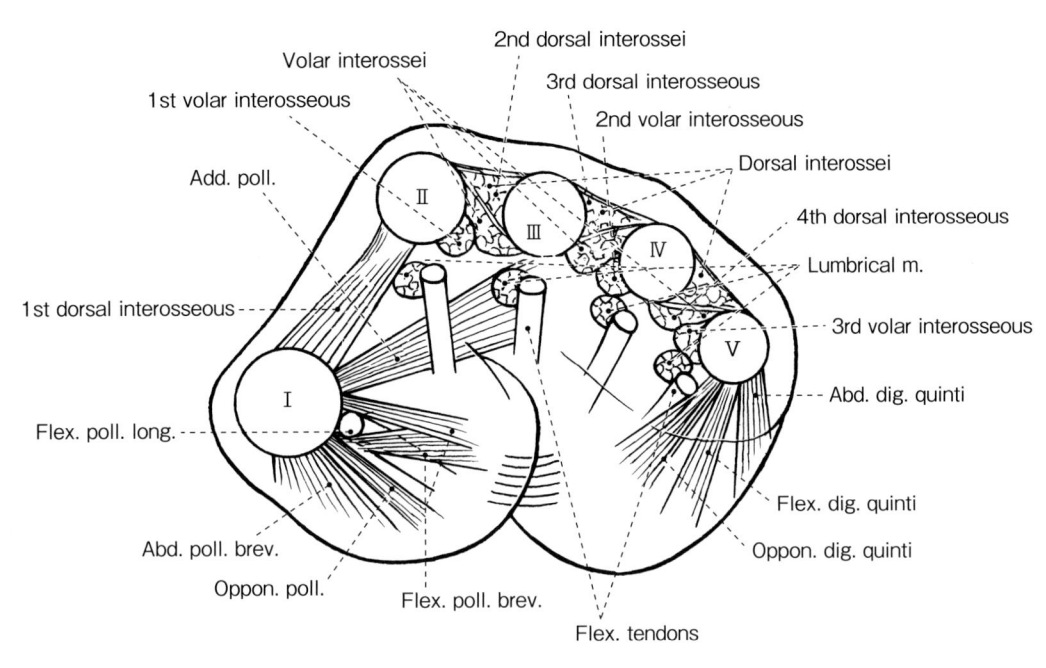

図2・4　手における intrinsic muscles

基節骨の基部に付着するが，他は虫様筋腱とともに lateral band に移行し，expansion hood の形成に関与する．作用機点として dorsal interosseous は**指の外転**に，volar interosseous は**内転**に作用し，また MP（metacarpophalangeal）関節の屈曲と指の伸展に作用するが，詳細は extensor apparatus の項（p.13）で述べる．

虫様筋は各指の深指屈筋腱から発生しその橈側を走り，deep metacarpal lig と deep fascia によりつくられた lumbrical canal を通って骨間筋とともに expansion hood の形成に関与する．示・中指の虫様筋は正中神経に支配され，環・小指のものは尺骨神経支配で，これら虫様筋，骨間筋が麻痺すれば MP 関節の固定性が失われ，指は容易にその longitudinal arch を破壊して **claw-finger**（かぎ爪指）が発生する．

V　血管とリンパ管（図2・5）

橈骨動脈と尺骨動脈は手掌部で連絡し，**superficial palmar arch** と **deep palmar arch** を形成する．前者のほうが血管も太く，臨床的により重要である．すなわち，この superficial palmar arch から各指への digital branch が分岐され，これは MP 関節の少しく末梢側でそれぞれ2つに分岐して **digital artery** となり，指の側掌側を指先に向かって走行する．

静脈系は手背の subcutaneous spase に superficial venous system としてきわめてよく発達し，手関節背側で cephalic および basilic vein として中枢側に向かうのに対し，手掌側にはその発達はきわめて貧弱である．これはリンパ系についても同様で手背の鬆粗組織内には superficial lymph system がよく発達し，静脈系とともに中枢側に向かっている．

このように血液およびリンパは手掌側を通って手にはいり，手背側を回わって再び中枢側に送り返されることになるが，この間において手指の運動は血液，リンパを手掌側より手背側に向かって送り出す**ポンプ作用**としてきわめて重要な役割をはたしている．すなわち，手をにぎりしめる運動は手掌部皮下，また筋肉内の血液，リンパを手背に向かって強くおし出すわけで，手の炎症，また外傷時，手を下垂位として運動を行うことなく放置す

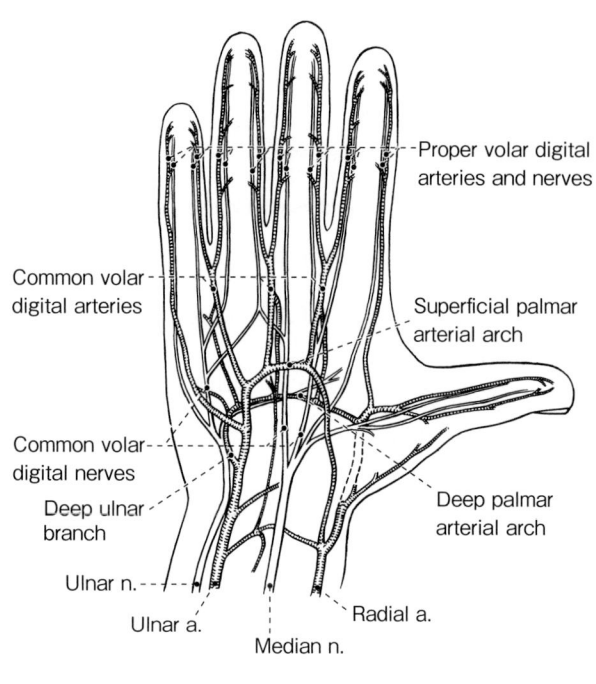

図2・5 手の血管と神経

れば，手，とくに手背部には容易に浮腫が発生する．手指の一定の運動が浮腫の除去にいかに重要であるかはこの点からも理解されよう．また手背部に切開を加える場合，静脈系，リンパ系をできるだけ損傷しないよう注意する必要があり，これらをむやみに損傷すれば手の浮腫は長期間継続することとなる〔手のリハビリの項（p.37）参照〕．

VI 手の神経支配

手は，正中，尺骨，橈骨の3神経により支配され，前腕の知覚神経には N. musculocutaneous および一部腕神経叢の medial cord からの直接分枝が侵入している．

1. 皮膚知覚

図2・6は手および前腕の知覚分布図を示したものであるが，これらには変動も非常に多いので注意しなければならない．また手掌部，とくに指先部の真皮乳頭内には多数の Meissner の触小体があり，第2の目として物の識別感覚に重要であることはよく知られており，これら知覚枝を手術時不注意に損傷することがあってはならない．

2. 運動支配

前腕背側の手関節および指のすべての伸筋群は**橈骨神経**（p.369）により支配されており，長母指外転筋および supinator もこの神経の支配下にある．

これに対し，**正中神経**（p.366）は手関節および手の屈筋群の大部分を支配しており，手掌部においては，thenar muscles および示・中指の虫様筋を支配することは先にも述べた．Pronator teres, pronator quadratus も正中神経支配であるが，前腕屈筋で正中神経支配でないものは flex. carpi uln. と環・小指の flex. digit. prof. のみである．

次に，**尺骨神経**（p.363）は前腕において先の flex. carp. uln. および環・小指の flex. digit. prof. を支配するとともに，手掌部においては正中神経支配の thenar muscles および示・中指の虫様筋以外のすべての intrinsic muscles，すなわち hypothenar muscles, 各骨間筋，環・小指の虫様筋，add. poll. を支配している．

さてこれらの神経がいかなる高さで，またいかなる順序で筋に神経枝を送るかは臨床上きわめて重要であるが，これについては末梢神経の損傷の項の神経支配シェーマを参照されたい．なお上肢諸筋の各頸髄節による神経支配 segmental innervation については腕神経叢麻痺の項（図25・2）に表示した．

Ⅵ　手の神経支配　9

掌側　　　　　　　　　　　　　　背側

a.

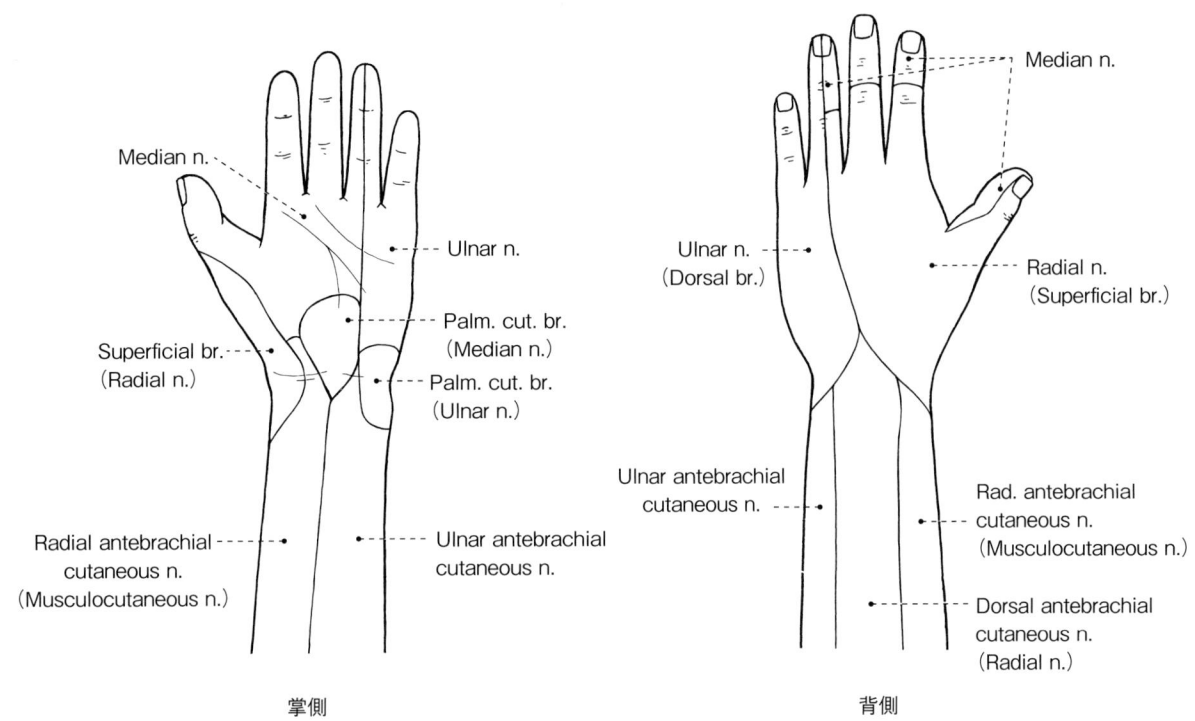

b.

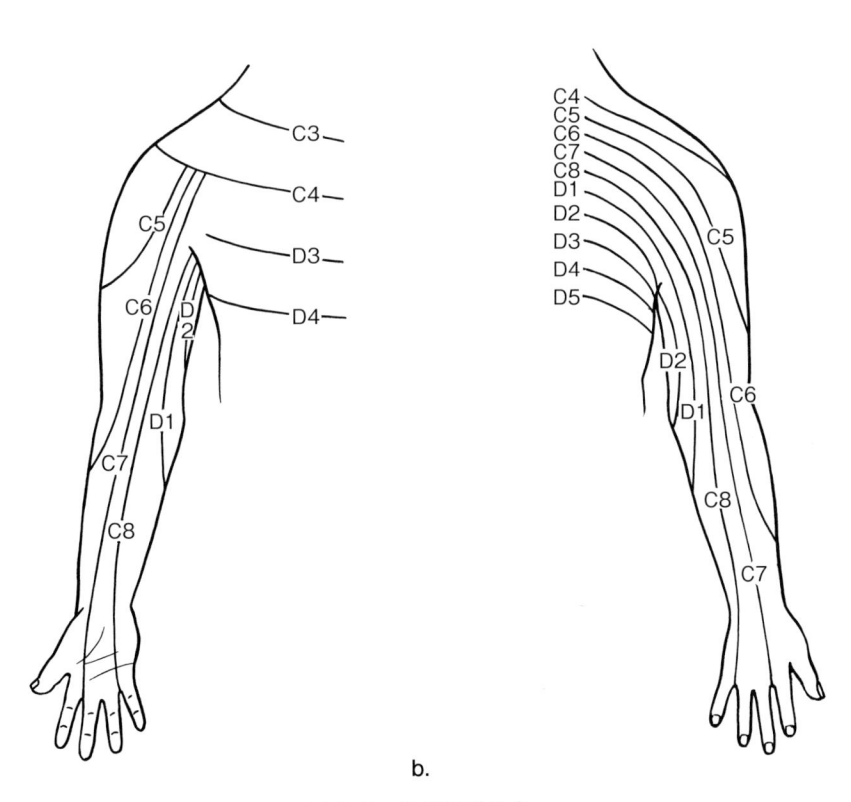

図 2·6　手の知覚分布

VII 手の筋肉（図2・7, 8）

　先に手掌部の intrinsic muscles については述べたが，この intrinsic に対し，前腕に筋腹を有する筋群を総称して **extrinsic muscles** と呼ぶ．これは伸筋群と屈筋群との2つに分類され，作用機点よりこれをみると，次のごとくであるが，すべての運動は多数の筋の協同作用であることを忘れてはならない．

前腕の回外運動：$\begin{cases} \text{Biceps brachii (Musculocutaneous n.)} \\ \text{Supinator (Radial n.)} \end{cases}$

前腕の回内運動：$\begin{cases} \text{Pronator teres (Median n.)} \\ \text{Pronator quadratus (Median n.)} \end{cases}$

手関節の尺屈：$\begin{cases} \text{Flex. carpi uln. (Ulnar n.)} \\ \text{Ext. carpi cln. (Radial n.)} \end{cases}$

手関節の橈屈：$\begin{cases} \text{Flex. carpi red. (Median n.)} \\ \text{Ext. carpi red. long. and brev.} \\ \text{(Radial n.)} \end{cases}$

手関節の伸展：$\begin{cases} \text{Ext. carpi red. long. and brev.} \\ \text{(Radial n.)} \\ \text{Ext. carpi uln. (Radial n.)} \end{cases}$

手関節の屈曲：$\begin{cases} \text{Flex. carpi rad. (Median n.)} \\ \text{Flex. carpi uln. (Ulnar n.)} \\ \text{Palm. long. (Median n.)} \end{cases}$

指の屈曲：$\begin{cases} \text{Flex. digit. profundus (Median and Ulnar n.)} \\ \text{Flex. digit. superf. (Median n.)} \end{cases}$

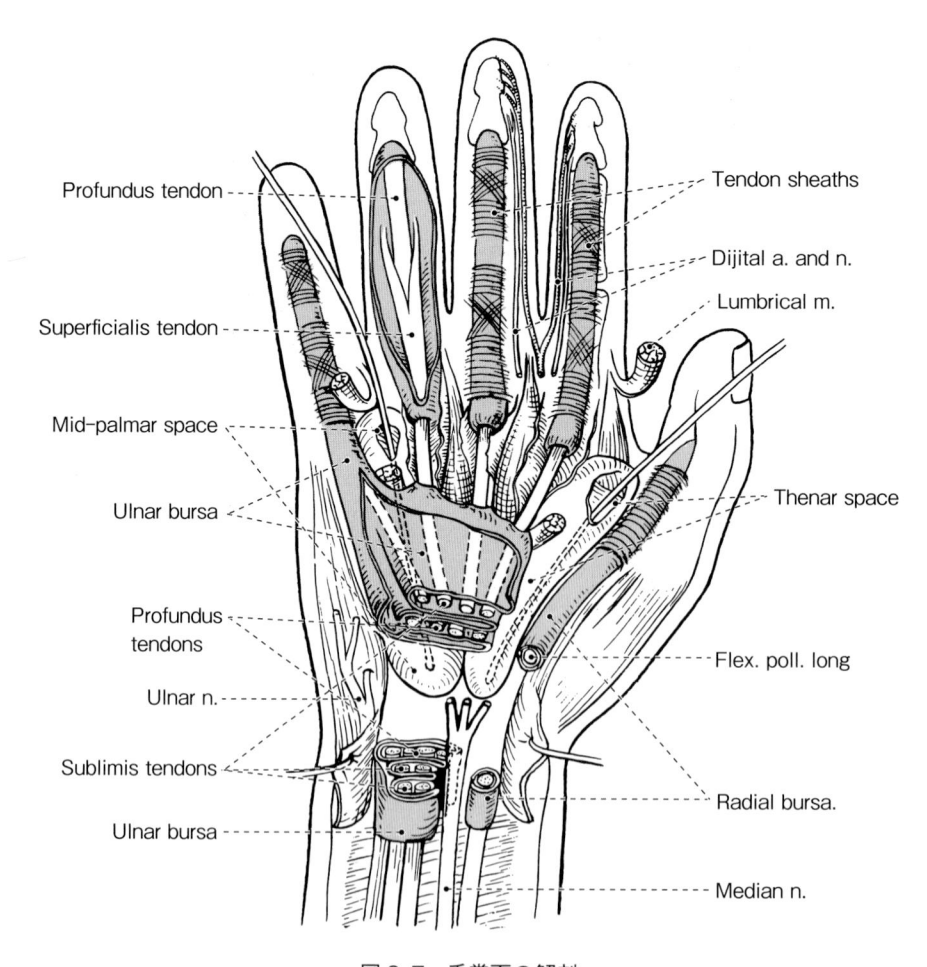

図2・7　手掌面の解剖

指の伸展：
$\begin{cases} \text{Ext. digit. communis (Radial n.)} \\ \text{Ext. digit. (minimi) quinti proprius (Radial n.)} \\ \text{Ext. indici proprius (Radial n.)} \end{cases}$

以上に虫様筋，骨間筋の協同作用が必要である．

母指のつまみ運動

図2·9に母指と示指間のつまみ運動時に作用する多数の筋の協同作用状況を示した．すなわち手関節は ext. carpi rad. long. および brevis によりしっかりと固定され，次に母指の CM 関節は abd. poll. long. および掌側の thenar muscles により，また，母指の MP 関節は ext. poll. brev., thenar muscles, add. poll., first dorsal interosseous muscle により固定される．これに対し示指の MP 関節も骨間筋，虫様筋によりしっかりと固定される．

以上によりはじめて母指の flex. poll. long. および示指の long flexors が働いて強い pinch が可能となる．もしどこかの関節が1つでも固定性が悪い場合には，強力なpinch が得られないことはもちろんである．

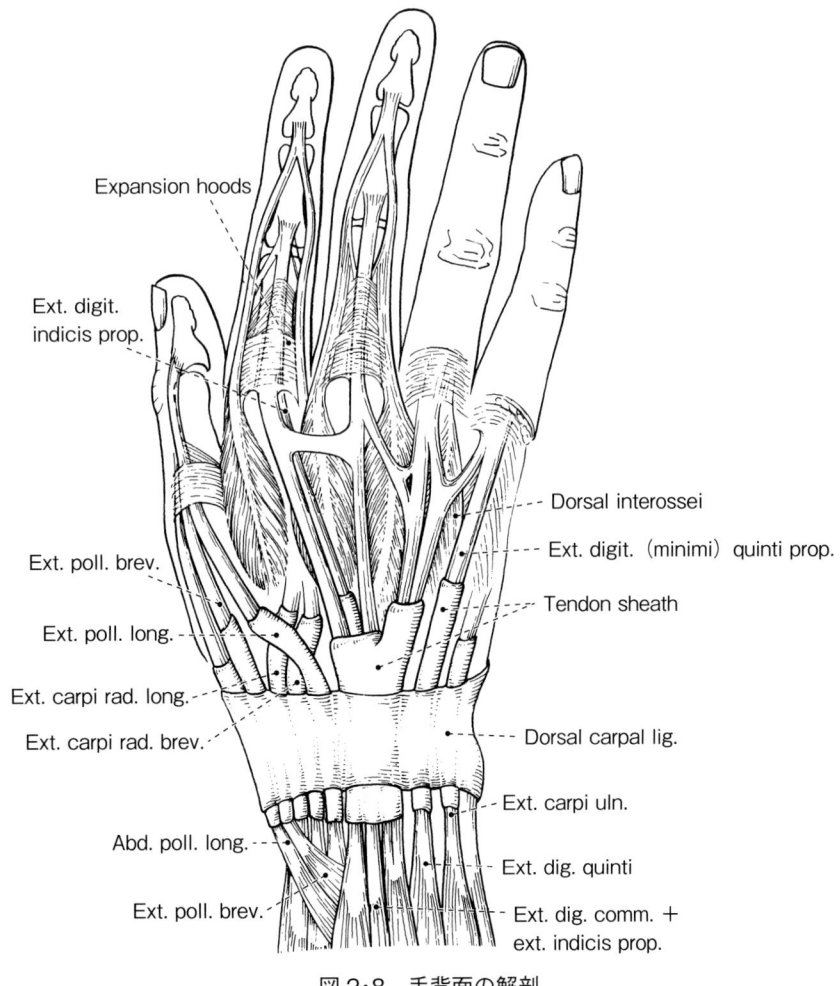

図2·8 手背面の解剖

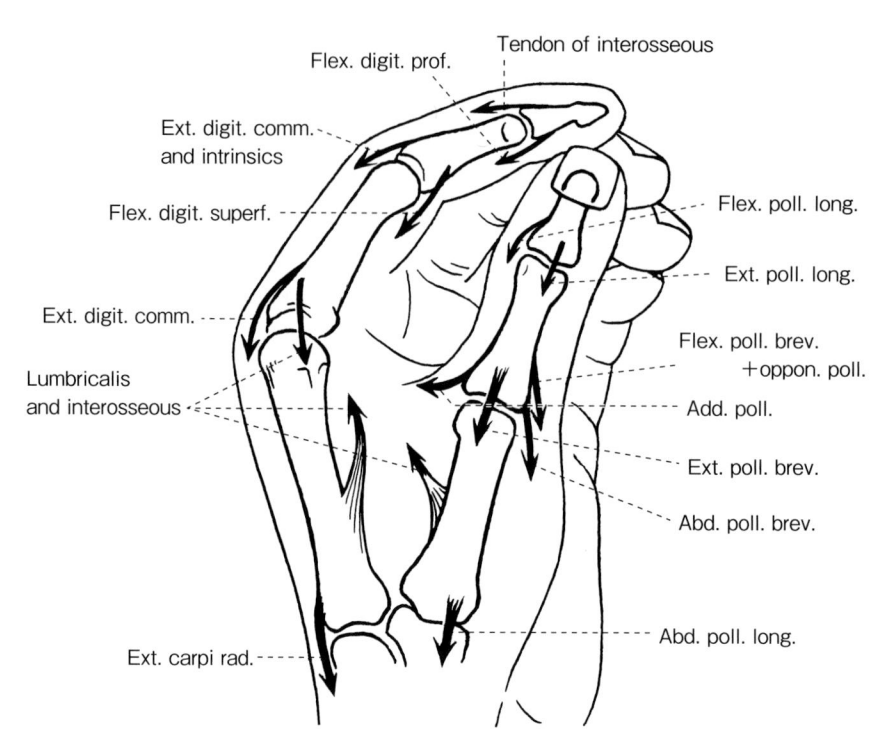

図2・9　母指のつまみ運動とそれに関与する多数の筋腱

VIII 屈筋腱と腱鞘 (図2・10, 11)

深指屈筋腱は末節骨基部に付着してDIP (distal interphalangeal) 関節の屈曲に作用し, **浅指屈筋腱**は中節骨の基部に付着してPIP (proxinal interphalangeal) 関節を屈曲せしめる. そして浅指屈筋腱は基節骨の中枢側で2つに分かれ, その間を深指屈筋腱が通過することを許し, その後 insertion の直前において一部の線維はX字状に交叉して chiasma を形成したのち中節にいたってその基部に付着する. さて一定の滑り運動を必要とする屈筋腱の栄養は骨付着部から侵入する血管と, その部に認められる膜様組織, すなわち vincula breva (**短腱ひも**), および腱の中途を連絡しているひも状の vincula longa (**長腱ひも**) からの血管により行われ, これらはちょうど腸管を栄養する腹間膜に相当するもので mesotenon と呼ばれる.

次に浅指・深指両屈筋腱は, MP関節部から指先の腱付着部までの範囲が**靱帯性腱鞘 ligamentous tendon sheath** により被覆されている. これは **pulley (滑車)** とも呼ばれ, 指屈曲時における腱の掌側脱臼を防止するとともに指の屈曲を円滑に行なわしめるもので, 基節, および中節の中1/3部でもっとも強靱であり, 関節の近くでは菲薄化している. Doyle (1975) はこれらに番号を付しているが, 腱修復の際にきわめて重要となる.

Ligamentous tendon sheath と腱の間には手掌部から移行した腱を軟らかく被覆している**滑膜性腱鞘 synovial tendon sheath** が介在し, 両者の摩擦を軽減しているが, これについては腱鞘炎の項 (p.530, 図30・1) を参照されたい.

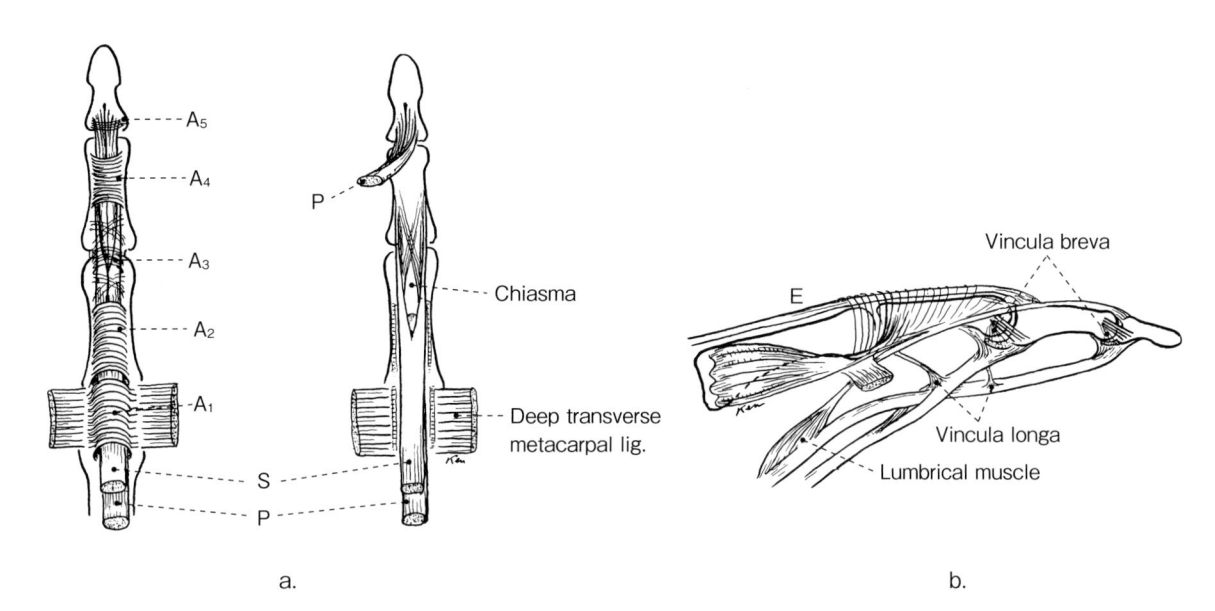

図2·10　腱と腱鞘（a）および腱の血行（b）
P：深指屈筋腱, S：浅指屈筋腱, E：伸筋腱

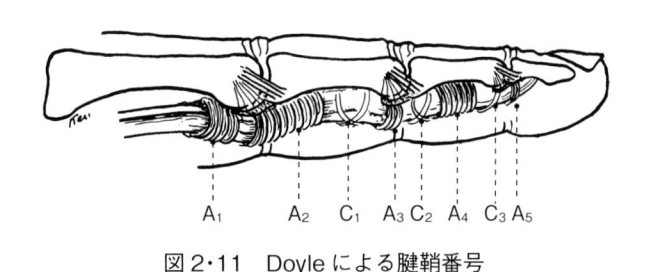

図2·11　Doyleによる腱鞘番号

IX　指背腱膜構造（extensor apparatus）

　指背には図2·12, 13に示したごとくext. digit. comm.の腱,および骨間筋,虫様筋から移行した腱膜により形成されたきわめて複雑な機構を有する腱膜構造が認められる．これについてはKaplan（1953），Landsmeer（1955），Stack（1962），その後，Tubiana（1964）らの詳細な記載があるが，その概略を述べると，まずext. digit. comm.はMP関節を越える部で関節囊と癒着しながら基節骨基部背側との間に結合織性連絡を有し，次いで基節骨背面を末梢方向に伸びながら3つのband，すなわち中央のextensor medial band（またはcentral band）と側方のextensor lateral bandとを分岐する．

　さてmedial bandは骨間筋より移行したinterosseous medial band（ときにspiral fibresとも呼ばれる）と一緒になってPIP関節を越えたのち中節骨基部背方に終止するのに対し，extensor lateral bandは骨間筋からのinterosseous lateral bandと一緒になってPIP関節の背側方を斜めに走り，中節骨背側に向かうlateral extensor tendonとなり，ついには左右両側のものが一緒になってterminal extensor tendon（終止伸筋腱）としてDIP関節を越えたのち末節骨基部背側に終止している．

　以上は指背腱膜構造の骨組みをなすものであるが，これらは2, 3の特種な膜様構造組織により連結され，指

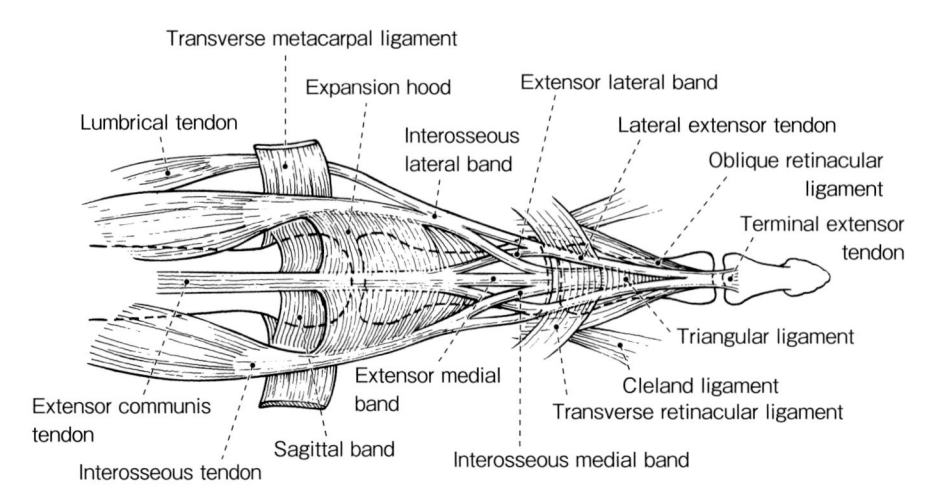

図2・12 指背腱膜構造
(Tubiana の図を参考とした)

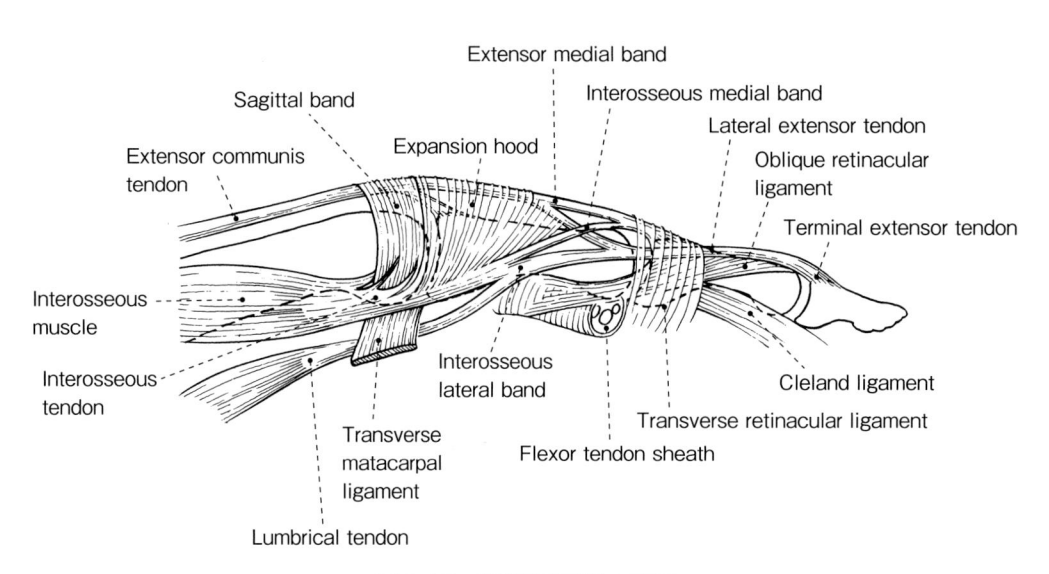

図2・13 指背腱膜構造の側面
(Tubiana の図を参考とした)

の繊細な巧緻運動に関与している．その主なものを以下に述べる．

1. 矢状索 (sagittal band)

これは ext. digit. comm. と transverse metacarpal lig. との間を連絡する7〜8mm の幅をもった腱膜で，**transverse lamina** (Landsmeer, 1949) とも呼ばれ，expansion hood の中枢端をなす．中枢縁は明らかであるが末梢縁は hood と融合して明確な境界は認めがたい．Sagittal band と骨間筋からの interoseous tendon との関係は図2・14のごとくであって，基節骨基部の側方に終止する腱は sagittal band と MP 関節嚢との間を通るが，interosseous lateral band に移行する腱は sagittal band の外側，または2層に分かれた間隔を通過するとされ，一部の線維は sagittal band に移行することも知られている．

さて sagittal band の作用としては，次のごときものが考えられる．

① 総指伸筋腱を両側から固定して腱が中手骨骨頭からずり落ちないようにしている．したがってこれを切離

すれば総指伸筋腱はその反対側に脱臼する.

② 総指伸筋腱の移動を制限する作用で，MP関節が過伸展されるとsagittal bandの背側の部は漸次緊張されて中枢側に移動するが，同時に掌側のtransverse metacarpal lig. および volar plateからなるいわゆる **force nucleus**（Zancolli, 1968）は末梢側に移動して，ついには基節骨が一定の過伸展位にきたときに伸展はブロックされる.そしてかかる状態においては伸筋腱の作用はすべて緊張した sagittal band に吸収されてPIP・DIP関節には及ばず，したがってこれらの関節は屈曲位をとることとなる.一方，MP関節を屈曲する際には sagittal band 掌側の部が中枢側に移動するのに対して背側の部は伸筋腱とともに末梢側に移動し，ついには基節骨基部の背面をおおうこととなるのでMP関節の屈曲はより強力となる.

2. 腱膜構造（expansion hood）

Interosseous hoodとも呼ばれ，総指伸筋腱とinterosseous tendonとの間に広がる三角型をした腱膜（triangular laminaとも呼ばれる）で，左右両側にあって基節骨背面をフード状に被覆している.中枢側の線維は横走して transverse fiber と呼ばれるが，末梢側に向かうにしたがって斜走して oblique fiber となる.中枢端は sagittal band と接するが，その境界は必ずしも明らかでない.この腱膜は指背中央で伸筋腱を固定し，同時に基節骨側面で interosseous tendon を固定して，これらの相対的位置の保持に重要となる.

ここで expansion hood の形成と機能に重要な骨間筋，虫様筋についてみてみる.

骨間筋は一般に背側骨間筋と掌側骨間筋の2つに分けられ，前者が4個，後者が3個として記載されるのが普通であるが，しかしこの分類については問題のあるところであって，とくに背側骨間筋はさらに dorsal component（deep）と volar component（superficial）の2つに分けることが可能とされ（Eyler and Markee, 1954），dorsal component は基節骨の基部に終止するのに対し，volar component は interosseous tendon に移行して expansion hood の形成に関与することが知られている.そして volar component は機能的にも形態的にも掌側骨間筋に類似している.

次に**虫様筋**は深指屈筋腱より発して，該当する中手骨頭の橈側において transverse metacarpal lig. の掌側に形成された lumbrical canal（虫様筋管）を通って末梢側に出て，expansion hood の橈側面の形成と interosseous lateral band の形成に関与している.

以上のごとく expansion hood の形成には骨間筋と虫

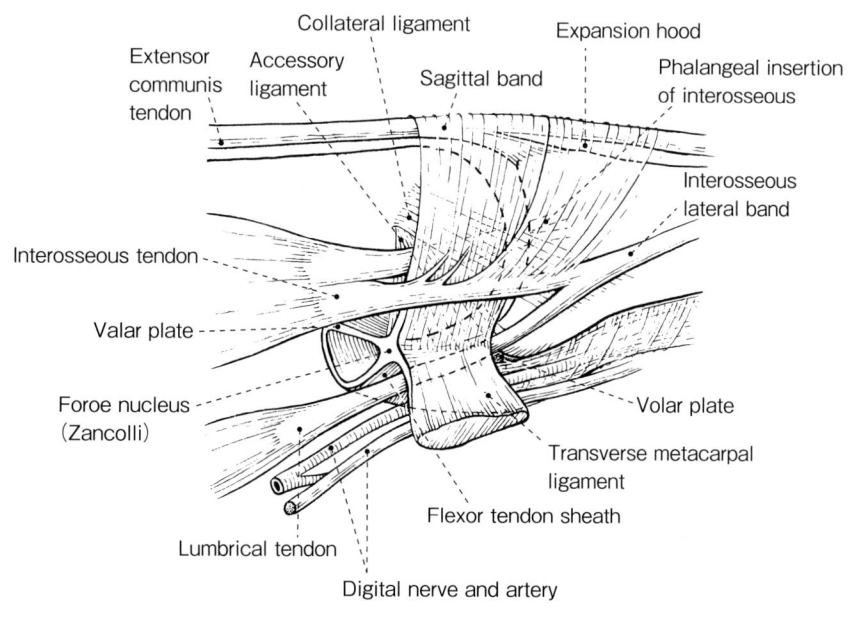

図2・14　MP関節における解剖

様筋が関与するわけであるが，たとえば環指のhoodについては，橈側においては虫様筋と掌側骨間筋が，また尺側においては背側骨間筋のvolar component（からの線維）が関与することとなり，dorsal componentは環指基節骨尺側基部に付着して指の外転に関与するはずである．このように各指についてhoodの形成には多少の差異はあるが，一般的にいって虫様筋，掌側骨間筋はやや末梢側においてhood形成に関与するため **distal wing** と呼ばれ，それに対して背側骨間筋はやや中枢側にあって **proximal wing** と呼ばれることがある．

さて骨間筋の作用として，背側骨間筋のdorsal componentは既述のごとく基節骨基部に付着して指の外転に作用するが，volar componentおよび掌側骨間筋はinterosseous tendonに移行してMP関節の屈曲とPIP・DIP関節の伸展に関与することとなる．虫様筋もMP関節の屈曲と指の伸展に作用するが，これら筋の走行とexpansion hoodとの関係をみるとき，背側骨間筋は約5°の角度をとるのに対して，掌側骨間筋は20°の角度，虫様筋は35°の角度をとってhoodの側縁に達している（Zancolli）．

したがって，虫様筋のMP関節屈曲位での指伸展の作用は骨間筋のそれより効果的であることが知られ，また背側骨間筋の指外転作用はMP関節伸展位のみで可能であり，屈曲位では不可能なことがその付着角度からも理解されるところである．

3. 支靱帯（retinacular ligament）

Landsmeer（1949）により指摘され，その後多くの人によりその重要性が認められた細い線維性構造で，Landsmeer ligamentとも呼ばれ，transverse fibresとoblique fibresの2つに区別される．

a. 横支靱帯（transverse retinacular ligament）

菲薄だが強靱な腱膜からなり，PIP関節の掌側で関節嚢または屈筋腱腱鞘より起こり，あとに述べるCleland ligamentの上を通って背側に向かい，lateral extensor tendonに付着，さらに背側に伸びて伸筋腱と癒合して反対側の腱膜とも連絡を有している．作用としてはlateral extensor tendonの固定としての機能を有し，PIP関節伸展により背側に，また屈曲により掌側に移動せんとする作用を防止している．

b. 斜支靱帯（oblique retinacular ligament）

基節骨の末梢側掌面の骨膜および屈筋腱鞘から起こってPIP関節の側方を斜背側に走り，transverse retinacular lig.の下を通ってlateral extensor tendonからterminal extensor tendonの側方に付着する靱帯で，transverse retinacular lig.に比較してより腱性構造をもつとされている（図2・18参照）．作用としては，PIP関節の掌側とDIP関節の背側とを連絡する靱帯であり，両関節間のlink systemをなすと考えられ，原則としてPIP関節の角度とDIP関節の角度とを一定に保つことが考えられる．すなわちPIP関節が伸展するとDIP関節も伸展し，PIPが一定角度屈曲すると，DIPも一定の角度に屈曲するはずである．しかし，PIP関節をつくる中節骨骨頭は完全な円形ではないため，この関節が屈曲位をとるとoblique retinacular lig.はより強い緊張をとるのに対し，伸展位では多少のゆるみができて，PIP関節伸展位では多少のDIP関節の屈曲が可能となることが知られている．

以上のごとく，oblique retinacular lig.を切離すると，link作用が失われることは実験的にも認められており，臨床的にも陳旧性ボタン穴変形でDIP関節が過伸展位をとるのは，lateral extensor tendonが掌側転位した位置でoblique retinacular lig.が拘縮をきたしたためであり，Dupuytren拘縮の重症例でDIP関節が過伸展位をとるのもこの靱帯の拘縮によるものだと説明されている．

4. Cleland ligamentおよびGrayson ligament

これらはperitendinous cutaneous fiberとも呼ばれるもので，指背腱膜の形成には直接関与しないが，retinacular lig.その他と密接な関係を有するためここで述べることとする．

まず **Cleland ligament** は，1867年Clelandにより記載されたもので，Milford（1968）の記載によると，中節骨の中枢側1/4の部の側面，およびPIP関節の関節嚢，また屈筋腱腱鞘の一部より発して，側方から末梢方向に放射線状に走る長くて強靱な線維よりなる靱帯と，基節骨の末梢側1/4の部の側面，およびPIP関節嚢より起こり，上述の線維とは反対方向，すなわち中枢方向に向かう短い線維よりなる靱帯の2つからなる．

一方，DIP 関節についても小さいながら類似の放射状線維を側方に出していることが知られている．そして，これらは transverse retinacular lig. の下方から出て，指神経および指動・静脈の背側を走り，側方において強靱な靱帯性付着をもって皮下に終止している．Cleland は本靱帯を 1 枚のシート状構造を有するものとしているが，Milford はシートというよりも一定の厚さをもった円錐状構造を有するとし（図 2・15 参照），背側に起始を有する線維は指の屈曲により緊張するのに対し，掌側に起始を有する線維は指の伸展により緊張して指の側面をなす皮膚の固定性に重要であるとしている．

また Boyes は指の側正中線切開を用いての腱に対する手術，とくに移植術の際に本靱帯は必ず切断されるので，腱に対する操作ののちは皮膚縫合の前に必ず本靱帯を 2, 3 の結節縫合で再縫合することが必要だと述べているが，これは皮膚の固定性を確実にして腱，神経，血管などの相互関係を正しく保持させるのに重要であり，腱鞘切除に際しては同時に PIP 関節掌側皮膚をもって pulley の効果を得るのに有意義と考えられる．

次に **Grayson ligament** であるが，これは 1941 年 Grayson により記載されたもので，中節骨および基節骨の末梢側ほぼ 1/3 の部に相当する屈筋腱腱鞘の掌面から水平方向，シート状に側面皮膚に向かって走る線維であって，指神経および血管の掌側に位置し（図 2・15 参照），指屈曲時においてこれらの血管，神経が bow string となるのを防止している．先に Cleland lig. は指神経，血管の背側を走ることを述べたが，これらから指神経および血管は，掌側を Grayson lig.，背側を Cleland lig. で囲まれた筒の中を走っていることとなり，手術時これに達するためにはいずれかの靱帯の切離が必要となる．

以上，指背腱膜構造，およびそれに付随した靱帯構造の大略を述べたが，これらの機能はきわめて複雑で，intrinsic muscles と extrinsic muscles との巧妙な共同運動はすべてこの hood の作用によるものであり，指のバランスもこれにより保持されているわけで，その作用機点はよく理解しておく必要がある．

指の伸展は ext. digit. comm. のみによるものではない．骨間筋，虫様筋の作用が hood に伝わり MP 関節を固定すると同時に，PIP・DIP 関節を伸展せしめてはじめて指の伸展が可能であり，屈曲も骨間筋，虫様筋の作用が hood を介して MP 関節を屈曲し，PIP・DIP 関節のバランスを保つことによりはじめて物をつかむ・にぎる指の屈曲が可能となる．浅指および深指屈筋腱のみの作用では，指は近道をして屈曲するため，物をつかむとか，にぎることは不可能である．この際 lateral band が基節骨の掌側から背側に向かって斜めに走っていること，そして PIP 関節の背側に extensor lateral band，および interosseous medial band からなる菱形の diamond が形成されていることはきわめて重要であって，Stack (1963) は虫様筋，骨間筋の作用がこの diamond の横軸を広げることによって長軸の短縮を起こさせること，す

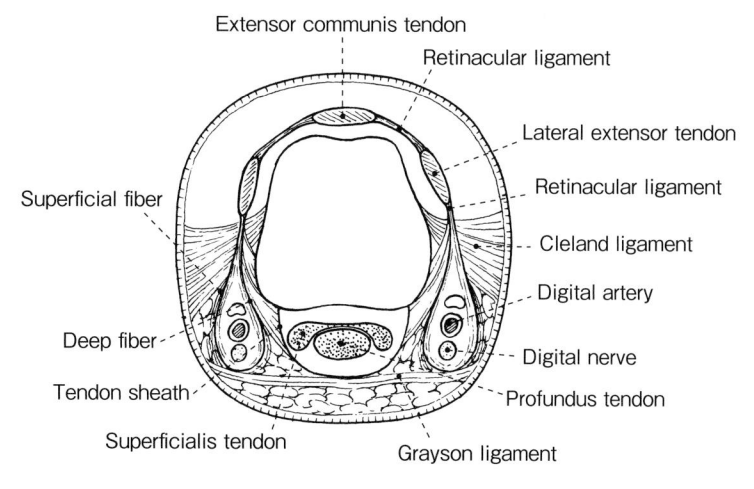

図 2・15　PIP 関節付近での指の横断面

なわち diamond によって横からの力が縦の力に変えられて, PIP・DIP 関節の伸展が可能になることを説明している.

5. 母指の背側腱膜

母指の背側にも他指の expansion hood とは多少趣を異にするが, 同じく腱膜が存在する. これは ext. poll. long., ext. poll. brev. および abd. poll. brev., それに add. poll. も関与して MP 関節の背側に hood が形成されている. とくに abd. poll. brev. の腱膜部は基節骨を橈側より背側に向かって走り, ext. poll. long. と合して末節骨基部背側に付着するため, IP (interphalangeal) 関節の伸展作用を有するが, これは ext. poll. long. が麻痺しても母指対立位をとらせると母指末節が伸展可能となることにより理解される.

なお, 母指についても MP 関節部に他の PIP 関節部にみた transverse, および oblique retinacular lig. 構造のあることが知られている (Milford).

X 手関節部の構造

手関節部では伸筋腱, 屈筋腱, また神経, 血管が一緒に, しかも一定の配列をもって走っており, それぞれの相互関係を理解しておくことは診断, 治療の上にきわめて大切である.

1. 手関節掌側

手根骨の末梢列と中枢列はともに掌側凹のアーチを形成し, 尺側の豆状骨, 有鉤骨と橈側の大多角骨との間には強靱な lig. carpi transversale があって, ここに手根管, すなわち carpal tunnel が形成される. Carpal tunnel 内は flex. poll. long., 各指の浅指および深指屈筋腱, および正中神経が走り, その配列は図 2・16, 17 のごとくで, flex. poll. long. および各指の深指屈筋腱はそれぞれ指の順序に並んでいるが, 浅指屈筋腱は図 2・16 のごとく中・環指のものが表層を, 示・小指のものはその下層を走っている.

次に lig. carpi transversale の表層, やや中枢側よりにいま 1 つの靱帯 (lig. carpi volare) があり, 両靱帯間でその尺側には尺骨動脈, および尺骨神経が豆状骨のすぐ内側を走り, また豆状骨には flex. carpi uln. が付着している.

次に橈側においては橈骨動脈が走り, その内側を flex. carpi rad. が走行して第 2 中手骨底に付着している.

Palmaris long. 腱は lig. carpi volare のなお表層で, 皮下を直接走行するため, 採取が容易でしばしば移植腱として利用される.

2. 手関節背側

次に手関節の背側では伸筋支帯 (extensor retinaculum, lig. carpi dorsale) が横走し, これは橈・尺骨末端背面の骨隆起部とところどころで癒合して合計 6 個の compartments を形成し, 伸筋腱群はそれぞれその機能に応じてこれら compartment 内を分離, 走行している (図 2・16 参照). すなわち第 1 のものには長母指外転筋と短母指伸筋腱が, 第 2 のものには長および短橈側手根伸筋腱が, 第 3 のものには長母指伸筋腱, 第 4 のものには総指伸筋腱および示指固有伸筋腱, 第 5 のものには小

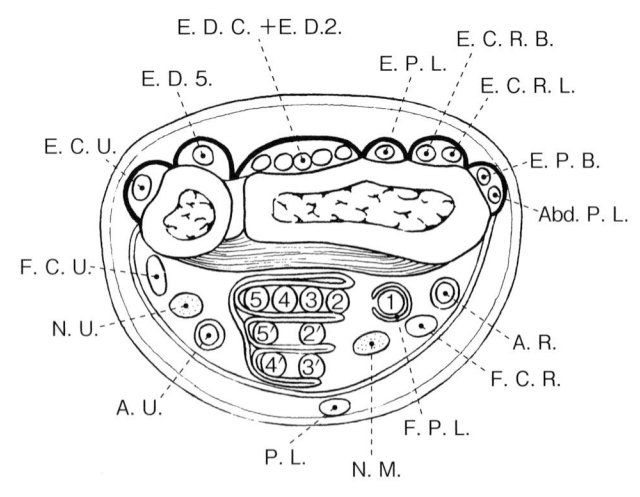

図 2・16 前腕末端部における腱, 神経, 血管の相互関係
1: 長母指屈筋腱, 2, 3, 4, 5: 示・中・環・小指の深指屈筋腱. 2′, 3′, 4′, 5′: それぞれの指の浅指屈筋腱を示す.

指固有伸筋腱，そして第6のものには尺側手根伸筋腱が走っているが，これらはまた症例により variation の多いところでもある．そして第1 compartment はしばしば狭窄性腱鞘炎を起こして疼痛の原因となり，第3 compartment は Lister 結節の側方に位置して長母指伸筋腱断裂の原因をなすことがある．また第5 compartment は尺骨の橈側にあり，リウマチなどで尺骨末端に脱臼が起これば同じく小指固有伸筋腱の断裂をきたすこととなるので，これらの点は臨床上とくに注意する必要がある．

XI 関節と靱帯構造

1. 手関節（図2・17）

手根骨は8個の小骨からなり，末梢側においては5本の中手骨とCM関節を，中枢側においては橈骨と radio-carpal joint を形成している．そして8個の手根骨は4個の末梢列と4個の中枢列に分かれ，その間に複雑な intercarpal joint が形成される．Sarrafin（1977）によると手関節の最大掌曲時には動きの40％が橈骨手根関節で，60％が手根中央関節で分担され，最大背屈時には動きの2/3が橈骨手根関節で，残り1/3が手根中央関節で行われるという．また橈骨は尺骨との間に radio-ulnar joint を形成し，尺骨を中心として supination，pronation が可能である．示・中指のCM関節は固定されて，手における運動の支点をなし，力の介達は有頭骨，月状骨を通じて橈骨に伝達されることは先にも述べた．

Radio-ulnar joint には三角形をなした強靱な三角線維軟骨（**triangular fibrocartilage：TFC**）があり，その先端は尺骨の茎状突起の基部に付着，橈骨回転運動の中心点をなしている．また橈骨・尺骨間には陥凹 recessus が形成され，中枢側に sac 様に延びて橈骨の回転運動を円滑ならしめている．

次に radio-carpal joint は舟状骨と月状骨が橈骨の関節面，および disc の一部と接して形成され，手関節の背屈および尺屈の際に主として作用し，一方，transverse intercarpal joint は手関節の屈曲および橈屈の際に主として可動するとされている．しかし各運動時における関節面の動きはきわめて複雑といわなければならない．図2・17c に手関節背側面，および掌側面の主要靱帯構造を示したが，この部の骨折，捻挫などに際して断裂をきたし，手関節不安定症を招来して慢性疼痛の原因となることがある．また手術に際しての不注意な切離も不安定症の原因となるので，主要靱帯の損傷は避けるか，または修復（たとえば舟状骨骨折の手術の際における橈骨有頭骨靱帯）が必要となることを注意しておく．

2. 指関節

各MP・IP関節の関節構造はほぼ同様であるが，ただMP関節は球状関節であるのに対し，IP関節は蝶番関節であることに注意しなければならない．すなわち，中手骨骨頭は球状を呈しているため屈伸のみならず，指の内・外転，分回し運動が可能であるが，IP関節は前後面において平面をなし，屈伸運動のみで側方運動は不能である．

いま，**MP関節**部の構造をみると図2・14のごとくであって，掌側にある掌側板（**volar plate**）はその側方の部が sagittal band の起始部をなし，また同時に transverse metacarpal lig. および屈筋腱を通す腱鞘の付着部をもなして，ここに4つの靱帯構造が集合してこの部における力の集中点，固定の中心点をなしており，Zancolli（1968）はこの部を **force nucleus** と呼んでいる．そして虫様筋腱，指への血管，神経はこれの掌面を，骨間筋からの腱は背側を通るが，図2・14にも示したごとく一部の腱は sagittal band の表層を通って expansion hood の形成に関与するのに対し，他のものは sagittal band の深層を通って基節骨基部にいたり，この部に付着している．そしてこれらのさらに深部に関節をつなぐ側副靱帯が存在するが，これについては後述する．

次に**PIP関節**の構造は図2・18のごとくで，表層を横支靱帯（transverse retinacular lig.），その下を lateral extensor tendon と，これに付着する斜支靱帯（oblique retinacular lig.）が斜めに走り，さらにその深部に中節と基節をつなぐ側副靱帯が存在している．

20　第2章　手の解剖と運動生理

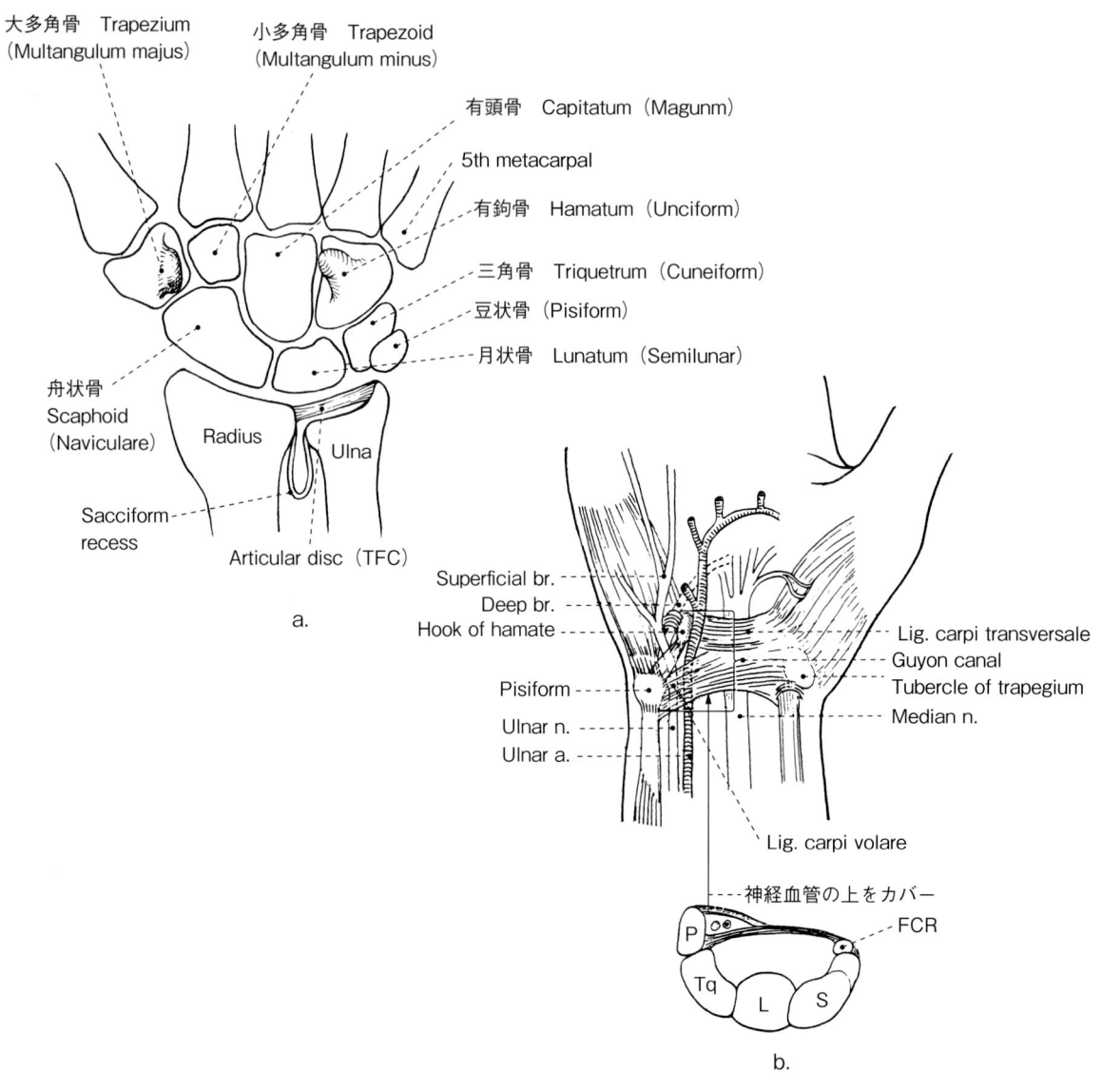

図2・17　手関節部の構造

　さてこの**側副靱帯**（collateral lig.）は，中枢側骨頭背側の結節から末梢側指骨基部の結節に向かって斜めに走る強靱な靱帯であって，関節伸展時には弛緩するが屈曲時には緊張するという特徴を有し，これはMP関節の側副靱帯についてとくに著明である．その状況は図2・19に示したごとくで，指伸展時にはMP関節の側方移動が可能であるが，屈曲時には不能となることによっても知ることができる．もし指伸展位で長期間固定を行うと，側副靱帯は容易に収縮してその伸展性を失い，以後の屈曲運動が障害されるので，固定肢位としては関節軽度屈曲位，すなわち側副靱帯中等度伸展位，すなわち安全肢位で固定することが拘縮発生防止に重要とされている．

　次にこのcollateral lig.の掌側には "**fan**"（fan like portion），または副靱帯（**accessory lig.**）と呼ばれる薄い靱帯構造があり，これは関節掌面に存在するvolar plateの側縁と連絡を保ってこれを保持している．**Volar plate**は軟骨様平板からなり，末梢側は指骨基部の掌面の付着，関節嚢の掌面を形成するとともに屈筋腱の底面をもなし，側方は既述のforce nucleusを形成，中枢端は薄い膜様構造，membranous portionにより境されており，関節の屈伸に伴うこれら靱帯の移動状況は図2・

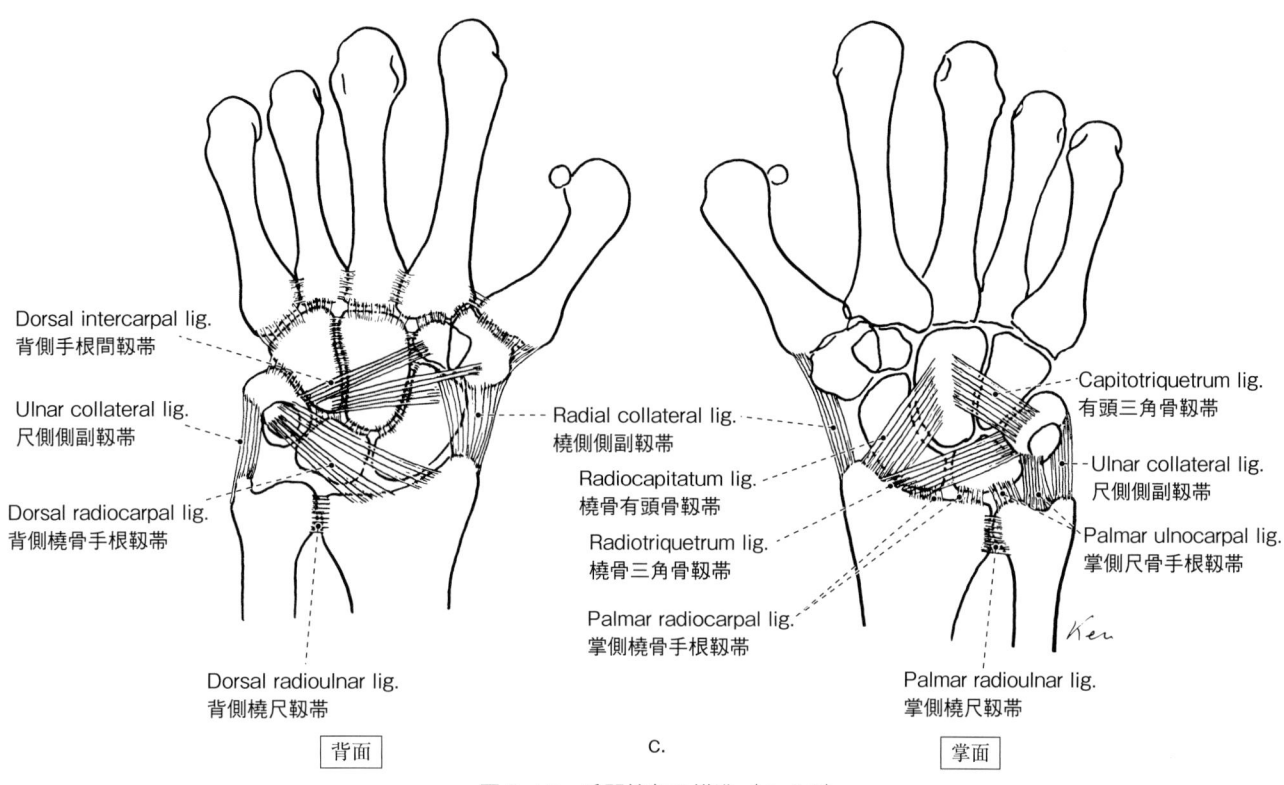

図 2·17　手関節部の構造（つづき）
（津下：私の手の外科—手術アトラス，第 4 版，p.210, 2006）

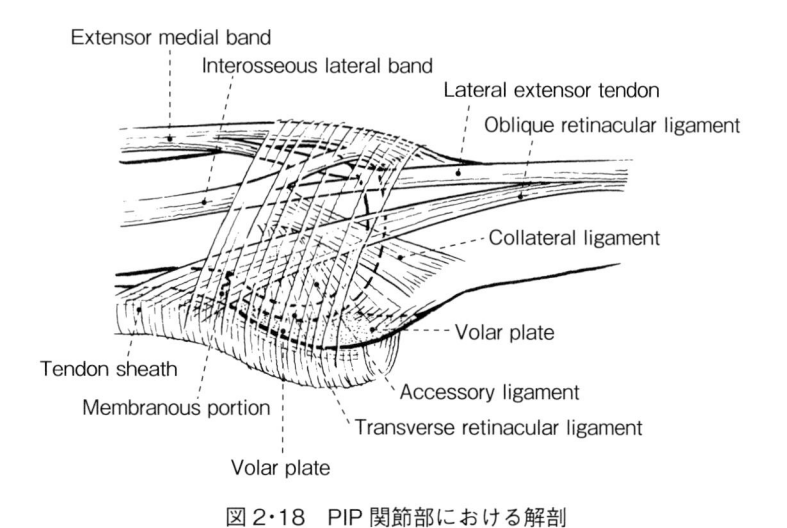

図 2·18　PIP 関節部における解剖

22　第2章　手の解剖と運動生理

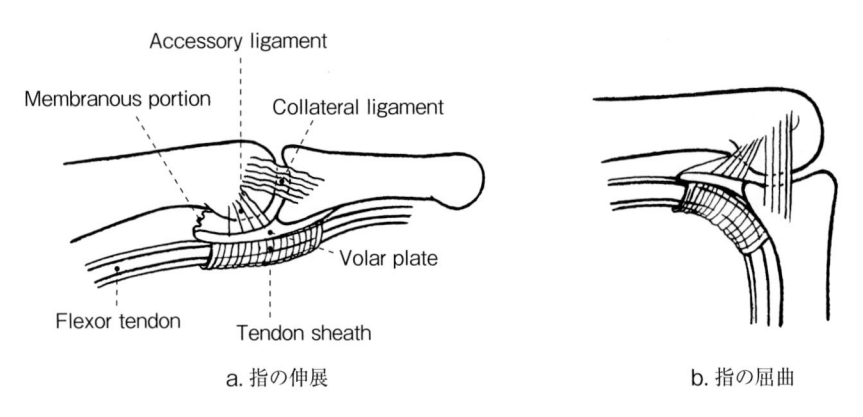

a. 指の伸展　　　　　　b. 指の屈曲

図2・19　指関節における靱帯構造と屈伸運動

19にみるごとくである．

　その他，滑膜性腱鞘の問題，また爪の構造等々，臨床上重要な問題が多数残されているが，これらはそれぞれの項で述べることとする．

第3章 手の手術の一般

I 手術器具について

手の外科にはとくに atraumatic の操作が要求されるので，器具も一般外科で使用される大型のものは用いるべきでなく，小型の器具，とくにマイクロサージャリー用の器具がしばしば利用される（図3・1）．

a．メス

鋭利な小型のものを2〜3本用意する．No.15程度の替え刃メスがあれば便利である．中途で切れなくなればただちに新しいものと取り換える．神経断端の新鮮化にはNo.11の尖刃刀が好都合．ときに眼科用のメスも使用する．

b．ピンセット

一般外科で使用される有鈎のものは絶対に用いるべきでなく，小型の腰の強い，そして先の細い有鈎ピンセットで Adson 型のもの，また数個のギザギザの歯のある Brown-Adson 型のピンセット，マイクロ用の無鈎・有鈎ピンセットなどを数本用意する．腱，神経の操作には各自好みのものを用意する（図3・2）．

c．扁平鈎

眼科用の小型のものを用いる．そのほか腸骨採取などの際には少し大型のもの，深めのものなどを用意する．

d．止血鉗子

有鈎のものは用いることなく，先の細い無鈎のモスキート鉗子を用いる．直および弯曲の2種類があれば便利で，止血というよりも組織を鈍的に剝離するのに利用される．止血には主として双極電気凝固器（bipolar coagulator）を使用する．

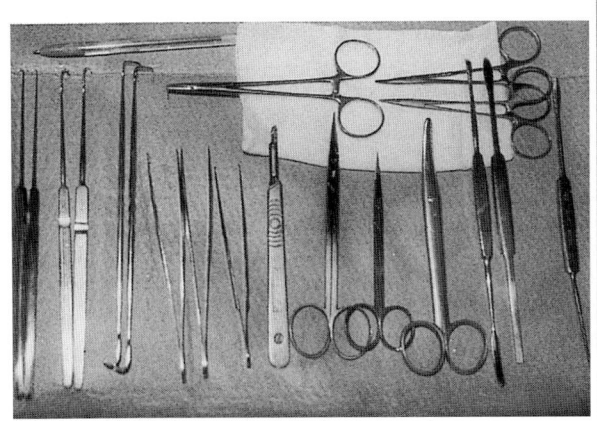

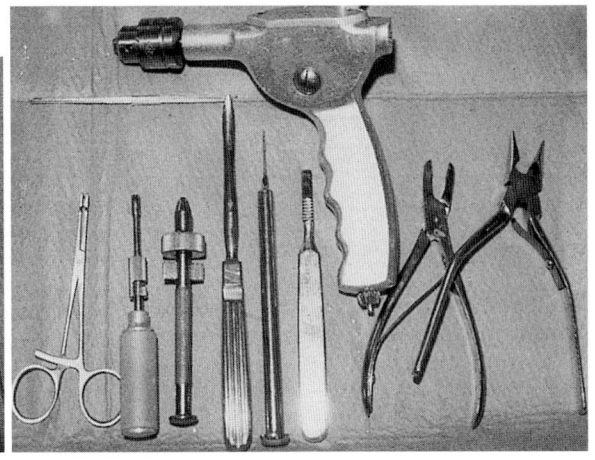

図3・1　しばしば用いられる手の手術器具
ドリルは電動が望ましい．

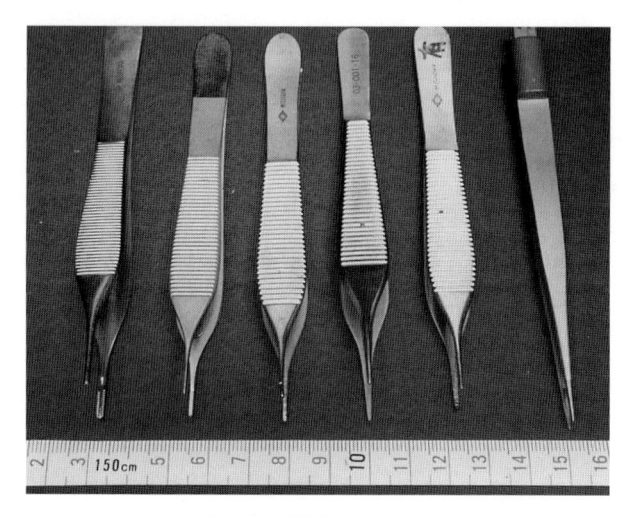

図3・2 鑷子のいろいろ
左から波状鑷子，アドソン有鉤鑷子（腱鑷子），アドソン無鉤鑷子，アドソン扁平鑷子，アドソン有鉤鑷子，バイポーラ鑷子

e. Skin hook
皮膚はピンセットではさんでもよいが，小さい単鋭鉤，すなわちskin hookを皮下組織に引っかけ，これを引き上げながら組織の剥離，縫合など種々の操作を行うほうが組織の損傷が少なくてよい．そのほか双鋭鉤もしばしば必要で1～2対用意する．鈍鉤はすべりやすいので鋭鉤のほうがよい．

f. 持針器
Instrument tieをするので持針器を2～3本用意する．鋏と兼用になったギリース型のものも便利である．細い糸をはさむので先の接合に注意する．粗悪品もあるので注意．先端に歯があると糸を噛み切ることがあるのでかえって平坦なほうがよいであろう．また，辺縁部が鋭だと糸が切れるので鈍なものがよい．

g. 針
彎曲針は主として小型の角膜縫合用のものを用いる．強彎より弱彎のほうが利用価値大．1～1.5 cmの針付きナイロン糸（4.0～6.0）が多用される．絹糸用の弾気孔のものと，鋼線用の通気孔のもの2種類を用意する．直針もときに用いられるので数本用意しておく．

h. 縫合材料
針付きナイロン糸がもっともよく使用されるが，成人では4-0, 5-0, 小児では5-0, 6-0, 神経縫合には7-0, 8-0, 血管縫合には10-0, 11-0が適当であろう．そのほか2～3号程度の黒色絹糸，またサージロン糸も用意しておく．黒色のほうが糸の確認に便利．鋼糸もNo.28, 32, 34, 36, 38 SWG (standard wire gauge) のものを準備しておく．吸収糸もあれば好都合．

i. 鋏
先の細い腰の強いものがよい．眼科用のものも便利であるが，腰の弱い欠点がある．直，彎，大小数本を用意する．鋼線を使用する際には歯科用金冠鋏を用意する．

j. 腱剥離子
ストリッパーと呼ばれる．これの使用は術者の好みにもよると考えられるが，筆者はほとんど使用しない．足底筋腱を採取する際には長い特殊ストリッパーが用いられる．

k. ドリル
いろいろの型のものがあるが，M式改良型として作製されているものが便利．骨錐としては丹下式のもの，またこれの改良型で先が三角になったものもよく用いられる．ピンバイスとしては生田式のものが便利であろう．

l. Kirschner鋼線
1.5 mm, 1.2 mmおよび1.0 mmの直径のものがしばしば用いられるが，0.7 mmのものも用意できれば好都合．大，小の鋼線切りを用意する．

m. スポイド
生理食塩水での洗浄用に用いられ2個，生理食塩水を入れるバット2個．

n. ペン
手の手術，とくに皮膚の形成手術の際にはデザインが正確でなければならないので，メスを取る前に作図をする．われわれはボールペンをエチレンオキサイトガスで消毒したものを利用しているが，先の細いマジックペンも便利．間違ったデザインはエーテルでふき取り再度デザインする．

o. その他
小型のエレバトリウム，ラスパトリウム，ノミ，骨膜剥離子，腱誘導鉗子などを用意する．骨の手術にはStryker社のoscillating bone sawとかZimmerのsurgairtomeがあれば好都合．

p. 拡大鏡
拡大鏡は常に必要で，双眼ルーペとしてはZeiss社の

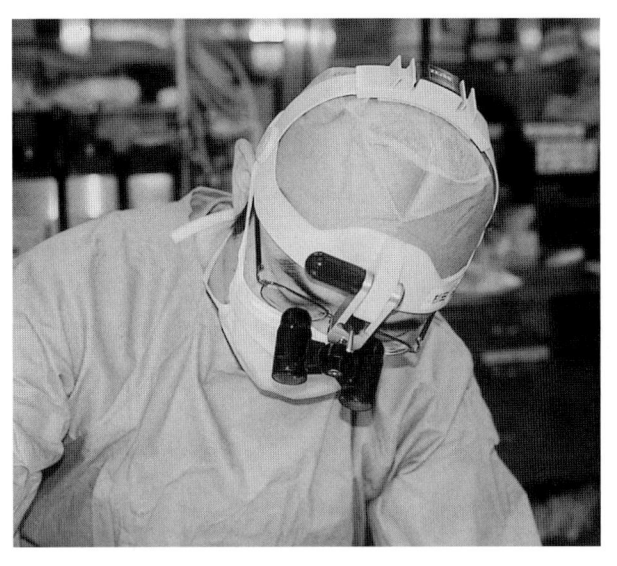

図3・3 双眼拡大鏡（Zeiss社）

3.6倍大のものが常用され，ときに5倍大のものを使用する（図3・3）．小血管，神経のマイクロサージャリーにはZeiss社のOperation microscopeが用いられ（図28・1参照），ピント，拡大ともにフットスィッチにより調節が可能で便利である．日本製としてはオリンパス，また東芝，三鷹の手術用双眼立体顕微鏡などがある．

q. 双極電気凝固器

後述する．

II 麻 酔

1. 局所麻酔

小手術に用いられるのみで，多くの場合以下の麻酔が利用される．

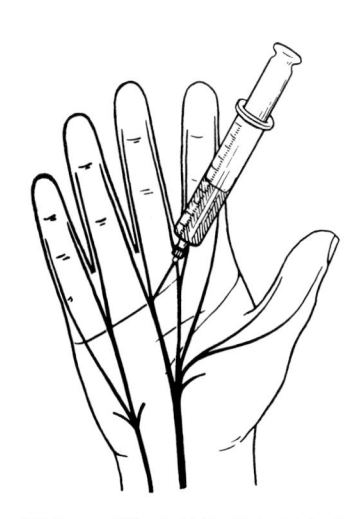

図3・4 指におけるdigital block

2. 伝達麻酔

a) 指ブロック（digital block）：図3・4のごとく手掌部，MP関節の部でcommon nerveがdigital nerveに分岐する付近でブロックする．5〜10 mlの1%カルボカインを注射するだけで十分である．指根部で行うOberstの麻酔は指の循環を不良にすることがあるので用いないほうがよい．掌側よりも手背に注入するほうが疼痛が少ないかもしれない．

b) 手関節部ブロック（wrist block）：手関節部で正中・尺骨・橈骨神経をそれぞれブロックすることがある．手掌，指の小手術に利用される．

c) 腋窩部腕神経叢ブロック（axillary block）：手への神経が上腕動脈の周囲を走り，また分岐する以前の部において動脈をメルクマールにブロックする．注射はneurovascular sheath内に行うもので，次の腕神経叢麻痺より安全とされている．超音波で血管を確認しながら

実施するのもよいであろう.

d) **鎖骨上窩腕神経叢麻酔（Kulenkampf 法）**：1～2時間の手術に使用される. 1～2％カルボカイン 20 m*l* を用いる. 局所の解剖を熟知し, 熟練すれば安全, 確実な方法. ただ肺尖部肋膜を損傷すると気胸を起こすこととなるので注意.

e) **静脈内局所麻酔法（intravenous regional anesthesia）**：上腕部に止血帯をはめたのち手術部に近い部位の皮下静脈に注射針を挿入する. その後指先部から中枢に向かってエスマルヒゴムバンドで駆血するが, この際, 先に挿入した注射針が移動して血管から逸脱しないよう注意する. 以上ののち止血帯に空気を注入して止血, ゴムバンドを除去してから 0.5％キシロカインを体重 1 kg あたり 1.5～2.0 mg の割合（成人で約 20 m*l*）を注入すればよい. 注入後 1～5 分で止血帯より末梢部は完全な無痛状態となり, 同時に運動麻痺も漸次起こって, この状態は 1～1.5 時間継続する. したがって手術が 1 時間以内に終わる中・小手術には便利である. ただ一定時間を経過すると止血帯部の疼痛と緊縛感を訴えることが多いので, その防止のため二重止血帯法（double tourniquets method）が考案されており, 2 個の止血帯（dual cuff）を装用してこれを一定間隔で交互に使用すれば疼痛の防止と使用時間の延長をはかることができる.

f) **浸潤神経ブロック**：吉村（2008）により報告されたもので, 局麻薬を入れたボトルに輸液セットを接続し, 26 ゲージ皮内針で 15 分をかけて神経辺縁に浸潤せしめる外来手術に便利という.

3. 全身麻酔

時間を要する手術, 手以外の部にも侵襲を加える必要のある場合（皮膚, 腱の採取など）, 小児などの際は, 必ず全身麻酔を行う. 術前麻酔医のチェックを受けること.

以上, 麻酔は安全, 確実のものを用いる. 途中で患者が痛みを訴えるようでは手術の成功は疑わしい.

Ⅲ 消　毒

外傷時の消毒については後述するが, そのほかの一般手術においても消毒はとくに厳重にし, 術前ブラシと石鹸を用いてよく手を scrub させておく. 労働者などで手掌部角質に亀裂のあるような場合, また長期間固定されていたり, 創傷の治療が行われていたような症例では手術場で再度ブラシと石鹸による scrub を行い, 食塩水による wash を繰り返す. その後ヒビテン液, またはイソジン液で指先より上腕まで薬物消毒を行う. 爪を切っておくことはもちろんである.

Ⅳ 手術台の配置

手の手術は非常に繊細で, 正確, 丹念でなければならず, しかもしばしば長時間を要することがあるので, 術者のもっとも疲労の少ない手術台の配置, 設計が必要となる（図 3・5）. 注意すべき諸点を述べると,

(1) 術者, 助手, 看護師ともに必ず椅子に腰をかけて手術をする.

(2) 手の手術台は固定が確かで, しかも十分広いものを用いる.

われわれが現在使用している**手術台**はプラスチック製の台に特種スポンジマットを敷いた透視用のものを多用している. ときとして手術台に付属した血圧測定台が用いられているようであるが, これでは狭く固定が不十分で, 正確な手術を行うことは不可能であるので用いるべきでない. 筆者は以前木製の机を使用していたが, 透視の必要でない手術にはこれも便利である.

(3) **椅子**は安定したものでなければならないが, 車付きの椅子を利用すれば術中における体の移動が容易である. 背もたれは不潔になりやすいので不要. 助手の椅

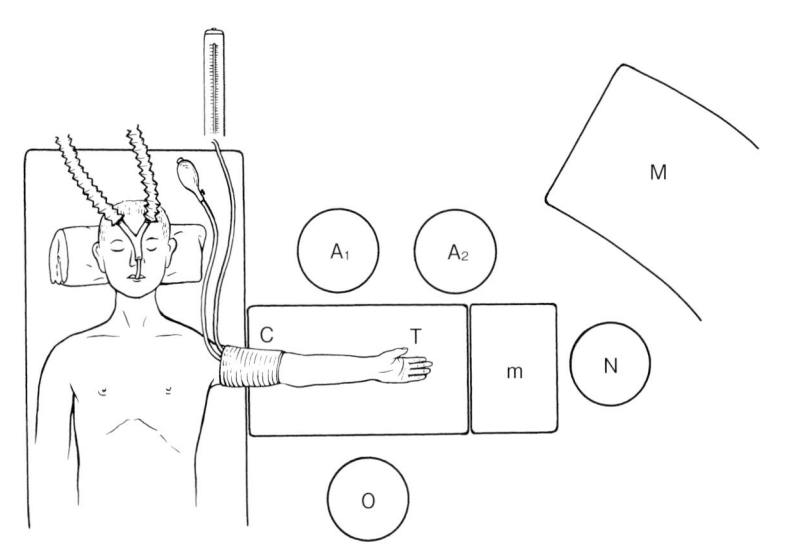

T：手術台　m：小手術器械台　O：術者　M：大手術器械台
A：助手　　C：止血帯　　　N：看護師

図3・5　手術台の配置

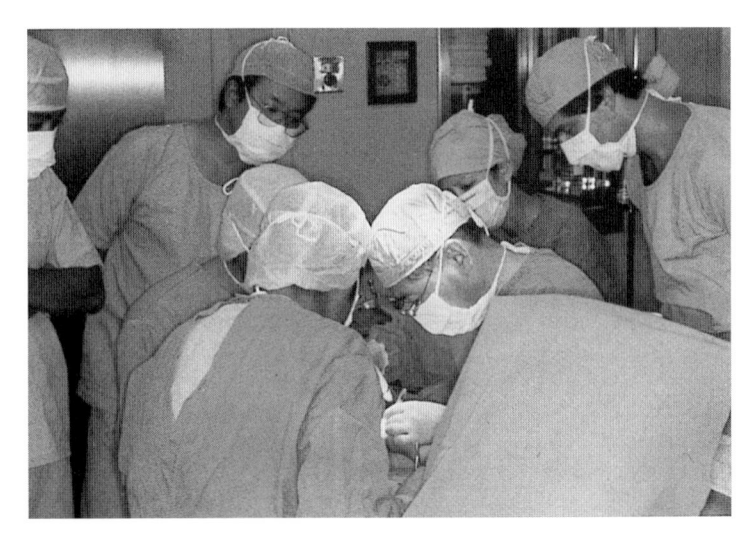

図3・6　手術の実施状況

子は術者の椅子より少し高めのほうがよい．そして椅子と手術台の高さは適度に加減する．

（4）照明は明るい，熱を持たないものを用いる．

（5）手の手術台に接して小手術器具台をおき，これにしばしば使用される小器具をならべ，あまり用いない器具は看護師の後側方の大きな器械台においておく．看護師は常に小器具台の上の器具を整頓しておき，術者はこれを自由にとって手術を行う．

その他術者，助手，看護師の**チームワーク**がとくに大切で，術者の気分がいらいらするようなことがあれば正確な手術は不能である．常に疲労が少なくスムーズに操作ができるよう工夫する（図3・6）．

V 敷布のかけ方と術中の透視

(1) 手の手術台の上には消毒したゴムシーツまたは**メディスポシーツ**を1枚敷くようにする．そしてこの上に中敷布をかける．これは術中しばしば食塩水による洗浄を行うので敷布がぬれても直接下の手術台と接しないためである．なお，手をストッキネットでカバーすることもあるが絶対必要とは考えていない．

(2) 上腕部には次に述べる止血帯がはめてあるので，中敷布を用いてこれを上下よりおおうようにする．これは単に止血帯のところをおおうだけでなく，術中しばしば手を移動するので，その際不潔にならないためのものである．

(3) その他皮膚，腱などを他部より採取することがしばしば必要となるため，いわゆる穴あき大敷布よりも中敷布を数枚分けてかけるのが便利である．有茎植皮の際は穴あき敷布は利用すべきでない．

(4) 敷布をかけ終わり手術にかかる場合，手の下に敷布の折りたたんだものを入れ台として利用する．食塩水，また血液をしみこませるにも便利（図3・12参照）．

(5) 術中にはしばしばX線の透視が必要となる．骨折の整復に際してはもちろんであるが，その他異物除去に際して，また部位診断の際にも簡単に移動でき，操作

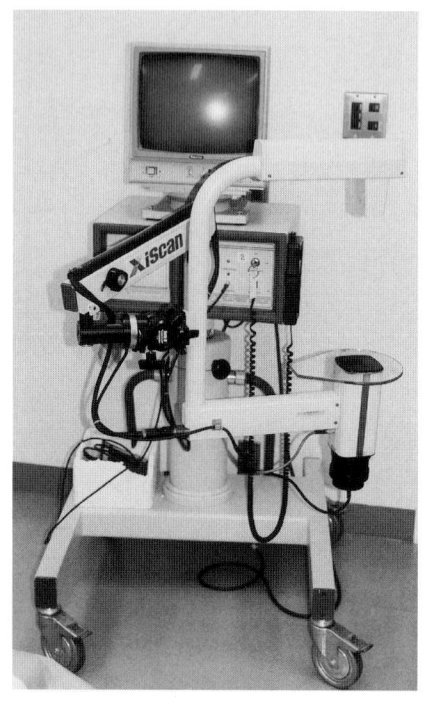

図3・7　X線透視装置

が容易で画面の鮮明なX線装置が必要となる．われわれは図3-7のごとき Xiscan を使用．外来，また手術場と移動して便利を感じている．

VI 止血帯の使用

手の手術は非常に繊細でしかも正確でなければならないので，原則として止血帯を用いて**無血野**で手術を行う（図3・8）．これを用いることなく手術を行うことは，Bunnell もいうごとくインク壷の中で時計の修理を行うのと同様であり，細かい操作は不可能であるばかりでなく，誤って神経枝，血管枝などを傷つけることともなる．ただし，手の損傷がきわめて高度で，循環障害のある場合は止血帯を用いることは避けるべきで，これは例外といいうる．

実施方法として，

(1) 上腕部になるべく皺にならないよう下敷を巻く．包帯でもよいが，ギプスの下巻き（既製品）が便利．

(2) この上に止血帯を巻き，さらに包帯を巻いて空気注入時止血帯がゆるまないようしっかりとめておく．止血帯としては種々のものが市販されているがわれわれは Zimmer 社製のものを使用している．普通の血圧計で代用することも可能である．

(3) 次に水銀柱250〜300 mm まで空気を入れ，空気もれをテストしてみる．手術を始めてから空気もれに気付き，これを取り換えるのは実に煩雑である．止血帯の装着，およびテストは術前に術者みずから行うことが望ましい．

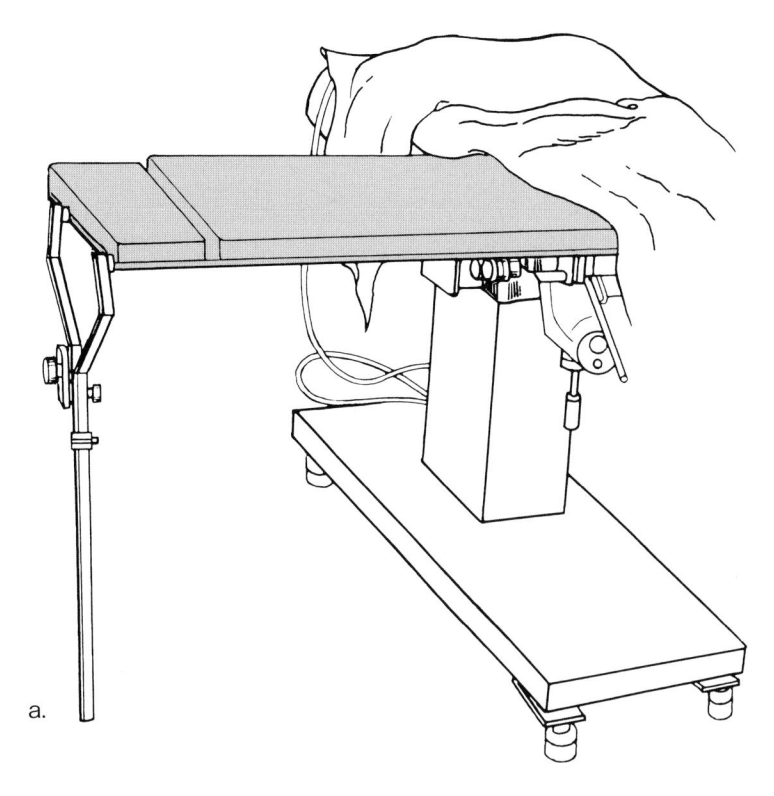

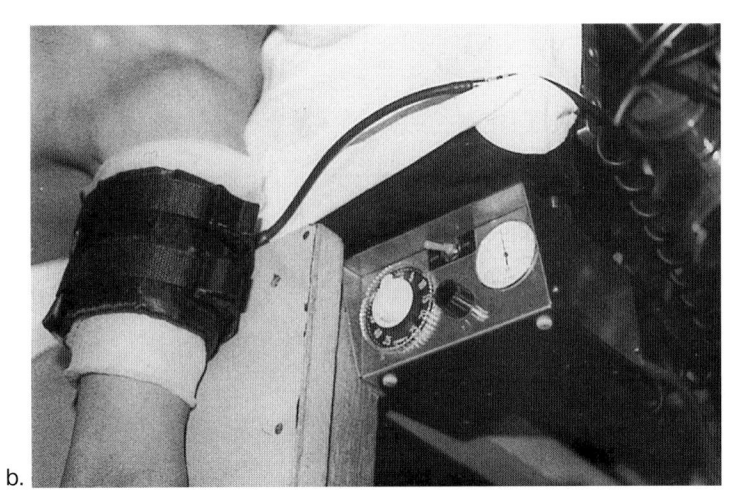

図3・8 透視用手術台（a）と止血帯の装着（b）
（a：津下：私の手の外科―手術アトラス，第4版，p.17, 2006）

(4) 次に消毒，手洗を終えたあと，エスマルヒのバンドを指先から中枢側に巻き上げ，この部の血液を十分上方に駆血したのち，水銀圧250〜300 mmに空気を注入させる．普通，血圧計使用の際は空気注入後バルブおよび圧計器への2本のゴム管をコッヘル鉗子でとめおく．これは不必要な空気もれを防止するためである．

(5) 成人男子は水銀圧300 mmを基準とするが，子供，女子などでは腕の太さも考慮し200〜250 mmでよいこともある．

(6) 止血帯の使用時間は1時間30分以内とする．これ以上必要な際は約10分間止血帯をゆるめて出血せしめ，主な出血点は鉗子またはバイポーラルで止血し，その後再び以前と同様にして止血を行う．止血帯の使用時間があまりに長くなると神経麻痺を起こすことがある．これは実に不愉快であり，麻痺回復には3ヵ月以上を要するので十分注意しなければならない．

(7) 止血帯を行ったまま手術を終わり，ただちに圧迫包帯に移ることは危険である．必ず一度止血帯をゆるめ出血点を止め，出血のないことを確かめたうえで包帯に移る．必要に応じドレーンを挿入し，のちに皮膚縫合を行う．

(8) 止血帯を用いないでエスマルヒのバンドのみで止血することも可能であるが，神経麻痺の危険が大であるので避けたほうがよい．これは比較的狭い範囲に異常の圧が加わることによるもので，この際は1時間以内の止血でも神経麻痺を起こすことがある．やむなくこれを用いる場合には広い範囲に圧が加わるようバンドを巻く．また消毒したギプス用の下巻きを巻いた上にバンドをかけるようにする．

(9) 止血帯使用中は出血がないため組織が乾燥しやすいので，常に生理食塩水をかけ，これを防ぐ必要がある．

VII 皮膚の切開

手における切開線の位置はきわめて重要な問題であって，誤って不良位置に切開を加えるならば，術後の手の機能はそのためのみによっても術前よりかえって障害される結果となる．これは単に新しい切開を手に加える際のみならず，外傷による創修復の際，切開を延長する場合においても，また皮膚移植における縫合線についてもいいうるところである（図3・9）．

(1) 指においては，原則としてBrunerのジグザグ

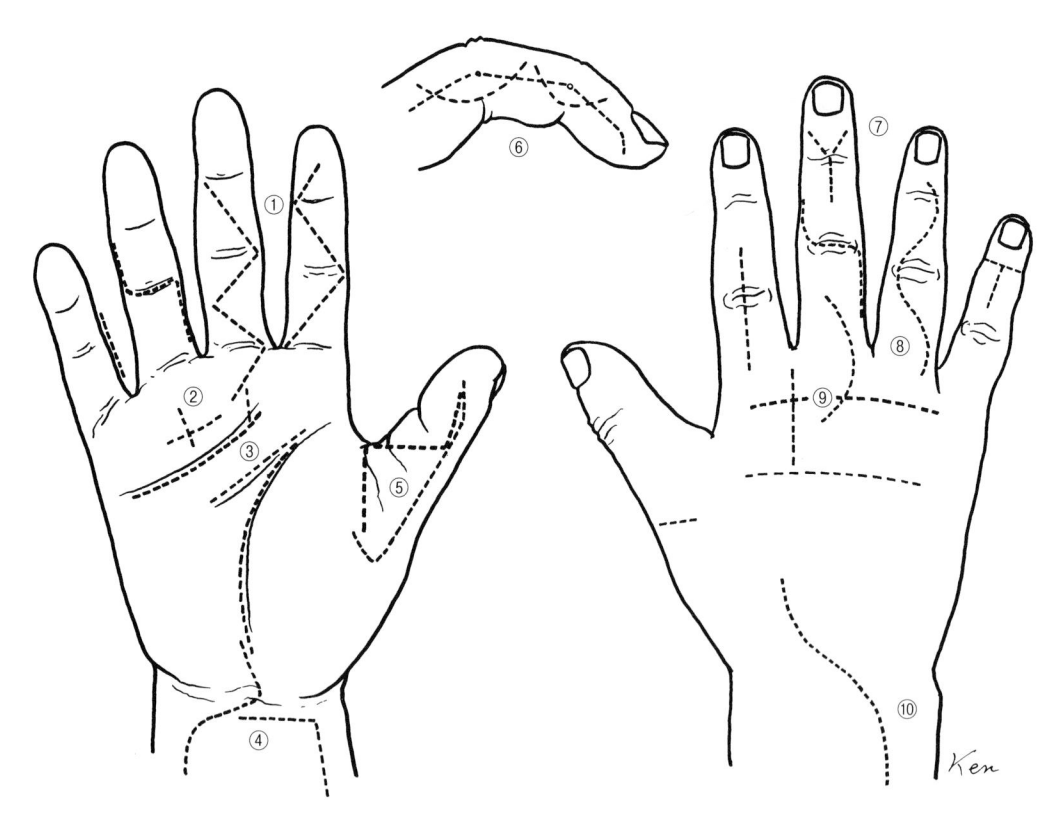

図3・9 手における正しい切開線
①指屈側のジグザグ切開　⑥指に対する側正中切開，および弧状切開
②弾発指に対する腱鞘切開　⑦DIP関節指側切開
③手掌部横切開　⑧指背側S字切開
④前腕屈側切開　⑨MP関節背側切開
⑤母指に対する側正中切開　⑩手関節背側切開

（津下：私の手の外科—手術アトラス，第4版，p.30, 2006）

切開，または側正中切開を利用する．屈側に縦切開を加えると，必ず機能障害が発生するので用いるべきでない．やむなく屈側に切開を加える場合には，先のジグザグ切開のほか横切開，斜切開，またはZ状切開を利用する．

(2) 手掌部においてはなるべく横皺を利用し，切開線が絶対に皺と垂直に交わってはならない．やむなく横切る際は同じくジグザグ切開とする．

(3) 手背部においても同様で，横切開，L状・Z状切開，または弧状切開を用いる．

(4) 前腕部の切開には縦切開を用いることもあるが，手関節などに切開がかかる場合にはL型または波型切開とする．L型切開の角は壊死になりやすいので注意．

(5) もし線状創が不良位置にある場合には，必ずZ-plastyを追加して創の方向をかえてジグザグとする．切開線が皺を垂直に横切れば，この部は将来手指の屈伸運動に刺激されてケロイド状に肥厚し，瘢痕拘縮をきたすこととなり，また腱，神経の走行に一致すれば癒着範囲が広く，機能回復が障害される．Z-plastyについては瘢痕拘縮の項（p.103）を参照されたい．

(6) 切開線のデザインは先の細いマジックペン，ま

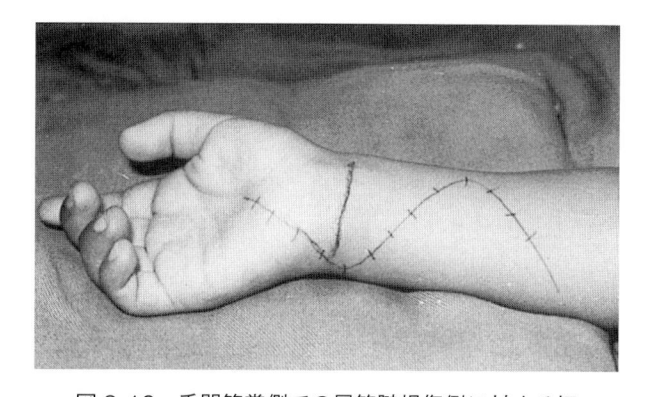

図3・10 手関節掌側での屈筋腱損傷例に対する切開はデザインの1例
デザインには消毒したボールペンを利用する．切開は必ずしももとの創傷瘢痕を利用するとは限らない．

たボールペンを用いて丁寧に行い，ところどころにこれと垂直に交差する目印を入れておけば縫合の際に便利である（図3・10）．そのほか皮下の血管・神経の不要な損傷を避け，しかも十分広い手術野が得られて，さらに上下方向に無理なく延長のできる切開でなければならない．皮切をみれば術者の手の外科に対する経験と技術の程度が伺われ，行われたであろう手術内容も想像可能で，これはまた再手術などの際の重要な資料となる．

VIII 皮膚の縫合（図3・11）

(1) 縫合材料としてはナイロン糸が利用される．ナイロン糸は4-0～6-0の針付きのものがよく使用され，絹糸は刺激が強いので原則として使用しない．

(2) 皮膚縫合には普通 instrument tie を用いるが，部位により指で結ぶほうがよいこともある．Instrument tie であれば1本の糸で数カ所の縫合が可能であり，また細かい縫合が容易で時間の節約にもなる．ナイロン糸の場合は結び目がほどけやすいので外科結びをするか，3回結節したほうがよい．

縫合間隔は3～4mm程度とし，皮膚は創縁より1～2mmのところに糸をかける．

(3) 縫合時の注意

(a) 正しく断端を接着せしめ，縫合線下に空隙をつくらないよう注意する．手ではよく皮膚の断端がめくれ込みやすいが，かかる場合には mattress suture を行う．あまりに強く糸をしめることは避けるべきである．

(b) 皮下縫合をおくことは必ずしも必要でないが，縫合線下に空隙をつくる恐れのある場合にはこれを行う．血腫形成は瘢痕を増大するからである．カットグットは刺激が強いので原則として用いない．術後の縫合線が目立つことのないよう，美容についても考慮を忘れるべきでない．

(c) 三角皮弁の先端は壊死に陥りやすいから，糸は皮下組織のみに通したほうがよい．Z-plastyのときはとくに注意する．

(d) その他皮膚はできるだけ atraumatic に取り扱い，ピンセットの使用も皮膚をつまむというよりは支える程度とし，組織を圧挫しないよう注意する．できうれば skin hook を利用する．縫合の良否は術後の疼痛にも影響する．

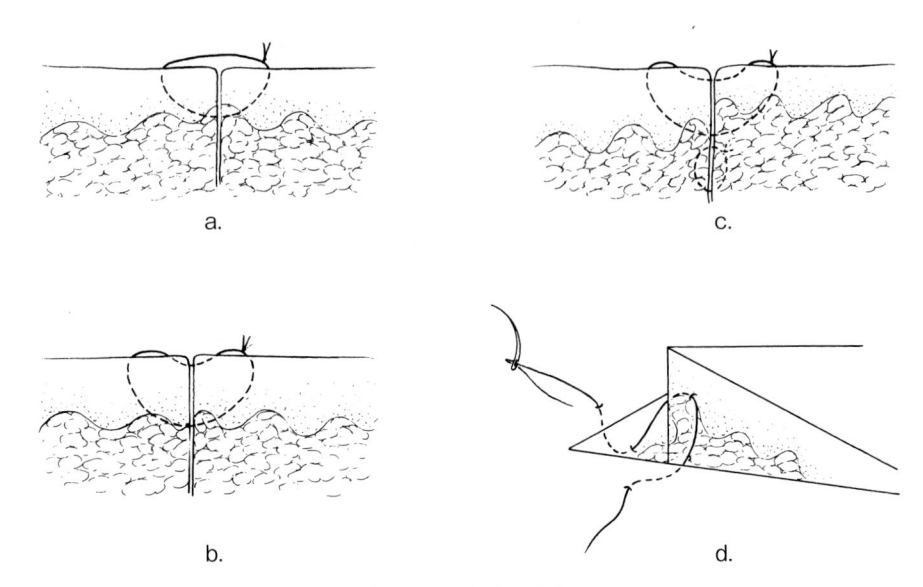

図 3・11 皮膚の縫合
a：正しい結節縫合　b, c：Mattress suture　d：三角皮弁先端部の縫合

IX 止血について

止血は十分に行う．出血を放置すれば将来瘢痕，癒着の増大をきたし，機能障害の原因となる．十分な止血なしに良結果は期待されない．

(1) 止血帯使用時には出血はないが，手術野にみられる主な血管はそのつど先の細い**双極電気凝固器 bipolar coagulator（眼科用または生田式）**を用いて止血してゆく．太い血管は鉗子ではさみ，ナイロン糸による結紮を行うこともあるがきわめてまれ．この際結紮は血管のみとし，他の組織は含まないよう注意する．

(2) 止血帯をゆるめると手全体に充血が起こり，ジクジクと小出血が起こるが，食塩水ガーゼでしばらく圧迫しておくと大部分のものは自然に止血する．手を挙上位に保つのもよい方法である．なお出血点があればbipolar で凝固するなり鉗子で止血し，しばらく放置，その後鉗子をとれば大部分のものは止血しているのが普通であるが，なお出血あれば結紮なり凝固を行う．多数の結紮糸を創の中に残すことはあまり望ましいことではない．

(3) アドレナリンを加えたり，その他止血薬を局所に用いて圧迫止血することもあるが，多くはその必要はない．

(4) 他部より皮膚，腱などを採取する場合には，この間止血帯をゆるめ，食塩水ガーゼで創を圧迫しておくと時間の節約にもなり便利である．主な出血点を止血し，再び止血帯をほどこして次の操作に移る．

(5) 術後は必ず圧迫包帯を行う．しかし止血をゆるがせにして術後の圧迫包帯で止血を得ようとするのは危険である．必ず止血帯をゆるめ止血を行ったあと軽い圧迫包帯に移る．

(6) 止血後もなお出血の疑われる場合には，ドレーンを数カ所挿入して圧迫包帯をする．ドレーンとしては軟らかいゴム管を木の葉状に切って作製するか，Penrose ドレーンを使用する．ドレーンは24～48時間後に取り出す．その他手術野が大きい場合には吸引ドレーンが使用できればそれにこしたことはない．

(7) 術後は手を挙上位に保持して，術後出血，血腫形成を防止することが大切である．

X Atraumaticの操作

Atraumatic techniqueなる言葉はBunnellにより California State Journal of Medicine 19：204-207, 1921に初めて紹介された．手の手術はatraumaticの操作を行って初めて良結果が得られる．粗暴な操作を行えば組織は容易に壊死に陥り，瘢痕の形成は著明となる．深部組織とくに腱，神経などの操作はatraumaticに行い，圧挫による瘢痕癒着の発生は極力防止しなければならない．手の外科における予後の良否は一にatraumaticの操作にあるといっても過言でない．手術時止血帯を使用するのも，完全な麻酔が必要なのも，また手術台の配置，設計について云々せられるのもすべてatraumaticに手術を行うためで，手の外科のむずかしさはatraumaticということにあるといっても過言でなく，常に創意工夫が大切である．

ヒポクラテスの言葉に「**医は自然の下僕なり**」というのがあるそうである．医師にできること，それは病を治すとか，創を治癒せしめることなどとんでもない話で，もしできると考えている人があるとすれば身のほど知らずといってよいであろう．治すのは自然の力であり患者自身の回復力である．そして医師にできることはそれの手伝いをするだけで，外科医としてできることは創を手術という手段を使って治りやすい状態にしてやることであろう．そして治りやすい状態とはより完全な修復ということであり，完全修復ができれば障害のない完全治癒が得られるはずである．神ではないわれわれとしては完全修復はできないまでも，それに近づくよう努力すべきことは当然の義務といってよい．もし手術の成績が不良であれば，手術適応が間違っている場合は別として，その原因はtraumaticな操作にあると反省すべきであろう．それはマクロの段階のみでなくミクロの段階で考慮すべきで，組織の圧挫は細胞死の段階で考えるべきである．ピンセットの使い方，鉗子の使い方，糸のかけ方，結び方などすべて細胞死に結びつき，それは瘢痕に移行するわけで，機能障害の原因となるはずである．

使用する手術器具の選択にはとくに注意を払い，無血野で安定した手術台の上で，落ちついた雰囲気のもとに手術を行うべきであろう．そして1つ1つの手術はもちろん，1つ1つの操作についてもtraumaticな操作はなかったか，よりatraumaticになしうる余地はなかったかの反省を繰り返して行うことの重要性を痛感するものである．

その他注意すべき諸点を列挙すれば，
(1) 術前における計画性．
(2) 無理のない手術．解剖的修復への努力．
(3) 操作の繰り返しはできるだけ避ける．
(4) シャープなメス，またスキンフックや鋏の上手な使い方．
(5) 割面の乾燥を防止するためときどき食塩水をかけてwetに保つ（図3・12）．
(6) 確実な止血と血腫形成の防止．
(7) 一定のスピードで流れのある，しかも無駄のない手術を行うことが大切．

そして**創意工夫**，それに**反省**の繰り返しがもっとも大切であることを今一度つけ加えておきたい．

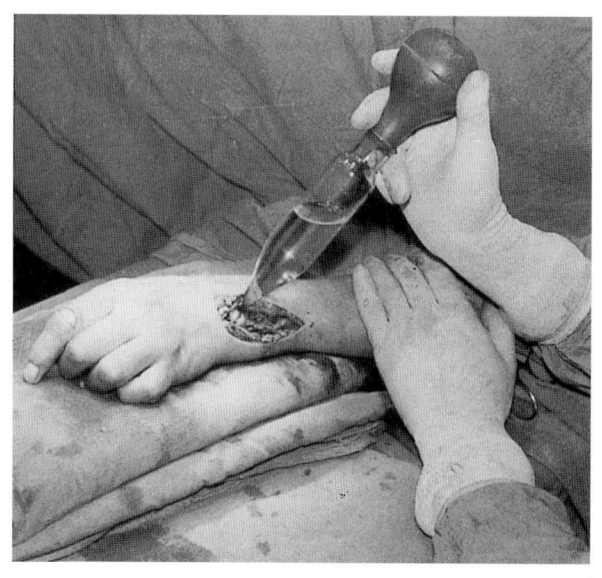

図3・12 術中は常に食塩水をかけて組織の乾燥を防ぐ．手の下には敷布の折りたたんだものを入れて台とし，これに血液，食塩水をしみこませると便利

Atraumaticの操作のためには「第1章手の外科の特殊性」のところで述べたごとくマイクロサージャリーの考えなり操作が必要となる．術者は常に組織に対して愛護的であるべきで瘢痕はできるだけ少なくするよう努めなければならない．術後は疼痛，浮腫，発熱のない手術が望ましい．

Atraumatic technique なる言葉は1921年Bunnellにより記載された言葉で，彼の経験を述べ，操作はあたかも脳外科医が脳の組織を取り扱うように，眼科医が眼球を取り扱うようにせよと述べている．

XI　手の良肢位について

外傷の場合でも，手術の場合でも手には一定期間の固定が必要となるが，この際の肢位については十分考慮を払わなければならない（図3・13）．手の機能肢位（良肢位）とは，

(1) 手関節20～30°背屈位．
(2) 少しく尺屈位，すなわち前腕軸と中指の軸を一線とした位置．
(3) 各指の指関節を軽度に屈曲した位置（図3・13a）．なお図3・13cに安全肢位を示したが，外傷術後の固定はこの固定のほうが望ましいとされている．
(4) 手掌の横軸に一定のアーチを保持させること．
(5) 母指は必ず他の4指と対向位にあること．

ちょうど物をつまむときの手の形で，この位置であれば拘縮も起こりにくく，機能の回復も早い．握力のもっとも強い位置でもある．たとえ拘縮が起こっても少しの手指の運動で物をつかむなどの運動が可能であり，またこの運動を繰り返すことにより拘縮は早期に回復するであろう．もしCramer副子などに指伸展位で固定を行うと指の各関節は容易に拘縮に陥り，手掌の横軸アーチは失われて母指は指の側方に固定せられ，機能の回復は非常に遅延される結果となる．

手の良肢位，機能肢位は手の治療にあたって一時も忘れてはならない重要な問題であって，固定肢位が不良のために手の機能がかえって障害されたと思われる症例をしばしばみかけることははなはだ残念である．

なお手の外傷，火傷などの際は上記良肢位よりもMP関節屈曲，PIP・DIP関節伸展位のほうが好都合とされているが，これはPIP・DIP関節がしばしば屈曲変形をとりやすいためで**安全肢位（safe position）**とも呼ばれる．

なお屈筋腱損傷の場合には手関節屈曲位に，伸筋腱損傷の際には伸展位に固定を行うが，その期間は3～4週間以内とし，その後は漸次良肢位にかえしてゆく必要がある．

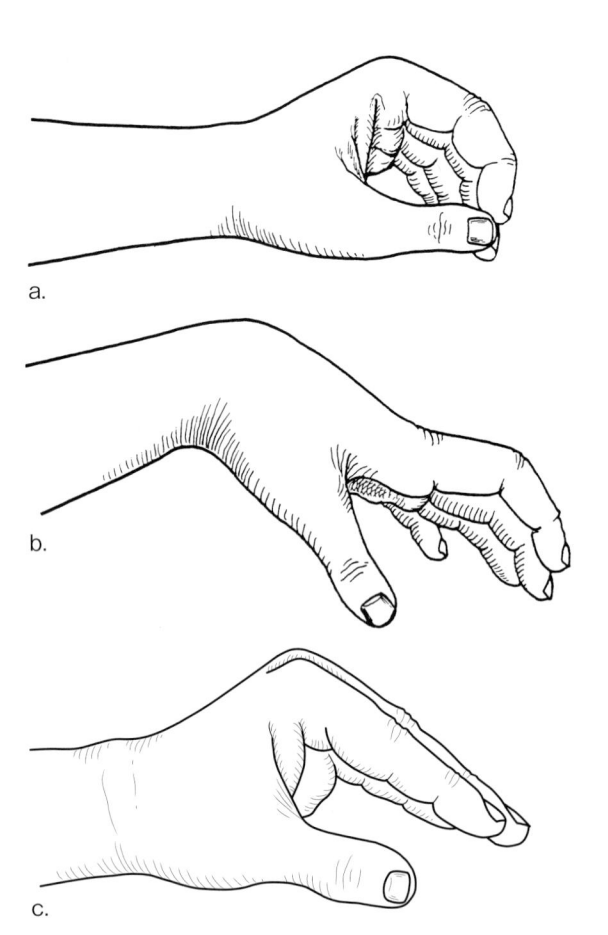

図3・13　手の良肢位（a），不良肢位（b）と安全肢位（c）

XII 包帯について

術後は原則として気持がよい程度の圧迫包帯を行う．目的は，

(1) 圧迫により**浮腫**の発生を防止する．浮腫を放置すると関節，靱帯，そのほかに fibrosis が発生し，拘縮，機能障害の原因となるからである．

(2) 皮下**血腫**の形成を防止する．血腫は瘢痕形成，癒着の原因となるので，その発生を最小限にとどめるため．

(3) 術後**疼痛**の軽減．適度な圧迫により疼痛が大いに軽減される．

さて，術後の包帯は術者自身で行うのが原則であって，助手，看護師にまかせるべきでない．術者自身が浮腫，血腫の発生する部位をもっともよく知っているはずだからである．また処置によっては術後特殊肢位での圧迫固定が必要なことがしばしばあり，他人にまかせて思わぬ失敗をすることのないよう注意する．

1. 圧迫包帯の実施方法

(1) 材料：ガーゼ，包帯，弾性包帯，綿花（ギプス包帯下巻き用のもの），ソフラチール，ストッキネットなどをなるべくたくさん消毒，保存しておき，いつでも使用できるようにしておく．

(2) まず創内の血液，または血腫を除くため，丸めたガーゼをローラー式に回してこれを全部創外におし出す．食塩水で十分洗浄するのもよい．

(3) 創面にソフラチールガーゼ，または油ガーゼをのせる．これは創液は十分通過せしめ，しかも創と癒着しないものがよい．

(4) この上に数枚のガーゼを皺にならないよう圧迫しながらのせる．さらに，

(5) この上にさばいたガーゼ，綿花をできるだけ多量にのせ，手の肢位を考えながら圧迫が一様に加わるように，また包帯が行いやすいようにする．指の股にもガーゼを挿入する．これにより各指を分離する．母・示指間には多量のガーゼ，綿花をつめ，母指対立位保持に注意する．手掌部のくぼみには十分綿花，または弾性ガーゼをつめる．前腕部は綿花包帯を巻く．なお指の股につめるガーゼは常に手の大きさを考えて適度とすることが大切で，つめすぎて指の循環をかえって障害することのないよう注意する．

(6) 次に適度の圧迫を加えながら弾性包帯を巻く．**Bulky dressing** とも呼ばれるものである．

(7) 圧迫包帯の圧迫は手全体に一様に加わるよう注意する．途中の圧迫が強く，末梢部にかえって浮腫を増強するようなことがあってはならない．したがって包帯，弾性包帯などは末梢部より中枢側に向かって巻き，末梢を多少強めに，中枢をゆるめに巻くのがコツといってよい．

(8) 指先部は一部包帯から出すこともあるが，また全部包み込んでもよい．この際は循環障害のないことを確かめることが必要である．

(9) 圧迫包帯が終われば次にその肢位を保持するギプス副子固定に移る．さらにこの上に弾性包帯を用いることがある．

術後手は挙上位とし，常に緊縛度に注意する．強ければ弾力包帯をゆるめ，また中の包帯を一部鋏で切り圧迫をゆるめるようにする．

(10) 小児の場合はしばしば包帯がぬけ落ちることがあるので，絆創膏で上腕部まで確実に固定しておくとか，上腕までのギプス副子を追加することが絶対必要である．もし包帯がぬけ落ちれば，手術の失敗を意味することになるのでとくに注意する．

2. その他の包帯

(1) 手指の先などの包帯にはしばしば絆創膏が利用される．市販されているガーゼ付き絆創膏も便利．縫合部の離開防止のためには蝶形の絆創膏を利用するとよい．作製方法は中央部両側に2カ所鋏を入れ，これをうちに折りたたんだのち，簡単に焔で消毒して利用すればよい．

(2) 指の包帯では市販のいわゆるスピード包帯を利用するのもよい．包帯がゆるむ心配がなく，実施が容易

で，みかけもよく一定の圧迫包帯の意味もある．

(3) 手指の包帯は非常にゆるみやすいので絆創膏を利用するとこれが防止される．

XIII 固定について

術後は多くの場合固定が必要で，これを確実に行うことは手の外科における1つの秘訣である．不確実な固定は疼痛を増強し，浮腫を発生せしめるのみ．固定を確実にして組織反応を最小限にとどめ，その後早期運動に移行する．不確実な固定を長期間ダラダラと行うのは厳にいましめるべきである．

(1) 固定材料としてはギプス，アルミニウム板，ポリキャストなどが利用される．Cramer副子は手の形に合わせることができないので使用しない．

(2) 以前は1mm前後のアルミニウム板を常に用意しておき，術前必要に応じて長さ，横幅ともに患者の手指に合わせて，適当な形にこれを切り副子を作製，これを手術時消毒せしめ，綿花下敷きをおき，包帯で巻いて利用するもので，術者は清潔な手のまま固定が可能．手術の一環として固定包帯までを終わる方法を採っていたが，最近はオルトプラストを使用することが多くなった．

(3) 手の横軸アーチの保持には適宜ガーゼ・綿花を利用すればよい．しかし，小児などでとくに確実な固定を必要とする場合には必ず上腕を含めての固定を行う．

実施上の注意

(1) 原則として安全肢位，すなわちMP関節屈曲のintrinsic plus positionで行い，母指は必ず対立位にあるごとくする．

(2) 固定範囲は必要限度にとどめる．たとえば指の固定の場合，その指のみ確実に固定して他の指は自由にする．これは浮腫防止，拘縮防止のためにも大切である．しかし，このために固定を必要とする指の固定が不確実になるようなことがあってはならない．場合により隣接指とともに固定するのもよい．

(3) 図3・14に手関節部のギプス固定を示したが，これであれば母指，指の屈伸は障害されることなく，自由に使用でき，長期間固定を行っても指に拘縮を起こす心配はない．ギプスの末梢は手掌の末梢の横皺までであり，許されれば母指球部はできるだけ大きく露出する．

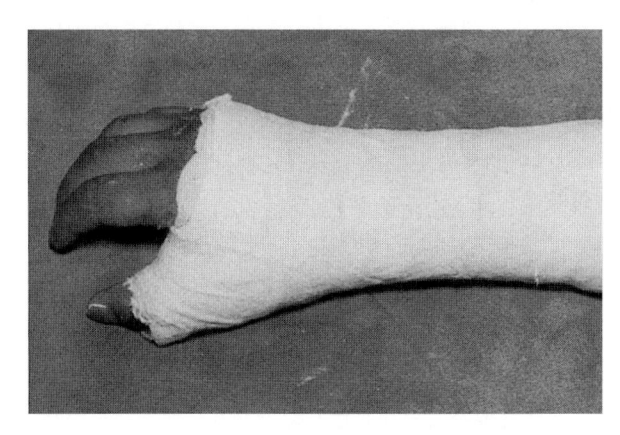

図3・14 手の良肢位と固定範囲
状況の許す限り，指の運動を自由とし拘縮の発生を防止する．図は舟状骨骨折に対するギプス固定．

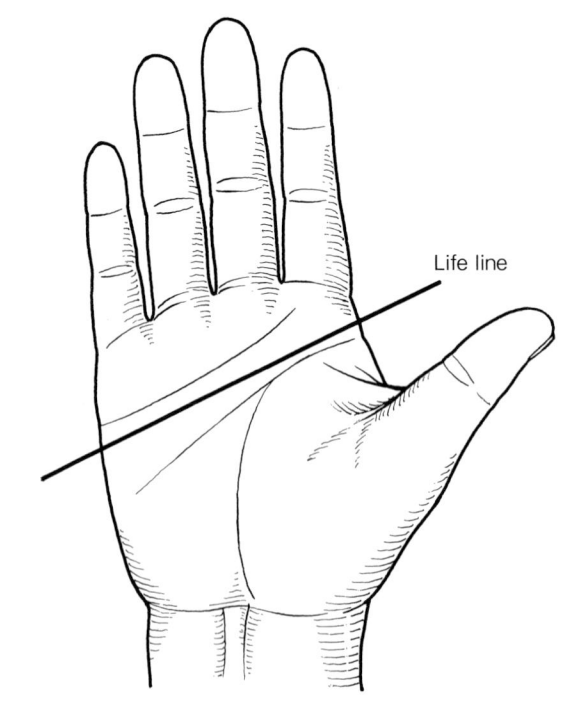

図3・15 Life line
(Moberg E : Splinting in Hand Therapy, 1983)

横軸アーチにはとくに注意．かかるギプスを巻くには，初めギプスシーネをつくり，これを適当に切って前腕屈側より母・示指間にかけ，次に全体にギプス包帯を巻いていくとよい．

(4) 図3・15はいわゆるlife lineと呼ばれるもので，手掌側の固定はこの範囲にとどめないとMP関節（とくに小指MP関節）の拘縮が発生する危険性があるので注意する．

(5) 固定期間は症例により異なるが，早期の固定除去はかえって創の治癒を遅延せしめるので注意する．良肢位の固定であれば固定期間が長くてもその障害は少ない．しかし創が治癒すれば早期に運動を開始する．

XIV 手のリハビリテーション

治療中は患者は常に受け身である．すべて医師，看護師がやってくれる．しかし後療法になると患者の積極性，すなわちやる気が要求される．セラピストは患者のやる気を引き出すことが大切である．高齢者，被害者にはしばしばこれが欠除しているので注意する．

(1) 術後は必ず手を挙上位に保たせる（図3・16）．これにより出血，浮腫，疼痛，さらに関節拘縮の発生が防止され，機能障害を最小限にとどめることができる．この挙上位保持は術後24時間，できれば48時間は確実に行わしめることが大切で，圧迫包帯と同様，予後に大きく影響するので注意する．それ以上を経過すれば三角布を用いての歩行を許すが，三角布には問題があり，手は必ず心臓のレベルより高位とする．とくに中年以後の患者においては肩関節の拘縮，ひいては肩手症候群をきたすこともあるので，毎日数回手を挙上，肘の屈伸運動をできるだけ行うよう指示することが大切．

(2) 手術がatraumaticに行われた場合，**疼痛**，発熱は一般にほとんどないか，あっても2～3日で消退するが，それ以上継続するようであれば化膿を疑わなければならない．このときは創を開け適宜の処置をとる．手術がtraumaticの場合には発熱，疼痛が数日間続くことがある．ドレーン抜去は2～3日後に行う．この際は包帯交換が必要．

(3) 化膿の恐れがなければ包帯交換は行わず，10～14日後に抜糸を行うのもよい．小児では抜糸の際は全麻が必要である．その後再び圧迫，固定包帯を行い，皮膚移植などであれば2週後ごろから運動練習にはいる．腱，神経縫合，骨折整復などの際は症例により異なるが3～5週間の固定が必要となる．しかし，最近では固定期間中に運動を開始することも多くなった．小児では3週程度は包帯交換，抜糸を行うことなく放置するのもよい．ただし夏季は汗をかくので少し早めの交換が望ましい．

(4) 固定期間を終われば運動練習にはいるが，これは自動運動を主とし，他動運動は行うべきでない．初めは健側の手を使用することも許可しない．馴れないセラピストによる運動練習は有害無益である．われわれは原則としてマッサージは実施していない．

(5) 自動運動は温水中での自動屈伸運動を1日2～3回，朝，昼，晩，それぞれ20分間程度行わしめる（図3・17）．スポンジや木片のにぎりしめ運動を行わしめるのもよい．温水中での自動運動，筋力増強はいかなる薬

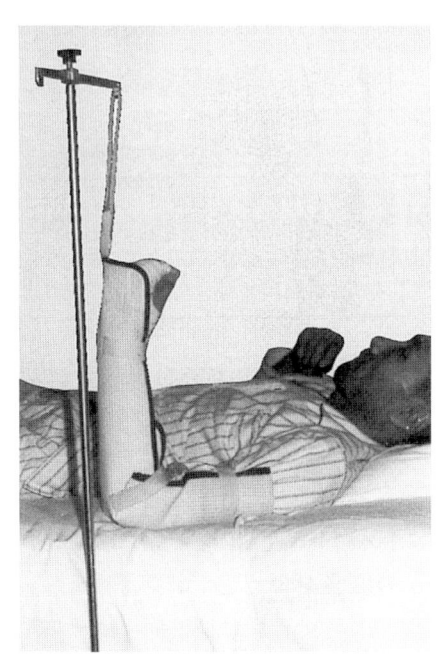

図3・16 術後における手の圧迫包帯と挙上位保持
確実な挙上位保持を工夫する．

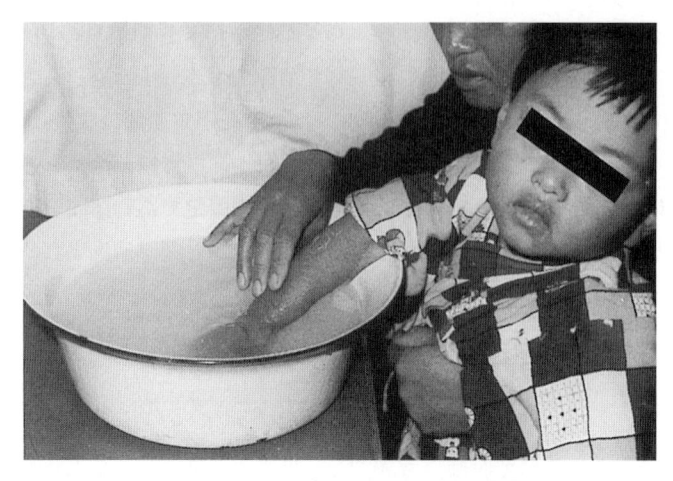

図3・17 温かい石鹸水中でのバード．術前術後の拘縮除去．化膿創の壊死組織除去などの目的で使用する．

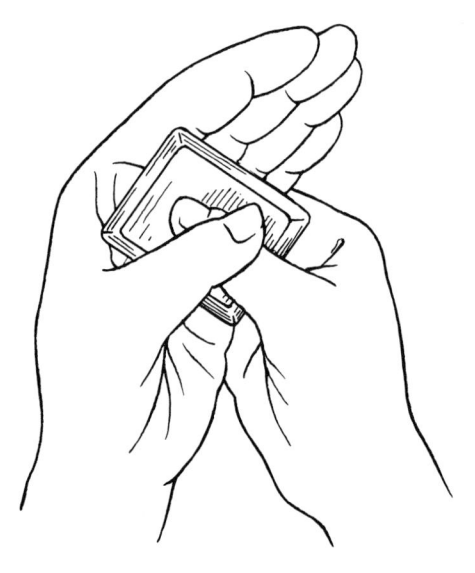

図3・18 木片を用いて指の屈伸運動訓練
木片の端を関節の部にあて屈曲を行わしめるとともに筋力増強をはかる．

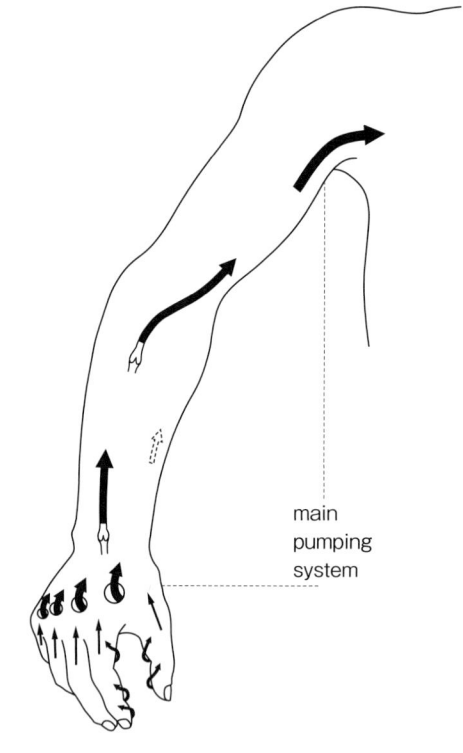

図3・19 手・肘・肩関節の静脈系におけるポンプ作用
(Mobery E : Splinting in Hand Therapy, 1983)

物よりも効果的である．バイブラバス，パラフィンバスの利用もきわめて有意義．ただしバイブラバス，パラフィンバス後の訓練が大切なのであり，これらは訓練を容易にするための補助手段であることを理解せしめる必要がある．

(6) 5〜6週以後は患者の健側の手も利用させる．図3・18のごとく木片を利用して指の屈伸を行わしめるのも一方法である．

(7) 術後の浮腫は手の下垂と運動の不足によるもので，とくに手・肘・肩関節の静脈系における**ポンプ作用**（Moberg）の意義をよく患者に理解せしめる（図3・19）．すなわち，手の浮腫は指・手・肘・肩関節の屈伸により中枢にpump upされるわけで，患者が自動運動に積極的な意欲を示すよう指導する．「機能の回復は筋

力の回復であること，筋力は自分の努力により得るもので他人に与えられるものでない」ことを理解せしめることが大切である．

(8) 術後4～5週を経過してなお拘縮，浮腫が強いようであればゴム，スプリングを用いた弾性副子を使用せしめるが，これらについては次に述べる．

治療中は患者は常に受身である．しかし後療法が始まれば患者の積極性が要求される．これをよく理解せしめるのがOTの仕事である．要はやる気を引き出すこと，筋力を引き出すことで，筋力は他が与えてくれるものでなく患者自身が努力により獲得すべきものである．

XV 弾性副子（dynamic splint）について

手の外科における弾性副子の意義はきわめて重大であって，術前の拘縮除去に，また術後の拘縮，変形防止に欠くことのできないものであるといってよい．ゴム，スプリングを利用してのこれらの矯正は疼痛を伴うことなく，しかも効果が大で，いろいろな形のものが創意，工夫されている．装具は軽くて作製が容易であり，しかも操作が簡単で安価なものが望ましい．

われわれは比較的簡単な dynamic splint や brace はそれぞれの患者の手に合わせてただちに外来で作製できるよう図3・20のごとき小工作室をつくり利用している．器具としてはボール盤，電気ドリル，金敷台，グラインダー，バイス，それに金のこ，ペンチ，ブリキ切り，ものさし，ヤスリ，ノギス，金槌，木槌など数種類を用意すれば十分であり，素材としては0.5～0.8～1.0 mmのアルミニウム板，3×10，3×15，4×10，4×15 mm程度の軽合金の帯材，バネ，数種のピアノ線，1.0～2.0 mmのフエルト（白，緑，灰色），スポンジ（2.0 mm），1.0～1.5 mm程度のクローム皮，アルミ鋲（3.0～4.0 mm），銅鋲，ハトメ，2.5 mmのマジックテープ，それにのりとしてのボンドなどを用意すればよい．

以下にわれわれがしばしば利用している器具，装具について述べる．

1. プラスチック板の利用

これはポリキャスト，米国ではorthoplastなどの名前で販売されているもので，局所に合せて紙型をとり，これを板上にデザインしたのち，温熱で温めて素材を軟らかくしてから鋏で切り局所に装用するもので，もともとはギプス副子の代用として市販されているが，適度の弾性もあるのでこれを利用して変形の矯正副子としてもしばしば利用される．外来患者にもその場でそれぞれの部に適合した副子が作製可能なので便利である．またこ

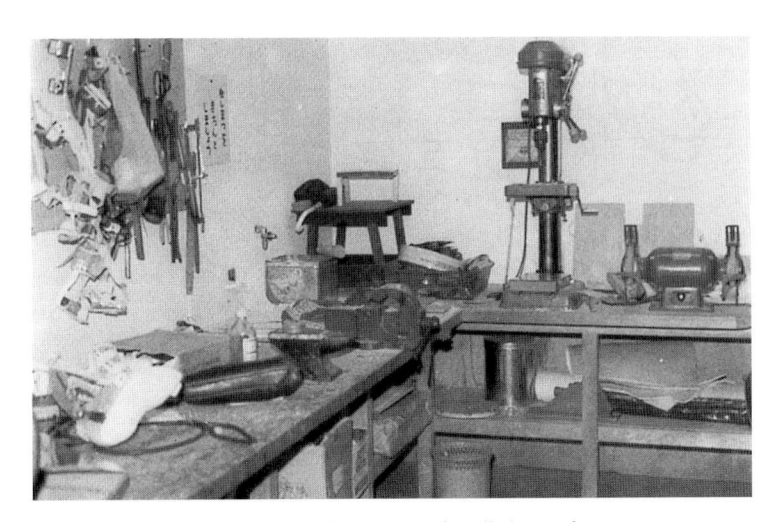

図3・20 外来における小工作室の一部

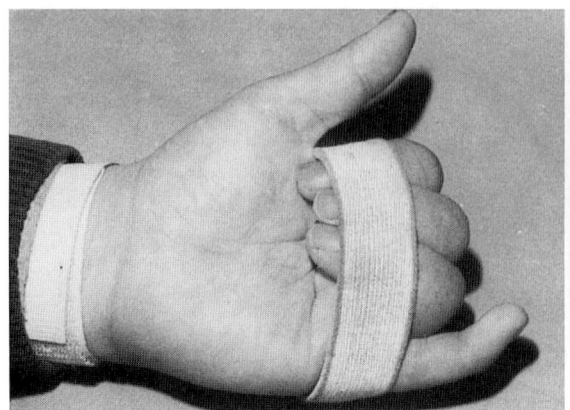

a. ゴムバンドによる指屈曲用の splint

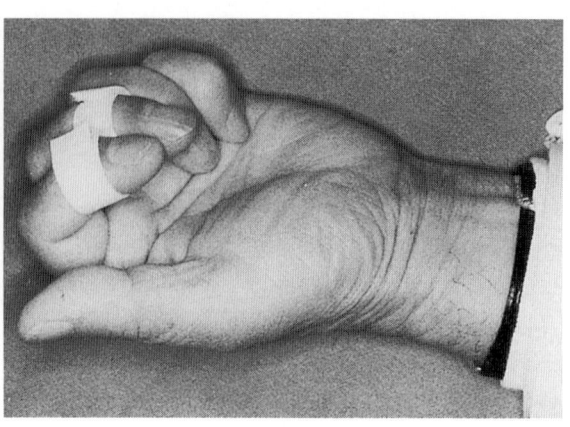

b. マジックバンドによる指屈曲用 splint（Buggy splint）

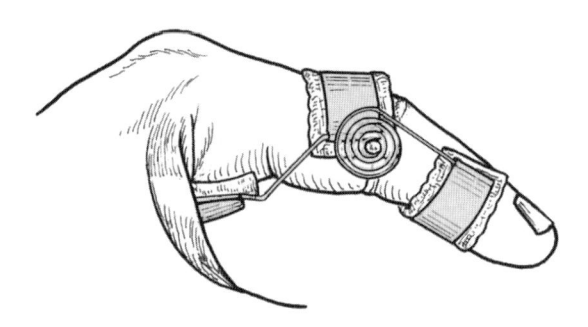

c. PIP 関節伸展用 coil splint（Copner 型）

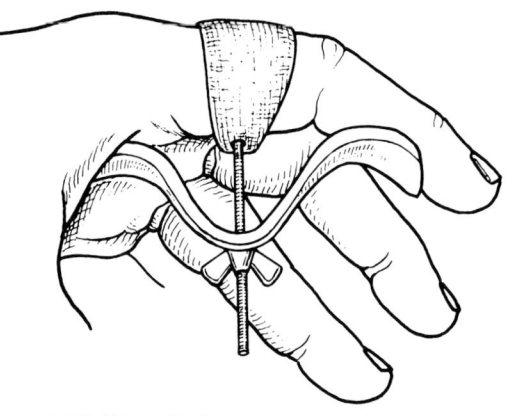

d. PIP 関節伸展用即席 screw splint（名古屋掖済会病院）

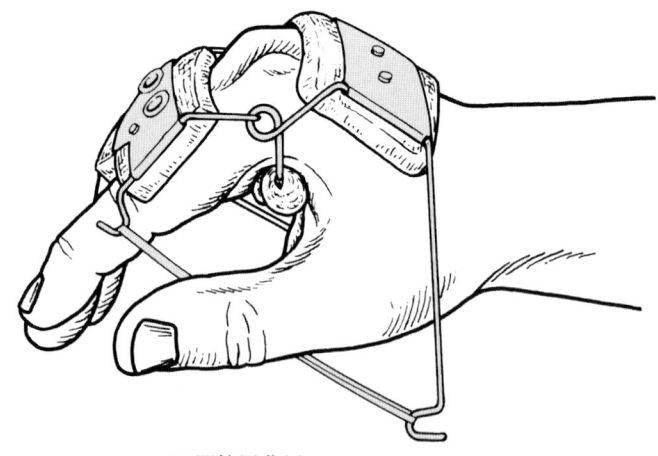

e. MP 関節屈曲用の knuckle bender splint

図 3・21　その他の指屈曲用 splint
（c, d, e：津下：私の手の外科―手術アトラス，第 4 版，p.31, 32, 2006）

れと次に述べる dynamic splint との合併を考えるのもよいであろう．Opponens splint の作製にもしばしば利用されるがこれについては後述する．

2. 手関節保持用装具 (cock-up splint)

これは手関節を良肢位に保持する基本的な splint でしばしば用いられるが，アルミ板，また先のプラスチック板を利用して作製することもある．橈骨神経麻痺による drop hand の際にはよく用いられ，母指の外転障害に対しては側方に別のバーを付着せしめて側方牽引を行えばよい．また指の屈伸障害があれば，この装具に多少の操作を加えてゴム紐を利用することにより指の運動が可能となる．ただし掌側副子は手の使用に不便なので背側副子を使用することが多くなった．筆者は手関節固定用の簡易器具を下垂手に，また手根管症候群に多用している．

3. 指の屈曲を得るための装具

a. 単独指の拘縮除去

これに2種類が考えられ，

(1) Finger knuckle bender splint：既成品が簡単に入手できれば好都合であるが，そうでない場合には図 3·21a, b のごとき flexion band の使用が便利であろう．

(2) 図 3·22 に示したごときもので，手掌または前腕屈側にあてるべきアルミ板を患者の手に合せて作製，末梢端は患指の適当部位に支点がくるようにし，中枢側にはフックを取りつけ，固定はマジックバンドにより行う．そして指とフックの間を輪ゴムにより連結して自動運動を行わしめる．

b. 複数指，全指の拘縮除去

これに2種類が考えられ，

(1) 手袋を利用するもの：図 3·23a のごとく手袋の

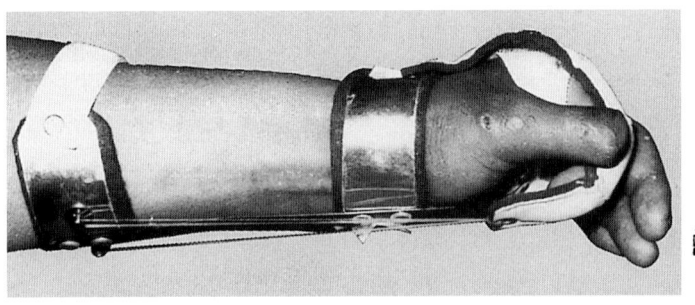

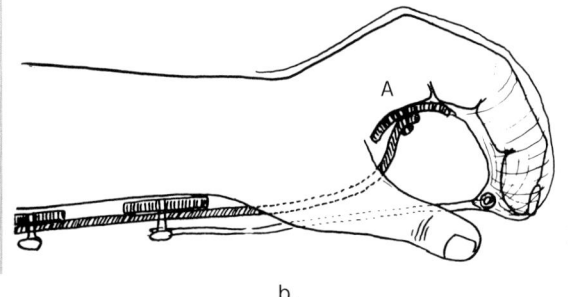

図 3·22 単独指の拘縮除去用スプリント (a) とそのシェーマ (b)
支点 A の支持性とその位置に注意する．

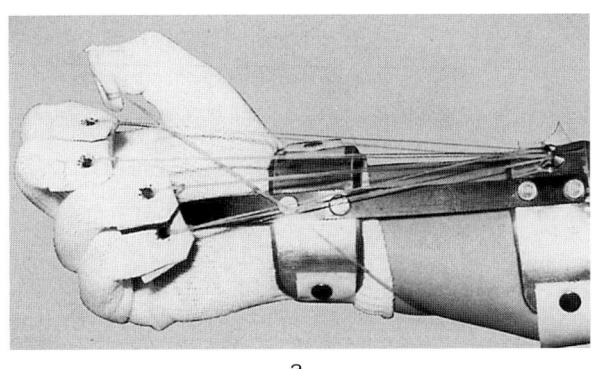

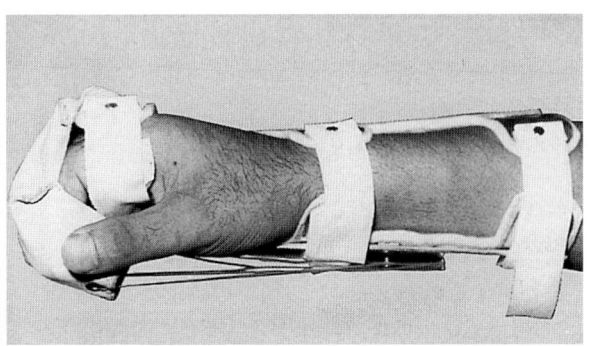

図 3·23 全指の拘縮除去用スプリント
a. 手袋を利用するもの
b. クローム皮を利用するもの ｝ともに手掌部の支点に注意する．

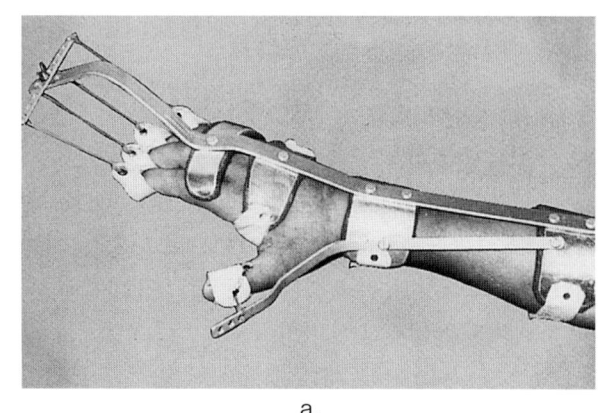

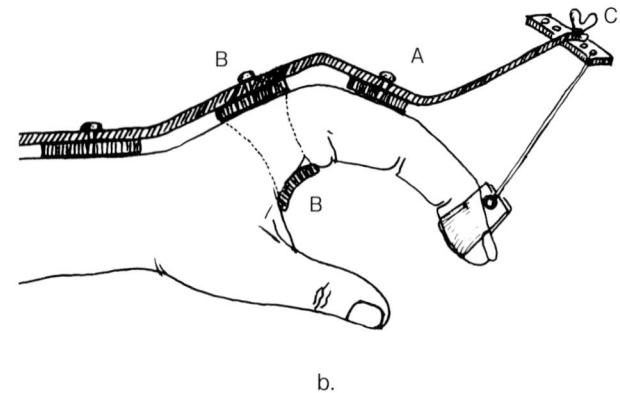

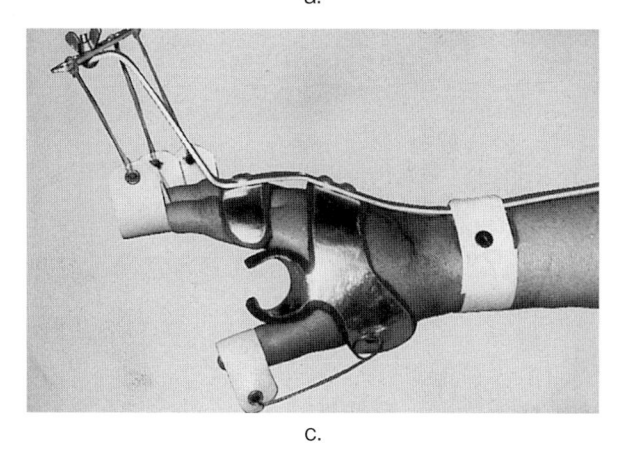

図3・24 指の伸展と筋力回復のためのスプリント (a) とそのシェーマ (b). cはこれに opponens splint をとりつけたもの.

先端に輪ゴムを縫いつけるか，または鳩目パンチにゴムを取りつけ，これを手関節掌側に包帯で固定されたアルミ板のフックに引っかけて指の屈伸運動を行わしめる方法.

（2） 図3・23bのごとく手全体を軟らかいクローム皮などで背側からおさえて手指全体の屈曲を得さしめるとともに自動運動も行わしめるもの．指屈曲がある程度得られたのちは図3・21aのごとき flexion band を用いての練習が効果的である．

4. 指の伸展を得るための装具

a. 単独指の拘縮除去

拘縮が小範囲の際は突き指用の Micks splint, Stack splint を使用するのもよい．PIP 関節の拘縮に対しては Capner の coil splint が用いられ，拘縮が強ければ joint jack，また名古屋掖済会病院の splint が外来でも作製可能で効果的である（図3・21c～e）．

b. 複数指，全指の拘縮除去

このためには図3・24のごとき splint がもっとも便利でしかも効果的と考えられる．作製上の注意としてはBは手背部を一定のアーチをもって固定するが，別に手掌側にも横軸アーチを保持するアルミ板をあてて手部を背・掌両面よりしっかりと固定するごとくにし，両者はマジックバンドで連結する．Aは各指の基節骨の背側に位置して一定のアーチをもって各指の支えとなるもので，この splint の効果をより効果的にするのに重要である．Cは指の拘縮の程度により牽引方向が効果的になるよう弯曲を調節する必要がある．また母指に内転拘縮があれば別に支柱を立て適当方向に牽引するとか，別に opponens splint の利用を考慮する．

5. 母指対立位保持のための装具（opponens splint）

外傷，神経麻痺などに引きつづいて母指はしばしば内転拘縮をきたし対立運動が障害されることが多いが，こ

れの防止のため，また発生した拘縮に対してはこれの除去のため，いわゆる opponens splint が利用される．これにもいろいろのものがあるが，図 3・24c は外来などで簡単に作製される splint を示した．プラスチック板，アルミ板などを用いて作製する．また，拘縮除去の目的で自転車のタイヤ，また水道のゴム管を半分に割って利用するのも簡単で，しかも効果的な方法といってよいであろう．

以上，各種 splint について述べたが，これら dynamic splint は拘縮の除去のみならず筋力の回復と浮腫の消退に有効であり，ひいては患者に更生への意欲をわかせるのに重要であるが，その効果を確実にするためには，(1) 患肢に適合した splint を作製すること，(2) 使用上の注意につきよく患者に説明，理解を求めること，(3) 常に使用状況をチェックして，適合しなくなれば適宜 splint を修正，変更していく必要がある．作製しただけでは患者は絶対に使用してくれないであろう．

拘縮の除去は弱い力でゆっくり矯正することが大切で，強い矯正はかえって逆効果である．夜間の睡眠中を有効に利用することが大切．

6. 機能訓練

各種理学療法，弾性副子を用いての自動運動のほか，上肢，とくに手の機能訓練のための訓練室の設置が望ましい．バイブラバス，パラフィンバス，その他電気刺激装置，また biofeed-back を利用しての訓練可能な器具類，ゴムバネ，重錘を用いての訓練用具のほか，編み物，彫刻，粘土細工などの occupational therapy 用設備の設置も必要となろう．一定の間隔で空気を注入・加圧

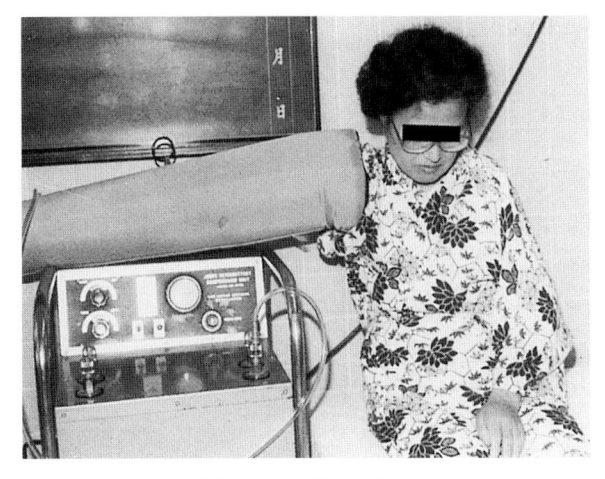

図 3・25　浮腫の防止
Jobst の利用．一定間隔で空気を注入，加圧することにより浮腫を防止する．図は上肢全体の浮腫に対するものであるが，普通前腕用のものが用いられる．

して浮腫を除去する Jobst，また Medomer の設置も有要であろう（図 3・25）．

しかし，機能訓練でもっとも大切なことは，患者に更生意欲を与えることである．与えられた後療法は単なる手段である．目標はこれら手段を利用しての筋力回復であり，早期の社会復帰である．無気力な後療法の継続は，かえって更生意欲を阻害することを知るべきである．なるべく早期の職場復帰は後療法としてもきわめて大切．重症例は別として職場を長期間休むことは訓練を放棄するに等しいからである．

近年 CRPS が注目されているが，その多くは traumatic な手技にあり，また後療法の間違いによるものが多いのではないかと考えている．

第4章 手における開放創の処置

I 開放創処置の目標と治療原則

　手における開放創の処置でもっとも大切なことは一期癒合に成功することである．化膿は絶対に防止しなければならない．抜糸を終われば創面を残さないのが理想である．もし開放創で皮膚欠損があれば皮膚移植を行って一次的に閉鎖し，一期癒合を営ませるべきである．汚染があれば，なんらかの処置でこれを清浄な創としてから一次的に閉鎖するよう努力する．もし化膿が起これば周囲組織の壊死は広範囲に及び，治療に長期間を要するとともに，治癒後には高度の瘢痕組織を残すこととなる．骨折があれば治癒は遷延し，骨髄炎の危険性もある．腱損傷があれば癒着が高度となり可動性は障害され，神経は再生が遅れ，関節は可動性を，筋は移動性を失うこととなり，その部の機能は高度に障害される．これは手のごとくきわめて繊細な機能を要する部位においてはとくに決定的で，たとえ少しの瘢痕でも重大な機能障害をきたすことが少なくない．

　そしてこの創が化膿するか否かは，受傷直後に行われる最初の処置いかんによって決定される．創の運命は初めに処置する医師の双肩にかかっているといってよい．多少の例外は別として，もし化膿が起こったならば，最初の処置が不適当であったと考えてよいであろう．なぜならいかなる開放創といえども（多少の例外はあるが），初めの処置が正しければ一期癒合に成功することが可能であるからである．よく創が非常にきたなかったから化膿したという言葉を聞くが，かかるいいわけはするべきではない．化膿が起こったならば，最初の処置に手ぬかりがあったのではないか，まず反省してみる必要がある．

　骨，関節，筋，腱，神経など深部組織の修復も創の閉鎖なくしてはまったく不可能である．したがって化膿防止のためには細心の注意力と，最大の忍耐力をもって万全の策をとらなければならない．一度化膿が起これば，もはやいかんともすることができないからである．

治療原則：以上のごとくであるが，創傷処置の治療原則としては5Cとして理解するのが便利である．すなわち①clean，②cover，③correct，④connect，⑤commencement of early motionの5つである．創は必ずcleanにして化膿は絶対に防止すること，次いで創は必ずcover（植皮）して創を開放のまま放置しないこと．開放のままとすると必ず化膿が起こるからである．次いでcorrect，すなわち骨折，脱臼は整復して軸を正しく整えることで血行は改善され，死腔もなくなり，血腫形成，ひいては化膿，瘢痕化の危険性も防止される．Connectは損傷された深部組織，すなわち血管・腱・神経の縫合を行うことで血行の改善は創の治癒に大切であり，腱・神経の修復は機能の回復に重要である．そして最後に，後療法を早くcommence（開始）することが望ましいわけである．しかもこれらはCの順序のごとく①があって②が成立し，②があって③が可能となり，①，②，③ができてはじめて④が可能となるというごとくで，この順序を誤ることがあってはならない．①のcleanが第1原則であり，③，④をいくら丁寧に行っても化膿が起これば何もしないほうがよいこととなるからである．

II　救急処置と再感染の防止

　受傷直後はただちに創を清潔なガーゼで被覆し，必要ならば副子固定をして適当な病院への搬送を命ずる．受傷直後から創の清掃が行われるまでの期間に起こるかもしれない再感染はできるだけ避けなければならない．したがって途中における不必要な創の観察は行うべきでなく，また患者の衣類，あるいは家族，同僚との接触，口からの唾による感染にも注意する．固定は組織の損傷を最小限にとどめる意味において大切である．患者はただちにX線室に運ばれ，撮影が終われば手術室に移される．術前創周囲の剃毛を看護師に行わしめることは望ましいことではない．創を汚染し，感染の機会をつくる以外の何物でもないからである．剃毛は麻酔下に創のcleansingを行う際，術者または助手が行うべきで，消毒した安全剃刀を利用すると便利である．

III　受傷と受傷状況およびその問診

　もし患者がショック症状であれば，ただちにその処置を行わなければならないが，そうでなければ受傷時の状況をなるべく詳細に調査する．

1. 原　因

　鋭利な刃物，ナイフ，包丁，ガラスなどによる場合，皮膚の欠損は少ないがしばしば相当深部にまで損傷が及んでいることがある．切られた場合，刺された場合，その方向にも注意する．電気鋸による場合は皮膚のある程度の欠損を予想しなければならない．

　次に鈍器の場合，落下物であればその形，大きさ，重さ，落下物と自分の位置的関係，もし斜方向に外力が作用すれば，初めに外力の作用した部位の皮膚がもっとも強く圧挫され，それより下方に皮膚が弁状に引きさかれることとなる．圧搾器とか重量物にはさまれる場合，自動車のタイヤでひかれたとき，ローラーに巻き込まれたときなどの際にも外力の作用，方向，時間に注意する．かかる場合は皮膚のみならず深部組織の圧挫も強く，将来腫脹は著明となり，血栓発生とあいまって広範な皮膚の壊死をきたすことが少なくない．ローラーによるときは皮膚がしばしば剝離離断される．また衝突の際にも外力の方向，形，そのときのスピード，体位などに注意する．これらはあとに述べる創の性状，周囲皮膚の生活力良否決定のうえにも，また深部組織の損傷程度を想定するうえにもきわめて重要である．

　なお電撃による場合に，血栓形成により壊死範囲が将来拡大することを知っておかなければならず，爆創の際は異物の散在と，皮膚はしばしば火傷を伴っていることを知っておかなければならない．

2. 受傷からの経過時間と最初の処置

　受傷後6時間以内，あるいは12時間以内をgolden periodといい，この間であれば創が相当汚染されていてもcleansingとdébridementによって清浄な創と同様に処置することができる．これはこの時間以内では細菌はまだ深部に及んでいないため，創縁を適切に切除して洗浄を行えば化膿を防止することができるわけで，受傷後の経過時間は創処置のうえにきわめて重要な問題である．もちろん創が比較的単純で，汚染程度が少なければ12時間以上でも一次縫合が可能であるが，これらは創の状況，その他から適宜判断を下さなければならない．

　次に最初に行われた処置についてであるが，この処置が医師による場合や，患者自身，家族，友人などそれぞれの場合があるが，創面を何で覆ったか，また出血多量のときにしばしば行われる止血帯の時間，実施方法などに注意する．止血帯のやり方がまずくてかえって出血を強め，疼痛を増している場合も少なくない．

　その他受傷時の周囲の状況にも注意する．これは砂，泥，油，木片などの異物侵入とも関係がある．

Ⅳ 創の観察

　開放創患者が外来に運ばれた場合，単純な切創は別としてただちにX線撮影が必要である．この際創はそのままとし，あるいは単に清潔なガーゼで被覆するのみで，創をとくに観察することなくX線撮影，必要に応じてCT，3D-CT，またMRI撮影を行う．これが終ればただちに患者を手術室に運び，手術の準備にかかる．開放創の処置は，いかに単純と思われるものでも外来処置室で行うことなく，手術室で行うのが原則である．一見単純な切創と思われる場合でも創が意外に深く，神経，腱などの深部損傷を伴っていることがしばしばであるからである．もし外来処置室でこれを行えばこれら損傷を見落とすか，また発見しても正しい処置は不可能である．

　次に順序が多少前後するが，創の観察について注意すべき諸点を述べる．実際には創の観察は麻酔を行ってから創の清掃をやりながら行う．

1. 創の性状および汚染程度

　鋭利な刃物による場合は創は単純で汚染程度も少ないが，工場災害による歯車，ローラー，ベルトなどの創は複雑な形を示し，油，金属片などの異物が，また交通災害などであれば砂，泥などの異物がしばしば侵入している．原因の項でも述べたが，これら原因，および外力の作用方向，あるいは周囲の状況なども考え合わせて創を観察する．

　出血とくに動脈性出血があれば小止血鉗子で止血することもあるが，局所の循環の状況をみて血管縫合を行うこともあるので，鉗子の使用は慎重でなければならない．血管縫合を要する大血管であれば，もちろん止血帯による止血を行い早急に血管縫合の手術に移る．鉗子の使用は禁忌である．

2. 皮膚欠損について

　小皮膚欠損といえども見逃すことなく十分注意する．これを間違うと治療方針を誤ることとなり，創の一次閉鎖に失敗する原因となる．皮膚欠損があれば形，大きさ，部位，皮膚線との関係，出血の状況などについて検討する．

3. 皮膚の生活力判定

　皮膚が複雑に損傷されている場合，これら皮膚弁の生活力を判定することはなかなかむずかしい問題であるが，創一次閉鎖成功のうえにはきわめて大切な問題で，皮膚弁の色，弁からの出血，局所血管の走向，弁の大きさ，形，基部の幅などについて検討する．それに原因，外力の作用方向，力の加わった時間も考え合わせてその生活力を判定しなければならない．

　圧搾器とか自動車のタイヤなどで損傷された場合には，皮膚は一見正常のごとくみえても圧挫が強く，漸次壊死に陥ることが少なくない．爆創の場合も同様である．また皮下出血の状況，浮腫の程度も考え合せて創縁の皮膚のみならず，周囲の皮膚にも注意を払う．

4. 深部組織損傷の有無

　骨の損傷は先に撮ったX線によるが，創と骨折の関連について，また関節の損傷，腱，神経の損傷の有無について検討する．指運動状況，知覚障害の有無，血管の損傷など，また皮下組織の損傷程度，骨の骨膜，腱のパラテノン，関節面の状況についても精査する．

　以上により深部組織の修復をいかにするか，また創をいかにして閉鎖するか，創の閉鎖方法としてはあとに述べる単なる縫合でよいか，遊離皮膚移植か，局所皮膚の移動が可能か，有茎移植かなどについて検討する．

V 麻酔について

局所浸潤麻酔は原則として用いるべきでないが，小開放創にはやむを得ないであろう．その他ブロック麻酔がしばしば用いられる．指の場合 Oberst 麻酔は指の壊死をきたすことがあるので用いるべきでなく，必要ならば手掌部または手背側から指神経分岐部での block を行う．また，腕神経叢とか腋窩部での神経 block がしばしば利用される．開放創で深部損傷を伴っている場合には全麻を行う必要のあることはもちろんである．

VI 開放創の清掃

麻酔を行って完全無痛にしてから創面を開き，創の観察を行うとともに次の清掃にかかる（図4・1）．この清掃 (cleansing) は創処置のうちでもっとも大切なものであり，scrubbing, washing および débridement の3者からなっている．この cleansing が正しく行われれば創の一期癒合が可能であるが，もし失敗すれば化膿を起こし，深部の修復はもちろん，関節の拘縮など予後はまったく不良となる．

方法としては石鹸液による創周囲皮膚の scrubbing で，ブラシまたはガーゼによりこれを行う．石鹸は市販の普通の石鹸でもよいがなるべく中性の刺激の少ないものがよく，われわれはヒビテングルコネート，またイソジンなどを利用している．術者は普通のごとくに手洗いして，グローブをはめ scrubbing を行う．創面は清潔なガーゼで覆い，前腕以下をちょうど外科医の手洗いと同様に，数分〜10分間十分泡を立てながら scrub する．この間頻回に滅菌水あるいは食塩水による洗浄を行う．これにより創周囲の異物，油類はすべて除去される．油類除去にはエーテルも利用される．創周囲の剃毛もこのとき術者または助手により行われる．安全剃刃を用いると便利である．次に創面もガーゼと食塩水で頻回に洗浄して中の異物，血塊などを十分に除去する．創内をscrub することは原則として避けるべきであるが，将来化膿を起こすよりは創面を scrub するほうがはるかに組織損傷の程度は軽度である．洗浄には大型のスポイドが利用される．

以上で砂，泥，油で汚染された創もだいたい清潔な創にすることができたわけで，最後にわれわれは普通の消毒薬，すなわちヒビテンアルコールによる消毒を念のため行うこととしているが，これは必ずしも必要でない．

次に術者は再び手洗いしてガウンを掛け，患者にもシーツをかけることとなる．創の処置で以上の scrubbing と washing はもっとも大切な操作であるが，今日までの創処置はほとんどかかる操作を行わず，単に薬物の塗布のみであたかも創の清掃が終わったかのごとくただちに創閉鎖が行われていた傾向が強い．これでは化膿を起こすのは当然であろう．われわれはこれを部屋の掃除にたとえ，次のごとくにいっている．すなわち部屋を清潔にするには，ゴミがいっぱい散らばっているところに薬物を振りまくのでなくて丁寧に箒ではくことであり，雑巾でふくことであると．

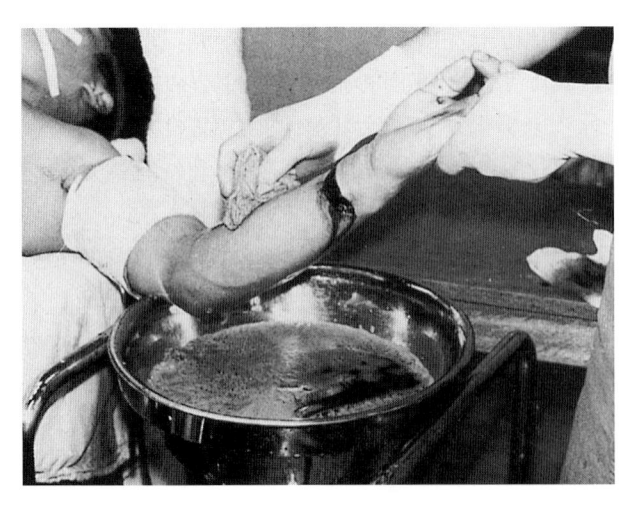

図4・1　創の清掃

Ⅶ　Débridement について

　Cleansing の際は必ずしも止血帯の必要はないが，débridement の際にはこれを行うのが原則である．

　さて刃物による切創のときは必ずしも皮膚を debride する必要はないが，鈍器による創の場合には創縁 1〜2 mm を鋭利なメス，または鋏で切除することがある．これはその部皮膚の生活力が高度に障害されているからであり，また創縁にはなお多数の異物の存在を認めることがあるので洗浄を繰り返しながらこれを行う．創内に袋形成があればこれも開いて洗浄する．外力の作用方向の関係などで一部皮膚の圧搾が強く，生活力が障害されていると考えられるときにはその部皮膚は出血点まで切除する．遊離しかけた皮下組織，筋肉片も生活力の疑わしいものはすべて切除する．もし残存せしめれば化膿の原因となり，瘢痕組織を増す以外の何物でもないからである．神経，腱などの重要組織も壊死に陥ると思われる部位は切除することもある．しかしどこまでの組織が生着可能で，どこから壊死に陥るか境界線を明らかにすることはなかなかむずかしく，相当の経験も必要である．止血帯を一時的にゆるめると末梢の充血が起こるが，これを利用してこの境界線を決定するのも一方法であろう．しかし，手の血行は一般に良好であること，また手の皮膚は他の部の皮膚では置き換えられない特殊な組織であることも忘れるべきでない．

　なお高度な圧挫を受けた開放創で débridement の範囲を決定することがまったく不可能な場合があるが，かかる際は cleansing のみで開放創のまま経過を観察し，将来皮膚の demarcation がはっきりしてから débridement を行う．

　以上の scrubbing, washing, débridement を行う間，創を十分に観察して深部組織の修復，創一次閉鎖の適応，適応あればいかに閉鎖するかなどについて検討する．

Ⅷ　一次的創閉鎖の適応について

　先に受傷後 6 時間以内，あるいは 12 時間以内が golden period と呼ばれることを述べた．もしこれ以上の時間を経過している場合には，正しい cleansing, débridement を行っても化膿の危険性が増大してくる．

　単純な切創の場合は例外もあるが，鈍器による創でしかも汚染のあった場合は cleansing, débridement のみにとどめ，開放創のままで良肢位に固定し経過を観察するほうが安全なことがある．Golden period 以内の創でも強い圧挫創，高度な汚染創で異物が広範囲に，しかも深部にまで及んでいる場合には無理な一次閉鎖は行うべきでない．しかしかかる場合はきわめてまれである．圧搾器，自動車のタイヤなどによる強い圧挫創，爆創，電撃創などにおいてしかりである（図 4・2, 3）．

　しかしその他の創においては積極的に創の清浄化を行い，一次閉鎖を行うべく努力する．これは創の大きさ，あるいは汚染の程度とは関係なく，ただ外科医の良識と忍耐力，および技術のいかんによるということができる．

　また反対に，創が陳旧で汚く，放置すれば必ず化膿するであろう場合，それが比較的限局している場合には，積極的に切除して創を閉鎖し一期癒合を得んとすることがある．かなりの経験を要する方法であるが，ときに実施してよい方法と考える．

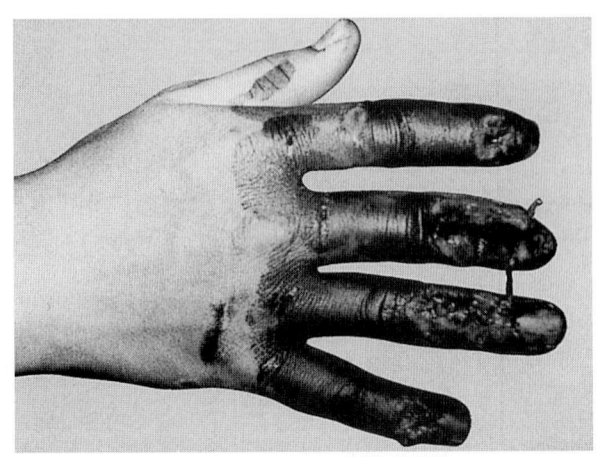

50　第4章　手における開放創の処置

a. 来院時所見. 赤チンが塗布されている.

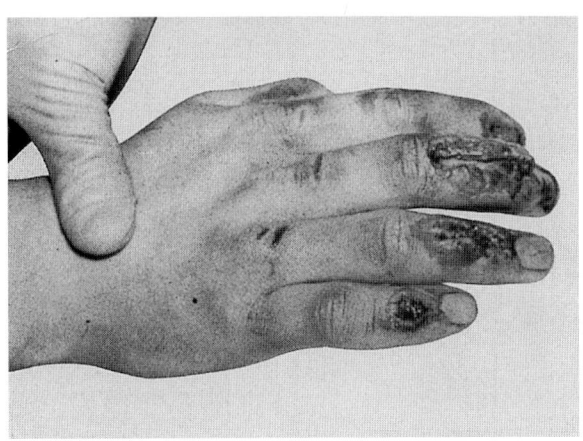

b. Cleansing を行ったのちの所見. 創の閉鎖と分層皮膚小片の移植を行った.

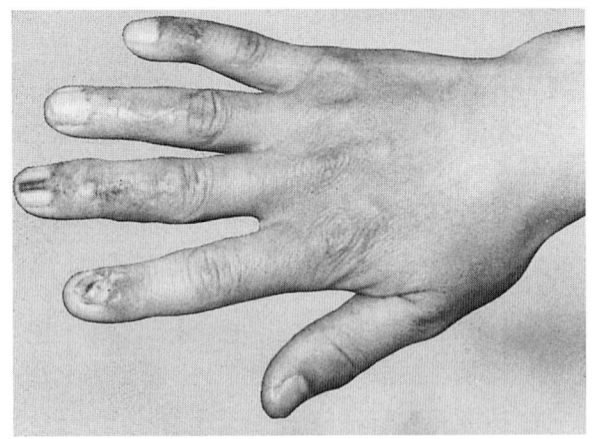

c. 4年の経過したのちの所見

図4・2　17歳, 男. オート三輪事故によりアスファルト道路上で指背の擦過創をうけた.

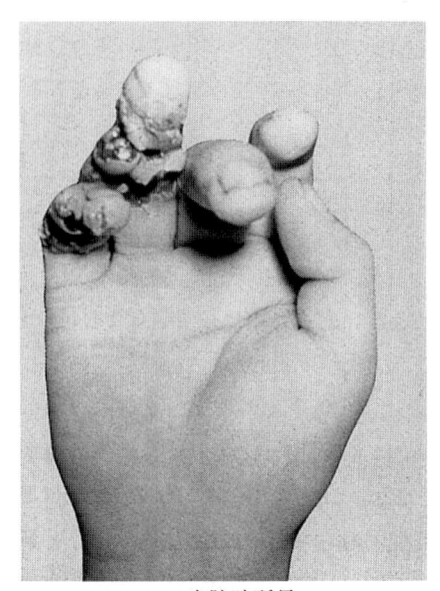

a. 来院時所見

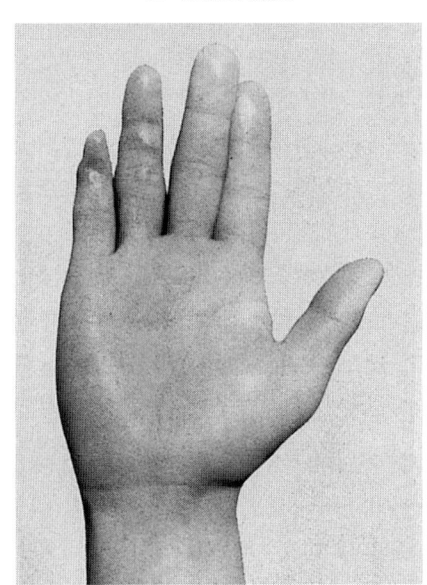

b. Cleansing ののち創の修復を行った. 一部に分層植皮を行う. 創治癒後の状況

図4・3　21歳, 男. ベルトに巻き込まれ受傷

IX 深部組織修復の問題

開放創に合併した深部組織の修復には一定の原則があり，これを誤ると手の機能的予後をまったく不良にするきわめて重要な問題であるので，以下少しく詳述してみる．

1. 骨折，脱臼の修復

骨折，脱臼は皮膚のいかんにかかわらず一次的に整復するのが原則である．すなわち，創の cleansing が終わればただちに骨折，脱臼の整復を行う．そのまま放置すれば将来における整復はいよいよ困難となるが，受傷直後であれば開放創であるため目でみながら整復ができ，操作が非常に容易である．また骨折，脱臼を転位のままで放置すれば，その部を通過する血管は伸展・迂回をしいられることとなり，末梢の循環は障害されて創傷治癒の遷延とか，壊死範囲の増大をきたすであろうし，転位によりできた空隙は，血腫によりみたされて化膿の危険性を増すとともに将来における瘢痕の増大をきたすこととなる．

さて整復位の保持はなるべく簡単な方法がよい．前腕骨の場合は別として，普通手指骨は透視下に整復，これを安全肢位に保持すれば再転位の傾向は比較的少ないことが多い．しかし再転移の傾向があれば1.0～1.5mmの Kirschner 鋼線を髄内性に，また斜方向，横方向に刺入して整復位の保持を行う．鋼線の断端は皮下に埋めて化膿を防止しなければならない．必要に応じ螺子固定も行う．

以上ののちの固定には，われわれはもっぱらオルトプラストを用いることとしている．指の間にガーゼをつめて，手から前腕にかけて下巻きを巻き，掌側に適度に切ったオルトプラストを当て，この上に一定の圧力が加わるよう弾力包帯を巻き，さらに挙上用のストッキネットを装用して包帯を終わる．これであれば，骨折が数カ所に及ぶ場合でも浮腫防止のための圧迫包帯の実施も容易であり，またX線検査も簡単で，手は常に良肢位に保持される利点がある．整復後，指はMP関節屈曲，指伸展位の安全肢位として固定すべく，これであれば骨転位も拘縮も発生しにくい安全な肢位ということである．

2. 血管の縫合

血行が不良であれば創の治癒は遅れ，化膿を合併しやすく，また浮腫が続いて拘縮が発生し良好な成績は得られない．したがって橈骨・尺骨動脈などの主要動脈は両者ともに，少なくもその1つは縫合しなければならない．また中手動脈・指動脈についても指への血行が不良であれば縫合されなければならず，手背の広範な切創を合併する場合には，静脈の縫合を考慮することも必要となろう．これらは骨折，脱臼の整復と次に述べる腱・神経修復ののち，すなわち深部修復の最後に行われる．

3. 腱の修復

かつて腱縫合は創の状態が良好な場合にのみ実施し，そうでない場合には二次的に腱縫合，また移植をするのがよいと教えられてきた．しかし現在一般的な考えとしては腱の修復は創の如何を問わず，また no man's land などの部位の如何を問わず一次的に縫合すべきものとされているが，筆者もそのように確信している．Cleansing が確実に行われれば化膿は絶対に防止されるはずである．したがって創閉鎖の際，一次的に腱縫合を行うのがもっともよい条件下での縫合であり，創が治癒して二次的に瘢痕の中で腱縫合，移植を行っても良結果が得られるはずがない．もし，一次手術で良結果が得られなくとも，腱剥離を行えば良成績が得られるはずであり，またそのように一次縫合時に確実な縫合を行っておくことが大切である．

4. 神経の修復

神経についてもかつては創が綺麗な場合は縫合してよいが，挫滅創については創の閉鎖を第一とし，神経縫合は二次的にするよう指導されてきた．しかしこれは間違いで，必ず一次的に縫合するのが原則であると筆者は考えている．二次的に瘢痕下での縫合が一次縫合よりよい

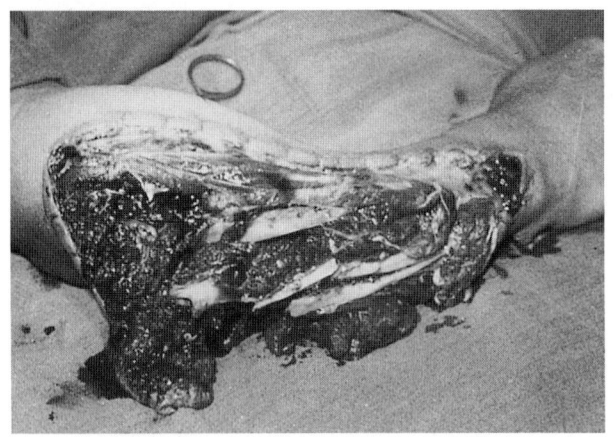

a. 来院時所見．橈骨・尺骨骨折．筋の切断，正中・尺骨神経および屈筋腱にも一部切断あり．

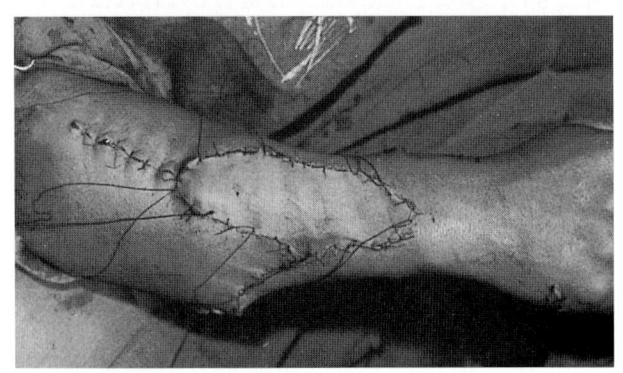

b. 創の閉鎖．骨は髄内性に固定．筋，腱の修復と皮膚欠損部には分層植皮を行った．

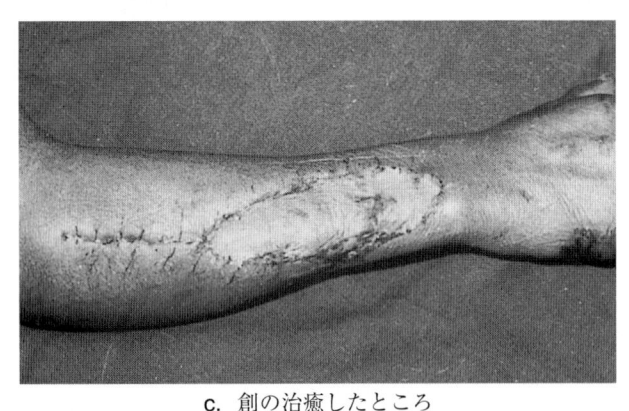

c. 創の治癒したところ

図 4・4　30歳，男．回転鋸により受傷

成績を得るとは考えられない．正中・尺骨神経，また橈骨神経など主要神経はもちろん，これらの分枝，また指神経についても損傷された神経はすべて一次的に縫合するのを原則とする．しかも神経縫合はマイクロサージャリーの領域であることを忘れてはならない．

完全修復への努力と atraumatic な操作

　以上これを要するに，損傷された深部組織は必ずこれを修復するということである．もちろん創は cleansing により絶対に化膿することなく一期治癒が可能であるという前提が必要である．

　さて創はこれを解剖学的に完全に修復することができれば機能的にも完全な回復が得られるはずである．これは不可能としても，われわれ外科医は最善の努力を払って完全修復への努力をしなければならない．これは受傷時の一次修復の際にのみ可能であって，二次修復の際では遅すぎるわけである．それは骨についても腱・神経はもちろん，筋・靱帯から皮下組織，皮膚などすべての組織についていい得ることであり，創の運命は一次手術の如何により決定されることとなる．

　またより完全な修復のためには，操作はできる限り atraumatic であることが要求される．Traumatic な操作で組織の障害をさらに追加するようなことはできる限り避けなければならない．しかし実際問題として修復の名のもとに組織の損傷を追加することのいかに多いことか．鉤の扱い，ピンセット，鉗子の使用，また凝固・止血・結紮とこれらはすべて組織の損傷を意味するであろうし，腱・神経，皮下，皮膚の縫合は当然一部組織の絞扼・壊死を意味することとなる．もちろんこれらは必要な操作ではあるが，よりよい成績のためにいかにすれば組織の障害が少なくてすむか，工夫と熟練が必要となることは論を待たない．組織の障害はすなわち瘢痕となるのでこれを最小限にすること，それが atraumatic の操作ということである．その手段としては当然拡大鏡ルーペの常用が望ましい．この意味で手の外科を行う者はマイクロサージャリーの知識と技術を持つ必要のあることは最初に述べたところである．

　要するに，創傷処置でもっとも大切なことは，一次的にいかに atraumatic な操作で創をより完全に修復できるかということで，その実施にはかなりの知識と経験が必要であり，もしこれがなければ応急処置のみとして早急に適当な専門医に紹介するのが望ましい．創を閉鎖し傷が治ってから紹介するのでは遅すぎるということである．

X 開放創の閉鎖について

皮膚欠損がなければ単なる縫合でよいが，欠損があれば創の形，大きさ，部位，創面の状況などによりいろいろの種類の皮膚移植法が用いられる．さてこれら創閉鎖を行う場合，もっとも注意しなければならないことはatraumaticの操作ということである．創周囲の組織は外傷のため相当生活力が減退しているわけで，ここにtraumaticな操作を行って生着可能な部位まで壊死に陥れるようなことがあってはならない．止血鉗子は，先の細い無鉤モスキート鉗子を使用すべく，止血は先の細いbipolar coagulatorを用いて異物を創内に残さないよう努める．ピンセットも大きな有鉤のものでなく，眼科用，形成外科用のもの，あるいは皮膚用フックを利用すべきで，縫合糸，および針はできるだけ小さいものを用いる．縫合糸は4-0〜5-0のナイロン糸が用いられ，創縁2〜3 mmのところにかけ，各縫合糸の間隔は5〜7 mm程度とし，創縁は正確に密着して下に空隙を残さないようにする．また縫合部から脂肪組織，皮下組織などが露出したまま放置することがあってはならない．以上により創の治癒期間は短縮され，組織反応も最小限に保たれる．

次に皮膚縫合時注意すべきことは，皮膚にtensionをかけて縫合することがあってはならない点で，もし強いtensionで縫合を行えば皮膚はしばしば広範囲の壊死を起こすこととなる．とくに術後著明な浮腫が想像されるような場合は無理な縫合を行うことなく皮膚移植が行われなければならない．

次に開放創の救急処置としての各種閉鎖法について注意すべき点について述べてみよう．手技の詳細については瘢痕拘縮の治療の項（p.101）を参照されたい．

1. 単なる縫合について

単なる縫合時の注意は先に述べたが，できるだけatraumaticな操作でこれを行う（図4・5）．縫合線が不良部位にくるようなことがあれば，皮膚の循環を障害し

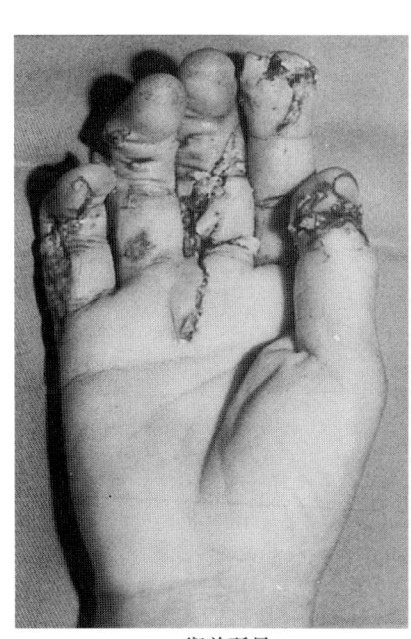

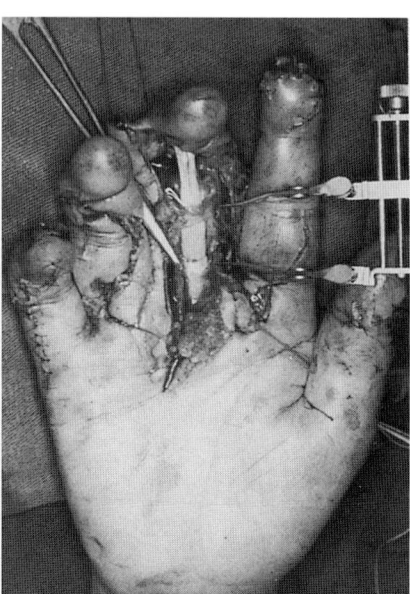

a. 術前所見　　　　　b. 術中所見　　　　　c. 手術完了時所見

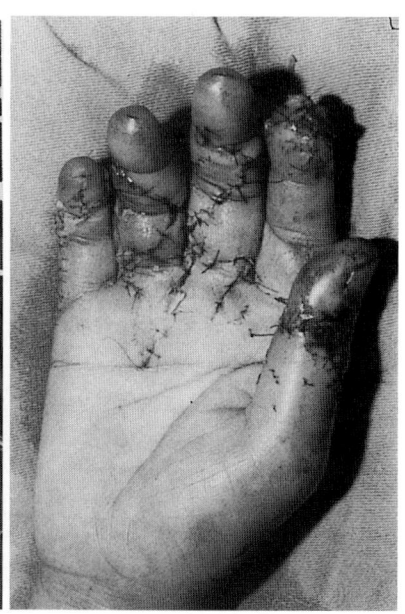

図4・5　創の閉鎖
25歳，男．圧挫創．複雑な挫滅創においても丁寧に創の修復を行えば創はよく治癒するものである．中指については両側指動脈・神経に損傷があったのでこれの縫合を行った．

ない範囲内において Z-plasty を用いて方向を変えてやる必要がある．

次に皮膚欠損があれば皮膚の移植が必要となるが，これには局所皮膚の移動，遊離皮膚移植，有茎皮膚移植の3者が考えられる．

2. 局所皮膚の移動

これは比較的小さな皮膚欠損に対して創周囲の皮膚を剝離し，適当な切開を加えて皮膚を移動して創面を被覆する方法で，創面に骨，腱，神経など重要組織が露出している場合にこれを行う．方法としては rotation 法，advancement 法などがあり，移動してできた皮膚欠損部には遊離植皮が必要となる．皮膚の移動性はたとえば手掌と手背部のごとく部位により相当の差異があるが，一般的にいってさほど大きいものではない．したがって小欠損の被覆にも大きな補助切開がしばしば必要となる．そしてデザインを正確に行い，縫合時に強い張力がかかってはならない．実施にあたっては局所の血行に十分考慮を払う．なお圧挫創では創周囲の皮膚にもかなりの血行障害があると考えられるので本法の適応はさほど多いものではない．

3. 遊離皮膚移植

創が比較的浅く，創面に骨，腱などが露出していない場合にしばしば用いられ，また局所皮膚の移動，あるいは有茎皮膚移植によりできた皮膚欠損部の被覆に用いられる．骨，腱などが露出している場合でもこれを皮下組織でおおうことができればその上に移植することも可能で，創の広さには関係なく用いてよい．一般に分層植皮がもっともよく用いられ，大腿部，腹部の皮膚が利用される（図4・6, 7）．

採取方法は free hand でも馴れれば相当の広さの皮膚が採取できるが，Braun 型あるいは Padgett-Hood 型などの **dermatome** の利用が望ましい．われわれは多くの場合 A. & H. 型の skin knife を利用しているが，操作が簡単できわめて便利である．

さて，以上により採取した皮膚を，適当な形に成形された皮膚欠損部に移植し，2～3号程度の細い絹糸およびナイロン糸を用いて固定する．移植皮膚の大きさは欠損部の大きさとほぼ同形，同大とし，縫合後は食塩水の洗浄，あるいは圧迫により植皮下の血液，血塊を除去し，ソフラチールガーゼをのせ，食塩水で湿した脱脂綿で圧迫し **tie-over 法** により固定する．

全層植皮は一般に着床力が弱いため新鮮外傷の皮膚欠損部にはあまり用いられないが，小欠損部には用いてよい．切断された指の皮膚が利用できれば，これを用いて植皮することも可能である．皮膚が大きく弁状に剝離されている場合，そのまま縫合すると壊死に陥ると思われるときでもこれを切除し，脂肪組織をとって遊離全層植皮とすると生着可能な場合がある．また皮弁が小さくて

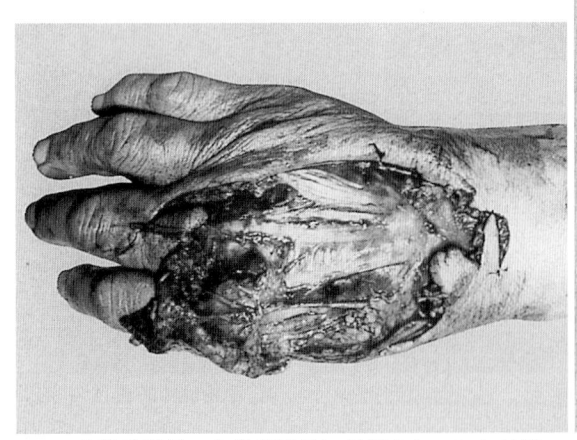

a. 来院時所見．中指基節骨に骨折あり，これは徒手整復，その後創を閉鎖，一部分層植皮

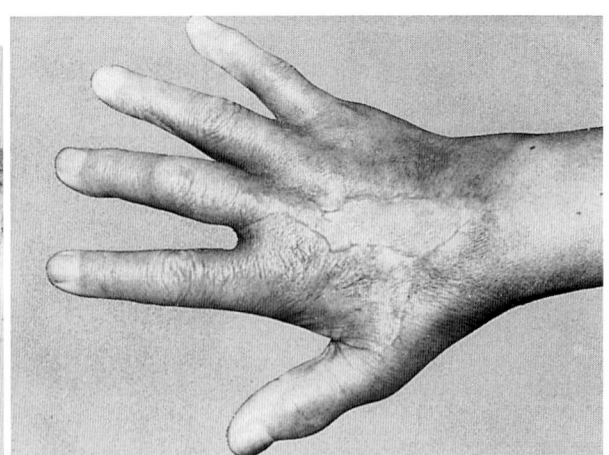

b. 創治癒後の所見

図4・6　55歳，女．ベルトに手を巻き込まれ受傷

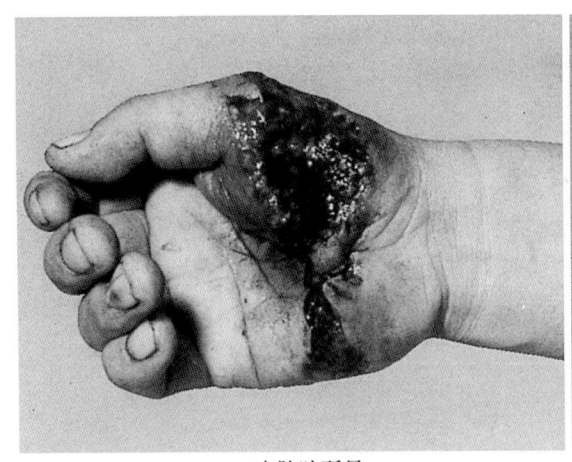

a. 来院時所見

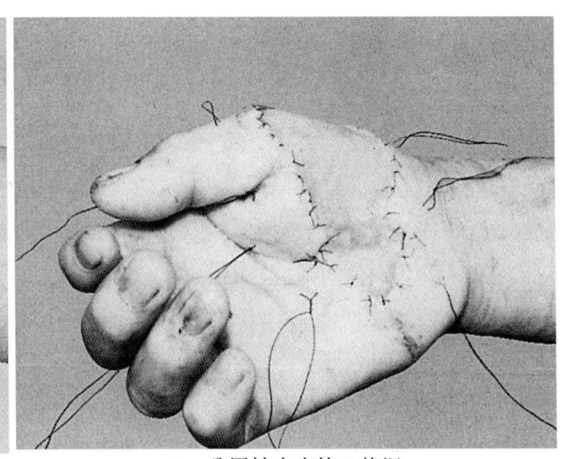

b. 分層植皮実施の状況

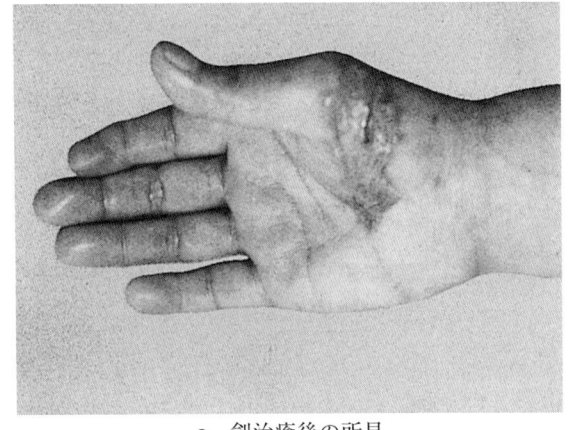

c. 創治癒後の所見

図4・7　34歳，男．電気鋸により受傷，翌日来院

よい場合には，皮膚の性状が類似している意味で足のつち踏まずの部より皮膚を採取するのもよいであろう．皮膚移植の詳細については瘢痕拘縮の治療の項（p.101）参照．

4. 有茎皮膚移植

創内に骨，腱，神経などの重要組織が露出している場合は，原則として遊離皮膚移植は適当ではない．とくに腱は移動性を必要とするが，遊離植皮では瘢痕性癒着をきたして移動性が障害される．したがってかかる場合は，十分な脂肪組織を有する有茎植皮が適応となる（図4・8）．先に局所皮膚の移動について述べたが，これには限度があるのでその他の場合には他の部より有茎植皮が用いられなければならない．方法としてはcross-finger法，cross-arm法，指先の場合はfinger-palm法などがあり，またchest-abdominal flap法とか，皮弁のなかに血行を含めたgroin flap法，また筋肉もともに移植するmyo-cutaneous法（図4・9）とか，橈骨動脈を逆行性に利用して前腕の皮膚を移行するforearm flap法などもときに用いられる．手技の詳細については瘢痕拘縮の治療の項（p.128）を参照されたいが，創の完全なcleansingとdébridementのあとに，その部の皮膚欠損部に一致した皮弁を正しいデザインのもとに作製する．なお，皮弁の作製場所は術後固定時における患者の肢位について検討し，適当な部位を選ばなければならない．一般に手の場合であれば患側の下腹部が利用される．皮弁の血行には常に注意し，縫合時弁の緊張は強くてもゆるくてもよくない．そして皮膚弁を起こしたあとにできた皮膚欠損部には分層植皮が必要となる．術後は軽い圧迫と絆創膏，あるいはギプス固定を行い，2〜3週後に茎部を切断する．マイクロでの血管縫合を用いてのfree flapであればこれらのわずらわしさは不要となる．

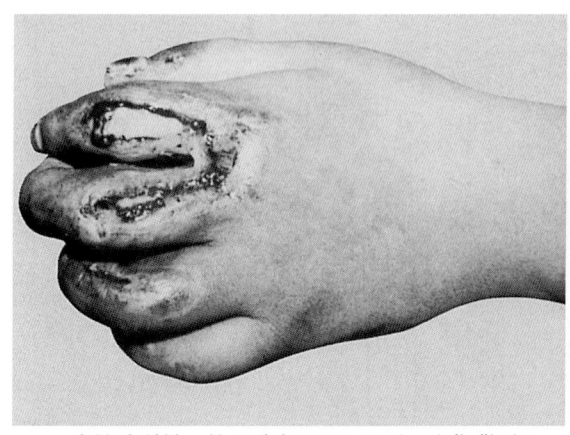

a. 来院時所見. 骨が露出している示・中指背面に有茎植皮を行い, のちこれを分離した.

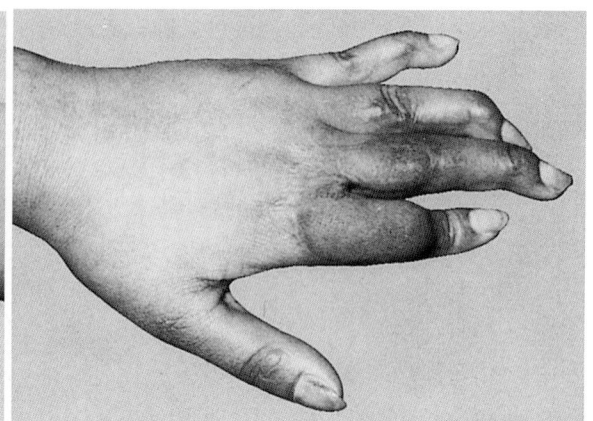

b. 術後3年半の所見

図4・8 15歳, 女. ローラーに手を巻き込まれ受傷. 受傷後3週を経過し化膿創となり来院

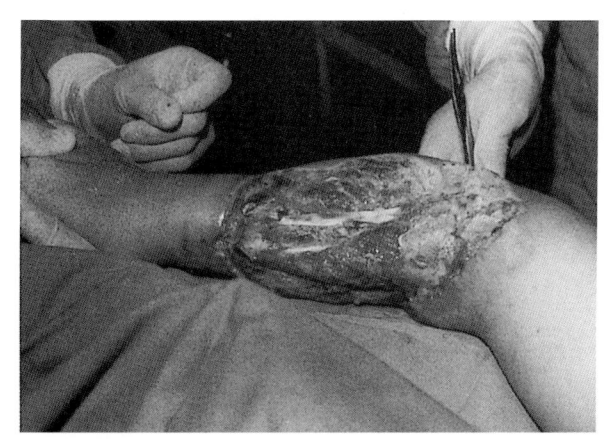

a. 術前所見. 肘橈側から前腕背側にかけて組織が欠損している.

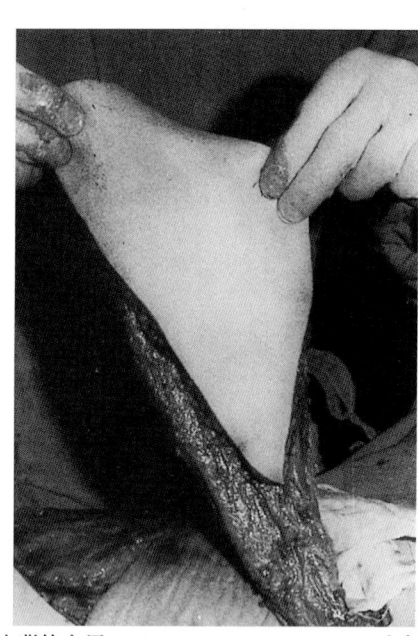

b. 広背筋を用いての myo-cutaneous flap を起こしたところ

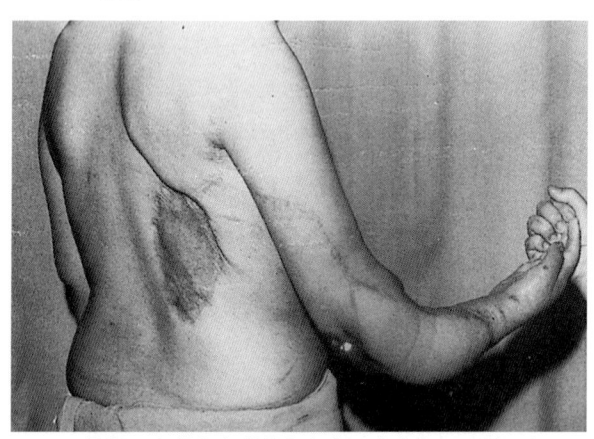

c. 背側の皮膚を広背筋とともに有茎として肘から前腕背側に移行し創を閉鎖した.

図4・9 37歳, 女. スープ製作機に前腕をはさまれ受傷. 鎖骨・肋骨骨折のほか橈骨・尺骨の骨折と前腕背側に組織の欠損があり骨が露出している.

以上のごとくであるが，これらのうちで最もしばしば利用されるものは何といっても分層植皮であろう．開放創の処置で最も大切なことは化膿の絶対防止と創の一次閉鎖にあることは先にも述べたが，分層植皮であれば操作が比較的簡単でしかも着床が確実という利点がある．分層植皮にも厚い分層，薄い分層と移植床の状況により適宜変更が可能であり，創の治癒後に障害が残れば二次的に機能再建を行うこととなる．なお特殊な場合として浮腫に対して筋膜切開をしたような場合の一時的創閉鎖には人工皮膚を使用することもある．

XI 後療法について

術後における包帯交換は，cleansingが完全で化膿の恐れがないと思われる場合には1週間以上そのまま放置してよい．ただしドレーン留置の際には2～3日後に包帯交換しドレーンを抜去する．術後は多少の疼痛，発熱はあっても，1～2日で消退するのが普通である．もし創が複雑な挫創，挫滅創でありcleansingが完全を期しがたい場合には3～4日目に創を開け，治癒状況がよければそのまま再包帯し，また血腫形成などがあれば，これを出して再び圧迫固定する．小範囲の化膿はさほど恐れる必要はなく，その部を開いて膿を誘導し再び圧迫包帯すればよいが，広範な化膿の徴候があれば食塩水湿布などの適当な処置をとる．

創治癒後はなるべく早期に温かい石鹸水中での自動運動を開始し，局所の循環を良好ならしめ関節の強直防止，筋力の回復をはかる．1日2～3回，1回15～20分間程度の石鹸水中での運動を行う．バイブラバスも有効である．必要に応じdynamic splintも利用され，機能訓練に移行する．

二次的修復の必要な場合には創治癒後，組織反応の終了を待って数週～3ヵ月以後にこれを行う．挫滅創であった場合には機能再建手術がしばしば必要となる．

後療法でもっとも大切なことは先にも述べたが，患者に社会復帰への**意欲**を与えることであろう．治療はあくまで与えられる医療である．ところが後療法，とくに機能訓練・筋力回復は患者みずからの努力により得られるものであって他人が与えてくれるものではない．この意識の転換をうまく指導してゆくのがリハビリの重要な役割である．創傷は労災事故に関連して発生することが多く，したがって患者はすべてをこれに転嫁してみずからの努力を怠ることがないとしない．患者に**やる気**を起こさせること，これが後療法で最も大切である．

職場にはなるべく早期に復帰せしめるのがよい．長期間の後療法への通院はかえって更生意欲を阻害することとなるので注意する．職場復帰は治療の一環としてきわめて重要である．

第5章 挫滅創の処置

われわれが取り扱う新鮮外傷のうちで挫滅創の占める割合はきわめて大きく，原因としては家庭災害，工場災害，それに交通事故といろいろで，その程度も軽症のものから重症のものまできわめて複雑である．軟部組織のみの損傷もあれば多数の骨，関節が同時に損傷される場合もあり，その処置の詳細について述べることはできないが，治療の原則としては前章の開放創の処置の項でも述べた．すなわち，

(1) Cleansing を確実にして化膿の絶対防止をはかること．

(2) 骨折，脱臼で骨，関節に転位があればこれを整復して骨構造のアライメントを整えること．腱・神経についても確実に，しかも atraumatic に修復すること．

(3) 皮膚の欠損部は皮膚移植を行ってでも必ず閉鎖すること．

(4) 以上ののち，手は安全肢位に圧迫固定して創の治癒を待つことである．

さて挫滅創の分類はきわめて困難であるが，ここでは大まかに圧挫創，背側挫滅創，掌側挫滅創，剥皮創，その他に分けてそれぞれの特徴と治療上の注意などについて述べてみたい．

I 圧 挫 創

これは機械とかプレスによる圧迫，重量物落下などで手，前腕が強く圧挫されることにより起こり，創はないか，あってもさほど大きくない．骨折も認められない．したがって受傷直後にはたいした障害とは考えられないが，まもなく前腕背側および手背に腫脹が著明となり，皮膚に斑点状出血を認めるとか，また筋膜下に血腫を形成することがある（図5・1）．

放置すると fibrosis が著明となり，腫脹はなかなか消退せず，ついには硬結に変わり，関節の拘縮と筋，腱の癒着をきたすようになる．治療としては早期に圧迫包帯を施して患肢を挙上位に保持することが重要で，拘縮が起これば dynamic splint を使用する．Jobst の intermittent compression unit の使用は浮腫の除去にきわめて有効．なお圧挫が強くて筋組織にも及べば，いわゆる阻血性拘縮をきたすことがあり，手であれば限局性 Volkmann 拘縮をきたすこととなる．

次に上述の圧挫創に回転力が加わった場合，たとえばローラーに巻き込まれるとか，洗濯機の絞り機に手をはさまれた場合（wringer injury）には圧迫のほかに剪力が加わって皮膚が皮下組織より剪断されてこの部の血管

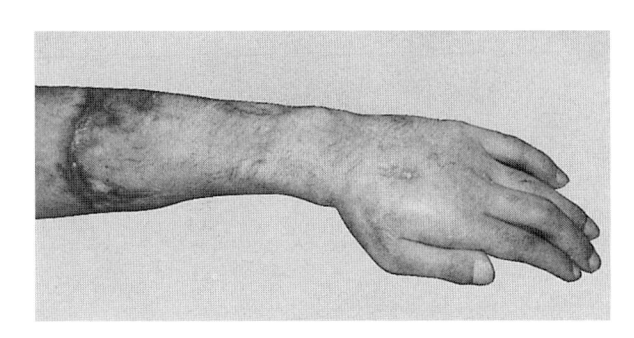

図5・1　32歳，男．印刷機のロールに前腕を巻き込まれ受傷．受傷後浮腫著明で，これが長期間持続し，各関節の強い拘縮が招来された．

はすべて引きちぎられることとなる．かかる症例も受傷直後にはたいした所見を示さないが，まもなく皮下出血，また筋膜下出血のため広範な血腫を形成するようになり，放置すると皮膚は壊死に陥ることとなる．したがって早急に血腫を排除する必要があり，切開，排除後は圧迫包帯により腫脹の防止と剥離皮膚の着床を促す．しかし損傷範囲が広範な場合には皮膚の壊死は防止できず，しかも著明な腫脹をきたすのでしばしば減張切開が必要となる．切開部は皮膚移植によりただちに閉鎖するのが好ましいが，症例によりしばらく開放のままで治療し，または人工皮膚の移植で一時的に閉鎖し，腫脹の減退を待って二次的に閉鎖するのもよい．皮膚の壊死範囲は初期には決定しにくいので，はじめのうちは血腫の排除と腫脹の防止につとめ，壊死範囲の確定を待って二次的にこれを切除し分層植皮を行う．なお，かかる症例では筋組織の圧挫も著明で筋腱移行部での断裂をみることもあり，創の治癒後にはしばしば二次的な機能再建手術が必要となる．

II　手指背側における挫滅創

手指の背側は常に外界に接しているため掌側に比較してきわめて外傷を受けやすい部位であって，簡単な擦過創から複雑な剥皮創までその程度はいろいろであり，骨，関節損傷を合併することも少なくない．特徴とするところは掌側に比して皮膚が移動性に富むため剥離創をきたしやすい点と，指の背側には特殊な腱膜構造を有す

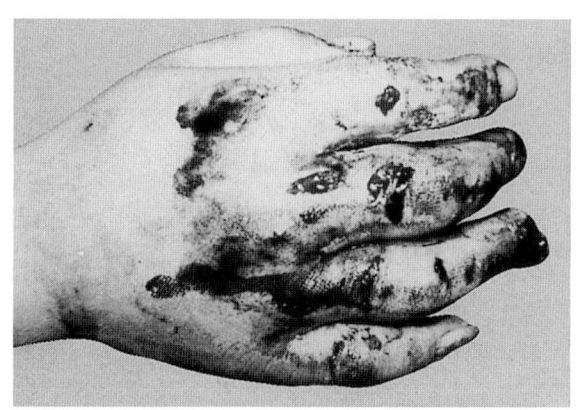

a. 来院時所見．手背皮膚の圧挫と剥離が認められる．Cleansing を行い圧迫固定す．

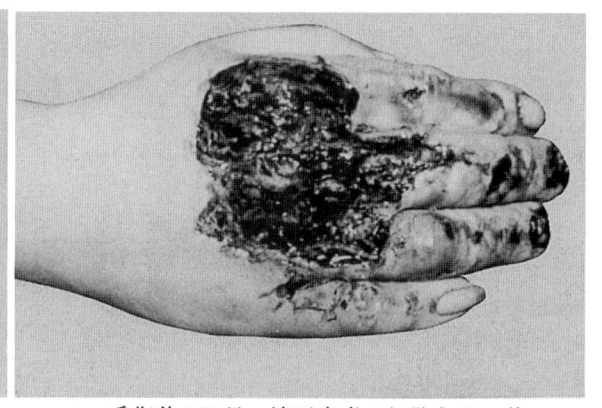

b. 受傷後8日目．壊死皮膚の切除とその後に分層植皮を行った．

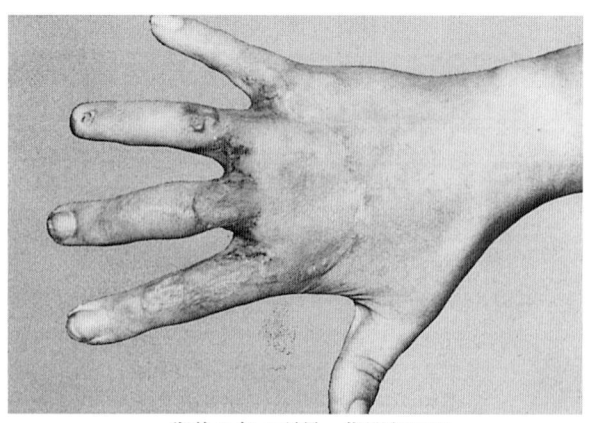

c. 術後3年の所見．指間部には Z-plasty を追加した．

図5・2　19歳．女．綿打機の作業中ローラーに手をはさまれ受傷

II　手指背側における挫滅創

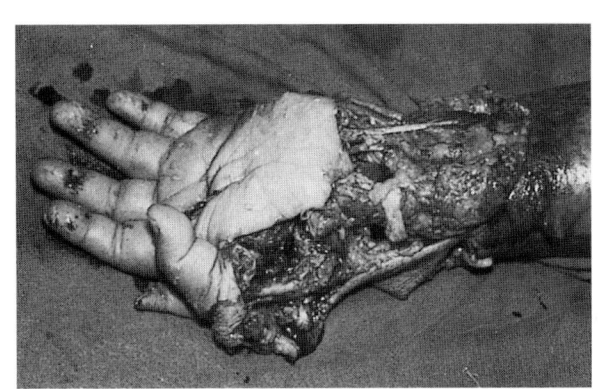

a. 来院時所見（掌側）

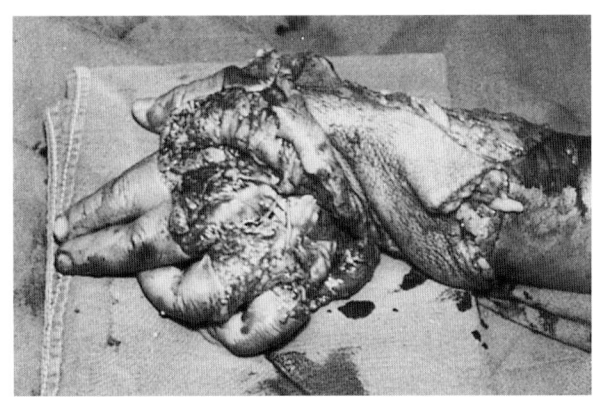

b. 来院時所見（背側）

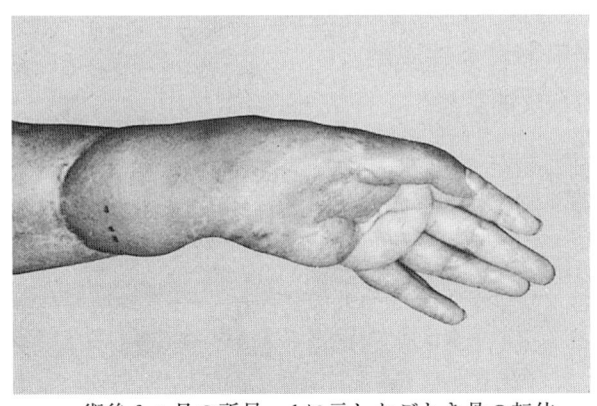

c. 術後6ヵ月の所見. dに示したごとき骨の転位を整復，固定したのち有茎植皮，遊離植皮を合併して創を閉鎖した．

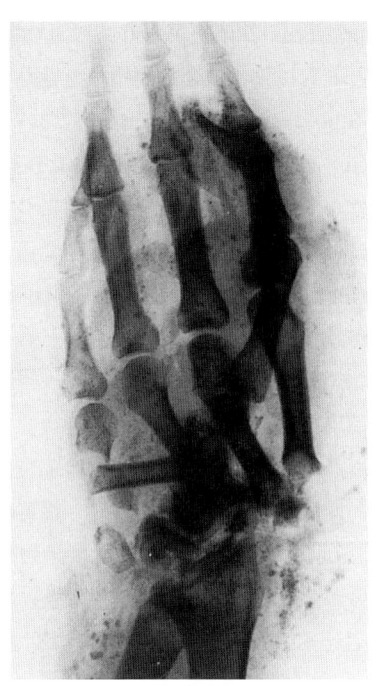

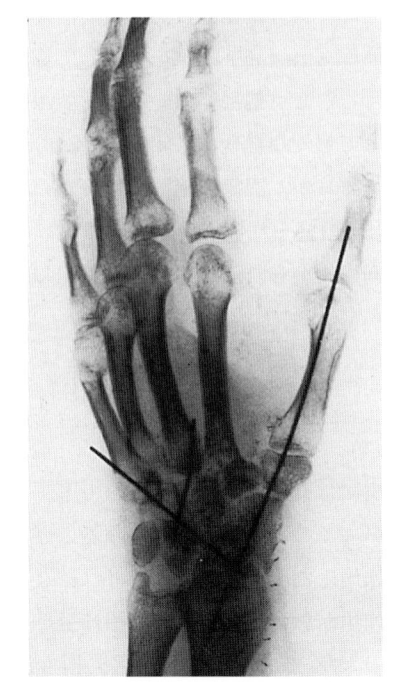

d.

e.

d, e：来院時，および整復時のX線所見．バラバラの骨がよく修復されている．これにより指の血行もかなり改善された．

図5・3　30歳，女．単車乗車中三輪車と衝突して挫滅創をうけた

る extensor apparatus の存在があり，これの修復を正しく行わないとのちに種々の変形，拘縮をきたしやすいという点である．

創の cleansing は scrub と wash とにより行われるが，小さく裂けた皮弁の裏とか指背腱膜内についた砂などを除去するには柔らかい歯ブラシが便利であろう．以上ののち débridement を行い，皮膚に欠損があれば皮膚移植を行うが，植皮には分層皮膚がもっともしばしば利用される（図5·2）．移植床の条件がよいとか小範囲であれば全層植皮を行うこともあるが，縫合線は関節背面を縦に横切らないよう適当なデザインの工夫が大切である．もし骨，関節が露出しているとか，**指背腱膜**に損傷がある場合には **local flap**，または隣接指の皮膚の移行が考慮されるが，周囲の皮膚にも圧挫が及んでいるのが普通であり flap のデザインには慎重でなければならない（図5·3）．

この際損傷された指背腱膜は可能な範囲内で修復に努めたあと，関節は Kirschner 鋼線を刺入して適度の伸展位に固定する．しかし，他部については断裂線維の走向をそろえる程度で無理な縫合は必要でない．骨折，脱臼はただちに整復するが，固定を確実にするためしばしば Kirschner 鋼線が用いられる．刺入方向は縦，斜，横といろいろの方向に用いられるが，関節を越えて刺入することはできるだけ避ける必要があり，また横骨折は鋼線を交差して刺入し，早期より運動が可能になるよう努める．

次に，手背の大きな剝離皮弁はそのままかえして再縫合しても多くの場合着床に失敗するが，Farmer のごとく皮下脂肪を全切除して全層植皮として縫合すれば着床に成功する可能性が多い．この際皮弁は切離して脂肪組織を除去してもよいが，皮弁のままで皮下脂肪を切除しあと tie-over 法により圧迫固定するのもよいであろう．

さて遊離植皮が不可能で local flap も実施できない場合には有茎植皮が考慮されるが，その適応はあまり多いものではない．これは操作が複雑でしかも化膿を併発しやすいこと，また骨折，脱臼を伴う場合，良肢位の保持が困難などのためであるが，もし実施するとすれば大きな皮弁は腹部から，また指背の被覆には前胸部の皮下脂肪の少ない薄い皮膚が便利であろう．場合により前腕背側，また掌側の皮膚を逆行性有茎皮弁として利用するのもよいであろう．複数指の背側挫滅創の被覆には bipedicle 法も考慮されてよい．しかしこれら有茎植皮を要する指の挫滅創はのちに相当の機能障害を残すことが当然考えられるので，最初から切断にふみ切ったほうが得策のことも少なくない．したがって，時間と労力を費やして邪魔な指を残すことのないよう注意する．

III 手指掌側における挫滅創

手指掌側の皮膚は背側の皮膚に比較して厚く，しかも移動性が少ないので，この部に挫滅をみることはきわめて強力な力が作用したことを想像しなければならない．そして圧挫の作用が強ければ皮膚は縦横に裂けて間から軟部組織が露出するであろうし，皮膚欠損も加われば腱，神経などの重要深部組織が露呈される．Cleansing は型のごとく行うが，débridement は血行のない組織の切除はやむをえないとして，不要に広く皮膚を切除することは厳に戒めなければならない．なぜならば手のこの部の皮膚は他のいかなる皮膚をもっても代用することのできない特殊な皮膚であることと，また細かく裂けた皮弁も 5-0，または 6-0 程度の細いナイロン糸で丹念に縫合すれば意外にうまく創の閉鎖ができることが少なくないからである．皮膚に欠損があれば指の掌側については背側皮膚の **local flap** が最も好都合であろうが，やむをえなければ分層植皮が用いられる．手掌面について local flap は多くの場合不可能で分層植皮がよいであろう．なお手掌皮膚が剝皮する場合にはしばしば末梢側に基部を有する皮弁として剝離することが多く，そのまま再縫合しても循環障害のため壊死に陥る可能性が強いので，血行の悪い部分は切除してただちに分層皮膚に置き換えたほうが賢明なこともある．また有茎植皮が適応となることもまれにはあろうが詳細は述べない．深部組織の損傷を合併する場合，骨，関節についてはただちに整復，固定して手のアライメントを整える必要がある．また手の掌側に挫滅創をみるような症例ではしばしば母指球筋

部の圧挫が強く，のちに母指が内転拘縮を起こして手の機能が大きく障害されることがあるのでその防止に注意する．

IV Degloving injury の処置

　ベルト，ローラーなどに巻き込まれた手を，急に引きぬいた場合，手指の掌面背面，全体の皮膚がちょうど手袋を脱いだように剝離，離断されることがある．これは1～2本の指に限局される場合もあるが，また手全体の皮膚が脱離することも少なくない．あとには，骨，靱帯構造，また腱のほか，ちょうど台風後の切れた電線のようにブラブラした神経，血管枝のみが残されることとなり，骨，関節にもしばしば骨折，脱臼が認められ，関節の離断，腱の断裂をみることも多い．かかる degloving の処置はきわめて困難で，治療方針は創の位置，広さ，露出組織の損傷程度などにより決定されなければならない．もし広範な degloving を開放創のままで治療すれば指は次第に壊死に陥り，また化膿を必ず併発するとともに手掌，手背面に形成された肉芽組織とその収縮は指の著名な屈曲拘縮と，ついには塊状手を形成することとなり，その手の機能はまったく失われることは明らかで，しかも創の治癒には数ヵ月以上の長期間を要することとなる．したがって最初の治療の重要なことは論を待たないが，これが治療方針の決定にあたってはその手に対する的確な判断と，その正しい判断に基づいた一見大胆すぎると思われるほどの決断を要求される場合が少なくない．

治　療

　さて degloving injury の治療も他の外傷の場合と同様，創の cleansing とその後における創の閉鎖からなるが，なにぶんにも本症の特徴は欠損皮膚の範囲がきわめて広いという点で，いかなる方法で創を被覆するかが最大の問題となる．しかしその詳細はのちに述べるとして，治療の順序に従って述べるならば，まず全麻のもとに cleansing を行いながら皮膚，血管，骨，関節，腱，神経などの損傷状況を観察し，同時に débridement を行う．骨折，脱臼があれば整復してアライメントを整えることが重要である．次いで損傷の強い指については切断とそのレベルを考慮する．これは知覚の不良な，しかも運動性の悪い指はかえって邪魔になるからで，症例にもよるがDIPまたはPIP関節での切断がしばしば行われる．そしてこれは被覆の面積を減少せしめるためにも有用で，多数指が同時に degloveされた労働者のような場合とくに適応となる．

　次に被覆方法についてであるが，方法としては次の数種のものが考えられる．

1. 剝離皮弁の再縫合

　背側，あるいは掌側のどちらか一面に限局した剝皮創では，剝皮弁を旧位に戻して縫合し着床に成功することもあるが，全周にわたる degloving injury の際これを期待することは不可能である．これはマイクロの手技を用いてもほぼ同様とされている．1939年 Alfred Farmer は剝皮弁を切離して皮下脂肪をすべて切除，全層植皮として移植することにより生着に成功することを述べた．Degloving injury の際でも手掌，および手背の皮膚については以上の方法を行い，あと確実な圧迫固定を追加することにより着床に成功することが可能であるが，指については実施困難といってよい．

2. 遊離植皮術

　全層，または分層皮膚を移植するもので，手掌，手背には利用されるが指については実施がむずかしい．またたとえ成功してもあとで創ができやすいとか，指の運動性が障害されるのであまり好ましい方法とはいえない．

3. 有茎植皮法

　腹壁や胸壁の有茎皮弁を用いるもので，生着は確実であるが，皮弁の切離の問題，切離後の defatting，指の分離の問題などがある．また手を良肢位に保持しにくいとか，一部に化膿の危険があること，それに degloving injury で手の背屈両側を被覆するためにはきわめて大き

な皮弁が必要となるが，実際問題としてこれの採取が困難であることなど種々の問題がある．そこで全指の損傷のような場合，示指を中手骨基部で切断して第1指間部を拡大せしめると同時に他指については末節を切断して創面の縮小をはかることがある．なお母指と他指とを別々の有茎皮弁でおおうとか，掌側と背側を両面より被覆するためには同時に2つの皮弁が必要となるが，その場合のデザインとしてS字切開，また paired flap 法を用いることがある．その他，皮弁が比較的限局されている場合には皮弁の中に浅腹壁動脈を含める Shaw flap，また浅腸骨回旋動脈を含める groin flap を利用するのもよい．また症例によっては radial forearm flap, reverse posterior interosseous flap などを考慮することもあるであろう．

なお有茎植皮の1つの型としてポケット法があるが，この方法では創の完全閉鎖が不能であり，また血行は皮弁の一側から他側に流れるのみで十分な着床の得られない欠点があり，望ましい方法とはいえない．

4. 有茎植皮と遊離植皮の合併法

一般に広範にわたる degloving injury の閉鎖方法としてはこの方法がもっともしばしば利用される．先にも述べたごとく手背，また手掌側は遊離植皮でも被覆可能であるが，指については実施困難であるので損傷指は末節を切除，短縮して有茎植皮で被覆するが，他の部には分層植皮を利用する（図5・4）．また母指は当然有茎植皮による被覆が必要であり，その他第1指間部など可動性を要する部も有茎植皮であることが望ましい（図5・5）．

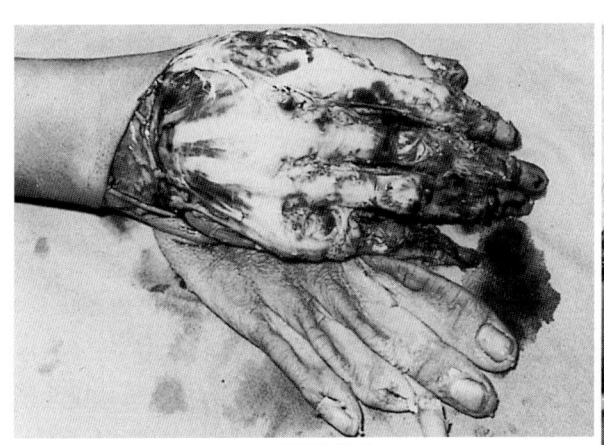

a. 来院時所見

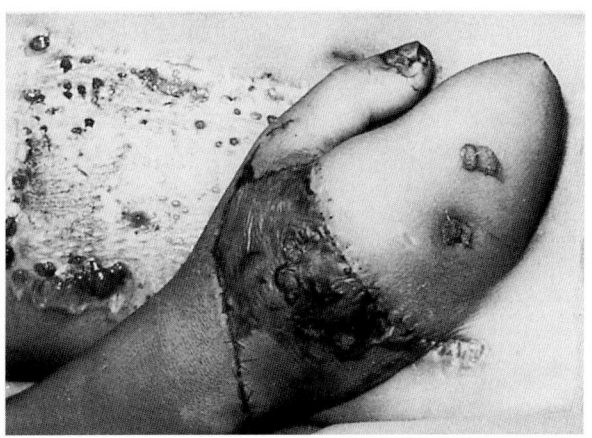

b. 手掌および手背部は deglove された皮膚の脂肪組織を切除し全層皮膚としてこの部を被覆，指部は有茎植皮によりカバーした．

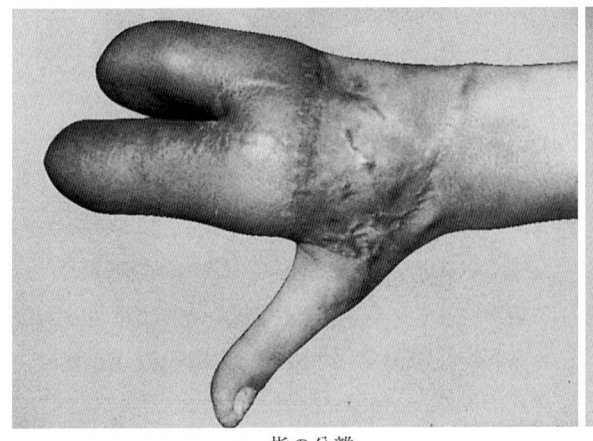

c. 指の分離

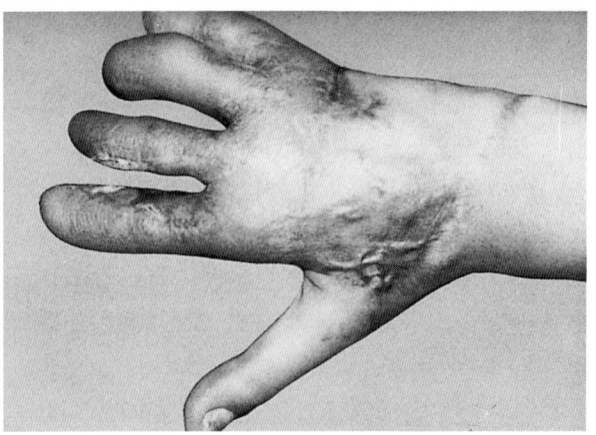

d. 分離を完了したところ

図5・4　19歳，男．機械に巻き込まれて受傷

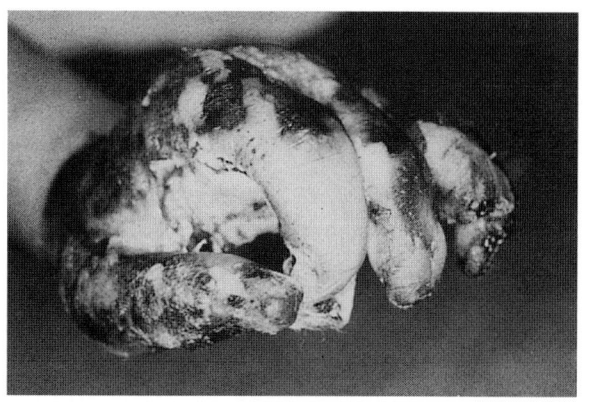

a. 来院時所見

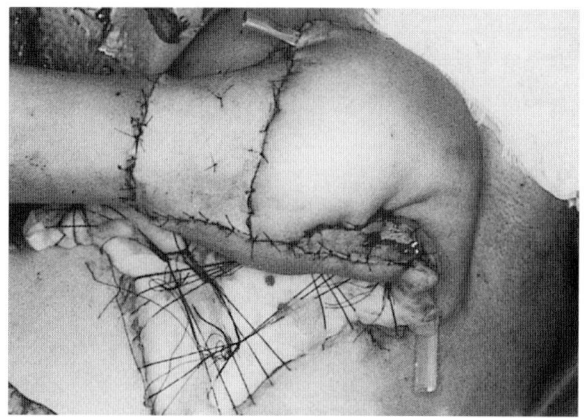

b. 血管造影ののち壊死に陥った皮膚を切除. 指は DIP 関節で離断したのち手背は大腿部からの分層植皮で被覆. 母指から手掌は第1趾からの wrap around flap および足背皮弁を用いてカバーしたのち, 4指については下腹部よりの有茎皮弁により被覆した.

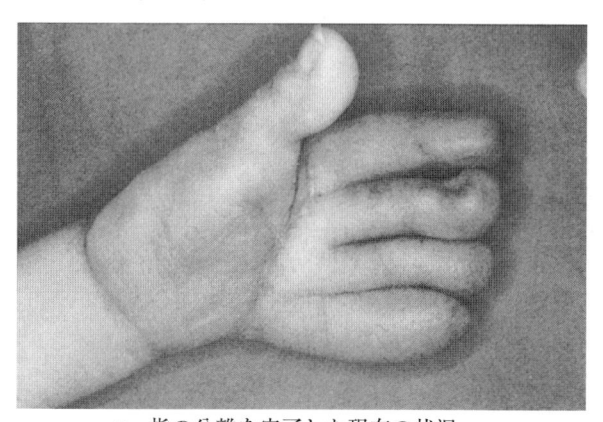

c. 指の分離を完了した現在の状況

図 5·5　27歳, 男. ローラーにより受傷. Degloving injury をきたすも再縫合を受け, 10日後に皮膚壊死の状態で来院した.

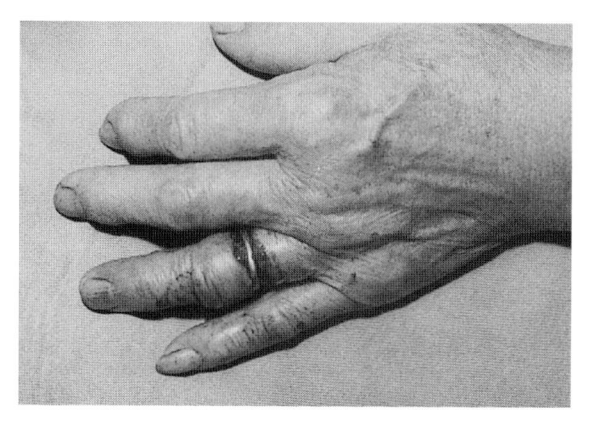

図 5·6　56歳, 女. 比較的軽症の ring injury. しかし創の部の皮膚は壊死となり, あとの肉芽創には植皮による創閉鎖が必要となった.

5. 二次的修復について

　以上で創の閉鎖はできても二次的に種々の修復手術の追加が必要となる. まず defatting と指の分離とであろうが, 指の分離は操作がなかなか困難であるので mitten hand のままで放置することもある. 分けるとすれば数回の手術操作が必要で先天性合指症の場合とほぼ同様に行えばよい. その他指の屈曲拘縮とか母指の内転拘縮が認められれば瘢痕切除と変形の矯正, 皮膚移植が必要となる. なお本症の場合, 知覚の再建が重要となるが, 母指については足背皮膚の移植に知覚神経の縫合を合併する**足背皮弁法**が, また **wrap around flap 法**, **hemipulp flap** の移植などが考慮されるべきで微小外科的操作が必要となる.

　以上のほか degloving injury が 1～2 指に限局している場合, それがあまり重要でない指であれば切断が行われてよい. 保存的に治療して長い治療期間を要し, 他の健康な指にまで障害をきたすことがあってはならないからである. しかし, 母指については絶対に切断を行うべきでなく tubed pedicle を行い, 知覚の脱出に対しては, のちに neurovascular island pedicle を考慮する. また知覚神経の縫合を伴う足背皮膚移植とか wrap around flap の移植が適応となることは既述したところである.

Ring injury について

Degloving injury の特殊な形として ring injury がある（図5・6）．これは指にはめた指輪が自動車のドアに挟まれたような場合に発生し，指の損傷程度よりして大きく3型に分類される．

a. 単純型

指輪が皮膚に食い込むとか皮膚を引き裂くもので，皮膚の剝離はみられないか，あっても軽度．Cleansing ののち縫合を行うが，圧挫が強い場合には創の治癒が遅れることがある．

b. 剝皮型

皮膚の剝離とたくれがみられるもので，neurovascular components に障害をみる場合と異常をみない場合とがある．前者の場合，放置すれば腱，神経，骨が壊死に陥ることとなるので早急に治療方針の決定が必要となる．それには指の損傷程度のほかに患者の年齢，性，職業などを参考にする．マイクロによる再接着も試みられるが予後は不良（生田1977，吉村1980）のことが多い．

保存的治療としては，かなりの皮下組織が残存していれば遊離植皮も行われるが，多くの場合，腹部または胸部からの有茎植皮が必要となる．

有茎植皮は指末端の循環が保たれている場合には，剝離皮膚のみを切除してこの部に有茎植皮することも可能であるが，多くの場合指全体への tubed pedicle が必要となろう．この際は数次に及ぶ defatting が必要となるが，Smith（1963）や Millard（1969）のごとく一度行われた有茎植皮を皮下脂肪を残して切除し，この上に中間層植皮をするというのも一法かもしれない．

c. 重症型

これは皮膚の剝離のみならず，腱，神経，また骨，関節にも損傷を有するもので切断が適応となる．

V　High-pressure injection injury

これは挫滅創とはいえないが特殊創としてここで簡単にふれることとする．1937年 Rees により報告されて以来近年漸次増加の傾向にあるもので，もっとも多いものとしては grease gun injury，次いで spray gun, diesel fuel injector 障害などがある．原因はノズルの先より高圧をもって吹き出された化学物質が誤って指，手の中に吹き込まれることによるもので，左手が侵されることが多く，注入直後局所は腫大し指は白色を呈するようになる．はじめ疼痛はあまり訴えないが，まもなく腫脹と疼痛，それに知覚障害が現われ，傷口からは注入された物質が漏出するのを認める．なお注入された物質は抵抗の少ない部に広がる傾向があり，手掌では bursa にそって拡大することが知られている．わが国では江川（1967）の報告が最初であるが，最近の安川ら（1983）の報告によると，外国では spray gun, grease gun ほぼ同率であるのに対し，わが国では spray gun が圧倒的に多いという．

治療としては早急に無血野のもと適当な切開を用いて局所を開き注入物質を排除することが大切で，多量の食塩水での洗浄は有効とされている．グリスをとかすための化学物質は使用すべきでない．もし障害が強く，しかも損傷指が1指のみであれば切断を考慮してよい．なお Stark ら（1967）によると paint gun injury のほうが grease gun による場合よりも化学的な刺激が強く，発熱，白血球増多をきたし，しばしばリンパ節炎を併発するという．しかしあとに fibrosis を残すのは grease gun の際にみられ，しばしば腱剝離術などの二次的操作が必要となる．

VI 指の挫滅創と切断の問題

1. 指の切断と適応の決定

相当高度の挫滅創といえども切断は最後の手段であるのでなるべく保存的に取り扱う．Cleansing を行い丁寧に皮弁を寄せ合せると意外にうまく修復のできる場合のあることは先にも述べた．指の血行がよく保たれており受傷後の経過時間が短ければ débridement は最小限にとどめて修復を試みる．指の切断は二次的にも可能であるからである．

(1) しかし挫滅創が 1〜2 指のみに限局されてきわめて高度である場合には（図 5・7），これらを保存的に治療して長い治療期間を要し，かえって隣接健康指にも障害を及ぼすようなことがあってはならない．このためには正しい判断と決断が必要である．

(2) もし多数指が同時に高度の挫滅創を受けている場合には，切断は極力避けなければならない．変形，短縮した指といえども機能上きわめて有意義だからである．

(3) 指の重要度は母指が第一であり，ついで中・小・示・環指の順とされている．母指の機能は手全体の機能の 40％ を占めるとされ，これの切断は極力避ける必要がある．やむなく切断する場合には少しでも断端を長く残すよう努力する．示指も大切であるが，示・中指が切断されていれば中指の再接着を考える．その他は症例ごとに対応する．

(4) その他受傷後の経過時間，患者の職業，年齢，性なども考慮のうえ，切断の適応を決定する．切断もまた症例によっては機能再建の 1 つであることを忘れてはならない．

2. 指切断の実際と注意

(1) まず指切断の適応があると考えられれば，これを行う前に切除さるべき皮膚，腱，神経，骨を他の部に**移植利用**することができないかについて考える（図 5・8）．皮膚および骨はとくに利用価値が大であり，また切断指の皮膚をそのまま**有茎（fillet）植皮**として手背，手掌部の皮膚欠損部に移植することは先にも述べた．

Chase（1968）は示指の切断の際にこれを利用して母指，また中指の機能再建を行ういろいろの場合を述べて

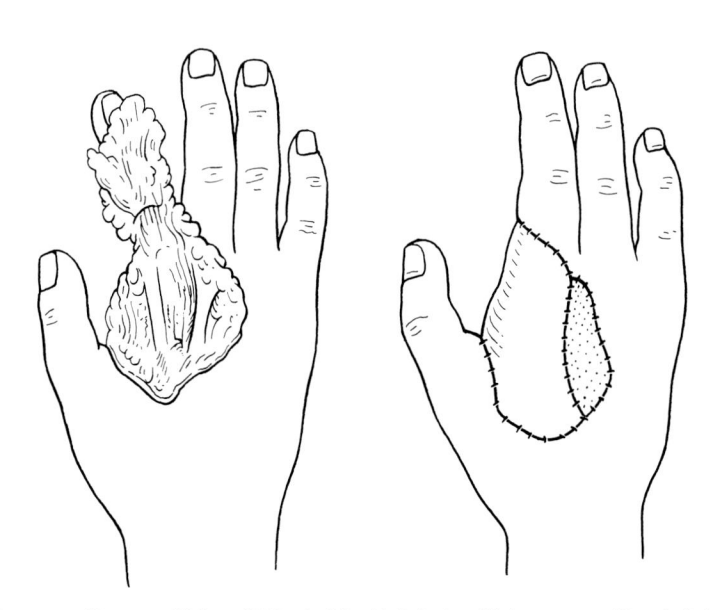

図 5・7　1 指のみの損傷が著明で切断が適応となる場合にはこの指の皮膚を利用して手背・手掌の皮膚損傷部を被覆する．皮膚の不足があればその部に分層植皮を追加すればよい．

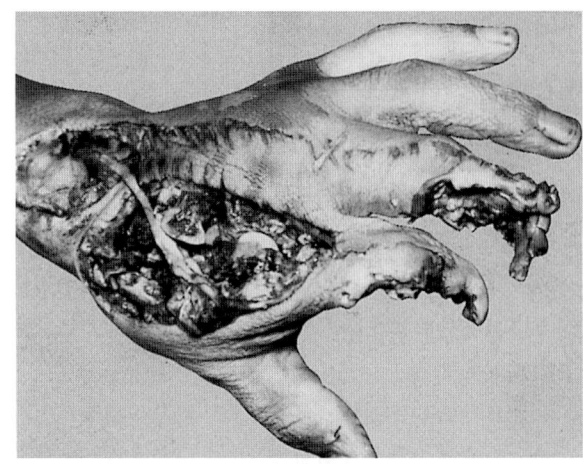

a. 来院時所見

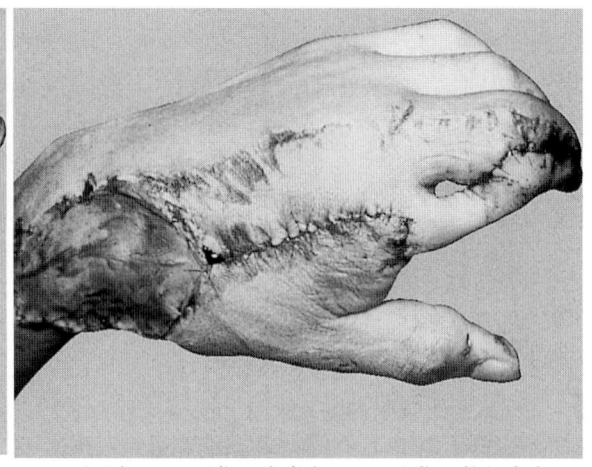

b. 切断された示指の皮膚を用いて中指の橈側皮膚欠損部を被覆した．手関節橈背側の皮膚欠損部は分層皮膚を移植．示指の neurovascular bundle はのち中指の皮下に埋めこまれた．

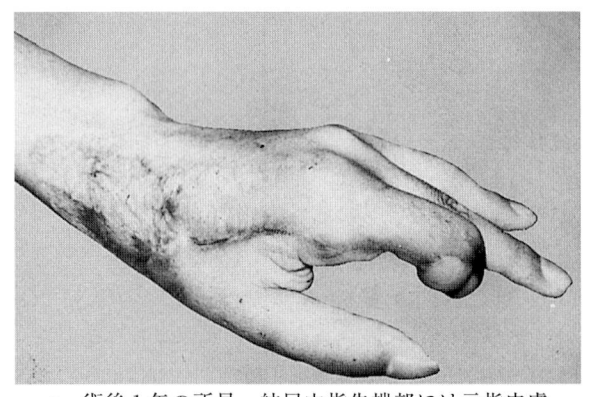

c. 術後1年の所見．結局中指先端部には示指皮膚が island pedicle として移植されている．

図5·8　19歳，男．仕事中ミキサーに手を巻き込まれ受傷

いるが，たとえば神経は short segment であれば free graft として，また皮膚とともに pedicle graft としても利用できる．Neurovascular bundle を用いての island pedicle 法は母指の血行，ならびに知覚の改善に用いられることはよく知られているところであり，ときには MP 関節，IP 関節の関節移植も考慮される．その他示指の2本の伸筋腱とか背側骨間筋の移行は筋力の増強とか固定性の補強に利用することが可能で，指切断に際してはこれらについて十分検討を加えたのちにはじめてメスを取ることが大切である．

(2) 切断部位の決定は創の状況によるが，挫滅部位が掌側，あるいは背側に偏していればその反対側の皮弁を利用して**断端の被覆**を行う．断端はできるだけ長く残存せしめる．断端の縫合線は背側にあることが望ましいが，もちろん創の状況により不能のことも多い．しかし可能な範囲内において掌側瘢痕は避けるようにしたい．

骨端は適度にトリミングして縫合時皮膚の緊張があまり強くならないことが大切．

(3) **腱の処置**：屈筋腱，伸筋腱を互いに縫合して断端をおおう人をみうけるが，これは有害無益であって行うべきでなく，腱は単に引き出して切断のみにとどめる．伸筋腱にしても屈筋腱にしてもそれぞれの指について独立しているものでなく，隣接指のそれと互いに密な関連性を有するものであるから，もし断端で縫合すると他指の運動を多少とも制限することとなるからである．

(4) **神経の処置**：神経断端は十分健康な軟部組織でおおわれるべく少し引き出して切断する．瘢痕内に埋もれたり，断端の近くにあれば将来疼痛の原因となるからである．

(5) 関節離断の際，**軟骨は完全に切除**する．もし化膿が起これば軟骨は創の治癒に障害となるからである．

(6) 末節あるいは中節の基部で切断が行われた場合に

は術後この部の幅が広くなるので，基部両側の**顆部を切除**しておいたほうがよい．断端には将来義指装着のことも考えて処置を行う．

　(7) 短断端しか残存せしめえない場合の処置

　(a) **母指**をやむなく MP 関節に近く切断しなければならない場合には，将来母指の延長手術，あるいは他指を利用しての on top plasty，または示指を用いての母指化手術（pollicization）が考慮されなければならない．また母・示指間の溝を深くする手術方法がとられることもある．これらについては母指の機能再建の項（p.246）を参照されたい．

　(b) **示指**は母指との pinch にきわめて重要であるが，これが MP 関節に近く切断される場合には示指の意義はまったく失われ，かえって疼痛の原因となったり，他指の機能障害の原因となることがある．かかる場合には示指中手骨をその中央部から切断するのもよい方法で，このほうが美容上からも好ましいが必ずしも一次的に行う必要はなく，将来患者とも相談のうえ，二次的に行ってよい．一般に労働者は短断端のままでもよいが，軽労働者また女性の場合には美容上の意義も含めて中手骨までの切断がしばしば適応となる．

　(c) **中・環指**が MP 関節に近く切断されると両側隣接指が内転傾向を示し，また小さな物がこの間からもれやすいとか美容上目立ちやすいなどの欠点がある．そこでこの中手骨を切離し，中指の場合は示指を，環指の場合は小指を内側に移動（**metacarpal transfer**）することがある．しかしこれも一次的でなく二次的に考慮するべき問題といえよう．中手骨移行術の項（p.207）参照．

　(d) **小指**の場合も示指のときと同様で短断端は無意味であり，かえって邪魔になるとか目立ちやすい欠点があるので中手骨を含めて同時に切除を行うことがある．

Ⅶ　新鮮外傷と一次再建術（primary reconstruction）の重要性

　開放創の治療原則としては第一に cleansing を確実にして化膿を絶対防止すること，そして創を閉鎖して一期癒合を得さしめることで，深部組織の修復とか機能の再建は創が治癒してから二次的に行うという考えがかつては支配的であった．しかし創の閉鎖が確実に成功すると考えられる場合には深部組織の修復は当然行うべきであり，そのほか可能と考えられる操作はすべて実施されることが望ましい．創が治癒してのち瘢痕を剝離しての深部組織の修復は容易なものではない．初期治療の際にだけ可能で，二次手術ではもはや不可能となる操作もきわめて多いわけである．McCormack（1960），諸橋（1970）はこれを一次再建術と呼び，創傷の初期治療における1つの重要な側面であることを指摘したが，現在では創傷処置の原則となっていると考えてよい（図 5・9, 10）．

　たとえば切断指の再接合は一次手術でしか可能でなく，二次手術ではもはや不可能なことは当然といってよい．同様のことが腱についても，神経，その他すべての組織についていいうるところであって，創傷が複雑であればあるほどこの一次再建の意義が重要となる．ただし，これを正しく行うためには，術者は多年にわたる経験とそれにより培われた技術と予後に対する正しい洞察力とが必要となる．それらは10年，20年，あるいはそれ以上の経験を有する手の外科専門医によってのみ初めてなしえられるところといってよい．すなわち創の状況からして創閉鎖の可能性と将来起こるであろう問題点を洞察し，同時に神経についても，腱についても，その他すべての組織の修復を一次的にした場合と二次的にした場合の利害得失について考察し，その手がとるであろう経過と最後に到達するであろう手の状態を頭に描きつつ，「得」になるものは一次的に，「失」になるものは二次的再建にまわすということで最初の処置の際に将来の再建計画をも含めた一連のプランを作製してその第一段階を確実に実施していくことにほかならない．これは陳旧症例の機能再建についても同様であるが，ここに手の外科のむずかしさがあり，またおもしろさがあるといってよい．微小外科の項（p.493）も参照のこと．

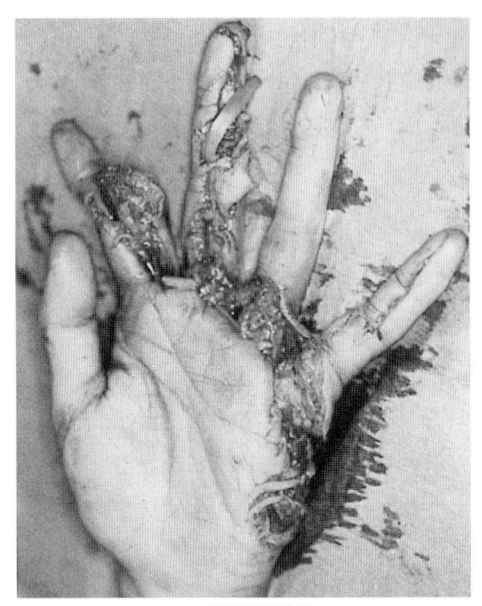

a. 来院時所見

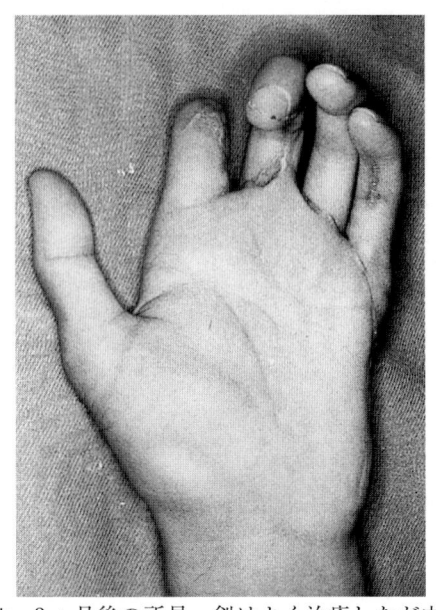

b. 3ヵ月後の所見. 創はよく治癒したが中指に屈曲拘縮が発生, 将来これに対する処置が必要となろう. しかし知覚もよく患者はこの手をよく使用し, 日常生活にほとんど不自由を感じていない.

図5・9 35歳, 主婦. 木工電気鋸により受傷. ただちに腱, 神経, 皮膚の縫合を行った.

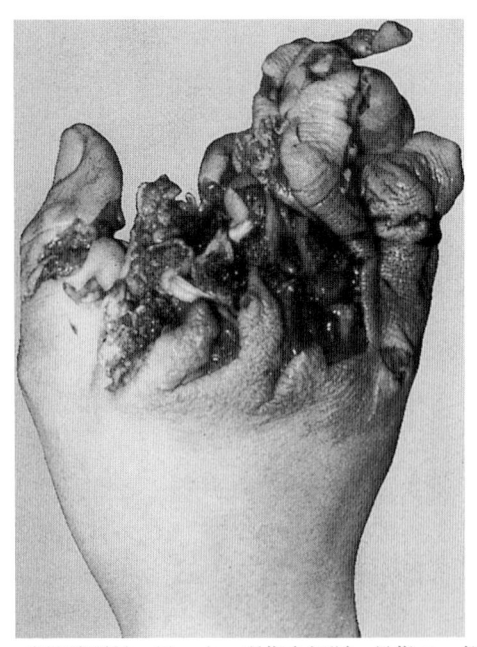

a. 来院時所見. 示・中・環指を切断. 母指の一部に皮膚移植を行い, 小指PIP関節の脱臼は整復後Kirschner鋼線で固定した.

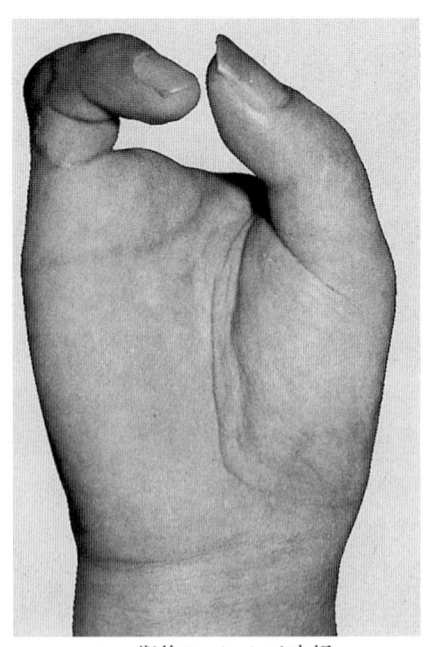

b. 術後のpinchは良好

図5・10 22歳, 男. 電気面取り器で受傷

Ⅶ 新鮮外傷と一次再建術（primary reconstruction）の重要性

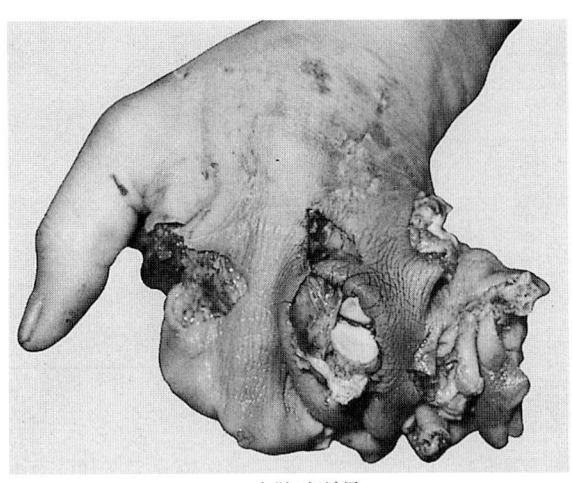

a. 来院時所見

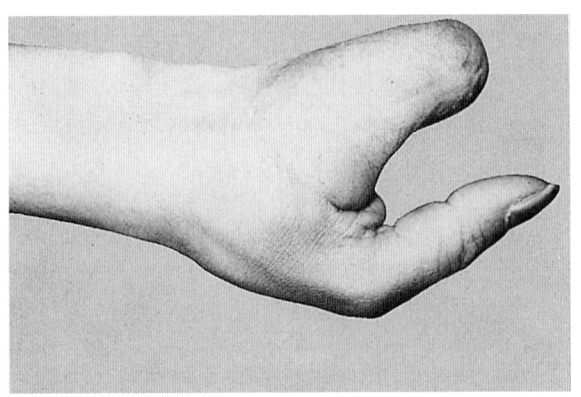

b. 全指切断のため小指側に有茎植皮と骨移植を行い母指の対立指を作製した．

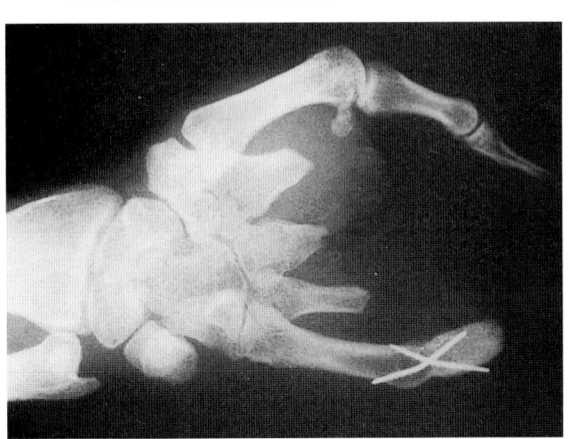

c. X線写真

図5・11　27歳．男．工作用プレスによる両手受傷（図はその左手）

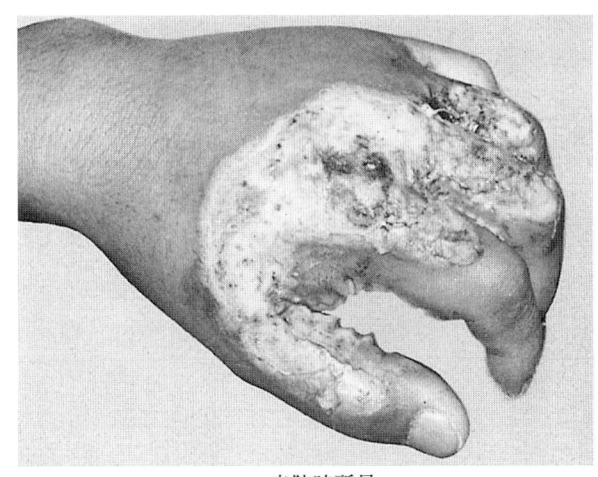

a. 来院時所見

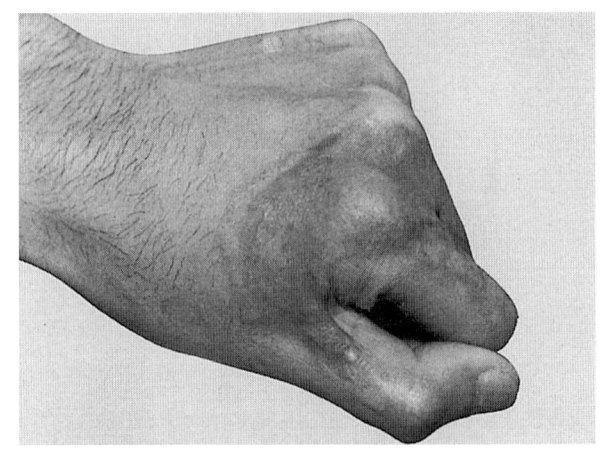

b. 石鹸水中でのsoakを行い壊死組織を除去，のち分層植皮を行う．治癒後における指の屈曲

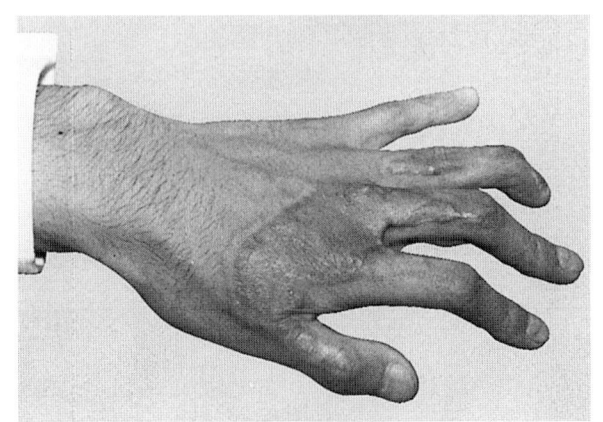

c. 治療後の指の伸展

図5・12　19歳．男．製紙加工用のローラーとワイヤーにはさまれ受傷．挫滅創に火傷を合併．化膿も併発して来院

5 挫滅創の処置

VIII 化膿創の処置について

　化膿創の処置でもっとも大切なことは膿汁の排泄をはかり，健康な肉芽組織を発生せしめて1日も早く分層植皮を行って創の閉鎖をはかることである．周囲の壊死組織はなるべく早く切除し，創面に露出した靱帯，腱なども切除しなければならないこともある．急性期は別として創が慢性期に移行すればただちに温かい石鹼水中にひたし，患肢の自動運動を行いながら膿汁および壊死組織の除去を行う（図5・12）．創をお湯につけると化膿を起こすという一般の考えがあるが，これは新鮮創の場合にのみいいうるところであって，化膿創の場合には石鹼水中でのsoakが一番よく，局所の循環を良好ならしめるとともに関節拘縮を防止し，壊死組織のdemarcationを促進する．Soakは1日2〜3回，1回15〜20分間程度とし，その後はなるべくたくさんのガーゼに生理的食塩水をひたしたもので創の湿布を行う．壊死組織の分離がはっきりすれば包帯交換のつど鋏で切除してゆく．

　以上により壊死組織は早期に除去され，肉芽組織の良好な発生が得られれば，早目に分層皮膚の植皮または有茎植皮を行う．前腕などで肉芽創が広範であればmesh graftが用いられ，もし肉芽が不良で生着に失敗すれば10〜14日をおいて再度繰り返し，なるべく早期の創閉鎖に努める．創治癒後は自動運動，機能訓練を強力に行い，筋力の回復と関節拘縮の除去に努める．組織反応が去れば二次的機能再建手術がしばしば必要となる．

第6章 爪の損傷

　指の末節が機械，重量物またはドアなどで圧挫された場合，爪の損傷をきたすことがしばしばである．さて爪は指先部にあってこの部を保護し，また軟らかい掌側皮膚，および脂肪組織の副子の作用をなし，物の pick up とか pinch にきわめて重要な役割をはたしているので，なるべく温存的に取り扱う必要がある．わが国では爪に対しては，あまり考慮を払うことなく抜爪，その他の処置が行われているようであるが，再考を要する問題と考える．図6・1 は爪の解剖を示した．

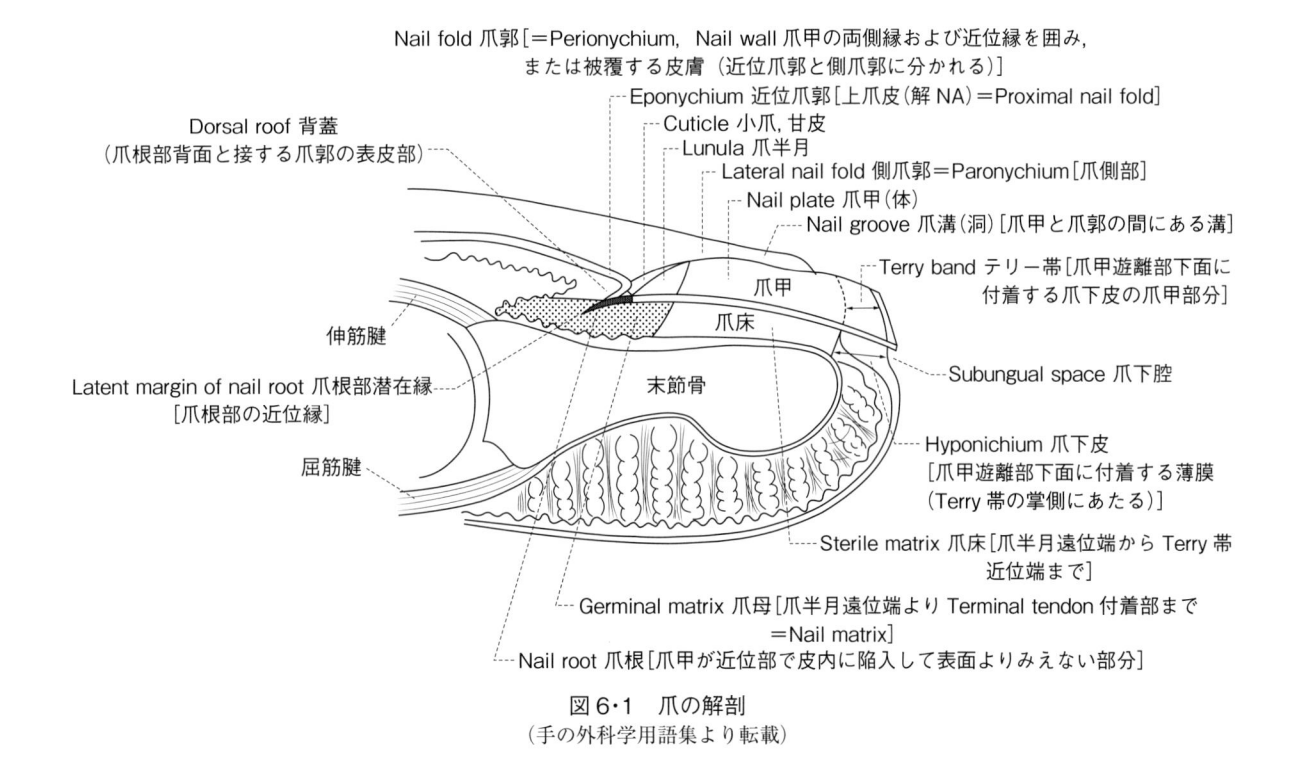

図6・1　爪の解剖
(手の外科学用語集より転載)

I　爪下における血腫形成

　末節が圧挫された場合，しばしば爪下には血腫が形成される．血腫はあまり大きくなくとも疼痛の著明なのが特徴であるが，これは血腫の内圧によるものであるから，なるべく早期に血腫を外界に誘導してやる必要がある．方法としては爪に先端を焼いたクリップ，または注射針で穴を開けるか（図6・2），血腫が爪の側方に及ん

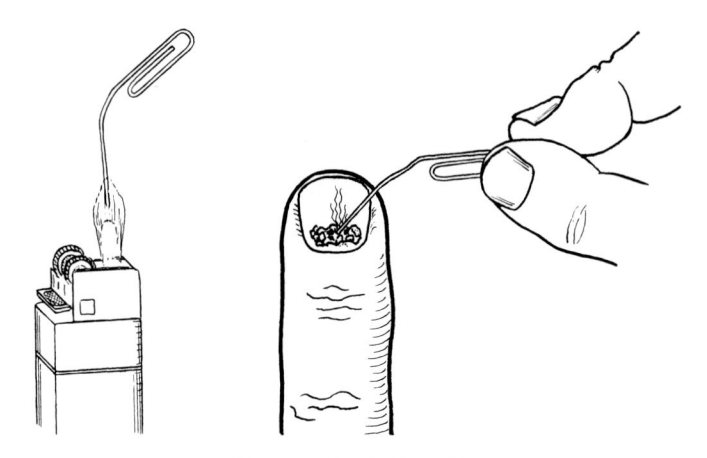

図 6・2 爪下血腫の誘導
(津下：私の手の外科—手術アトラス，第 4 版，p.168, 2006)

でいれば爪の側方に切開を加えるのもよい．穴から血液が噴出するのが普通で，意外に多量の血液がたまっているのに驚くものである．なお血腫形成がある場合には末節骨に骨折のあるのが普通であるので，必ず X 線検査が必要である．血腫を出したあとは絆創膏による圧迫，固定包帯を行う．

Ⅱ 爪の剝離と爪床損傷

(1) 爪が爪床より一部剝離した場合にはその程度にもよるが，cleansing ののちできるだけ元の位置に返して圧迫包帯を行う．

(2) 爪が完全に剝離されているが爪床には異常を認めない場合には，爪床の上に油ガーゼをのせ圧迫固定する．もし爪床に裂創があれば，細い吸収糸でこれを修復したのち同上の操作を行う．

(3) また爪の剝離とともに爪床の根部，すなわち爪母の部が骨より遊離，反転している際には図 6・3b のごとくこれを正常位置に返してから爪皺襞との間を細い吸収糸で縫合し，のち油ガーゼをのせて，ガーゼ，綿花による圧迫包帯を行う．爪母の剝離は末節骨の骨折を伴うことも多いが，これの修復により骨は正常位に整復固定されるものである．

(4) もし爪床が骨より剝離，脱落していればこの部に中間層植皮を行い，圧迫により固定すればよいという．しかし諸橋（1970）はかかる場合に皮膚移植を行えばかえって爪の変形が増強されるとし，残存爪床を引き寄せて肉芽の増殖と表皮化の促進をはかったほうがよいとしている．斉藤ら（1980）は足指，また切断指からの爪床を移植することにより，爪床損傷の治療をする方法を述べている．足指としては第 2，また 3 趾を使用，抜爪後爪母を含め爪床を採取し，これを移植するもので，残存する爪母から形成される爪甲を変形させないで遠位方向に導く手段として爪床を移植するとしている．

(5) 爪床から爪母，後爪縁にかけての切創，また裂創に対してはこれらを細い吸収糸で縫合したのち，後爪縁と爪母間に油ガーゼをつめて両者間の癒着の発生を防止する．もし癒着が起これば**割れ爪**（split nail, cracked nail）が発生するからである．（図6・3e）

(6) 末節骨の骨折に合併して爪床に裂創をみるような場合でも，骨折の整復，固定と爪の修復ののちはこの部と爪側部皮膚との間の癒着を防止するため両者の間に油ガーゼをつめるようにする．

(7) 指先部の切断で断端に皮膚移植を行ったり，また断端を縫合する場合，爪床に緊張がかかるとか，この部に瘢痕をつくると**曲り爪**を生じてくるので指の長さを多少犠牲にしても縫合部の緊張をゆるくし，しかも瘢痕の形成をできるだけ少なくするよう努める．また末節の圧挫で末節骨の粉砕骨折と爪床の破裂，分離があるよう

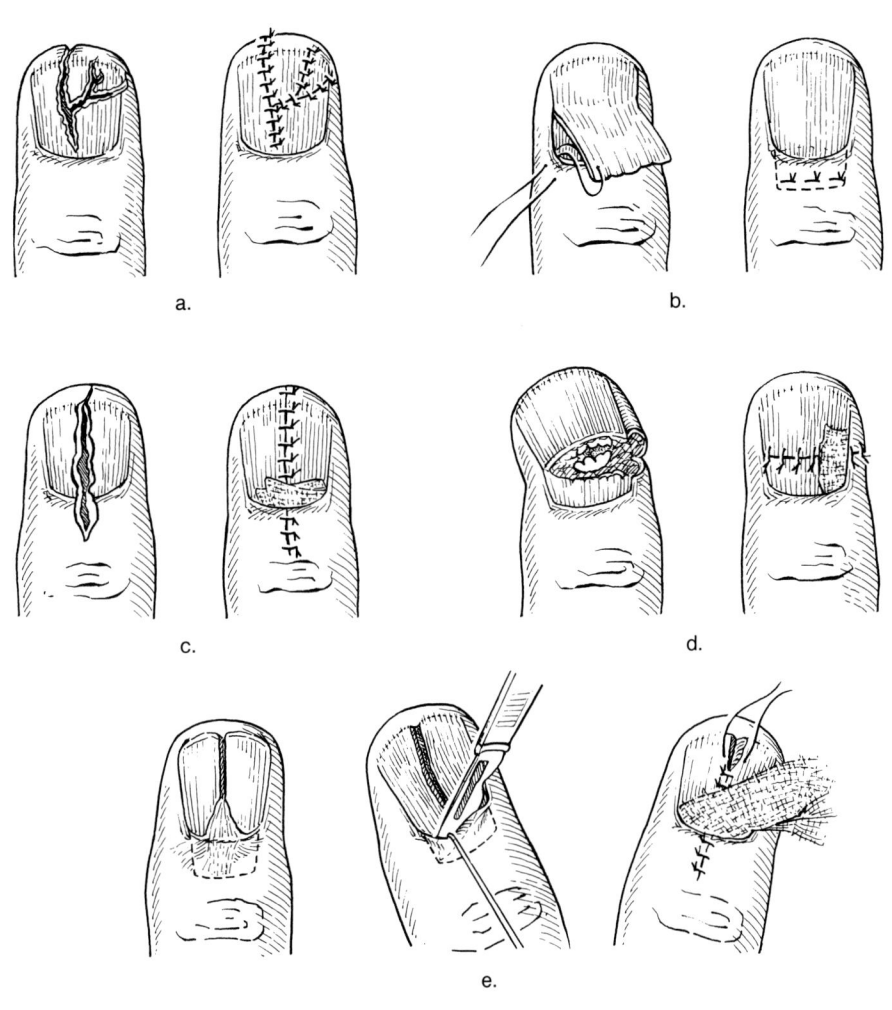

図 6・3 爪の損傷とその修復
（Ashbell らより）

な場合にも末節の mold と丁寧な縫合によりよく修復されるものであるが，不能なれば切断を考慮する．

（8） 爪母部の破壊がどの程度かはっきりしない場合には一応保存的に治療して，新たにできた爪の障害が大きい場合にはそのときあらためて爪根除去と瘢痕切除を行う．

III　爪の変形

爪は爪母より形成され，1 日 0.1 mm 程度の成長をするとされているが，爪変形の発生機転については外傷に続発する場合でも，また諸疾患に合併する場合でも不明の点が多い．田島ら（1969），鈴木ら（1980）はこれについての研究を行っているが，彼らによれば爪抜去後における爪甲の再生は nail matrix のみより産生されるという．そして，

（1） Dorsal matrix（後爪縁の掌面）の損傷は爪の変形をきたさないが，

（2） Matrix の損傷は本質的な変形をきたすこと，そして，

（3） Nail bed の損傷は従来あまり重要視されていな

かったが，これを損傷するとventral nailの異常をきたし，ひいては爪全体の変形を惹起すること，を述べている．以下外傷に続発する主な変形について簡単に述べる．

a. 割れ爪

既述のごとく爪母と後爪縁との瘢痕性癒着によるものであるから，抜爪後この部の瘢痕を切除して創縁を細い吸収糸で縫合．次いで再癒着を防止する目的で後爪縁と爪母間に油ガーゼを挿入する．また末節骨骨折に合併して爪床下に骨突起部ができたような場合にも隆起線をもった割れ爪が形成されるので，かかる際には爪床を縦に裂いて骨の突起部を切除してやる必要がある．

b. 剝離爪

爪が爪床から一部剝離して先端が上方に反転するもので，末節骨骨折が転位のままで癒合した場合とか，爪床部の欠損に対して厚めの皮膚移植が行われたような場合に発生する．処置としては骨転位が原因であればこれの矯正と瘢痕部の切除が，また皮膚移植が原因であれば抜爪後移植部を切除し，薄い中間層植皮とする．

c. 鈎弯爪，厚硬爪

末節骨の圧挫，粉砕骨折，爪床の損傷などによると思われるが詳細不明．圧挫によりwide nailが起こるとか，中央部の瘢痕化が強いような場合にはnarrow nailが発生するという．原因と考えられる瘢痕部位が明らかであればこれの切除を試みる．

d. 爪の転位

外傷によりmatrix部にずれが生じ，そのまま治癒したような場合に発生する．血行を損わぬよう周囲より剝

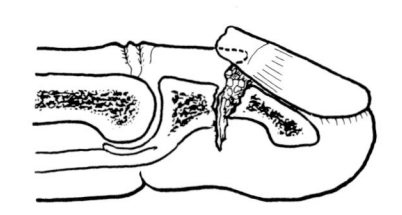

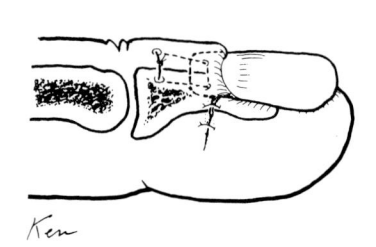

図6・4 末節骨骨折と爪の剝離
(津下：私の手の外科―手術アトラス，第4版，p.81，2006)

離をすすめ正常位に返して固定する．

e. 巻き爪 (ingrown nail)

陥入爪（鬼塚）とも呼ばれる．爪の成長に従ってこの部にくい込みが生じるもので，モスキート鉗子で爪のカーブを矯正するなどの保存療法が効果ない場合には爪側縁を爪床，爪母ともにen blockとして切除するDu Vries法を行うこともある．最近形状記憶合金を用いて巻き爪の矯正を行うマチワイヤーなるものが販売（多摩メディカル）されているがこの使用もよいであろう．

f. その他

指先切断の際，爪母の一部が残ってあとに小爪が突出し疼痛の原因となることがある．疼痛が強いようであれば切除を行う．曲り爪については先に述べた．

IV 爪の疾患

爪の異常は，①爪のみの異常，②皮膚疾患に伴う異常，また③内臓・全身疾患に伴うものの3つに分類される．

爪に現れる主な異常は色，形，性状の変化である．白い爪は生理的なもので爪甲剝離，白癬によるものがある．黄色い爪は爪甲の発育遅延により生じるが，黄色爪，リンパ浮腫，および呼吸器病変の3徴候を有するものを黄色爪症候群という．緑の爪は緑膿菌感染が考えら

れ，黒い爪はメラニン色素の増加によるもので，メラノームも考慮する．外傷があれば爪下血腫を考える．

形の異常では匙状爪，時計皿爪などがあるが全身性疾患に関係することが多い．爪の性状の異常には原因不明のものが多い．爪の萎縮は全身アミロイドージスの際，爪母にアミロイドが沈着して発生するものである．

感染症では白癬菌とカンジタ菌による真菌感染症が最も多い．白癬菌では爪の混濁肥厚と爪周の鱗屑が目立

ち，カンジタ菌では爪周炎から始まり爪の破壊性変化が著明となる．その他細菌性炎症によるものはよく知られているが，その他動物性疾患（ダニ）によるものなどがあるという．

次に爪の腫瘍についてであるが，悪性黒色腫については手の腫瘍の項（p.687）で述べる．その他癌腫（転移性），グロームス腫瘍，類上皮腫，爪下外骨腫などにつき注意する．

V　爪の形成と移植

a. 人工爪貼布法
人工爪を糊付けするもので，母床が平らでないとつきにくく，仕事によりはがれやすい．

b. 人工指尖帽
プラスチック製の爪付き指尖帽をかぶせるもので，継ぎ目が目立ち，また指尖が痛くなる欠点がある．

c. 人工爪挿入法
Buncke ら（1962）の方法が有名．指尖部にポケットをつくり，この中にアクリル樹脂でつくった人工爪を中間層植皮でカバーしたものを挿入，これの生着を待ってポケットを開き爪縁を形成する．

d. 遊離植爪術
普通足指の爪が用いられ，その全部または一部を composite graft として移植する．Berson（1950），McCash ら（1956），斉藤ら（1980）の報告があるが，採取時に爪母を損傷することがあってはならないので，切離は骨膜下に，または骨を一部つけて切除したほうがよい（鬼塚，1969）という．また切離の中枢端は後爪縁より 6 mm 以上隔ったところより皮膚とともに採取するのが望ましいとされている．移植は指尖の皮膚を flap としてもち上げ，この中に移植爪を挿入，固定法としては移植爪皮膚にかけた糸を pull-out suture として外部に誘導しボタンで固定，さらに flap をもとに返して縫合，固定するものである．

包帯交換は術後 1 週目に行い，固定はおよそ 1 ヵ月続ける．通常圧迫，固定に用いた皮弁は壊死脱落し，のち爪縁部が生着することにより少しずつ新生爪が成長してくるという．

e. Wrap around flap 法
第 1 趾の爪を含めて pulp を採取，これを母指にマイクロサージャリー手技を用いて縫合するもので，Morrison（1980）の報告以来，土井ら（1981），勝見ら（1983），大久保ら（1983）の報告がある．詳細は母指機能再建の項（p.267），また専門書を参照．

f. 曲り爪
抜爪後，または曲りの部の爪の切除後に掌側皮膚の前進法を行うこともあるが，これのみでは再発傾向があるので断端に骨移植を追加するか，または背側皮膚を巨指症手術の際の津下法のごとくに push back してのち，背側の余剰皮膚を二次的に切除する方法がとられる．

第7章 指先部の切断とその被覆

　Guillotine amputation ともいわれるもので，家庭においても指先部の損傷はきわめて多い．これは手の外科のうちでも minor surgery として取り扱われているが，しかし，指先は手のうちでも最も大切な知覚器官であり，繊細な日常諸動作にきわめで重要な部位であるので，その治療にあたっては常に細心の注意が払われなければならない．疼痛のある指先，感覚の失われた指先は非常な障害であり，また指の長さはできるだけ長く保存されていなければならない．

　さて指のうちで最も損傷を受けやすいのは示指であり，次いで中指，母指，環指，小指の順で，これらは1本のこともあるが，また同時に2本以上の指尖部を損傷する場合も少なくない．

I 指の手術と準備

　これは先に述べた一般創傷の処置と同様であるが，2, 3の注意すべき点について述べると，麻酔は普通腕神経叢ブロック，または手掌部での digital nerve block が用いられる．Digital nerve block には carbocaine 10 ml もあれば1本の指の麻酔には十分である．この際正中・尺骨神経よりの digital nerve の支配は中節，末節においては指背部にも及んでいるので，この神経のブロックのみでとくに背側神経をブロックする必要はない．Oberst の手根部での麻酔は循環障害の恐れがあるので用いるべきでない．次に型のごとく石鹸水による scrub と滅菌水による創の cleansing を行ったあと止血を行う．止血はゴムバンドで指根部を1～2回巻き，これをコッヘル鉗子で固定する簡単な方法をとることもあるが，原則として前腕部，上腕部で型のごとく止血したほうがよい．なお，手術は emergency operation room，または手術室で実施すべく，外来診察室で行うことは避けなければならない．Atraumatic の操作可能な手術器具を要することはもちろんであり，その他種々の術前準備は minor surgery といえどもその原則は一般手の手術と同一である．

II 末節における指の切断

1. 不完全切断

　指が3/4以上切断されているような場合でも，指掌側でどちらか一側の血管，神経が保存されているならば，指先部を元の位置に返して atraumatic に再縫合する．かかる場合，術前の cleansing は washing を主とし，指先部側よりの出血にはとくに注意する．なお digital artery がすべて切断され皮膚のみで付着している場合には，完全切断の場合と同様に治療する．もちろん，指先部の皮膚のみが切断されている場合には，皮膚移植と同様そのまま縫合すればよい．また指先部が一部骨を含めて切断された場合でも，条件がよければ composite graft と同じ意味において縫着可能なことがある．

2. 完全切断

この際注意することは指の短縮をなるべく避けること，知覚を温存すること，瘢痕を少なくし，将来疼痛をきたさない指先をつくることである．縫合部はできれば掌面よりも背側にくることが望ましい．再接着については微小外科の項（p.498）を参照のこと．

a. 骨を短縮しての断端の被覆

最も単純な方法で断端は健康な皮膚でおおわれ，知覚の損われない利点があるが，指の短縮をきたすという欠点を有する．したがって母指など重要な指ではこの方法はなるべく避けたほうがよいが，ほかの指については使用してよい方法と考える．実施の際の注意として，少しでも指を長く残そうとして骨の切除が中途半端になり縫合部の緊張が強くなって創が哆開するとか，皮弁が壊死に陥り，かえって fibrosis の強い断端をつくることがあってはならない．したがって断端が無理なく縫合できる程度の骨切除が必要である．

なお，切断が末節の基節に近く，屈筋腱付着部よりも中枢側にあるような場合には末節は摘出し，中節末端の関節軟骨を切除して後断端を被覆する．次に指先の切断が斜方向である場合には骨に多少のトリミングを加えて皮膚を適度に移動することにより断端の被覆がしばしば可能である．たとえば図 7·1b のごとき斜方向切断の場合には露出骨を少しく短縮し，爪の一部切除と爪側方の切開により側方の皮弁を横にまわして断端をおおう．もし無理があればさらに骨を短縮して断端の被覆を行う．

背側斜めの切断の場合にも骨を少しく短縮したのち，屈側の皮弁を背側に移動し，これを爪に縫合する．この際両側面にできた dog ear は適度なトリミングにより形をととのえればよい．

いずれにしても正常の知覚と弾性を有する疼痛のない断端をつくることが大切で，最近では指の長さは多少犠牲にしても使える指先をつくるためにはこの方法を行うべきだとする意見が多い．

b. 遊離植皮による断端の被覆

指の短縮をきたすことなく断端が被覆できる利点があ

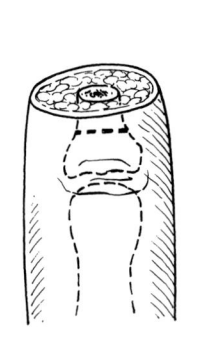

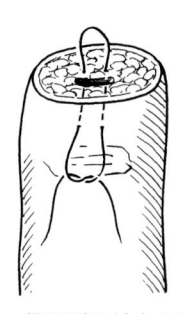

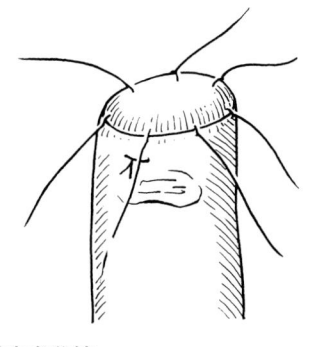

a. 横切断に対する遊離皮膚移植

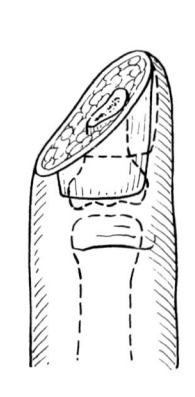

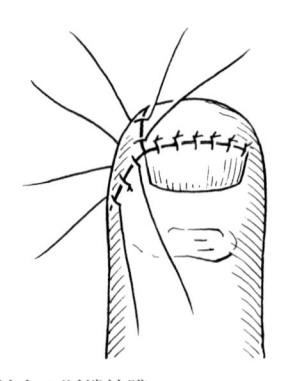

b. 斜切断に対する断端被膜

図 7·1 指先部切断の処置

るが，移植した皮膚には完全な知覚は回復しないこと，また骨の上には生着しにくいという欠点がある．しかし骨は少しく短縮せしめれば周囲軟部組織により被覆可能であり，移植皮膚は将来収縮をきたすし，また周囲よりの知覚の侵入もかなり期待できるので，日常生活には不便はないとされ，用いられてよい方法であるとの意見もあるが，あまり推奨される術式とはいい難い．

なお，小児で切断がきわめて新鮮なもので患者が切断された指先部を持参したような場合には，これをよく洗浄したのちに脂肪組織を切除し，全層皮膚移植として上と同様の方法で縫合固定することも可能である（図7・2）．

以上のごとくで，多数の指先切断症例の予後調査を行った赤堀ら（1969）の報告によれば，遊離植皮により治療された症例の約半数は圧痛，知覚鈍麻，傷つきやすいなどの原因で日常の使用に差しつかえる程度の障害を訴え，しかもその障害程度は時間とともにわずかながら増加の傾向さえ認められたとしている．また本法の実施には露出した骨を一部けずり，周囲から皮下組織を引きよせて骨端をカバーしてからその上に皮膚移植することが述べられているが，実際問題として血行をあまり障害しない程度に余裕をもって皮下組織を骨端に引きよせるためには，かなりの骨切除が必要となるので，もう少し骨をけずって一次縫合をするか，または volar flap advance 法を行ったほうがかえって得策であることを述べている．

c. 有茎植皮による断端の被覆

これには cross-finger 法，手掌部の皮膚を指先部に有茎植皮する palmar flap 法の2つがある．この方法の利点とするところは指の短縮が起こらないこと，植皮皮膚が全層であり骨，腱の露出部にも生着可能であること，また皮膚が指先部の皮膚に近似し，知覚の回復も比較的よい点などであるが，操作が複雑となり，少なくとも2回の手術が必要となること，したがって患者の苦痛，入院日数の延長などの問題がありあまり使用されなくなった．

1) **Cross-finger 法について**　指先皮膚欠損部を隣の指の皮膚で被覆せんとするもので，普通中節背面の皮膚が利用され，これによりできた背側の皮膚欠損部には分層の植皮が行われる．たとえば図7・3のごとく示指末節の横切断または斜切断の場合，中指中節背面の皮膚を起こして切断部をおおうものであり，また母指末節の切断の場合には示指基節，または中指中節背面の皮膚が用いられ，図7・4はその状況を示した．

皮膚弁の切断は2週目頃に行い，必要ならば将来再び縫合部のトリミングを行う．

なお，母指末端部切断の被覆には示指基節橈背側の皮膚を neurovascular island pedicle として橈骨神経知覚

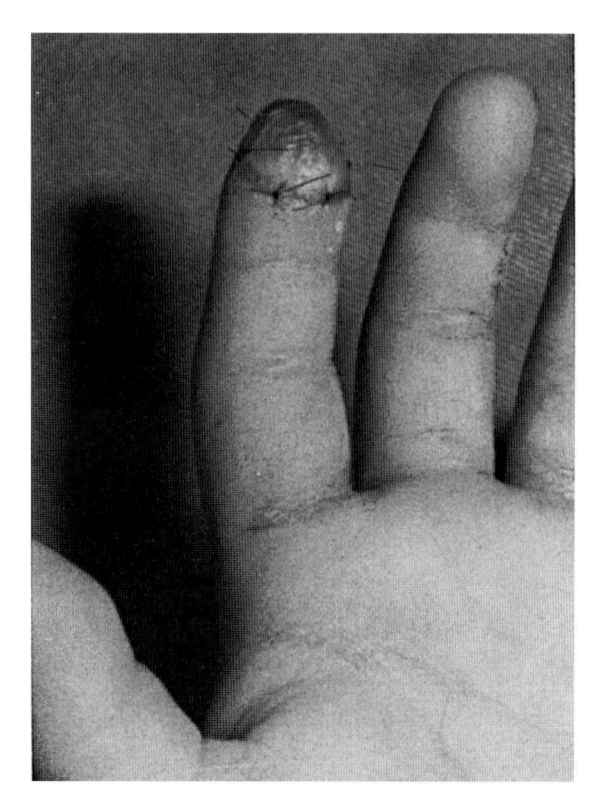

図7・2　指先部に対し切断された指先部の皮膚をのせ tie-over 法で固定した．

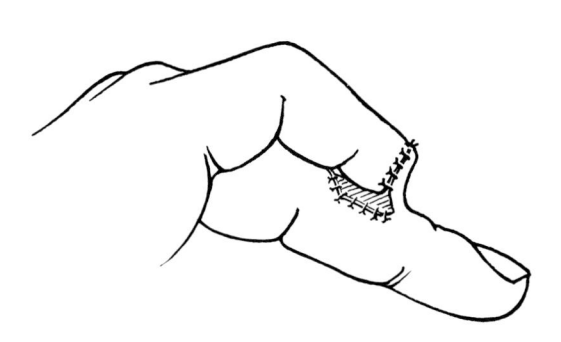

図7・3　Cross-finger 法
中指中節背側の皮膚を示指切断端に移植．

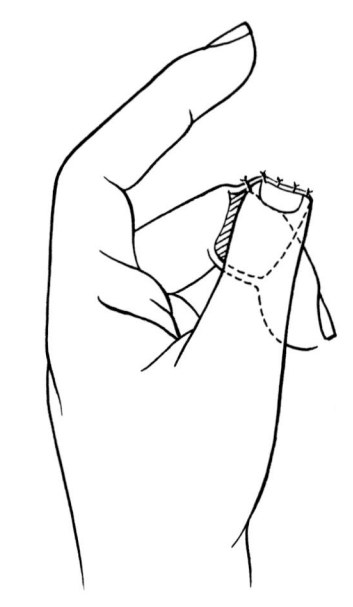

図7・4 Cross-finger 法
中指中節背側の皮膚を母指切断端に移植.

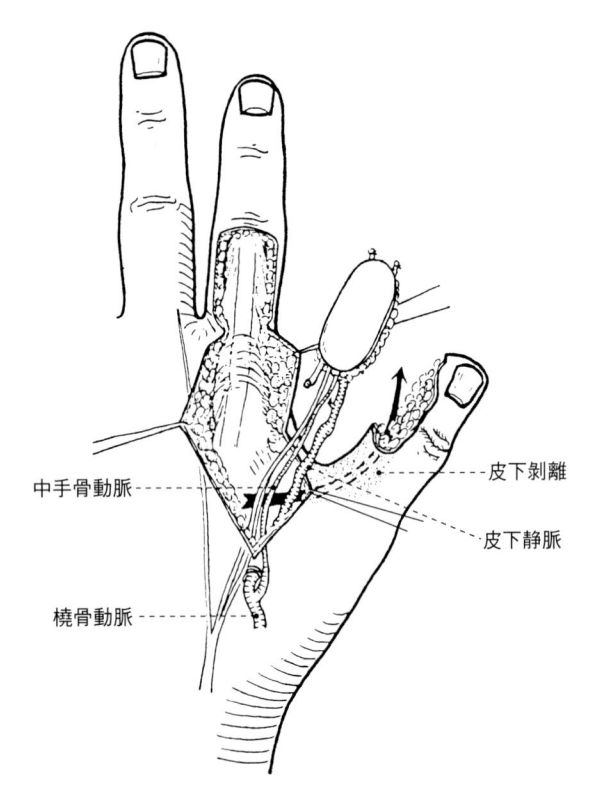

図7・5 Neurovascular bundle flap による母指掌側の被覆
示指基節背側に母指をおおう皮弁をとり，この部にいたる動・静脈，神経を皮下組織を含めてなるべく広範囲に中枢側に剝離し neurovascular bundle flap を作製する．次にこの創と母指の創の間にトンネルをつくり皮弁をこの下を通して母指側に移動する．

枝とともに移植することがある（図7・5）. **Sensory cross-finger pedicle graft** とも呼ばれ知覚と血行のよい母指断端を形成するもので，Gaul, Jr. (1969), Bralliar and Horner ら (1969), Foucher ら (1980) の記載があるが，これについては母指の機能再建の知覚再建の項 (p.264) も参考にされたい.

2) 手掌部よりの有茎植皮 切断指を屈曲せしめてちょうどその指先の対応する手掌部に皮膚弁を起こし，これで断端部を被覆，手掌部の皮膚欠損部は分層植皮，その他の方法でできるだけ縫合閉鎖する.

しかしこの方法は患者が中年以後の場合，屈曲拘縮が起こって指の伸展が障害されることが多いので注意しなければならない．したがってもし本法を行う場合には年齢を考慮に入れ，また指の屈曲があまり強度にならないよう皮膚弁の茎部を多少長目にするなどの注意が必要であろう．手掌部にできる瘢痕もときに障害となるので注意すべきである．

d. その他の方法

その他の方法として種々のものが述べられているが，その主なものを述べると，

1) Volar flap advance 法 これは図7・6, 7a のごとく母指については基節骨まで，他の指については中節骨まで両側の側正中切開を加え volar flap を腱鞘より剝離，全体を遊離したのちこれを前進せしめて末節屈曲位で flap の先端をまず縫合，次いで側正中切開の縫合を行うもので，術後しばらくの期間は末節の屈曲変形が残るが，これはまもなく自然矯正されるのが常で良好な知覚と弾性を有する断端が形成され，しかも指短縮をきたさない利点がある．したがって母指末節切断のような場合には本法が最も好都合と考えられる．

2) Neurovascular pedicle flap 法 (O'Brien, 1968; Joshi, 1970) 指先の受傷範囲が広くて上述の advance 法では指の屈曲拘縮が起こると考えられる場合，図7・7b のごとくに flap を中枢側で切断，neurovascular pedicle flap として前進せしめるもので，切開部は全層植皮するか母指であれば第1指間部背側の皮膚を local flap として移動閉鎖する．ときに使用してよい方法と考える．なお母指指先部の損傷に対しては中指，または環指先端尺側の皮膚を island pedicle として移植することもある．これらについては母指における知

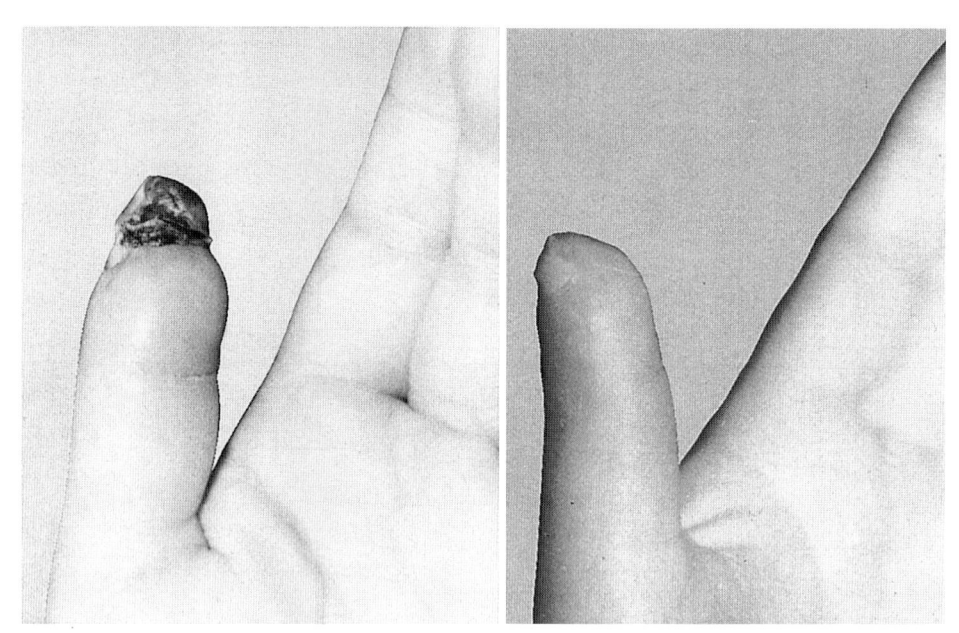

a. 来院時所見（受傷33日目）　　b. Volar flap advance法により断端を修復したところ．

図7・6　21歳，女．スライサーによる母指末端の損傷

覚の再建の項（p.264）も参照されたい．

3) Kutler法　1947年Kutlerの報告によるもので図7・7c, dのごとく断端の両側面に鋭利なメスで三角弁をつくり，弁の血行が損われない範囲で皮下組織を分離，これを末梢側に移動せしめ両側のものを指先端で互いに縫合，背面側は爪と縫合する．次に両側方にできた皮膚の欠損部からは脂肪組織が露出するので，これを切除し適度のトリミングののち創を閉鎖する．しかし本法は操作が細かくかえって指先部に瘢痕をつくるとの意見（鈴木，1970）もある．Atasoyら（1970）は三角弁を指先の掌側につくりこれを前進せしめて断端をおおうV-Y法について述べているが，われわれもしばしば利用し便利を感じているところである．

4) Local flap法　指先部の皮膚をlocal flapとして利用して指部の損傷面をおおい，できた皮膚欠損部は遊離植皮でカバーするもので図7・7eは**ventral knight's hood法**とも呼ばれ一種のbipedicle flap法である．骨のある程度の短縮ののちに行われる．

5) 放置する方法　以上手術療法につき述べたが，それが小児の指先部損傷で母指以外の指のような場合には手術は行わず（藤沢ら，1979），創の処置のみで手術をした場合よりも良結果が得られるとされている．Söderbergら（1983）は成人例で断端に骨が露出している症例についても手術を行わず，adhesive zinc tapeのみで良結果を得たとし，佐々木ら（1987）もアルミニウムホイル被覆法の優秀性につき述べている．いずれにしても指先部軟部組織のsharp cut例については手術を行うことなく創傷の処置のみで経過をみるのもよいであろう．

6) その他　児島（1997）は図7・7f, gに示したごときoblique triangular法を，また指動脈を逆行性に利用して皮弁を移動する方法に着目，同時に神経縫合も行い知覚の再建も試みるというユニークな方法を述べているが，きわめて利用価値の高い皮弁閉鎖法というべきであろう．

以上，指の切断端を被覆する種々の方法について述べた．そしてこれら創閉鎖の方法は各症例により，患者の年齢，部位，高さ，どの指の切断か，切断指の数，また切断の方向，傾斜，骨・腱の露出の状況などを考慮のうえ，最も適した閉鎖方法を選ぶ必要がある．筆者としては骨のわずかのトリミングで創の閉鎖が可能な場合には

84　第7章　指先部の切断とその被覆

a. Volar flap advance 法

b. Neurovascular pedicle flap 法

c. Kutler 法

d. V-Y 法

e. Knight's hood 法

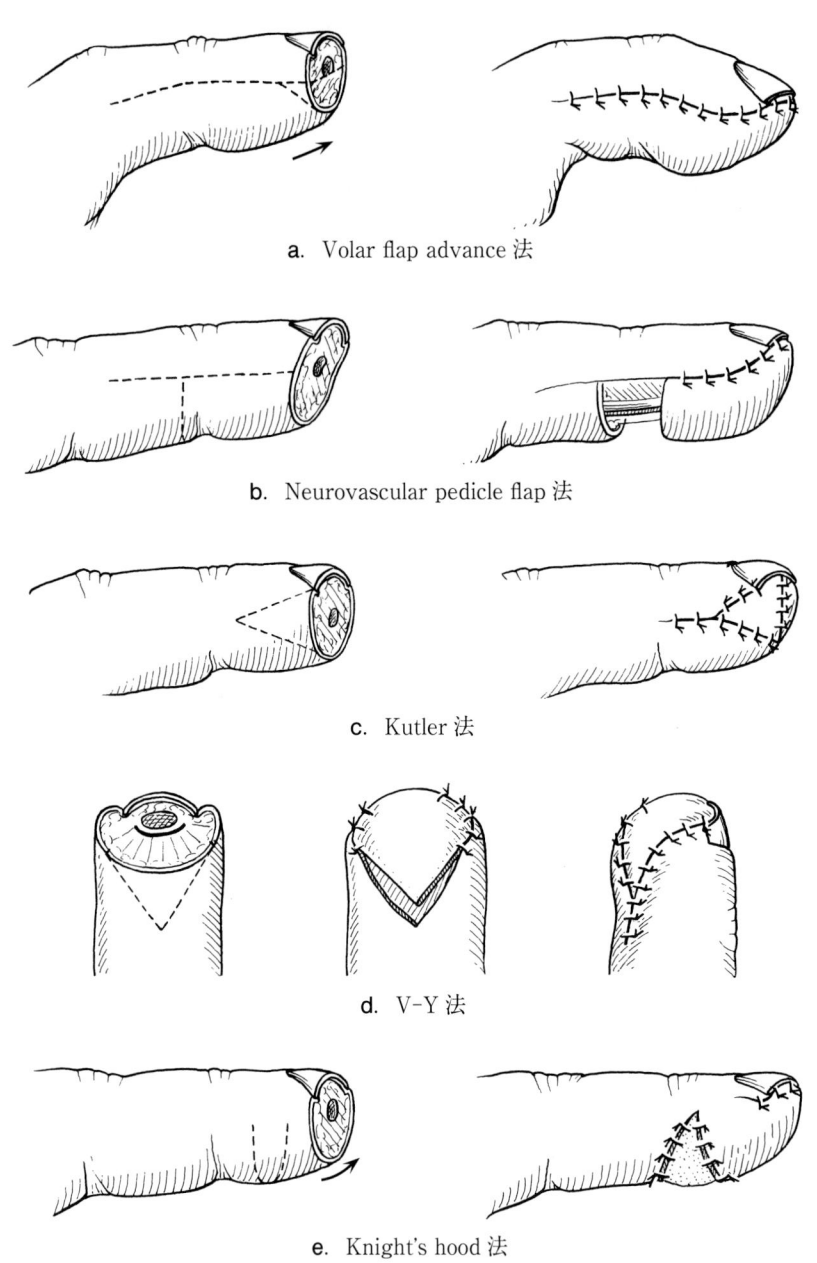

図 7・7　その他いろいろの断端被覆の方法

これを行い，その他の場合，母指においては volar flap advance 法か sensory cross-finger 法を，ほかの指については骨短縮による一次縫合か V-Y 法を行い，小児の sharp cut は放置するのがよいのではないかと考えている．なお赤堀（1980）は切断指の遠隔成績調査の結果から次のごとく結論している．すなわち母指に一定の長さの重要なことは論をまたないが，示指についてはこれがいったん損傷されると pinch は母・中指に移行して示指はあまり使用しない傾向があるので，複雑な操作を加えることなく長さを犠牲にしてもよい断端をつくることが得策であること，中指も軸指として機能するもあまり長さを要しないこと，ところが環・小指はにぎりしめに重要であり一定の長さを要することを述べ，できるだけ長さを残すよう努力すべしとしている．

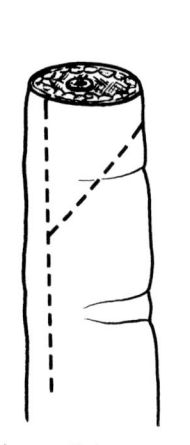

1) 皮弁のデザイン
三角皮弁の一辺は側正中線上に
デザインされている．

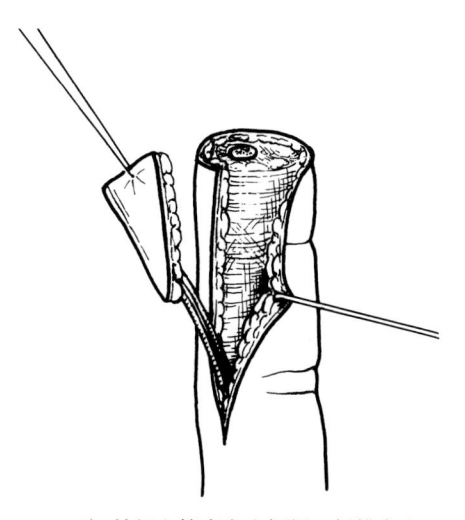

2) 神経血管束を中枢側へ剝離する．

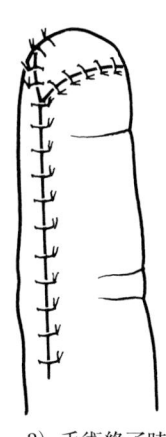

3) 手術終了時

f. Oblique triangular 法（児島）
（児島：手の皮弁手術の実際，克誠堂出版，p.117, 1997）

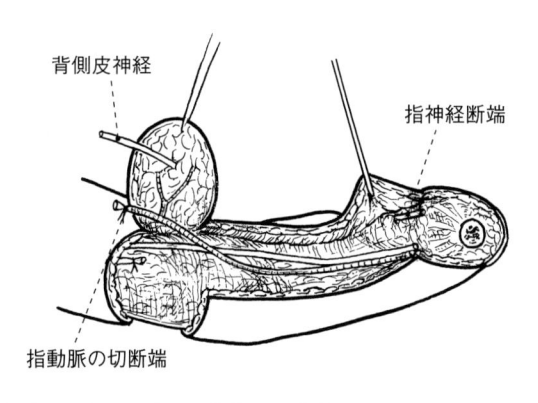

背側皮神経
指神経断端
指動脈の切断端

1) 指動脈を切断し，末梢への指神経から分離していく．

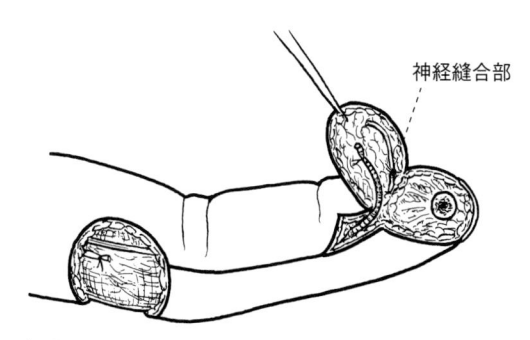

神経縫合部

2) 指の dominant side の指神経と神経縫合を行う．

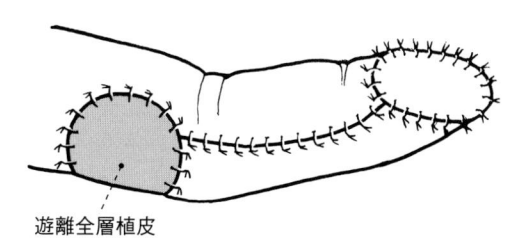

遊離全層植皮

3) 手術終了時

g. 逆行性指動脈島状皮弁
（児島：手の皮弁手術の実際，克誠堂出版，p.167, 1977）

図 7・7　その他いろいろの断端被覆の方法（つづき）

III 指の切断と再接合

指先端の軟部組織が切離された場合はこれを再縫合することにより生着に成功することは先にも述べたが、より中枢で指が切断された場合にはマイクロサージャリーの進歩により再接合が可能となった。しかし示・中指の指先部損傷についてはそれが男性でありしかも労働者であるような場合、断端形成のほうがよいであろう。ただ母指については可能な限り再接合を試みる。適応の詳細については微小血管外科の切断指の項（p.496）を参照されたい。

IV 断端の形成術

断端の変形とか疼痛があるような場合、再形成を要することがある。末節基部切断で顆部が横に張ってこれが目立ちやすい場合には（図7・8）、これを切除して断端を細めに形成することがある（図7・9）。また**神経断端腫**が瘢痕に埋もれて疼痛の原因をなすような場合には、指を短縮しても瘢痕除去と神経腫の切除により良好な断端を作製する必要がある。

神経腫の切除も単に鋭利な切離のみにとどめる場合、また断端に近く細い吸収糸で結紮を行いその末梢で切離して神経腫を除去するのもよい。疼痛が強く再手術を考慮する際には、指骨皮質に斜方向の穴を開け神経断端を髄腔内に引き込む方法をとることもある。

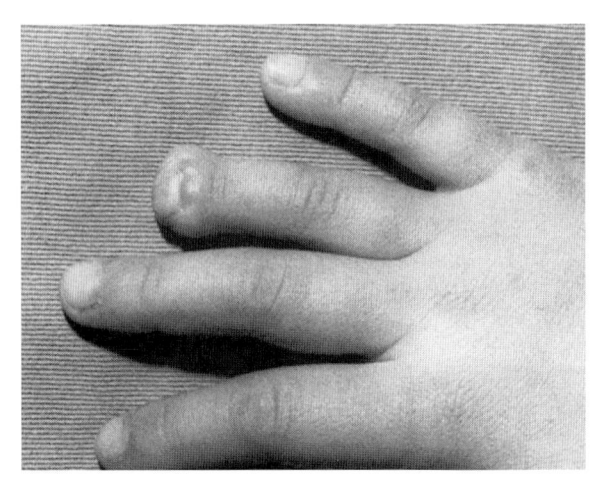

図7・8 指先部損傷に合併してときにみられる変形

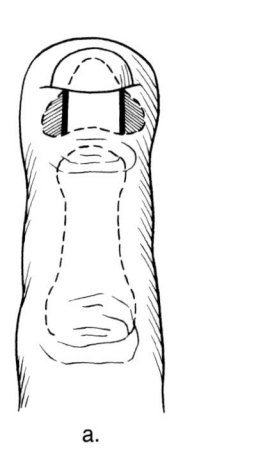

図7・9 指先部切断後における変形の矯正
a. 末節骨基部の顆部が突出して指の横幅が広くなる。かかる場合、
b. 顆部を切除して断端を形成する。

第8章 熱傷の治療

　手は常に露出された部位であり，熱傷を受ける機会はきわめて多い．熱傷の治療は新鮮外傷の場合と同様，最初の処置がもっとも大切であって，これによりあとに発生する種々の変形，機能障害の程度が最小限にとどめられるか否かが決定される．

　以下ここでは，熱傷，放射線火傷，電撃傷，化学熱傷の4つに分けて述べる．

I　熱傷について

1. 熱傷の原因と分類

a. 炎による熱傷

　普通手指の背面が侵され，手掌側の侵されることは少ない．他部，たとえば前腕，顔などに熱傷を伴うことが多い．

b. 接触による熱傷

　これは高熱の物体を握るとか，これに触れることによる熱傷であって，普通1側の手で，しかも限局性に熱傷を受けることが多い．手掌面の熱傷がしばしばみられ，熱湯による場合もこれである．高熱圧搾器とか高熱アイロンなどによる場合には腱，骨の損傷，または手のひどい挫創を合併することがあり，とくに heat press injury と呼ばれることがある．

2. 熱傷程度の分類

　一般に1度，2度，3度に分類され，1度は表皮のみのもの，3度は皮膚全層に及ぶものであり，2度はその中間である．1度は容易に治癒しうるが，3度は皮膚の全要素が壊死に陥るため皮膚の再生は創縁のみからしか行われない．2度はまたこれを「浅い2度」と「深い2度」とに分類され，前者は残存する健康な汗腺，あるいは毛根より表皮の再生が可能であるが，深い2度においてはこれらの残存は非常に少なく，創面の不適当な取り扱い，あるいは化膿などにより容易に3度に移行する．

　以上の熱傷程度の決定は，治療のうえにも，また予後判定のうえにもきわめて大切であるが，なかなかむずかしい問題でもある．1度は発赤，充血により容易に知りうるとして，2～3度の分類には，

(1) 紅斑，発赤を認め，圧迫によりこれを消退せしめうる場合には2度，色が白色，または黒化したものは3度.

(2) 熱傷面に疼痛のあるものは2度，疼痛がなければ3度．これは皮内にある知覚神経終末が破壊されるためで，検査には注射針による pin prick test が行われる．

(3) 浮腫，水泡形成があれば皮膚に血行のあることを示し2度，乾燥は3度を示す.

(4) その他 radio active isotope 法（^{32}P），また Evansblue, Bromphenol blue による**着色試験**が行われることがある．Evansblue の場合1 mg/kg を静注し，20～30分後に判定するもので，青色のところが2度，これに囲まれた無着色の部が3度である．

　しかし，皮膚の厚さにも部位により相当の差異があり，また1, 2, 3度の熱傷が混然と入り

まじっている場合が多いので，これらの程度を詳細に知ることは非常に困難である．

3. ショックについて

手のみの熱傷によりショック症状を示すことは少ないが，熱傷範囲が広く，程度が深ければ受傷後2～3時間で急激なショック症状が発現する．原因としては毛細血管の損傷，血管の拡張，血球の破壊，そしてこれらによる体液の喪失と血液の濃縮とが考えられ，早急な輸液が必要となるが，その詳細についてはほかの書物を参照されたい．

4. 熱傷の治療

熱傷の治療で最も大切なことは化膿の絶対防止ということである．もし化膿が起これば2度の熱傷も容易に3度に移行し，拘縮，変形を発生して手の機能は高度に障害されることとなる．化膿防止ののちはできるだけ早期に創面を皮膚移植によりおおい，一期治癒せしめるよう努力する．

a. 再汚染の防止

熱傷面の再汚染にはとくに注意し，ただちに清潔なガーゼでおおい他との接触を避ける．家族，見舞客の接近，衣類の接触にも注意．衣類はぬがせるより切り裂いたほうがよい．処置は手術場で行うのが原則である．創の観察には必ずマスクを着用する．

b. 救急処置としてのice-water療法

手に限局した熱傷の新鮮症例の救急処置としてはice-water療法のようなcooling法が用いられるのが望ましい．これは古く北欧の民間療法として用いられていたものであるが，その後多くの人の研究があり，その重要性は最近一般に認められるところとなった．方法は洗面器に逆性石鹸液を入れ，これに氷塊を多量に入れたものをつくり，この中に患部を入れさせるわけで，受傷後なるべく早期にこれを行う．Ice-waterの温度は5～10℃であるが，この中に手を入れておくと疼痛は漸次消退して30分，あるいは1～2時間で完全に消失する．時間の経過とともに水温が上がると疼痛が出てくるので，このときはただちに氷塊を追加する．Ice-water中に手を浸しておく時間は疼痛が消退するまで，または手術室の用意ができるまでとする．外来で処置の可能な小火傷であれば以上ののちただちに創の周囲をcleansingして型のごとく油ガーゼ，またこれに抗菌性薬物を混入したもので創面をおおい，のちに述べる肢位で圧迫，固定包帯を行ってよい．より広範な火傷については手術室でのより完全なcleansingとdressingが必要となる．

本法の利点は疼痛を早期にとり去り，石鹸液による細菌感染の防止と同時に創のcleansingが可能であること，また局所を低温に保つため組織の新陳代謝は低下して発赤，毛細血管の充血が除かれ，組織の生活力が保護される結果となり，水泡形成なども抑制されるなどの点

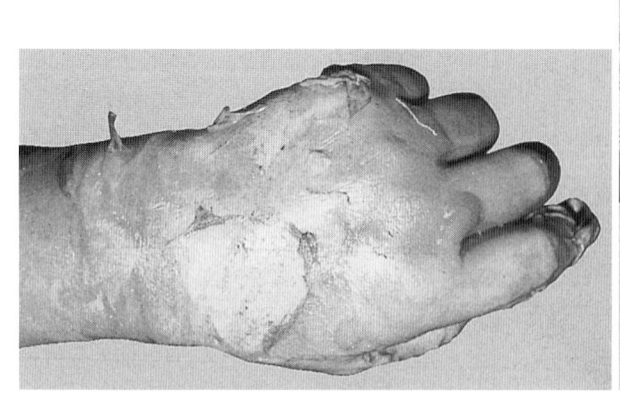

a. 受傷直後所見．Cleansingと圧迫包帯のみで，皮膚移植は行っていない．

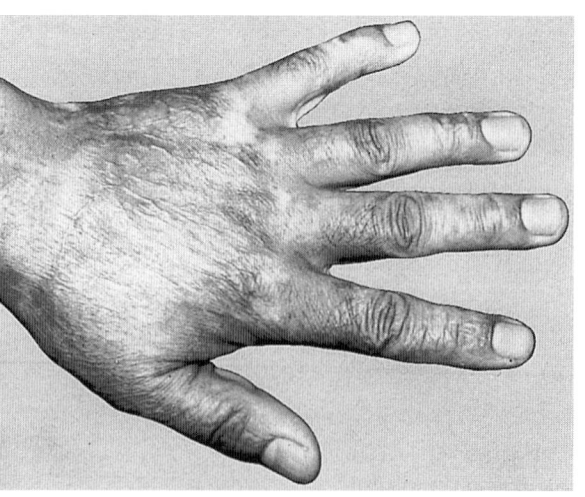

b. 4年半後の所見

図8・1　44歳，男．アルコール引火による熱傷

で，限局性熱傷の外来治療としてもきわめて便利な方法といえるであろう．Shulman（1960）は体表面積の20％以下の1度および2度熱傷150例を5～13℃でのice-water療法で治療し，疼痛の早期消退，発赤水泡形成の減少，早期の治療機転が認められたとし，このことは動物実験によりその意義が確かめられている．

さて，熱傷部位が洗面器内につけにくい部位であればice-waterをタオルにひたし，またはこの中に氷塊を入れるとか氷囊を利用するのもよく，また氷がなければ水道の流水を用いるのもよい．疼痛消退の原因は熱傷面からの熱の除去にもよるが，それよりも皮下における知覚神経線維の電導速度が減退し，ついにはブロックすることが大きな意義を有するとされている．このことは家庭療法として一般の人にも熟知せしめるのが大切であろう．本法が最も効果的であるのは受傷後2～3時間以内とされているが，しかし2～4日を経過したものでも効果があるとされ，種々の二次的合併症，また浮腫による悪循環の防止に有効とされている．温度は5～13℃前後が最適としているが，熱傷範囲が広い場合には22～25℃としたほうがよいという．

c. 創の清掃

鎮痛剤の投与，ショック防止ののち，ブロック麻酔，あるいは全麻のもとに熱傷面のcleansingを行う．これは開放創の場合と同様であるが，けっして暴力を用いてはならない．石鹼水と脱脂綿またはガーゼを用いてのscrub, washを行うが，washingを主とする．石鹼水と食塩水のwashを繰り返す．小水泡はそのままでよいが，破れたもの，また破れる寸前のものは丁寧に鋏で切除し，あと石鹼水と食塩水でgentleに洗い流す．

d. Open methodとclosed method

熱傷の治療として創のcleansingを終わったあと，創面をガーゼでおおい包帯するclosed methodと創面をおおうことなく露出したままで治療するopen methodの2種類があり，両者ともそれぞれ利点，欠点があるが，最近ではしばしばopen methodの利点が強調されている．しかし，わが国の現状ではopen methodの実施には無理があると考えられ，またとくに手の場合open methodでは手の安全肢位保持ということが非常にむずかしいので，主にclosed methodが用いられる．外来通院ではもちろんclosed methodが必要となる．

e. Primary excision

これはprimary necrectomyとかinitial excisionとも呼ばれ，熱傷が皮膚の全層に及び，しかも範囲が限局しているような場合，これを切除してただちに皮膚移植を行うもので，いわゆるheat press injuryなどの際に有茎植皮とともに利用される．治癒期間を短縮せしめるという利点があるが，広範な熱傷には使用できず，また種々の程度の熱傷が混在する場合にも使用しにくい．手術時期としては受傷直後から5日以内が普通で，切除範囲は視診所見と手術時の出血状況より判断するが，判定が困難な場合には2，3日間をおいてのち皮膚移植を行うのもよい．

f. 包帯の実施と手の固定肢位

包帯の実施にあたって最も大切なことは，手を一定の肢位に保持せしめることである．さて手の固定肢位については，MP関節屈曲，PIP・DIP関節伸展位での固定がよいとされ，safe position（安全肢位）と呼ばれている．これは指背熱傷の場合，PIP関節背側の部においてcentral bandが伸展，破損されて起こるボタン穴変形boutonnière deformityを防止するためのもので，Larsonら（1970）はMP関節60°屈曲，指伸展位で固定を行い，過去2年間に200例を超える症例を取り扱いながらボタン穴変形は1例も認められなかったとしている．この肢位については背面熱傷の場合にとくに注意しなければならない．母指を対立位とすることはもちろんである．なお固定副子についてはオルトプラストを患者の手

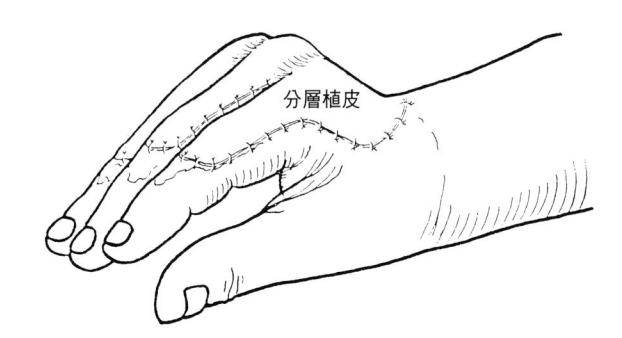

図8・2 熱傷，とくに背側熱傷に用いられる安全肢位

手背の熱創とか外傷，またこの部への植皮などの際にはMP関節屈曲・指伸展位・母指対立位とすることが望ましい．指を軽度屈曲のいわゆる機能肢位とするとPIP関節にボタン穴変形が発生しやすいからである．指屈側の創に対してもこの肢位が安全である．

に合せて一定の型に切り，適度の弯曲をつけて利用するのが最も便利と考える．

さて包帯はまず創面に**油ガーゼ**，また**ソフラチールガーゼ**をのせる．これらガーゼに抗菌性薬物を混入したものを利用するのもよい．これらは滲出液をよく透過し，しかも創面との癒着を起こさず，除去の際，組織の損傷や患者に疼痛を与えないものが好都合．次にこの上にガーゼのさばいたものをできるだけ多量にのせ，手全体をおおい，手が一定の肢位を保持するようにする．指の間にはガーゼをつめ，母・示指間にも母指が対立位になるよう，また，指は伸展位になるようガーゼ，綿花をつめる．そしてオルトプラストを用いるのであれば，これによく適合するようガーゼ，綿花ののせ方を工夫する．手の横軸アーチにも注意する．最後に包帯，または弾性包帯で軽く圧迫包帯を行う．圧迫はあまり強くないほうがよい．術後は必ず挙上位に保持せしめ，抗炎，抗腫脹薬の投与を行う．もし前腕の全周熱傷とか，手の extensive burn で，しかも deep burn の際には皮膚が皮革化して弾性を失いその部を扼扼して末梢循環を障害することがあるので，その恐れのあるときは皮膚および筋膜の**減張切開**（escharotomy）を必要とすることがある．この場合は切開のままで包帯を行い経過を観察，のち分層植皮，または人工皮膚で被覆することとなる．

g. 包帯の交換

熱傷程度が比較的浅いものであれば術後の発熱，疼痛の程度を参考にしながら包帯はそのまま 7～10 日間放置する．浅い 2 度の熱傷であれば以上で創はほとんど治癒しているのが普通であり，また必要に応じて包帯を小さくして後療法にはいる．

もし，熱傷程度が深いと考えられる場合には 5～7 日で包帯交換を行う．このころになれば 3 度火傷の範囲がほぼ明らかとなり，壊死範囲の demarcation が起こりかかっているからである．なお包帯交換に際しては熱傷の範囲がかなり広いとか患者が小児であれば麻酔が必要であり，手術場で手洗いののち交換を行うことが望ましい．

h. 壊死組織の切除

5～7 日で包帯交換を行い壊死範囲を認めた場合にはこれの除去を行う．壊死組織の除去は demarcation の完成する 2 週前後に行われ，外科的にその部を切除し，ただちに分層植皮を行うこともあるが，その適応でないと考えられる場合にはしばしば食塩水の湿布を行い肉芽の増殖を待って植皮する．

1）食塩水湿布　創の上にソフラチールガーゼ，そして多量のガーゼをのせ，これに食塩水を十分にしみこませる．結局食塩水で壊死組織がふやけて早期に除去されるわけで，手の副子固定後はビニールシートなどでカバーしておく．この湿布は，1 日 2～3 回交換するか，清潔なビニールチューブをガーゼ内に入れておき，1 日 2～3 回食塩水を注入するのもよい．この際化膿を併発しないよう注意する．ペプシンその他化学的 débridement を行うのもよいが，われわれは食塩水湿布を原則としている．Artz and Moncrief（1969）によれば，患者の状態が許せば受傷 2, 3 日後よりバイブラバス中での自動運動を行わしめ，手の機能訓練と同時に壊死組織の除去を行うのがもっともよい方法だと述べているが，化膿の防止さえ確実にできればきわめてよい方法と考える．

以上により壊死組織の分離が起これば早期に分層の植皮を行う．

2）石鹼水中での soak　10 日以上も経過すると 1 日 2～3 回，石鹼水（普通の石鹼を温水にとかしたものでも可）中に手をつけ，1 日 15～20 分間指の屈伸運動を行わせるのもよい方法である．包帯交換時の疼痛をなくし手の拘縮を予防し，循環をよくし，しかも壊死組織早期除去に有効である．Soak のあとは再び食塩水湿布を行う．バイブラバスが利用できればより効果的であろう．

3）腱，骨組織の壊死　熱傷が深部に及び，腱，骨組織が壊死に陥っている場合にはこれらの除去はなかなか容易でない．包帯交換のたびごとに少しずつメス，鋏，リューエル鉗子などで切除する．これらの除去には 3 週以上を要するかもしれないが，この間に周囲には良好な肉芽組織が発生しているのが常である．

i. 感染の防止

正常な皮膚は細菌の穿通を許さないが，熱傷によりこれが損傷されると容易に感染が起こることとなる．先に述べた cleansing により感染を防止するわけであるが，数日～1 週間を過ぎて包帯交換を繰り返すようになると当然のことながら多少の感染は防止できない．最初の

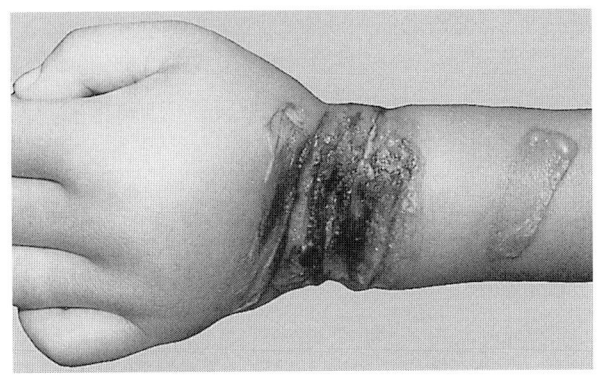

cleansing が正しく行われなかったとか，広範な熱傷の際には，感染は防止できないところであって，熱傷による死亡原因として敗血症が最も重要な位置を占めることはよく知られているところである．細菌としては初期にはブドウ球菌，連鎖球菌が多いが，数日を経過すると緑膿菌，グラム陰性桿菌が増殖するとされ，敗血症の発生は 2 週間前後に発生することが多く，しかも**緑膿菌**によるものが多いという．

さて治療としては各種抗生物質が用いられるが，効果は不定であり，緑膿菌に対しては Colimycin, Gentamicin, Kanamycin などが局所または全身的に使用される．

以上のごとくであるが最近局所療法として **sulfamylon 軟膏療法**，あるいは 0.5％硝酸銀療法が用いられ，また silver sulfadiazine cream（silvadine）療法が注目されており，広範な熱傷でとくに緑膿菌感染の処置に効果的とされているが，詳細はほかの専門書を参照されたい．

j. 皮膚移植

Heat press burn のような 3 度熱傷でしかも範囲が限局している場合には primary excision が行われてよいが，多くの 3 度，または深い 2 度熱傷において種々の方法で壊死組織の早期除去が必要となる．その方法としては食塩水の湿布であったり石鹸水中での soak，また sulfamylon の使用とバイブラバス中での温浴であったり，silver sulfadiazine cream 療法であったりするわけで，包帯交換時とか温浴ののちには鋏を用いて壊死組織をその辺縁から少しずつ切除していく．壊死組織切除のあとに良好な肉芽の形成が認められれば，ただちに分層皮膚を移植するが，不十分であれば食塩水湿布などで肉芽の形成を待つ．なお熱傷範囲があまり広くない場合には，10〜14 日目ごろに surgical débridement を行い，ただちに植皮を行うことも可能であろうが，状況によってはしばらく間をおいて肉芽の増生を待って皮膚移植を行うのもよい．しかし，熱傷範囲が広い場合には surgical débridement を急ぐのはかえって危険である．

次に陳旧症例で肉芽が盛り上がり過ぎたような場合には，皮膚移植の前にカミソリ，あるいはメスなどで切除するとか搔爬を行う．このほうが皮膚の着床もよく，また皮下の fibrosis が少ない．しかし広範囲の肉芽創の切

a. 来院時所見．ただちに壊死部を切除し有茎植皮で被覆した．

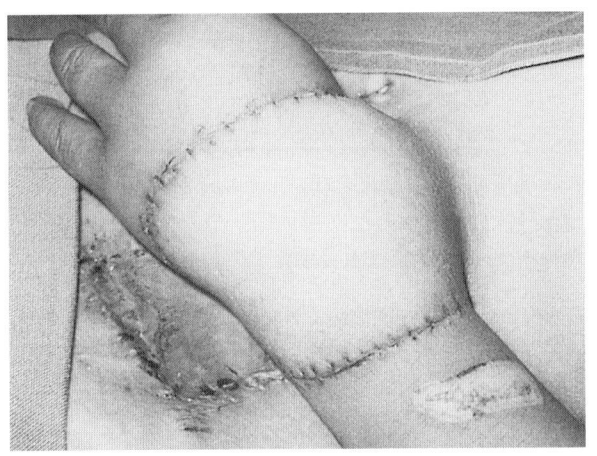

b. 有茎植皮の切りはなし直前の所見．のち伸筋腱への腱移植，脂肪組織の除去などが行われた．

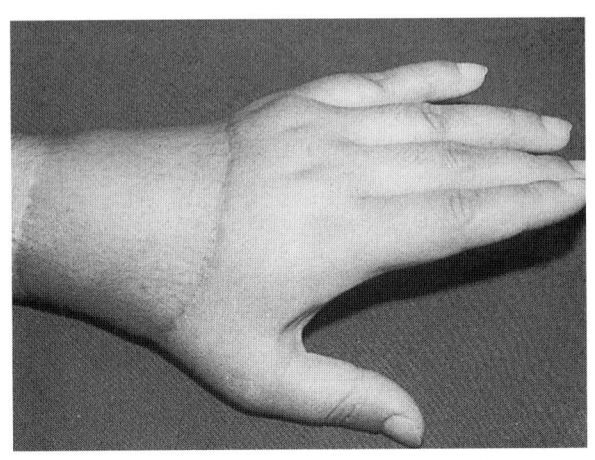

c. 術後 6 年の所見．脂肪組織の除去と同時に伸筋腱欠損に対しては腱移植が，また長母指伸筋腱には長掌筋腱の移行が行われた．

図 8・3　26 歳，女．うどんの真空包装中シール器にはさまれ受傷

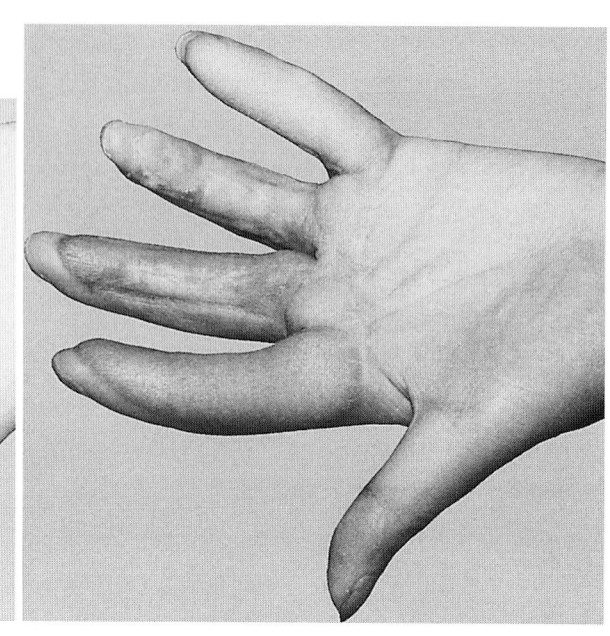

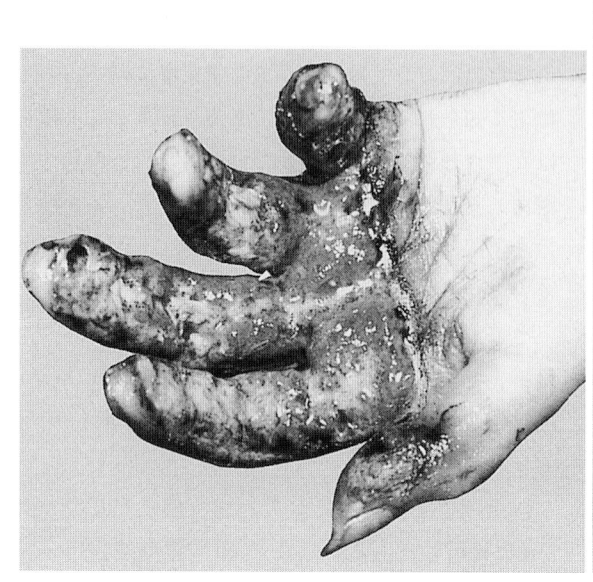

a. 来院時所見. 受傷後1ヵ月を経過　　　　　　b. 術後所見. 有茎植皮を行い, その後2回に分け
　　　　　　　　　　　　　　　　　　　　　　　　て指の分離を行った.

図8・4　24歳, 女. クリーニング用高熱ローラーに巻き込まれ受傷

除は多量の出血を伴うので, 全身所見その他を十分参考にする必要がある. 移植皮膚の厚さは分層でしかも中程度のものを用い, tie-over法により固定する. 将来拘縮の危険があれば二次的に全層植皮, または有茎植皮を行う. もし腱, 骨が露出している場合には一次的に有茎植皮を行うことがあるが, 適応の判定, 手技のうえに十分考慮を払う必要がある. なお皮膚移植の手技については瘢痕拘縮の治療の項 (p.101) を参照されたい. 広範な熱傷の際には mesh graft (p.110) も用いられるが, 前腕は別として手にこれを使用することは避けなければならない.

k. 後療法

術後における圧迫包帯, 固定の手技は瘢痕拘縮の治療の皮膚移植の項 (p.110) を参照されたい. 創面がほぼ閉鎖されれば多少の創面を残す場合でも, ただちに温かい石鹸水中に手をつけ1日2～3回, 20分程度自動運動を開始する. 拘縮除去, 変形防止のためきわめて有意義で運動を終わったあとは油剤の塗布を行う. 創面治癒後も数ヵ月間継続する. また拘縮変形発生の傾向あるものに対しては, 矯正位での副子固定また dynamic splint を使用せしめる. その使用期間は症例により異なるが, 夜間副子としては少なくも2～3ヵ月間使用せしめることが望ましい.

II　放射線火傷 (radiation burn) について

手における放射線火傷は**医師, 歯科医師**に認められ, また昔行われた手の**水虫治療**ののちに, これをみることが少なくない.

さて, 放射線障害はいろいろに分類される. たとえば局所障害と全身障害, 急性障害と慢性障害, また直後障害と後発障害, あるいは一次障害と二次障害などに分けて考えられるが, 手における障害は慢性障害, 後発障害が主であり, これに二次的な外力, その他の因子が加わって発生する場合が多い. すなわち放射線が時間的に希薄ではあるが, 長期間にわたって作用したような場合

で，医師の場合はもちろん，水虫治療についても数年にわたってX線治療が繰り返されたような場合に発生する．以下，手の慢性障害についてのみ述べることとする．

症状：症状としては紅斑とか水泡形成のような急性症状はなく，次第に**皮膚が萎縮**状態となって表皮は非常に萎縮し，乳嘴が平滑になって皮下脂肪組織も消失してくる．放射線の波長にもよるが，放射線は基底膜を通り越して真皮にまで侵入，真皮の血管を侵すもので，血液の**循環は不良**となり，これに伴って皮膚の汗腺，皮脂腺も萎縮して皮膚は**乾燥**し，表皮の**脱屑**もしばしば著明となる．また**爪**にも変化が起こり，肥厚と同時に凹凸不平を呈してもろく，しかも縦方向のすじが認められることが少なくない．さて，この際血管の変化について知っておくことはとくに大切である．まず，中等量の放射線を受けた血管は拡張して充血を起こすが，一定量を超えると血管壁にも，また周囲組織にも浮腫が発生し，局所の血行は次第に緩慢となる．もし線量が多ければ血管壁には器質的な変化が起こり，内膜は肥厚して内被細胞は腔内に隆起し，ついには血栓が形成されて血行は停止するわけで，時間の経過とともに血管は結合織に置き換えられて単なる結合織の線索と化することとなる．

さて以上のごとき変化が認められるならば，医師は患者に対し**手の保護**についてよく説明しておく必要がある．局所の刺激をできるだけ避けること，手を洗うにしても刺激のない石鹸を使用し，けっしてこすったりしてはならないこと，皮膚に反応がある間は包帯の必要のあることなどである．もし，機械的刺激とか化学的刺激が加わると，上に述べた局所の血行障害とあいまって容易に**潰瘍**が形成され，**疼痛**を訴えるとともに必然的に**化膿**を併発する．化膿の併発は壊死を増大し，潰瘍はいよいよ難治性となり，一時的に閉鎖されても再発を繰り返してついには癌を発生する可能性も少なくない．**癌の発生**はEwingによれば3〜11年後とされているが，それ以下のこともあり，多く扁平上皮細胞癌であって転移の傾向は少ないが，ひとたび転移が起こると悪性度を増し，死の転帰をとる．

治療法：もし潰瘍形成の傾向があれば早めに石鹸水の中に浸して手を清潔にしたのち食塩水で洗浄，軽く圧迫包帯して副子固定を行い安静を保たしめる．潰瘍形成が

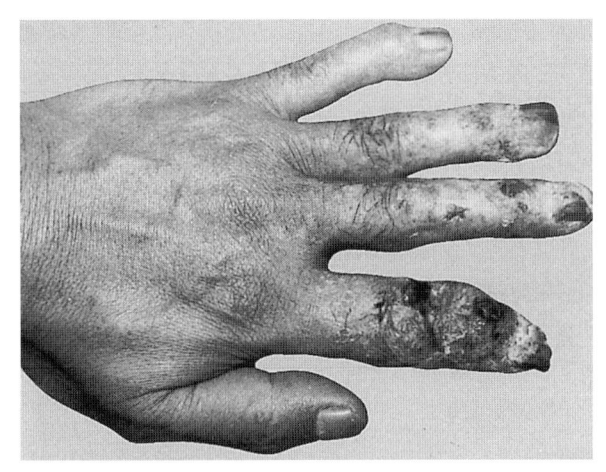

a. 来院時所見

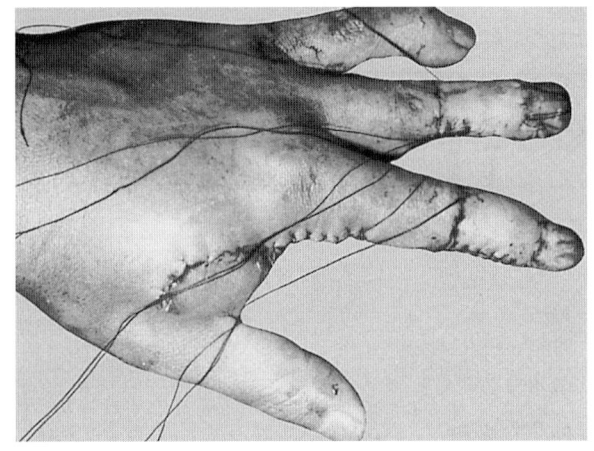

b. 示指は中手骨基部で切断，中・環指には全層植皮を行った．

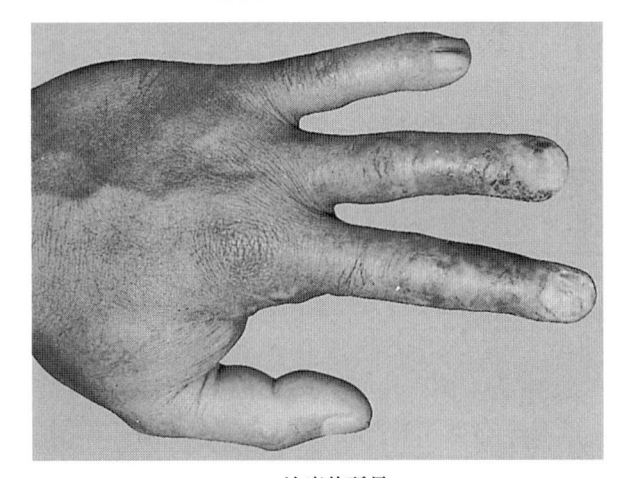

c. 治癒後所見

図8・5　54歳，外科医師

あり一部化膿を併発しているような場合にも同様にして手を清潔にしてからソフラチュールガーゼをのせ，のち脱脂綿またはガーゼを用いての食塩水湿布が有効である．化学療法はもちろん行われてよいが，潰瘍面への軟膏療法は分泌を増すことがあるので注意する．使用する場合はとくに刺激のないものを用いる．

手術療法：以上で治癒傾向のないもの，また再発を繰り返す場合には皮膚移植以外に方法はない．食塩水湿布，化学療法などの前処置ののち，周囲の瘢痕面を含めて広めに皮膚を切除し，原則として全層植皮を行う．この際，先に述べた放射線による血管の障害を常に念頭において，出血の状況を観察しながら瘢痕組織はできるだけ完全に切除し，底面に健康な出血性の組織を露出せしめてから皮膚移植を行う．植皮の手技は一般瘢痕拘縮の場合と同様であり，床面の血行がよければ皮膚はよく着床する．もし爪の肥厚，変形が著明で周囲に潰瘍形成がみられるようであれば爪床を含めて周囲の皮膚を切除し，全層植皮，または厚めの分層植皮を行う．また血行が不良で，瘢痕組織が深部にまで及んでいるとか潰瘍形成があり骨，関節，腱などの露出があれば有茎植皮が適応となる．有茎皮膚としては大きさにもよるが鎖骨下部の皮膚とかcross-arm法により上腕部の皮膚など皮下脂肪の少ない皮膚を利用するのがよく，腹部の皮膚は皮下脂肪が多くて操作がやりにくい．茎部の切り離しの時期は血行の状況を考慮して決定する．もし不良のようであれば遅らせたほうがよい．Local flap法も状況により使用してよいが周囲の皮膚にも放射線障害が及び，循環障害の可能性が考えられれば行うべきでない．

なお，潰瘍形成は前癌状態としてその取り扱いは慎重でなければならず，もし悪化の恐れがあればbiopsyをとり，必要に応じ切断術を行う．

III 電撃傷（electrical burn）について

電撃傷の程度には2つの要素が関与する．1つは電流側の条件であり，ほかは人体側の条件である．1000 V以上を高圧，以下を低圧とするが，人体に危険のあるのは65 V以上であり，25000 V以上だと助かる場合が多いという．もちろんこれも人体側のいろいろの条件によって変化するわけで，もし体が濡れている場合には100 V以下でも危険であるが，乾いた手が触れたような場合には1000 Vでも危険のないこともありうる．Jellinekによれば100〜150 Vまでの電流は取り扱いに注意を要し，200 V以上では危険であり，500 V以上では致命的であるという．なお，わが国における普通電柱を通る高圧は3300 Vである．電流側の条件としては以上の電圧のほかに抵抗，電流（A），周波数，交流，直流などの複雑な因子が関与し，たとえば直流と交流では交流のほうが3倍危険であるとされている．人体側の条件としては電流の接触する部位の皮膚の厚さ，また乾湿の状態，精神作用，年齢，体質，外界環境などによって障害程度も大きく左右される．たとえば外界の湿度の増加，あるいは発汗は皮膚の抵抗を弱めて危険性が増大する．

さてここで人体各組織の電気抵抗を知っておくことはきわめて大切である．人体でもっとも抵抗の強いのは皮膚と骨であり，他の筋，神経，血管，リンパ管，また脳脊髄液の抵抗は非常に弱い．したがって人体の抵抗は表面をおおう皮膚と考えて差しつかえないが皮膚の抵抗も上述のごとく乾湿で大きく変化し，たとえば乾燥した皮膚は5000 Ωの抵抗があるが，食塩水に浸すと300 Ωにまで低下するという．そして電流がこの皮膚を破って深部に侵入すれば電気は抵抗の少ない血管，神経を通って流れ，途中に心臓，脳などの重要臓器があればこれらは致命的な障害を受けることとなる．電気の障害は以上のほか通電時間にも関係し，この間テタヌス様痙攣が起こって筋の断裂，あるいは骨折，脱臼を起こしたり，またこのために電流から手を離すことができなくなることもありうる．

1. 局所の所見

電気による熱傷は真の意味のelectrical burnと一般熱傷に近いelectrothermal burnと2つに大別されるが，両者を明らかに区別することはしばしば困難であり，また両者が同時に存在することもまれでない．

a. True electrical burn

これは電流が生体内を通過することにより起こるもので、生体通過時電気エネルギーは熱に変化し組織の熱傷を起こす。既述のごとく皮膚は他の組織と比較して電気抵抗が大であるが、これを破ったあとは抵抗の弱い血管、神経またはその周囲組織を通って進む。Jaffe によれば電流は入口部を通過すると分散の傾向があり、また出口の部で一緒になるという。したがって最も障害の強い部は入口と出口であって、この部には第3度の熱傷が発生し、途中においては主として血管系が障害され、血管壁の破壊と血栓の形成が起こる。

b. Electrothermal burn

これは電熱器に触れるとか、2つの電極の間に発生するスパークによる熱傷であって、arc burn, flash burn などがある。これらは電流が生体内を通過することにより起こるものではないが、しかしスパークの際には 2500〜3000℃の高熱が発生するため、皮膚の全層のみならず相当深部にまで火傷が及び、その広さも非常に小さいものから広いものまでいろいろである。また、以上により衣類の燃焼が誘発されれば flame burn も加わることとなる。小児にしばしばみられる電熱器による熱傷は一種の contact burn であって、より一般の熱傷に近いものといってよい。限局した3度熱傷として現われるのが普通である。

さて電撃創(真の意味の)においては、受傷直後の局所所見はさほど著明な障害と思えなくても時日の経過とともに障害部位が拡大し、壊死範囲が広くなってゆくことが知られているが、これは上述の血管系の障害によるものである。電流の出入口部には特有な**電流斑**をつくることがある。これは円型、楕円型、線状などの形を示し大きさもいろいろで、創の周囲に蒼白色または灰白色の隆起として現われ、創はその中央部において不規則な創縁を示し、一部は炭化して黒色、また暗赤色を呈し、創は深く堀れこんで骨に達することも少なくない。疼痛はないか、あっても軽度で、これは創周囲の末梢神経が電流のために破壊されることによる。周囲に炎症症状は認められないが、時日の経過とともに壊死が拡大し、化膿が併発すれば重篤な症状を示すこととなる。

2. 治 療

電撃症患者が搬入された場合はまず全身所見につき検索するとともに受傷時の状況、電圧、接触の時間、意識障害の有無などにつき注意する。また高所よりの墜落があれば骨折、脱臼、内臓損傷などを合併することがあるので注意しなければならない。ショック症状とか電解質の不均衡をきたすことは少ないとされているが、一般熱傷を合併する場合とか、骨、関節、内臓などの損傷を伴えば当然重篤なショック症状をきたすであろう。

さて、電撃傷の特徴としては古来受傷直後の障害はそれほど強くなくとも、血管障害のため時日の経過とともに壊死範囲が拡大することが強調され、したがって壊死組織の切除は一次的には行わず、二次的に有茎植皮を行うことが原則とされてきた。しかし最近の研究によれば、高圧電流による広範な障害は別として progressive necrosis をきたすことはまれとされ (Peterson, 1964; Hartwell, 1970)、したがって受傷直後における early excision と有茎植皮の実施が局所の循環回復と良好な機能の保持に重要とされている。

いま、電撃傷を 1000 V 以下の低圧電流障害とそれ以上の高圧電流障害の2つに分けて治療を述べると、

a. 低圧電流障害

電撃創は一般に限局して中央部が炭化し周囲が灰白色を示す電流斑として現われるので、限局した熱傷の場合と同様壊死組織を切除したのち分層植皮を行う。もし骨、関節、腱などが露出すれば local flap、または pedicle graft が適応となる。Flash burn は熱傷の場合と同様 cleansing と圧迫包帯により治療し、3度熱傷であれ

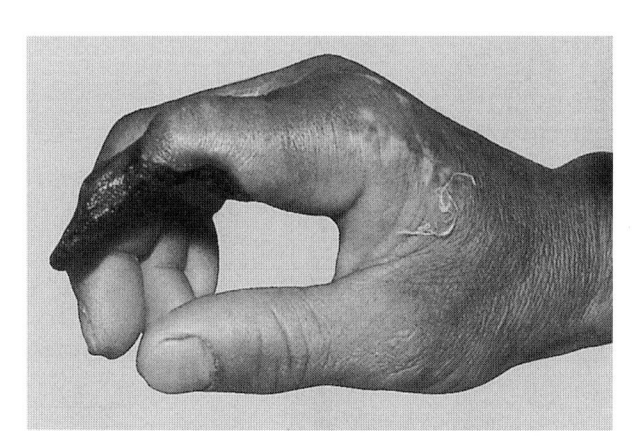

図 8・6 電撃傷(6000 V)による右示指の壊死
Demarcation の部位で指を切断、断端は背の皮膚で被覆した。

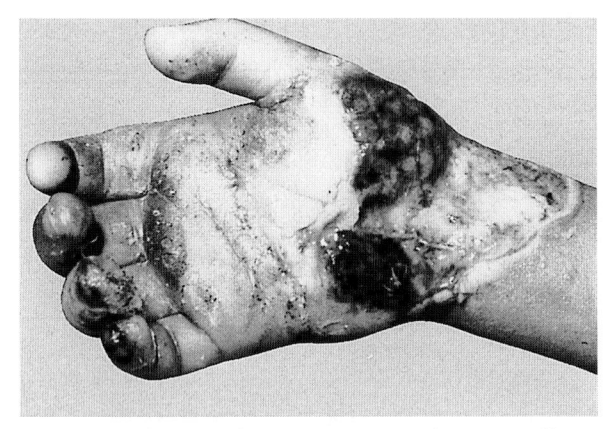

a. 来院時所見. 受傷1ヵ月で来院. 創面には屈筋腱, 正中神経露出し, 正中・尺骨神経領域ともに知覚障害著明, 指の屈伸もほとんど不能

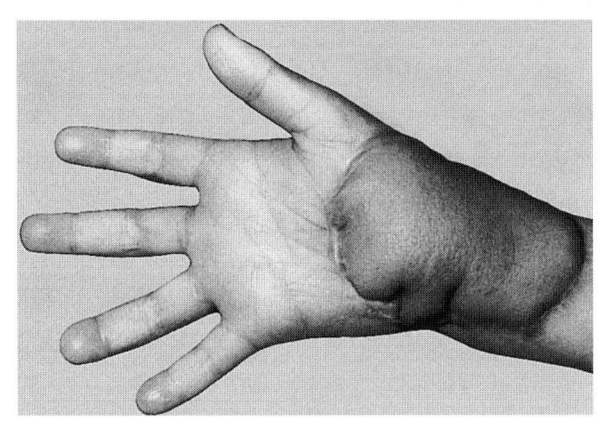

b. ただちに有茎植皮で創面を被覆することにより知覚も次第に回復, 指の運動性も漸次回復しつつある.

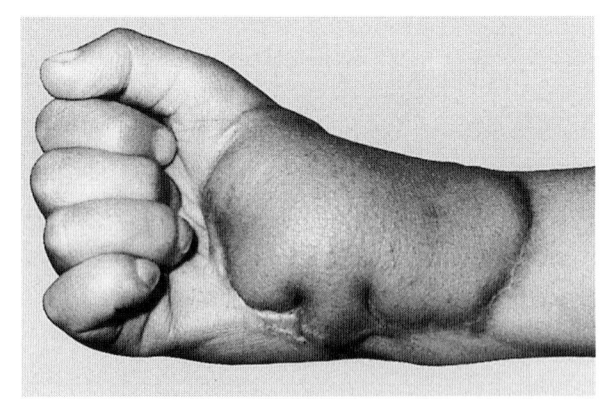

c. 術後の指の屈曲状況

図8・7 4歳, 男児. 6000Vの高圧電流で受傷

ば切除と皮膚移植を行う.

b. 高圧電流障害

1) 穿孔創 数mmから数cmの穿孔創として現われた場合の処置としては, 1～2cm以上のものであれば切除と皮膚移植, またlocal flapが用いられるが, それ以下のものであれば対症的に治療し壊死組織のdemarcationを待つのもよい.

2) Flash brun 2500～3000℃の高温による火傷のため熱傷の程度も皮膚全層, またそれ以上に及び, その範囲も広範なことが多い. 治療としてはcleansingとdébridement, その後における包帯療法で経過をみ, 以後一般の熱傷の場合と同様, バード, またsurgical debrideを行い壊死組織をできるだけ早期に切除したのち皮膚移植を行う.

3) 電撃創 高圧電流によるburnの際には組織の炭化と周囲の皮膚, および皮下組織の熱傷範囲は低電圧によるよりもきわめて広範でありまた深部に及ぶのが常であるが, 患者の全身状態が許せばこの際もなるべく早期に壊死組織の切除と有茎植皮による被覆を行う. 時期としてはdemarcationのはっきりする10～14日ごろが適当であろうが, 切除範囲に不安があれば創を清潔に保ち2～3日後にさらに再度切除を追加するのもよい. 腱, 神経にも損傷が及べばこれの切除を行うこともあるが最小限にとどめることはもちろんである. 以上により化膿を防止し, 循環の回復を早め機能の障害を最小限にとどめることが可能となる.

以上のごとくであるが, 高圧電流でしかも接触時間が長かった場合には, 血管損傷は中枢側に及び, 中枢血管に血栓を形成して広範囲の壊死をきたすことがあるので注意しなければならない. 壊死範囲が時日の経過とともに拡大するとか, 血管破裂による大出血をきたすことのあるのはかかる症例であるが, 幸いにもこのような症例はあまり多いものでない.

3. 陳旧例に対する機能再建

さて電撃傷の陳旧例における機能再建は手の外科のなかでももっともむずかしいものの1つであるが, それは障害範囲が皮膚, 筋, 腱, 神経, 骨と多くの組織が同時に, しかも種々の程度に障害をうけているためで, 機能再建にはこれらを総合しての分析と判断, そして数次に

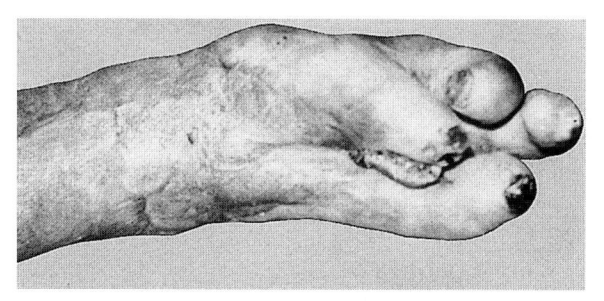

III 電撃傷 (electrical burn) について

わたる手術の計画的な分割が必要となる．植皮が正しく行われている場合は別として，化膿などを伴った症例では広範な有茎植皮が必要となり，神経損傷があれば縫合が，また縫合不能であれば神経移植が適応となる．腱損傷に対しては腱剥離とか腱移植が必要となり，症例によっては腱移行が考慮される．腱移行は普通屈側障害が主であるため，伸筋を力源としての指屈曲の再建とか，母指対立再建が考慮されなければならないであろう．なおこれらの処置は有茎植皮と同時に行われることもあるが，状況によっては有茎植皮を一次で行い，深部の修復とか機能の再建は二次手術としたほうがよいことも多い．そのほか関節固定とか前腕の回旋運動獲得のための尺骨末端切除，骨間膜剥離，また腱固定術など適応となることもあるであろうが，いずれにしてもそれぞれの症例をよく検討したうえで的確な機能再建計画を立てることが必要となる．

a. 来院時所見．受傷後8ヵ月を経過して来院

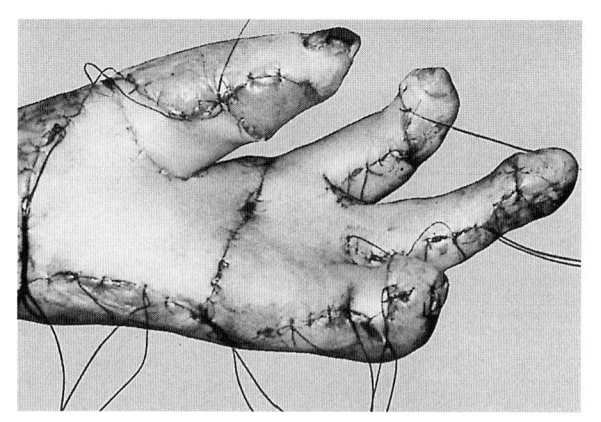

b. 瘢痕を切除し全層皮膚移植を実施，tie-over 法により固定した．

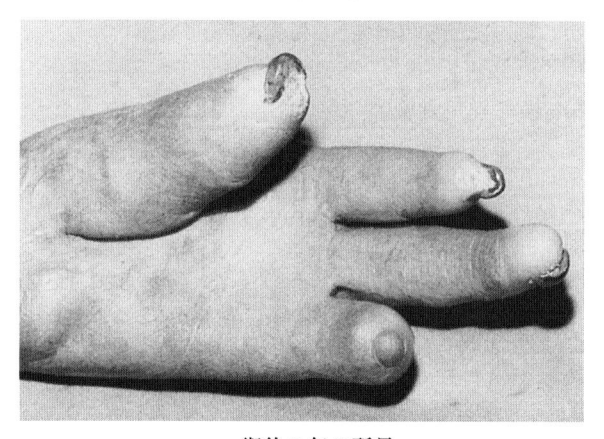

c. 術後5年の所見

図8・8　25歳，男．2200V高圧線がスパーク．炎で左手から，前腕，上腕，顔面に熱傷をうけた．

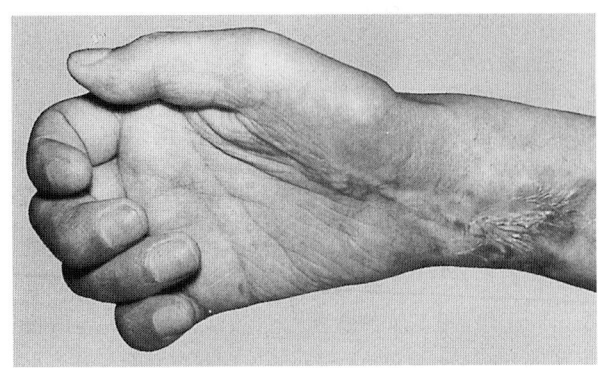

a. 来院時所見．指の屈伸障害，母指の対立運動障害あり，知覚の障害は正中神経領域にとくに著明である．

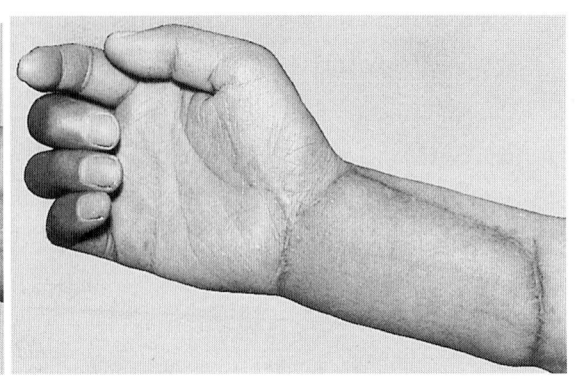

b. 有茎植皮実施後．有茎植皮の際，深部の損傷状況を観察したが正中神経は周囲組織と癒着して狭小となり，屈筋腱，とくに浅指屈筋腱は切断されて癒着が高度．よって浅指屈筋腱は切除し，深指屈筋腱，長母指屈筋腱の剝離後有茎植皮を行った．

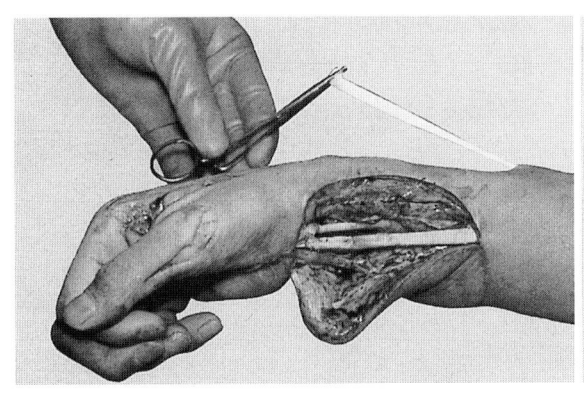

c. 有茎植皮より8ヵ月後に腱移行術を実施．長母指屈筋腱には上腕橈骨筋腱を，示指屈筋腱には橈側手根屈筋腱を移行．またwebの拘縮を除いたのち長橈側手根伸筋を力源とし移植腱を用いて延長，尺骨をまわして母指対立運動の再建を行った．

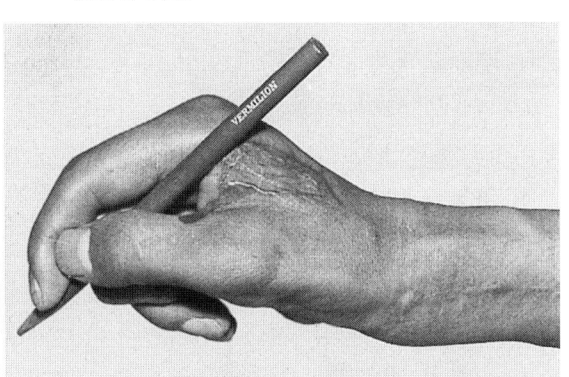

d. 腱移行術後7ヵ月目の所見

図8・9 30歳．男．電工．20000Vの電流で受傷．創の治癒に6ヵ月を要したという．

Ⅳ 化学薬品による熱傷 (chemical burn)

1. 酸，アルカリ

強酸（塩酸，硝酸など），強アルカリ（苛性ソーダなど）による熱傷は，受傷直後の救急処置がもっとも大切である．治療法としては原因をよく確かめ，何による熱傷かを素早く明確にし，次いで救急処置として受傷局所の十分な水洗．これには水道水を用いて通常20〜30分間の十分な水洗を行う．以上ののち，必要ならば中和剤，すなわち強酸の場合には弱アルカリ（重曹），強アルカリの場合は弱酸（酢酸）などを用いて局所の湿布を行う．受傷直後水洗を行わずに中和剤をすぐに用いることは，ときに化学剤化合物が生体組織内深部にまで侵入

IV 化学薬品による熱傷（chemical burn）　99

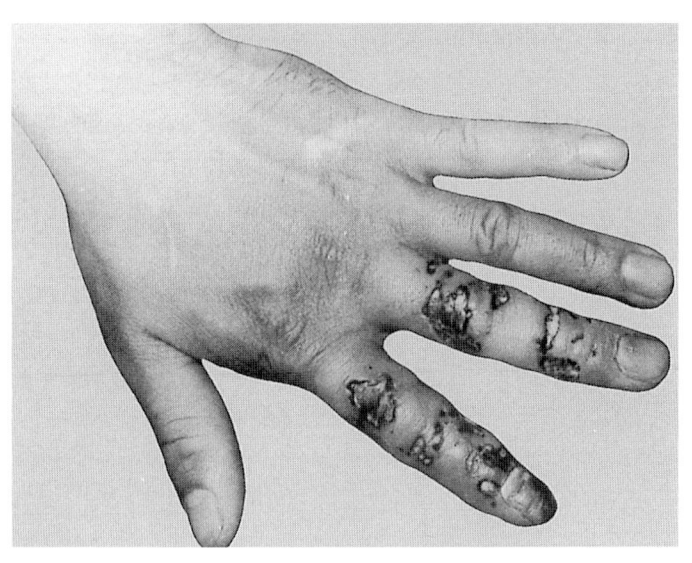

図8・10　31歳，男．水虫治療のため工業用塩酸を2回にわたり塗布
バード，食塩水湿布などにより壊死皮膚を除去．その後の創閉鎖には皮膚移植を必要とした．

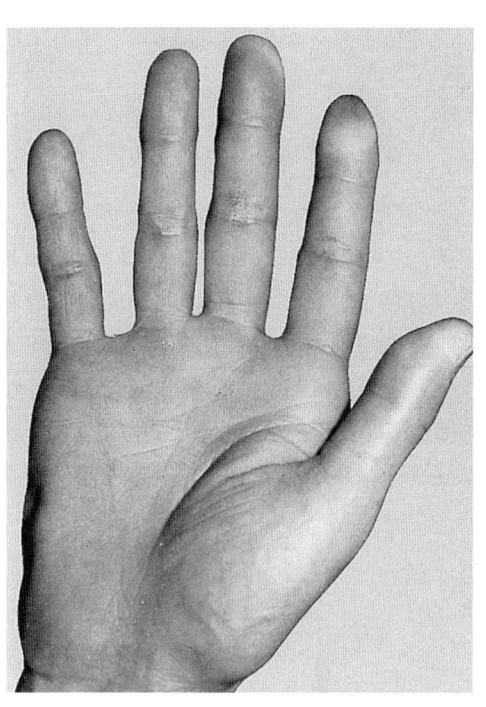

図8・11　30歳，男．フッ化水素酸溶液に脱脂綿を漬け，この液を塗布
母・示・中指末端を切除，皮膚移植により閉鎖した．母指については volar flap advance を行った．

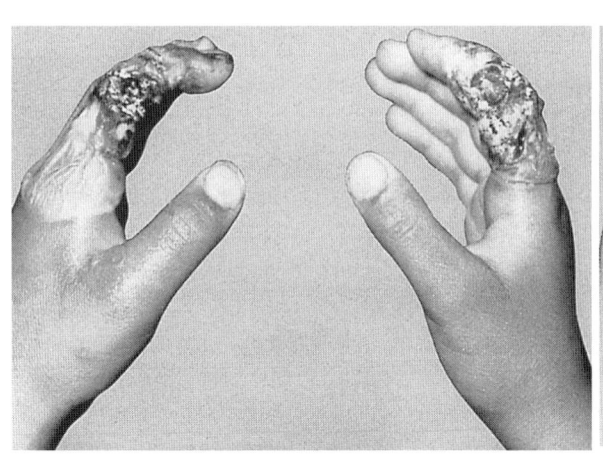

a．来院時所見

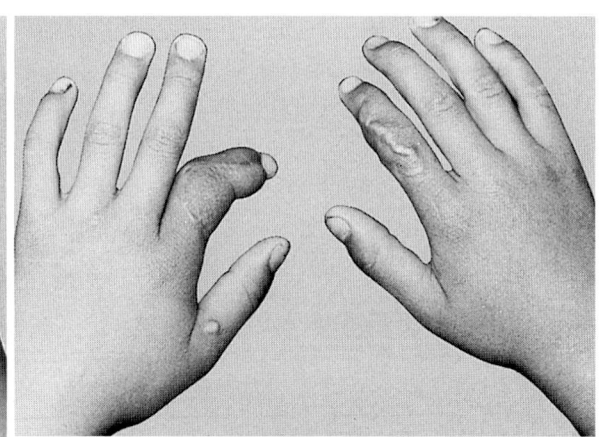

b．右示指は遊離皮膚により，左示指は有茎植皮により被覆．左示指は関節破壊のため PIP 関節で橈側偏位を起こしてきた．

図8・12　8歳，男児．両示指橈側に灸をすえられ，化膿を併発し，2週後に来院．左示指については関節破壊あり．

8　熱傷の治療

して危害を与えることもあるので,むしろ慎んだほうがよい.

2. フッ化水素酸（hydrofluoric acid）

　フッ化水素による受傷はさほど多いものではないが,特殊な工場,とくにガラス,陶器,家具などの工場での作業に関連して認められ,特徴として皮膚および組織への侵蝕作用が強く,著明な疼痛を伴うのが普通である.局所所見として初期には腫脹,発赤,熱感があり,次いで凝固による組織の**白ろう化**と水泡形成,周囲の発赤をみるようになる.救急処置としてはなるべく多量の流水による水洗が第1であり,ついで重曹またはハイアミン湿布を行う.Dibbellら（1970）によるとフッ化水素が20％以下の濃度の際には以上で十分であるが,20％以上のときは10％ calcium gluconate の局所注射を行う.注射は局所麻酔の浸潤と同じ要領で障害された皮膚とか皮下組織内に行い,熱傷部位1 cm^{3}につき0.5 ml程度の量とする.注射によって疼痛はただちに消退するのが常であるが,再発すれば再び注射の追加を行う.以上で経過を観察し,必要に応じて切断,また機能再建術を考慮する.

第9章 瘢痕拘縮の治療

外傷，熱傷などにより皮膚が損傷されると，その部は瘢痕組織に置き換えられる．もし損傷が皮膚の表層のみに限局されていれば拘縮は起こさないが，2度以上の熱傷，またその程度以上の外傷による皮膚の損傷，欠損があればその部にできた瘢痕は漸次拘縮を起こし，各種変形，機能障害の原因となる．もしこれらの創に化膿が起これば組織の壊死範囲は広範囲に及び，深部にも波及して拘縮程度はいよいよ著明となり，関節の運動障害を招来することはもちろん，深部の腱・神経との癒着，また筋肉・血管の絞扼，走行の転位などを発生する場合もあり，日常生活における機能の障害はきわめて著明となってくる．

I 瘢痕拘縮の予防

瘢痕拘縮の程度は創の広がり，深さ，部位などによりある程度運命づけられているものであるが，創の治療経過中の不注意により不必要な変形，拘縮を追加するようなことがあってはならない．しかし実際には創自体による拘縮というよりも，治療中の不注意，または誤った治療方法に原因すると思われる拘縮のきわめて多いことは誠に残念といわなければならない．拘縮防止の第1は化膿の絶対防止であり，第2は創の早期閉鎖，とくに皮膚移植であり，第3は安全肢位固定，第4に縫合線の問題である．この4つの問題は創の治療にあたって常に忘れてはならない問題といいうるであろう．各指を分離しての包帯は熱傷後の水かき形成防止にきわめて重要である．看護師による不注意な1回の包帯があとにとりかえしのつかない拘縮発生の原因となることも少なくない．包帯の良否は拘縮発生に大きく影響するので医師みずからこれを行うべきであり，もし，他人にまかす場合は十分な監督を怠ってはならない．

早期の拘縮は副子の利用によりある程度防止可能であるが，もはや拘縮の発生したものは dynamic splint による矯正，また手術適応を考慮のうえ各種手術操作が必要となる．

II 手術適応と手術時期

瘢痕形成が変形，機能障害の原因となる場合，また末梢の循環障害とか疼痛，あるいは潰瘍形成の原因をなす場合には手術的療法が適応となる．もちろん美容上の諸点も考慮する必要があるであろう．深部の腱，神経，関節の二次的修復を要する場合にはこの前提のもとでの適当な皮膚形成が必要となる．

手術時期は瘢痕の部位，広さ，性質または年齢などを考えて決定する．創治癒後あまり早期に手術を行うことは危険で，原則として瘢痕の成熟を待って手術を行ったほうがよい．すなわち，組織反応が消退し健常組織の機能が正常に復するのを待って手術を行う．したがってその時期は創治癒後3～6ヵ月以上のちということになる

であろう．また拘縮を長期間放置することは骨の変形を，また小児においては骨の発育障害をきたすであろうし，瘢痕部以外の組織の拘縮をも発生することとなるのであまりにも長期間放置することは好ましいことではない．

III 瘢痕拘縮除去時の諸注意

(1) 拘縮の**原因**が何によるかを術前によく検討する．それが皮膚の拘縮のみに原因するものか，瘢痕が深部に及び，腱・神経との癒着，関節の破壊，骨の変形，また関節囊，筋・腱の二次的拘縮の有無などを十分検討して術前の準備を行う．単純な皮膚の遊離移植の予定で不注意に瘢痕を切除してのち，深部の拘縮に気づいて有茎植皮に手術方法を変更しようとしても切開線，その他の関係でもはや変更不可能の場合もありうるからである．

拘縮の原因が熱傷である場合には瘢痕はさほど深部には及んでいないのが普通であるが，外傷による場合にはしばしば深部に及び，腱・神経との癒着もきわめて著明なことが少なくない．深部瘢痕が疑われる場合には必ずX線検査が必要となる．

以上により，遊離植皮，有茎植皮，またZ-plasty，局所皮膚の移動などの手術方法を選定するが，それぞれの適応，手術の実際については後述する．

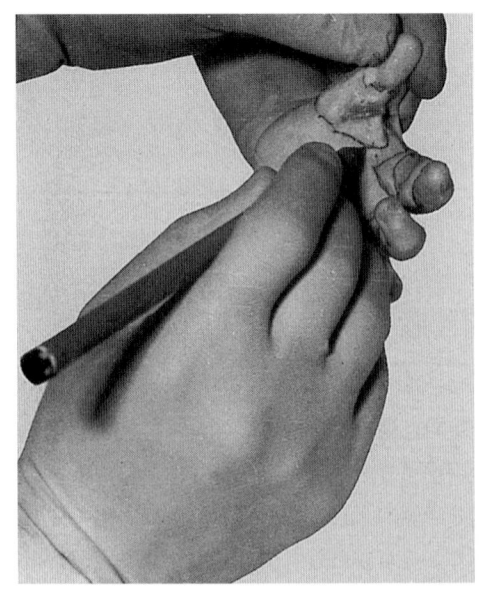

図9・1 瘢痕切除時におけるデザインはとくに慎重でなければならない．

(2) 瘢痕の**切開線**は必ず正しい位置にくるよう**デザイン**する．指においては側正中線の切開を用いるのが原則であり，手掌部においては，その横皺と平行になるごとき切開線を利用する．したがって瘢痕部を瘢痕の形のまま切除することなく健康皮膚も一部を含めて切離し，切開線が正しい位置にあるよう努力する．もし切開線が皺を垂直に横切ることがあれば，指の屈伸運動はその部に **pull and push**（Bunnell）の刺激作用を及ぼして縫合部は肥厚性瘢痕化をきたし，これは再び瘢痕拘縮を起こして変形発生の原因となる．もし横皺を縦に横切る必要がある場合にはジグザグ切開とする．また長い直線状切開は目立ちやすいので数カ所にZ切開を加えて縫合線をジグザグにしたほうがよい（図9・3参照）．

(3) 瘢痕組織はできるだけ**完全に除去**する．これは深部瘢痕についてとくに重要である．瘢痕は瘢痕を誘発する傾向があり，瘢痕を残しての完全な拘縮除去はありえない．瘢痕は異物と同様に考えてもよいであろう．健常組織が十分露出するまで瘢痕を切除して，その後に健康な皮膚を，また健康な皮下脂肪組織を有する有茎植皮を移植する．瘢痕組織の切除が不十分のまま暴力的に拘縮を除去することはきわめて危険であり，拘縮は必ず再発するといってよい．もし十分瘢痕切除を行うもなお拘縮の除去ができない場合は，これを限度として無理な矯正を行ってはならない．かかる拘縮は術後の機能訓練によりある程度除去しうるものであるし，また必要なれば二次的形成手術にゆだねられるべきである．

(4) いずれにしても瘢痕はできるだけ完全に切除し，切除後にできた皮膚欠損部の形は単純な形でなく，なるべく凹凸の多い複雑な形とする．このためには手術操作は相当複雑となり，手術時間も延長するが，出来上がりは美しく，再拘縮は防止されて最良の機能を回復することができる．したがって術者には**知識**と**技術**のほかに**熱意**と**忍耐**が強く要求される．

Ⅳ 線状瘢痕に対する Z-plasty

　線状瘢痕が手掌または手背で不良部位にあり，拘縮を起こしている場合には Z-plasty が利用される．単純な指間の水かき形成，とくに母・示指間の**線状瘢痕**で母指の開きが障害されている際には，しばしば本法が利用され瘢痕の走行を変えるとともに指間の切れ込みを深めるのに効果的である．

　Z-plasty は縦の線状瘢痕を横の方向に変え，しかも縦方向の緊張度を横方向のそれにより弛緩せしめるもので，図9・3に示したごとく，AB の瘢痕は ADCB の瘢痕に置き換えられることとなり，AB なる瘢痕はアコーディオン式に延長，弛緩され，しかもこの操作には皮膚移植とか，切除の必要のない利点がある．

1. 実施上の注意

　(1)　適応を誤らないこと．Z-plasty の適応は線状瘢痕であり，幅の広いものに対しては原則として適応とならない．無理な手術を行えば緊張が強くなり皮弁が壊死を起こすこととなる．瘢痕は完全に切除した後 Z-plasty を行う．場合により Z-plasty に遊離植皮を合併することもありうる．

　(2)　Z-plasty を置く部位は周囲の皮膚の移動性，瘢痕の有無，またその部の運動性を考慮にいれて決定し，皮弁に循環障害をきたすと考えられる瘢痕があればその部は避け，また Z を反対の Z にするなどの考慮を払う．横皺のある部では Z-plasty 後の横の縫合線が皺の部に一致するごとく努力する．

　(3)　長い線状瘢痕の場合には，1個の Z-plasty のみでなく2個以上の Z を置くこととなり，この際，同一方向の Z でいわゆる W-plasty とするのもよいが，周囲に瘢痕がある場合には皮弁の血行を考え中途に反対の Z を置くこともある．

　(4)　Z-plasty の角度は普通45～60°が適当で，あまりに狭い場合には Z-plasty の意味がなく，また壊死の危険性があり，あまりに広いと縫合時の緊張度が強くなる．Z の各辺は同長とし，角度も上下同一とするのが原則である．図9・6は角度が30°，45°，60°の場合の理論上の延長を示した．

　(5)　皮弁の先端部は壊死に陥りやすいので操作には十分注意し，原則としてピンセットは使用せず skin hook を利用する．十分皮下組織をつけての切離が大切で，周囲の皮下も皮弁の血行を障害しない程度に剥離し，できるだけ緊張をとったのちに縫合に移る．縫合は

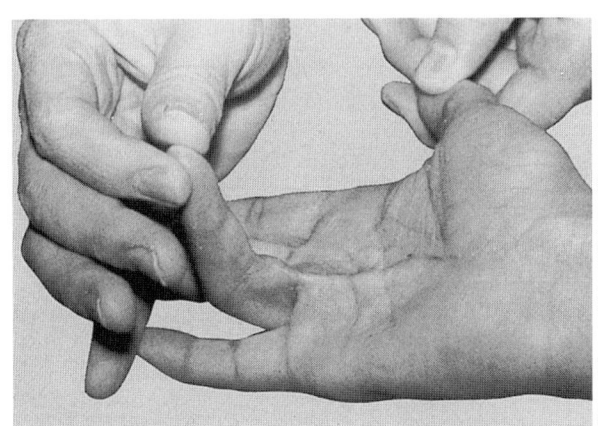

a. ガラスで環指基部を切り屈筋腱損傷をきたす．ただちに腱縫合を受けたが図のごとき切開が行われ，ために環指は屈曲拘縮をきたし，指の屈伸はまったく不能となった．

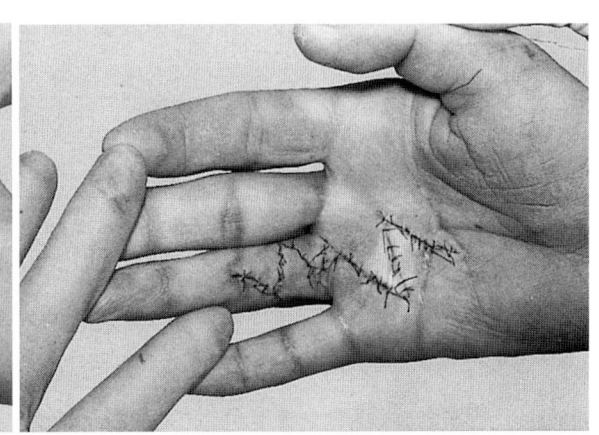

b. Z-plasty 2個をおいて拘縮を除去．なおこの症例には後日腱移植が行われたが，図19・14を参照されたい．

図9・2　19歳，男

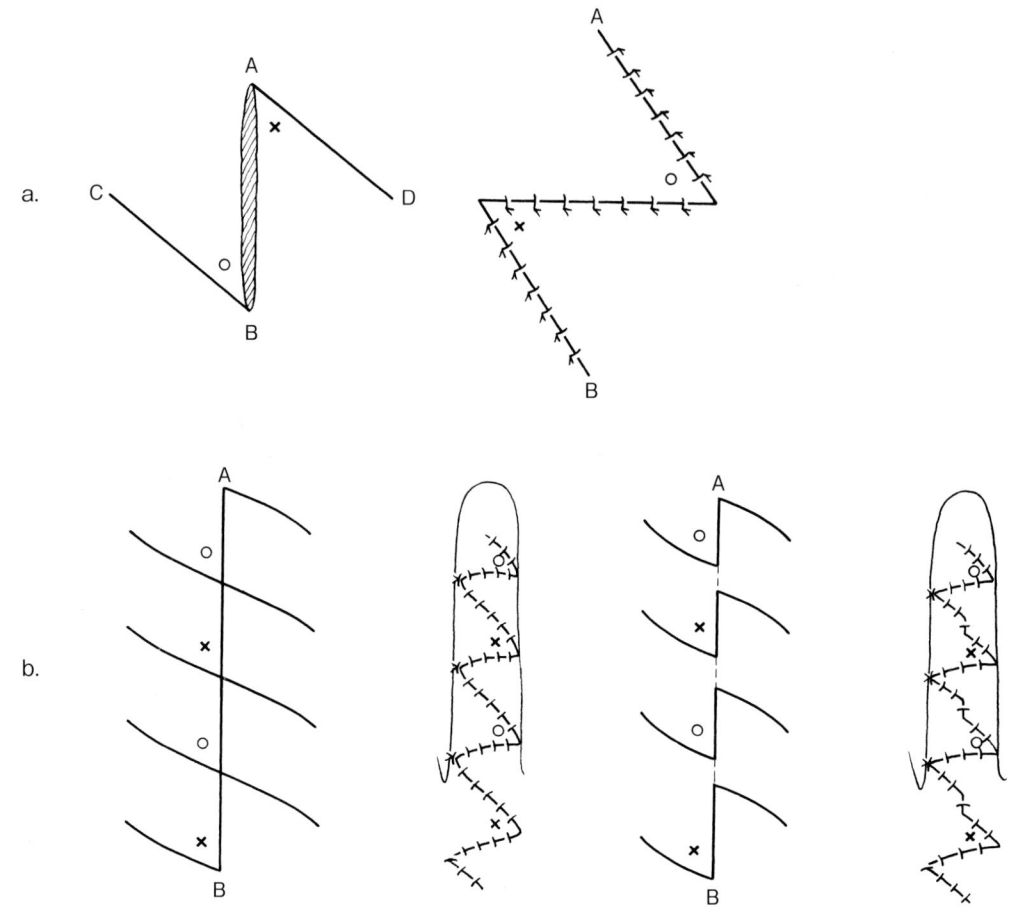

図9・3　Z-plasty の実施（a）と W-plasty（b）

皮弁の先端部をまず行い，のち他の部に移るが，縫合時にもピンセットはできるだけ使用せず skin hook を用い，細いナイロン糸により行う．皮弁先端に糸をかける際は図3・9dのごとく皮下組織のみにかけたほうがよい．縫合は単に皮膚縁をよく合せるのみで，強く結ぶことは絶対に避けなければならない．

2. Z-plasty の利用

これについては先にも述べたが，大別して①線状瘢痕拘縮の release，②瘢痕の方向を変更するため，③ local flap として皮膚，または組織の移動のためなどに利用されるが，最もよく利用されるのは①の場合であろう．手の横皺と直角に cross する瘢痕の除去とか，瘢痕または先天異常による水かき形成の矯正，それに絞扼輪の矯正にも本法が利用される．そのほか，新鮮外傷に遊離植皮を行った場合とか，有茎植皮などで縫合線に細かい操作ができなかった際には，しばしば二次的に Z-plasty を追加して拘縮の除去と同時に瘢痕を目立たなくするとか脂肪組織の除去にも利用される．なお Z-plasty の特殊なものとして Furnas（1965），Woolf ら（1972）により **tetrahedral Z-plasty**，または **four flaps Z-plasty** として述べられたものがある．これは図9・6bのごとく Z-plasty を2個重ねたようなもので，AB 間の距離の延長というよりも鞍部形成に効果的で母・示指間の拘縮矯正などの際効果的である．また図9・6c は Shaw ら（1973）により **butterfly flap**，または **opposed double Z-plasty** として述べられたもので，指の水かき形成の矯正などに使用して便利である．

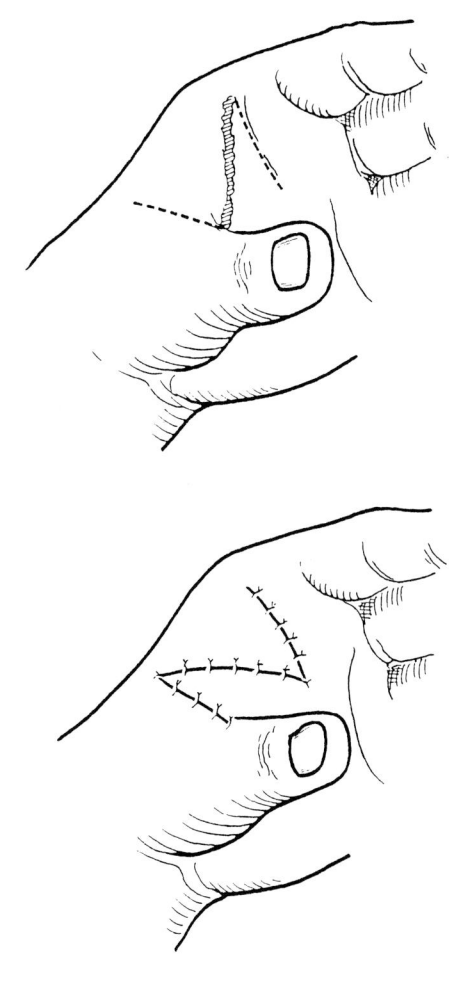

a. 指間部水かき形成に対する Z-plasty

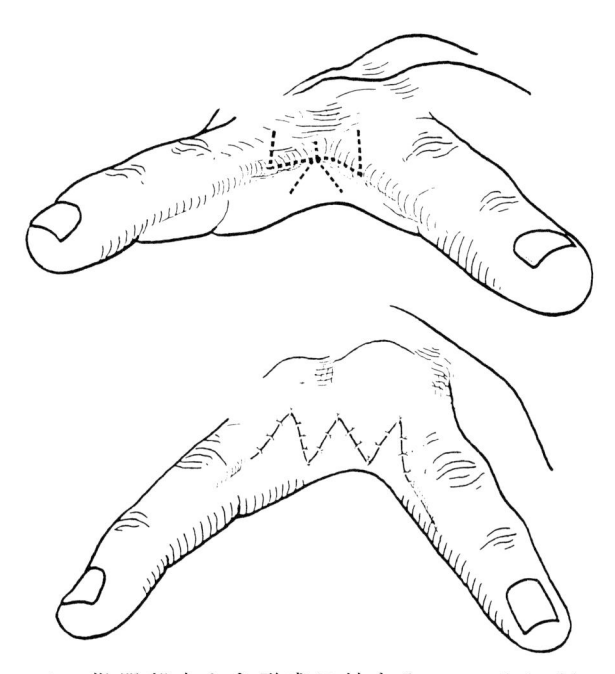

b. 指間部水かき形成に対する opposed double Z-plasty with V-Y adbancement 法

図 9·4　Z-plasty の利用

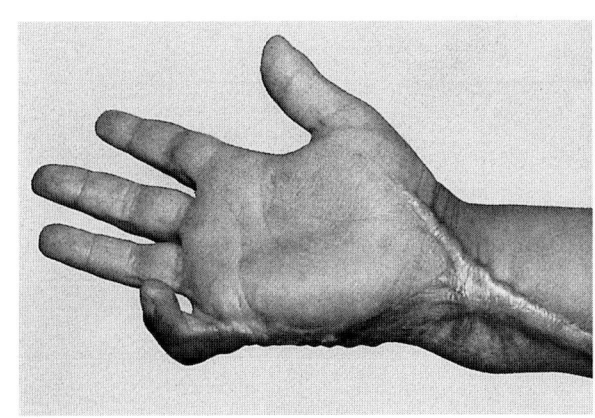

a. 来院時所見

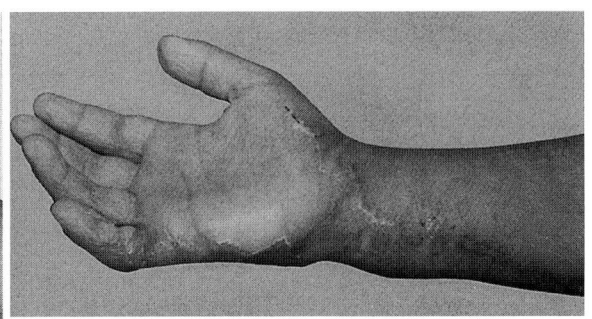

b. 術後所見．小指の屈曲拘縮に対して全層植皮が行われ，手関節掌側の線状瘢痕に対しては Z-plasty が行われた．

図 9·5　5 歳．男児．交通事故による右手の受傷

第9章　瘢痕拘縮の治療

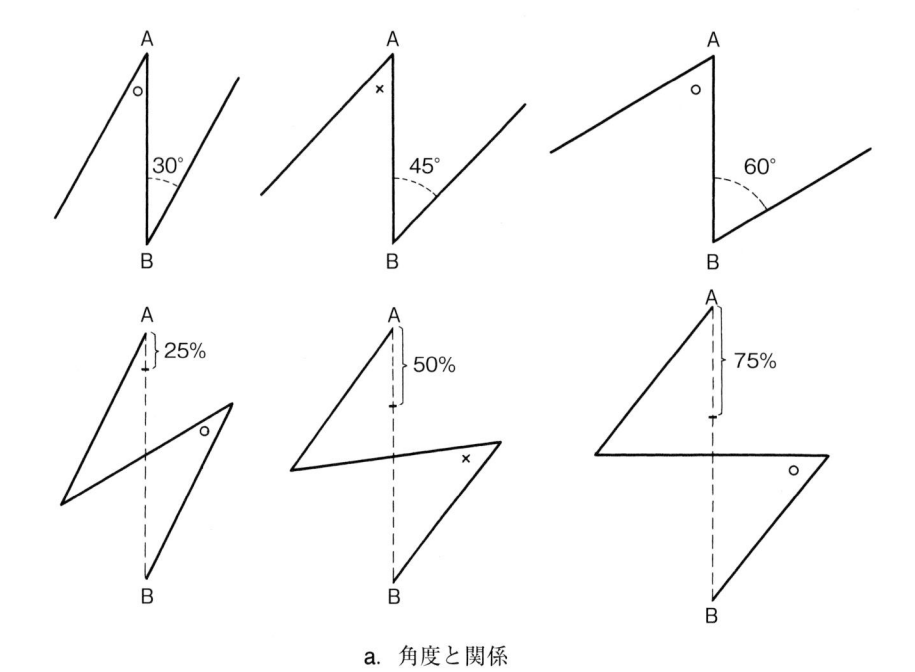

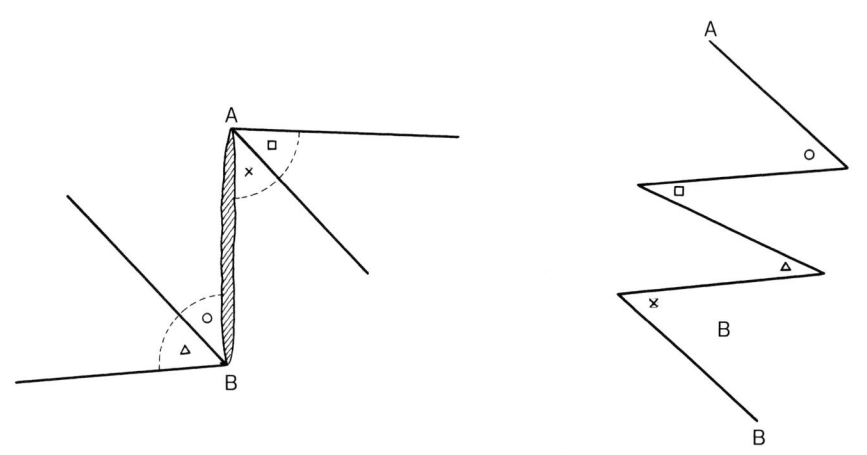

a. 角度と関係

b. Tetrahedral Z-plasty

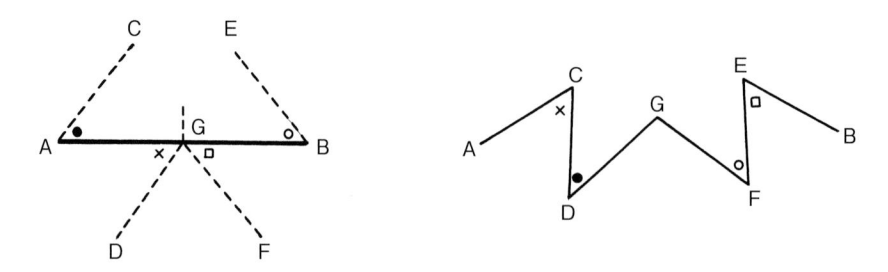

c. Opposed double Z-plasty with V-Y advancement 法（butterfly flap 法）

図 9・6　Z-plasty のいろいろ

V　表在性瘢痕の除去

掌側の瘢痕は屈曲拘縮を，背側の瘢痕は伸展拘縮を発生し，これを長期間放置すれば，瘢痕はしばしば肥厚性瘢痕化して関節その他の組織にも瘢痕が起こり，その矯正は次第に困難となるので，拘縮傾向が認められればなるべく早期に遊離植皮を行い，瘢痕組織を健康な皮膚で置き換えることが必要となる．これは指間部，とくに母・示指間の瘢痕についても同様で，母指は内転拘縮し外転および対立，回旋運動が不能となる．

1. 瘢痕切除と遊離皮膚移植の実施

a. 瘢痕切除の範囲とそのデザイン

瘢痕は完全に切除しなければならず，その切開線（後皮膚移植を行った場合は縫合線となる）は正しい位置にあり，後に拘縮を再生するようなことがあってはならない．したがって，メスをとる前に切除範囲と手の機能および皺の位置，走行を考慮に入れながら**デザイン**を行う．この際切開線を正しい位置にもたらすために健康皮膚の一部を切除することを恐れてはならない．デザインにはエチレンオキサイトガス消毒したマジックペン，またはボールペンが便利である．

b. 瘢痕の切除と拘縮の矯正

デザインが決定すれば空気止血帯を用い無血野として瘢痕の切除にかかる．普通の熱傷瘢痕は皮膚のみにとどまり皮下脂肪組織には及んでいないので，この部で瘢痕を鋭的，鈍的に剝離し，切除する．この際，指の掌側においては digital nerve，あるいは digital artery を損傷しないよう，また背側においては神経枝，静脈，腱組織などを不注意に損傷しないよう注意する．以上により拘縮は除去されるわけであるが，なお腱膜，筋膜などに引きつりが認められれば剝離術を行うが不能であれば切除する．もし陳旧例で瘢痕の切除を行っても拘縮の矯正ができない場合，すなわち関節の拘縮が発生しているとか，指の digital nerve が引っぱって十分指の伸展が得られない場合には，無理な矯正はすべきでない．

関節拘縮に対しては側副靱帯の切除，延長とか関節囊の剝離，切除が必要となり，MP 関節部で hood に癒着があればこれの剝離，移動が必要となるが，これらについては深部に及ぶ瘢痕の除去の項（p.115）で後述する．

指の屈曲拘縮で digital nerve が引きつる場合は骨の切除，または関節の切除以外に方法はなく，無理に矯正して指の知覚を失うことがあってはならない．しかし骨切除，関節切除は特殊例のみに許されることで，普通は可能な範囲の指の伸展にとどめ，完全矯正はあきらめたほうがよい．なお関節とか腱，神経または骨になんらかの操作を加えた場合には，遊離植皮の適応でなく有茎植皮とか local flap 法に手術術式を変更しなければならないことが多い．

c. 矯正と肢位の保持

瘢痕を切除したあとは矯正位に手指を保持することが必要となる．指の屈曲拘縮に対して指伸展位に，また手背瘢痕で MP 関節に過伸展がある場合には屈曲位に保持して後皮膚移植が行われるが，このためには Kirschner 鋼線が利用される．鋼線は 1.5 mm のものより 1.0 mm 程度の細いものが好都合で，鋼線刺入時その断端は 5 mm ほど皮膚より出しておけば，最初の包帯交換時，または第 2 回目の交換時，すなわち術後 10〜14 日目の抜去の際都合がよい．IP 関節の固定には鋼線は斜方向に刺入したほうが操作が容易で固定も確実である．MP 関節の固定には関節屈曲位として長軸方向の刺入がよい．

そのほか鋼線は手関節の良肢位保持，また母指の対立保持などにも用いられる．なお鋼線の刺入は原則として骨関節内を通過せしめるが，ときに皮下に刺入することもある．これはそれぞれの症例により適宜に決定されてよいが，軟部組織内刺入の際には指尖より長軸方向刺入ということが多く，とくに小児などで指が小さい場合には指尖部の循環が障害されやすいので注意する．また成人でも循環不良の指に鋼線を刺入すれば循環をより悪化せしめる．要するに鋼線の刺入は周囲組織を圧排してかなりの範囲の循環を不良にすることを知っておく必要がある．もし循環が不良のようであれば，包帯を終えてからただちに鋼線を抜去するのもよい方法である．

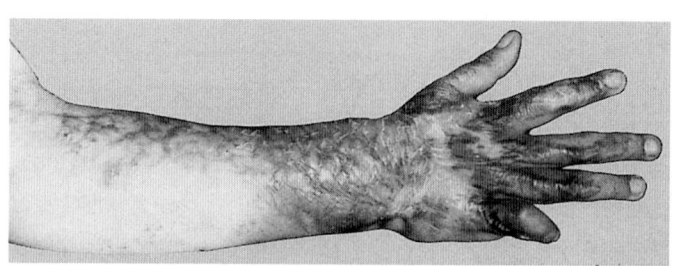

a. 来院時所見．全層
   皮膚移植を行う．

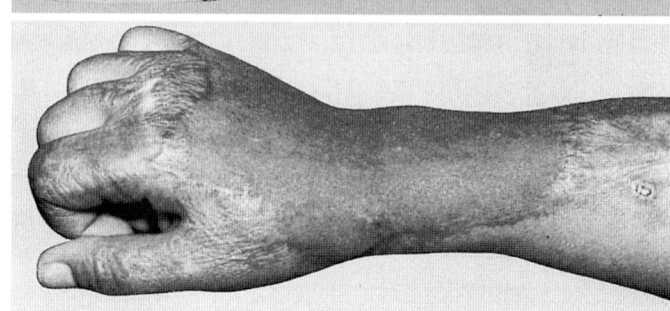

b. 術後3年所見

図9・7　4歳，女児．セルロイド玩具の引火による熱傷

以上で手の矯正と肢位の保持ができれば再び創縁のトリミングを行い，皮膚移植時の縫合線が正しい位置にくるよう再修正を行う．これは術前に行ったデザインが拘縮を取ったあとに多少移動して思わぬところにきていることが少なくないからである．

d. 移植皮膚のデザインと止血

以上ののち移植皮膚の採取に移る．もし分層植皮を行うのであれば，必ずしもその必要はないが全層植皮を行う際には以上でできた皮膚欠損部と同形，同大の型を不透明・厚めのビニールシート上にマジックペンで型取りし，採取皮膚のデザインを行う．もし移植皮膚があまりにも大きくなるような場合，また手掌面より指屈側に及ぶような場合には2枚あるいはそれ以上に分割したデザインが必要となる．

さてデザインが終われば空気止血帯をゆるめて止血を行う．瘢痕切除の際大きな血管は前もってモスキート鉗子でとめるが，なお著明な出血点があればbipolar coagulatorで凝固を行う．小出血点は温かい食塩水ガーゼで圧迫止血する．あまり小さな出血点までを結紮することは不必要であり，異物を創内に残すことは望ましいことではない．かといって小出血といえども移植皮膚の着床に大きな影響があるから，十分時間をかけて止血することが必要である．さて創を食塩水ガーゼでおおったあと，移植皮膚の採取に移る．

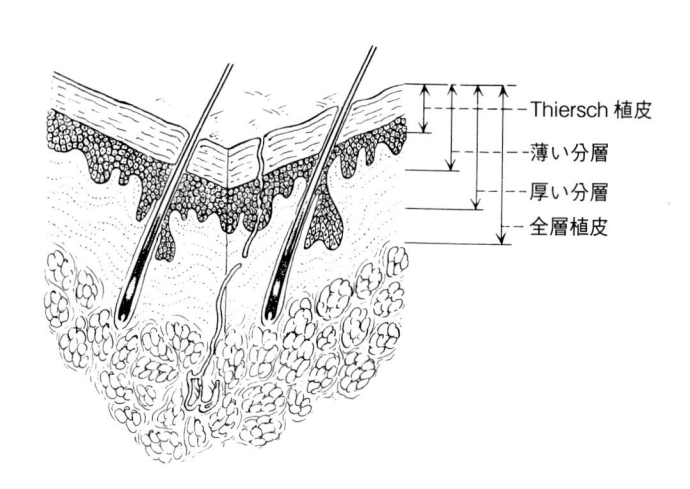

図9・8　皮膚の厚さ

e. 移植皮膚の厚さの問題

さて皮膚を採取する前に移植皮膚の厚さを決定しなければならない．一般に知られているごとく皮膚は薄い（表皮植皮に近い）ほど着床は良好であるが，再拘縮の傾向が強い．一方，全層皮膚の着床は薄い皮膚に劣るが拘縮の傾向が少なく，出来上がりが美しい利点がある．そこで手のごとき繊細な運動を必要とする部に移植される皮膚はなるべく厚い皮膚であることが望まれるわけで，手掌面においては全層植皮が，手背面においても厚めの分層植皮か全層植皮が適当と考えられる．指間の水かき形成除去後の植皮にも全層植皮が望ましい．

f. 皮膚の採取部位と採取方法

採取部位としては瘢痕の目立ちにくい大腿上部，鼠径部，または下腹部の皮膚が利用され，小さな皮膚であれば上腕内側の腋窩部付近，前腕屈側の皮膚などもときに利用される．なお症例によっては足の土踏まずの皮膚も利用される．

1) 全層皮膚の採取　一般に鼠径部，また下腹部の皮膚が用いられるが，これらは軟らかくて薄く，しかも切除後の皮膚の移動が大で縫合が容易な利点がある．この部に先にとった手の植皮部の型をあてマジックペンで切除皮膚をデザインする．次にシャープなメス（植皮時メスはしばしば取りかえる必要がある）でデザインに沿って割を入れ，一端に skin hook をかけて皮膚を適度な強さで引き上げながら皮膚全層と皮下脂肪組織とを分離してゆく．さて採取した皮膚に皮下組織がなお付着していれば鋏で丁寧にこれを切除し，のち食塩水ガーゼに包んで保存する．皮膚切除後の欠損部はただちに周囲の皮下を剝離してなるべく緊張を避けて皮膚縫合を行うが，もし採取皮膚が大で縫合に無理があれば他部より分層皮膚を採取して欠損部を被覆する．移植した分層植皮は tie-over 法により圧迫固定される．

2) 分層皮膚の採取　大腿上部の外面，前面の皮膚の採取が最も容易であるが，ときには内面，後面も利用される．腹部の皮膚は dermatome の操作の関係でほかに適当な部位のない場合以外ほとんど用いられない．もし腹部より分層皮膚を採取するのであれば Padgett-Hood 型 dermatome が便利．また胸部より採取する場合，やせた人で肋骨による凹凸がある場合には大量の食塩水を皮下に注入してから dermatome で分層皮膚の採取を行う．

分層皮膚の厚さは部位にもよるが大体次のごとくである．

すなわち，

Thiersch 法	0.25 mm
薄めの分層	0.3〜0.5 mm
厚めの分層	0.55〜0.76 mm
全　　層	0.81〜1.14 mm

さて分層皮膚の採取方法としては dermatome を利用

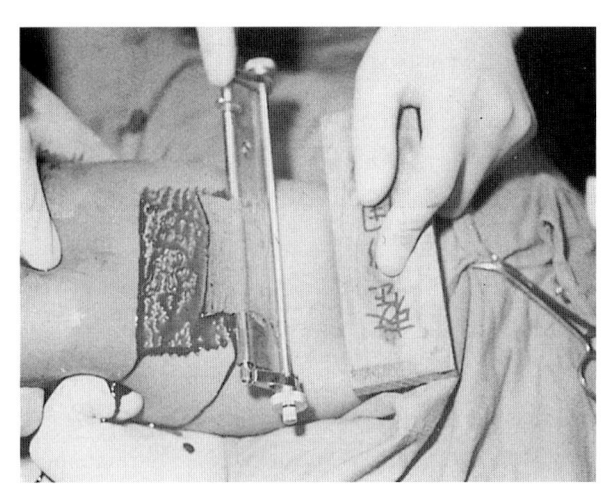

図9・10　A & H 型 skin Grafting knife で分層皮膚を採取しているところ．

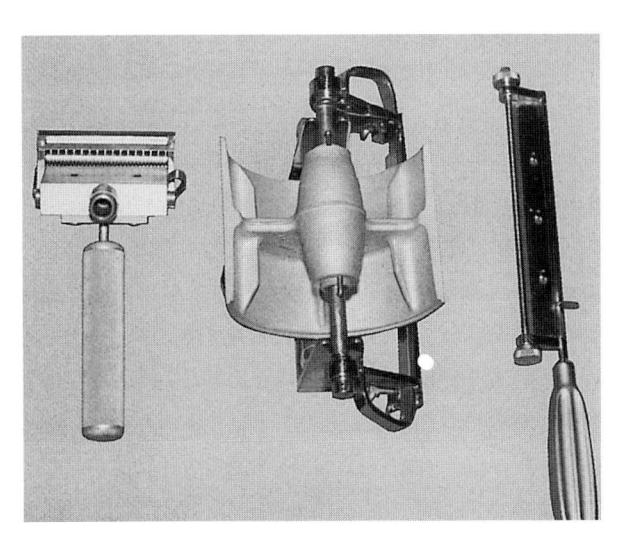

図9・9　各種の dermatome

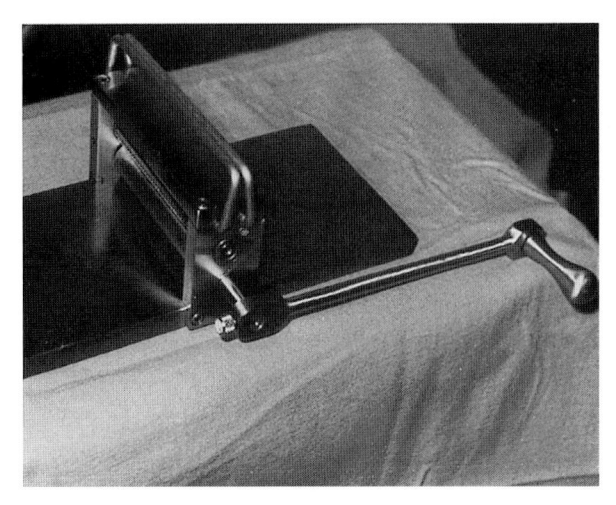

図9・11　Mesh dermatome

するものとfree handによるものとがあり，大きな皮膚を採取する際はdermatomeが絶対必要であるが，free handでも馴れれば相当範囲の皮膚が採取可能である．

DermatomeにはPadgett-Hood型，Bram型，Stryker型，A&H型のものなどいろいろあるが，A&H型のものが最も簡単で操作も容易であるので，われわれは最近もっぱらこの形のものを利用している．

方法は，まず先に作製した移植皮膚の型を採取せんとする部位の皮膚にあて，この部に採取する皮膚の大体の形をデザインしておくことが望ましい．

次にA&H型skin grafting knifeの刃を適度の厚さになるようセットして皮膚を採取するわけであるが，その前にknifeの滑りを良好ならしめるため，滅菌した流動パラフィンを採取する皮膚面とknifeの皮膚に向かう面とに塗布しておいたほうがよい．採取する皮膚はデザインされた皮膚を含めて少し大きめに採取するが，その大きさは助手をして圧抵板を用い，皮膚に一定の緊張を与えるとか，圧迫を与えることにより不必要な大きさにならないように注意する．

皮膚採取後は，しばらく食塩水ガーゼで圧迫しておき，出血がほぼ止まったあとにソフラチールガーゼをのせ，その上に厚めにガーゼ，さらに綿花をのせて圧迫包帯する．もし採取皮膚が厚く表皮化が遅れる恐れがあれば，他の部より同大の薄めの分層皮膚をdermatomeで採取してこの部に縫合固定し，のち同様の圧迫包帯を行う．なお広い範囲の全層植皮を必要とする場合に，以上と同様な方法でdermatomeによる皮膚採取を行い，のち薄めの分層植皮でおおうのもよい方法である．

3）**Mesh graftの作製**　これは1964年Tamer and Vandeputにより初めて考案，行われた植皮法で，採取した分層皮膚を図9・11のごときmesh dermatome内に通し，網の目状として使用するもので，もとの大きさの2～3倍の大きさとして使用できる利点がある．したがってこれは広範な熱傷の際に用いられるが，二次的に拘縮をきたすとか外観が網の目状となるなどの欠点があるため，手の手術にこの方法を利用することはほとんどない．しかし手に大きな全層皮膚とか大きな有茎植皮を行った場合，そのあとにできた皮膚欠損部の被覆にはこのmesh graftを用いるのもよいであろう．Mesh dermatomeにもローラー型，平板型などいろいろのものが

ある．なお，皮膚欠損が比較的狭い際には人工皮膚を利用するのもよいであろう．

g. 移植皮膚の縫合，固定

欠損部の形に合せて形成，採取された皮膚はまずその四隅を3号絹糸で正しい位置に縫合，次いで他の部も皮膚の凸部あるいは凹部に一致して数カ所に糸をかけ，これらの糸はtie-over用の糸として一端，または両端を長く残してモスキート鉗子で固定しておく．次に他の部は5-0ナイロン糸で皮膚線が正確に接着するよう縫合する．これらの縫合操作には相当の時間を要することとなるが，時間をかけて操作を丁寧に行えばそれだけ出来上がりは美しく，成績も良好となることを忘れてはならない．Tie-over用の糸はなるべく多くすることが望ましい．

h. 移植皮膚の圧迫（tie-over法）と包帯

以上で皮膚片の縫合が終われば次に圧迫に移る．この操作は皮膚遊離移植の際きわめて大切で，皮膚着床の良否は一に圧迫のいかんによるといってよい．上記g.までの操作をいかに正しく行っても圧迫と術後の包帯が不良であれば皮膚の着床は得られないからである．まず移植皮膚の下にたまった血液，血塊を食塩水で完全に洗い流す．この操作は縫合が終わる直前にスポイド，または注射器を用いて行う．血液は食塩水でよく洗い流されるが，血塊は容易に取り除かれないので，できれば創面をいま一度よく観察し，血塊があればピンセットで引き出すようにする．

次に植皮部位にそれとほぼ同型のソフラチールガーゼをのせ，さらに脱脂綿に十分食塩水をしみ込ませたものをのせてその形を移植皮膚の形に合せながら，またその底面が手の凹凸に一致するよう，そして一様の圧が全部に及ぶよう形をととのえたあとに，先に残したtie-over用の縫合糸を互いに結んで脱脂綿を圧迫固定する．この際，脱脂綿はなるべく多量に山盛りとしたほうがよい．以上のtie-over法は手のごとく凹凸不平な部位に皮膚移植を行う場合，きわめて便利な方法で，本法を正しく行えば植皮に失敗することはほとんどない．もし失敗した部位があればそれは圧迫の不十分であった部位に相当するであろう．手背のごとく圧迫固定の比較的容易な部位では必ずしもtie-over法の必要はないが，ときに包帯が移動して圧迫が不十分となり植皮に失敗することも

V 表在性瘢痕の除去　111

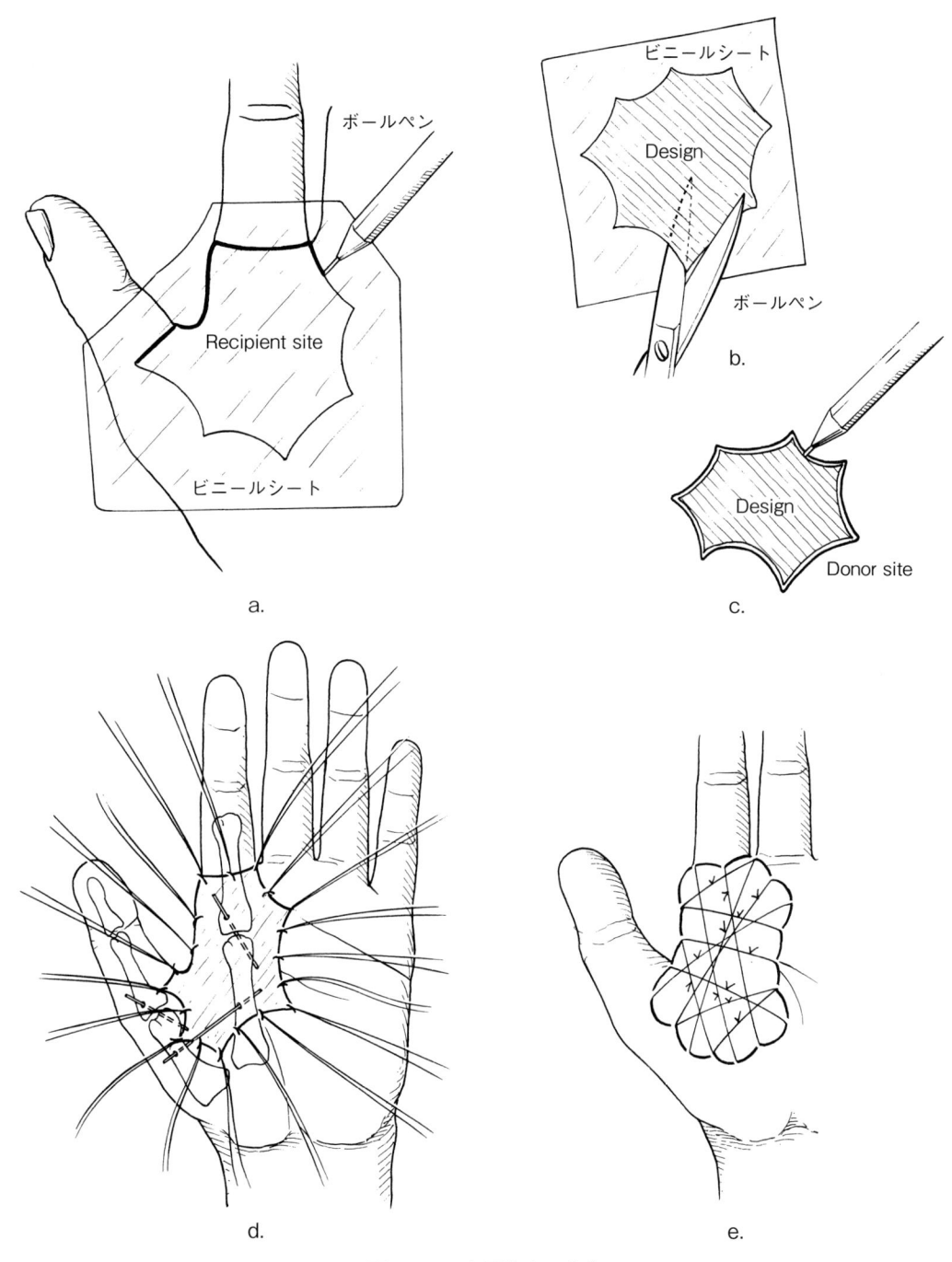

図9・12　全層植皮の実施
a. 瘢痕を切除して拘縮を除去したのち創縁はジグザグとして再拘縮が起こらないよう縫合線のデザインをする．次いでこの上にビニールシートをのせボールペンで採取すべき皮膚のデザインを行う．
b. デザインされたシートを切りとり，
c. これを皮膚採取部位にのせ recipient site と同型同大のデザインを行い全層皮膚の採取を行う．採取した皮膚からは皮下脂肪組織を十分切除して皮膚全層のみとする．
d. この採取皮膚を移植部にのせ縫合を行うが，糸は tie-over 用にそのまま残存せしめる．なお，関節拘縮のあった症例については前もって拘縮を除去した肢位で Kirschner 鋼線を刺入して変形矯正位を保持せしめておくことが大切である．
e. 移植皮膚の上にソフラチールガーゼ，食塩水をしめした脱脂綿をのせ適度の圧迫が加わるよう tie-over 法を行う．

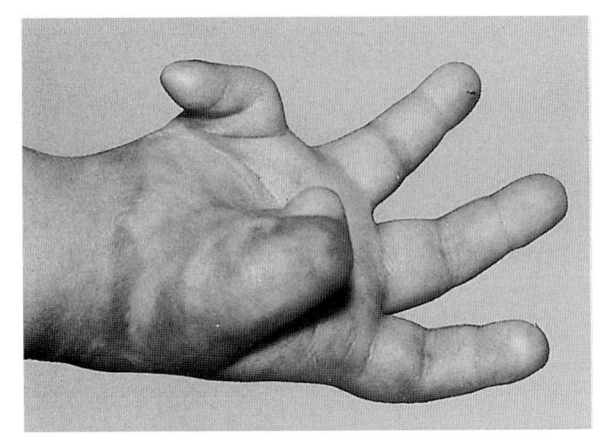

a. 来院時所見

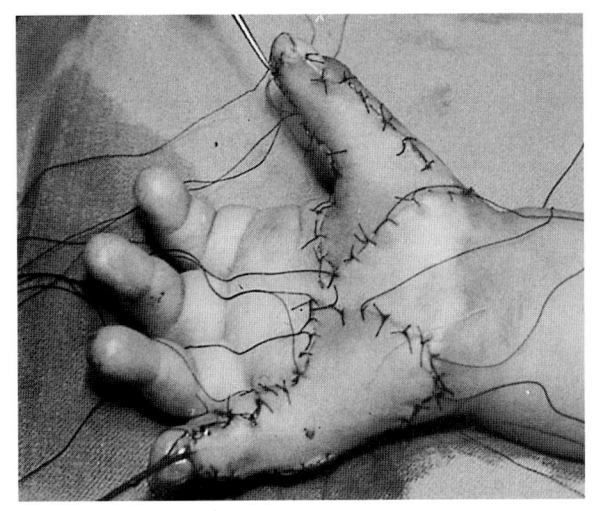

c. 移植皮膚の上にはソフラチールガーゼをのせ，この上に食塩水をしませた脱脂綿をのせてtie-over法を行ったところ．

b. 瘢痕を十分に切除して拘縮を除去．下腹部より全層皮膚を移植．この際のデザインにはとくに注意．縫合糸の一部は次のtie-over用に長く残しておく．

図9・13 2歳，男児．熱傷による指の瘢痕拘縮

あるので，筆者は遊離植皮の際は必ずtie-over法を行うこととしている．

さて，tie-over法が終われば次に包帯に移る．各指間部にはガーゼを入れ，母指は必ず対立位となし，手掌側にも十分ガーゼをつめてのち前腕より手全体を滅菌した綿花包帯で包み，全体に一様の圧迫が加わるよう弾性包帯を巻く．次に術前あらかじめ用意された副子をあて，手指は変形を矯正させた位置でこれに固定．そして再び包帯，絆創膏による固定を行う．ギプス副子の代わりにオルトプラストを用いるのもよい．小児の際は包帯が移動しないようとくに固定をしっかりしておく必要があり，上腕からのギプス副子固定の追加が望ましい．

i. 後療法

手は挙上位に保ち，8～10日で抜糸，10～14日目ごろより温かい石鹸水中で自動運動を開始する．刺入されたKirschner鋼線は2週目ごろに抜去する．石鹸浴は1日2～3回行い，その後は皮膚面にヒルドイド，その他の軟膏をぬり移植皮膚の乾燥を防止する．パラフィン浴もよい．もし一部に着床不良で壊死に陥ったところがあれば，バードののち食塩水による湿布を行い，壊死組織をなるべく切除，必要ならば再び皮膚移植を行う．

なお拘縮は皮膚移植により除去されても再発傾向が強いので，さらに1～2週間は運動時以外副子固定を継続し，その後は夜間副子として2～3ヵ月間手指の矯正位

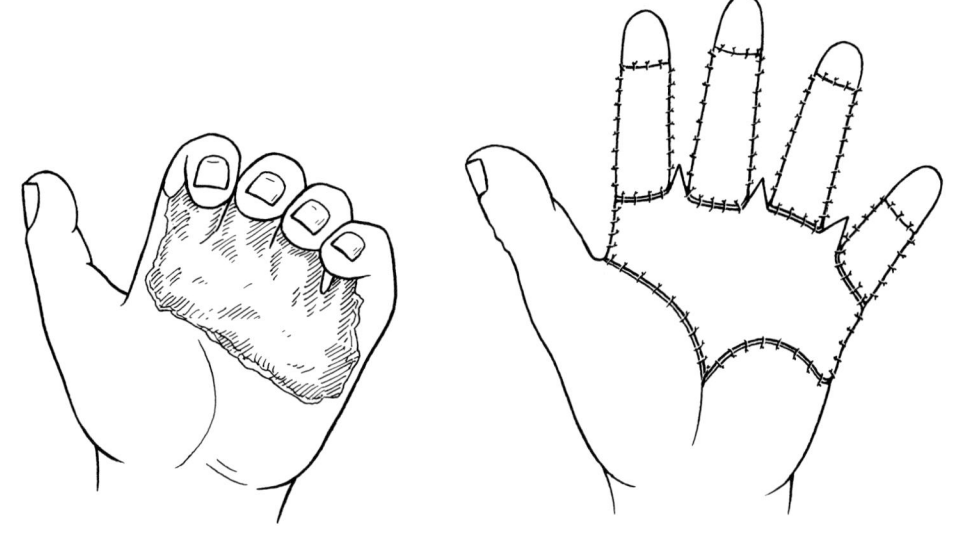

a. 瘢痕切除ののち指の部と手掌部とに分けて皮膚を採取，それぞれを tie-over 法により固定するが，指の間の水かき形成に対しては，必ず三角皮弁を入れて再発を防止しなければならない．手背側の瘢痕についてもほぼ同様の方法をとればよい．

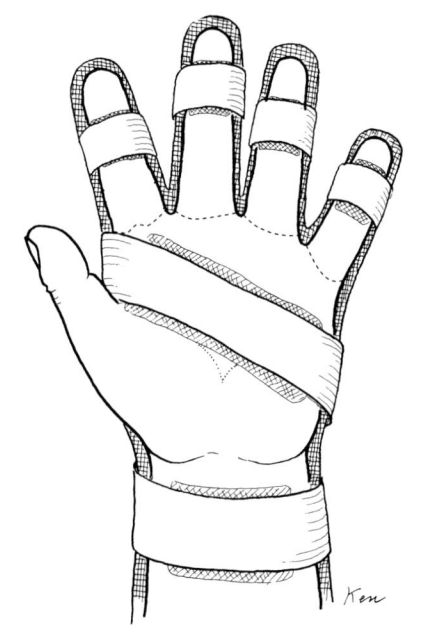

b. 術後における再拘縮防止．アルミ板を手に合わせて切り，下巻きと包帯を巻いて副子を作製し，これに絆創膏を用い手の矯正位固定を行う．
なお，絆創膏が直接皮膚に接する部には，薄いガーゼをあてるのがよいであろう．本 splint は night splint とし，夜間のみ使用せしめるのもよい．

図 9・14 広範な手掌部瘢痕に対する皮膚移植
(b：津下：私の手の外科—手術アトラス，第 4 版，p.120，2006)

保持が必要である．とくに小児においては再発傾向が強いので副子固定は確実に行うよう注意する．

2. 指間部における水かき形成の除去を伴う皮膚移植

単純な線状の水かき形成は Z-plasty 法により矯正されるが，多くは手背または手掌側の瘢痕が同時に存在するので，これら瘢痕の切除と同時に水かきを矯正する必要がある．操作が細かく面倒ではあるが確実に行わなければ術後指の良好な機能は望めない．水かきの矯正を行わない皮膚移植は無意味であるばかりでなく，二次手術を困難にしてかえって有害となる場合も少なくない．

次に水かき瘢痕の除去に際して注意すべき点を述べると，

（1） 手背または掌側瘢痕で水かきが形成されていても，その反対面の皮膚が健常な場合にはこの健常な皮膚

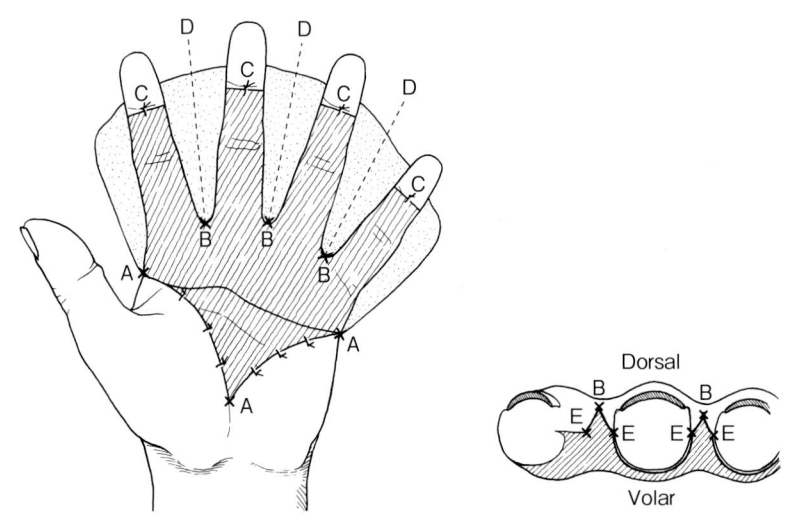

図9・15　広範な掌側瘢痕に対する中間層皮膚移植術
簡便法でなるべく大きめの分層皮膚を dermatome により採取．まず，A，B，C点をそれぞれ固定，ついでD，Bと切り離し，指の側方（側正中線E点）の縫合を行い1枚の皮弁で全掌面をカバーする．

を利用して**三角弁**をつくり指間部に flap としてかけて，できた皮膚欠損部には皮膚移植を行って水かきを除去することがある．この際指の股をなるべく深く裂くことが大切で，そうすれば皮弁の作製も容易となり，操作も行いやすく，また皮弁に壊死を起こす危険性も少なくなる．もちろん簡単な場合には Z-plasty のみでもよい．

(2) 指側方の健常な皮膚を local flap（図9・27参照）として移動し，指間瘢痕切離後の間隔を閉鎖する方法もしばしば利用される．これであれば植皮を要しない利点がある．

(3) 上の方法が行い得ない場合には手背，手掌の瘢痕切除部から移行した植皮片をもって**水かき形成の防止**を行う．この際，植皮片の形は図9・14aのごとくにするが，デザインは正確でなければならない．もし水かき形成が多数指間に及び瘢痕が手背から指背に，また手掌から指の屈側にまで及んでいる場合には，これらに移植する皮片を1枚として採取するのはデザイン上よりも無理となるので，指背または指屈側に移植する皮膚は別の皮片として採取することが必要となる．

しかし，これであればかなりの手術時間を要することともなるので，**簡便法**としては図9・15のごとくするのもよいであろう．すなわち屈側の瘢痕をすべて除去，指については側正中線までとし，指の股には深い切れ込み

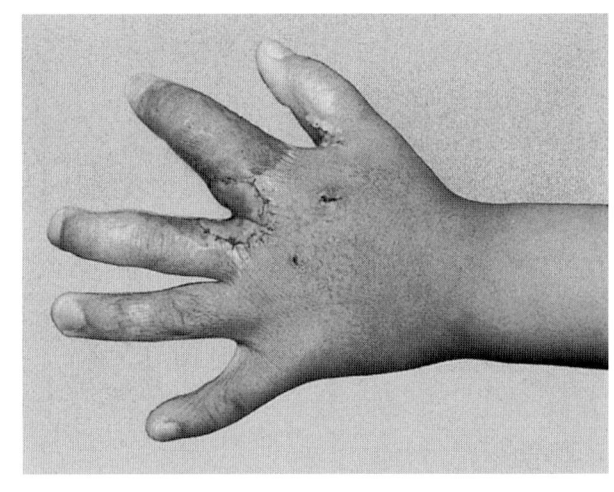

図9・16　示・中指に瘢痕拘縮あり，皮膚移植が行われたが，水かきが形成されたため二次的にこの部に皮膚移植を行った症例

をつくる．その他縫合線の正しいトリミングを行ってから厚めの分層皮膚を大腿側面より採取するが，その大きさは指を十分広げた幅より少し大きめとすることが大切（厚い皮膚を採取した場合にはその部に薄い分層植皮の必要なことはもちろんである）．

さて採取皮膚の縫合は次のごとくに行う．すなわち，まずAの部を縫合，次いで皮膚を広げて助手に保持せしめてから適当部位であるB点を決定，これを指間部

につくられた切れ込みの頂点であるB点に縫合，そののちC点の縫合を行って大まかな皮弁の固定を行う．以上ののち皮弁をD線で切離をしてから指間部E点の縫合を行い，引き続いてトリミングを行いながら指側正中線の縫合を指の両側について行い，全縫合を終える方法である．これで機能的にも形態的にも良結果が得られ，最近ではもっぱらこの方法を常用している．

（4）手背，手掌に皮膚移植を必要とせず，単に水かき形成のみの除去を行う際には「ひょうたん」型，またはBarskyのbutterfly型の皮膚移植を行う．「ひょうたん」の上下のふくらみは手背および手掌部に大きくひろげて縫合固定する必要がある．これは合指の手術の失敗例などの指間形成にも利用される．母・示指間の水かき形成に対しては，しばしばZ-plastyまたはopposed double Z-plastyが利用され，また最大外転，回内位で菱型の皮膚移植を行うことは別項でも述べた．有茎植皮の利用については後述する．

以上の皮膚移植を行ったあとは指開排位でtie-over法により固定する．いずれにしても指間部の皮膚形成には想像以上の皮膚を必要とすることを忘れてはならない．この項についてはあとに述べる合指症の項（p.624）も参照されたい．

VI 深部に及ぶ瘢痕拘縮の除去

一般に熱傷による瘢痕はあまり深部には及ばず表在性にとどまることが多いが，外傷に原因する瘢痕はしばしば深部に及んで腱・神経，また骨・関節と癒着し，またこれら組織の欠損をも合併して著明な変形と強度の拘縮を認める場合が少なくない．かかる拘縮は瘢痕の除去後に遊離皮膚移植を行うも完全な着床が得られず，また機能の改善が望めないので，有茎植皮の適応となる場合が多い．とくに腱，神経，骨などに二次的な再建手術を要する場合はもちろんである．有茎植皮にも比較的小さな範囲の瘢痕組織切除に用いられるlocal flap法，また指の屈側瘢痕に用いられるcross-finger法などがあるが，もっともよく使用されるのは胸腹部の皮膚を利用する遠隔部よりの有茎植皮法である．

1．MP関節の過伸展拘縮の除去

手背よりMP関節を越えて指背に及ぶ瘢痕があれば，MP関節はしばしば過伸展位をとり，指の屈曲が制限されることとなる．この拘縮は熱傷による比較的浅い瘢痕でも2年以上も経過した陳旧例では，瘢痕の切除のみではもはや拘縮変形の矯正は不能であり，伸筋腱およびexpansion hoodの剝離，また関節囊の剝離，あるいは側副靱帯の切除，延長を行ってはじめて拘縮が矯正される場合が少なくない．瘢痕が外傷によるもので腱，関節にも破壊が及んでいるような場合はなおさらで，かかる際には有茎植皮が適応となる．まず瘢痕を切除したあと，伸筋腱の剝離とhoodの剝離を鈍的，または鋭的に行う．

以上でMP関節の伸展，屈曲がまだ不能であれば，伸筋腱を縦に裂いてMP関節囊を開き，橈・尺側のhoodをそれぞれ側方に牽引して側副靱帯を露出，これの切除を行う．次に先の曲ったモスキート鉗子を関節内に挿入，関節の橈・尺側両面より中手骨骨頭とvolar plate間の癒着を鈍的に剝離してMP関節の屈曲を試みる．無理な矯正は行うべきでない．以上によりMP関節は屈曲可能となるのが普通であるが，伸筋腱の短縮，または癒着が著明な場合にはこれの延長あるいは切断もやむを得ない．さてMP関節の屈曲が可能となればその位置で基節骨よりMP関節を越えて，中手骨骨頭に向かい1.0 mmのKirschner鋼線を刺入，関節を屈曲位に保持したのち植皮に移る．遊離植皮は多くの場合適当でなく有茎植皮が行われる．もし関節が1〜2カ所のみであり瘢痕範囲が限局されている場合にはlocal flap法が利用されてよい．近くの健康な皮膚をflapとして移動，MP関節の背面をおおい，できた皮膚欠損部には分層または全層植皮が行われtie-over法で固定される．もしlocal flap法が不能であれば胸腹部よりの有茎植皮を行う．手背全面の瘢痕がMP関節にまで及びこれらの関節の過伸展拘縮を起こしているような場合には，必ず胸腹部よりの大きな皮弁の有茎植皮が必要となる．この際，有茎植皮はMP関節屈曲位でこの関節を越えて，

指背にまで及ぶごとくにする．水かき形成は二次的に矯正すればよい．また症例によっては radial forearm flap，または逆行性後骨間動脈皮弁の使用を考慮する．

なお，MP 関節の拘縮がきわめて高度で関節周囲組織の剥離切除のみで変形矯正ができない場合には，中手骨骨頭の切除を要することがある．この際も以上と同様，MP 関節屈曲位として有茎植皮を行う．

2. 指背瘢痕と指のボタン穴変形

外傷によることもあるが，しばしば指背の火傷瘢痕により指のボタン穴変形が起こることがある．火傷による瘢痕は既述のごとくあまり深部には及ばないのが普通であるが，PIP 関節背面の皮膚は比較的薄く直下に腱膜様をなした central band，および両側に lateral band があり，容易に障害がこの band にも及ぶためである．ボタン穴変形は伸筋腱損傷の項（p.297）でも述べるごとく central band が障害され，lateral band が側方に移動するために発生する特有な変形で，PIP 関節は屈曲位をとるのに対し，DIP 関節は過伸展位をとる．そして基節骨骨頭は lateral band の間を通って瘢痕の直下に突出す

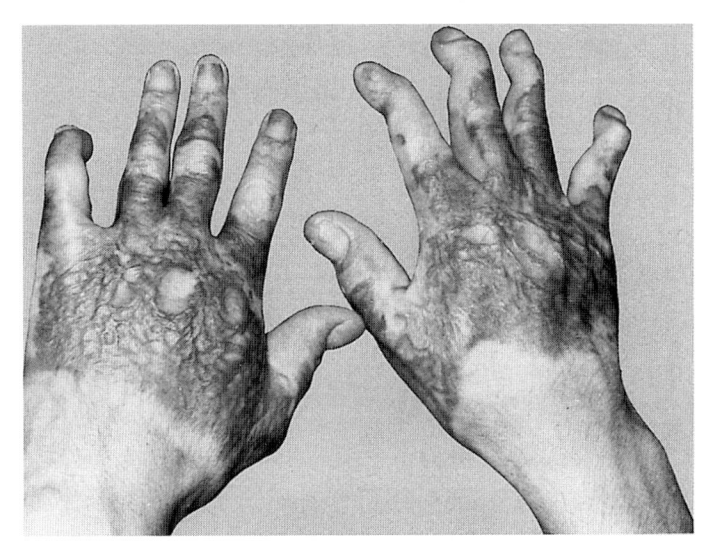

a. 来院時所見

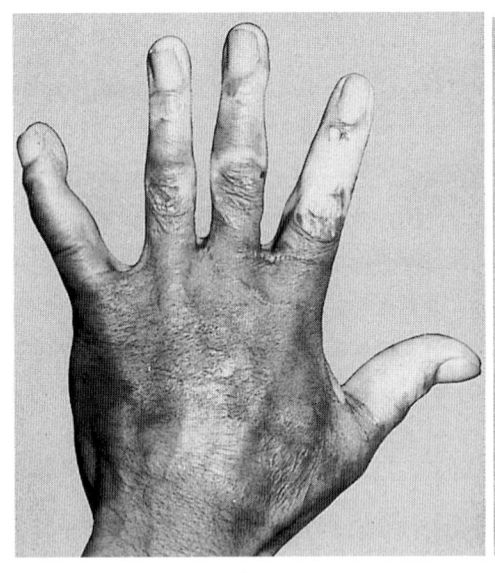

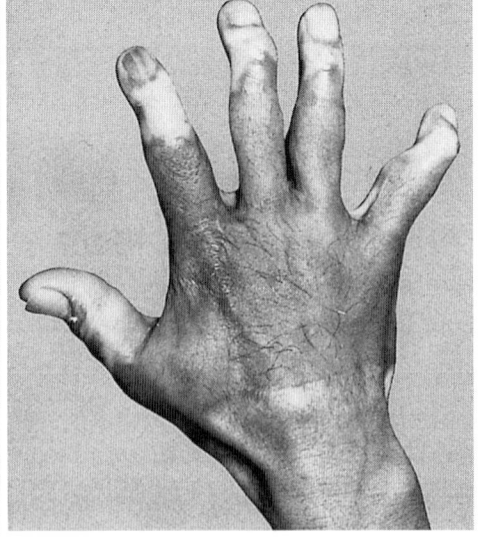

b.　　　　　　　　　　　　　　　　　c.

図 9・17　38 歳，男．プロパンガスの爆発により受傷（6 ヵ月経過）
　　　　b, c ともに全層皮膚移植後 2 年の所見

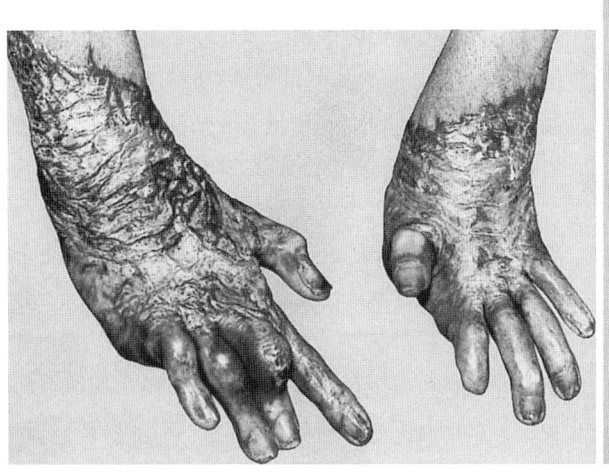

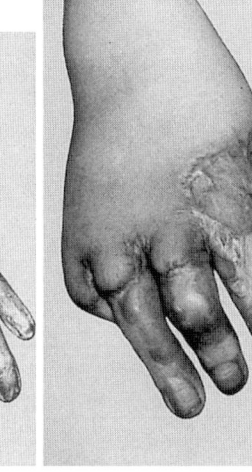

VI 深部に及ぶ瘢痕拘縮の除去　117

a. 来院時所見

b. 術後所見. 有茎植皮を行ったが遊離皮膚移植でもよかったかもしれない.

図9・18　43歳, 男. 宿舎の火事による両手の熱傷

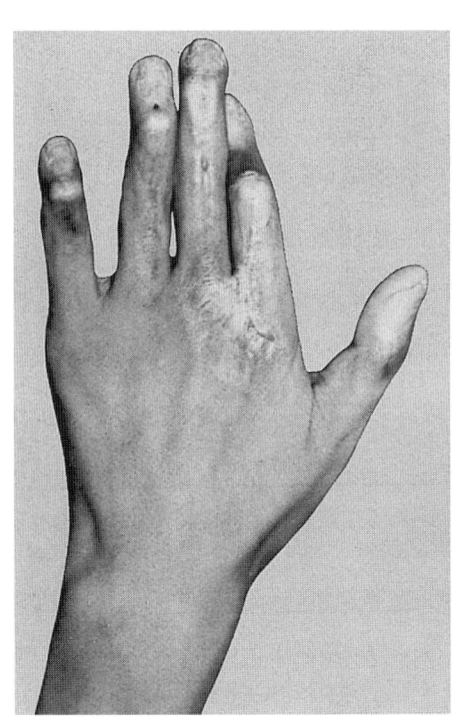

a. 来院時所見. 示指にはボタン穴変形が, 他指にはスワンネック変形が認められる.

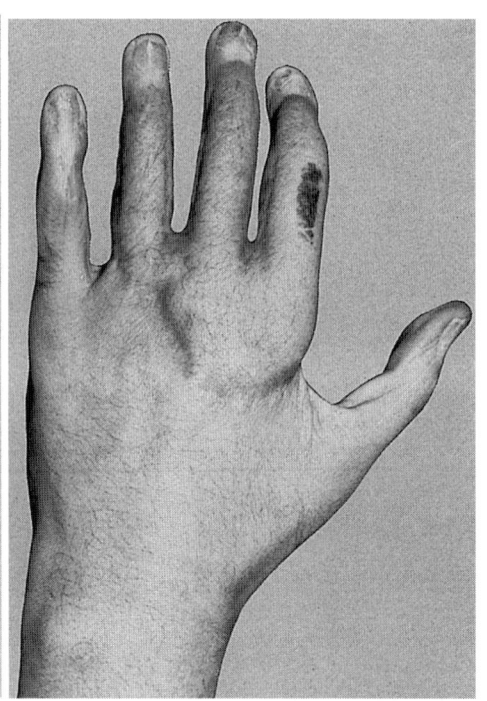

b. 有茎植皮を行い, のち指の分離を行った. DIP関節については全指につき良肢位関節固定術を追加した.

図9・19　19歳, 男. クリーニングのプレスにはさまれて受傷（4ヵ月経過）

9 瘢痕拘縮の治療

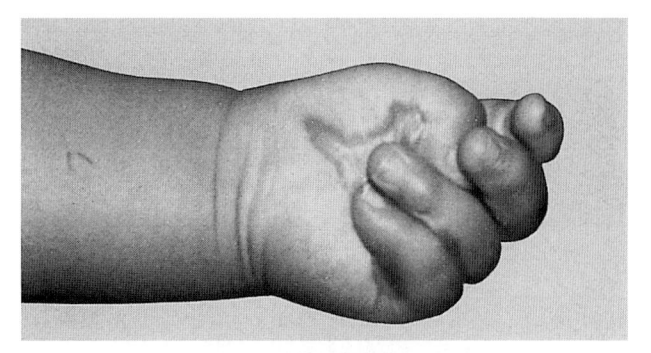

a. 来院時所見

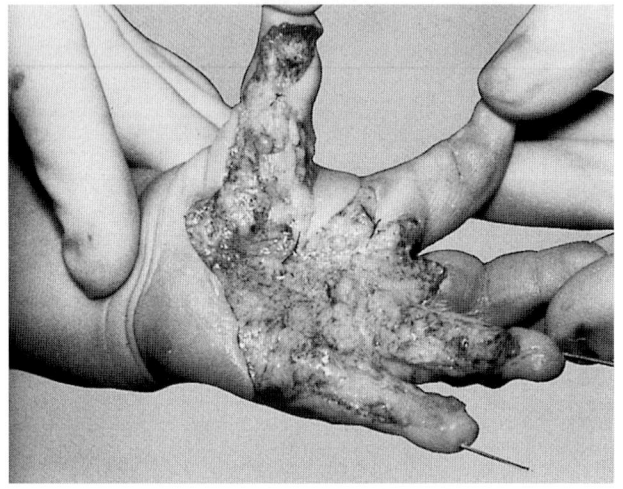

b. 手術時所見．瘢痕切除のデザインに注意．環・小指は矯正位保持のため Kirschner 鋼線刺入

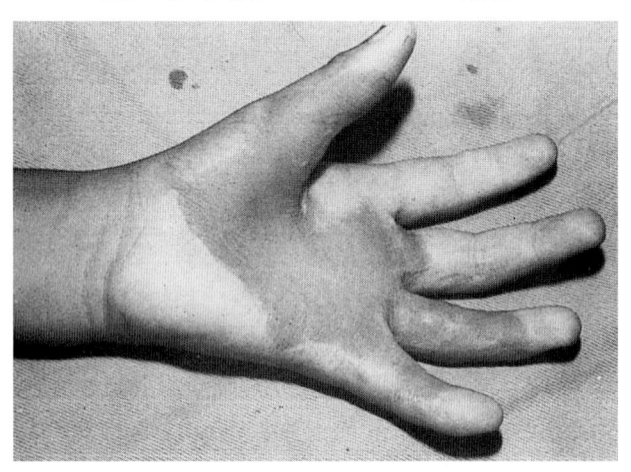

c. 術後10年の所見で移植皮膚はよく成長している．

図9・20　9ヵ月，男児．電気ストーブによる熱傷

ることとなる．

さて瘢痕によるボタン穴変形がひとたび発生すると，その矯正は非常に困難となるので予防の大切なことは論をまたない．受傷直後における一定期間のMP関節屈曲，指伸展位での intrinsic plus position（安定肢位）での固定はこの**変形の予防**にきわめて効果的であり，Copener型 coil splint もしばしば用いられる．また変形の傾向が認められれば，瘢痕部を切除して厚めの分層植皮，または全層植皮を行えばよい．また本変形が発生しても拘縮程度が軽度であれば central band 付着部の縫縮と側方に転位した lateral band の修復により変形を矯正したのち側方皮膚を local flap として移動，この部を被覆するのもよい．しかし陳旧例になると，基節骨骨頭が背側瘢痕の直下に位置しており遊離植皮は不能となる．したがってかかる場合には，DIP関節の少しく中枢側に横切開を加え伸筋腱を切離，変形を矯正したのちできた皮膚欠損部に紡錘型の皮膚を移植する方法がとられることがある．またときに有茎植皮とその後における腱移植，すなわち Fowler 法を行うこともあるが，多くの場合良結果は得られない．最後の手段としは関節固定であるが，これは PIP 関節については行わず DIP 関節の良肢位固定のみを行い PIP 関節では volar plate の剝離，および lateral band の切断のみを行い，一時的に関節を良肢位に Kirschner 鋼線で固定して経過を観察するのがよいであろう．

3. 指屈側の瘢痕拘縮

陳旧な指の屈曲拘縮では瘢痕切除を行っても，血管・神経が短縮していて十分な伸展が得られないことがあることは先にも述べた．この際，指の伸展は可能な範囲内にとどめ，全層植皮を行う．関節に拘縮があれば，volar plate の剝離とか側副靱帯に対する処置を要することがある．腱組織が多少露出しても遊離全層植皮が行われてよい．しかし，瘢痕が腱組織にまで及んでいるとか，将来二次的に腱移植，その他の再建手術が予定される場合には，遊離植皮でなく有茎植皮が行われなければならない．有茎植皮も瘢痕が比較的小さく，しかも一指に限局されているような場合には，指側方の皮膚を移動する **local flap** 法，たとえば **transpositional flap** 法（Greenら，1979），または隣接指の背側皮膚を剝離して行う **cross-finger flap** 法が考慮されてよい．ともにできた皮膚欠損部は分層，または全層植皮でおおい，tie-over法で固定する．その他深い瘢痕が多指性でしかも広い範囲に及んでいるような場合には，胸腹部の皮膚を用いての

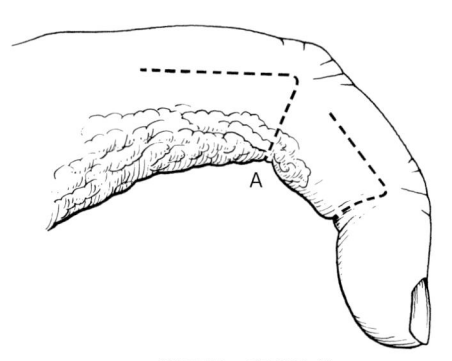

a. 指屈側の瘢痕拘縮

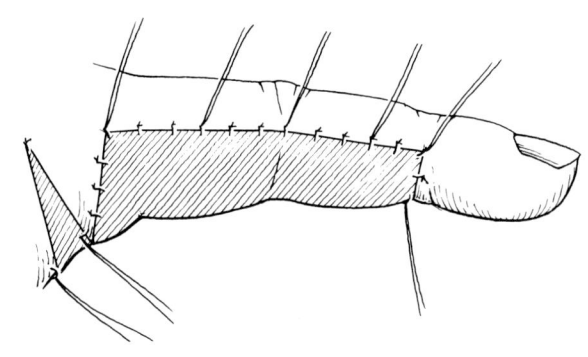

b. 瘢痕を指の側正中線まで切除して皮膚移植を行う場合

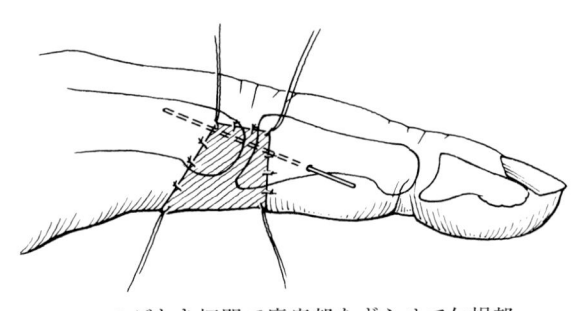

c. aのごとき切開で瘢痕部をずらせて欠損部に皮膚移植を行う場合

図9・21 指屈側瘢痕拘縮の矯正

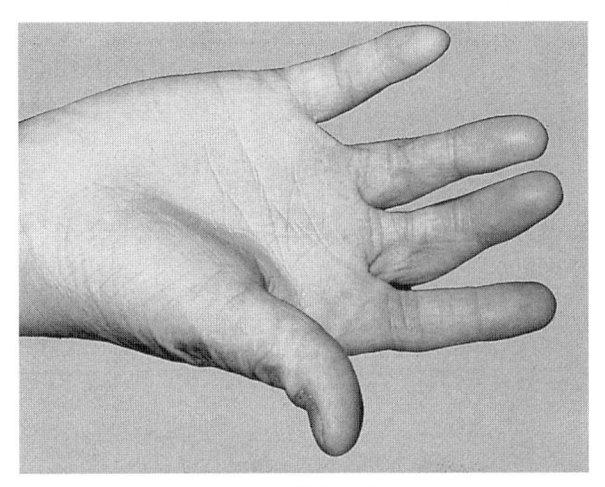

a. 来院時所見

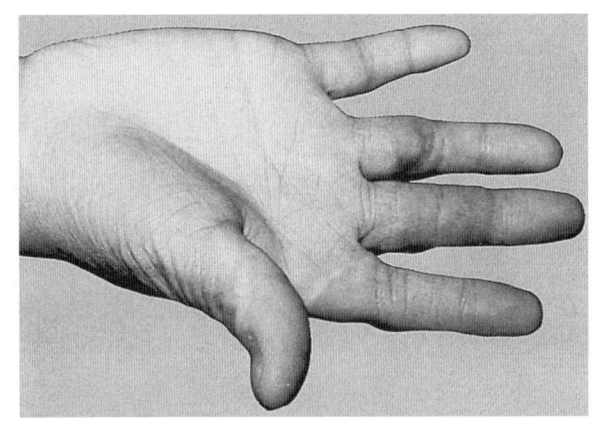

b. 図9・21cの方法で矯正したのちの所見

図9・22 18歳，女．乳児期の熱傷による中・環指の屈曲拘縮

有茎植皮がときに行われる．この際，指掌側にも一括して有茎植皮が行われ，のち二次的に指を分離する．ただし知覚障害が最小になるよう工夫を要する．腱の損傷があればsilicone rodの挿入を有茎植皮と同時に合併することもある．指分離時指間部には遊離植皮を要する場合も少なくない．1指のみに有茎植皮を行う際にはtubed pedicleが用いられることがある．なお指の屈曲拘縮の初期例についてはJoint Jack splint，また名古屋掖済会病院型のscrew splintの使用を考慮するのもよい．

4. 母・示指間の瘢痕による母指内転拘縮の矯正

これについては母指の機能再建の項（p.245）を参照されたい．

VII 有茎植皮の実施について

1. 適応

先にもそれぞれの項で断片的に述べてきたが，列挙すれば次のごときものが考えられる．

a. 新鮮外傷創で創面に骨，関節，腱，神経などが露出する場合

創内に骨，関節，腱，神経などの重要組織が露出している場合には有茎植皮が必要となる．すなわち，これらの上に遊離皮膚移植を行ってもその着床は疑わしく，またたとえ着床しても移植皮膚は再びこれらの組織と癒着して手の可動性は障害される．その部の血行の回復も不十分であるからである．

b. 瘢痕が深く，骨，関節，腱，神経などと癒着している場合

かかる場合にも瘢痕切除後に有茎植皮を行わなければならない．遊離植皮では再癒着が起こり，機能の改善が得られないからで，十分な脂肪組織を有し，しかも血行の良好な有茎植皮の適応となる．

c. 将来骨，関節，腱，神経などに対し二次的修復手術を必要とする部への移植

偽関節，強直関節，腱，神経損傷などがあり，しかもそれをおおって瘢痕が存する場合，これら骨，関節，腱，神経の手術を行うためには健康な皮膚による被覆が必要となる．

d. その他とくに可動性を必要とする関節部を越えての皮膚移植

この際にはその部位，創面の大きさ，形，変形，強直の程度，その期間などを考慮に入れて決定されなければならないが，有茎植皮のほうが遊離植皮より望ましい場合が少なくない．造指術，また指の延長などの際には tubed pedicle による有茎植皮がしばしば行われる．

2. 利点と欠点

a. 利点

（1） 収縮が少なく，成長可能で，抵抗に強い：表皮植皮が著明な収縮を起こすことはよく知られており，分層植皮でも30％前後の収縮が起こるとされている．有茎植皮においても多少の収縮はやむ得ないが，その程度はきわめて小さく，またこれを小児に行っても成長は確実に行われる．その他有茎皮膚はほかの移植皮膚に比較して外部からの外傷に対して抵抗が強く，損傷されにくい．また術後の着色もほとんどみられない．

（2） 下部組織との癒着が起こらない：既述のごとく有茎植皮においては脂肪組織を同時に移植することができるので下部組織との癒着が起こらない．したがって可動性を有する腱，関節，また骨，神経の上には有茎植皮が適当である．

（3） 着床が確実で血行が良好：有茎であるため栄養が確かであり，したがって創面が多少汚染されたり，肉芽組織であるような場合でも着床が確実である．骨に骨膜がない場合，腱にパラテノンがない場合でも着床可能，また血行が良好となるため，骨，腱，神経の修復にも好都合である．

（4） 二次的形成手術が可能：深部組織の二次的修復，その他の形成手術，機能再建の手術が可能である．遊離植皮の場合にはこれら操作は非常に困難である．

b. 欠点

（1） 手術操作が複雑，入院期間の延長：遊離植皮であれば1回ですべての操作が終わるが，有茎植皮には少なくとも茎部を切りはなす二次手術が必要であり，その他三次，四次手術も必要となることがある．したがって患者の入院期間は長期にわたる必要がある．

（2） 患者の苦痛：有茎植皮を行えば患者は必ず一定期間窮屈な肢位でのギプス固定が必要となる．したがって本法を行う際にはできるだけ患者の苦痛にならないような固定肢位の選定と皮膚弁のデザインに対する考慮が必要となる．なお最近では逆行性前腕皮弁，逆行性後骨間皮弁などが開発され，一時的に有茎植皮可能となった．また微小血管外科の進歩により血管縫合による一時的な皮弁移植が可能となり，ギプス包帯などの煩わしさが少なくなりつつある．

3. 種類と方法

有茎植皮には局所の皮膚を利用する local flap 法と，遠隔位の皮膚を利用する pedicle flap 法，あるいは tubed pedicle 法があり，分類すれば次のごとくになるであろう．

a. 局所皮膚の利用 local flaps
　(1) Rotation 法
　(2) Advancement 法
　(3) Rotation + Advancement 法
　(4) Z-plasty 法

b. 遠隔位皮膚の利用 distant flaps
　(1) Flap 法
　　a) Cross-finger 法
　　b) Finger tip-palm 法
　　c) Cross-arm 法
　　d) Chest-abdominal flap 法
　　e) Island pedicle flap 法
　　f) Myo-cutaneous flap 法
　(2) Tubed pedicle 法
　(3) Pocket 法
　(4) Bipedicle 法
　(5) Paired pedicle flap 法
　(6) Reversed flap 法

以下これらの方法について，その特徴，あるいは実施時の注意など順を追って記述する．

a. 局所皮膚の利用 (local flap 法)

これは新鮮な開放創で創内に腱，神経，血管など重要組織が露出している場合，またこれらの重要組織と癒着した深い瘢痕を切除したあとで，しかも創縁が互いに縫合できない場合，その周囲の健康な皮膚に適当な補助切開を加えて健康皮膚を移動することにより創を被覆するものであって，あまり大きな創面には用いられない．この際注意すべき 2〜3 の点について述べると，

(1) **デザイン**を正確にすること．皮膚は各部により異なった弾性を示し，移動性も手掌と手背では非常に異なるのでこれらも考慮のうえデザインする．またデザインは平面的でなく常に手の立体性を考慮に入れて行う．

(2) **血行**に注意して切開を加えること，また縫合時に緊張が強く縫合部に無理があってはならない．一般に皮膚弁の移動性は考えられるほど大きいものではないから，皮弁はできるだけ大きいものをつくる必要がある．大きな皮弁を移動して無理のない縫合で局所をおおうこと，これが本法で良結果を得るための最大のコツといえるであろう．

(3) **移動**皮膚は重要組織を被覆する皮膚でないこと，またそれを損傷する危険性のないこと．

(4) 皮膚**切開線**，縫合線が将来運動を制限したり，拘縮を起こしたりすることのない部位にくるようにすること．

(5) 皮弁の移動により皮膚の欠損部ができればその部には必ず**植皮**を行う．そして局所皮膚の移動に多少とも無理があると考えられる場合には，この方法はただちに中止して遠隔位よりの有茎植皮 distant flap に変更したほうが安全である．

次に local flap 法で利用される基本的操作について述べると，

1) **Rotation flap 法**　これは創が三角形，または三角形につくられた場合図 9·23 のような切開を加え皮膚を回転することにより創を被覆する方法で，切開の長さ，方向はその部の皮膚の弾性と移動性により適度に決定されなければならない．この方法を行えば創は一次的に縫合され，しかも張力が皮膚全体に分散される利点がある．なお縫合はおのおのの中点と中点とを縫合してゆくことが必要である．次に図 9·23c は **transpositional flap** とも呼ばれるもので，同じく創を三角形に形成したのち PDEC のごとき切開を加えこれを移動して創面をおおい，できた皮膚欠損部は分層植皮により被覆するものである．比較的よく利用される方法であるが実施に際して注意すべき点は，この flap の回転中心は P 点であること，したがって PE が PB に重なるよう大きめの flap をデザインすることである．この flap での失敗の多くは flap が小さすぎて E が B に達しない場合に起こり，無理な縫合をして flap が壊死に陥る場合が多いわけである．移動皮膚の中心点は P であること，したがって皮弁は創の長さより長めにつくることを忘れてはならない．CE＝CB とすれば必ず失敗するであろう．図 9·24 は指間瘢痕，また指根部背側瘢痕に対して指根側面に残る健常皮膚を rotation flap として移動することにより拘縮を除去せんとするもので，しばしば用いられる方

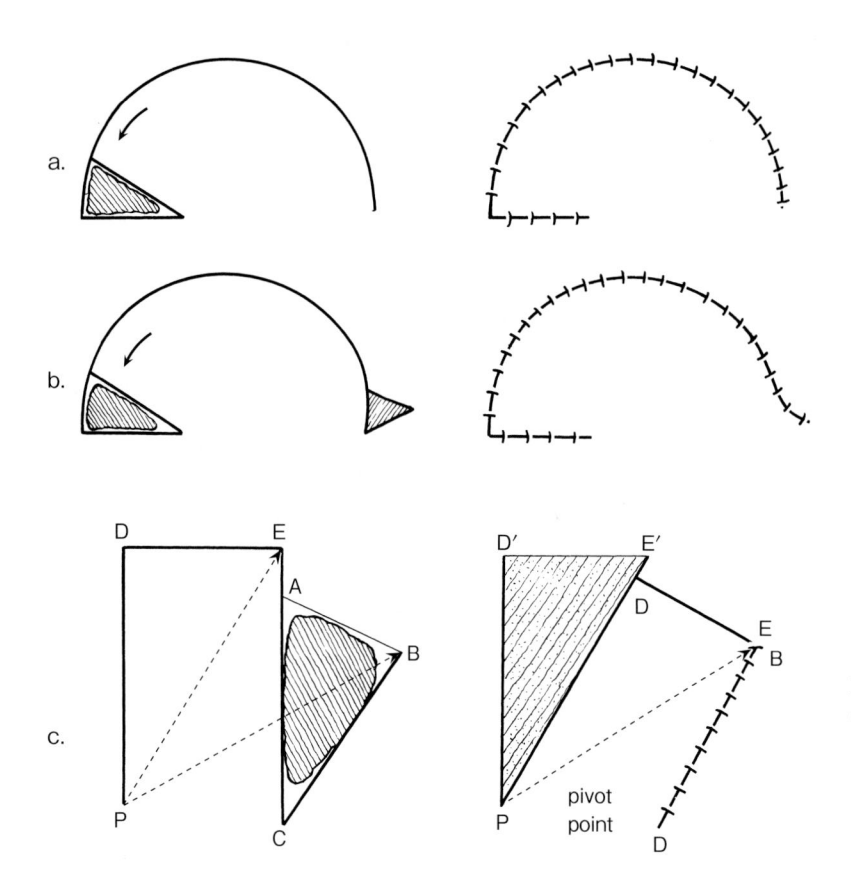

PB=PE のごとくデザインする.
CB=CE では rotation に失敗するので注意

図9・23 Rotation 法のいろいろ
創面を三角形に切除して側方皮膚の移動によりこれを被覆. できた欠損部には皮膚移植を行う.

法である.

2) **Advancement 法**　これは図9・25a のごとき sliding 法（French 法）とか, 図9・25b のごとく flap の基部で Bürow の三角を切除して flap を前進せしめる方法, また図9・25c のごとき bipedicle advancement flap 法が含まれる. その他 V-Y 法などもあるが, いずれにしてもそれぞれの症例について創の大きさ, 形, 位置により適宜方法を選択, 合併して無理のない創の閉鎖を行うことが大切である.

3) **Z-plasty**　これについては先に述べたのでここでは省略する.

b. **遠隔位皮膚の利用 distant flap 法**

1) **Flap 法**　Cross-finger 法, finger tip-palm 法については指先部切断の被覆の項 (p.81) で述べたのでここでは省略する. Cross-arm 法は腕組み法ともいわれ, 上腕内側, ときに前腕の皮膚を手に有茎植皮するもので, 局所の皮膚が腹部の皮膚より脂肪組織が薄く, 出来上がりが美しいとか, 発毛の心配がない, また固定中の肢位が手を使用できないという不便さはあるが楽であるなどのため, 主としてイギリス系の外科医により利用されている. しかしあまり大きな皮弁が採取できないとか瘢痕が深部に及んでいる場合にはかえって厚い脂肪組織が必要な場合もあり, abdominal flap 法より必ずしも優れているとはいえない. 症例を選んでときに利用してよいが, 手術手技は abdominal flap 法と同様であるので詳細は略す.

2) **有茎植皮実施時の諸注意**

(1) 有茎植皮の適応ありと決定された場合には, まずどこの皮膚を利用するかについて検討を加える. 移植せんとする手と同側, または反対側の胸腹部の皮膚のいずれを利用するのもよいが, 婦人では胸部の皮膚を利用することはある程度制限されるといってよい. また groin flap などの血行を含む皮弁を使用する場合には使用すべき皮膚の部位が限定されることは当然である. いかなる肢位が患者にとってもっとも楽な姿勢であるか, 移植皮膚の大きさ, 形, 部位, 方向なども考慮のうえ,

a. デザイン

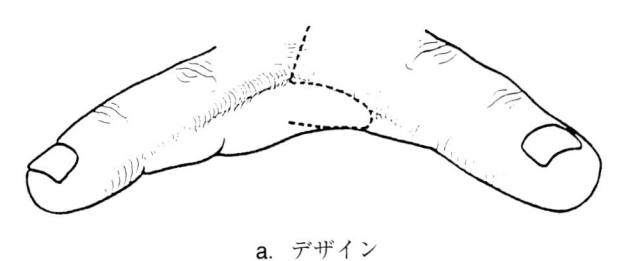

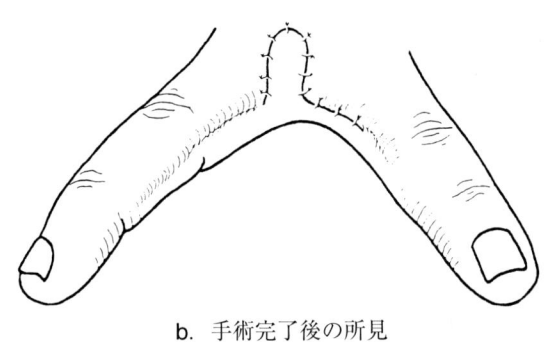

b. 手術完了後の所見

図 9·24　指間部水かき形成に対する rotation flap の利用

a.　b.

c.

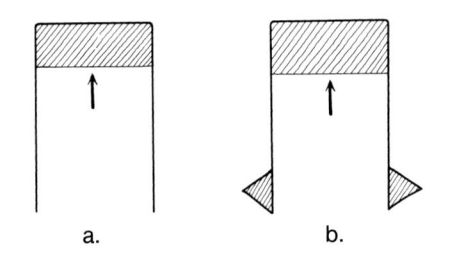

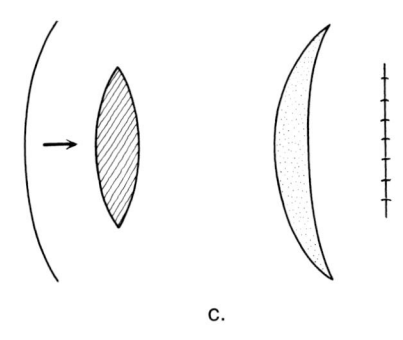

図 9·25　Advancement 法のいろいろ

許される範囲内において患者のもっとも**楽な肢位**を決定し，大略のデザインをしておく．術前この肢位でギプス固定を行い数日間経過をみてのちシャーレとし，術後ただちにこのシャーレを利用して固定を行うのも1つの方

VII　有茎植皮の実施について　123

法である．いずれにしても患者が手術台に横たわったときと，ベッドに横たわるとき，あるいは起立する場合とでは相互の位置的関係に相当の変化が起こるので，術前の肢位検討はとくに大切．手術時のデザインのみでは皮弁に緊張が加わり失敗の原因となることがあるので注意する．

(2)　手術は普通全身麻酔のもとで行われる．したがって前もってギプスシャーレが用意されている場合は別であるが，術後ただちにギプス包帯を巻く場合には包帯が巻きやすいよう**手術台を設計**するなり，用意をしておく．敷布のかけ方にも注意する．穴あき敷布を用いると植皮後敷布を切り取らなければならないからである．

(3)　手における移植床の準備：開放創の場合はその創面を，また瘢痕の場合には瘢痕をできるだけ完全に除去してその後にできた創面に適度な大きさ，形の皮弁が移植できるよう形成する必要がある．遊離植皮の場合と異なり移植皮膚弁はなるべく**単純な形**とすべきで複雑な形とすることは望ましいことではない．したがって手の創面もなるべく単純な形になるよう，健康皮膚も含めて切除し，その形をととのえる．また有茎植皮は小さいものよりも**大きな皮弁**のほうが操作もしやすく効果も大であるので，手，前腕に移植する場合には移植床はなるべく大きくすることが望ましい．えてして初心者ほど小さな皮弁を作製し，かえって瘢痕を多くする結果となることがあるので注意する．また flap の茎部にあたる側は明らかに血行が侵入している場合は別として，先端部と同じ幅か，できれば広くなるよう形成する．ただし縫合線の位置については将来拘縮をきたすことのないようとくに注意が必要．さて移植床の準備にあたっては常に flap の方向を念頭において操作を行う．これは flap の茎部にあたる側の部に「**おりかえし**」用の短い皮膚弁を残しておく必要があるからである．この短い皮膚弁は茎部の内側面の被覆に用いるもので flap を起こしたあと，その欠損部に移植された分層皮膚と縫合して内側面の完全閉鎖に利用する．これを忘れると茎部内側面の完全閉鎖ができず，開放のままで処置すると化膿の恐れもあり，良好な結果は得られない．

以上，移植床の準備には必ず止血帯を使用するが，除去後は時間をかけて止血することが大切．

(4)　手の肢位の保持と Kirschner 鋼線：手の瘢痕を

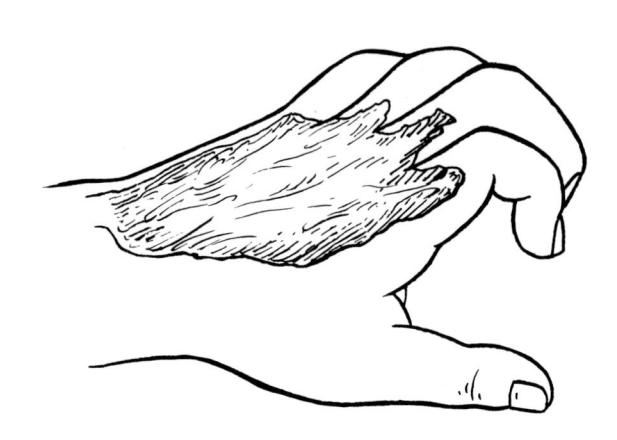

a. 瘢痕を適当なデザインのもとに切除する．

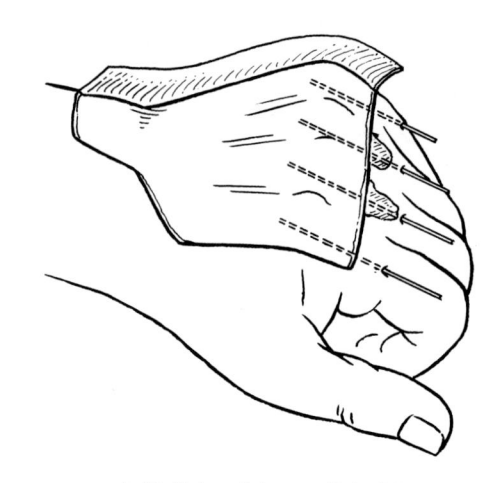

b. 切除瘢痕の基部には茎部裏打ち用の小皮弁を残しておく．関節の拘縮が著明であれば，関節嚢切除とか伸筋腱剝離ののち良肢位としてKirschner鋼線を刺入しておく．

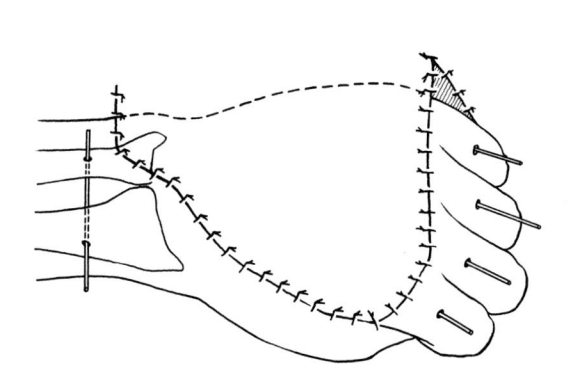

c. 有茎皮弁の縫合，なお前腕の回内・回外運動を防止するための橈骨・尺骨間にKirschner鋼線を刺入しておくとよい．

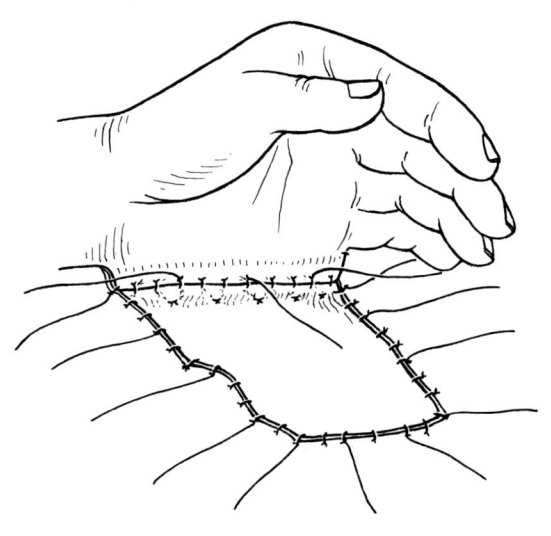

d. 皮弁縫合の前に，できた皮膚欠損部には分層植皮を行ってtie-over法で固定しておく．茎部の裏打ち状況に注意．

図9・26　有茎植皮の実施

切除したのちは**変形を矯正した位置**で植皮が行われなければならない．このためにはしばしばKirschner鋼線が利用される．手背瘢痕で**MP関節**が過伸展している場合には瘢痕切除後，MP関節屈曲位として鋼線で固定する．母指内転拘縮の際は瘢痕切除後，母・示指の中手骨間に鋼線を通し，**母指を最大外転位**に保持すればよい．手関節屈曲拘縮に対しては伸展位に，伸展拘縮に対しては軽度屈曲位として固定を行う．その他有茎植皮の際にはflapは手の尺側から橈側に，あるいは橈側から尺側に向かって移植されるが，このとき前腕は回内位，あるいは回外位に保持される必要があり，もしこの位置が変化するとflapは過伸展されたり，また茎部が曲って循環障害の原因となることがある．したがって前腕の回旋を一定のところで固定しておく必要があるが，このためには**橈・尺骨間に鋼線を刺入**しておくとよい．これを行うと固定中にギプスの中で手の位置が変わる心配がな

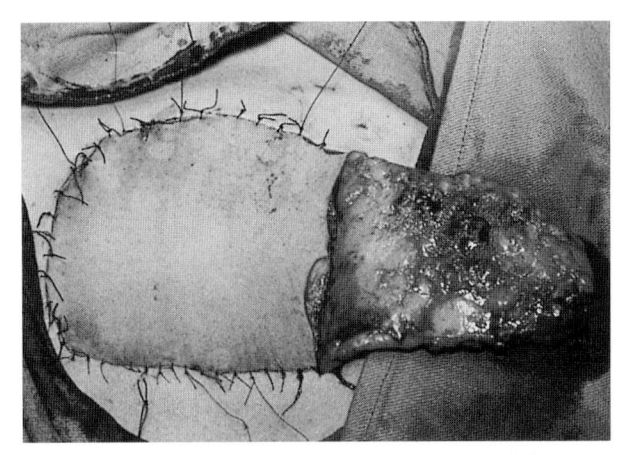

a. 皮弁を起こし，できた欠損部には分層植皮を行う．

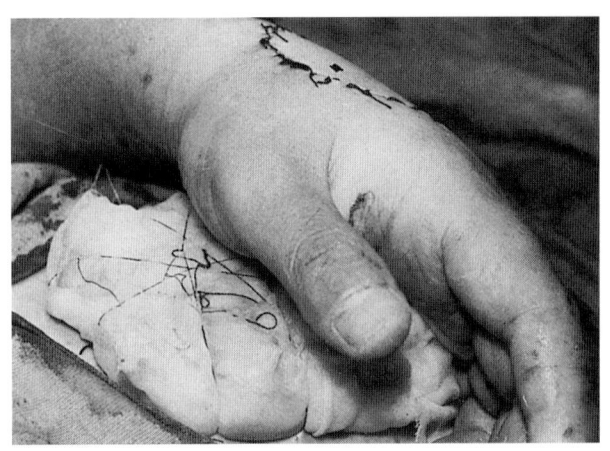

b. 分層植皮は食塩水をしみこませた脱脂綿でtie-over法により固定する．この際，脱脂綿はあまり多くないほうがよい．

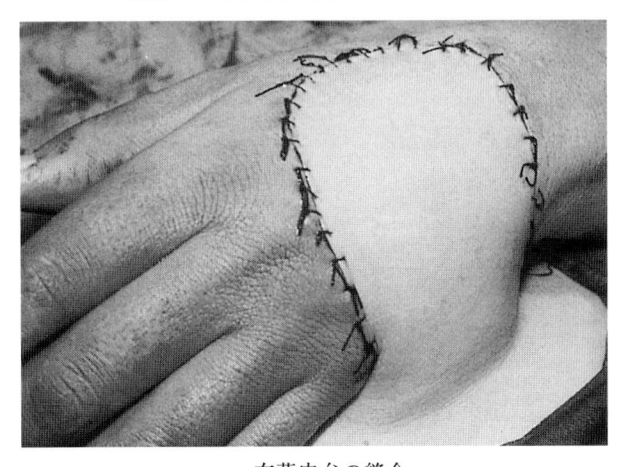

c. 有茎皮弁の縫合

図9・27　有茎植皮の実施状況

い．

以上で手に対する操作が終わる．止血帯をゆるめ創面には食塩水ガーゼをあてて止血を行う．

(5)　移植皮弁のデザインと作製：次に移植皮弁のデザインに移る．術前予定した部位に今作製した手の移植床面の形，大きさをコンパスで計測しながらマジックペンを用いてできるだけ正確なデザインを行う．ビニールシートを利用するのもよい．皮弁の方向にはとくに注意する．大きな皮膚弁の際にはデザインに多少の誤りがあっても融通可能なこともあるが，小皮膚弁の際にはとくに正確な**デザイン**が必要となる．皮膚弁の血行には十分注意し，また基底部はなるべく広く，長くして張力にゆとりをとっておく．基底の幅と長さの比は1：1.5を超えないことが望ましいが，できうる限り基底の幅は広くとる．もし幅が狭いようであれば移植床を広くしてでも血行のよい皮弁を作製する．有茎植皮の目的は健康で血行のよい皮弁を手に移植することであるから，危険性のある皮弁の設計はすべきでなく，少しは大胆すぎるほどのゆとりのある皮弁を作製することが望ましい．皮弁を起こしてあとにできた皮膚欠損部は分層植皮により被覆される．

皮弁が比較的小さい場合には図9・28のごとくに脚の長さを違えてデザインを行うと便利なことがある．皮膚欠損部は周囲皮膚を剥離することによって閉鎖可能で，これにより皮弁は横の方向のものか少しく下向き，または上向きに移動され，しかも茎部に無理の起こらない利点がある．指とか手の小範囲の皮膚欠損に利用される．

(6)　皮膚欠損部への分層植皮：小皮弁作製の場合には欠損部は周囲皮膚の移動により縫合，閉鎖することもあるが，原則として**分層植皮**による**被覆**が行われる．欠損部を開放のままで放置してはならない．大腿部よりdermatome（われわれは主としてA&H型のknifeを利用）を用いて欠損部より少し大きめの薄い，あるいは中等度の分層皮膚を採取し，これを皮弁の茎部にあたる部以外の三辺の部において結節縫合する．この際，縫合糸の一部はのちに行うtie-over法のために残しておいたほうがよい．縫合することなく残された皮弁茎部にあたる側の一辺はのち手に用意された「おりかえし」用の皮弁と縫合して茎部を閉鎖するのに利用する．この際，糸は茎部の脂肪組織にもかけて死腔を残さないよう努力す

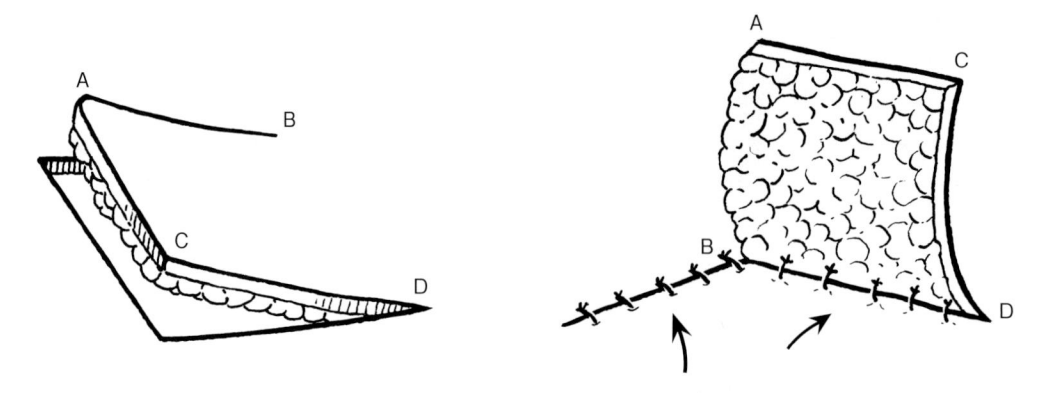

図9・28 皮弁が小さいときには，図のごとく，ABよりもCDを長くして，皮弁を起こし，周囲組織を剝離して層を閉鎖する．この際，皮弁の方向が回転するので切開線のデザインに注意する．

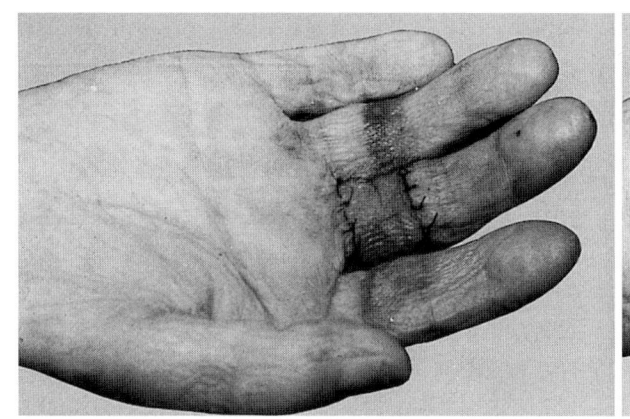

a. 手掌面．環指背側の皮膚を中指掌側に移行

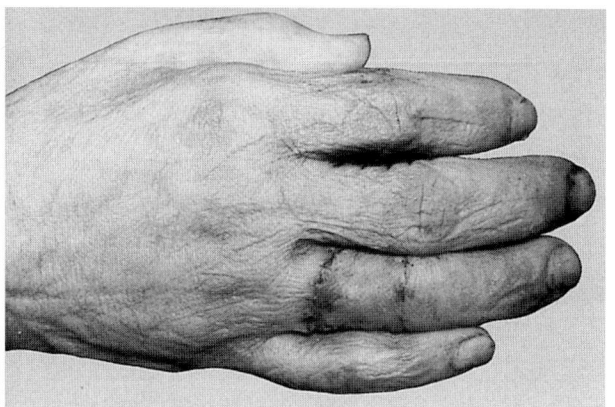

b. 手背面．環指の皮膚欠損部は植皮によりカバーした．

図9・29 Cross-finger flap の実施

る．分層皮膚の tie-over 法は先に遊離植皮の項で述べたと同様に行ってよいが，脱脂綿があまり多いと，この上に手をおき，さらに有茎植皮を行う場合，皮弁に緊張が加わって無理が起こりやすい．したがって次回操作も考慮にいれて薄めの tie-over にしたほうがよい．

（7）移植皮弁の縫合と圧迫，固定：皮弁の脂肪層があまりに厚い場合には一部切除する．とくに縫合縁の近くは手の皮膚と縫合しやすいよう切除したほうがよい．デザインが正しければ皮弁の修正は必要ないはずである．縫合は丁寧に行う．縫合が終われば今一度茎部のねじれ，緊張度，または死腔の有無などについて検討したうえで圧迫固定に移る．圧迫は強い必要はない．しかし手の肢位を保ち，固定中手が移動することのないよう

手，前腕を含めて周囲にガーゼ，または消毒した綿花を十分につめ，さらにこの上を絆創膏，または弾性包帯で圧迫固定する．以上のみでも相当の固定力が得られるが，ギプス包帯を追加したほうが安全である．術後数日間はベッドで安静を保たしめ，以後多少の起立歩行を許す．

（8）皮膚弁の切断：皮弁の切断は局所の状況にもよるが，普通2～3週後に行われる．局所の血行を調べるいろいろの検査もあるが，手術が正しく行われている場合にはとくにその必要はない．危険性のある有茎植皮ははじめから行わないほうがよい．

さて切断時に注意すべきことは，茎部をなるべく長く残して遠くより切断をすることである．もし短く切って

皮弁の不足に気付いても，もはやいかんともすることができないからである．茎部の切断後は脂肪組織の不要部を切除し，次に移植床面を作製，これにはできるだけ atraumatic な操作で縫合を行う．この部は**切断直後でもっとも血行が不良な部**であり，しばしば化膿，壊死を発生する危険性が多いので注意する．この意味で有茎植皮でもっともむずかしいのは皮弁切断時の操作にあるといってもよいであろう．皮膚縫合は皮膚をよせるのみとし強く絞めてはならない．縫合数も必要最小限とする．

（9）以後の処置：有茎植皮後，次に行う深部組織の修復，また各種形成手術は組織反応の治まった 2～3 カ月以後とする．切開には縫合線を利用する．もし移植皮膚に脂肪組織があまりに多い場合には defatting が必要となるが，手術は 2 回に分け，それぞれ半分ずつの脂肪組織を切除する．縫合線を Z-plasty によりジグザグ線にかえることもしばしば必要となる．

大体以上のごとくであるが，もし植皮に失敗があるとすればそれは適応の誤り，デザインの誤りによるものであり，皮弁の血行障害は過緊張と茎部のねじれによることが多い．

以上，有茎植皮の実施につき比較的詳しく述べてきたが，微小血管外科の導入以後その施行の機会は少なくなってきた．しかし血管縫合に自信がない場合には本法を安心して行ってよい．本法にも多くの利点があり，皮弁の位置，形，大きさなどにあまり考慮することなく実施可能である．固定を確実にすれば入院も数日で，以後外来も可．切離時には入院が必要であろうが，2～3 日でよいであろう．

3) **血管柄付き皮弁移植（vascular flap）** 皮弁の中に血管を含めることができれば皮弁の移植はより自由となるはずである．Shaw and Payne (1942) は下腹部の皮弁に inferior superficial epigastric vessels を含める方法を述べたが，その後，McGregor and Jackson (1972) は，**groin flap** として superficial circumflex iliac vessels を含める方法を発表して以来，急に諸家の注目を引くところとなり，手への有茎植皮としてしばしば利用（児島ら 1978，田中ら 1982）されるようになった．茎部が狭くとも大きな皮弁が採取可能であり，したがって固定が普通 flap の場合ほど確実でなくともよく，それだけ肢位の保持が楽であること，また植皮のままで指

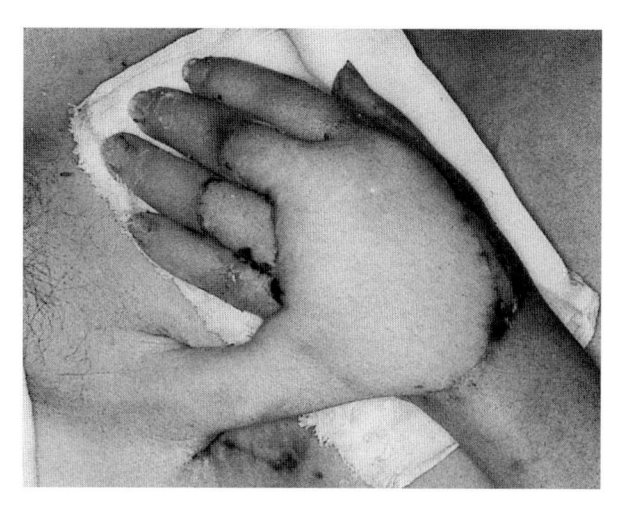

図 9・30 Groin flap による有茎植皮
73 歳，女．高熱プレスによる手背 heat press infury で受傷後 1 カ月半を経過して来院．手背では伸筋腱欠損，骨が露出し肉芽創を形成していた．

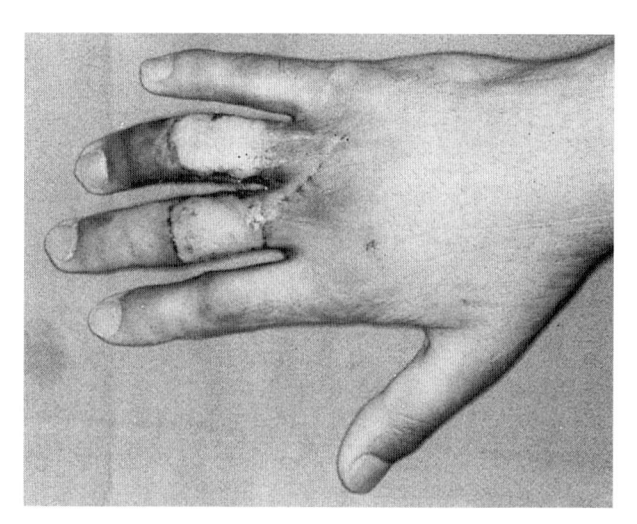

図 9・31 Kite flap 法の利用
環指基節背側の開放創に対して中指基節背側の皮膚を kite flap 法として移動，創を閉鎖した．

の屈伸を行なう余裕があり後療法が楽となるなどの利点がある．しかし茎部切離にさいしては，これより侵入する血管が切断されるため急激に血行状態が悪化する可能性があり，切断の時期および操作は慎重でなければならない．操作が粗雑であると切離端が壊死となることがあるからである．なお，先に述べた **kite flap 法**とか **island pedicle 法**も本法の 1 つである．

その他，中国の Yang ら（1978）により報告された

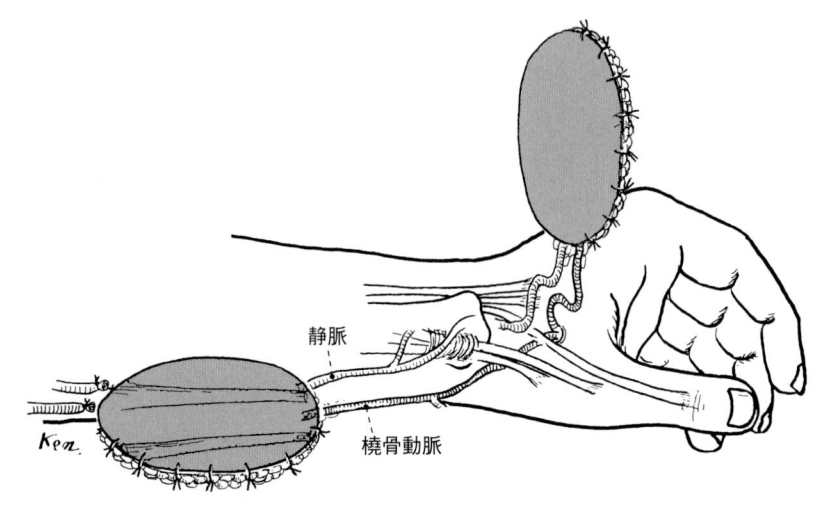

a. 逆行性前腕皮弁

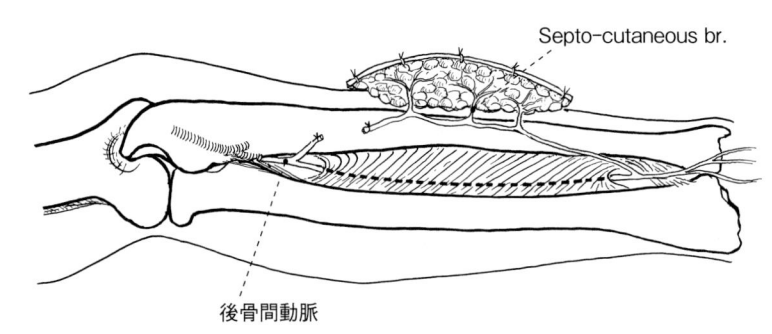

静脈
橈骨動脈

b. 逆行性後骨間皮弁の作製．後骨間動脈を切離反転して前腕背側皮膚を利用するもの

Septo-cutaneous br.
後骨間動脈

図9・32　前腕よりの皮弁の利用
橈骨動脈を切断し，これの血行を逆行性に利用するもので，手の瘢痕・拘縮の除去に便利である．なお動脈とともに静脈も含めればなお好都合．これによれば腱とか神経の移植も同時に可能である．
（津下：私の手の外科―手術アトラス，第4版, p.159, 160, 2006）

---

radial forearm flap，また Chinese flap と呼ばれるものが知られている．方法は橈骨動脈を逆行性に利用するもので，手背静脈も柄に含めれば血行はきわめて良好であり，母・示指間の瘢痕拘縮の除去とか，手掌の被覆に用いられる．皮膚が比較的薄く，しかも腱とか腱膜をも一緒に移植することが可能という利点があるが，前腕採皮部に植皮を要するため，美容上多少の問題を残すことは否定できない．しかし将来多用される皮弁と考える．また Zancolli（1988）は後骨間動脈を切離反転する方法 reversed posterior interosseous flap 法（逆行性後骨間皮弁）を述べており，操作がややむずかしい点はあるものの利点もあり症例により手背，母・示指間の拘縮除去に使用されてよい．

　　4）**筋肉皮弁移植（myocutaneous flap）**　　筋を栄養する血管を損傷しないよう分離して，その筋をおおう皮膚とともに筋肉皮膚弁を移植するもので，近年形成外科方面で多用されるが，手については使用される機会は比較的少ない（詳細は第28章微小外科の項を参照）．しかし前腕の広範な皮膚および筋肉欠損に広背筋を血管柄付きとして移行，これに背側皮膚を付けたまま移植すれば長さも十分であり筋肉・皮膚が同時に移植可能である．これについては第4章開放創の処置の有茎植皮の項でも述べたところで図4・9を参照されたい．

　　5）**Tube 作製による有茎皮膚移植**　　Tube 作製に

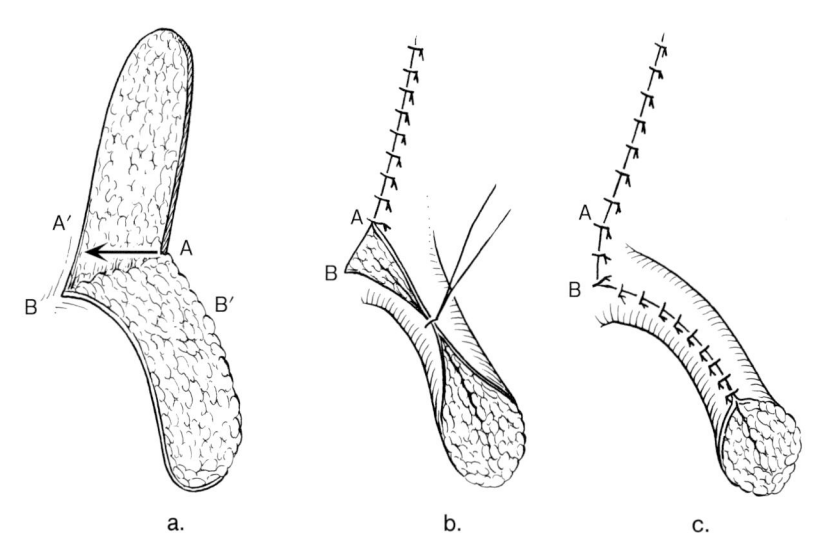

図9・33 1段階法による tube 作製方法（Bunnell を参考とした）

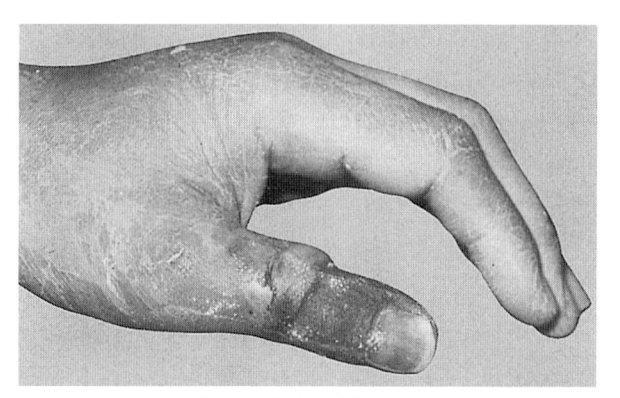

a. 来院時所見．受傷14日後

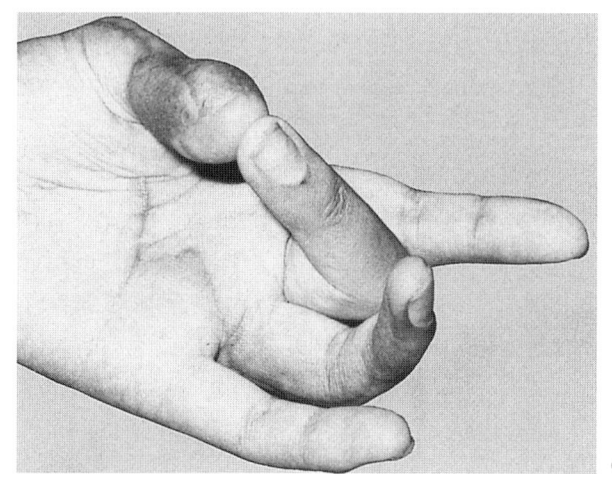

b. Tubed pedicle の実施．壊死皮膚は切除したが骨・腱は残存せしめた．

c. その後 island pedicle を実施した．Pinch の所見

図9・34 18歳，男．ボール板に左母指を巻きこまれ受傷

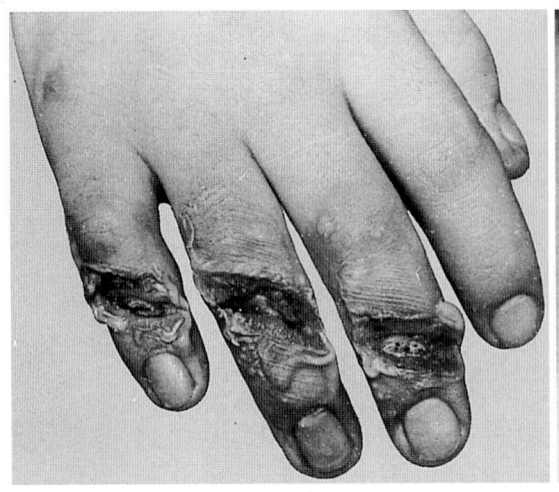

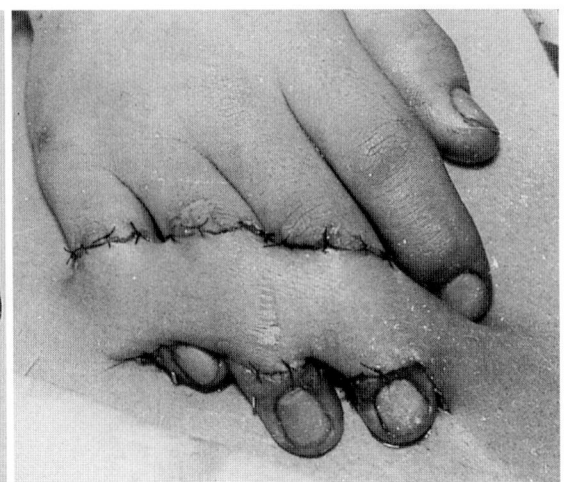

a. 来院時所見　　　　　　　　　b. Bipedicle graft を行っているところ.

図 9・35　17歳，男．高熱鉄板により受傷

よる有茎皮膚移植は皮膚弁（flap）による移植と比較して手術段階が増え，操作に面倒はあるが，移動が自由で，固定が容易であるなどの利点がある．しかし血管柄付き皮弁移植とか筋肉皮弁移植が用いられるようになって以来その使用範囲はきわめてまれとなった．造指術はもちろん tube 法が用いられなければならないが，これにははじめ胸，あるいは腹部に tube をつくり，のちその一端をはずして移植部に移動し，その後他端を切離する 2 段階法と，はじめより tube の一端を移植する 1 段階法との 2 法がある．それぞれ一長一短があるが，2 段階法は手術操作が 1 段階法より 1 回多いということもあり使用される機会は少なくなった．以下 1 段階法を中心に tube 作製上注意すべき 2, 3 の問題について述べる．

a)　1 段階法による tube 作製：図 9・33 に示したごとくであるが，

① 皮切には皮下血管の走行を考慮にいれ，皮弁の幅と長さの比は 1：2 以下とする．そして切開線の両脚は左右不同としておく．

② 周囲の皮下組織を剝離してのち縫合を行うが，縫合は A は A′，B は B′ というように縫合する．これにより腹壁の皮膚縫合線と tube の縫合線とが少しねじれを生じ，この部における滲出液による湿潤化，ひいては化膿の危険性が防止される．そして tube の先端部を必要部に移植縫合すればよい．Tube の切り離し時期は 2〜3 週後であるが，この際も flap 移植の場合と同様，切り離された断端の血行はしばらく不良で，縫合部にしばしば壊死，部分的化膿をみることがあるから操作は atraumatic でなければならない．これについては造母指術の項（p.254）も参照されたい．

b)　その他の方法：その他 bipedicle 法がときに利用されるが，適応は図 9・35 に示したごとき場合である．

最後に paired pedicle flap 法について簡単に述べる．これは田島ら，また三浦（1974）により述べられた方法で，腹部に S 状切開または Z 状切開を作製，相対応する皮弁をつくつて背面・掌曲の両面をサンドイッチ状にはさんで被覆するもので，手の degloving injury とか，母・示指間の内転拘縮のような場合，背・掌両面に有茎植皮を行うのに利用される．

第10章 骨折と脱臼（含 手根不安定症，靱帯損傷，ロッキング）

I 治療の原則

　手における骨折および脱臼も他部におけるととくに変わった点はなく，その発生機転についても，治癒機転についてもまったく同様と考えてよい．しかし手は非常に繊細な運動器官であることを常に念頭におき，他部における以上の慎重さをもって早期治療，完全固定，早期運動を行う必要がある．手の骨折，脱臼が小骨であるとの理由でなおざりにされることがあってはならない．

　手は他部に比較して血行のよい部であり，舟状骨などの例外はあるとしても，治療方法が正しければ遷延治癒，あるいは偽関節は発生しにくい部位といってよいであろう．しかるにわが国においては意外に遷延治癒，変形治癒を示す症例が多いようであるが，その原因は骨が小骨であるため治療がなおざりにされる傾向の強いこと，骨折が1カ所とは限らず，しばしば多数で，しかも皮膚，その他組織の損傷を合併し，これらにまどわされて骨折の治療を忘れるか，またそこまで手の及ばないことなどにあると思われる．

　これらの治療にあたって注意すべき問題について述べる．

1. 早期整復

　術前にはX線のほかCT，3D-CT，また症例によってはMRIなどの精査ののち治療方針を決定する．骨折，脱臼の治療は早期であればあるほど，その整復が容易であり，しかも完全整復が可能である．できれば腫脹がまだ著明とならないうちにこれを行う．整復はX線透視による確認が必要である．透視装置としてわれわれはSiscanを使用して便利を感じている．開放創の場合はcleansingとdébridementのあと，ただちに整復を行なう．直視下に整復が可能であるから，整復はきわめて容易でしかも安全である．

2. 固定肢位（安全肢位固定）

　整復後は原則として**良肢位**あるいは**安全肢位**での固定，保持を行う．これはbalanced position, safe positionとも呼ばれ筋の緊張が最も安定した肢位であり，母指は必ず対立位とし，ちょうど物をつまむときの手の位置で，この肢位であれば骨折再転位の傾向も少なく，拘縮発生の危険性も少ない．要は正常の手のアーチをいかに早く回復してそのbalanced positionを確実に保持するかで，これは長軸アーチについても，また横軸アーチについてもいいうるところである．もし手のアーチが破

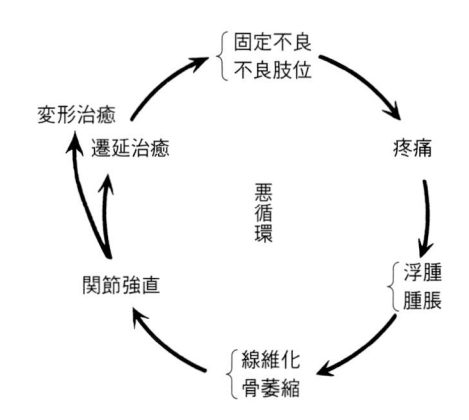

図10·1　不良肢位固定，ならびに不十分な固定のために起こる悪循環

壊されれば，骨の再転位，また拘縮が発生し，後療法に長期間を要することとなる．

3. 固定範囲

損傷指の固定は完全でしかも確実でなければならないが，損傷されていない部位はそれが損傷指に悪影響を及ばさないかぎり固定することなく自由に屈伸できるようにしておく．指の骨折を整復したあと，隣の指と一緒に副子固定をすることがあるが，ほかの指は自由な可動を許すごとくにする．

たとえば手関節部での外傷の場合，手は安全肢位として固定範囲は前腕より遠位と近位手掌皮線の中間（life line と呼ばれる）までにとどめ，MP 関節の屈伸は可能なごとくにし，また母指は対立運動ができるよう可能なかぎり母指球部を大きく露出せしめておく．これであれば手関節の固定は完全であり，しかも母指，指の屈伸は可能で，たとえ長期間固定しても指に強直を起こす危険は少ない．指の骨折の場合もその指のみを完全に固定し（ときに隣接指と一緒に固定することあり），ほかの指は固定することなく1日数回他動的に屈伸運動を行わしめ強直を防止する．なお自動運動を強力に行わしめることは損傷指に影響があるので，少なくとも早期には他動的屈伸にとどめたほうがよい．

4. 完全固定

損傷指の固定は完全でなければならない．わが国ではアルミニウム製の短い市販の副子がしばしば指の固定に利用されているようであるが，これでは固定範囲が不十分で完全な固定は得られない．必ず前腕より指先まで確実な固定を行うようにする．このためにはオルトプラストを患者の手に合せて切り，副子を作製するのが便利．この上にガーゼ，包帯を巻いて副子を作製する．固定には絆創膏を利用し，確実な固定を行う．

5. 早期運動

手は血行もよく，また骨も小さいから骨の癒合は良好である．完全固定の期間は普通3～4週間程度でよく，その後はたとえX線上仮骨の形成がみられなくとも1日2～3回温水での自動運動，バイブラバスなどを開始する．運動を終わったあとは再び副子固定．5週初めよ

り副子も除き，自動運動を継続せしめる．他動運動，マッサージは行うべきではないが，もし行うのであればX線上仮骨が十分になってからとする．後療法で最も大切なことは温熱，電気などを与えるリハビリではなく患者に社会復帰への意欲を引き出すリハビリでなければならない．温熱・電気はそのための手段であることを銘記すべきで，これらについては第3章の後療法の項（p.37）を参照されたい．

大体以上のごとくであるが，要は早期に完全整復を行い，その後完全固定を3～4週間行ってから早期運動にはいるわけで，固定期間は短くてもよいが，完全であることが必要であろう．遷延治癒の原因は多くの場合早期整復を行わず，しかも整復が不十分で，また不確実な固定がダラダラと長期間に及ぶような場合に認められ，あとに強い機能障害を残すこととなる．

6. 関節強直の防止

関節の強直は上に述べた諸項目により防止されるわけであるが，その他2,3の点を付記すると，まず骨折，脱臼の転位はできるだけ早期に完全整復することで，もし転位があればその伸側，屈側に存在する組織は容易にこの部で癒着を起こし，これはまた関節強直の原因となる．安全肢位固定は筋，腱のバランスを保ち，循環を良好に保持するのに大切である．MP 関節の不良肢位固定と強直の発生についてはよく知られているところで，図2・19にみるごとくこの関節の側副靱帯は MP 関節屈曲位で伸展し，伸展位で短縮するので，もし伸展位で固定すればこの靱帯は容易に収縮して弾性を失い，もはやこの関節の屈曲は不能となる．したがってこの関節は必ず中等度屈曲位，すなわち側副靱帯伸展位で固定することが必要である．

損傷部位が完全に整復，固定されると疼痛は早期に消退する．固定が不十分で疼痛が継続すれば反射的に浮腫は増強し，骨の吸収が起こり，いわゆる Sudeck の骨萎縮を発生する可能性もある．損傷部位以外のところは固定することなく1日数回でも自動・他動屈伸運動を行わしめれば循環は良好となり，浮腫は早期に消退し，関節の強直は防止される．また完全固定は骨の癒合を早期に可能とし，組織反応を消退して早期運動を可能ならしめる．手術はすべて atraumatic であるべく，操作中の細

胞死，すなわち瘢痕の量で予後が決定される．

すなわち完全整復，安全肢位固定，そして完全固定が関節強直の防止にきわめて大切で，これを行わず，局所の疼痛が継続すれば浮腫は消退せず，骨は萎縮し，植物神経系の異常を誘発する．そして1指の強直は他指の強直を，1関節の強直は他関節の強直を招来する．安全肢位における完全固定は固定期間が相当長期に及んでも関節強直の恐れはさほど強いものではない．

II 手関節における骨折と脱臼

1. 橈骨遠位端骨折

きわめて多い骨折であり，とくに最近女性の高齢者に多発する傾向が強い．

診断 診断には普通X線の撮影はもちろんであるが，ほかにCT，また3D-CTを撮り，骨片転位の相互関係を確認する．治療に際してはなるべく軽量なX線透視装置を用意する．

骨折型の分類 よく使用されるものにFrykman分類，AO分類，Melone分類などがあるが，斎藤の分類はやや複雑であるが最も実用的と思われるので，ここではこれにつき述べることとする（図10・2参照）．

(1) 関節外骨折
① Colles 骨折
② Smith 骨折

(2) 関節内骨折
単純関節内骨折
① Chauffeur 骨折
② 内側楔状骨折
③ 背側 Barton 骨折
④ 掌側 Barton 骨折
粉砕関節内骨折
⑤ 粉砕 Colles 骨折
⑥ 粉砕 Smith 骨折
⑦ 背側 Barton-chauffeur 合併骨折
⑧ 掌側 Barton-chauffeur 合併骨折

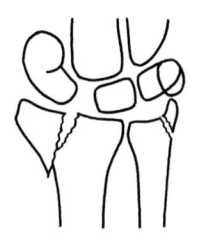

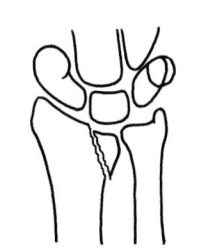

1. Undisplaced
2. Ulnar split
3. Ulnodorsal split
4. Dorsal split-depression
5. Central depression

a. 単純関節内骨折群
1) Chauffeur
2) Medial cuneiform
3) Dorsal Barton
4) Palmar Barton

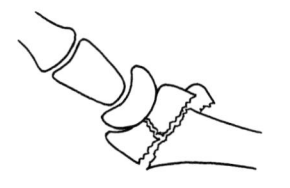

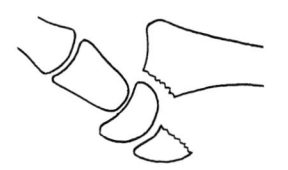

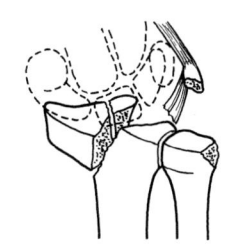

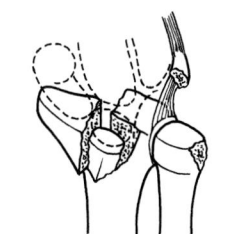

b. 粉砕関節内骨折群
5) Comminuted Colles
6) Comminuted Smith
7) Dorsal Barton & chauffeur
8) Palmar Barton & chauffer

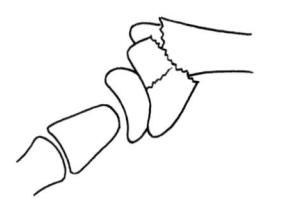

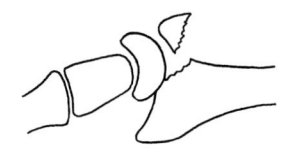

図10・2 単純関節内骨折群と粉砕関節内骨折群（斎藤の分類）
(Saito H: Classification and treatment of intra-articular fractures of the distal radius. Fractures of the Distal Radius, Martin Dunitz, p.131-142, 1995)

I. Undisplaced　　II. Ulnar split　　III. Ulnodorsal split (die-punch fragment)

IV. Dorsal split-depression　　V. Central depression

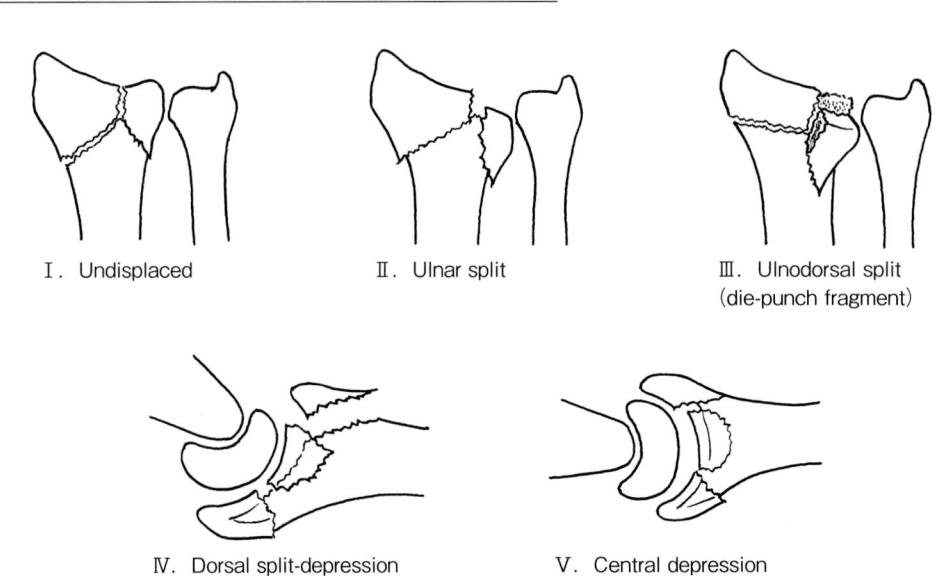

c. 粉砕 Colles 骨折の亜分類

Dorsal Barton

Chauffeur

Palmar Barton

1) 背側 Barton-chauffeur 合併骨折
　Ulnodosal type　　Radiodorsal type

2) 掌側 Barton-chauffeur 合併骨折
　Ulnopalmar type　　Radiopalmar type

d. 背側または掌側 Barton 骨折と chauffeur 骨折の合併

図 10・2　単純関節内骨折群と粉砕関節内骨折群（斎藤の分類）（つづき）

2. Colles 骨折

　この骨折は普通手をついて倒れた場合の伸展骨折として発生し，末梢骨片は背側に移動すると同時に，橈側にも転位が認められ，また尺骨末端は茎状突起骨折と，この部の部分脱臼を起こして背尺側に隆起し，全体は**フォーク状変形**を示すこととなる．この際中枢骨片の末端は屈側に突出して屈筋腱，正中神経を圧迫し，手指の知覚障害，運動障害を起こすこともありうる．もし骨折の整復が不十分であれば骨突出部は腱に圧迫を及ぼして腱の癒着を発生し，またこれは正中神経にも及んで，たとえ初期に知覚障害はなくとも後日知覚障害と筋萎縮を伴って，いわゆる carpal tunnel syndrome を起こすこともしばしばである．また手は末梢骨片の橈側転位のため，腱の走向もカーブを余儀なくされて，先の骨折部における癒着とあいまって指の屈伸運動が障害される．さらに骨片転位は屈側を走る橈・尺主要動脈にも圧迫を及ぼし，手全体の循環を不良とし，**浮腫**を発生し，手指諸関節の強直の原因となる．

　骨折線が手関節部に及べば手関節の運動障害はもちろん発生するが，たとえ手関節にまで及んでいなくとも，出血，浮腫はこの部に著明であり，橈尺関節にもしばしば脱臼が認められ，手関節の運動制限と疼痛発生の可能性がきわめて大である．したがってできるだけ早期にしかも完全な整復が行われなければならない．

　治　療　局所麻酔でもよいが，腫脹を増大する欠点があるので腕神経叢ブロック，または全麻のもとに手術室で透視下に整復する．肘関節を屈曲して助手に保持せしめ，術者は母指および示・中・環指を両手で持ち前腕回内位で牽引を加え，のち末端骨を圧迫して整復を行う．この際，過矯正による整復の必要はなく，背側の骨膜連絡をかえって破壊するようなことがあってはならない．整復に際しては **finger trap** を使用，2〜3 kg の重錘を対抗牽引として整復を試みるのもよい．橈尺関節の脱臼も容易に整復されて再脱臼の傾向は少ない．橈骨関節面の傾斜は尺側に向かって 23°，掌側に向かって 11°であるから整復後の角度を X 線より確かめ，手関節軽度掌尺屈位でギプス，またはオルトプラスト固定を行う．なお斎藤らは手関節軽度背屈位固定を提唱している．

　固　定　固定にはギプス副子を2本作製，長いものを屈側にあて，末端は手掌部末梢横皺までとし，中枢側は肘関節上部に及ぶ．他は手背側にあて，両者とも下敷は用いないか，用いるとしても薄いものとする．そして背側のものには油紙またはポリラップをあてておけば後日両側ギプスを分離するのに便利であり，また副子としても利用可能である．両側ギプス副子で固定，モールド後包帯固定を行う．包帯後はできるだけ手を挙上位に保ち，浮腫の発生を予防する．知覚障害，循環障害の有無にも注意．なければ漸次手指の自動・他動屈伸運動を行わしめ，拘縮の発生を防止し2週後肘関節の固定を除去，同時に手関節も良肢位とし他の部の固定は普通5週

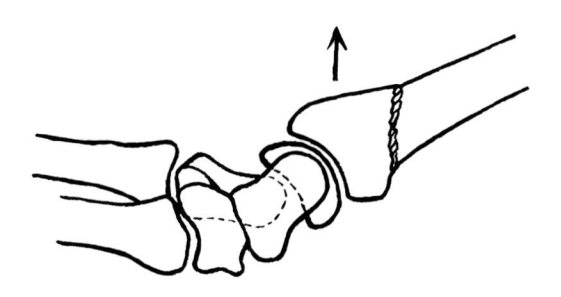

a. Colles fracture

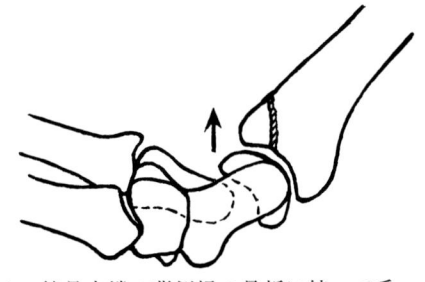

b. 橈骨末端の背側縁の骨折に続いて手根骨の脱臼が起こる．

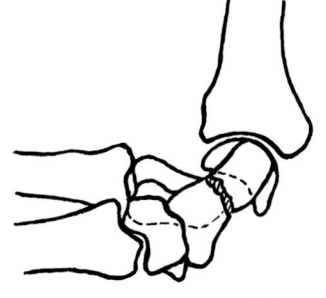

c. 舟状骨の骨折

図 10・3　手をついて倒れた場合に起こるいろいろの骨折

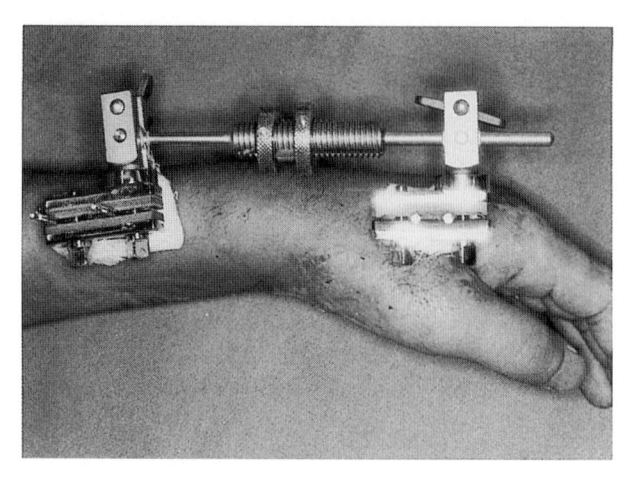

図10・4　橈骨末端骨折に対する創外固定器の利用

間で除去し後療法にはいる．もし橈骨末端骨に再転位の傾向が強い場合には，経皮的にKirschner鋼線を刺入して固定を確実にする．

以上の骨折は関節外骨折のColles fractureとも呼ばれ最もしばしば認められるものであるが，この伸展骨折に対して屈曲骨折，すなわち手を屈曲した位置で手背をついた場合に起こる骨折をSmith fractureという．橈骨骨片は屈側に転位し，橈尺関節の脱臼，また尺骨茎状突起の骨折を伴う．整復はColles fractureのまったく反対であり，手は整復後良肢位に固定されるが再転位の傾向が強いので注意する．

3. 不安定骨折とその治療

先に安定骨折で徒手整復と固定について述べたが，不安定型の骨折については手術療法が用いられる．

a. Intrafocal pinning（Kapandji, 1976）

徒手整復が完全でないか，不成功に終わった場合，骨片間から鋼線を刺入し梃子の理を用いて残存する転位を整復し，さらにもう一本の鋼線を刺入，固定するもので，刺入部位は長手根伸筋腱と短母指伸筋腱の間，Lister結節付近，他は小指伸筋腱の橈側，または尺側の部とするが，この際知覚神経を損傷しないよう注意する．刺入部に小切開を加え，透視下に骨片間に鋼線を刺入，約45°の角度で中枢方向に押し込み，反対側の骨皮質にまで達するようにする．次いでもう一本の鋼線を交差するごとくに刺入，断端は曲げて皮下に埋没する．なお高齢者で骨のオステオポローシスの強い症例では背側に2

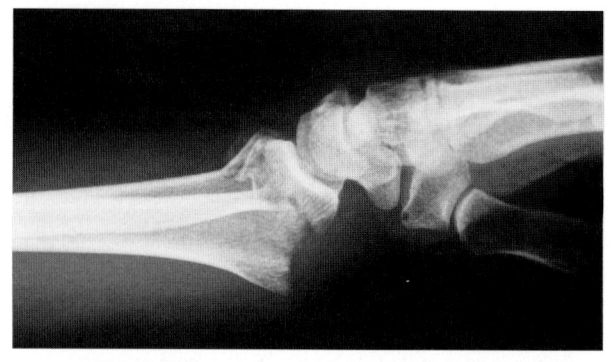

a. 来院時所見．38歳，女性．転倒による橈尺骨遠位端骨折．来院時局麻下にChinese finges trapで牽引しながら徒手整復を試みるも整復不十分．よって

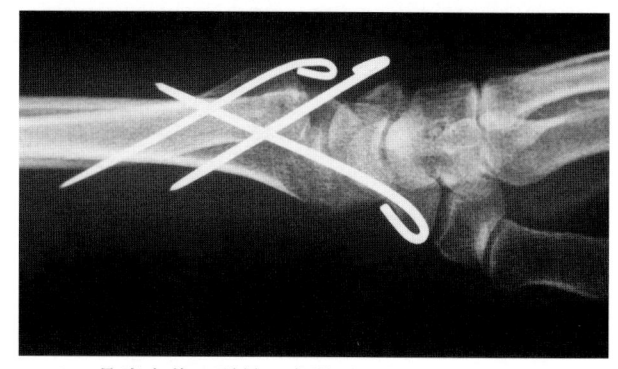

b. 骨癒合後の所見．牽引下に1.8 mm Kirschner鋼線を経皮的に骨折間に挿入．透視下に骨片を整復．鋼線を交差して刺入し，さらに尺骨の骨折についても1.5 mm Kirschner鋼線を刺入して固定．さらに第2・3区画間に約3 cmの切開を加え骨皮質を開き人工骨バイオペックスを注入した（術者　木森）．

図10・5　Colles骨折の経皮的整復

〜3 cmの小切開を加え，骨を開いて空隙部に人工骨，バイオペックスなどを注入することがある．なお橋詰ら（1999）はNodeアンカーリングシステムとしてC型，S型ピンを髄内に挿入，透視下に骨を整復，固定する方法を述べている．

b. 創外固定法

種々の創外固定器が市販されているが，末梢骨片の粉砕が著しくない場合，中手骨と橈骨間に固定器を装着，ligamentotaxisisの理論に基づき整復を得ようとするものである．また末梢骨片の粉砕が著しいものでも，しばらく時間を経過したような症例では術前の処置として1週間程度本法を使用することがある．また術後に固定の意味も含めて使用することもある．

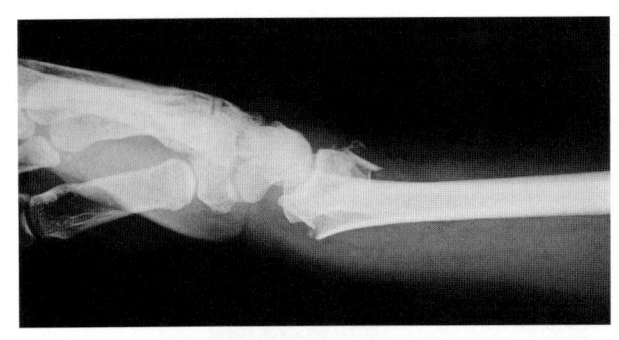

a. 来院時所見. 43歳, 女性. 転倒事故

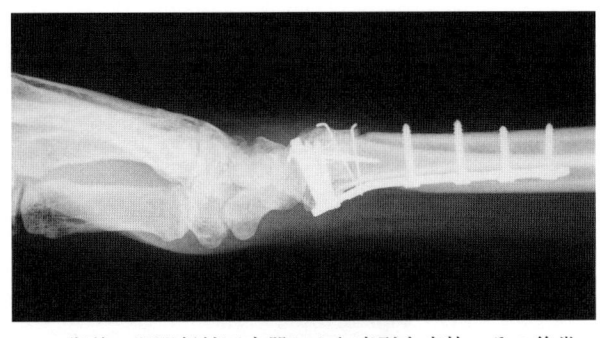

b. 術前1週間創外固定器により牽引を実施. その後掌側切開ではいり方形回内筋を切離. 骨膜下に剝離して転位骨片を整復. A-O distal radius plate（掌側, 右用）を掌側にあて橈骨骨幹部に螺子固定. 次いで背側切開を加え伸筋支帯を切り骨折部を出すに背側にも骨片があり, これを一時的に除去. この穴より粘膜剝離子を用いて髄内より透視下に骨片を整復. ここで掌側切開を開き末梢骨片をバットレスピンで固定. 次に背側にできた大きな骨欠損部に腸骨片を挿入. 海綿骨を詰め込みさらに一時的に除去した骨片をもとの位置に返してKirschner鋼線で固定. 創を閉鎖した.

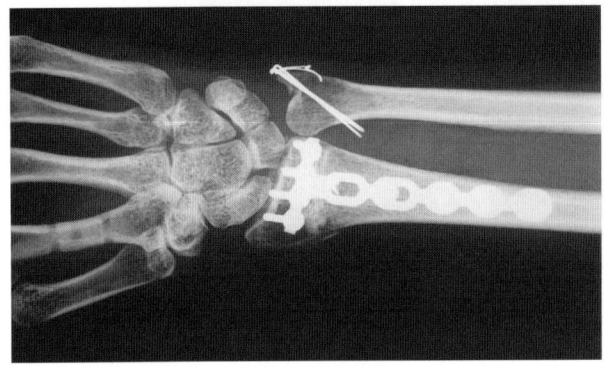

c. 術後所見. 正面像. 尺骨茎状突起骨折の整復固定を合併（術者 木森）

図10·6 粉砕Colles骨折に対する掌側副子固定

c. 観血的固定術

最近, 高齢者でしかも骨のオステオポローシスに粉砕骨折を合併する症例が多くなり, 手術も複雑となる傾向にあり, 術前のX線検査はCT, 3D-CTを含め詳細な検討を要する場合が多くなった. 手術は全身麻酔が望ましく, またしばしば腸骨からの移植骨採取が必要となる. またX線透視装置の準備はもちろん, 各種固定用副子, 螺子, bone saw, その他創外固定器などの諸器具の準備が必要となる.

切開は一般に掌側より入り, 方形回内筋を橈骨付着部に縫い代を残して縦切, 筋を尺側に剝離して骨折部を出し, 血腫, 肉芽を鋭匙, またはリューエル鉗子で除去, 徒手, またはエレバトリウムなどを用いて骨片を整復する. 骨片がある程度大きければT型plateを支えとして固定, 症例によってはA-O plate, locking plateなどで固定（症例により螺子固定は最後にまわすこともある）する. 骨片が小さければKirschner鋼線で一次的に固定する.

なお整復が不十分であれば背側切開を加え伸筋支帯を出し, 第4区画を開いて背側の骨折部を出し, 同じく血腫, 肉芽, 瘢痕を除去, のち必要に応じて一部骨片を摘出, この空隙より転位骨片, 陥没骨片の整復を行う.

関節内観察には内視鏡を使用するのもよいが, またT字切開で手関節を出して直視下に関節内を観察, 関節面の整復ののちできた空隙には採取骨片および海綿骨をしっかりと詰め込むようにする. 粉砕骨片の固定には数本のKirschner鋼線が必要になるかもしれない. 以上ののち摘出骨片は元に返してKirschner鋼線で固定する. 橈・尺関節靱帯に創傷があれば縫合を行い, 次いで伸筋支帯を二分して末梢半分で骨折部をおおい, 中枢半分で伸筋腱のbow stringを防止するごとくに再縫合する. 最後に掌側固定を修正し, 確実とし, 方形回内筋を縫合, 皮膚を閉鎖する. 背側副子もときに使用されるがcollapseが起こりやすいとか, 伸筋腱の断裂, また前腕の回内制限をきたしやすいなどの欠点がありあまり使用されない.

橈骨遠位端骨折には尺骨茎状突起骨折を合併するものが多いが, これらも正しく整復, 固定することが望まれ

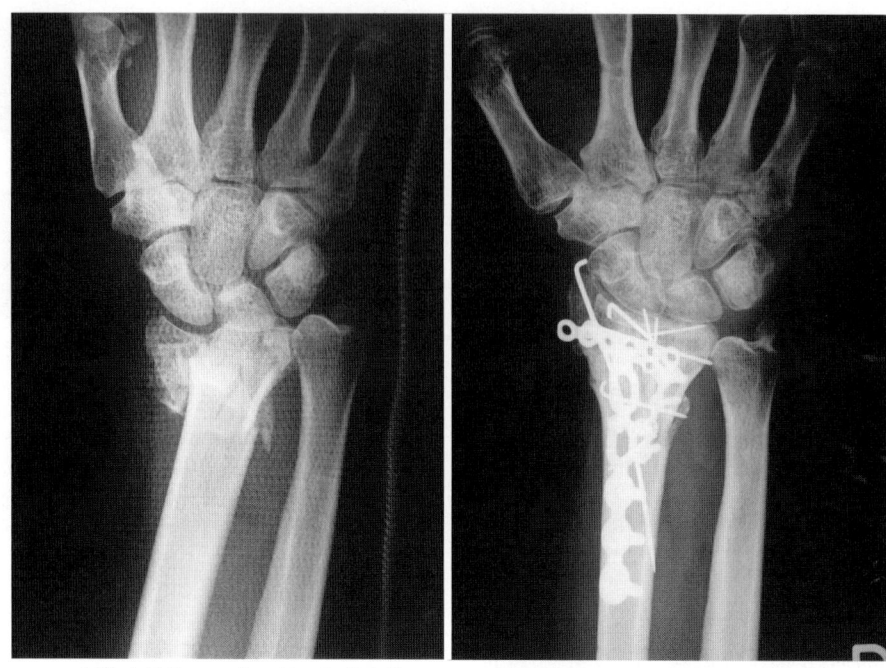

138　第10章　骨折と脱臼（含 手根不安定症，靱帯損傷，ロッキング）

a. 来院時所見．64歳，男．転落事故．　　　　b. 術後所見（術者 木森）

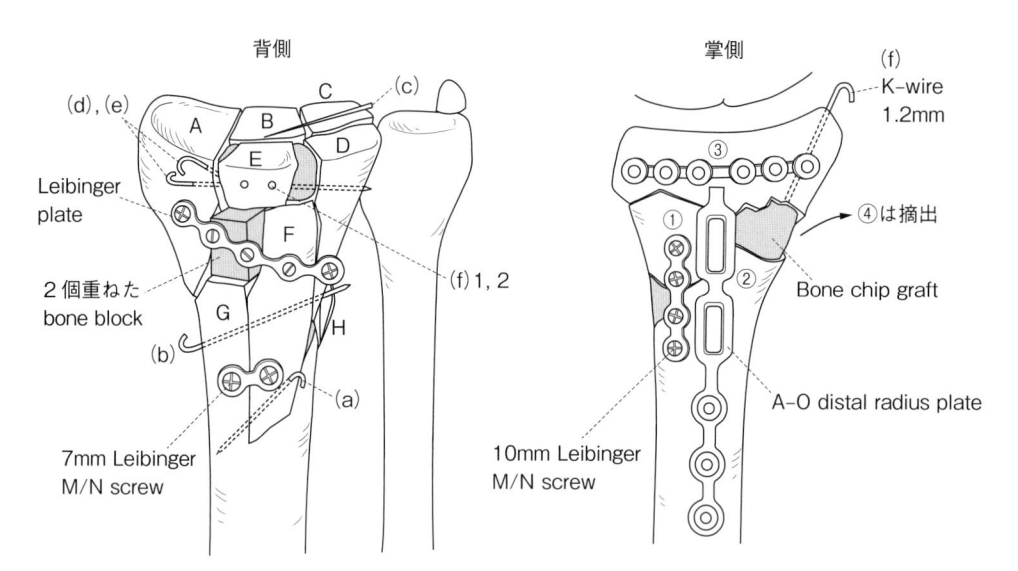

図10・7　粉砕関節内骨折の整復と掌側副子固定

術前1週間創外固定により牽引を行う．掌側切開で方形回内筋を切り骨折部に達し，血腫，肉芽，骨膜の断片等を切除，牽引により①，②の整復後これを A-O distal radius plate ならびに Leibinger M/N plate 4 穴で固定．次に背側切開で伸筋支帯を出し，第4コンパートメントを切り反転骨片を展開．さらに手関節包を横切して関節面を観察するに骨片は8個よりなることを知る．背側骨片（E, F, H）を一時的に取り出すに，軟骨下に大なる骨欠損を認める．F, G を2穴 plate で固定．次いで腸骨より 10×10×20 mm 骨採取後これを 1/3 に切割．1個は B を下支えするように配置．さらに bone block をはさみこみ，A, B, C, D, E, F に Kirschner 鋼線を刺入固定 A, F 間には少し弯曲させた5穴 plate で固定．骨片間の間隙には chip bone を充填．透視で整復確認後伸筋支帯は先のごとくにして，創閉鎖．のち再び創外固定を行った（術者 木森）．かかる手術の際にはとくに atraumatic の操作が必要で，術者はマイクロの手技に習熟している必要がある．

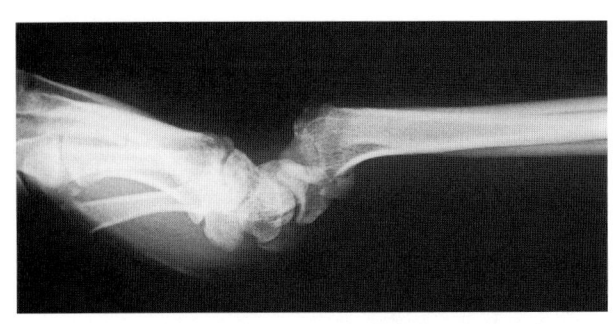

a. 来院時所見. 29歳, 男. 転落事故. 創外固定 1 週後に手術.

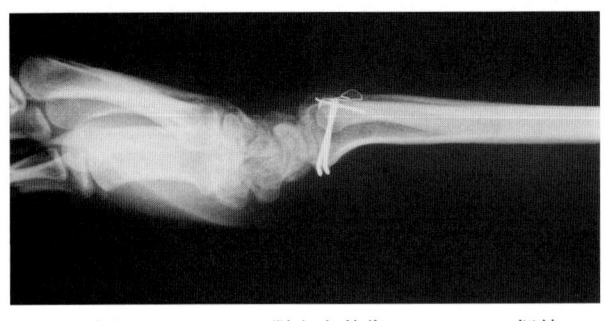

b. 掌側アプローチで脱臼を整復. Kirschner 鋼線固定. 海綿骨の移植を行う. なお尺骨茎状突起骨折の整復・固定も同時に行った（術者 木森）.

図 10・8　掌側 Barton 骨折の整復

る. 茎状突起は TFCC の付着部であり, これが偽関節となるとこの部の不安定性と疼痛の原因となることがあるので Kirschner 鋼線の刺入と tension band wiring による固定を行う. 陳旧例であれば局所の新鮮化と海綿骨の移植の追加が望ましい.

以上のごとくであるが, 近年掌側 locking plate が多用されるようになった. 整復操作を容易とし固定が確実との利点があり, この際は術後の外固定が必ずしも必要でなく, したがって早期の自動運動の開始が可能であるとのことである. なお最近斎藤, 森谷編集の『橈骨遠位端骨折』（金原出版, 2010）が出版された. 参考にされたい. 筆者自身は最近の本骨折に対する手術経験が乏しいので実感覚としての記述ができないことをお許し願いたい.

4. 橈・尺関節の脱臼

これに長軸脱臼と, 背側および掌側脱臼があり, 最もしばしば認められる脱臼は橈骨遠位端骨折, またときに橈骨骨幹部骨折に合併して橈骨の短縮に原因する長軸脱臼と, それに加えて尺骨末端の背側脱臼をみるのが普通である.

そのほか前腕の回内・回外運動が強制された場合にも橈骨・尺骨の末端を連絡する背・掌側橈尺靱帯 radio-ulnar ligament, および三角靱帯 articular disc〔最近では三角線維軟骨複合体（TFCC）と呼ばれる〕が断裂して尺骨末端が橈骨の背側, また掌側に脱臼するが, 背側脱臼が普通で, 掌側脱臼はまれ. Rose-Innes (1960) はその発生機転につき, 図 10・9 のごとくに説明している. すなわち回外運動が強制されると掌側の radio-ulnar lig. が伸展され, 次いで三角線維軟骨（articular disc）の anterior band が伸展, 断裂して掌側脱臼が起こるのに対し, 回内運動が強制されると背側の radio-ulnar lig., 次いで disc の posterior band が伸展断裂して背側脱臼が起こるという.

さて脱臼が起こるとその部に骨の隆起が認められ, 前腕の回旋障害, 局所の疼痛, 腫脹をみる. 前腕は健側に比較して幅が狭く, しかも厚さを増し, 尺骨末端の異常可動性, 軋轢音などをみる. X 線で骨の重なりを認め, 尺骨茎状突起の骨折をみることが多い. そして以後習慣性脱臼に移行する可能性がある.

治療法　麻酔のもとに徒手整復が試みられる. 橈・尺関節の単独脱臼の場合には手関節を橈屈位として尺骨末端を圧迫して整復する. 整復後は肘関節 90°, 前腕回旋中間位として 4〜6 週間ギプス固定を行う. ときとして脱臼した橈・尺骨間に尺骨神経がはさみこまれてこの部の疼痛, および尺骨神経麻痺を合併することがある. 図 10・10 はその 1 例を示したが, この際は当然手術が必要となる.

徒手整復に失敗した場合, また陳旧症例で習慣性脱臼を認めるものには手術が必要となる. 手術には尺骨末端を観血的に整復して筋膜その他で固定する方法と, 尺骨末端を切除する 2 つの方法がある. 陳旧症例で長軸脱臼は認めず, 単に背側または掌側の習慣性脱臼がみられるような場合には, 腱または筋膜を用いての脱臼防止の方法がとられることがある.

次に背側脱臼に対しては尺側手根屈筋腱を半分にさいて, この腱を尺骨末端にドリルによりつくられた斜めの穴に通し固定する方法とか Hui (1982) の方法もあるが, 前腕の回旋運動が多少とも制限されることはやむを

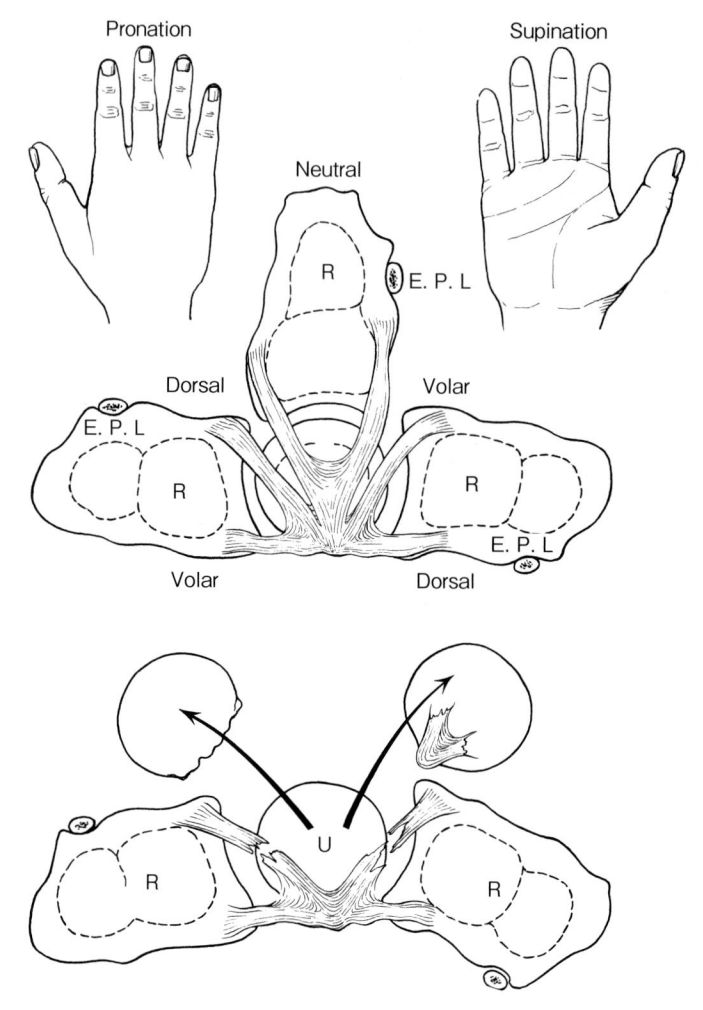

図10・9　回外・回内運動の強制による尺骨末梢側の橈尺関節脱臼の発生機序

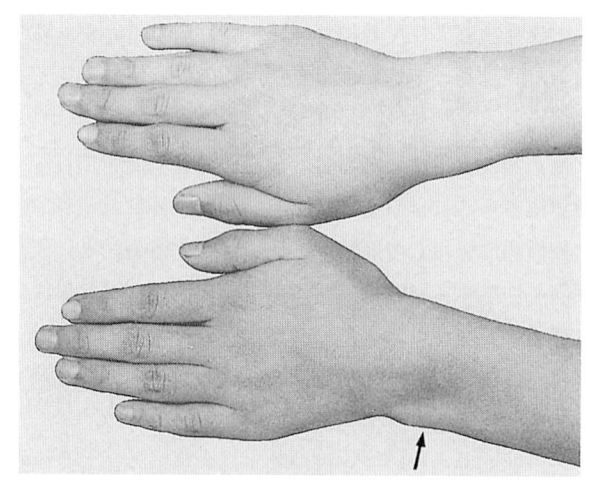

図10・10　16歳，男．柔道の練習中に左手首を捻挫した．以後前腕回外時に尺骨末端が掌側脱臼する．
矢印：左手尺骨末端が掌側脱臼しているところ．

えないであろう．なおTFCCの修復については p.153 に記載する．

なお橈骨骨幹部骨折に遠位橈尺関節の脱臼を伴うものは，**Galeazzi骨折**（1934）と呼ばれ，前腕の回内強制を伴う手関節背屈位での損傷で，TFCCの損傷により発生する比較的まれな損傷である．一方橈骨に軸圧が加わり，橈骨頭骨折，および前腕の骨間膜，靱帯が損傷されて橈骨が中枢に移動が生じ，遠位橈尺関節障害をきたすものを **Essex-Lopresti骨折**（1951）と呼び，これまたまれな骨折であり見逃されやすい外傷とされている．

5. 手根骨部における骨折と脱臼

さてこの部の骨折，脱臼の発生機点，およびその治療法について述べる前に**局所の解剖**と運動生理を知ってい

ることが重要である．これは先に解剖の項でもふれたのでここでは省略するが，8個の手根骨は互いに靱帯構造により支持されているが，これらに関する詳細な研究はTaleisnik (1976) とかMayfieldら (1976) により初めて明らかにされた．図10・12はMayfieldらによるものを参照としたもので，手関節の掌側を形成する靱帯を示したが，靱帯構造は背側のものより掌側のもののほうが強靱，かつ重要と考えられている．

a. 手根不安定症

本症はcarpal instabilityとして，Linscheidら(1972)，Dobynsら (1975)，Taleisnik (1978)，その他の報告があり近年注目されている分野であるが，なお不明・不確実な点も多い．いま手関節の運動機構に破綻を生じるといろいろ障害が発生する．これを理解するためには解剖の理解が重要となる．靱帯には筋の場合と同様

intrinsic lig. とextrinic lig. があるとされるが，今舟状骨骨折また舟状月状靱帯損傷などでは舟状骨は屈曲位を，月状骨は背屈してDISI (dorsal intercalated segment instability) 変形を招来してSL (scapholunate angle) 角は増大する．

一方，月状三角靱帯損傷とかKienböck病などではVISI (volar intercalated segment instability) 変形を招来してSL angleは減少する．このうちで最も多いのは舟状・月状骨間の不安定症での**舟状月状骨解離** (**scapho-lunate dissociation**)，またはrotatory subluxation of the scaphoidと呼ばれるもので，その発生は図10・12b, 13に示したごとくに考えられる．症状としては外傷の既往ののち安静時には疼痛はないが運動時に疼痛があり，手関節の運動性に制限を認め握力低下，またときにclickとか弾発現象をみるもので，舟状骨結節を圧迫

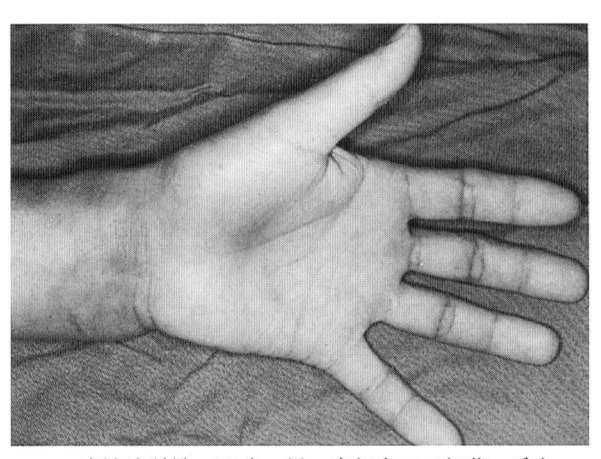

a. 来院時所見．52歳，男．自転車にて転落．手をついて橈骨末端骨折をきたす．固定によりほぼ軽快したが尺骨神経領域に知覚障害をきたす．

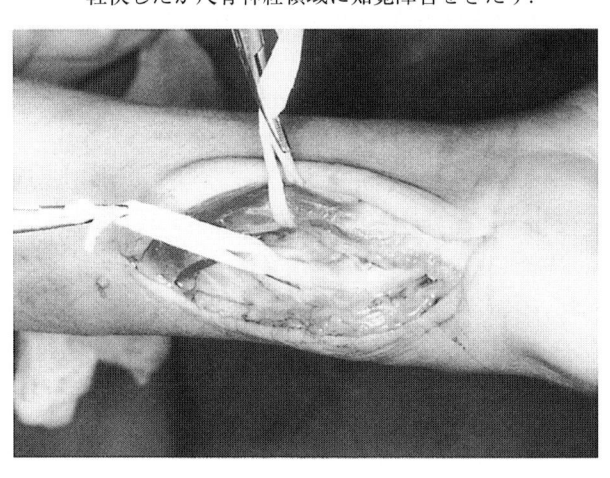

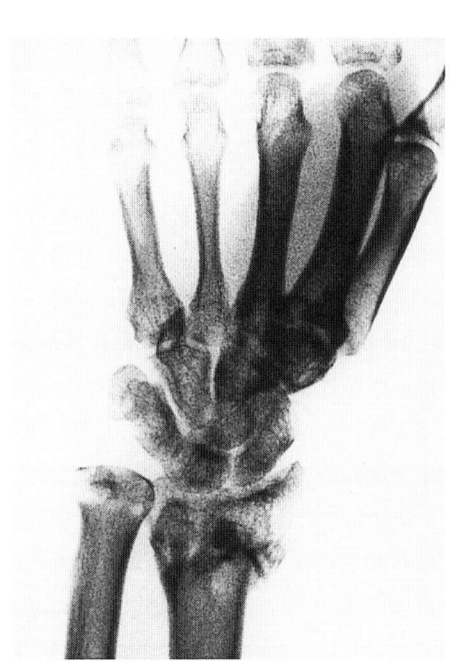

b. X線所見

c. 術中所見．掌側に転位した尺骨末端のまわりをカーブして走る尺骨神経．尺骨末端切除により症状は軽快した．

図10・11　橈・尺関節脱臼と尺骨神経麻痺

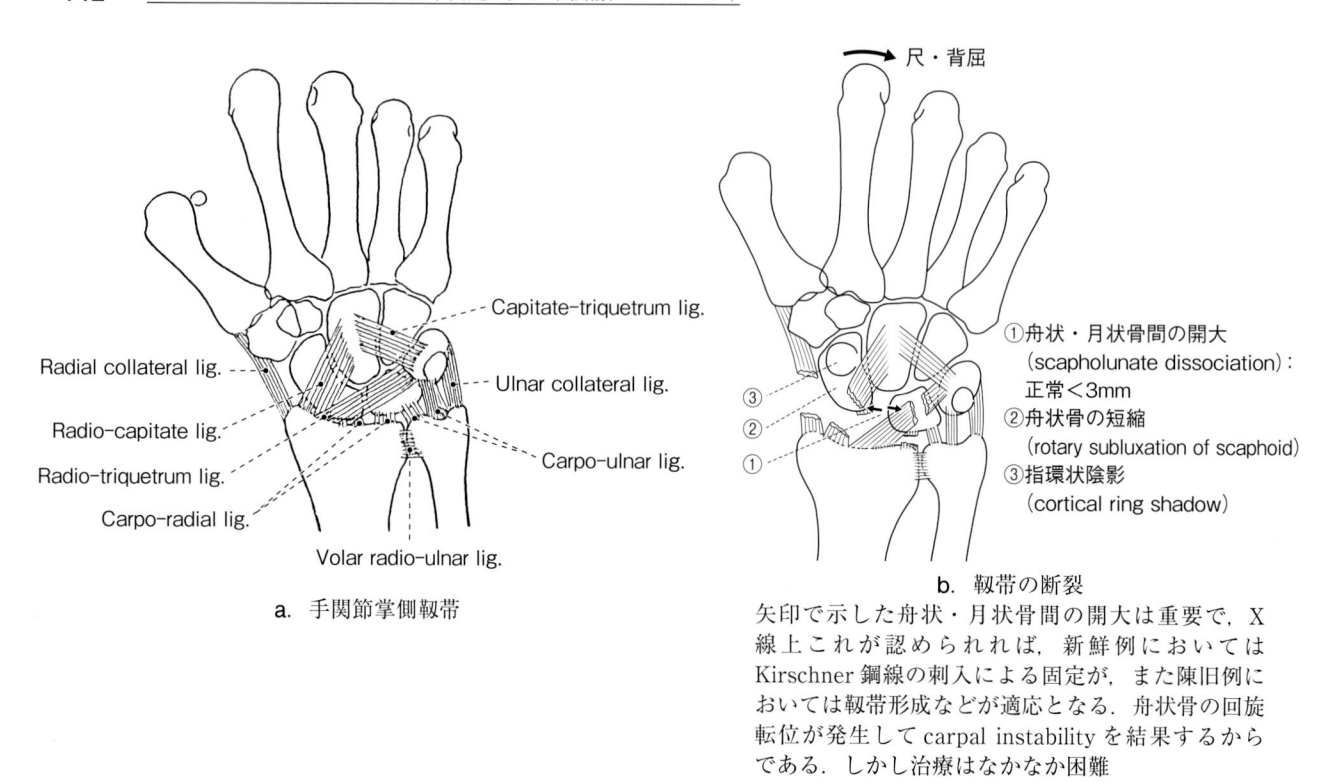

図10・12 手関節掌側の解剖と靱帯断裂による手根不安定症の発生
〔Mayfieldら（1976）のものを参照した〕

a. 手関節掌側靱帯
- Radial collateral lig.
- Radio-capitate lig.
- Radio-triquetrum lig.
- Carpo-radial lig.
- Volar radio-ulnar lig.
- Capitate-triquetrum lig.
- Ulnar collateral lig.
- Carpo-ulnar lig.

b. 靱帯の断裂
①舟状・月状骨間の開大（scapholunate dissociation）：正常＜3mm
②舟状骨の短縮（rotary subluxation of scaphoid）
③指環状陰影（cortical ring shadow）

矢印で示した舟状・月状骨間の開大は重要で，X線上これが認められれば，新鮮例においてはKirschner鋼線の刺入による固定が，また陳旧例においては靱帯形成などが適応となる．舟状骨の回旋転位が発生してcarpal instabilityを結果するからである．しかし治療はなかなか困難

しつつ手関節を尺屈から橈屈にしていくと背側にclickを触れるものはWatsonのscaphoid shift testとして知られている．①X線所見では舟状骨と月状骨の間に2mm以上の間隙が認められ，②舟状骨が掌側に回転するため短くみえるとともに，③舟状骨結節部が丸く造影されていわゆるring signが認められる．また，④X線側面像で舟状骨の軸が橈骨軸に対して垂直に近く立ってくるとか，⑤舟状骨の掌側縁と橈骨の掌側縁のなす角が正常はC型をなすのに対し，V型（Taleisnik V）になるなどが知られている．そのほかcapitolunate angle, scapholunate angle, radiolunate angleなどの計測が診断とその程度を知るうえに役立つとされている．これには関節造影，透視下の観察，CT，3D-CT検査などが必要となろう．

治療として，受傷後4週以内の比較的新鮮症例ではX線透視下に整復を行いKirschner鋼線を経皮的に刺入して固定を行う．整復困難な症例，また陳旧症例では観血的整復を行い，**靱帯形成**を行う．靱帯形成には従来短橈側伸筋腱を用いたいろいろの方法が述べられているが，最近Garcia-Elias（2006）（図10・15）は橈側手根屈筋腱を約8cm縦切し，これを舟状骨結節部から背側に舟状・月状靱帯の付着部に出し，月状骨の骨溝を通してこれを橈骨・三角靱帯にひっかけて反転，一定の緊張下に縫合するもので，腱は月状骨にanchor sutureで固定するものである．なお類似の方法はBrunelliら（J. Hand Surg. 1995, 82-85）によっても報告されている．しかし常に良結果が得られるとは限らず，舟状骨と大・小多角骨を固定する固定術 scapho-trapezio-trapazoid arthrodesis（STT関節固定）（Watson, 1980）がかなり広く用いられているようである．

b. 月状骨周囲脱臼 （perilunate dislocation）

手関節の解剖学的諸点を考慮にいれてその脱臼，骨折の発生を考察してみると，手をついて倒れた場合，橈骨末端に骨折の起こることは先に述べたが，その際における手関節の背屈程度がより高度であれば，外力は直接手根骨部に作用してこの部の脱臼または骨折を起こすこととなる．普通radio-carpal，またはintercarpalで脱臼が起こり，CM関節は固定が強固なため損傷を受けることはきわめて少ない．前2者についても橈骨の関節面は屈側に傾斜しており，手関節背屈位で手をついたような

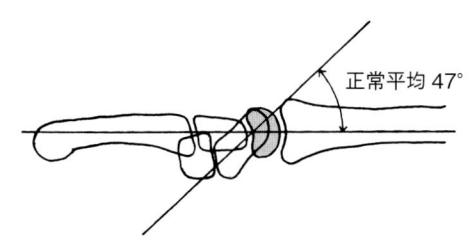

a. 正面側面像
橈骨・月状骨・有頭骨・第3中手骨の長軸は平行，または一直線になる．舟状・月状骨角は平均47°．

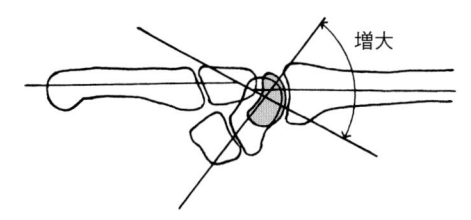

b. DISI変形
月状骨が背屈し，舟状・月状骨角は増大する．

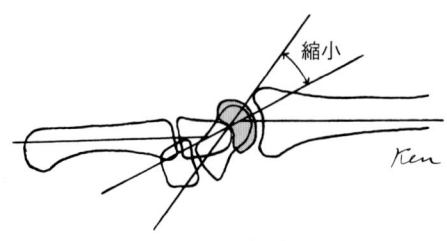

c. VISI変形
月状骨は掌屈し，舟状・月状骨角は減少する．

図10・13 手根不安定症における舟状・月状骨角(scapholunate angle)の増減
DISI：dorsal flexed intercalated segment instability
VISI：volar flexed intercalated segment instability
(津下：私の手の外科—手術アトラス，第4版，p.211, 2006)

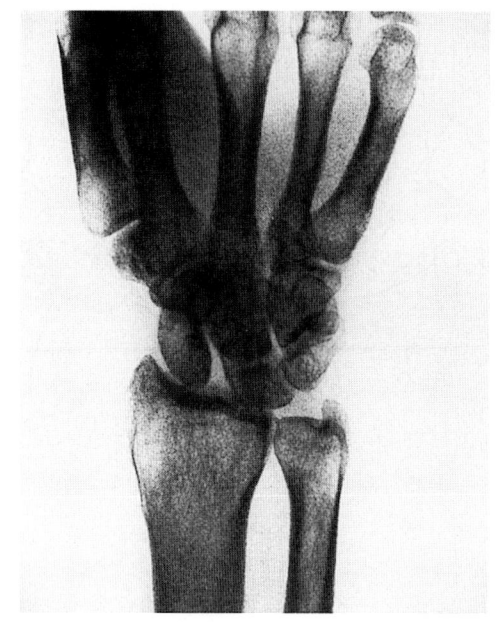

図10・14 46歳，男．8ヵ月前40kgの鉄板をかかえていて手関節を捻挫．以後整骨院でマッサージ，電気治療を受けるもよくならない．Scapho-lunate dissociationを認める．

橈側手根屈筋腱

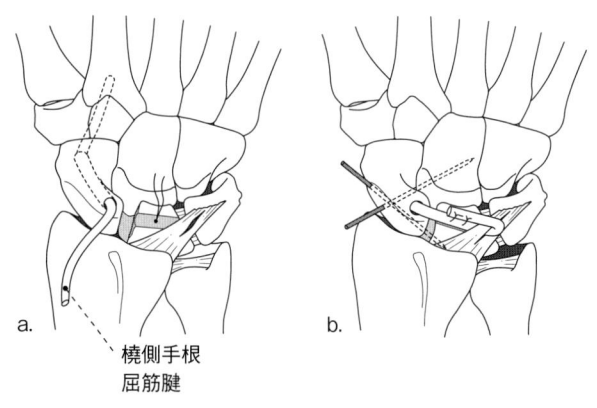

図10・15 靱帯による解離の修復
(Garcia-Elias法)

場合，手関節の中枢側，とくに月状骨と舟状骨の一部は橈骨関節面により被覆される結果となるためradiocarpalでの脱臼は比較的少なく，手根骨中枢列と末梢列との間の脱臼が起こりやすく，この際舟状骨はしばしば中央，あるいは末梢部で骨折を伴うこととなる．この際，手が橈屈位にあるか，尺屈位にあるかによって多少骨折・脱臼の起こる部位が異なり，その所見は図10・16に示したごとくである．すなわち有頭骨が背側に脱臼して月状骨の背側に位置することとなり，ためにretrolunar dislocation，またtranscarpal dislocationとも呼ばれ，舟状骨が骨折を伴う場合，末梢骨片は有頭骨とともに背

側に移動するのに対し，中枢骨片はそのままの位置に残るためこの部で骨折は互いに重なり合う形となる．もし舟状骨に骨折が起こらなければ亜脱臼，または脱臼位をとり，同時に三角骨の骨折脱臼を伴うことがある．またもしradio-carpalで脱臼が起こるとすると，この場合には橈骨関節面においてその背側辺縁が骨折(dosal Barton fracture)を起こすのが普通である．このとき末梢骨片は背側に転位して橈骨遠位端骨折の場合とほぼ同

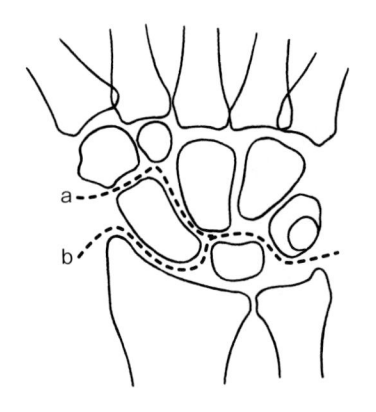

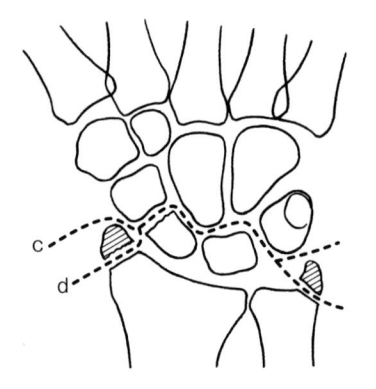

144　第10章　骨折と脱臼（含 手根不安定症，靱帯損傷，ロッキング）

a. Periscaphoid perilunar 脱臼
b. Radio-scaphoid perilunar 脱臼
c. Trans scaphoid perilunar 脱臼
d. Trans-styloid, trans-scaphoid perilunar 脱臼

図10・16　月状骨周囲脱臼の起こりかたのいろいろ

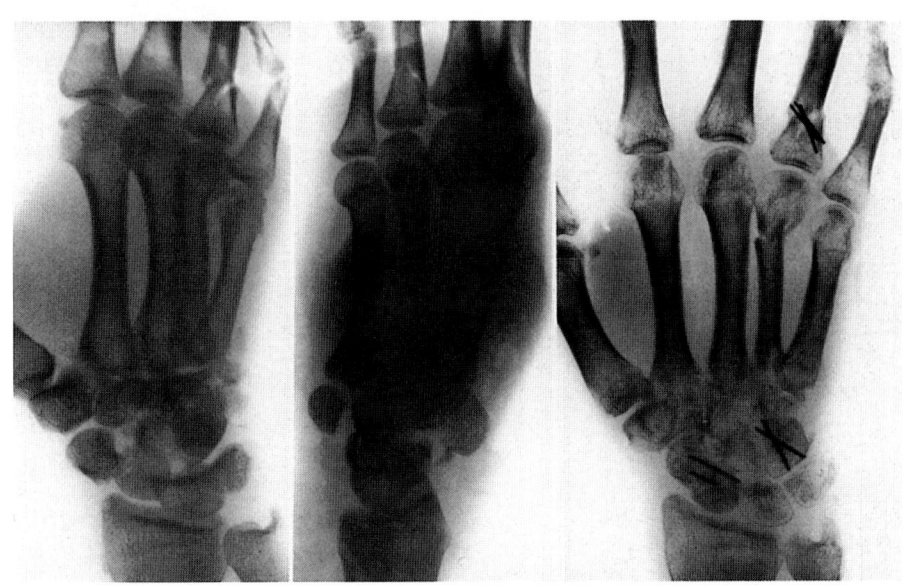

a. 来院時 X 線像　　　　　　b. 整復固定後の所見

図10・17　19歳，男．ローラーに巻きこまれ受傷
受傷後ただちに来院，前腕挫滅創，中指中節骨，環指中手骨，基節骨，末節骨骨折あり．
手関節は trans-scaphoid perilunate dislocation で有頭骨，有鉤骨にも骨折をみる．

様の変形を示す．まれに橈骨関節面の掌側辺縁骨折を起こすことがあるが，これは **palmar Barton fracture** とも呼ばれ X 線上見逃されることが多く，転位のまま放置すると伸筋腱断裂を起こすことがある．

　整復は一般に容易で牽引と脱臼部の圧迫により整復される．ときには患者自身により整復される場合もある．整復後は肘関節部より手掌の末梢側横皺までのギプス固定を行う．固定期間は3週間であるが，もし舟状骨骨折があれば固定期間を延長しなければならない．脱臼が気付かれず，整復することなく放置された症例については徒手整復は困難で，観血的整復が必要となるが，これも2～3ヵ月以上を経過した症例については実施困難で，手根骨の中枢列の切除術とか関節固定術を考慮しなければならないことも多い．しばしば手根管の狭窄のために正中神経麻痺を合併することがあるので，かかる場合には早急な処置が必要となる．

　手術はリウマチの滑膜切除などの際に用いられる背側のゆるいS字切開が用いられ，伸筋支帯をいずれかの側に反転して伸筋腱を出し，長母指伸筋腱を橈側に，総指伸筋腱を尺側に引いて背側関節嚢に達する．次いでこ

れを開いて脱臼部を出し，瘢痕を切除しながら相互関係を明らかにしたのち手を牽引しながら，小さいエレバトリウムを利用して整復を行う．整復後は舟状骨に骨折があれば Herbert 螺子固定とか，のちに述べる骨移植法を同時に行うのもよいであろう．創の閉鎖に際しては，先に反転した背側手根靱帯を腱の下に挿入すれば腱と関節との間の癒着が防止されるであろうが，その必要がなければ正常位にかえして腱の背側転位を防止する．術後は 3〜4 週間の固定を行うが，骨折を合併する場合にはこれの延長を行う．

次に**手根骨中枢列切除術**（carpectomy）については，骨，関節の手術の項（p.198）を参照願うとして，多少の可動性は保たれるものの，ある程度の筋力低下はやむをえないであろう．

c. 舟状骨の単独脱臼

きわめてまれとされている．発生機転は明らかでないが手関節が尺屈，背屈を強制されて舟状骨が押し出されることにより起こるとされている．図 10・18 はその 1 例であるが，この例の場合，有頭骨と有鉤骨の間に脱臼が認められ，外力が第 2, 3 の中手骨に強く作用したことをうかがわせた興味深い症例である．

d. 月状骨の脱臼

強い手関節背屈位で倒れ，体重が橈骨末端より有頭骨に直接及ぶような場合，月状骨屈側の lunate capitate lig. および背側の radio-lunate lig. が切断され月状骨は手関節の屈側に脱臼し，carpal tunnel 内に突出する．このまま放置すれば手関節の疼痛，運動障害はもちろん，屈筋腱を圧迫して指の屈伸が不十分となり，また正中神経を圧迫して知覚障害（手根管症候群），運動麻痺を起こすこととなる．

治療 手の牽引を強力にしかも 5〜10 分間行うことにより比較的容易に整復可能で，これは 2 週以上を経過した陳旧例においてもしばしば成功するとされている．整復後は手関節部軽度屈曲位でギプス副子固定，1 週後に正常位にギプス副子を変更し，3 週後より運動を開始する．なお舟状骨の骨折が合併している場合には月状骨整復後は舟状骨骨折としての治療法，すなわち長期間のギプス固定または手術療法が必要となる．

もし，徒手整復が不能の場合には手術的整復か，中手骨に Kirschner 鋼線を刺入して牽引療法を行う．陳旧症

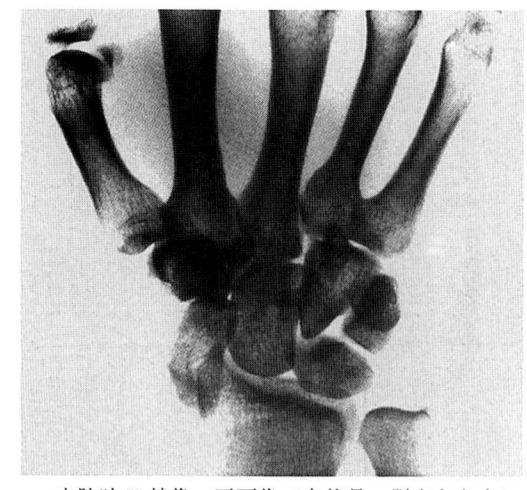

a. 来院時 X 線像．正面像で舟状骨の脱臼とともに有頭骨と有鉤骨間にずれが認められる．

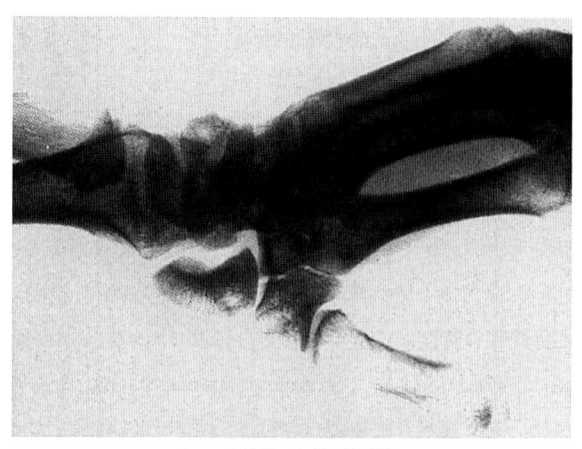

b. 来院時 X 線側面像

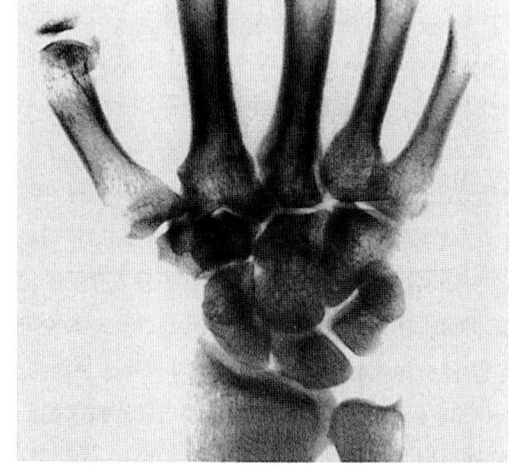

c. 整復後の所見．徒手で整復は比較的容易であった．

図 10・18 24 歳，男．オートバイの転倒により受傷．ただちに来院したが，受傷機転の詳細不明

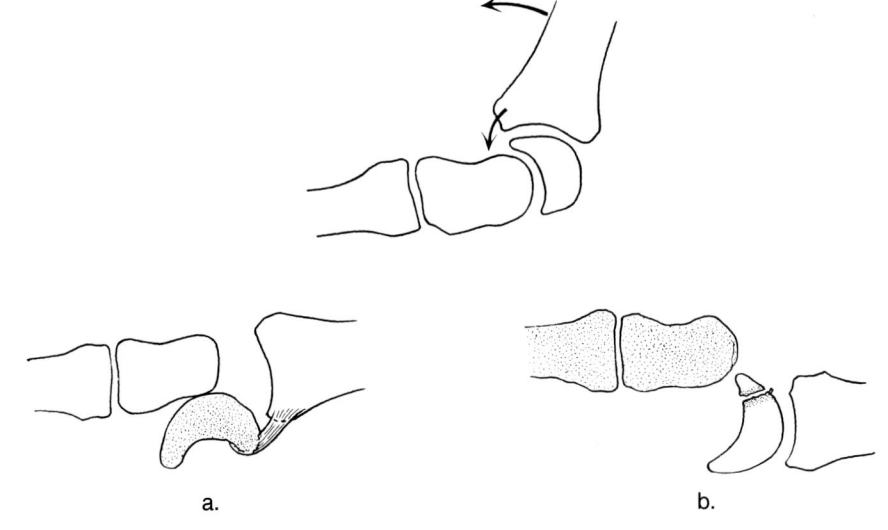

図10·19　月状骨脱臼（a）と月状骨周囲脱臼（b）の発生

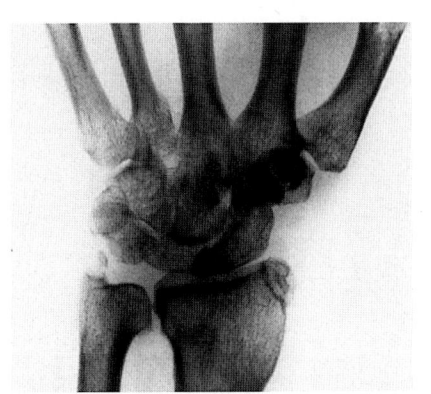

a. 正面像

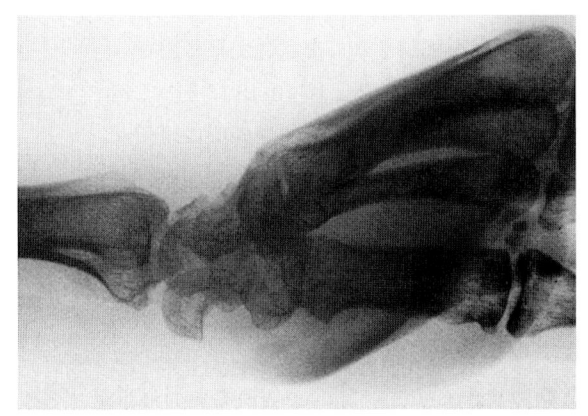

b. 側面像．神経麻痺はみられなかったが指の屈伸障害あり，よって手術的に腱剝離術と月状骨は整復不能のため摘出を行った．

図10·20　52歳，男．月状骨脱臼，茎状突起骨折，手をついて転倒受傷（3ヵ月後来院）

例で整復の不能なものでは摘出も行われるが，手関節の運動障害および力の減弱はまぬかれない．なお変形性関節症がもはや発生しているような症例では，たとえ摘出を行っても変形症は継続し，機能障害は永続する．もし月状骨摘出術が行われる場合にはその部に長掌筋腱とか筋膜をまるめて挿入し，空隙を充填する（Carroll）とか，Swanson（1971）の silicone implant を挿入するのもよいであろう．

e. 舟状骨の骨折

手根骨の骨折のうちもっともしばしば認められ，また血行の関係からとくに中枢側の骨折は**骨癒合のきわめて起こりにくい骨折**として有名である．骨折の発生機転は perilunate dislocation，また月状骨の脱臼の場合と同様であり，手関節背屈位で手をついて倒れたような場合に発生する．先に解剖の項でも述べたごとく舟状骨は手根骨の中枢列および末梢列の連結的意義を有する骨であり，しかも手根骨中もっとも長く，ほぼ縦方向に並んで両列間を連絡しているためしばしば頸部または中央部，あるいは中枢端に近く骨折を起こすこととなる．したがって本骨折の場合にはしばしば他に脱臼，または骨折

を合併していることが多いので注意する．なお脱臼はただちに整復されることが多いのでX線上は舟状骨骨折のみ認めることとなるが，舟状骨の骨折のみが単独に発生することはほとんどありえないことに注意すべきである．

1) 症　状　　手関節部の疼痛と腫脹および運動障害であり，局所に圧痛も認められる．しかしX線上普通の側面像，および前後像では骨折線を認めることができず，しばしば骨折をみのがすことがある．捻挫あるいは打撲として治療されている手関節部疼痛患者のなかにはしばしば舟状骨骨折患者のあることに注目すべきである．そこでX線の撮影方法としては普通次に述べる4〜5方向での撮影が必要となる．

(1) 前後像：この際，手関節は少しく尺屈位としたほうがよい．なお図 10·21a のごとく両手を並列して撮影すると手関節はおのずから尺屈位をとることとなり，また左右を比較することができるので便利である．

(2) 同じく前後像であるが軽く手を握って手関節を軽度背屈位とすれば，舟状骨の傾斜がとれ骨折線が現われやすい（図 10·21b）．

(3) 側面像：図 10·21c のごとくに行う．

(4) 図 10·21d のごとく前腕を 45° 回内した位置で撮影．

(5) 図 10·21e のごとく前腕を 45° 回外した位置で撮影．

以上のごとくであるが，このうち (2) および (4) の方法で最も骨折が発見されやすいとされている．なお最近ではCT，3D-CT 撮影が多用され診断にきわめて有用とされている．

もし骨折が発見されなければそのままギプス副子を 2 週間継続し，再びX線撮影を行う．この際骨折線が認められなくとも疼痛が残存していればなお 2 週間ギプス

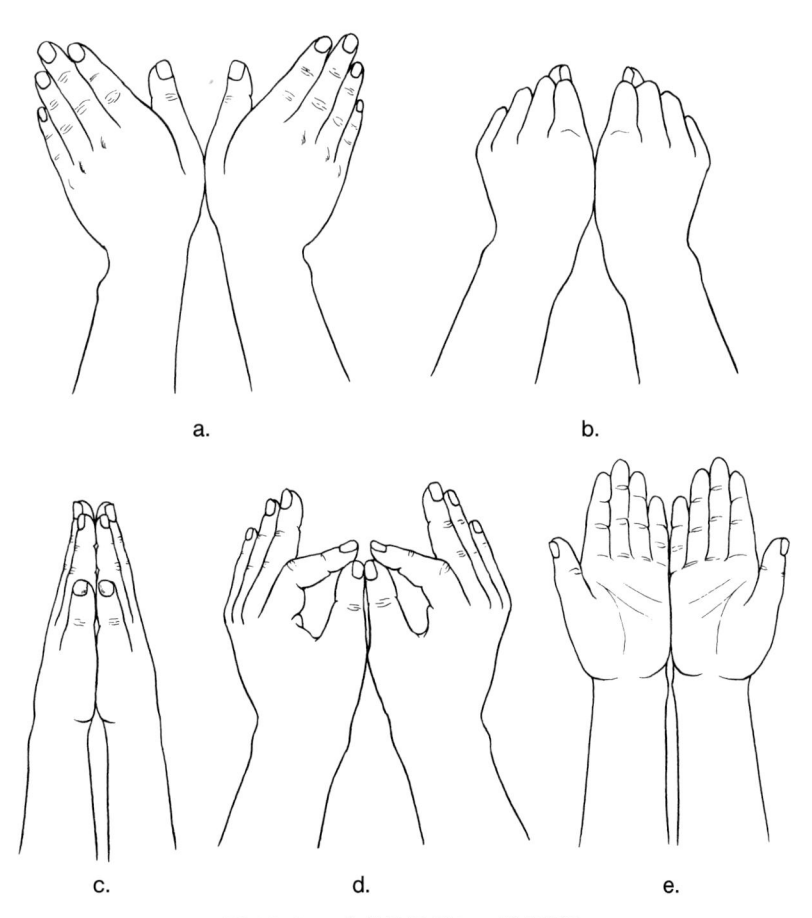

図 10·21　舟状骨骨折のX線撮影法
説明は本文参照．b および d が多用される．

副子を継続して再びX線検査をする．初期には骨折線の発見がなかなか困難であるが，3～4週も経過すると骨折部に骨の吸収が起こり骨折線が拡大し，発見が容易となるからである．

2) 骨癒合遅延の原因　本骨折はしばしば骨癒合が遅延し，偽関節を形成することは一般によく知られている．その原因として第1に考えなければならないのは血行の障害である．舟状骨は可動に富んだ小骨であり，周囲には5つの関節面があってそれぞれ隣接骨と連絡している．栄養血管は背面および掌面の靱帯付着よりはいるが，とくに背面でしかも末梢部，あるいは中央部から侵入し，中枢側からは侵入しない．したがって末梢側1/3，および中央部1/3の骨折は血行良好のため骨癒合が比較的良好であるが，中枢端は血行不良で中枢骨片はしばしば壊死に陥り，骨の癒合がきわめて困難となる．

次に手関節の運動時，とくに背屈および橈屈の際には中枢列，末梢列，両列間での運動が主体をなすが，かかる運動が骨折部に悪影響を及ぼすことはもちろんである．骨折は屈曲位をとり，骨折面は経過とともに摩滅して屈曲変形は次第に強くなっていく．また本骨折が単独で起こることはなく，周囲関節に靱帯損傷，また脱臼を伴うことは先にも述べたが，たとえこれら脱臼がただちに整復されたとしても安定性を欠き，少しの手関節の運動も大きく骨折部に影響を及ぼすこととなるので注意する．図10・22はHerbert (1984)らによる舟状骨骨折のX線的分類を示した．

そのほか骨折が初期に発見しにくく，しばしば見逃されやすい点，また骨折線の走行により，横骨折の場合には圧迫力が加わり治癒が起こりやすいが，斜・縦骨折の場合には剪力が作用して治癒が遷延されることに注意．

3) 保存療法　通常新鮮骨折症例は保存的に治療するのが原則である．転位があれば，整復ののち手を機能肢位としてギプス包帯を行う．ギプスの下巻きはなるべく薄めとし，**固定の範囲**は上腕の顆上部から前腕，手掌の末梢横皺まで，母指についてはMP関節を越えて固定し第1中手骨を確実に固定する．固定期間はしばし

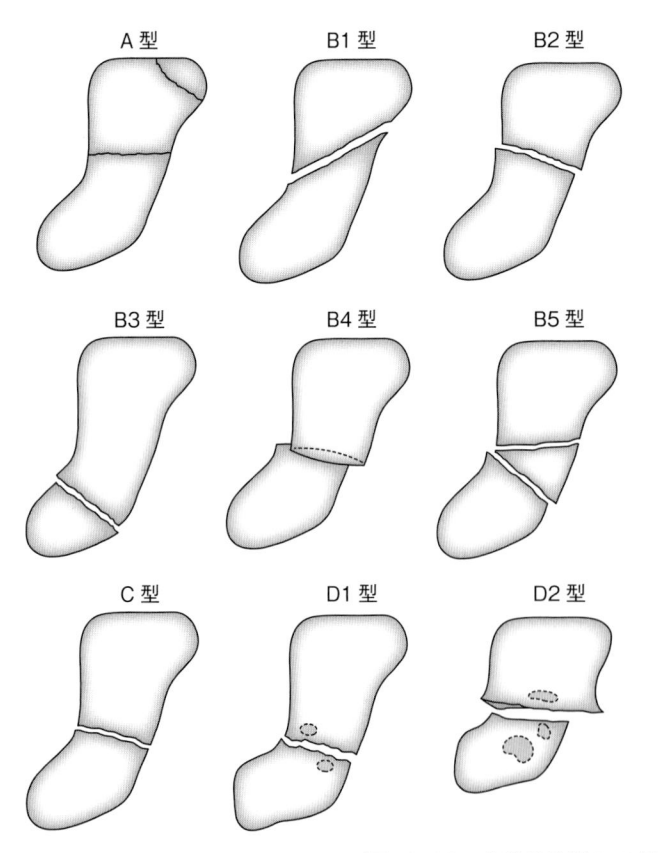

A型：新鮮安定骨折
A1：fractures of the tubercle
A2：undisplaced "crack" fracture of waist
B型：新鮮不安定骨折
B1：oblique fractures of distal third
B2：displaced or mobile fractures of waist
B3：proximal pole fractures
B4：fracture dislocation of carpus
B5：comminuted fractures
C型：遷延治癒
D型：偽関節
D1：fibrous non-union
D2：sclerotic non-union (pseudoarthrosis)

図10・22　舟状骨骨折のX線学的な分類
(Herbert TJ, Fisher WE：J Bone Joint Surg 66-B：114, 1984より)

ば長期間に及ぶので以上の良肢位固定にはとくに注意する．なお，Verdan，Russeらは前腕の回内・回外運動が舟状骨の安定を阻害するとの理由で肘関節も直角位で固定する必要のあることを述べており，肘関節の固定により骨の癒合期間が短縮されるとしているが，筆者らも前腕のみでなく肘関節まで確実なギプス固定を行うこととしている．

ギプス包帯は伸側，屈側両面のギプス副子をつくり，これを手でよくモールドしてさらにこの上にギプスをロール状に巻き確実な固定を行うのもよい．

固定期間は骨折の部位，および骨折線走行により適宜変更されなければならないが，X線コントロールにより確実な骨癒合がみられるまで継続するのが原則である．末梢側の横骨折は癒合が起こりやすく固定期間は6～7週でもよいが，中枢側の骨折，あるいは縦骨折では固定期間が延長されねばならず，ときには数ヵ月の固定が必要となる．

Russe（1960）は220例の舟状骨新鮮骨折の経験について述べ，末梢1/3部の骨折を10％に，中央1/3の骨折を70％，中枢側1/3の骨折を20％に認め，末梢および中央1/3部の骨折では6～8週間の固定を，中枢側1/3部の骨折では10～12週間の完全固定を行なって97％の骨癒合に成功したという．もし初期の発見が遅れたとか，初期の治療が不完全であった場合には固定期間は延長されなければならないが，骨の血行が遮断されていない限り，骨折線の拡大，囊腫形成があっても数ヵ月の固定が行われれば骨癒合の可能性があるわけで，中枢骨片の硬化像があっても固定が無意味ということはない．2～3ヵ月固定を続け骨硬化が漸次消失してくるようであれば骨癒合が進んでいることを示し，固定は骨癒合が完成するまで継続されてよい．しかし中枢骨片が完全に壊死を起こしているとか，その疑いがあればMRI精査を要す．

固定を行っても骨癒合の傾向を認めない場合には骨移植術の適応となる．もちろん偽関節の全症例が局所に障害を訴えるとは限らず，障害のないものはそのまま放置しても可．障害があり，しかも変形性関節症に移行する可能性が考えられればただちに手術を行う．中枢骨片の転位が強いとか小さい場合には骨片を摘出することもあるが，変形性関節症を誘発する可能性が多いので，単なる偽関節に対し骨片摘出は行うべきでない．もし変形性関節症の所見が著明で運動制限があり，疼痛の強いものに対しては関節固定手術も考慮される．

4）手術療法　手術療法の適応としては骨片の離開や回旋が強い場合，骨折部に吸収像をみるとき，囊腫の出現，中枢骨片の硬化像，変形性関節症様変化の出現などが考えられるが，これらとともに受傷後の経過日数，骨折部位，年齢，職業などを考慮して総合的に適応を決定する．手術療法としては種々の方法があるが，その主なものを述べると，

a）Screw固定：保存療法では固定期間が長く，とくに青年期のスポーツ選手などでは早期の活動を希望することが多い．かかる際にはscrewを用いて強固な固定が考慮される．手術は掌側にて舟状大菱形骨関節部に約1cmの切開を加え，靱帯を切って同関節に達し透視下に骨を整復，やや尺側よりKirschner鋼線を刺入して骨片を仮固定，次いでguide pinを刺入してHerbert screwを刺入する．のち靱帯を縫合して手術を終え，固定期間は約6週とし，以後自動運動を開始する．なお掌側よりのscrew刺入に際しては大菱形骨の橈側縁が邪魔になることが多く，screwが正しい位置に刺入されない場合も多いので，藤らは背側アプローチをとり透視下に舟状骨の軸を確認，その上でのscrew刺入を行う方法をとることがしばしばで，Screwとしては田中のcannulatedのdouble threaded screwを使用することが多いという．砂川らも本法を常用．術後は1～2週外固定し，以後自動運動を許可．労働，スポーツは2ヵ月間は避ける．

b）陳旧例に対する骨移植：①Russe（1960）は舟状骨の血行が主として背側より行われているためこの部を避け，掌側よりの進入法を推奨している．すなわち橈側手根屈筋腱の橈側に接し約4cmの縦切開をおき，この腱を尺側に引いて深部にはいり血管をよけ，**橈骨有頭靱帯**を切離して関節囊を開き舟状骨に達する．この際，舟状骨結節部を指標とすれば，舟状骨掌面を露出するのに便利である．骨折部が中枢側にある場合には，橈骨関節面にかくれてみえないことがあるので，手関節を背屈せしめて橈尺屈を行えば骨折部の発見は困難でない．ただし，骨折線はX線所見でみられるほど幅広いものでなく，単なる線状亀裂としてみられるのが普通である．

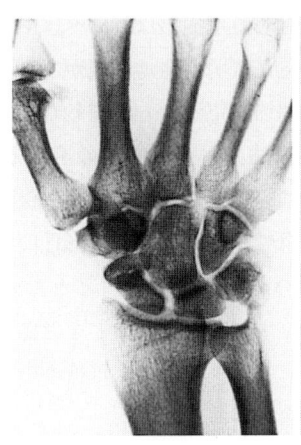

第10章 骨折と脱臼（含 手根不安定症，靱帯損傷，ロッキング）

a. 来院時X線所見
　（正面像）

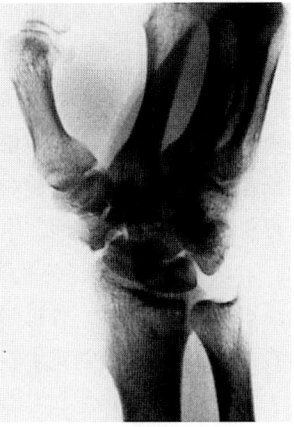

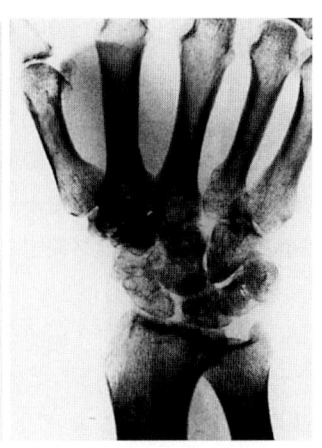

b. 前腕45°回内位X線所見

c. 掌側よりの骨移植術と茎状突起切除を行った．手根骨間の不安定性を認めるがとくに処置はしていない．

図10·23　53歳，男．3年前船上で後方に転倒，手をついて倒れ，この部の腫脹，疼痛をきたしたことあり．

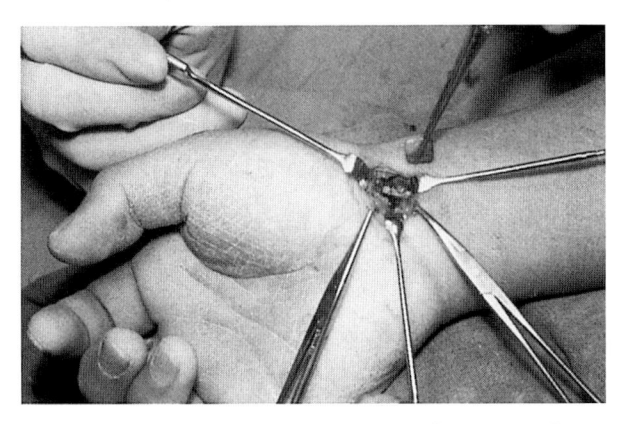

図10·24　Russe法により掌側より舟状骨に骨溝をつくり骨を移植せんとするところ．

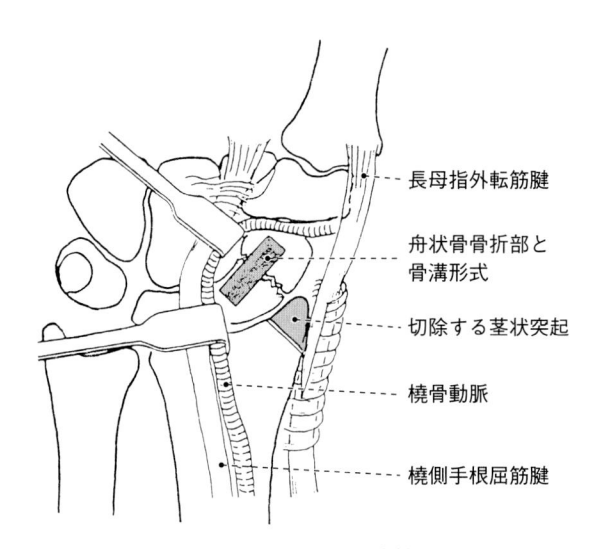

- 長母指外転筋腱
- 舟状骨骨折部と骨溝形式
- 切除する茎状突起
- 橈骨動脈
- 橈側手根屈筋腱

図10·25　掌側より進入して骨移植を行うRusse法

橈骨茎状突起切除術を合併することもある．骨移植は骨溝によく適合するよう作製することが大切

　次いで両骨片間にかけてなるべく深くて大きい溝を掘るが，これにはエアトームを使用するのが便利である．この際舟状骨の屈曲変形を矯正する．以上ののち腸骨より皮質部をつけた少し大きめの海綿骨を採取するが，これの形成にもエアトームを使用すると好都合である．溝および移植骨のそれぞれの面はメスまたはエアトームでできるだけスムーズとすることが大切．凸凹があるとひっかかって骨片を確実に溝にはめ込ませることができないからである．空隙ができれば海綿骨をつめ込む．移植片挿入後は固定が確実なことを確かめたのち2～3の

縫合で関節囊を閉鎖し，切離した靱帯を縫合，次いで皮膚縫合を行う．

　術後は肘関節を含めてギプス固定を行い，先端は母指のIP関節および各指のMP関節までとする．偽関節の状況によってはより完全な固定が必要となるが，この際は母指IP関節も固定するのがよい．固定はX線上骨癒

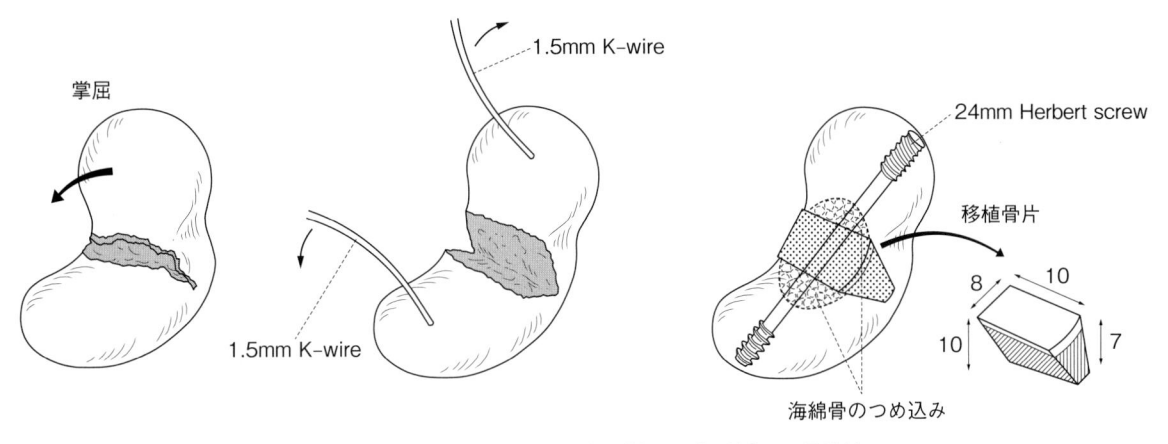

図10・26　舟状骨偽関節形成に対する変形矯正と骨移植

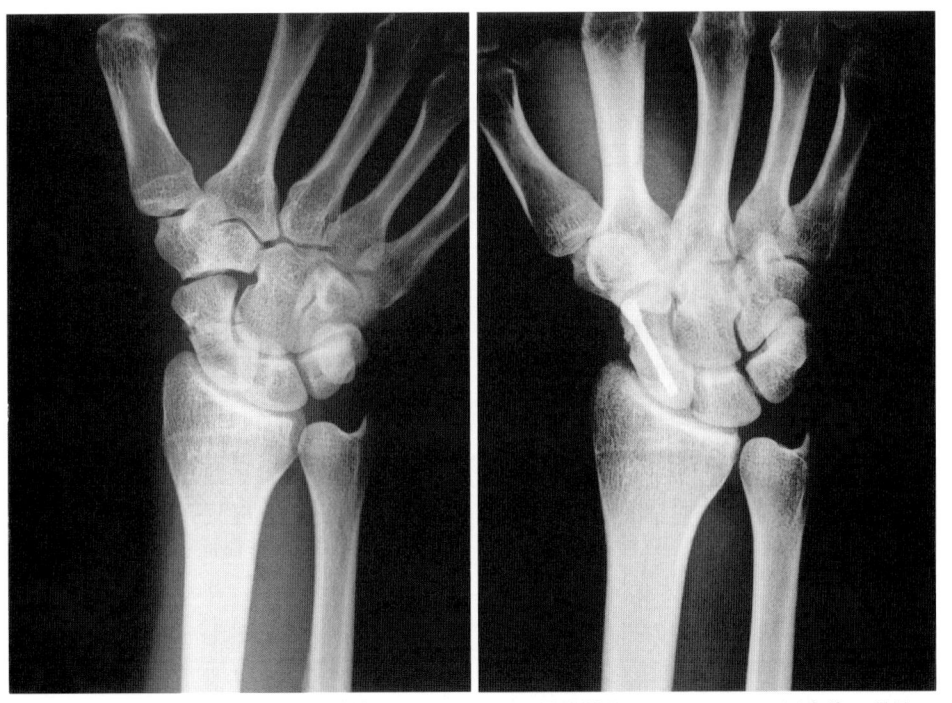

a. 19歳，男．来院時所見　　b. 骨移植と Herbert screw 固定後の所見

図10・27　舟状骨偽関節に対する骨移植と Herbert screw 固定（木森）

合が完成するまで2～3ヵ月間必要．重労働は固定除去後3ヵ月間は行わない．

なお Russe の原法は舟状骨骨片に洞穴状の溝をつくり，これに皮質骨を2枚合わせた骨移植を行い，さらに海綿骨をつめ込む方法をとっているが，筆者は今日まで上記方法を使用してきた．

② **偽関節に対する screw の使用**

切開は先と同様であり，骨に達すると両骨片に Kirschner 鋼線を刺入し，これを両側に引いて屈曲変形を矯正，偽関節面を出し，この面を bone saw または鋭匙で新鮮化したのち腸骨より楔状，または台形の骨を作製，これを骨間に挿入して変形を矯正，保持せしめたのち Kirschner 鋼線で固定してからガイドピンを刺入，次いで Herbert screw を刺入するもので，近年この方法またはこの変法が常用されている．手術はもちろん透視下に行われ，Herbert screw の代わりに Acutrac screw

を使用するのもよい．

なお Zaidemberg ら（1991）は橈骨遠位の骨を伸筋区画間動脈を血管柄付きとして骨移植を行う方法を述べ，この方法は Sunagawa ら（2000）により動物実験でその有効性が確かめられた．これらについてはマイクロサージャリーの項（p.511）を参照されたい．

c) 橈骨茎状突起切除術 styloidectomy：Barnard and Stubbins（1948）により発表された方法で snuff-box の部に切開を加えて橈側側副靱帯を露出する．これは橈骨末端から大多角骨および舟状骨の結節部に向かって走っている靱帯で，橈骨付着部を鋭的に骨に接して切離，舟状骨を露出せしめ，次に茎状突起の1cm中枢側より薄刃ののみを斜方向にいれて styloidectomy を行うが，切除範囲は手関節を橈屈した場合の骨折線より少しく中枢側にあるようにする．本法は茎状突起が舟状骨骨折の発生にも，また治癒の遷延化にも重大な役割を演じており，さらに偽関節形成と変形性関節症の発生に大きく関与することに注目してこの部を切除し，骨折部を関節外骨折として手関節の運動に関係のない部にあることくせんとするものである．茎状突起切除後は靱帯，関節囊をできるだけ修復し，ギプス固定を2～3週間行う．

さて styloidectomy とは以上のごとく単に茎状突起を切除するのみで偽関節部はそのまま放置するわけであるが，必ずしも良結果が得られるとは限らず，同時に偽関節部に骨移植術を合併したほうが望ましいという人も多い．骨移植法は既述の方法で行ってよく，骨折部が露出されているので操作も容易である．骨移植を行った場合の固定期間は骨癒合の完成まで2～数ヵ月を必要とする．

d) その他の手術法：中枢骨片が小さく壊死をきたしている場合には，この骨片の摘出もやむをえないが，術後握力減退，運動機能の障害は否定できない．そこで骨片摘出後の空隙に長掌筋腱，また筋膜を採取，これを丸めて補塡すれば障害が防止されるとの意見もある．全舟状骨摘出は強い機能障害をきたすので行うべきでなく，むしろ Swanson の silicone prosthesis の使用を考慮すべきであろう．近位手根骨の全摘出術（**carpectomy**）は舟状骨の粉砕骨折とか舟状骨骨折を合併した perilunate dislocation の陳旧例などで行われることがあり，Jorgensen（1969）はかかる症例22例につき考察を加え，14例に優，5例に良，3例に可の成績を得たと述べている．

e) 関節固定手術：変形性関節症が高度で疼痛の強いものには関節固定手術が適応となる．手術の詳細については骨，関節の手術の項（p.196）を参照していただくとして省略するが，固定手術にも全関節を固定する場合と一部関節のみを固定する2つの方法がある．前者は手術操作は容易であるが手関節が完全固定となる欠点があり，後者は手術操作はやや複雑となるが，手関節の運動が多少とも温存される利点がある．**部分的関節固定法**として Gordon and King（1961）は橈骨と舟状骨，月状骨を固定することにより良結果を得たという．

f. 手根骨におけるその他の骨折

舟状骨以外の単独骨折はきわめて少ない．しかしいずれの骨も直接外力，または間接外力により骨折を起こすことは当然ありうるし，舟状骨骨折，月状骨周囲脱臼，また手根中手骨間の骨折，脱臼と合併する場合はさほど少ないものではない．しかしいずれの場合もX線写真

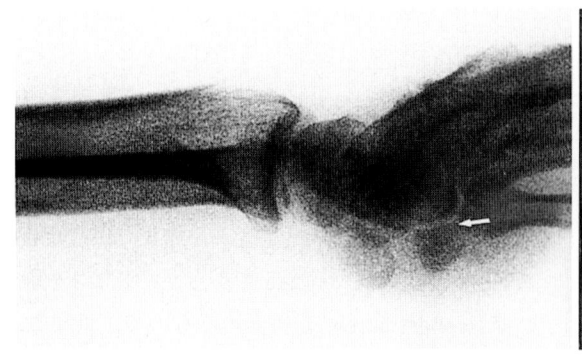

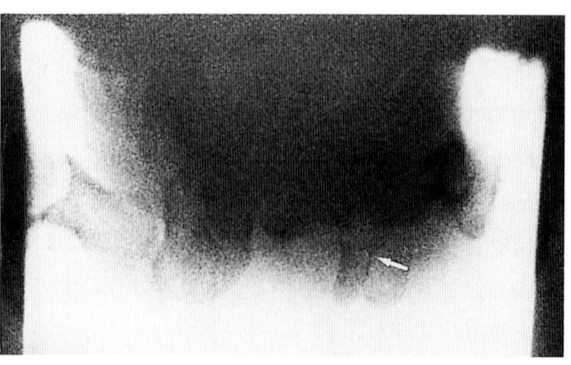

図10・28　鉤状骨鉤骨折の1例
42歳，男．数年来ゴルフに熱中していたが，数週来の手掌尺側の疼痛を訴える．

ではじめて発見される．月状骨の骨折は手関節の強い尺屈作用により，有頭骨は手関節の過伸展と屈屈が強制された場合，舟状骨の骨折と合併して発生することがあり，また三角骨も手関節の強い背屈，または掌屈とこれに捻転作用が加わった場合に発生することがあるという．大多角骨の骨折は手関節の強い背屈，橈屈作用により発生し，母指中手骨骨折とか橈骨末端骨折を合併することが多い．図10・28はゴルフのスイングにより**有鈎骨鈎の骨折**をきたしたものであるが，患者は局所の腫脹と圧痛を主訴として来院した．比較的多い骨折であり，その他テニスのラケット，野球のバットなどによっても発生する．治療としてはギプス固定による安静であるが軽快せねば切除する．小指屈筋腱の断裂に注意する．診断には手関節の手根管撮影またCT撮影が確実．

一般に手根骨骨折の臨床所見は局所の腫脹と限局した圧痛が主であり，手関節の運動はさほど障害されない．骨片は多くの場合転位も少なく，単にギプス固定を3～数週間行うのみでよい．

g．TFCC損傷（triangular fibrocartilage complex）

1） 解 剖　近年多くの解剖学的研究や関節鏡，CT，MRIなどの進歩により手関節尺側痛の病態が明らかになってきた．この部の構成は橈骨尺側手根骨，三角線維軟骨複合体（TFCC）などのほか尺側手根伸筋腱，尺側手根屈筋腱，方形回内筋などよりなり，これらが互いに関連しながらこの部の機能が構成されている．

TFCCは橈骨の尺側縁から尺骨茎状突起に扇状に広がる軟骨様組織であり，機能としては遠位橈尺関節の安定性に寄与する支持組織と考えられ，その他尺側手根骨との間のクッションの役目もするであろう．遠位橈尺関節の脱臼については図10・9も参照．

その他TFCCの血行は周辺の10～20％のみとされ，中央には血行なく，また神経支配も外側部のみに限られるとされている．

2） 診 断　臨床所見として，手関節の掌背屈制限より前腕の回内制限のほうが強いこと，ときに回内・回外運動により有痛性軋音を触れることなどのほか，重要な検査法として尺骨頭ストレステスト（ulnocarpal stress test）がある．前腕を回内，また回外しながら手関節を尺屈すると疼痛を訴えるもので，診断率はほぼ100％とのことである．その他画像診断として，

表10・1　TFCC損傷の分類

Class 1： 外傷性	A. 中央部断裂 B. 尺側剥離断裂 　尺骨茎状突起骨折合併例 　尺骨茎状突起骨折非合併例 C. 末梢部剥離断裂 D. 橈骨付着部断裂 　剥離骨折合併例 　剥離骨折非合併例
Class 2： 変性	A. TFCC摩耗 B. TFCC摩耗＋ 　月状骨 and/or 尺骨 chondromalacia C. TFCC完全断裂＋ 　月状骨 and/or 尺骨 chondromalacia D. TFCC完全断裂＋ 　月状骨 and/or 尺骨 chondromalacia 　LT靱帯断裂 E. TFCC完全断裂＋ 　月状骨 and/or 尺骨 chondromalacia 　LT靱帯断裂 　Ulnocarpalの変形性関節症

（Palmer AK：J Hand Surg 14A：1989）

（1）X線診断：TFCC損傷に特徴的なものはないが，尺骨にplus variantがあり，突き上げ症候群を合併する際には月状骨や三角骨の近位骨皮質に骨硬化像とか侵蝕像を認める．

（2）MRI, CT診断：TFCC損傷に対する診断の意義はそれほど高いものではないが，骨軟骨の損傷や遠位橈尺関節の不安定症の診断にはきわめて有用である．

（3）手関節造影診断：本法はTFCC損傷の診断にとって外来で実施できる最も重要な検査手段である．典型的なTFCC断裂は関節造影で橈骨手根関節と遠位橈尺関節の造影剤の交通である．すなわち橈骨手根関節内に注入した造影剤が遠位橈尺関節内に漏れるわけで，ときに陰性として現れることもあるが，それは10～15％であるという．

（4）関節内視鏡視下診断：上記診断法ではTFCC損傷の部位，性状などを的確に診断することは困難であり，この点関節鏡視下に直接眼でみて診断するに越したことはない．手術的に局所を開けてという方法もあるが，侵襲が大となりあまり望ましいことではない．もちろん鏡視下手術には手技の習熟を要するが，価値ある手技で，

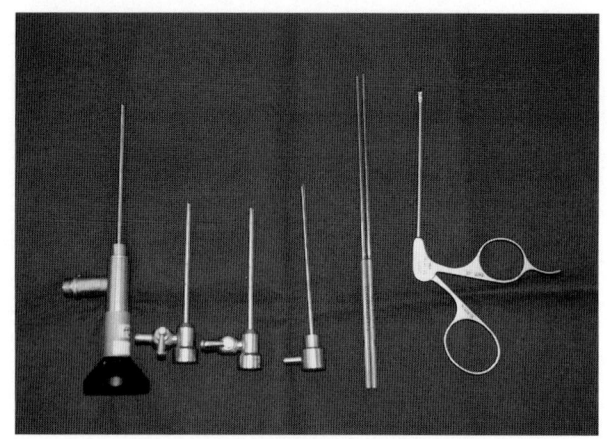

図10・29　手関節鏡視に必要な器具
（関節鏡，外筒2本，鈍棒，プローブ，パンチ）

手の外科を行う者は是非この手技に習熟すべきものと考える．

さてPalmer（1989）はTFCC損傷を外傷性断裂4型と変性断裂を5型に分け，表10・1のごとく分類している．

3）治療

a）**保存的治療**：最初は保存的に治療する．まず手関節固定用装具で最低1ヵ月固定する．ほとんどの症例は2～3週で症状は軽減する．3～4週を経過するも症状が継続する場合には関節造影を行い，年齢，性，性格も考慮にいれ手術療法を考える．

b）**鏡視下手術の実施**：
① 麻酔：普通腋窩神経ブロックで十分である．
② 肢位：仰臥位とし駆血帯はTFCC損傷のみに対しては必要でないが，のち手術に移行するのであれば止血帯を装着する．牽引は操作を容易にするため常に必要で，手術用手台に設置した上肢牽引台に前腕を，また手台には上腕を固定し，示・中・環指にfinger trapを装着して牽引を行う．牽引力は5kg前後とする．
③ 器具：関節鏡は操作性，画像の質，大きさなどより有効長5cm，直径2.5mm前後で視角30°の斜視鏡が便利．鏡視には関節鏡に光源とCCDカメラを装着し，テレビモニターを介して行うが，TFCC損傷の診断に当たって断裂部探索には1.5mm程度の小型のプローブ（直，曲）が必要．さらにパンチも準備する．
④ 鏡視下手術の適応：外傷性の中央断裂（1A）や橈骨付着部断裂（1D），またlunotriquetral lig.の靱帯断裂や関節症性変化のない変性断裂（2C）などは鏡視下TFCC部分切除の適応となる．外傷性断裂のうち尺側部断裂（1B）は血行がある部の損傷であり，TFCCの緊張が認められるものでは部分切除を行うが，低下しているものでは縫合術を行う．また（1C）や変性断裂（2D）では症例により靱帯断裂部のdébridementを行う．

また変性断裂の2Cや2D，2Eでは尺骨のplus variantが3mm以上であれば尺骨短縮術が適応になるという．

⑤ 鏡視下TFCC部分切除，TFCC縫合術（直視下縫合術，また鏡視下縫合術）の実際については専門書を参照されたい．

III　末節の骨折および脱臼

末節の損傷は多くの場合直接外力，すなわち圧搾器，落下物，また自動車のドアなどにより起こり，種々の程度の骨折，転位が発生する．

さて末節骨に骨折が存在する場合には，それが比較的単純な骨折であっても爪の下にはしばしば黒色を呈する血腫が形成される．また**爪の下に血腫**が認められる場合には末節骨折の存在を想定しなければならない．血腫はたとえ小さくとも内圧の上昇のため強い疼痛の原因となるので，早期に血腫を外に誘導してやる必要がある．そのためには爪の適当部位に切開窓をつくるが，これにはクリップの先端をアルコールランプ，またはライターで真赤になるまで焼いたものを爪にあてることにより爪の開窓を行うのが便利で，あとは圧迫包帯を行って化膿に注意する（爪の損傷の項図6・2参照）．

いわゆる**槌指骨折**（mallet finger, baseball finger）で末節基部が伸筋腱とともに剝離骨折を起こした場合には石黒法が多用される．すなわち透視下にDIP関節屈曲位として骨片を引き下げ，これをKirschner鋼線で固

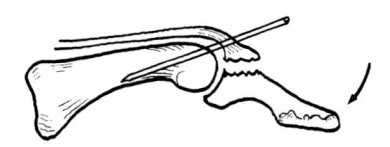

III　末節の骨折および脱臼

a. 石黒法の実施
DIP関節最大屈曲でX線透視下にextension block用のKirschner鋼線を刺入する．

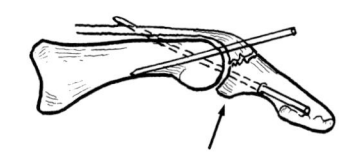

b. 整復と固定
矢印方向に圧迫を加えて整復後に，DIP関節を経皮的に固定する．鋼線抜去は4週後とする．

図10・30　Extension blockによる整復（石黒法）
（津下：私の手の外科—手術アトラス，第4版，p.169, 2006）

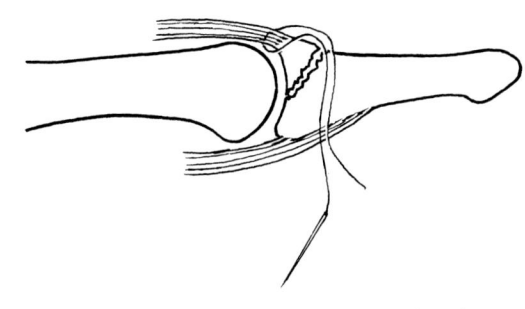

a. 骨片の整復と軟鋼線の通し方（側面）
No.36軟鋼線を伸筋腱付着部に通し，直針を用いて掌側に引き出す．

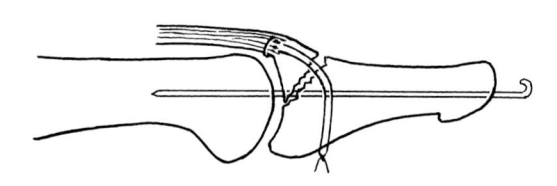

b. 骨片の整復と固定の完了
骨欠損部には海綿骨をつめ込み，掌側に横切開（または縦切開）を加え，軟鋼線を骨に接して結節縫合・固定．透視で骨片の整復を確かめ，0.7 mm Kirschner鋼線を刺入する．

図10・31　陳旧性骨性槌指変形の矯正
（津下：私の手の外科—手術アトラス，第4版，p.173, 2006）

定．次に末節骨を押し上げて骨の整復はかるもので，整復後はKirschner鋼線を斜めに刺してこれを固定する．しかし，骨片が大きく末節骨に掌側脱臼の傾向がみられるような場合にはDIP関節の背側Y字切開で，骨片整復後Kirschner鋼線の刺入，またmicroscrewによる固定を行うこともある．

次に陳旧症例で骨片の転位がある場合には，図10・31のごとく骨折面を出し，これを新鮮化ののちwireを腱付着部に通し，これを末節骨の骨折面の両側から掌側に引き出し固定．のちKirschner鋼線を刺入して骨の癒合を待つ．

その他症例によっては放置することもあるであろう．

骨折の型には縦骨折，横骨折および粉砕骨折の3種類がある．末節骨が圧挫されて複雑な骨折を示すような場合には軟部組織の損傷も強く，皮膚も亀裂，断裂が認められるが，多くの場合軟部組織の修復と骨の圧迫とにより整復が行われる．損傷された爪根部の修復も大切である．もし整復が不十分であれば細いKirschner鋼線が利用されることもある．

DIP関節の脱臼は伸筋腱の断裂，またはその付着部の骨折により屈側に脱臼するのが普通で，開放創に合併することが多く，整復は容易である．整復後は骨片の縫合固定を行えばよいが，ひどい損傷の場合にはかえってDIP関節を良肢位に関節固定したほうがよいこともある．

爪および爪床は程度の差はあるが常に損傷を受けており，損傷程度が強ければ除去が必要となる．しかし爪は指先部の保護にきわめて重大な役割をはたしているのでむやみに切除することなく温存的に取り扱い，やむをえなければ後日抜去してもよい．爪床の損傷が強ければ皮膚移植も必要となる．これについては爪の損傷の項（p.74）を参照されたい．

骨折，創の修復後は圧迫包帯を行い，副子固定する．固定期間は3～4週で以後自動運動にはいる．なお末端の小骨片が骨癒合の傾向なく疼痛の原因をなしている場合には骨移植とKirschner鋼線刺入固定を行うが，症例により末梢骨片を切除することもある．

10　骨折と脱臼（含　手根不安定症，靭帯損傷，ロッキング）

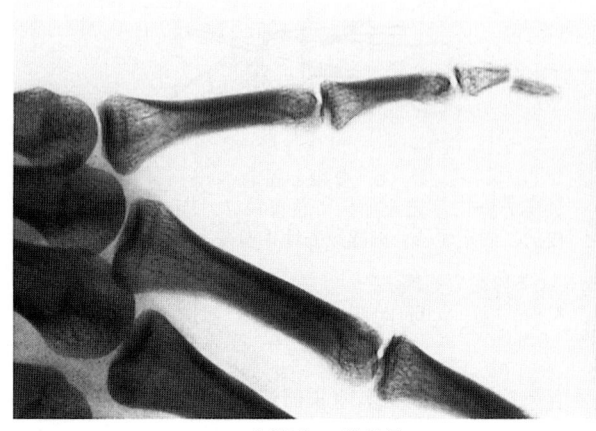

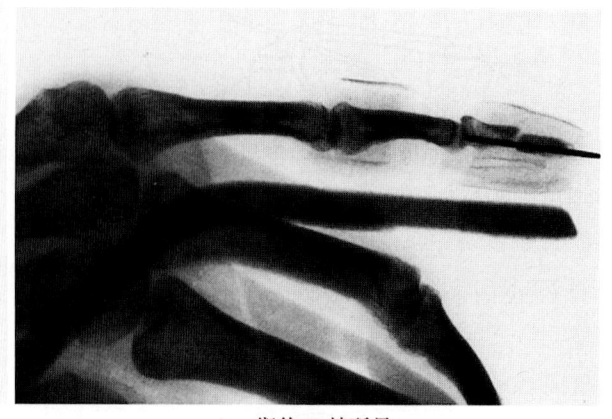

a. 来院時X線所見　　　　　　　　　　　　b. 術後X線所見

図10・32　22歳,女.自動車のドアにより受傷,ただちに来院

IV　中節の骨折および脱臼

1. 中節骨骨折

　中節における骨折転位は骨折部位と腱付着部位とにより決定され,浅指屈筋腱付着部位より中枢側に骨折があれば伸側凸,末梢側に骨折があれば屈側凸の転位を示す.骨折は普通横骨折であって徒手整復後それが屈側凸の骨折である場合は手関節軽度背屈,MP関節軽度屈曲,指は強い屈曲位で,また背側凸の骨折の場合には指伸展位で副子固定が行われる.副子としては厚めのアルミニウム副子,またはギプス副子が利用され,前腕より指先部までに及び,屈側凸の骨折の際には背側副子固定を行う.固定は安全肢位で絆創膏で確実に行う必要がある.斜骨折,複雑骨折で整復後の固定性の悪い場合には細いKirschner鋼線が利用される.牽引療法で骨折を整復せんとする試みは原則として使用すべきでない.なお,中節骨頸部の骨折は骨頭の背側転移をきたし,しばしば徒手整復困難で手術が必要となる.図10・34はその陳旧症例を示した.手術は伸筋腱を縦切して仮骨を除去,骨転位の位置的関係を確かめたのちこれの整復を行う.靱帯損傷があれば同時に修復する.

2. PIP関節における脱臼および骨折

　PIP関節の脱臼,骨折としては過伸展を強制されて発生する背側脱臼と,捻転作用が働いてまれに発生する掌側脱臼,それに関節内骨折とか指軽度屈曲位で指先部に強い外力を受けた際に起こる中節骨基部の脱臼骨折などがある.これらについて説明する.

a. PIP関節背側脱臼

　PIP関節に過伸展作用が働いて,まずvolar plateの中節骨基部付着部の断裂が起こることにより中節骨は基

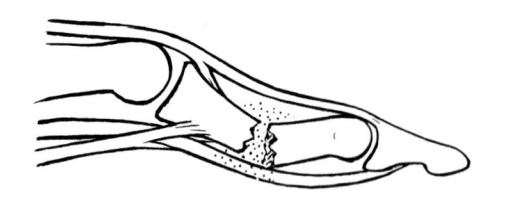

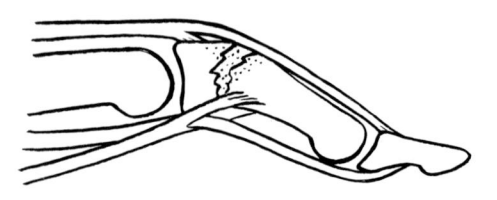

図10・33　中節骨骨折と骨片の転位

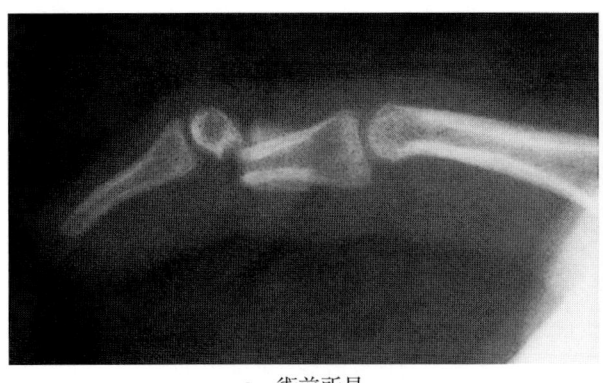

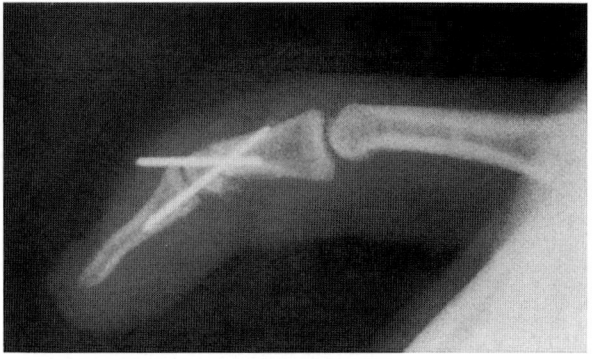

図10·34 16歳，男．野球練習中に突き指し中節骨頸部骨折をきたす．徒手整復に成功せず，3ヵ月を経過して観血的整復を行う．この際は仮骨を除去して骨折部を確認のうえ整復することが大切

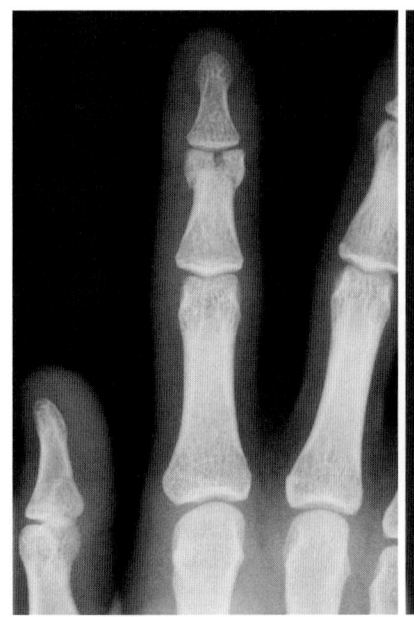

a. 術前所見
b. 術後所見

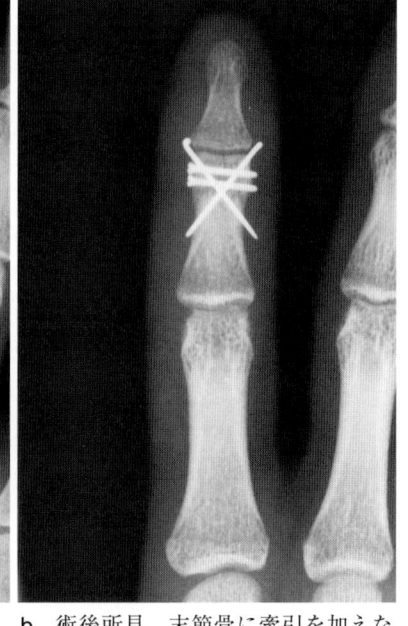

a. 来院時所見．25歳，男
b. 術後所見．末節骨に牽引を加えながら関節面の接合に注意，整復，固定する．側副靱帯の取り扱いにも注意する（術者 木森）．

図10·35 中節骨顆部骨折

節骨骨頭の背側に脱臼することとなる．この際の整復は比較的容易で整復後はこの関節軽度屈曲位で副子固定を行い，2～3週間継続する．指の自動運動は固定中にも可能な範囲行わしめてよいが，PIP関節の過伸展は絶対に防止する．なお，Kirschner鋼線で固定すればより確実である．もし徒手整復が困難であれば関節嚢とかvolar plateの関節内嵌入が考えられ，手術が必要となる．

また陳旧例でしかも脱臼が未整復であれば，関節の両側に側正中線切開を加えて瘢痕を切除したのち関節を整復，必要に応じてKirschner鋼線の刺入による一時的固定を行う．もし側副靱帯に損傷があれば修復する．

b. PIP関節掌側脱臼

この脱臼はきわめてまれとされ，その発生はPIP関節が軽度屈曲位で側方偏位とか捻転作用が加わった場合

に発生する．すなわち1側，または両側の側副靱帯が断裂されて基節骨骨頭がcentral bandとlateral bandの間から背側に脱臼するもので，これらが両骨間に引っかかって整復の障害因子となる．また，central bandの付着部が断裂するのが普通である．図10・36, 37参照．

さてかかる脱臼の整復は単なる指の牽引のみでは不可能で，手術療法が必要となる．修復すべきものとしてはcentral band，側副靱帯，volar plateなどが考えられるが，なお陳旧症例については関節固定術を考慮しなければならないこともあるであろう．

c. PIP関節掌側板骨折

しばしば認められる骨折で，種々のスポーツ外傷に合併して発生する．普通指が過伸展された場合，volar plate付着部の骨が剥離骨折をきたすもので，PIP関節屈曲位で整復できればその位置で固定すればよいが，整復不能とか陳旧例では骨折側の弧状切開ではいり，側副靱帯を中枢側で切離，反転して関節腔を開き，指を牽引して骨片を整復，Kirschner鋼線，また小螺子で固定する．のち側副靱帯を縫合，皮膚縫合に移る．もし骨片が幅広く中央にあれば指の掌側のジグザグ切開で入り，腱鞘A3, C2を切離・反転，屈筋腱を側方に引いて骨折部を出し，これを新鮮化したのち整復，Kirschner鋼線，または螺子で固定する．もし骨片も剥離，反転が困難であれば側副靱帯のvolar plate付着部を両側につき切離，骨片を中枢側に反転し（木森），骨面の新鮮化と整復を行い整復固定，固定が確実なことを確かめた後，切離部を縫合，最後に腱鞘をもとにかえして皮膚を縫合する．術後は安全肢位とし後療法は数日後より開始するという．

d. PIP関節背側脱臼骨折

PIP関節軽度屈曲位で強い外力を指先部に受けた場合は，図10・38のごとく中節骨基部掌側に三角骨片ができてその部に残存し，他の部は背側に移動して特有な脱臼骨折の所見をとるようになる．放置するとこの関節の強直が発生し，屈曲が高度に障害されることとなるので，

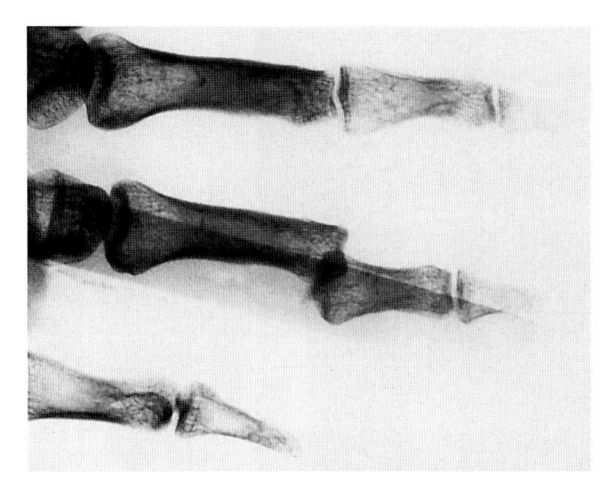

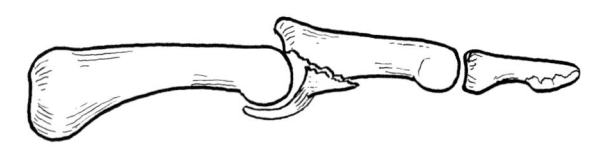

図10・36　PIP関節掌側脱臼の1例
57歳，男．左示指をボールバンに巻きこまれて受傷，背側に開放創あり，側副靱帯断裂，central bandの部分断裂を認めた．

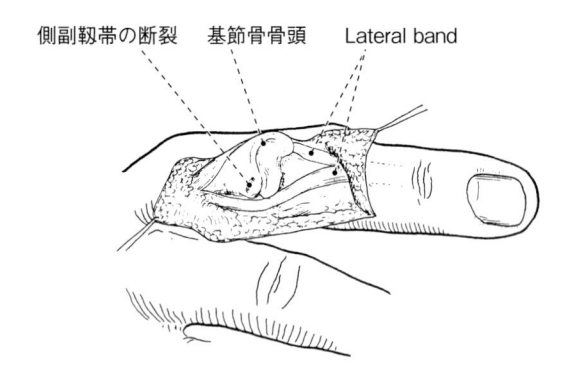

図10・37　PIP関節掌側脱臼の発生
側副靱帯の断裂とlateral bandが側方に転位し両骨間にはさみこまれている．またcentral bandの中節基部背側の付着部が剥離しているのが普通である．

a. 伸展型
掌側に三角骨片のみを有するもの（非観血的整復が原則）

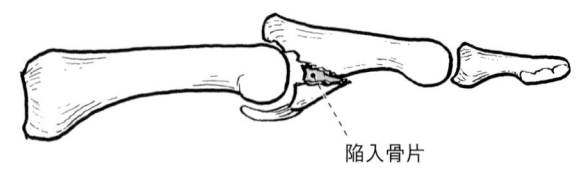

b. 軸圧型
中間に陥入骨片を有し，手術が必要となる．

図10・38　PIP関節の脱臼・骨折
（津下：私の手の外科―手術アトラス，第4版，p.117, 2006）

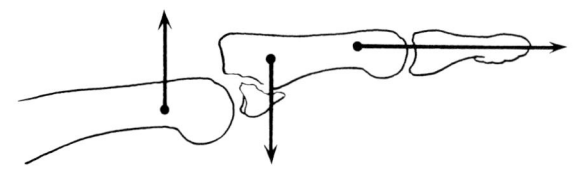

a. 3方向牽引による整復, 固定法

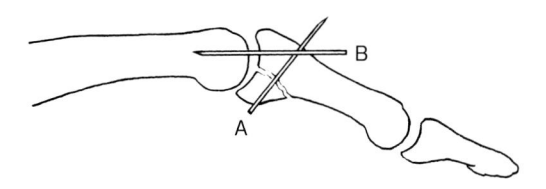

b. Kirschner鋼線の刺入による固定法
Aは掌側より背側にむけて刺入する.
BはPIP関節軽度屈曲位での整復位保持のため刺入されたもの.

図10・39　PIP関節脱臼骨折の整復法

早急に適当な処置を必要とする. これに2種類があり, ①中節基部の骨折が単純な三角骨片のみで非観血的に整復可能なもの, ②骨折が複雑で掌側三角骨片との間に陥入骨片, または陥没骨片を有するもので観血的療法を要するものである.

①の場合, 脱臼の整復は指の牽引と中節基部を背側より圧迫することにより行われ, 骨片の整復が良好でしかも再脱臼の傾向がなければ指屈曲位で副子固定を行い, 固定期間は約3週とする. 場合によっては整復位保持のため extension block 用の Kirschner 鋼線を刺入するのもよいであろう. しかし整復が困難とか再脱臼傾向が強いもの, また数日から数週を経た陳旧症例においては Robertson, Cawley and Faris (1946), 田島ら (1983) により述べられた**牽引療法**が適応となる. すなわち図10・40のごとく Kirschner 鋼線を中節の頸部と基部, および基節の頸部に刺入し, 中節頸部のものは末梢方向に, 基部のものは掌側に, 基節頸部のものは背側方向とそれぞれ3方向に牽引することにより整復固定を行うもので, 骨片が複雑な圧迫骨折像を示すような場合にも適応となることがある. また鈴木ら (1995) の Pin and Rubber Traction System を利用するのもよいであろう (骨・関節・靱帯, 8:717-725).

②の場合には**観血的整復**が考慮されるが, 三角骨片が多くの場合1つの骨片ではなく, 小骨片に分かれているとか, 中央に陥入骨片また陥没骨折所見を示していることが多いので, 術前に骨片の状況をCT, または3D-CTでよく検討しておく必要がある. 手術としては木野 (1997) のごとく切開としては骨折側の弧状切開ではいり, 横支靱帯を切離, 側索を背側によけ, 次いで側副靱帯を起始部で切離, 反転し, たまった血塊, 肉芽を除去, 末節骨に Kirschner 鋼線を刺入し, これを引いて関節を拡大する. 次いで掌側骨片を掌側に引いて陥入骨片を整復, 骨欠損部には海綿骨を移植, 掌側骨片をもとに帰して Kirschner で固定, のち切離した靱帯を Mitek mini bone anchor で固定する. また症例によっては先に述べたごとき掌側ジグザグ切開により進入, 側副靱帯の volar plate 付着部を切離して骨片整復を行うこともあるであろう. 以上のごとくであるが, 赤堀ら (1983)

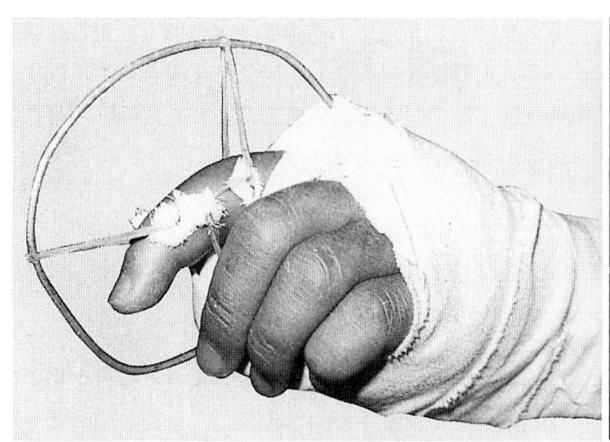

a. 牽引法の実施 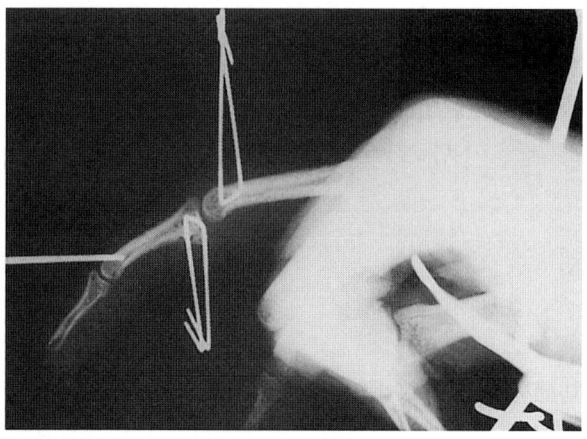　　　　b. aのX線所見

図10・40　PIP関節脱臼骨折に対する3方向牽引療法

a. 中節骨基部骨折と靱帯損傷
骨折側弧状切開で入り，横支靱帯を切り，側索を上方に引き側副靱帯を観察すると背側2/3の付着部断裂あり．

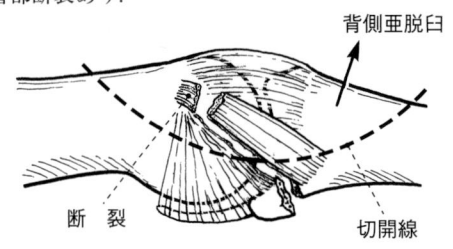

b. 骨片整復と靱帯修復
健常側副靱帯を切り，反転．関節面を見ながら骨片を整復する．0.7 mm Kirschner鋼線2本で固定．側副靱帯はmini mitek bone anchorを用いて縫合，固定した．wireはscrewでもよい．

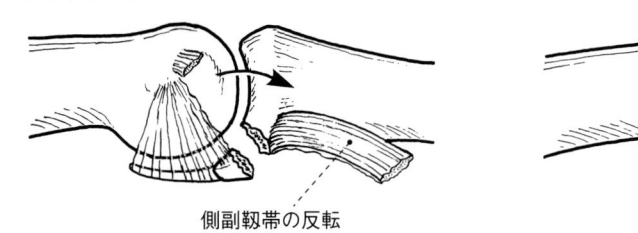

図10・41 PIP関節掌側板骨折の処置（木森）
陥入骨片を有する脱臼骨折もほぼ同様に処理
（津下：私の手の外科—手術アトラス，第4版, p.179, 2006）

も陥没したcentral fragmentを起こして，関節面を整合することの重要性を述べている．なお，陥入骨片の整復には注射針の先端を直角に曲げたものを鉤として利用するのも便利である．ただしかかる手術はマイクロの技術に習熟したもののみに許される手術であることを忘れるべきでない．

陳旧症例で数週または数ヵ月を経たものに対しても先述のRobertsonらの牽引療法がしばしば効果的であるが，さらに陳旧例で骨癒合がほぼ完成したような症例に対しては骨折側の背側凸の弧状切開ではいり，必要に応じて側副靱帯を起始部で切離，反転して関節を開放し，骨折部の転位の状況を確認したのち転位した骨片を「小のみ」で切離して正常位にかえし，Kirschner鋼線で固定するとか骨軟骨移植をするなどの方法もとられるが，その操作は容易でなく，常に成功するとはいいがたい．また症例によってはEaton法（1971）のごとく掌側の三角骨片を切除して残ったvolar plateを整復した中節骨基部の掌面にpull-out wire法で固定する方法もあるが予後は不良である．屈曲障害が強く，また二次性変形症のため疼痛も出現するようであれば，関節固定術が適応となろう．また中・環指で多少の側方固定性を犠牲にしても可動性を得ることが望まれる場合には，**関節授動術（人工関節）**も考えられる．これらについては関節形成術の項（p.215）を参照のこと．

V 基節の骨折および脱臼

1. 基節骨骨頭顆部骨折

種々のスポーツに合併して発生するものに基節骨骨頭の顆部骨折がある．1側顆部のことが多いが，圧迫による場合にはときに両側に顆部骨折をみることがある．

治療としては徒手整復は困難で，手術的に局所を開け関節面を確実に整復，固定してやる必要がある．中節骨頭顆部骨折のごとく関節嚢を開き，末節骨にKirschner鋼線を通してこれを牽引しながら関節を開大し，骨片の整復を行う．固定にはKirschner鋼線も用いられるが螺子のほうが確実であろう．術後は安全肢位固定とする．

2. 基節骨骨幹部骨折

手の骨折中しばしば認められる骨折であって直接・間接外力によって発生し，後者の場合は指の過伸展によって発生するのが普通である．骨折線は多く横骨折であるが，ときに斜骨折，縦骨折，また複雑な折れ方を示すものも少なくない．骨折転位の方向は骨間筋，虫様筋およびlateral bandの作用と伸筋腱の牽引により掌側凸の転位を示すのが普通である．診断は困難ではないが，骨折転位の程度がX線の撮影方向によりかなり変化するので注意を要する．すなわち完全側面像で強い掌側凸の変形をとる骨折も斜方向からの撮影ではたいした転位として写らないわけで，この傾向は基節骨基部の骨折にとくに強いといってよい．なお基部骨折はしばしば年長児において，**骨端離開**として現れることが多いので注意する．診断には必ずCT，3D-CTを必要とする．

整復は局所麻酔または腕神経叢麻酔のもとに手関節をできるだけ背屈，MP関節30〜40°屈曲，PIP関節軽度屈曲位として徒手牽引と局所の圧迫とにより整復を行う．この際MP関節を屈曲位とすることはlateral bandの緊張を除くのみでなく，側副靱帯を緊張せしめて中枢骨片を固定せしめることにより骨片の整復と変形の矯正を容易にするものである．単に指を長軸方向にのみ牽引しても整復の得られないことは図10・42からみても理解されるであろう．整復後は**安全肢位**でギプス，または金属副子固定を行う．固定は患指のみとし，他の指は自由に運動せしめるのが原則ではあるが，かえって固定が不十分となる傾向も否定できないので，隣接指と一緒に固定するのもよい．たとえば示・中指を一緒に，また中指と環指，小指と環指をというように固定すれば，固定が行いやすい利点がある．副子は必ず前腕から指先部までとし，絆創膏を用いて確実な固定をする必要がある．

固定に際しては**指のrotation**（図10・45）に注意し，将来指を屈曲せしめた際に隣接指と交差するようなことがあってはならない．このためには図10・45のごとく，各指の長軸がちょうど扇の要のごとく手関節掌側の1点である舟状骨結節の部に集まるよう注意する必要がある．

さて骨折線の走行が複雑な折れ方のために徒手整復が得られない場合，またたとえ得られても固定性が悪い場合には牽引療法も考慮されるが，その実施には慎重でなければならない．筆者の経験よりすれば，牽引療法はかなりの危険性を伴うので，極力その使用を避け，Kirschner鋼線，またはscrewを用いての観血的整復，固定のほうが望ましい．鋼線の刺入は徒手整復後，X線透視下に経皮的に刺入する場合と切開による観血的整復後に行う場合の2つがある．

さて，骨片が掌側凸の転位のまま放置されるとその先端部はちょうど屈筋腱が通過しており，しかもこの部はいわゆるno man's landに相当して腱鞘に被覆されているので，屈筋腱は容易に腱鞘と，また浅指・深指屈筋腱が互いにcross unionして指の屈曲が障害されることとなる．したがって早期の完全整復，完全固定が必要となり，また早期に後療法にはいって腱の癒着を防止しなければならない．もし癒着が発生したと考えられる場合には，指のマニプラチオンによる癒着剥離も行われてよいが，その実施には慎重でなければならず，やむをえなければ手術的に腱剥離術，または腱鞘切開などが必要となる．

さて，斜骨折とか複雑な骨折で整復後の固定性が悪い

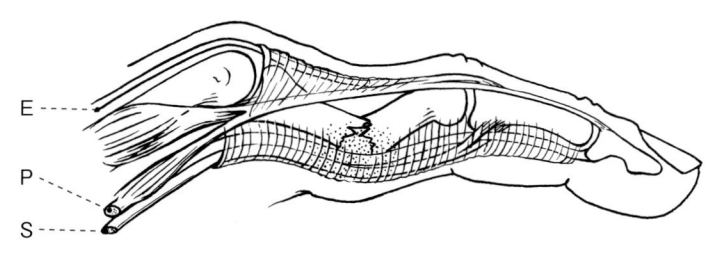

E：伸筋腱　　P：深指屈筋腱
S：浅指屈筋腱

図10・42　基節骨骨折の転位と屈筋腱の癒着発生

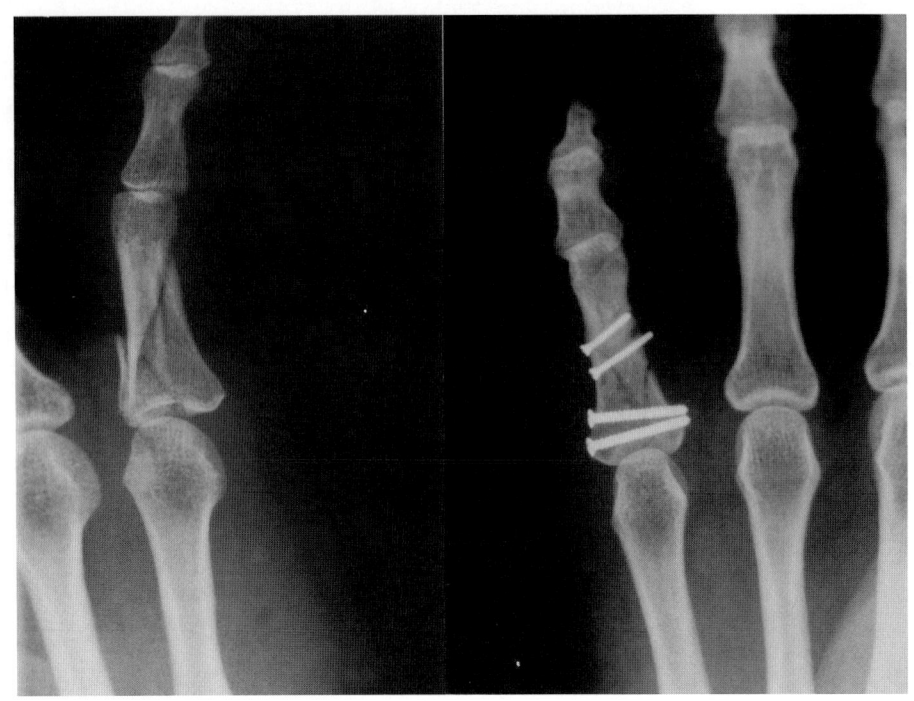

第 10 章　骨折と脱臼（含　手根不安定症，靱帯損傷，ロッキング）

a. 来院時所見．MP 関節面に段差あり．これの整復が大切

b. 術後所見．最初に段差を整復．Kirschner 鋼線で仮固定ののちライビンガー螺子固定した．

図 10・43　基節骨基部斜骨折に対する螺子固定
41 歳，女性．自転車転倒（術者　木森）．

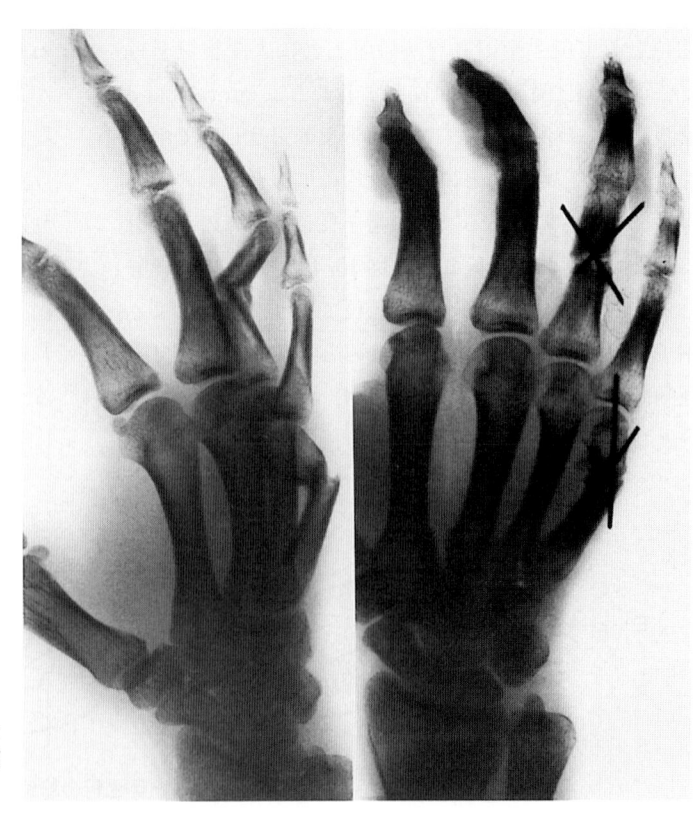

図 10・44　17 歳，男．交通事故による受傷（2 ヵ月半を経過して来院）
基節骨骨折，中手骨骨折はともに定型的な変形をとっている．骨切術による変形矯正と Kirschner 鋼線による固定を行った．

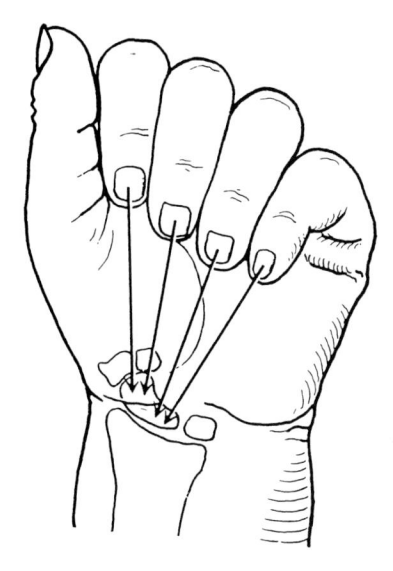

図 10·45　指屈曲時における長軸線の集約
指屈曲時に指先は舟状骨の方向に向かうのが正常である．骨折の際，指に回旋転位が起こると指屈曲に際して隣接指と交差することとなり機能障害が増大する．

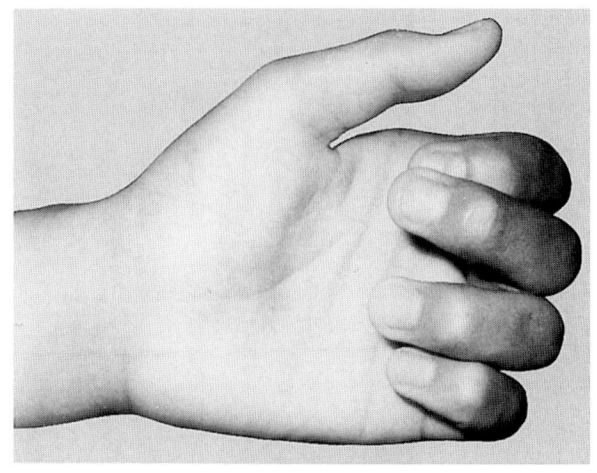

a. 来院時所見

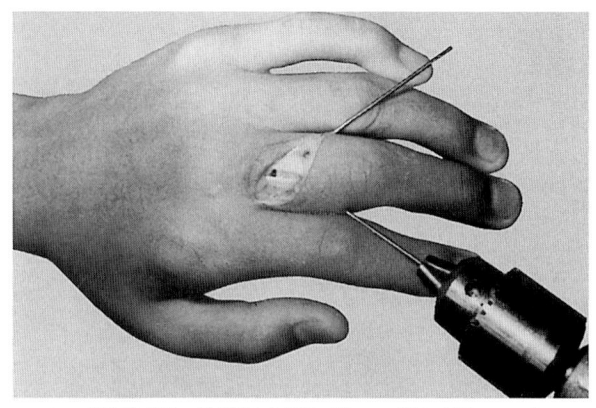

b. 背側切開で伸筋腱を縦に裂いて骨に達し，これをbone sawで骨切りして回旋を矯正したのちKirschner鋼線を2本crossして刺入固定した．

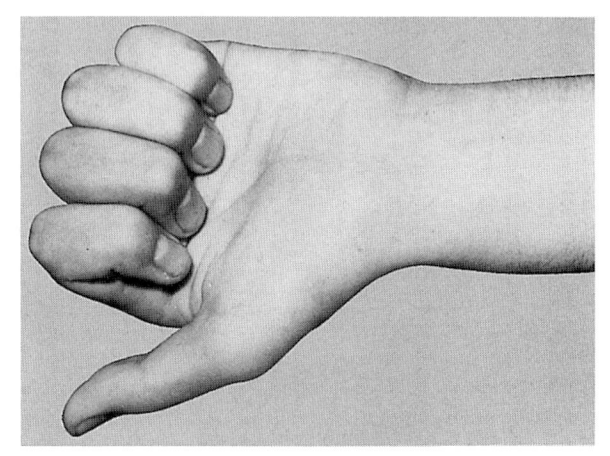

c. 術後の指の屈曲

図 10·46　13歳，男．中指基節骨基部における骨折後，指屈曲に際して中指が示指の上に重なるようになった．

場合には積極的に**観血的整復・固定**が行われてよい．この際の進入路としては側正中線切開，またときに背側よりの進入が便利のことがある．これは陳旧症例の転位骨片の整復，骨移植などの場合にも同様である．背側切開の場合は伸筋腱を出し，これを中央で縦に裂いて両側によけるとただちに骨折部を露出する．整復はX線透視下に行い，骨片整復後はKirschner鋼線は0.7～1.0 mmの細いものを使用し斜方向，または横方向に2～3本刺入して骨折部を固定する．2本刺入する場合には互いに交差せしめてX型とする．斜骨折に対してはmicro-screw 2～3本を使用するのもよい．また挫滅創による複雑な粉砕骨折に対しては図10·47のごとき**創外固定器**を使用することがある．

術後は安全肢位固定とし，X線所見がよければこのままとするが，少なくも1週ごとに包帯をチェックして固定状況を観察し，固定期間は3～4週間とする．

3. 基節骨の若年者骨折

次に若年者に特有の骨折として図10·48に示したごとく**基節骨頸部の骨折**と基部における骨端離開骨折とがある．前者は2～3歳の小児が指をはさまれたような場合

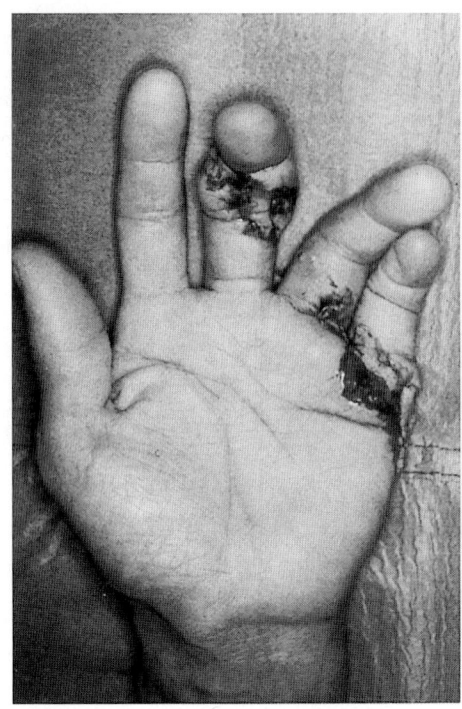

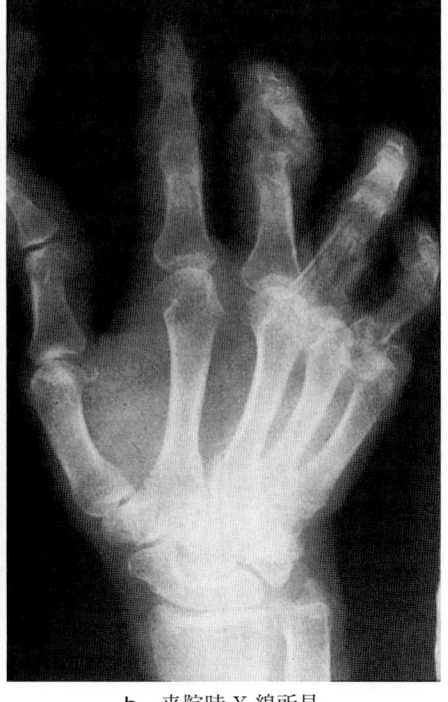

164　第10章　骨折と脱臼（含 手根不安定症，靱帯損傷，ロッキング）

a. 来院時所見

b. 来院時X線所見

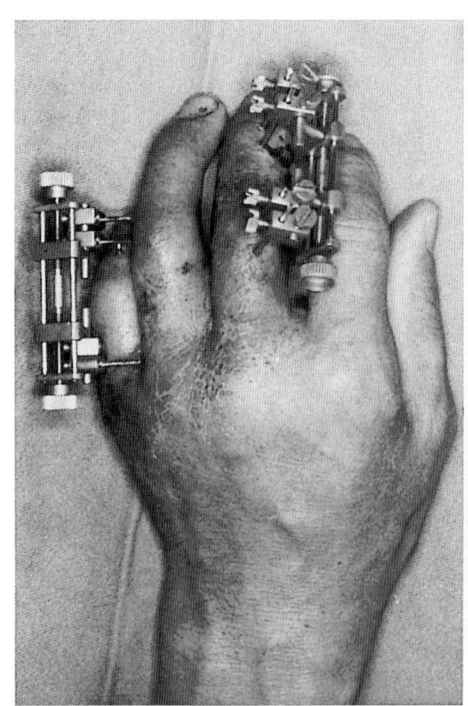

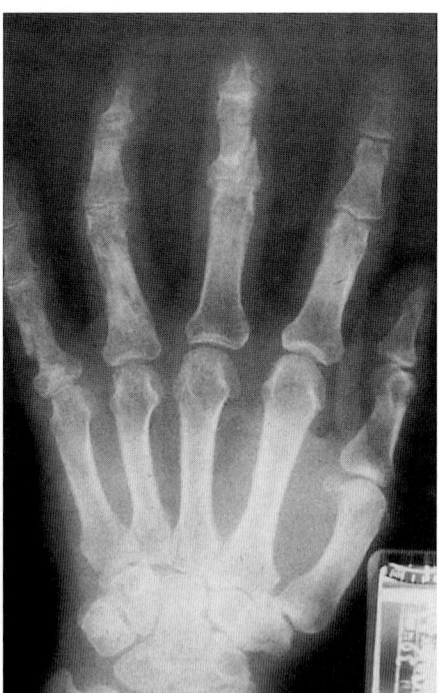

c. 創外固定器による整復固定

d. 骨癒合後の所見

図10・47　47歳，男．チェーンにはさまれ受傷
圧挫創で骨は複雑な粉砕骨折を示している．かかる場合には小型の創外固定器（生田試作）の使用が好都合である．

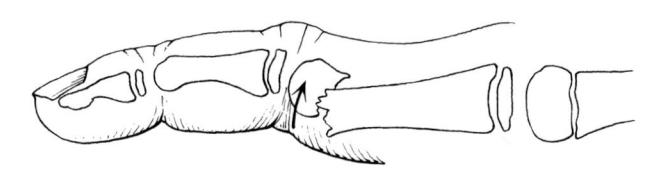

a. 頸部骨折で骨頭は背側に転位するのが普通

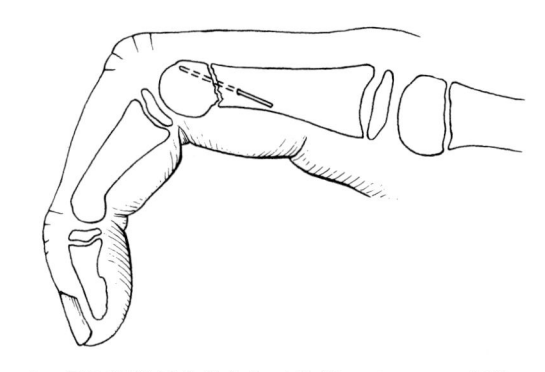

b. PIP関節屈曲位として整復．Kirschner鋼線で固定する．

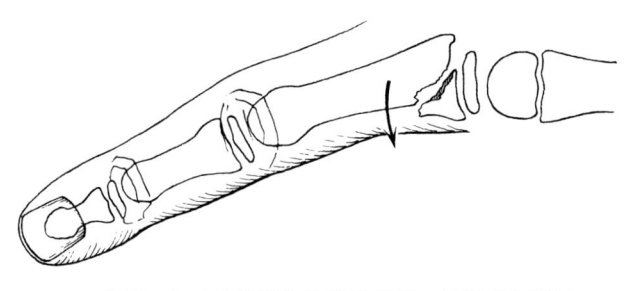

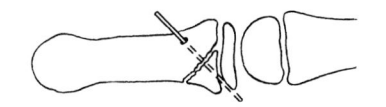

c. 基部における骨折と骨端線離開．骨折は背側転位とともに回旋転位を伴うのが普通

d. 整復とKirschner鋼線による固定

図10・48 若年者にみられる基節骨骨折
徒手整復が困難で，しばしば観血的整復が必要となる．しかも操作には，かなりの熟練が必要である．

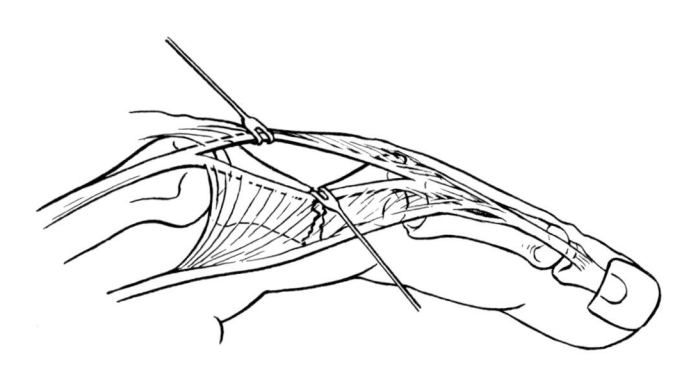

図10・49 基節骨骨折の観血的整復時における進入路

に発生し，骨片は背側に90°回転・転位して rotational supracondylar fracture (Dixson 1972) とも呼ばれるもので，X線の側面像がないと診断がつけにくく，しばしば捻挫程度に軽く扱われ放置されると重大な機能障害を残すこととなる．後者はやや年長児にみられ基節骨基部に外力を受けた場合に発生，骨片は掌側凸の変形と同時に回旋変形を伴うのが普通であり，ともに観血的整復の絶対適応となるもので進入路としては前者には背側，または側正中切開が，後者にはMP関節の掌側切開が好都合である．なお，MP関節内骨折で骨折面に段差ができている際には，この整復を第一に考えなければならない．

4. MP関節の背側脱臼

指がMP関節で過伸展を強制された場合に発生するが，一般にその発生はまれと考えられ，その報告例はさほど多いものではない．しかし報告されていない症例はかなりあると考えられ，筆者自身の経験でもMP関節の脱臼16例を経験しており，うち14例が示指MP関節脱臼であり，他の2例は小指のそれであって中指，環

術前X線写真

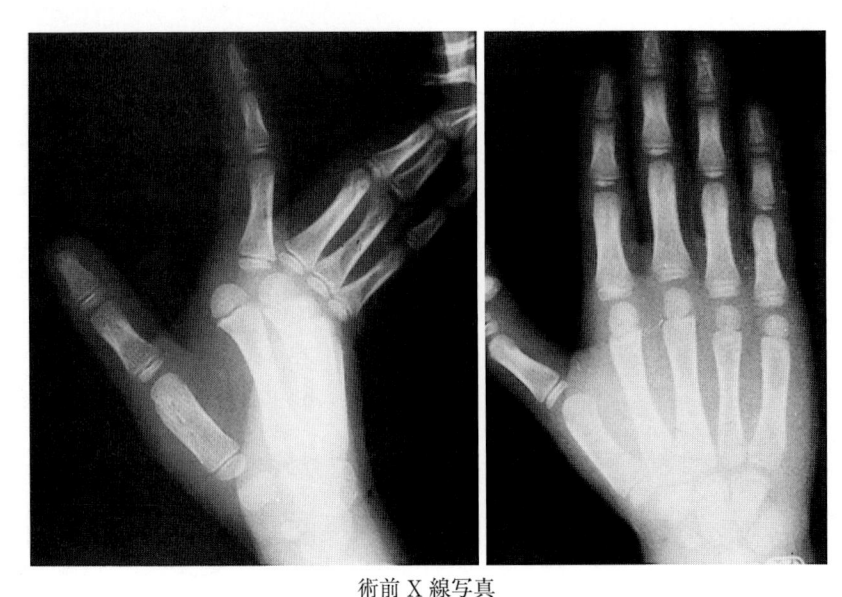

図10・50　9歳,男児.示指MP関節の背側脱臼

指のMP関節脱臼例は経験していない.したがって示指のMP関節脱臼はさほど少ないものではないようである.

一般に10歳前後の若年者に多く,成人にみることは比較的少ない.特徴として,ひとたび完全脱臼が発生するといわゆる**ボタン穴脱臼**となり,徒手整復が困難で常に観血的整復が必要となるという点で,これに関してはKaplan(1957)の詳細な報告がある.すなわちMP関節の過伸展が強制されると掌側関節囊で最も構造の弱い部であるvolar plateの中手骨頸部付着部がちぎれ,中手骨骨頭が掌側に脱臼するのに対し,基節骨は基部にvolar plateを付けたままその背側に転位する.したがってvolar plateは基節骨基部と中手骨骨頭との間にはさまることとなり整復の障害となるが,その他筆者の経験よりすれば中手骨骨頭が掌側に脱臼する際,末梢側に引きのばされたpalmar fasciaの一部,とくにtransverse superficial lig.を破って皮下にとび出すことによりこの靱帯の一部を骨頭背側に引っかけるとか(全例ではなく少数例にのみみられる),しばしば中手骨骨頭尺側の結節部に骨折を合併する(1例以外全例にみられた)ことなどが整復障害の主因をなすようである.Kaplanは整復を障害する諸因子を**井桁状のシェーマ**をもって示しているが,これらがすべて障害因子として関与するわけではない.そしてこのことは示指についても,また小指MP関節についても同様と考えてよい.

本脱臼の主症状として指はMP関節で過伸展位をとり,PIP・DIP関節ともに軽度の屈曲位で手掌側には脱臼した中手骨骨頭の丸い抵抗を触れるのが普通である.そして示指の場合,指はしばしば尺側偏位して中指の背側と重なり合うがごとき所見を示す.

X線は前後左右,あるいは斜方向の撮影が必要となる.前後のみでは脱臼所見を見落とすことがあり,また側面像では他指の骨との重なりに注意する.示指の場合,基節骨は中手骨骨頭の背尺側に転位し,第2,3中手骨間の間隔が拡大するのが特異な所見である.また陳旧例では中手骨骨頭掌側に陥凹をみることがあるが,これは先述の骨頭に引っかかったsuperficial transverse metacarpal lig.による絞扼に原因すると考えられ,これの切除なしには整復は不可能であることを示すものといってよい.尺側顆部の側副靱帯付着部の骨片はあってもX線に映らないのが普通である.

治療としては一応非観血的整復を試みるべきで,もし脱臼が不完全な場合には成功する可能性もある.しかし完全脱臼でとくに靱帯が骨頭背側に引っかかったような場合には手術療法以外に方法はない.

切開には掌側進入路と背側進入路があり,Kaplan(1957)は掌側進入路を薦めたが筆者は背側進入路を常用している.まず**掌側進入路**から説明すると切開は手掌

V 基節の骨折および脱臼

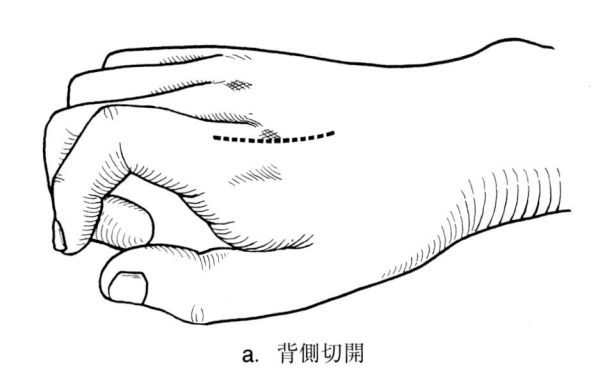

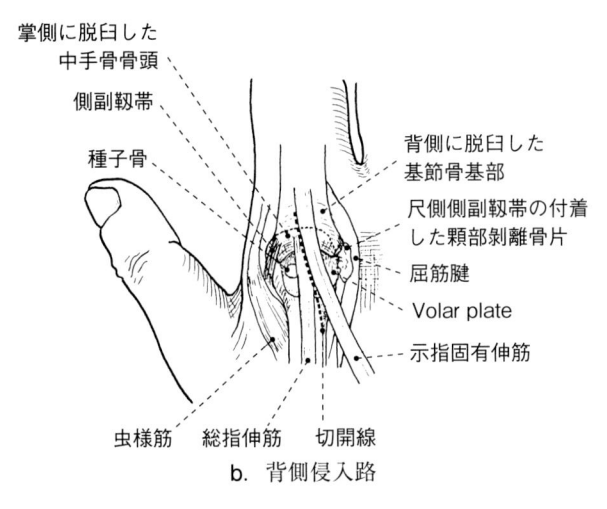

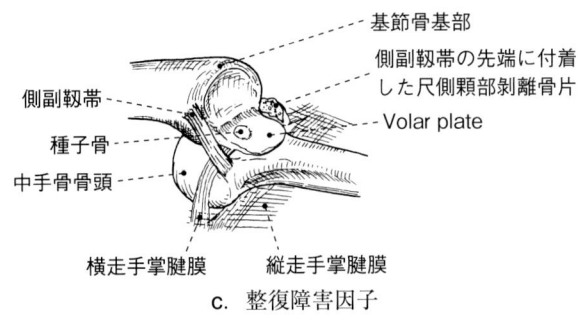

a. 背側切開

b. 背側侵入路

掌側に脱臼した中手骨骨頭
側副靱帯
種子骨
背側に脱臼した基節骨基部
尺側側副靱帯の付着した顆部剥離骨片
屈筋腱
Volar plate
示指固有伸筋
虫様筋　総指伸筋　切開線

c. 整復障害因子

基節骨基部
側副靱帯の先端に付着した尺側顆部剥離骨片
Volar plate
側副靱帯
種子骨
中手骨骨頭
横走手掌腱膜　縦走手掌腱膜

図10・51 示指MP関節背側脱臼の整復

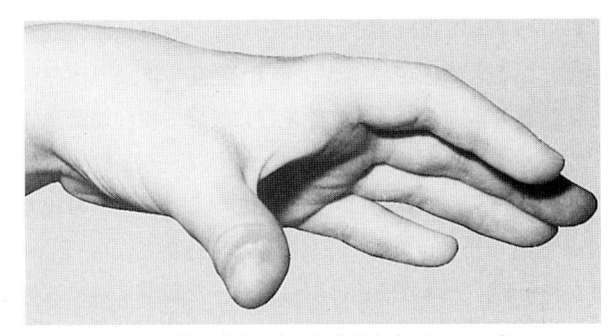

a. 来院時所見（一度手術をうけている）

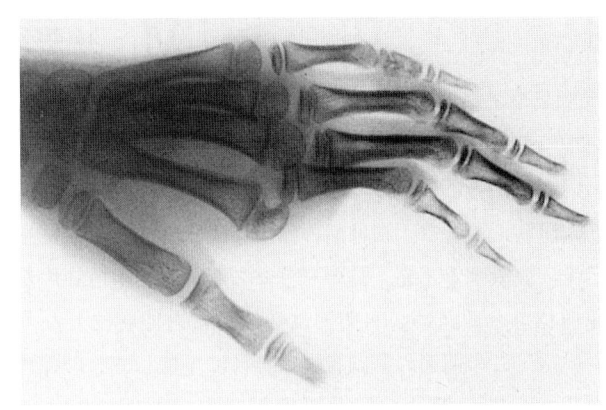

b. 斜側方像で示指中手骨骨頭背側に圧痕像が認められ，この部に靱帯様組織の引っかかりが認められた．これの切離により整復は容易となった．

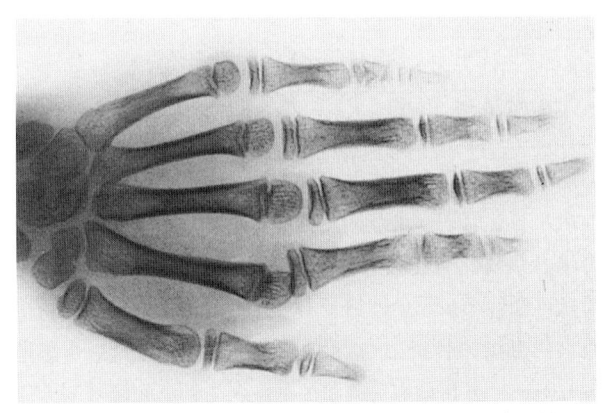

c. 前後像で基節骨基部の尺側転位と示指中手骨骨頭尺側の扁平化，示・中手骨間の開大が認められる．

図10・52 8歳，女児．3ヵ月を経過した陳旧性MP関節脱臼例

末梢側横皺に沿う横切開ではいり，必要に応じて指の側方正中線切開に移行延長ができるようにしておく．次いでpalmar fasciaを切ると脱臼した中手骨骨頭軟骨がすぐ現われるので示指については橈側で虫様筋を，尺側では屈筋腱と血管・神経束を，また小指については橈側で屈筋腱，尺側で小指球筋群の腱移行部をそれぞれ側方によけ整復の障害をなすvolar plateならびにdeep transverse metacarpal lig.を露出する．次いでvolar plateのdeep transverse metacarpal lig.との移行部，すなわち屈筋腱腱鞘の橈側に沿った切開を，ちぎれた中枢側の端から末梢側の基節骨付着部まで全層にわたって行うことにより脱臼の整復を行うが操作はなかなか困難．整復後は切開部を2，3の縫合により閉鎖し，ついで創を閉鎖，安全肢位固定2週間後運動練習にはいる．

以上の手術術式は多くの人により述べられ，また記載されているところであるが，筆者は1973年来原則として**背側進入路**をとり，伸筋腱を縦に裂いて脱臼関節に達する方法をとっている．これについてはその後Becton (1975)の報告がみられるが，整復の諸障害因子の相互関係を明らかにすることが比較的容易で，volar plateとか種子骨，それに骨頭に引っかかった靱帯に対する処置，また骨折に対する操作も行いやすいという利点があり，整復もきわめて容易である．本脱臼に中手骨骨頭尺側結節の骨折を合併することは，今日まであまり注目されていないが，ほぼ全例に合併するようであり，掌側進入路ではこれの処置は不可能である．これらを含めて本症の整復障害因子についても，また手術進入路についても，従来の考えは訂正を要するところである．

VI 中手骨の骨折および脱臼

中手骨の骨折もよく発生し，基部，骨幹部，また頸部のいずれにもこれをみるが，骨転位の方向は一般に骨間筋，屈筋，および手根伸筋の作用により背側凸の転位を示す．放置すると筋，腱のバランスが乱れ，末梢骨片が屈曲位をとるためMP関節は必然的に過伸展位となりやすく，この関節の側副靱帯は容易に短縮してその弾性を失い，この関節の屈曲障害が発生，指はいわゆるclaw fingerの形をとることとなる．また骨の突出した背面においては伸筋腱の癒着も発生するので早期に整復，固定することが必要である．それぞれの部の骨折について述べる．

1. 基部骨折

直接外力，また間接外力により発生するが，この部は前後左右を靱帯により固定されるため母指中手骨の骨折の場合以外，骨転位を伴うことは少なく，またCM関節は可動性の少ない関節であるため障害を残すことも少ない．母指の骨折については母指の項(p.171)を参照されたい．骨折は嵌入骨折の型をとるため短縮変形が主で，**整復**は牽引と圧迫により行われ，必要に応じてKirschner鋼線を斜方向に，または横に刺入して隣接中手骨を利用して骨折部の安定性をうることもある．整復後はギプス副子に2〜3週間固定，血行のよい部であるので骨癒合は早期に起こりうる．ただし骨折脱臼がCM関節に及ぶ場合には，これの確実な整復固定が必要となる．

2. 骨幹部骨折

斜骨折，または横骨折が発生するが隣接中手骨に異常がなければ大した骨転位は示さない．しかし複数の中手骨が同時に骨折するとか，軟部組織の障害も強いようであれば，骨折部は背側凸の変形をきたし，一方中手骨骨頭は手掌側に突出して，このまま癒合すれば突出した骨頭部に疼痛をきたすことがある．この部における骨折の**整復**は手関節背屈位として1側の手でこれを把持，他側の手で指を把持してMP関節屈曲位で中手骨を長軸方向に牽引を行い，背側の突出部を圧迫することにより整復を行う．この際指の軸，とくにrotationに注意する．もしこれを誤れば治癒後指が隣接指と交差することとなるからである．整復後は安全肢位で適当に手に合わせて作製したギプス副子を前腕掌側より損傷指の指先まであて，次に背側にも同じくギプス副子をMP関節部まで

E：伸筋腱
P：深指屈筋腱
S：浅指屈筋腱
矢印：手根伸筋腱

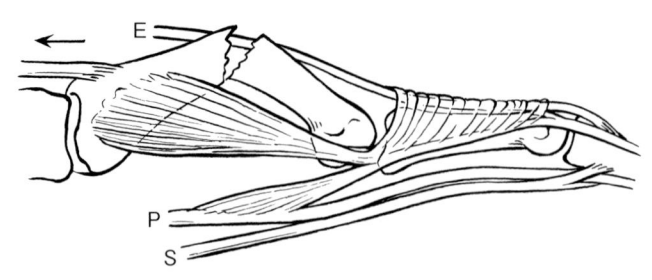

図10・53 中手骨骨折の転位

あてて骨折部をよくモールドしたのち，この上にギプス包帯を巻き，前腕よりMP関節までの損傷指を固定する．したがって損傷指は屈側のみをギプス副子に固定されたこととなり，骨折のないほかの指は自由に運動できるようにしておく．下巻きはストッキネットかガーゼ程度とし，綿花を用いる際はなるべく薄めとする．手術療法として副子固定が行われることがあるが，剝離範囲が広くなりあまり好ましい方法とはいい難い．斜骨折については螺子固定が行われる．

3. 頸部骨折

次に中手骨頸部の骨折は boxer's fracture とも呼ばれ，喧嘩などの際第5中手骨に発生することが多い．骨幹部骨折と同様背側凸となるが，整復がしばしば困難で，普通MP関節を直角屈曲位として，側副靱帯を緊張せしめることにより末梢骨片の保持を確実にし，次にこれを末梢側に牽引しながら背側に突き上げるようにして骨折を**整復**する．整復後はMP・PIP関節50〜60°屈曲位，DIP関節軽度屈曲位で背側ギプス副子による固定を行う．手掌側には綿花などをにぎらせ固定は患指のみでなく隣接指，または全指を固定するのもよい．指の屈曲は多少許してもよいが伸展は副子により防止する．伸展を許せば骨折部は容易に再転位を起こすからである．なお骨折の整復位保持が困難な場合には手術的に開放してKirschner鋼線を斜方向に刺入してこれを固定するのもよい．また図10·56のごとく中手骨基部の尺側に穴を穿ち，これよりKirschner鋼線を髄内性に刺入して骨片の保持をはかることもあり，最近よく使用されるようになった．

中手骨骨折はほぼ上記のごとくであるが，そのほか粉

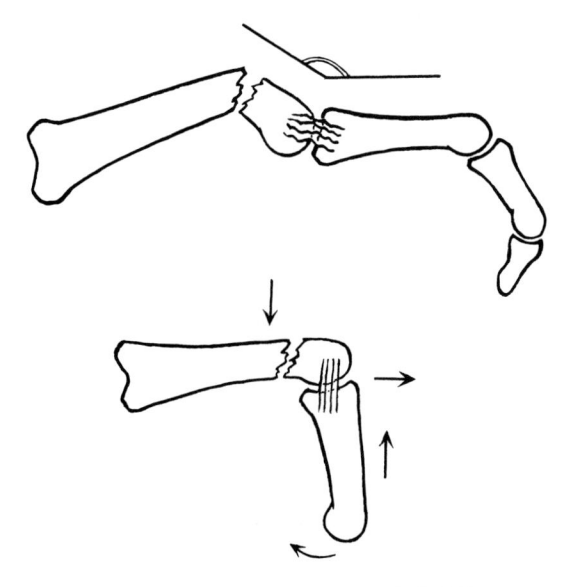

図10·54 中手骨頸部骨折の整復方法

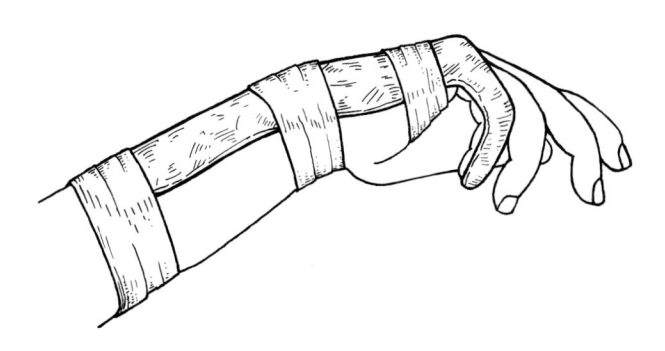

図10·55 中手骨頸部骨折整復後の固定

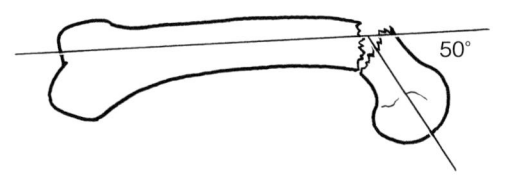

a. 小指中手骨頸部骨折
Boxer's fractureで整復はできても再転位を起こしやすいので髄内性に固定することがある．

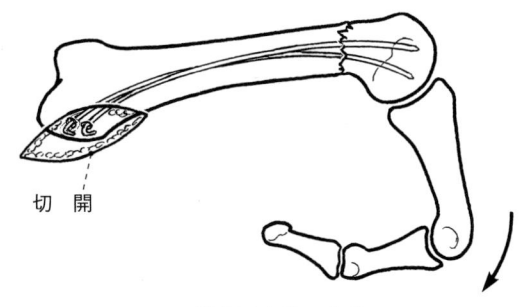

b. 髄内固定法の実施
第5中手骨基部尺側に約2cmの切開を加え，3.0mmドリルで穴を開けたのち，骨折部を徒手整復し，ドリル穴から先端を約30°屈曲させた1.0mm Kirschner鋼線2〜3本を透視下に徒手的に挿入．骨折部を固定し隣接指との交差のないことを確かめたのち，基部を曲げて切離した．

図10·56 髄内釘による固定
(津下：私の手の外科―手術アトラス，第4版, p.198, 2006)

4. 手根中手骨 CM 関節の脱臼・骨折

この部の脱臼として最も特徴的なものは母指にみられる Bennett 骨折であるが，これについてはあとに項をあらためて述べることとし，ここでは指の CM 関節脱臼のみについて述べる．

さて手根中手骨関節は強靱な靱帯構造により周囲を固定され，しかも示・中指についてはほとんど可動性がみられず，ただ環・小指の CM 関節についてのみ可動性が認められるもので，その脱臼発生はきわめてまれといってよい．しかし強力な外力が作用した場合にはときにこの関節が脱臼し，また一部に脱臼，他の部に骨折を

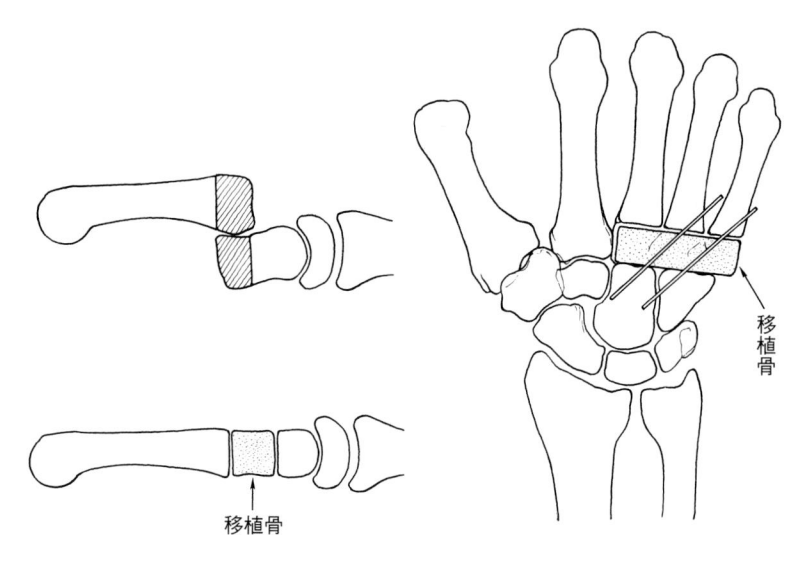

図 10·57　CM 関節の陳旧性脱臼とその整復

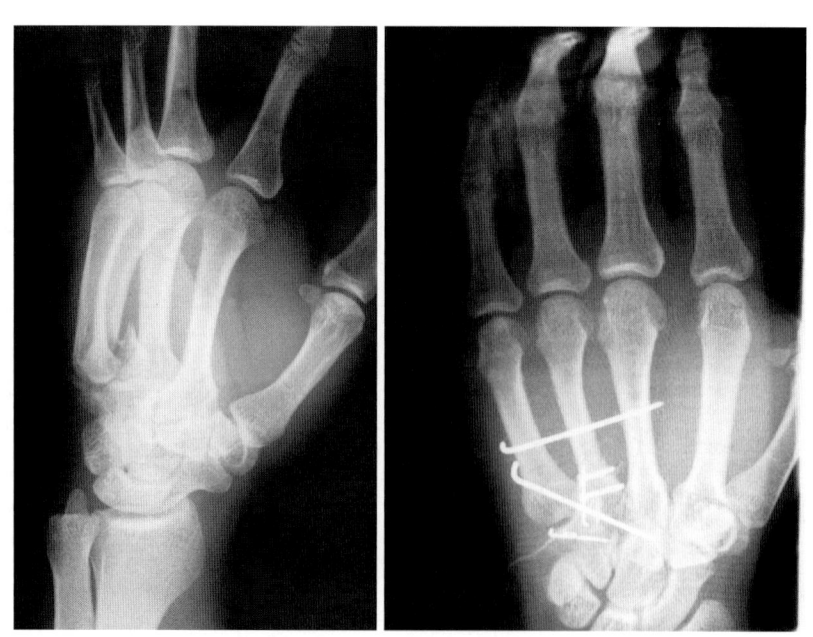

a. 来院時所見　　　b. 整復，固定後の所見

図 10·58　CM 関節の脱臼・骨折
24 歳，男．2 週間前の外傷．cleansing ののち環指中手骨基部をライビンガー螺子で固定．ほかの部は Kirschner 鋼線で固定した（術者 木森）．

伴うこともありうる．そして多くの場合1関節の損傷にとどまらず多発性の脱臼，骨折を合併し，しかも高度な軟部組織の挫滅創を伴うのが普通である．

診断は困難ではないが，他の損傷に目をうばわれてこの関節の損傷を見落とすことがあってはならない．またX線的にも前後像のみでは転位の所見が現われにくいこともあるので，その読影には注意を要する．

脱臼は多く背側脱臼（ときに掌側）であり，早期であれば牽引と圧迫により**整復**は容易で，創の cleansing, débridement ののちこれを行う．再脱臼の傾向が強い場合には Kirschner 鋼線の刺入も用いられる．創の閉鎖にはしばしば皮膚移植が必要となる．圧迫包帯ののち副子固定，またギプス副子固定を行い，早期より指の運動を開始する．

陳旧例で整復が困難な場合には中手骨基部の切除が必要となるが，脱臼の正しい整復はほとんど困難で単にアーチの改善にとどめねばならない場合が多い．中手骨基部切除による整復ののちにはこれと手根骨の間に骨移植を要すること（図10·57参照）も少なくない．骨移植後はその位置を Kirschner 鋼線で固定することが必要となろう．また陳旧例で脱臼骨折部が回旋転位のまま治癒し，指が屈曲時隣接指と交差するような場合には骨切り術による矯正が必要となる．

VII 母指の骨折と脱臼

母指は手の機能上もっとも大切な指であり，慎重のうえにも慎重を期して治療を行い，機能障害を最小限にとどめなければならない．

1. 末節，基節の骨折，脱臼

他の指の場合とほぼ同様であり，治療法も同様であるが，基節の場合，母指球部の intrinsic muscles が基部屈側に付着しているため中枢骨片が屈曲・内転位をとる傾向があるので，末梢骨片を中枢骨片の軸に合せるよう整復し，その位置で副子固定を行う．

2. MP関節の脱臼

母指MP関節に過伸展作用が働くことにより発生するもので，母指中手骨骨頭は掌側関節囊を破って掌側に脱臼し，基節骨はMP関節部において背側に向かって転位し屈曲運動はまったく不能となる．さてこの部の解剖学的構造としてMP関節掌側には volar plate があり，この上を長母指屈筋腱が走っているが，その両側には2つの種子骨があってその橈側のものには短母指屈筋および短母指外転筋が付着し，尺側のものには母指内転筋および短母指屈筋の深部が付着している．いま，この関節が背側脱臼を起こすと，volar plate は脆弱部である中手骨頚部掌側の付着部が断裂して中手骨骨頭の背側に移動するとともにしばしば両骨間にはさまって整復障害の原因となる．

治療としては**徒手整復**が原則で，麻酔のもと基節基部を前方に押しながら母指の屈伸運動を行いつつ基部を前方に移動せしめ，最後に屈曲位として整復を行うが，も

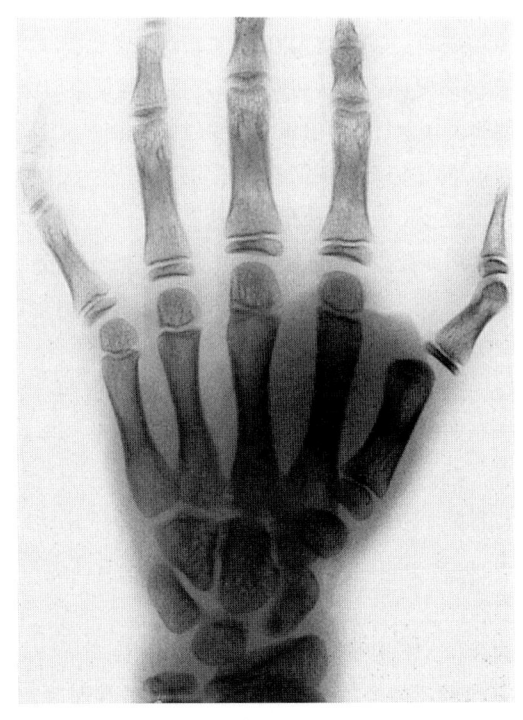

図10·59　7歳，男児．学校でドッジボール中の母指の突き指
徒手整復不能で手術的に整復したが，障害の原因は関節囊の介入であった．

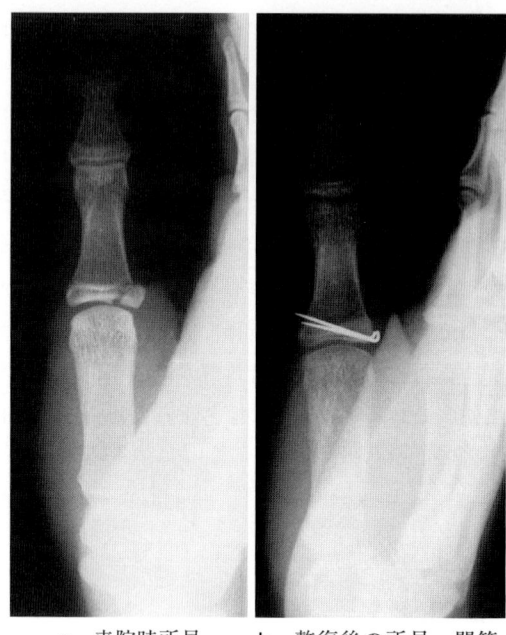

a. 来院時所見　b. 整復後の所見．関節面を正しく合せることが大切．

図10・60　母指基節骨基部剥離骨折
14歳，男．透視下に整復．0.7 mm Kirschner 鋼線2本で固定．側副靱帯の処置に注意（術者 木森）

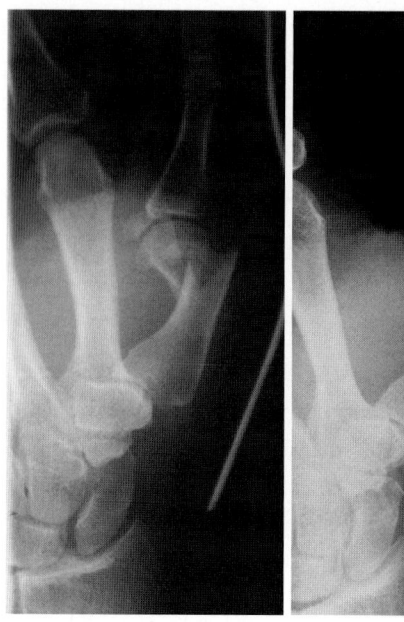

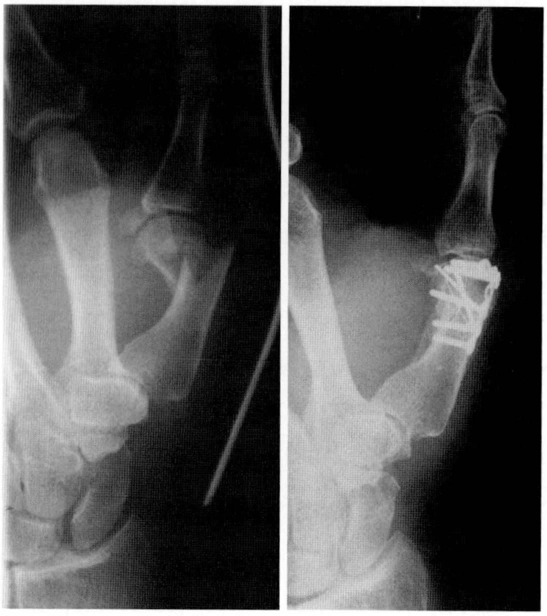

a. 来院時所見　b. 術後側面像

図10・61　58歳，男．母指中節骨頸部骨折
長・短母指伸筋腱の間より進入．骨片間の瘢痕を除去．骨頭を整復して Kirschner 鋼線を橈側より刺入し仮固定を行い，7穴プレートで固定．次に海綿骨を骨片間につめ込んだのち，尺側側副靱帯の付着した尺側第3骨片を整復．Kirschner 鋼線2本で固定し，さらに tention band wiring を追加した（術者 木森）．

しこれに成功しなければ観血的整復が適応となる．切開はMP関節橈側の弧状切開，または橈側正中切開からMP関節より少しく中枢側で掌側の横皺に沿って横走するL字切開を加えて関節嚢に達すると，中手骨骨頭が関節嚢を破って前方に突出し，基節骨基部が背側に移動しているのが認められる．関節の側方にある短母指屈筋をよけて整復を障害する介在物の除去を行わなければならないが，それは volar plate の一部であったり，屈筋腱であったりするであろう．X線的にはしばしば種子骨が両骨間に侵入して整復障害の原因をなすごとくにみえるが，これは種子骨が volar plate の側方に位置して一緒に移動するためと考えられ，種子骨そのものよりもやはり volar plate が整復障害の主原因をなすものと考えられる．

整復後はMP関節軽度屈曲位で副子固定を行い，3週後より自動運動にはいるが，その後も6週間はMP関節の過伸展を行わないよう注意する．なお徒手整復後におけるこの関節の不安定性はあまりみられないとされているが（Coonrad, 1968），これは側副靱帯が断裂することなく伸展されるためと考えられる．しかし不安定性が残れば靱帯再建，関節固定術を考慮しなければならないこともある．

3. CM関節の脱臼骨折（Bennett 骨折，Rolando 骨折）

Bennett fracture は1882年 Bennett により述べられたもので，母指先端部にボールがあたるとか，喧嘩，ボクシングなどで母指の長軸方向に外力が作用した場合に発生する．母指中手骨と大多角骨とのなすCM関節はいわゆる saddle joint で複雑な運動性を有し，大多角骨の関節面は屈伸面で凸，それに直角の面で凹となるのに対し，中手骨基部はその反対で屈伸面凹となり掌側のいわゆる hook と呼ばれる部位は強靱な掌側靱帯により固定されている．ところが指の長軸方向への外力が作用して hook の部が三角骨片として剥離骨折を起こすと，三角骨片はそのままの位置にとどまるのに対して，中手骨

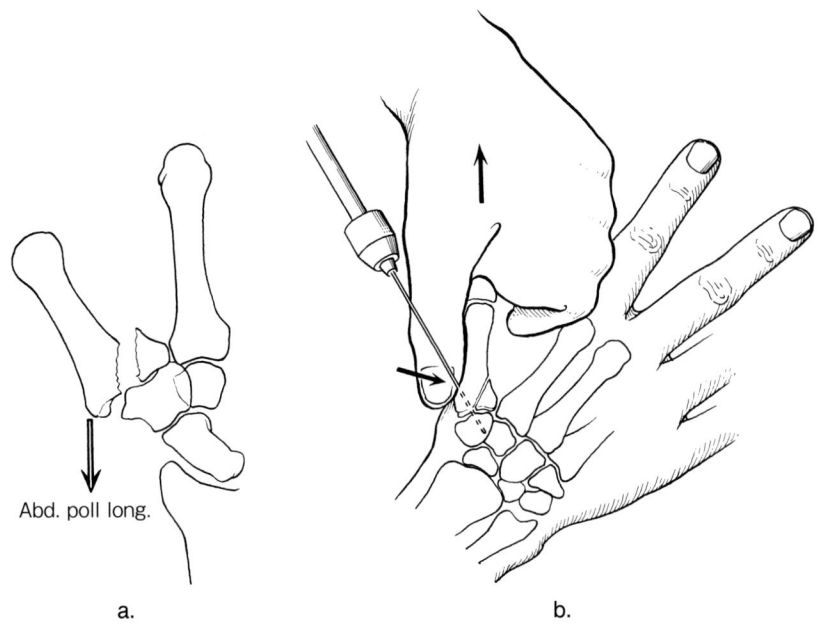

図10・62 Bennett 骨折の発生と転位 (a)，および徒手整復法 (b)
母指の伸展外転と中手骨基部の圧迫により骨片を整復，その位置で経皮的に Kirschner 鋼線を刺入，固定する．

基部のその他の部は長母指外転筋の作用，また関節面の傾斜のため容易に滑って背側に脱臼することとなる．これがいわゆる Bennett 骨折と呼ばれるもので，**整復は指の牽引と中手骨基部の側方からの圧迫**とにより比較的容易に行われるが，整復位の固定がむずかしく，しばしば再脱臼して変形治癒をきたし，母指運動時の疼痛の原因となったり，また pinch 力の減弱をきたすのが特徴とされている．

治療法としては脱臼骨折を徒手的に整復したのち母指をできるだけ伸展，**外転位でギプス固定**することにより再脱臼を防止して良結果を得ている．すなわち，麻酔下または無麻酔下で中手骨基部を側方から内上方に圧迫するとクリック音とともに脱臼が整復される．X線透視で整復を確認ののち適当な大きさのフエルトを中手骨基部とかそのほか骨の突出部にあて，この上にストッキネットをはめてギプス包帯を行うが，この際母指をできるだけ伸展・外転位として保持するもので，X線撮影は固定期間中にも1〜2回行って再脱臼のないことを確かめる必要がある．Pollen は31例を治療して29例に良結果を得，2例についてのみ**手術療法**に移行したことを述べている．

そのほか徒手整復ののち X 線透視により整復の確実なことを確かめてから経皮的に Kirschner 鋼線を斜方向に刺入して大多角骨に固定するのもよい方法である．術後は手関節を背橈屈，母指外転位，前腕回内位でギプス包帯を行い4〜6週間固定する．

徒手整復に失敗するとか，再脱臼をきたしたような症例では手術療法が必要となるが，その方法として Gedda and Moberg (1953) は次のごとき方法（図10・63参照）を述べている．すなわち母指球基部に弧状切開を加え，球部諸筋の付着部を末梢側に剥離して関節嚢，および骨折面を露出する．次に Kirschner 鋼線を手掌部の皮膚を通して骨片に刺入，骨折部に鋼線の先端を出してこれに stainless wire を引っかけ，以上の Kirschner 鋼線と wire をもって骨片に操作を加えることにより完全整復を行い，のち Kirschner 鋼線を刺入して骨片を正しく固定，その後鋼線を手背側に引き出し，手掌側の鋼線は骨片を保持するに十分なだけにとどめる．次いで引っかけた wire を除去，手背側においては Kirschner 鋼線を皮下に埋没するごとくに切断，以後前腕よりギプス包帯を行い，6〜8週間固定，のち後療法にはいる．

母指中手骨基部の骨折がT字，またY字型となり，

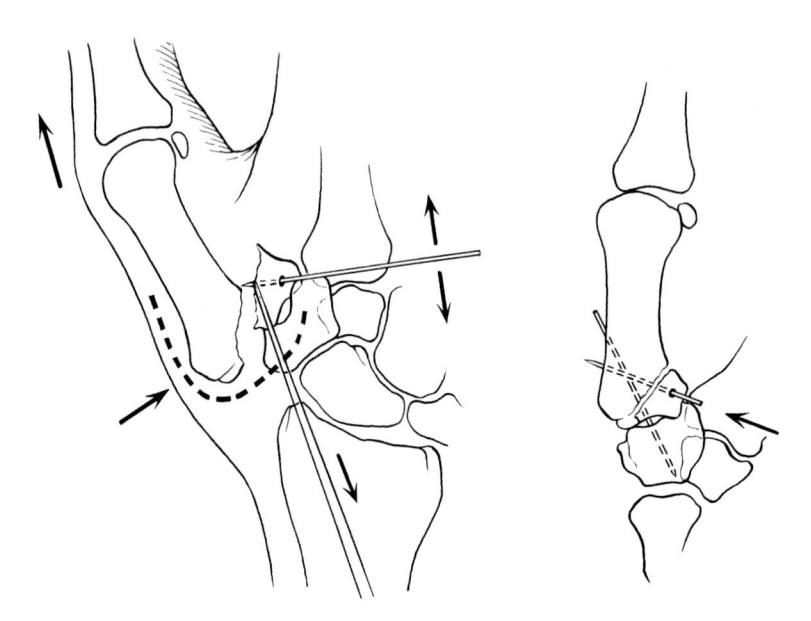

図 10・63　Gedda and Moberg による Bennett 骨折の観血的整復法の実施

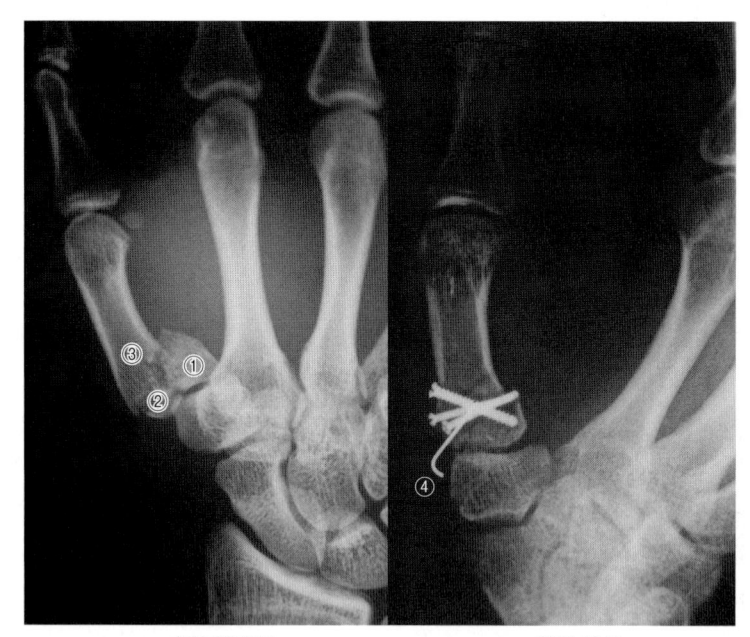

a. 来院時所見　　　　b. 術後所見

図 10・64　母指中手骨 Rolando 骨折

掌橈側にL字切開を加え，神経，腱をよけ骨膜を剥離．関節嚢を開いて骨折部およびCM関節を出す．まず①③の骨片を整復，Kirschner鋼線で仮固定し，次いで①と②の間も仮固定を行う．以上ののち①と③の間をライビンガー螺子のLサイズで，①と②の間をMサイズで固定．背側骨片の④は0.7 mm Kirschner鋼線で固定した（術者 木森）．

関節面が3個以上に割れているものをRolando骨折と呼ぶ．整復，固定が困難であるがKirschner鋼線，または小螺子を用いて固定する（図10・64参照）．

4. 母指CM関節の習慣性脱臼，および変形性関節症

母指CM関節は外傷による骨折はなくとも日常の母指の使用によってこの関節の習慣性脱臼と疼痛をきたすことがある．また関節リウマチにおいてもこの関節の腫脹と破壊はこの関節のlooseningと疼痛を招来することとなる．かかる場合この関節の破壊と脱臼の程度により次のごときいろいろの手術方法が考慮されることとなる．まず変形症の所見が軽微で整復も容易であれば靱帯形成が適応となろう．

a. 靱帯形成術

方法としてはEaton法が適当と考えられ，図10・65のごとく橈側手根屈筋腱を一定の長さにわたって裂き，これを切離反転し母指中手骨基部に開けたドリル穴に通したのち，長母指外転筋腱に引っかけてから中手骨基部を内側に引きよせて確実な整復を行ったのち再びもとの橈側手根屈筋腱に縫合・固定するもので，固定期間は5週程度とする．

さて変形症と脱臼がある程度以上に進んだ症例で，とくに中年以後の症例には関節形成術が考慮される．

b. 関節形成術

大別して次の3種類がある．

1) **大多角骨摘出術** Murley (1960) らの報告があり，snuff-boxの部に切開を加え，血管・神経を損傷しないよう注意しながら関節嚢に達し，これを切離して骨をのみで小片に割って完全摘出する．摘出後は関節嚢を閉鎖，母指外転位で固定する．

2) **大多角骨摘出と腱・筋膜移植** 大多角骨摘出のみでは筋力低下と局所の不安定が残るので，その空隙に橈側手根筋腱を半分に裂き，切離・反転したものを丸めて充填する方法（Buck-Gramcko, 1972）とか筋膜を充填（Wilson, 1972）する方法をとることがある．

3) **Implant挿入による関節形成術** 大多角骨摘出後の空隙にsilicone implantを挿入する方法はSwanson (1972) によりはじめられ，挿入されたimplantは腱の形成により保持・固定される．そのほか，Kessler (1973) はsilicone discをCM関節間に挿入する方法を，またAshworth (1977) は脳外科に用いられるsilicone rubber製のburr hole coverを用いて大多角骨関

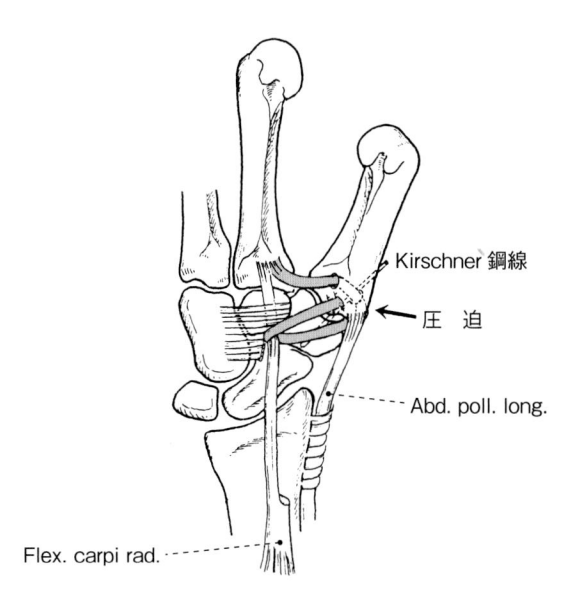

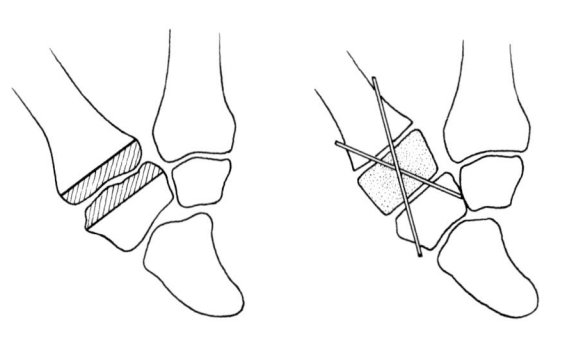

図10・65 母指CM関節習慣性脱臼に対する靱帯形成（Eaton法）
腱の断端は大多角骨の結節部に固定するのもよい．

a. Howard法

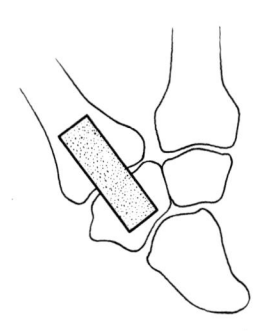

b. Leach and Bolton法

図10・66 母指CM関節固定術

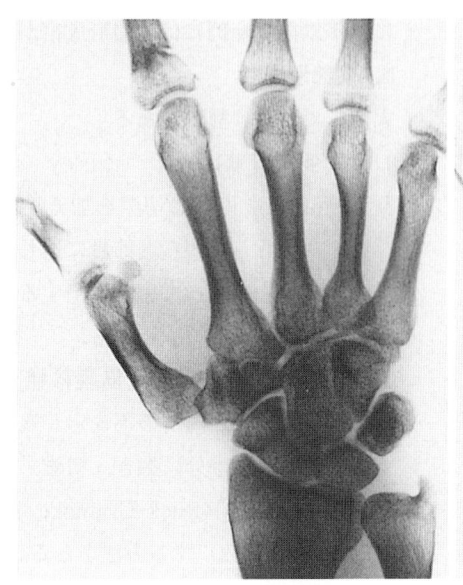

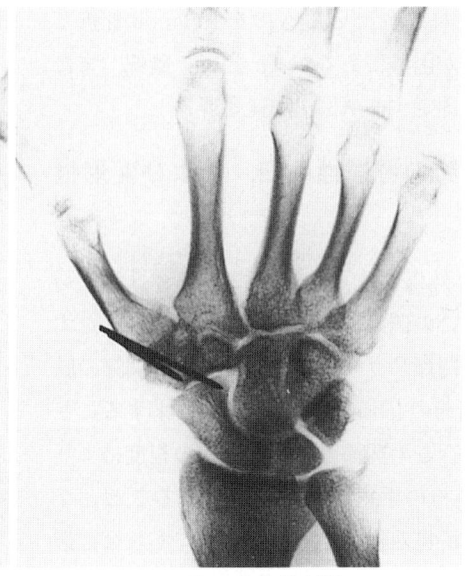

a. 来院時 X 線所見　　　　　　b. 関節固定術後所見

図10・67　18歳，男．5ヵ月前，手を機械に巻きこまれ受傷
母指 CM 関節部に変形と疼痛が継続する．

節面を形成する方法を述べている．

c. 関節固定術

陳旧症例で最早変形症がかなり高度に進行している場合で，しかもそれが若年者・壮年者の場合には関節固定術が適応となろう．方法としては Howard 法がよく用いられる．すなわち CM 関節の橈背側に弧状切開を加え，橈骨神経知覚枝を損傷しないよう注意しながら関節囊に達し，次いでこれを開いて関節面を露出，のみで中手骨側ならびに大多角側の軟骨面を切離して骨面を十分に露出する．次にできた両骨間の間隙には腸骨より採取した角型の骨移植を行い，母指の肢位が正しい位置にあることを確かめたのち2本の Kirschner 鋼線を互いに交差して刺入し移植骨を固定する．術後に前腕より母指良肢位で指関節までを固定，固定の期間は6～8週間とする．

そのほか Leach and Bolton (1968) のごとくこの部に溝を掘って骨移植を行うのもよいであろう．ただしこの際は CM 関節の脱臼位を整復したのちに骨移植を行うことが望ましい．ときとして母指の外転が得られないまま関節固定が行われることがあるので注意する．

VIII　指における捻挫

外傷による関節囊，あるいは靱帯の損傷，ときには小骨片の剝離骨折なども含めて一般に捻挫なる言葉が使用されているが，指におけるいわゆる捻挫の発生はけっして少なくない．とくに最近におけるスポーツの振興はその発生に密接な関連を有しているようである．しかしこの際単に捻挫なる言葉で満足することなく，その損傷組織が何であるかを早期に診断し正しい治療を行うことは，予後のうえよりもきわめて重要なことと思われる．

さてこれら正しい診断を下すためには**関節の構造**についての正しい知識が必要となる．これについては先に解剖の項でも述べたのでここでは述べないが，よく知られている靱帯の損傷について述べる．

1. 側副靱帯の断裂

これはスポーツ外傷としてしばしば認められるところで，指については PIP 関節に最も多い．また母指につ

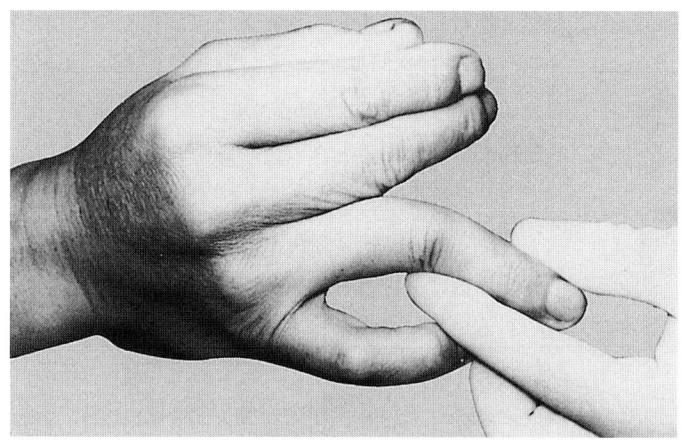

a. 環指 PIP 関節に尺側不安定症あり.

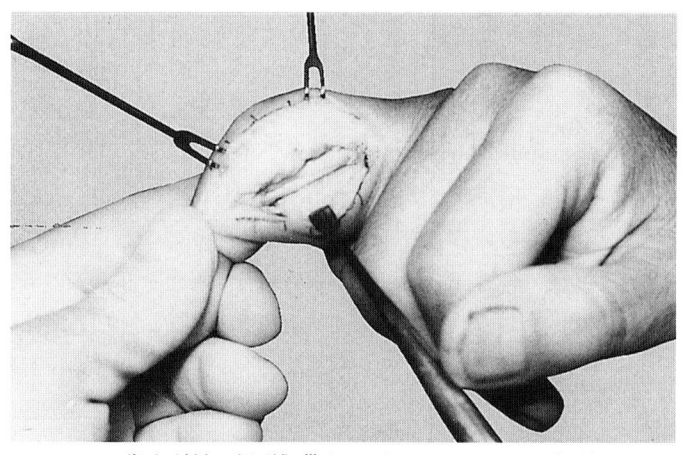

b. 術中所見で側副靱帯および volar plate の一部断裂を認める．浅指屈筋腱の 1 側 slip を利用して側副靱帯の形成を行った．

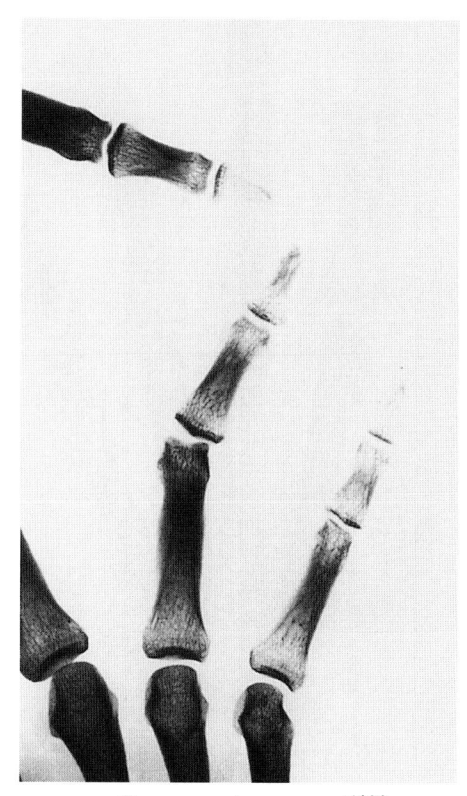

c. Stress roentgenogram 所見

図 10・68　38 歳，男．環指 PIP 関節側副靱帯断裂例
5 年前野球にて突き指した．

いては MP 関節の尺側側副靱帯部に認められ，野球の突き指時にもよく発生する．完全断裂のこともあり不完全断裂のこともありうる．また靱帯付着部に剥離骨折をみる場合も少なくない．断裂部位としては末梢側付着部よりも中枢側付着部に多いようである．

2. Volar plate の断裂

先に PIP 関節の背側脱臼として述べたが，これは指が過伸展を強制された場合に発生し，volar plate の付着部である中節骨頸部の掌側基部が断裂・損傷をきたすのが普通である．MP 関節に発生することは少ないが，PIP 関節の場合にはスポーツ外傷として発生，過伸展変形とか局所の疼痛をきたし，また放置すれば局所の不安定感などかなりの機能障害を残すこととなる．

なお示・中指にはまれであるが，小・環指については PIP 関節の過伸展損傷後，次第にこの関節が屈曲位を，そして DIP 関節が過伸展位をとって，いわゆるボタン穴変形類似の変形を発生することがある．これは McCue ら（1970）により **pseudo-boutonnière deformity** と呼ばれたもので，X 線上基節骨頭部で volar plate の付着部，また oblique retinacular lig. の付着部に近く異常仮骨をみるところから，原因はこの損傷に引き続いて起こった瘢痕および骨棘の形成と考えられ，治療としてはこれら仮骨の鑿除と volar plate の release によりかなりの良結果が得られるという．

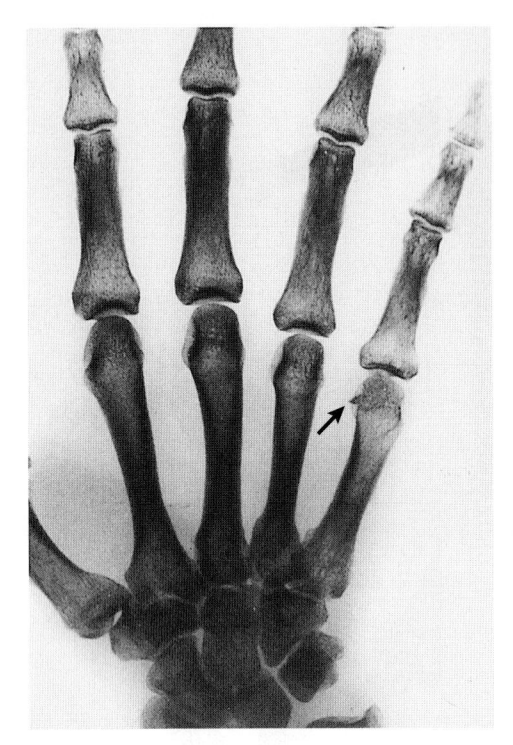

第10章 骨折と脱臼（含 手根不安定症，靱帯損傷，ロッキング）

図10・69 32歳，男．バレーボールによる小指突き指で，MP関節橈側における靱帯付着部の剝離骨折をみる．

3. Boutonnière deformity の発生

スポーツ外傷に合併して伸筋腱の central band 付着部が皮下断裂をきたし，いわゆるボタン穴変形をきたすことがある．症状は局所の疼痛，腫脹とPIP関節の伸展障害であるが，しばしば初期には見逃されることが多い．詳細については伸筋腱損傷の項（p.296）を参照されたい．

4. 診　断

これら捻挫の診断にあたっては外力の方向，すなわちそれが橈側よりのものか，尺側よりのものか，また過伸展を強制されたかなどに注意し，局所の腫脹，圧痛点，また疼痛が指の側方移動により増強されるか，あるいは過伸展により増強されるかなどに注意する．また関節の異常可動性，安定度にも注意し，X線撮影により剝離骨折の有無，異常仮骨の出現なども見落としてはならない．Stress roentgenogram による関節不安定性の確認も大切．陳旧症例では的確な診断はなかなか容易でないが，やはり上記所見，また母指では pinch の力の減少

なども参考に診断する．指における関節靱帯損傷の頻度として中指PIP関節の側副靱帯，母指および中指MP関節の尺側側副靱帯，母指掌側靱帯，中指MP関節の掌側靱帯の順であるとされている．

5. 治　療

新鮮症例で側副靱帯の断裂の場合には断裂が不完全でも，あるいは完全断裂であっても指を10〜15°の軽度屈曲位（McCue, 1970）として副子固定を3〜4週間行い，以後後療法にはいる．屈曲を強くすると伸展障害が発生しやすいので注意（児島）．しかし母指の尺側側副靱帯断裂の際には後述のごとくしばしば手術的療法が必要となってくる．新鮮例では Mitek mini bone anchor が用いられ，剝離骨折が認められる場合には小螺子固定か stainless wire を用い pull-out wire 法により骨片を整復，固定することがある．陳旧症例で関節の不安定性の認められるものについては図10・70のごとく浅指屈筋腱側の付着部を利用して側副靱帯の再建を試みるのもよいであろう．断端は pull-out wire 法により PIP 関節軽度屈曲位で固定，運動開始は3〜4週後とする．なお側副靱帯の再建に際しては Milford，室田（1972）は長掌筋腱を半分にしたものを基節骨骨頭と中節骨基部に骨孔をつくり，これに pull-out wire 法で腱を引き込み固定することにより靱帯再建を行っているが，これのみでは不十分と考えられ，側副靱帯の縫着には Mitek mini anchor を使用するのがよいであろう．

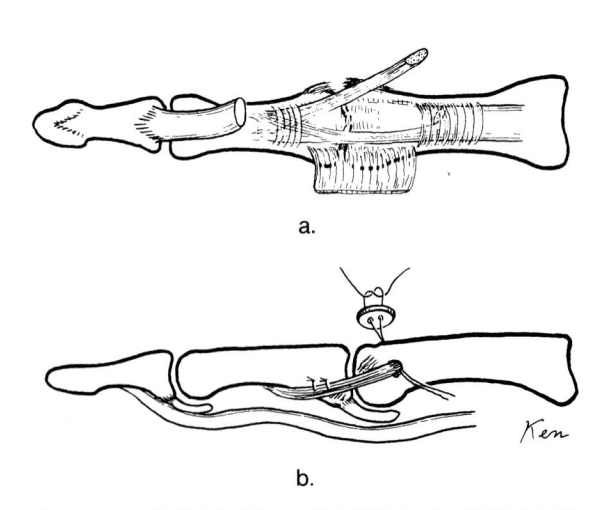

図10・70 浅指屈筋腱の一部を利用しての靱帯形成術
（津下：私の手の外科—手術アトラス，第4版，p234，2006）

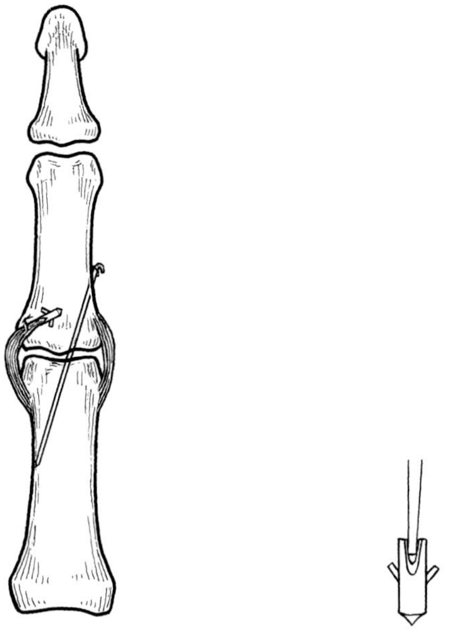

PIP 関節背側脱臼による volar plate の付着部損傷に対してはただちに整復．この関節軽度屈曲位で固定，固定期間は約3週間とするが，X 線上第3小骨片の介在とか整復の不完全な場合には掌側ジグザグ切開で局所を出し正しく整復，Kirschner 鋼線刺入，または螺子固定で固定する．

陳旧症例で PIP 関節の過伸展傾向（chronic dorsal subluxation）を認める場合には，Adams（1959）の **criss cross volar graft 法**を用いての形成術などがあるが，新鮮の場合と同様，瘢痕部を切除したのち pull-out wire 法により volar plate を前進縫合するのもよいであろう．また，Swanson による浅指屈筋腱を用いての腱固定法を利用することも可能と思われる．

a. 靱帯の縫着に Mitek mini bone anchor を使用．TJ screw system を使用するのもよいかもしれない．

b. Mitek mini bone anchor

図 10・71 側副靱帯の縫着
（津下：私の手の外科―手術アトラス，第4版，p.236, 2006）

IX 母指における捻挫

1. MP 関節尺側側副靱帯の断裂（Stener lesion）

母指に対してその尺側より外力が作用した場合，MP 関節は橈屈を強制され，尺側側副靱帯が断裂するが，一方橈側より外力が作用した場合には MP 関節は尺屈を強制されて橈側側副靱帯が断裂することとなる．診断は局所所見と受傷機転を参考にするほか，これが疑われる場合には X 線，MRI 撮影のほか，指を過矯正位にした stress 写真を左右比較して撮影する必要があろう．一般に尺側側副靱帯の損傷が多く，橈側のものはややまれでその比はほぼ 2：1 であり（Coonrad ら，1968），その 1/3 の症例に靱帯付着部の剥離骨折が認められるという．

治療としてはただちにギプスによる固定を 3～4 週間続けることが必要となるが，これを行わなかった場合とか，これを行っても症例によっては MP 関節の固定性が弱まり，母・示指間で物をつかむ場合，母指は橈側に移動して pinch の力が減弱するとか，陳旧症例になると母指中手骨骨頭が尺側に亜脱臼して疼痛を併発することなどがある．

さて，Stener（1962）は尺側側副靱帯断裂の保存的療法がきわめて困難であることを次のごとく説明している．すなわち図 10・72 に示したごとく，側副靱帯の上には母指内転筋よりの expansion hood に相当する aponeurosis が存在するが，損傷された側副靱帯の末梢側の一部は母指が過橈屈位から正常位に復した場合 aponeurosis の上に移動し，ついには aponeurosis に圧迫されてかえって反対側に反転するというのである．したがって母指を正常位として，この位置でたとえ長期間固定しても断裂した側副靱帯は互いに接することなく，癒合は不能なわけで，早期に手術的修復が行われなければなら

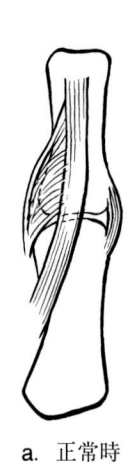

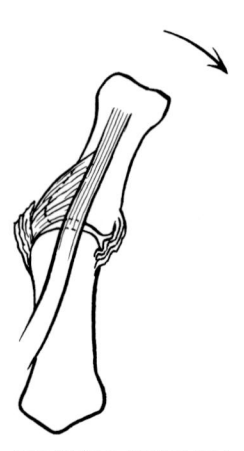

図10·72　a. 正常時　b. MP関節の橈側強制と側副靱帯の断裂　c. 橈屈強制が除かれて指が正常位にかえった場合，断裂した側副靱帯は expansion hood のために押されてかえって反対側に反転するという．

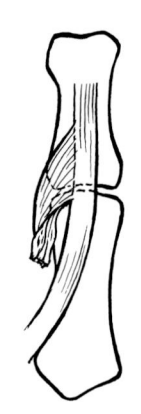

図10·72　母指MP関節尺側側副靱帯断裂とStenerの説明

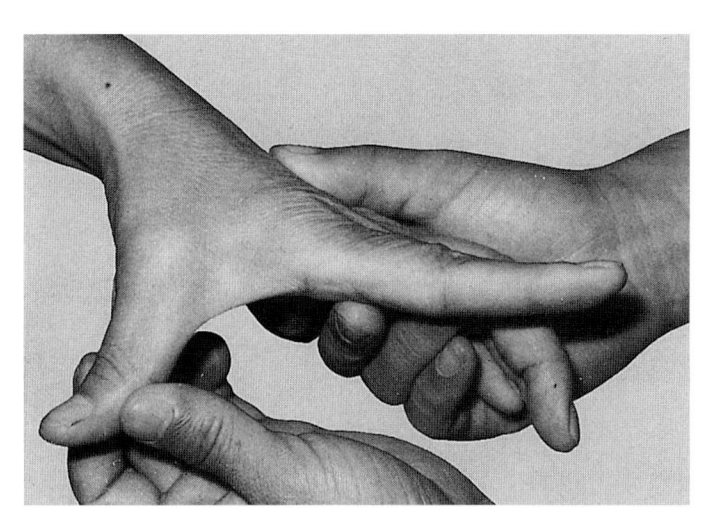

図10·73　53歳，女．手をついて転倒したときに捻挫したもので，母指MP関節の疼痛と不安定性あり，手術的修復を必要とした．母指MP関節尺側側副靱帯断裂例

ないこととなる．そして陳旧症例でMP関節の固定性が不良なものに対しては腱移植，その他による靱帯の再建手術が必要とされ，術式としてはMP関節尺側に縦切開または弧状切開を加え内転筋腱膜を縦切し，断裂端の縫合が可能なれば縫合を，不能なれば基節基部と中手骨頸部にそれぞれドリルで図10·74のごとき穴を開け，移植腱を穴に通し側副靱帯を形成する．短母指伸筋腱を手関節部で切り，これをMP関節の部に引き抜いたの

ち，中手骨頸部にドリルで穴を穿ちこれに腱を通し，ついでその先端を基節骨基部の適当部位に pull-out wire 法で固定する方法（Kaplan法）もよいかもしれない．ともに術後は母指軽度屈曲，手は機能肢位でギプス固定4〜6週間を行い，のち後療法にはいる．

一方，Kaplan（1961）は本亜脱臼が外傷のみならず一定の職業，たとえばイギリスにおける **gamekeeper** にもみられる点，また腱移植による側副靱帯の再建にも

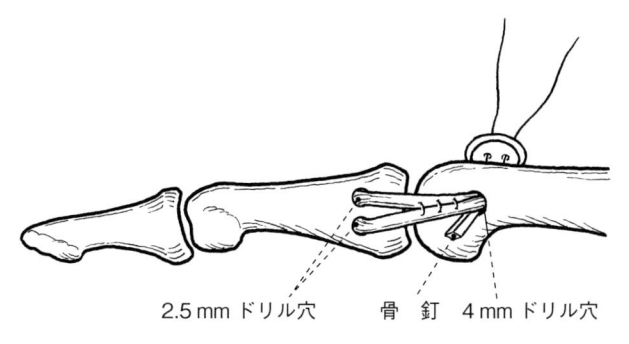

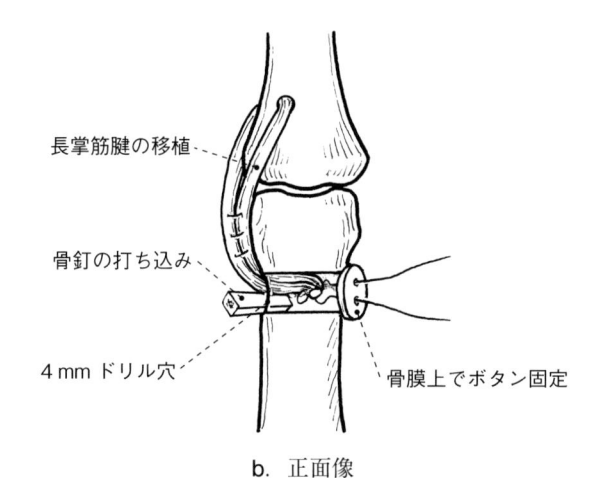

かかわらず結果が必ずしも良好でない点に注目して，死体について局所の解剖を行い，本脱臼が足における外反母指とほぼ同様の発生機転，すなわち側副靱帯の断裂でなくて側副靱帯と長母指伸筋腱との間における関節嚢の断裂および expansion hood の弛緩によるもので，中手骨骨頭がこの部より背尺側に亜脱臼することを述べ，治療法として関節嚢の縫縮およびその後における示指固有伸筋腱の移行術を行い，関節嚢縫縮部直上にこれを縫合固定する方法を述べ，良結果を得たと報告している．

以上の Kaplan の考えはきわめて興味深いが，本症が靱帯の断裂でなくて背側関節嚢の断裂のみにより発生するとするには少し無理があると考えられる．しかし，両者が共存することは当然考えられるところで，側副靱帯の修復とともに背側関節嚢の修復もきわめて重要といわなければならない．また掌側関節嚢，volar plate にも損傷が認められれば同時に修復を行う．

2. 母指 MP 関節亜脱臼

母指 MP 関節の背側脱臼については先にも述べたが，脱臼を起こすほどではなくとも，MP 関節に過伸展が強制された場合には volar plate が断裂し，のち MP 関節が過伸展位をとるようになり，この部の疼痛とか pinch の際に力がはいらなくなることがある．治療としては pull-out wire 法で牽引・固定して過伸展変形を矯正する方法がとられる．図 10・76 は側副靱帯の不全断裂による亜脱臼症例で長年慢性疼痛を訴えていた患者であるが，手術により軽快せしめることができた．

図 10・74　母指 MP 関節橈側側副靱帯再建
Mitek mini bone anchor を使用するのも可
（津下：私の手の外科—手術アトラス，第 4 版，p.243, 2006）

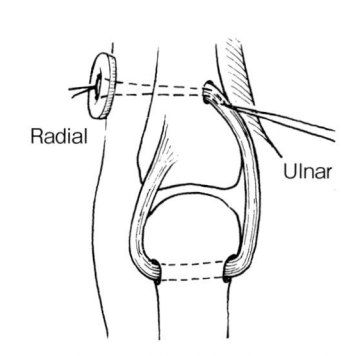

a. 短母指伸筋腱を用いての尺側側副靱帯の再建（Kaplan）

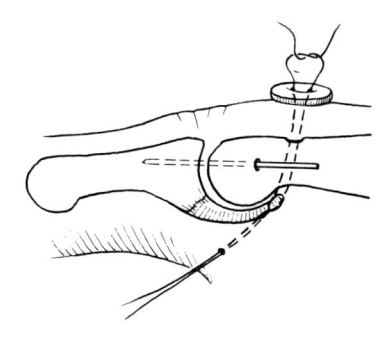

b. Volar plate の pull-out wire 法による固定

図 10・75　母指 MP 関節における靱帯断裂の修復
Mitek mini bone anchor を使用するのもよい．

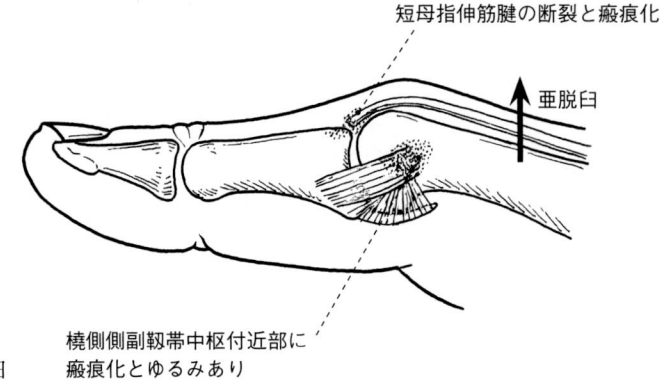

a. 母指MP関節亜脱臼

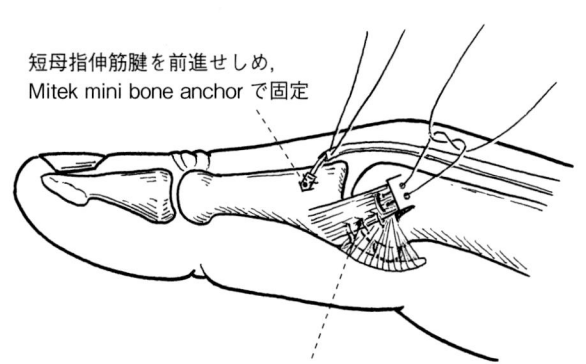

短母指伸筋腱の断裂と瘢痕化
亜脱臼
橈側側副靱帯中枢付近部に瘢痕化とゆるみあり

b. 整復と靱帯修復　関節を正常位にかえし，側副靱帯を pull-out 法で矯正・固定

短母指伸筋腱を前進せしめ，Mitek mini bone anchor で固定

図 10・76　陳旧性母指 MP 関節亜脱臼
48 歳，男．学生時代に野球で突き指．最近疼痛をきたすようになった．
（津下：私の手の外科—手術アトラス，第 4 版，p.242, 2006）

3. 母指 MP 関節のロッキング

10〜20 歳代の若年者がスポーツなどで母指 MP 関節を過伸展した際，この関節が亜脱臼症状を呈することがある．すなわち母指は MP 関節でわずかの過伸展位とともに尺側偏位を示し，関節の橈掌側部に圧痛と屈曲障害をきたすもので，この際 IP 関節は軽度屈曲位をとる．X 線的には橈側種子骨が関節間に嵌入したごとき所見を示し，治療としては麻酔下に徒手整復，たとえば回旋運動を加えるとか局麻剤の関節内注入を試みるが，成功しない場合には観血的整復を行う（井上ら，1969）．

原因は必ずしも明らかでないが，筆者の十数例の手術経験よりして中手骨骨頭に先天性と考えられる変形，とくに骨頭橈側の部に深い溝状のくぼみが形成されているのを認め（津下，1974），恐らくはこれに副靱帯または側副靱帯が引っかかってロッキング現象を起こすものと考えている．局所を開くと副靱帯に相当する部が背側に引かれて緊張しているのを認めるが，これは引っかかり現象によると考えられ，1 症例については骨棘の存在を認めた．ただし，少数例では骨頭にたいした変形を認めない例もあった．Volar plate の一部に断裂をみることもあるが必発でなく，また橈側種子骨は中手骨骨頭の橈側面に騎乗するが，関節裂隙への嵌入とはいい難い．

手術としては MP 関節の橈側正中線切開，またはこれの中枢端を掌側に延長した L 字切開を用いて局所に達し，母指球筋の腱膜部を線維の方向に裂いて側副靱帯側方に達する．次いで側副靱帯掌側に切開を加えて副靱帯を切り，関節を開いて嵌入部を正常位にかえしたのち，2〜3 の縫合をおいて関節囊を閉鎖する．術後は 3 週間副子固定とし以後運動を開始する．予後は良好．

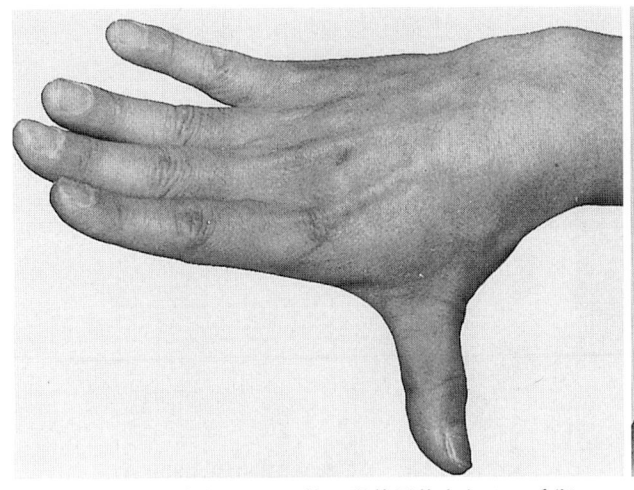

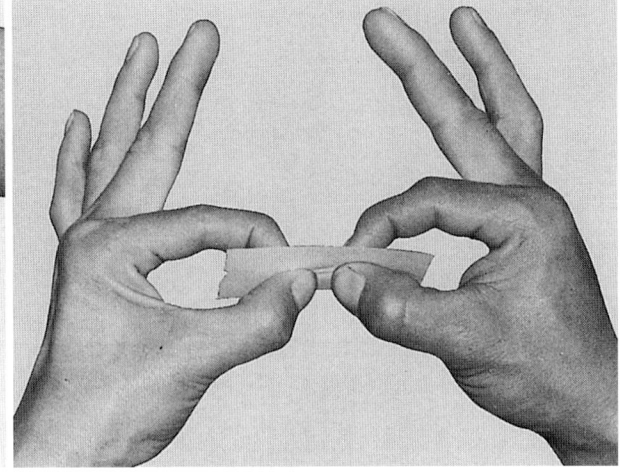

図10・77 43歳，男．野球突き指により母指MP関節の過伸展障害をきたしたもので，pinchに際し力がはいらない．

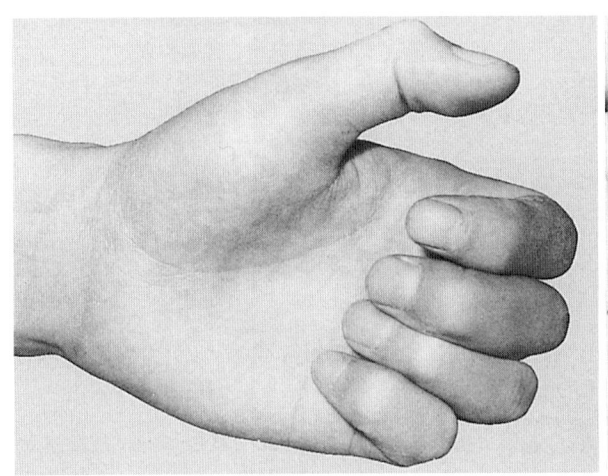

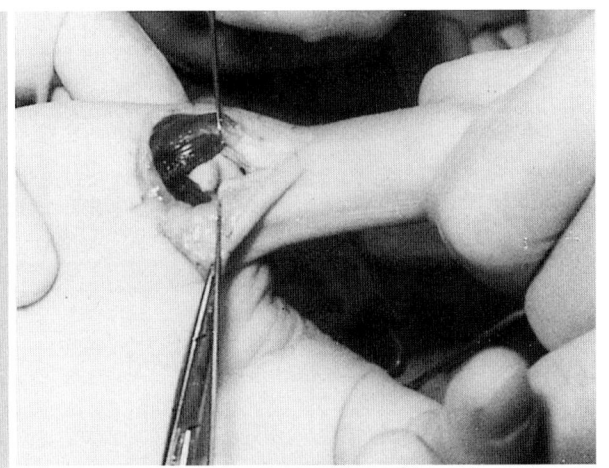

a. 来院時所見でMP関節は過伸展位をとる．手術的にvolar plateの中枢端を中手骨頭部にpull-out wire法で固定した．

b. 術後のpinchの際に力がはいるようになった．

図10・78 27歳，男．ソフトボールの際ボールが指先部にあたり関節が過伸展された．その後関節の疼痛と屈曲障害を訴えて来院

a. 来院時所見

b. 手術所見で中手骨骨頭橈側に溝状のくぼみが認められ，この部と基節骨関節面との間に種子骨がロックされたごとき所見を示していた．

4. 示指におけるMP関節ロッキング

　指に生ずるロッキングで最も代表的なものは弾発指であるが，まれに関節内の原因によってロッキングが発生することがある．示指のMP関節に発生することが多いが，これについての最初の報告はLangenskiöld (1949) による2例報告であり，その後多くの報告がある．われわれも (1969) その3例を報告したが，その後さらに13例を経験した．以上のごとくであるが，報告されない症例もかなりあると思われる．

　症状としては何らかの拍子に急に指がMP関節で軽度屈曲位をとり伸展が不能となるもので，とくに外傷を必要としない．そして指の屈曲は可能であるが無理に伸展せしめんとすると疼痛を訴える．罹患指としては示指

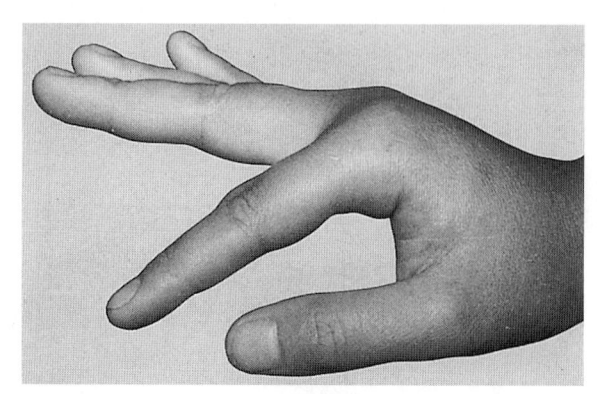

a. 来院時所見

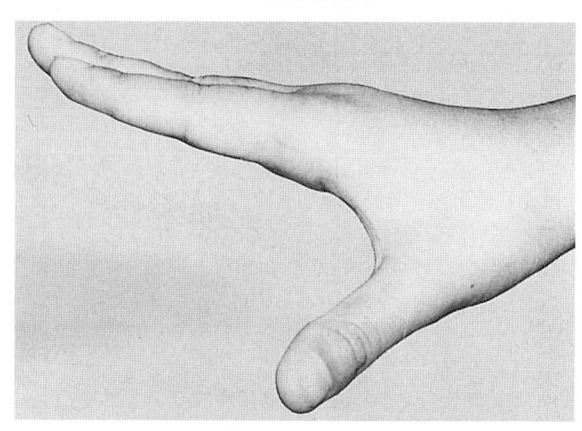

b. 術後における指の伸展

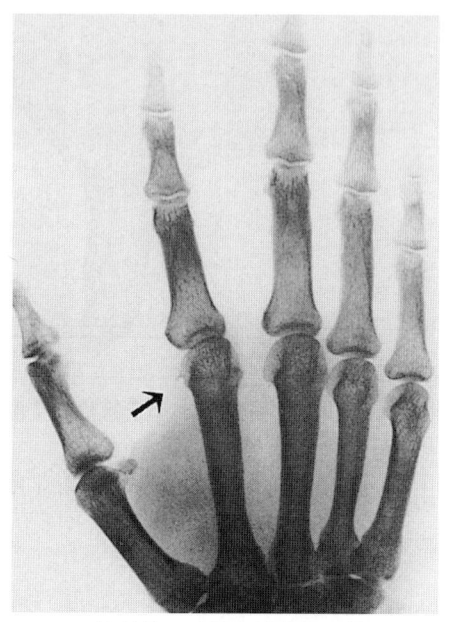

c. X線所見で示指中手骨骨頭橈側に骨棘あり，この部にMP関節のaccessory lig.が引っかかったのが原因と考えられる．

図10・79　25歳，女．朝食時お茶を注ごうとして突然，示指がMP関節で屈曲位をとり伸展不能となった．屈曲可能

が多いが中指にも認められ，まれに環・小指についての報告もある．

原因は単一でなく，種々のものが述べられているが，最も多いものとしては，側副靱帯とaccessory lig.との境界部付近が中手骨骨頭の顆部にできた骨突出部，または骨棘に引っかかって発生するもので，筆者の経験症例はすべてこれによると考えられた．しかもその発生は示指橈側のみに認められたが，報告によれば他指の尺側に発生することもあるようである．その他の原因としては種子骨の異常とか，変形症，骨折による関節面の異常，また関節ねずみが原因をなすこともあるという．発生年齢は年少者についての報告がない以外すべての年齢に散在し，性別では男性にやや多いが左右差はない．

治療としては，麻酔下の徒手整復とか，食塩水を関節内に注入するbaloonlngによりロッキングが除かれることもあるが，無理な伸展を行えば骨棘の骨折とか靱帯断裂をきたすことがあるので，MP関節掌側切開，また示指について橈側に原因のあることが明らかであれば橈側側正中線切開ではいり，accessory lig.を切離して反転，顆部の突出部または骨棘を出しこれの切除を行う．母指MP関節のロッキングについては先に述べたが，発生起点は別と考えるべきであろう．

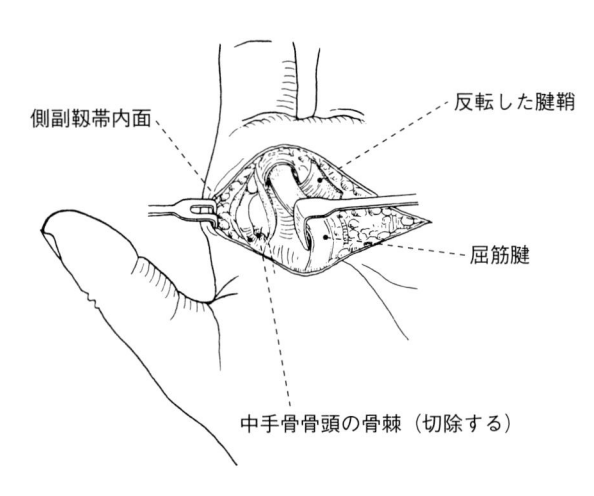

側副靱帯内面 ─── 反転した腱鞘

屈筋腱

中手骨骨頭の骨棘（切除する）

a. 掌側切開

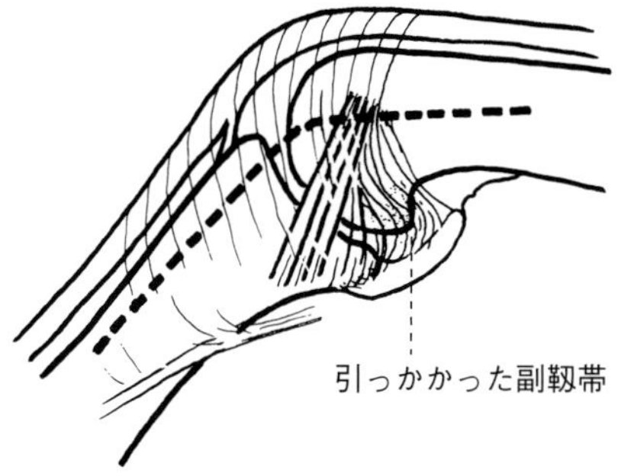

引っかかった副靱帯

b. 側正中線切開
まず橈側の伸筋腱膜を露出．示指の場合は側正中線切開のほうが操作が容易

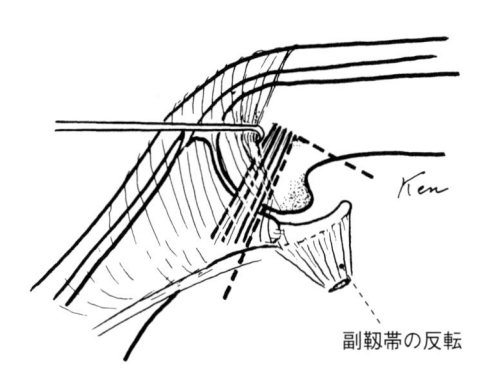

副靱帯の反転

c. 副靱帯の切離と反転
伸筋腱膜を末梢に引いて関節側面を出し，副靱帯を切離・反転するとロックははずれ，指は伸展可能となる．
ロックの原因である突出顆部や骨棘は，ノミまたはリューエル鉗子で切除する．

図10・80　示指MP関節ロッキングに対する進入路
（b, c：津下：私の手の外科―手術アトラス，第4版，p.245, 2006）

第11章 骨，関節の手術

I 肘関節

　まず，肘関節における拘縮の発生とこれに対する機能再建から述べてみたい．

■肘拘縮の原因：肘関節拘縮の原因には種々のものがあるが，大部分は外傷に原因するもので，通顆骨折にT字骨折，Y字骨折などの**関節内骨折**に合併するもの，また脱臼，骨折が正しく治療されなかったもの，そのほかside swipe injuryで軟部組織の挫滅に肘部の粉砕骨折を合併する場合などがあろう．外顆骨折でも骨片が大きく関節内転位が著明で，しかも年長児，また成人にみられたような場合には肘拘縮の原因となる．

　また肘部骨折，とくに顆上骨折のあとなどに行われた強力なマッサージに続発して起こる**骨化性筋炎**，または**関節周囲仮骨形成**と呼ばれるものがある．これは骨折治癒後の比較的早い時期に暴力的な矯正が行われることにより関節周囲組織の断裂損傷，出血が起こり，この部に仮骨形成が惹起されて起こるもので，**猛激矯正**を行えば行うほど仮骨形成が促進され肘可動性が制限されるものである．以上のほかとくに明らかな外傷なく，または軽度の外傷に引き続いて関節周囲に仮骨形成を認め，関節形成を行っても再仮骨の傾向が強く，治療に難渋するものがある．また脳外傷などのあとの意識障害に合併して肘関節周囲に仮骨形成をみるとか，頸髄損傷に続発するものがあるが，ともに手術適応となる．手術に際しては普通X線のほかCT，3D-CT，MRIなどの精査を要する．

　そのほか化膿性疾患とか結核に続発する拘縮も認められるが，現在ではさほど多いものではない．リウマチによる場合は滑膜切除が適応となる．また変形性関節症も変形が進行すれば疼痛をきたし可動性も制限され形成手術が必要となる．

1. 関節形成術

a. 手術適応の決定

　外傷や炎症の治癒期であって骨性障害とか軟部の骨化などなく，関節運動の反復訓練により可動性の増大が期待される場合には，各種理学療法のほか自動運動による拘縮除去と筋力回復をはかればよい．さて肘拘縮の除去を目的として関節形成を行う場合にいつも問題となるのは手術時期である．たとえば単純な肘関節骨折であれば早期手術が望ましいが，一定期間を経過した顆部骨折とかT字，またY字骨折などでは早期手術は別として中間期手術ではかえって骨片の壊死，癒合遅延をきたすこともあるので，骨の癒合を待って関節形成を行わなければならない．とくに小児で拘縮が発生したような場合，骨成長の問題も加わって手術時期の決定が困難となることも少なくない．骨折後の強力なマッサージに続発する関節周囲仮骨形成もしばらく経過をみて局所の組織反応の沈静化を待って手術を行う．すなわち局所の腫脹，熱感の消退と赤沈値などの正常化を待って手術すべきで，そのころには仮骨の雲状陰影も境界が鮮明となり摘出が容易となっているはずである．早期に手術すれば仮骨が再形成されることもまれでない．肘付近の化膿創，挫滅創による拘縮の場合も同様であって，創沈静後少なくと

も3〜6ヵ月の待期が必要となろう．リウマチ性炎症は別であるが，結核，化膿性関節炎についても強力な化学療法後一定の観察期間を置くべきで，早急な手術は危険である．

b. 進入路の選択

関節拘縮の原因がどこにあるかにより進入路を決定する．骨折後の拘縮で原因が肘内側で内側側副靱帯周辺にある場合，または変形症関節症に肘部管症候群が合併しているような場合には当然内側からのアプローチが選ばれる．

しかし拘縮原因が関節全面に及ぶ場合，とくに一度手術を受けた再手術例とか，仮骨，瘢痕化が全周に及ぶもの，また重傷変形症関節症については後述する後方，または後側方切開を用いるのがよいと考える．手術は全麻のもと止血帯はなるべく中枢側に装着し，尺側アプローチの際は手の手術台の上で，後側方切開の際には胸上で手術を行う．

c. 尺側アプローチ

拘縮の原因が尺側側副靱帯の周辺でとくに後線維束のfibrosisとか，周囲の瘢痕化，また仮骨形成などによると考えられる場合には当然尺側アプローチが選ばれるが，切開については肘部管症候群の項（p.387）を参照されたい．知覚神経枝を避けて進入し，尺骨神経を剝離，テープを掛けて内側側副靱帯に達し，後線維束を切除して肘頭の可動性を良好ならしめるが，強靱な前線維束は損傷せしめないよう注意する．

そのほか必要に応じて尺側関節囊を開放して肘頭辺縁の骨を切除，関節面も観察して癒着などあれば除去する．また異常仮骨なども除去し，関節の可動性を確かめたのち，サクションを挿入して創を閉鎖する．図11・1は肘変形性関節症に合併した肘部管症候群に関節拘縮を認めた場合の関節離動であるが，まず尺骨神経を剝離挙上して下にある内側側副靱帯を出し，その後線維束を切除して肘頭の滑動を得ようと努めるが，さらに肥厚関節囊の切除とか，鉤状突起尺側縁の骨肥厚の切除，また関節内遊離体の除去，肘頭，鉤状突起の短縮などを行う．大多数の症例においてこのアプローチで拘縮除去が可能である．小さな骨棘とか遊離体は内視鏡で切除するのもよいであろう．しかし拘縮の範囲がより広範で，その原因が関節内外に及ぶ場合には次の後方，また後側方アプローチを利用する．

d. 後方，または後側方からのアプローチ

1）上腕三頭筋腱切離 皮切後皮下の剝離を尺側に進め尺骨神経に達し，これを剝離しテープ，またはペ

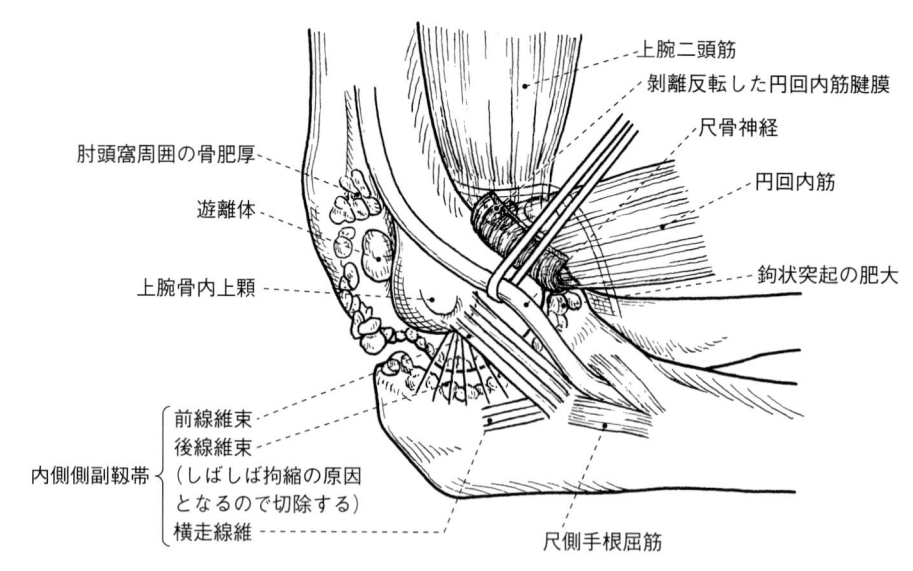

図11・1 肘内側よりする拘縮の除去

尺骨神経の剝離，挙上ののち，後方においては内側側副靱帯の後線維束を切除し，下の骨棘，または肘頭の切除なり，肘頭窩の遊離体の切除を行う．また前方に剝離を進め関節囊を開けば，遊離体の除去はもちろん，鉤状突起の切離も容易である．肘部管症候群の項も参照．

（津下：私の手の外科—手術アトラス，第4版，p.599, 2006）

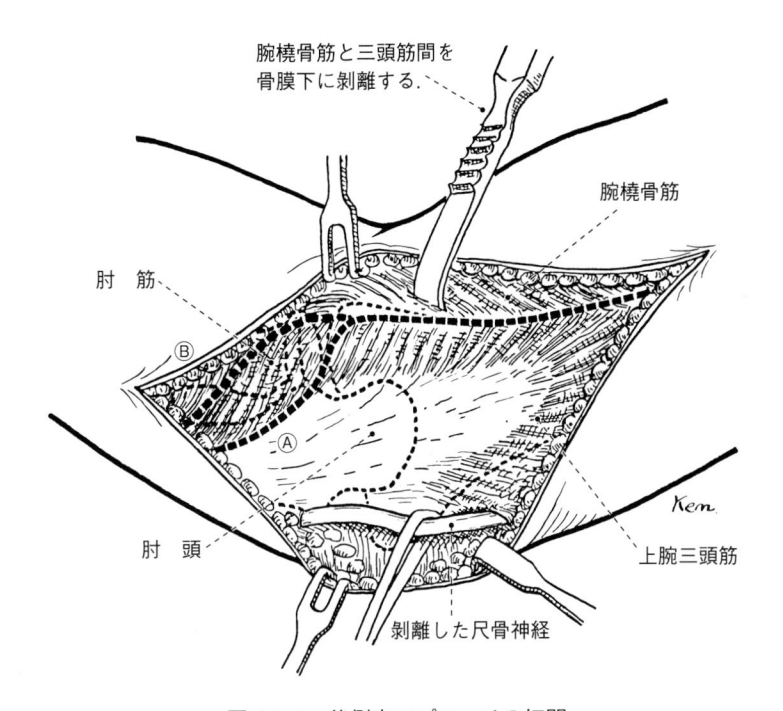

図 11・2　後側方アプローチの切開
現在は B の切開を使用している.
(津下:私の手の外科―手術アトラス, 第 4 版, p.600, 2006)

ンローズをかけて保護し, 術中の損傷を防止する. 以上ののち上腕三頭筋の側方で骨膜を切り, 肘部では肘筋の付着部を切離, 図 11・2 のごとく両筋を尺側に引いて上腕三頭筋の肘頭付着部を出し, これの切離を行うが, 切離にあたっては鋭利なメスとラスパトリウムを交互に用い十分時間をかけて慎重に切離, 剝離を進める. 腱膜, 骨膜の連続性が損なわれるようなことがあってはならない. その操作にはマイクロ的手法が要求される. 断裂をきたすようであれば, その術者にはこの手術を行う資格がないといってよい. この操作には手術時間の半分をあてるつもりで行うのがよい.

　上腕三頭筋の付着部の切離と肘頭骨膜の剝離は, 症例により必ずしもその全周に行う必要はないが, 操作が関節の広範に及ぶと考えられる場合には肘頭の尺側にまで剝離を進め, 三頭筋, 肘筋, および剝離した骨膜が連続性を保ったまま全体として尺側に反転脱臼せしめるごとくにする.

　2）橈側側副靱帯切離　次に顆上部における側方骨膜切離部から前方に向かって腕橈骨筋, および手根伸筋を骨膜下に剝離し, 最後に上顆部において橈側側副靱帯の付着部を露出し, その部位を確かめたのちにメスを用いてこれを Z に切離, 肘の内反を強制すれば橈側関節裂隙が拡大されるとともに橈骨小頭の関節面も観察されて全体としてのオリエンテーションが可能となり, 肘拘縮の原因が何かの観察も容易となる.

　3）関節の開放と脱臼　既述のごとく上腕三頭筋, および肘筋を後方から尺側に, また腕橈骨筋, 手根伸筋を側方から前方に剝離し, さらに橈側側副靱帯を切離すれば骨性強直の場合は別として関節は容易に開放されてその全面の観察が可能となる. なお, 関節のより完全な露出が必要であれば, 先の肘筋腱膜, および肘筋骨膜のついた三頭筋をさらに尺側に剝離し, 骨膜も肘頭部から尺側関節裂隙にも及ぶごとくにし, また必要に応じて尺側側副靱帯も後線維束を切離, 肘を脱臼せしめれば関節は完全に離動されて両関節面は完全に露出可能となる. しかし尺側側副靱帯の前線維束は温存すべきである.

　4）拘縮原因の除去と関節形成　以上の操作中にも拘縮の原因をなすものが存在すればこれらの切除を行う. それは瘢痕であったり仮骨形成, また骨片の癒着などであろうが, これらはメス, またはリューエル鉗子で切除してゆく. これらを切除することにより, 関節は離動され, 関節腔が拡大されて骨相互の関係も明らかとな

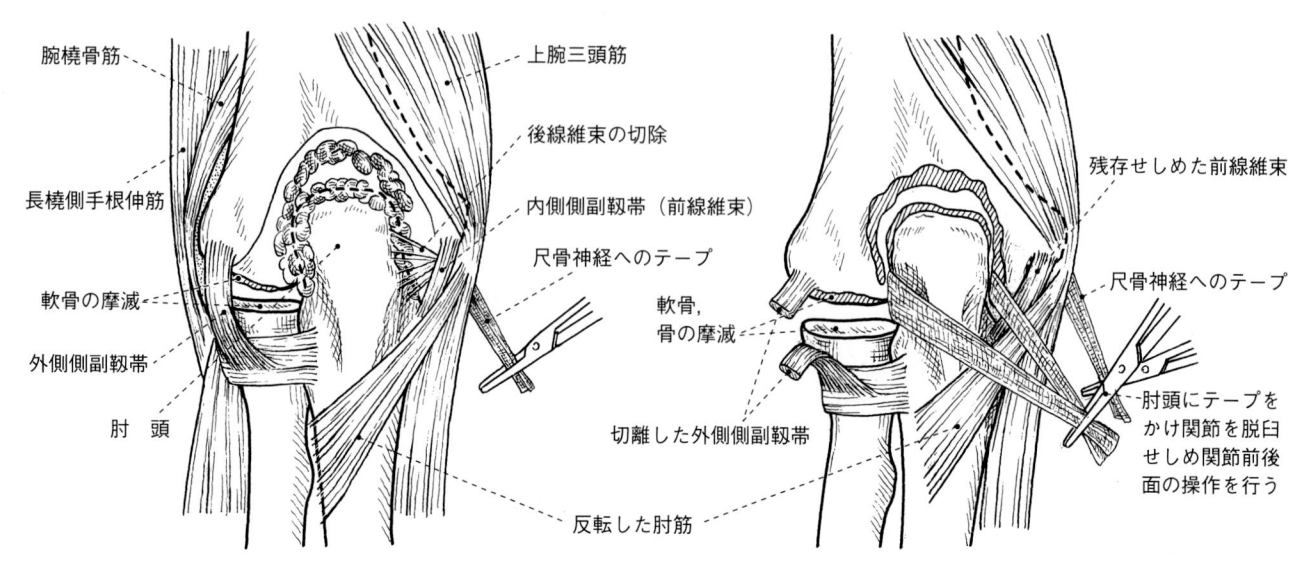

図11・3 重度変形性関節症の肘関節後面での処置
(津下:私の手の外科―手術アトラス,第4版,p.608, 2006)

り,以後の操作は容易となろう.拘縮原因の存在しやすい部位としては肘頭窩とか橈側関節裂隙などのこともあるが,もっとも切除しにくく,また見逃されやすい部位として内顆部がある.とくに仮骨形成などはしばしばこの部に発生し,尺骨神経保護のあまり,取り残しを起こしやすい部位ともなるので注意する.骨折片はいずれの部位にも発生し,拘縮の原因となりうるが,これの切除には術前におけるX線の検討が重要となる.原因が外傷によると炎症性疾患によるとを問わず拘縮の際には関節囊の萎縮と線維化が認められるのでこれらの切離,また剥離が必要となる.とくに関節前面における関節囊の瘢痕除去は大切であり,それが容易に可能というのが本法の特徴といってよい.

関節離動後は関節を屈伸せしめて屈曲,また伸展障害の有無を調べるが,これには視力による検索のみでなく,指触診による検索も重要.もし肘頭に棘形成があり伸展が障害されるとか,烏口突起の棘形成が屈曲の障害をなすようであれば,ノミ,またはリューエル鉗子を用いてこれの切除を行う.肘の屈曲に際して上腕三頭筋の短縮が認められるようであれば,肘頭の短縮により三頭筋の相対的延長をはかることが必要であり,顆上部の異常仮骨があれば同時にノミによる切離と形成を行う.なお変形性関節症に際して注目すべき所見は上腕骨小頭と橈骨頭関節面の摩滅で,ために肘関節は外反傾向を呈

し,尺骨遠位端は plus variant をきたすことを知るべきである.

さて骨性強直の際にはなるべく全体の広い範囲を露出して骨の相互関係を明らかにしたのち,ノミで癒合部の切離を行うが,骨切除は尺骨側よりも上腕骨側の切除を多めとし,可能なれば肘頭の形成は正常に似せて形成するのがよい.以上で関節形成術を終わることとなるが,もし関節の破壊が強いようであれば次に移行する.

5) 関節切除と中間挿入膜　関節軟骨はできうる限り温存せしめるが,もし両関節面の軟骨保存が無理であれば,いずれか1側のみの軟骨でも残すよう努める.この際可能なれば尺骨側の軟骨を残し,上腕骨の関節面を切除する.関節面の形成は必ずしも正常の形態にこだわる必要なく,その単純化した形で十分であるが,術後における関節脱臼の発生を防止するとか側方固定性について考慮を払う必要がある.切除量が大であれば可動性は得られても動揺関節となるので,これを起こさないためにも上腕骨の切除は内外両上顆の直下程度にとどめるのが無難であろう.いずれにしても切除範囲は肘を屈曲,伸展せしめながら適度の範囲を決定する.

さて関節切除後には両関節面に中間挿入膜を挿入して両断端間の癒着防止をはかるのが通常である.挿入膜としては Vainio らのごとく皮膚とか,そのほかの人工膜を使用することもあるが筆者は生筋膜を使用することと

している.

さて筋膜の固定は上腕骨顆上部後面にまず筋膜の一端を縫合，次いで上腕骨先端の関節面を被覆したのち肘前面で反転，この部に3～4個の固定用結節縫合を置いたのち尺骨切痕から肘頭をおおうごとくにしてこの部に固定する．次いで肘頭の側方でそれぞれ両側に2～3の固定用結節を置いて生筋膜の確実な固定を行う．

6) 橈側側副靱帯の修復と創の閉鎖 以上ののち，止血帯をゆるめて止血を行う．止血には十分時間をかけて確実な止血をすることが大切であり，必要に応じてサクションを関節腔内に挿入する．

確実な止血を行ったのち関節を正常に復し，次いで尺側に反転した上腕三頭筋および剝離した肘頭骨膜を正常位にかえすが，この際肘頭に錐で横の穴を穿ち，サージロン糸を用いて腱部をこの部に牽引，固定する．以上ののちZに切った橈側側副靱帯を数個の結節縫合で縫合する．以上ののち顆上部側面で手根伸筋，および上腕三頭筋の縫合を，また肘側面では肘筋，および骨膜の縫合をしてから皮下，次いで皮膚を縫合し創を閉じる．肘は90°屈曲位，前腕中間位で包帯を行い，サクションを挿入，ギプス副子を追加する．

7) 後療法 術後は10日目ごろ抜糸，2週間前後より自動運動を開始する．運動は自動運動のみで他動運動は行わない．温浴，バイブラバスなどもよいであろう．なお関節切除の場合は別として側副靱帯の切離・縫合によると思われる肘の側方不安定性の心配はない．また上腕三頭筋の筋力低下を心配する人があるが，われわれの経験した症例では約10%の肘伸展力の低下を認めたが，多く高齢者であり，とくに不自由を訴えた患者は経験していない．もちろん運動選手には適応とならないが，彼らの場合は尺側からのアプローチで対応可能なのが普通である．なお変形症関節などではあまり早く運動を開始すると切除した増殖骨部に再び骨が増殖し，運動が制限されることがあるので注意する．筆者は当初CPMなどを使用し早期運動を行ったが骨増殖の再発をみた例が多かった．肘形成には関節の解剖的修復と止血，そして1～2週の安静が大切と考える．

（注）既述のごとく肘関節拘縮の原因の大部分は尺側にあり，したがって多くの場合尺側アプローチで対処できる．しかし尺側のみでは十分処置できない症例（外傷を含む）が1～2割に認められる．かかる場合に後側方アプローチが用いられるが，操作がむつかしい面もあり，手術経験の少ない術者には使用されるべきでない．誤解を招く記述をしたかと危惧している．

2．人工関節による肘関節形成術

肘部における人工関節には種々のものが試作，実施されているが，主としてリウマチ肘に利用され，外傷性肘関節拘縮とか変形性関節拘縮は上に述べた関節形成術で対応可能であるのでここでは述べない．

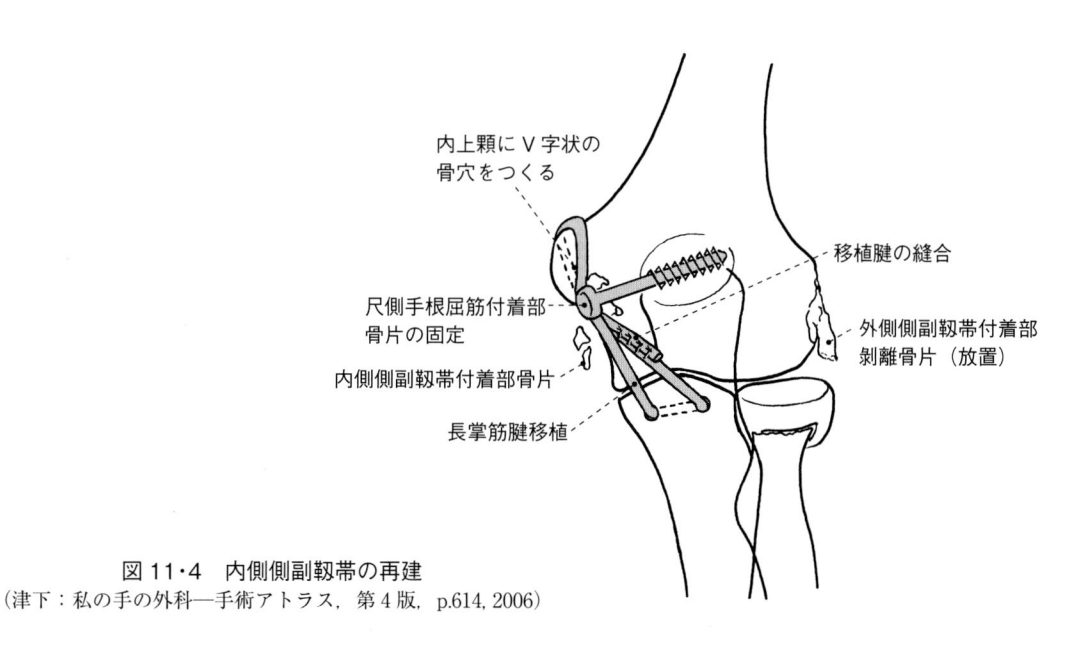

図11・4 内側側副靱帯の再建
（津下：私の手の外科—手術アトラス，第4版，p.614, 2006）

3. 肘関節側副靱帯の再建

a. 肘関節内側側副靱帯損傷

肘が外反を強制された場合に発生する．外傷による場合は橈骨骨頭骨折と合併することがあり，また野球で投球動作を繰り返した場合には，この靱帯に負荷が加わり靱帯の機能不全を来すこととなる．断裂は上腕骨の付着部で起こることが多く，剥離骨折を合併することも少なくない．

外傷例では局所に腫脹，皮下出血，疼痛があり診断は容易．投球障害例では投球の early acceleration phase に肘内側に疼痛があり，投球が不能になるとの訴えが多く，また尺骨神経領域にシビレ感や脱力感を訴えることがある．

1）診断 外傷例では局所の腫脹，疼痛などよりして比較的容易．X 線での外反ストレス撮影で確認する．加藤（2008）は局所麻酔を混入した関節造影を行い，造影剤が肘内側から流出すれば完全断裂が疑われるとしている．また投球障害例では局所圧痛の位置，尺骨神経の Tinel sign の有無などを精査，さらに X 線，また MRI で内上顆下部の小骨片の存在などに注目する．Jobe（1993）は患者に坐位をとらせ，手を術者の腋の部でサポートし，患者の肘 25°屈曲位にしながら外反力を加えることにより内側側副靱帯部を触知して，圧痛とか靱帯のゆるみを触知するという．

2）治療 外傷性不全断裂の際には 2〜3 週間の副子固定で良結果を得るが，スポーツ選手や重労働者など活動性の高い患者については手術も考慮する．それが新鮮であれば Mitek の bone anchor を用いて縫合固定する．陳旧例については **Jobe 法**，伊藤法が知られている．もし内側側副靱帯の前線維束の部が末梢側に残存していれば長掌筋腱を採取，これに interlacing 法で縫合を行い，中枢側を内上顆部に作製したドリル穴を通して反転，肘 60°屈曲位で縫合，固定する．もし良好な前線維束が残存していなければ Jobe 法に従い 8 字縫合が適応となろう．

b. 肘関節外側側副靱帯損傷

外側側副靱帯損傷は内側側副靱帯の損傷に比べて頻度は少なく，あまり注目されていなかったが，O'Driscoll が外側側副靱帯の機能不全を **posterolateral rotatory instability** として発表以来注目されるようになった．外側側副靱帯は輪状靱帯にいく前方線維と尺骨回外筋稜にいく後方線維よりなるが（堀井），肘の内反が強制された場合には後方線維がゆるみ橈骨頭が後方に亜脱臼するもので，肘関節脱臼の最初の段階ともいうべきもので，患者を仰臥位，肩関節を屈曲最大外旋位で肘関節を 40°屈曲位，前腕回外位で肘に外反軸圧を加えると不安定性が再現でき，これを **lateral pivot shift test**（O'Driscoll）という．

陳旧性で橈骨頭の反復脱臼傾向のあるものに対しては靱帯再建が適応となる．図 11・5 はその 1 例を示した．関節囊の断裂なり，弛みがあれば同時に修復する．

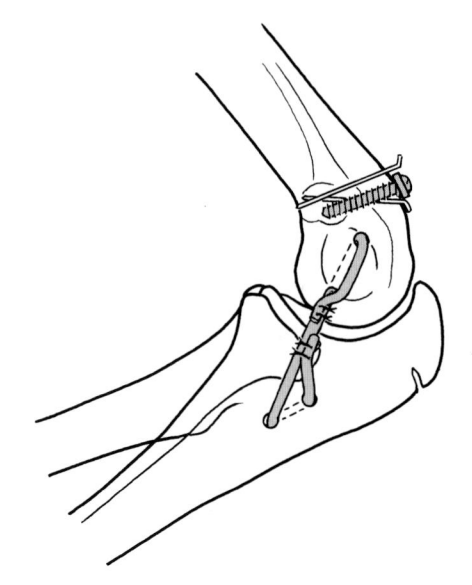

図 11・5 外側側副靱帯の手術
肘筋付着部骨片を Kirschner 鋼線で固定，さらに螺子固定．尺骨に 2 つ穴を開け，移植腱（長掌筋腱）を通し，外上顆に isometric point を決定．この部から中枢に穴を開け，これに腱を通し反転，互いに interlacing suture を行う（この際肘 80°屈曲・前腕回内位とする）．さらに前・後関節包を縫合した．
（津下：私の手の外科―手術アトラス，第 4 版，p.614, 2006）

4. 肘の離断性骨軟骨症（osteochondritis dissecans）（本症は炎症ではないので骨軟骨症とした）

小学校高学年から中学校低学年に初発する野球肘に代表的されるもので，投球動作により橈骨頭と上腕骨小頭間に圧迫と剪断力が働いて骨・軟骨骨折を生じるもので，経過と共に骨片は壊死に陥り，遊離して関節ねずみ

となり，ときに嵌頓症状をきたして滑膜炎，さらには変形症関節炎の原因となる．

X線的には透亮期，分離期，遊離期などに分けることもあるが，病巣は小頭部で上腕軸に対してほぼ45°の面に発生するので撮影方向によりいろいろの所見を示す．したがって断層撮影とかCT，また3D-CTが有用となる．

治　療　初期には保存的治療が行われるが，改善の傾向がなければ早めに局所を開け，鋼線締結法，早期では離断部位がはっきりせず，ただ波動のみを示すこともある．かかる際には軟骨に小切開を加え海綿骨を軟骨下に挿入し固定するのもよい．**吊り上げ法**（津下法），**骨釘移植法**などが行われる．最早遊離体が形成されている場合には，これの摘出とできた骨欠損部は掻爬ののち大腿骨顆部よりの**骨・軟骨移植**が行われる．遊離体の再利用を考慮するのもよい．

5. 橈骨頭（頸部）骨折

肘に軸圧と外反力が加わって発生する．小児では頸部骨折が多い．しばしば内側側副靱帯損傷を合併すること

a. "吊り上げ"法による骨片の固定
外顆後方に加えた小切開に引き出したワイヤーを小型ボタンに固定（または直接に）締結して"吊り上げ"を完了する．ワイヤーは十字としたほうが固定は確実．骨移植，骨釘移植を合併するのもよい（ボタンは必ずしも必要でない）．

（註）ワイヤーは軟骨内に喰い込むので，固定が確実であれば後療法はすぐに始めてよい．ワイヤー抜去は骨癒合が完成してからとする．

b. 分離骨片の"吊り上げ"法
海綿骨，および骨釘移植の合併が望ましい．骨釘の打ち込みに際してはドリル穴を開け，20 mm程度の骨釘を打ち込み，遊離体を固定する．

c. 骨・軟骨移植
骨片が遊離して骨欠損部が大きければ，膝顆部の非荷重部より採取した骨・軟骨移植を考慮するのもよいであろう（戸祭：手関節と肘関節．OS NOW 23 : 69-104, 2004）．
ときに肋軟骨移植も行われる．

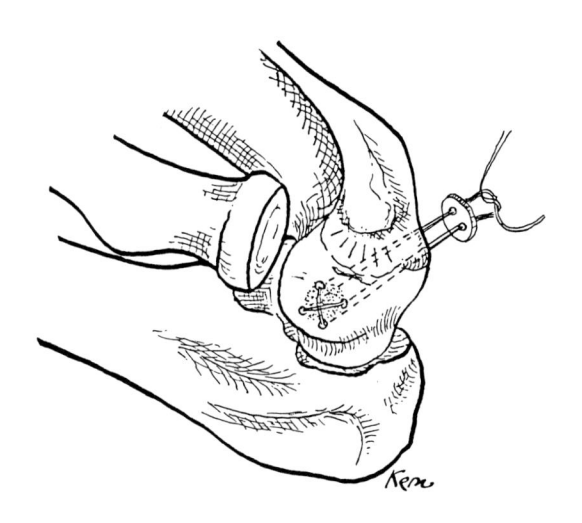

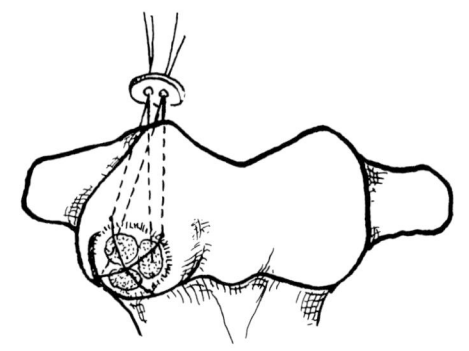

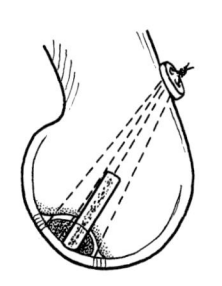

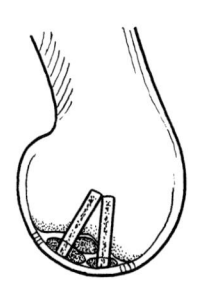

図11・6　離断性骨軟骨の固定法
（津下：私の手の外科—手術アトラス，第4版，p.612, 2006）

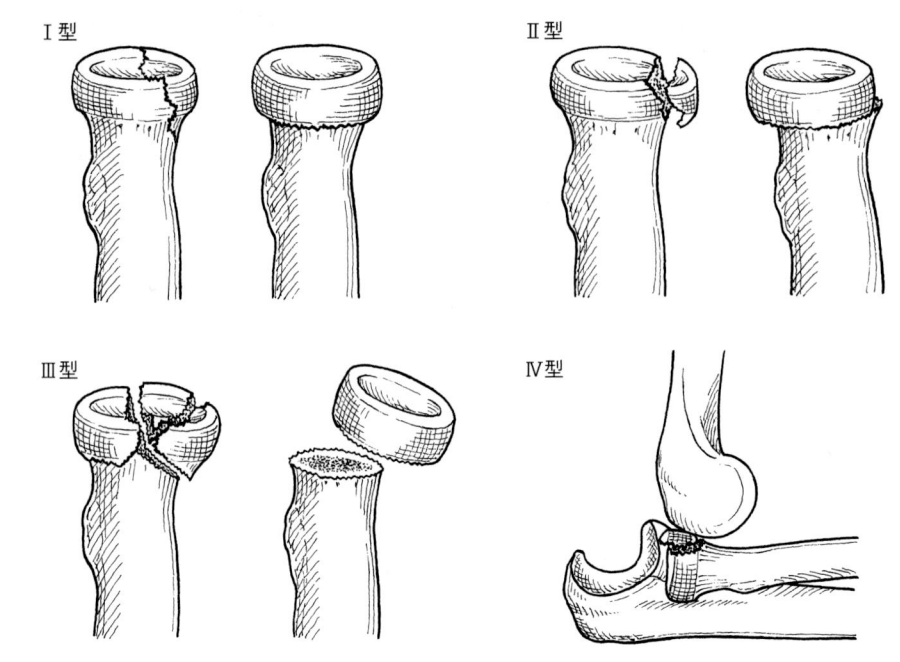

Ⅰ型：転位のない骨頭辺縁骨折あるいは頸部骨折
Ⅱ型：転位のある骨頭辺縁骨折あるいは頸部骨折
Ⅲ型：骨頭全体に及ぶ粉砕骨折あるいは大きく転位した頸部骨折
Ⅳ型：肘関節脱臼に合併した骨折

図11・7 Morreyによる成人橈骨頭骨折の分類
頸部骨折も転位の程度により骨頭骨折の分類に含めた．骨頭骨折，頸部骨折の転位のいかんにかかわらず脱臼骨折はⅣ型とした．
（津下：私の手の外科—手術アトラス，第4版，p.615, 2006）

があるので注意する．また上腕骨小頭や鉤状突起骨折を合併することがあり，橈骨頭脱臼の有無，また遠位橈尺関節にも注意する．Essex-Lopresti骨折が疑われる場合には手関節の精査が必要となる．X線撮影のほかCT，3D-CTが必要で分類としてはMorreyの分類がよく使用される．

治療 保存療法を行うこともあるが，転位があれば当然手術適応となる．肘外側で外側側副靱帯，輪状靱帯を避け橈骨頭に達し，これを回旋せしめながら骨折線，転位の方向を確認する．小エレバトリウムで転位を整復するが，骨髄圧挫が普通で，骨片下の空隙には海綿骨の詰め込みが望ましい．骨片整復後は細いKirschner鋼線で仮固定を行い，のちHerbert screwによる固定を行う．軽症であればKirschner鋼線で透視下に整復，固定するのもよい．

骨頭の粉砕が強い場合には切除も考えられるが，切除はなるべく避け，最近Judetにより金属製のfloating prosthesisが開発されているが遠隔効果は不明．

6. 上腕骨外上顆炎（テニス肘）

上腕骨外上顆炎は日常外来でよく遭遇する疾患で，肘関節外上顆から伸筋起始部にかけて疼痛を訴えて来院する．中年以後の女性に多いが男性にも認められる．本疾患はテニス肘とも呼ばれ，原因がテニスによることが多いとされるが，われわれの経験ではあまり多いものではない．しかし中高年のテニス愛好者にはかなりの率にこれをみるという．原因はバックハンドストロークによる手関節の背屈動作が大きく関与すると考えられ，それにグリップを握る動作による手関節伸筋群の活動亢進が関与するものとされている．また職業病として繰り返しの運動が本症発生に関与すると考えられ，家庭の主婦についても炊事，洗濯，そのほか手はよく使用され，とくにタオルを絞る際の外上顆部の疼痛を訴えて来院することが多い．

1）病態 本症の病態は伸筋腱起始部の変性，断裂と考えられ，病変部位は主として短橈側手根伸筋起始部にあり，ときに総指伸筋，まれに長橈側手根伸筋，

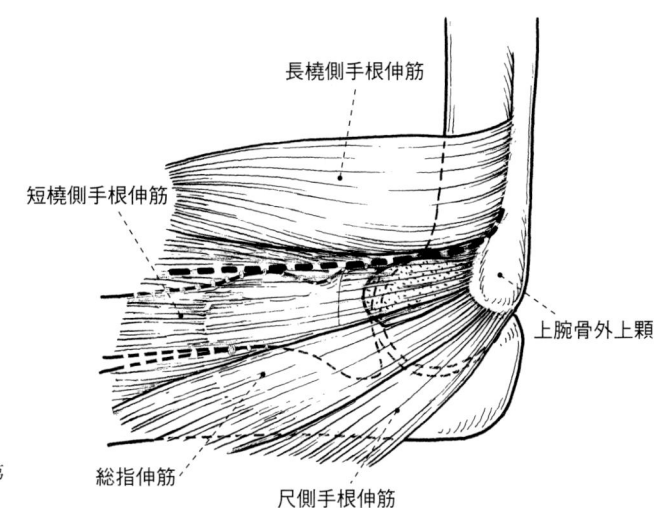

図11・8 テニス肘に対する手術療法
(津下：私の手の外科—手術アトラス，第4版，p.611, 2006)

尺側手根伸筋にまで病変が及ぶという．加齢による退行変性と考えられ，腱内に嚢腫や石灰沈着をみることもある．

2) **診 断** 局所に疼痛を，また手関節および手指伸展時にこの部に疼痛を認めるもので，これを wrist extension test，または Thomsen test と呼び，中指を伸展せしめ，これに抵抗を加えることにより疼痛を誘発するものを middle finger extension test と呼ぶ．Thomsen test は椅子を手関節背屈位で持ち上げる chair test と同じ意味を有するものである．肘関節の可動制限はないのが普通．X線的に石灰をみることもある．Potter (1995) は MRI を用いて難治性外上顆炎の50％に限局性の高信号領域を発見，手術によりそれが活動性肉芽であることを確かめている．手術適応決定には MRI 検査はきわめて有用と考えられる．

3) **治 療** 保存療法としては安静，理学療法，薬物療法などで，ステロイド局注は有効なこともあるが頻回に行うことは問題．装具療法としてテニス肘用バンドが用いられるが，これは活動時における短手根伸筋起始部の負荷を13〜15％減少させる効果があるという．

本症は多少の時間は要するも自然治癒するのが普通である．しかし保存療法に抵抗し，6ヵ月〜1年以上も症状が改善しない場合には手術も考慮する．適応決定には圧痛点，また MRI 所見を参考とする．

4) **手術療法** Boyd 法と Nieschl 法が知られているが，現在後者を使用することが多い．上腕骨外上顆の1cm 近位より遠位4cm に縦切開をおき，橈側手根伸筋腱の後方で伸筋腱膜を切り，長橈側手根伸筋を前方によけて短橈側手根伸筋の起始部を出す．起始部を外上顆より切離して腱内を観察すると新鮮例では線維の断裂が，陳旧例では変性による瘢痕化が認められ，これらを切除する．以上ののち外上顆部を Kirschner 鋼線で drilling を行い，腱切除端はそのままとして長橈側手根伸筋と前腕伸筋腱膜の縫合を行い手術を終わる．術後は1週間の long arm cast，さらにもう1週 short arm cast を行い，手関節の抵抗運動は術後6週よりとする．

なお変形筋切除後の欠損部を V-Y 法で閉じるとか (Rayan GM et al : J. Hand Surg, 26A : 1138-1145, 2001)，肘筋を反転して欠損部を補填する (Almquist et al: J. Hand Surg, 23A : 723-731, 1998) 方法などが知られている．なお内視鏡的に滑膜ヒダの impingement が問題視されているが今後の研究を待つべきであろう．

II 手 関 節

手関節は Bunnell のいうごとく手の key joint であって，20〜30°背屈し，少しく尺屈した位置が機能的肢位

とされている．最初は当然装具による安静・固定療法が行われる．この位置であれば伸筋腱，屈筋腱またintrinsic musclesのバランスもよく保たれ，握力も最大であって，たとえ関節の可動性はなくても前腕の回内・回外運動が保存され，また，指の機能が正常であれば日常生活に支障をきたすことはほとんどない．

しかし前腕および手の外傷，炎症はこの関節の屈曲拘縮を発生しやすい．結核性関節炎，リウマチ性関節炎はしばしば手関節の強い屈曲拘縮とその位置での関節強直を発生し，また炎症が橈尺関節にも及べばこの関節は破壊され脱臼を起こして，前腕の回内・外運動も障害されることとなる．Volkmann拘縮の際手関節の屈曲拘縮の起こることはよく知られているところであり，痙性麻痺の際にもしばしば強い屈曲拘縮が認められる．

さてかかる変形を起こさないよう予防することが最も大切であるが，もはや不良肢位拘縮が発生している場合にはこれを機能的肢位に矯正することが必要で，これには骨切り術とか関節固定手術，関節形成手術など骨・関節自体に操作を加える場合と，それ以外の軟部組織に操作を加える場合の2つが考えられる．

1. 関節固定術

a. 適応の問題

手関節の固定手術は今日までしばしば行われてきた手術ではあるが，その適応決定にはきわめて慎重でなければならない．そして，その本当の適応はさほど多いものではないといってよい．固定はあくまで最後の手段であることを忘れてはならない．軟部組織の瘢痕拘縮が原因であればまずこれに対する処置を試みるべきである．Volkmann拘縮における手関節の屈曲変形は瘢痕組織の切除により比較的容易に矯正可能であり，指の機能も腱移行術とかtenodesis法によりある程度の再建が可能であるが，もし最初より関節固定が行われていればこれらの治療は不能となる．痙性麻痺手の手関節変形に対してもまずギプス固定，腱移行術などののちに適応を決定すべく，最初よりこれを行えば手の機能はかえって障害されることが少なくない．頸損による弛緩性麻痺の際においても同様で，重症症例において最後に考えるべき手段は関節固定術ではなくて，この関節の動きを利用しての手の機能再建ということになるであろうし，長年月を経過したリウマチによる手関節変形に対しても良肢位関節固定が常に良結果をもたらすとは限らない．結核性関節炎とか一部疼痛性関節疾患の際には適応となるであろうが，かかる症例はさほど多いものではない．そのほか患者の職業，性，年齢，また松葉杖の使用，車椅子の使用などについても慎重に考慮して手術適応を決定する．年齢としては骨端線の関係から10歳以上が望ましい．

b. 手術手技

1) 手関節全固定術 これに背側進入路と尺側進入路，それに橈側進入路の3つがあるが，われわれは主として背側進入路を利用している．切開は手関節背側に尺側凸のゆるい弧状切開を用いるが，尺骨末端の切除を合併する場合にもこの切開が好都合である．皮膚切離後は皮下をなるべく広い範囲にわたって剝離し，手術野の拡大をはかるが，この際皮下静脈はなるべく損傷しないように努める．もちろん一部側枝は切離してよいが主幹は残存せしめ，これを左右によけながら伸筋支帯を尺側より切離して橈側に反転，伸筋腱を露出する．

さて長母指伸筋腱を橈側に，総指伸筋腱を尺側に引いて，この間より背側関節囊に達し，これを長軸方向に切離して橈骨・手根関節を出し，次いで関節囊を左右に切離しながら示・中指中手骨から各手根骨，また橈骨間の相互関係を明らかにする．なお必要に応じて長・短の橈側手根伸筋腱の付着部における部分切離，反転を行うのもよいであろう．以上ののち骨の切離にかかるが，手関節に屈曲変形などあれば骨切り術による変形の矯正が必要となる．手術としては図11・9に示したごとき部位に

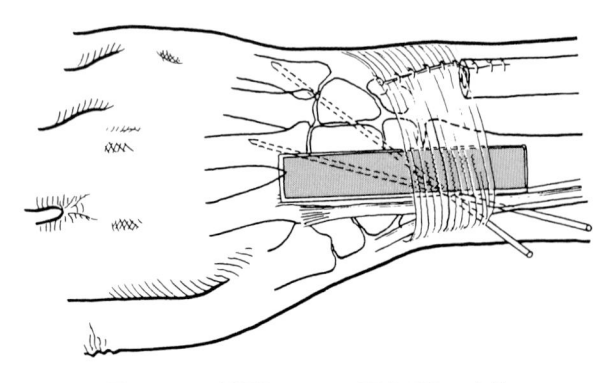

図11・9 手関節における固定手術の実施
移植骨としては腸骨海綿骨が用いられ，症例によりKirschner鋼線の固定を加えるのもよい．尺骨末端切除を加えることもある．

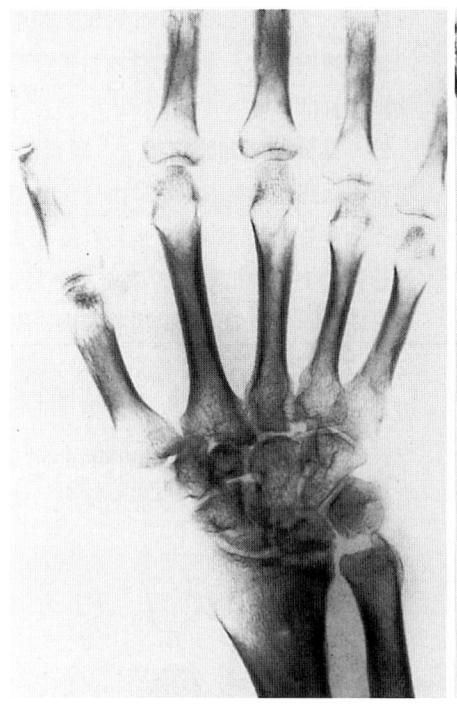

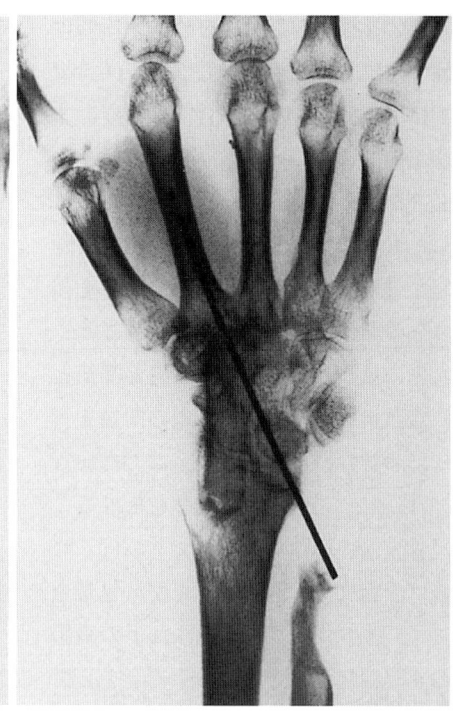

a. 来院時所見．Kienböck病と思われるが橈骨関節面も破壊著明

b. 手関節固定術を行った．尺骨末端切除を追加．この図では尺骨切除の範囲が広すぎる．尺骨末端切除は最小限にすべきであり，この意味で尺骨末端を骨移植に利用するには無理がある．

図11・10　37歳，女．数年来手関節痛あり，ときどき関節内注射をうけたが，3ヵ月来疼痛著明，腫脹をみる．

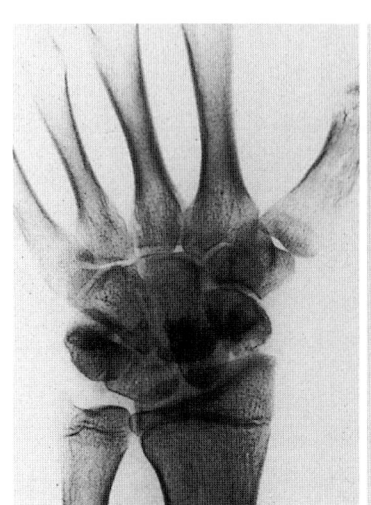

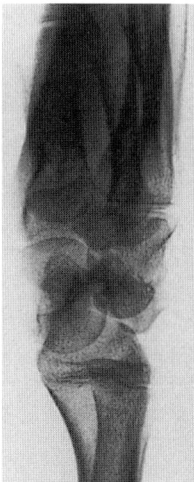

a. 来院時正面X線像　　b. 来院時側面X線像　　c. 術後正面X線像

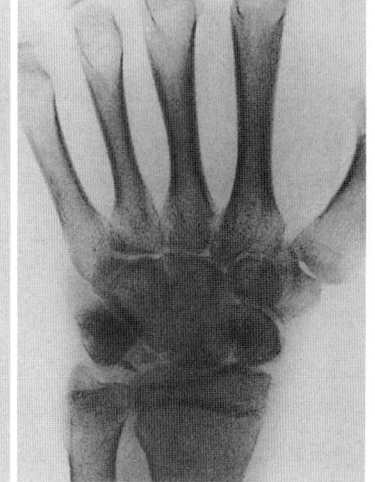

図11・11　17歳，男．舟状骨骨折，月状骨周囲脱臼
単車転倒事故による（4ヵ月を経過して来院）．この症例では月状骨と舟状骨中枢骨片を摘出し，橈骨茎状突起の一部を切除したが舟状骨末梢骨片，三角骨，豆骨も摘出すべきであったと思われる．

溝を掘り，これに腸骨より採取した骨片を移植するわけであるが，この際橈骨遠位端背側の骨皮質は薄いノミで切離反転してその下に溝を掘るのが好都合であろう．また示・中指中手骨基部の皮質についても同様の方法をとればよい．移植骨は 1.5×5.0×0.8 cm 程度とし，骨溝は移植骨によく合致したものを作製することが大切で，骨移植後は先におこした骨皮質をもとにかえしてこれを被覆，Kirschner 鋼線を手関節良肢位で図 11・9 のごとく刺入，固定したのち先に反転した伸筋支帯を腱と関節との間に挿入，腱の癒着防止をはかったのち創の閉鎖を行う．血管縫合を行っての腓骨移植もよいが，ここは血行もよく腸骨の free の移植でも容易に関節固定を得ることができる．なお尺骨末端の切除を行うのであればこれも同時に行う．術後は上腕より肘直角位でギプス包帯を行い，固定期間は 4～5 週とする．ギプスには手の腫脹に備え割をいれておく．固定手術とほかの手術とを合併することは望ましいことではない．

小児に固定術を行う際には骨端線の破壊はできるだけ避けるべく，単に軟骨切除による海綿骨の露出のみにとどめ，骨移植もその範囲とし，化膿の恐れがない場合にはステープル，そのほかの金属も利用される．ステープルが骨端線を越えて刺入された場合には骨癒合後早めに摘出すればよい．

2) **部分的関節固定術**　病変部位が限局している場合には部分的な固定術により少しでも関節の機能を残そうとすることは当然考えられるところであって，舟状骨骨折による中枢骨片の壊死とか Kienböck 病の処置，さらにリウマチの手関節滑膜除去に際して重要となる．これについての報告は多くの人によりなされているが，方法としては Kienböck 病に対する STT fusion か，リウマチにおいては radio-lunate fusion のごときもので，ともに固定術により，疼痛を除去し変形性関節症の進行

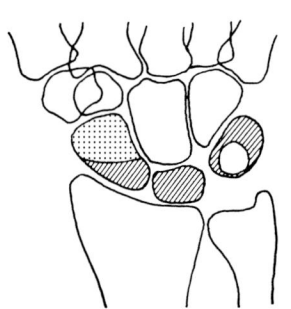

図 11・12　Proximal-row carpectomy の範囲
斜線部は骨の切除範囲．点部も含めて全摘するのもよい．

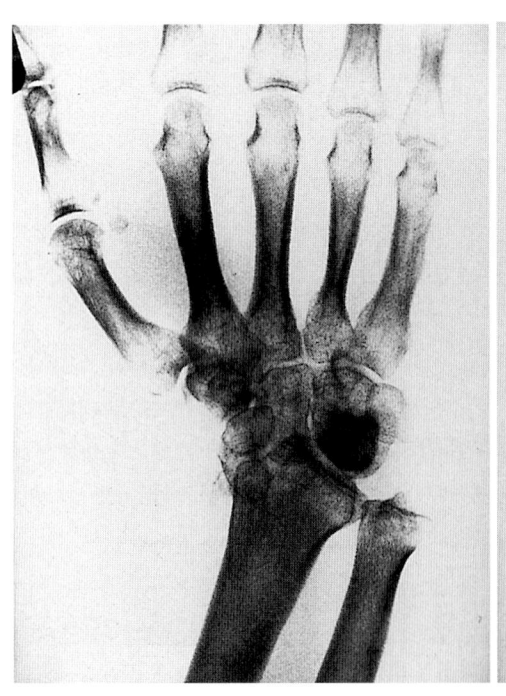

a. 術前の X 線所見

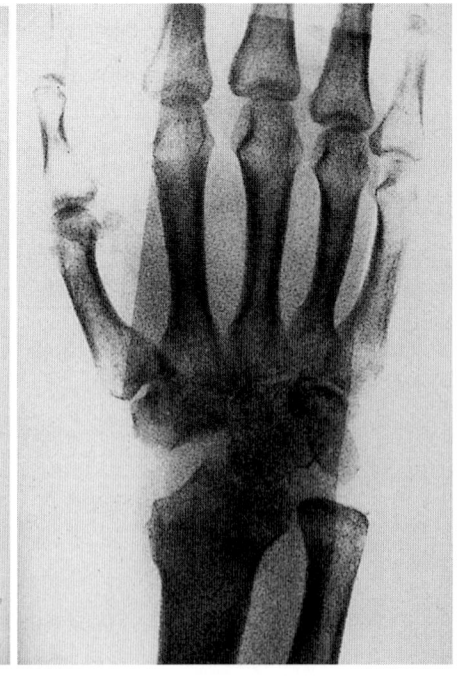

b. Proximal-row carpectomy 後の所見．術前にあった正中神経麻痺症状は消退した．

図 11・13　43 歳　男．1 年 3 ヵ月前高所より転落．右手は橈骨末端骨折，左手には橈骨茎状突起骨と手関節の脱臼を認めた．

の停止を目的とするものである.

部分固定術についてはリウマチ (p.547) および Kienböck 病の項 (p.239) も参照されたい.

2. 関節形成術

手関節に関節形成術を行うことはきわめてまれであるが, ときとして **proximal-row carpectomy** を行うことがある.

手術適応としては舟状骨骨折とか Kienböck 病にもときに用いられるが, 一般に月状骨周囲脱臼の陳旧例で整復不能な症例が最もよい適応となるであろう. 手術方法としては手関節背側の適当な切開で伸筋腱を出し, 総指伸筋腱を尺側に, ほかの腱を橈側によけて背側関節嚢を切離, 中枢側手根骨である月状骨, 舟状骨・三角骨を切除, 整復位を Kirschner 鋼線でとめ, 固定が確実なことを確かめたのち上腕より肘を含めてギプス固定を行う.

固定期間は前腕筋群また靭帯関節嚢の収縮を待つため長めとする. Jorgensen (1969) は 22 例の遠隔成績を調査しているが固定期間を平均 6 週間とし, 予後としては筋力の減退が多少認められたものの満足すべき結果を得たとしている. なお舟状骨の末梢 1/3 を残す Steinhäuser 法もときとして行われ, これのほうが可動性は劣るものの, 握力低下が少ない (室田, 1979) という報告もあるが, また大差なし (井上ら, 1979) との意見もある. なお手関節についての本当の意味での**関節形成術**は, リウマチにおける **shelf arthroplasty** などは別として原則として行っていない. Swanson による silicone rubber, また Volz (1977) とか Meuli (1972) などによりデザインされた**人工関節**もあるが, 一時的効果は期待できても長期の成績についてはなお多くの問題があり, 使用すべきではないと考えている.

III 前腕の回旋運動障害

前腕は中間位よりそれぞれ 90° 回内・回外運動を行うものであるが, 手関節部の炎症, 外傷により橈尺関節に破壊が起こり, 癒着が発生すると前腕の回旋運動は障害される. これは前腕骨の骨折, また骨間部瘢痕形成の場合においても同様であって, 一般に回内位拘縮を起こすことが多い. 重症なポリオ, 腕神経叢麻痺, 分娩麻痺などの場合には**回外位拘縮**をとることもあるが, 前腕部の一般外傷, 化膿性炎症の際はもちろん, リウマチ, 手関節結核, Volkmann 拘縮などの場合にもしばしば強い**回内位拘縮**が発生する. これは回外筋よりも回内筋が強力であり, しかも後者のほうがより障害を受けやすいことに原因するものと思われる. 前腕における機能肢位は中間位であって回内拘縮は机上作業など特殊な場合を除いて, 日常生活には大いに支障となるので, 早急に拘縮を除去し, 回旋運動の再建を行う必要がある.

また尺骨末端は種々の原因によって脱臼を起こし, 回旋運動の障害となるとともに局所の疼痛の原因となることがある. 尺骨末端の脱臼には橈骨骨折に伴う橈骨の短縮によって, 橈骨・尺骨間の長さにバランスの乱れが生じ, 尺骨末端が末梢側に突出して三角骨と接するようになる**長軸方向の脱臼** (plus variant といい, 突き上げ症候群を表す) と, 橈尺関節を連絡する三角靭帯の外傷性断裂, また炎症性破壊によって起こる尺骨末端の主として背側脱臼, すなわち**横軸方向の脱臼**の 2 種類があり, ともに前腕の回旋運動を障害し局所疼痛の原因となるもので, 前者については整復の不十分な Colles 骨折に合

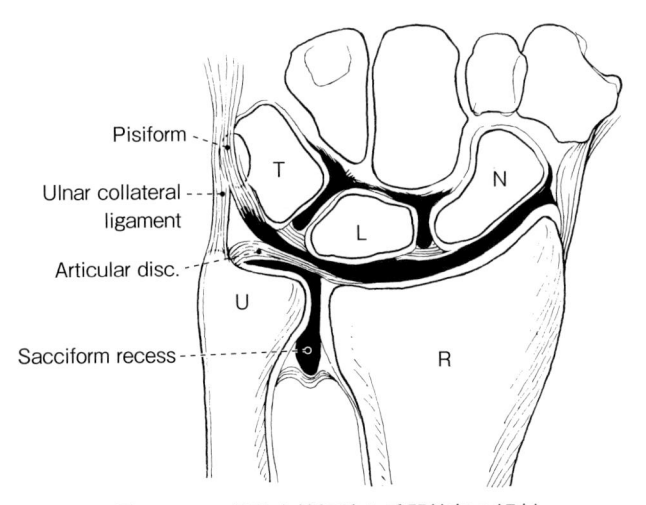

図 11・14 尺骨末端切除と手関節部の解剖

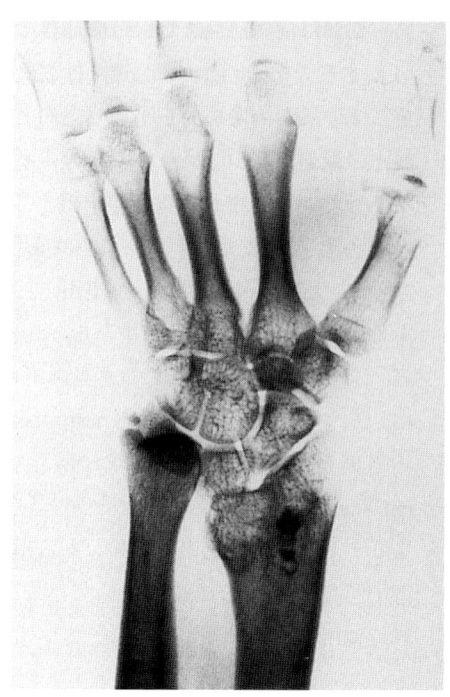

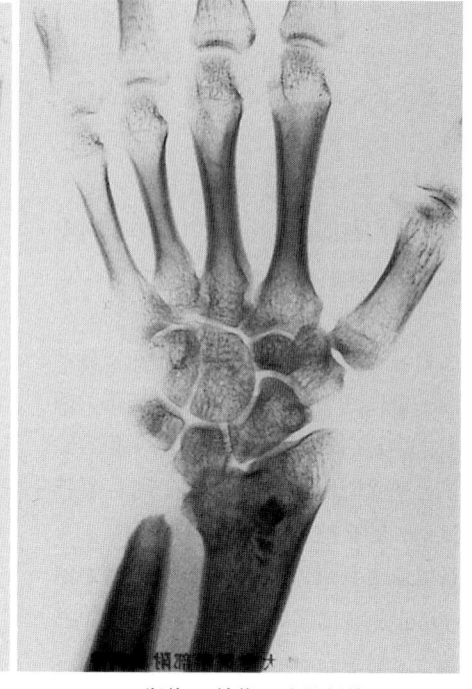

a. 来院時X線像　　　　　　　　　b. 術後X線像．症状軽快

図11・15　22歳，男．10歳のとき手関節部を受傷したことあるも放置．最近手関節の変形疼痛あり，前腕回旋に際してclickを触れる．

併する場合が多いが，そのほか橈骨小頭切除後の二次的変形として，また年少時における外傷，炎症，腫瘍，奇形などによる橈骨の発育障害に原因することがある．また後者については前腕の外旋が強制された場合に起こる尺骨末端の掌側脱臼とか，内旋が強制された場合に起こる背側脱臼のほか最もしばしば認められるものはリウマチによる破壊性脱臼によるものである．そのほか尺骨末端の異常が尺骨神経管内で神経を圧迫し，尺骨神経管症候群の原因となるような場合には当然これの手術が適応となる．

さてかかる長軸，また横軸脱臼により前腕の回旋運動が障害され，局所に疼痛を訴える場合にはいわゆるDarrachの尺骨末端切除が考慮されることとなるが，これは橈尺関節の解剖学的異常を除いて，疼痛の原因を除去するとともに回旋運動を行いやすくするものであって，手における力の多少の減弱は否定できないとしても，解剖の項（p.3）で述べたごとく力の介達は手より橈骨に移行し，その後，橈・尺骨間膜を介して尺骨に移動するものであって，尺骨末端は力の介達には直接関与していないため，その切除はさほどの障害となることはない．

1. 尺骨末端切除術（Darrach operation）

前腕回旋運動障害の原因が遠位側橈尺関節にあるとか，尺骨末端の脱臼のため局所の疼痛が著明な場合には尺骨末端切除術が適応となる．本法が単独に行われることもあるが，また滑膜切除術，手関節固定手術，あるいは橈骨末端部の変形に対する骨切り術などと合併して行われることも少なくない．本法は最初Moore（1880）により記載されたが，詳細な記述はDarrach（1912）によるとされ，以後日常しばしば使用される手術となったわけで，Darrach手術と呼ばれるゆえんでもある．

切開は尺側手根伸筋腱と尺側手根屈筋腱の間で茎状突起より中枢方向に約4cmの切開を加え，尺骨神経の背側知覚枝を損傷しないよう注意しながら尺骨に達し，その頸部に相当する部の骨膜剥離を行う．次いでドリルを用いて尺骨末端より1.0～2.0cm程度の中枢側の部に数個の穴を穿ったのち，ノミ，またリューエル鉗子を用いてこの部の切離を行う．これは直接にノミ，リューエル鉗子を使用すれば骨皮質の割れが生じるからである．以

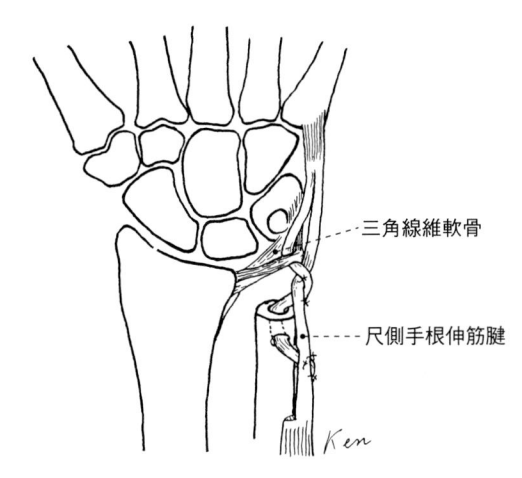

図11・16　Darrach手術後の靱帯形成
尺骨遠位端切除後の末端の固定を図のごとく試みるのもよいであろう．これについてはリウマチの項も参照されたい．
(津下：私の手の外科—手術アトラス，第4版，p.278, 2006)

上ののち末端骨片の中枢側を骨鉗子で把持しながらこれを反転しつつ，ラスパトリウムを用いて骨膜剝離を末梢側に進め，茎状突起部にいたり，その先端部に付着するulnar collat. lig. を骨に接して切離し骨を切除する．この際滑膜肥厚があれば同時に切除する．

さて骨切除の範囲をどの程度にするか明らかな基準はないが，尺骨断端が橈骨と接するすれすれの程度とするのがよいであろう．要はあまり切除範囲が短くては手術の意味がないし，また長くては局所の不安定性が生じ，筋力低下が高度となる．切除後の尺骨末端はリューエル鉗子で正しくトリミングし，切除した骨は骨切り術などが行われる場合移植骨として利用する．切除後は骨膜，また周囲軟部組織を確実に縫合して断端を被覆してから前腕を中間位として上腕よりギプス固定を行うが，前腕の回内拘縮が強かったような場合には矯正位で橈・尺骨間に一時的にKirschner鋼線を刺入してその位置を保持せしめるのが便利である．なお尺骨末端の背側転位防止のため図11・16のごとく尺側手根伸筋腱を半切りし，中枢を切離してこれを尺骨遠位端髄腔端から入れて尺骨遠位につくったドリル穴を引き出し，これを反転，もとの尺側手根伸筋腱に縫合して尺骨遠位の安定性をえるのもよいであろう．これにより尺骨遠位の橈骨への接近が防止され，不安定性による局所疼痛も予防されることを期待するものである．固定期間は3週間とする．

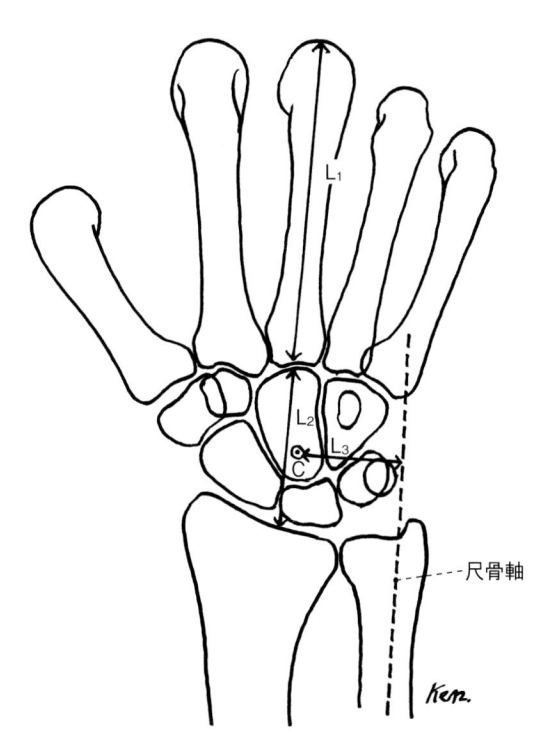

図11・17　手根部での計測（Youm Y, 1978）
手関節の破壊，変形の進行度の認知に用いられる．
Carpal height ratio = $\dfrac{L_2}{L_1}$ （正常 0.54）
Carpal ulnardistance ratio = $\dfrac{L_3}{L_1}$ （正常 0.34）
C：回転中心
(津下：私の手の外科—手術アトラス，第4版，p.611, 2006)

さて本法でいつも問題となるものに，切除を骨膜下に行うか，外骨膜性に行うかの問題がある．前者を行うものにDarrach, Dingman, Albertらがあり，後者を行うものにSpeed and Knightらがあるが，問題となる点としては，骨膜下に切除を行えばその部に将来骨が再生されて橈骨との間に接触を起こして疼痛の再発原因となる可能性がある点であり，骨膜外に切除すればulnar collat. lig. の付着部が切離されることとなり，手関節の橈側偏位が起こる可能性があるという点である．しかし，いずれにしてもこれらの問題はあまり神経質に考える必要はないようであり，筆者自身常に骨膜下切除の方法を利用している．

次に本法と筋力の関係についてはしばしば筋力減弱を招くごとく述べられているが，腱側と比較した場合はやむをえないとして，術前の筋力と比較する場合にはそれほど問題はないと考える．ただし最早橈骨小頭が切除さ

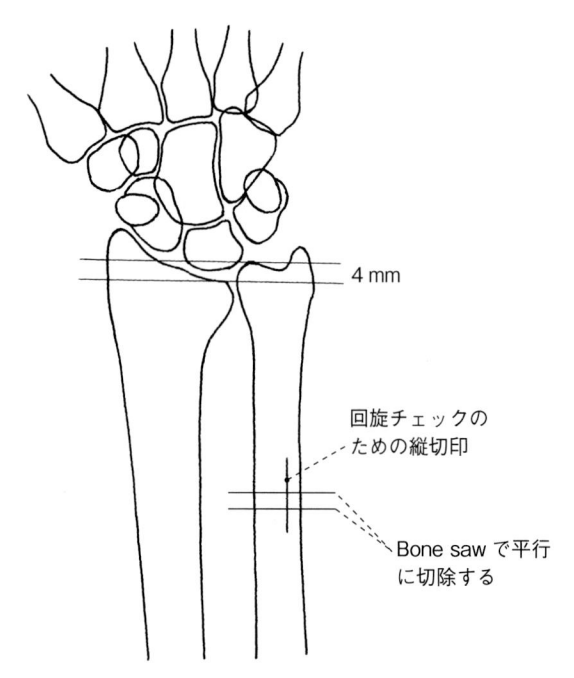

a. 骨短縮術
骨は正しく平行に骨切りすること．癒合が遷延しやすいので注意

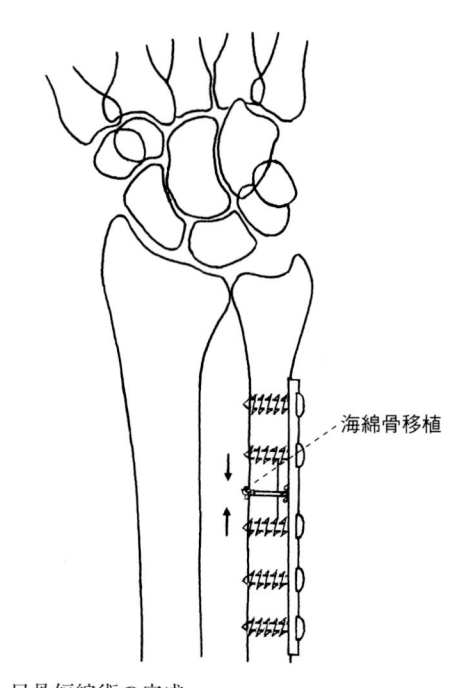

b. 尺骨短縮術の完成
側方切開で筋・骨膜を剥離する．プレートをあて遠位2本の螺子固定を行い，のち抜去．骨切り後，断端の接合をはかり，遠位・近位の螺子固定を行う．回旋にはとくに注意．断端の接合には骨鉗子，またKirschner鋼線刺入を行う．海綿骨移植の追加も望ましい．

図11・18 尺骨突き上げ症候群に対する尺骨短縮術
（津下：私の手の外科—手術アトラス，第4版，p.280, 2006）

れているような症例に，さらに尺骨末端を切除することがあれば筋力は急激に低下するので注意する．

2. 尺骨短縮術

上記の尺骨末端切除に対して尺骨末端より数cm中枢の部で骨切り術を行い，骨短縮を行うもので，**尺骨突き上げ症候群，三角線維軟骨複合体（TFCC）損傷，遠位橈尺関節障害**など手関節尺側痛を生じる諸疾患に使用される．これであれば術中，透視下に位置を確認，尺骨末端は正しく橈骨とのバランスのとれた位置に引き下げられるわけで，三角靱帯が緊張して固定が改善されるなどの利点はあるが，ときに骨癒合に時間を要し，しばしば偽関節形成をきたす危険性があるので注意する．手術に際しては骨をシャープなbone sawで平行に切り，断端に一定の圧が加わるごとくにplate固定をする．この際骨の回旋にも注意する．また骨接合部には海綿骨を移植するのが望ましい．要は術前の準備と計画性，手技の正確さが要求される．

固定期間は8週とし，抜釘はなるべく遅らせ，早期に抜釘すると再骨折の危険性が高い．水関は尺骨短縮術のため**骨切りガイド**と5穴の**骨切りテンプレート**を作製，正確な骨切りと固定が得られるとしている（J Hand Surg 26A：931-939, 2001）．

3. Sauvé-Kapandji法

遠位橈尺関節間の障害，すなわち脱臼，脱臼骨折，不安定症，関節炎による疼痛のほか，手関節リウマチによる関節破壊と手根骨の尺側へのすべり防止のためなどに使用される．橈骨遠位端骨折後のvariantの異常の矯正にも用いられ，尺骨短縮術の代わりに本法を用いる場合もあるであろう．診断にはX線，MRI所見と局所所見より決定する．

方法としては尺骨尺側に縦切開を加え，尺骨遠位端15mmを残して10〜15mmの尺骨切除を行う．骨切除

は方形回内筋を剥離後，骨膜を含めて切除する．次いで尺骨遠位端を反転して遠位橈尺関節を出し，リューエル鉗子を用いて両関節面の関節軟骨を切除するが，この際尺骨遠位端の付着する骨膜，靱帯は温存してできるだけ血行を保つように努める．

以上ののち尺骨遠位端を橈骨の関節面に合わせて接合し，X線透視下に位置を確認，Kirschner鋼線を刺入して仮固定を行い，次いで海綿骨螺子で固定．切除した骨間隙は方形回内筋を尺側手根伸筋腱に縫合してギャップを埋めるごとくにし，さらに尺骨切断端の安定化のため尺側手根伸筋腱を二分して図11・16のごとくに腱固定を追加するのもよい．術後の固定は約4週間とする．

IV 中手骨の変形，欠損

1. 骨の変形

中手骨骨折の際の骨転位としては背側凸の変形をとるのが普通であるが，その他のangulationとか回旋転位，また骨片が互いに重なり合って著明な骨短縮を示すこともある．一般に1本のみの中手骨骨折の際にはさほど著明な転位は起こらないが，多少の転位もintrinsic muscles，またlong extensor, long flexor間のバランスに乱れを生じ，機能障害の原因となることは否定できない．背側凸の変形が起これば相対的にMP関節は過伸展位をとることとなり，collateral lig.は容易に拘縮を起こして，この関節の屈曲障害が起こるであろうし，指はclaw変形を示すであろう．もし多数の中手骨が同時に骨折を起こした場合には変形はより著明であり，骨の短縮とか指の偏位も著しく，したがって機能障害も高度となるので骨変形の矯正が必要となる．骨折片の重なり

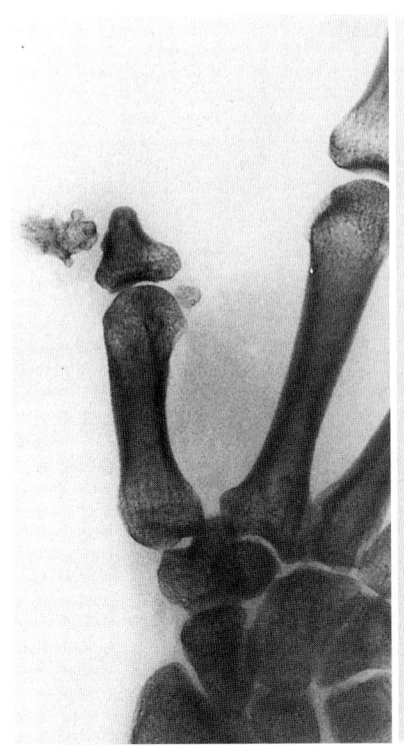

a. 来院時X線写真

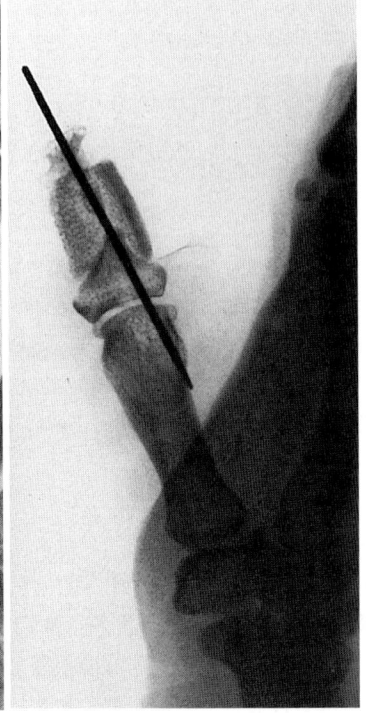

b. 骨移植を行ったのちのX線写真．骨は腸骨より採取し，臼型とした．

図11・19 25歳，女．6歳のとき受傷

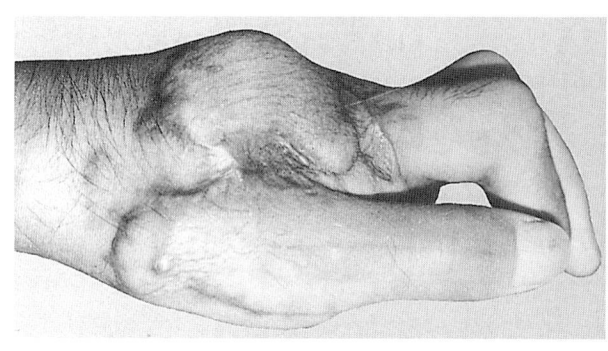

a. 来院時所見.骨転位の矯正と母指内転拘縮には有茎植皮を行った.

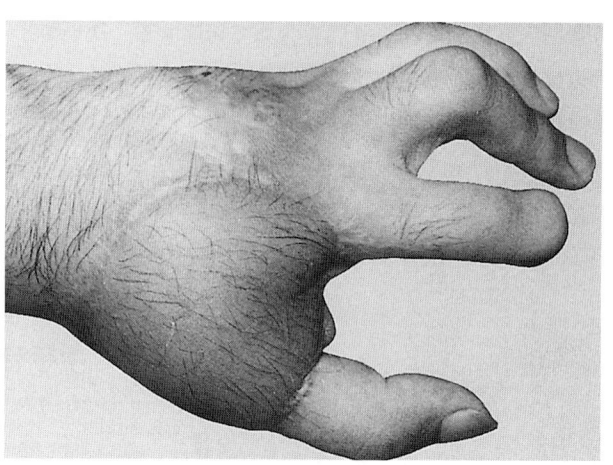

b. 術後所見

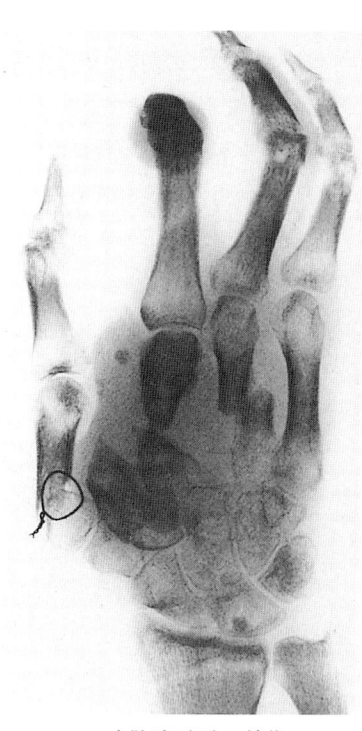

c. 来院時正面X線像

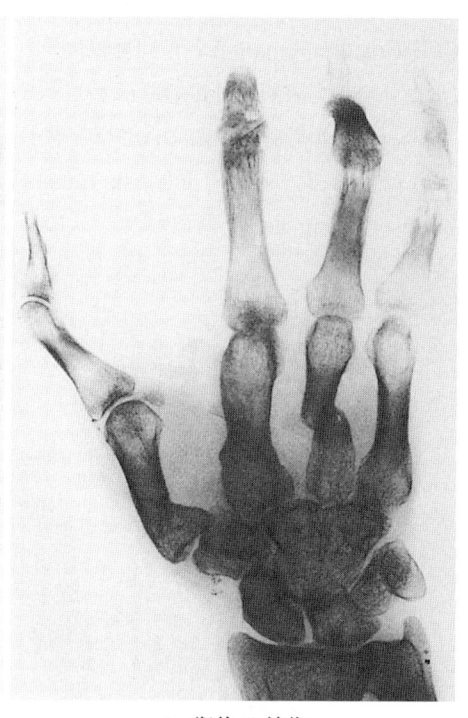

d. 術後X線像

図11・20 23歳,男.作業中成型機にはさまれ受傷（3ヵ月を経過）

合いのための短縮と転位があれば，ノミ，エレバトリウムを利用して重なり合った骨片の剝離・整復術を行い，固定にはKirschner鋼線を髄内性に，または2本crossした方法が利用される．また多数の中手骨が同時に損傷されているような場合には手背皮膚にもしばしば広範な瘢痕形成があり，伸筋腱との癒着も著明なことが多いので，かかる際には骨手術の前に，または骨手術と同時に瘢痕組織の切除と腱の剝離，その後における有茎植皮，またrotation flapとかforearm flapが必要となる場合も少なくない．もしMP関節に屈曲障害があれば，次に述べるcapsulectomyを同時に追加することもありうる．

一般に手における骨手術には大きなノミ，リューエル鉗子，エレバトリウム，ラスパトリウムなどの使用は不能で，歯科用，耳鼻科用の諸器具を利用するのが最も便利である．骨切り術にはノミよりも小さい**oscillating**

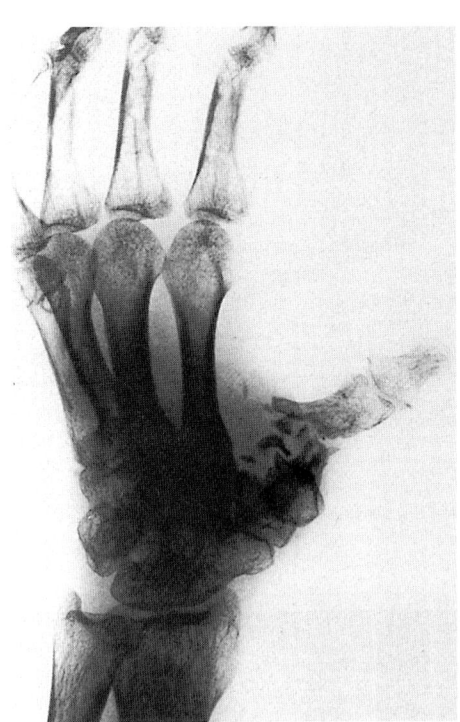

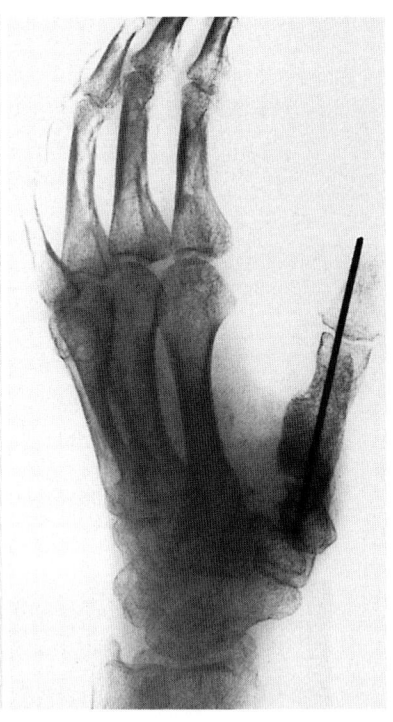

a. 来院時X線所見. 母指に骨欠損と変形をみる.

b. 術後X線所見. 腸骨片移植と有茎植皮を同時に行った.

図11・21 51歳, 男. 母指をプレスにはさまれ受傷（6ヵ月経過して来院）

bone saw とか surgairtome があれば最も好都合である. Angulation の矯正には楔状骨切り術が行われるが, 回旋転位に対しては rotatory osteotomy を行う. もし回旋転位があれば指屈曲時に患指が隣接指と重なり合って, 屈曲が障害されるので骨切り術により矯正する.

中手骨に偽関節をみることは骨欠損症例の場合は別として, 一般骨折の場合にはきわめて少ないが, もし遷延治癒があれば整復と Kirschner 鋼線, また螺子固定による完全固定ののち骨移植を追加する. 症例によっては副子固定を要する場合もあるであろうが, 副子固定のためには周囲のかなり広い範囲の剝離が必要であり伸筋腱の癒着をきたしやすいので注意する.

2. 骨幹部の欠損

手の挫滅傷でしかも化膿を合併したような症例ではしばしば骨の欠損を伴うことがある. 放置すれば変形は著明となり, 機能障害も高度となるので早期に骨移植により欠損骨の充塡を行う必要がある. 骨のアライメントを整え, 隣接骨との相互関係を正しく修復することは変形矯正の意味のみでなく intrinsic muscles, また伸筋, 屈筋の相互のバランスを回復せしめ, 機能の改善にもきわめて有効だからである.

移植骨としては, 筆者は主として腸骨骨稜を用いるが, これは形成の容易なこと, 化膿に対して抵抗の強いことなどのためで, 中手骨の骨髄腔をドリルで少しく拡大したのち移植骨を髄内性に挿入固定するとか, また欠損部の形に合わせて, しかも固定が行いやすいよう形を整えたのち変形の矯正と架橋を行う. 移植骨の形成には oscillating bone saw とか surgairtome があれば最も好都合であるが, 歯科用の小リューエル鉗子とか骨メスを利用しても形成可能で, 突出部は腸骨の骨稜にあたる皮質部を利用すればよい. そのほか障害指の切断が同時に行われる場合には, この骨を移植骨に利用するのが最も便利である. さて移植骨の固定は単に挿入のみで十分なことも少なくないが, 必要ならば Kirschner 鋼線 1.0〜1.5 mm のものが利用され, 長軸方向に, また斜方向に, ときには隣接骨に横方向に 1 本, または数本合併して刺入利用される. 鋼線の断端は化膿防止のため必ず皮下に

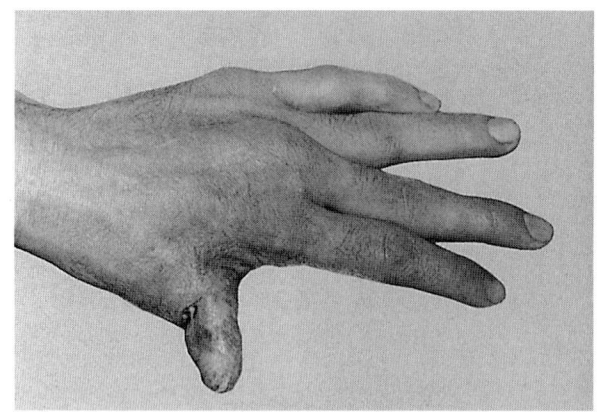

a. 来院時所見. 母指は外方に転位し, 骨癒合は認められず瘻孔形成あり, 骨も一部露出している. 指は限局性 Volkmann 拘縮のため intrinsic plus の肢位をとる.

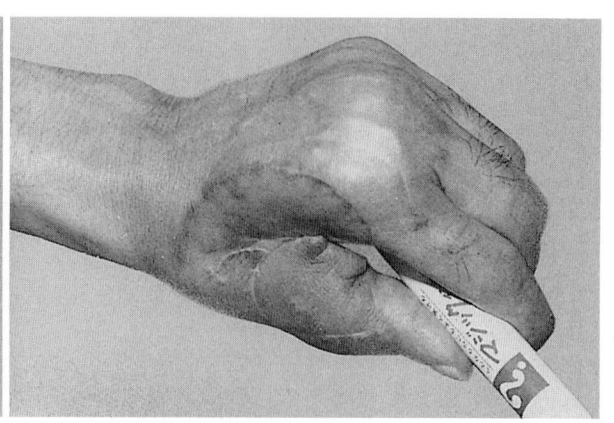

b. 腐骨除去と local flap により創を閉鎖. 二次的に骨移植と有茎皮膚移植を行う. 各指 MP 関節の関節囊切除術も行った. 術後の pinch の状況

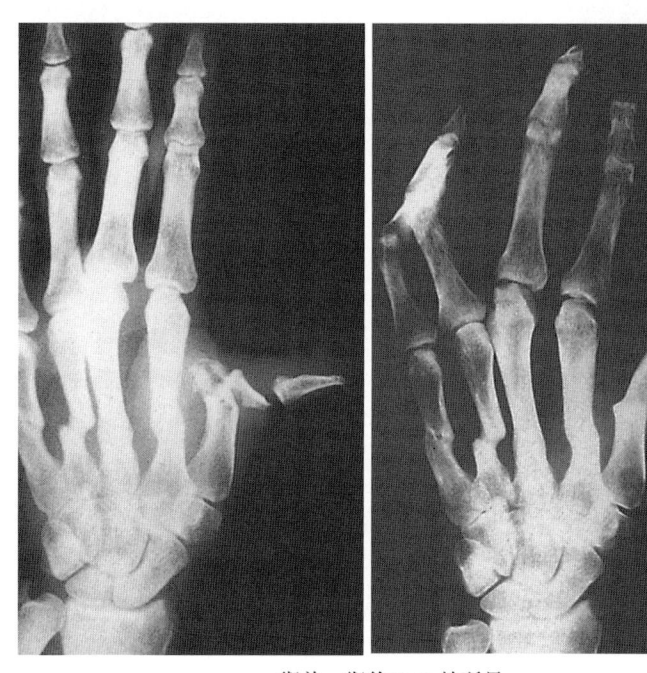

c. 術前・術後の X 線所見

図 11・22　25歳, 男. 鉄板にはさまれて受傷

埋没せしめておく. もし中手骨の欠損が2本以上にわたっており, しかも基部欠損である場合には腸骨をブロックとして横方向に挿入するのもよいであろう. 術後は腫脹にそなえて掌側, 背側2つのギプス副子, すなわち bivalve cast とし, 固定期間は5～8週間とする.

次に骨の欠損をみるような症例ではしばしば手背部に著明な瘢痕形成をみることが多く, また伸筋腱の癒着, MP 関節の拘縮などの合併症例も少なくない. したがって骨移植と同時にこれらに対する処置も必要で, 皮膚移植としては local flap, または distant flap がしばしば用いられる. 瘢痕組織を切除し, 骨のアライメントを整え, 骨移植を行ったのちに有茎植皮を行うが, これは化膿が絶対に防止されることを条件として行われなければならず, 有茎皮膚のデザイン, 移植の方向などにはとくに注意し, 手技も丹念でなければならない. 最近では groin flap に腸骨を付着せしめて, また足背皮弁に伸筋

腱を付着せしめてマイクロサージャリーの手技を用いて移植する方法も可能となった．また，前腕屈側の皮膚をisland pedicleとして使用するradial forearm flapまたはreverse posterior interosseous flapを利用するのもよいであろう．これであれば長掌筋腱とか橈側手根屈筋腱を含めて移植することも可能という利点がある．そのほか癒着腱の剝離も同時に行い，MP関節に拘縮があればcapsulectomyを追加する．

3. 中手骨移行術 (metacarpal transfer)

中指，あるいは環指のいずれか1本がMP関節に近く切断されている場合，示指を中指側に，また小指を環指側に移動することがある．これは中央の1指が欠損しているとcosmeticに非常に目立ちやすいが，3本の指を対称的に並列せしめると一見指の欠損に気付かない場合が多いし，機能的にも良好な結果が得られるからである．また手術によって小さなものをつかむとか，すくう場合に中央の指の欠損部から物がこぼれ落ちるようなことも防止される．ただ手の横幅が狭くなり，力，とくに握力の減少をきたす恐れがあるとされているので，本手術の適応は軽労働者，あるいは女性に最も適応であり，術前患者に本手術の利点，欠点をよく説明したうえで手術の決定を行うべきであろう．中・環指が基節骨部で切断されている場合にも，その指が日常生活にさほど有意義でないと判断される場合には本手術が考慮されてよい．

手術手技

手の手背に図11・23aに示したごとき作図を行う．切断指の中手骨を切除し，側方の指を移動した場合の手全体の形をよく考慮して正しいデザインを行わなければならない．移動後の横軸および縦軸の手のアーチはとくに重要である．切開線の中枢端は尺側，または橈側に少しくカーブせしめ，移動指の中手骨基部の露出を容易ならしめる．切開線の末梢端には三角皮弁を作製して指移動後縫合線が指の股の中央部にこないようにすることはとくに大切である．このためには示指を中指側に移動する場合には環指基部の橈側に，また小指を環指側に移動する場合には中指の尺側において三角形の小皮弁を切除し，これに対応する示指基部の尺側，または小指基部の橈側に三角皮弁を作製し，縫合線が指の股の中央でなく側方にくるようデザインしたほうがよい．

指に付着している骨間筋を周囲組織より丁寧に剝離し，metacarpal lig.も切除，掌側においては指への神経，血管を分離してこれを切断，血管は結紮し，屈筋

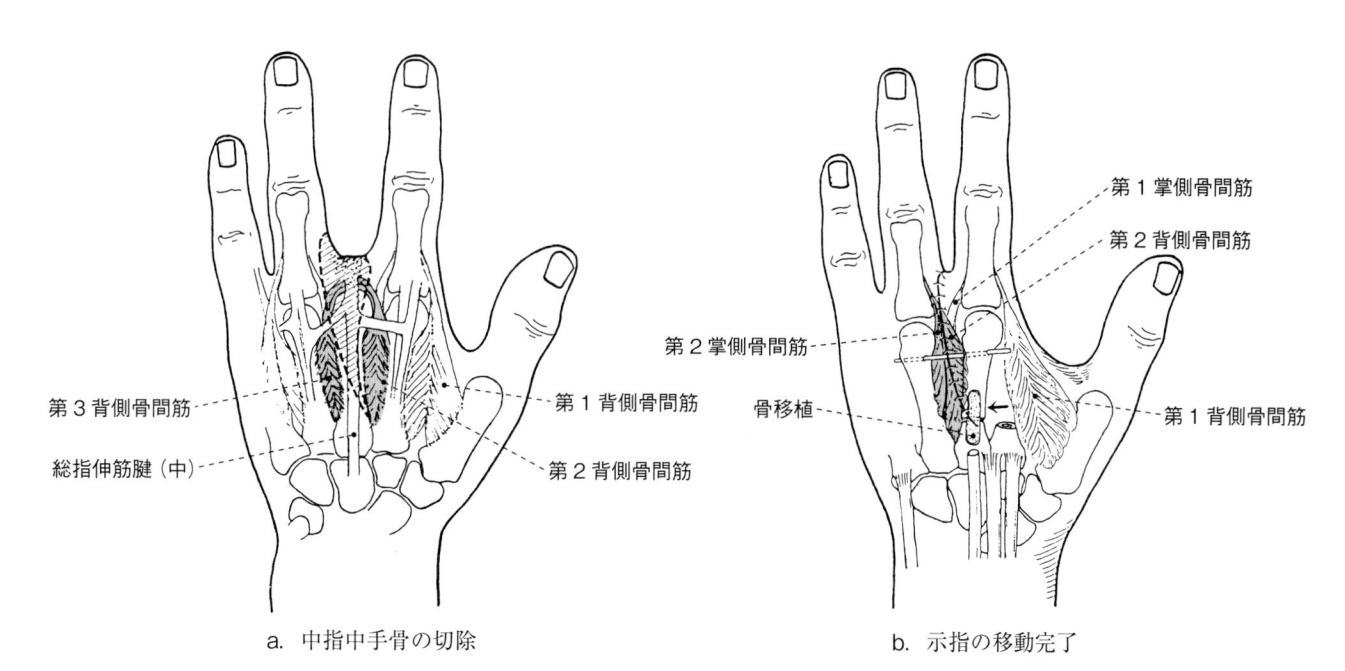

a. 中指中手骨の切除　　　　　　　　　b. 示指の移動完了

図11・23 中手骨の移動
適応を選べば機能的にも外観的にも良結果を得ることができる．環指切除時に小指を移動するのもほぼ同様にすればよい．

第 11 章 骨，関節の手術

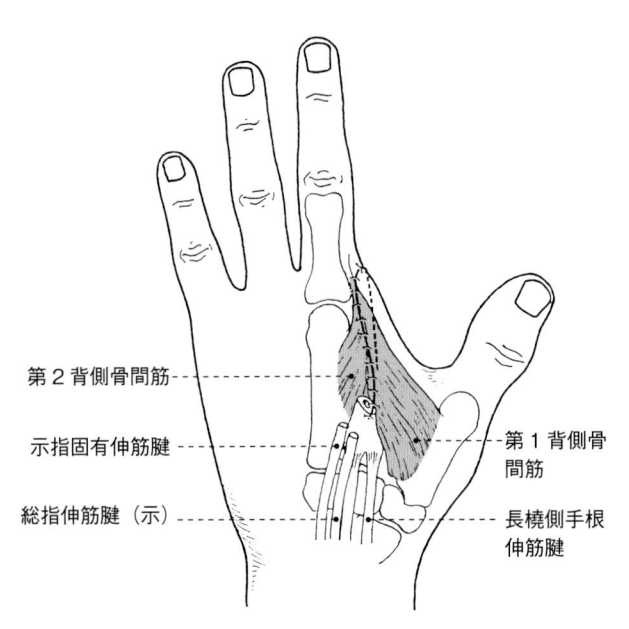

第 2 背側骨間筋
示指固有伸筋腱
総指伸筋腱（示）
第 1 背側骨間筋
長橈側手根伸筋腱

図 11・24　中手骨の再切断
示指・小指が MP 関節に近く切断されている場合には目立ちやすいので形成と機能面を考慮し再切断することがある．

腱，伸筋腱は引き出して切断後，指の切除を行う．骨間筋の分離，切除はとくに大切でいずれを切除し，いずれを残存せしめるかを決定，これを確実に行い，指移行後における骨間筋と intrinsic tendon との縫合の準備をしておかなければならない．

次に移動指の中手骨基部を露出しこれを切断することとなるが，この際小指については尺側の hypothener muscles を，示指については橈側の骨間筋を骨膜下に一部剥離して指の移動を容易ならしめる．基部の切断部位は切断指の切断部位とほぼ同位置でよいが，小指については少しく中枢側として小指の延長を試みたほうがよい．これは移動後の 3 本の指を対称的にし，手のバランスを保つために必要である．

指の移動後は骨間筋と intrinsic tendon との縫合ののち Kirschner 鋼線による固定を行う．鋼線は 2 本を交差性に刺入して行う．さてこの際移動指の rotation にはとくに注意しなければならない．もし誤った rotation のままで固定が行われれば将来指屈曲の際に指が隣の指と重なり合うこととなるからである．また手のアーチ，バランスをよく検討したうえで必要ならば側方より再び Kirschner 鋼線を刺入してこれを固定する．骨切り部には先に切除した中手骨の一部を骨移植するのもよい．

手術が終われば X 線で移動の状況を確かめたのち，型のごとき圧迫包帯を行いギプス副子を行う．固定期間は約 3 週間とし，以後運動療法に入る．鋼線は骨癒合が完成するまで放置する．

なお図 11・24 のごとく，示指が MP 関節で離断されているとか，小指が同じく MP，またはその付近で切断されている場合には断端が目立ちやすく，しかも機能的にはほとんど無意味であるので，これを基部で切断し骨間筋を隣接指に縫合して局所の形成をはかることがある．ただし多少の握力減退は否定できないので女性が最も適応と考えられ，重労働者にはあまり適応でない．実施にあたっては中手骨基部を少しく残存せしめ，これに付着する手根伸筋腱を損傷しないように注意する．指切除後は示指については第 1 背側骨間筋を，また小指については小指球筋をそれぞれ中指，また環指の側方 lateral band に移行，縫合してやる必要がある．

4. 中手骨骨頭の欠損

中手骨の骨頭に欠損があれば指の短縮と同時に固定性が失われ，機能障害はきわめて著明となるであろう．かかる場合の治療法としては指の切断か，MP 関節の再建のいずれかが考慮される．後者は指そのものの機能が比較的よく保存されている場合に適応があり，もし指の変形，拘縮が著明であれば切断術のほうが好ましい．示・小指の切断の際には指のみならず中手骨もその基部に近く斜方向に切除しておく．なお基部には手根伸筋腱が付着しているのでこの付着部はそのままとし，そのすぐ末梢側で骨切除を行う．中・環指の切断を行う場合には同時に隣接中手骨の移動術も考慮すべきであろう．

指の機能がよく保たれ，周囲の瘢痕が少ない場合には骨移植による MP 関節の形成術が行われることがある．方法は足の第 4 趾の中足骨を骨頭および関節囊を含めて切除しこれを移植，中枢側は Kirschner 鋼線により固定し，末梢側では基節骨関節囊と移植骨の関節囊とを縫合して新しい関節囊を形成すればよい．必要ならば intrinsic muscles の縫合，固定も同時に行う．術後の機能は周囲の瘢痕状況にもよるがかなりの可動性が望まれるようである．**Swanson implant** を利用するのもよいであろう．**関節移植**については第 28 章微小血管外科の項を参照されたい．

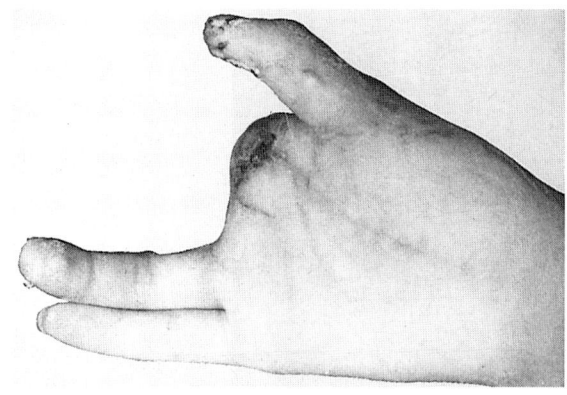

a. 来院時所見

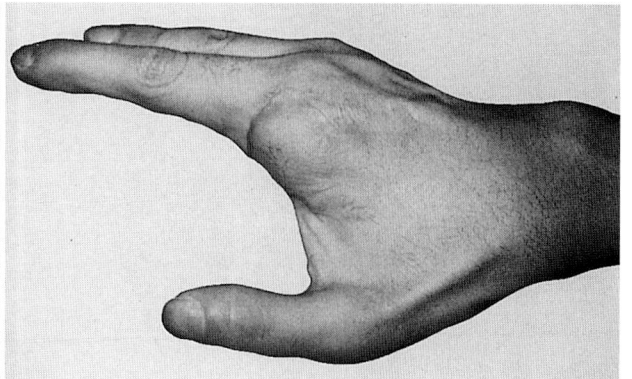

b. 術後所見．示・中指中手骨切除を行った．

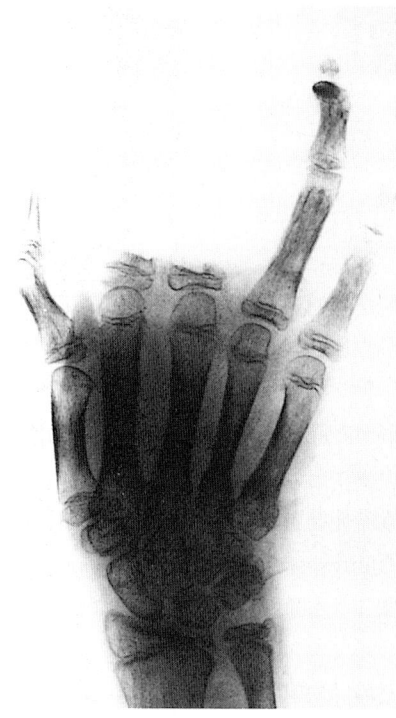

c. 来院時X線所見

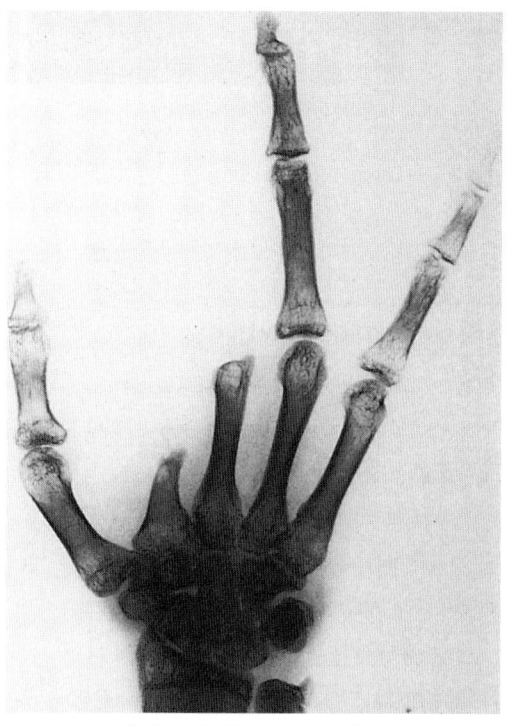

d. 術後X線所見．示・中指中手骨切除を行った．

図11・25　13歳，男．オモチャのピストルに使う火薬をプラスチック容器につめている際爆発受傷した（1ヵ年半を経過して来院）．

V　MP関節に対する手術

　MP関節は手の外傷後における不良肢位固定，また化膿などにより容易に屈曲障害が発生する．側副靱帯の作用機転とMP関節の拘縮発生との関係については解剖の項および骨折の項で述べたごとくである．したがってこの関節の拘縮がfibrousの場合にはdynamic splintによる矯正が行われるが，これが不能な場合には側副靱帯の切除を含めたcapsulectomyが適応となるであろうし，骨性の場合には関節形成術が適応となる．

210　第11章　骨，関節の手術

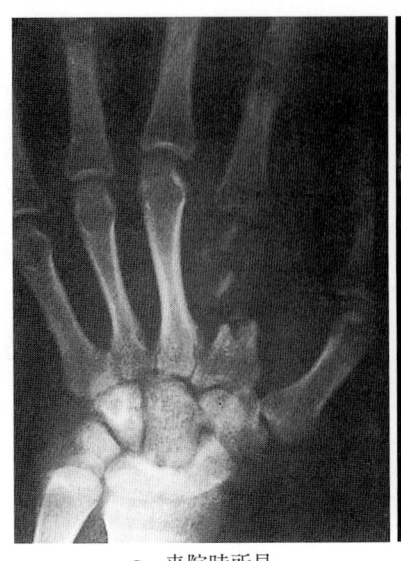

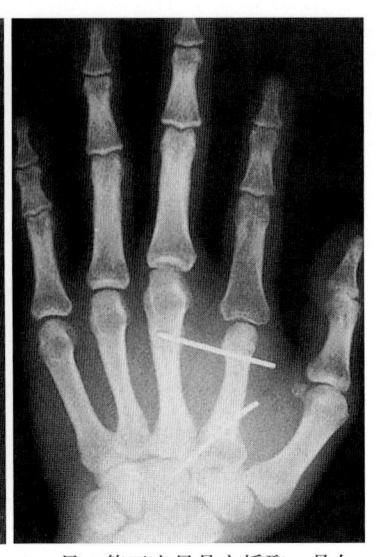

　　　a. 来院時所見　　　b. 足の第五中足骨を採取，骨欠損部に移植を行った．ただし骨の生着には問題がある．

図11・26　22歳，男．1年前機械操行中に受傷

1. 関節囊切除術（capsulectomy）

　しばしば行われる手術であって，伸筋腱の癒着がなく，しかも intrinsic muscles の機能がよく保たれている症例ではきわめて良好な結果が得られるのが普通である．

　手術方法としてはMP関節背側に約3cmの弧状切開を加えて伸筋腱を出し，伸筋腱の中央を縦に裂いて両側に開き弾性を失った背側関節囊を切除する．次に図11・27のごとく1側の腱を橈側に引いて expansion hood をモスキート鉗子で剥離し，関節の側方に達するとこの部に中手骨骨頭背側から基節基部掌側に向かって走る白く光った側副靱帯をみることができる．これを小さいメス，または鋏で切除し，次にMP関節尺側においても同様の方法で側副靱帯を切除する．

　以上により関節の可動性は相当得られるものであるが，なお不十分であれば，それは掌側関節囊の癒着にあるはずである．すなわち関節掌面において volar plate と中手骨骨頭の掌側軟骨面との間に fibrous の癒着があるためで，これを剥離するためには先に切除した側副靱帯の部から先の曲ったモスキート鉗子を挿入，その先端部を開きながら癒着を剥離する．もし無理に関節を屈曲すれば関節は蝶番式に開くこととなるから注意する．関節が抵抗なしに十分屈曲可能となることを確かめたのち，伸筋腱を縫合，MP関節屈曲位でギプス副子固定を行い，数日後より運動練習にはいる．後療法にはdynamic splint の使用が望ましい．

　中手骨に変形，欠損があればこれの手術も同時に行う．伸筋腱に癒着がある場合にはこれの剥離も行う．また interosseous tendon とか lateral band に癒着があればこれも確実に剥離しなければならない．もし癒着がきわめて高度で capsulectomy を行っても伸筋腱の癒着のため，MP関節の十分な屈曲が得られない場合には腱の切断が必要なこともある．

　以上背側からの capsulectomy について述べたが，ときに掌側進入路をとったほうが好都合のこともある．これであれば伸筋腱を縦に裂く必要もなく，また背側に瘢痕を残さないため腱の滑動に好都合であるとか，また術後の早期運動にも便利であろう．これについては Weeks ら（1970）の報告があるが，局所の解剖をよく理解して実施する必要がある．すなわちMP関節掌側の横切開ではいり，血管神経束を側方によけ volar plate の側方を切開し関節囊を開ければ側方に側副靱帯がみえるはずである．これをその基節骨付着部で切離，同時に expansion hood などに癒着があると考えられれば先の曲ったモスキート鉗子で鈍的に剥離を進め，両側につい

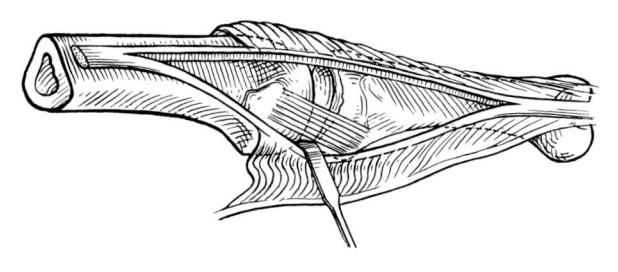

図11・27　側副靱帯の切除術

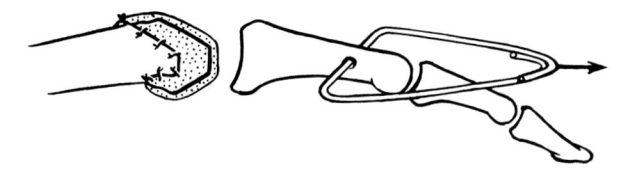

図11・28　MP関節の関節形成術
MP関節の関節形成術．骨頭を切除後これを筋膜で被覆するのもよい．

て同様の操作を行い，またvolar plateと中手骨骨頭のなす掌側関節囊も剝離してMP関節の可動性が十分得られたことを確かめてから創を閉鎖する．固定期間は3日程度で以後自動運動を開始する．

2. 人工関節 Avanta MCP implant による関節授動術

リウマチを対象として用いられているが，外傷，疼痛性変形症などにも使用される．

手術手技につき簡単に述べると，まずMP関節の背側切開ではいり，伸筋腱，またhoodを露出．リウマチでは伸筋腱の尺側脱臼があり，橈側hoodの過伸展があるのでこの側を切離，橈側hoodの縫縮を可能とする．

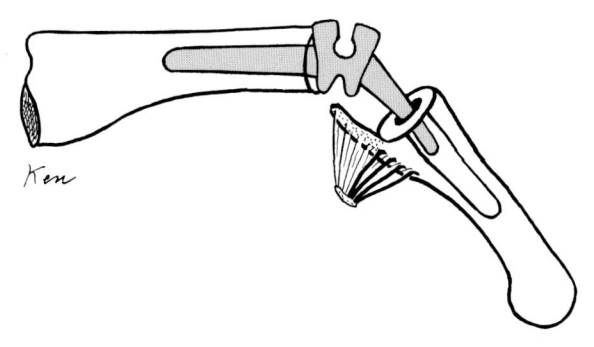

図11・29　Avanta MCP implantの挿入
（津下：私の手の外科—手術アトラス，第4版，p.671，2006）

V　MP関節に対する手術　211

次いで関節を出し中手骨骨頭の頸部をbone sawで切断，基節骨基部は顆部の切除程度の骨切除を行う．以上ののち周囲を剝離して変形を矯正，中手骨側，また基節骨側につきドリルを用いて骨髄腔の拡大をはかるが，この際surgairtomeがあれば好都合である．そしてなるべく大きめのimplantを選び，まず中枢側の柄を中手骨内にいれ，次いで末梢側を基節骨屈曲位として挿入するようにする．

以上ののち伸筋腱を修復，脱臼があればこれを正常位にかえし皮膚縫合をして手術を終わる．術後は3〜4日目より運動を開始するが，必ずdynamic splintを使用せしめるよう指導する．リウマチでは変形の再発防止にとくに注意する〔手の手術の一般の項（p.42）参照〕．

3. 全関節移植術（whole-joint replacement）

今日まで関節の遊離移植については多くの研究がなされてきたが，実施される方法としては先天奇形である母指のfloating thumbに足の第5MP関節を移植するとか，外傷によるMPまたは母指CM関節の破壊に対して切断指のMP関節，また足のMP関節を移植するなどの方法がとられ，移植には全関節囊を付して移植することが望ましい（Kettelkampら，1970）とされている．骨接合にはKirschner鋼線，また鋼線による締結などが行われ，これにより移植骨の血行が再開され，骨の再生と囊の再組織化が行われれば可動性のある関節が再建されるという．しかし関節面の変化はきわめて著明で，軟骨面全体の線維化を認め，またその狭小化，亜脱臼変形をみることもまれでなく可動性もかなり制限されるのが普通とされている．

ところが最近にいたりマイクロサージャリーを用いての全関節移植が可能となった．Buncke（1976）をはじめとし渡辺（1978）により局所の血行に関する研究，次いで臨床経験についての報告（1981）がなされ，山内（1979），Tsai（1982），吉津（1983）らの報告が続いている．

多くは足の第2趾のMP関節を使用するものであるが，伸筋腱および背側島状皮弁を付着しての移植も可能であり，動脈としては第1背側中足動脈またはその延長である第2趾の固有底側趾動脈を使用，静脈は関節背側の皮静脈を利用することとなる．しかし操作はかなり複

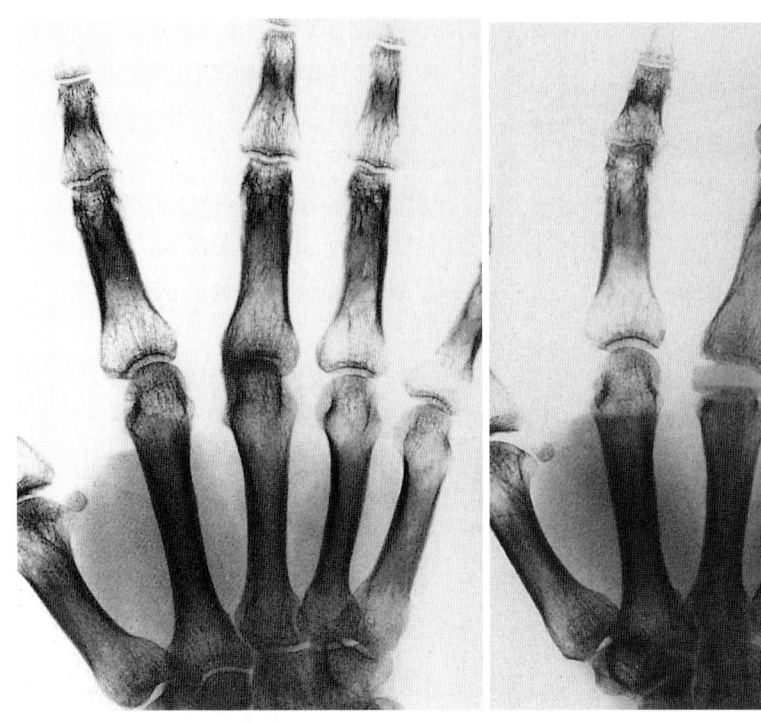

a. 来院時所見　　　　　　b. 術後X線所見

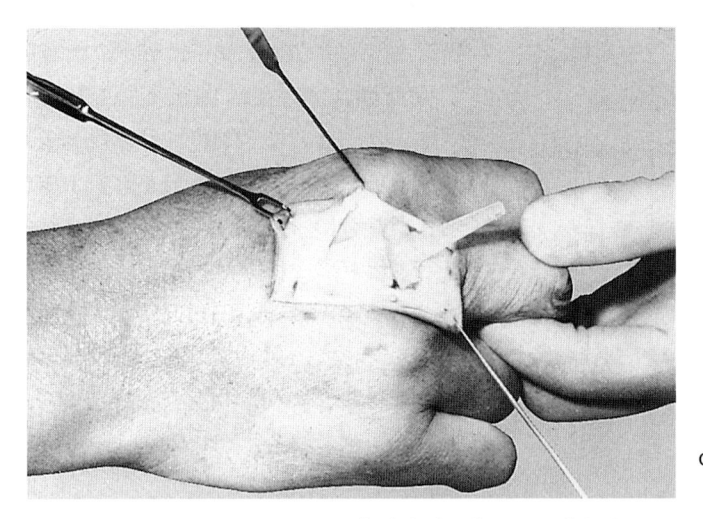

c. 術中の silicone implant を挿入しているところ

図11・30　44歳，男．1年前右手中指 MP 関節部をイヌに咬まれ化膿創をきたしたことあり．その後この関節が動かなくなった．

雑であり，この術式が一般化するにはなお問題があると考えられる（第28章微小血管外科の項参照）．

VI　PIP 関節に対する手術

　指の背側，また屈側の熱傷瘢痕とか，神経麻痺の陳旧症例でPIP関節に強い屈曲変形が起こった場合，また外傷による関節内骨折とか，関節周囲の腱，靱帯損傷，あるいは化膿性，リウマチ性炎症による関節の破壊などによりPIP関節に変形，拘縮，また疼痛が発生したような場合には，この関節に対して滑膜切除術とか関節固

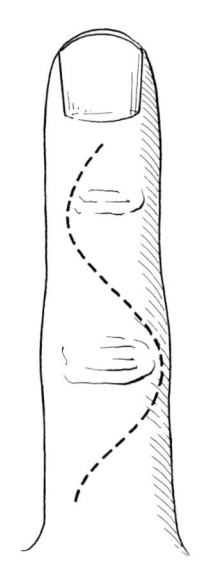

図 11・31　PIP 関節拘縮除去のための切開

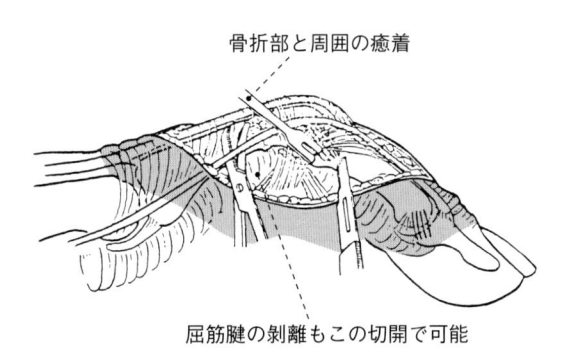

図 11・32　PIP 関節拘縮の除去
背側切開を用いて腱膜剥離・側副靱帯切除などを行っているところ.

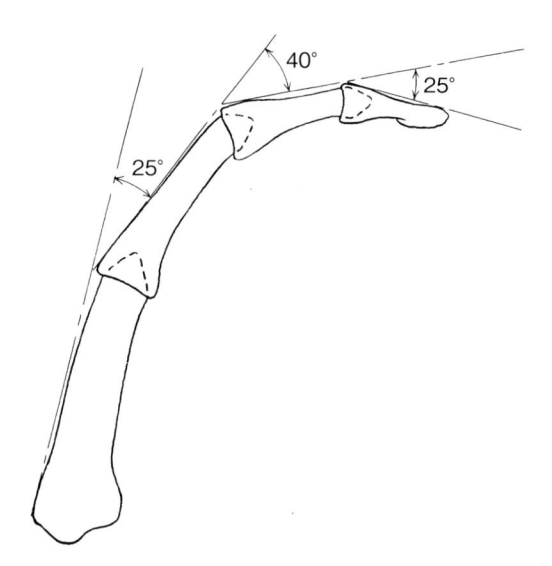

図 11・33　Carroll 法による関節固定術とその肢位
同時に Kirschner 鋼線の刺入も行う. 回旋転位にはとくに注意する.

定術，それに関節形成術などの手術操作が行われる．

ただし，本関節は MP 関節と異なり周囲に軟部組織がきわめて少ないこと，また不安定化が起こりやすい解剖学的環境にあることなどを考慮する必要があり，とくに関節形成手術は周囲に瘢痕組織が少なく，腱および expansion hood を形成する各 band の機能がよく保たれているような症例のみに適応となる．

1. PIP 関節拘縮に対する処置

PIP 関節の運動障害の原因として Curtis（1969）は次のごとき諸点をあげている．すなわち，

(1) 屈曲障害としては
①指背の瘢痕形成
②伸筋腱の拘縮とか癒着
③骨間筋の拘縮，または interosseous tendon の癒着
④ Retinacular lig. と関節嚢との癒着
⑤側副靱帯の拘縮
⑥ Volar plate と基節骨骨頭との癒着
⑦骨性異常

治療として，もし関節が他動的に 75° まで曲がるようであれば，理学療法とか dynamic splint を利用し，そうでなければ手術療法を考慮するが，切開としては図 11・31 のごときゆるい背側 S 字状切開を用い，背面のみならず両側面が同時に観察処置できるようにする．まず lateral band から伸筋腱下に曲がりのモスキート鉗子を挿入してこれらを剥離，次いで両側面ではまず retinacular lig. を剥離，移動することにより側副靱帯を露出し，これを末梢および中枢付着部で切離，できるだけ完全に切除する．この際陳旧例などでやむをえない場合には retinacular lig. を切離，反転して側副靱帯を切除するのもよいであろう．しかしそのまま放置すればのちにこの関節の側方固定性が不良となるので再縫合するのが望ましい．

以上で関節の可動性が得られるはずであるが，なお得られないようであればほかに原因があるのでその除去をしなければならない．関節掌面で volar plate の癒着が

214　第11章　骨，関節の手術

あれば曲がりのモスキート鉗子でこれを剥離し，また骨間筋の拘縮，interosseous tendon の癒着があればこれの切離とか Littler の release operation を追加する．屈筋腱にも癒着があれば腱鞘を開いての腱剥離が必要となる．

術後は圧迫固定を行い，早期（3日後より）に運動を開始，dynamic splint を使用せしめる．

なお，江川ら（1970）は PIP 関節屈曲障害の原因として lateral band の横方向への移動性の低下を重要視し，central band との間の拘縮を切離して lateral band を解離する手術を行い良結果を得たとしている．なお関節面の癒着が原因の際には，尺側側副靱帯を Z に開いて関節を開放し，癒着を剥離したのち靱帯を再縫合して良好な関節可動性を得ることがある．ときに試みてよい方法と考える．

(2) **伸展障害について**　原因としては，
①掌側の瘢痕形成
②腱膜の拘縮
③屈筋および屈筋腱の拘縮
④ Volar plate の拘縮癒着
⑤ Checkrein lig. の拘縮
⑥ Retinacular lig. と側副靱帯との癒着
⑦側副靱帯の屈曲位での癒着
⑧骨性異常

治療としては皮膚性のものであれば皮膚移植，Z-plasty，腱膜切除などが行われ，また屈曲拘縮の長期にわたるものでは掌側ジグザグ切開ではいり，volar plate の剥離とか腱鞘の切離，屈筋腱剥離術，Checkrein lig. の release それに retinacular lig. の剥離とか側副靱帯の切離，そのほか volar plate 切除による volar capsulectomy が必要なことがある．術後は1週ごろより早期運動を開始するが volar plate 切離の際には過伸展変形が起こらないよう注意する．

2. 関節固定術

諸種原因によって PIP 関節が強い破壊と変形を示すような場合にはこの関節を良肢位に固定することによって，変形の矯正のみならず機能の改善も望まれる．もちろん疼痛は除去されるであろうし，固定術によって同時に得られる指の短縮は母指との pinch をより容易にする利点もある．その適応は比較的広いものであるといってよいであろう．方法は両関節面を適度な角度で切断，良肢位として Kirschner 鋼線 1.0 mm のものを2本 cross して刺入すればよい．ただこの際骨面が互いに密着する

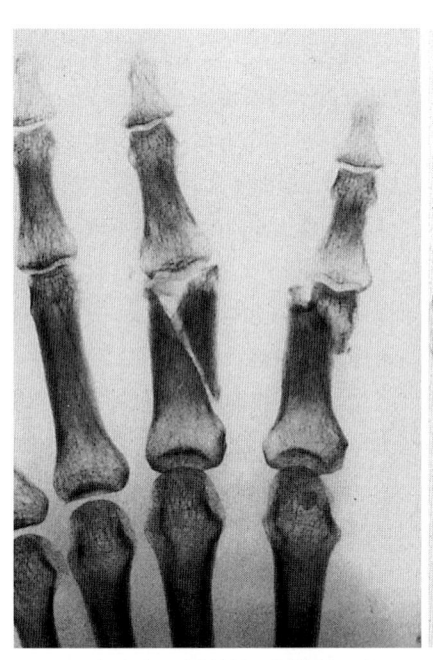

　　　a. 来院時X線所見．屈筋腱にも異常あり． 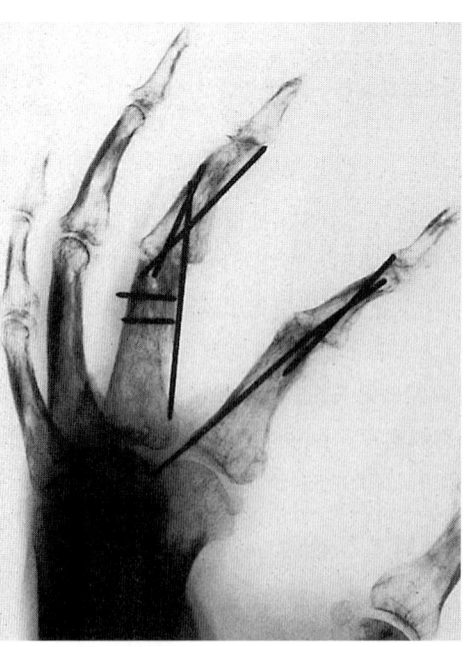　　　b. 示・中指 PIP 関節の固定術を行った．

図 11・34　43歳，男．電気鋸にて受傷（2ヵ月を経過して来院）

よう正しく切断することが大切で，この際も oscillating bone saw があれば最も好都合である．断面の接着が不良であれば骨癒合がなかなか起こりにくく線維性癒着にとどまることとなるので，かかる場合には Moberg (1960) らの**骨釘移植法**を行うべきであろう．

方法は PIP 関節背側に約 3 cm の弧状切開を加え関節を出し，collateral lig. を切断，関節面を適度な角度で切除したのちまず中節骨の骨髄腔を適当な太さのドリルで拡大する．Surgairtome があれば好都合．次いで基節骨の末端より 1 cm 中枢の部に同じドリルで斜めの方向に穴をあけ，この穴と先の中節骨の髄腔とが対応するごとくにし，しかも指の肢位が良肢位になるごとくに成形する．以上ののち尺骨肘頭に近く弧状切開を加えて 0.5×0.7×3.0 cm 程度の骨を採取，これを適当な大きさにリューエル鉗子で成形して，先の穴に骨釘として打ち込み，固定が確実なことを確かめたのち余った骨部は切除する．

術後はギプス固定を行い固定期間は 4〜6 週間とする．以上により確実な固定と早期骨癒合が得られ，単に Kirschner 鋼線のみを使用した場合のごとく骨癒合に失敗するとか，指の回旋変形の発生などの恐れもなく，つかみの力も早急に回復する．

以上の Moberg 法に対して Carroll (1969) は次のごとき方法を述べている．すなわち図 11・33 のごとくで側正中線切開を用いて側副靱帯に達し，これを切離．次いで関節を開いてこれを円錐状に削って相互の接触面の拡大をはかり，Kirschner 鋼線で固定，さらに外固定を追加し 6〜8 週間固定を続けるものである．注意すべき点としては指の回旋肢位を誤らないことで，固定角度としては MP 関節は 25〜30°，PIP 関節 35〜40°，DIP 関節 25° が最も好都合であるとしている．そのほか **chevron 法**を考慮するのもよいであろう．

3．関節形成術

先に述べた拘縮に対する処置を確実に行えば関節形成を要する症例はあまり多いものではない．適応決定には患者の年齢，意欲，また関節周囲の損傷状況をよく検討することが大切で，瘢痕があるとか，腱の癒着が疑われる場合にはよい適応ではない．以前は resection arthroplasty である Carroll 法 (1954) が用いられてきたこと

a．基節コンポーネント挿入
髄腔拡大ののちに metal trial でテストを行い，骨セメントを注入．のち人工関節を挿入

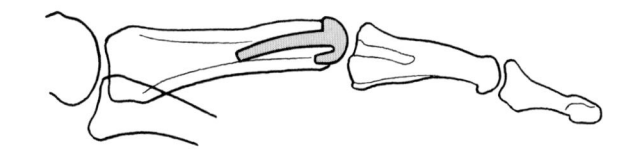

b．人工関節挿入後の正面像

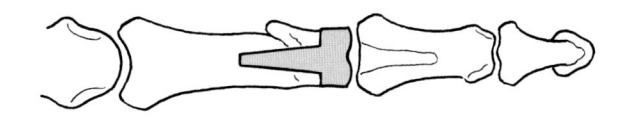

c．人工関節（PIP 関節用）
中節，基節それぞれのコンポーネント

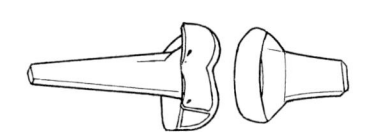

図 11・35　PIP 関節に対する surface replacement 人工関節（Mayo 型）
（Avanta Orthopaedics）（木森）
（津下：私の手の外科—手術アトラス，第 4 版，p.263, 2006）

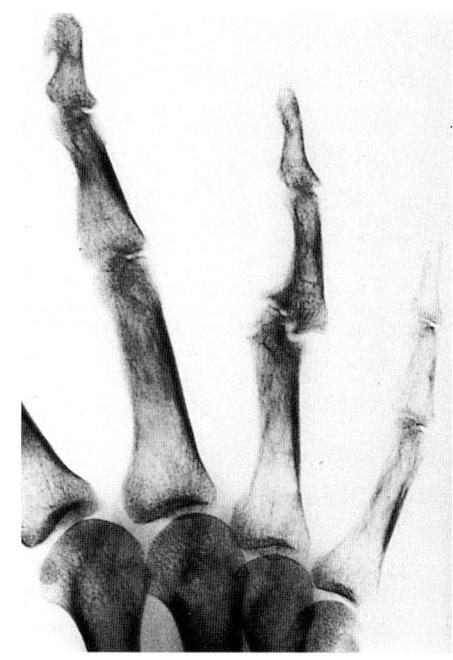

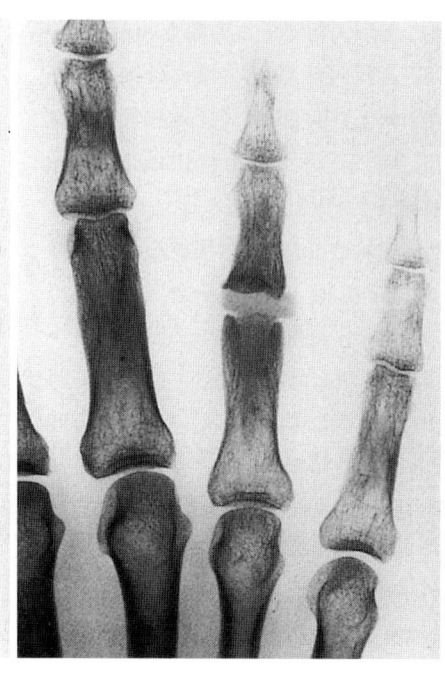

a. 来院時X線所見　　　　　b. 術後X線所見. Swanson型implant挿入

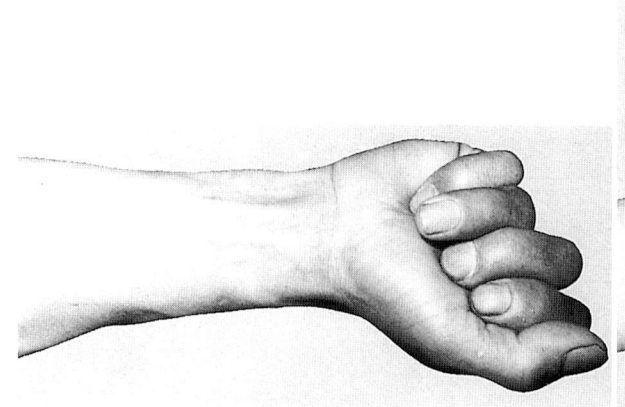

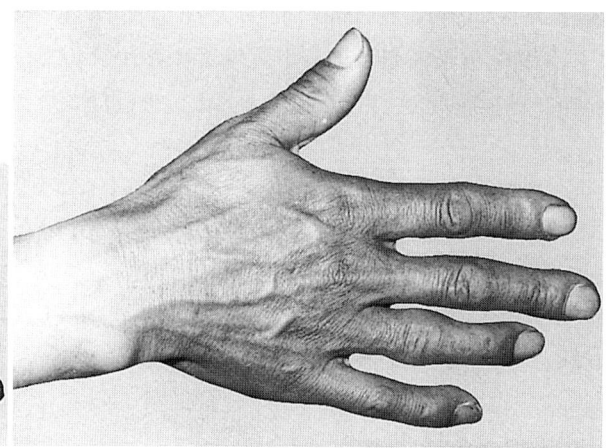

c. 術後における指の屈曲　　　　　d. 術後における指の伸展

図11・36　48歳, 男. 交通事故による受傷 (5ヵ月を経過して来院). 環指PIP関節の脱臼骨折をきたし屈曲不能

もあるが, 不安定性は否定できず, 骨の吸収もかなり進行するので現在ではほとんど使用されない. そのほか, この関節の可動性を得るために**Mayo型のsurface replacement型の人工関節**を使用することがある. PIP関節の脱臼骨折とか, 変形症による関節破壊などで周囲にあまり瘢痕がなく, 腱の可動性も良好な場合が最もよい適応と考えられ, 中・環指など両側に支持指があり, 側方不安定の恐れがあまりない場合が最も好都合であろう. 固定にはともにセメントを使用する.

そのほかリウマチについてはAvanta PIP implantが使用されるが, MP関節へのMCP implant挿入の場合とほぼ同格と考えてよい.

関節移植については先にMP関節の項で述べたが, PIP関節についても渡辺 (1981), Tsai (1982), 嘉陽 (1983) らの報告がある. しかし手技は困難であり伸展障害を残しやすいこと, また骨の固定が困難であることなどの点が指摘されている.

関節軟骨の移植: 生田 (1985) はPIP, またDIP関

節の関節面の欠損例に対して中指CM関節を開き有頭骨の関節面を出し，この部の骨を軟骨を含めて切離，これを遊離移植して良結果を得つつあるが，いずれにしてもこの関節は可動性のない固定された関節であるので術後に問題を残さない利点があり，中手骨中枢側関節面を含めて軟骨移植として広く利用されてよいと考えられる．また肋軟骨を採取して骨軟骨移植を行う場合もあるであろう．

Ⅶ DIP関節に対する手術

固定は関節面を切除してDIP関節約25°でKirschner鋼線を交差刺入するなり，Acutrack screwが使用される．

そのほか同様の病態がPIP関節にも及ぶことがあるが，これをBouchard結節と呼ぶ．可動性が制限され，疼痛が強いような場合には関節固定術，または形成術が考慮されるが，後者の場合は骨棘の切除のみで人工関節の適応になることは少ない．

1. Heberden結節

変形性関節症疾患でDIP関節を障害するものとしてHeberden結節がある．これは1802年Heberdenが指のDIP関節の背側で，しかもしばしば両側性に出現する結節について報告し，以後Heberden結節として知られるようになったが，病理変化は退行変性というのみで，原因についてはなお不明の点が多く，内分泌障害，循環障害，神経障害なども述べられている．

さて本結節の発生は外傷に引き続いて発生する場合と，特発性に発生する場合との2つの型があり，外傷性の場合は外傷後に指のDIP関節の発赤，腫脹，疼痛をきたし，数ヵ月で炎症症状は去り疼痛はなくなるが，この関節の肥大，屈曲，また側方屈曲変形をきたして関節の可動性は障害される．この場合ほかの指に変化の及ぶことはほとんどない．

次に最も普通の型の特発性のものは通常1本の指に始まり，次第に他指にも及び，また反対側の指にも同様の変化をきたすもので大体45歳以上の女性に多く，男女の比は1：10とされ，遺伝関係も認められるとされている．臨床的にはDIP関節の発赤，腫脹，疼痛であり，これは数ヵ月，数年にわたって進行することがあり，またしばしば指先にピリピリした痛み，あるいは知覚異常を訴えることもあるが，ときには疼痛のさほど著明でない場合もあるようである．腫脹は軟らかく，ときに波動を認めるが，また比較的硬い腫脹を示すこともあり，末

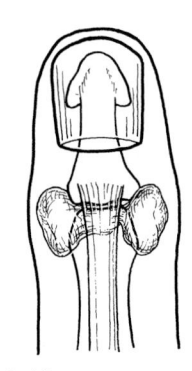

a. 正面像
しばしばガングリオンを，またはこれが破れて難治性のmucous cyst（粘液嚢腫）を合併することがある．腫瘤は左右連絡し，関節とも交通しているので注意する．

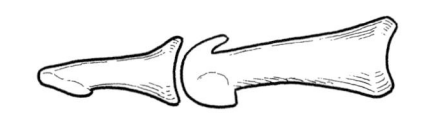

b. X線側面像
変形，疼痛が強く，腫瘤を認めるような時は手術適応となる．背側Y字切開で侵入，腱をよけながら腫瘤を剝離し，骨棘はリューエル鉗子で切除，のちバーなどで扁平化をはかる．

図11・37　DIP関節の変形性関節症（Heberden結節）
（津下：私の手の外科—手術アトラス，第4版，p.255, 2006）

節は次第に屈曲，あるいは側方転位をきたす．変化は一般にDIP関節背面で，X線によればこの部の骨の肥大を認め，関節面は狭小で不規則となり，骨棘形成が著明である．ひとたびこの結節が発生すると，これは軟骨，および軟骨下骨の変性によるもので治療は難しく，疼痛のあるものは温熱療法，各種理学療法，またホルモン療法も用いられるが，効果は不定で病変の進行を防止することは困難である．しかし治療の有無にかかわらず一定時間の経過ののちには無痛性となり，多少の変形を残して症状が固定するので，無意味な治療を強力に行うことはかえってよくないであろう．

手術療法としては疼痛除去の目的で，また変形，とくに末節側方転位の矯正の目的で関節固定術が行われることがあるが，固定は関節面を切除してDIP関節約25°でKirschner鋼線を交差刺入するなりAcutrak screwが使用される．そのほか同様の病態がDIP関節のみならずPIP関節にも及ぶことがあるが，これを**Bouchard結節**と呼ぶ．

可動性が制限され疼痛が強いような場合には関節固定術，または関節形成術が考慮され，後者の場合は骨棘の切除のみで人工関節のよい適応とはならない．

2. 粘液性囊腫（mucous cyst）

Heberden結節に合併してこの関節に粘液囊腫を形成，関節の側方，また両側に囊腫を形成することがある．これをmucous cystと呼び，Heberden結節の20〜30％にこれを認め，本来ガングリオンの特殊型で本質的には同一疾患という．内容は粘液性で関節と連絡があり，しばしば皮膚を破って難治性瘻孔となり，感染を起こして治療に難渋することがある．かかる場合には手術が必要で，瘻孔，囊腫，それに周囲の骨棘を含めてすべてを切除することが望ましい．瘻孔除去後の皮膚の閉鎖にはlocal flap, rotation flap，それに植皮の追加を要することがある．なお最近は骨棘切除のみで囊腫は治癒するとの意見もある．

3. 豆状骨・三角骨関節症

Racquet players pisiformとも呼ばれ，スカッシュ，バドミントンの競技者などにみられる豆状骨亜脱臼を伴うpiso-triquetral jointの関節炎，骨軟骨症でこの部に運動時疼痛を訴える．

診断は，①豆状骨を尺側面から橈骨に向かって圧迫するとか，②手関節の掌屈，尺屈動作に対する抵抗運動をすることにより疼痛を誘発する．X線的には前腕を30〜40°回外位側面像が必要となる．治療としては局所麻酔とステロイドの局注が効果があるが，変形症の進んだ症例では豆状骨の摘出術を行うことがある．

4. 手根中手関節隆起（carpometacarpal boss）

これは第2, 3手根中手骨関節部に生ずる骨隆起で，1931年Fiolleの文献でcarpe bossuと呼ばれて以来（前田ら，1979），carpal boss, carpometacarpal bossなどと呼ばれるもので，わが国では伊藤ら（1941）の剣道選手を中心としての調査がある．

症状としては長・短橈側手根伸筋腱の付着部である第2, 3手根中手骨関節部の骨が隆起し，この部に腫脹，疼痛を訴えるもので，X線的には中手骨基部が菱形骨に接する部に鳥の嘴様の突起を認めるとか，架橋所見をみることもある．原因としてはstyloid boneの存在を重要視するもの，またこの部の慢性外傷による骨膜炎とするもの，変形症とするものなどいろいろである．治療としては症状が強ければ切除を行う．鑑別すべきものとしてガングリオン，またoccult ganglionがあるが，ともにX線，またMRIによる精査が必要となろう．

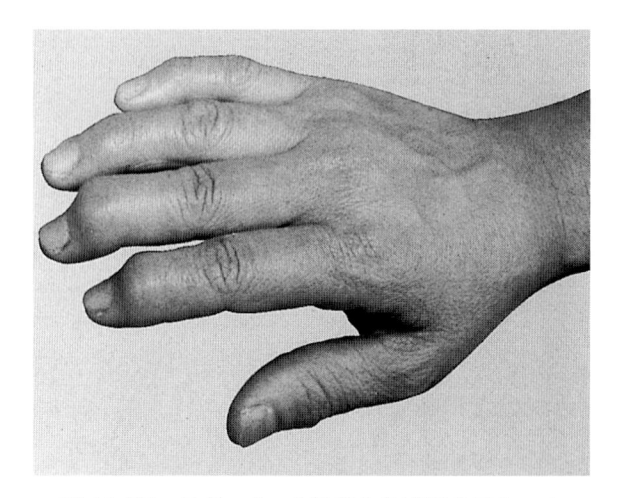

図11・38　49歳，女．2年前より変形を示し，中指DIP関節に疼痛あり，この関節の関節固定術と同時に側方に突出した骨の切除も行って変形の矯正を行った．

第12章 Volkmann 阻血性拘縮

1881年, Richard von Volkmann は上肢外傷後に発生する拘縮と麻痺につき記載して, その原因を強く絞めすぎた包帯による筋肉の阻血に起因するものとした. その後, Leriche (1928) は交感神経を通しての刺激により主要動脈のみならず, 副血行が動脈性スパスムをきたし, これが筋阻血の原因になるとし, Griffiths (1940) もVolkmann 拘縮の一次的原因として反射性スパスムを伴う動脈損傷を考慮している. しかし一方, Murphy (1914) は筋膜に囲まれた筋肉内での出血や浮腫が内圧を亢進して阻血をきたして Volkmann 拘縮の原因になるとし, 筋膜の切開が麻痺と拘縮の発生を防止するであろうことを示唆し, また, Brooks (1922) も静脈性閉鎖の重要性を述べている. その後も多くの見解が述べられているが, 要は原因は単一でなく, 複数に要因がからみ合って動脈性血行障害のほかに静脈性うっ血が加わり, さらに阻血性変性に陥った筋肉, あるいは直接外傷を受けた筋肉よりの滲出液が一定の構造を有する深部筋膜内の内圧亢進をきたし, これはさらに循環を障害するという悪循環を繰り返しながら筋の壊死が進行するものと理解される. そして最近 Mubarak (1978) は Volkmann 拘縮は閉鎖された筋膜性 compartment 内での組織液の圧力が高まることにより, compartment 内の筋肉, 神経の循環障害をきたす symptom complex であると定義するとともに, その内圧を測定して正常内圧は0〜8 mmHg であるのに対し, **compartment syndrome** の際には 30〜50 mmHg, ときには 80 mmHg にも達することを述べている.

1. 原因と病理

普通 Volkmann 拘縮は 30 歳以下の若年者, とくに 10 歳以下の小児に多く, しばしば顆上骨折, また前腕部骨折, 肘関節脱臼などに引き続いて発生し, ときに前腕部, 肘部の強い圧挫, また自殺の目的で睡眠薬を多量に飲み, 不自然な肢位で手を長時間圧迫するとか一酸化炭素中毒のような場合に発生することもある.

本症の病理と治療との結びつけを行ったのは Seddon (1956) であり, 氏は本症に ellipsoid shape infarct の概念を導入した. これは先に述べたごとく, 本症の原因が compartment syndrome complex であることを考えるときよく理解されるところであって, 筋腹の中心部における血行が最も強く障害されるのに対して, 辺縁部に向かうに従い副血行性循環はよりよく残存されるはずである. よって筋の変性は前腕の筋腹の中 1/3 で, しかも骨に接する深部のものほどその程度が強いのに対し, 中枢側, 末梢側, そして表層に向かうに従ってその程度が減少することは明らかで, その形態は長軸方向に細長い楕円形を呈するはずであり, その中心はほぼ前骨間動脈に一致することとなろう. しかし, これら阻血の範囲も骨折の有無, 部位, また血管損傷の部位, 程度, 損傷期間, また行われた処置のいかんなどにより種々の段階のあることは当然理解されるところである.

Holden (1975) は Volkmann 拘縮の発生機転を2つに分け, 1つは顆上骨折などで肘の中枢側で主要血管が障害されて続発的に末梢にある前腕屈筋に阻血が発生するものであり, ほかは肘より末梢部において直接外傷を受け, この部に阻血をきたすもので, ともに筋膜性の compartment syndrome が招来されることを述べているが, 阻血範囲の広がり, および筋変性の程度については, われわれの経験よりすれば, 前者が強いのに対して後者が軽症であるのが普通である. また一般に前者が小児に発生して定型的な拘縮をきたすのに対して, 後者は年長児, または青年に発生して選択的な拘縮をきたす傾

向が強いが，これらの差は筋組織の軟性度とか血行の発達程度，またcompartmentの大きさなどにより多少発生機転に差異があることに影響されるものと考えられる．

以上は阻血による筋の変性であるが，これら筋間を通過する神経についても当然変性が発生するはずである．それは最初は筋の阻血に伴う二次的な阻血によるものであるが，やがては筋の変性と絞扼によりひも状に狭小化をきたし，ついには不可逆性障害をきたして知覚障害と麻痺の症状は決定的なものとなる．しかもその程度はellipsoid shape infarctの大きさに左右されるはずであり，またその中央を通る正中神経のほうが辺縁を通過する尺骨神経よりも重症であるのは当然であろう．

さて変性を起こした筋線維も，条件がよければ辺縁の正常筋線維より派生された筋線維により置換されることとなる．これらの筋再生拠点はellipsoid shape infarctの周辺部において著明であるが，中心部に向かうに従って部分的となり，びまん性のfibrosisとなって拘縮の原因となる．しかも中心部においては完全に壊死に陥って黄色のパルプ様の物質となり，完全に無血性でスプーンでもかき出せるようなぼろぼろの組織となって，永久に周囲を瘢痕により被覆されたままの状態が存続することも少なくない．変性筋のなかを通過する神経についても，周囲変性筋の程度が軽症であれば神経再生の可能性があるが，強ければ筋の瘢痕性拘縮とともに周囲より圧迫されて，ときには正常の1/3～1/4にまで圧縮されて，ついには完全にコラーゲン化して再生不能に陥ることとなる．そしてこれらの病変の範囲と程度をよく理解することは，それぞれの症例に対してその重症度を知るとともに治療方針の決定とか予後の判定にきわめて重要である．われわれは本症を3型に分類し，病変が深層筋の一部に限局するものを**第1度**（軽症例），深層筋の完全変性と病変が浅層筋の一部にも及ぶものを**第2度**（中等症例），深層筋も浅層筋もともに完全変性するものを**第3度**（重症例）としているが，それぞれにより症状が異なるとともに治療法も異なるのは当然で，これについては治療の項を参照されたい．なお上記分類にはMRI検査が有用である．

以上筋および神経の変性過程につき述べたが，これらに治癒機転も加わり，これらが複雑にからみ合いつつ特有な変形であるVolkmann拘縮をきたすこととなる．

2. 急性期の臨床症状

症状は受傷後急激に発生し，前腕および手指の著明な疼痛，腫脹が認められ，患者は不安状態となるものが少なくない．腫脹はしばしば正常時の2倍以上にも及ぶことがある．橈骨動脈の脈拍は頻脈・微弱化の傾向をとり，手指はチアノーゼとなり，知覚過敏，鈍麻をきたす．指は中等程度屈曲位をとるのが普通であるが，自動的な屈伸運動は不能となり，他動的に屈伸せんとすれば疼痛が著明に増強する．また水泡形成もしばしば認められ，包帯の下，副子の接触部には大きな水泡の形成をみることが少なくない．これらの症状は**5P**すなわちpain, pallor, puffiness, paralysis, pulselessnessでいい表わすことがある．

急性期の症状はだいたい以上のごとくであるが，橈骨動脈の脈拍の微弱化，とくにはじめ触れていたものが時間の経過とともに弱くなるような場合，また手指の知覚異常が漸次起こってきたような場合には病変の進行を示すものであり，また被動的手指の屈伸が疼痛を増強すれ

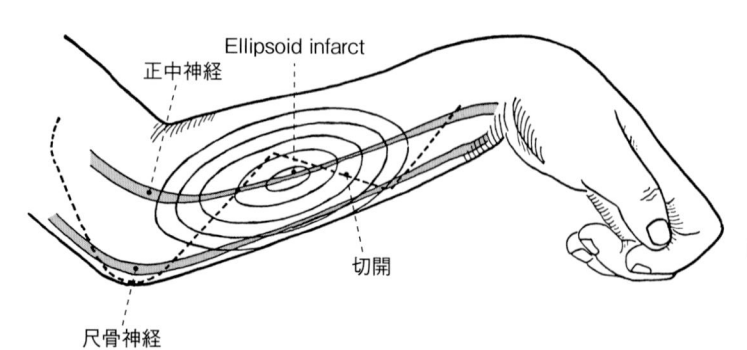

図12・1　前腕屈筋の変性（ellipsoid infarct）と変形の発生，および切開

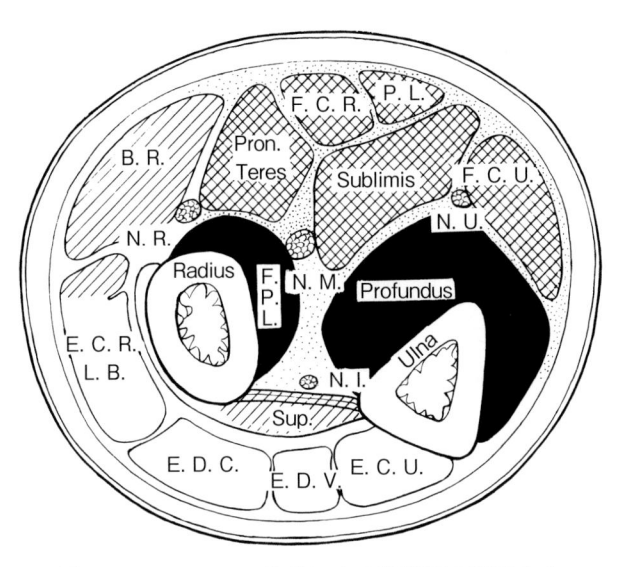

図12・2 Volkmann拘縮による筋壊死の範囲および程度
筋変性は黒でぬりつぶした部が最も高度で，次いで格子の部，斜線の部の順序であり，深層のものが浅層のものより必ず高度である．点の部は癒着の発生を示した．伸筋の変性は比較的少ないが，重症例においてはこの部にも変性をみることが少なくない．

ば筋の変性が進行しつつあることを示すもので，早急に次に述べる救急処置をとらなければならない．鎮痛薬の投与はきわめて危険で行うべきでない．なお脈拍の消失なしに本症が発生することはよく知られているところで，これのみを指標とすることは避けなければならない．

3. 急性期の処置

Volkmann拘縮はいったん発生するとその治療はきわめて困難で，多くの場合手は廃用性となり，機能改善の見込みはほとんどないといってよい．したがって本症発生の防止がきわめて大切で，小児における顆上骨折，前腕部の骨折，または挫傷の際には常に本症の可能性を念頭において治療を行う．もし上記症状が現われるようであればただちに適当な処置がとられなければならない．顆上骨折で整復が行われていない場合にはただちに整復を行うとか，牽引療法により骨転位を除去し，血行の改善をはかり，また患肢は必ず挙上位に保つようにする．包帯，副子固定が緊縛すぎる場合にはもちろん早急にこれを除去する必要がある．以上により1～2時間の経過をみて，症状の改善がみられなければただちに次の処置

をとらなければならない．普通，症状発生後6～8時間以内に血行の回復が得られなければ筋の変性は不可逆性となるとされている．正常の**筋内圧**は0～8mmHgとされているが，これが30mmHg，またはそれ以上に達する際は早急な筋膜切開が必要となる．なお筋内圧測定にはStrykerの筋内圧測定モニターシステムが便利であろう．

さて，筋の変性がいよいよ進行しつつあると考えられる場合には，Bardenheuer（1911）の前腕部における**筋膜切開法**が行われる．すなわち前腕屈側のほとんど全長にわたる切開により浅層筋膜はもちろん，必ず深層筋膜をも切離し，とくに肘部から筋腹部にいたる血管・神経を分離する．また円回内筋は筋腹の中を正中神経が通過するので，将来における筋変性を考慮してこの筋を開放することがある．ただし**複雑な操作は行うべきでない**．なぜなら筋は血行障害のため変性を起こしかけているわけで，複雑な操作はかえってこれを促進するからである．以上ののち筋膜はそのままとして皮膚縫合を行うが，もし腫脹が著明で皮膚縫合に無理があれば開放のまま放置し，のち分層植皮または人工皮膚移植を行う．

また最近，Kilm（1960）らは肘関節屈側にL字切開を加えてlacertus fibrosisを開き，上腕動脈を出し，橈骨動脈の脈拍を触れながらその消失の原因を確かめる必要のあることを述べている．そして必要ならば血管に小縦切開を加えて血行の状況をしらべ，中枢側よりの出血があれば一時的に鉗子でこれをとどめ，次に末梢側には細いプラスチックのカテーテルを挿入，吸引して血管分岐部付近にしばしば発生する血栓を除去する．のちこの切開部はGelfoamで15～20分間圧迫止血し，とくに小児の場合は血管縫合を行って再び血栓形成をきたすことのないようにするとしている．

なお，Griffithsらは上腕動脈およびこれに続く分枝のスパスムスを重要視し，このスパスムスは動脈壁の交感神経が直接関与するものであるとの考えから動脈壁の**交感神経切除**，また損傷動脈を切除，再縫合してこの反射の弧を絶ち切ることによりスパスムスの除去が可能であるとしている．

そのほか**星状神経部のブロック**を頻回に行うのも効果的であろう．

4. 変性発生後の治療

以上に述べた急性期の処置は救急処置ともいうべく，これは症状発生後数時間以内に行われなければならず，24～48時間以上も経過すれば，これはもはや後期療法であって筋の変性を防止することは不可能であり，神経，筋の剝離，そのほかによって変性の増悪を予防し，将来における筋再生の機会をより多くするよう努力する以外に方法はない．したがってこの時期での筋膜切開はよいとしても，深部操作はきわめて危険であることを銘記する必要がある．

関節の拘縮，変形は1～2週後より発生し始めるから，これの防止のためには良肢位における副子固定，また **dynamic splint** が利用される．完全変性に陥った筋，神経の再生はもはや不可能であるが，部分的変性のものには各種理学療法，運動療法も有効であろう．交感神経節のブロック，または切除は局所の血行を良好ならしめるかもしれない．かかる療法を数週～3ヵ月間継続し，その後機能の再建手術が考慮されなければならない．Volkmann拘縮の定型的な変形は手における claw hand の発生と手関節の屈曲拘縮，および前腕の回内位拘縮である．

a. 機能再建手術の時期

Volkmann拘縮が発生した場合の手術時期については Seddon のごとく6ヵ月程度の待機を述べるものもあるが，また Eichler（1967）のごとく早期手術をすすめるものもあり，諸家の意見は必ずしも一致していない．しかし一般的にいうることは早期においては筋の変性範囲が明らかでなく，可逆性変性の筋をも手術により不可逆性変性筋にしてしまう危機性がある点であり，また後期手術においては早期であれば回復可能であるかもしれない神経を完全変性にまで追いやってしまう点であろう．

以上のごとくであるが，筆者はだいたい次のごとく考

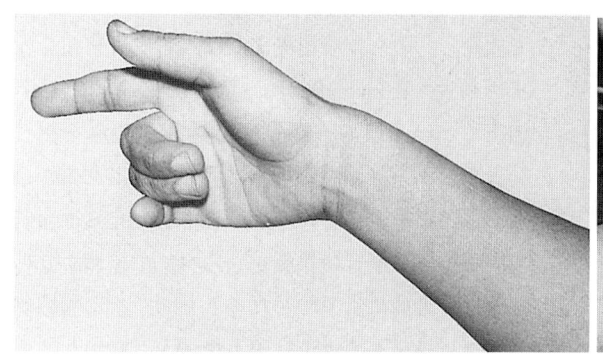

a. 来院時所見．中・環・小指の屈曲拘縮をみる．他指は伸展可能

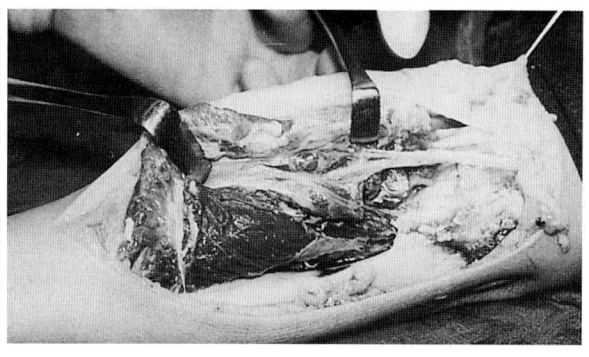

b. Release op. の実施所見

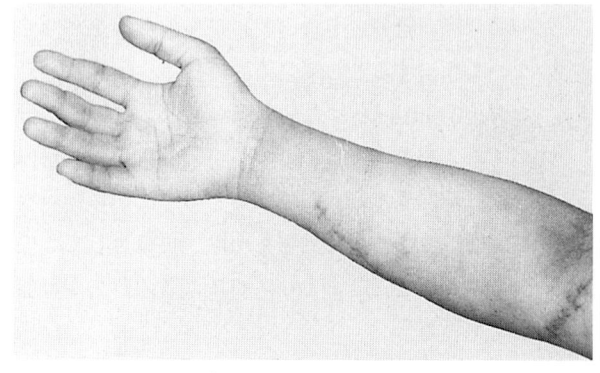

c. 術後8ヵ月における指の伸展

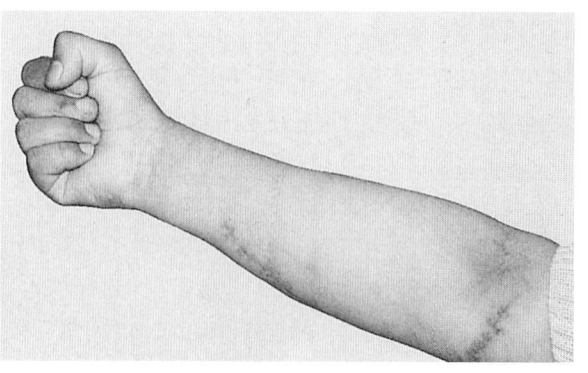

d. 術後の指の屈曲

図12・3　23歳，女．2歳のころ前腕屈側に打撲をうけたことあり，以後，次第に中・環・小指の拘縮が発生してきた．

えている．すなわち，軽症例，中等度症例で神経の麻痺程度がさほど強くないものについては，矯正用splintなどで拘縮除去をはかりながら手術はあまり急ぐ必要はないが，重症例で麻痺症状が著明であり，放置すれば神経が早急に完全変性に移行すると考えられる場合には，積極的に壊死筋を切除して神経の血行を回復し，手指の知覚およびintrinsic muscleの機能回復をはかることが望ましいと考えている．もちろん，顆上骨折などあれば，これの骨癒合を待つ必要があり，また水泡形成の治癒などを待てばおそらく**手術時期は受傷後3ヵ月，あるいはそれ以上となるであろう．**

b. 機能再建の手術

もはや変形の発生したVolkmann拘縮に対しては今日までに次のごとき種々の治療法が行われてきた．すなわち屈筋腱の延長，手根骨の摘出，手関節の良肢位における関節固定術，前腕骨の短縮術などであるが，これらは変形の矯正を主目的とするもので機能の改善はほとんど望みえない．なぜなら変性筋および神経はそのまま放置されているからである．また以上の方法が小児に行われた場合には骨の成長とともに変形の再発が起こる可能性がきわめて多い．

1951年，Parkesは機能再建の目的で**腱移行術**の方法を発表したが，この方法は壊死筋はそのまま放置するものであり，神経にはなんら処置が行われていない．

その後Seddon（1956）は壊死筋をすべて切除し，同時に神経剝離，また変性の高度なものに対しては神経移植を行ってのち腱移行手術を行うことにより良好な結果が得られることを報告した．この方法は操作が複雑という欠点はあるもののもっとも合理的な方法と考えられ，Scagliettiら（1957）のrelease operationとともにわれわれもしばしば実施しているところである．

1）**軽症例に対する処置** さて，Volkmann拘縮はその程度により3度に分類されることは先にも述べた．すなわち，**第1度**（軽症例）は病変が深層筋の一部に限局するもので臨床的には拘縮程度が軽度であり，しばしば尺側2～3指のみに屈曲拘縮が認められ，ほかの指はほぼ正常の屈伸が可能か，また全指に拘縮があってもその程度は軽度で，屈曲はなんとかできるが握力が弱く，指の伸展が十分できないと訴える．知覚障害はないか，あっても軽微である．かかる場合早期であればdy-

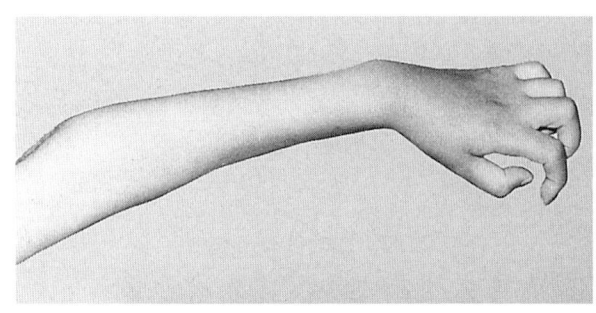

a. 来院時所見

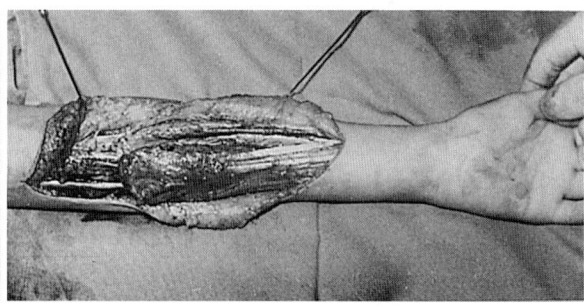

b. Release op. 実施中の所見．屈筋全体をadvanceしているところ．

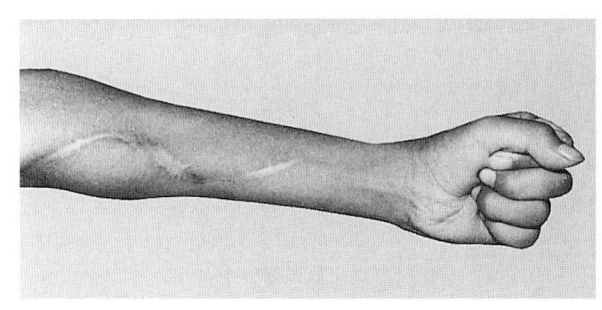

c. 術後1年半の屈曲状況

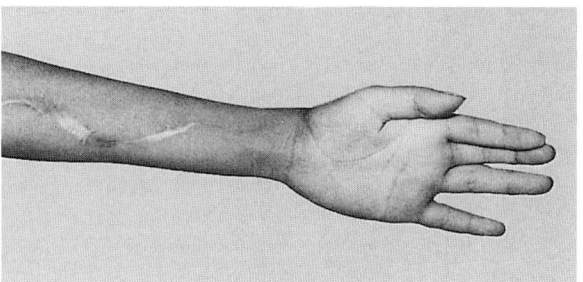

d. 術後の指の伸展

図12・4　9歳，男児．顆上骨折に併発したVolkmann拘縮（受傷後1年を経過して手術）

namic splint も効果的であるが，陳旧例でしかも拘縮指が1〜2指に限局する場合には，この指を伸展せしめることにより拘縮の部位を確かめてからその部に縦切開または波状切開を加えて深部に達し，拘縮部を切離するのがよいであろう．

Release operation または muscle sliding operation：拘縮指が尺側の2，3指，また全指に及ぶ場合には release operation，すなわち flexor muscles の sliding operation が適応となる．これは図12・3のごとく肘関節のやや上方より内上顆部をまわり，次いで尺骨に沿って下降しながら前腕のほぼ中央部でやや橈側に向かう切開，または図12・4のごとき波状切開を加えて屈筋の起始部を切離，次いで筋を骨膜下に尺骨の烏口突起部から骨幹部にかけて剥離，さらに骨間膜とか，必要に応じて橈骨側にまで剥離を進めて拘縮筋の release を行うもので，深部の比較的広範な拘縮の除去には最も好都合な方法である．剥離に際しては血行を障害することのないよう注意することが大切であり，また，神経麻痺が存在しないかぎりそれ以上の剥離は不要であろう．しかし麻痺が認められるようであれば神経の剥離と絞扼の除去が必要となる．骨間膜からの筋剥離に際しては前骨間動・静脈また神経を損傷しないよう注意する．なお筋の release に際しては尺骨神経の前方移動が必要となるのが常である．

術後は指伸展位で副子固定を2週間続け，以後自動運動を開始する．拘縮の再発傾向がみられればdynamic splint の使用が必要となろう．

以上，Volkmann 拘縮の軽症例について述べたが，かかる症例は小児よりも20歳前後の青年にみることが多く，しかも原因が前腕屈側の直接圧挫によることが多い点は注意すべきであろう．直接外力による場合，皮膚に損傷を伴うこともあり，また皮膚に異常はなくとも表在筋の圧挫で，拘縮の原因が必ずしも阻血性でなく，筋の直接外力による瘢痕化のこともあるわけで，両者は区別することは困難であるが，治療に際してはかかることも念頭においておく必要があるであろう．また前腕中枢側の圧挫の際には主として円回内筋が，末梢側の圧挫の際には方形回内筋が限局性に拘縮を起こして回内変形をとることがある．かかる場合にも拘縮筋の切除と必要に応じ神経剥離が行われて良結果を得ることができる．

2）**中等度症例に対する処置**　第2度（中等度症例）の拘縮は前腕の屈筋，とくに深層屈筋はすべて高度

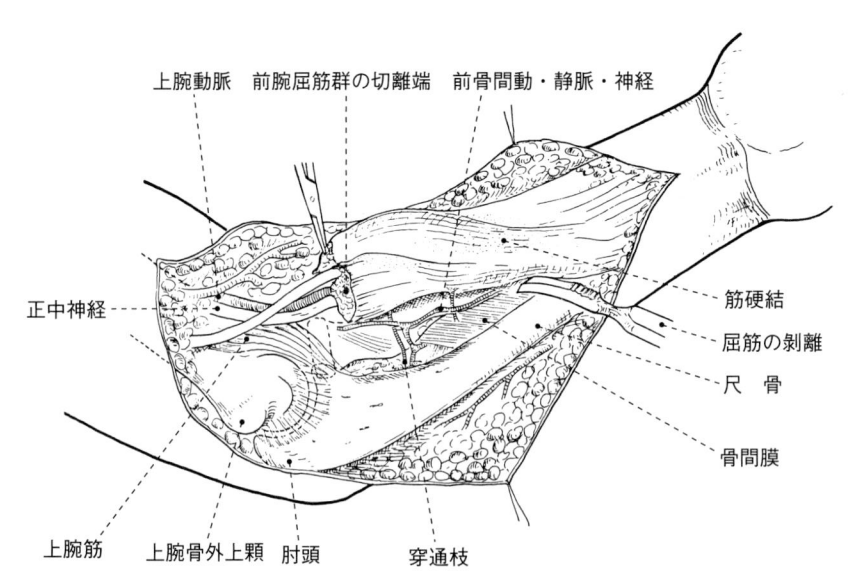

図12・5　前腕屈筋群の剥離
屈筋群の剥離を末梢に進め骨間膜を露出したところ．剥離に際して最も注意すべきところは橈・尺骨の接する中枢端で，この部に付着する深指屈筋，また長母指屈曲を剥離することにより指はバリバリと音を立てて伸展可能となることが少なくない．なおこの部の剥離に際しては総骨間動・静脈，およびこれより分岐する前，および後骨間動・静脈を損傷しないよう注意することが大切．

に変性を起こしているが、浅層の屈筋、とくに手根屈筋は比較的正常に近い機能を有するもので、かかる場合にはSeddon法に従い**腱移行術**を行うか、先に述べたrelease operationをより徹底して行うかであるが、まず腱移行について述べると、前腕屈側のほぼ全長にわたって波状切開を加え、筋の分離、神経の剝離術を行ったのち深部変性筋の切除を行う。この際正中神経は変性筋部に相当して半分程度に絞扼され、正常の光沢を失い周囲組織とは軽度に癒着しているのが普通である。深部屈筋切除後は、比較的正常に近い機能を残存する浅層諸屈筋の深部屈筋腱への腱移行術が実施される。すなわち浅指屈筋、手根屈筋腱のうち筋力がよく保存され、excursionが良好と考えられる2つの筋を選び、これを長母指屈筋、深指屈筋腱に一定の緊張度のもとに縫合する。そして指掌部に残された浅指屈筋腱は切除し、この部の深指屈筋腱に癒着があればこれを剝離、腱の滑動が良好なこ

とを確かめたあとに腱縫合を行う必要がある。なお筋切除と腱移行術との間に2〜3ヵ月の間隔をおき、この間に関節の拘縮、残存筋力の回復をはかるのもよいであろう。第2度の場合、神経麻痺は剝離術のみで十分回復可能であり、また尺骨神経の絞扼程度は正中神経のそれより軽度で、尺側手根屈筋の変性が著明でないときには尺骨神経の剝離はほとんど必要でない。

以上Seddon法について簡単に述べたが、本法は先にも述べたごとく理論的には正しいと思われるものの手術操作が複雑で、しかも広範にわたること、また浅層筋が常に力源として良好とはいえないこと、手術操作を2回に分けるとしても、その間に癒着が発生して2回目の操作が難しく、しかも再癒着が発生しやすいことなどの欠点がある。そこで筆者はこの第2度拘縮例に対しても、最近はしばしばrelease operation（広範囲）を利用してほぼ満足すべき結果を得ている。手技については

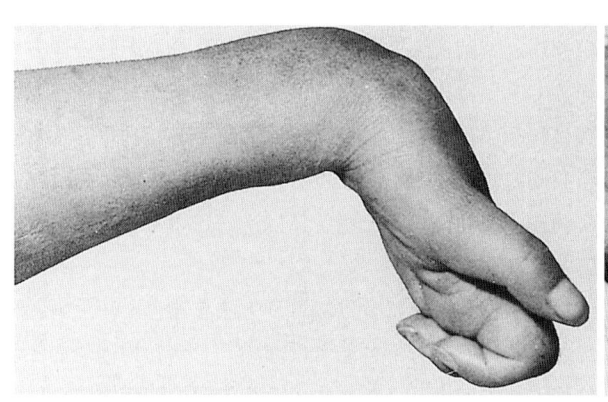

a. 来院時所見

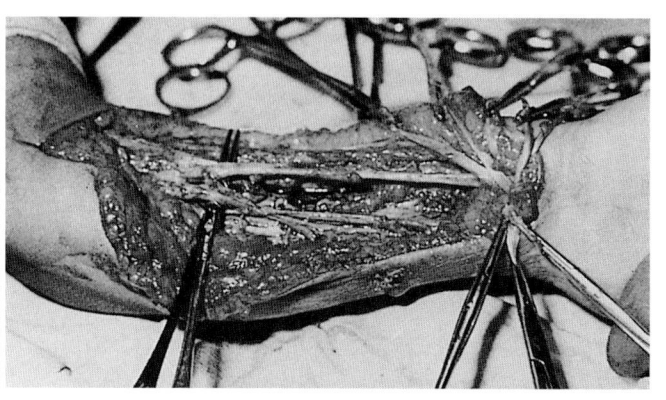

b. 術中所見．壊死筋の切除を行っているところ．正中・尺骨神経の絞扼著明．4ヵ月後腕橈骨筋を長母指屈筋腱に、尺側手根伸筋腱を指の深指屈筋腱に移植．母指は対立位固定した．

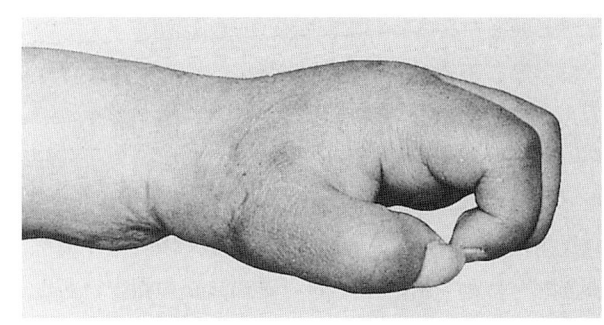

c. 術後6年2ヵ月における指の屈曲

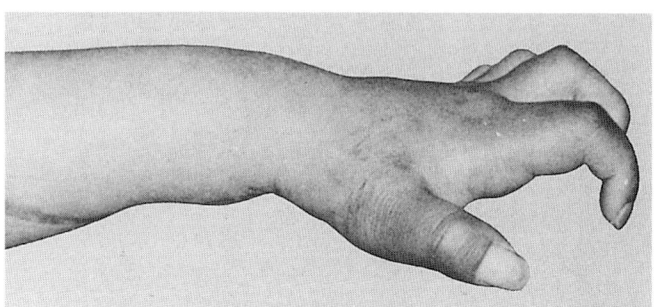

d. 指の伸展

図12・6　8歳、女児．顆上骨折に併発したVolkmann拘縮（4年を経過して来院）

前項で述べたが，releaseの範囲は指の拘縮程度を触れながら決定してゆく．ただし拘縮を完全に除去すると術後指の屈曲力が失われることとなるので，少し強めに指を伸展してやっと指の完全伸展ができる程度にとどめたほうがよいであろう．ただし両骨間中枢の屈筋起始部の剝離は確実に行う．それにしても深指屈筋の剝離のため，DIP関節の屈曲力が弱まるのはやむえない．なおこの際は，指の屈筋のみならず剝離を橈側に進めて長母指屈筋を橈骨より剝離することも必要となろう．神経については剝離術を行い，絞扼除去が必要であり，術後はなるべく早期に運動を開始し，2〜3週後よりはdynamic splintも必ず使用するよう指導する．本手術の利点は操作が比較的簡単で，しかも変形がよく矯正され，神経機能も回復すれば，手指の知覚，またintrinsic muscleらの機能も比較的早期に回復してくる点であり，また二次的に腱移行も可能という利点がある．

3）重症例に対する処置　第3度（重症例）の拘縮は筋変性の程度がきわめて高度で深層筋のみならず，浅層の筋もほとんど壊死に陥り，正中神経はもちろん，尺骨神経も瘢痕組織により絞扼され，正常の1/2〜1/4程度に縮小，手指の知覚障害，とintrinsic muscleの麻痺も高度なものである．前腕骨の骨折を合併するとか第2度例でも手術失敗例は第3度として処置しなければならないことが多い．治療としてはrelease operationは適応でなく，早期に壊死筋を切除して二次的に腱移行をするか筋肉移植が適応となる．前腕屈側のほぼ全長にわたる波状切開を加え，変性筋はすべて切除して，まず変形の矯正と神経剝離を行うのが第一である．この際筋はしばしば黄色を呈してボロボロとなり，スプーンでもかき出せるような部位もあり，出血もほとんどないのが普通である．神経の変性も高度で，再生の見込みのない場合にはSeddonのごとく神経移植を行うのもよいと考えられるが，相当程度の狭小化があっても以上のごとく周囲の壊死筋を切除し，血行の改善をはかると術後の知覚は漸次回復してくることが多く，必ずしも神経移植の必要はないようである．そしてこれは小児の場合とくにしかりである．

なお神経が完全変性を起こす前の比較的早い時間に，積極的に壊死筋切除と神経剝離を行って神経を比較的血行のよい皮下に移動することにより，手指の知覚とin-trinsic muscleの機能回復をはかることはきわめて効果的な手術法であって，前腕屈筋の機能は失われても以上でかなりの機能が保持されることを銘記すべきであろう．

さて筋切除後は正中・尺骨神経がほぼその全長にわたって露出されることとなるので，これをなるべく血行の良好な皮下に移動，次いで手指の変形を矯正して良肢位としたのち腱部はそのままとして創を閉鎖するが，この際筋切除のためにできた死腔を残さないよう閉鎖することが大切．また症例によってはただちに腹部からの有茎植皮を行ったほうがよい症例もあるであろう．以上で一次手術を終わり，術後は手指の拘縮除去と伸筋群の筋力回復に努め，腱移行また腱固定などの二次手術に備えることとなる．

二次手術としての**腱移行術**は普通3〜4ヵ月後に行われ，まず前腕末梢部掌側，また手掌部にも切開を加えて屈筋腱を出し癒着を剝離，浅指屈筋腱は切除して深指屈筋腱の滑動性を十分円滑にしたのち力源として長橈側手根伸筋また腕橈骨筋などを選び，これを前腕骨の側方を通じて掌側に出し，全指の深指屈筋腱，また長母指屈筋腱に移行する．しかし伸筋群に力源として利用しうる適当な筋力がないとか，またこれを行えば手関節の背屈力が弱まると判断された場合には次に述べる筋の移植が適応となる．

以上手術を2回に分けて行う方法を述べたが，両者を一度にすることも不可能ではない．しかし拘縮除去とか伸筋の筋力回復，また2つの手術の間の待機期間中に手指の知覚とかintrinsic musclesのある程度の回復など，多くの利点があるため手術は2回に分割したほうがよいであろう．また母指対立再建とかそのほかの修正手術などが必要となることもまれでない．

4）筋移植術　筋の変性が高度で腱移行を行うにも力源が得られない場合には，筋肉移植を行うのがよい．これはマイクロサージャリーの進歩により可能になったもので，Volkmann拘縮に対しては，上海の第6人民病院（1976）で大胸筋の移植が行われたのが最初であり，その後，生田（1976），そのほかの報告がある．利用筋としては大胸筋のほか，薄筋，半腱様筋などが使用される．まず前腕屈側ジグザグ切開を加えて壊死筋の全切除を行ったのち，移植筋を採取するが，この際，筋

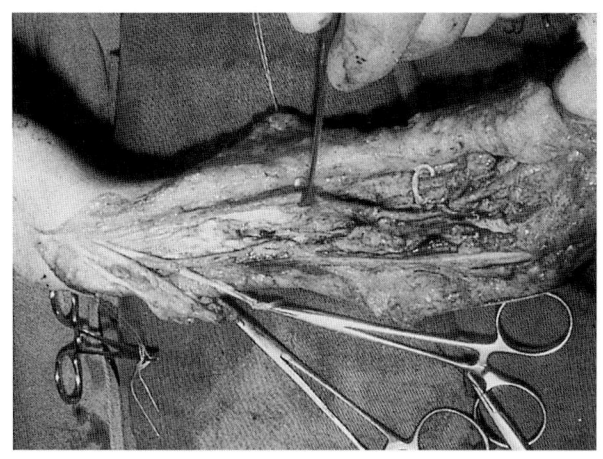

a. 壊死筋の切除と神経剥離を行っているところ．

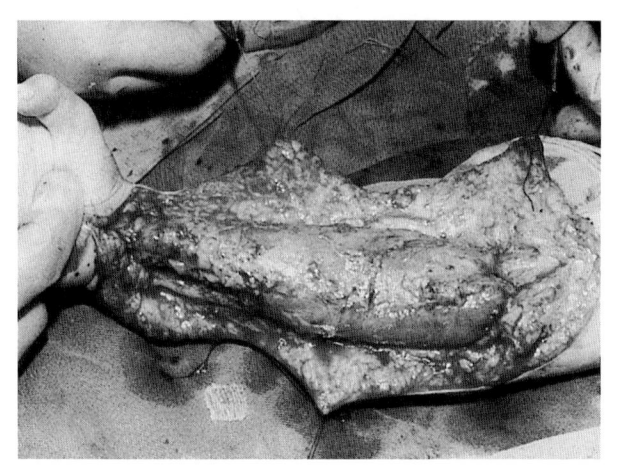

b. 大胸筋の移植を行ったところ．動脈としては尺骨動脈を，神経としては前骨間神経を利用，静脈は皮下の静脈と縫合した．

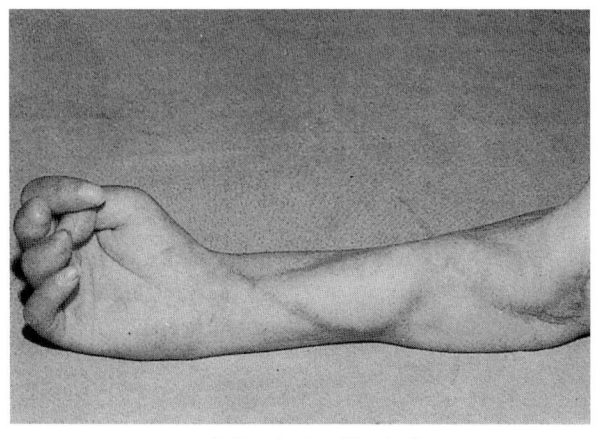

c. 術後における指の屈曲

図 12・7　Volkmann 拘縮重症例に対する筋肉移植
5歳，男児．顆上骨折後に発生した拘縮例で大胸筋の移植が行われた．
（1975年5月23日，教室，生田手術）

を栄養する栄養動脈と随走する静脈を分離，また支配神経を確認し，これらをなるべく長く切離，次いで移植筋の長さは，指屈曲時における筋の長さを考慮してこれの採取を行う．移植筋の中枢端は上腕骨内顆部に縫合，末梢端は長母指屈筋腱および4本の深指屈筋腱を束ねたものに被覆縫合し，次いで顕微鏡下に10-0ナイロン糸を用いて動脈を縫合，神経は前骨間神経との funicular suture を行い，最後に静脈縫合を行う．術後は指屈曲位でギプス固定を行い，血液凝固防止薬として低分子デキストラン，ウロキナーゼなどを用いる．

以上により移植筋は術後3ヵ月ころよりわずかな筋収縮を触れるようになり，6ヵ月も経過するとかなり強力な指屈曲が可能となり，漸次筋力を増していくものである．

なお前腕屈側に皮膚の拘縮とか瘢痕があれば，これらを切除するとともに，筋移植時に皮膚を付けた myocutaneous flap として筋を採取，これの移植を行えば，皮膚・筋両方の置換が行われて，きわめて好都合ということができる．Volkmann 拘縮に対する筋移植の予後はきわめて良好であるので，今後その適応は漸次拡大されていくものと思われる．

しかし，重度症例の治療は一般に困難であり，とくに陳旧例で神経の変性が高度であり，しかも関節拘縮の強いものについては，変形の矯正のみで満足しなければならない場合も多い．

そのほか，Volkmann 拘縮に対して用いられる手術としては，有茎植皮，手関節固定術，母指対立位固定術，骨切り術，また神経に対しては血管柄付き神経移植などが使用されるが，その詳細についてはここでは省略する．

5. 手に限局した Volkmann 拘縮 (ischemic contracture, local, in the hand)

1952年，Bunnell により報告され，翌53年に記載された疾患であって，Volkmann 拘縮が主として前腕屈筋の阻血性拘縮により発生するのに対して，本症は手掌部の intrinsic muscle が阻血性拘縮を起こすことにより発生する．手部の圧挫ののちギプス包帯，弾性包帯の締めすぎとか，一酸化炭素中毒，またはこれと関係なく手に著明な腫脹，疼痛が発生し，血行が障害されて intrinsic

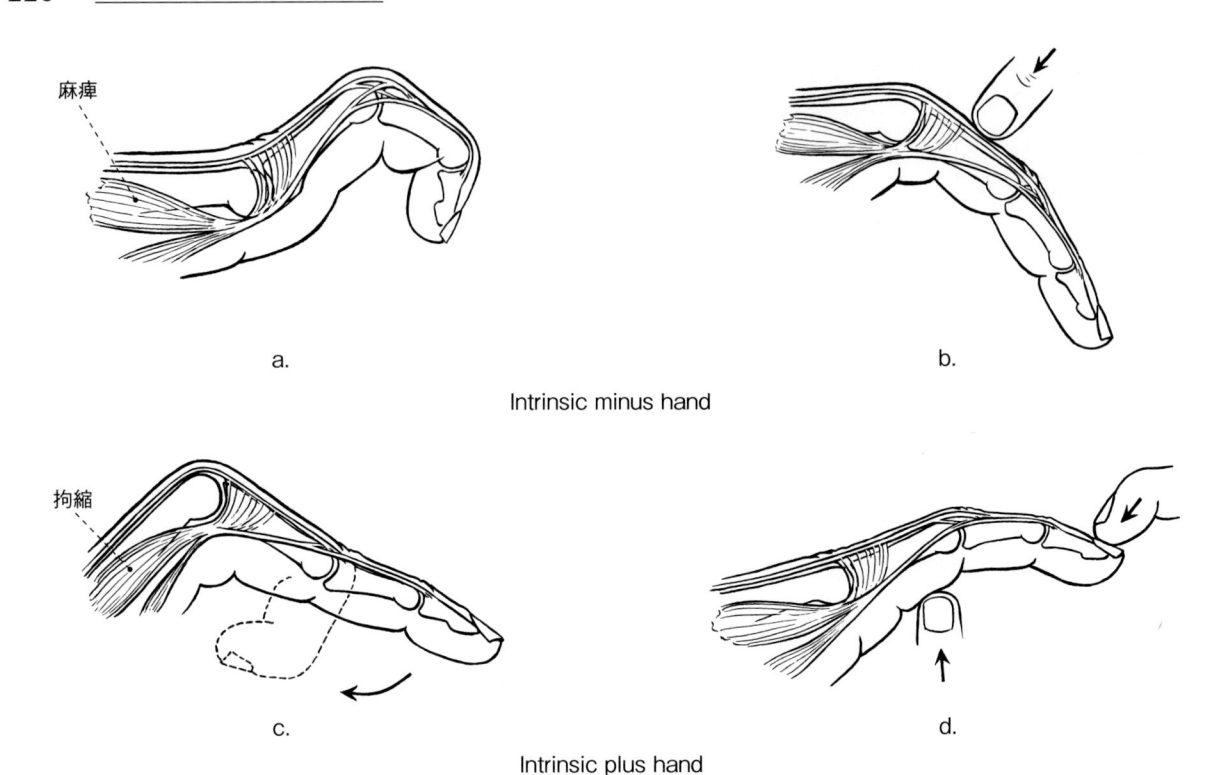

図12・8 a, bはintricsic muscle麻痺によるintrinsic minus handを示し，c, dはintrinsic muscle拘縮によるintrinsic plus handを示した．bのごとくにすれば指は伸展可能であり，dのごとくしても指の屈曲は不能なのがそれぞれの特徴である．

muscleの一部，または全部が急性壊死に陥り，のち拘縮を起こして手は特有の変形，intrinsic plus positionを呈することとなる．この際retroadductor space内を通過する深掌弓動脈の一部の圧迫が，本症発生上重要と考えられ（Zancolli, 1979），拘縮が手の橈側指に強く現われやすい原因をなすと考えられている．さて指は骨間筋，虫様筋の拘縮のためMP関節で屈曲位，PIP・DIP関節で伸展位をとり，母指は内転筋拘縮のため内転拘縮位を，また手のtransverse metacarpal archはthenarおよびhypothenar musclesの拘縮のため，その弯曲を増強して，ちょうど袖に手を通すときの肢位を示す．触診によりintrinsic muscleの硬化と拘縮を触れ，変形の矯正は不能であり，手の機能障害の主なものは指・母指が開かないこと，各指関節の屈曲が不能で握力の減少すること，また指の知覚障害を訴えるものも多い．前腕屈筋の機能は正常に保たれていることが多いが，ときにこの部にも拘縮が発生し，前腕のVolkmann拘縮と手に限局したVolkmann拘縮の両者が合併している症例をみることがある．

指におけるintrinsic muscleの拘縮を知るためには図12・8のごとき方法がとられる．すなわち屈曲したMP関節に伸展作用を加えると，指を屈曲せしめんとしてもlateral bandの牽引作用のため指の屈曲が不能であるが，MP関節への伸展作用を除けば指屈曲は可能となる．これによってintrinsic muscle拘縮の有無が容易に診断される．

治療法として，軽症例ではdynamic splintも利用されるが，陳旧症例でしかも拘縮度の強いものに対しては手術療法が必要となる．

a. 指の拘縮除去

これには2つの方法がある．1つは骨間筋を中手骨より骨膜下に剥離して末梢側にadvanceする方法であり，ほかはintrinsic tendonを切離する方法である．前者は拘縮，癒着の比較的少ない軽症例にのみ効果的であり，拘縮の強い陳旧例には後者が必要であるとされているが，筆者の経験では常にintrinsic tendonの切離が必要

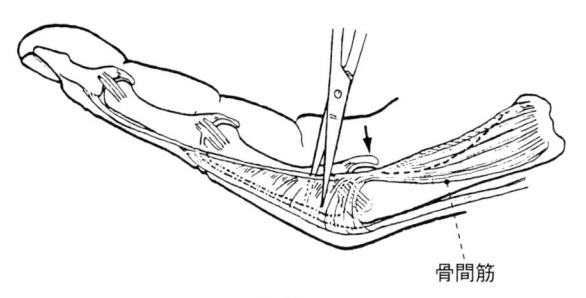

a. Intrinsic tendon の切離
骨間筋腱部の切離を行わんとするところ．矢印の部での切離がより実際的であろう．

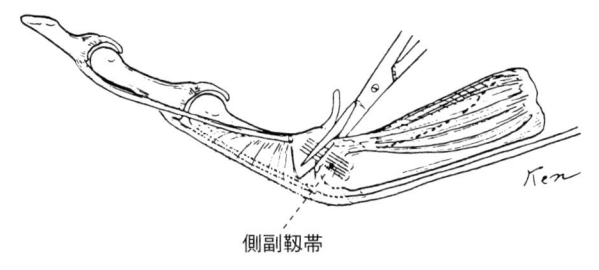

b. 側副靱帯の切離
骨間筋腱の切離後，さらに側副靱帯の切離を加えているところ．

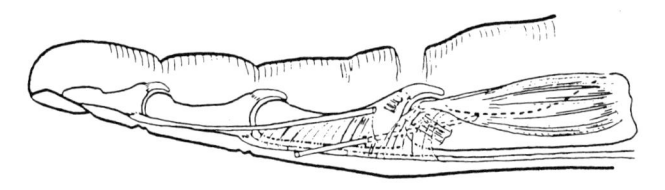

c. 指の伸展
屈曲拘縮が除去されたのち Kirschner 鋼線を斜め方向に刺入して伸展位保持を行う．術後は母指伸展・外転位，指伸展位での固定を約 2 週間続け，以後後療法にはいる．dynamic splint を使用し再発を防止する．

図 12·9 Intrinsic plus hand における MP 関節屈曲拘縮の除去

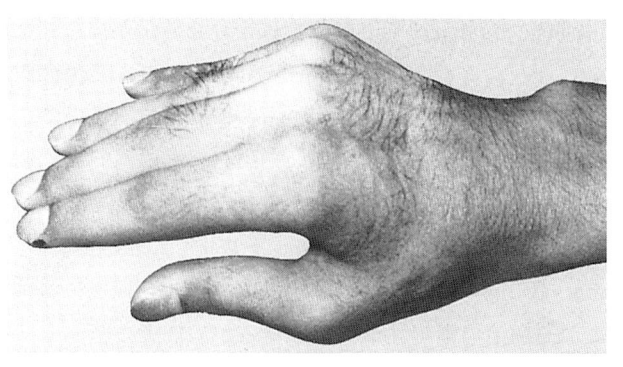

a. 来院時所見

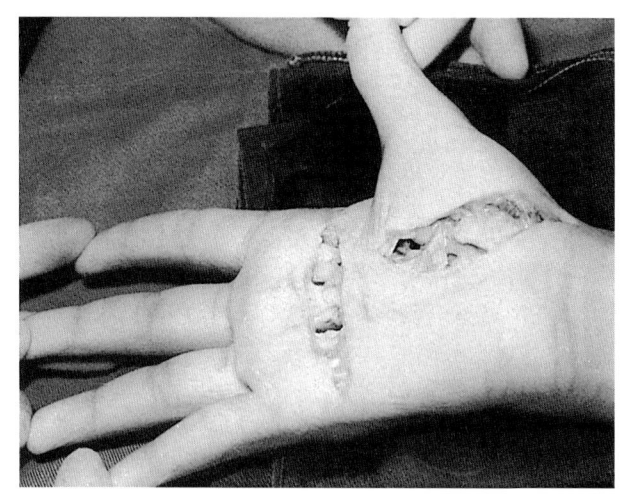

b. 術中所見で distal crease に沿う切開ではいり屈筋腱を左右によけて interosseous tendon を切離．また母指球筋の付着部および内転筋を切離して母指の内転拘縮を除去した．

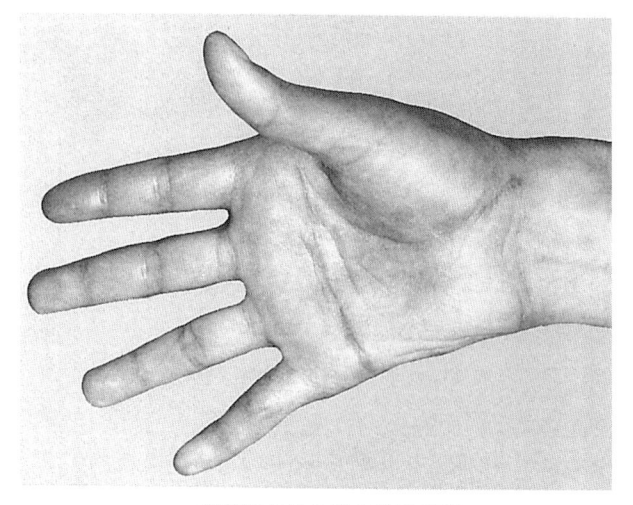

c. 術後における指の伸展状況

図 12·10 28 歳，男．意識消失（自殺未遂とおもわれる）後に発生した右手に限局した Volkmann 拘縮例

であり，前者のみで拘縮の除去された症例は経験していない．したがって現在ではすべて intrinsic tendon 切離を行うこととしている．

切開としては遠位手掌皮線を利用しての横切開が好都合で，まず digital nerve, artery を側方に避けて骨間筋，虫様筋が lateral band に移行する部で intrinsic tendon の切離を行う（図 12·10 を参照）．切離とともにその側の拘縮は除かれ，これを指の両側において行うことにより MP 関節の伸展が可能となる．なお陳旧例では

intrinsic tendon の切離のみでは十分な矯正が得られないことがあるが，それは volar plate および MP 関節側副靱帯拘縮が原因をなしているのが普通であるので，volar plate の側方切開で関節を出し，その両側面で側副靱帯を切離することにより完全な拘縮の除去をはかる．拘縮除去後は intrinsic plus を矯正した intrinsic minus position に指を固定すればよい．拘縮切除後における MP 関節の固定性が問題となるが，筆者の経験ではこの関節に不安定性を訴えた症例は経験していない．

b. 母指の拘縮除去

これについては母指内転拘縮の項（p.245）で述べるのと同様であって，骨間筋，内転筋の剝離，切断が行われ，同時に Brand の release op. とか fore-arm flap 法も利用され，ときには母・示指中手骨間に骨移植を行って母指対立固定を行う場合もある．CM 関節の関節囊切開とか大多角骨の摘出術もときには行われ，しかも効果的な手術方法であるといってよい．術後は母・示指中手骨間に一時的に Kirschner 鋼線 2 本を交差刺入してその矯正肢位を保持せしめる．また拘縮した母指球筋の解離のためには母指球皮線（thenar crease）に沿う切開を加え，運動枝を損傷しないよう注意しながらその起始部を切離することもある．

術後の固定期間は 2 週間として以後温水中での運動を開始する．術後は拘縮の再発傾向が強いので dynamic splint が利用され，しかもしばしばコントロールを行うことが必要である．

第13章 Dupuytren 拘縮

手掌腱膜の肥厚収縮による指の屈曲拘縮を特徴とする手の変形であって，1832年 Dupuytren により詳細な報告がなされて以来，欧米では数多くの報告がなされているが，わが国においてはその発生は比較的まれとされ，少数の症例報告がなされているにすぎなかった．しかし筆者自身による経験よりすれば，ここ数年来外来患者中にしばしば本症を散見するようになったことよりして，わが国においても本症が増加しつつあるようである．かつては女性例はきわめてまれであったが，最近は女性例もしばしばこれを認めるようになった．

1. 発生と原因

中年以後の男性に多く，Luck (1959) によれば男性では平均年齢56.5歳，女性では61.1歳といい，男女の比は7:1，または8:1とされ女性には少ない．両側性にくる場合が多く，Skoog によれば両手の発生が55％，右手29％，左手16％であったという．原因は不明であるが，種々の素因が関係すると考えられ，たとえば**人種**によりその発生頻度にかなりの差異のあることはよく知られているところで，白人に多く黒人にはまれで，Larsen (1968) によれば99例中黒人は6例であり，Yost ら (1956) によれば171例中黒人は4名のみであったとしている．わが国の増加傾向は生活の洋式化によるものであろうか．

次に，本症のある者に**家族発生**をみることは Skoog らも認めているところで，McIndoe ら (1958) は本症の1/3に，また Luck は23.4％にこれを認めているが，さほど多いものではないとする報告もある．

本症と**外傷**との関係については Dupuytren 以来しばしば述べられてきたところで，とくに日常の繰り返される小外傷は本症の素因を有する者にとっては拘縮発生の誘因となることは考えられるが，職業と本症発生との関係については，手労働者とそうでないものとの間にたいした差はないとの意見の人 (Larsen, 1960, Davis, 1965) が多い．

また**てんかん**と本症との関係についてもかなり古くより注目されて，てんかん患者の20～40％に本症をみるとの報告があるが，しかし Dupuytren 拘縮を有する患者にてんかんをみることはまれとされ，その原因としてはてんかん治療薬としての barbiturates がなんらかの関係を有するのではないかとの意見がある．

そのほか，本症発生になんらかの関与を有するかもしれないとされたものに，胎生学的発育異常，リウマチ，内分泌異常，アルコール中毒，心臓疾患，糖尿病などがあるが，Davis (1965) は本症の40例に arteriography および angiocinematography を行い，全例に尺骨動脈分枝の蛇行をみたこと，また造影剤注入時における手の

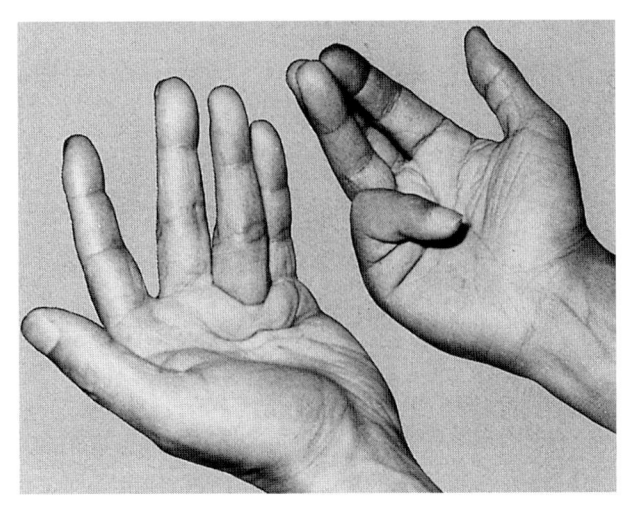

図13・1 62歳，男．2年ほど前より小指に拘縮が始まり，その後，半年ほどで左手に拘縮が始まった．

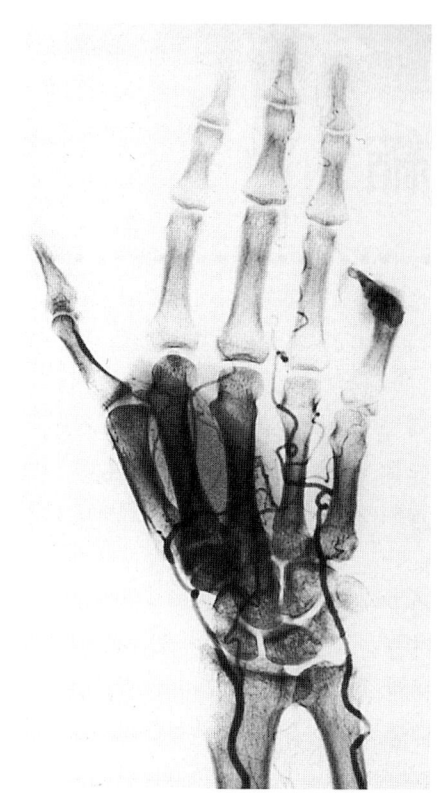

図13・2 Dupuytren拘縮における血管造影所見
拘縮部位に一致して血管の屈曲蛇行が著明である．指血管についても同様の所見が認められる．

循環の回復状況よりして，この部の血流速度に遅延のあることを認め，さらに尺骨神経のtrophic fibreとしての重要性を指摘し，この神経のブロック後における発汗停止域がDupuytren拘縮の病変部位と完全に一致することを認めている．そして拘縮発生の最初の変化は，尺骨動脈分枝よりの細小動脈枝が手掌腱膜を貫通する部において**血栓が形成**され，次いでこの周囲に浮腫浸潤が発生して，漸次この部の線維化と拘縮が形成されてゆくことを述べている．しかしこれが原因か結果かは明らかでない．

Myofibroblastが本症の発生に重要な役割をはたすという発表がTomasekら（1995）によりなされているが，詳細は不明．なおZancolli and Cozzi（1992）は**皮下のretinaculum**についての詳細な報告をしているが，本構造はDupuytren拘縮の発生にきわめて重大な要因をなすとともに，また手術に際しても本構造をよく理解したうえでの実施が大切となろう．

Skoogは手掌腱膜の病変部が長軸線維のみに限局してsuperficial transverse palmar lig.とかseptaなど深部には及ばないことを述べているが，これについては手術の項を参照されたい．

2. 症　状

初期症状としては，普通環指の基部で手掌のほぼdistal creaseの部に相当して手掌腱膜の肥厚による**小結節**（nodule）が形成される．これははじめ皮膚との癒着はみられないが，そのうち癒着をきたし，周囲に皮膚の陥凹（dimole）を形成，次第に増大してくるもので，この時期はLuck（1959）によりproliferative stageと呼ばれたものに相当する．

次いで結節そのものは消退に向かうが，これにつながる腱膜部が索状となって拘縮を起こしてくるようになり，いわゆるinvolutional stageに移行してMP関節における指の拘縮が発生，また指の掌側腱膜にも拘縮が起これば PIP 関節の伸展障害も合併するようになる．そして最後にresidual stageにおいて**索状物**（cord）の形成と皮膚および指の屈曲拘縮が完成するとされている．

3. 診　断

症状がある程度進行すると診断は容易である．初期には手掌腱膜の肥厚が触れにくいこともあるが，環・小指を伸展位として注意深く触診すれば，**小結節**，また肥厚腱膜を触知するものである．小結節（nodule）は末梢側の手掌横皺で環・小指に相当する部に触れるのが普通であるが，ときに中・示指，ときには母指側にも発生し，さらに環・小指ではその基節部掌側にも発生，PIP 関節屈曲の原因となることがある．なお小結節発生の以前に，またはこれと平行して手掌末梢側にpitと呼ばれる爪揚枝で突いたような小陥凹をみることがあるが，これは腱膜拘縮のはじまりと考えてよいであろう．

さて小結節を中心として長軸方向に腱膜構造の肥厚が進めば，手掌から指にかけて縦走する1本または2〜3本の索状物が形成されて**腱索**（cord）と呼ばれ，MP・PIP 関節屈曲拘縮の主要原因となる．

そのほか PIP 関節背側の軟部組織の有痛性肥厚，すなわち**knuckle pad**の存在も注目すべきであり，ときに足底腱膜の肥厚 plantar nodule を合併することも知っ

a. ジグザグ切開

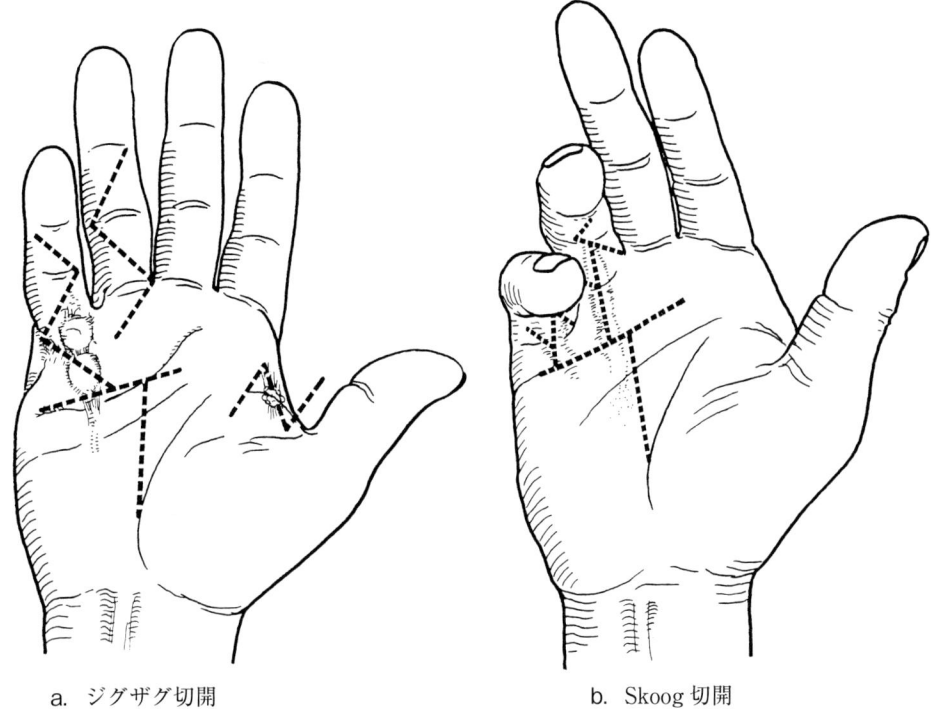

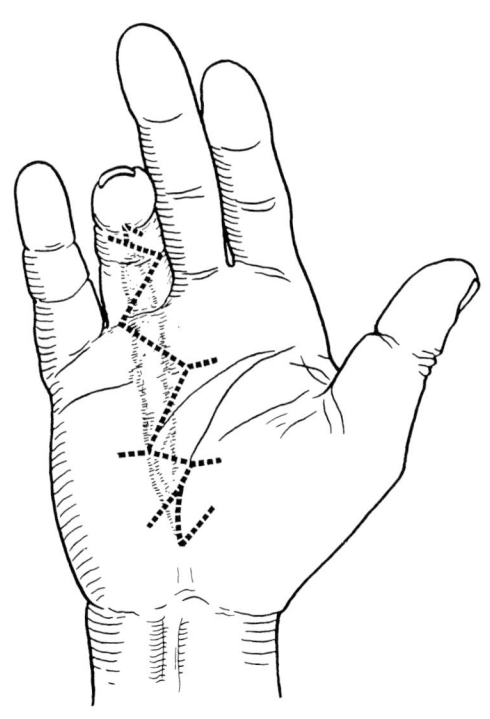

b. Skoog 切開

c. Y-V 切開

図 13・3　Dupuytren 拘縮に用いられる切開のいろいろ

ておくべきであろう．Larsen は 5% に，Yost は 3% にこれをみたという．

さて拘縮の発生は尺側指に多いが，最も多いのは環指であって，Skoog によれば 2,277 手について環指 1,451，小指 1,217，中指 536，示指 123，母指 73 の順であったとしている．拘縮の程度はいろいろで，強い場合には指先が手掌に接し，爪が皮膚にくいこむようなものもあるが，一般にわが国でみられる症例には軽症例が多いようである．局所に疼痛，圧痛なく，また知覚障害もきたさないため一般に患者の受診時期は遅れがちといってよい．血管造影により尺骨動脈分枝に異常蛇行のあることは先にも述べたが，筆者もこれを実施した全例において蛇行所見を認めることができた．しかしこれが本症の原因をなすものか，または拘縮による二次的変形なのかは明らかでない．**Dupuytren 拘縮の分類**については Meyerding (1936) のものが有名であるので次に示す．

Grade
0：屈曲拘縮はなく，ただ小結節があるのみ
1：屈曲拘縮をただ 1 指のみに認める
2：屈曲拘縮が 1 指以上に及ぶが，各指とも屈曲角度総和が 60° 以下
3：少なくとも 1 指に 60° 以上の屈曲拘縮
4：全指に屈曲拘縮

4．病理組織

多くの人により数多くの報告がなされているが，要約するに，結合織の増殖とともに円形細胞の浸潤が著明に認められるとして，本症の発生に炎症の機転を重要視するもの，また炎症は二次性のもので，一次性には手掌腱膜からの線維の腫瘍性増殖を重視するものなどいろいろであり，また Skoog のごとく手掌腱膜の小断裂像とヘモジデリン沈着を認めて腱膜の断裂が本症の発生に誘因をなすとするものもある．そのほか肥厚した組織の周囲には血管の増殖と血管壁の肥厚，そして血栓形成などの所見をみることが知られている．

5．治　療

非観血的療法としてはビタミン E の投与，ステロイドの局所注射，または X 線照射などが行なわれるというが，その効果は不明で，機能障害が認められればなる

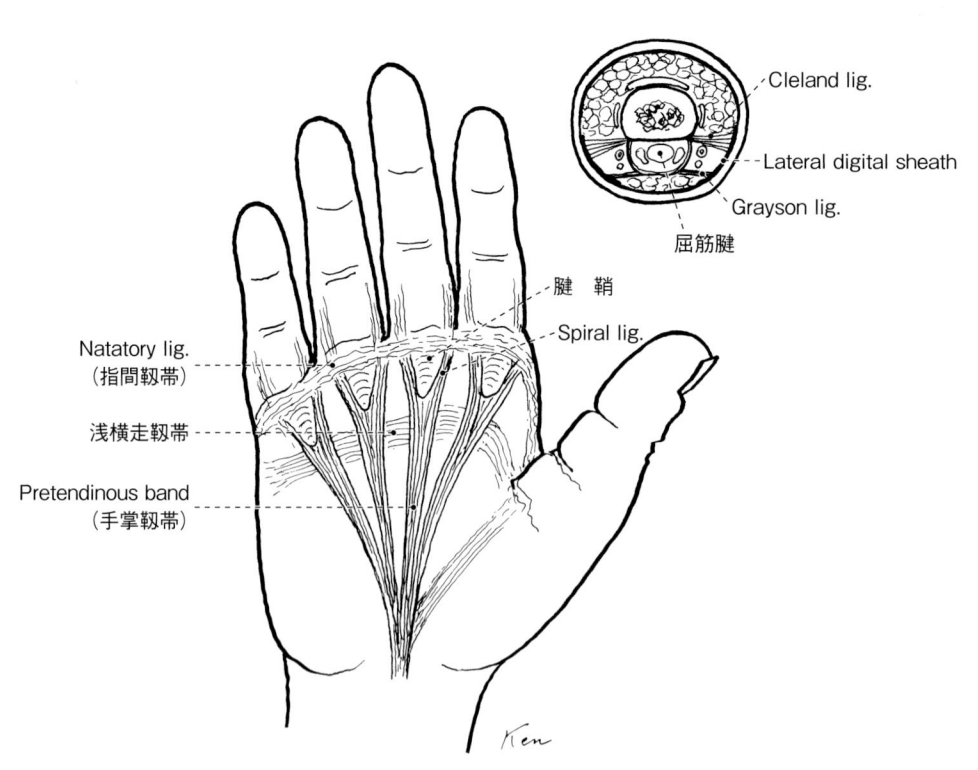

図 13・4　手掌腱膜および指の腱膜の構造（Dupuytren 拘縮に関与する腱膜）
（津下：私の手の外科—手術アトラス，第 4 版，p.298, 2006）

べく早期に手術を行う．拘縮が長期間継続すれば腱膜のみでなく皮膚性，腱性，また関節性の拘縮が発生するからである．なお Bassat (1965, 1969) により始められた **enzymic fasciotomy** は tripsin, hyaluronidase, それに xylocain などの混合液を局所に注入したのち暴力的に指を伸展せしめて拘縮腱膜を断裂せしめるもので，Hueston (1971) も症例を選べば効果のあることを述べているが，われわれには経験がない．

手術療法としては手掌腱膜の切腱術（fasciotomy）と部分切除術（limited fasciectomy），それに全切除術（total fasciectomy）の3者があり，それぞれ特徴のある手術法といってよい．

腱膜切離術（fasciotomy）は皮下切腱術の方法がとられ操作が簡単で早期社会復帰が可能という利点があり，高齢者とかほかに疾患を有し，より広範な手術ができない場合に適応となろう．利点としては，

(1) 侵襲が少ない
(2) 拘縮がただちに除去される
(3) 手技が簡単

などであるが，欠点としては，

(1) 肥厚腱膜は除去されない
(2) 血管・神経を損傷する危険性がある
(3) 再発率が高い
(4) 効果が不十分

のことがあるなどである．したがって，

(1) 病弱な老人
(2) 1～2指の限局性索状肥厚のある場合
(3) 手術を極端に嫌う人

などに適応といえよう．

方法としては，止血帯使用のもと罹患指を伸展して肥厚腱索を緊張せしめながら腱索側方のなるべく健康な皮膚より先の細いメスを入れてこれらの切離を行う．必要に応じ横の皮膚切開が併用され創は開放のまま処置 (**open palm technique**) されてもよい（McCash, 1964）とされ，術後の創はよく自然閉鎖するというが，筆者には経験はない．

腱膜切除術（fasciectomy）：これには完全切除術（total）と局所性切除術（local）の2種類があるが，後者の local fasciectomy が一般的で，われわれももっぱらこの方法を用いてきた．要は拘縮の原因をなす腱膜のみを切除するもので，手術は必ず止血帯使用のもと拡大鏡を用いながらこれを行う．切開線についてはかつて McIndoe ら (1946) の方法に従い，手掌の distal palmar crease に沿う横切開と，指については Z 切開を用いて病変部の腱膜と，これより垂直に中手骨掌面に向かう隔壁 (paratendinous septa) をも含めて全切除する方法がとられてきたが，最近ではこれに長軸方向の切開を追加するとか (Skoog, 1967)，また Tubiana (1967) のごとくゆるく弯曲する長軸切開に一部 Z-plasty を追加する方法などが用いられるようになった．あるいは直線縦走切開ではいり，のち Z-plasty を追加するもの，また最初よりジグザグ切開を用いるとか，King (1979) のごとく **Y-V 法**を加味するのもよいであろう．これらの切開であれば拘縮肥厚した腱膜の全長にわたる露出が容易であり，また血管・神経の分離が行いやすく，誤ってこれを損傷するなどの危険性も少ない利点がある．もちろん切開線のデザインは各症例により随時決定しなければならない．さて腱膜の切除は可能な範囲病巣部を広く出して健康部との境界より切離をすすめ，腱および血管・神経を分離しながら septa を含めて指屈側における肥厚腱膜を切除するのが普通とされている．なお拘縮が 2, 3 指に及ぶ場合には必ず distal palmar crease に沿う横切開を加えることが大切で，各指別々に切開で指間の皮膚をトンネル状に剝離して手術を行うことは神経・血管損傷をきたす危険性がきわめて高いことに注意する．トンネルは意外に広い手術野は得られないものである．

Skoog (1967) によれば Dupuytren 拘縮における腱膜の病変部位は縦走線維部のみで，その下に位置する superficial transverse palmar lig., および paratendinous septa には病変が及ばないことを述べ，この部は切除することなく残したほうがよいとし，指における拘縮腱索の除去に際してはとくに神経・血管を損傷しないよう確実に目で確認してのち剝離を進めることが大切としている．なお筆者は手術に際してまず中枢より神経・血管を避けながら pretendinous band を切り，これを末梢方向に切離，反転していく．MP 関節部では浅横走靱帯，腱間隔壁を含めて切除するのを原則とする．指根部から MP 関節の間ではとくに瘢痕が厚く，神経がこの中に埋没，また他側に移動していることがあるので，その走行を追いながら剝離を進めるが，もし追跡できない

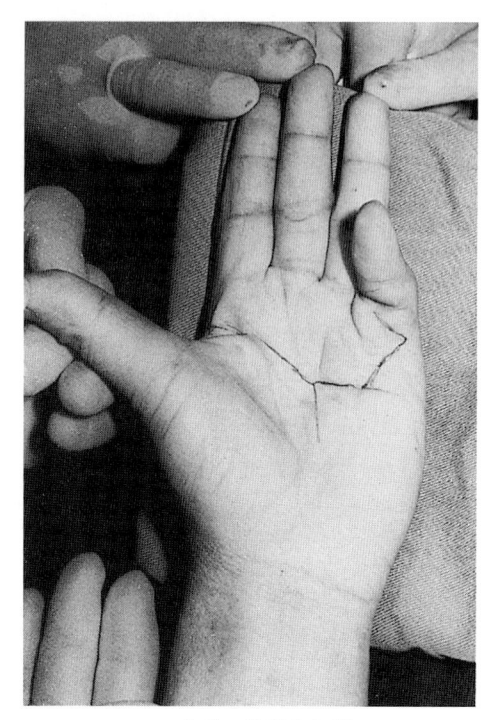

第13章 Dupuytren拘縮

a. 左手の拘縮と切開

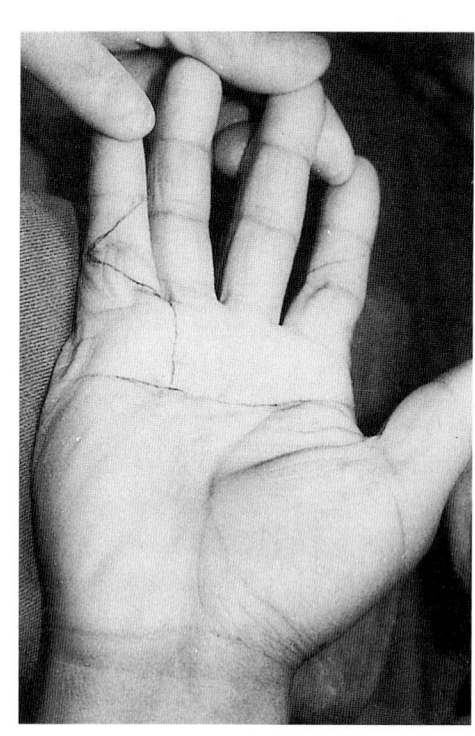

b. 右手の拘縮と切開

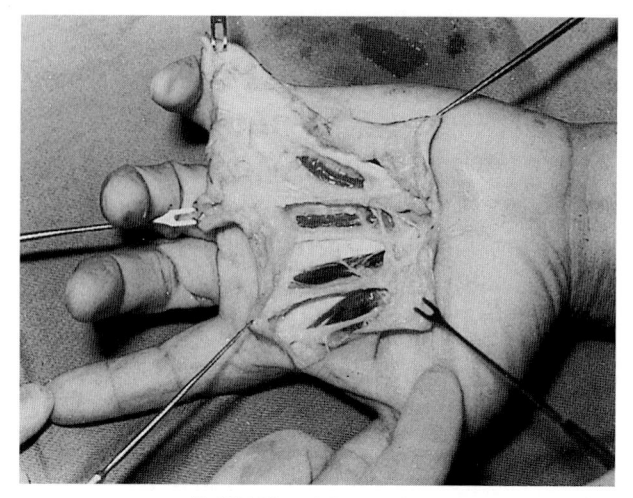

c. 拘縮腱膜の露出と腱膜の切除

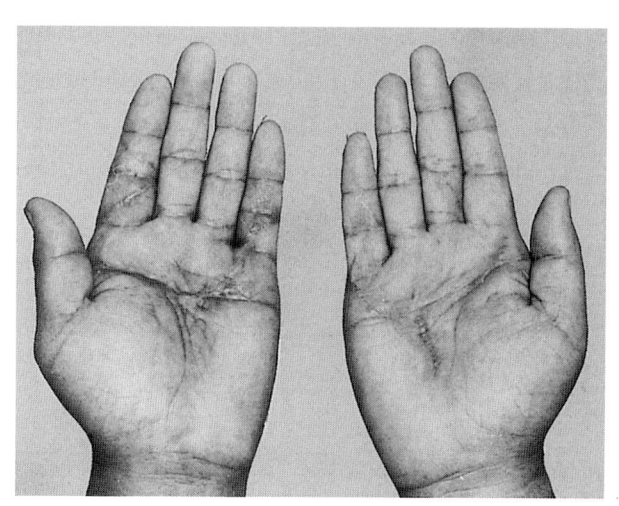

d. 術後の指の伸展

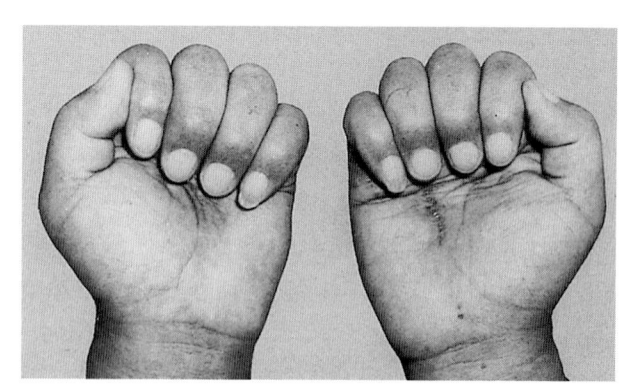

e. 術後の指の屈曲

図13·5 62歳，男．3年前より拘縮に気づく．小指より始まり，示・中指にも伸展障害をみるようになった．

a. 正常指掌側の靱帯

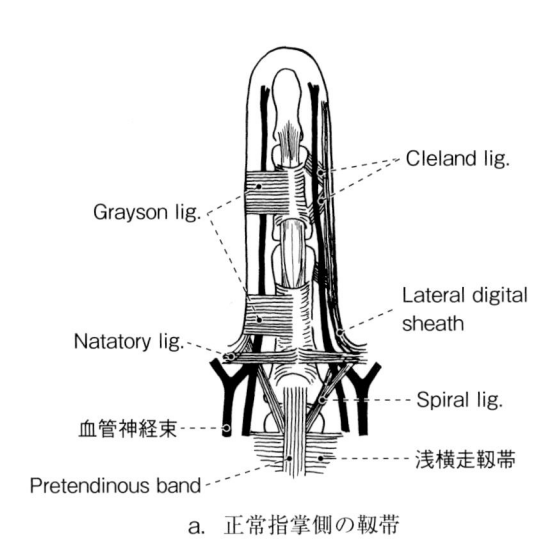

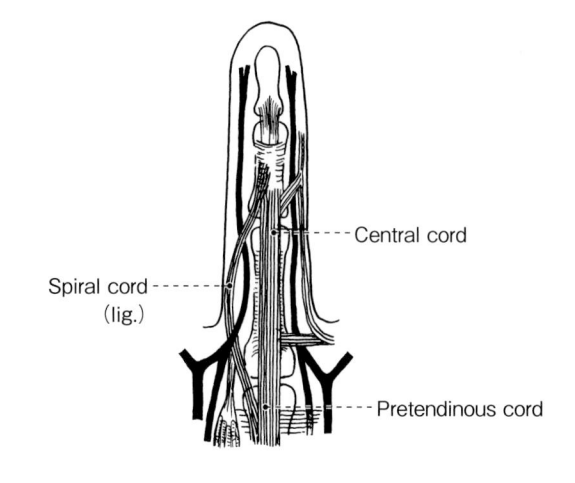

b. 拘縮発生時における靱帯の態度
指の血管神経束は spiral lig. により，図のごとくしばしば螺旋状に取り巻かれているので，これの切除にあたっては神経，血管を損傷しないよう十分注意する必要がある．McFarlane (Plast Reconst Surg 54：31-44, 1974) の図を参考にした．

図13・6　McFarlane による Dupuytren 拘縮の発生病理
(津下：私の手の外科—手術アトラス，第4版，p.298, 2006)

ようであれば末梢側より反対方向に剝離を始め，神経の確認を行うのがよい．この部では pretendinous band, spiral lig., natatory lig. が複雑に絡み合っているので注意する．また指では pretendinous lig. のほかに Grayson lig., また側方の digital sheath が肥大，癒着しているので神経・血管を避けながら，ときには腱鞘も含めて瘢痕を切除し，PIP 関節の拘縮もできるだけ完全に切除してやる必要がある．そのほか高齢者でしかも拘縮の強い場合には指の切断術を考慮しなければならないこともある．

術後は止血を十分にし，**ペンローズドレーン**とか**サクション**を挿入，のち圧迫包帯を行い，手掌部における血腫の形成を防止しなければならない．なお拘縮の強い症例では創の閉鎖に際して皮膚移植を必要とする症例もあるであろう．包帯後は手の挙上位保持に努め，創の治癒を待って2週ごろより温水中での自動運動を開始する．なお術後は拘縮の再発傾向が強いので夜間副子を使用するとか dynamic splint を利用せしめることが必要となろう．

最後に手術の合併症について簡単に述べるならば，第1が血腫形成であり，次いで創縁の離開でこれは皮膚の剝離に際して創縁の血行が障害され創の治癒が遅延するためである．そのほか化膿，術後浮腫の発生，関節拘縮など注意すべきであり，また術中に誤って神経を損傷した症例がかなりの率でみられること，たとえば Tubiana (1967) の195例中15例など注目すべき点であろう．

なお術後の再発について云々されることがあるが，その多くは拘縮の取り残しによるもので，完全な切除が行われていれば再発はないといってよいであろう．手術を行わなかった指の拘縮の進行はありえるであろう．

第14章 骨の無腐性壊死疾患

1. Kienböck 病（lunatomalacia）

1910年 Kienböck により記載された疾患であって，X線上月状骨は特有な硬化像を示し，局所の疼痛と機能障害を起こすが，その原因は月状骨への血行障害によるaseptic necrosis と考えられている．発生は女性よりも男性に多く，その比は3～4：1であり，右手と左手との比は3：1とされ，年齢的には20～50歳の青年または成人でしかも手を持続的，衝撃的に使用する大工，左官などの manual worker に多い．

原因についてはいまだ不明の点も多いが，慢性また急性の外力による骨の栄養動脈の遮断によることは明らかであるといってよい．そして一般に骨端炎として述べられている Osgood-Schlatter 病，Perthes 病などが骨発育過程上の幼年者，若年者に認められるのに対し，本症は青年以後に認められることよりしても，本症の発生がほかの骨端炎の場合とは異なることが想像される．

さて栄養動脈の遮断がどこでいかにして起こるかについては明らかでないが，1回の外力のみによるとは限らず，日常のほとんど自覚に残らない程度の慢性外力も本症発生の原因となるかもしれない．

また本症が月状骨のX線上は認められない骨折に引き続いて発生するとの立場をとるものもあり（Rüttner），König（1961）は38例中8例に骨折を認め，しかもこの骨折線は本症の初期にのみ認められたと述べている．Lee（1963）は**月状骨の血行**について調査し，これを3型に分けて，

(1) 栄養動脈が本骨の掌側，または背側の1側のみから斜めに侵入している場合
(2) 掌側，背側の両面より侵入するが両者間に吻合を持たない場合
(3) 両側より侵入した両血管間に吻合を有する場合のあることを述べた．これら血行が骨壊死と密接な関係を有するであろうことは論をまたない．なお月状骨は手の力が前腕に介達される際の中心軸上にあって常に外力を受けやすい位置にあり，手をついて倒れたような場合，強力な圧迫作用がこの骨に加えられることも想像に難くない．

井上（1970）は多数症例についての詳細な研究により，機能解剖的にも，病理組織的にも本症は月状骨骨折の遷延治癒の状態であると考えられることを述べているが，注目すべき結論であろう．

なお外傷に関連して本症の誘因に橈骨遠位端に対する尺骨末端の相対的短縮，いわゆる **minus variant** が重要であるという Hultén（1928，1935）の考えは欧米，とくに北欧を中心に広く信じられているところで，彼によれば本症の74％に minus variant が認められるという．しかしわが国における田島ら（1969）の調査によればKienböck 病160例について plus variant 25.5％, zero variant 56.5％, minus variant 18.0％であったとし，正常人にみられる minus variant 1.2％よりは多いがHultén（74％），Persson（63％）よりはるかに少ないとしている．

症　状：局所の疼痛，軽度の腫脹と運動障害が認められ，運動としてはとくに背屈運動が障害される．これらの症状は外傷に引き続いて発生することもあるが，またとくに自覚するほどの外傷がなくても発生し，数週，数ヵ月，または数年前に外傷の既往のある場合もある．疼痛は手の使用により増強し，月状骨部に一致した圧痛がみられ，X線，MRI上月状骨は平たく無構造で異常の濃厚陰影をみる場合，また骨は鬆粗となって分裂像を示すこともあり，骨の破壊像，辺縁の不規則化が認めら

表 14・1 Lichtman 分類

		治療法
Stage Ⅰ	・線状または圧迫骨折の可能性あるも，ほかに X 線状所見をみない．臨床上は疼痛使用で増悪	・安静・固定
Stage Ⅱ	・X 線状陰影濃厚，しかし変形をみない．骨折線をみることあり．臨床上疼痛，腫脹，圧痛	①尺骨 plus variant の場合：Revascularization
Stage Ⅲ	・全体として圧迫扁平化，陰影濃厚，月状・舟状骨間開大	②尺骨 minus variant の場合：橈骨短縮術
Ⅲ-A	・以上で舟状骨回旋転位（ring 形成）のないもの	・大・小菱形骨・舟状骨（STT）固定術，舟状骨・有頭骨（SC）固定術
Ⅲ-B	・舟状骨回旋転位（ring 形成）のあるもの	
Stage Ⅳ	・全体に変形症所見をみるもの	・手根骨中枢列切除術，または関節固定術

れる．陳旧症例になると変形性関節症の所見が周囲の関節面にも認められ，症状も漸次増悪傾向をたどる．Lichtman（1982）は表14・1ごとき病期の分類を示し，それに対応する治療法につき述べている．

治　療：各種理学療法が用いられるとともに固定療法も利用される．手関節を良肢位としてギプス固定を行い，固定期間はなるべく長く2～5ヵ月間とすることが望ましいが，しかしこれを行っても常に症状が軽快するとは限らず，そのほか種々の薬物療法の合併なども行われる．症例によっては職業の変換が必要となるであろう．

手術療法：古来Beckの骨穿孔法が用いられてきたが，その効果は確実とはいえず，また骨釘移植術も行われてきたがいずれも確実な効果は得られない．月状骨全摘出術は，手根骨間の配列に乱れを生じて高度の変形性関節症を続発することが多く，その実施には慎重でなければならない．

以下現在使用されている主要術式について述べると，

1)　血行再建術

月状骨の壊死がいまだ濃厚陰影のみで分節化にいたらない比較的初期の段階においては，骨の背側に穴を開け壊死骨を掻爬したのち chip bone の移植と同時に手根背側に形成される血管網，およびこれよりの背側中手骨動脈とこれの栄養する骨の一部を付して月状骨内に挿入し，骨の **revascularization**（保利1973, 1982, 毛利1973, 玉井1993）をはかることがある．初期症例においては

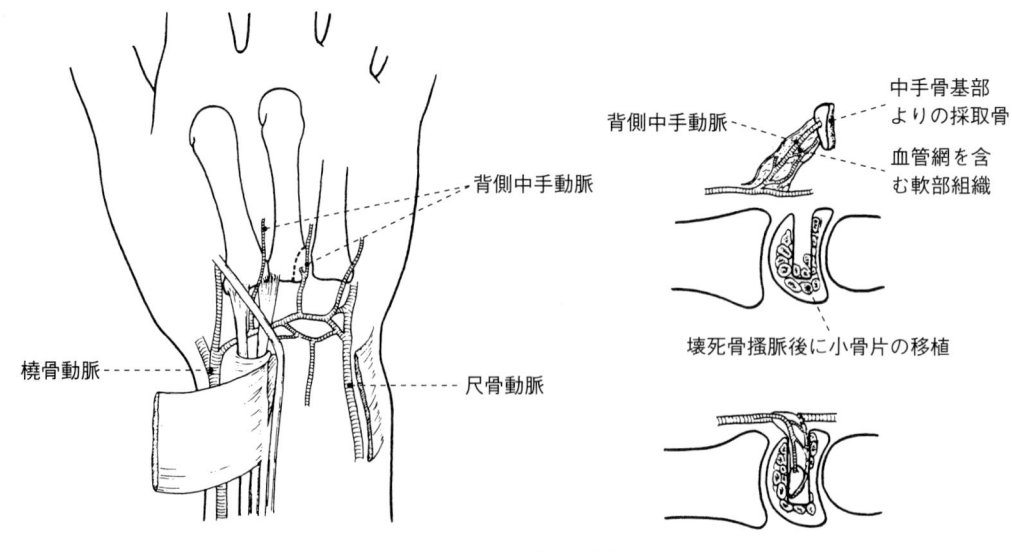

図 14・1　血行再建手術
骨に分節のない初期症状のみに適応となる．

良結果を得ることがあるが，手技がデリケートであること，また適応についてもなお検討の余地があるかもしれない．

2) 橈骨短縮骨切り術

Hulten (1935) により行われ，Tillberg (1968) など北欧を中心に多くの報告があり，わが国では田島 (1977)，池谷 (1975) らの報告がある．方法は橈骨遠位1/3部に掌側縦切開を加え，腕橈骨筋と橈骨動脈の間より長母指屈筋に達し，これを骨膜下に剥離して橈骨前面を出し，エアートームを用いて約5mmの短縮骨切り術を行い，あと副子固定をする．池谷 (1981) によるといずれのstageでも除痛効果と手関節の可動性の増大が得られ，X線的にも骨質改善所見が得られるという．要は尺骨のminus variantをplusに変えようとするものである．

3) Silastic implant 法

壊死に陥った月状骨を摘出してシリコン製の人工骨を挿入するもので (Swanson, 1970)，筆者らもstage 3, 4のものに使用していたが，現在中止している．なおCarrollは腱を，また筋膜を採取してこれをグルグル巻きとして球状にしたものを摘出してできた空隙の補填に使用している．ときに使用してよい方法であろう．

なお壊死した月状骨を摘出するためには靱帯の切離が必要であり，このことは手根骨不安定化を結果することとなり，事実舟状骨が回転しscapholunate angleの増大が認められる．かかる場合，原則として大小菱形骨・舟状骨 (STT) 固定術を合併する．これにより不安定性を除き，力の介達が手から固定骨を通して橈骨に移行することを期待するものである．

4) 橈骨遠位端からの血管柄付き骨移植

Sheetz (1995) らは橈骨遠位端の骨を血管柄付きとして起こし，これを壊死骨を掻爬，除去した月状骨に海綿骨とともに挿入する方法を述べ，これによれば圧壊した月状骨の再形成も可能という．なお術後しばらくは創外固定器を使用して骨の圧壊を防止するのが望ましいという．なお詳細については微小外科の項でも述べたので (p.511) 参照されたい．

5) 関節固定術

最後の手段として用いられ，手根骨の一部のみを固定する部分固定術と全体を固定する固定術の2つがある．部分固定術は関節の可動性を少しでも保存するとともに壊死に陥った月状骨の血行を回復せんとするもので radio-lunate, capitate-lunate, scaphoid-capitate-lunate, capitate-hamate-lunate-triquete などの limited の固定術である．しかし capitate-lunate についても，月状骨が圧迫扁平化を示さない初期には適応あるも，進行例は

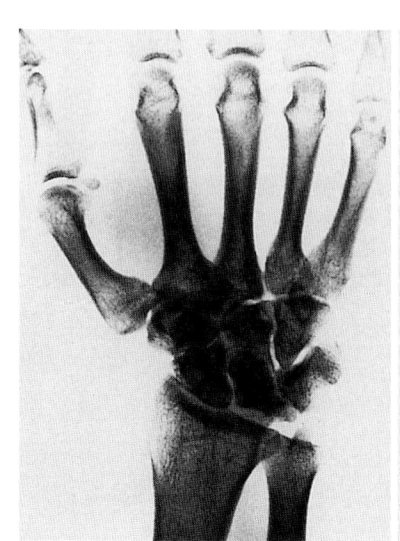

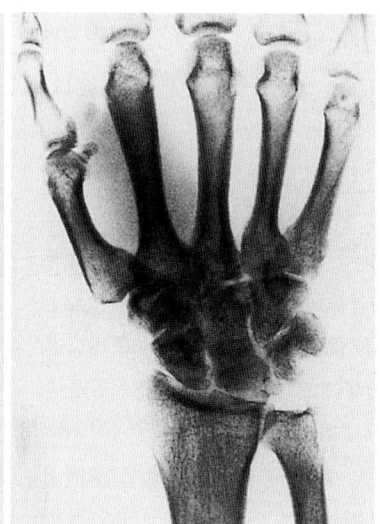

a. 術前所見　　b. SwansonのSilastic implant 挿入後の所見．疼痛は軽快した．

図14・2　35歳，男．職業大工にみられた右手Kienböck病

適応にならないという（Watson, 1980）．

なお，陳旧例で扁平化が強く周囲に変形症の進行も認められ疼痛が強ければ，中枢列の手根骨摘出手術（carpectmy）とか全関節固定術が適応となろう．

2. 舟状骨の無腐性壊死（Preiser病）

Kienböck病が月状骨に発生すると同様，舟状骨に類似変化が発生するもので1910年Preiserによりその5例が報告された．すなわち彼は外傷後の舟状骨に円形透明巣を認めて，外傷性栄養障害によるnekrotisierende ostitisであるとしている．その後Oltramare（1933）も本症の成因につき述べているが，見逃された骨折の非定形的経過の残遺症候群であろうとし，そのほか栄養動脈の血行障害などに原因を求める人が多い．

症　状：手関節部の疼痛，snuff box部の圧痛，それに軽度の腫脹，運動制限などで，X線所見はKienböckの場合と同様，濃厚陰影と透明像の錯綜，骨の破壊，嚢胞像，分裂化などで，陳旧例では変形性関節症の所見を示すようになる．

治　療：Kienböckの場合と同様であり，保存療法としては2～数ヵ月のギプス固定が行われる．手術療法としては骨穿孔術，骨移植術，血管柄付き骨移植，関節固定術などが考慮される．

3. 指骨骨端炎（Thiemann病）

Thiemann（1909）により初めて記載された指骨の骨端症で，まれな疾患とされ，わが国では藤原ら（1961），井上（1967），塩之谷ら（1968）の報告がある．12～19歳の若年者の両側中指，まれに環指に発生し，PIP関節の腫脹，疼痛，運動制限を認め，X線，MRI上では主として中節骨基部に透明巣，不規則辺縁，硬化像，変形などが出現するが，基節骨末端にも硬化像，扁平化などの変化をみることがある．同様の変化はときに環指にみられ，また他指にみるとかDIP関節にも出現することがあるとされている．

原因は明らかでないが，繰り返される外傷が誘因となって血行障害をきたすことによるとも考えられ，また家族発生の例も報告（Cullen, 1970）されている．

経過は緩徐であるが予後良好で，患指の短縮をみることはあるものの発育の停止とともに病変も治癒するのが普通．しかし形態変化は残って変形性関節症にいたるものもあるという．

4. 中手骨骨端炎（Dietrich病）

第2～5中手骨の末梢端に発生する骨端炎であって，Dietrich（1932）により初めて記載されたが，彼は本症の8例を報告．そのうち7例は中指中手骨に，1例は環指中手骨に認められたとしている．

原因はほかの骨端炎と同様，外傷が誘因とされ，症状としてはMP関節部の腫脹，疼痛，運動制限などが認められる．X線的には中手骨骨端部における関節面の扁平化，骨濃像，空胞状透明巣，辺縁硬化像などがみられ，全体として骨頭の変形が招来される．

治療としては安静保持を原則とし，症状が高度でしかも持続するような場合にのみ中手骨骨頭切除術が考慮される．なお本症は足において中足骨骨頭を侵す第2 Köhler病と対照的な疾患と考えてよいであろう．

5. Microgeodic disease

1970年Maroteauxは，主として幼児の手指骨を侵す，原因不明の疾患に対し，その共通した特徴的なX

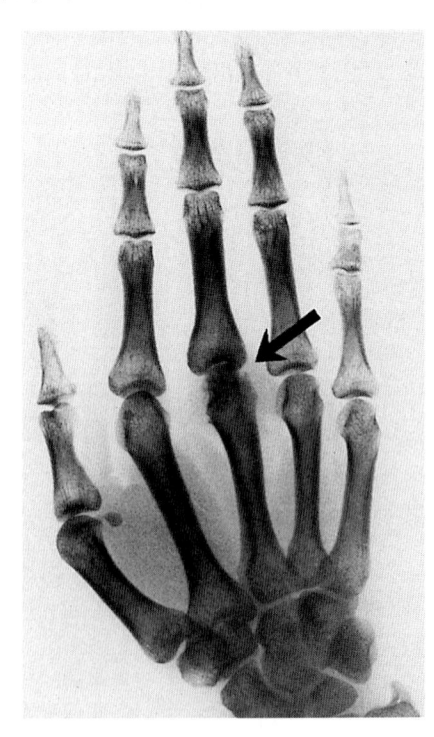

図14・3　18歳，女．中指MP関節に，とくに原因なく疼痛を訴えて来院．Dietrich病と考えられる症例

線所見である不規則な蚕食像，小斑点透明像を示すことより geode（晶洞）なる語を用い microgeodic disease として発表した．今日までの報告は杉浦（保）(1974)，杉浦（良）(1977)，山本 (1979)，大塚 (1981) らのものがあるが，それほどまれなものでなく，毎年1～2月の厳寒期に1～2例を経験するところである．年齢は6～9歳に多発し，1指，または2～3指の中節，ときに基節を侵し，臨床的には罹患指の紡錘状腫脹と軽度の発赤，圧痛，熱感を伴うもので，その所見は「しもやけ」に類似する．予後は良好で治療の要はほとんどなく，春になるとともに軽快する．原因は不明．Newns らは sarcoidosis の一種と考えているが，寒さとX線所見である骨膜肥厚，蚕食像がどのように関連するのかなどまったく不明．しかし骨壊死の一種とも考えられ骨の一時的硬化像をみることが多く，骨端軟骨の早期癒合をみるとか，cone shaped epiphysis をみることもまれでないという．

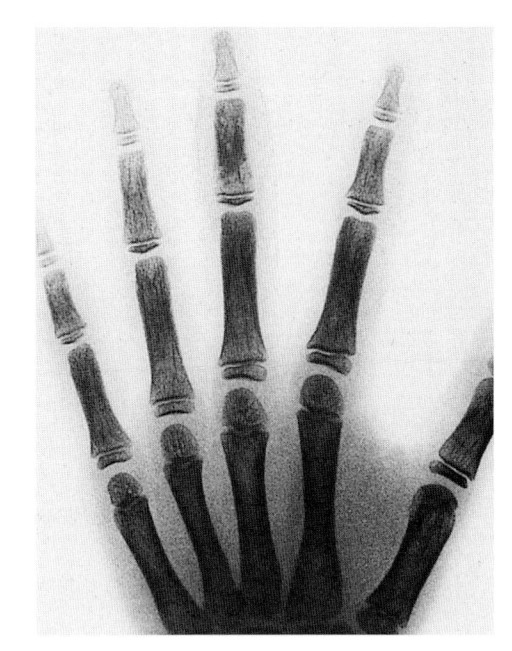

図 14·4　10歳，男児の中指にみられた microgeodic disease の1例

第15章 母指の機能再建

日常生活において，物をつまむ，握るなどの運動の際，母指の機能はきわめて大切であって手の全機能の40〜50％を占めると考えられる．さて母指がその機能を十分に発揮するためには，

(1) 一定範囲の自由な可動性を有すること
(2) 希望の肢位での固定性を有すること
(3) 一定の長さを有すること
(4) 健常な知覚のある疼痛のない指をつくること

の4点が要求され，このうちのいずれか1つが失われても母指の機能は非常に障害されることとなる．外傷の際にはしばしばその1つ，あるいは2つ以上のものが同時に失われ手の機能障害の重要な原因となるので，以下これらの問題について述べてみたい．

I 母指内転拘縮の治療

母指の運動障害のうちで最も重要なものはこの内転拘縮であって，母指の外転，対立運動が不能となりpinchができず，また母指が開かないため握りの運動も障害される．

以下少しく母指の運動について考察してみると，母指が自由に動くためにはsaddle jointであるCM関節がスムーズに滑動すること，intrinsicおよびextrinsic musclesが健在であること，手背，手掌の皮膚が軟らかく，弾力に富んでいることが必要で，いま母指の運動とほかの指の運動の相互関係をシェーマで示すと図15・1のごとくである．すなわち図は各指の中手骨骨頭の位置とその移動範囲を示しているが，示・中指の中手骨はCM関節に固定されてほとんど可動性がなく，これが手の主軸を形成している．これに対して環・小指の中手骨は図に示したごとき可動範囲を有し，母指のそれは最も広範囲でこれらにより手の横軸アーチが形成される．いま母指中手骨が短母指伸筋，長母指外転筋の作用によりAの位置に外転した場合，すなわち示・中指の軸と，示指においてこれに垂直にたてた垂線とのちょうど中間位，45°の方向に開いた場合が母・示指中手骨のなす角度は最も大であり，AよりB，あるいはCに向かうにしたがってこの角度は多少減少する．母指がAより短母指外転筋，母指対立筋などの作用によりBの位置，すなわち示指の前面で示・中指の軸に垂直な線の位置まで移動した場合がすなわち母指の**対立位**であって，pinch，graspの際，母指はかならずこの位置にこなければならない．次に母指は長母指伸筋，第1背側骨間筋などの作用によりAよりCにも移動可能であり，また内転筋，長母指屈筋，あるいは骨間筋の作用によって示指の橈側に接するまできわめて広い範囲の可動性が許されているわけで，かかる広範囲の自由な運動ができてはじめて小さな物でも，また大きな物でも自由につまんだり，握ったりすることができ，ここに母指の全機能が発揮されることとなる．

そして母指がこのような広範囲の可動性を保持するためには，先述のごとく皮膚が軟らかく，伸縮自在で弾力性に富んでいること，またそれぞれの作用筋が力強く，しかも円滑に母指の移動に関与すること，そして母指中手骨の支点をなすCM関節のsaddle jointが，屈伸，内・外転，内・外旋と各運動を自由にスムーズに行うこ

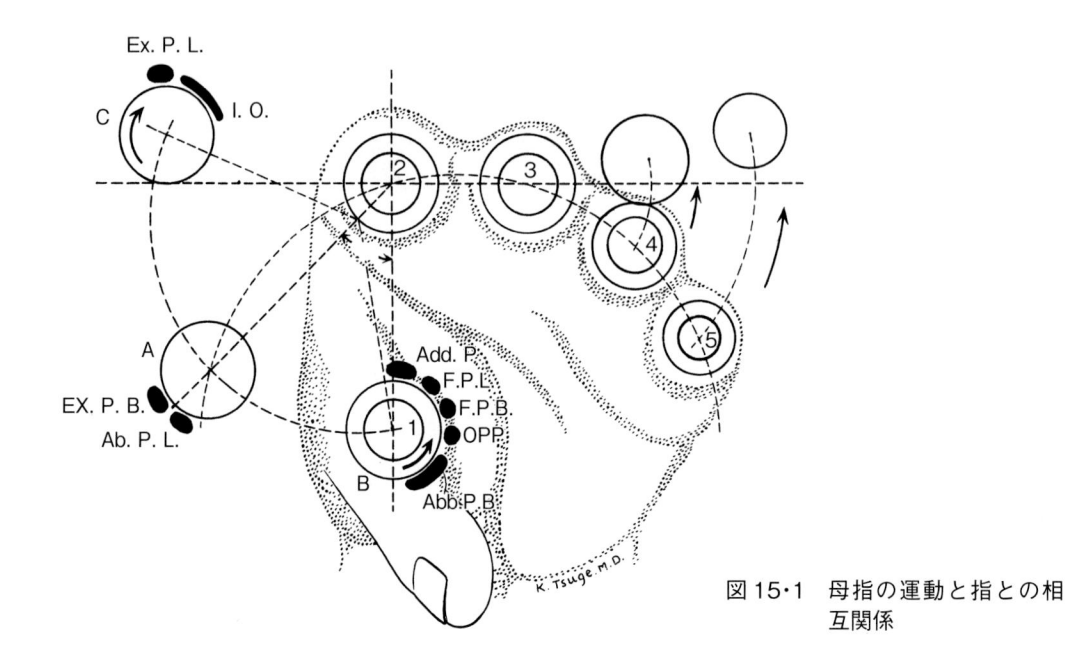

図 15・1 母指の運動と指との相互関係

とが必要である．母指が対立位，すなわちB位置にきた場合，中手骨は図に示したごとく，内旋位をとって，母指の掌面がほかの4指に向かうこととなるが，C位置に移動すると外旋運動を起こして指掌面が前方に向かうことはよく知られている．

さて以上の母指の自由な運動に必要な皮膚，筋肉，骨・関節などがなんらかの原因により損傷されると，母指の外転運動はもはや不能で示指の側方に内転拘縮して日常生活における手の機能は高度に障害されることとなる．

母指内転拘縮の原因としては長期間の不良肢位固定，誤った包帯，熱傷，外傷による瘢痕形成，骨折，脱臼，神経麻痺，Volkmann 拘縮などにより発生するが，種々の場合の治療法について論述してみたい．

1. 不良肢位固定による母指内転拘縮

手の良肢位を考慮することなくギプス副子に手をのせ母指を示指側方位として固定するとか，その他不適当な包帯によっても母指は容易に内転拘縮を起こしてもはや母指の自由な外転運動は不能となる．固定期間が比較的短く，拘縮が軽症の場合には自動運動のみによっても矯正可能であるが，固定が長期に及び拘縮程度がやや高度であればしばしば弾性副子を用いての矯正運動が必要となる．弾性副子としては（Kirschner 鋼線と革具を用いて作製する）Littler の副子も便利であるが，図 15・2 は opponens splint に水道用のゴム管の半分をとりつけたもので製作が容易であり，しかも効果的である．以上により軽症例の多くは比較的容易に母指の外転を回復するものであるが，なお矯正不十分な症例に対しては手術的に母指中手骨背面に縦切開を加え，骨間筋の骨膜下剝離，および内転筋付着部の筋，筋膜の切断が必要となる．この際母指は最大外転位で母・示指間には多量のガーゼ，綿花をつめて圧迫包帯を行い，10日～2週後より dynamic splint を用いて運動練習にはいる．

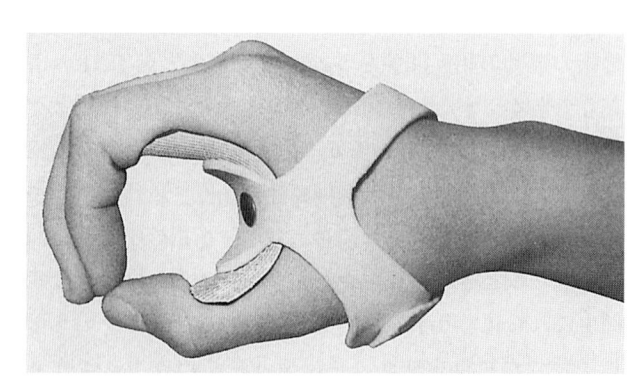

図 15・2 母指内転拘縮矯正に用いられる弾性副子の1例
Opponens splint に水道用ゴム管の半分をとりつけたもの．

2. 神経麻痺による母指内転拘縮

神経麻痺，とくに正中・尺骨神経麻痺により母指の外転，対立運動が障害されると母指は長母指伸筋，短母指伸筋などの作用により示指の側方に位置して母指中手骨はしばしば背屈位をとる．もしこの位置で長期間放置されると手背部における母・示指間の皮膚は短縮を起こして，もはや他動的にも母指を対立位にもたらすことが不可能となる．すなわち母指最大外転時と内転時との手背部の皮膚面積の比はほぼ2：1であり，正常ではこれだけの弾性を要するわけであるが，母指が長期間内転位にあると皮膚は拘縮して約半分に短縮することとなる．したがって腱移行術などで母指の対立運動を再建せんとする場合には前もって，あるいは，同一手術時に背面皮膚の拘縮を除去してやる必要がある．

この矯正手術としてわれわれはしばしば図15·3のごとき Brand 法を用いている．すなわちこれは Z-plasty の変法ともみるべきもので，背部の皮弁を母・示指間の拘縮除去に用い，できた皮膚欠損部には全層植皮を行

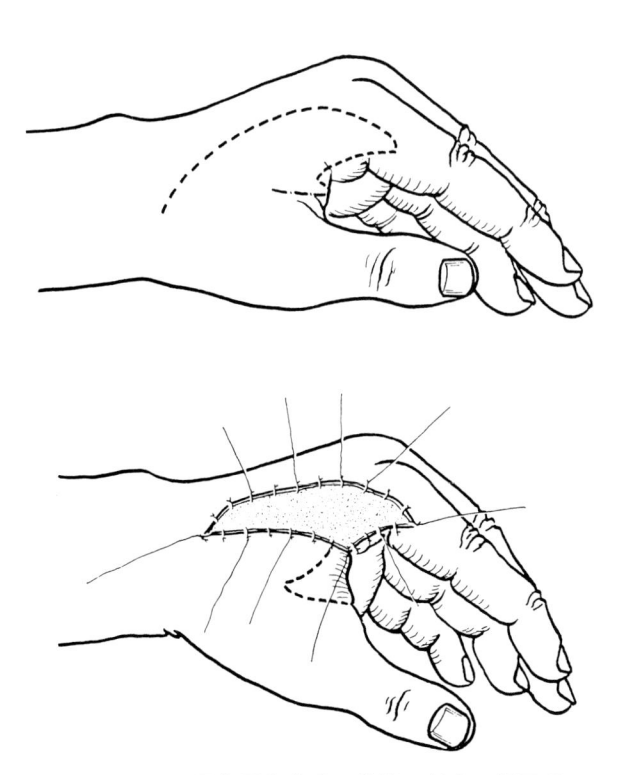

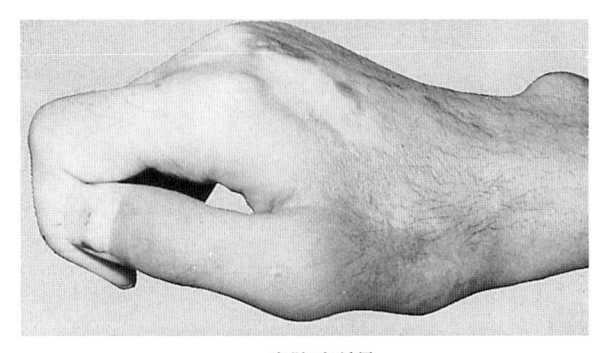

a. 来院時所見

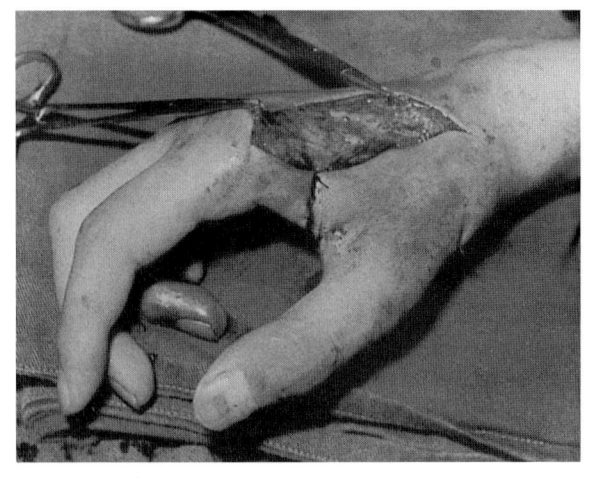

b. 母指内転拘縮に対し release op. を行っているところ．

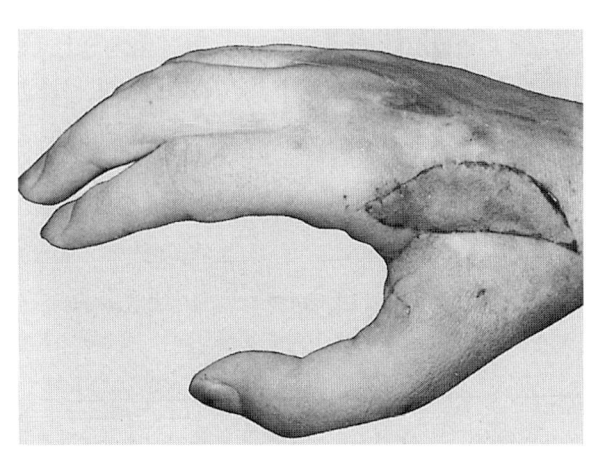

c. 創の治癒したところ．皮膚移植はよく生着している．この症例に対しては，のちに母指対立再建の腱移行が追加された．

図15·4 19歳，男．機械により圧挫創をうける．母指の内転拘縮著明で手の限局性 Volkmann 拘縮様症状を示す（受傷6ヵ月後来院）．

図15·3 母・示指間背皮膚の拘縮に対する矯正手術
移植皮膚は tie-over 法により固定する．

う．神経麻痺による手背皮膚の拘縮には単に拘縮皮膚を延長するのみでは意味がなく，必ず腱移行術とか骨移植による母指の良肢位への矯正手術が一次的，また二次的に合併されなければならない．

以上の方法は1953年Brandがハンセン病性麻痺手の機能再建の中で述べたものであるが，麻痺性拘縮のほか，比較的浅い手背の熱傷性瘢痕の際にもしばしば利用される方法であって，もし母指に屈曲拘縮があれば，拘縮をMP関節の屈側でreleaseしたのち皮弁の先端でこの部をおおい，できた母・示指間の皮膚欠損部には背側から掌側に向かう菱形全層皮膚の移植を行ってこの部を被覆する．ただし皮弁の辺縁が食い込みをつくるとか遊離植皮部の皮膚が着色して目立ちやすいので後述の前腕からの血管柄付き有茎皮膚移植を考慮するのもよい．なお田島（1965）は手背にジグザグ切開を加えてこれをslideさせるsliding skin flap法を述べているが，原則的にはBrand法とほぼ同様と考える．そして切開は手背皮膚のみのreleaseでは不十分で掌側皮膚の切離も必要なことが多い．

3. 熱傷，外傷性瘢痕による母指内転拘縮

熱傷，あるいは外傷により母・示指間の手背部，または手掌側に瘢痕が形成され，母指の内転拘縮をきたす症例はきわめて多い．もし線状の浅い瘢痕であればZ-plasty，または図15・5のごときopposed double Z-plastyにより，また限局された瘢痕であれば切除後に再拘縮を防止すべく適当に形を整えたのち，全層遊離植皮を行うことによって矯正可能な場合もあるが，瘢痕が広範囲で，しかも深部に及んでいるような場合には有茎植皮が必要で外傷性瘢痕の際にはしばしば本法が適応となる．

有茎植皮の実施にあたって注意すべき2, 3の問題について述べると，まず母・示指間の瘢痕を菱形に切除して母指を最大外転位にもたらしめる．この際骨間筋，内転筋にも拘縮があれば剥離，また一部切離が必要であり，ときにはCM関節のcapsulotomyを要する場合も少なくない．さて，有茎植皮は普通手背側より行われるので母指中手骨背部に有茎皮弁の茎部裏面をおおう皮弁を残存せしめる必要がある．以上ののち，母指は最大外転対立位で示指中手骨との間に2本のKirschner鋼線を刺入，その位置を保持せしめる．腹部における皮弁の作製はLittler法にしたがい茎部を有する菱形の有茎植皮が最も便利と考える．図15・6に示したごとく菱形部先端の半分をなす三角弁は母・示指間の掌側を被覆し，あとの半分で手背部をおおう．茎部のaは母指中手骨背面の皮膚欠損部をおおい，bは母指中手骨背面の皮膚を反転したもので茎部の裏打ちを行うこととなる．皮膚弁を起こすことによりできた皮膚欠損部には分層植皮が必要で，創面は開放のまま放置することなく，なんらかの方法で必ず被覆しなければならない．さてLittlerは手掌

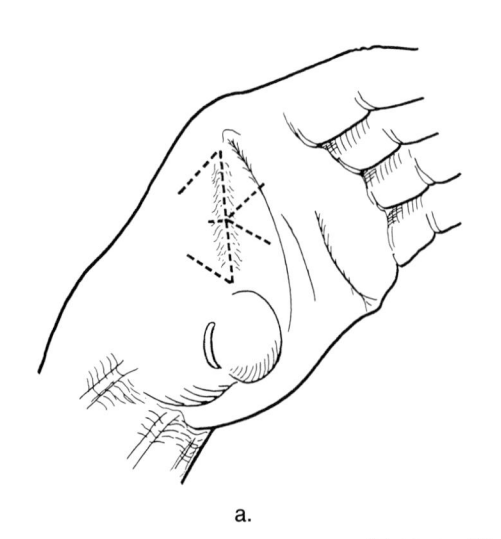

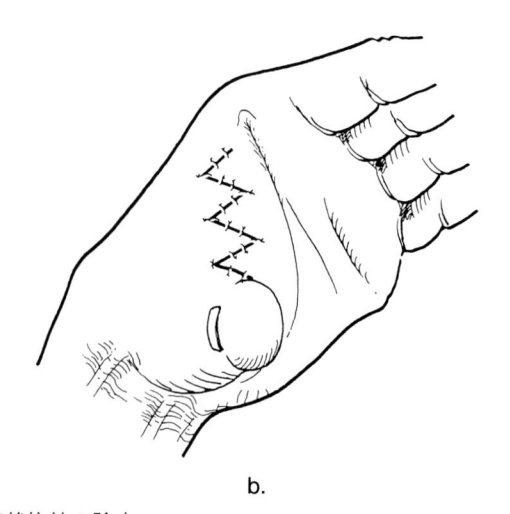

a.　　　　　　　　　　　　b.

図15・5　第1指間の線状拘縮の除去
Opposed double Z-plastyにV-Y advancement法を合併した方法がしばしば利用される．

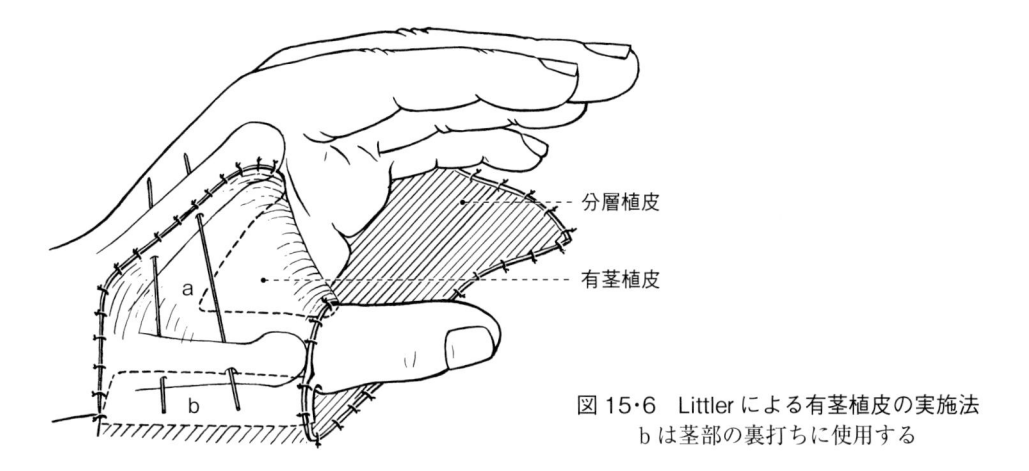

I 母指内転拘縮の治療

図15・6 Littlerによる有茎植皮の実施法
bは茎部の裏打ちに使用する

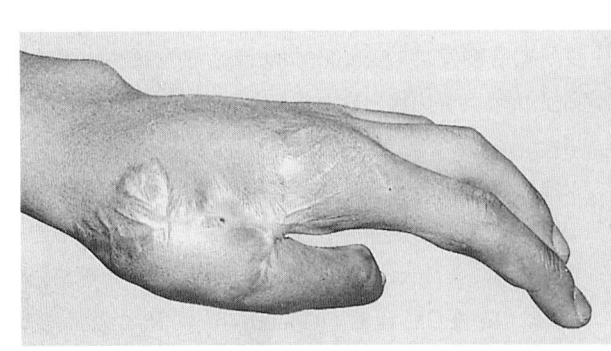

a. 来院時所見

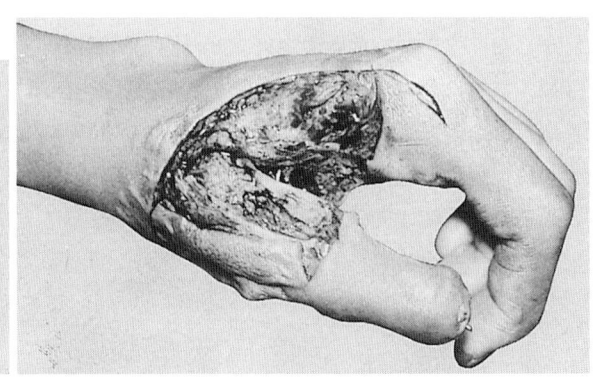

b. 瘢痕を切除し，内転筋の切離，CM関節の関節嚢切除などを行い，母指を良肢位としてKirschner鋼線で固定したところ．

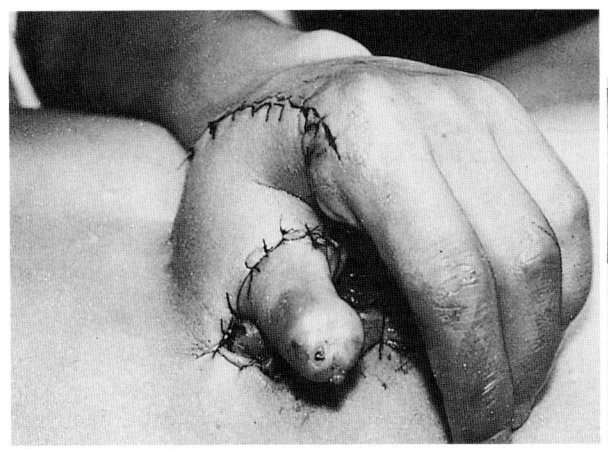

c. Littler法により有茎植皮を実施

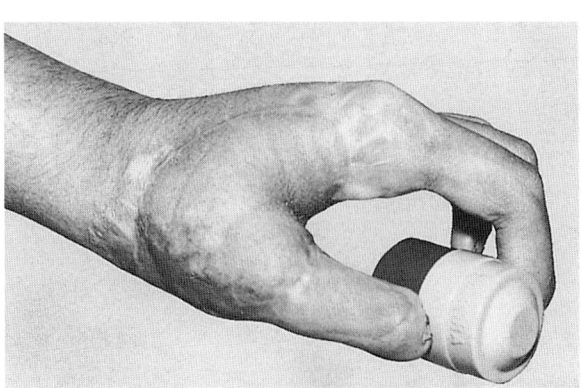

d. 術後の状況

図15・7 15歳，男．火薬取り扱い中，爆発して受傷（1年半経過して来院）．
示指切断，母指の内転拘縮著明

側の三角弁と手背部の三角弁は同形，同大であることが必要だといっているが，これは必ずしも必要でなく，手掌側のものは手背側のものより多少小さくても良好な母指の拘縮矯正と機能が得られる．茎は2週半〜3週後に切断してよい．もし移植皮膚に脂肪が多くて醜形を呈するようであれば後日 defatting が必要となるであろう．植皮後も母指には多少の内転傾向がみられるので，一定期間は母指外転位での固定包帯を行わしめ，さらに夜間のみの外転位固定は2〜3ヵ月継続したほうがよい．

また，瘢痕が手背・手掌両面にある場合には三浦 (1974) の **paired abdominal flap 法**を利用するのもよい．実施は図15・8に示したごとくであるが，三角皮弁でなく長方形の paired flap を作製するのももちろん結構である．

さらに最近ではこの部拘縮の除去に **radial forearm flap**，または **Chinese flap** と呼ばれる方法が利用されるようになった．すなわち前腕の中央でその橈・掌側に皮弁を作製，これに分枝を送る橈骨動脈を切離・反転して逆行性血行になる血管柄付き皮弁として母・示指間の拘縮除去後に使用するもので，一次的に手術が可能という利点はあるが，前腕の皮弁採取部位は全層植皮で被覆されねばならず，多少の醜形をこの部に残すという問題の

あることは否定できない．しかし利点が多く積極的に使用してよい方法と考える．Zancolli (1988) は後骨間動脈を逆行性に用いての **reverse posterior interosseous flap 法**につき報告したが，この方法であれば皮下脂肪の少ない皮弁が利用でき，皮膚採取部にもあまり醜形を残さない利点があり，使用してよい方法と考える．

4. 骨，関節の損傷による母指内転拘縮

母指中手骨の骨折，saddle joint である CM 関節の骨折，脱臼によりしばしば母指の内転拘縮が起こることがある．もしこの関節に習慣性の脱臼があればのちに述べる Eaton 法による**靱帯形成術**が適応となろう．症例により中手骨の骨切り術が必要であったり，母・示指中手骨間に骨移植を行い，母指を**良肢位に固定**しなければならないこともある．また骨間筋，内転筋に拘縮があればこれらの剝離，あるいは切離が必要となるであろうし，皮膚の瘢痕化があれば同時に上述の有茎植皮が必要である．**CM 関節の capsulotomy** もしばしば必要であり，また**大多角骨の摘出術**を行うことがある．大多角骨の摘出は saddle joint の脱臼変形が著明であるとか，母指の内転拘縮程度がきわめて高度でしかも陳旧症例のような場合に行われ，上述の各種手術方法と合併し，またときには単独に行われる．なお，capsulotomy の実施に際しては，術後 CM 関節の instability を防ぐための橈側 CM 靱帯を損傷しないよう注意し，また大多角骨摘出に際しては逆に尺側の intermetacarpal lig. を損傷しないよう注意することが大切とされている．

5. 手に限局した Volkmann 拘縮による母指内転拘縮

Volkmann 拘縮，とくに Bunnell により述べられた手に限局した Volkmann 拘縮の際にはしばしば母指の強い内転拘縮が発生する．これは手の intrinsic muscles が限局性に阻血性拘縮を起こすもので，骨間筋，内転筋にも強い拘縮が起こり，母指は強い内転位をとり外転が不能となる．皮膚にはとくに異常を認めない場合が多いが次第に二次的拘縮が発生し，CM 関節の拘縮も著明となる．軽症例では単に骨間筋の骨膜下剝離，内転筋の切離のみで十分であるが，再発の傾向が強いので注意する．重症例では以上のほか CM 関節の capsulotomy と

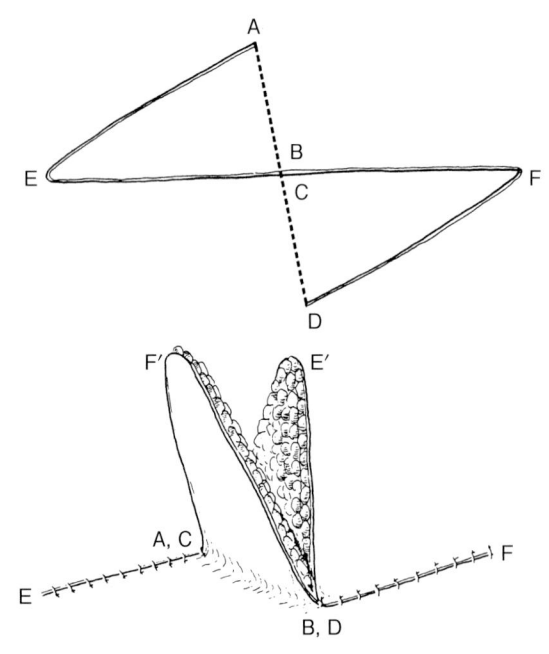

図15・8 Paired triangular flap の作製（三浦）
第1指間の拘縮除去に利用される．

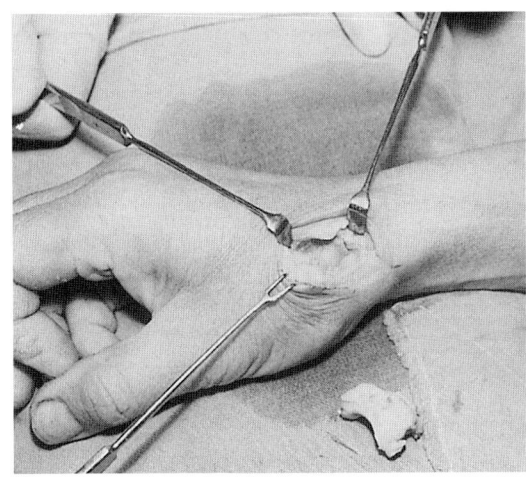

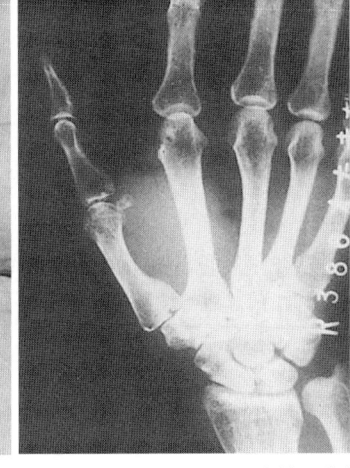

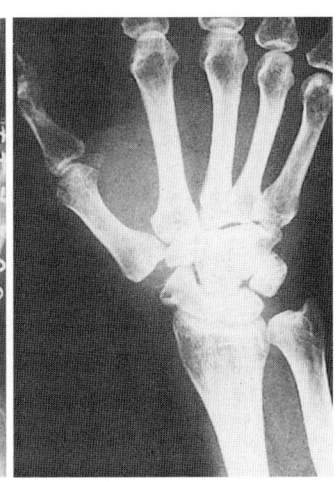

a. 大多角骨の摘出　　　　　　　　b. 術前・術後のX線所見

図15・9　51歳，女．約1年前Bennett骨折をうけ，その後この部に圧痛，運動痛あり．

か大多角骨の摘出術が必要となり，症例によっては有茎植皮もしばしば行われ，母・示指中手骨間の骨移植による固定術が行われることもある．なお詳細についてはVolkmann拘縮の項（p.227）を参照されたい．

以上，母指内転拘縮の除去について述べたが，この際注意すべきことは拘縮をとり過ぎてpinch力の不足をきたすようなことがあってはならない．これはBrand法でもLittler法の場合でもいいうることであって，瘢痕化した皮膚，筋をすべて切除すれば外転は可能となっても内転力が失われるので多少の瘢痕は残したほうがよい．もし内転力が弱くなりpinch力の不足を訴えるようであれば二次的に腱移行による母指内転筋の再建術が必要となろう．しかし実際問題として外傷性内転拘縮の際にはあまり問題とならないが，麻痺性拘縮，とくにハンセン病性麻痺手などの際には注意すべき点と考える．

大多角骨摘出術（trapeziectomy），および筋膜球挿入による関節形成術

大多角骨摘出についてはMurley（1960），Pigenfürst（1961）らにより報告されており，もともとCM関節の変形性関節症による限局性疼痛除去の目的で行われたものであるが，以上のごとく母指の内転拘縮が高度な場合，骨間筋剝離とか内転筋の切離術と合併して母指の可動性を得る目的のためにもときに利用される．

切開はsnuff-box部のZ字型切開を用いるが，母指内転拘縮の際には母指中手骨背面の切開に以上の切開を追加，延長すればよい．橈骨神経分枝，橈骨動脈を損傷しないよう注意しながら大多角骨の側面に達し，関節囊をのちに縫合が可能なごとく弁状に切離，骨の摘出はこれを一塊として摘出することが望ましいが，困難であれば，のみで3～4個の骨片に割って摘出すれば操作は容易である．骨摘出後は中手骨基部と舟状骨の関節囊を結節縫合して脱臼を防止する．創閉鎖後は母指を外転，対立位として圧迫包帯（必要ならばKirschner鋼線を刺入），固定を行う．固定期間は3週間とし，以後自動運動にはいる．

術後母指の外転力が弱まるとか，握力が減退するなどの欠点もあるが，疼痛は除かれるために母指の可動範囲はかえって増大して機能的には良結果をうることが多い．なお大多角骨摘出後には，その空隙に腱球，または筋膜球を挿入するのもよいであろう．変形性関節症またはリウマチにおいては母指中手骨基部で**楔状骨切り術**を行うこともある．

II 母指の短縮，欠損に対する処置

切断のため母指が一定の長さ以下に短縮されるとか，全欠損を起こした場合の手の機能障害はきわめて重大であって，かかる場合にはなんらかの方法での機能再建が必要となる．すなわち1つは積極的に母指を延長するとか，これが不可能であれば母指に代わるべき指の造指，あるいは母指化手術を行うこともあり，また消極的に母・示指間の切れ込みを深くして母指の相対的延長をはかるとか，全指切断のごとき場合には示指中手骨を切除してこの間に深い溝をつくり，指のはさみ作用を再建せんとするいわゆる phalangization などが考慮される．

1. 母指の延長

母指の切断が IP 関節より末梢で行われている場合には延長の必要はない．母指の長さは少しでも長いにこしたことはないが，この程度の短縮では他指の機能が正常であり，断端が良好である限り機能的にはさほどの障害とならないからである．しかし母指切断が基節骨基部とか MP 関節離断であれば延長術（lengthening）が必要となる．方法は Matev（1970．1980）また Kessler（1977）が述べているごとく，第1中手骨を中央で切断し**延長器**（distractor）を用いて徐々に一定の長さまで延長せしめ，のち骨移植を行うもので，われわれは生田（1983）の作製になる延長器を使用し便利を感じている．これによる延長は 2.0～2.5 mm で毎日少しずつ血行と疼痛，知覚状況を観察しながら延長を続けてゆき，目標とする長さが得られたのちに腸骨よりの骨移植を行えばよい．最近では骨切り後創外固定器を装着，約10日の待機期間後1日 0.5 mm 程度の延長を行う仮性延長法（callotasis）も多用されている．

なお，延長により母指の内転変形が起こるようであれば dynamic splint による矯正が必要であり，また症例によっては第1指間の解離手術とか，Z-plasty による deepening が必要となることも多い．

2. Cocked hat 法

Gillies により行われた方法で，図 15・12 のごとく母指中手骨頸部の橈側に弧状切開をおき，皮下を剥離して断端の皮膚をちょうど帽子を脱がしたように反転したのち骨移植を行って断端を延長，のち再び帽子をかぶせてできた皮膚欠損部には植皮を行うものである．術後は良肢位で圧迫包帯を行い，固定期間は4週間とする．以後自動運動を行うが，母指の使用時期はX線コントロール

```
1  Volar flap advancement 法
   Sensory cross finger 法
   （以上は指先部損傷の項を参照）

2  Cocked hat 法
   骨延長法
   On top plasty
   Toe to thumb 法

3  Phalangization
   On top plasty
   Tubed pedicle＋Bone graft＋N.V.island pedicle
   Pollicization

4  Pallicization
   Prosthesis
```

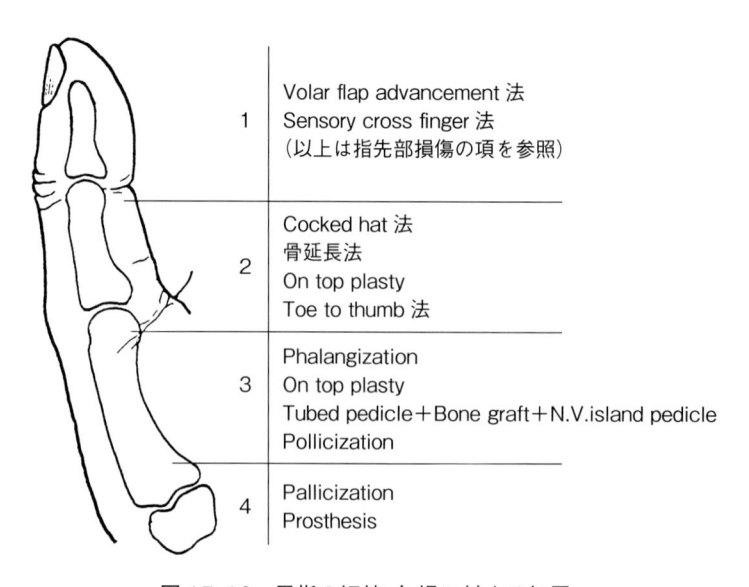

図 15・10　母指の短縮・欠損に対する処置

II 母指の短縮，欠損に対する処置　253

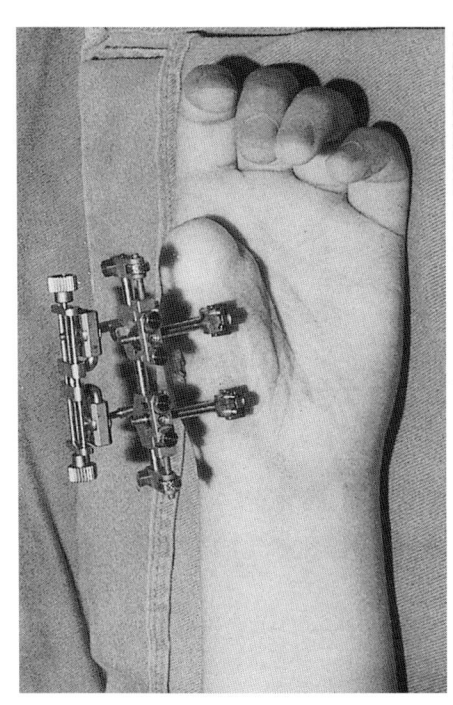

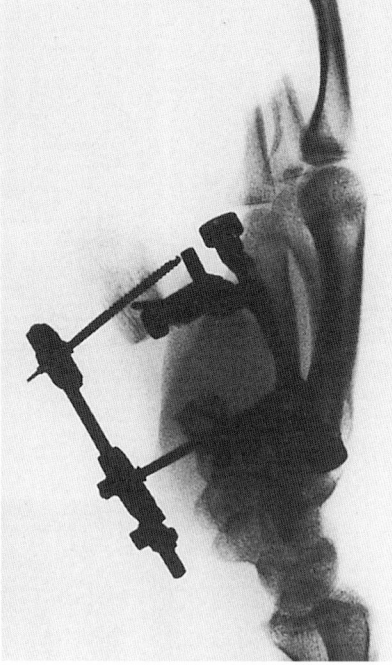

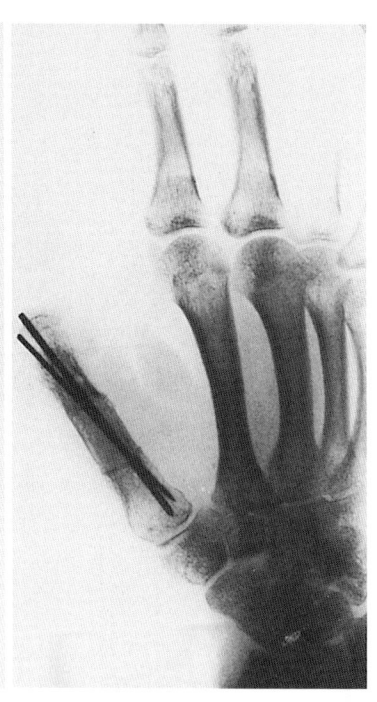

a. 母指の延長中の所見　　　　b. 母指延長中のX線所見　　　　c. 骨移植のX線所見

図15・11　27歳，女．小児期における母指の切断．小創外固定器（生田）による母指の延長を行う．

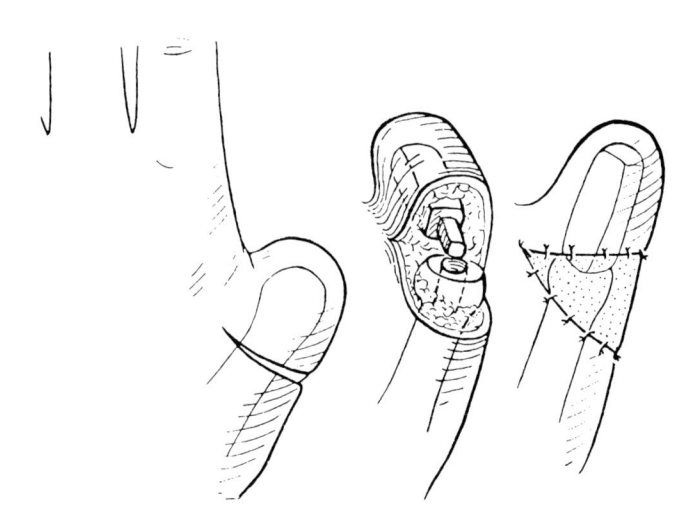

図15・12　Cocked hat 法による母指の延長

により決定する．なお本法を行うと断端皮膚の末梢側移動のため母・示指間の皮膚に引きつりができるとか，母指の外転が障害されることがあるので，かかる場合には二次的に Z-plasty を行って deepening を行えばよい．しかし本法での延長は 1.0～1.5 cm であり，しかも断端皮膚の知覚は多少とも障害されることなどの欠点もあり，先の延長器を用いての lengthening とか toe to thumb のほうがより多くの利点を有するため，最近ではあまり使用されなくなった．

以上のほか，cocked hat 法の反対の方法で **reversed cocked hat 法**ともいうべきものとして図15・14に示したごとく母・示指間に縦切開を加え，まず筋，筋膜を剥

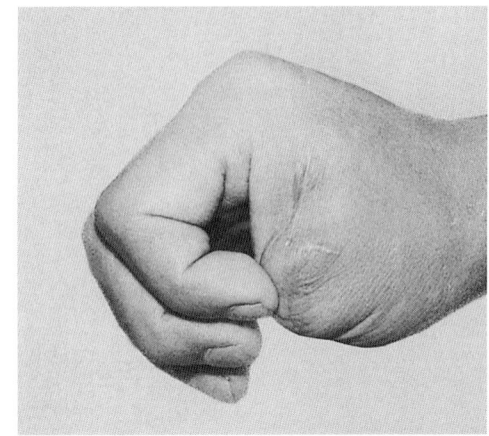

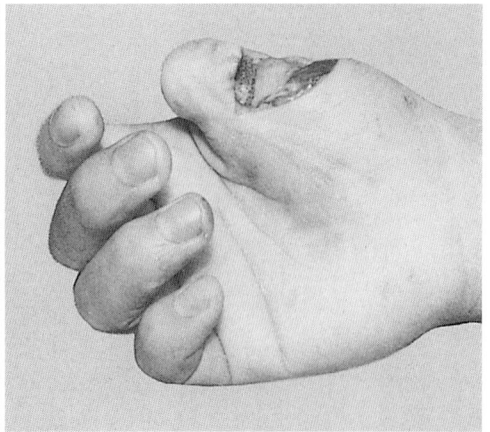

a. 術前所見　　　　　　　　　　　b. Cocked hat 法実施中

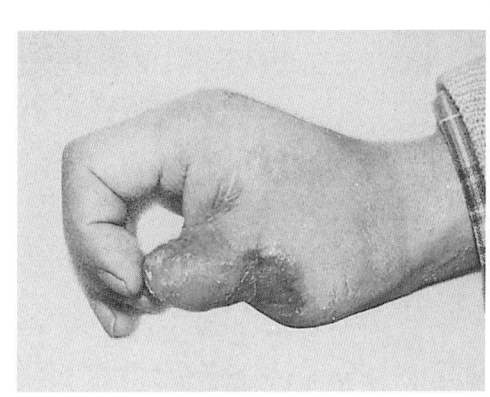

c. 術後における母指の延長と pinch の状況　　　　d. 術前・術後の X 線所見

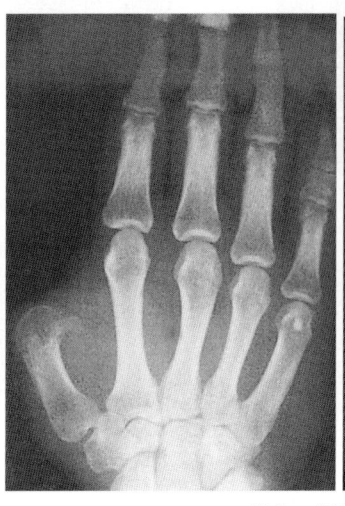

図15・13　19歳, 男. MP 関節部での母指の切断

離してこの部の deepening を行い，次いで母指断端の皮膚を尺側より剝離してこれを橈側に反転，cocked hat 法と同様，骨移植による断端の延長と被覆ののち母・示指間に皮膚移植を行うことがある．これであれば母指断端尺側部皮膚にたくれができるという問題はあるが，母指の延長と同時に**母・示指間の deepening** もできるという利点があり，ときに利用してよい方法と考える．

3. 母指の造指術

Nicoladoni（1900）以来しばしば行われた方法であるが，操作が面倒で数回の手術が必要であるとか，つくった指に知覚のないこと，また血行が不良のため創が治癒しにくく，移植した骨の吸収が起こるなどの欠点があるため，その実施には一時疑問がもたれていたが，その後 **neurovascular skin island pedicle graft 法**とか最近では **wrap around flap 法**（Morrison, 1980）などが導入され，再び注目されてきたといってよい．本法は母指の切断が MP 関節よりも中枢側であり，しかも次に述べる pollicization の適応がないとか，患者がこれを希望しない場合に行われ，方法はまず下腹部に tubed pedicle を作製，次に母指断端の瘢痕部を含めて周囲の健康皮膚もなるべく広めに切除し，tubed pedicle をこの部に縫着する．なおこの tubed pedicle は1段階法でも，また2段階法でもよいが，その詳細はここでは省略する．ただ注意すべき点は tube の母指側接着部を円形でなく楕円形とか，それに多少のジグザグを加えて縫合線の範囲をなる

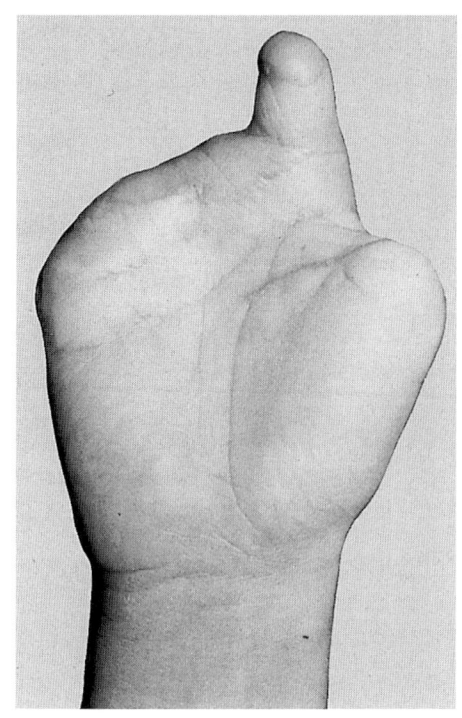

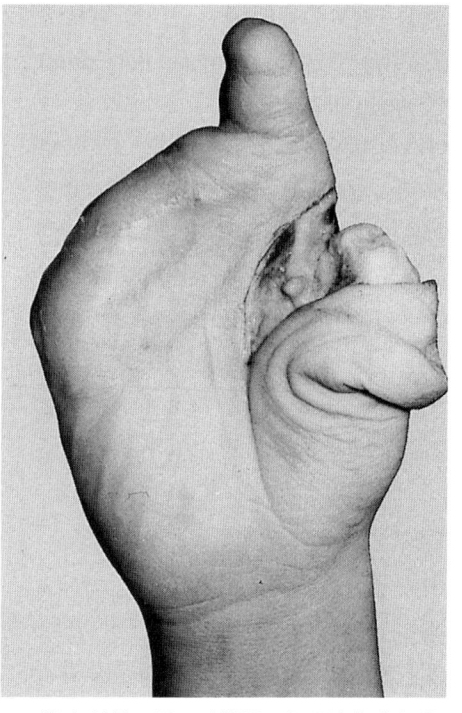

Ⅱ　母指の短縮，欠損に対する処置　255

a. 来院時所見

b. 術中所見．母・示指間に切開を加え母指側皮膚を反転，母指断端に骨移植を行ったのち皮弁をかえし指間部には全層植皮をして同時にこれのdeepeningをはかった．ちょうどcocked hat法を反対から行ったことになる．

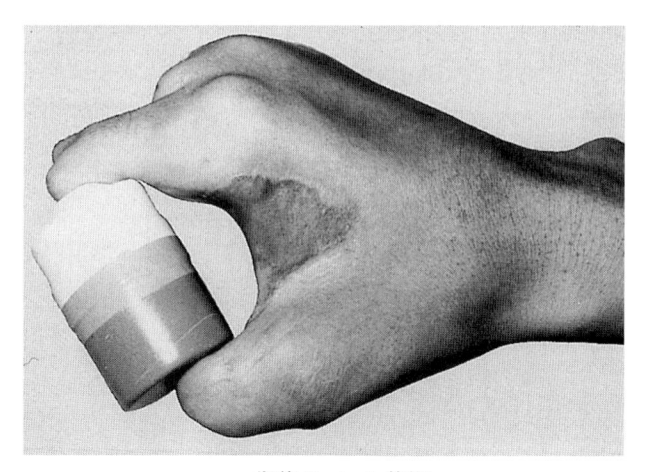

c. 術後のpinch状況

図15・14　18歳，男．作業中機械に巻きこまれ受傷（7ヵ月を経過して来院）

べく広くし血行を良好ならしめることと，tube縫合線は母指の橈側正中線にあるごとくにすることで，これは後の手術を行う際に好都合となる．

　以上のtubed pedicleは術後3週目に切断するが，この際指の長さは正常指の長さより少し長めとする．これは切断端の血行がきわめて不良であり，しばしば一部皮膚の壊死が起こるとか，創が哆開する可能性があるので将来の再短縮の余地を残すためである．しかし造指完了後の指については健側指より多少短かめとする．可動性のない長い指はかえって不便であるからである．

15　母指の機能再建

さて以上ののち数週を経て腸骨片を用いての骨移植が行われ，さらに骨癒合を待って neurovascular island pedicle とか wrap around flap を行うこととなるが，これでは完成までに長い時間が必要となるので 2，3 の操作を一度に行って時間の短縮をはかることがある．筆者の行う方法としては，まず最初の手術で腸骨を利用しての骨移植と同時に tubed pedicle を行い，3～4 週後の二次手術として tube の切断と同時に island pedicle を行う．これであれば手術は 2 回ですむ利点はあるが，tubed pedicle 中の手の固定肢位，また創の閉鎖を確実にして化膿の絶対防止にはとくに注意しなければならない．なお症例によっては二次手術は tube の切り離しのみとし，その後に適度の時間をおいて island pedicle，また tube の defatting とかその他の形成手術を合併して行うのもよいであろう．Island pedicle の手技についてはあとに述べるが，これにより造指された母指は知覚が得られ，血行も改善される利点がある．しかし多少の骨の吸収はわれわれの経験からも防止できないようで，この点注意すべきであろう．

4. 母指化手術（pollicization）

母指が欠損している場合，他の指を移動して母指を作製することは当然考えられるところであって，Bunnell (1931)，Gillies and Cuthbert (1943)，Moore (1948)，Littler (1948) らの報告があり，その後 Littler (1953) により neurovascular pedicle method of digital transposition なる方法が確立された．すなわち本法は示指，またはその他の指を血管・神経束の柄をつけたまま母指部に移動し，この部に短縮，固定するもので，同時に intrinsic muscles，あるいは伸筋，屈筋腱の修復も行い，指の血行，知覚を損なうことなく，しかも伸展・屈曲作用を保たしめて他指との良好な pinch，grasp を得ることを目的としたものである．したがって本法は先述の造指術と比べ血行，知覚が完全であること，しかも運動性を保持するというきわめて優れた利点を有するものであり，最近しばしば用いられるようになったが，ただ 1 つの欠点は指の 1 本を失うということである．しかしこれも母指が正しい位置に作製された場合，手全体としての形態はかえって改善され，一見それに気づかないことも少なくない．しかも手術がただ 1 回で終わるという点も

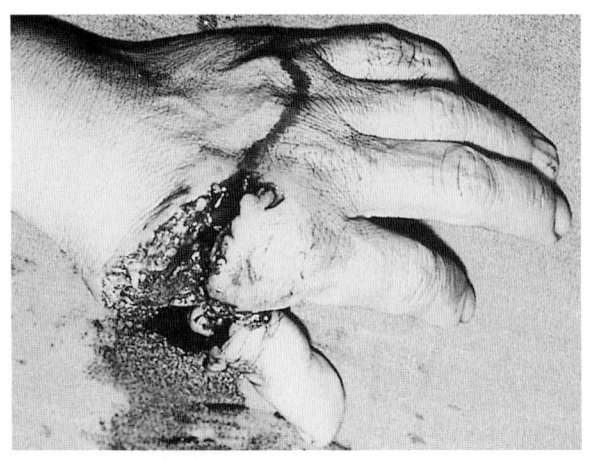

a. 来院時所見．母指切断と同時に母指末端は骨移植と tubed pedicle によりカバーを行った．

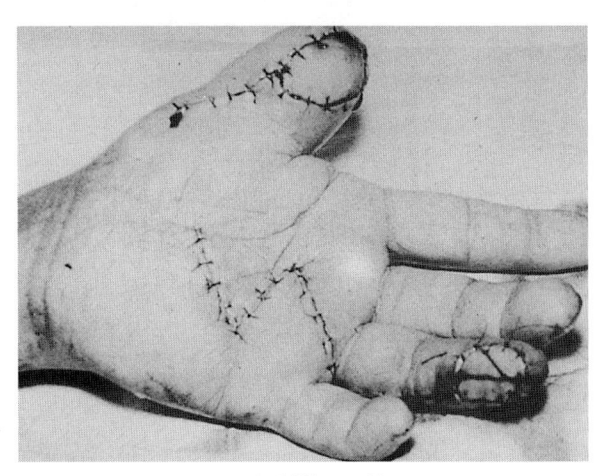

b. Tubed pedicle の切断後 2 ヵ月して neurovascular island pedicle 法を実施

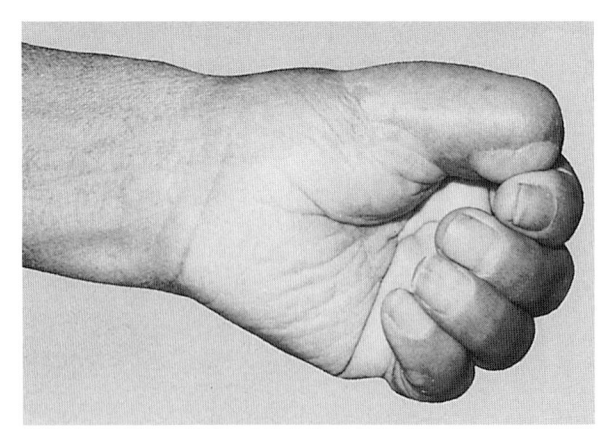

c. 術後の pinch の状況

図 15・15　52 歳，女．帯鋸作業中誤って母指を切断（ただちに来院）．現在では切断指の再接着が行われたかもしれない．

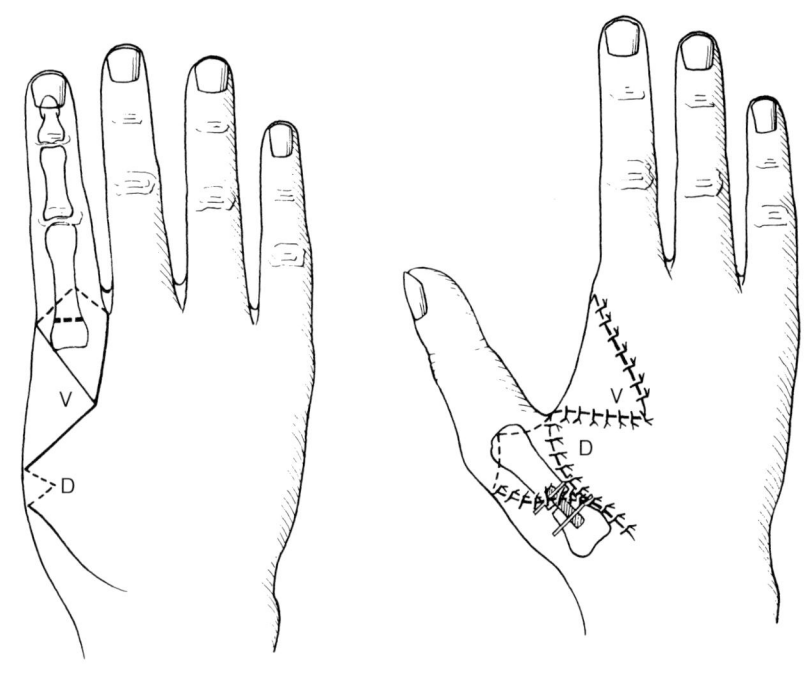

図15・16 Littlerによる示指を用いてのpollicization

大きな利点である．

a．適応の問題

（1）母指の欠損と同時に他の指のうちいずれか1指に部分切断，または関節拘縮を起こしているような指があれば，これを用いて母指化手術を行えば一石二鳥の効果があり，**pollicization**の絶対適応といってよい．機能障害のある指はかえって邪魔になり目立ちやすいが，母指化すれば相当の機能が発揮できるわけで，母指の関節可動性はさほど重要でなく，支持性があれば十分であり，また切断指を利用すれば短縮の必要のない利点がある．もし損傷指が示指である場合には最も好都合であるが，中・環指が損傷指である場合には血行の関係で実施不能な場合もあろう．もし可能としても手技が複雑になると同時に中指の場合には示指を，環指の場合には小指をそれぞれ**metacarpal transfer**することが必要となる．

（2）母指の欠損のみで他指がすべて正常な場合，健康な示指を母指化に利用することについてはいろいろの問題がある．しかし手術効果が機能的にも美容的にもきわめて優れているので，積極的に本手術を実施してよいという意見が多い．ただしこれは術者の手術手技の優劣によりその効果は大きく影響され，もし失敗すれば指を犠牲にすることとなるので，術者は自分の技術について十分な考慮を払うとともに患者の年齢，職業，性，また患者の希望と意欲により個々の症例ごとに決定すべきものと考える．ただし両側母指の完全切断に対しては絶対適応といってよいであろう．

（3）Chase（1969）は，一部中手骨の残存する母指切断に対して有茎植皮と骨移植，それにisland pedicle graftによる造指を行った場合と，健全な示指をLittler法によりpollicizationした場合と比較して，前者では手術回数が多いとか，関節がないなどの欠点はあるが，指の犠牲がなく知覚，血行発汗も良好で美容面でもまた実際の使用面でもきわめて優れた機能が得られるとして，正常な示指を母指化することには消極的態度をとっているが参考にすべき点と考える．

（4）そのほか瘢痕の位置とか血管，神経の損傷の有無に注意することはもちろんであり，血管損傷の可能性が考えられれば必ず血管造影を行う．Pollicizationに際しては1側の指血管の損傷も重大である．

（5）母指中手骨の基部が残存し，しかも母指球筋の機能がある程度残っている場合には，tubed pedicleによる造母指の場合でも，またpollicizationによる場合でも良好な機能再建が可能であるが，中手骨基部がまったくないとか，母指球筋もまったく失われている場合の治療

法はきわめて困難となる．これも外傷の場合と，先天異常の場合とでは多少趣を異にするが，いずれにしてもtubed pedicleと骨移植による造母指では知覚は得られても可動性は得られない．したがって行うとすればpollicizationであろうが，これも基部の固定を大多角骨にするか示指中手骨基部にするかのいずれかとなり，母指の十分な機能は得られず，とくに重労働者などでは補助具とか装具のほうがより機能的であることも忘れてはならない．

b. 手術手技

利用度の最も多い示指を用いての **pollicization** について述べる．図15・16のごとき切開を加えて皮弁を剥離し，示指の伸筋腱およびその腱間結合を露出，まず腱間結合を切離，次いで両側の第1背側ならびに掌側骨間筋を剥離したのち，両側骨間筋の筋部とlateral bandの移行部を露出してこれの切断を行う．伸筋腱は一応そのまゝとして切断は行わない．以上ののち，掌側切開を用いてまず示指橈側でneurovascular bundleを分離，次いで示・中指間の剥離を行いneurovascular bundleを分離するとともにtransverse metacarpal lig.を露出，これの切離を行うことにより中指より示指を分離する．以上ののち示・中指間のneurovascular bundleにつき，まずdigital arteryの中指への分枝を結紮後切断，またdigital nerveは中枢側に向かって線維の分離を行うと同時に屈筋腱の剥離と虫様筋の切除を行う．この際母指内転筋は損傷しないよう注意する．以上ののち示指中手骨をその基部に近く切断すれば示指は完全に離動され，単に伸筋腱，屈筋腱およびneurovascular bundleのみで連絡された有茎指とすることができる．

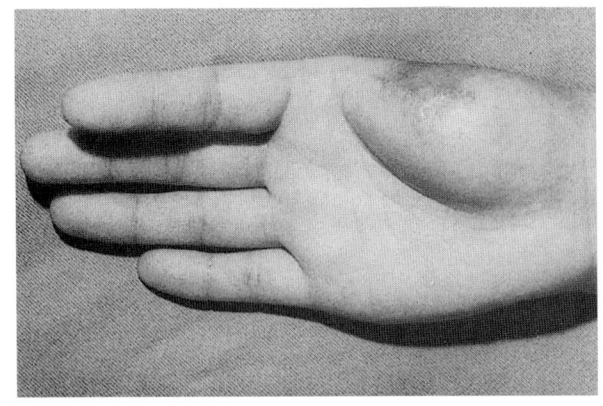

a. 術前所見

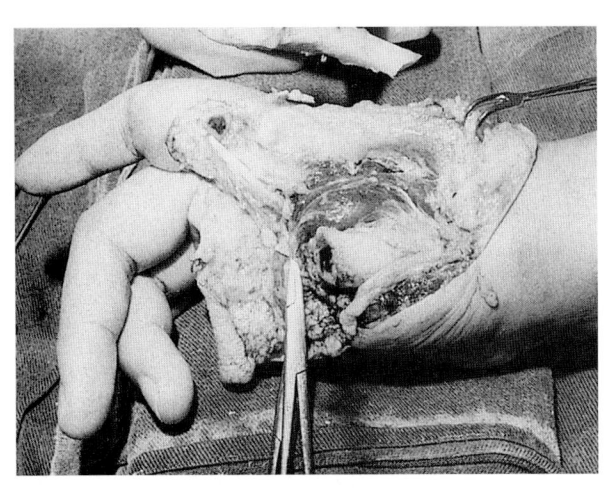

b. 術中所見

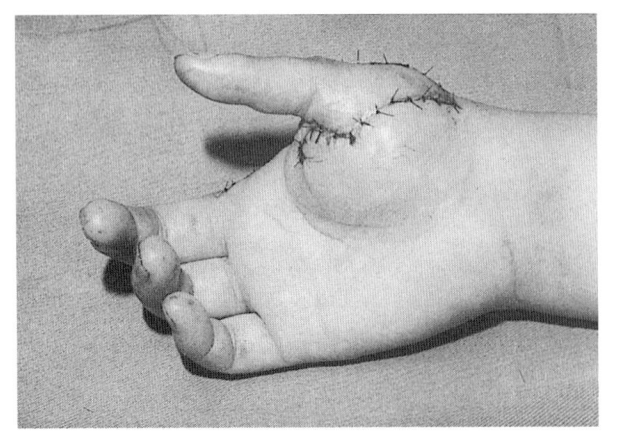

c. 術後所見．示指母指化手術を行った．

図15・17　27歳，女性．ドリルにより受傷．血管縫合をうけるも壊死に陥る（2ヵ月後来院）．

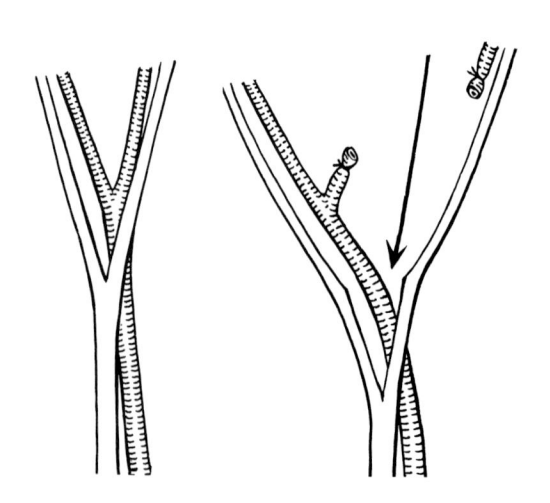

図15・18　Pollicization時におけるdigital nerve, degital arteryの分離

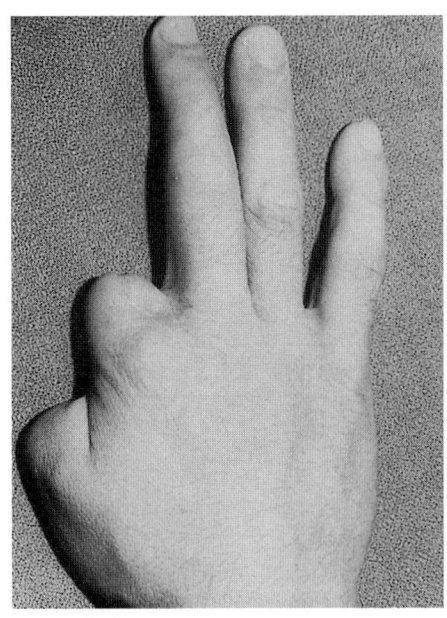

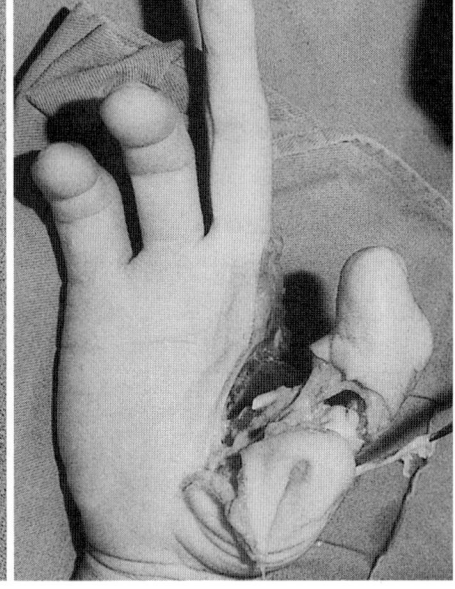

II 母指の短縮，欠損に対する処置 259

a. 術前所見　　　　　　b. 術中所見

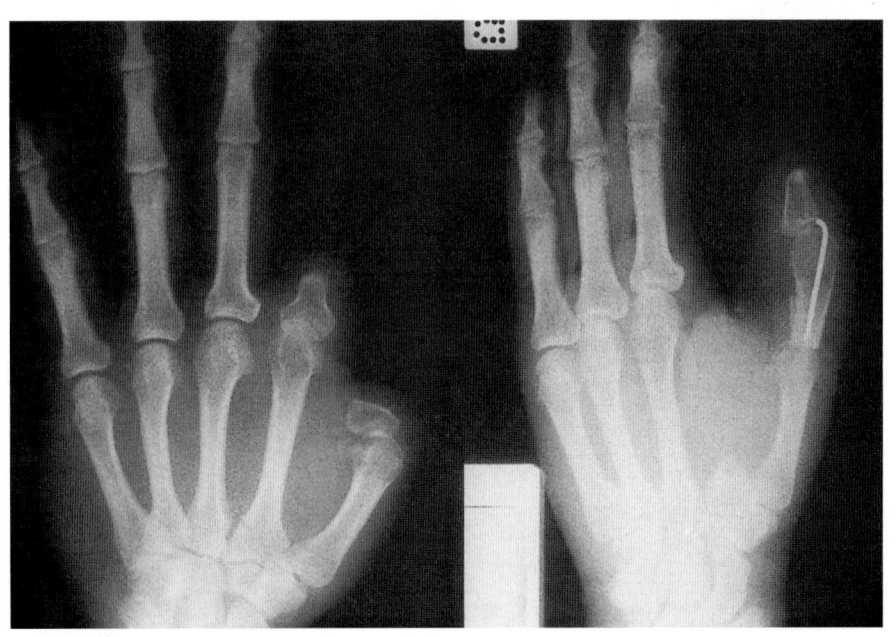

c. 術後のX線所見．切断された示指を用いてon-top plastyを行い母指延長を行った（図15・21参照）．

図15・19　28歳，男．8年前電気鋸により示指・母指を切断した．

さて以上により離断された示指を母指側に移動，固定すればよいわけであるが，そのまま移植すれば長過ぎるので一定の短縮を行う必要があり，もし母指中手骨が残存していれば示指中手骨は切除して基節骨基部の海綿骨部を露出，これを母指中手骨上にのせることとなる．そして固定は切除した中手骨の一部を用いて髄内固定を行い，必要に応じてKirschner鋼線の1〜2本を追加するが，この際の固定肢位はとくに大切であって，外転，対立位の決定には慎重でなければならない．一般的にいって内旋位を強めにしたほうがよいとされているが，これは短母指外転筋に正常時の際にあるような末節の回旋作用を期待することができないからである．

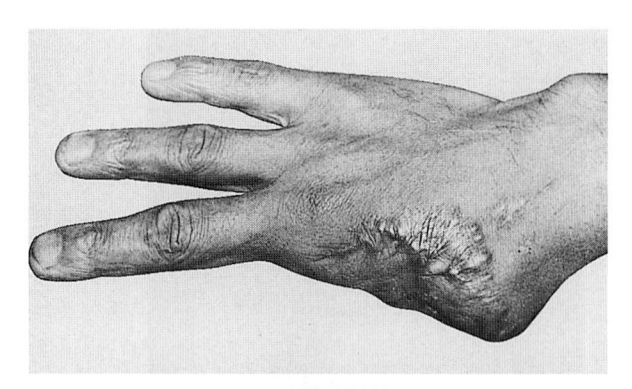

a. 来院時所見

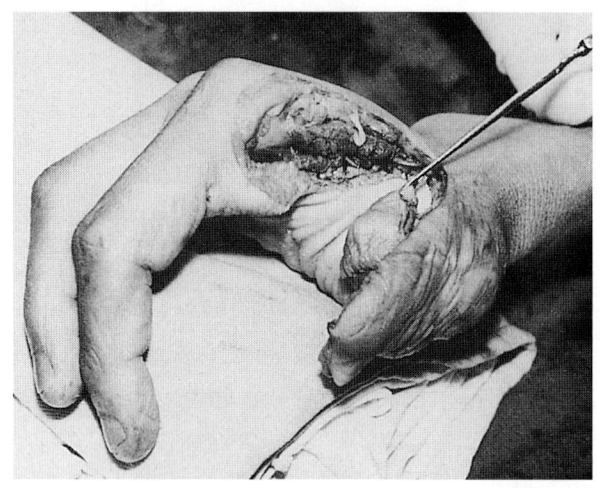

b. 手術中所見．残存示指中手骨を母指側に移動しているところ．

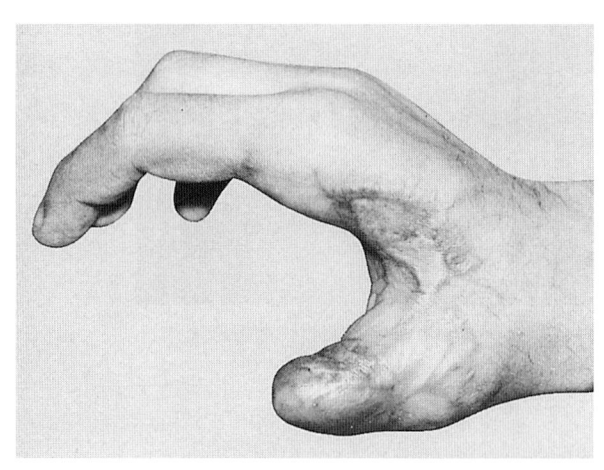

c. 術後所見

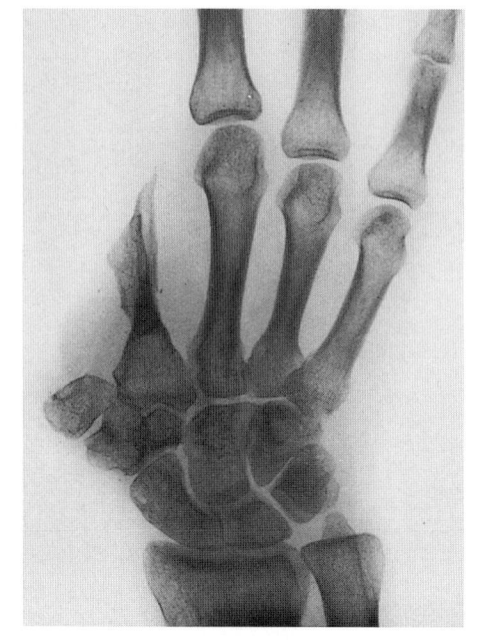

d. 術前X線像

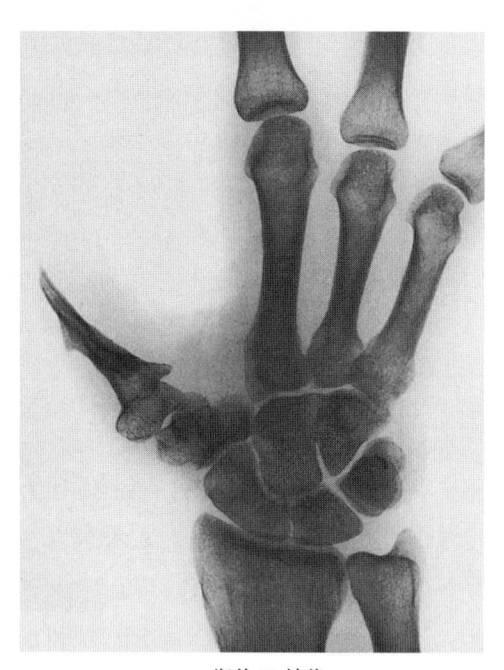

e. 術後X線像

図15・20　29歳，男．プレスで手をはさまれ受傷（8ヵ月を経過して来院）

なお移動する示指に部分切断があればそれに適した短縮を行い，母指中手骨上に移動，固定する．固定後は先に切断したlateral bandを，橈側においては母指の短母指外転筋と尺側においては内転筋と縫合し，次に皮弁をかえして新たに作製された母指と中指の間をおおい，創の閉鎖を行う．もし閉鎖に無理があれば一部に遊離植皮

が合併される．

さて以上により pollicization が終わるわけであるが，普通正常な示指を母指に移動する際には 4〜5 cm の短縮が必要であり，これに伴って伸筋腱および屈筋腱にゆるみが生じ十分な可動性が得られない可能性があるので，長母指伸筋腱の利用が可能な場合には示指の伸筋腱を切断し，長母指伸筋腱との縫合を行う．また長母指伸筋腱が使用できない場合には伸筋腱の短縮術を行うことが望ましい．以上は pollicization の際同時に行われてよい．屈筋腱の処置は原則として二次的に行われ，手関節屈側切開により示指屈筋腱と長母指屈筋腱との縫合が行われる．

Pollicization の原則は上に述べたごとくであるが，瘢痕の部位，程度，また指の損傷の有無，切断の部位，拘縮の程度などにより，各症例ごとに切開線の位置，指の移動方法に工夫と変化を与えねばならず，術前遊離，または有茎植皮を要する場合，また神経縫合，その他の処置を必要とする場合も少なくない．いずれにしても本手術でとくに注意すべき点は digital artery, digital nerve の分離に際して血行，知覚を損なうことのないよう注意すること，固定肢位については適度の外転，対立位として機能と美容の両面より考慮が払われること，両側 lateral band にはそれぞれ intrinsic muscles を縫合固定し，母指の固定性を確実にすること，そして最後に母指化された指の可動性を得るべく，伸筋腱，屈筋腱に対しても考慮を忘れてならないことなどの諸点であり，母指化された指の長さは多少短かめのほうが機能的にもまた美容上もより好ましいということも忘れてならない．

次に示指以外の中指，環指を pollicization に利用する場合であるが，これには血管・神経柄と屈筋腱のみをつけた指を手掌皮下のトンネルを通じて母指側に移動するトンネル法と，これに手掌皮膚の一部を有柄弁としてつけたまま移動する**有柄皮弁法**の 2 つがあるが，筆者には経験がなくその詳細は省略したい．ただ本法を行う場合には示指，または小指の metacarpal transfer が必要となり，骨間筋，内転筋などに対する処置が相当複雑となることは論をまたない．そしてかかる手術法の真の適応は，示指のそれに比較してきわめて少ないものであるといってよいであろう．

以上は母指中手骨が残存する場合について述べたが，もし中手骨が基部を含めてまったく欠損した場合には，その手技はまた別のものとなるであろうし，適応決定にも種々問題のあることは先にも述べた．術式については先天異常の五指手の pollicization に用いられる Buck-Gramcko 法が用いられ，示指 MP 関節を母指化する指の CM 関節にかえるよう計画することが必要となるが，その詳細については先天異常の五指手の項（p.589）を参照されたい．なお症例によっては二次的に腱移行術による対立再建とか末節伸展作用の補強が必要となるかもしれない．図 15・21 は Kelleher ら（1968）により "on-top plasty" として述べられた方法を示したが，これも示指を用いての pollicization の 1 つであり，多数指切断

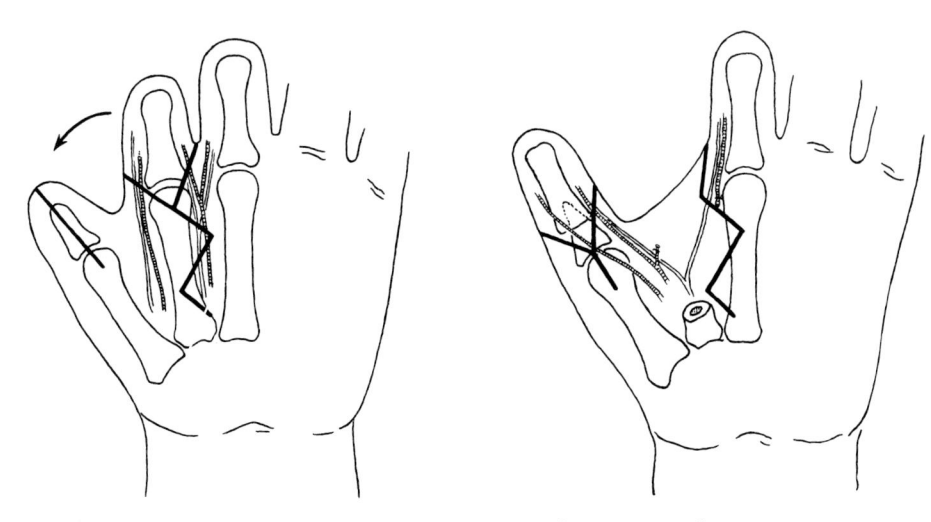

図 15・21　Kelleher らによる "on-top plasty"

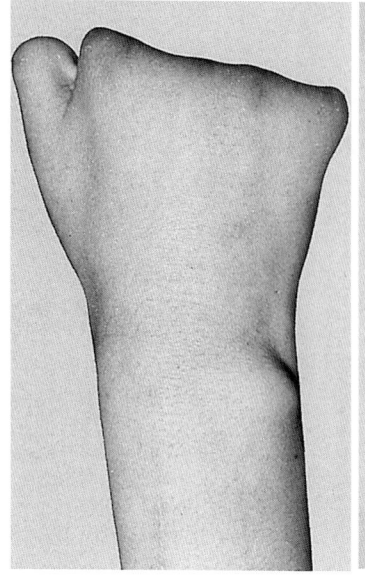

a. 来院時所見

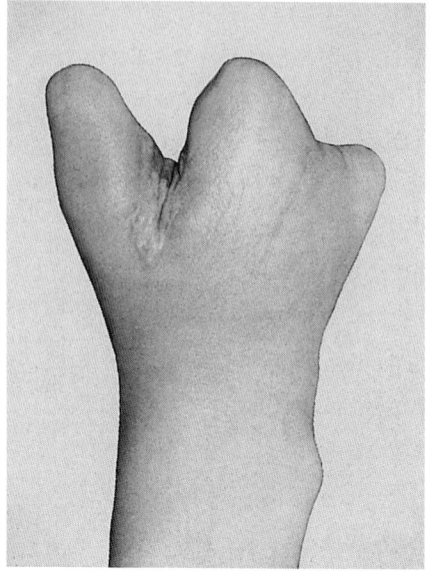

b. 術後所見. 示指中手骨の切除と, これを用いて中指中手骨の延長を行った.

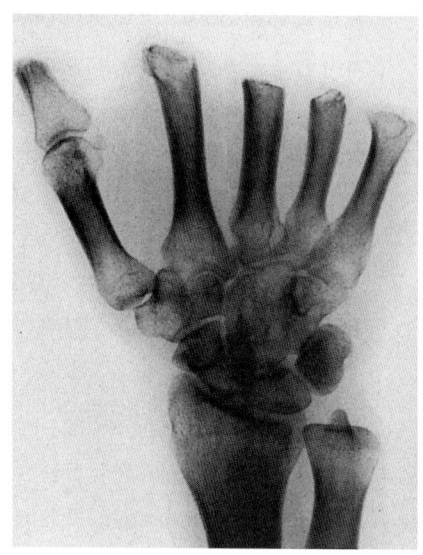

c. 術前 X 線像

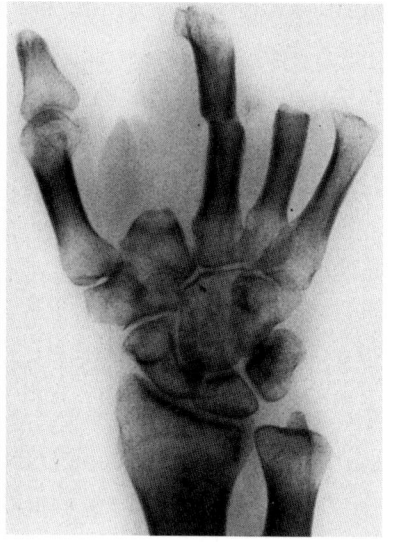

d. 術後 X 線像

図 15・22　25歳, 女. カッターによる受傷（5ヵ月を経過して来院）

の際しばしば用いられてよい方法である. 示指を母指に移動するほか, これを中指に移動する場合もあるわけで, 移動時, 血管・神経の緊張をとるため MP 関節は屈曲位とするが, その後漸次伸展せしめるようにすればよい.

5. 足指の移植 (toe to thumb)

最近マイクロサージャリーの進歩により足指の遊離移植の試みもなされるようになり, Buncke ら (1967) によるサルを用いての実験, また Cobbett (1969) の臨床例の1例報告, 次いで Buncke (1976), O'Brien (1975) らの報告があり, わが国においても玉井

また正中神経損傷は母指の対立運動障害と母・示・中指の知覚障害を招来し，対立運動は腱移行術により再建されるが，知覚の再建には尺骨神経領域の一部知覚を本法を用いて母指側に移植することも考慮してよいであろう．

手術手技

知覚採取部位を環指尺側にするか，中指尺側にするかは局所における瘢痕の有無，digital artery，またはnerveの損傷いかんにより決定され，症例によっては術前血管造影の実施が望ましい．やむをえなければ環指，小指の橈側面を利用することもある．まずこの部に移植するisland skinのデザインを行い，次いで指の側正中線を降って指根部より手掌面を少しく下降，次いで末梢側横皺に沿って弯曲する切開線のデザインを行う．母指についてはその末端尺側の最も知覚の重要な部に移動するisland skinと同型のデザインを行い，次いで母指尺側の側正中線を下降，指根部を掌側にまわりMP関節前面に達する切開線をおく．図15・25はその1例を示した．Island skinとその柄をなすdigital arteryおよびnerveの分離はとくに慎重でなければならない．皮切後まず指根部において血管の分岐部を出して隣接指に向かう血管を結紮，切断，次いで血管，神経を束として末梢側に分離するが，この際血管の小分枝は丁寧に凝固，切断する．血管，神経の走行にはときにanomalyがあるので注意する．Island skinは深めに脂肪をつけて切離し，柄部の血管，神経の侵入部を損傷することがあってはならない．以上を終わったのち中枢側に向かっても分離を進め，この際神経の分岐部を線維の方向に分離しておく．次いで母指の指先部皮膚の切除と側方切開を行うが，皮膚切除の際island skinと同程度に脂肪組織をつけて切除することに注意する．次に両切開間の手掌皮下にトンネルを作製，これを通じてisland skin pedicleを母指側に移動，皮膚切除部に縫合固定することとなるが，縫合前に一度止血帯をゆるめisland skinの血行の良否を確かめる．茎部にねじれがあるとか緊張が強すぎるようなことがあってはならない．手術が正しく行われている場合には止血帯除去直後にisland skinは鮮紅色を呈し，digital arteryには怒張，拍動を認めるのが普通である．以上を確かめたのちisland skinを縫合，切開創も閉鎖し，island skin切除後の皮膚欠損部には先に母指より切除した皮膚を移植，tie-over法により固定する．

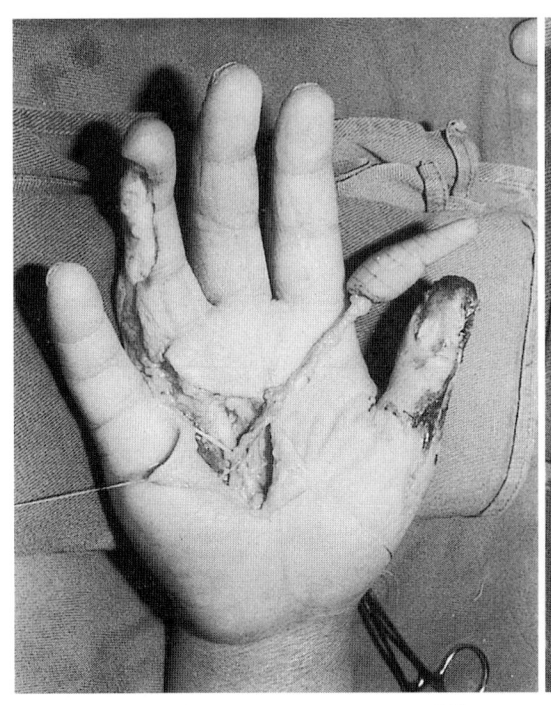

a. Neurovascular island pedicleの実施　　b. 母指への移行完了

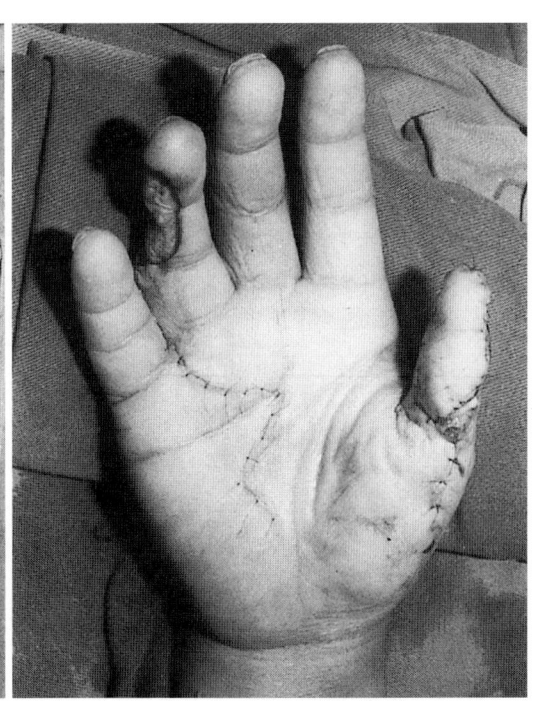

図15・25　母指の知覚再建

移植された皮膚の知覚は術後は多少減退するが，まもなく two-point discrimination も可能となり，ここに母指には良好な tactile gnosis が移植されたこととなる．ただ初期には母指の知覚としてでなく移植に用いた指の知覚として感じるのが普通であるが，これもとくに10歳以下の小児においては数ヵ月の後には漸次母指の知覚として感じるようになる．しかし成人については完全な switchig は不可能であり，two-point も正常にまでは復帰しないものの，母指の機能はよく改善される．また局所の血行改善のため母指の栄養は良好となり，関節運動その他にも良結果を及ぼすことが期待される．

以上の neurovascular island skin pedicle graft は母指のみならず，示指，中指の橈側，また小指の尺側などの知覚欠損に対しても用いられることがあり，また母指を tubed pedicle と骨移植により造指した場合にも本法の追加が必要であることは先に述べたところである．O'Brien ら（1967）はなるべく大きい皮弁の neurovascular island pedicle 法について述べているが，ドナー指の機能を損傷しないかぎり，できるだけ大きい island pedicle が望ましいことは論をまたない．もしドナー指が損傷指で機能的にほとんど意味をなさないものであれば全掌側皮膚の移行もよいであろう．

3. 橈骨神経知覚枝の利用（sensory cross finger 法）

Wilson（1963），Holevich（1963）は示指基部橈側の皮膚を neurovascular island skin pedicle として母指に移植する方法を述べている．Wilson によればこの部には固有の支配血管がないため1回の手術で皮膚を移植することはできないが，第一次手術で island skin と神経枝および血管枝を含めたなるべく広い茎部を分離，再びその部に縫合して数週間後二次的に母指に移植すれば知覚の移植に成功するという．本法の利点は比較的広い範囲の皮膚移植が可能であること，またこの部は橈骨神経の知覚枝による支配であるため正中・尺骨神経領域に知覚麻痺があっても利用しうるという利点があり，症例によっては実施してよい方法と考える．

その後 Gaul, Jr.（1969），および Bralliar & Horner

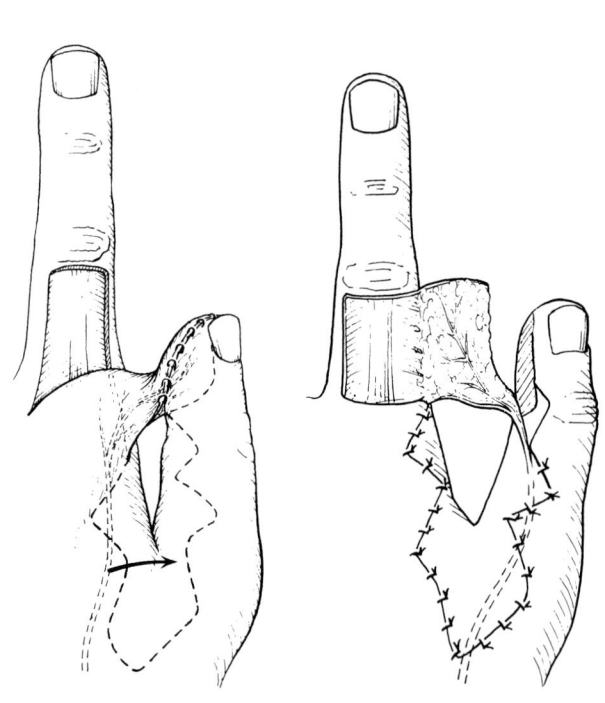

　　a. Gaul, Jr. 法　　b. Bralliar and Horner 法

図 15・26　橈骨神経知覚枝の利用による母指知覚の再建（sensory cross finger pedicle graft 法）

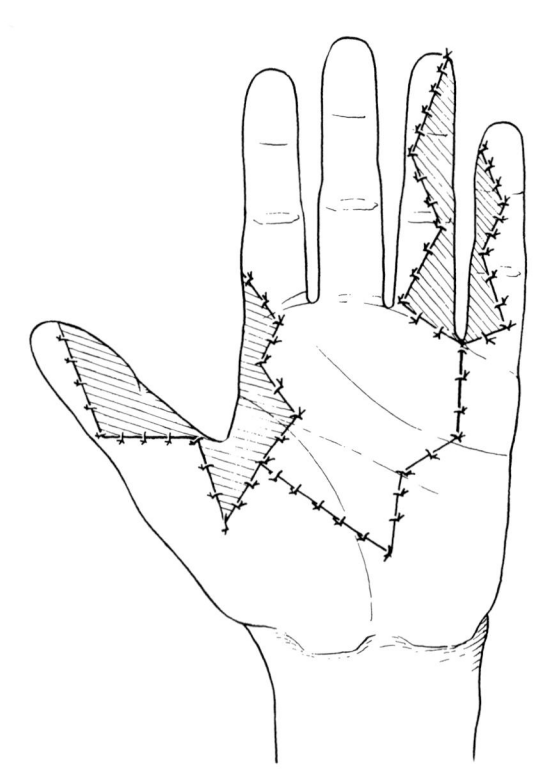

図 15・27　正中神経麻痺に対する知覚の再建（Neurovascular cutaneous island pedicle 法）
(Omer, Jr. et al., 1970)

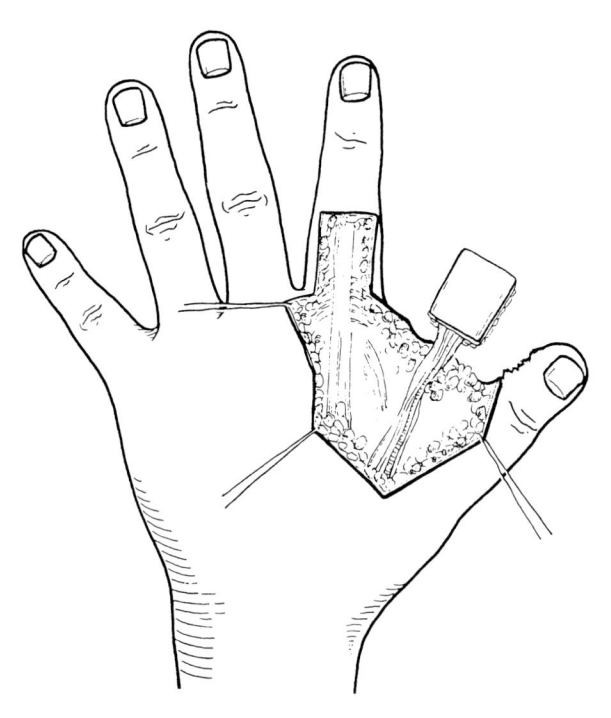

図15・28 Kite-flap を用いての母指の知覚確保

(1969) もほぼ同様の方法を述べているが，その方法は図15・26のごとくで Gaul, Jr. は母指への cross finger 法と同時にその皮弁にいく橈骨神経知覚板を母指尺側の皮下に移植埋没するのに対し，Bralliar らははじめ cross finger 法で示指基節骨橈背側の皮膚を母指に縫合し，3週ののちにこれの切り離しの際に皮弁を支配する橈骨神経枝を分離して母指尺側の皮下に埋没する方法を述べ，ともに良結果が得られたとしている．

以上は手術を2回に分けて実施するという欠点があるが，皮弁に皮膚の細い柄をつけて **flag-flap** とすれば一次的に移行可能であり，また皮下組織を広く剝離，これを柄として **kite-flap** として皮膚を通じて移行することも可能であるが，操作は確実・慎重であることを要するのはもちろんである．

4. 神経・血管縫合による遊離植皮

マイクロサージャリーの進歩により神経・血管縫合を行って遊離植皮により知覚の再建を考えることが可能となった．この目的のためには趾間の皮膚や足背の皮膚などが利用される．

a. 趾間皮膚の遊離移植（first web flap）

指先の特殊な皮膚構造と類似した第1, 2趾間の皮膚が利用される．この部は第1蹠側中足動脈および第1背側中足動脈により栄養され，知覚は総足蹠神経により支配されているのでこれらと，さらに足背表層を走る静脈2本を確保して移植床に移植・縫合する

b. Wrap around flap（Morrison, 1980）

母指の基節骨が十分な長さに温存して切断されている場合，断端に必要な長さの腸骨片を移植し，これに第1趾から起こした爪付きの皮弁で包みこんで母指を再建するもので，最も好ましい母指作製法とされる．

1) ドナー側の処置（患側と同側の足の指） 皮弁の血管茎を long pedicle（約7 cm）にするか，short pedicle にするかは母指側の血管吻合の位置，状態だけでなく，年齢（高齢者では long），性別（女性では short）も考慮して決定する（土井，2001）．メスをとる前に静脈を触知，次いでドプラで足背動脈，また背側中足動脈を確認する．以上ののち止血帯をしめ血管を分離するが，血行には variation が多く，①足背動脈＋第1背側中足動脈を使用するのが主であるが，場合により，②足背動脈＋第1底側中足動脈を使用するとか（この際は母趾内転筋の切離が必要），③底側中足動脈のみを使用することもあるという（中島，1990）．IP・MP 関節

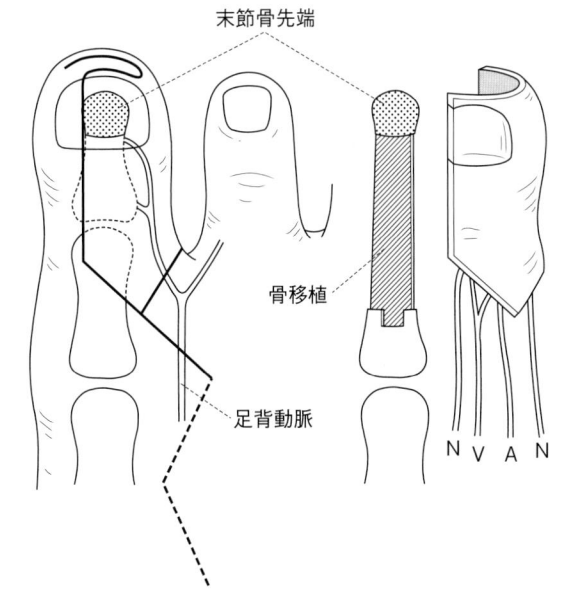

図15・29 Wrap around flap のデザインと実施

へのそれぞれの分枝は結紮，切離する．第1趾の切開は図15・29のごとくで，適度な幅の爪を含めたflapを静脈を含めて外側に剥離し，母趾の趾動脈，および背側指神経を確認，これを骨側から末梢に向かって剥離する．これにより動脈の趾腹への走行を確認し，flapに含めるとflapの剥離は容易となり，ドナー側に十分な脂肪をつけてflap側は薄めに剥離することが可能となる．爪は爪床を骨膜下に剥離し，同時に末節骨先端の一部を切離して皮弁に含めるごとくにするという．

2) **ドナーの皮膚閉鎖法**　Morrisonは一次的に趾交差皮弁と分層植皮を行っているが，部分壊死をきたし一次閉鎖に失敗することも多いので，最近では一次的に人工皮膚でカバーし，肉芽の増殖を待って二次的に第2趾よりの足趾交差皮弁と分層植皮により創を閉鎖することが多くなったという．

3) **レシピエント側の処置**　母指切断端の基節骨を展開し，骨移植受け入れのための髄腔を形成，母指指神経の同定，橈骨動脈背側枝と橈側皮静脈（または母趾指動脈と背側静脈）を同定する．次に第1趾より爪付きの皮弁を採取，以上ののち腸骨より移植骨を採取し，基節骨先端に髄内性に挿入，Kirschner鋼線で固定して骨の延長を行ったのち皮弁を移行，これを縫着する．次いでsnuff boxを開いて足背静脈と母指橈側皮静脈を縫合，次ぎに足背動脈と橈骨動脈を縫合，さらに切断部の近くで内側背側皮神経と橈骨神経枝を，さらに皮弁の趾神経と母指の指神経の縫合を行う．血行を確認したのち皮膚を閉じ手術を終わる．術後は創の治癒を待って知覚の再教育とADLでの積極的使用で知覚の回復促進をはかる．

c. 足背皮膚遊離移植（dorsalis pedis flap）

指先の皮膚とは性状を異にするが，広範な皮膚が得られるという利点がある．血管・神経としては足背動脈とその伴走静脈，大小伏在静脈，浅腓骨神経が利用される．

d. 足趾の移植

これについてはマイクロサージャリーの項（p.514）を参照．なお，これらの手技の詳細については専門書を参考にされたい．

第16章 腱の損傷

I 腱と癒着

　腱の手術の難しさは昔よりよく知られているところであるが，その原因は癒着にあるといって過言でない．すなわち腱が切断された場合には必ず周囲組織との間に癒着が起こる．これは鈍力により腱が損傷された場合はもちろん，鋭利な刃物で切断された場合でも必ず起こり，創傷治癒機転の段階として絶対に避けることのできないものである．

　これは手術により腱を縫合する場合においても同様であって，縫合部が周囲組織と癒着することは絶対に防止できない．癒着なしに腱は癒合しないであろうし，また腱に癒着が起これば腱の可動性が高度に障害されることは明らかで，ここに損傷腱治療の困難性があるわけである．しからばいかに治療すべきであろうか．ある程度の癒着はやむをえないとしても，その程度をできるだけ少なくすること，このため，腱の手術の際はとくにatraumaticということが強調される．それは縫合による腱断端の壊死化，すなわち断端の腱内微小循環の障害を最小限にすることであり，しかも解剖的に修復することで，そのためには手術器具にしても縫合材料，また縫合方法についても細かい創意・工夫，そして心くばりが必要となる．しかしこのような操作を行ってもなおある程度の癒着は防止できず，初期の運動は相当障害されるであろうが，最近では早期運動療法も導入され，漸次良結果が得られるとの報告をみるようになった．もし可動性が得られなければ二次的な腱剥離術などの操作が必要となる．要は腱縫合にはmicrosurgery的手技が必要ということである．

II 縫合腱の治癒過程

　断端およびその周囲の出血巣が漸次組織化され，ついに両断端は腱様組織により連絡されるわけであるが，その大略について述べると，

第1週：断端には軽度の腫脹が認められ，両端間のゼリー様物質中に組織細胞が侵入する時期で，fibroblasticの時期ということができる．なおこの組織細胞はepitenon, tendon sheath, paratenonおよびendotenonより発生するとされているが，腱細胞の作用についてはなお不明点が多い．

第2週：両断端の腫脹は最高度に達し，結合織の増殖が著明でconnective tissue proliferationの時期ということができる．10～14日で断端はcollagen fibreで架橋されるがなお容易に断裂する．

第3週：縫合部の腫脹はなお存在するが，両端間にはcollagen fibreの増殖が著明で癒合もかなり強くなる．結合織の細胞も腱の長軸に平行に配列

第4週：Resolution の時期といわれ，腫脹は消退し，腱の癒合も強く，周囲にできた癒着も吸収が始まる．

第5週においては長軸方向に並列した collagen はいよいよ成熟度を増し，周囲にできた fibrous sheath との間では多少の滑動が可能となり，これは6週，7週となるにしたがって次第に正常腱と類似した構造を示すようになる．

1. 腱の治癒機転

腱の癒合に関しては先に述べたごとく腱細胞の増殖にはなお問題があるものの，腱組織周囲の fibroblast が主役を演ずるとする意見は多くの人の認めるところである．ただ臨床上問題となる点は腱自体に腱を修復する力をもっているか否かという点であるが，これに対し Potenza (1962, 1963) は腱自体には healing potential はないとし，腱の癒合はすべて周囲組織よりの fibroblast により行われるという考え方をとるのに対し，Lindsay ら (1960, 1961) は epitenon, endotenon などには腱自体による intrinsic な修復能力を有するという考えを示した．後者の考えに対してはその後 Matthews and Richards (1974)，鍋田ら (1974) の実験と証明があり，これはその後，堀 (1983) らによっても確かめられたところであって，腱自体に治癒能力のあること，すなわち腱鞘内腱縫合も可能との考えを示唆するにいたった．

2. 腱の栄養

腱の癒合に局所の血行が重要であることは論をまたない．もし腱断端の血行が良好であれば腱の癒合は早期に行われるであろうに対して，断端に血行障害があれば局所は壊死に陥り，癒合は遅れるとともに周囲との癒着が強くなるであろうことは当然といってよい．ここにおいて腱縫合方法の選択は重要となり，またその手技いかんが予後に大きく影響することは論をまたないところである．

さて腱の血行は vincula longa, breva また mesotenon によることはよく知られているところであり，vincula は腱鞘内腱に血液を送るための特殊構造として mesotenon が変化したものと考えるべきであろう．Vincula を通じて侵入した血行は腱に達したのちその背面を通って縦走し，多くの分枝を出しつつ深部にはいるが，掌面，すなわち腱鞘に接する側の一部は avascular であって，この部の栄養は滑液により行われるとされている．腱の栄養が滑膜によっても行われている可能性を示したのは Lundborg (1978) らであって，氏は遊離腱を接合し，これをウサギの膝関節内に挿入しておくと接合部が新生細胞により被覆されることによりこれを証明している．

以上のごとくで，腱は血行と滑液の両者により栄養され，それに腱の牽引，収縮の作用が加わって栄養の伝播が行われていると考えるべきであろう．さて腱損傷に際しては腱自体に修復能力は存在するものの腱周囲の組織

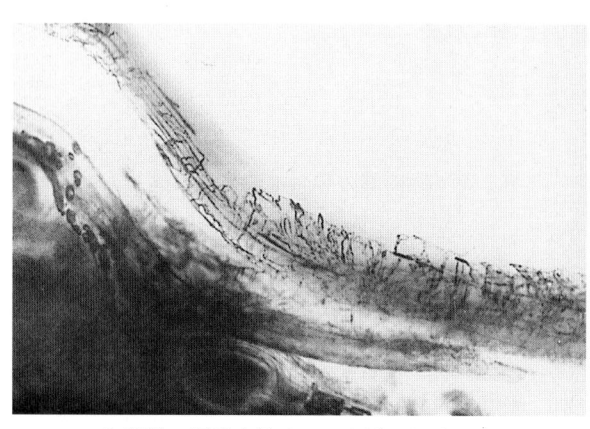

a. 切断肢に墨汁を注入，のち透明標本とした．　　　　b. 腱血行の拡大像

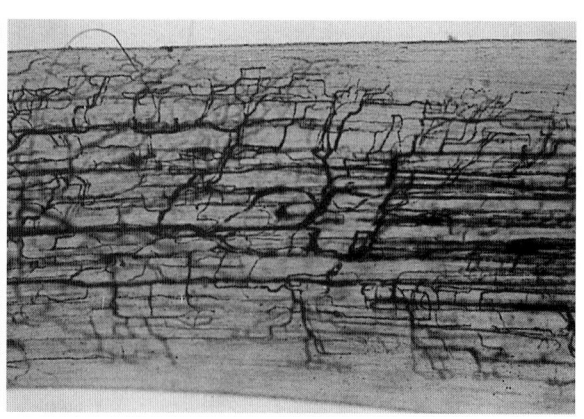

図 16・1　腱の血行

の損傷も当然合併するわけであり，腱修復後は必ずや周囲組織との癒着が起こって腱の滑動が障害されることとなるので，腱縫合後の後療法はこれらを考慮しつつ行う必要がある．かつては固定3週の終わりごろから少しずつ運動を開始し，以後次第にその程度を強めるが，強力な運動は6週以後にしなければならないとされていた．

しかし現在ではKleinertによりゴムバンドを用いての早期運動療法が紹介され，さらにその変法も紹介されて術後早期より運動を開始することが主流になりつつある．しかしこれも縫合が正しく行われたうえでの話である．

III 損傷腱治療の際注意すべき諸問題

1. 手の外科における腱手術の順序

腱の手術は手の手術のうちで最も最後に考慮されるべき操作であるということは手の外科の実施にあたって常に忘れてはならない点の1つである．手に外傷が加わり腱が損傷された場合には皮膚の損傷はもちろん，そのほか骨・関節の損傷，神経の切断を合併することが少なくない．この際考慮されるべきは皮膚，骨，関節，神経，腱の順序であるが，いま腱を縫合しても皮膚の閉鎖に失敗して化膿を起こすとか，骨癒合に失敗して偽関節をきたすとか，関節強直，また知覚障害なり，循環障害などをきたせばせっかくの腱縫合は無意味となる．この意味で腱縫合は最後に考慮されるべきものであるが，創を受けてからの経過時間が24時間以内でcleansingにより化膿が絶対に防止されうると確信される場合には，すべての組織を一次的に修復するのが今日手の外科で一般に受け入れられている原則である．すなわちprimary reconstructionとも呼ばれるもので，操作がかなり複雑で手の外科に十分な経験のあるものでないと実施不能で，初心者であれば当然専門医のいる病院に即刻患者を紹介すべきである．

一次的であれば骨の固定，神経，血管，腱の縫合も容易であるが，二次的に瘢痕を分けての神経縫合はなかなか困難であり，血管はもはや閉鎖されているであろう．腱縫合の予後はもちろん不良である．しかし一次的にすべての組織を修復すれば，腱の可動性は得られなくとも，二次的の腱剝離によりかなりの腱の滑動性が期待されるからである．

2. 局所解剖の熟知

腱の解剖は比較的複雑であるが，腱の手術の際これを知ることなくして良結果を得ることは絶対に不可能である．屈側において指にはそれぞれ深指屈筋腱と浅指屈筋腱の2本があり，手掌あるいは前腕部でこれら屈筋腱が同時に多数切断された場合には数本～10本以上の腱が切断されることとなり，それに神経の損傷が合併されるが，かかる際もそれぞれの末梢端，中枢端を明確に知らなければならない．われわれの経験した症例中にも，深指屈筋腱を浅指屈筋腱に縫合したり，母指屈筋腱を他の指の屈筋腱に，また橈・尺側手根屈筋，あるいは長掌筋を指の屈筋腱と間違ったり，場合によると腱と神経とが縫合されていた症例さえ認めたことがある．そのほか手掌部においては正中・尺骨神経がそれぞれ細い神経枝を分岐しているので，これらについてもその走向を十分熟知し，これを誤って損傷することなく，また損傷された神経枝は縫合を行わなければならない．

また，指については**腱鞘**の解剖とか腱鞘内における**vincula**の走行も重要である．図2・11（p.13）はDoyle and Blythe（1975），またHunterらにより明らかにされた腱鞘の解剖を示したが，なかでもA_2，A_4は重要である．さらに不用意なvinculaの損傷は支配領域の腱の血行を障害して腱の癒合を阻害するとともに癒着を増加せしめるであろう．要するに局所の解剖を熟知することなく腱の手術を行えば，その結果が不良であることはもちろん，かえって障害を増加せしめる結果となる．

3. 手術時の一般的注意

これについては先に手の外科一般について述べたと同

様であるが，化膿は絶対に防止しなければならず，新鮮，陳旧症例を問わず術前における石鹸水でのscrubbingが必要であり，麻酔は安全でしかも確実なものが必要．術中患者が疼痛を訴えるようでは正しい手術は不能である．必ず止血帯を使用して，無血野で手術を行うべく，切開線は術後拘縮発生の恐れのない正しい位置に置かなければならない．また癒着を少なくするためにできうる限りatraumaticの操作が必要で，これは手の手術のいかなる場合にも考慮しなければならないが，とくに腱の手術の際にはこのことが極度に強く要求され，この操作いかんが予後に大いに関係を有することとなる．術者はマイクロサージャリーの手技に習熟しておくべきであり，このため腱の縫合には必ず3.5倍大の**拡大鏡**を使用，縫合糸として普通**ナイロン糸**が利用される．その他ピンセットにしても鉗子にしても先の細い眼科用のもの，形成用のものを使用する．止血には**bipolar coagulator**を利用．結紮糸を創内に残すことは好ましいことではない．止血は確実に行うべく，もし血腫形成の可能性があればドレーンを追加する．

以上数個の問題について述べたが，これらを行うことなしに腱の手術を行ってもその結果は必ず失敗であり，かえって以後の治療を困難ならしめるのみである．したがって治療を行うに十分な麻酔設備および手術器具がなかったり，また医師に局所解剖の知識，あるいは手術の経験なり関心が少ない場合には腱の手術は行うことなくそのままとして，ただちに患者を専門医の手に委ねるべきであろう．

事実腱の手術は非常に難しく，以上述べた点およびあとに述べる種々の点を十分承知していても必ずしも良結果を得るとは限らず，これは多数の経験により得られた高度の熟練と経験を積んだ医師とhand therapistの協力によってのみはじめて良結果が得られるものと考える．

第17章 屈筋腱の新鮮損傷

I 原因

一般にガラスの破片，ナイフ，包丁，その他鋭利な刃物による損傷が多いが，また電気鋸など機械による損傷も少なくない．後者の場合は皮膚のみならず軟部組織，骨組織にも広範な損傷を伴うのが普通である．

II 診断

屈筋腱切断の診断はさほど困難ではない．深指屈筋腱は末節骨に，浅指屈筋腱は中節骨にそれぞれ付着しているので，DIP関節の屈曲，およびPIP関節の屈曲ができるか否かによりそれぞれの腱の損傷が診断される．すなわち浅指屈筋腱が切断されれば指伸展位におけるPIP関節の屈曲が不能となるが，深指屈筋腱の作用でにぎりこぶしをつくるのは可能である．ただその力はいくぶん弱い．また深指屈筋腱のみが切断されればDIP関節の屈曲が不可能となる．両腱が同時に切断されるとDIP関節，およびPIP関節の屈曲はともに障害され，指は常に伸展位を示す．しかしMP関節の屈曲は虫様筋，骨間筋の作用により可能である．

長母指屈筋腱が切断されると母指のIP関節屈曲が不能となるが，MP関節の屈曲は正常である．

前腕部における手根屈筋腱の切断は手関節屈曲時における腱の触診により，その存在の有無を診断する．

大体以上のごとくであるが，小児における腱損傷の診断は必ずしも容易でない．この際は創の位置および指の運動程度，睡眠時における指の位置などより診断する．われわれの指は安静時，あるいは睡眠時においても筋の張力のため一定の屈曲位を保つものであるが，もし腱が切断されていればこの緊張がとれ，その指のみ伸展位を示すこととなる．

その他，腱損傷時にはしばしば神経の損傷を合併するので知覚障害の有無を検査し，神経損傷の部位を決定する必要がある．血管損傷についてはAllenテストを行い確認する．

原因がsharp cutか否か，皮膚損傷の程度，また神経損傷とか血管損傷の有無，骨傷のある，なしは大きく予後に影響することとなるので，正しく診断，成績の予想についても患者によく説明しておくことが必要となろう．

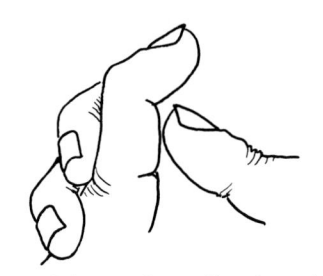

a. 末節の屈曲が可能であれば深指屈筋腱は正常か連続性を保っていることを示す.

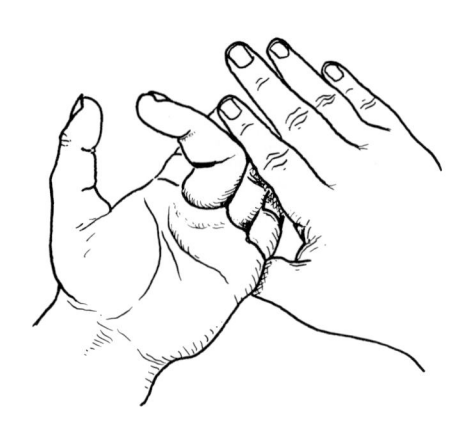

b. 図のごとき運動が可能であれば浅指屈筋腱は正常か連続性を保っていることを示す.

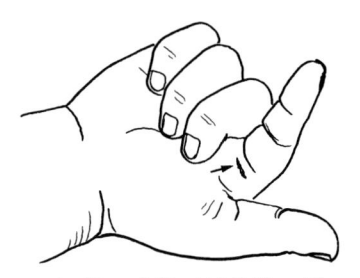

c. 深指・浅指両屈筋腱の損傷. DIP, PIP両関節の屈曲ができない.

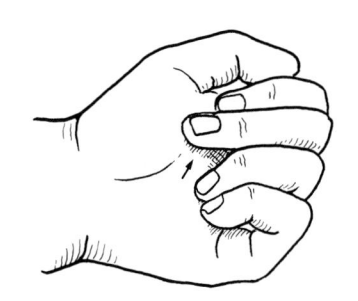

d. 深指屈筋腱単独損傷. PIP関節の屈曲はできるがDIP関節の屈曲不能

図17・1 屈筋腱損傷の診断

III 腱縫合の適応決定

　われわれが屈筋腱の新鮮損傷患者に遭遇した場合，第一に決定しなければならないことは，一次的に腱の手術を行うか否か，行うとすればいかに行うかであって，単に創傷の処置のみを行い腱の手術を二次的に行うことはきわめてまれである．もし腱損傷後6〜12時間以内の新鮮な症例で，しかも創がガラス・ナイフなど鋭利な刃物による清潔な創であれば，もちろん一次的に腱の縫合を行うのが原則である．しかし同時に加わった他の外傷で患者の全身状態が不良であったり，その病院に腱の手術を行うのに必要な設備なり医師に十分な経験と自信がない場合には，ただちに専門医に依頼したほうが賢明である．最初の処置いかんが創の運命を決定するが，腱損傷の場合とくに重大であって，成功の場合と失敗の場合の差はあまりにも大きいことを忘れてはならない.

　もちろん腱損傷後もはや相当の長時間を経過し，分泌物多く将来化膿の恐れがあったり，外傷が鈍器によるもので皮膚以外の軟部組織にも広範な損傷があり，骨の損傷なども伴っているような場合には単に軟部の処置のみにとどめ，腱の縫合は二次的にしたほうがよいこともあるが，かかる例はさほど多いものではない.

　なお腱がMP関節よりPIP関節までの間，すなわち，いわゆる **no man's land** の部で切断された場合にはこれを一次的に縫合するか，二次的に処置するかについては議論のあったところであるが，現在ではすべて一次的に

縫合するのが原則とされ，手掌部，前腕部などで切断された場合にももちろん一次的に縫合するのが原則である．

時期による腱縫合分類

受傷からの経過時間により腱縫合を次のごとくに分類する．すなわち，

(1) 一次腱縫合（primary repair）24時間以内のもの，

(2) 遷延一次縫合（delayed primary repair）24時間から2週間以内のもの，

(3) 二次腱縫合（secondary repair）2週間以上経過したもの，

の3段階である．

このうち primary repair の成績が最もよいことは当然である．しかし delayed primary といい，secondary といい，経過日数のみで予後を云々するとか手術の可否を決定するのは問題であると考えられ，実際問題として数日経過すればもはや腱縫合不能な場合もあれば数週を経ても縫合可能でしかも良結果を得る場合もあるわけで，筆者としては時期のいかんを問わず，断端の壊死などで接合不能なものは別として，接合可能なものはすべて縫合を行うこととしている．すなわち一次縫合，二次縫合にはあまりこだわりをもたないこととしているが，これはたとえ良好な可動性が得られなくとも腱剥離を行うことにより良結果が得られる可能性が多いのに対して，縫合を先にのばして腱移植を行っても良結果が得られるという保証はないからである．

IV 手術野の拡大と切開の延長

腱の一次縫合の最もよい適応はガラス，ナイフなど鋭利な刃物による損傷の場合であるが，これらの切創のみを利用して腱縫合を行うことは多くの場合不可能で，創の両端をいずれかの方向に延長して手術野の拡大をはかる必要がある．この際加えられる延長切開は先に述べたごとく正しい位置にあらねばならず，指では Bruner のジグザグ切開とか側正中線切開，また手掌，前腕では皺を利用するとかジグザグ切開を利用する．しかも手術野は必要にして十分な広さが得られなければならないが，ここで注意すべきは atraumatic の操作とは狭い手術野で手術を行うことでなく，十分な広さの手術野で正しい手術を行うことであることを忘れてはならない．もし指の屈側に斜めの切創を受けている場合にはその両端を指の mid-lateral の線に延長するとかジグザグ切開を追加する必要があり，また初めの切創が不良な部位にあれば Z-plasty その他により正しい位置に切開がくるよう創の走行を変えてやる必要がある．現在われわれは母指についても，また指についてもジグザグ切開を常用して，側正中線切開は特殊の場合にのみ使用している．

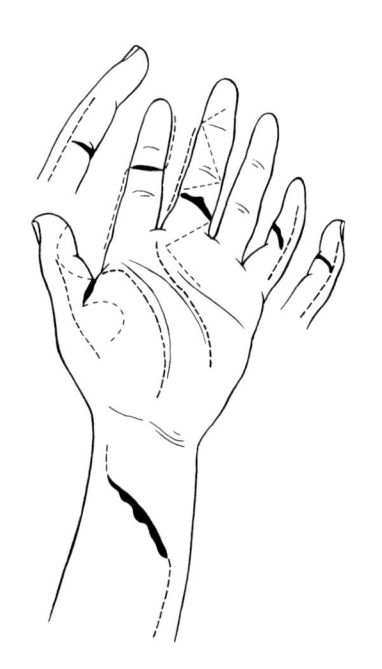

図17・2 屈筋腱損傷時における切開の延長

V 腱の縫合方法

　腱の縫合操作にあたっては必ず先端に小鉤のある腱鑷子（p.24, 図3・2）を使用する．腱の縫合方法としては古くより結節縫合法，Mason-Allen法，Bunnellの埋没法，double right angle法，また pull-out wire法などが用いられ，それに no man's land では特殊縫合法としてのVerdan法などが紹介されてきたが，要は断端の接合が確実で，一定の張力がありしかも局所の循環が障害されることの少ない縫合法が望ましいわけである．

1. 筆者らの腱縫合

　筆者らは（1975, 1977）**ループ状ナイロン糸付き針**を作製，これを用いて腱縫合を行いきわめて便利を感じているので，これにつき紹介すると図17・3, 4のごとくである．なかでもb法を多用しているが，方法は断端より約1.0～1.5cmの所にループ糸付き針を刺入，針をループにくぐらせて結び目をつくったのち針を再び腱に刺入，針を腱の断端中央に引き出し，次いで反対側の断端中央から針を入れ約1.0～1.5cm離れた所に針を引き出し牽引，断端の接合をはかったのちいま一度針を通してからループの1側の糸を針の根元で切断，この糸と針はいま一度腱をくぐらせたものとの間で適度な緊張のもとで結節縫合を行い，さらに running suture を表面に，次いで裏面に行えば腱の縫合は終わりとなる．この際腱縫合部の接合が正しく行われることが必要で，盛り上がりなどでき，すべりに際して腱鞘に引っかかることのないよう注意する．もし引っかかるようであれば腱鞘の側方を切開して拡大をはかるなり，浅指屈筋腱の1側の交差の切除とか，浅指屈筋腱の縫合は中止し，経過により，そのまま創を閉鎖して二次的に腱剝離を行うのもよい．

　なお前腕での屈筋腱損傷の際には running suture は必ずしも必要でなく，2-3の結節縫合のみでもよいであ

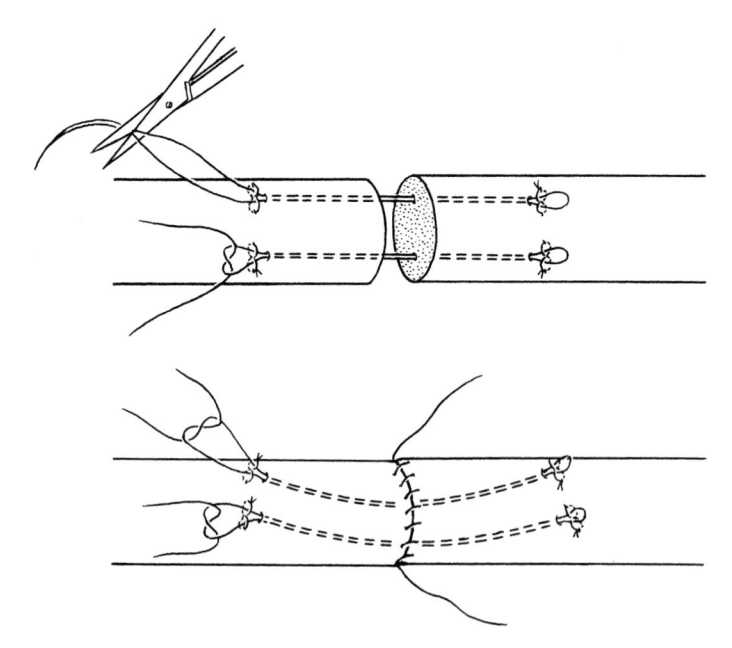

図17・3　ループ状ナイロン糸付き針による腱縫合（8字結節法, a法）
普通3-0, 4-0のナイロン糸を用い，両端は4-0ナイロン糸で8字結節縫合する．断端は互いに相接する程度とし，強くは締めない．断端の回転を防止するため7-0～8-0ナイロン糸による連続縫合をおく．8字縫合をするという煩わしさはあるが，断端の接合は良好で，ループ針でなくとも実施容易との利点もある．

（津下：私の手の外科―手術アトラス，第4版，p.380, 2006）

ろう．

　ループ状ナイロン糸の太さとしては 4-0 のものが常用され，小児の腱では 5-0 でもよい．Running suture には 7-0 程度のナイロン糸を使用する．

　以前は 8 字結節法，a 法を使用していたが現在は b 法を double loop suture としてもっぱら使用している．

　最後は連続縫合（7-0～6-0 ナイロン）を追加するが，これは断端の接合を良好にし，回旋を防止するためのものであり，さらに断端の一部が腱鞘に引っかかるのを防止するためのもので，縫合は密のほうがよい．前腕などの多数腱損傷の場合は結節縫合でもよいが，Zone II での腱縫合では連続縫合が絶対に必要．実施は容易であ る．

　次に浅指屈筋腱の交差部，また腱鞘の縫合にも 7-0～6-0 ナイロンが使用される．腱鞘は原則として閉鎖するが，腱の縫合部の滑走に邪魔になるようであれば開放のまま，または一部切除，開放操作を行う．

　交差部の縫合にはマットレス縫合が多用される．これにより危険性のある早期運動（Kleinert 法）は行わなくとも安全な固定で良結果が得られるものと確信している．近年，早期運動療法が強調されるあまり強張力の縫合法が報告されているが，より正しい解剖学的修復をいま一度考慮すべきではなかろうか．

　危険をおかしてまで早期運動をすべきではない．

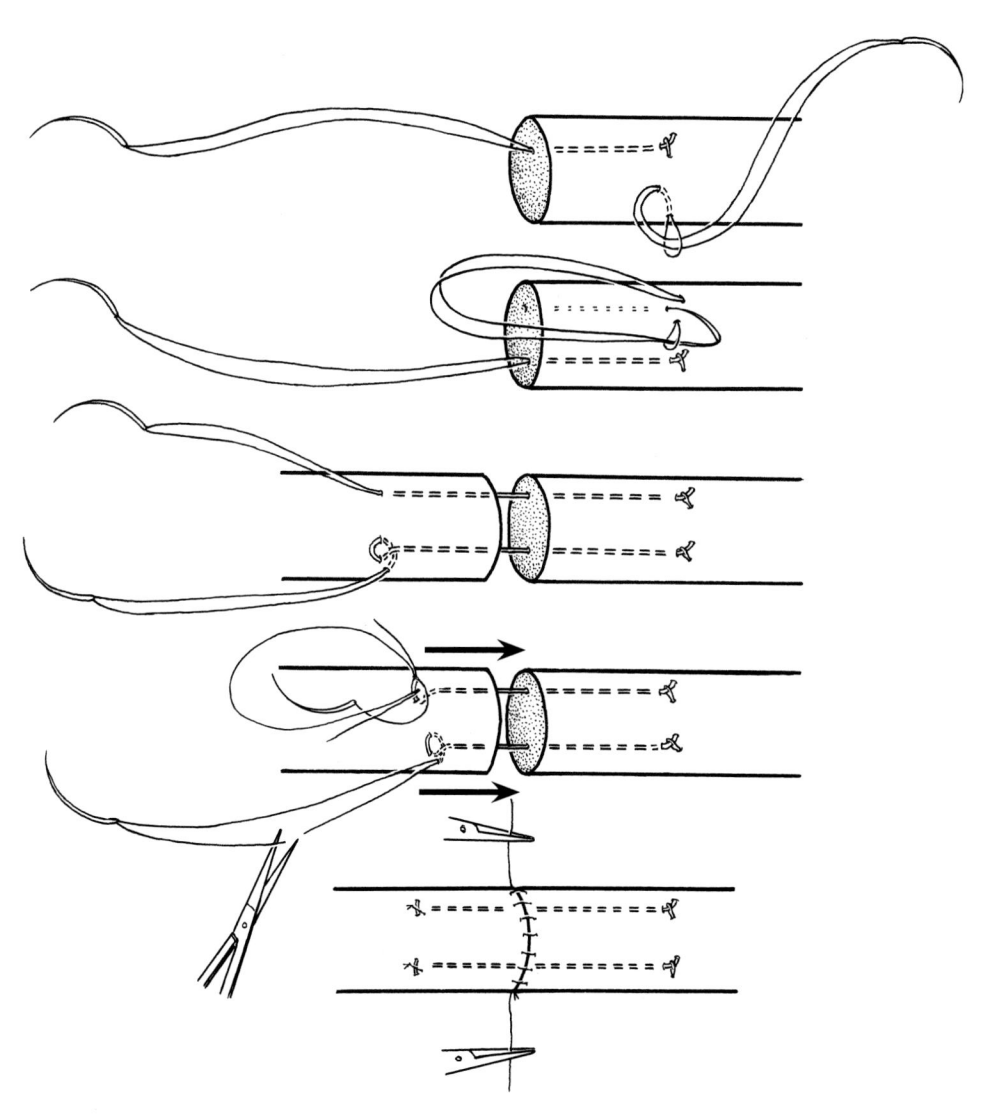

図 17・4　ループ状ナイロン糸付き針による腱縫合（常用法，b 法）
（津下：私の手の外科—手術アトラス，第 4 版，p.378, 2006）

2. ループ状糸付き針を用いての腱縫合の利点

本法の利点とするところは，

(1) 操作が容易で手術時間が短時間で完了するため前腕などの多数腱損傷の縫合にはきわめて便利であること．切断指用接着時の腱縫合にも便利．

(2) 操作が簡単なため atraumatic な操作が可能であり，しかも狭い手術野での腱縫合が可能であること．普通腱縫合には指先の使用が必要であるが，本法では instrument tie も可能である．したがってたとえ一次縫合で良好な可動性が得られなくても，癒着の範囲は比較的限局されているため二次的腱剝離術により良結果を得ることができる．

(3) 断端の血行を障害することが少ないので腱癒合が早期に，しかも周囲との癒着も少なくて可能という利点があり，これは動物実験的にも確かめることができた．

(4) しかも接合が確実で適度な緊張度を得るのが容易という利点がある．

(5) **Tensile strength** については林ら(1984)，今田ら(2001)の実験があり，他の方法と比較しても比較的強力のようで．現在は double loop suture 法を常用している．

以上多くの利点を述べたが，本法には利点のみで欠点のないのも大きな利点であろう．多くの方々の追試をお願いしたい．なお b 法が主に利用されるが，a 法のごとくすれば縫合糸の表面に出ない埋没縫合が可能であり，8字縫合で先端を固定する方法はループ針でなくとも実施でき，しかも断端の接着が容易との利点がある．なお糸の結び目を腱縫合部の中に埋め込む方法は一見理にかなっているようであるが，断端を挫滅し，接着を不良にし，癒合面積を減少せしめる欠点があると考える．糸の結節部がたとえ腱表面にあっても，容易に細胞におおわれ滑動の障害となることはないであろう．

以上筆者の常用するループ状糸付き針を用いての腱縫合につき述べたが，その他の方法で現在使用されている方法としては Kessler 法，Kleinert 法，Becker 法，Indiana 法，吉津法，その他最近いろいろの報告があるが，操作が少々複雑で時間を要すること，またともに traumatic になりやすいなどの問題があるのではないかと考える．深指屈筋腱縫合の前に，または一部あとに浅指屈筋腱の交差部の縫合を行うが，まず5-0ループ針で断端の接合をはかり，次いで6-0，7-0ナイロン糸を用いて結節縫合，または running suture を追加して断端のより正確な接合をはかる．

以上ののち腱鞘の縫合に移るが，縫合は同じく7-0ナイロン糸で mattress 縫合を行い，同じく7-0ナイロンで正確な接合をはかり，最後に指を屈伸せしめて縫合腱の腱鞘内での動きの状況を観察し，もし引っかかりがあれば修正，ときに交差の一部を切除するなどの操作を要することとなる．

以上腱縫合は神経縫合と同様に準マイクロサージャリー手技を要すると理解すべきであろう．

VI 腱損傷修復とその評価

腱損傷，とくに屈筋腱損傷に対して腱縫合とか腱移植術などが行われた場合，術前との比較とか成績の検討のためには一定の評価法が必要となる．これは臨床的にもきわめて重要となるので今日までに用いられてきた評価方法の大略を述べる．

a) **Littler 法**：自動屈曲時における MP，PIP，DIP 各関節の屈曲角度の総和で示すもので，正常運動は MP 関節90°，PIP 関節90°，DIP 関節60°で合計240°である．

b) **Boyes 法**：図17・5に示したごとく指先の掌側面から末梢側手掌横皺までの屈曲不足距離(A)，および伸展不足距離(B)により示すもので，Boyes (1950, 1955) は症例を術前評価として次の

  good：瘢痕少なく関節拘縮のないもの
  scar：瘢痕が深く多いもの
  joint：関節拘縮の強いもの
  multiple：多数指の腱損傷で多くの場合瘢痕，関節拘縮を合併するもの

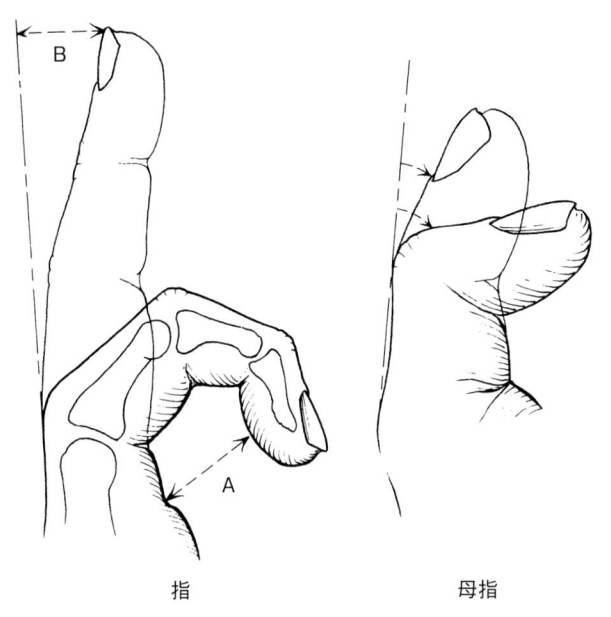

図 17・5 Boyes による指先・手掌間距離測定法
A：屈曲不足距離　　B：伸展不足距離

A. 長母指屈筋腱の機能評価

長母指屈筋腱機能度（％TAM）＝

$$\frac{患指（IP＋MP）AM}{対側指（IP＋MP）AM}\times 100$$

B. 示〜小指屈筋腱の機能評価

浅指屈筋腱機能度（％）$\frac{患指（PIP）AM}{対側指（PIP）AM}\times 100$

深指屈筋腱機能度（％）$\frac{患指（DIP）AM}{対側指（DIP）AM}\times 100$

C. 特定浅指，深指屈筋腱総合機能度（％TAM）

$\frac{患指 TAM}{対側指 TAM}\times 100$

90％以上　優	E
75％以上　良	G
50％以上　可	F
50％未満　不可	P

Ⅱ. 指伸筋腱機能評価

A. 示〜小指伸筋腱機能評価

特定伸筋腱機能度（％）

1. Zone Ⅰ，Ⅱに伸筋腱損傷がある場合

$$\frac{患指（DIP）AM}{対側指（DIP）AM}\times 100$$

2. Zone Ⅲ，Ⅳに伸筋腱損傷がある場合

$$\frac{患指（DIP＋PIP）AM}{対側指（DIP＋PIP）AM}\times 100$$

3. Zone Ⅴ〜Ⅷに伸筋腱損傷がある場合

$$\frac{患指 TAM}{対側指 TAM}\times 100$$

B. 母指伸筋腱機能評価

母指伸筋腱機能度（％）＝

1. EPL腱単独損傷の場合

$$\frac{患指（IP）AM}{対側指（IP）AM}\times 100$$

2. EPL腱，EPB腱同時損傷の場合

$$\frac{患指（IP＋MP）AM}{対側指（IP＋MP）AM}\times 100$$

の4段階（"nerve" damage を入れれば5段階）に分け，多数例の比較検討にはこの指先・手掌間距離による症例のパーセント表示を行っている．本法は理解が容易であり屈筋腱損傷の評価法としてきわめてすぐれた方法であるが，ただ問題点は指の長さの差異により同じ屈曲角度でも指尖・手掌間距離に差異が出る点である．以下，**日本手外科学会**による評価表を述べると，

腱損傷機能の評価表の記載法（日本手外科学会）

Ⅰ. 指屈筋腱機能評価

測定は，関節を特定の肢位に固定しないで，全指を同時に伸展ないし屈曲させたときの角度を測定する．ただし浅指屈筋腱の場合は他指過伸展位で測定する．

指屈筋腱の総合的機能評価は次に述べるBとCを併記することが望ましい．その理由はBまたはCのみでは同じROMでもその領域によって指の機能上の価値に差がある点が無視されるからである．しかし，目的に応じていずれか一方を用いることができる．

Ⅶ 各部位における屈筋腱損傷の治療

腱の損傷部位を Eaton and Weilby（1983）にしたがい図17・6のごとく指先部，no man's land の部，母指MP関節掌側部，手掌部，手根管部，前腕部などの各zoneに分けてそれぞれの治療について述べてみたい．

280　第17章　屈筋腱の新鮮損傷

これはかつての Verdan 法を多少変更したものである.

1. 指先部での屈筋腱損傷 (zone I)

指先部とは浅指屈筋腱が中節基部に付着している部位より末梢のことで, 深指屈筋腱のみが切断され DIP 関節の屈曲が不能となるが, PIP 関節の屈曲はほぼ正常に保たれる. この際 PIP 関節の屈曲が完全でないのは浅指屈筋腱の部分損傷か, これが否定された場合には切断された深指屈筋腱が後退して浅指屈筋腱の滑動を障害するためと考えられ, これは示・中指よりも環・小指において経験することが多い. なお陳旧例においては両者間に癒着を認めるのが普通である.

さて損傷部位が末梢側で vincula がなお存在する部での切断であれば損傷腱の後退はわずかであるが, 完全切断, また筋力のために断裂が起これば損傷中枢腱末梢端は基節部腱鞘内にまで後退することが多い. この際における断端の発見方法としては手関節および指屈曲位で前腕より損傷腱を末梢側に押し出すようにすれば後退腱の発見はさほど困難ではない. もし浅指屈筋腱の chias-ma 部が邪魔になれば切開を中枢側に延長して, その部の腱鞘を一部切離すれば容易に断端が発見される. Chiasma の間を通じて末梢に引き出し, 末梢腱との縫合を行なうが, 縫合はループ状糸付き針による腱縫合を行う. この際周囲の靱帯性腱鞘切離は腱縫合が可能な範囲内で最小限とし, 健常な腱鞘はなるべく温存するように努める. 腱が鋭利に切断されている場合には必ずしも断端を新鮮化する必要はない. 指神経の損傷があればこれの縫合も必ず行う. 縫合には 7-0 程度のナイロン糸を利用する. もし切断部位が末節骨に近ければ図 17・7 のごとく末梢腱をのみで起こし, その部から骨に穴を穿ってこの中に中枢腱の末梢端を引き込む advancement 法が利用される. 腱付着部より 1.0 cm 以内の腱損傷であれば advancement 法が最も便利で, pull-out 法, またはその簡便法で骨に固定され, しかも良結果が得られる. この部における新鮮な腱損傷例に対し, tenodesis 法または DIP 関節の関節固定手術は原則として行うべきでないが, 原因が挫創によるもので皮膚, 関節にも相当高度の損傷が合併しているような場合にはこれを行うことがある.

そのほか zone I での深指屈筋腱単独損傷に対しては Pulvertaft の腱移植法も考えられるが, これは一般に陳旧症例にのみ利用され, 新鮮症例においては端々縫合を行うのが常道である. そしてこれに失敗した場合には腱移植法も考えてよいが, これら陳旧例に対する処置については別項で述べる.

次に母指の zone I での長母指屈筋腱損傷についても他指の場合と同様で端々縫合か advancement 法が用いられるが, この部に腱固定術を行うことはありえない. 損傷部位が中枢側で advance に際して腱の長さに不足があれば前腕部において筋腱移行部の release を行い, 腱全体の advance を行うこともある. この腱には虫様筋が存在しないので他の指におけるがごとき問題はない.

2. No man's land での屈筋腱損傷 (zone II)

No man's land とは, ほぼ手掌の末梢側横皺から PIP 関節の浅指屈筋腱の付着部までの範囲をいい, 腱損傷の予後の最も悪いところとして有名で, 一名危険区域 dangerous zone, また critical zone と呼ばれる. 深指・

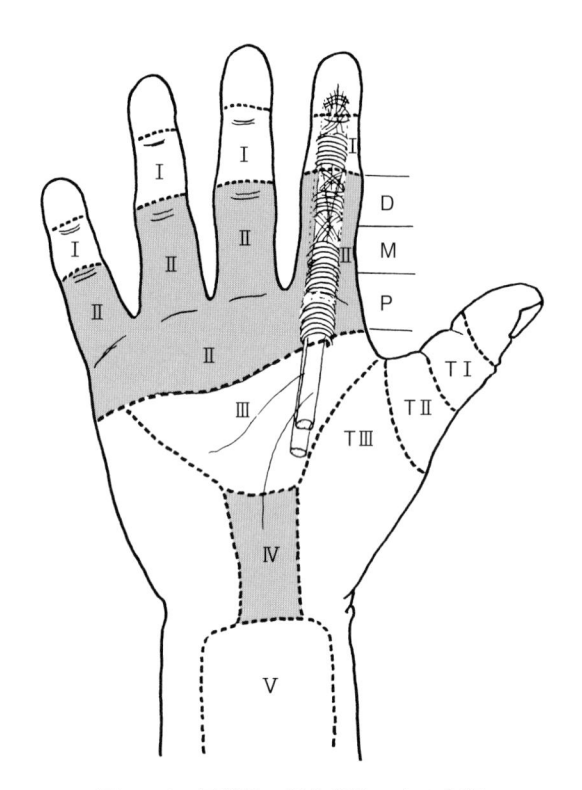

図 17・6　屈筋腱の損傷部位による分類
Zone II については末梢 1/3, 中央 1/3, 中枢 1/3 の3者に区分して考えることとした.

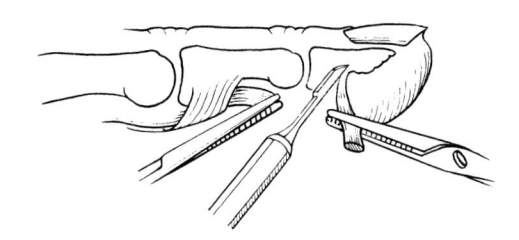

a. ノミで屈筋腱の付着部に接して末節骨骨皮質を傷つける.

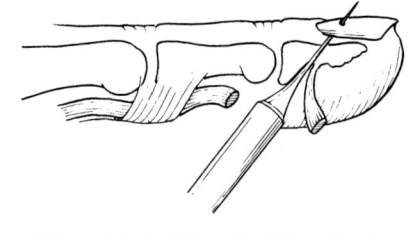

b. 骨錘で穴をあける．錘は丹下式のものが便利で爪のほぼ中央部に出すようにする．爪半月の部は避けなければならない．

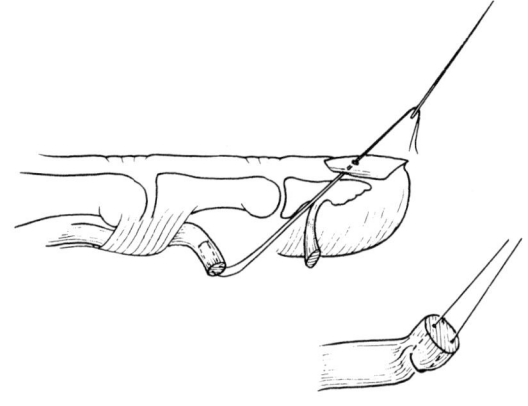

c. 直針で wire を通す．

d. 腱の断端を骨皮質内に引き込むようにしてボタンで固定し、この上を残存腱で被覆する．

図 17・7　われわれの実施している屈筋腱の advance 法
固定は pull-out 法の簡便法を行う．Wire は No.34〜36 程度の太めのものを使用すれば，末梢方向への抜去は容易

浅指両屈筋腱が一緒になって靱帯性腱鞘なるトンネルの中を通過している部位に相当し，腱損傷時には普通両腱が同時に切断される．したがって DIP・PIP 関節の屈曲がともに不能となるが MP 関節は骨間筋の作用により屈曲可能である．

さてこの部で腱縫合を行えば縫合部は容易に腱鞘と癒着するであろうし，もし腱鞘と癒着すれば腱鞘は骨に固定されているため腱の可動性はまったく望まれない．腱の癒合は癒着を伴いやすいが，この部においては少しの癒着も腱の可動を不能にする点に no man's land とか dangerous zone なる言葉の生れた所以があるわけで，この部での腱損傷の治療としては従来「たとえ clean cut wound でも腱の一次修復は行うべきでない」とされ，単に創の処置としての皮膚縫合のみを行い，創治癒後 2〜3 週を経て二次的に腱の移植術を行うのが原則とされてきた．

これは Bunnell 以来多くの人により述べられ，また信ぜられてきたところであるが，1960 年 Verdan はこの部においても創が clean cut であり，経験豊かなものが十分な設備のもとに手術手技に工夫を加えて取り扱えば二次縫合に成功しうることを報告した．この考え方についてはその後幾多の変遷をみたが，先に述べた Matthews ら，鴇田らによる腱自体にみずからを修復する intrinsic healing potential のあることが立証されたこと，またマイクロサージャリーの進歩により腱の手術にもマイクロ的な考えが漸次導入されたこと，さらには Kleinert（1967）らの報告とも相俟って経験ある術者が症例を選んで行えば no man's land での腱縫合でも良結果が得られるとの考えが漸次定着し，今日では積極的に一次的に腱縫合を行うとする人が多くなった．

筆者自身の考えとしても既述のごとく no man's land を含めて部位のいかんを問わず，また，創，時期のいか

んを問わず，化膿の恐れがなければただちに腱縫合を行うのを原則としている．

さて zone II の部で浅指屈筋腱のみが切断され深指屈筋腱が異常ない場合には，腱縫合の必要はなく皮膚縫合のみにとどめ腱はそのまま放置すればよい．なぜなら指は深指屈筋腱のみの作用で十分屈曲可能であるし，もし，下手に浅指屈筋腱を縫合すればかえって局所に癒着をつくって機能障害を増強せしめるのみだからである．深指屈筋腱の単独損傷については後述する．両腱が損傷されている場合の腱の後退は，深指屈筋腱については虫様筋の付着によりあまり後退することなく，通常手掌中央部付近にその断端を認めるが，浅指屈筋腱については手掌の中枢端，または carpal tunnel 内まで後退することがある．その程度は受傷時の指の位置，また力の度合に影響されるが，手掌中央部に切開を加え，手関節屈曲位として後退腱を押し出す（ミルキング）ようにすれば両腱の発見は容易である．

a. 腱の一次縫合

No man's land での腱縫合は部位により3つに分けて考えるのが便利であろう．すなわち，末梢1/3，中央1/3，中枢1/3の3者で末梢1/3では深指屈筋腱損傷と浅指屈筋腱の chiasma の部が部分損傷するのが普通であり，中央1/3では深・浅両屈筋腱が，また腱中枢部1/3では同じく両屈筋腱が損傷されるが，より手掌部損傷と類似の要因を有するわけである．

① **末梢1/3での腱損傷**：止血帯使用のもと指掌側のジグザグ切開ではいり，腱鞘に達すると腱はちょうど chiasma の部で損傷されているはずである．損傷部を中心に腱鞘の側方に切開を加えてこれを反対側に反転するが，腱鞘は反転のみとし，切除は最後の段階まで待期したほうがよい．以上により損傷された浅指屈筋腱 chiasma の状況が明らかになるはずである．損傷された深指屈筋腱の中枢端は chiasma の中枢の部に引っかかっているか，腱鞘内に引っ込んでいるので，後者の引き出しには手掌のミルキングが必要であり，それでも断端の引き出しが困難であれば腱鞘切開の延長が必要となる．末梢腱は同じく腱鞘内に引き込まれているのが普通であり，DIP 関節屈曲により断端を露出せしめるが，なお困難であれば腱鞘切開が必要となる．

断端露出後は縫合にかかるが，まず深指屈筋腱縫合ではループ状糸付き針の刺入は末梢からでも，また中枢からでも手順のよいほうにすればよい．中枢に transfixation pin を刺入して腱の後退を防止する．縫合は通常2本の double loop suture とし，最後に7-0ナイロンによる running suture を表面，反転して裏面に行う．次いで浅指屈筋腱の chiasma 部の損傷の縫合にかかる．普通6-0，7-0のナイロン糸が用いられ，mattress suture 法で縫合，さらに結節縫合を追加することもある．こ

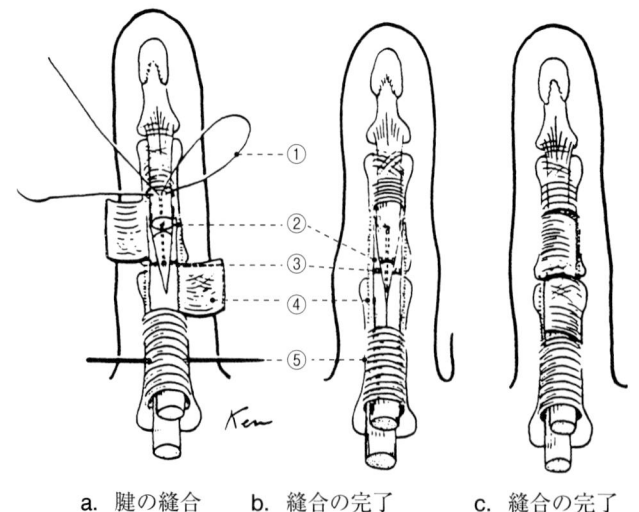

① ループ状ナイロン糸付き針による腱縫合
② 深指屈筋腱の損傷
③ 浅指屈筋腱の損傷
④ 腱鞘
⑤ 固定用の直針または注射針

a. 腱の縫合　　b. 縫合の完了　　c. 縫合の完了
　　　　　　　　（正面像）　　　　腱鞘で被覆した例．
　　　　　　　　腱鞘を切除した例　床面の被覆に用いる
　　　　　　　　　　　　　　　　のもよい．

図 17・8　No man's land 末梢1/3での腱の縫合

温存する．切離は必要最小限とするよう努める．腱縫合は深指・浅指両屈筋腱両腱について行うのが望ましいが，やむをえなければ浅指屈筋腱の中枢腱は切除しなければならないことがある．切除に際してはあまりに強く引いて断端が手掌中枢にまで後退しないようにする．またvinculaを切離して血行を悪くするとか肉芽増生を促進することのないよう注意する．最後に腱鞘を切除するか，閉鎖して創縫合に移る．

③ **中枢1/3での腱損傷**：この際は腱鞘 A_1 を切除して手掌部（zone Ⅲ）での腱損傷のごとくにして腱縫合を行う．縫合は深指・浅指両屈筋腱について行い，ループ状糸つき針を用いて型のごとく実施すればよい．

後療法：手関節30°掌屈，MP関節40〜50°屈曲，指軽度屈曲位として圧迫包帯を行い，背側副子固定とする．固定期間は3週間．この間術者は診察のたびごとに軽い他動屈曲を行うが，自動運動は2.5週ごろからとする．なおKleinertらは **rubber band traction** 法を行い，術直後から自動伸展を行わしめ，その後滑車を使っての変法を発表して良結果を得たとしているが，われわれもこの方法を試みている．

その方法は図17・11にも示したごとくで，患指のみならず隣接指，また全指の爪にフックを取り付け，紐を用いて健側手でこれを引っ張り指を屈曲，伸展は自力で一定角度までこれを許す方法で，術後4〜5日目より始め，1日10回屈伸を行い，これを7〜10日継続，のち1時間に10回程度の屈伸を行い，3週で固定を除去する．ただし実施にあたっては，

1) 手術が正しく行われ縫合部がスムーズで腱鞘への引っかかりのないこと
2) 患者の理解と協力がえられること
3) 患者はリハビリ期間中入院が必要であり，セラピストの経験，知識も十分であること

などが必要となる．

なお手術が正しく行われた際には必ずしも早期運動は必要でなく，3週間固定でも良好な可動性が得られるものもあり，あまりに早期運動にこだわり強力な tensile strength の縫合を行わんとするのは問題があると考える．それよりもより正しく，atraumatic な解剖的修復に心掛けるべきであり，もし良好な可動性が得られなくとも二次的に腱剝離を行えば良好な可動性が得られるは

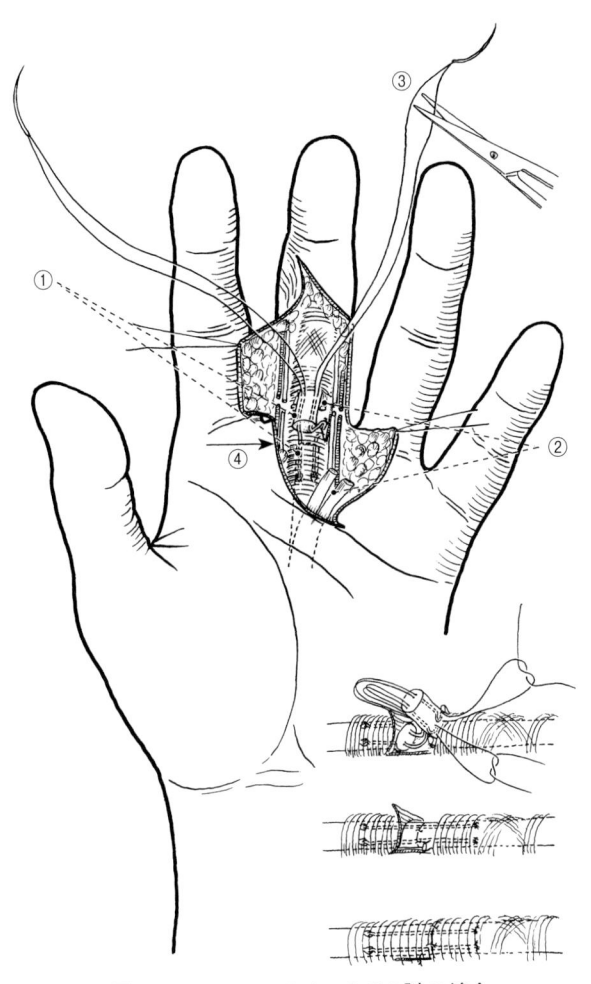

図17・9　No man's land での腱の縫合
① 腱鞘内に引き込んだ中枢腱と指屈曲により，露出した末梢腱にループ針で腱鞘内腱縫合を行わんとするところ：最後に連続縫合を追加する．
② 浅指屈筋腱：可能であれば縫合するが切除することもある．
③ ループ針：1側の糸を切り，断端を接合．針をいま一度腱に通して縫合を行う．
④ 中枢腱には直針を刺入して，その後退を防ぐのもよい．
（津下：私の手の外科―手術アトラス，第4版，p392，2006）

で腱縫合は終了したこととなる．腱鞘は最後に縫合するが，やむをえなければ切除するか腱の下敷にすることもある．

以上のごとくであるが，神経損傷があればこれの縫合が必要であり，最後に止血帯をゆるめて確実な止血ののちに皮膚縫合，手関節および指軽度屈曲位の副子固定を行う．

② **中央1/3での腱損傷**：先の場合とほぼ同様にして進入するが，腱鞘は A_2 の部に相当するためなるべく

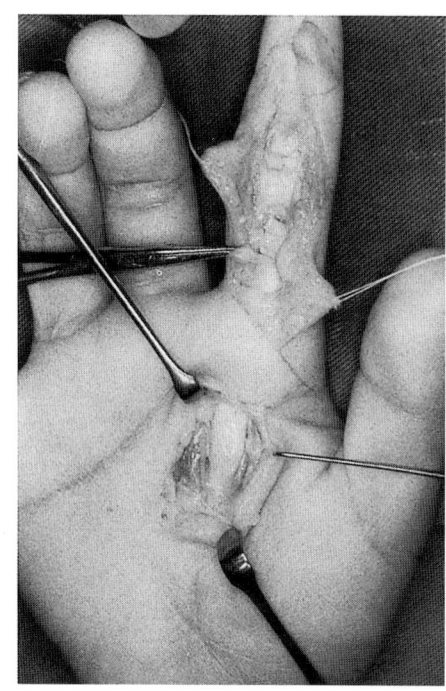

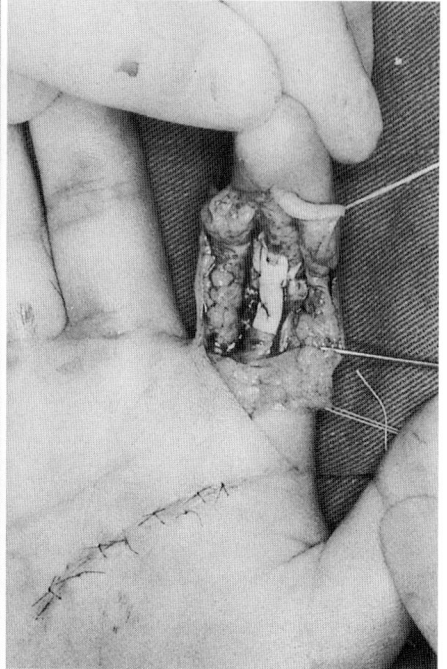

a. 手術時所見　　　　　　　　　b. 腱縫合時の所見

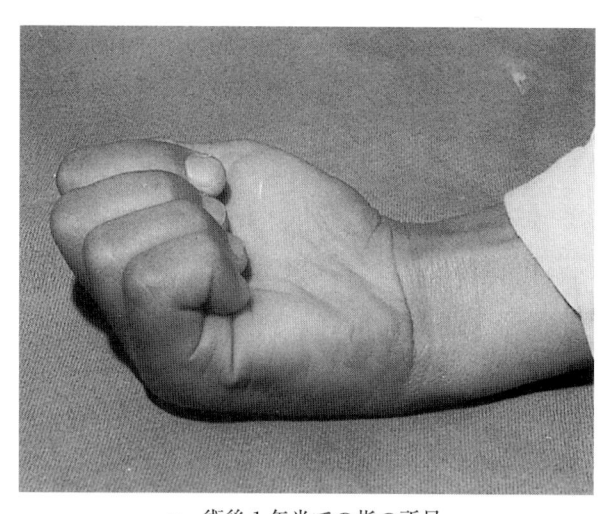

c. 術後1年半での指の所見

図17・10　14歳, 女. No man's land での腱縫合

ずである. 少なくも危険を犯してまで早期運動にこだわる必要はないのではあるまいか. ループ針での縫合には手術野が狭くも可能で二次的剝離にも好都合である.

b. 腱の移植

かつては腱の縫合を行うことなくただちに, または二次的に浅指・深指両屈筋腱を切除して新たに腱の移植を行い, その縫合部を手掌の周囲に移動性に富んだ軟部組織の多い, そして癒着が起こってもさほど腱の滑動に影響を与えない部位で行う方法がとられたこともあるが, 現在その機会は少なくなった. 手技については陳旧性屈筋腱損傷の項 (p.306) で詳述する.

No man's land における新鮮屈筋腱損傷の治療方法としては大体以上のごときものが行われるが, しかしこれら操作はけっして容易なものでなく, 良結果を得るためには手の外科一般に対する正しい知識と, 局所の損傷状況に対する的確な判断, それに高度の技術が要求される

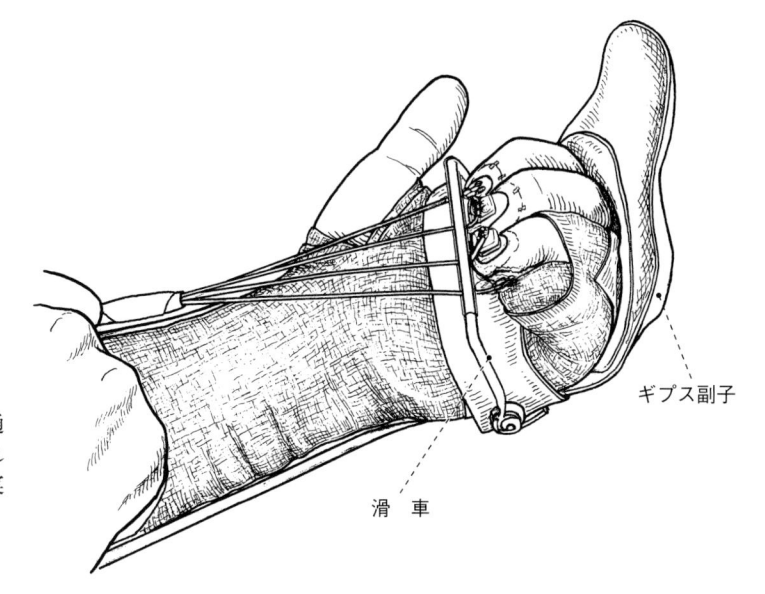

図17・11　早期運動療法（Kleinert変法）のための装具とその実施
患指のみならず全指にフックをつけ滑車を通してゴムで引くか，糸をかけて健側手でこれを引く方法をとっている．入院のうえで実施．患者は理解力と協調性のある人に限る．
（津下：私の手の外科―手術アトラス，第4版，p.402, 2006）

ことは記述のとおりである．したがって，これら新鮮外傷を主として取り扱う一線外科医に対しては，この部での腱縫合はけっして行うことなく，早急に専門医の手に委ねられるようおすすめしたい．筆者は以上腱縫合の手技についてかなり詳しく記述したが，これが多数の患者に行われ，多数の犠牲者が出ることを最も恐れるものである．

c. 深指屈筋腱の単独切断

No man's landの部では普通浅指・深指屈筋腱が同時に損傷されるが，ときにどちらかの腱のみが単独で損傷されることがある．浅指屈筋腱が浅層を走るため，これの単独損傷が比較的多いが，この際縫合の必要のないことは先に述べた．さて，まれではあるが深指屈筋腱の単独損傷がときに認められる．これは浅指屈筋腱がchiasmaを形成しているno man's landの比較的末梢部に近い損傷の際に起こり，この部では深指屈筋腱が比較的浅層に浮き出てきているためで，症状としてはPIP関節の屈曲は可能であるが，DIP関節の屈曲は不能となる．

治療法としては同じく腱縫合が第1選択となるが，これが困難であれば腱固定法を考慮するのもよいであろう．症例によってはPulvertaft法による腱移植も適応となる．

3. 母指MP関節屈側における長母指屈筋腱損傷（zone T Ⅱ）

母指のうちで最も損傷を受けやすい部位であるが，他の指におけるno man's landの部と同様，腱縫合の予後のきわめて不良な部位として注目されている．その原因としてはこの部がpulleyとしての腱鞘の存在部に一致し，この部で腱縫合を行えばただちに腱鞘との癒着が起こって可動性が得られにくいこと，また癒着防止のため腱鞘を切除すれば腱の前方脱臼bowstringが起こってこれまた良結果が得られないなどのためである．したがって腱縫合を行うのであればIP関節を屈曲，または伸展位として腱縫合部を多少とも末梢，または中枢にずらせて縫合するのがよいであろう．これにも無理があると考えられれば，一次的，また二次的な腱の移植が適応となる．手技の詳細は陳旧症例の項で述べるのでここでは省略する．

なお長母指屈筋腱がより中枢側，すなわち母指球筋部で損傷された場合には腱移植術が適応となるが，これは厚い母指球筋を分けてその奥で腱縫合を行うことが操作的にも困難であり，しかも癒着発生の可能性が強いためで，それに引き換え腱移植術は母指の場合操作が容易で，しかも常に良結果が得られる利点がある．なお指神経の損傷があれば必ずこれの縫合を行う．母指の知覚はとくに大切である．

4. 手掌部における屈筋腱損傷（zone Ⅲ）

これは手掌末梢側横皺から手関節までの部の腱損傷であって，しばしば屈筋腱のみならず正中・尺骨神経の神経枝，また虫様筋の損傷を合併している．ガラスの破片などで損傷された場合には皮膚損傷部より相当離れた部の腱が切断されていることがあり，また腱の損傷は1本のみのことは少なく，しばしば数本の腱が同時に損傷されている．

この部で腱が切断されている場合，創が清潔で化膿の恐れがなければ腱は創のいかん，経過時間のいかんを問わず原則として一次的に縫合する．新鮮症例の場合，後退腱の発見は手関節の屈曲と前腕を末梢方向に圧迫することにより比較的容易であるが，必要ならば切開の延長，または補助切開を行う．縫合は深指屈筋腱のみならず浅指屈筋腱についても原則としてこれの縫合を行う．かつては深指屈筋腱のみを縫合し，浅指屈筋腱の中枢腱はこれを引き出して切除することが行われていたが，現在は原則として実施されない．なぜなら切除空隙は瘢痕と化してかえって予後を不良にすることが次第に明らかとなったからである．また，切離端が手根管内にくれば局所滑膜は肥厚してこれまた可動制限の原因となることを知らなければならない．

浅指・深指屈筋腱の鑑別は，中枢腱については虫様筋の付着の有無，末梢腱については牽引による指の運動により容易である．縫合方法はわれわれのループ状ナイロン糸付き針による縫合を行えばスピーディにしかもatraumaticの操作によりしっかりとこれを縫合，固定することが可能である．なお症例により虫様筋が損傷されているようであれば切除したほうが安全であろう．

次に縫合部周囲の**手掌腱膜**，およびこれより垂直方向に中手骨に向かってのびる**septa**は必ず切除しておく．もし縫合部がこれら腱膜と癒着すれば腱の可動性が大きく障害されるからである．正中・尺骨神経よりの分枝に切断があればもちろん断端新鮮化ののち神経縫合を行う．神経縫合は腱縫合の前に行うことが望ましい．これは腱縫合後であれば指が屈曲位をとり縫合操作が難しくなるからである．

さて，この部での腱縫合の予後は指のそれと比較して良好とされているが，これは腱の周囲に多量の軟部組織があり，しかもそれがルーズで，たとえこれらと癒着しても腱の移動にさほどの障害を起こさないからである．

図17・12　手掌部での腱・神経の縫合
①深指屈筋腱：ループ針による腱縫合完了
②浅指屈筋腱：示指は腱縫合を行っているところを示した．環指にみるごとく，中枢腱を抜去すると⑥のごとき部位に出血をきたし，のちに癒着の原因となるときがある．縫合しないのであれば，単に断端を少しく短縮するのみにとどめ，引き出して切除することは行わない．
③虫様筋の縫合
④神経の縫合
⑤ループ状ナイロン糸付き針
⑥浅指屈筋腱を引き抜くと癒着の原因となる．
（津下：私の手の外科—手術アトラス，第4版，p.409, 2006）

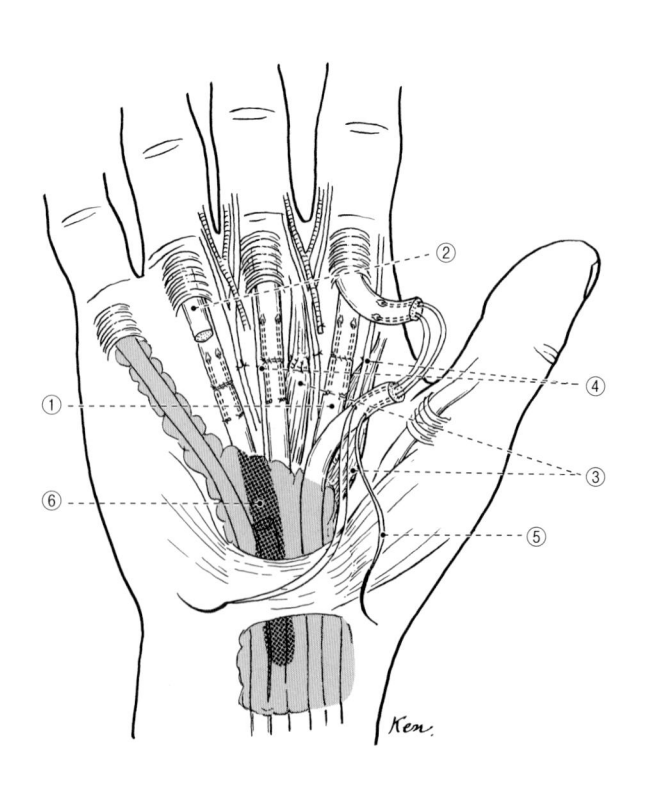

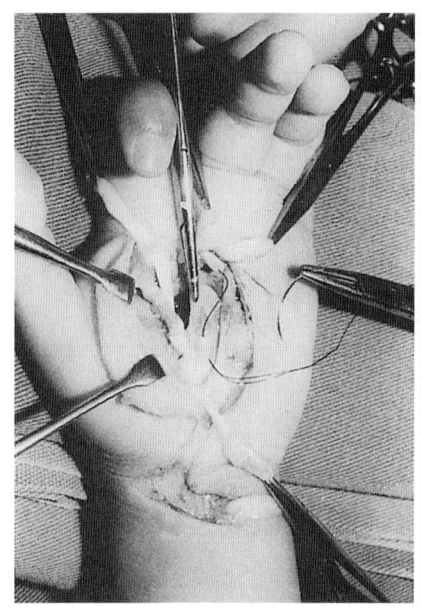

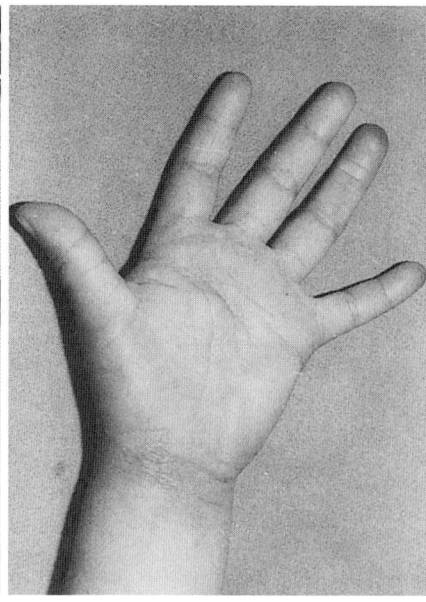

a. 術中所見. ループ状ナイロン糸付き針を用いての腱縫合　　b. 術後3年での指の伸展　　c. 術後3年での指の屈曲

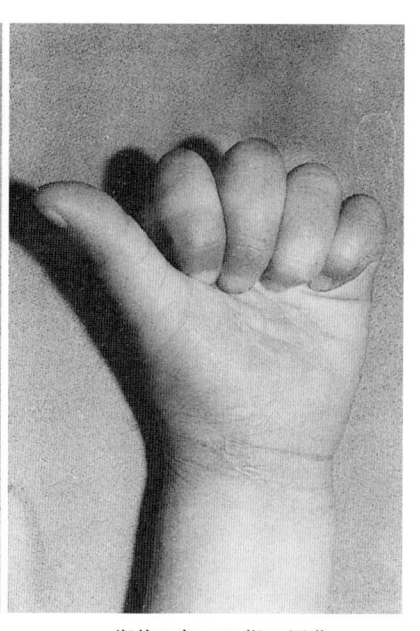

図17・13　4歳, 男児. 手掌での屈筋腱損傷

しかし，これも正しい適応のもとに正しい手術が行われた場合にのみいうことであって，無理な縫合は予後を不良にし，二次手術を困難にすることを忘れてはならない．

腱は深指・浅指両腱を縫すべきであるが，ときに浅指屈筋腱は縫合せず抜去することがある．この際切除を手掌内にとどめるべくあまりに引いて断端が手根管内にくるようなことがあれば管内に癒着，flexor tendon blockage をつくり他指の活動を障害することがあるので注意する．

5. 手根管部での屈筋腱損傷（zone IV）

手根管は豆状骨および有鉤骨鉤よりなる内側手根隆起と舟状骨結節および大多角骨結節よりなる外側手根隆起により側方を防御されているため，この部で多数の腱が同時に損傷されることは比較的少ないが，指屈曲時に carpal tunnel の入口のところで腱が損傷されると，損傷された末梢腱は手根管部に移動することとなり，縫合時切開は前腕から tunnel を越えて手掌部まで伸ばす必要が生じてくる．そして縫合部がちょうど tunnel 内にくることとなり，no man's land の部と同じ意味において予後が不良となる．

もし受傷原因が電動鋸などの場合には骨を含めて腱・神経が同時に，しかもすべて切断されることとなるが，かかる場合の予後がきわめて不良であることは想像に難くない．治療としては各指の深指屈筋腱，それに正中神経は必ず縫合，浅指屈筋腱についても原則として縫合するが，やむをえなければ腱部の切除を行う．手根管は閉鎖することなく開放のままとして，母指球筋，小指球筋部に損傷があればこれを縫合してから創の閉鎖を行う．その他の操作については前腕部での腱損傷の場合と同様であるので次項を参照されたい．

6. 前腕部における屈筋腱損傷（zone V）

この部で腱が損傷される場合はしばしば数本の腱が同時に切断され，また神経の損傷を伴うのが普通で，全屈筋腱と正中・尺骨神経，また橈骨・尺骨動脈が同時に損傷されることもまれでない．かかる際にも化膿の心配がなければ腱の縫合は神経の縫合とともに一次的に行うのが原則である．周囲にはルーズな軟部組織が多いので予後は比較的良好とされてはいるが，多数の腱が同時に損傷された場合にはその予後はけっして安心できないので，次にこの部の特異性について考えてみる．

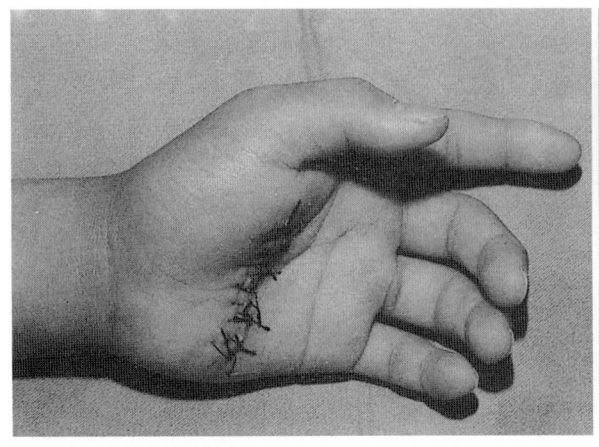

a. 来院時所見．牛乳びんによる損傷で受傷2日目に来院

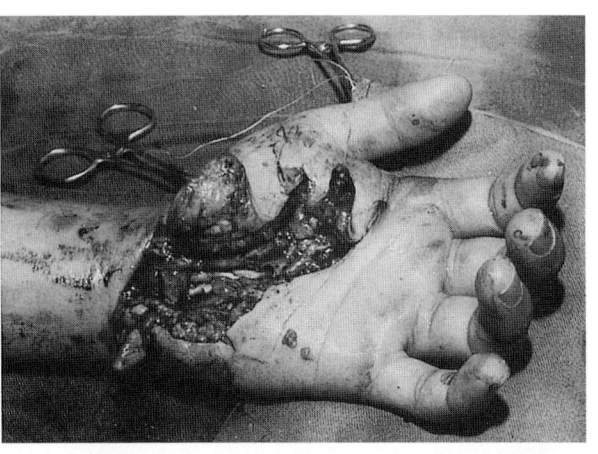

b. 術中所見．示・中・環指の深指・浅指両屈筋腱損傷であり，正中・尺骨神経ともに分岐部損傷

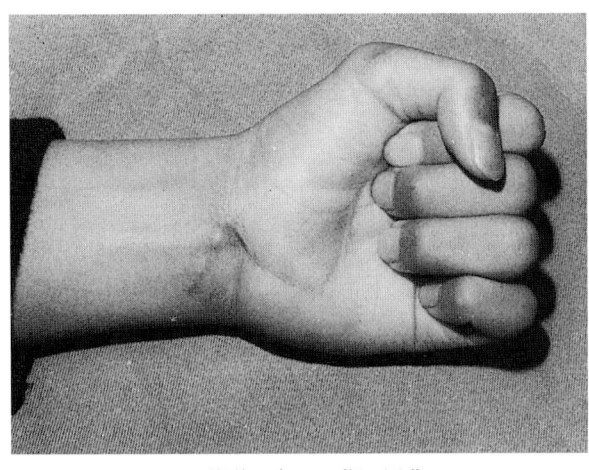

c. 術後2年での指の屈曲

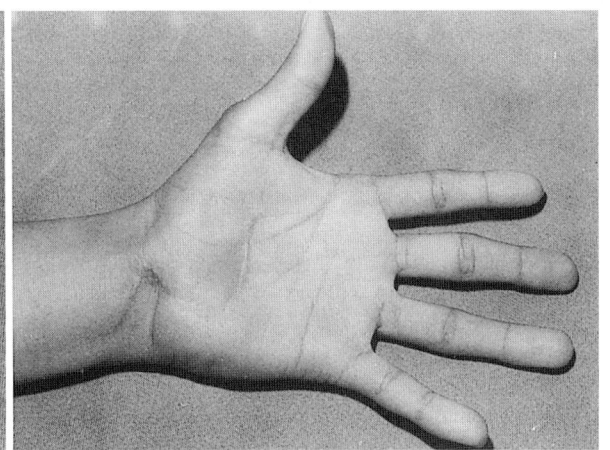

d. 術後2年での指の伸展

図17・14　14歳，男児．手掌での屈筋腱および神経損傷

a. 前腕部屈筋腱損傷の特異性

(1) 前腕部で屈筋腱が損傷された場合の第1の特徴は多数の腱，神経が同時に損傷されるということである．すなわち屈側全部が切断されたとすると，母指，指の屈筋腱9本，手根屈筋腱3本の計12本の腱が損傷され，それに正中・尺骨神経，および橈骨・尺骨2動脈が同時に損傷されることとなる．

(2) したがってこれらをtraumaticに縫合すると互いに癒着が起こり，1つの大きな瘢痕の塊となって機能がまったく失われる結果となるので，gentleでatraumaticな操作が必要となる．またこれは神経の再生にも影響し，たとえ正しく神経縫合を行っても知覚およびintrinsic musclesの機能回復が非常に遅れる結果となる．

(3) 次にこの部で腱が損傷されると中枢端は筋の収縮により中枢側に，末梢端は虫様筋により末梢に引かれ断端の開きが広くなる．No man's landの場合は浅指屈筋腱は別として，深指屈筋腱は多くの場合，虫様筋により中枢への後退を防止されるのが普通であるのに反して，前腕の場合，受傷後ある程度の日時を経過した症例では手関節の屈曲を行ってもなお断端を接近せしめることができない場合が少なくない．

(4) 屈筋腱損傷に神経損傷の合併することは先にも述べたが，神経をいかに正しく縫合するも知覚および運動の回復には数ヵ月を要し，この間にintrinsic musclesの麻痺による各種変形が発生し機能的予後が不良となる．正中・尺骨神経がともに損傷された場合に発生するかぎ爪手（clawhand）変形は有名である．

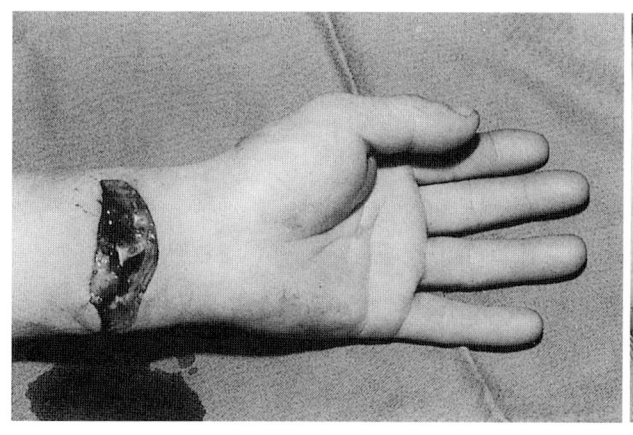

a. 来院時所見

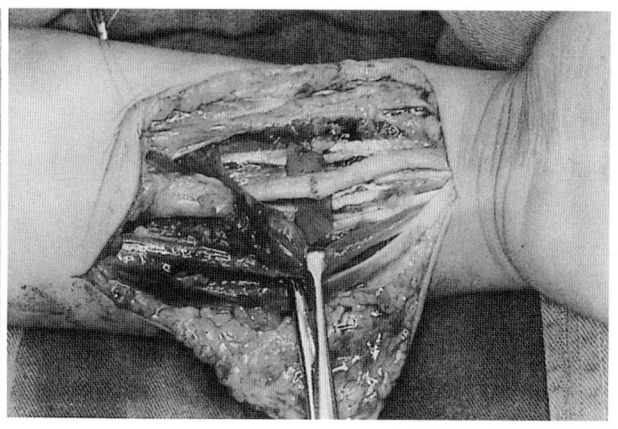

b. 術中所見．全屈筋腱，正中・尺骨神経損傷であり，橈骨・尺骨動脈も損傷されていた．これらをすべて縫合

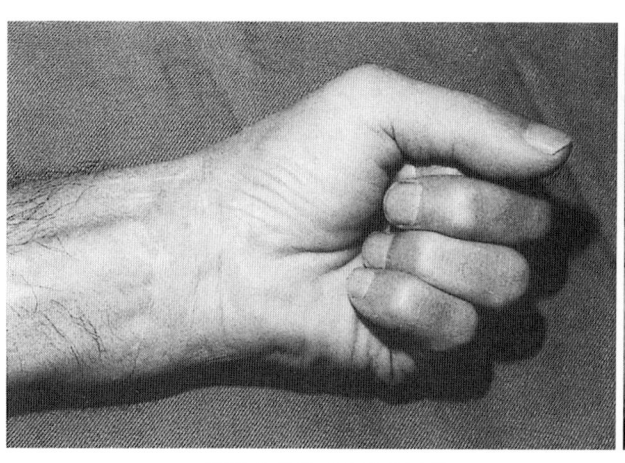

c. 術後1年半での指の屈曲

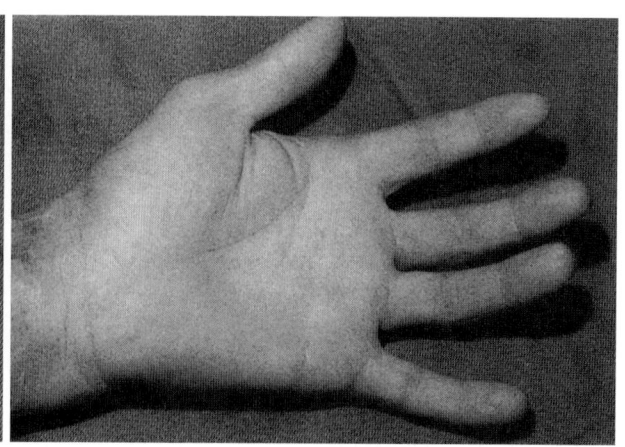

d. 術後1年半での指の伸展

図17・15　49歳，男．ステンレス板による屈筋腱および正中・尺骨神経損傷

(5) 同時に動脈が損傷された場合には手の栄養が障害され，治癒機転も遷延される．とくに橈骨・尺骨両動脈が切断された場合には同時に神経損傷を合併するのが普通であり，一度創ができると治癒困難で，化膿に対しても抵抗が減弱する．また筋の回復も遅れ，関節囊，腱の周囲にfibrosisが発生しやすく，関節の強直が起こりやすい．したがって，動脈は必ず橈骨・尺骨のいずれか一方は縫合しなければならない．

さて，創が清潔で化膿の恐れがなければ一次的腱縫合の適応となるが，創の両端は適度に延長し，十分な手術野としてから腱，神経，血管の損傷状況を観察，相互関係を決定したうえで縫合にかかる．この部における狭い手術野での腱縫合は必ず失敗であり，局所の瘢痕化を増強するのみである．

b. 手術に際し注意すべき諸点

(1) 前腕部には多数の腱，神経，血管があるが，これらの相互的位置関係については正しい知識を有すること，手術野はなるべく広くしatraumaticな操作を行うこと．腱，神経は前腕の中央より尺側に位置しているから切開は尺側に広くとるようにする．

(2) 前腕部における皮下の筋膜は手術野を中心として広く切除すべきである．もしもこの筋膜と腱縫合部とが癒着すれば腱の可動性が高度に障害されるからである．

(3) 多数腱が同時に損傷されている場合，全部を縫合するとその部は瘢痕の塊となり，いずれの腱の運動も障害される結果となる．したがってあまり重要でない腱は縫合することなく放置するか，切除することがある．

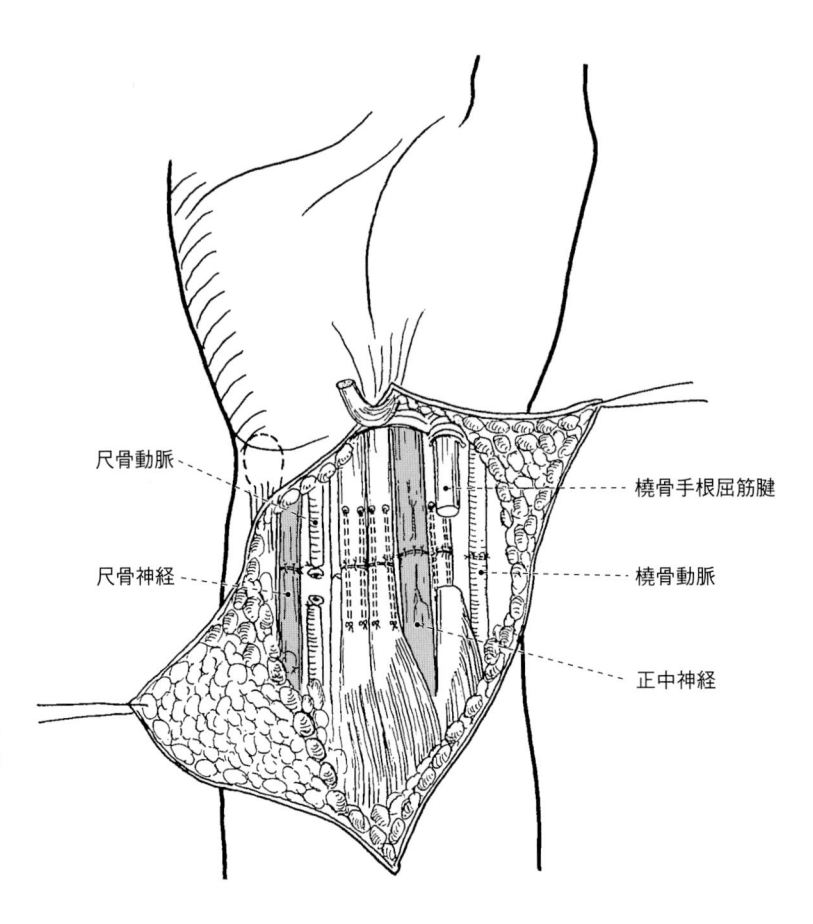

図17・16　前腕屈側での屈筋腱・神経損傷
腱縫合はループ針1本のみでもよく，必ずしも2本を要しない．またrunning sutureは必要でなく，2〜3の結節縫合のみでよい．固定は3週とする．
(津下：私の手の外科—手術アトラス，第4版，p.475, 2006)

(4)　腱のうちで最も重要なものは長母指屈筋腱であり，次いで示指の深指屈筋腱，中・環・小指の深指屈筋腱の順である．したがってこれらの深指屈筋腱は丁寧に端々吻合を行う．次に浅指屈筋腱であるが，これも可能な限り縫合を行う．筆者らの縫合法を用いれば縫合にさほどの時間は要しないからである．もし縫合しないのであればそのまま放置することとし，昔行われたごとく引き出してから切除することは行わない．かえって瘢痕を増大する結果となるからである．浅指屈筋腱はけっして無意味の腱ではなく，とくにpinchの際にはきわめて重要な腱である．浅指屈筋腱はなくともよい腱であるから切除してよいという考えはまったくの誤りである．

(5)　手根屈筋腱の処置：尺側および橈側手根屈筋が切断されていても，これを縫合する必要は必ずしもない．放置しても将来瘢痕により連絡して機能が障害されることはないからである．長掌筋腱は切除してよい．尺骨神経と尺側手根屈筋腱が同時に切断されている場合，尺骨神経は丁寧に縫合し，手根屈筋腱の一部は切除して神経周辺を十分な軟部組織でおおうのも一方法である．

しかし縫合したほうがかえって瘢痕形成が少ない場合も多いので，状況により適宜判断する．

(6)　正中・尺骨神経はともに鋭利なかみそりかメスで断端を新鮮化し，端々縫合を行う．神経は深指屈筋腱より表層にあるから，腱縫合を終わってから神経縫合を行うべきである．

(7)　橈骨・尺骨動脈のうち1本のみが切断されている場合には結紮してもよいが，2本が同時に切断されている場合にはいずれか一方の血管は必ず縫合を試み，手の血行を少しでも良好ならしめるよう努力する．

(8)　後療法については後にまとめて記述するが，前腕部損傷に特有なものは正中・尺骨神経損傷による**かぎ爪手（clawhand）** の発生である．すなわちintrinsic musclesの麻痺によりこの変形が発生するが，その回復には数ヵ月を要し，この間変形防止のため種々の努力が払われなければならない．

以上，前腕部における屈筋腱損傷の縫合に際し注意すべき諸点を述べたが，その予後は必ずしも良好とはいえない．ただし，ここで筆者のとくに強調したい点は，

神経麻痺など特殊な点は別として，腱縫合のみについてみれば新鮮時の治療が正しい適応で，正しい手術が行われる限り，その結果はきわめてよいものであるのに対し，もし最初の処置が間違ったものであればその予後はきわめて不良であり，これは二次的手術をもってしても救いえないものであるという点である．両者の差はほかのいずれの部の腱損傷の場合よりも大きいものであり，最初の処置をする医師の責任がいかに重大であるかが痛感される．No man's land の場合には，たとえ失敗しても1～2本の指の犠牲のみですむ場合が多い．しかし前腕部での失敗は手全体の犠牲となるからである．

7. 後療法

前腕屈筋腱縫合の後療法として最も重要なことは手関節を屈曲位とし，縫合腱の緊張を除き，腱の癒合がほぼ完成するまで完全な固定を行うことと，その後における運動練習とである．手関節を屈曲位に保つためにはオルトプラスト，またはギプス副子が用いられる．No man's land での腱縫合の後療法については先に述べたので参照されたい．

手関節屈曲位として，各指の間にはガーゼを挿入，手掌部のアーチも考慮して，この部にもガーゼ，または消毒した綿花をつめ，さらに前腕以下を綿花包帯で巻き，その上を弾性包帯で一定の圧迫が手全体に加わるよう包帯を行い，副子は背側にあてて固定する．長母指屈筋腱損傷の際は母指内転，屈曲位として同じく背側副子をあてて固定を行う．小児の場合には上腕からのギプス副子の追加が必要．

術後は手を挙上位に保ち，手の腫脹，浮腫，疼痛を防止する．術後疼痛，発熱は普通みられないが，もしこれがあれば化膿を疑わなければならない．包帯交換は10～14日目ごろとし，このとき抜糸を行う．以後も再び以前と同様の圧迫包帯を行い，自動運動の開始は3週以後とする．指の場合には早期運動が開始されるが前腕についてはその必要はないであろう．温い石鹸水中での自動運動を1日2～3回，それぞれ15～20分間行わしめるが，背側副子はなおしばらく使用したほうがよい．とくに小児においては少しく延長せしめるのが安全であろう．自動運動にはスポンジまた木のブロック片もしばしば利用される．木片は7.5×4.5×1.0 cm 程度のものがよく，図3・18（p.38）のごとくにして関節の屈曲運動に便利．バイブラバスを利用するのもよい．マッサージは有害無益であるので行うべきでない．もし必要ならば術者みずからこれを行う．いずれにしても術後6週間は自動運動のみとし，それ以後は患者の健側の手を利用せしめるのもよい．Dynamic splint の使用も6週以後とす

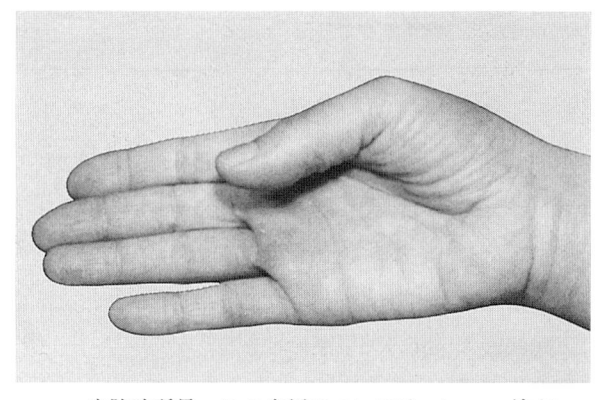

a. 来院時所見．この症例については advance 法が実施された．

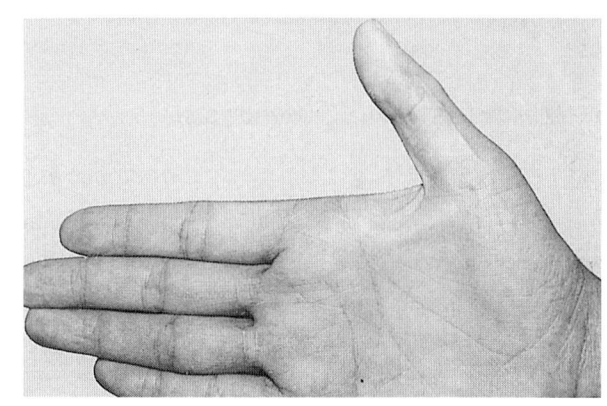

b. 術後における母指の伸展

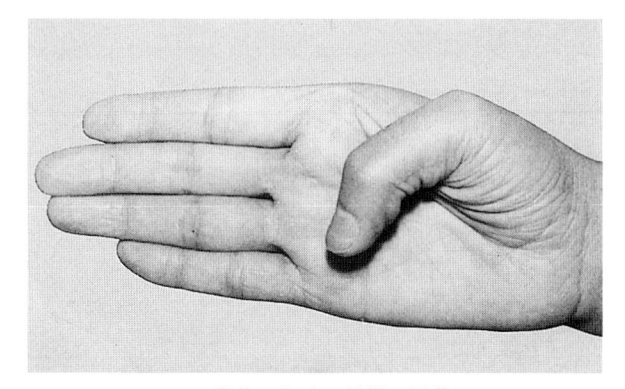

c. 術後における母指の屈曲

図17・17 34歳，女．ガラスによる母指IP関節屈側での屈筋腱損傷（受傷後2ヵ月を経過して来院）

① 縫合部の癒着：
　床面との癒着がとくに強いので atraumatic に，しかも完全に切離する．
② 腱鞘からの剥離：
　とくに床面との癒着をみるので腱を中枢・末梢側に移動しながら剥離を行う．腱鞘切離はなるべく行わないがやむをえなければ中枢の入口，また末梢出口の腱鞘の一部を切除する．
③ 浅指屈筋腱切離部における癒着の剥離：
　浅指屈筋腱付着部の再切断を要することが多い．この際 volar plate を損傷しないよう注意する．
以上で完全な腱剥離が完了したことを確認して創を閉鎖する．

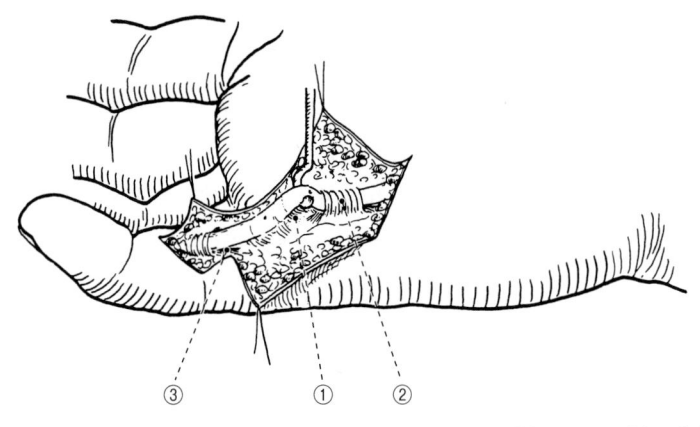

図 17・18　腱の癒着剥離

る．前腕における屈筋腱損傷で神経損傷を合併する場合には，術後必ず clawhand 変形が発生することとなるので dynamic splint の使用が絶対必要となる．

　腱機能の回復はときに早いものもあるが，数ヵ月以上を要するものも少なくない．しかし正しい手術が行われた場合には自信をもってその予後を観察してよいであろう．

8. 腱剥離手術について（tenolysis）

　正しい手術が行われたにもかかわらず腱の可動性が思うほど得られず，しかも passive motion と active motion との差が大きいような場合には腱剥離手術が考慮されてよい．しかし本手術は少なくも術後 3 ヵ月以上を経ていることが必要で，あまり早期に手術を行えば腱断裂を起こすとか，かえって癒着を増強せしめるのみである．縫合部を中心に腱剥離を行い，腱鞘は少なくも基節（A_2），中節（A_4）の部にそれぞれ 1 個の pulley を残すよう努める．もし癒着が高度であれば腱鞘はすべて切除しなければならないこともあるが，その際は一次的，二次的に腱鞘再建を考慮する．**腱鞘再建**については p.313，図 19・12 を参照されたい．癒着は全長にわたって剥離を行い，前腕部で腱を引くと指が完全に屈曲することを確かめたのち，創を閉鎖する．術後は 1～2 日後よりただちに自動運動を開始する．いずれにしても腱剥離手術はただちに腱移植術に切り替えられる準備のもとにこれを行う．なお，われわれの縫合方法では，周囲組織との癒着がたとえ起こっても限局しているため，腱剥離術により良結果が得られやすいことは先にも述べたところである．そのほか腱剥離術一般の諸問題については別項を参照されたい．

第18章 伸筋腱の新鮮損傷

　伸筋腱損傷の治療は屈筋腱損傷のそれと比較して治療が容易であり，結果も良好であることは一般にしばしば述べられているところであるが，しかしこの考え方はけっして正しいものではなく，否，かえって伸筋腱損傷の治療は屈筋腱のそれより難しい場合が少なくない．ただ伸筋腱損傷の場合はたとえ治療に失敗しても屈筋腱の場合ほど機能障害が著明でないので，これが治療の容易さと間違われているものと思われる．たとえば指の背面で伸展筋腱が損傷された場合，その縫合はけっして容易なものでなく，解剖学的にもこの部はいわゆる伸展機構を形成し，屈筋腱のそれより，より複雑な構造を呈し，手術による機能の完全回復は屈節腱の場合よりもかえって困難な場合が多い．以下両者の差異について考えてみると，

　(1)　伸筋腱は屈筋腱と比較して扁平で薄い．したがって断端と断端を縫合することが難しく，しばしば両端を重ねて縫合しなければならない．また指の部においては固有伸筋腱のほかに虫様筋および骨間筋よりの移行腱があり，これらは特異な構造，すなわち extensor apparatus を形成している．

　(2)　手の背面には軟部組織が少なく，伸筋腱は骨および関節に接して存在するため，これらの組織が同時に損傷を受けやすい．とくに関節部においては伸筋腱と関節嚢が癒着しているため，この部で伸筋腱が損傷されると関節嚢も損傷され関節は開放されることとなる．

　以上の諸点は伸筋腱の治療を屈筋腱のそれより困難ならしめる原因となるものであるが，次の点，すなわち，

　(3)　伸筋腱は屈筋腱のごとき tendon sheath を有せず，したがってこれと癒着して腱の運動が障害されるごときわずらわしさがない．

　(4)　伸筋腱の正常移動範囲は屈筋腱のそれより少なくてよい．

　(5)　伸筋腱には多少の例外はあるが一般に屈筋腱ほど pulley の意義が少ない．

　などの点は伸筋腱損傷の治療を容易ならしめるものである．

　原　因：伸筋腱損傷の原因は屈筋腱のごとくガラス，ナイフなど鋭利な刃物によることもあるが，そのほかしばしば鈍力により広範な皮膚の損傷とともに伸筋腱が損傷される．また骨・関節の損傷を伴うことも少なくない．

　伸筋腱の損傷部位は図18・1のごとくに分類されているので，これにより治療法を記述する．

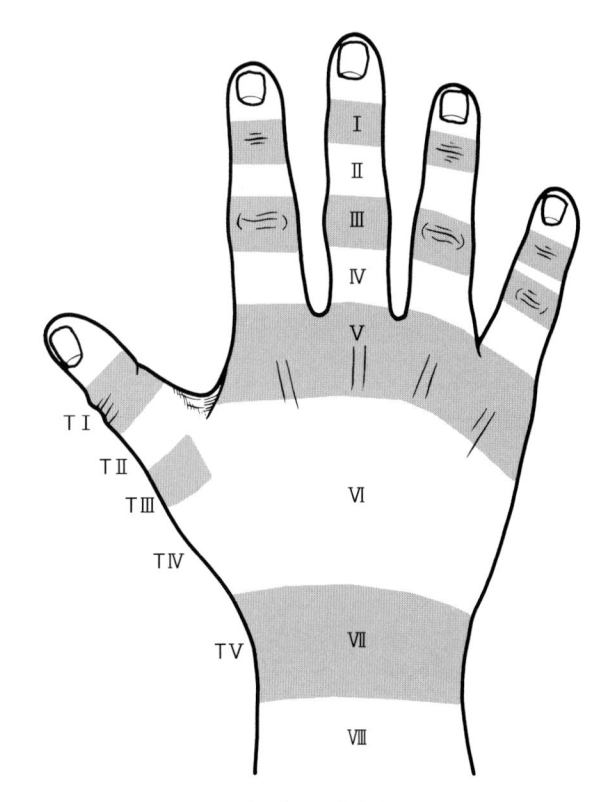

図18・1　伸筋腱の損傷部位による分類

I DIP関節部における伸筋腱損傷（zone Ⅰ）

この部で伸筋腱がしばしば断裂されることはよく知られているところで，われわれが日常最もよく遭遇するものは野球などによる**突き指**であって baseball finger とも呼ばれる．そのほか刃物などで損傷されることもまれでない．さて，この伸筋腱が断裂されると指の末節骨は屈筋腱の作用により屈曲位をとることとなり，いわゆる **mallet finger** が発生する．このまま放置すれば腱の離開部位には瘢痕組織が形成され，関節にも変化が及んで指の矯正は漸次困難となる．また切断された伸筋腱断端は中節骨背面に後退し，伸筋腱のcentral bandとともにこの部に強い伸展作用を及ぼして，ためにPIP関節は過伸展位となって図18・2に示したごとき変形を示すにいたる．

さて以上2つの伸筋腱損傷，すなわち刃物による場合と，野球の突き指の場合とでは，あとに発生する変形は同様であるにしても腱の損傷状況には差異がある．すなわち前者は腱の切断であるが，後者は腱の断裂であって，治療はもちろん後者のほうが困難である．DIP関節背側関節囊の損傷はいずれの場合にも発生するが，その損傷程度は後者のほうが高度であろう．

以上，伸筋腱の損傷によるmallet finger以外に伸筋腱付着部の**剥離骨折**によるmallet fingerのあることは骨折の項で述べたが，これは末節基部背側の三角骨片が背中枢側に転位することにより発生し，一種の関節内骨折ともいいうる．そしてこれらの治療はそれぞれの発生病理を十分考慮に入れたうえで行わなければならない．すべての症例について治療前にX線撮影の必要なことはもちろんである．そのほか症例によっては関節面の1/3以上の骨折が起こって末節骨が掌側に脱臼位をとる場合があり，また圧挫創に合併する場合にはより複雑な骨折，転位を伴うのが普通である．

治 療

Mallet fingerの治療としては，Stark, Boyes and Wilson（1962）のごとく非観血的治療を原則にするものと，Danyo, Posch and Larsen（1968），Tubiana（1968）らのごとく症例を選んで手術療法を行うものの2つがあるが筆者は特殊なもの，たとえば切創などにより変形がきわめて高度なものとか，骨片が大きく脱臼傾向にあるものなどには観血的療法を行うが，ほかは原則として非観血的療法を行うこととしている．

a. 非観血療法

比較的新鮮な伸筋腱の断裂症例が適応となり，骨折を伴う場合にはそれが小骨片か，またはDIP関節の過伸展により整復が可能であることが望ましい．方法としてはPIP関節を約60°屈曲，DIP関節軽度過伸展位で固定し，それを6～7週間続けるのが原則である．PIP関節屈曲，DIP関節伸展位とするのは虫様筋，骨間筋より移行する lateral extensor tendon の緊張をとり損傷部の拡大を防止するためであるが，PIP関節屈曲保持はこれを省略することもある．DIP関節をあまりに過伸展せしめると背側皮膚に循環障害をきたすこととなるので注意しなければならない．

Splintには種々のものが利用されるが，Stack（1969）

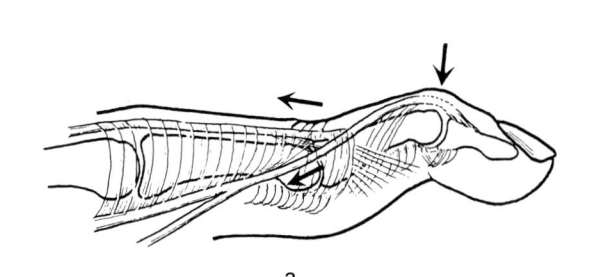

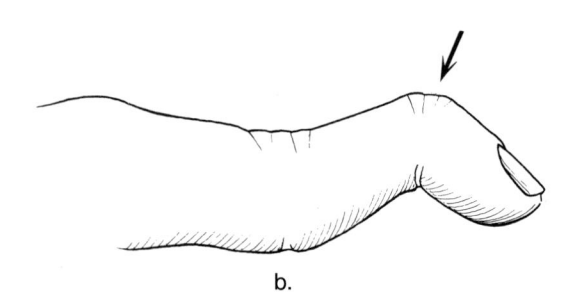

図18・2 DIP関節背側における伸筋腱の断裂と mallet finger の発生
伸筋腱の中枢側移動によりPIP関節は過伸展位をとる．

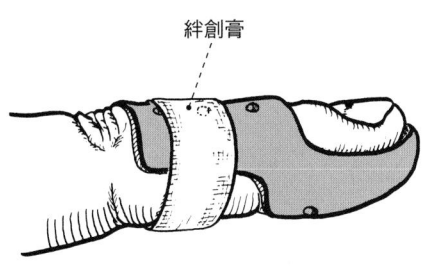

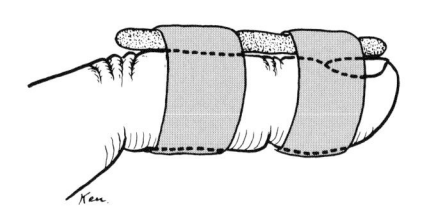

図 18·3 Mallet 変形の矯正に用いられるいろいろの splint
(a, b：津下：私の手の外科—手術アトラス，第 4 版，p.438, 2006)

は図 18·3a のごとき polyethylene mallet finger splint を 8 週間使用する方法を述べている．中枢側を絆創膏で固定するもので PIP 関節の固定は行わない．わが国では市販のアルフェンスがしばしば利用されるようであるが固定が必ずしも確実ではない欠点がある．またピアノ線を用いての辻井，江川ら（1967）の**バネ型副子**もきわめて効果的とされ，固定期間は受傷後 2 週以内に治療を開始したものは 6 週間，それ以上の陳旧例には 8～10 週間が必要という．そのほか **Micks の splint** を使用することもあるが矯正保持が不十分のことがあるので注意する．われわれは短いアルミ製のスプリントを DIP 関節を伸展位として背側に絆創膏固定する方法（図 18·3b）を使用しているが固定が簡単でしかも PIP 関節屈曲可能で患者側にあまり不便がないという利点がある．さて

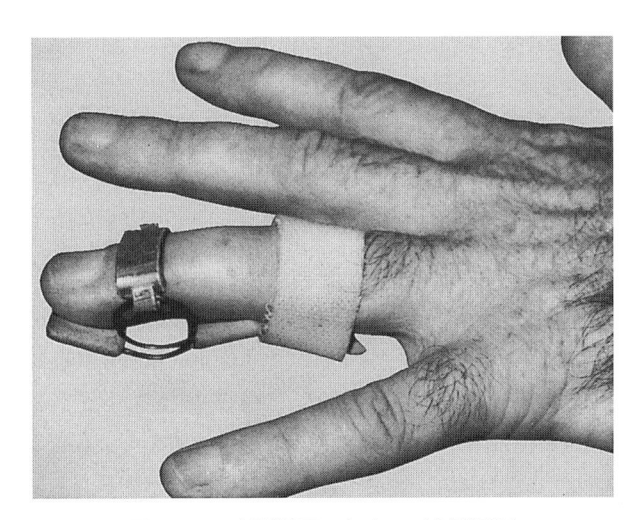

図 18·4 変形矯正のためのバネ型副子

副子装用後はさらに包帯を巻き，1 週ごとにチェックして固定期間は少なくも 6～7 週間とする．

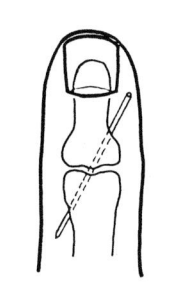

また症例によっては **Kirschner 鋼線**の刺入により DIP 関節の過伸展位保持を行うこともある．この際も DIP 関節は軽度の過伸展位とし強い過伸展位をとらせてはならない．背側皮膚が循環障害をきたし，のち拘縮を起こして屈曲が障害されることがあるからである．鋼線は 1.0 mm 程度のものが利用され，斜方向にピンバイスにより刺入する．長軸方向への刺入は実施がしばしば困難である．もし刺入に失敗すればその鋼線は残してほかの鋼線の刺入を行う．これにより鋼線が同じ穴に入ることが防止される．鋼線は皮下に埋没して切断し，絆創膏包帯を行い，さらにアルミニウム副子による外固定を追加することもある．これも 6～7 週で除去，以後自動運動を開始する．この間 1 週間ごとの外来チェックが必要である．

以上が保存療法の大略であるが，筆者の背側副子固定法の際には背側皮膚の血行には注意する．いずれにしても固定期間は 6～7 週とかなりの長期を必要とし，しかも末節の完全伸展が必ず得られるとは限らないこと，また固定を中途で除去すればそれ以前の固定は無意味となることなどよく説明して患者の納得を得ておく必要がある．患者が自分で勝手に除去することがあるからである．

b. 観血療法

原因が刃物による切創などの場合が最もよい適応となるが，そのほか骨片のある場合には図 18·5 に示したご

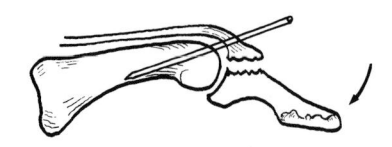

a. 石黒法の実施
DIP 関節最大屈曲で X 線透視下に extension block 用の Kirschner 鋼線を刺入する.

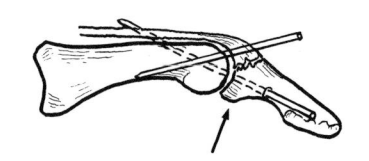

b. 整復と固定
矢印方向に圧迫を加えて整復後に, DIP 関節を経皮的に固定する. 鋼線抜去は 4 週後とする.

図 18・5 石黒法の実施
(津下:私の手の外科―手術アトラス, 第 4 版, p.169, 2006)

とき**石黒法**が透視下に実施される. 陳旧例については DIP 関節背側に Y 字型を加え腱の損傷部を出し, これを分離, 次いで DIP 関節を軽度過伸展位として 1.0 mm Kirschner 鋼線を斜方向に刺入してこれを固定したのち, 腱損傷部はナイロン糸による結節縫合かマットレス縫合により縫合する. もし断裂例であれば端々縫合は困難であるので断端を重ねて結節縫合を行うこととなろう. 大きな骨折を伴う場合には Kirschner 鋼線の刺入とか小螺子による骨片固定もよい.

術後は安全肢位副子に固定, これは 3 週間継続し, その後は指だけの短い金属副子にかえ, DIP 関節の Kirschner 鋼線は 5 週後に除去し, 以後は短いアルミの副子を 1～2 週間夜間副子として利用する.

さて, mallet finger の治療は一見簡単そうであるがきわめて困難であって, 医師の熱意と患者の協力なくしては良結果は望めない. 観血療法も常に成功するとは限らず, 屈曲障害をきたすとか不完全伸展しか得られない場合も少なくないので, 患者には治療内容をよく説明しておくことが必要で, もしこれを怠ると患者の不信を招くことがある.

II 中節背面における伸筋腱損傷 (zone II)

この部には両側の lateral band より移行した 2 本の腱があり, 中枢側ではやや離れて走行し, 側方には oblique retinacular lig. が認められるが, 末梢側ではともに相接して末節骨に向かい, 末節骨の伸展作用を有している. もしこの 1 本が切断されてもほかの 1 本が健在であれば機能障害は起こらない. しかし両者が同時に切断されると末節骨の伸展は不能となり, mallet finger を形成するが, DIP 関節の関節嚢は損傷をまぬがれるためその程度は比較的軽度である. 治療法としてはそれぞれの band を結節, または mattress suture で縫合し, 先に述べたごとく PIP 関節屈曲位, DIP 関節過伸展位で固定を行う.

III PIP 関節背側における伸筋腱損傷 (zone III)

この部の伸筋腱は幅が広くて中央にいわゆる central band があり, その両側に虫様筋, 骨間筋よりの腱である lateral band が存在して, 3 者が一緒になって伸筋機構 (p.14, 図 2・12 参照) を形成している. このうち最も損傷を受けやすいのは背面を通過する central band であるが, 創が深ければ 1 側の lateral band, または両側のものが同時に損傷されることとなる. 3 者が同時に損傷された場合の診断は容易で, 指の伸展障害の起こることは明らかであるが, central band のみ, または central band と 1 側の lateral band のみが切断された場合にはその診断がときとして困難となる. とくに central band のみの損傷でしかも受傷後間もないものであれば, なお健在である lateral band が指の背側面を通過するため, これの伸展力のみによっても PIP 関節の

伸展は可能であるからである．しかし数日後，または数週後になると指の背側面にあった lateral band が次第に側面に辷りを起こして，もはやこの関節を伸展せしめる力はなく，かえって屈曲せしめるごとく作用するようになり PIP 関節の屈曲拘縮が発生する．なお放置すると lateral band の作用が DIP 関節にはこれを伸展せしめるごとく作用するので，この関節が過伸展位をとるようになり，結局，図 18・6 のごとき変形をきたすこととなる．そして深指屈筋腱も DIP 関節の過伸展を防止する力はなく，末節の屈曲は PIP 関節が最大限に屈曲した位置においてのみはじめて可能となる．かかる変形を**ボタン穴変形**，または boutonnière deformity と呼ぶ．

以上のごとくこの部で central band が切断された場合には PIP 関節の屈曲，DIP 関節の過伸展の変形が起こり，このまま放置すると側副靭帯と retinacular lig. の短縮のため関節は容易に拘縮を起こして矯正が次第に困難となるので，早期に診断し，早期に治療する必要がある．

治療法としては原因が切創によるものであり，しかも化膿の恐れがなければ早期に手術的に縫合を行う．縫合方法はナイロン糸による結節縫合，またはマットレス縫合が用いられ，また central band が骨の付着部に近く切断されたような場合には，中節基部背側に横方向にドリルで穴をあけ，この部に腱を固定する．Lateral band に損傷があれば，これも縫合してのち手関節軽度背屈，MP 関節軽度屈曲，指伸展位の安全肢位で前腕から指先までを副子固定，これを 4 週間継続したのち自動運動を開始，以後状況により dynamic splint の使用を追加する．

次に指伸展位で急に PIP 関節に屈曲作用が起こり，central slip の付着部が断裂を起こしたような場合には保存的に治療するのが原則で，指伸展位での副子固定を 4 週間継続，そのあと短い金属副子にかえ，これを 1～2 週続けてのち dynamic splint（coil splint）に移行する．また症例によっては背側副子，または Kirschner 鋼線を斜方向に刺入して PIP 関節の固定を行うのもよい．

もし原因が圧挫によるもので central slip 付着部の剥離骨折を伴う場合には，細い Kirschner 鋼線を斜めに刺入して骨片の固定を行うのもよいであろう．陳旧症例の処置については後述する．

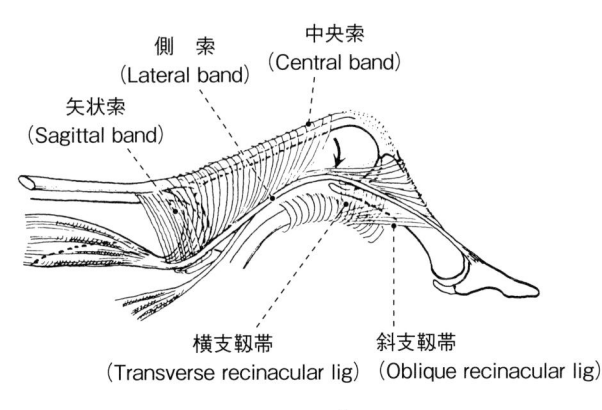

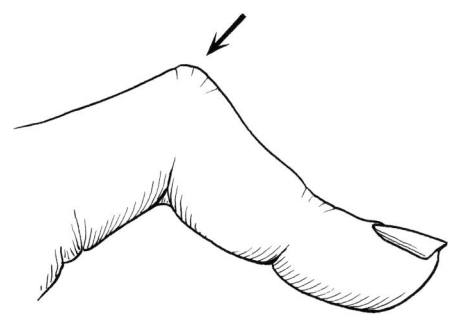

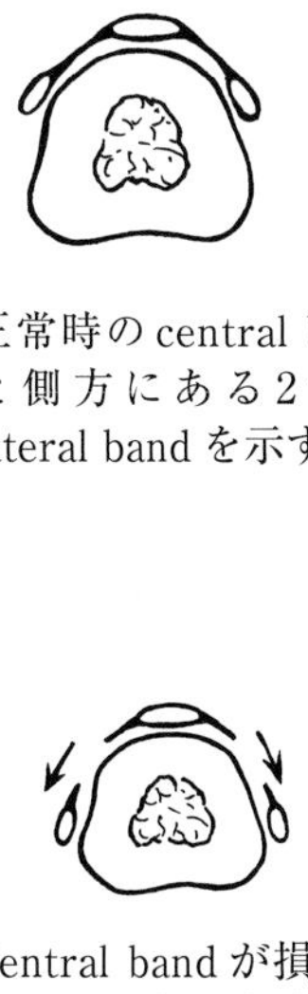

図 18・6　PIP 関節背側における伸筋腱損傷とボタン穴変形の発生

a. 正常時の central band と側方にある 2 つの lateral band を示す．

b. Central band が損傷されると中央の支持が失われるため lateral band が側方に slip して特有なボタン穴変形をきたすことになる．

IV 基節背面における伸筋腱損傷（zone IV）

　この部における伸筋腱の完全切断はきわめてまれで，切創，圧挫創により部分損傷をきたすのが普通である．主として central band が損傷され，ときに lateral band が同時に損傷されるが，先に述べたボタン穴変形をきたすことはない．治療としてはナイロン糸による結節縫合，またマットレス様の縫合が行われ，指伸展位で4週間固定する．

V MP 関節背側における伸筋腱損傷（zone V）

　しばしばみられる損傷であって図18·7のごとき変形が起こり，診断は容易である．手掌を机上にのせた場合，指の伸展は不能であり，MP 関節は虫様筋，骨間筋の作用により屈曲位をとり，PIP 関節の伸展力が減少する．縫合方法は結節縫合，またマットレス縫合の合併が行われ，その後，指は伸展位として4週間固定する．ループ状ナイロン糸付き針の使用も便利である．この際 MP 関節伸展位とするとのちに拘縮を残し屈曲が障害されるので注意する．Expansion hood の損傷部は結節縫合により縫合される．

　もし損傷程度が高度で関節囊，骨にも損傷があれば関節はしばしば亜脱臼，または脱臼を起こすので，かかる場合には Kirschner 鋼線の刺入による固定，保持が必要となる．骨端部の損傷があれば，関節形成術のごとくその1側を切除することもある．そして指を正しい位置において関節囊を縫合し，伸筋腱また expansion hood も関節囊，骨と癒着しないように注意しながら適当な方法で縫合する．皮膚に欠損があれば local flap 法とか皮膚移植による創の閉鎖が必要となる．

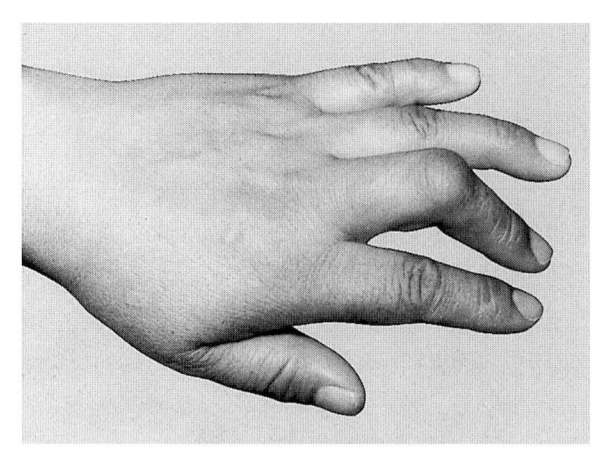

図 18·7　32歳，女．中指に発生したボタン穴変形

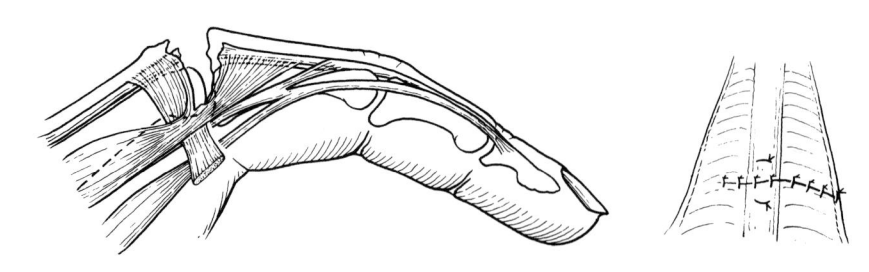

図 18·8　MP 関節背側における伸筋腱損傷とその修復

Ⅵ 手背部および手関節部における伸筋腱損傷（zone Ⅵ，Ⅶ，Ⅷ）

この部で伸筋腱が損傷された場合の治療法はさほど困難でなく，予後も周囲に軟部組織が多いため良好とされている．断端は必ず手術的に縫合しなければならないが，縫合方法はすでに述べた各種方法を適宜に使用すればよい．ただ上の皮膚，下の骨と癒着が起こらないよう十分注意し，縫合部はパラテノンで被覆する．術後は手関節および指を伸展位として固定し，約4週間後より運動練習を開始する．

なお腱が伸筋支帯付近で損傷された場合には術後癒着が発生しやすいので注意しなければならない．この際は伸筋支帯を一部切除してこれと腱縫合部との癒着を防止する．そして縫合部より離れたところの一部靱帯のみを残し，腱の脱出を防止する．ときには靱帯の全切除を行うこともある．

橈骨神経，尺骨神経の知覚枝に損傷があれば，これも必ず縫合する．

前腕部での腱損傷も以上となんら変わるところはない．末梢側，中枢側それぞれの損傷腱の相互関係をよく検討したうえで縫合を行う．この場合も筆者らのループ状糸付き針の利用は便利であり，尺側1～2指の伸筋腱についてはこれを分離することなく，一緒に腱縫合するのもよい．より中枢側で筋部が切断されている場合には吸収性の縫合糸を使用するのがよいであろう．

母指伸筋腱損傷の治療法も指の場合と同様に縫合してよいが，場合によっては新鮮症例でも示指固有伸筋腱の移行術を行うことがある．これについては母指伸筋腱の項（p.336）を参照されたい．

術後は手関節軽度背屈位，患指伸展位として指間にはガーゼを入れ，前腕以下は綿花包帯で包み，圧迫包帯ののちオルトプラス副子，またはギプス副子で固定する．この際健常な指は自由に屈伸ができるようにしておく．固定期間は普通4週間とし屈筋腱の場合より1週間延長せしめる．これは屈筋の力が非常に強力であること，また伸筋腱が非薄なために早期に固定を除去すれば縫合部離開の恐れがあるからである．副子除去後は温い石鹸水中での自動運動を毎日2～3回行わしめ，マッサージは行ってはならない．

なお伸展位固定の際，注意すべき問題としてMP関節過伸展の問題がある．固定時MP関節は過伸展となりがちであるが，このまま4週間放置されると以後長期間この関節の屈曲障害が起こる可能性があるので注意しなければならない．これはしばしば40歳以上の高齢者

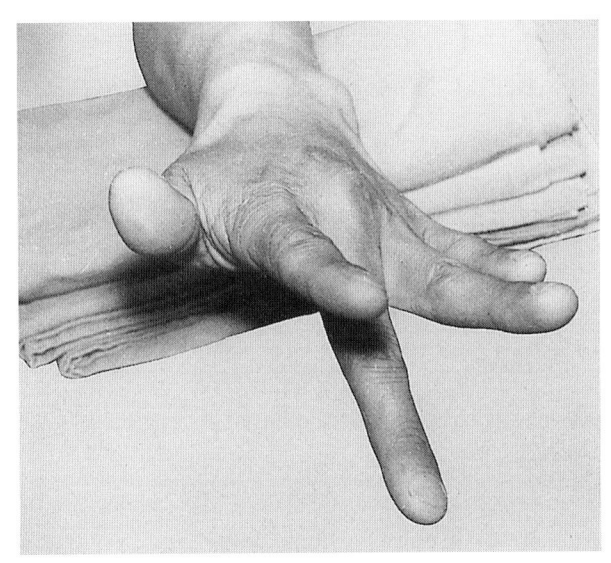

a．来院時所見．中指の伸展が不能

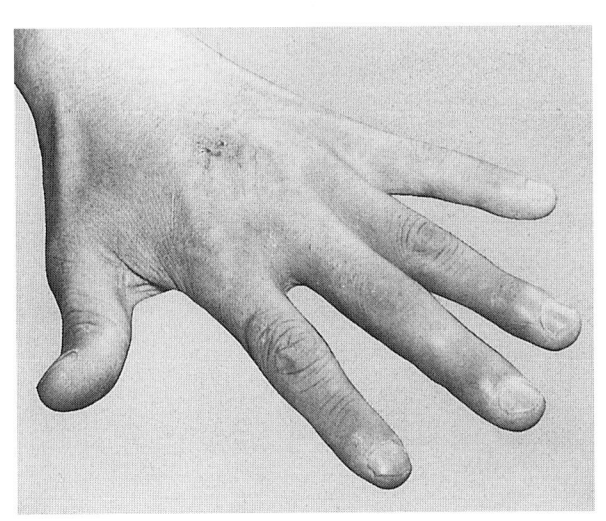

b．術後における指の伸展

図18・9　31歳，男．ガラスによりMP関節背側を受傷（3週を経過して来院）

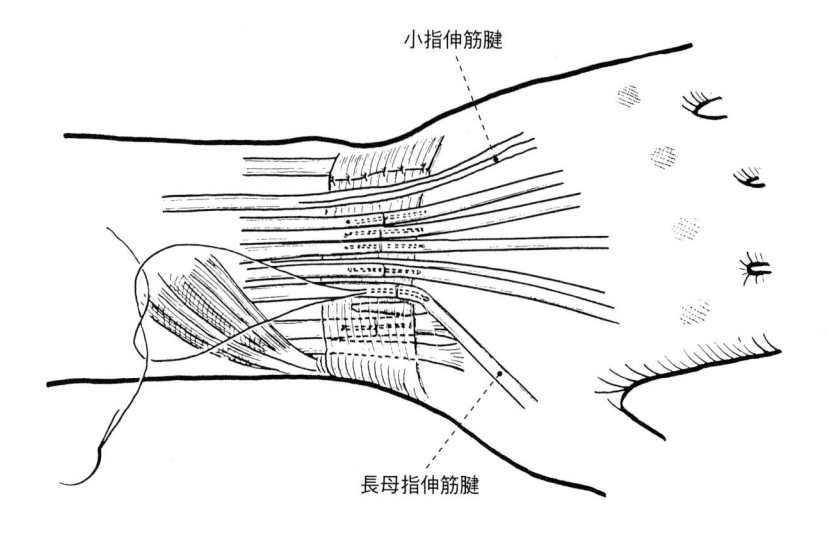

図18・10 ループ状ナイロン糸付き針を用いての伸筋腱縫合
背側手根靱帯は腱の下に敷いて癒着防止としたが，2つに裂いて1つは下に敷き，1つは背側にまわして腱の bow string を防止するのもよい．

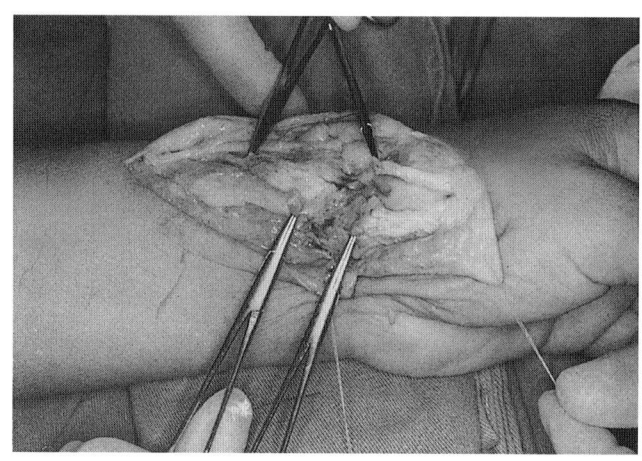

小指伸筋腱
長母指伸筋腱

a. 術中所見．47歳，男
b. 術後1年での母指の伸展・外転

図18・11 手関節橈側での腱損傷
長母指外転筋腱・短母指伸筋腱・長母指伸筋腱の損傷があり，さらに橈骨神経知覚枝の損傷があり，これらの縫合により良結果が得られた．

にみられ，したがってMP関節は伸展位とすべく，過伸展とすべきでない．手関節の背屈を少し強め，MP関節を軽度屈曲位（安全肢位）として固定するのもよいであろう．

第19章 陳旧性屈筋腱損傷

　腱は一次的に縫合されるべきであるが，なんらかの原因で一次縫合が行いえなかった場合，あるいは一次縫合に失敗した場合には二次的修復が必要となる．一次縫合が行えなかった場合とは，創が複雑でたとえ縫合を行っても癒着が起こり，腱の可動性が望みえない場合，受傷後一定時間以上を経過していかにdébridementを行っても化膿の恐れがある場合，深部組織の損傷，たとえば骨・関節の損傷，または欠損を伴う場合，患者の全身状態が不良であるとか，他の重要臓器に損傷があり，これらの処置を第一に必要とした場合，第一線病院で腱手術に必要な手術器具，設備のない場合，医師に腱縫合の経験と自信のない場合などであって，これらの場合には無理な腱の一次縫合を行うことなく，**遷延一次縫合**，または**二次的修復**が適応となる．

　手の外科に経験のない医師の無理な一次縫合は必ず失敗であり，二次手術を困難にする以外の何物でもない．事実腱の二次修復の予後は創の一次処置が正しかった場合，腱の一次縫合のそれと比較してさほど遜色のあるものでなく，腱の移植にしてもしばしば一次腱縫合の場合より良結果を得ることが少なくない．ただし，一次縫合に失敗した者が再び二次手術を行うことがあってはならない．なぜなら操作の比較的容易な一次縫合に失敗した者が，より高度の技術を必要とする二次修復を行って成功するとは考えられないからである．

　そのほかかつては二次修復の適応として，いわゆるno man's landでの腱損傷の場合があったが，現在では一次縫合が原則となり腱移植の機会は減少している．

　二次的腱修復の時期は創の状況にもよるが，早いほどよいと考えている．周囲組織反応の沈静化を待つ必要はない．あまり遅れれば関節拘縮も発生して予後を不良にするからである．ただしひとたび失敗手術が行われたものについては，術後の浮腫拘縮が除去されるまで普通2～3カ月，あるいはそれ以上の待期が必要となる．関節は他動的に自由に屈伸せしめうることが必要である．もし関節部付近，あるいは腱修復部付近に瘢痕があれば前もって皮膚の移植を行い，また関節の強直があれば各種スプリントの利用，あるいは関節嚢の切除，関節形成術などで拘縮を除いたあとに，または同時に腱の手術が行われなければならない．

I　腱の縫合

　腱が切断されてあまり時日の経過していない症例では断端を縫合することは比較的容易であるが，2カ月以上も経過すると筋収縮と腱周囲の癒着発生のため断端の接着が困難となる．しかしこれも腱の損傷部位とか患者の年齢によりかなりの差異のあるところであって，もし両断端が容易に接近せしめうる場合には断端を新鮮化したあと，一次縫合の場合と同様の縫合が行われてよい．たとえば小児で，しかも指，また手掌部末梢での屈筋腱損傷の場合には虫様筋の作用により中枢側腱の後退が比較的少なく，3カ月以上を経過した陳旧例でも断端縫合の可能なことが多い．前腕についても一次手術に失敗したような症例は別として腱縫合はさほど困難でない．

　縫合方法は新鮮損傷の場合と同様ループ状ナイロン糸付き針による縫合法が用いられ，周囲に瘢痕組織があれ

ば完全に切除しておく必要がある．なお縫合は深指屈筋腱には必ずこれを行い，浅指屈腱筋についても可能な限り腱縫合するのが原則である．

II 腱の移行術

陳旧性屈筋腱損傷の場合，ときにこの腱移行術が用いられる．たとえば手掌部で深指・浅指両屈筋腱が切断されている場合，浅指屈筋腱を放置して深指屈筋腱のみを縫合する方法がとられるが，なんらかの都合で深指屈筋腱の後退が強く，縫合に無理があるとか，この腱の ampulitude が不良なのに対して，浅指屈筋腱のそれがよいような場合には，指側の深指屈筋腱に力源としての浅指屈筋腱を縫合することがある．もし腱の切断が2～3指に及ぶ場合には隣接指の浅指屈筋腱を利用することもあり，また切断指があればこの腱を力源として移行することは当然行われてよい．

また手掌部での腱損傷の際，損傷された深指屈筋腱の中枢端を隣接の健康な深指屈筋腱に縫合して，その指と同時に指の屈曲が得られるようにすることがあるが，これらは特殊な症例にやむなく行われる場合が多く，その結果はあまり良好でないことが多い．ただし小指屈筋腱が断裂した場合，これを環指の深指屈筋腱に移行するなどのときには良結果を得ることがある．

次に長母指屈筋腱が損傷された場合，他指に損傷された浅指屈筋腱があればこれを利用することか，または環指の浅指屈筋腱を切除してこれを母指側に移行，末梢端を適当な緊張のもとに母指末節に固定する方法をとることもあるが，原則としては腱移植を行うべきで安易に腱移行を考慮すべきではない．それは独立運動，分離運動が障害されるとか，筋の滑動距離，筋力に差があるなどのため良好な結果が得られるとはかぎらないからである．

前腕における屈筋腱損傷に際してもときに腱移行が行われる．力源としては手根屈筋，腕橈骨筋，また場合によっては長橈側手根伸筋なども利用されるが，その詳細は省略する．

III 指先部（zone I）での陳旧性屈筋腱損傷

指の PIP 関節より末梢部，すなわち no man's land より末梢部で屈筋腱が損傷された場合であって，この際は深指屈筋腱のみが切断され，PIP 関節の屈曲は可能であるが，DIP 関節の屈曲は不能となる．しかし，PIP 関節の屈曲も正常ではなく多少の屈曲障害を認めるのが常であるが，これは後退した深指屈筋腱が浅指屈筋腱，または周囲組織と癒着してこれの可動性を制限するためである．また損傷部位がzone II との境界部にあり，深指屈筋腱のみならず浅指屈筋腱の中節骨付着部が部分損傷されているとか，DIP 関節の volar plate の一部が損傷されているような場合には，DIP 関節の過伸展変形をみることがあるので注意する．

さてこの場合の治療法としては次の3つの方法が考えられる．すなわち advancement 法，DIP 関節の良肢位での腱固定術，または関節固定術，そして腱の移植術である．

1. Advancement 法

これは屈筋腱が比較的末梢部で切断された場合に行われる．すなわち後退した腱は chiasma の部，または基節部腱鞘内に存在するのが常であるので，この部腱鞘の一部を開いて腱の断端を露出する．断端と浅指屈筋腱，また腱鞘との間に癒着があればこれの剥離が必要となるが，この際腱鞘の一部切除が必要となる．もし腱の後退が著明で手掌にまで及んでいれば，distal palmar crease 部に横切開を加え腱を引き出して浅指・深指両腱の分離を行う．この際両腱は腱鞘の入口のところにたくれて存在することがある．一般に断端が腱鞘内にとどまる場

合，断端は少しく肥大，硬化しているが癒着は著明でなく，単に紐状のもので腱軸，または浅指屈筋腱と癒着していることが多く，その分離は困難でない．手掌部まで後退した場合には周囲にパラテノンが肥厚して存在し癒着も強く，また腱はしばしば黄色変性を起こしてadvance法が不能な場合が多い．これは腱断端が血行障害のため壊死を起こしたものと理解される．

さて分離後は再びpulleyとして残存せしめた腱鞘内を通し，次いで浅指屈筋腱付着部のchiasmaの部を通して末梢に引き出し，これを直接末節骨にpull-out wire法で固定する．その実施は図17・7（p.281）のごとくであるが，この際末節に付着した腱は切除するか，または新たにpull-out wire法で末節骨に引き込まれた腱の断端部の被覆に利用する．以上で1cm程度の腱の短縮はさほど問題とならず，たとえPIP関節に多少の屈曲変形が残っても6ヵ月もすれば伸展可能となるのが普通である．なお手術時DIP関節の屈曲が強いと考えられれば手関節およびMP関節の屈曲を少し強めとし，DIPはなるべく伸展位をとるごとくにして副子固定包帯を行うことが望ましい．しかし陳旧例で筋の拘縮が強いとか，腱の絶対量が不足して術後に指の屈曲変形が発生すると考えられる場合には本法は使用できず，次の方法を考慮しなければならない．

2. DIP関節の良肢位での腱固定術，または関節固定術

屈筋腱の損傷部位がPIP関節に近くて，上述したadvancement法が行えない場合で，しかも次に述べる腱移植術の適応でない場合には，DIP関節の**腱固定術**（tenodesis）法か，この関節の固定術が考慮される．腱固定の方法について述べると，まず指先部のジグザグ切開ではいり，末節に付着した深指屈筋の末梢腱を露出し，これを周囲組織より剝離する．この際浅指屈筋腱のchiasmaの部とかvolar plateの部に損傷があれば瘢痕の切除と縫合を行っておく．次いで中節骨掌側の骨皮質をドリル，ノミで傷つけて髄腔を出し，背側骨皮質には細めのKirschner鋼線で穴をあける．以上ののちDIP関節良肢位で1.0 mm Kirschner鋼線を斜方向に刺入してこの関節を固定してから腱にNo.34程度の少し太めのwireを通して，先にあけた穴よりwireを指背に引き抜

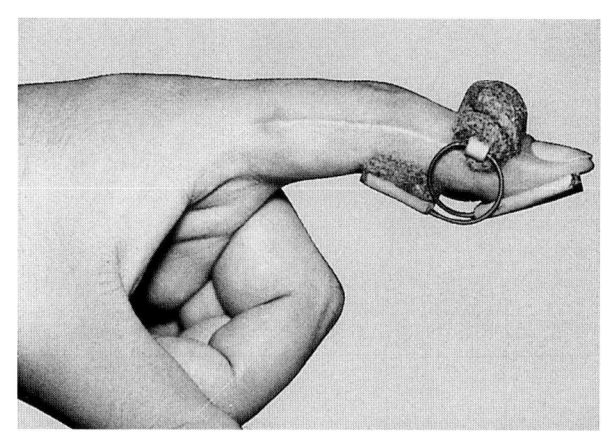

図19・1 屈筋腱のadvance法などで発生したDIP関節の屈曲拘縮を矯正するためのバネ型副子

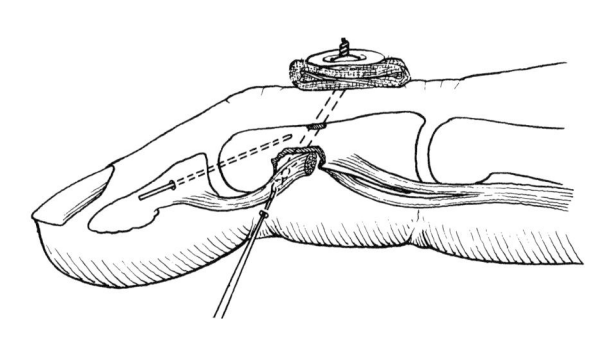

図19・2 DIP関節の腱固定法の実施
深指屈筋腱の末梢腱が比較的長い場合に利用される．

き，この部になるべく強い緊張が腱に加わるごとくにして（DIP関節はKirschner鋼線で固定されている）ガーゼおよびボタンで固定するもので，術後に前腕より指まで安全肢位での副子固定を行い，3週後より運動開始，ボタンの除去は4週後，Kirschner鋼線の抜去は6〜7週以後とする．

次に**関節固定術**であるが，これはY字切開を用いて関節面を開いてリューエル鉗子で軟骨を除去，関節に一定の角度を与えたのちKirschner鋼線を交差して2本刺入することによりこの関節を固定するか，またはchevron法などの方法をとるのもよいであろう．またAcutrak screwを用いるとか移植骨が得られれば髄内固定するのもよい．実施にはairtomeとか小さな電気鋸の使用が望ましいが，詳細は骨・関節の手術の項（p.214）

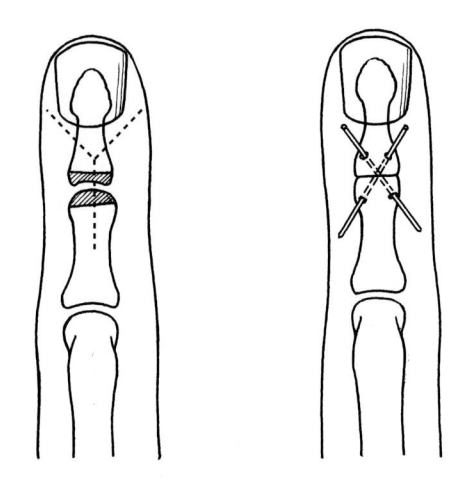

図 19・3 深指屈筋腱の末梢腱が短いため，この末梢腱を利用しての DIP 関節の tenodesis が行いえないときには，この関節の固定術が用いられる．進入路としては図に示す背側の Y 字切開が便利である．

を参照されたい．

なお腱固定と関節固定のいずれを行うかは末梢腱の長さにもよるが，ほかは術者の好みにもよるといってよい．しかし一般的にいって，関節固定のほうが骨癒合完成までに長時間を要するという欠点はあるものの，固定が確実という利点があろう．筆者自身の経験よりすれば腱固定を行ったケースが多いが，術後固定にゆるみが出た症例のあることも否定できない．

3. 腱移植術（Pulvertaft 法）

これは損傷を免れた浅指屈筋腱はそのままとして，深指屈筋腱のみを移植腱により置きかえようとするもので，手術適応が限定され，しかも手技がかなり難しいので，手の外科に十分な経験があるもの以外これを行うべきでない．もし適応を誤るとか，手技が粗雑であればいままで屈伸可能であった PIP 関節の運動までも障害されることとなるからである．

かかる症例に対しては，Pulvertaft（1960）は浅指屈筋腱を残したままでその下に腱移植を行い，22 例につき 80％に useful な指の可動性を得たと報告，以後症例を選んで本法が行われるようになったが，適応としては，

(1) 深部瘢痕がなく，関節拘縮も認められないこと．指先は他動的に容易に手掌末梢側横皺につくことが望ましく，少なくとも 0.5 cm 以内に達すること．

(2) 年齢は 10～20 歳代が最適であり，高齢者には行うべきでない．

(3) 神経・血管束は少なくとも 1 側が正常であること．

(4) 職業としては指先をよく使用する工作関係者，机上作業者，それにピアニストなど特殊職業の者に考慮し，いわゆる重労働者に対しては腱固定とか関節固定術が適応となる．

(5) 指についても示・中指などでしかも単独指損傷が適応となり，複数指損傷に本法を行うことは問題と思われる．環・小指についても職業上の要請から患者の強い希望があれば考慮してよい．

などが考えられる．

手術手技：切開は指掌側のジグザグ切開と近位手掌皮線に沿う切開の 2 つを行う．示指については thenar crease に沿う切開を用いるのもよい．損傷された深指屈筋腱を手掌側切開に引き出すことができれば腱鞘はそのままでよいが，癒着があればその部の腱鞘を開いて腱の分離を行う．ただし基節の部に A_2 pulley は必ず残存せしめ，中節の A_4 pulley もできるだけ温存せしめる．この部に瘢痕があればその部の切除はやむをえないが，要は健常な腱鞘はなるべく長く残すよう努める．

次に移植腱として**足底筋腱の採取**を行う．長掌筋腱でももちろんよいが，足底筋腱のほうが細くて浅指屈筋腱の下を通すのに好都合であり，長さも長くて縫合の操作が行いやすい利点がある．採取には **Brand 型のストリッパー**を用いる．

さて腱移植の細かい手技については次の no man's land の項を参照されたいが，まず移植腱を腱鞘 A_1 の入口から浅指屈筋腱の下を通して，これの付着部である chiasma の部に引き出すことが必要となるが，これには No.28 程度の太めの wire を，2 つに折り曲げたものを利用するのが便利であろう．この際移植腱が正しい位置を走行するのを確認する必要がある．以上ののちさらに，中節部に残存せしめた A_4 pulley を通して末梢に引き出し，先端を末節骨に pull-out wire 法で固定，止血ののち指の創を閉鎖する．

さて指の創閉鎖ののちは，手掌部切開を開いて移植腱と深指屈筋腱の縫合を虫様筋付着部付近で行うが，移植

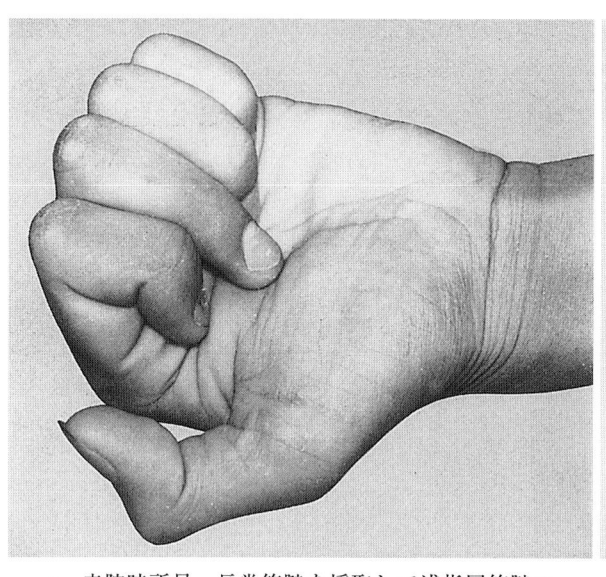

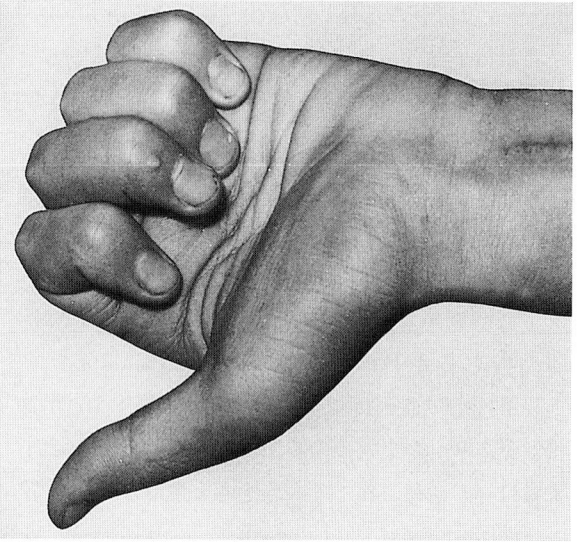

III 指先部（zone I）での陳旧性屈筋腱損傷　305

a. 来院時所見．長掌筋腱を採取して浅指屈筋腱の下にこれを通しPulvertaft法を実施した．

b. 術後の指の屈曲状況

図19・4　15歳，男．2ヵ月前，中指中節屈側をプレスで受傷．DIP関節の屈曲が不能となる．知覚障害なし．

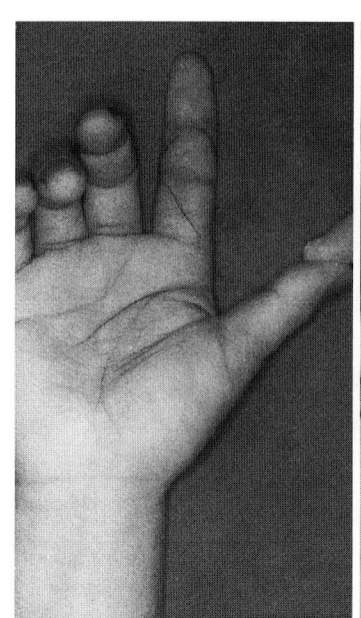

a. 来院時所見．45歳，男．受傷1ヵ月を経過して来院

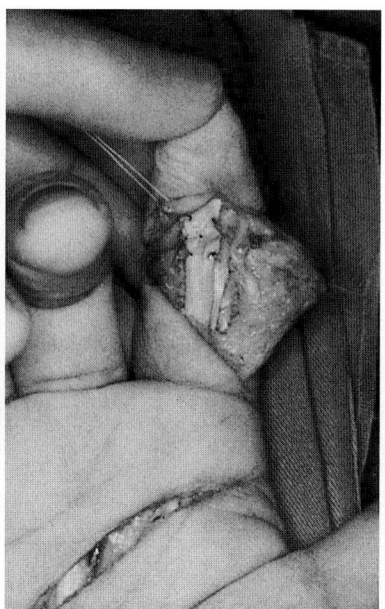

b. 術中所見．Double looped suture法で腱縫合した．

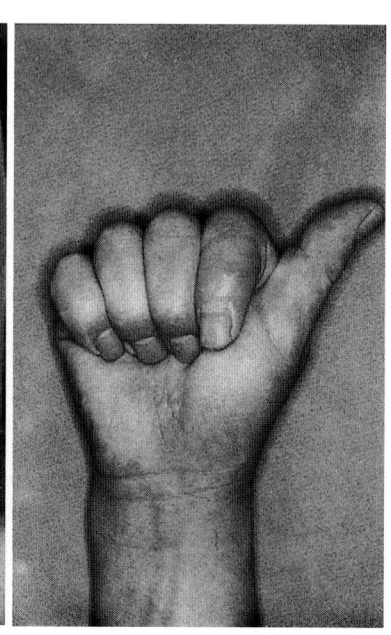

c. 術後6ヵ月後の指の屈曲

図19・5　No man's landでの腱損傷陳旧症例

腱のtensionはほかの場合と同様少し強めとしたほうがよい．これはrest positionにおける隣接指との比較のみならず，手関節を屈伸せしめて指の屈伸を行わしめながら緊張度を検討し，浅指屈筋腱のtensionとの関連も考慮しながら決定を行う．

以上のごとくで，現在筆者は末梢側の縫合をはじめに行い，中枢の縫合をあとにする方法をとっている．

さて本法の成績としては，DIP関節の自動可動域が30°以上のものがPulvertaft，86%，田島（1964），71%，Jaffe and Weckesser（1967）は30例中16例などの報告があり，かなりの成績が得られているようであり，筆者自身の経験よりしても，適応を選べばほぼ予期した結果を得ることができるといって過言でないようである．しかし20〜30%に可，不可の成績があることは適応をよりきびしくするとともに，手技の熟練と工夫の必要性を痛感せしめるものといってよいであろう．なお本法実施によりPIP関節の屈曲が制限されるとか，伸展が障害されるもの，またDIP関節の屈曲が指伸展時には良好であるが，PIP関節を屈曲すると不良となるなどの場合を経験するが，これは移植腱と周囲組織，または浅指屈筋腱との癒着に原因すると考えられ，症例によっては二次的に腱剥離術を考慮したほうがよい場合もあるであろう．

IV　No man's land（zone II）での陳旧性屈筋腱損傷

24時間以内の腱縫合を一次縫合，24時間から2週までの間の縫合を遷延一次腱縫合，2週以後の腱縫合を二次縫合と呼ぶことは先にも述べたが，最初に二次縫合を中心に述べることとする．

二次的腱縫合：かつては二次的には腱移植を行うのが原則とされていたno man's landにおいても，断端の接合が可能な限り腱縫合を行うのが現在における筆者の方針である．2週間以上を経た場合，手掌側に後退した腱断端はしばしば壊死に陥って使用不可能であったり，また周囲の肥厚した滑膜を切離するとか癒着を剥離しても，十分な腱の可動性を得るにいたらないものも多い．しかしno man's landでも，末梢1/3のchiasmaの部の損傷とか，中枢側1/3で手掌に近い側の損傷については多少の緊張は強いものの，腱縫合が可能な場合も少なくない．縫合はループ状糸付き針2本を用いて型のごとくに行うが，術後の癒着はやむをえないとして，二次的に腱剥離を行うことにより可動性改善が得られると予想される場合には腱縫合の適応となるわけで，腱移植と腱縫合のいずれをとるかは局所の瘢痕の状況，腱後退の程度，可動性の回復などの所見から決定しなければならない．ただしno man's land中1/3部での損傷については腱移植となる可能性が多いであろう．

次にno man's landでの陳旧性屈筋腱損傷例に最もしばしば使用される腱移植術について述べることとする．

1．腱移植の意義

腱の接合が困難な場合にはそのギャップは腱移植により補塡されなければならないが，no man's landでの腱損傷の場合のごとく，たとえその部で腱縫合を行っても周囲と癒着が起こって腱の滑動性が望みえない場合には，この部の腱を切除して縫合部を癒着の恐れの比較的少ない部位で行うよう腱の移植術が行なわれる．したがって腱の移植は欠損があればどこにでも行ってよいというものではなくて，腱の移植範囲は各症例によってみずから決定されるもので，手掌部であるとか，前腕部など，周囲に軟部組織の多いところで縫合し，たとえ軽度の癒着が起こっても腱の運動にさほど影響しない部位で行われなければならない．したがって屈筋腱に腱移植を行う場合には手掌部中央で虫様筋の部から指先までの間か，虫様筋部から前腕の筋腱移行部までの間，また指先から前腕部までのlong graftの場合と以上3種類の移植が考えられる．なお母指に腱移植を行う場合には指先より前腕部までのlong graftを行ったほうがよい．

以下われわれが最もしばしば遭遇する指先より虫様筋部までの腱移植について述べてみたい．

2. 切開について

a. 指の切開

指の切開は各症例により，創瘢痕の位置，神経損傷の有無などにより適宜変更しなければならないが，要は十分広い手術野でatraumaticの操作を行うことが必要で，狭い手術野で無理な手術を行うことがあってはならない．筆者は指については**ジグザグ切開**を，母指については**側正中線切開**を，ときにジグザグ切開を利用するのを原則としている．まずジグザグ切開であるが，これはBruner (1967), Littlerらにより紹介された方法で，図3・9 (p.30) の①のごとく行う．利点としては腱鞘が十分に露出できるためpulleyの残存とか，損傷腱の発見，また癒着剝離などの操作が容易であり，損傷された指神経の縫合も行いやすい点で，また側正中切開の場合のごとく指神経，動脈の背側枝を切断する必要もないなどの利点がある．ただ瘢痕が指掌面にあるため，術後指の屈曲拘縮が発生しないかの問題もあるが，その心配はない．また，指尖部では切開は橈側より尺側にあることが望ましいが，これは母指とのpinchの際瘢痕が邪魔にならないためである．

次に母指については橈側正中線切開を用いることが多いが，ジグザグ切開ももちろん使用してよい．ただジグザグ切開の角（カド）がMP関節掌側横皺の尺側にきた場合，この部に疼痛性の瘢痕肥大をきたしやすいので注意する．指の正中線切開もときに使用されてよいが，切開の位置としては指神経に損傷がある場合にはその側の側正中線切開を用いて腱移植と同時に神経縫合も行うが，ない場合には示・中・環指については母指とのpinchの際，瘢痕が邪魔にならないよう指の尺側に切開をおくこととし，小指については物との接触を避けるため，できれば橈側切開とするのがよい．両側神経損傷の場合には

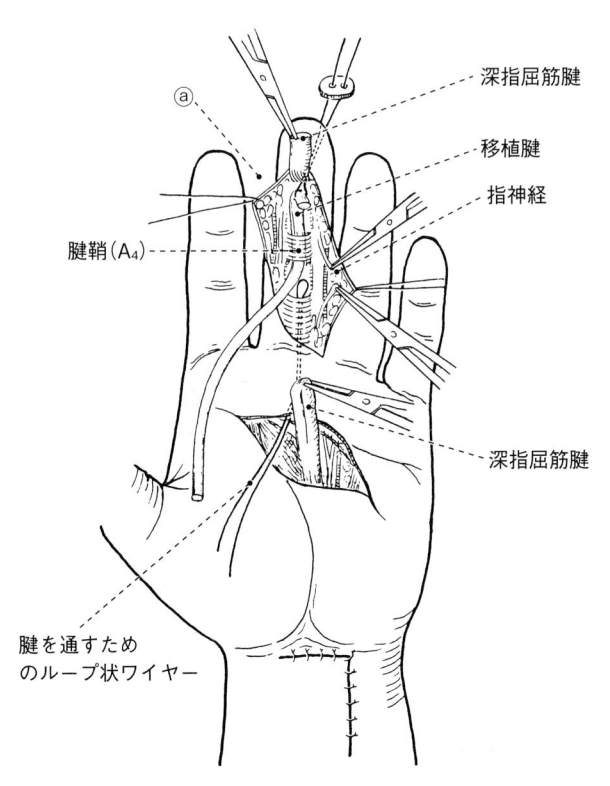

a. 移植腱末梢端の縫合

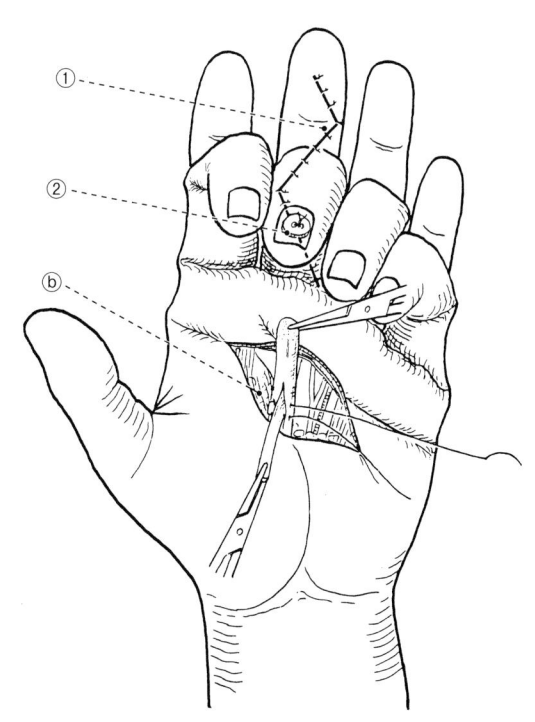

b. 移植腱中枢端の縫合
移植腱の末梢端の縫合終了ⓐ後ただちに皮膚縫合①を行う．これを終わってから，ⓑ中枢端縫合を行う．方法はinterlacing法を主として利用する．

図19・6　腱移植の実施シェーマ

操作の行いやすい側を選び，両側神経縫合を行う．側正中線とは指屈曲時における各指横皺の頂点を結ぶ線であって，図3・9の⑥のごとく真横の線より少し背側にあるごとくする．初心者ではしばしば掌側に偏してのちに屈曲拘縮をきたす傾向があるので注意する．皮切後はそのまま深部にはいりCleland lig.を切り，直接腱鞘の側面に達するが，この際背側に向かう指神経，動脈の分枝があればこれを切離し，動脈はcoagulatorで止血する．腱鞘への到達は瘢痕部を避けてはいり，腱鞘に達すればこれを中枢，末梢へと剝離して瘢痕部の分離を最後とする．母指についても同様と考えてよい．

b. 手掌部の切開

次に手掌部に第2の切開が必要となるが，示指の場合にはthenar creaseに沿う切開を（指の切開と連続することもある），中・環・小指への腱移植の際にはproximal palmar creaseに沿う切開を行う．皮膚を切開すれば手掌の腱膜構造が露出するが，これをできるだけ広い範囲にわたって切除する．これは腱縫合部との癒着の発生を防止するものであるが，切除の際，指への血管・神経を損傷しないよう注意する．

3. Pulleyの残存

指の屈伸に際してtendon sheathのpulleyとしての意義はきわめて重要であり，腱の移植を行う場合にもtendon sheathの一部は必ずpulleyとして残存せしめなければならない．No man's landにおける屈筋腱損傷の場合でも，tendon sheathの一部はなお健常に保たれているのが普通であるから，その部のsheathをpulleyとして残存せしめるようにする．Pulleyとしては中手骨頸部のA_1，基節骨基部のA_2，さらに中節部のA_4を残すのが原則であるが，なかでもA_2，A_4は重要である．先に述べた切開によりtendon sheathの損傷状況を十分観察し，瘢痕化した部位は切除しなければならないが，健常部位は必ずpulleyとして残し，移植腱はこのpulleyの下を通して移植，縫合されることとなる．腱鞘のどの範囲を切除し，どの部を残すかの決定にはかなりの経験を必要とするが，中に損傷腱が残存する場合には瘢痕との境界部にメスによる横切開を加えて腱と腱鞘内面との癒着状況を調べ，癒着があれば少しくはなれた部に切開を加えてpulleyとして利用可能な腱鞘部を選定する．位置としては基節基部，A_2にあることが望ましいが瘢痕の部位によってはより中枢，また末梢に残存せしめることもやむをえない．残存pulleyの幅は少なくも5 mm以上とするが，比較的新鮮症例で腱鞘の状況がよければできるだけ広い腱鞘を残すのがよい．もしあまりにも狭い腱鞘しか残しえない場合にはすべてを切除して腱鞘を再建したほうがよいであろう．陳旧例で腱鞘内面と腱との間に癒着があるようであれば先の曲ったモスキート鉗子でこれを剝離してpulleyの残存に努める．瘢痕組織はすべて切除し，同時に損傷腱も剝離して手掌の第2切開に引き抜く．<u>第2切開への抜去が困難な際には，腱を腱鞘の入口に近く切断しこの腱を末梢側に圧して，第1切開，すなわち指の掌側ジグザグ切開側から抜去するのが便利なことも多い．</u>もし，損傷腱が腱鞘内に存在しない場合にはpulleyの残存は容易となるが，陳旧例でとくに小児期損傷例が長年月間放置されていたような症例では，腱鞘が萎縮して管腔が狭くなっていることがある．この際先の曲った鉗子で管腔の拡大を行い，のち腱移植を行うこととなるが，ある程度以上の狭小化があれば予後不良であるのは当然である．中節部に残すpulleyについてもほぼ同様のことがいいうるが，このpulleyの残存部位をあまり末梢側よりにすると，DIP関節の屈曲が障害されることとなるのでなるべく中枢側よりとしたほうが安全である．以上と同時に浅指屈筋腱の切除を行うが，両側slipは移植腱に邪魔にならない範囲放置する．この際PIP関節のvolar plateを損傷してはならないし，もし損傷があれば瘢痕を除去して修復を行う．深指屈筋腱は反転して末節付着部のvinculaの部を切離，剝離して移植腱固定床の準備をしておく．Tendon sheathが全域にわたって瘢痕化している場合，たとえば化膿を伴った症例のような場合にはsheathはすべて切除しなければならないが，この場合移植腱は前方に脱臼して指の屈曲が障害されるので，同時にまたは後日，pulleyの再建を行うこととなる．

4. 損傷腱の剝離

以上で損傷腱は手掌部切開に引き出されるが，この際浅指・深指屈筋腱は互いに癒合しあっているのでこれを分離し，浅指屈筋腱の切除を行う．切除は単にこれを引き出して切離することもあるが陳旧例で癒着が考えられ

る場合，とくに深指屈筋腱のexcursionが不良な場合には手関節掌側に別の切開を加えて浅指屈筋腱をこの部に引き出し切除を行う．これにより深指屈筋腱周囲の癒着もとれexcursionが良好となることも多いが，なお不十分であれば手掌側から，また手関節側切開から癒着の剥離を行い，深指屈筋腱に十分なexcursionを得さしめてから腱移植を行う．

比較的新鮮症例で手掌部を開くと浮腫状を呈した損傷腱がこの部にたくれて存在し，周囲を同じく浮腫，肥厚した滑膜により被覆されているのを認めることがある．かかる場合，腱のexcursionはほとんどなくなっているのが普通であるので，浅指屈筋腱の分離，切除とともに肥厚した滑膜を切除する必要がある．切除は丁寧に行い，腱の周囲，また虫様筋の付着部，その周囲からもこれの剥離と切除を行う．

以上により変性した深指屈筋腱の断端が遊離でき，腱自体の可動性も良好となるが，なお不十分であれば手根管内での癒着を考えなければならない．一般に深指屈筋のexcursionは浅指屈筋のそれより大であるはずで，もしこれが逆のようであれば深指屈筋腱の癒着剥離が不十分と考えなければならない．もし癒着の剥離が不十分のままで腱移植をしても良好な指の屈曲は得られないであろう．

5. 移植腱の採取

移植腱としては種々の腱が利用されるが，1本の場合には**長掌筋腱**を，また多数腱を必要とする場合には**足の伸筋腱**，また**足底筋腱**を利用する．これら移植腱はあまり太くなくて容易に循環を回復し，壊死に陥ることが少なく，しかも十分なparatenonも含めて採取できるという利点がある．浅指屈筋腱はあまりに太すぎること，周囲に軟らかい粗鬆組織を欠くことなどのためあまり用いられないが，小児ではその太さも適度で利用されてよい．なお小児では長掌筋腱は非常に細く，かえって腱移植の操作が難しいことがある．

さて，長掌筋腱を採取する場合には症例により先天的に欠損していたり，太さもいろいろのvariationがあるので，術前その存在を十分確かめたあとにメスをとるようにしないと思わぬ失敗をすることがある．採取に際しては手関節屈側部にL字切開を，中枢側では前腕中央に小横切開を加え，できるだけparatenonを温存しながら腱を末梢側に引き抜く方法をとる．また足底筋腱の採取にはBrand型の長い**腱ストリッパー**を利用する．アキレス腱内側に約3cmの縦切開を加えて足底筋腱を出し，付着部に近く切断，腱をストリッパーの穴に通し，ストリッパーを漸次上方膝膕部の方向に挿入することにより約30cmの長い足底筋腱が採取できる．なお，本法は上方に切開をおくことなく筋腱移行部で腱を引きちぎるわけである．ストリッパー挿入の際，局所の解剖に注意してその先端を筋膜下に入れ，腱の走行と平行に静かにストリッパーを進めていくことが大切であるが，手技は一般に容易でしかも適度にparatenonのついた2本分の腱が一度に採取できるという利点がある．しかし日本人の場合，長掌筋腱以上に欠損例の多いこと，またその有無を手術前に知ることができない欠点があるなどの点に注意する．

次に足の長指伸筋腱を長い範囲にわたって採取する場合には足背の波状切開，または3～4個の短い横切開が用いられるが，その中枢側は下腿十字靱帯部付近で互いに癒合しているので，腱周囲組織をなるべく損膓しないよう各腱を注意しながら分離しなければならない．普通第3指の伸筋腱が用いられ，多数腱を要する場合には2, 3, 4指の腱が利用され，1, 5指の腱は残存せしめなければならない．採取後の足指の機能は短指伸筋の作用により代償される．

腱移植の際健康なparatenonを十分につけて移植することの大切なことはBunnellらにより強調されたところで，腱移植後paratenonは周囲組織と癒着しても，

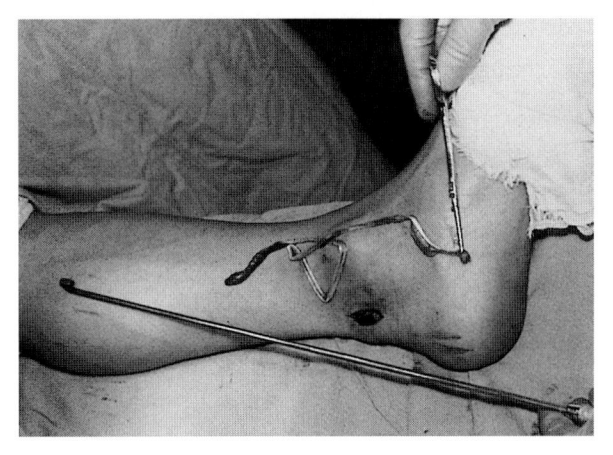

図19・7 Brand型のstripperとplantaris腱の採取

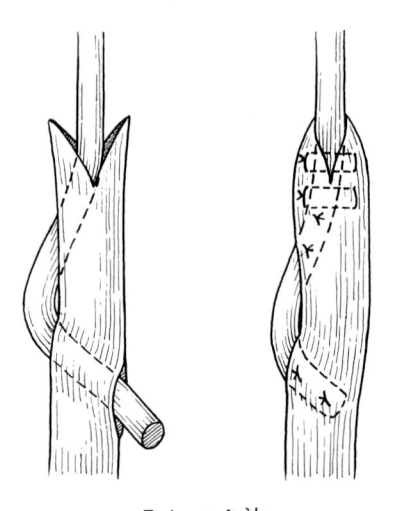

Pulvertaft法

図19・8　移植腱中枢側の縫合（1）

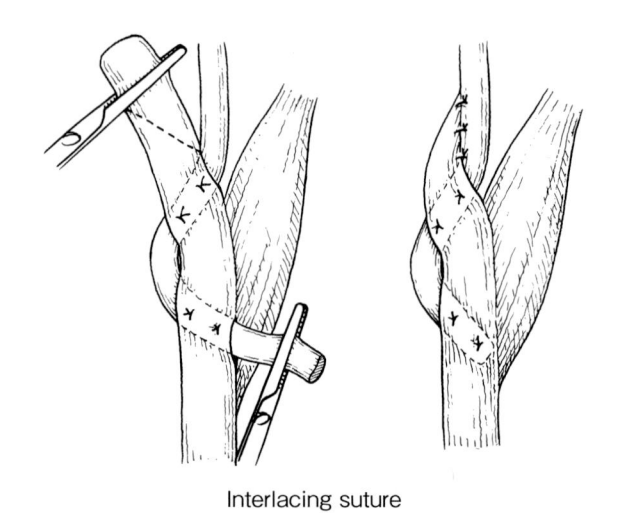

Interlacing suture

図19・9　移植腱中枢側の縫合（2）

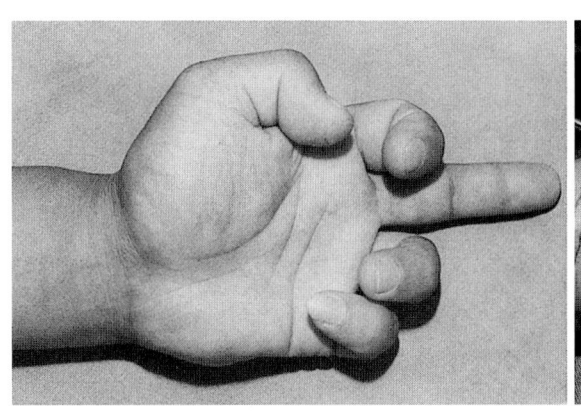

a. 術前所見．31歳，男．ガラス片によるPIP関節掌側での屈筋腱損傷（3ヵ月を経過して来院）

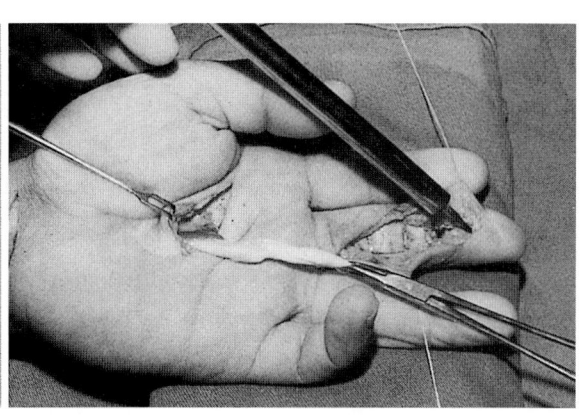

b. 術中所見．末節骨に骨錐を用いて穴を穿ち移植腱の末梢側固定を行わんとするところ．

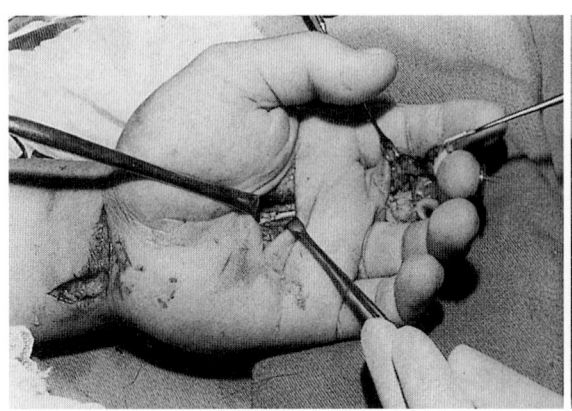

c. 腱移植の終了．末梢端をまず縫合，次いで中枢端の縫合を行った．

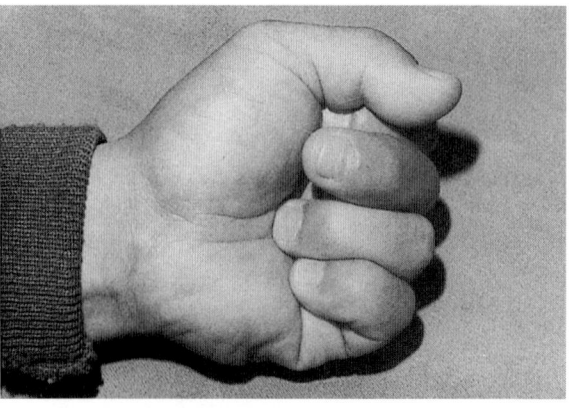

d. 術後の6ヵ月の指の屈曲

図19・10　腱移植術の実施

腱はその中で移動可能であり，もし paratenon がなければ腱は直接周囲組織と癒着して可動性が障害されると考えられている．最近，Smith（1970）は paratenon よりも血管侵入路としての mesotenon の重要性を強調し，これを移植腱につけて移植することを述べているが，肉眼的に両者を区別することは容易でない．したがって腱周囲に適度のこれら組織をつけて移植することが腱の癒着防止にも，また栄養の回復にも望ましいと考えられる．

6. 移植腱の縫合

指に腱を移植する場合，末梢側を先に縫合し，次に中枢側を縫合するか，あるいは反対に中枢側を先にし，末梢側を後にするかについてはいろいろの問題がある．これは移植腱には一定の緊張度を与えて縫合しなければならないが，これを得るのにいずれが容易であるかということにより決定されなければならない．現在では一般に末梢側を先にし，次いで一定の緊張下で中枢側の縫合を行う人が多いようであるが，これは各人の好みにより決定されてよい．筆者は原則として末梢側を先に縫合し，中枢側をあとにする方法をとっており，これは母指の場合，また long graft の際も同様である．

a. 末梢端の縫合

いろいろの方法があるが大別して末節骨の骨内に埋没縫合するものと，残った深指屈筋腱を利用してこれに縫合固定するものとの2つがある．しかし後者はほとんど使用されないので前者のみについて述べることとする．

末梢骨内に固定する場合には Bunnell の pull-out 法がしばしば利用される．実施方法は図 17・7（p.281），また図 19・11 のごとくであるが，深指屈筋腱を起こしてその付着部に接して骨皮質をのみで傷つけ，この部より爪床を損傷しないよう爪背面に向かって錐を刺入，型のごとく pull-out 法で爪上のボタンに wire を固定する．錐は丹下式形成骨錐が便利であろう．なお wire は少し太めのもの（No.34～36）を用い，移植腱末端にはただその半分程度の部に wire を引っかけるのみで図 19・11 のごとく骨の中に腱を引き込み，のち斜めに切離した深指屈筋腱の部で移植腱の末端を被覆するようにする．wire は後日爪上の方向に引き抜くことが可能である．この際ボタンは貝殻製のものは破損のおそれがあるのでプラスチックのもの，また金属製のものを利用したほうがよい．

b. 中枢側の縫合

移植腱の中枢側縫合は虫様筋の付着部で行うのがよいと考えられる．一般には縫合部が末梢側によりがちであるから，なるべく中枢側によせて縫合するよう注意する．さてこの部の腱剝離については先にも述べたが，術後周囲との癒着が多少起こっても周囲には多量の軟部組織があるので運動がさほど障害される恐れがなく，また手掌の中央部であるから腱の屈伸の際，縫合部が指根部の腱鞘の入口とか，手根管の入口などの狭小部にはばまれる心配がないからである．また，縫合部を虫様筋で被覆すると周囲との癒着は最小限に保たれる利点もある．

縫合方法としては細い移植腱を太い深指屈筋腱に縫合するため種々の手技が工夫，実施されているが，Pulvertaft 法，Iselin 法，interlacing 法（button hole 法），Tubiana 変法などが適当であろう．いずれにしても固定が確かで，操作が容易で，しかも atraumatic なものがよく，ほかは術者の好みにより決定されてよいと考える．われわれもいろいろの方法を利用しているが，**Pulvertaft 法**，**interlacing 法**を主として用いている．縫合には主として 5-0 ナイロン糸を利用するが，この際周囲組織に針がかかってこれと縫合，腱の可動性を障害することのないよう注意する．なおこの部の縫合を行う場合には中枢側の腱を十分引き出し，直針を通してこれを創縁の皮膚に固定してから縫合を行うと操作が容易となる．

そのほかこの部の縫合には **Brand 法**（1961）を用いるのもよいであろう．これであれば縫合部が外に露出しないため癒着を最小限にとどめる利点がある．なお縫合部の癒着防止のためこの部を虫様筋で被覆することがあるが，これは必ずしも必要とは考えていない．無理な被覆を行えば小さな虫様筋は容易に循環を失って壊死，瘢痕化をきたすであろうし，もしそうなれば腱の excursion と虫様筋のそれとの間にバランスの乱れが生じ，将来指を屈曲せんとするとかえって PIP 関節が伸展するなどの **paradoxical phenomenon** が生じる可能性があるからである．

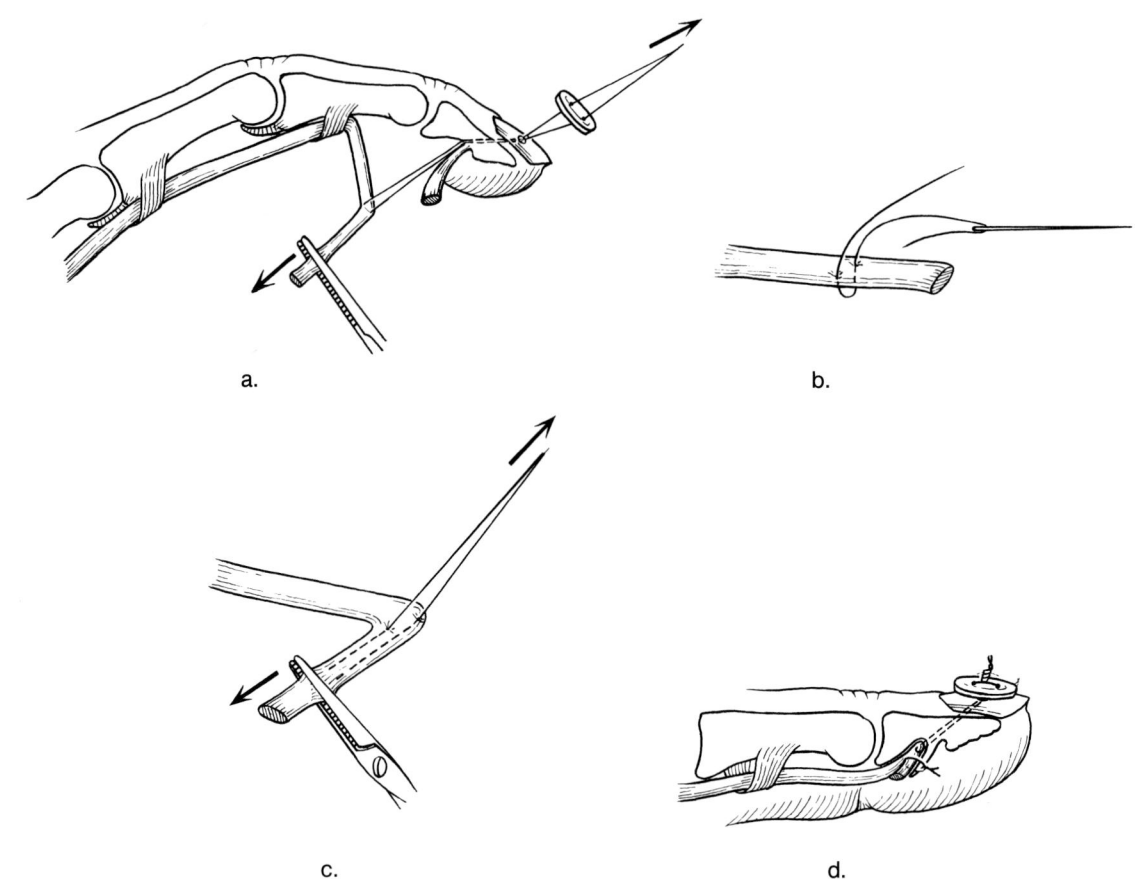

図19・11 腱移植時における末梢での緊張度のわれわれの決定法
図ではwireを2回通しているが，これは1回のみでもよい．cのごとくすれば移植腱の長さの調節も可能

7. 移植腱の緊張度

　腱を移植する際，腱には一定の緊張度を与えなければならない．われわれがまったく手の力をぬいたrest position時における指の位置は，示指が中等度に屈曲し，小指に向かうにしたがって屈曲が強くなっているが，これは各指が常に一定の緊張度を持っていることを示し，またこれが正常時における指の正常の緊張度であると考えてよいであろう．したがって腱移植を行う際には移植を行ったあとの指の位置が，この正常位を示すごとくにするのが適当ということになる．

　しかし，切断による筋の収縮は腱移植によりただちに除去しうるとは考えられないので，正常よりも考えられる筋の後退だけ強めの緊張を与える必要がある．したがって縫合後の指の位置はrest positionのそれより少し強めでなければならない．

　そしてこの腱の緊張度は弱いよりも多少強めのほうがよいということであって，多少強めに縫合したつもりでちょうど適度の緊張となっていることが少なくない．指は伸展よりも屈曲が大切である．緊張が弱い場合にはのちほどいかなる方法を行っても指の屈曲の回復は望めないが，多少の伸展障害は自然に回復しうるし，またdynamic splintを用いての矯正も可能である．

　さて，腱に適度の緊張を与えるためには種々の工夫がなされている．まず末梢端を先に縫合した場合には，止血と指掌側の皮膚縫合を終わったのち中枢側をinterlacing，またはPulvertaft法で腱を通したのち，まず1本の結節縫合を行って緊張度を確かめてから全縫合に移る．筆者もときに中枢を先に縫合，次いで末梢側で一定の緊張をとりながら腱縫合を行う方法をとることがあるが，その際の実施方法は図19・11に示すごとくであって，指先部を残して手掌部，および指の皮膚をナイロン

Ⅳ No man's land (zone Ⅱ) での陳旧性屈筋腱損傷

を用いて閉鎖したのち少し太めの No. 34～36 程度の wire を移植腱の固定適当部位と思われる部位より少しく末梢側に図 19·11b のごとくに通し，次いで wire を錐穴から爪背に引き出しボタン穴に通しておく．以上で wire を背側に引けば腱は末節骨の中に引き込まれて固定されるので，この位置で手関節を屈伸することにより指を屈曲，伸展せしめながら隣接指との tension を比較する．弱いようであれば腱を引き出し，図 19·11c のごとくにして wire を中枢側にすべらせ再度同様な方法を繰り返しながら適度な tension を決定してゆく．適度な tension が得られればその位置で wire をボタンに固定，移植腱の不要部を切除し，この部を深指屈筋腱の一部で被覆，2～3 の結節縫合をおいてのち創の完全閉鎖を行う．

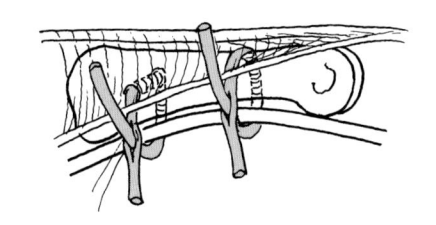

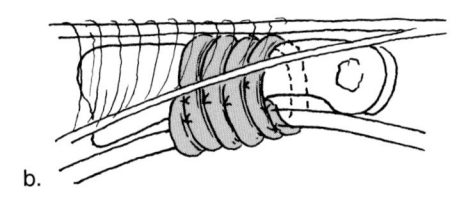

a.

b.

(Zancolli から)

c.

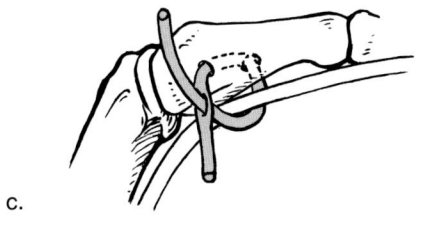

図 19·12 Pulley の再建
以前筆者は基節骨に穴をあけてこれに腱を通し，c のごとくに pulley をつくったが，Zancolli のごとく腱を骨の背側をまわして pulley をつくるのもよい．
(a, b：津下：私の手の外科—手術アトラス，第 4 版，p.429, 2006)

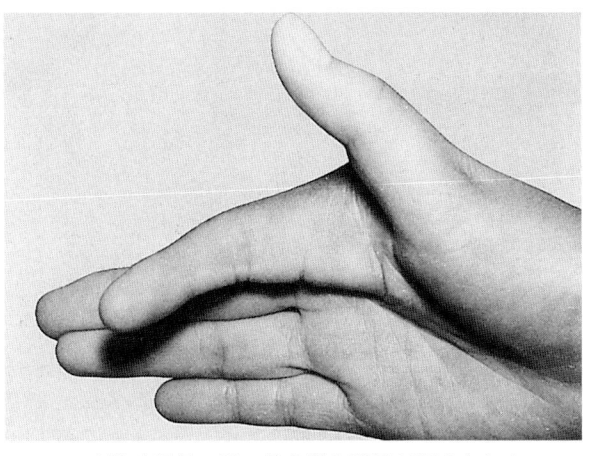

a. 来院時所見．腱の前方脱臼所見が認められる．

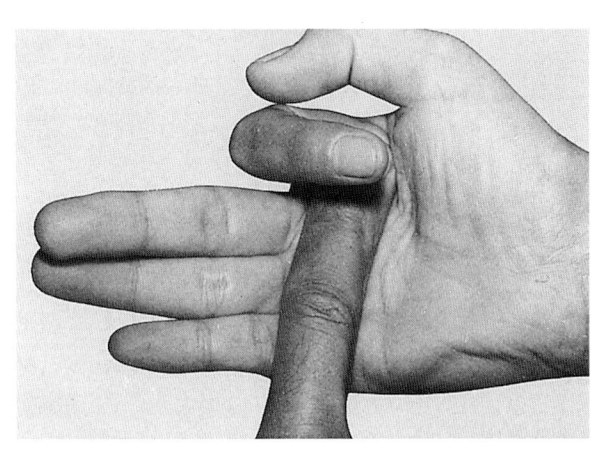

b. 腱を圧して pulley とした場合の指の屈曲は良好となる．

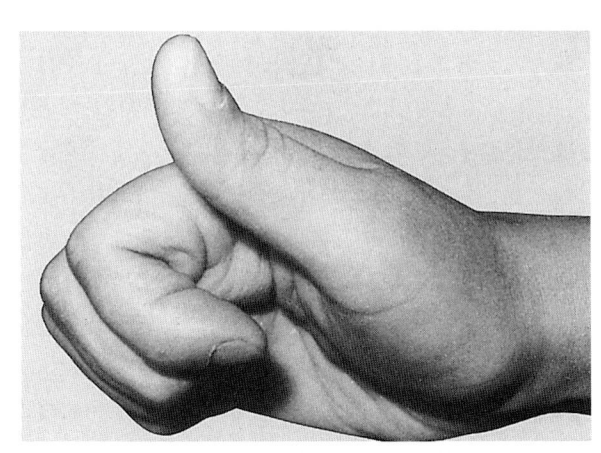

c. pulley 作製後の指の屈曲状況

図 19·13 29 歳，女．3 歳のころ原因不明なるも示指尺側に膿瘍形成し，切開をうけたことあり．以後指の動き不良のため腱剝離術を実施した（8 年前）．これにより指の可動性はかなり改善されたが腱の前方脱臼を認める．

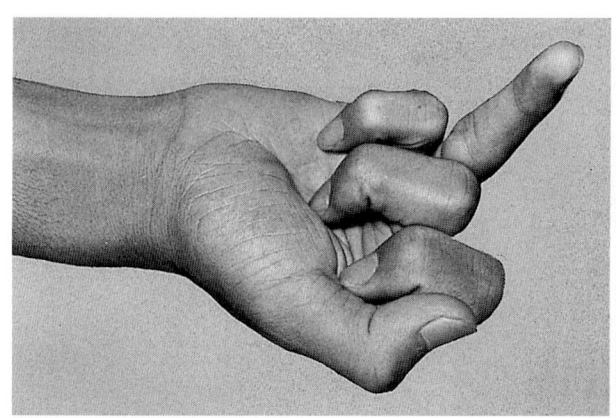

a. 術前所見. 受傷後 11 ヵ月. Z-plasty により拘縮除去をうけてから 4 ヵ月を経過

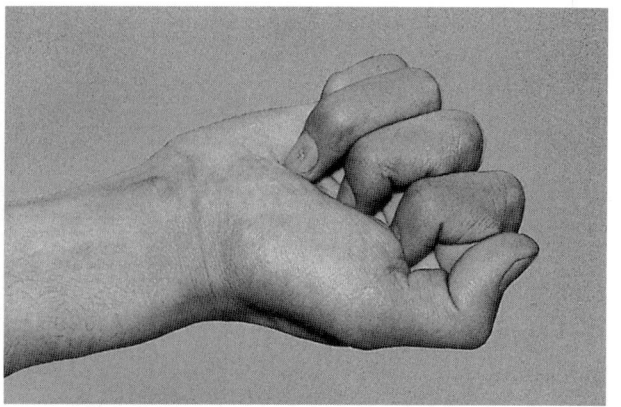

b. 腱移植後 3 ヵ月目における指の屈曲. pulley は再建していない.

図 19・14　19 歳, 男. ガラスにより環指基節を切り, 屈筋腱切断として腱縫合をうけたが, この際指掌側に縦切開を加えられ, 指の屈曲拘縮をきたす. これは図 9・2 (p.103) に示したごとく Z-plasty 2 個により矯正された.

8. Pulley の再建

Tendon sheath の瘢痕化が強くて pulley を残存せしめえなかった場合には, ただちに, あるいは後日二次的に pulley の再建が必要となる. 普通中枢側の pulley のみが再建され, その方法は図 19・12 のごとくで, 以前筆者は基節骨基部にドリルにより骨孔を作製, 次いで移植腱としての長掌筋腱を採取. これを半分に裂き, 図 19・12c のごとくに通して pulley を作製していた. 腱縫合部は側方にくるごとくにする. なお作製した pulley はどうしてもゆるみを生じやすいので少し強めのリングとしたほうがよい. そのほか図 19・14b のごとき方法をとるとか, また手関節, 足関節背側の腱性腱鞘を切除して, これを基節掌側の腱鞘必要部分に移植・縫合する方法 (Lister) をとるのもよいであろう.

さて pulley 作製と腱移植とを同時に行うか, 後日にするかについてはいろいろ問題もあろうが, 一般に pulley を残存せしめえなかったような症例は局所の瘢痕化が著明であるので, まず瘢痕を除去し, 腱移植と同時に pulley を作製したほうがよいであろう. 症例によっては pulley を再建せず指環を使用せしめることもあるであろう.

また PIP 関節部においては浅指屈筋腱の中節基部付着部の腱を利用して pulley を作製することがあるが, これは 1 側の slip を他側にまわして縫合固定するもので, 操作は容易であり, 腱移植と同時にこれを行ってよいであろう.

9. 後療法

術後は手関節・MP 関節・PIP 関節軽度屈曲位で圧迫固定を行う. 母指は必ず対立位とする. 指間にはガーゼをつめ, 前腕より綿花包帯を巻き, 手掌および母・示指間にも綿花包帯を束ねたものをあてて, 一定肢位をとりながらしかも一定の圧迫が手全体に加わるよう弾力包帯を巻く. 以上ののち前腕背側から手背にかけて副子をあてて, 同じく弾力包帯を巻いて圧迫固定を行うが, 小児においてはさらに上腕から手までのギプス副子を追加する. 包帯で最も大切なことは術後の出血と浮腫の発生を防止することで, とくに手掌部での移植腱縫合部の周囲に血腫を形成するようなことがあってはならない. 指についても同様で術後多少の出血があっても創内にとどまることなく外のガーゼに自動的に吸収されるような包帯を巻く必要がある. 必要に応じてドレーンを挿入することも大切である. 術後は患肢を必ず挙上位に保持するが, これは術後の出血防止, 浮腫予防, 疼痛軽減に重要である.

術後 10〜14 日目に抜糸, その後は再び圧迫包帯を行うが, この包帯も術者みずから行うべきでほかの人にまかせてはならない. 固定期間は 3 週間, 小児では 4 週間とするが, この間もときどき指を他動的に屈曲せしめて

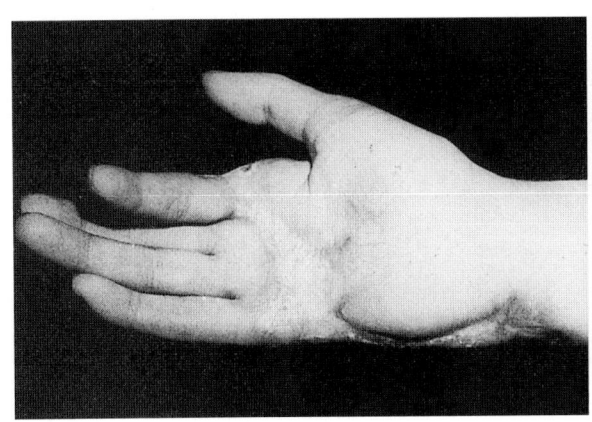

a. 来院時所見

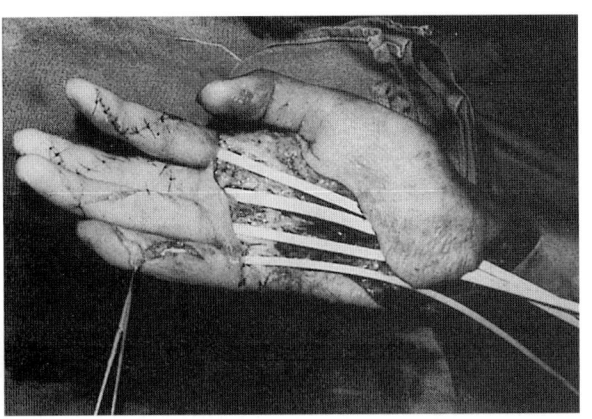

b. 瘢痕の切除と同時にrodの挿入と有茎植皮を行った．その後3ヵ月を経過して腱移植を行った．

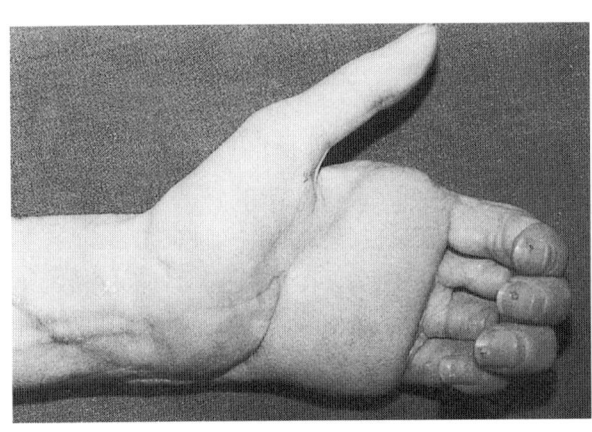

c. 術後1年での指の伸展

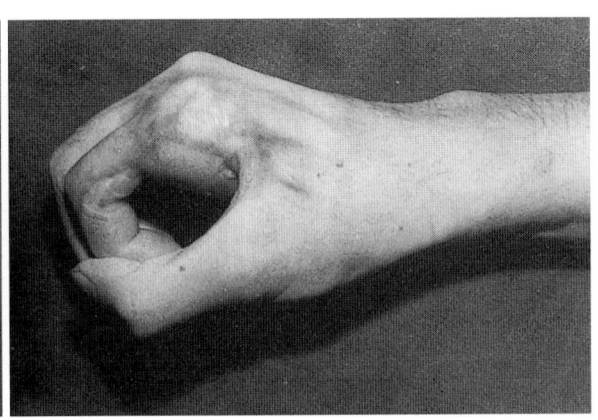

d. 術後1年での指の屈曲

図19・15　26歳，男．高熱の鉄棒が手掌を尺側から橈側に貫通した（受傷6ヵ月を経過して来院）．

関節拘縮の発生を防止する．その後バイブラバス，温かい石鹸水中での自動運動を開始する．運動時以外はなお1週間副子を使用せしめ，以後包帯はすべて除去し，自動運動，健側の手での被動運動も追加する．ボタンの除去は4週目とする．必要なれば6週以後においてdynamic splintも利用するが，他動的マッサージは原則として行わない．腱縫合時のごときフックと紐を用いての早期運動は原則として実施はしないが，もし行うのであれば愛護的でなければならない．

10. 高度瘢痕症例におけるsilicone rodの利用

腱損傷が挫滅創によるもので，瘢痕が多くしかも骨折などを合併した症例では，たとえ腱移植術を行っても良好な指の可動性が得られないので，PIP関節の良肢位固定術が適応となることが多いが，ときにsilicone rodを用いて腱鞘を作製し，二次的に腱移植を行う方法が実施される．すなわちsilicone rodを入れて腱鞘を形成，その後rodを腱移植にとりかえる方法で，Hunter（1965）はrodの末端を末節骨に固定，中枢端は前腕で屈筋腱に縫合し，4週後より運動を開始してsilicone rodを人工腱として利用，3〜4ヵ月間運動を行って指の拘縮をとり，筋力も回復せしめたのち，指先部と手掌部，または前腕部に2カ所の切開を加えてrodを出し，移植腱をrodの一端に固定して腱鞘内に引きこみ，一定の緊張のもとに腱移植を実施する方法を述べている．しかし運動中にrodが皮膚を破って外に出るとか，化膿の原因をなすこともあり，なお多くの問題を残しているという．なおsilicone rubber rodは米国Dow Coming

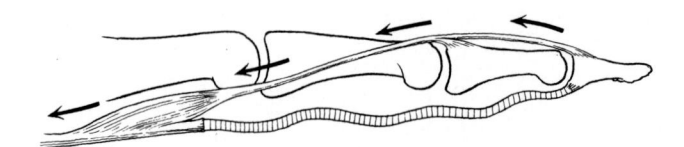

図 19・16　Paradoxical phenomenn と長すぎる腱移植

社のもの，また Extra-corpreal 社のものがあり，いわゆる Hunter rod は後者の発売で 4～5 mm のものがよく利用される．なお筆者の本法に対する経験は多いものではないが，いずれにしても 2 回の手術が必要であることよりして腱移植と腱剝離を行うのといずれが得策かを考慮すべく，一般的にその本当の適応はそれほど多いものではない．

11. 腱移植と paradoxical phenomenon

先に移植腱の中枢側縫合の項でも述べたが，腱移植後指を屈曲せしめんとするとかえって PIP 関節が伸展運動をすることがある．これが paradoxical phenomenon とか paradoxical extension, pull，また **lumbrical plus finger**（Parkes, 1971）などとも呼ばれるもので，移植腱が長すぎたためとか虫様筋が瘢痕化して短縮したような場合に発生する．よく知られているごとく虫様筋は深指屈筋腱に起始を有する一方，末梢側は lateral band を介して extensor apparatus に移行し，指の伸展と屈曲の両者に関与してこの間の細かい調節作用をはたしているが，なんらかの原因でこれらの間のバランスに乱れが生じると上記のごとき異常現象が発生する．図 19・16 はこれをシェーマで示したもので屈曲作用が指の屈曲方向でなくて虫様筋を介して伸展に作用することとなる．したがって腱移植に際しては虫様筋周囲の剝離を十分に行ってその滑動性を十分に回復せしめておくこと，移植腱の長さ，すなわち緊張度を適度にすること，また中枢側の縫合部を虫様筋で被覆するのであれば，これにより虫様筋の excursion が変化することのないよう注意し，また被覆により筋の循環を障害して壊死瘢痕化をきたすことのないよう注意しなければならない．

先に切開の項で腱移植の際，側正中線切開よりジグザグ切開のほうが良結果が得られるのではないかと述べたが，その原因として前者では lateral band の部に瘢痕を生じ，これが paradoxical phonomenon を起こして指の屈曲が制限されることも考えられ，腱移植の失敗の原因が本現象にある可能性のあることも忘れるべきでない．事実掌側ジグザグ切開の使用により本現象の発現はまれとなった．しかしもしこれが発生すれば治療法としては虫様筋の切除とか lateral band への移行部の瘢痕除去，または移植腱の短縮術を行わなければならない．

V　母指における陳旧性屈筋腱損傷（zone T II）

母指における陳旧性屈筋腱損傷の治療法も指の場合のそれとほぼ同様であり，末節に近く腱が損傷されていれば advancement 法が便利であるが，損傷部位がより中枢側であるとか，筋の拘縮が強い場合には腱の移植が必要となる．

切開は母指の橈側正中切開，またはジグザグ切開を用い，MP 関節部，または thenar muscle 内に後退した腱を引き出す．手根管部まで後退した腱は手関節部の L 字切開より剝離する．MP 関節部にはできるだけ pulley を残存せしめるようにし，その幅は 0.5 cm 以上とする．もし pulley を残存せしめることができなかった場合には，指の場合と同様移植腱は前方に脱臼し，MP 関節が少しく屈曲位をとり，IP 関節の可動性が十分得られない．もし損傷腱の断端が母指球筋内にとどまり，末梢側にも，また手関節掌側の L 字切開にも引き抜くことができない場合には，手根管の入口の部で長母指屈筋腱を切離し，これを末梢側に押し込むことにより腱を末梢側に押し出すようにすれば，抜去が容易なことが多い．これにより腱鞘を残存せしめ得る場合も少なくない．癒着腱抜去の一つのコツとして知っておくべきであろう．

腱移植は上記母指の橈側正中切開と，手関節部のL字切開とにより行われ，前腕部までの long graft が用いられる．移植腱としては長掌筋腱または足底筋腱が使用され，縫合は末梢側をまず wire による pull-out の簡便法で固定．次いで中枢側を interlacing 法で縫合するのが便利である．手関節軽度屈曲，母指同じく軽度屈曲位で腱縫合を行い，術後の固定，運動療法は指の場合と同様である．

なお母指では長母指屈筋の筋腱移行部が比較的長いこと，また他の指のごとく途中に虫様筋もないので筋腱移行部を V-Y 法により一時的に切断，腱を末梢側にずらせて腱全体を advance する方法もときに利用される．まず末梢端を縫合，次いで中枢側は腱を一定距離ずらせた後 V-Y 法に従って結節縫合により縫合，周囲との癒着防止のためこの部は筋腹の一部で被覆しておく．

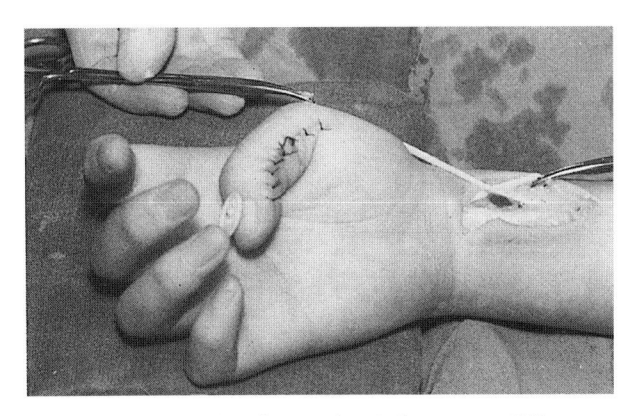

図19・17 16歳，女．10歳のときガラスで関節の掌側を切る．長掌筋腱を移植し，末端は pull-out wire 法で固定．中枢側を interlacing suture で縫合せんとするところ．

VI 手掌および手根管部（zone Ⅲ，Ⅳ）における陳旧性屈筋腱損傷

この部における屈筋腱損傷の処置はきわめて困難で，損傷腱も1～2本とは限らず，しばしば数本以上の腱と同時に神経損傷も伴っており，指関節に拘縮をみることも少なくない．とくに最初の処置いかんが問題であって，不適当な腱縫合，また神経縫合がすでに行われ，しかも創が化膿をきたして治癒に長い時日を要したような症例については局所の瘢痕はきわめて広範囲に及び，手掌部の intrinsic muscles はもはや著明な線維化を起こしてまったく手のほどこしようのない症例も少なくない．とくにこの部を電気鋸で切断したような場合には，腱・神経はもちろん，骨までも切断されて，この部に広範でしかも骨に達する瘢痕塊が形成され，損傷腱・神経の分離さえ困難なことがある．また分離をしても縫合ができないとか，たとえできても癒着を起こして腱の滑動性が期待できないことも多い．もし局所の瘢痕形成が著明であれば前もって有茎植皮による皮膚の置換が必要となるであろう．

さて**手掌部での損傷（zone Ⅲ）**であれば創傷瘢痕に沿う切開か手掌の横皺を利用しての切開で局所を開けるが，より中枢側の損傷であれば手掌より手根管を通り前腕に達するS字切開が必要となろう．切開はなるべく大きめとして広い手術野で操作を行う．分離は健常側より，まず神経からはじめ，次いで腱損傷部の分離を行う．これを反対にすると神経に思わぬ損傷を加えることがあるので注意する．分離が終われば瘢痕組織の切除を行う．手掌部損傷（zone Ⅲ）の際には腱膜とか neurovascular bundle の周囲の瘢痕切除を行い，また陳旧例で浅指・深指屈筋腱に癒着があればこれを剥離して両腱の独立運動を可能にしたのち，必要に応じて浅指屈筋腱を切除する．もし独立運動が得られないようであれば腱鞘内での癒着が考えられるので，腱鞘入口の一部切除，また PIP 関節側方に切開を加えて深指・浅指屈筋腱の分離剥離を行う．以上を行ってもなお深指屈筋腱の excursion が不良であれば腱と腱鞘間の癒着によるもので，腱を中枢方向に強く牽引するか，それでも剥離不能であれば腱鞘を開いて腱剥離を行う．中枢側腱についても浅指・深指屈筋腱の分離を行い，とくに深指屈筋腱の良好な excursion を得るよう努める．もし虫様筋の瘢痕化が著明であればこれの切除が必要なこともある．

腱・神経の分離が終われば，次にこれらの修復に移るが，腱については縫合か移植か，移植もいかなる移植を行うかが問題となる．もし小児などで縫合が可能であれ

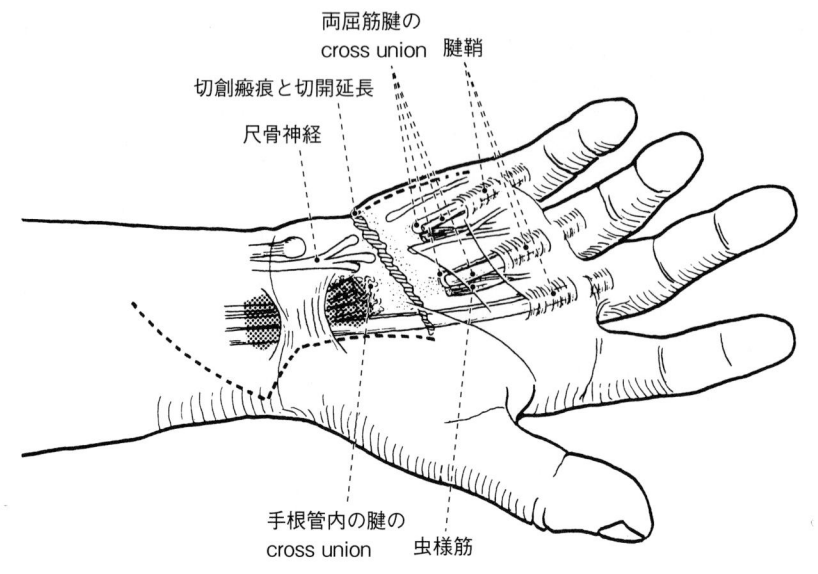

深指・浅指両屈筋腱間にはcross unionがあり指の屈伸は高度に障害されている．また手根管内でも腱は互いに癒合しているのでこれらの切除ののちlong graftを行うこととした．

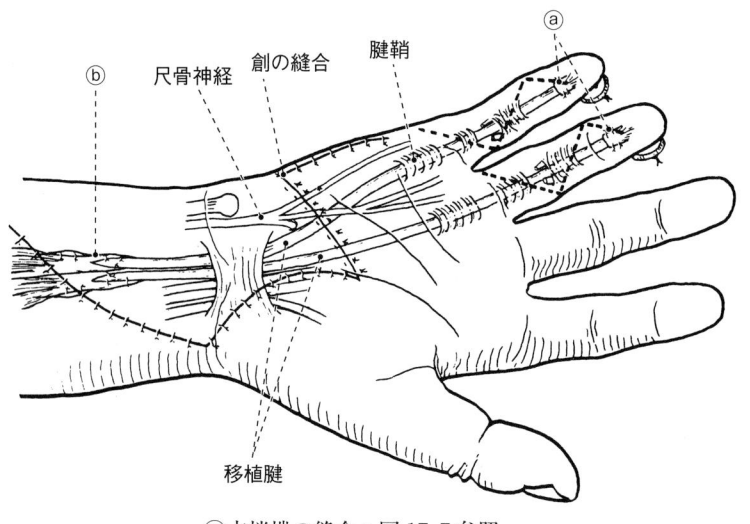

ⓐ末梢端の縫合：図17・7参照
ⓑ中枢端の縫合：図19・9参照
移植腱としては足底筋腱を利用した．

図19・18 手掌部での陳旧性屈筋腱損傷に対する腱移植（long graft）術

ばこれを行うが，多くの場合腱の移植が必要となる．そして腱移植と決定すれば浅指屈筋腱は切除しなければならない．

さて腱移植を
(1) 指先から手掌までとするか
(2) 手掌から前腕までのbridge graftとするか
(3) または指先から前腕までのlong graftにするか

は各症例により瘢痕の部位とか損傷腱の数，また指の拘縮状況などにより決定する．もし損傷腱が1〜2指で，しかも腱鞘内に癒着をみるような症例では(1)または(2)の方法がとられるであろうし，全指の屈筋腱損傷であれば(2)の方法が適応となることも多いであろう．

移植の操作としては，(1)の場合，中枢側縫合部がより手根管よりとなるが，ほかはno man's landの場合と同

様であり，(2)の場合には手掌部の縫合を先にして前腕部の縫合をあとにする．また(3)の場合にも指先部を先に縫合，前腕部の縫合をあとにしたほうが操作が行いやすいであろう．なお神経に損傷がある場合，これに対する修復と腱のそれのいずれを先にするかはいずれが操作が行いやすいかによって決定されるが，原則としては神経縫合を先にすべきであろう．

次に**手根管部（zone Ⅳ）での腱・神経損傷**であるが，原因として電気鋸による場合が多く，したがって骨の損傷を伴うことが多いこと，またこの部は狭い管腔内で縫合部がここにくれば容易に癒着を起こすであろうし，癒着が起これば少しの癒着でも no man's land の場合と同じ意味で腱の可動性が期待できないわけで，これがいわゆる enemy territory と呼ばれるゆえんでもあろう．また腱の損傷部位が虫様筋付着部の中枢側に位置するため腱の離開がはなはだしく腱の断端をよせることさえ困難な症例も少なくない．しかも多数腱が同時に損傷されるのが普通で，さらに正中神経もその分岐部で損傷されるなど悪条件が重なって最も予後の不良な損傷部位

といってよいであろう．治療としては画一的にはいえないが，指先部より前腕部までの腱移植が適応となることが多く，母指については long graft を行う．移植腱には長掌筋腱それに両側の足底筋腱とか足指の伸筋腱などが合同して利用される．

手技の詳細については述べないが，浅指屈筋腱切除後，手掌部で深指屈筋腱と移植腱との縫合を行い，次いで一定の緊張のもとに前腕の筋腱移行部での縫合を行う．縫合法としては interlacing suture が便利である．虫様筋は切除しなければならない．前腕部の浅指屈筋は深指屈筋と縫合して筋力の増強をはかるのもよいであろう．なおこの部における神経の処置については zone Ⅲのところで述べたと同様であるが，症例によっては神経縫合が不能で神経移植を必要とすることもある．術後は母指の対立運動が不能となるので腱移行による対立再建術が必要となる場合が多い．

以上のごとくで，この部での腱損傷は処置がきわめて困難であり，しかも機能的予後はあまり好ましいものではない．

Ⅶ　前腕部（zone Ⅴ）における陳旧性屈筋腱損傷

前腕部で屈筋腱および神経が多数損傷された場合，最初の治療が正しく行われるならば，intrinsic muscles の麻痺という悪条件はあるにしても腱には良好な可動性が得られ，時間の経過とともに intrinsic muscles の機能も漸次回復してほとんど不自由のない手に回復せしめることが可能である．ところが最初の治療が適当でなく，術後化膿などを合併したような症例では局所には広範な瘢痕が形成され，その分離さえも容易でなく，術後は再び高度の癒着が発生して腱の滑動性はまったく絶望的となる．これは神経についても同様でその回復は望まれず手は存在するものの機能的には切断に等しい状態となるであろう．

以上のごとくでこの部での障害には種々の段階が考えられるが，記述の都合上3段階に分けて治療の概略を述べる．

1. 瘢痕が少なく良結果が期待される症例

ここで瘢痕が少ないというのは損傷腱の多い少ないではなく，最初の処置が適当で正しい cleansing のもと，無理な操作が行われておらず，皮膚が正しく閉鎖された症例で，切開は受傷瘢痕を利用してジグザグ切開を行うか，L字切開またはS字切開，Z字切開を用いる．手術野はなるべく大きめとし，局所の解剖的相互関係を確実に把握したうえでの修復操作が大切である．皮膚の剥離が終われば，次に筋膜の切除を行う．長掌筋腱は不用ならば切除してよい．これにより前腕の筋，腱が露出されるので，これらの分離を行うこととなるが，その前に正中神経，尺骨神経の分離を行っておいたほうが安全であろう．神経をテープによりよければほかに心配なものはないので損傷腱の分離を始める．これも健側から剥離を始め，最後に瘢痕部で切離しながら，それぞれの腱がいずれの腱かを判定する．

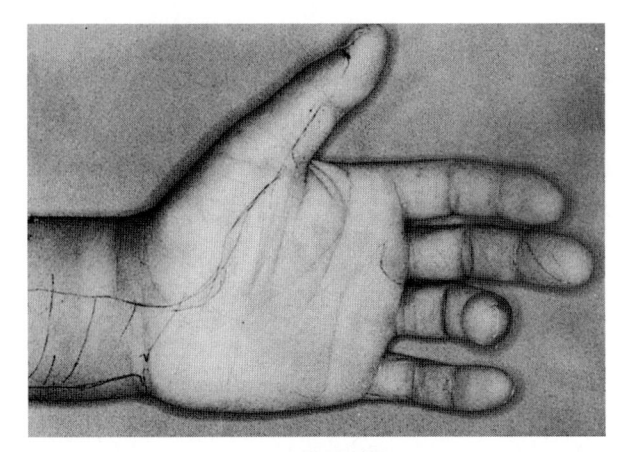

a. 来院時所見

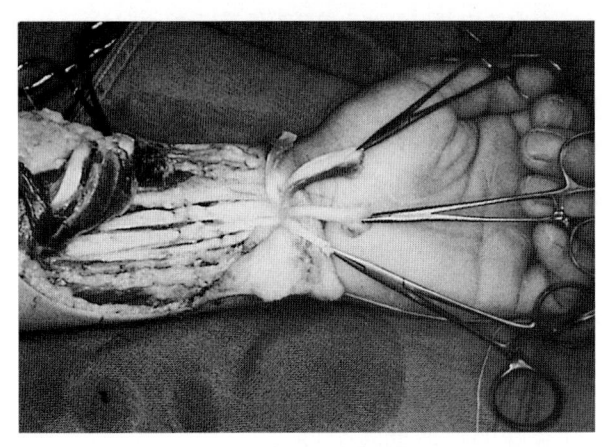

b. 術中所見. 深指屈筋腱の縫合を完了したところ.

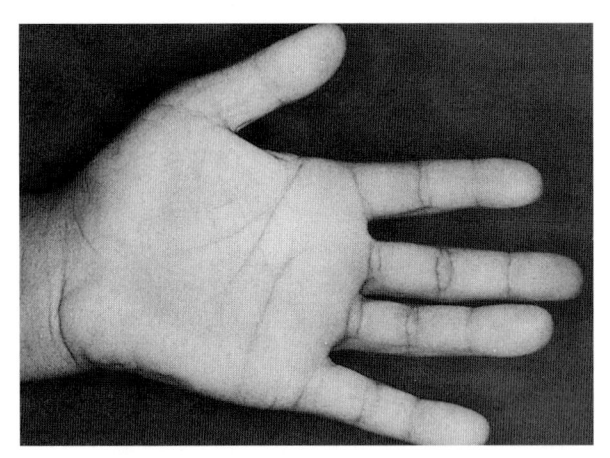

c. 術後1年での指の伸展. 母指の対立がなお不十分で対立再建を考慮している.

図19・19　27歳, 男. 電気鋸により受傷. 1ヵ月後に来院. 全指浅指屈筋腱および示・中指深指屈筋腱損傷. 正中・尺骨神経損傷でこれらのすべての縫合を行った.

まず, 橈側および尺側手根屈筋をよけ, 次いで示指から小指の浅指屈筋腱を確認, あと長母指屈筋, 各指の深指屈筋腱を分離していずれの腱が損傷され, いずれが損傷を免れているかを確認する. 以上ののち損傷腱の縫合に移るが, 断端の接合は容易であり, また断端は適度に硬化しているので縫合操作も容易である. 縫合方法としてはわれわれの**ループ状ナイロン糸付き針**の利用が便利でしかもスピーディである. 瘢痕部を切除して健康腱部を接合せしめ, もし接合不良の部があればさらに細いナイロン糸による結節縫合を追加する.

さて腱縫合が絶対に必要なものは長母指屈筋腱と各指の深指屈筋腱のみで, 他の腱の縫合は必ずしも必要でないことは先にも述べたが, もちろん接合可能であれば浅指屈筋腱についてもすべて縫合する. 浅指屈筋は不要の筋ではなく指の屈曲にはきわめて重要である. したがって深指屈筋腱の滑動を障害しない限り, 浅指屈筋腱の縫合は行うべきで, 浅指屈筋腱のみの損傷でもこれが認められれば縫合すべきであろう. 前腕では腱縫合を終わったのち, 正中・尺骨神経に損傷があればこれの縫合を行う. 縫合には7-0のナイロン糸が利用されるが, 手技については神経縫合の項 (p.374) を参照されたい.

以上で全操作を終わったわけで, 必要ならば手根屈筋腱の縫合を行ってもよいが, 無理があれば放置する. あと止血帯をゆるめて止血を行い, ドレーンを挿入, 皮膚縫合ののち手関節・指, 軽度屈曲位, 背側副子固定で圧迫包帯を行ってから挙上位保持とする.

2. 瘢痕と癒着が中等度に認められる症例

これは受傷直後にあまり適当でない縫合操作を受けたような症例で, 腱縫合も手根屈筋とか浅指屈筋などあまり必要でない腱縫合は試みられているが, 必要な深指屈筋腱の縫合が放置されていたり, また縫合の相互関係が間違って縫合されているとか, 神経と腱が縫合されているような症例で, 手関節また指に拘縮とかかぎ爪変形などがあれば術前にdynamic splintを用いて拘縮を除去してやる必要がある. 治療の概略は先に述べたと同様であるが, 癒着の剝離は慎重に行い不適当な縫合には再縫合が必要となる. とくに末梢側腱については手根管内, また手掌部において浅指・深指両屈筋腱が互いにcross unionしていることがあるので, 各腱を引っぱってそれ

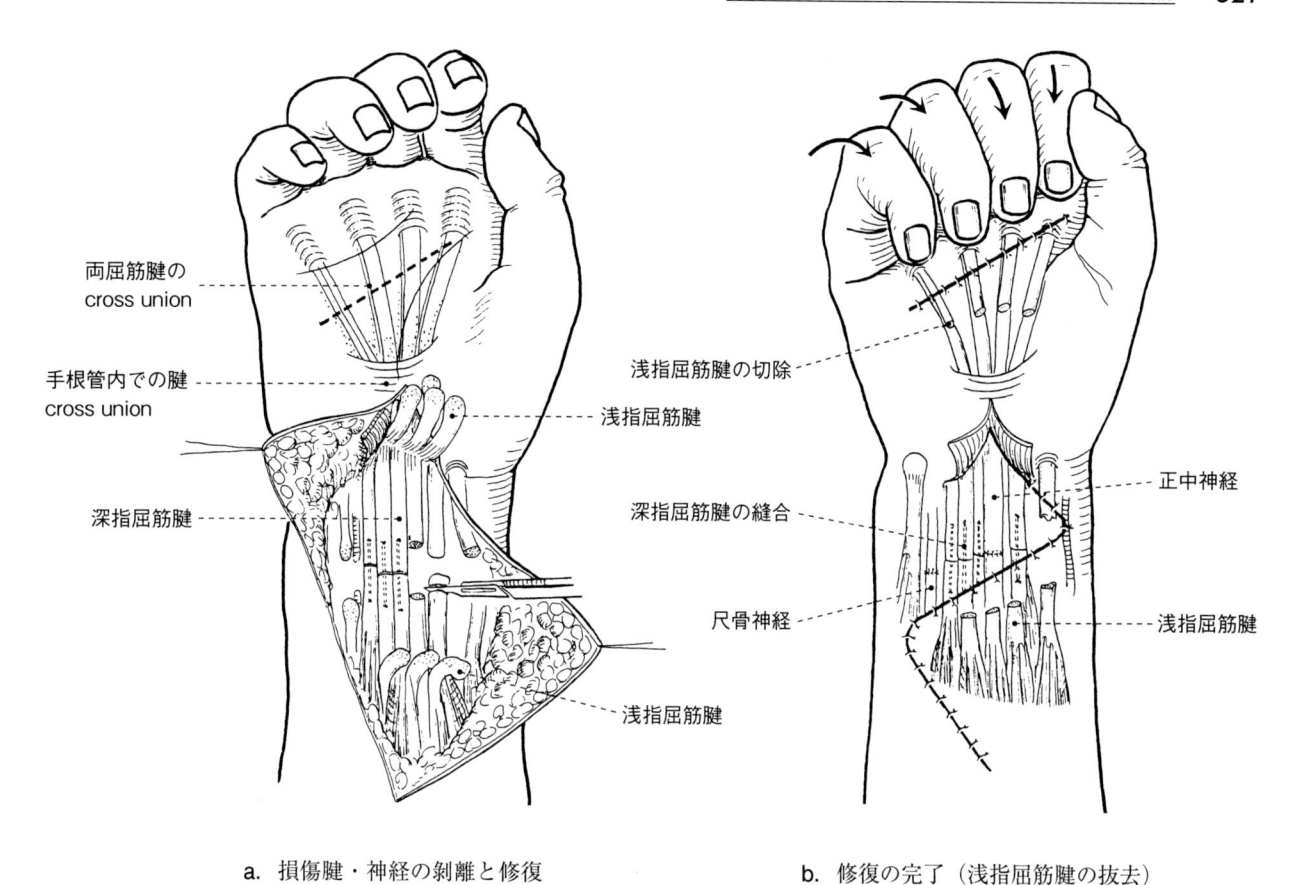

a. 損傷腱・神経の剥離と修復　　　　　b. 修復の完了（浅指屈筋腱の抜去）

図 19・20　前腕屈側における陳旧性屈筋腱・神経損傷の修復

ぞれの腱の独立分離運動ができないようであれば切開を前腕から手根管部を越えて手掌部に延ばすとか，または手掌部の皺に沿う別切開を加えて両腱の分離を行い，浅指屈筋腱の切除と深指屈筋腱に独立運動を得さしめることが必要となる．次いで中枢側の筋・腱の剥離も十分に行ってから縫合に移るが，その前に神経縫合時の緊張度についても検討しておく必要がある．これは一般的にいって腱縫合は可能であっても神経については断端の接合が困難なことが少なくないからで，かかる場合には神経移植を考慮する必要がある．以上ののち腱・神経の縫合については先に述べたと同様の操作を行う．

3. 瘢痕と癒着が高度に認められる症例

これは外傷がきわめて高度で前腕の挫滅とか骨折を合併する場合，また最初の処置が不適当でしかも化膿を合併した場合などの症例で，広範な瘢痕が皮膚にもまた深層にも認められるのが普通である．術前にはかなりの期間の機能訓練とか dynamic splint による拘縮の除去，また症例によっては**有茎植皮**の実施が必要な場合も多いであろう．有茎植皮はなるべく広範囲に行い，瘢痕組織をできるだけ除去する必要がある．また損傷を受けた筋腱部か深部で骨また骨間膜と癒着して可動性が得られないと判断される場合には，これら癒着部を剥離して浅指屈筋腱は切除，深指屈筋腱の損傷部は瘢痕を切除して再縫合したのち，図 19・22 のごとく有茎植皮の皮下脂肪を利用して癒着の発生を防止しながら pedicle graft を行うとか**シリコン膜**の使用を行うのもよいであろう．しかし以上の方法は操作が確実でしかも創の閉鎖が完全に行われ，化膿は絶対に起こさないことを条件に許される方法である．神経に対する処置についても神経を剥離して縫合を行う場合，また縫合が不能であれば神経移植を行うこととなろう．

また損傷部位が比較的中枢側で筋の損傷が強いようであれば，腱を切断して腕橈骨筋とか手根伸筋腱の**移行術**

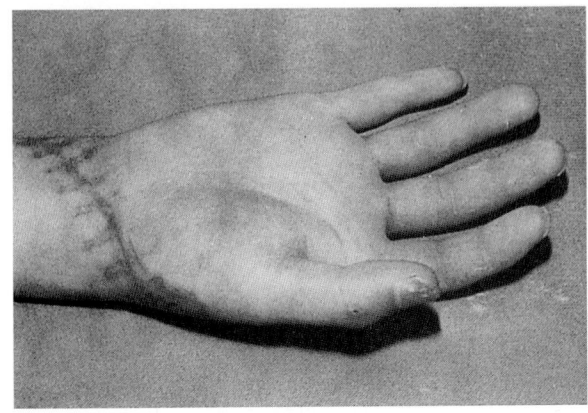

a. 来院時所見

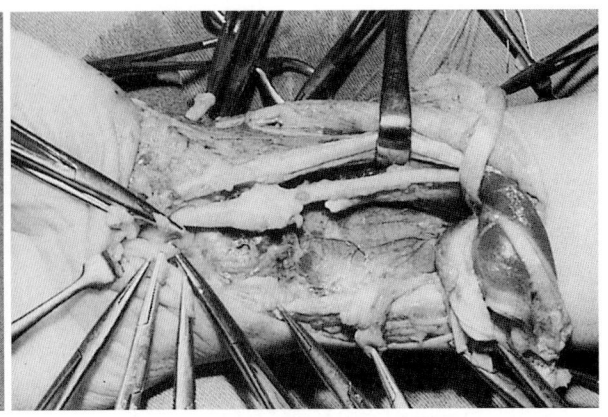

b. 術中所見. 全屈筋腱. 正中・尺骨神経損傷で図は正中神経と腱とが縫合されていた.

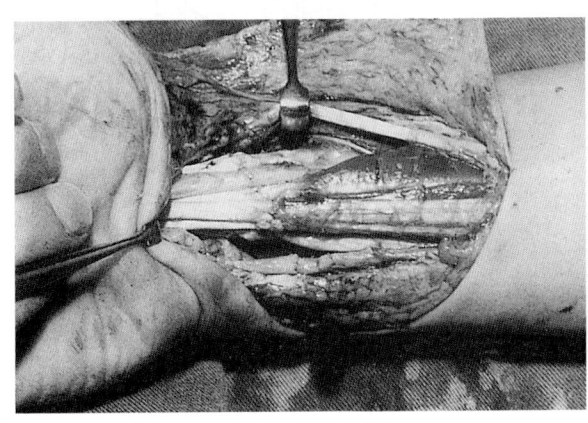

c. 腱縫合完了所見

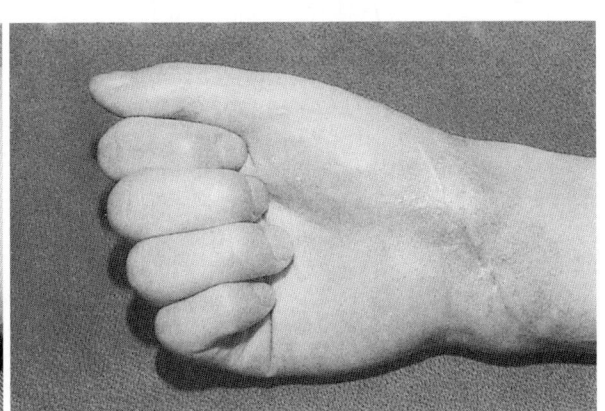

d. 術後1年半での指の屈曲状況

図19・21　20歳, 男. 電気鋸による損傷で1ヵ月後来院

を考慮するのもよい方法であろう. この際も浅指屈筋腱は切除するか, またはそのままとして深指屈筋腱のみに**腱移行**を行う. そのほか骨に対する手術とか, 尺骨末端切除などの操作を合併しなければならない症例もある. とくに尺骨末端切除は前腕の回旋運動を回復するのみならず, これによって前腕深部, 骨間膜部などの瘢痕の軟化に効果的に作用し, 以後手術操作を行いやすくする効果のあることがある.

大体以上のごとくで, その予後も比較的よいものからきわめて不良のものまでいろいろである. いずれにしても神経損傷が合併していれば, 正中神経損傷の場合には母指対立運動が不能となり, 尺骨神経損傷の場合にはかぎ爪変形が発生する. これは処置のいかんにかかわらず神経の回復が起こるまでかなりの期間続くはずであるから, この間に発生する変形拘縮の防止のためには必ずdynamic splintの使用が必要であり, 数ヵ月を経過しても神経回復が見込まれない場合には腱移行術が適応となるが, これについては末梢神経麻痺に対する腱移行の項(p.421)を参照されたい.

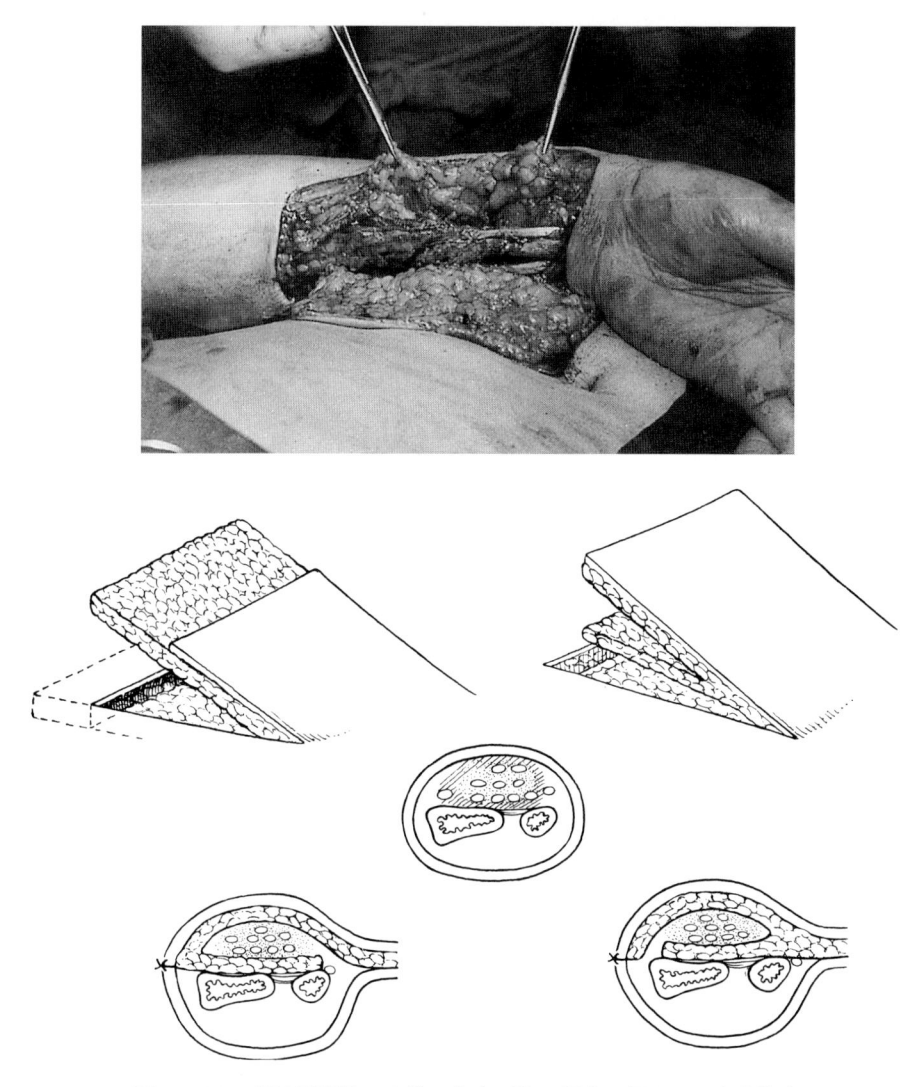

VII 前腕部 (zone V) における陳旧性屈筋腱損傷　323

図 19·22　前腕屈筋腱に癒着，瘢痕が強い場合に行われる有茎植皮
骨折を合併する場合も同様で屈筋腱が，骨・骨間膜などと癒着する場合，これ
を剝離して間に脂肪組織を入れ，再癒着を防止する．写真はその実施所見

第20章 陳旧性伸筋腱損傷

I　DIP関節部における伸筋腱損傷 (zone I)

Mallet finger また baseball finger と呼ばれるもので，DIP 関節は屈曲位を，PIP 関節は過伸展位をとるが，前者は深指屈筋腱の作用により，後者は lateral band の後退と central band の牽引作用によるものである．さて mallet finger の陳旧症例に対する観血療法については，かつては試みられたこともあるがその治療はけっして容易なものでなく，しかも 6 週間の固定期間と，術後におけるある程度の DIP 関節の伸展，および屈曲障害を覚悟しなければならないなどの諸点から現在では特殊例以外には用いられなくなった．そして新鮮例に対すると同様の非観血的な背側副子固定を少し長めに実施するという考えの人が多く，筆者もその方針をとっている．さて特殊例であるが，これは鋭利な刃物で DIP 背側を切り，関節囊まで損傷されて強い変形を示すとか，末基部背側の骨片が大きくて DIP 関節に脱臼をみるような場合である．

手術としては DIP 関節の背側に Y 字切開を加えて腱損傷部を出し，伸筋腱を中枢側に剥離したのち DIP 関節軽度過伸展位で 1.0 mm の Kirschner 鋼線を斜めに刺入してこれを固定，次いで剥離した伸筋腱の縫縮を図 20・1b のごとくにしてナイロン糸を用いてマットレス縫合，あるいは結節縫合で縫合する．また，腱の瘢痕部は切除したのち overlap して縫合する．術後は MP 関節軽度屈曲の安全肢位で前腕から指先までの副子固定を行う．この副子は 3 週間で除去，以後は短い金属副子にかえ，5 週で Kirschner 鋼線を抜去してから自動運動にはいるが，なお 1〜2 週間は運動時以外短い副子を使用せしめる．

次に骨片のある場合であるが，これについては，骨折の項（p.296）を参照されたい．

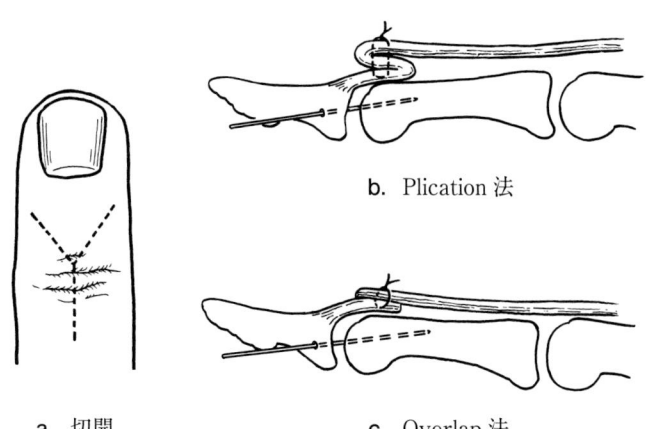

a. 切開　　b. Plication 法　　c. Overlap 法

図 20・1　DIP 関節背側の陳旧性伸筋腱損傷に対する修復法

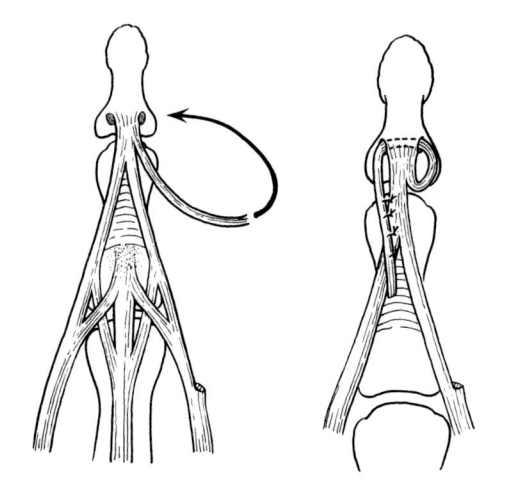

図20・2 Snow法

その他, Nichols (1951) の腱移植法は操作が複雑なためあまり使用されないが, その他の方法としてNummi (1967) は皮下の組織の一部を利用して舌状弁を作製, これを中枢側に牽引縫合し, 3～5週間の固定を行うことにより良結果を得たといい, また**Snow法**(1968) は, lateral band の一部を切離してこれを末梢側に反転し, 末節骨基部背側につくった横穴に通して牽引, 固定する方法を述べているが, DIP関節伸展位でのKirschner鋼線固定3週後, 漸次運動を開始して良結果を得たとしている. Iselin (1977) は, DIP関節背側の皮膚を伸筋腱および瘢痕を含めて切除, のち皮膚, 伸筋腱を含め一緒に縫合する方法を **tenodermodesis** とし

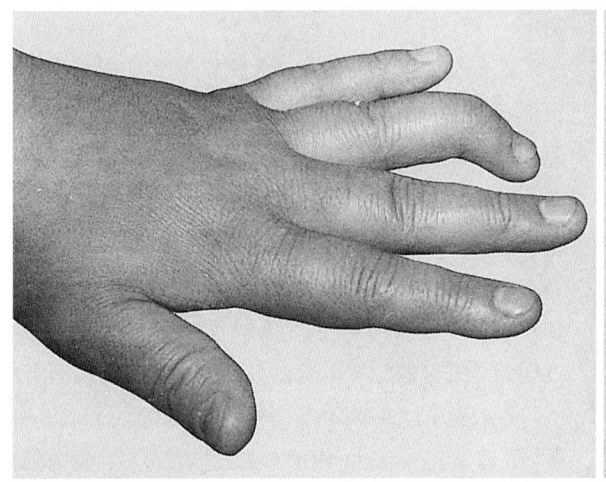

a. 来院時所見. 環指末節の伸展障害を認める. 腱縫合を行った.

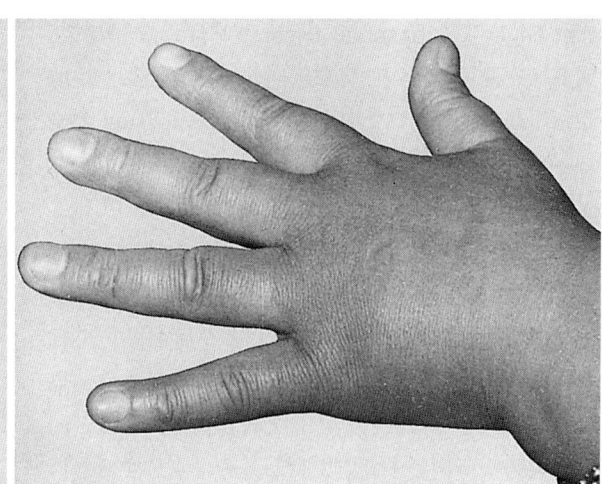

b. 術後6ヵ月での指の伸展

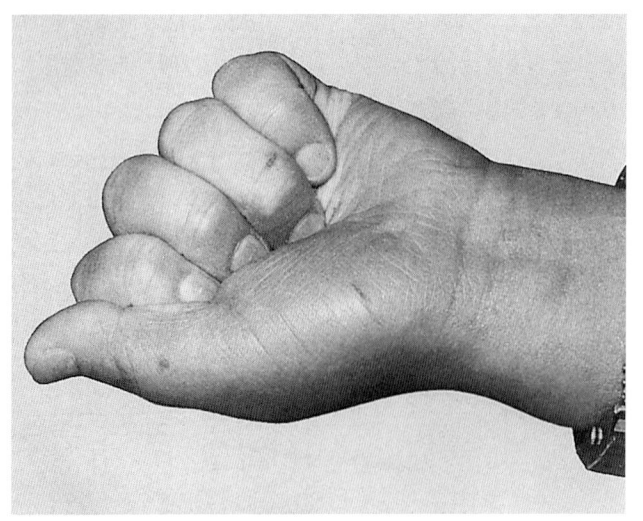

c. 術後の指の屈曲

図20・3　17歳, 女. 看護師. 植皮刀により環指DIP関節背側を受傷 (2ヵ月後来院)

て述べているが，操作が簡単でときに利用してよい方法であろう．

II　PIP関節部における伸筋腱損傷（zone III）

この部で伸筋腱が損傷された場合には，**ボタン穴変形**あるいは **boutonnière deformity** と呼ばれる変形の発生することは先に述べた．PIP関節は屈曲位を，DIP関節は過伸展位をとり，時日の経過とともに関節は拘縮を発生する傾向が強いが，その原因としては図18・6にもみるごとく側索の掌側脱臼と transverse および oblique retinacular lig. の短縮，ひいては側副靱帯とか volar plate の拘縮が考えられる．

陳旧症例の治療にあたっては拘縮の除去が第1である．方法としてはバネ，ゴムを用いての dynamic splint の使用が有効で，われわれは **Capener の coil splint** をよく使用するが，これを行ってもなお拘縮が除去できない場合には retinacular lig. の切離と lateral band の剝離が必要となり，これによってはじめて関節の可動性が円滑となることを知っておく必要がある．さて本変形の治療には種々の方法が述べられており，以下にその主なものを述べる．

a. 端々縫合

陳旧症例でも受傷後の経過が短かく，拘縮もないなど比較的条件のよい症例では端々縫合が可能である．背側S字切開により進入，皮膚を両側によけて，まず損傷された central band を中枢側に剝離したのち，PIP関節伸展位で Kirschner 鋼線を斜方向に刺入してこれを固定する．次いで損傷された central band を瘢痕部で切離し，これを末梢側に引いて末梢腱の上に重ね細いナイロン糸で縫合を行う．末梢腱がなければ中節骨基部背側の部に穴を穿ち，これに縫合，固定したのち central band と lateral band の間には2～3の細いナイロン糸による結節縫合をおいて両者間の関連を正常に保つよう努める．もし強い縫合で両者を一塊に固定すると PIP 関節の屈曲が障害されるので注意する．術後は前腕よりのオルトプラスト副子固定，Kirschner 鋼線は3週で抜去，自動運動は4週後より開始する．以上は Zancolli (1979) により行われ，Curtis ら (1980) によっても支持されているところである．

b. Littler and Eaton 法 (1967)

正常の指の伸展は extrinsic extensor と intrinsic muscle の協同作用によるものであるが，ボタン穴変形はこのバランスが乱れた状態であるといってよい．今これらのバランスの乱れた作用機構を手術的に再分離して DIP と PIP のそれぞれの関節を伸展せしめんとするのがこの術式の根元をなすものであって，指背にゆるいS字切開を加え，これを側方に開いて両側の lateral band を露出する．次いで図20・5のごとく橈側においては側方にすべった radial lateral band と lumbrical tendon の間を鋭的に切断，また尺側においては lateral band と oblique retinacular lig. の間を切離して両側の lateral band を遊離，これを中節骨の背側中央部に移動して PIP 関節伸展位でこの部に縫合するもので，考え方とし

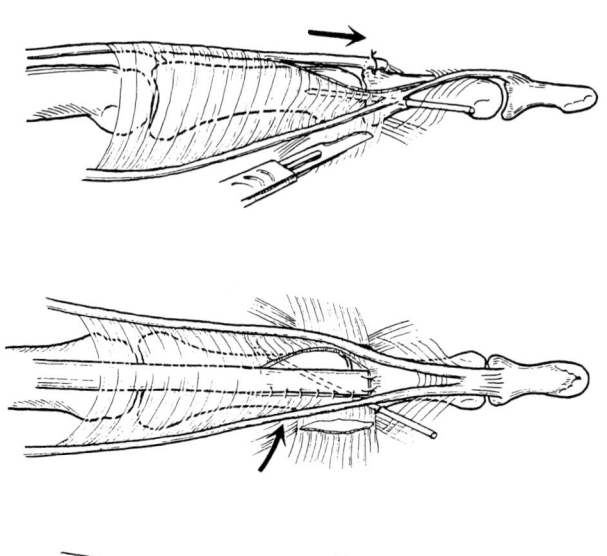

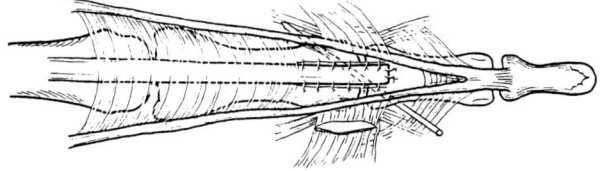

図20・4　ボタン穴変形の矯正
瘢痕部を切除し，central band を前進再縫合し，のち周囲機構の修復を行う．

ては指関節の伸展機構を lumbrical tendon，および oblique retinacular lig. のグループと extrinsic extensor および interosseous intrinsic tendon の2つのグループに分け，前者で DIP 関節の伸展を，後者で PIP 関節の伸展を得ようとするものである．術後は PIP 関節伸展位で Kirschner 鋼線を刺入，2週間固定，3週より漸次自動運動を開始する．

c. Fowler 法（1956）

方法はまず（1）長掌筋腱を採取，これを半分に裂いて移植腱とする．

（2）中節骨の背側で中央部よりやや中枢側に横切開を加え，両側の lateral band を露出しておく．

（3）基節骨の基部両側に側正中線切開を加え，それぞれの lateral band を露出．

（4）中節骨背側の切開において，移植腱を1側の lateral band の側方より腱膜下を通じて他側の lateral band の側方に通す．この際筆者は毛糸の縫針を利用して便利を感じている．腱膜下を通すかわりに図20·6a の

Littler and Eaton 法

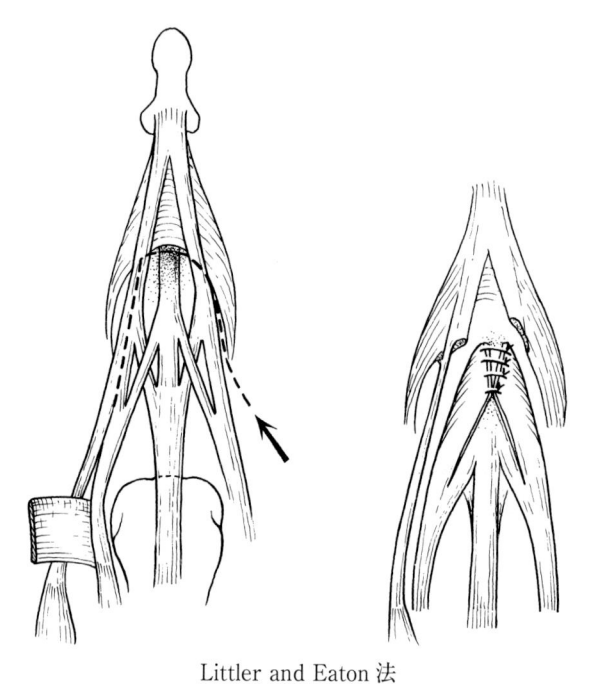

図20·5 ボタン穴変形の矯正に用いられる手術

a. Fowler 法　　b. Carroll 法　　c. Matev 法

d. Fowler の切腱術

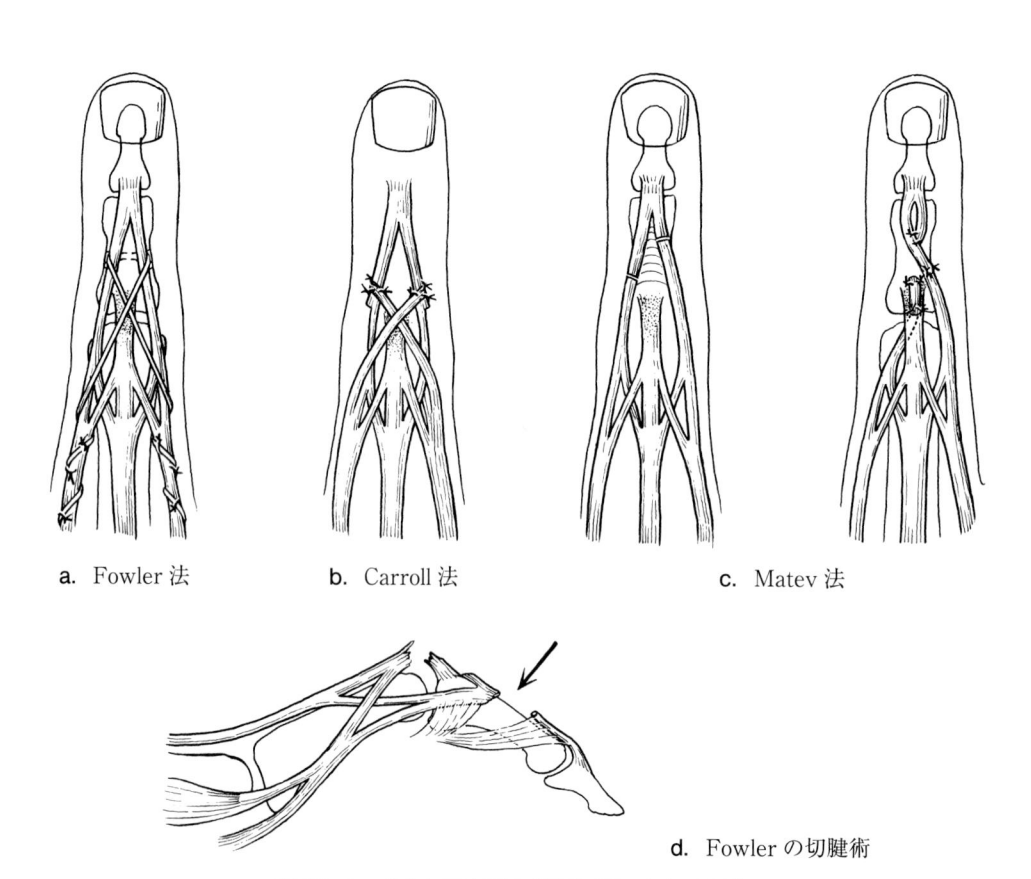

図20·6 ボタン穴変形の矯正に用いられる手術

ごとく骨に穴をあけこれに通すのもよい．次に移植腱が PIP 関節の背側で互いに交差するように皮下を通し，これを基節基部側方の切開に引き出す．

（5）基節側方のいずれか1側に引き出した移植腱と lateral band とをまず螺旋状に纏絡縫合し，次に他側に出した移植腱の一端を引いて PIP 関節を十分伸展せしめたのち，この側の lateral band に同じく纏絡縫合する．なおこのさい PIP 関節を 1.0 mm の Kirschner 鋼線で一時的に伸展位固定しておくのもよい．

（6）術後は手関節軽度背屈，MP 軽度屈曲，指伸展位で前腕から指先までの副子固定を3週間行い，以後温水中での自動運動を開始するが，さらに2～3週間はピアノ線で作製したコイル副子を使用せしめるのがよい．

なお Carroll により紹介された方法は，掌側に転位した lateral band を剝離したのち，その外側半分を切離してこれを図20・6b のごとく PIP 関節背側で交差して他側の lateral band に縫合するもので，移植腱を必要としない利点があるが，lateral band に損傷があれば実施は不可能である．

d. Matev 法（1969）

図20・6c のごとく lateral band の1本を中節骨基部に縫合して PIP 関節の伸展を得ようとするもので，lateral band に損傷がない場合本法で満足すべき結果が得られるという．もし1本または2本の lateral band が損傷されている場合には腱移植法が適当になる．

e. Fowler の切腱術

これは末節骨に付着する **terminal extensor tendon** の部を切断することにより PIP 関節の屈曲変形を軽減せんとするもので，上に述べた諸法が適応でないような場合，たとえば火傷瘢痕とか関節リウマチによる陳旧性のボタン穴変形の矯正など特殊な場合に利用される．もし切離部位を Dolphin（1965）のごとく，より中枢側として中節骨の背側横切開で行うとすれば oblique retinacular lig. が温存されるため，DIP 関節の伸展作用が保存されるので好都合であろう．

大体以上のごとくであるが，術後指の屈曲が制限されるようであれば dynamic splint の使用を考える．とくに中年以上の患者において注意する．

なお症例によっては関節固定術が適応となることもあるが，これについては別項を参照されたい．

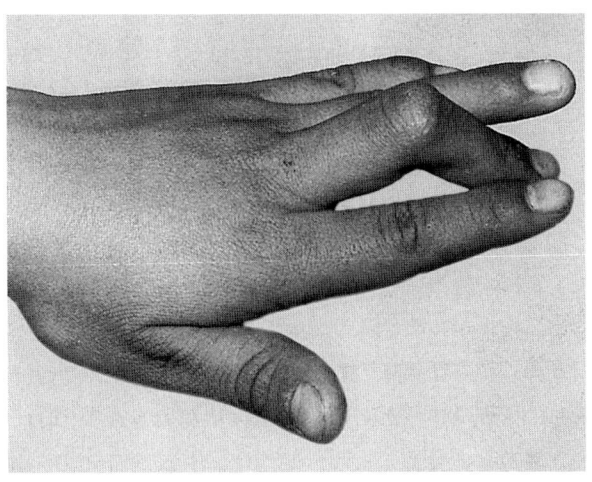

a. 来院時所見．Littler 法により手術を行った．

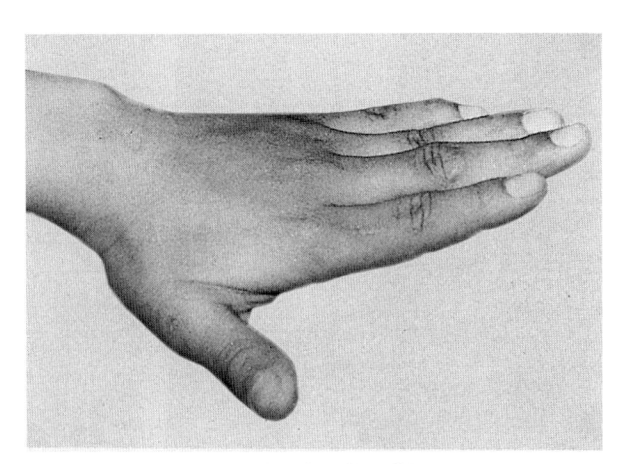

b. 術後1年の指の伸展

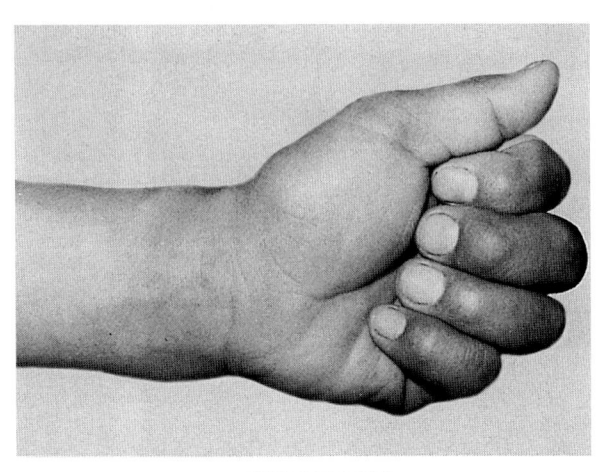

c. 術後の指の屈曲

図20・7 8歳．男児．カマで受傷（4ヵ月を経過して来院）

Ⅲ　MP関節背側および手背部における伸筋腱損傷（zone Ⅴ，Ⅵ）

　手背部における伸筋腱損傷の陳旧症例に対しては症例に応じて腱縫合，腱移植または腱移行術などが行われる．単純な腱損傷であれば多くの場合腱縫合が可能であるが，瘢痕が著明で腱の欠損を伴うような場合には有茎植皮ののちに腱移植，また腱移行術が必要となる．

　MP関節の拘縮があれば関節囊切除術も必要であろう．移植腱の縫合には interlacing suture が主として用いられ，縫合部が伸筋支帯に邪魔されるようであれば靱帯の部分切除を行うとか，縫合部を中枢側または末梢側のいずれかにずらす必要がある．

　腱移行にしばしば利用されるものは示指固有伸筋腱であり，そのほか小指固有伸筋腱，また手根伸筋腱がときに利用される．長母指伸筋腱の損傷に対してはしばしば示指固有伸筋腱の移行術が適応となるが，これについては伸筋腱の断裂の項（p.336）を参照されたい．もし手背の瘢痕が高度でしかも腱損傷を有するようであれば，**逆行性後骨間皮弁**（図9・32）を移植，のち腱移植をするのもよいであろう．

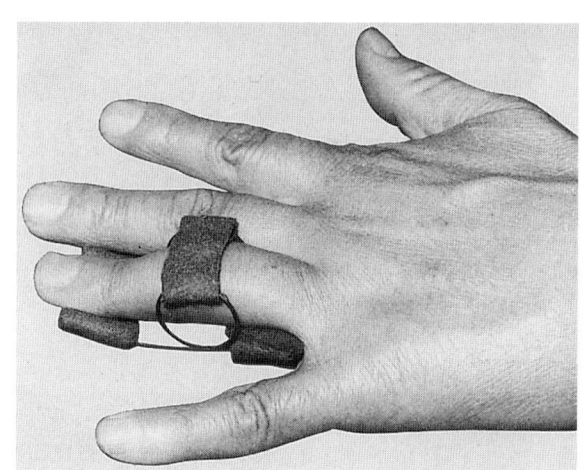

a. 拘縮除去のためスプリント使用状況（術前）

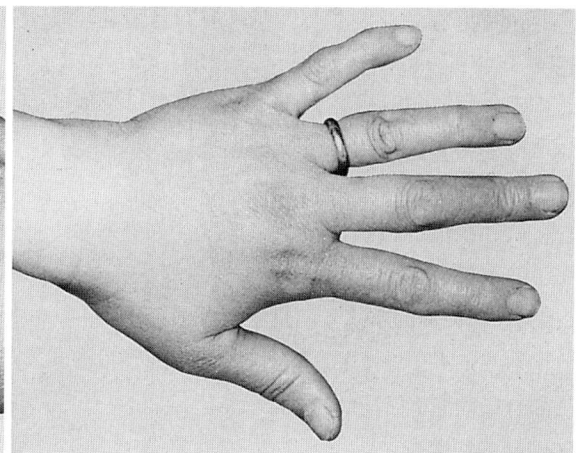

b. 術後2年の指の伸展手術はFowlerの交差腱移植法によった．

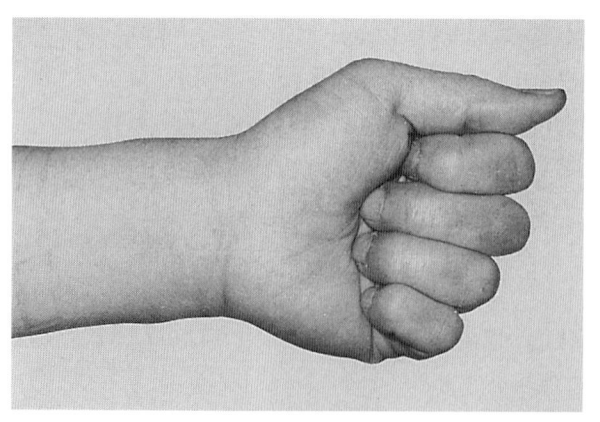

c. 術後の指の屈曲

図20・8　45歳，女．4ヵ月前扇風機にてPIP関節背側を受傷（皮膚縫合を受けたが，のちボタン穴変形を発生して来院）

Ⅳ 手関節および前腕背側における伸筋腱損傷（zone Ⅶ，Ⅷ）

　この部においても手背部と同様，腱縫合，腱移植また移行術が考慮される．単純な腱損傷であれば多くの場合腱縫合が可能で，筋膜をなるべく広い範囲切除したのち，それぞれの損傷腱を分離してから筆者らの縫合法を用いて縫合する．もし縫合部が伸筋支帯に近ければ腱の可動範囲を考えたうえで適度の範囲靱帯を切除する．橈骨神経，また尺骨神経の知覚枝に損傷が認められれば神経縫合を追加する．

　以上の腱縫合が不可能な場合には腱移植か移行術のいずれかが適応となるが，いずれを選ぶかは損傷腱の数，力源の有無とか分離運動の必要性などを考慮のうえ，それぞれの利点，欠点，手技の難易なども考え合せて決定する．腱移植には足底筋腱，長掌筋腱などが用いられ **bridge graft** として移植するのが普通である．もし，途中に伸筋支帯がくればこのトンネル内を通ずるか，靱帯の切除を行うかは縫合部位と周囲瘢痕の状況により決定され，両端の縫合には interlacing suture が便利であろう．損傷腱が数本におよぶ場合には環・小指などは一緒にして 1 本の移植腱に縫合するのもよいが，母・示指については絶対分離が必要となる．橈側手根伸筋腱の損傷の際には短橈側手根伸筋腱のみ修復し，長橈側手根伸筋腱は移行腱の力源として利用可能である．

　次に**腱移行**であるが，この利点とするところは縫合部が 1 カ所ですむということであろう．環・小指など 1～2 の伸筋腱のみの切断の場合には断端を隣接指の伸筋腱に縫合固定するのもよい．腱移行の力源としては手根伸筋のほか腕橈骨筋，示・小指の固有伸筋，掌側においては橈側および尺側の手根屈筋とか長掌筋，また円回内筋も症例により利用される．たとえば前腕背側での電気鋸損傷で伸筋腱が全切断された場合，これを縫合しても瘢痕化が強くて良結果が得られないと判断されれば，橈骨神経麻痺の drop hand に対する腱移行と同様短橈側手根屈筋を力源に利用するのが便利である．これについては橈骨神経麻痺の項（p.436）を参照されたい．短母指伸筋とか，長母指外転筋の損傷に対しては長掌筋腱を移行することもしばしば行われるところである．

　術後は手関節軽度背屈位，指伸屈位で副子固定を行い，3～4 週後より自動運動を開始するが，手関節背側部に bridge graft を 2～3 本以上も行ったような場合には術後この関節，および指の屈曲障害を起こしやすいの

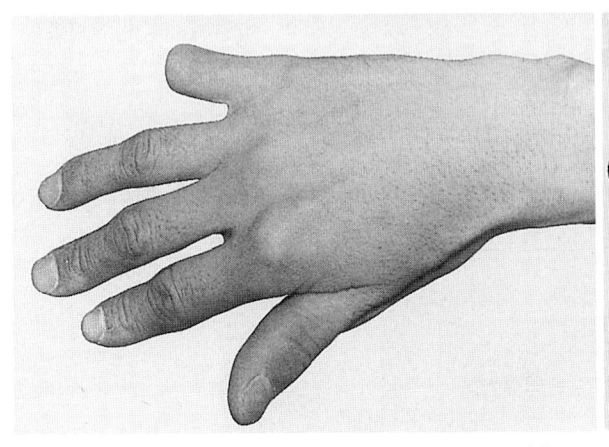

a. 来院時所見．手は橈屈偏位を示している．手術としては短橈側手根伸筋腱の縫合と各指については前腕から MP 関節中枢側の部まで bridge graft を行った．

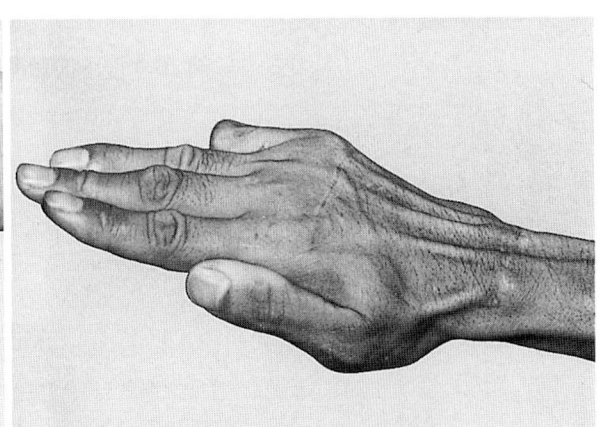

b. 術後 7 年の指の伸展状況

図 20・9　25 歳，男．5 年前交通事故で手関節背側を受傷．以後，母指の伸展は可能であるが全指の伸展不能，手関節の背屈も弱い．

332　第20章　陳旧性伸筋腱損傷

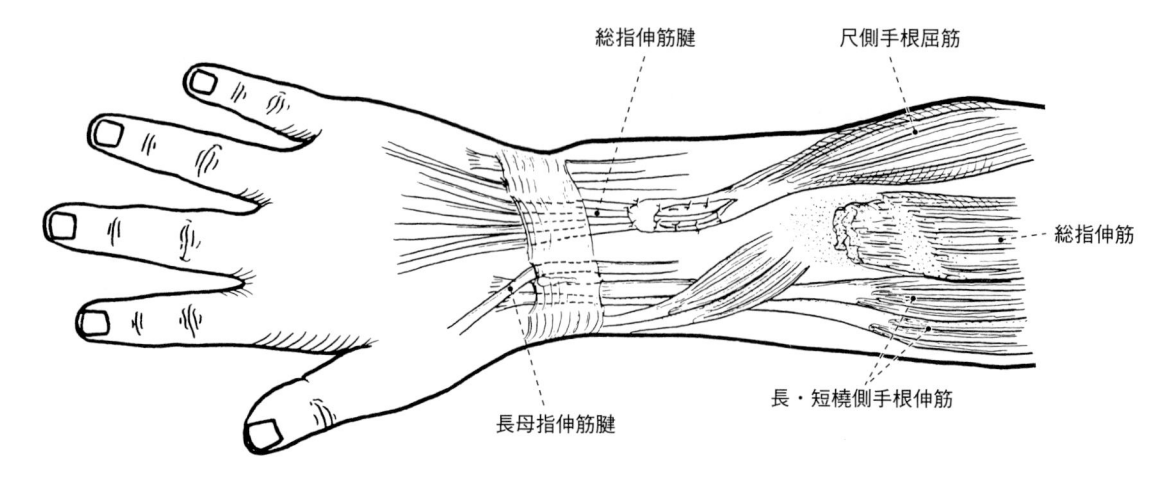

図20・10　前腕背側での伸筋腱損傷に対する尺側手根屈筋の移行術
（橈骨神経麻痺の場合のごとく橈側手根屈筋腱を骨間に通して移行するほうが
よかったかもしれない）

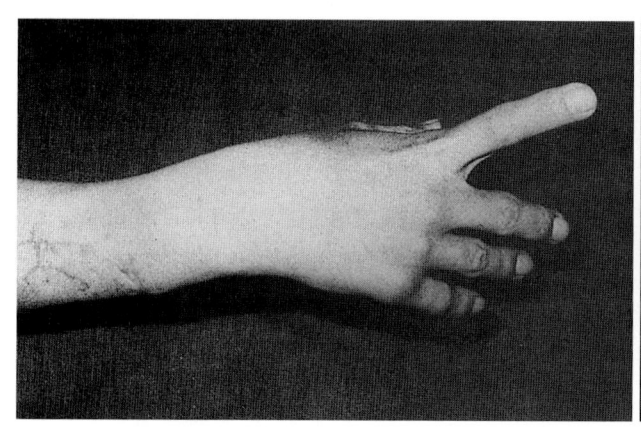

a. 来院時所見．29歳，男．挫滅創のため創周囲に瘢痕が多い．

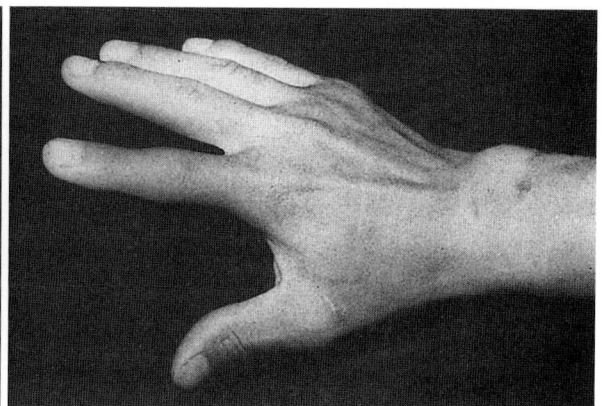

b. 尺側手根屈筋移行による指の伸展の回復状況

図20・11　伸筋腱損傷に対する腱移行術

で，指はあまり伸展位でなく良肢位程度にとどめたほうがよいであろう．6週以上を経過してなお拘縮が強いようであればdynamic splintの使用を考慮する．二次的に腱剝離を要する場合もあるであろう．

第21章 その他の腱の諸問題（腱剥離，腱断裂，腱脱臼，腱鞘炎）

I　腱剥離術

　腱の手術の難しさは癒着にあるといって過言でなく，これの防止のためatraumaticの操作ということがとくに強調されることはよく知られているところである．しかしいかに操作に注意しても，ある程度の癒着の発生はやむをえないところであって，一定の時間を経過するも腱の滑動が思わしくない場合には腱剥離術が考慮される．とくに他動的には運動が可能であるにかかわらず自動運動が制限されているような場合が適応で，しかも癒着が限局して存在すると考えられる場合が最も好都合である．先にno man's landでの新鮮屈筋腱損傷の際，Verdanは彼の縫合法を行ったあと約1/3に腱剥離術が必要であったとしている．この数は別として指先部での深指屈筋腱単独損傷の場合でも，また手・掌，前腕での腱縫合の場合においても腱剥離が考慮されなければならない症例は少なくないであろう．以上のことは腱移植の場合にもいいうることであって，Fetrow（1967）は

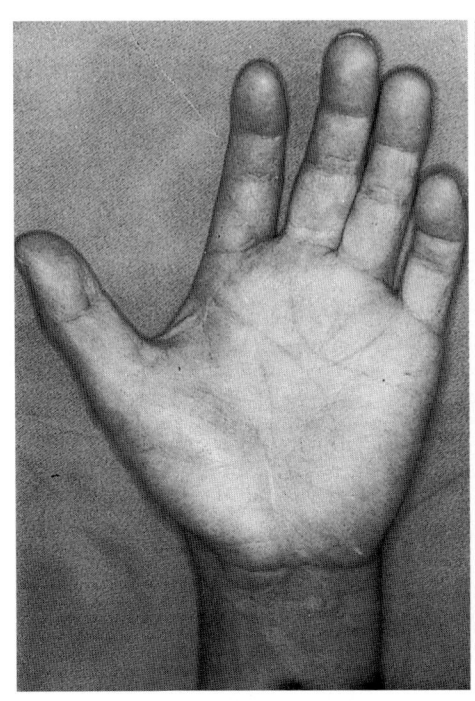

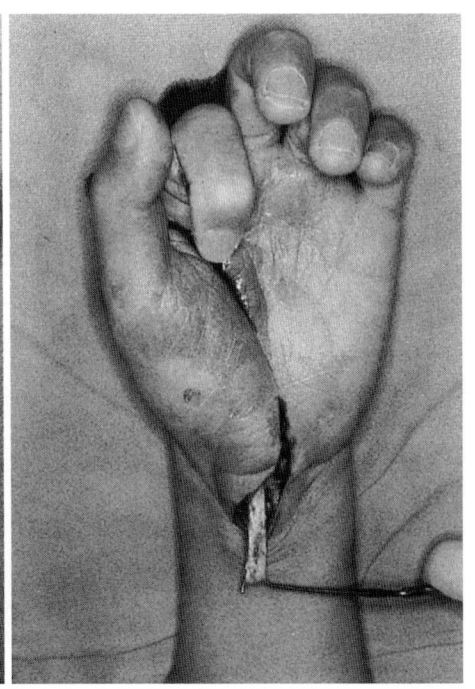

　　a．一次腱縫合が行われた．　　　　　　　b．4ヵ月後に腱剥離を行った．
　　　　　　　　　　　　　　　　　　　　　　　図は剥離確認の状況を示す．

図21・1　40歳，男．屈筋腱損傷に対する腱剥離

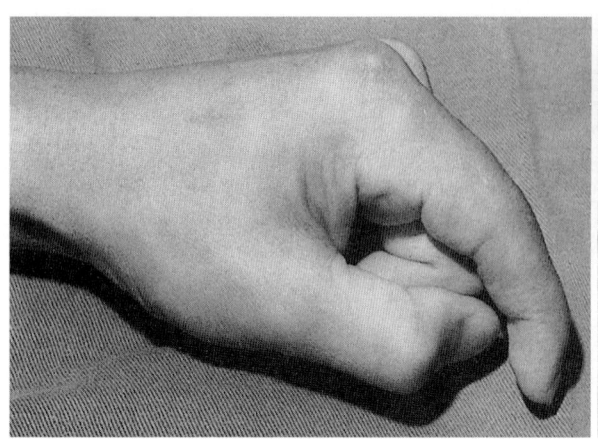

334　第21章　その他の腱の諸問題（腱剝離，腱断裂，腱脱臼，腱鞘炎）

a. 来院時所見. 22歳，男

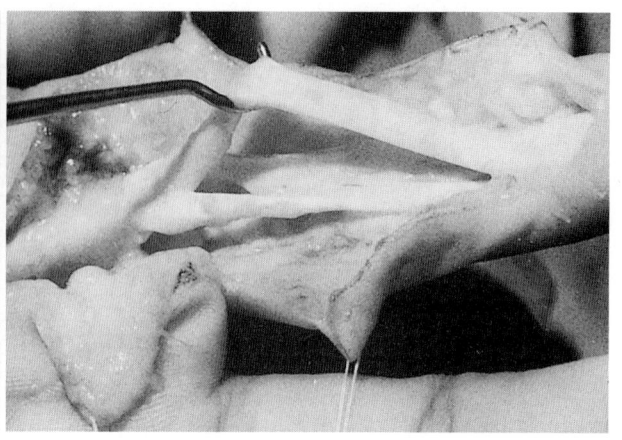

b. 腱剝離実施中の所見. 骨との癒着のほか浅指・深指両屈筋腱の癒着があり，これの剝離により指の屈曲は改善された.

図21・2　示指基節骨骨折後における指の屈曲障害

17％に腱剝離術が行われたとしている．

　Pulvertaft（1956）も腱剝離術は全例に成功するとは限らないが，可動性を悪化さすことのないこと，そしてしばしば良結果を得ることを述べ，その有効性を強調している．手術時期としては**腱縫合の場合は3ヵ月以上，腱移植の場合は6～9ヵ月間の経過をみて**，もはや可動範囲の改善が期待できない場合に考慮される．腱移植の際の腱剝離を縫合時のそれより遅くするのは剝離術後，腱が壊死に陥り自然断裂を起こす危険性を防ぐためでもある．さて手術は腱縫合の場合と同様，またはそれ以上に慎重でなければならず，状況によってはただちに腱移植に術式を変更しなければならないことも多いので，手術器具は必ず腱移植の準備をしておく．瘢痕の剝離に際してはとくに指神経を損傷しないよう注意する．癒着は一般に指根部とか手根管内で著明なことが多いが，剝離は腱の全長について行い，中枢側の健康部で腱を牽引すれば指が容易に屈曲することを確かめる必要がある．浅指屈筋腱との間にcross unionがあれば浅指屈筋腱の切除を要することがある．術後は止血を確実にしたのち圧迫包帯を行い，挙上位保持とし，2～3日後より包帯のまま積極的自動運動を開始する．

　大体以上のごとくで術直後における指の運動は大いに改善されるのが普通であるが，時日の経過とともに可動範囲が次第に減少し，再び術前の状態にかえる症例も少なくない．しかし良好な運動性がそのまま保持される症例も多いわけで，これは癒着の程度，とくにそれが限局しているか否かに影響するところが多いようである．したがって適応としては腱移植の場合よりも腱縫合のあとのほうがよい適応となると考えられる．もちろんいずれの場合でも適応があれば手術を行ってよいが，腱の手術の際にroutineとして二次的に腱剝離術を考えるとか，腱剝離術を予定しての腱縫合，また腱移植を行うことは望ましいことではない．

　ここで腱の縫合・移植に際して，処置されることなく放置された**浅指屈筋腱の問題**につき2, 3の問題点を指摘しておきたい．すなわち，かつては縫合は深指屈筋腱のみに行い，浅指屈筋腱は抜去する方法がとられてきた．また腱移植についても移植は深指屈筋腱のみに行い，浅指屈筋腱は抜去するのが常であった．これは末梢腱についても，また中枢腱についても同様であるが，中枢腱についてはこれを牽引・切断すれば断端は手根管内に後退し，ここでの癒着の原因となることはあまり知られていない．しかしながら抜去された腱の空隙には恐らく血腫が形成され，また断端周囲の滑膜は肥厚，癒着を起こし，これは隣接腱にも及んでこれらの可動性を障害することとなる．このことは腱剝離に際ししばしば認めるところであり，浅指屈筋腱が抜去された症例については**手根管内癒着**を発症し，**flexor tendon blockage**と呼ばれ腱剝離に際して常に注意しなければならない点である．そして浅指屈筋腱の切除に際してはあまりこれを牽

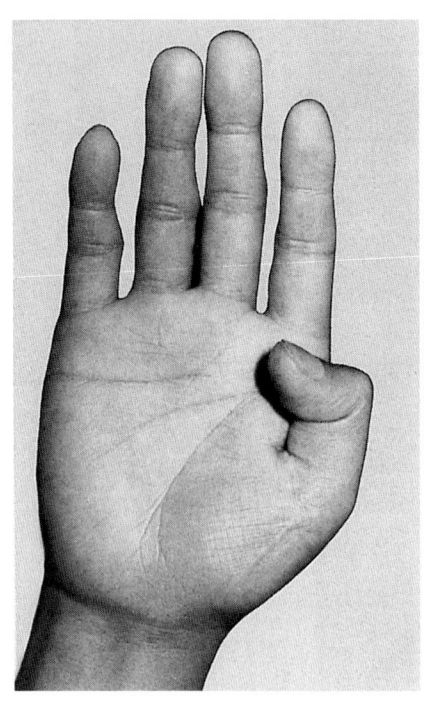

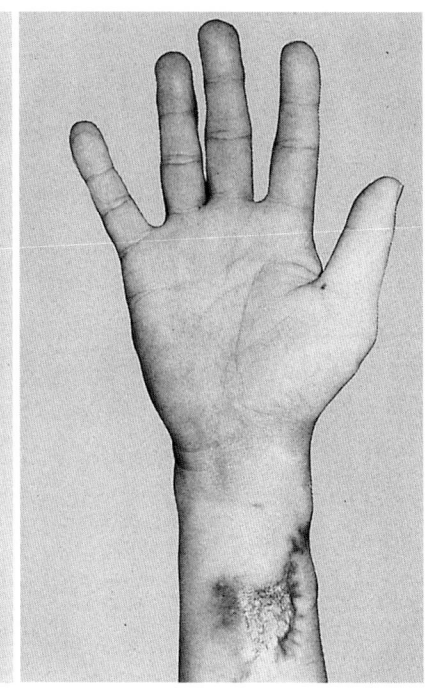

a. 来院時所見. 母指伸展不能　　b. 術後所見. 長母指屈曲が橈骨骨折部に癒着していたので, これを剥離することにより母指伸展が可能となった.

図 21・3　28歳, 男. ドリルに前腕を巻き込まれ両前腕骨骨折をきたし直ちに観血的整復固定術を受けた. 骨癒合は完成したが母指が屈曲位をとり伸展不能のため来院

引・切除することなく単に邪魔となる部のみの切除にとどめるよう努めるべきであろう. また浅指屈筋腱の末梢腱についても無理な切除は癒着の原因となるので, なるべくそのままの状態に放置するのがよい.

最後に浅指屈筋腱切除のあとは早急に運動療法を開始すべきであり, これが可能な場合にのみ浅指屈筋腱抜去の本当の適応があることを知っておくべきであろう. そのほか腱剥離と同時に腱鞘再建を要する場合も少なくない.

以上は腱損傷時の剥離術について述べたが, そのほか骨折部における腱の癒着とか化膿性腱鞘炎後, また各種手術とか挫創後の癒着に対する剥離術もしばしば適応となってくる. このうちでもとくに**骨折時の癒着**が問題であって, 基節骨骨折の際掌側突の転位が起これば屈筋腱はしばしばその部で圧迫を受けて腱鞘内での癒着を起こすこととなる. 治療としては骨片の整復と腱剥離が必要となるが, かかる場合腱鞘は完全切除を行うことなく1側を残してこれを側方によけ, 腱の剥離を終わったのちは腱鞘を腱と骨との間に入れて再癒着の防止に利用することもしばしば行われる方法である. そのほか前腕骨骨折の際にも骨折部に筋, 腱が癒着し, これの剥離術が必要となることがある. 長母指屈筋腱と橈骨との癒着などよく経験するところで, ときには金属副子とか螺子の先端が原因をなすこともある. 両前腕骨骨折で Volkmann 拘縮を合併し, 全屈筋腱が癒着するような場合には, これらを骨膜下にすべて剥離して屈筋を末梢側に移動する release 手術も考慮しなければならない. また橈骨遠位端とか手根骨の脱臼骨折のあと, 手根管内で腱の癒着とか神経の圧迫の起こることはよく知られているところで, かかる場合にも腱・神経の剥離術が考慮される. なお前腕骨折に合併して骨, また骨間膜と腱癒着がきわめて著明な場合には尺骨遠位端を切除して腱の離動をはかるとか, 回旋運動を回復して瘢痕の軟化をはかることも考えてよい. 有茎植皮の実施とか脂肪組織を腱と骨の間に挿入する方法などについては先に前腕での腱損傷の項で述べた.

II 腱の断裂

腱の皮下断裂はさほど多いものではないが，長母指伸筋腱については Duplay（1976）が初めてこれを報告，その後 Düms（1896）が drummer boys palsy として報告以来諸家の注目するところとなり，わが国においても多数の人々により報告されているが，症例はすべて僅少である．ところが最近 Riddell（1963）は 48 例の長母指伸筋腱断裂例について観察を行い，その原因・治療について考察を加えている．一方，屈筋腱の断裂症例については von Zander（1891）の報告以来，Mason ら（1960）の報告があり，その後 Boyes らは，13 年間に経験した手および前腕での屈筋腱の断裂 78 腱について考察を行っている．

さて，腱自体はきわめて強靱であって容易に断裂を起こすことはないが，何らかの原因で疲痺，また変性を起こしている場合には，わずかの外力により，またほとんど外傷なくして自然断裂を起こすことがある．原因としてはリウマチ性関節炎とか滑膜炎，結核性，また化膿性腱鞘炎などで，腱内に病変が及ぶとか血行障害のため腱が変性に陥った場合，また骨折とか脱臼，あるいは変形性関節症などでできた骨の突出部が腱に摩滅現象を与えてついに断裂現象をきたすもので，橈骨遠位端骨折後に起こる長母指伸筋腱断裂のごときものである．もちろんリウマチの場合のごとく両者が合併する場合もあろうが，以下屈筋腱断裂と伸筋腱断裂に分けてその大略を述べる．

1. 屈筋腱の断裂

Boyes らによると屈筋腱の断裂は 78 腱中，末節付着部での断裂 49 腱，腱部での断裂 25 腱，筋腱移行部のもの 2 腱としているが，筆者の経験よりすれば，強い圧挫創，とくに degloving などの際腱の引き抜き現象をみることはあるが腱の自然断裂と称すべきものはきわめてまれで数例を経験したのみで，長母指屈筋腱の断裂のほかは主として環・小指の浅指・深指屈筋腱断裂例であった．長母指屈筋腱断裂の 1 例は化膿性腱鞘炎によるものであったが，ほかに Kienböck 病に原因したものが 3 例に認められ，ほかはリウマチによるもの，過労によるものなどであった．図 21・4 は 58 歳の男で長年みかん栽培に従事していた者で，みかん採取時急に環・小指が屈曲不能となり来院した．手関節屈側に L 字切開を加え局所を開くと環・小指の浅指・深指屈筋腱はともに手根管部で断裂しているのがみられ，周囲には陳旧な滑膜炎所見と思われる癒着像が認められた．手掌部を開き虫様筋部をみるとこの部にも癒着所見がみられ，結局足底筋腱を採取し指先部から前腕部までの long graft を行い虫様筋は切除した．図 21・4c, d は術後約 1 年の所見であるが，指の屈伸はほぼ良好な回復を示した．小指のみの 1 例は虫様筋起始部での切断で no man's land の場合のごとき腱移植を行った．また症例によっては末梢腱の中枢端を環指の深指屈筋腱に腱移行するのもよいであろう．

いずれにしてもこれらの屈筋断裂の原因は使い過ぎなどによる滑膜炎，そのほか手根管部における変形症とか外傷のため骨の一部に異常が起これば当然自然断裂の原因になると考えられ，Kienböck 病によるものは壊死骨が掌側関節嚢を破って腱断裂の原因をなしていたものである．また有鉤骨鉤の骨折により小指屈筋腱が断裂することもよく知られている．

2. 伸筋腱の自然断裂

a. 長母指伸筋腱の自然断裂

長母指伸筋腱は橈骨遠位端で Lister 結節部を迂回して走行するため，この部の解剖学的異常はしばしば長母指伸筋腱自然断裂の原因となる．すなわち橈骨遠位端骨折とか手根骨の脱臼骨折は腱の走行をかえるとともに，骨の凹凸は腱に摩滅作用を及ぼし自然断裂が発生する．断裂は外傷後数週～数ヵ月後に発生し，平均 6 週とされているが，ときには外傷直後に断裂をみる場合もある．またリウマチに合併して断裂を起こすこともよく知られているところである．診断は母指末節の伸展不能なこと，また腱に緊張を触れないことにより容易であり，断裂部位は Lister 結節迂回部であることが多い．

筆者の過去 30 年間の経験症例は 48 例であり，このう

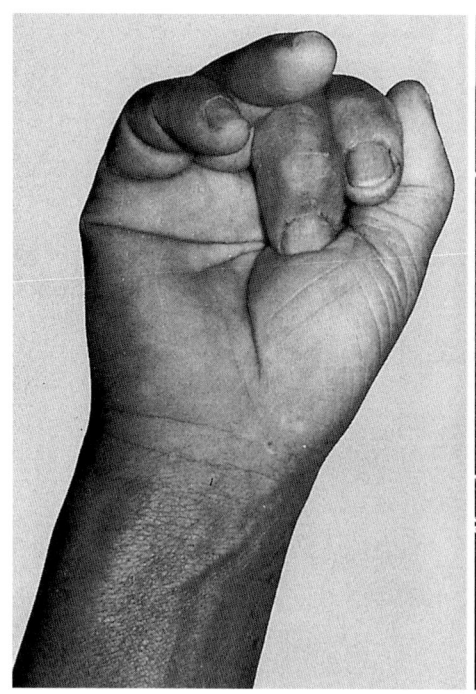

a. 来院時所見. 環・小指の屈曲不能

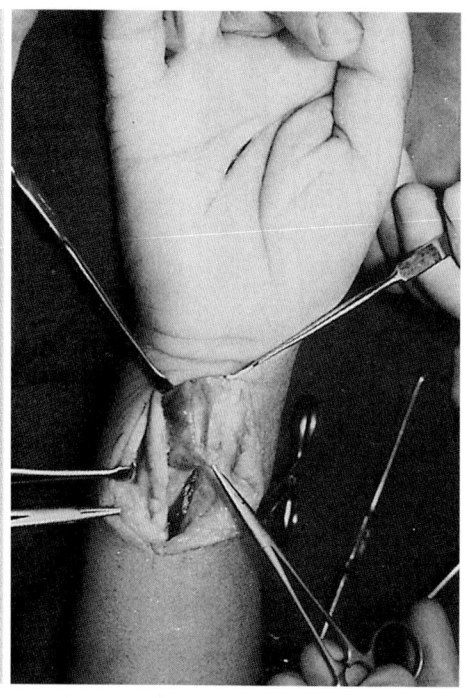

b. 手術時所見. 手関節部に断端があり癒着著明. 指先より前腕までの long graft を環・小指のそれぞれに実施した.

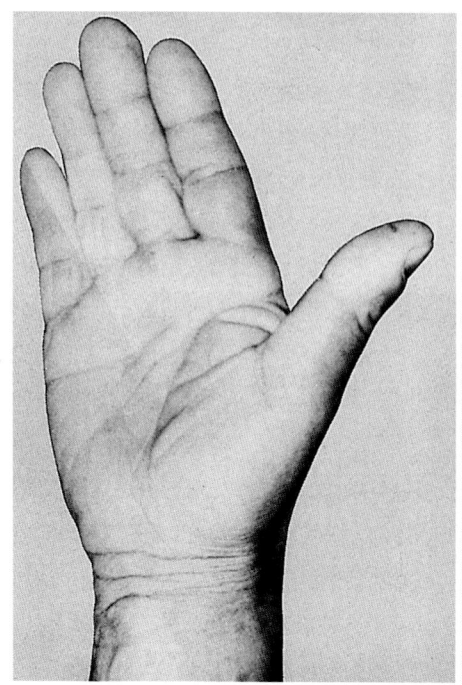

c. 術後の指の伸展状況

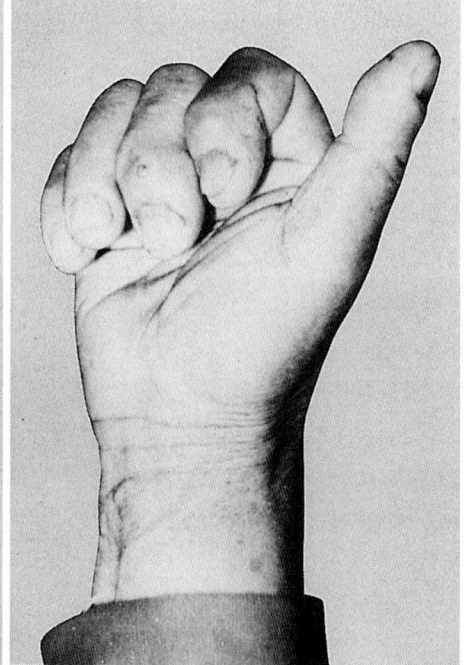

d. 術後の指の屈曲状況

図 21・4　58歳, 男. みかん栽培を業としている. 4ヵ月ほど前より小指, 次いで環指に力がはいらず屈曲不良となる.

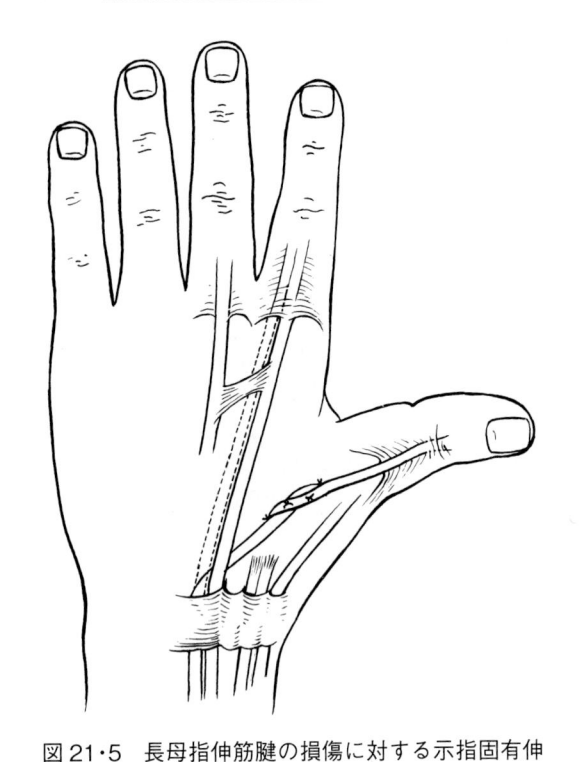

338　第21章　その他の腱の諸問題（腱剥離，腱断裂，腱脱臼，腱鞘炎）

図21・5　長母指伸筋腱の損傷に対する示指固有伸筋腱の腱移行術
長母指伸筋腱の断裂した中枢端は摘出してもよいが，放置するのもよい．

ちリウマチによるものは15例のみで意外に少なく，ほかは骨折によるもの，打撲によるもの，転倒によるもの，空手・少林寺拳法によるもの，また稲刈りの途中で断裂したものなどがあった．治療法としては原因が摩滅，または変性によるものであるから断端の縫合は不可能であり，腱移植も操作が複雑であること，損傷部が迂回部に相当することなどのため望ましい方法でなく，腱移行術が最も適当な方法といってよいであろう．

方法はまず示指MP関節背側に約1cmの横切開を加えて，示指の総指伸筋腱および固有伸筋腱を露出し，両者を分離したのち固有伸筋腱を切断する．次に手関節背側に同じく1〜1.5cmの横切開を加え，示指固有伸筋腱をこの部に引き出す．次に母指MP関節より2〜3cm中枢側において，長母指伸筋腱の直上に横切開を加え腱を分離したのち断裂腱をこの部に引き抜く．断裂後まもない症例であれば腱の引き抜きは容易であるが，もし陳旧症例で，断裂部周囲に癒着が発生している場合には，手関節背側切開を少しく延長して腱の分離を行う必要がある．以上ののち手関節背側切開に引き出した示指固有伸筋腱を総指伸筋腱の下を通してこの部に引き抜き，長母指伸筋腱と適度な緊張度のもとにinterlacing sutureで縫合，もし骨の突出部があれば切除しておく．術後は母指外転・伸展位で副子固定を行い，3〜4週後より運動練習にはいる．

以上により母指の良好な伸展作用が得られ，なんら障害を残さないのが普通である．また本法は長母指伸筋腱の自然断裂症例のみならず，陳旧な腱損傷症例にもしばしば利用されてよい．

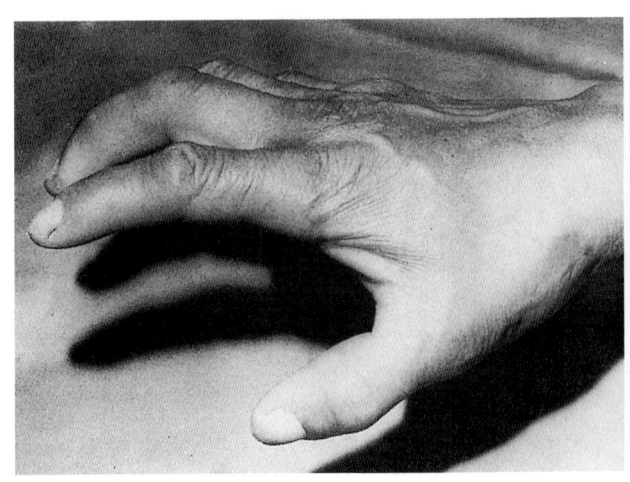

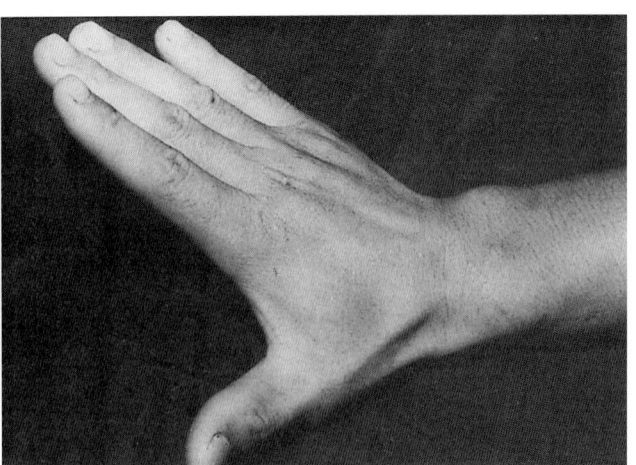

a．術前の母指伸展障害　　　　　　　　　b．術後1年での母指の伸展
図21・6　長母指伸筋腱断裂に対する示指固有伸筋腱の移行術
47歳，男．リウマチの治療をうけていたが転落事故を機会に母指の伸展が不能となる．

b. 総指伸筋腱の自然断裂

総指伸筋腱もときに自然断裂を起こすことがある．原因はリウマチ性，結核性などの腱鞘炎のため腱の血行が障害されると同時に炎症性肉芽組織が腱組織を侵蝕して自然断裂の原因となる．また尺骨遠位端の背側亜脱臼は腱に摩滅作用を及ぼし断裂の原因になるとされ，リウマチの際小指の伸筋腱が最もしばしば断裂し，次いで環指，中指の順となることは尺骨遠位端による摩滅作用が重大な原因をなすことを裏づけるものといってよいであろう．詳細についてはリウマチの項（p.553）を参照されたい．またイグサ植えとか田植え，打撲により起こったもののほかCM関節の脱臼に引き続いて起こった示指伸筋腱の断裂症例を経験したが，これは背側に脱臼した中手骨基部の骨隆起による摩滅作用によるものであった．治療法としては腱移行術，また腱移植術が行われ，尺骨遠位端の脱臼，そのほか骨隆起部が摩滅の原因と考えられる場合には必ずその部を切除する．またSauvé Kapandji法などを考慮するのもよい．

III 指伸筋腱の脱臼

リウマチの場合に伸筋腱がMP関節の尺側に脱臼して指の尺側偏位をきたすことはよく知られているところであり，先天奇形である風車翼状手のような場合にも，伸筋腱はしばしば尺側に脱臼して指の強い尺側偏位を発

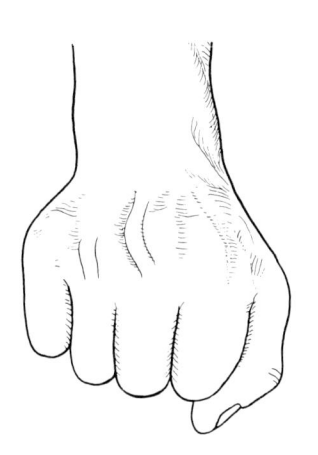

a. 伸筋腱の脱臼

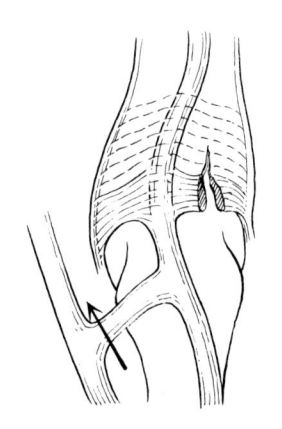

b. 背側腱膜の断裂

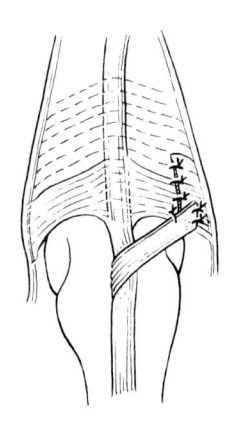

c. 腱膜結合を利用する方法

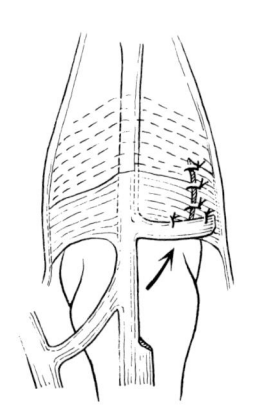

d. Michon and Vichard 法

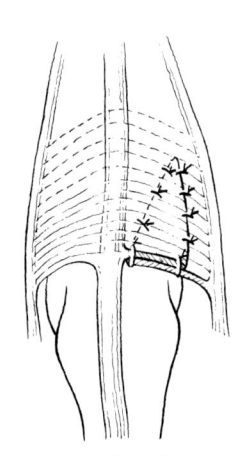

e. 縫縮法

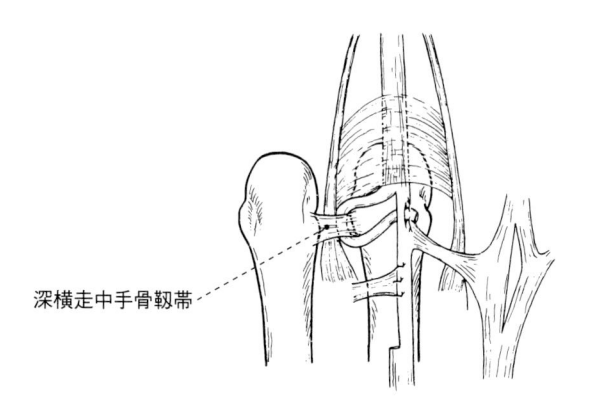

f. Loop operation 法

深横走中手骨靱帯

図 21・7　伸筋腱の尺側脱臼とこれに対する各種修復方法

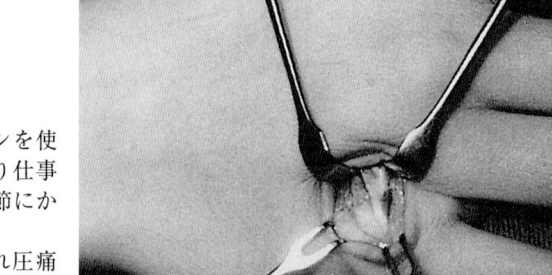

図21・8 24歳，女．2年前より主としてペンを使う仕事をしている．1年ほど前より仕事が過ぎると小指MP関節より手関節にかけて疼痛あり．
臨床所見：小指MP関節の橈側に腫瘤を触れ圧痛強し．手術を行うに腱間結合の肥大著明で軟骨様腫瘤となる．これを切除することにより症状は軽快した．

生する．また外傷によってMP関節の1側，とくに橈側に切創を受けて背側腱膜の一部に損傷を受ければ，伸筋腱は当然指屈曲位で尺側脱臼を起こすことが考えられる．

ところが以上とは別に，伸展した指に急にこれを屈曲するような力が加わって指の背側腱膜の一部が断裂することにより以後漸次習慣性脱臼を起こすとか，とくに原因と考えられるものなく特発性に伸筋腱の脱臼発生をみることがある．しかし，その発生はあまり多いものではない．中指に発生することが多いが，伸筋腱は皮膚の上からよく触知され，また肉眼的にもその走行がよくわかるため患者自身で気づくのが普通であり，また脱臼に伴う弾発現象や疼痛を訴えて来院するものもある．

原因につき，McCoyら（1969）はこれをtraumatic, congenital, degenerativeの3型に分けて考察している．さてtraumaticの症例について諸橋は手術所見としてhoodの中枢側の一部断裂のほか，intertendinous fasciaの断裂を認め，その後新鮮屍体，また新鮮切断手について観察し，伸筋腱の脱臼のためにはsagittal bandの断裂よりもその下にあるintertendinous fasciaの断裂を重要視している．Congenitalの要因としては中手骨の発育障害とか，骨頭の変形，また支持組織の発育不全などが考えられ，McCoyらの症例は腱膜構造が非常に薄くて関節の過可動性とか反張変形がみられたとしている．またKettelkampらは伸筋腱と橈側のintrinsic musclesとの間の連絡性の喪失を認めたとしている．一方，degenerativeとはリウマチ様の関節変化が要因をなすものであろう．筆者の経験症例は生田の報告した2例とその後の5例でともに中指伸筋腱に発生し，1例は空手で瓦割りをしたのちに発生したものであり，他は打撲によるもの，虫を中指ではじいたとき発生したもの，野球バットの握りそこない，また原因のまったく不明なものなどであった．

治療法としては橈側腱膜の縫縮術のほか，Wheeldonのjunctura tendineumを利用する方法，Michon (1961)の伸筋腱の一部を利用してsagittal bandの修復を行うもの，またMcCoy and Winskyの伸筋腱の一部をdeep transverse metacarpal lig.とかlumbrical tendonにループして固定する方法などがあるが，これらについては図21・7を参照されたい．

IV 腱間結合による指独立伸展障害

日常生活には何ら障害はないのであるが，1本1本の指を独立して速く動かすことが要求される特殊な職業の人，たとえばピアニスト，タイピストではこの腱間結合が指の運動障害，また疼痛の原因をなすことがある．ピアノ，バイオリン，タイプなどを始めてまもない人が環指に疼痛を訴えるとか，これらをかなり長くやっている

人で，どうも環指の独立運動がうまくゆかないなどの訴えを聞くことがある．Over use による腱鞘炎などを含めていわゆる "musician's hand" と呼ばれるものの1つである．

ピアノをたたくように，またタイプをたたくように4本の指先を机上にのせてそれぞれの指を独立運動を行わしめると，環指の運動が最も不良であるが，この際江川ら（1968）は挙上された指先と机上との距離を測定し，これが18mm以上可能なものは何ら障害を訴えないが，それ以下の場合にしばしば分離運動の障害を訴えるという．また症例によっては腱間結合の部に一致して硬結とか索状肥厚を触れることがあり，これの切除により疼痛が除去され，分離運動が良好となることがある．障害部位としては環・小指間の結合部に障害をみることが多いが，他部に存在することもあり，環指のほか中指の分離運動障害を訴えて来院し，示・中指間の結合部の切離により中指の運動を改善せしめた経験もある．

V　小指（固有）伸筋腱の解離による障害

小指伸筋腱は手背で2本に分かれ，MP関節中枢で橈側よりの指伸筋腱を合流して指背側腱膜を形成し基節骨基部に停止するが，空手とか喧嘩，また音楽家による over use などにより2腱の連絡が解離して腱が側方に移動して疼痛をきたすとか，MP関節が屈曲位をとり伸展できなくなることがある．診断はMP関節伸展時における腱の移動を触知することである．

治療としては，手術的に両腱間の腱膜縫合を行うことが必要となる．

VI　狭窄性腱鞘炎

橈骨茎状突起部，すなわち長母指外転筋腱，および短母指伸筋腱の通過する手の背側第1区画に相当して，疼痛，腫脹をきたす疾患であって，1895年スイスの外科医 de Quervain により詳細に報告され，**de Quervain disease**，または **stenosing tenosynovitis, tenovaginitis** とも呼ばれ，中年の女性に多く，日常しばしば遭遇する疾患で，Finkelstein（1930）以後多くの人により多数症例について詳細な報告が今日までに行われている．

1．症　状

患者は中年女性で，しかも日常手をよく使用する家庭の主婦，タイピストなどに多く，男女の比は1：7（Faithfall ら）という．橈骨遠位の橈側で茎状突起の部に相当して疼痛を訴え，疼痛はしばしば前腕部，または母指側の方向に放散する．局所に圧痛と軽度の腫脹を認めることが多く，ときどき発赤をみる．

母指の運動，とくに pinch，あるいは grasp により疼痛が増強し，手関節を尺屈する場合に増強する．弾発現象は多くの場合認められない．

2．診　断

診断は一般に上述の所見により容易であって，普通X線所見は陰性である．患者の母指を手掌側に内転せしめ，験者が患者の母指を握って手関節で尺屈を試みると茎状突起部に疼痛を訴えるのが普通であって，これを **Finkelstein test**（1930）という．しかし実際は母指を握らせた手を尺屈する **Eichhoff test**（1927）のほうが陽性率が高いという．なお Brunelli（2003）は手関節を橈屈し母指を外転すると疼痛の発生率が高いとしている．一方，麻生（2005）は手関節背屈位で母指を能動的に最大伸展せしめる方法を述べている．

鑑別すべきものとしては手関節部の捻挫，骨折，変形性関節症，Kienböck 病，ガングリオンなどであろう．

3．原因と病理

不馴れな仕事，手の酷使などの慢性機械的刺激が本疾

患の原因と考えられ，直接外力によりただちに本症を起こすことは少ない．炎症部位は短母指伸筋腱，長母指外転筋腱の通過する背側第1区画の部に相当し，これらの両腱は茎状突起部の長い溝を通過しており，表面は伸筋支帯により被覆されている．そして母指外転時に短母指伸筋腱，長母指外転筋腱はこの部で大きくカーブするであろうし，手関節尺屈位では腱の緊張がより増大する．しかも女子の場合，その角度は男子に比してより大であるともいわれ，したがって手の運動，とくに母指の運動はこの部に強い刺激を誘発することとなる．

局所の病理所見としては軽症例では腱鞘の発赤，浮腫が認められ，陳旧例においては腱鞘の肥厚，腱鞘と腱との間の癒着を認め，正常の光沢を失い，腱の表面が侵蝕されてざらざらとなっていることもしばしばである．またときに腱は腱鞘の絞扼のため狭小化し，腱鞘の中枢，末梢の部ではかえって腱の腫脹，肥大をみることもある．

腱鞘の組織所見は慢性炎症，すなわち細胞浸潤と fibrosis が主で，ところどころに軟骨様変化が認められる．

さて狭窄性腱鞘炎についてとくに注意しなければならない問題は，長母指外転筋腱，および短母指伸筋腱に解剖学的異常がきわめて多いという点である．これについては多くの報告があるが，両腱，とくに長母指外転筋腱の末梢付着部には異常が多く，半数以上の症例において副腱を形成し，また両腱が別々に腱鞘内を通過している場合（20〜30％），あるいは副腱が別の腱鞘を有している場合などその変化は実に多岐多様であり，これらは治療，とくに腱鞘切開の際は注意しなければならない問題である．

4. 治　療

初期においては副子固定による局所の安静，またステロイドの局注などにより軽快することもあるが，陳旧症例，あるいはステロイドを数回局注して効果のない場合には腱鞘切開が最も効果的である．普通キシロカイン局所注射により，切開は茎状突起部に横または縦の 2 cm ほどの切開を加える．**この際皮膚の剥離は鈍的に行い，橈骨神経の背側枝を傷つけないよう注意する**ことが必要である．これを背側によけ，短母指伸筋腱，長母指外転筋腱通過の背側第1区画の腱鞘を出し，これをその全長にわたって切開する．この際腱鞘の一部を切除するのもよい．なお先に述べたこの部における解剖学的異常についてはとくに注意し，腱鞘が分離しているような場合には必ず両方の腱鞘を切開しておかないと症状の軽快は望まれない．腱鞘炎を起こす症例にはとくにこの部の異常が多いことも容易に想像されるところで，切開を行ったあとは両腱を鉗子で引き上げ，全走行について腱鞘と腱

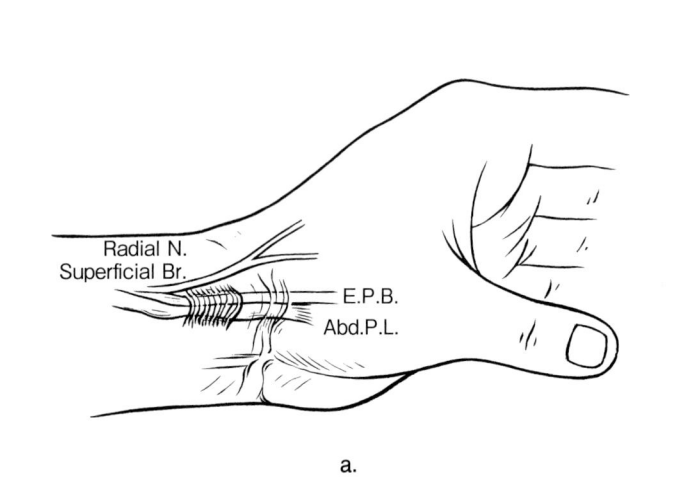

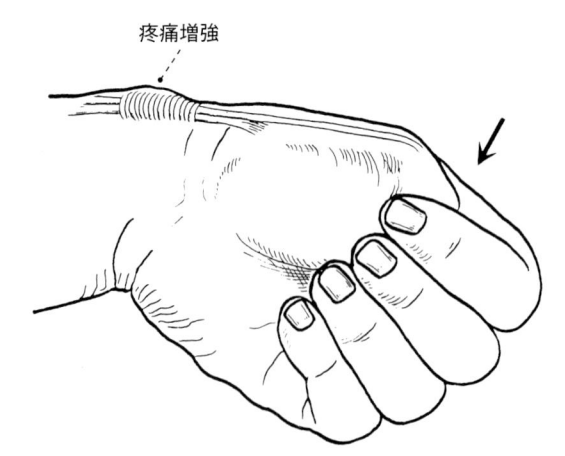

a.

b. Finkelstein テストの実施
　実際は Eichhoff テストというべきか．

図 21・9　狭窄性腱鞘炎と橈骨神経の知覚枝
切開の際には知覚枝を損傷しないよう注意する．

の異常を追求し，完全な腱鞘の切開を確認する必要がある．なお横切開では橈骨神経知覚枝を損傷する危険が多いので縦切開を利用したほうがよいとの意見もある．これであれば腱鞘の露出が容易という利点があるが，肥厚性瘢痕になりやすい欠点がある．Bruner（1966）は縦切開を用いたあとこれを Z-plasty して創を閉じ好都合であったとしている．

切開が終わればただちに皮膚縫合のみを行い，次いで圧迫，副子固定を行う．

Extensor indicis proprius syndrome

これは Ritter ら（1969）により記載されたもので，示指固有伸筋腱の筋腱移行部のふくらみが総指伸筋腱とともに第 4 の区画であるトンネルを通過する際，この部で絞扼されて疼痛をきたすという．臨床症状はこの部に限局した疼痛であり，手や手関節を使用することにより，この部の疼痛が増悪する．治療としてはこの部の切開と滑膜切除により治癒するという．筆者には経験がないが一応注意しておくべきであろう．

なお筆者は小指伸筋腱が通過する第 5 区画の末梢側で結節を触れ，指屈伸に際して弾発現象，また疼痛を訴える 3 例を経験した．上と同様の疾患と考えられ腱鞘の一部開放で治癒せしめることができた．

VII 弾 発 指

これは snapping finger, trigger digit（finger）とも呼ばれ，母指または指の MP 関節の掌側部付近で，屈筋腱の腫瘤状肥大のため屈伸運動の際に弾発現象を起こすもので，小児にしばしば認められる母指の弾発指と中年の女性に認められる母指，および他指の弾発指とがあり，前者は先天性に原因を有するのに対し，後者は後天性の慢性機械的刺激が原因をなすと考えられ，両者別々に取り扱ったほうがよいと考える．いま，Weilby（1970）は 594 例 694 指について 10 歳以下の小児例と，それ以上の成人例とに分けて述べているが，前者については 134 例 164 指で 93％が母指弾発指であり，男・女，左・右手の比率はほぼ同数で，しかも両側母指に同時に弾発指を認めたものが 25％にみられたのに対し，成人例においては男女比は 1：6 で女性に多く，右手 60％で 50〜59 歳にピークがあること，また罹患指は母・示・中・環・小指について 73：3.4：8.8：8.3：5.5 であったことを述べている．

1. 小児における弾発指

おそらく先天性の原因によると考えられ，乳幼児の母指にしばしば認められて，他指にこれをみることはきわめて少ない．男女の性別について女児にやや多いが，成人例におけるほどの著明な差異は認められず兄弟・姉妹に同様な症状をみたものもあった．

症状として母指末節は屈曲位をとり，無理に伸展せしめんとすると患児は泣く場合が多く，またその際，弾発現象とともに伸展することもあるが，屈伸せしめえないことも少なくない．母親もこれに気づくのは生後数ヵ月〜数年後で，また他疾患で受診の際，医師にはじめて注意されることもある．母指 MP 関節屈側の部に腫瘤を触れ，圧迫すると疼痛を訴える．原因は先天性と考えられるだけで詳細は不明．ただし，胎生時における母指の強い屈曲位保持は，母指 MP 関節掌側の pulley 入口の部において屈筋腱を強く圧迫して，この部の絞扼と入口に接する部の屈筋腱の腫大をきたすことは想像できないことではない．そして手術的に局所を開いてみると腱における腫瘤の形成が著明で，これが第一義的意義を有するものと思われる．

診断は比較的容易で弾発現象を認めれば確実であるが，母指末節の伸展不能，MP 関節屈側部の腫瘤触知により診断する．

治療法としては局所にステロイドの注入により軽快することもあるが，そのほか IP 関節伸展位の副子固定（露口ら，1981）が有効との意見もある．しかしこれらが効果ない場合には手術も考慮される．術式は次の成人の場合と同様であるので省略する．なお本症を治療することなく放置した場合の経過，予後については道振ら（1978）の観察があるが，3〜4 年で 78％とかなりのものは自然治癒が可能のようで，したがって 4〜5 歳までは手術は行わず経過をみるのがよいであろう．しかし 10

年を経過するも末節の伸展障害を認め，ついに腱鞘切開を行った例を経験したことがある．また母指以外の指でとくに中指・環指のPIP関節に伸展障害とかボタン穴様変形を示しこの部に弾発現象を訴えて来院することがある．原因についてはなお不明の点も多いが，屈指症と深い関連を有しているようで浅指屈筋腱の付着部に異常があり，これと深指屈筋腱との間でclickを生ずることがあるようである．

2. 成人における弾発指

中年の女性でしかも手をよく使用する家庭の主婦，または特殊な職業女性にしばしば認められ，男性に発生することは比較的少ない．われわれの経験症例で10歳以下の小児例を除いた223症例についてみると，51〜60歳が78例で最も多く，次いで41〜50歳の52例，61〜70歳の27例，31〜40歳の17例などとなり，男女の性別は31例対192例で1：6の比となり女性に圧倒的に多いことが知られる．また罹患指についてみると小児の場合と同様母指に最も多いが，そのほか環指・中指にもしばしば認められる．しかし小指・示指に発生することは比較的少ないようで，われわれの症例についてみると，母・示・中・環・小指の比率は58，2，24，14，2であった．なお中・環指とか中・環・小指のごとく複数指に弾発現象をみる症例も多く，左右両手に同時に，また

引き続いて弾発現象が認められた症例もかなりの数に認められた．症状としては指の伸展，および屈曲時にそれぞれ弾発現象があり，MP関節またはPIP関節部に疼痛を訴える場合が多い．疼痛が強い場合には屈曲した指を自動的に伸展することが，またはその反対が不能となることもある．MP関節屈側には小腫瘤を触れ，圧痛があり，屈伸により腫瘤の移動と弾発現象を触知することができる．

3. 原　　因

成人における弾発指の原因は必ずしも明らかではないが，体質的要因と局所の退行変性に指の過度の屈伸運動による機械的刺激がプラスされて発生すると考えられ，腱鞘の最も中枢端，すなわちpulleyの入口をなす部の腱鞘の肥大と狭小化に続いて腱自体の浮腫性肥大が発生し，弾発現象が発生すると考えられる．局所の所見としては腱鞘の肥大と腱の浮腫，また光沢の消失とか腱の摩滅現象などが認められる．リウマチと本症との関係がしばしば論ぜられているが，他関節に疼痛・腫脹を認め，多発性関節リウマチを合併する症例はほとんどなく，直接原因をなすことは比較的少ないものと思われる．なおときに弾発の原因がpulley部に発生したガングリオン，その他の腫瘤によることがあるので注意する．また妊娠，出産を機会に本症の出現をみることがあるが，ホル

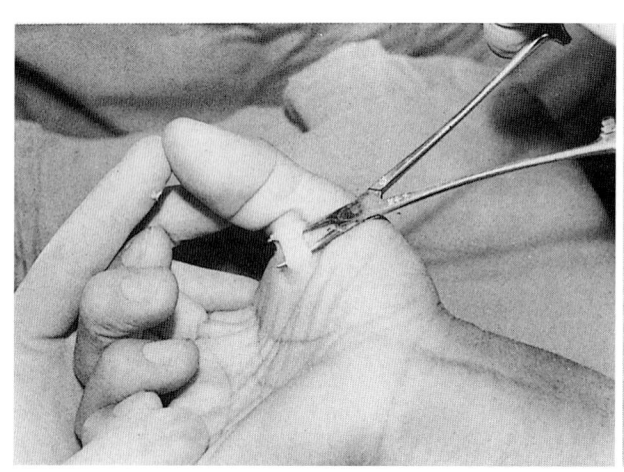

a. 通常の弾発母指とその切開

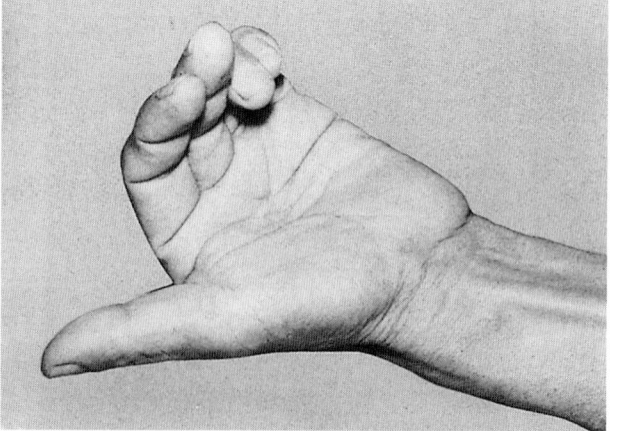

b. 45歳，男．全指の弾発指．全指の屈曲が不能なため診断不明のまま来院時まで放置されていた症例．手術により腱鞘入口の部に強い癒着が認められた．

図21・10　成人における弾発指

モンなどの関与もあるかもしれない．手根管症候群に合併して発症するものも多く，またPIP関節部で腱交差部の異常により弾発指現象を起こすものがあるので注意する．

4. 治　療

本症もステロイドの局所療法，とくにトリアムシノロンの腱鞘内注射が効果があり多用されているようであるが，効果がなければ手術が必要となる．手術は止血帯施行の上，局所麻酔のもとに手掌末梢の横皺より数mm末梢側に，また母指についてはMP関節屈側の横皺に沿って約1cmの横切開をおく．組織を鈍的に分けて指にいく血管・神経を損傷しないよう注意する．次に腱鞘の入口を出しこれを縦方向にメス，または小さい鋏で切開，A_1部腱鞘を7〜8mmにわたって切離したほうがよい．しかし腱鞘切除は必ずしも必要ではないであろう．肥厚滑車があれば必ず切除する．横切開のかわりに局所の皺を利用した縦切開，また斜切開を行うことがある．操作が容易との利点があり，最近ではこの切開を常用している．先に腱鞘の縦切開について述べたが，切開を終われば腱の下に鉗子を通してこれを鈍的に持ち上げ十分腱鞘が切開され，また弾発現象のなくなっていることを確かめてから皮膚縫合を行う．術後は圧迫固定する．なお人により皮下切腱術と同様に切腱刃をもって腱鞘を開く人もあるが，われわれはやはり切開を加えて直視下に腱鞘切開，および切除を行ったほうがよいと考えている．なぜなら経皮切開のみでは一時的に弾発現象はとれても再発することがしばしばであり，また副損傷をきたすおそれがあるからである．腱鞘切除後は止血を確実にしてから創を閉鎖する．なお切開を横皺の部でなく指根部少しく中枢におく人があるが，これであると後日肥厚性瘢痕となり疼痛の原因となるので注意する．予後は一般に良好であるが，手術操作が粗雑であると腱の癒着・瘢痕化が著明となりかえって障害を残す場合があるので注意する．

腱鞘入り口中枢の屈筋腱肥大は絞扼による腫大であり，それに炎症機転が加わって発生したものであろうが，ために腱は短縮してPIP関節の屈曲変形をきたす

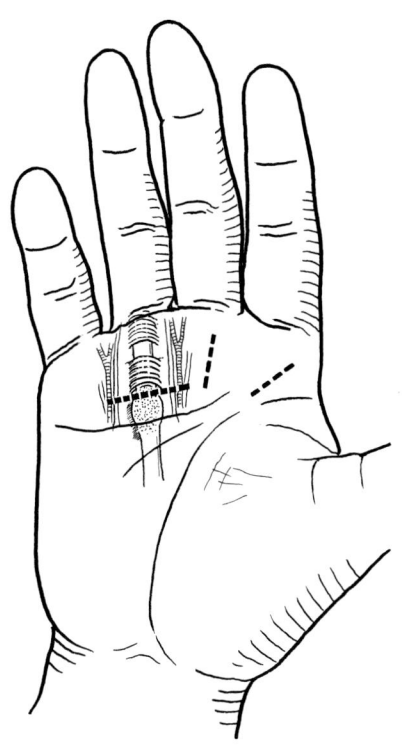

図21・11　腱鞘切開と切除
横切開がよく使用されるが，局所の皺を利用した縦切開，斜切開も便利である．
(津下：私の手の外科―手術アトラス，第4版，p.491, 2006)

ようである．これの矯正には coil splint が効果的である．小児と成人の弾発指には先天性と後天性の差異があるごとくに思われ，ステロイドの効果も成人でしかも症状発生後比較的早期のものには相当の効果が期待できるが，小児の弾発指に対してはほとんど効果のない点も興味ある点といってよいであろう．そのほか特殊例として手関節背尺側で小指固有伸筋腱が第5区画に相当する伸筋支帯に侵入する部で弾発現象を起こすことがあることは先にも述べた．

なおMP関節部でなくPIP関節部に弾発現象をみることがある．これは**腱鞘交差部**の異状によるもので，手術的には1側交差の切除を行うことがある．一方，髙杉（Med. Pract. 22：481-486, 2005）はリウマチ性弾発指につき患指を暴力的に過伸展（一時的に疼痛あるも）して用手癒着剥離術を行い良結果を得ているという．

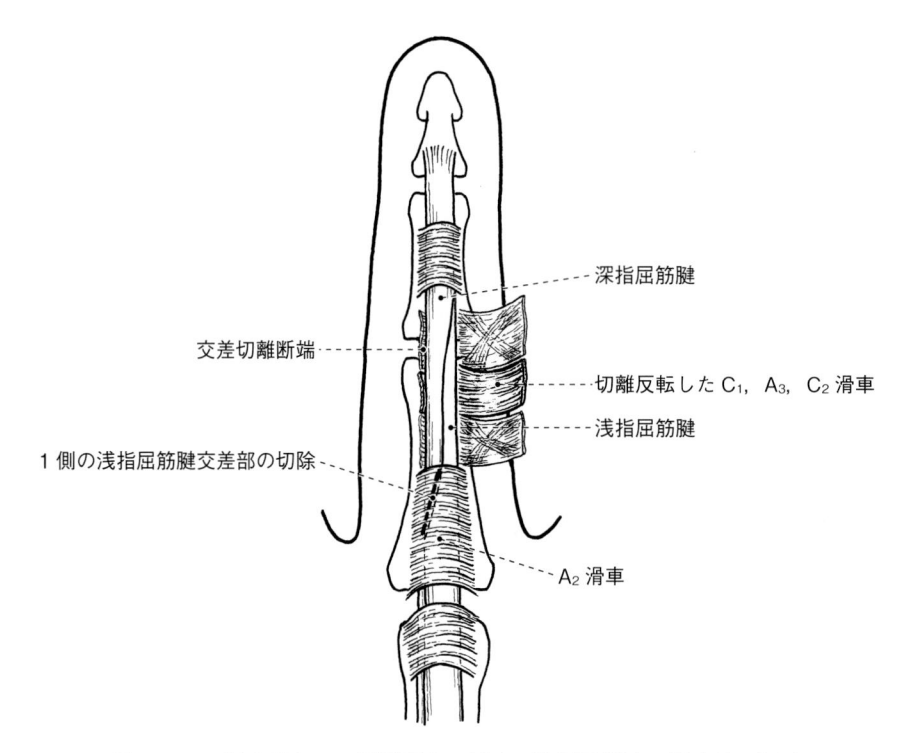

図21・12 腱交差部での弾発現象に対する浅指屈筋腱1側交差の切除
(湯浅ほか:整形外科 53:1631-1633, 2002)
(Viet DL et al: Trigger finger treatment by ulnarsuper-ficial step resection. J Hand Surg 29B:368-373, 2004)

VIII 手指における石灰沈着性腱周囲炎

　これは peritendinitis calcarea とか calcium deposit とも呼ばれ，肩におけるそれと類似の機転により発生するとされているが，その発生はさほど多いものではない．出現部位としては尺側手根屈筋腱の付着部である豆状骨の部とか橈側手根屈筋腱付着部，また DIP，PIP，そして MP 関節の周囲などである．年齢的には 40〜60 歳に発生することが多く，平均 45 歳程度とされ，誘因として外傷を有することもあるが，とくにこれをみないものも多い．しかし体質的素因を基盤に局所の退行変性が要因をなすことは否定できないところで，症状としては局所の自発痛，圧痛，発赤，腫脹，熱感，機能障害などが認められる acute form のものが普通であるが，症例により chronic form また latent form のものもあるという．

　診断は前述の症状および X 線所見から比較的容易であるが，石灰沈着像が骨の陰影と重なればこれを見逃すこともあるので注意する．鑑別を要する疾患としては癜疽，蜂窩織炎，痛風などであるが，X 線像を含めた各種臨床検査を参考にすれば本症の診断はさほど困難でない．

　治療としては安静と副子固定，温浴，また局麻薬とかステロイドの局注などの非観血療法で臨床症状の緩解をみることが多く，石灰の自然吸収も可能とされて外科的手術の必要性はまれである．たとえば Carroll (1955) によれば放置しても平均 20 日で，また splint を用いれば平均 9 日で疼痛は消失し，X 線上における石灰沈着像も平均 14 日で消失したとしている．しかし吸収が非常に遅れるとか骨化する場合もあるとされ，症状が長びくようであれば手術的に切開除去を行う．図 21・13 は筆者の経験した 1 症例であるが，疼痛が強いため切開した

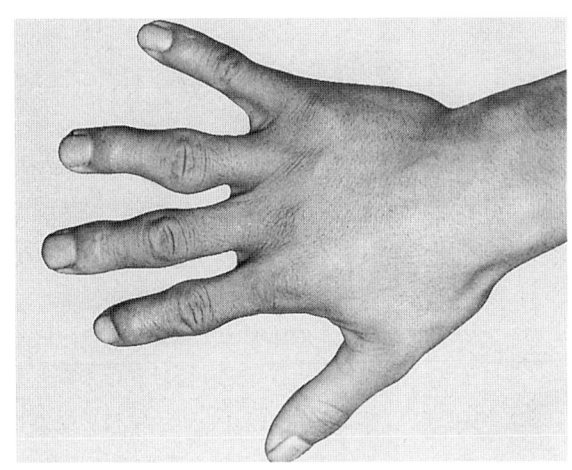

a. 来院時所見

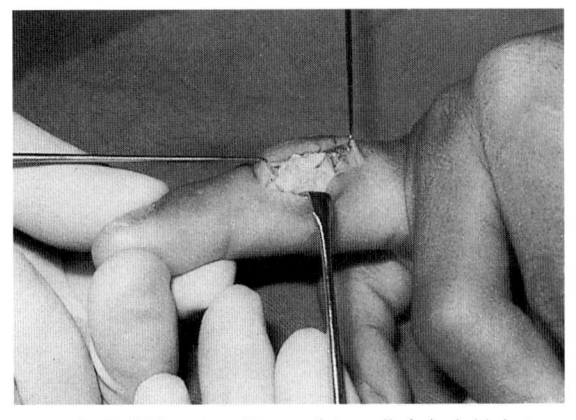

b. 術中所見. その部に一致して黄白色を呈する calcium deposit あり. これを摘出洗浄した. 術後症状消退

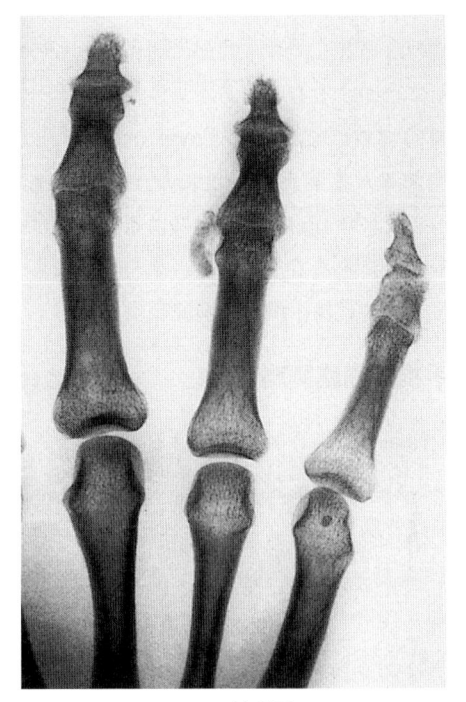

c. X線所見

図21・13 32歳, 男. 2週間ほど前, 自動車エンジンの修理中, 右環指を突き指したことあり. その後PIP関節橈側に腫脹, 圧痛著明となる.

ところ黄白色のクリーム様物質の流出をみた. その所見は肩におけるcalcium depositの場合とまったく同様であり, 術後はただちに疼痛消退し, 無症状となった.

IX Intersection syndrome

2本の橈側手根伸筋腱と短母指伸筋・長母指外転筋が交差する部に一致してスポーツ選手などに発生. 局所の腫脹, 発赤, 疼痛などを訴えるもので, 局所にギシギシという軋音を触れるのが特徴. 治療としては安静と湿布, またステロイドの局注, ときに切開を行うこともある.

X 手関節部の腱鞘炎

手関節部の疼痛として骨・関節に関係するもののほかに腱・腱鞘に起因するものがある．多くはスポーツとか慢性の機械的刺激によるもので over use によることが多い．手関節の尺側痛として現れる TFCC，遠位橈尺関節障害，また尺骨 plus variant による突き上げ症候群などとの鑑別を要することとなる．その中で最もしばしばみられるものに尺側手根伸筋腱腱鞘炎がある．

1. 尺側手根伸筋腱腱鞘炎

尺側手根伸筋腱の第6区画における腱鞘炎で近年多くの報告がみられるようになった．

第6区画は背筋支帯の下にもう一層の固有の線維性腱鞘により囲まれており，Spinner のいう fibro-osseous tunnel の存在があり，ほかの区画と異なる点で，尺側手根伸筋腱はこのトンネルの中を自由に動くが，これが摩擦を起こして炎症を起こすものであろうとしている．

理学的には尺側手根伸筋腱の茎状突起部における腫脹，疼痛を認め，運動時痛としては手関節の自動的な伸展・尺屈・回外・回内運動により疼痛が発生するという．

治療としては安静，理学，温熱療法，ステロイド局注などであるが，ときに腱鞘切開が適応となることがある．この際は尺骨神経背側枝を損傷しないよう注意する．

2. 橈側手根屈筋腱腱鞘炎

橈側手根屈筋腱は手根部で手根管の最も橈側深層にあり，固有の靱帯管を通り抜け第2，第3中手骨骨掌側に停止する．背側手根伸筋腱のごとき滑膜鞘は有せず，したがってこの部の炎症は tendinitis であって正しくは腱鞘炎ではない．

スポーツ，また慢性機械的刺激を受けやすい職場での over use は舟状骨結節部よりやや中枢部に限局性の圧痛，ときに腫脹がみられ，手関節を尺屈，背屈させると疼痛が強くなる．ガングリオンとか変形性関節症，また舟状骨骨折，偽関節などとの鑑別が必要．

40歳代の女性に多く，周囲関節に変形症をみることが多いという．腱の所見としては tenosynovitis の型をとり滑動床の erosion が特徴とされる．

治療としては非観血療法が原則であり，固定とかステロイド局注など，治癒傾向がなければ手術も考えるが，手術に際しては正中神経からの手掌枝を損傷しないよう注意しながら固有の靱帯管を開いて大菱形骨結節を出し，これを切除，滑動床をスムーズにし骨棘などあればこれを切除する．

3. 尺側手根屈筋腱腱鞘炎

尺側手根屈筋腱は橈側のそれと同様に滑膜鞘はない．したがって tenosynovitis というより tendinitis というべきものであろう．手関節を捻ったような場合に豆状骨よりやや中枢の部に発生，疼痛，腫脹をきたし，手関節を背屈，尺屈して抵抗をかけると疼痛が誘発される．腱の亜脱臼，尺骨神経背側枝のシビレを伴うことがあるという．三角線維軟骨の断裂との鑑別が必要となる．腱内にはしばしば石灰沈着をみることがある．

4. 音楽家の手（musician's hand）

音楽活動の隆盛に伴って手に障害を訴え来院する患者が増加の傾向にある．これもピアノのほかバイオリンなどの弦楽器，また管楽器など楽器により差異のあることはもちろんであるが，職業演奏家の場合と小児，若年者の間でも差異があるであろう．

一般に over use による腱鞘炎が多発するが，酒井（2006）の職業ピアニストの調査結果によると，de Quervein 病が最も多く，次いで屈筋腱腱鞘炎であり，以下上腕骨外上顆炎，内上顆炎，橈・尺側手根屈筋腱，伸筋腱の順であったとしている．筋痛は前腕伸筋，前腕屈筋，骨間筋，母指球筋，小指球筋の順であり，関節痛は Heberden 結節，PIP 関節痛，MP 関節痛で，そのほか神経障害では**フォーカルジストニア**，肘部管症候群，手根管症候群を認めたという．また弦楽器の際には楽器を保持する左上肢について肩外転，肘屈曲，手関節背屈

の姿勢をとるため尺骨神経に強い緊張をしいることにより肘部管症候群の症状をきたす可能性が強いという．

　以上のごとくで，その多くは over use に原因するものであり，したがって安静により軽快する場合が多いという．そのほか各種理学療法，薬物療法などの対症療法が用いられてよい．また楽器の改良とか補助具の使用を考えるのもよいであろう．

　また小指については先に伸筋腱の MP 関節部での**腱膜解離**について述べたが，この際は腱の側方すべりによると考えられ，腱膜の縫縮を要することがあり，また**腱間結合の肥大**が疼痛の原因をなすことがある．さらにこれは音楽とは関係ないが，先天的に**母・示指間の屈筋の分離が不良**で母指を曲げると示指が，示指を曲げると母指が曲がることがある．かかる際には手術的に筋の分離が必要となるであろう．中には**書痙**に類するものもあるであろう．かかる場合 botulinum toxin A の筋注が使用されることもあるという．

第22章 末梢神経の損傷

I 神経の解剖

　後根よりの知覚線維と前根よりの運動線維は椎間孔の部で一緒になり，両神経線維はともに混合して脊髄神経を形成する．これは椎間孔を出てただちに細い後枝と太い前枝とに分かれ，後枝は背側に向かって背部の諸筋および皮膚を支配し，前枝は下降して腕神経叢を形成し，肩，上腕，前腕および手の運動，知覚をつかさどる．さて，この際忘れてならないものに交感神経線維の関与があり，交感神経幹は椎間孔の出口の近くで脊椎の側面に存在して脊髄神経とは灰白および白交通枝をもって連絡し，交感神経節に発生した交感神経は灰白交通枝を通じて末梢神経中にはいり，血管運動，汗の分泌，立毛筋などの支配に関与している．またこの交感神経は白交通枝を通じて脊髄側角内の神経とも連絡を保持している．

　以上の点は腕神経叢の麻痺診断のさいとくに重要であって，もし損傷部位が椎間孔より末梢部位であって交感神経節よりの線維が神経節細胞より連絡をたたれると知覚・運動障害のほかに発汗も停止することとなるが，もし損傷部位が椎間孔より中枢側で，いわゆる神経根のavulsion であれば，背側枝領域の知覚障害を伴うことはもちろんであるが，交感神経線維の連絡は保たれることとなり，末梢の運動・知覚は障害されるにかかわらず発汗は停止しない．かつて神経損傷時における発汗試験，とくに ninhydrin 法が Moberg らにより大きく取り上げられたが，交感神経の意義は神経損傷の診断および予後を知るうえにきわめて重要と思われる．

　さて，以上のごとくで椎間孔を出た脊髄神経は上下のものが互いに合して腕神経叢を形成し，さらに下って腋窩神経，筋皮神経，あるいは橈骨・正中・尺骨神経などとなり，肩，胸部および手に分布する．これらについての詳細な神経支配状況についてはそれぞれの項で述べることとして，手にいたる神経の主幹は主に手の屈側を走り，分岐は肘関節，手関節と関節部付近で起こって，その部に起始部を有する筋腹に支配枝を送ることとなる．これは関節の運動と神経の緊張度，あるいはゆるみの問題を考えてみてなるほどとうなずかれるところである．

II 神経の変性と再生

　神経が損傷された場合に起こる神経の変性と神経縫合により得られる再生の病理を知るためには，まず神経自体の解剖について知っておく必要がある．末梢神経には神経上膜，神経周膜，神経内膜の3つの管系がある．図22・1に示したごとく外套には結合織性被膜である**神経上膜**（epineurium）があり，この中に数個あるいは多数の神経線維束を含有している．これら各神経線維束（funiculus）は非常に平たい細胞である周膜細胞（perineural cells）が，数層から7層ぐらい重なった層板状構造の**神経周膜**（perineurium）により被覆されてい

第 22 章　末梢神経の損傷

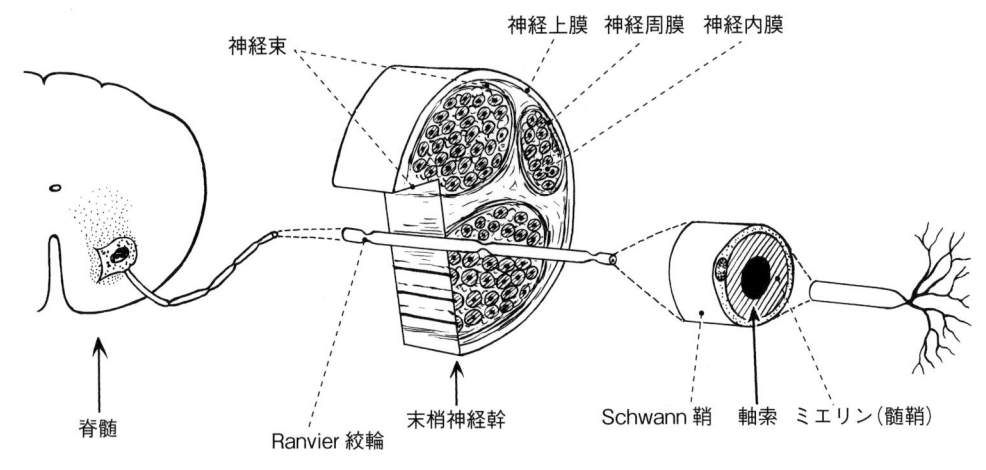

図 22・1　末梢神経の解剖（Bateman）

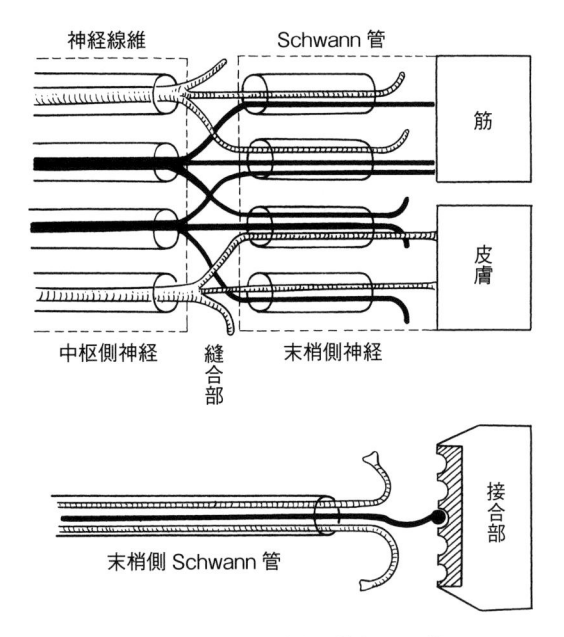

図 22・2　神経縫合と機能の分離
（野村：整形外科，17：1966）

る．これは高度に組織化した構造をもち，3つの管系の中で最も重要で，その中にある神経線維を束外と分離，保護している．**神経内膜**は周膜により包囲された結合織を指すが，主には個々の線維を包囲して縦走する膠原線維性の膜で構成されている．神経線維はノイロンの突起である**軸索** axon と，その被鞘装置である**髄鞘**と**神経鞘** neurilemma（Schwann 鞘，Schwann sheath）でできている．髄鞘は Schwann 細胞の膜がのびて 1 本の軸索を幾重にも取り巻いたもので，ミエリン鞘（myelin sheath）ともいわれる．ミエリン鞘は一定の間隔で中断していて髄鞘節の連なりを形成している．この髄鞘節と髄鞘節の間隙が **Ranvier 絞輪**である．無髄線維では髄鞘を欠き，Schwann 鞘のみで被鞘される．無髄の Schwann 細胞は何個所かでくぼんで，そのおのおのに軸索を抱いている．神経線維と神経内膜との間には Schwann 細胞の基底膜がある．以上の構造は神経の大小により数的差異はあるとしても原則とするところは同様で末梢にいたり，筋あるいは皮膚に運動性および知覚性神経終末として終わることとなる．

さて，以上の構造を有する神経組織が外傷により損傷された場合にはいかなる変化が起こるであろうか．もちろん外力の種類によって神経組織の損傷程度もいろいろであるが，切断された場合についてみると，末梢側の神経は 72 時間で軸索は崩壊し，髄鞘も断裂し髄鞘小球に変化する．2 週〜2 ヵ月かけて断裂した髄鞘は Schwann 細胞により自己消化されるだけでなく，マクロファージにより貪食される．Schwann 細胞はふくらんでお互いの突起で縦方向に連鎖状にならび，その外を共通の基底膜で包まれた Bungner 帯（Bungner bund），あるいは **Schwann 管**（Schwann tube）になる．さてこの Bungner 帯と神経線維束は次第に縮小する．これは長期間放置されればされるほど著明で，最後にはもはや軸索の再生は困難となってくる．この際もしこの変性した神経の周囲に瘢痕があったり，圧迫の原因などがあれば神経の再生はいよいよ難しくなる．

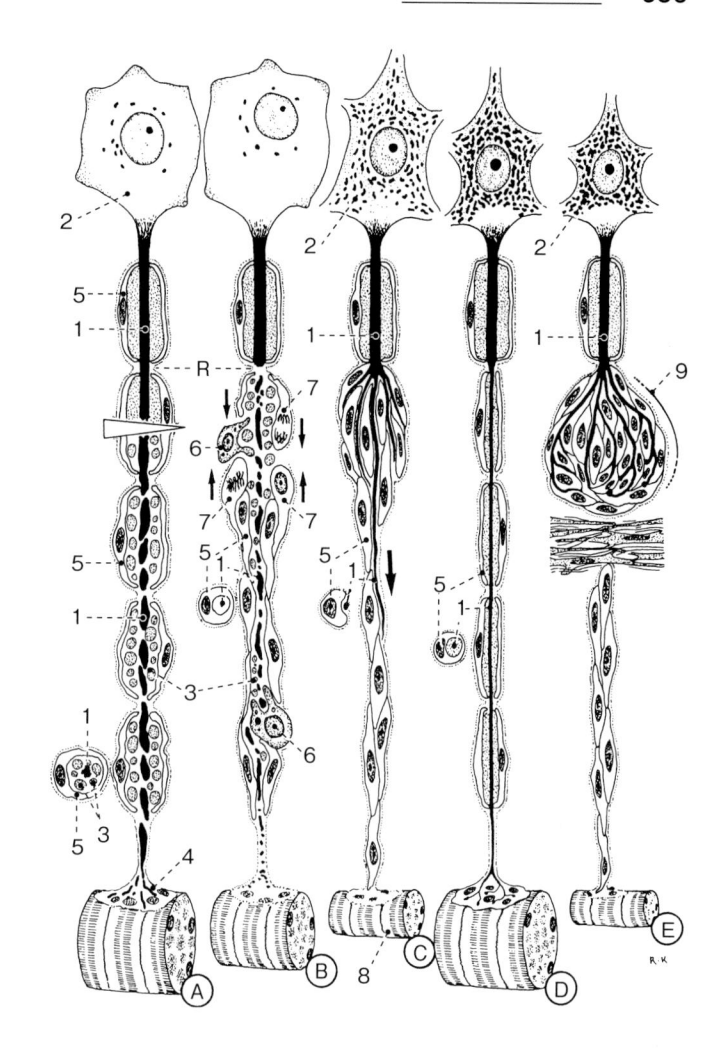

図 22・3　神経の変性と再生
1. 軸索　2. 神経細胞　3. 髄鞘小球　4. 知覚・運動終末　5. Schwann 細胞　6. マクロファージ　7. 切断部を橋渡しするひも様のもの　8. 筋萎縮　9. 断端神経腫
(R. ランヴィエ絞輪，クルスティッチ著，Krstic, R. V. 立体組織学図譜，II 組織篇，西村書店，p. 343, 1981)

　以上は末梢側における神経の変性で Waller 変性と呼ばれるものであるが，中枢側に向かっても多少の変性のあることはよく知られているところで，切断部より1つ中枢の Ranvier 絞輪の部までが変性するとされている．切断後5日ごろには中枢断端より多数の発芽が起こり，末梢に向かってのびようとする再生現象が盛んになる．

　さて切断された神経を正しく縫合すると多少の gap があっても再生線維はこれを乗り越えて再生するが，その状況についてみると，まず両側切断端より Schwann 鞘の細胞が増殖して gap 間を架橋し，この間を中枢側より軸索が通過して末梢側神経に侵入することとなる．以前は両断端における gap は血腫により埋められ，これが結合織化されて軸索通過のよりどころとなると考えられていたが，現在では Schwann 細胞の意義が重要視されている．中枢側神経より**発芽**（spraut）した軸索は，Bungner 帯にはいり，その基底膜内を Schwann 細胞に沿って末梢に進む．その速度は1日2～3mm とされている．しかし縫合部を越えるのに要する initial delay と最後の接合部における遅れ terminal delay など考慮にいれて臨床的には1日1mmと考えてよいであろう．なおこの速度も周囲における瘢痕の有無，そのほか各種条件に左右されることはもちろんである．

　以上の神経の再生は漸次末梢に及び，ついには筋に達し運動神経終板にいたるわけであるが，この部の再生には比較的長時間を要し，神経と筋とがともに新しい刺激領域の再生に関与すると考えられている．そして筋自体の変性程度は筋機能の回復にきわめて重大であって，神経終板が再生されてもなお筋の収縮には相当の時間を要することとなるであろう．ときには神経の再生は完了しているにもかかわらず，筋収縮が起こりえないこともありうる．知覚の回復は運動線維のそれほど困難でなく，皮膚部における軸索の再生が起これば粗大感覚の回復が

認められるが，いわゆる tactile gnosis の回復には長時間を要し，また回復にいたらないこともしばしばである．

次に運動・知覚両線維の混合よりなる末梢神経が，神経の再生に際しいかにして機能の分離を行うかについては種々の問題があろうが，これに関しては野村（1963, 1966, 1968）の研究がある．その大略を紹介すると，まず損傷された軸索からの再生線維は1本でなくて何本かの多数枝を分岐するという．そしてこれら再生した軸索は縫合部の neural scar を通過して末梢側の empty tube を求めてこの中に侵入するが，この際再生軸索は機能に関係なく手あたり次第にみつけた tube にはいり込むもので，知覚線維が筋に到達したり，運動線維が皮膚に達したりするいわゆる nerve pattern の distorsion（Langley and Hashimoto）が起こると考えられる．もしそうすれば再生軸索の非常な loss になるわけであるが，この点に関し野村は図22・2のごとく説明している．すなわち多数分岐した再生軸索は1本の tube の中に知覚・運動いり混じって侵入，末梢にのびて最後の臓器との接合部に達するとこの部に図22・2のごとき特異性があり，ちょうど鍵と鍵穴のごとくで機能の適合した場合のみ結合し，機能の合わないものは放置されて，ここに機能の分離が起こるのであろうとしている．

なお神経断端が縫合されることなく放置された場合には，両断端の gap が大きいため axon はこれを通過することができず，中枢側神経断端部に Schwann 細胞の増殖によりできた塊状肥大部の中を蛇行して**神経腫**（neuroma）を形成し，またあるものは多少周囲組織内中にも侵入して局所の疼痛，そのほか異常感覚の原因となる．

III 神経損傷の症状

診断と検査法

a. 知覚障害

神経が損傷されるとその支配領域における知覚障害が出現する．しかし神経支配は多く隣接神経支配との間に重複があるので完全な知覚障害をきたすのは比較的小範囲にとどまり，ほかの部は知覚鈍麻となる．もし隣接神経も同時に損傷されるともはや重複支配部は取り除かれ，完全麻痺の範囲は急激に増大することとなる．

知覚障害としては痛覚，触覚，温覚，また立体感覚がともに障害され，痛覚はピンによる **pin prick test**，触覚は毛髪をもってする von Frey（1894）の **light touch sensation test**，また綿花をもってする **cotton test** が行われ，温覚には試験管に入れた温水，冷水が用いられる．立体感覚は触覚といわゆる深部感覚とにより合成せられたきわめて繊細な感覚であって **stereognosis**，また Moberg（1958）によっては **tactile gnosis** と呼ばれ，手の知覚のうちで最も大切なもので，手における目の役をなし，これがなければ手は盲目であるといわれる．これを検査するためには硬貨をもってする Seddon（1943）の **coin test**，またコンパスをもって2点間識別距離を測定する Weber（1835）の **two-point discrimination（2PD：二点識別）test** などが用いられ，そのほか Porter（1966）の **letter test** も有意義であろう．また Dellon（1978, 1980）は **moving 2PD** を用いるとか，30サイクルおよび256サイクルの音叉を用いての知覚評価法を述べその有用性を報告している．

また知覚機能の多覚的・定量的評価には **Semmes-Weinstein** テストが近年多用されるようになった．図22・4のごとき棒の先に38mmの長さの種々の太さのナイロンフィラメントを取り付けたもので，これで皮膚の圧迫刺激を調べるが，フィラメントが弾力性により曲がるくらいの静的圧迫を調べ，その程度により正常，触覚低下，保護知覚低下・消失などに分類，これを緑，青，紫，赤と色分けして図示することで知覚の状態を認識せんとするものである．そのほか以前より使用されていた Highet 法の知覚機能評価法を改変して，

S_0：固有支配域の知覚が脱失している．

S_1：固有支配域に深部知覚がある．
　　Semmes-Weinstein（S-W）テスターの#20（赤）を知覚できる．

S_2：固有支配域に表在性痛覚および触覚があるが自覚的

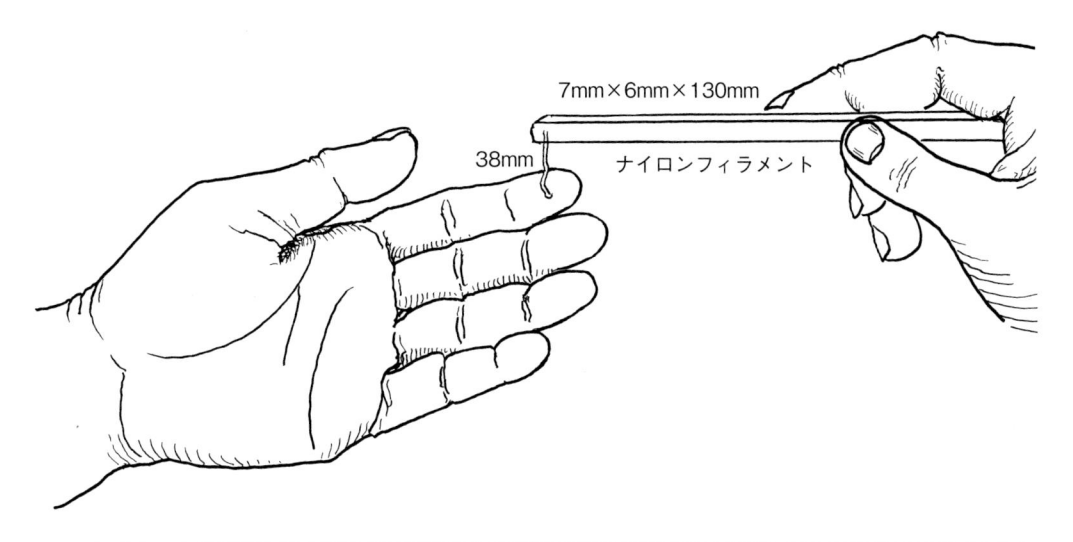

フィラメント	解釈	力 (g)
1.65〜2.83 (Green)	Normal	0.008〜0.08
3.22〜3.61 (Blue)	Diminished light touch	0.172〜0.217
3.84〜4.11 (Purple)	Dimished protective sensation	0.445〜2.35
4.56 (Red)	Loss of protective sensation	4.19
6.65 (Red)	Deep pressure sensation	279.4
(Red lined)	Tested with no response	

a. Semmes-Weinstein monofilament test

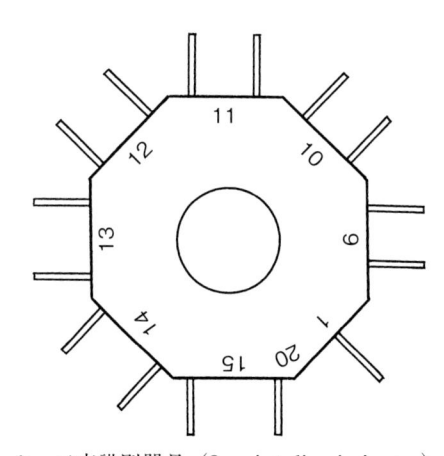

b. 二点識別器具（2-point discriminator）

図 22・4　Semmes-Weinstein テスト
（津下：私の手の外科—手術アトラス，第4版，p.464, 2006）

判断で正常の50%未満である．
S-Wの#10（黄）を知覚できる．
S_3：固有支配域における表在性知覚および触覚が自覚的に50%以上
S-Wで#6（青）が知覚でき，またstatic-2PDが6-10 mmの範囲

S_4：固有支配域のstatic-2PDが6 mm以内，S-Wで#4（青）が知覚できる．

以上のごとくであるが，神経が再生する場合，痛覚が最初に回復し，次いで触覚，温覚，そして最後に立体感覚が回復することとなるが，立体感覚の完全な回復はきわめて困難で，非常に条件のよい場合にのみ認められ，

多くの場合は部分的回復のみとされている．

b. 運動障害

神経が損傷されるとその支配筋は完全麻痺，また重複支配のある場合には部分麻痺が起こり，筋の萎縮変性が発生する．これは急激に起こり，進行性であって，運動実験によると坐骨神経切断後における2週間後の重量は正常時の半分に減少するといわれ，筋は線維性変性に陥り，3年を経過するともはや筋の回復は望みえない．

さて筋麻痺が発生するとそのantagonistの筋の作用によって種々の変形が発生し，これが長期間継続すれば漸次関節，皮膚の拘縮が発生し，もはや他動的にも変形の矯正が困難となる．

筋の部分的麻痺，また回復状況はいわゆる **muscle testing** によりその状況を評価しなければならないが，このためにはLovettによる5段階よりなる評価方法が最も実用的で次のごとくに行われる．

M0 Zero：筋の収縮すらみられぬもの（0％）．
M1 Trace：筋にわずかの収縮をみるが関節に運動を起こすことはできないもの（39％以下）．
M2 Poor：重力の影響を取り去ってやると運動のできるもの（40〜59％）．
M3 Fair：抵抗力を加えず患者自身の体部の重力にだけ抗して完全な運動のできるもの（60〜79％）．
M4 Good：抵抗力をある程度加減すると十分な運動のできるもの（80％以上）．
M5 Normal：重力にも，外部からさらに加えられた強い抵抗にも抗して完全な生理的範囲の運動の可能なもの．

なおこれら muscle testing に際して注意しなければならない問題として神経支配の破格の問題，また trick motion の問題がある．前者の anomalous innervation は母指球筋の支配にしばしば認められ，これら諸筋が全部尺骨神経支配であったり，骨間筋が正中神経支配であったり，また1つの筋が二重支配をうけている場合も少なくなく，麻痺の程度や範囲の決定には慎重でなければならない．疑わしい場合には神経ブロックにより支配異常の状況を精査することも必要であろう．また trick motion は筋が麻痺しているにかかわらず一見機能が保たれているような場合で，拮抗筋の作用とか腱，関節囊，靱帯の弾性，また拘縮や瘢痕，あるいは重力などを利用して手指の運動を行っている場合がある．これらは患者が無意識的に行うもので，筋力残存程度の判定の際に注意を要する問題といえよう．主動筋が麻痺しても補助筋，協同筋の代償作用によって運動を得る場合も少なくないので注意する．

次に末梢神経の修復後における回復状況を知るためには，Moberg（1958）による **pick-up（picking up）test 法** がしばしば用いられる．これは知覚，運動の回復状況を総合的に判定せんとするもので，小さな器具，豆などを机上にのせ，これを1つずつ拾ってできるだけ早く箱にいれさせる．かかる動作を数回左右の手で練習せしめ，次に目かくしをして健側・患側両方の手で同一動作を行い，それに要した時間を測定する．この pick-up test は手における目の回復，すなわち stereognosis, tactile gnosis の回復状況を知るためにきわめて重要な test であって，知覚，運動がほぼ完全に回復したと思われるものでも本検査を行えばまだ完全な tactile gnosis の回復していないことに驚かされるものである．

c. 発汗の停止

末梢神経中をともに走る交感神経が切断されるため発汗はその直後より停止し，局所の乾燥が起こってくる．これは知覚麻痺の範囲とほぼ一致して発生（自律神経にも二重支配があるので完全には一致しない）し，しかも運動・知覚麻痺が被検者の応答によらなければならないのに対し，発汗は客観的把握が可能であるので幼小児の神経損傷診断の際にも利用可能な利点がある．

発汗試験としてMinor（1928）の **ヨウ素澱粉法**，皮膚の直流電気抵抗を検査して発汗状況を知る **electrodermometry 法**，Moberg（1962）の **ninhydrin 法**，櫻井（1972）の **bromphenol blue 法** などがある．Ninhydrin 法は汗中のアミノ酸を呈色反応するもので，Moberg は発汗の程度と知覚回復の程度とが平行することを述べたが，その後多くの人々の追試により否定（Onne, 1962）されるところとなった．

d. 血管運動系の障害

末梢神経中を走る交感神経は血管に対して血管収縮の作用があるが，これが切断されると血管の収縮作用が失われ，末梢血管には拡大，充血が起こり，皮膚温は上昇する．これはまた皮膚の性状を変化せしめて毛髪の異

健側　　　　　　　　　患側の発汗状況

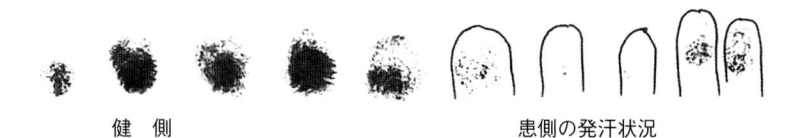

図22・5　Ninhydrin test の1例

常，爪の変化なども惹起することとなる．

そのほか神経損傷は骨の吸収，関節嚢および関節fibrosis をきたし，また指先には知覚障害のためしばしば火傷，そのほかの外傷をうけて潰瘍が発生しやすく，これは血管運動系の障害のためきわめて治癒が起こりにくい．

以上，末梢神経損傷時における諸症状およびその検査法の大略を述べたが，神経損傷の診断は比較的容易である．しかし神経損傷がほかの皮膚の損傷，骨折などと合併する場合にはしばしば神経損傷を見落とすことがあるので注意する．

なお神経損傷の診断にあたってはその原因，外力の加わった方向，部位などについても注意し，同時に多数の神経が損傷された場合，1つの損傷のみを認めてほかを見逃すことがあってはならない．

牽引力が働いて神経損傷をきたした場合には損傷部位が明らかでないことがしばしばであるが，神経の解剖および上記諸症状を参考にし，またTinel 徴候，反射の消失なども参考にして的確な診断を行うようにする．

e. Tinel 徴候

神経の損傷部を軽く叩打，または圧迫すると痛みがその神経の支配領域に向かって放散するものであって，損傷部位の診断にきわめて重要である．これは神経損傷後まもなく出現し，少なくとも数週間継続するものであって，断端が縫合され，軸索連絡が起これば神経再生の程度に一致して末梢側に移動することが認められ，したがって神経の再生状況を知り，予後を判定するうえにもきわめて重要となる．なお縫合部の疼痛は軸索連絡が完成すれば消失するのが原則であるが，完全な軸索連絡の起こることはきわめてまれで，ためにこの部の圧痛・異常感は長年月間継続する場合が多い．なおこのsign がいかなる原因により発生するかについては明らかでないが，おそらく軸索の成長よりも髄鞘の成熟が遅れるため軸索再生先端部に無髄部ができ，これが疼痛の原因をな

すものと思われる．したがってこのsign は知覚線維の含有される神経のみに特有で，運動線維のみの神経には起こりえないとされている．

f. 神経回復の評価

神経修復後における回復状況を一定の基準のもとに評価することは予後の判定，成績の比較検討などに際してきわめて重要となるので，その規格化は古くより望まれているところであった．しかし評価にはできるだけ検者の主観がはいることなく，しかも数値的な量的表示が望まれるわけで，ここに評価法の困難性があるといってよいであろう．先に述べた知覚，運動に関する種々の検査法もそれぞれ重要ではあるが成績の一側面を示すに過ぎないという欠点がある．そしてこれらを総合的に判断せんとすれば，ここには検者の主観がはいる可能性が多い．

以上で種々の問題はあるものの一応の評価法として重要視されるものに，知覚については two-point discrimination test が，また運動，知覚を総合的に判断するものとしては pick-up test がある．前者は患者の協力が必要という問題があるが数値的表示が可能という利点があり，後者についてはコンパス，ノギスまた特殊の測定器が用いられ次のごとく評価する．

(1) 正常 6 mm 以内
(2) 良 6〜10 mm
(3) 不良 11〜15 mm
(4) protective　1つの点として認知
(5) anesthetic　認知不能

なお指先部の知覚については letter test（Porter, 1966）とか sand paper test も有用であろう．また盲人用点字を利用する方法もある．なお pick-up test については運動，知覚の回復を手の巧緻性の回復という点よりとらえようとするものであるが，練習によりかなり成績が左右されることに問題があろう．知覚，運動の評価については先に述べたので省略する．

g. 電気生理的診断法

近年エレクトロニクスを応用した検査法が普及し，各種疾患の診断に活用されている．上肢の末梢神経損傷例に対する検査法としては普通筋電図法 electromyography，誘発筋電図法 evoked electromyography，強さ期間曲線作図法 intensity duration curve などが行われるが，これらについての大略を述べる．

1) 普通筋電図法
末梢神経損傷に対するEMG検査は安静時における異常放電，随意収縮時にみられる放電の異常を目標として行われ，at restでの異常筋電図としてのfibrillation potentialの出現は通常脱神経支配後数日ないし3週間の経過ではじめてみられるとされている．末梢神経損傷の診断に際してはのちに述べる neurapraxia, axonotmesis, neurotmesis などの損傷程度を知ることが重要となるが，EMGのみでこれを決定することは困難で，しかも受傷直後から数日ないし3週間はelectrical silenceの状態が続くこととなる．したがってこれを補うためには強さ期間曲線作図法や誘発筋電図法との併用，それに臨床所見やほかの検査成績との総合的検討が要求される．

2) 誘発筋電図法
骨格筋を支配する末梢神経に電気刺激を加えるとその筋に収縮が起こるが，これを筋電図として記録したものが誘発筋電図 evoked EMG である．実施方法について述べる前に神経線維の電気生理的性質について述べると，①末梢神経は直径 22μm から 1μm，またはそれ以下の太さの異なる多数の線維の混在よりなるが，外部より漸増電気刺激を加えた場合太い線維から興奮する．②神経線維の興奮伝導速度は太い線維ほど速く，一般に直径（μm）×6＝伝導速度 m/sec とされている．③伝導速度は温度の影響をうけ，室温20℃付近では1℃の上昇により1.8 m/sec 速度を増す．しかし30℃以上では温度の影響も少なくなり，ほぼ一定する．したがって測定は恒温室か30℃以上の室温で行う必要がある．④神経が外部より圧迫される際には太い線維から傷害をうけるので圧迫された神経での**最大伝導速度**（MCV：maximal conduction velocity）はその程度に応じて遅れがひどくなる．⑤有髄神経線維の髄鞘には絶縁体としての機能があり，刺激はRanvier絞輪から軸索に達する．そして興奮の伝導は中枢側のRanvier絞輪から末梢側のそれへと跳躍して伝達されるが，その間隔は1〜3 mmとされているので電気刺激を行うとき電極の間隔は少なくもそれ以上とし，必ず陰極を末梢側におかねばならない．⑥図22・6は脊髄反射弓を示したが末梢神経には筋紡錘よりの求心性線維である

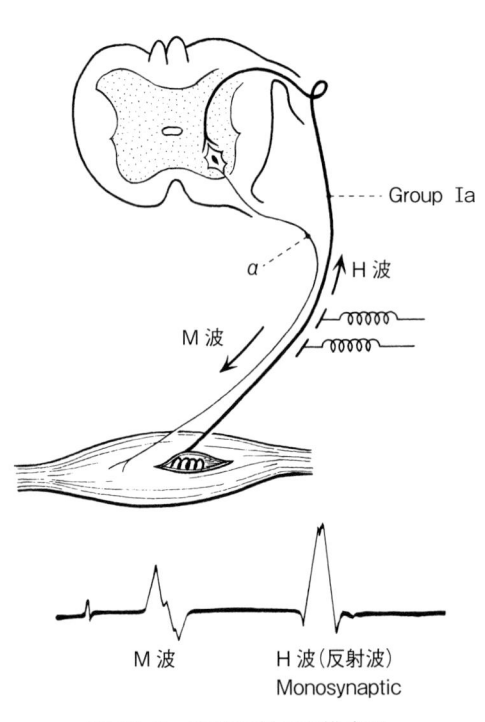

図22・6 脊髄反射弓の模式図

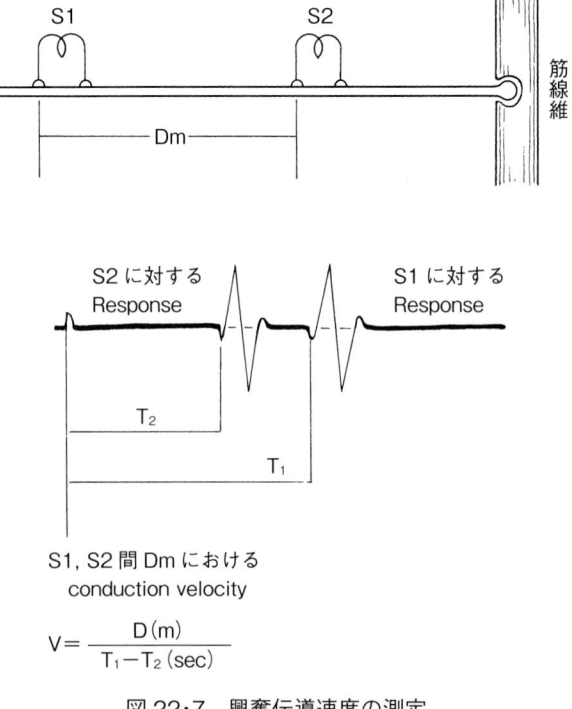

図22・7 興奮伝導速度の測定

$$V = \frac{D(m)}{T_1 - T_2 (sec)}$$

group Ia 線維と脊髄前角細胞よりの運動神経線維であるα線維が混在し，この両神経線維は脊髄で単シナプス性 monosynaptic に接続している．いま末梢神経に漸増電気刺激を与えた場合，最も太い線維である求心性の group Ia 線維がまず興奮して興奮は脊髄に伝達され，前角細胞が発射を起こし筋に活動電位が現れる．この単シナプス性反射による活動電位を **H 波**という．次いでさらに刺激を強くするとα線維も興奮を起こし，興奮は末梢に伝導されて筋に活動電位が発生する．これを **M 波**という．M 波の response time は H 波のそれより短い．

3) **運動神経伝導速度**（motor nerve conduction velocity：MCV）　既述の如く運動神経を刺激すると支配筋から M 波が導出される．神経を刺激してから M 波出現までの時間を"潜時"（latency）と呼び，これは神経の伝導に要した時間と筋終板の伝達に要した時間の和である．いま絞扼部の近位と遠位から M 波を導出し 2 点間の距離を潜時差で割ると伝導速度が算出できる．正中・尺骨神経ともに正常値は 45～65 m/sec である．

手根管症候群では，神経絞扼部より近位の刺激により母指外転筋から M 波を導出できるが，遠位では筋の直接刺激となり伝導速度は測定できない．このため手関節遠位皮線より 2～3 cm 近位で正中神経を刺激したときの終末潜時を伝導能の指標に用いる．

4) **知覚神経伝導速度**（sensory nerve conduction velocity：SCV）　知覚神経の伝導速度を測定する方法であり，終板の伝導時間がないため記録電極と刺激電極の距離を潜時で割ると伝導速度が算出される．遠位に刺激電極，近位に記録電極をおく順行性刺激と，反対の逆行性刺激の両者があるが，後者のほうが波形が導出されやすい．

5) **インチング法**（inching method）　記録電極を固定し，刺激電極を 1 cm ずつ移動することにより神経の絞扼部位を明らかにする方法である．

IV　神経損傷の分類

神経が完全に切断された場合，部分損傷の場合，また一時的圧迫のような場合と神経の損傷程度はいろいろであるが，これらはその治療において，また予後において非常な差異があるわけである．Seddon は神経損傷を主として病理的所見より次のごとくに分類した．

Neurapraxia：神経の一時的な圧迫などによるもので，神経自体にはほとんど変化はなく，もちろん手術は必要とせず機能も早晩完全に回復するものである．

Axonotmesis：前者よりもやや高度の神経傷害であって，神経の圧挫，挫創などにより発生する．Endoneurium の tube は断裂することなく連続性を保有しているが，軸索は部分的に，または完全に断裂して末梢側には Waller 変性が起こっている．しかし tube が連絡しているため軸索の再生は容易で，多くの場合，保存的療法のみで治癒が可能である．

Neurotmesis：神経の完全断裂が起こっているもので，運動，知覚の麻痺が高度で常に手術的修復を必要とし，回復は必ず神経線維の再生によらなければならない．

さらに Sunderland は axonotmesis を図 22・8 のごとく 3 型に分類し，計 5 型としている．

なおこれらを臨床的に決定するには支配領域に一致して完全な知覚脱出があるか否か，筋の萎縮が急激か否か，そのほか筋・腱の緊張度などを参考にしなければならないが，その決定はなかなか困難である．神経の圧挫などの際には上記各種損傷が混在することとなり，その混在の程度が手術適応決定に際して重要となる．

第22章　末梢神経の損傷

Ⅰ. Neurapraxia
（伝導障害）

Ⅱ. Axonotmesis（1）
（軸索断裂）

Ⅲ. Axonotmesis（2）
（軸索，髄鞘，神経内膜断裂）

Ⅳ. Axonotmesis（3）
（神経線維束断裂）

Ⅴ. Neurotmesis
（神経幹断裂）

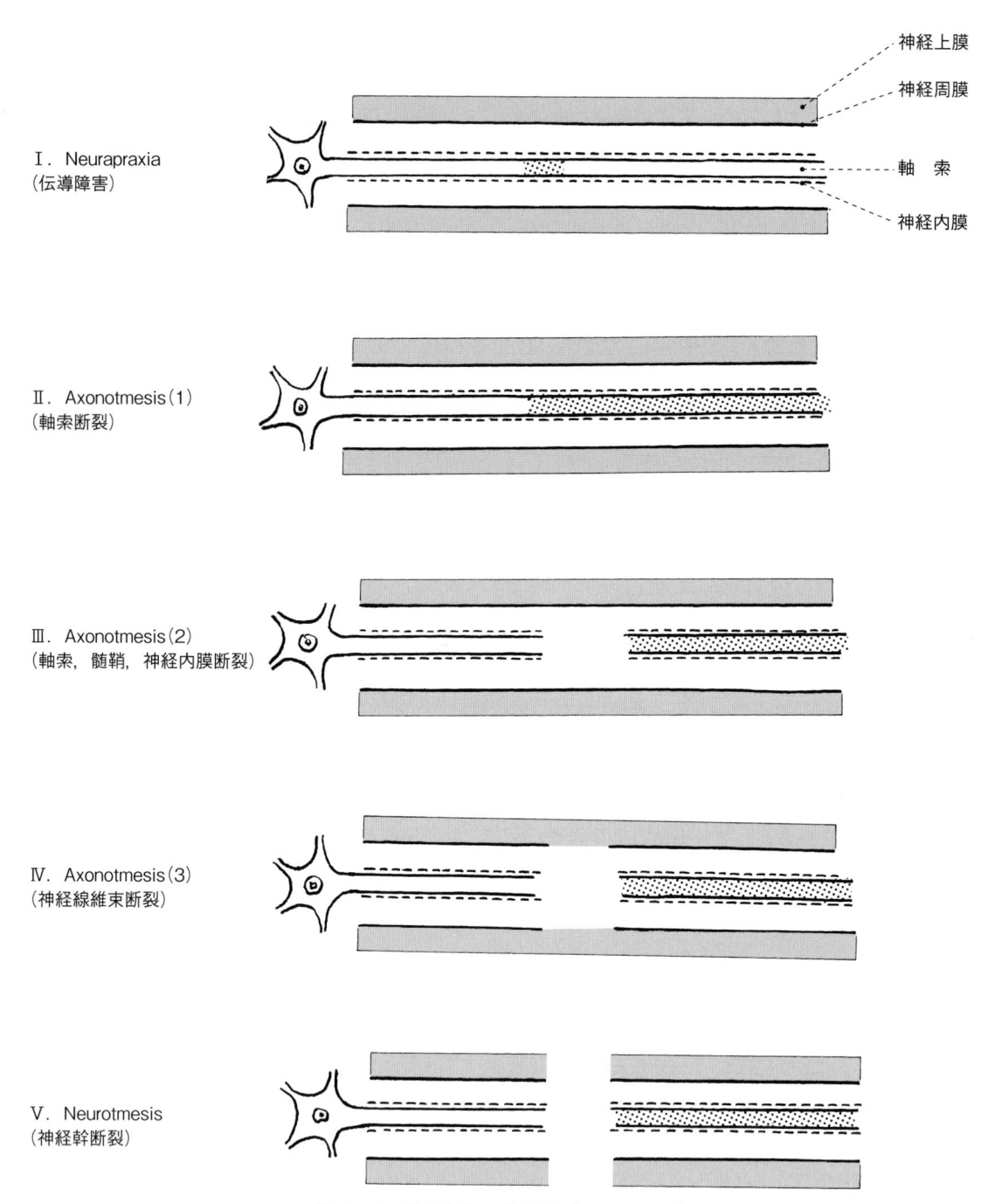

神経上膜
神経周膜
軸　索
神経内膜

図22・8　神経損傷の分類図（Sunderland）
Seddon はⅡ，Ⅲ，Ⅳを一緒にし，3型分類している．本文類は，病態の把握，予後の推定に大切である．
（津下：私の手の外科―手術アトラス，第4版，p.465, 2006）

V 一次縫合と二次縫合の問題

切断された神経は縫合しなければならないが，縫合は受傷直後ただちに行うべきか，あるいは創が治癒してから行うべきかについては種々論議のあったところであるが，現在の一般的な考えについて述べると次のごとくである．

創が鋭利な刃物による清潔な創の場合には創のcleansingとdébridementののちただちに神経縫合を行う．操作はマイクロサージャリーの手技によるべく手術器具，縫合材料もマイクロ用のものを準備する．これにより最も早い，そして最も完全な神経の再生が期待できる．したがって大部分の症例については積極的に一次縫合が行われてよい．しかし爆創，圧挫創などで創が複雑で皮膚，軟部組織，骨などの損傷があり，神経の損傷も圧挫，断裂によるような場合には神経を縫合することなく単に断端を寄せ合わせるのみでそのまま創を閉じ，移植創が完全に治癒してから二次的に神経縫合，または神経移植を行ったほうが安全なことがある．この場合，神経断端は種々の程度の圧挫をうけてその変性範囲は受傷直後には決定できず，たとえ縫合しても良好な神経再生は望みえないからである．

しかし実際問題として局所の瘢痕を開いて二次的に神経の再縫合をすることはいうはやすいが実施はきわめて困難となるので，できるだけ一次的に，神経断端も多少大きめに切除しての縫合を行うべきであろう．

もちろん一次縫合が設備のない病院で，しかもあまり経験のない術者により行われても神経の良好な回復は見込まれないので早急に専門医の手に委ねられるべきで，神経縫合は一種のマイクロサージャリーと理解すべきものである．

さて，一次神経縫合と，二次縫合のそれぞれの利点についてみる．

a. 一次神経縫合の利点

化学療法の進歩した今日，cleansingとdébridementにより化膿はあまり恐れるにあたらない．1回のみで手術が完了し，筋の変性も少なく，機能回復の最良の条件を有している．瘢痕もなく操作が容易で神経が収縮しgapをつくっていることもないので，断端は無理な緊張なしに縫合できる．創が清浄で化膿の恐れがなければ創縁の閉鎖は容易である．

b. 二次神経縫合の利点

創が完全に治癒してから行うので化膿の心配がない．また，二次縫合時であれば神経断端のepineuriumは肥厚し，神経変性の範囲も明らかとなっているから，瘢痕部の十分な切除が可能であり，断端の縫合の操作も容易にしかも確実に行うことができる．また二次縫合であれば設備のある病院で，しかも経験の深い外科医により手術が行われうるから神経縫合の予後はきわめて良好となるなどの点である．牽引による神経の断裂は原則として二次的に縫合されなければならない．

なおGrabb（1968）は動物実験により一次縫合と二次縫合とを筋電図的に比較した結果，少なくとも市民生活上起こりうるような形での末梢神経損傷に対しては，明らかに一次縫合のほうが二次縫合よりまさっていたと述べている．なお二次手術を行うにしてもその時期はできるだけ早く，少なくも2～3ヵ月以内に行わないと神経回復の予後は不良である．

以上のごとくであるが，要は最初の処置を行う外科医の良識と判断に待たなければならない問題で，神経縫合に対する経験と設備があり，創の状況が一次縫合の適応と判断される場合には一次縫合を行ってよいが，神経縫合に対する経験も自信もない場合には無理な縫合を行うことなく，ただちに，以後の処置は専門医に委ねるべきである．神経縫合はマイクロサージャリーであり知覚，運動の機能が回復するように縫合することであって，単に断端をよせることではない．神経回復の見込まれない縫合ははじめから行うべきでない．神経断端を損傷して，瘢痕部位を増大し以後の手術を困難にするだけだからである．

VI 主要末梢神経の損傷

1. 手掌および指における神経損傷

この部における神経の走行は図2・5（p.8）にみるごとくである．神経の再生は末梢になればなるほど良好で，回復に要する期間も短くてすみ，したがってこの部における神経損傷も正しい縫合が行われるならばその予後はきわめて良好であるはずである．ただ問題はこの部の神経は非常に細くて縫合操作がやや困難という点にあるであろう．

しかし先にも述べたごとく，各指の手掌面はstereognosis，あるいはtactile gnosisのうえにきわめて重要であるので，術前知覚障害の有無をよく検討し，また小児では創と神経の位置的関係よりこれが疑われる場合には，神経を分離して損傷があれば必ず丁寧に神経縫合を行う．普通指末節部での神経損傷についてももちろん，より中枢側のdigital nerveの損傷はすべて正しく縫合しなければならない．

運動枝として重要な正中神経よりの回帰神経，また尺骨神経よりの深枝deep branchは手掌部（intrinsic muscles）を支配し，手の繊細な運動にきわめて重要であるので必ず縫合する．手掌部の刺創などでこれら運動枝のみが切断されることがあるが，創の位置と運動障害とにより正しい診断を下し，神経縫合を行う．

さて，手掌，指での損傷の場合には多数の神経が同時に切断され，また屈筋腱の切断を伴うのが普通である．この際神経縫合を先にするか，腱の処置を先にするかは部位により操作がしやすいようにすればよいわけであるが，筆者は指の場合は神経縫合を先にし，手掌部および前腕においては神経縫合をあとにすることが多い．これは指については腱の処置を先にすると指を屈曲位とせねばならず，この位置では神経縫合がやりにくいためであり，手掌部から前腕においては神経が浅く，腱が深部にあるので，腱の処置を終わってから神経縫合を行っている．

神経枝の縫合は3～6倍程度のルーペまたは顕微鏡による拡大のもとで，8-0程度のナイロン糸による数個の結節縫合が用いられ，断端新鮮化ののちこれを行う．神経には相当の可動性があり，指屈曲位とすれば断端のよせ合わせに困難を感ずることはほとんどない．神経に欠損があれば神経移植を行うことがある．しばしば数本，ときにはそれ以上の神経縫合が必要となるがそれぞれ健康組織を出して丁寧に縫合する．正中・尺骨神経幹が神経枝に分岐する部位での損傷は縫合技術が相当困難となるがこれについては後述する．

これら神経枝縫合の予後についてはほぼ満足すべきものであるが，運動枝に関しては必ずしも良好な結果とはいいえない．しかしだからといって縫合が無意味だというのではなく，切れた神経は必ず縫合する．しかもできるだけ確実な縫合をすべきで，マイクロサージャリーの手技による縫合が要求される．

尺骨・橈骨神経の手背側に向かう知覚枝にも損傷があれば必ず縫合を行う．

2. 尺骨神経の損傷

尺骨神経の解剖は図22・10を参照されたい．まず上腕部でははじめ上腕動脈と正中神経の内側を走るが，漸次それから離れ，上腕下1/3の部で内側筋間中隔を穿って上腕の後側に達し，次いで肘関節尺側の尺骨神経溝にい

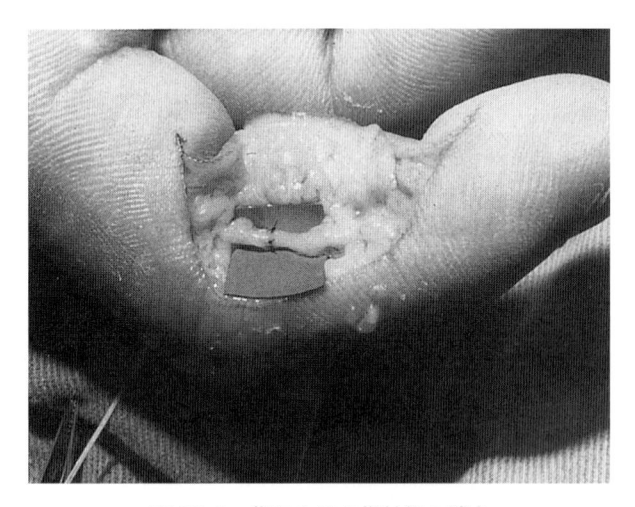

図22・9 指における指神経の縫合
普通7-0，8-0程度のナイロン糸を使用する．

VI 主要末梢神経の損傷　363

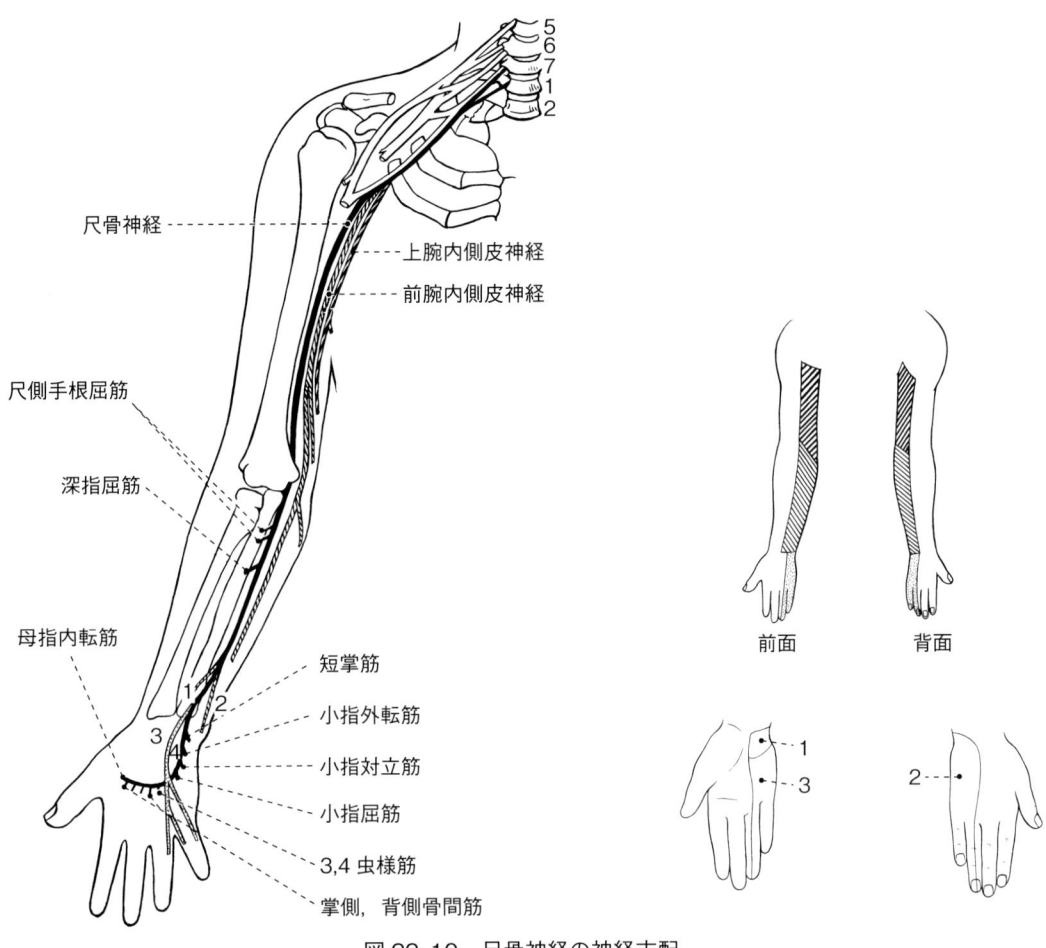

図 22・10　尺骨神経の神経支配
(Haymaker and Woodhall, 1953)

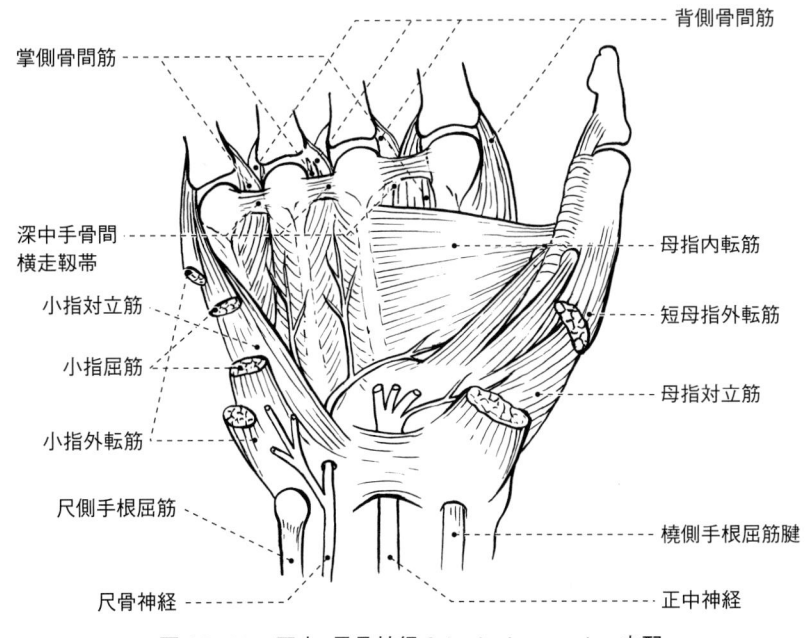

図 22・11　正中・尺骨神経の intrinsic muscles 支配

たる．さてこの部を通過した尺骨神経はまず尺側手根屈筋に枝を出し，次いで環・小指の深指屈筋を支配して手関節部に達するが，手関節部に達する少しく中枢側の部で知覚枝である dorsal cutaneous branch を出し手背尺側の皮膚を支配している．さて手関節部に達した尺骨神経は豆状骨の内側を回って hypothenar の基部に達するが，ここで知覚枝である浅枝と運動枝である深枝に分かれ，知覚枝はそのまま末梢側に進み環指掌面の尺側半分と小指の掌面を支配し，運動枝は hypothenar の諸筋，すなわち小指外転筋，小指屈筋，小指対立筋に枝を出すとともに深部にはいり母指側に迂回しつつ環・小指の虫様筋，また各骨間筋に分枝を出しながら最後には母指内転筋，深部短母指屈筋および第1背側骨間筋に達している．

さて尺骨神経が手関節部で損傷された場合は，それ以下の知覚枝および運動枝がすべて麻痺するわけで，環指の中央より尺側の掌側知覚障害と，hypothenar の諸筋，各骨間筋，環・小指の虫様筋，母指内転筋が麻痺することとなり，これはいわゆる尺骨神経の**低位麻痺**と呼ばれるもので，これに対して肘関節部付近で尺骨神経が損傷された場合を**高位麻痺**と呼び，その麻痺状況は低位麻痺に前腕部での支配諸筋の麻痺がプラスされた症状を呈することとなる．

a. 尺骨神経低位麻痺の症状

骨間部，とくに示・母指間の筋の萎縮および小指球の筋萎縮が著明となり，環・小指は MP 関節が過伸展，指の各関節は屈曲位をとって，いわゆる**かぎ爪指（clawfinger）**が発生する．さて clawfinger の発生機転は骨間筋，虫様筋の麻痺に伴う指の伸展，屈筋のバランスの乱れによるもので，骨間筋，虫様筋は MP 関節を屈曲し，指関節を伸展する作用があるが，これら筋が麻痺するため long extensor および long flexor 両筋の作用により上記 clawfinger が発生する．示・中指の骨間筋は麻痺するが，正中神経支配であるこの指の虫様筋は正常の機能を有するので clawfinger を発生することはないか，あってもその程度は軽度である．

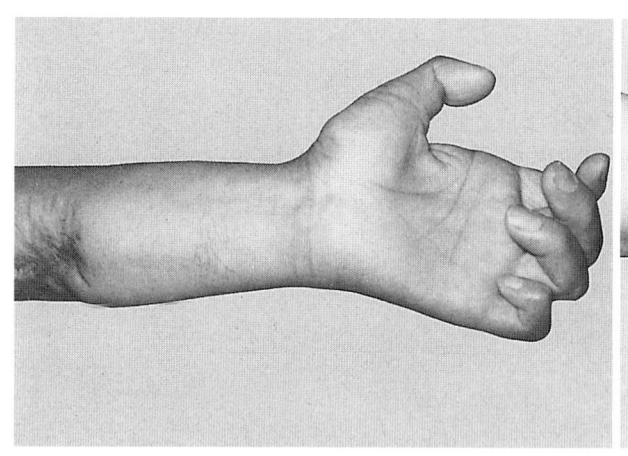

a. 骨間筋，小指球筋の萎縮著明．指の claw 変形も著明であるが，これは受傷部位における瘢痕拘縮もかなり原因をなしていると思われる．

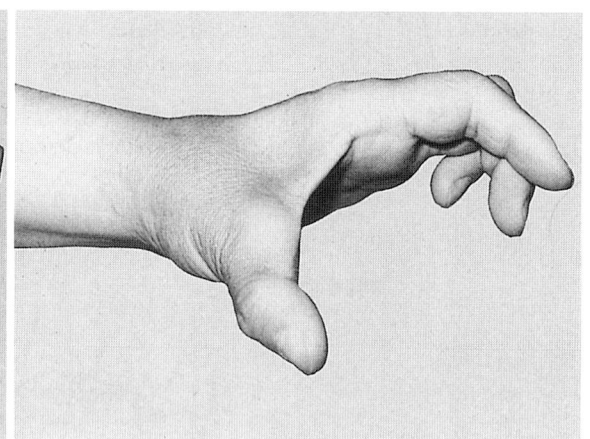

b. 指の伸展障害（claw 変形）と母指 MP 関節の過伸展（不安定化）

図 22・12　53 歳，男．戦傷による尺骨神経損傷

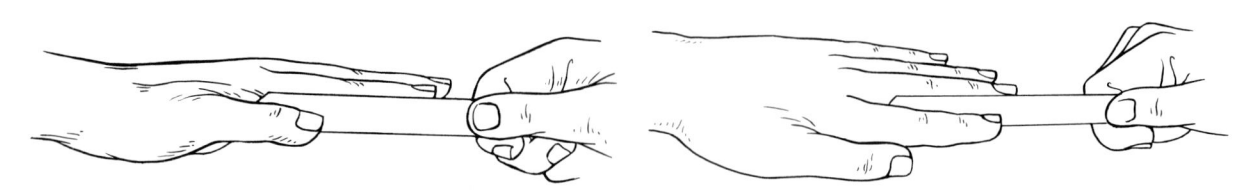

図 22・13　尺骨神経麻痺における紙の引きぬき検査
尺骨神経麻痺時には指の内転作用が弱まり紙は容易に引き抜くことができる．

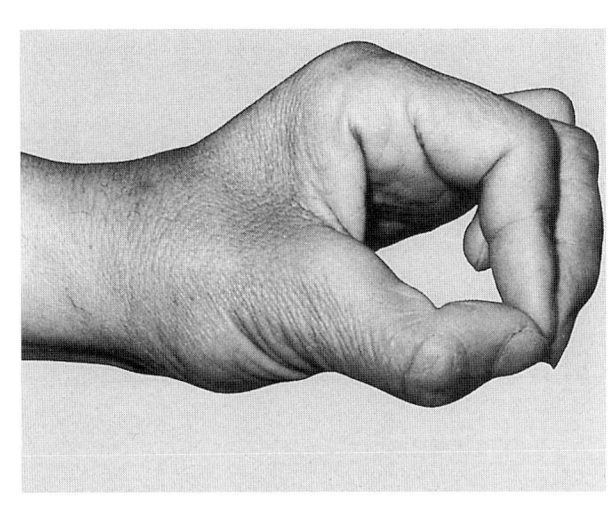

図22·14 53歳,男. 図22·12症例と同じ症例の pinch時におけるFroment徴候の出現

小指球筋が麻痺するため,この部の筋萎縮とともに小指の外転が不能となり,またMP関節の屈曲力が弱まり,母指・小指間のpinchが困難となる.

また指伸展位での**指の内・外転運動**,すなわち開閉運動が障害されるが,これは骨間筋麻痺のため図22·13のごとく指の間に紙をはさませ,これを引き抜くことにより検査され,尺骨神経麻痺の際には容易に引き抜くことができ,これは母・示指間についても同様である.

次に母・示指間で強いpinchを行わしめると図22·14のごとく示指PIP関節は強く屈曲し,DIP関節は過伸展位をとる.これは骨間筋麻痺のためMP関節の屈曲力が弱いので,DIP関節を過伸展することにより指の固定性を得ようとするものであり,また示指は第1背側骨間筋麻痺のため母指に圧されて中指側に移動,中指を支えとしてpinchの力をうるのが常である.一方,母指は内転筋麻痺のためにMP関節の固定性が得られず,ためにこの関節を過伸展位として固定性を得んとし,したがってIP関節は屈曲位をとってtip pinchを行うこととなる.また母指は回内位をとって母・示指中手骨間が開大するが,これも母指の固定性を増すと同時に屈筋腱の作用を増大せしめるもので,かかる症候を**Froment徴候**と呼び尺骨神経麻痺に特有である.知覚障害については多少の例外もあるが一般に環指の尺側半分および小指の掌側面にこれを認める.

b. 尺骨神経高位麻痺の症状

この場合には上記症状のほかに環・小指の屈曲力の減弱が認められる.これは環・小指の深指屈筋が麻痺するためで,末節の屈曲が障害されるが,浅指屈筋は正中神経支配のため麻痺することなく,したがって環・小指は弱いながらも屈曲は可能である.

尺側手根屈筋が麻痺するため手関節の屈曲および尺屈が弱まるが,臨床的にはさほど重要でない.

3. 正中神経の損傷

正中神経の支配については図22·15を参照されたい.本神経は上腕神経の最大枝でmedial cordとlateral cordの各1枝が鋭角をもって結合することにより成立する.上腕の上部では上腕動脈の前外側を走るが,下部では漸次前面,まれには後面を通ってその内側に出て肘関節部に達し,ここで円回内筋,橈側手根屈筋,長掌筋に神経枝を出し,次いで二頭筋の腱膜下を通り,円回内筋の2頭間を通過するが,この際浅指屈筋および橈側の深指屈筋に分枝を出す.

さて主幹はこの部で**前骨間神経枝**を分岐して長母指屈筋,深指屈筋に分枝を出し,最後に方形回内筋を支配するが,主幹はそのまま浅指・深指屈筋の間を通って,carpal tunnelにはいる直前で知覚枝palmar branchを出す.さて主幹がcarpal tunnelを通過したあとは知覚枝と運動枝に分かれ,知覚枝は母指より環指橈側の半分までを支配し,運動枝は回帰神経となって短母指外転筋,母指対立筋,短母指屈筋の一部およびほかの小枝は示・中指の虫様筋を支配している.したがって正中神経が手関節部で損傷された場合の**低位麻痺**と肘関節部以上で損傷された場合の**高位麻痺**の症状は,次のごとくである.

a. 正中神経低位麻痺の症状

短母指外転筋,対立筋,短母指屈筋の一部が麻痺して母指球部の萎縮が著明となる.また上記諸筋の麻痺のため母指の**対立運動**(opposition)が障害され,母指を手掌面に対し垂直の面に挙上することができず,母指の内旋運動が不能となる.また母指末節の伸展はMP関節固定時のみに可能で普通は屈曲位をとっているが,これは短母指外転筋の麻痺に原因するものである.

なお症例によりoppositionが可能と思われる場合もあるが,これはfalse oppositionと呼ばれるもので,神経支配の異常による.

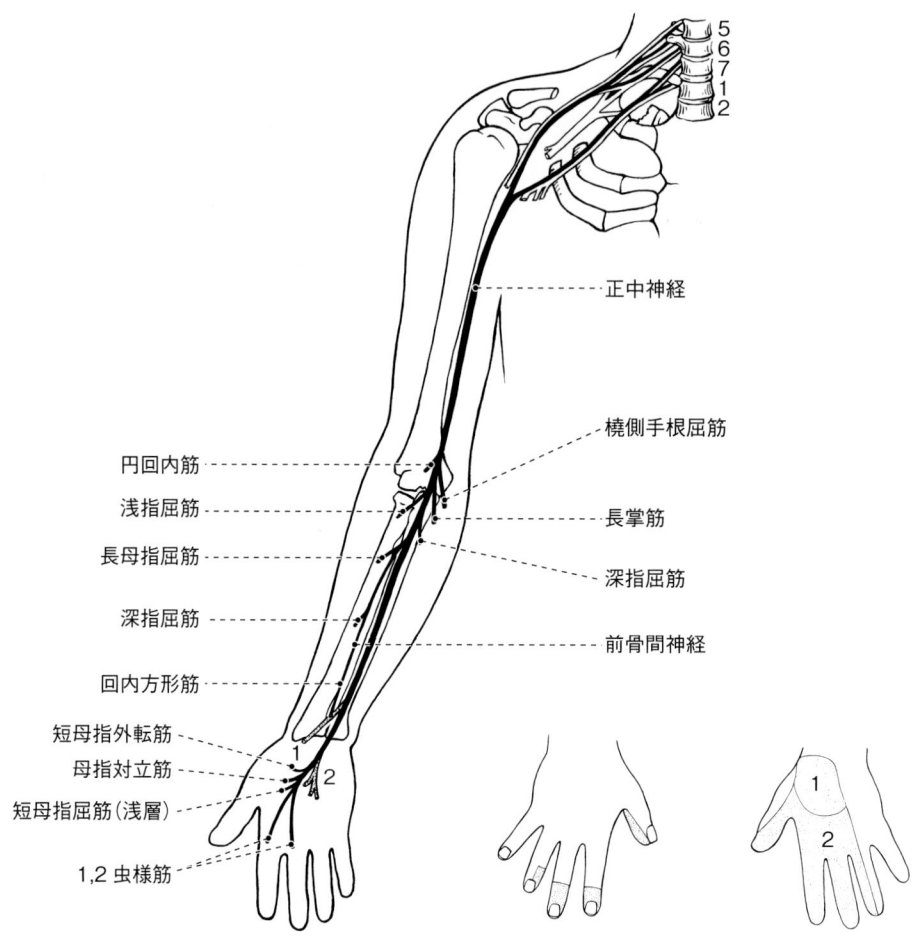

図22・15 正中神経の神経支配
(Haymaker and Woodhall, 1953)

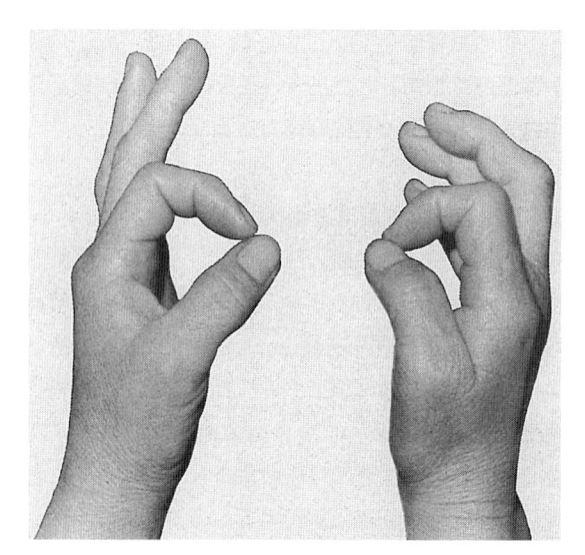

図22・16 右手における母指の対立運動不能の形状を示す（手根管症候群の症例）.

示・中指の虫様筋は麻痺するが，骨間筋が正常であるため，示・中指に変形および機能障害をみることはない．知覚障害は先に解剖で述べたごとく，母指より環指橈側半分の手掌面に認められ，指先部では一部背側にも障害部位が認められる．

b. 正中神経高位麻痺の症状

上記低位麻痺の症状のほかに母・示指の屈曲が不能となり，また中指の屈曲も減弱される．これは長母指屈筋，浅指屈筋および示・中指の深指屈筋が麻痺するためで，指を屈曲せしめるといわゆる benediction attitude をとる．

橈側手根屈筋，長掌筋が麻痺するため手関節の屈曲が弱まるが，実際にはさほどの障害とはならない．

円回内筋，方形回内筋が麻痺するため前腕の回内運動が減弱する．

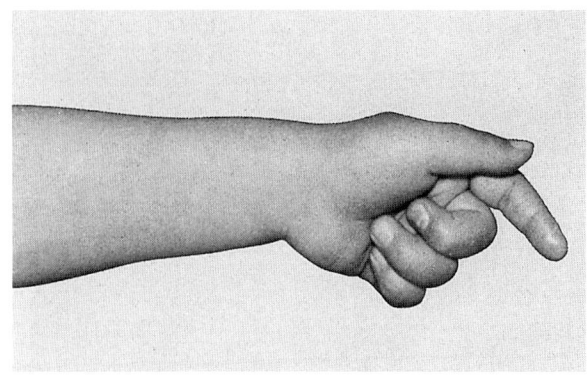

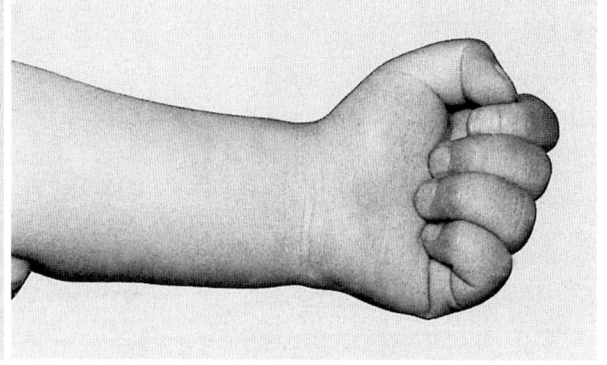

a. 来院時所見．受傷後2ヵ月半経過．正中神経高位麻痺に特有な指の肢位に注意

b. 神経縫合により指の運動の回復したものを示す．

図22・17 2歳，男児．ガラスにより肘関節上部を切る．知覚障害と示・母指の屈曲障害をきたす．

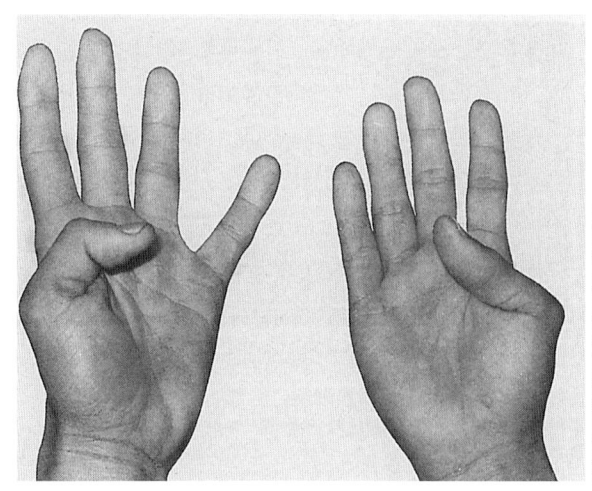

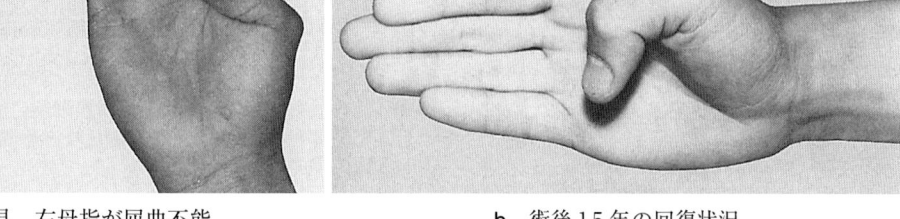

a. 来院時所見．右母指が屈曲不能

b. 術後1.5年の回復状況

図22・18 17歳，男．2ヵ月前肘部屈側をのみで損傷，以後正中神経領域の知覚障害と母・示指の屈曲障害あり．

　知覚障害としては低位麻痺の場合と同様で母・示・中指および環指橈側の半分が手掌側において麻痺し，手背側においては指先部の一部が麻痺する．なおまれではあるが前腕中枢側の部で前骨間神経枝のみが損傷されることがある．この際には母指のIP関節の屈曲不能と示指DIP関節屈曲力の減退のみで知覚障害は認められない．これのentrapment neuropathyについては後述する．

4. 正中・尺骨神経の同時損傷

　さて正中・尺骨両神経はともに前腕屈側を平行して走っているため，しばしば両者ともに損傷をうけることが少なくない．もし両神経が手関節部で同時に損傷されると，先に述べた低位麻痺が合併することとなり，手掌面の知覚麻痺はもちろん，intrinsic musclesはすべて麻痺していわゆる**かぎ爪手（clawhand）**を発生する．すなわち，各指はMP関節過伸展位を，また各指関節は屈曲位をとり，母指は対立運動不能で示指の側方に固定され，つまむ，にぎるなど日常生活にきわめて大切な繊細な運動はまったく障害されることとなる．次に正中・尺骨神経が高位麻痺を起こした場合には，その障害程度はいよいよ高度で手掌諸筋群はもちろん前腕の屈筋群もすべて麻痺することとなり，指・手関節の屈曲はまったく不能で，前腕は回外位をとり，わずかに橈骨神経支配の伸筋群のみの運動が残ることとなり知覚も高度に障害

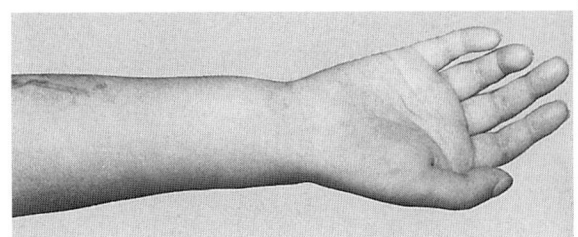

a. 来院時の手の所見

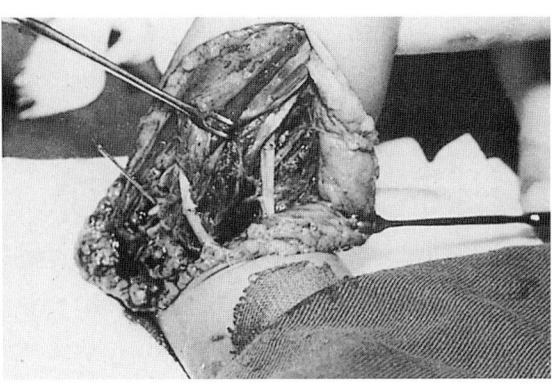

b. 手術所見．骨折転位を整復．ついで正中・尺骨神経を縫合したところ．

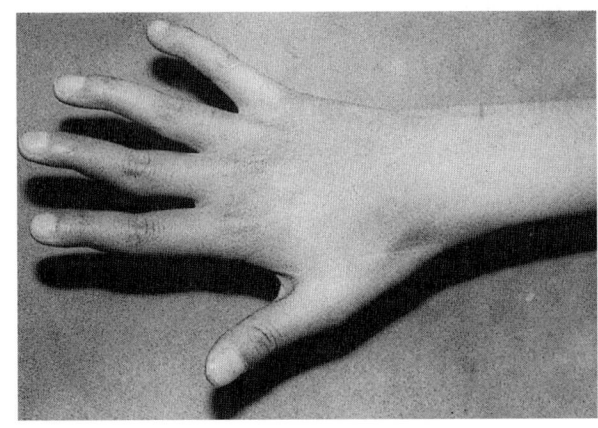

c. 術後7年での指の伸展

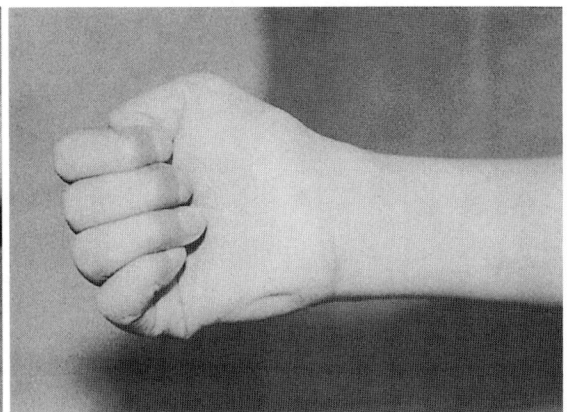

d. 術後7年での指の屈曲

図22・19　5歳，女児．2ヵ月前の交通事故による受傷で肘部挫滅創．肘部から前腕，手指にかけての運動まったく不能，知覚障害著明

されて，手はほとんど生理的切断にも等しい状況となる．

5. 橈骨神経の損傷

　橈骨神経の支配については図22・20を参照されたい．本神経は腕神経叢の posterior cord より起こり，はじめ叢の後方に位置するが，次に上腕深動脈とともに上腕骨の橈骨神経溝を外下方に走り，上腕三頭筋の内側頭と長頭とにおおわれる．肘関節の上方で上腕筋と腕橈骨筋との間に現われ，これらに神経枝（上腕筋については外側の一部）を送り，さらに下降して長橈側手根伸筋にも枝を出す．肘関節直下で浅枝と深枝に分かれ，**浅枝**は知覚枝で，前腕の橈背側皮下を通って手背に達し母・示・中指の背面を支配し，**深枝**は回外筋を貫通し橈骨骨頭頸部を回って前腕背側に達し，前腕を降りながら短橈側手根伸筋，回外筋，総指伸筋，小指固有伸筋，尺側手根伸筋，長母指外転筋，長および短母指伸筋，示指固有伸筋にそれぞれ分枝を送り，手関節，指のすべての伸筋を支配している．

　さて橈骨神経麻痺は肘関節より末梢で損傷をうけた場合の**低位麻痺**と，それより中枢側で損傷された場合の**高位麻痺**とに分類される．

a. 橈骨神経低位麻痺の症状

　これは橈骨神経が浅枝，深枝に分岐したあとの部で損傷された場合であって，浅枝の損傷を伴えば知覚障害も同時に発生するが，深枝のみの損傷では知覚障害を伴わない．この場合，長橈側手根伸筋またときに短橈側手根伸筋は麻痺しないので手関節の背屈は障害されない．ただし尺側手根伸筋は障害されるので背屈力は多少弱く，手関節は橈屈の傾向をとる．

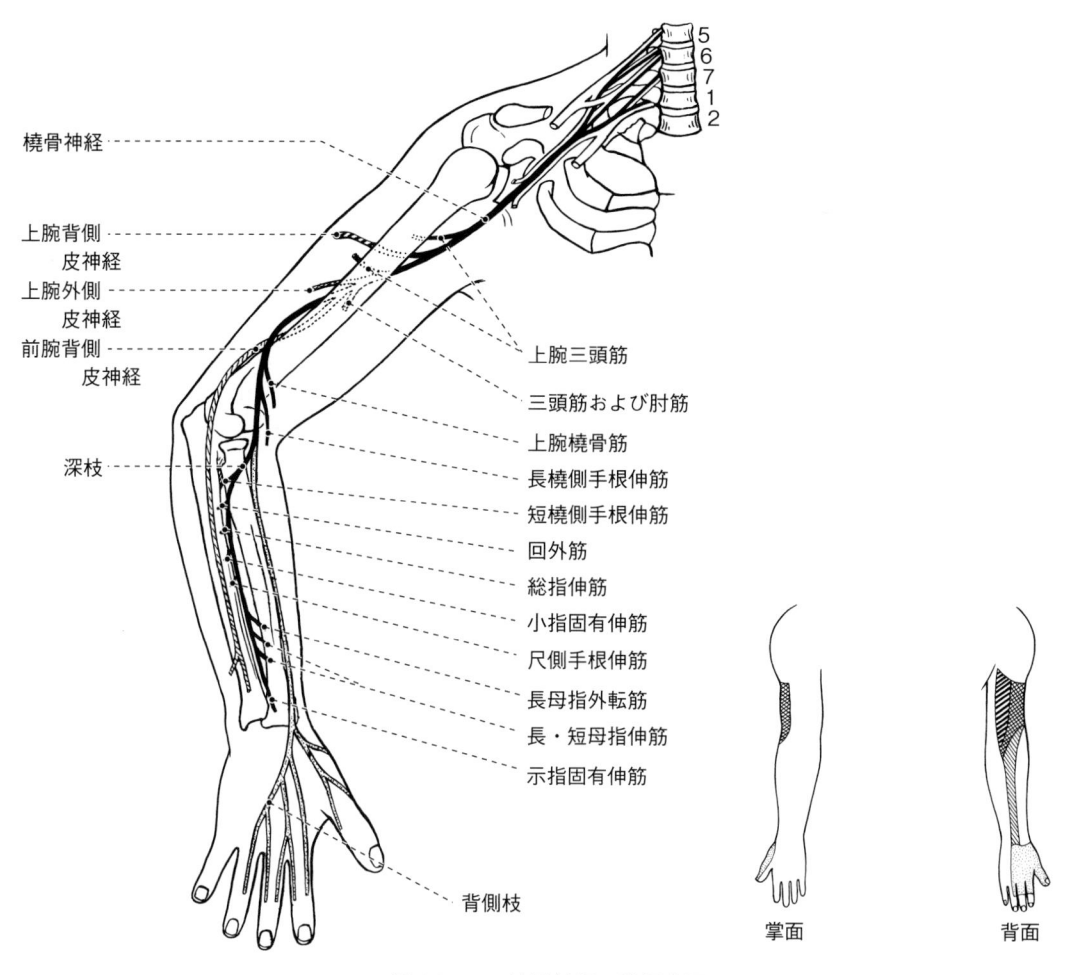

図 22・20 橈骨神経の神経支配
(Haymaker and Woodhall, 1953)

指は MP 関節での伸展が不能となるが，各指の指関節は MP 関節屈曲位では intrinsic muscle の作用により伸展可能である．

母指の外転，末節伸展は不能となるが，母指対立位では末節の伸展が可能である．これは正中神経支配の短母指外転筋の作用によるものである．

指の屈曲は普通正常であるが，手関節の背屈力が弱いため握力は多少とも減弱する．

また回外筋麻痺のため，前腕の回外運動が障害されるが上腕二頭筋によりある程度代償される．しかしこの場合も full supination は不能となるため，左手では食事のとき茶碗がもてず不自由である．

浅枝の損傷を伴う場合，知覚障害は母指 MP 関節部背側および母・示指間背側皮膚の一部に認められるが，ほかの大部分は重複支配のため知覚障害をきたさず，臨床上さほどの障害とはならない．

b. 橈骨神経高位麻痺の症状

この場合には手根伸筋はすべて麻痺して手関節の背屈ができず，常に屈曲位をとり定型的な**下垂手** drop hand を呈することとなる．しかし指屈曲位では屈筋の trick motion により手関節が多少背屈可能のごとくみえることがある．握力は手関節背屈障害のため常に減少しており，そのほかの症状は低位麻痺の場合と同様である．

橈骨神経よりの知覚枝として背側上腕皮神経が上腕伸側に，背側前腕皮神経が前腕伸側中央部に分布しているが，個人差が大であり，また重複支配のため臨床上はさほど問題とならない．浅枝は必ず障害されてその固有領である母・示指間背側皮膚，母指 MP 関節付近に知覚障害をきたすが，これは低位麻痺の場合と同様である．

なお損傷部位がより高位であると上腕三頭筋の麻痺が

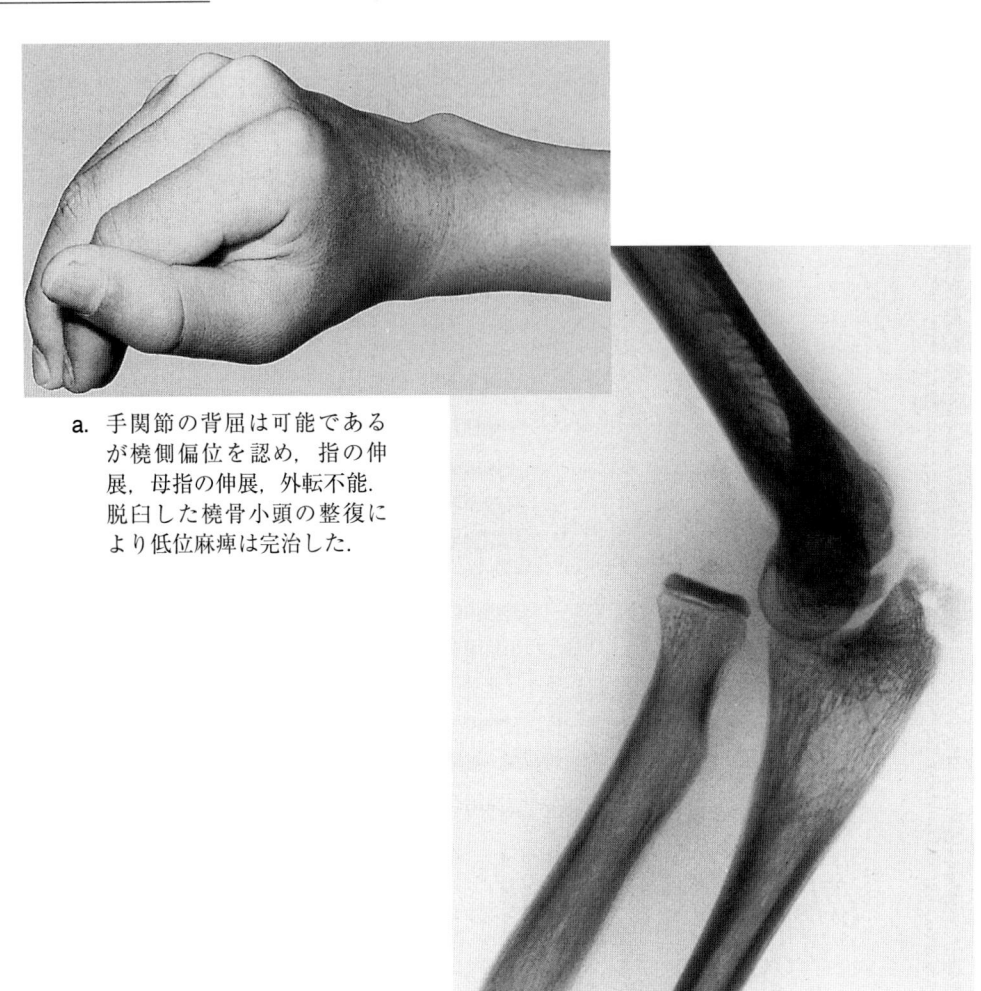

a. 手関節の背屈は可能であるが橈側偏位を認め,指の伸展,母指の伸展,外転不能.脱臼した橈骨小頭の整復により低位麻痺は完治した.

b. 肘部X線所見

図22・21　11歳,男児.橈骨小頭脱臼に併発した橈骨神経低位麻痺.知覚障害はみられない.

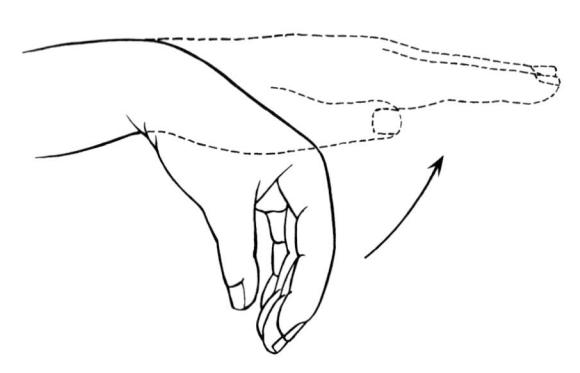

図22・22　橈骨神経損傷による下垂手

起こることがある.これは肩関節脱臼などに合併して生じるが比較的まれである.

VII 末梢神経損傷の診断

　末梢神経損傷の診断はさほど困難ではない．しかし，それが部分損傷であったり，また同時に多数の部位に損傷があるとか，皮膚に外傷のあとがまったくない場合の部位診断，あるいは陳旧症例のような場合には診断が必ずしも容易でない．かかる際には発生機転，受傷後の経過，関節運動，筋力検査，筋電図などにより損傷の部位と程度，種類をできるだけ正確に診断し，正しい治療方針を決定することが必要となる．

1. 部分損傷の診断

　各末梢神経の走行とその知覚・運動支配についての正しい知識が必要であり，またしばしば存在する支配のvariationについても熟知しておく必要がある．各筋について行われる筋力評価はとくに大切であり，筋電図の利用も有意義である．最近ではMRIを診断に用いる人もあるようであるが必ずしも必要とは考えない．

2. 部位診断

　損傷部位を確定することはとくに観血療法を行う場合重要であるが，その発生機転と症状から多くの場合比較的容易に判定できる．しかしときに損傷部位がはっきりせず，個々の筋について筋力を調べたり，筋電図を用いる必要の生じる症例もあるであろう．

　切創などによるものは神経と同時に筋損傷も合併することが多く，このような場合，筋自体の損傷を神経損傷による麻痺と見誤ると損傷部位を高位に誤診する危険がある．たとえば前腕切創により橈骨神経深枝と同時に手関節の伸筋が切断されると下垂手を伴うため，橈骨神経麻痺自体としては低位麻痺にもかかわらず，一見高位麻痺と同様の症状を呈する．とくにこの場合上腕打撲でもあればますますまぎらわしくなる．

　この例のように外傷が多発しているものや，広範囲な挫滅創では部位診断が難しく，上記のような方法でも部位が確定できない場合もある．また同一神経が2カ所以上で同時に損傷されることもありうるから，このような症例では損傷の考えられる部位を順次検査することが望ましい．この際Tinel徴候は重要な手掛りとなるであろう．

　麻痺を生じて長期間放置されたもの，とくに中年以後の患者では関節拘縮が起こりやすく，化膿，挫滅創を伴ったものでは瘢痕により関節運動が障害され，診断を困難にしたり，また治療に際しても重要な問題となることが少なくない．

　また関節運動を調べるとき注意しなければならないものは，各種のtrick motionにより関節運動が代償され麻痺が見逃されやすい点である．すなわち既述のごとく橈骨神経麻痺については回外運動が上腕二頭筋により，また手関節伸筋が手の重力および手指屈筋によってある程度代償される．これらは麻痺を生じて長期間経過した症例において，多くの患者が無意識にこれを利用して日常生活の不自由さを補っているので，診断，治療に際して十分注意する必要がある．正中神経麻痺時におけるfalse oppositionについては先に述べた．

VIII 治療方針の決定

　新鮮症例で神経が完全に切断されていることが明らかなもの，すなわちneurotmesisのものは先にも述べたごとく原則として一次的に，またときに二次的に神経縫合がなされなければならない．しかし神経損傷が完全断裂か否か不明の場合，部分損傷が考えられる場合，また単なる圧迫とか挫傷によるもの，注射によるもの，骨折・脱臼に合併した神経麻痺などの場合には観血療法にふみ切るか否か決定に迷うことが少なくない．すなわちneurapraxiaであれば手術の必要はなく自然回復が可能であり，axonotmesisであれば多くの場合手術を必要と

しないが，ときにこれを必要とする場合もあるわけで，これらを臨床所見より決定することは必ずしも容易でない．また一度神経縫合が行われているが回復が思わしくない場合に再手術に踏み切るかどうかの決定の場合についてもほぼ同様のことがいいうる．

さて，かかる場合には一応保存治療を行いつつ1週間ないし10日ごとに各筋機能を検査して1～3カ月間経過を観察し，症状がまったく改善しないか，改善しても日常生活に支障を残すと考えられる症例に対しては手術療法を考慮すべきであろう．この場合，麻痺の発生機転，創傷のある場合はその治癒経過も手術時期決定に参考とすべきである．また症状がどのように経過していくかということも重要で，症状改善のスピードが遅いものは早期に手術を行うべきであり，圧迫など損傷の程度があまり強くないと予想されるものでは，たとえわずかでも確実な症状の改善があれば長めに経過を観察するのもよい．手術決定に際しては筋電図をとり，これを受傷時のそれと比較することも大切である．

なお受傷後神経に対する手術を行うまでの時間を1～3カ月としたのは次のごとき理由によるものである．

(1) Neurapraxia, axonotmesis の回復が3カ月くらいでだいたい完了する．

(2) 神経縫合は3カ月以内，できれば1カ月までに行うのが望ましいとされているので，適応のはっきりしたものは1カ月以内に手術を行い，それ以外は3カ月まで経過をみる．

(3) 麻痺筋をそのまま長期間放置すると筋自体に不可逆性の変性が発生する．すなわち6カ月以上も経過すると筋自体の変性のため十分な回復は望みえなくなる．

しかし以上はあくまで原則であって，実際には症例ごとに慎重に判断して最も適した時期を選ぶことはもちろんである．

また原因のいかんについても十分考慮を払う．たとえば注射による橈骨神経麻痺の場合，注射が直接神経に当り刺入直後に電撃痛を訴えたもの，また注射薬が fibrosis を起こしやすいものの場合には予後不良のこともあるが，そうでなければ自然回復の可能性が多い．一般に3カ月間保存的に経過を観察し，中枢側支配筋に回復の徴候がみられなければ神経剥離，また腱移行などを考慮するのもよいが，たとえ少しであっても改善の傾向がみられればさらに保存療法を継続すべきである．

睡眠時または手術時の不良肢位による圧迫に原因する神経麻痺は予後が良好であるので手術療法は必要としない．骨折・脱臼に合併した神経損傷も予後は比較的良好である．もし骨折・脱臼に対して観血的整復術が必要な場合には同時に神経を露出し，その損傷程度を調べ適宜の処置をとってよいが，手術適応がない場合には神経麻痺に対しても保存的な治療を行い，回復の徴候がなければ骨の癒合を待って神経縫合を行う．骨折の治癒が遷延していたり偽関節を形成しているような場合には骨に対する手術と同時に神経縫合を行う．この場合，縫合に無理があれば骨端部を切除して骨の短縮を行えばよい．

一度神経縫合が行われているにもかかわらず回復の傾向がみられない場合には再縫合を考慮しなければならないが，この際初めの手術がいかなる病院のいかなる医師により行われたか，また局所に置かれた切開線について検討する．病院の設備，術者の技術が十分と思えない場合，また切開線が不適当で正しい神経縫合が行われたとは考えられない場合には再手術が行われてよい．

次に受傷後数カ月を経過した陳旧症例に対しても1カ月間くらいの保存療法を行って改善の傾向の有無を観察することはしばしば有意義である．この場合もまた麻痺の発生機転，現在までの経過も十分問診し，予後判定の助けとしなければならない．麻痺を生じて長時間を経過した症例では各関節が拘縮を起こしていることが少なくないが，かかる場合，温浴，運動練習，副子使用によりできるだけ拘縮を除くことが望ましく，麻痺筋も長く使われないため fibrosis となって周囲と癒着し血行も低下しているので各種理学療法が必要となる．かかる理学療法を1～2カ月間継続することは経過の観察期間としても，また術前の準備期間としても必要と思われる．また挫滅などによる皮膚欠損の大きいものでは有茎植皮による皮膚の修復が第1であり，その後一定期間の機能訓練ののちに腱，神経に対する修復手術が行われる．

IX 末梢神経損傷の治療

1. 保存療法

　保存療法は手術適応のないもの，また適応のあるものに対してはその術前・術後の療法として行われ，副子の利用，自動および他運動練習，理学療法，薬物療法などが行われる．

　副子は手の機能的安全肢位保持と筋の拘縮，関節の不良肢位拘縮の予防に用いられ，またゴム，スプリング，バネなどを用いての機能訓練とか dynamic splint もしばしば利用される．副子はできるだけ軽量，簡単であることが望ましい．使用時にその重要性を患者に説明納得させ，最初から常用する習慣をつけることが大切である．

　運動練習は1日数回，できれば温浴とともに 15～30 分間行わせる．練習は手指屈伸から肘，肩関節まで常に系統的に行い，麻痺筋についてもこれを動かすように努力すると同時に他動運動も十分に行う．正中・尺骨神経麻痺時の clawfinger は指の屈曲拘縮を発生しやすいし，母指対立運動の障害は母・示指間の内転拘縮を発生しやすく，また橈骨神経麻痺時には手関節の屈曲拘縮が起こりやすい．理学療法としてはバイブラバス，パラフィン浴，また低周波，splint 療法などが行なわれ，薬物療法としてはビタミン B_1 薬投与などを行うが，これらは運動練習に対する補助手段と考えるべきで麻痺筋の拘縮防止，麻痺していない筋の筋力保持・増強を目的とする．そして保存療法を行う間は常に定期的観察を欠かしてはならない．

2. 観血療法

　神経縫合手術にはしばしば長時間を要するので，それに堪えうる安全，確実な麻酔方法を選ぶ．したがって局麻よりも腕神経叢ブロックおよび全身麻酔が最も適当で，原則として止血帯使用のうえ無血野で手術を行う．切開はしばしば中枢側に相当距離延長することが必要となるので，上腕以下手全体を消毒，敷布をかける場合もこの点に注意する．**神経縫合はマイクロサージャリーの領域と考えるべきで**，マイクロ用器具，顕微鏡，拡大鏡の準備を忘れてはならない．

a. 切開と神経の剥離

　神経の解剖を考えたうえで中枢・末梢両神経端が十分露出できるよう長い切開を行う．小さな切開で神経縫合を行うべきでない．神経縫合が正しく行われているか否かは切開をみればわかるとさえいわれているが，小切開のみで縫合が行われている場合には術者は神経縫合にあまり経験のない人であり，予後は良好でないと想像してよい．なぜならば小切開のみでは atraumatic の神経縫合は不能であり，また神経断端に緊張を加えることなしには縫合が不能であるからである．縫合はできるだけ緊張なしに行うべきで，もし多少とも緊張があれば，予後に重大な悪影響を及ぼすこととなる．したがって切開は大きくして無理のない縫合を行う必要がある．

　切開は適度な弧状または波状切開を用いる．神経損傷部位はしばしば関節に近く，したがってこの部に切開を加える場合にはあとで瘢痕拘縮が起こらないようカーブした切開，あるいはジグザグ切開として切開を延長することが必要である．

　神経の剥離は健側よりはじめ患側に向かうこととし，神経分枝を損傷しないよう注意する．この際神経刺激装置を使用するのが望ましい．そして最後に損傷部での神経切離を行う．なお神経剥離の範囲は中枢，末梢とも数

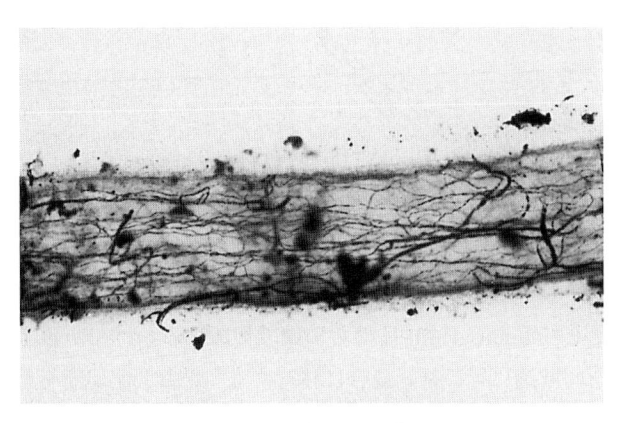

図 22・23　正中神経の一部の血行
切断肢に墨汁を注入，のち透明標本とした．

Epineurial suture
（神経上膜縫合）

Funicular suture
（神経束膜縫合）

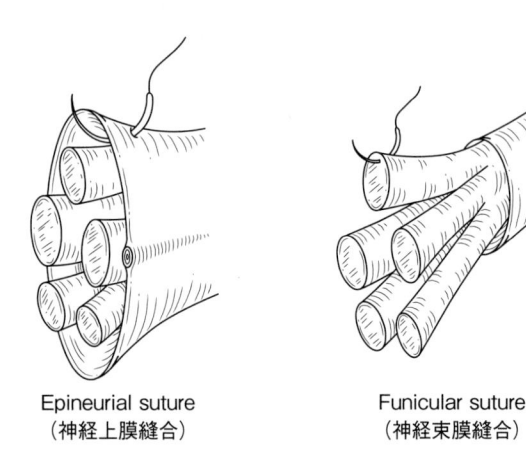

図 22・24　神経縫合の種類
（土井：広島マイクロ講習会原稿より）

cm とし無理のない縫合を行う．広範に剝離し，緊張下で縫合すれば神経内の微小循環はすべてとまって神経断端は壊死に陥ることを知るべきである．

b. 神経縫合の手技

神経の剝離はすべて atraumatic に行う．剝離を行い，断端が緊張なしに縫合できることを確かめてから縫合に移る．以後の操作には顕微鏡，また少なくも拡大鏡の使用が必要となる．

神経剝離を行う前に神経の稔転を防ぐ意味で1本の糸（**stay suture**）をそれぞれ対応する両断端部にかけておくと便利である．この際神経の epineurium の上を走る血管をメルクマールとするとか断面の topography を参考とする．

1）断端の新鮮化　健康な神経線維が十分出るまで断端の瘢痕部を切除する．この際は鋭利なメスとか安全カミソリの刃などが利用され，断端より少しずつ切って瘢痕のまったくない健康な神経組織の存在する部まで切除してゆく．これは新鮮症例の場合も同様で断端が圧挫をうけ将来瘢痕となると思われる部位はすべて切除する．なお切離に際して断端が正しく垂直になるよう nerve miter box (Field, 1969) を使用するとか，下敷として消しゴムを利用するなどの方法もあるが，最も簡便な方法は図 22・27a のごとく指で断端をつまみ，断端の硬さを触れながら正常と思われる部に接して鋭利なメスを垂直に入れ，瘢痕がなければそのまま，瘢痕があれば少しく中枢側に切離を進め，指に接するまで切離を行い，最後に後面の epineurium のみを残すようにする．

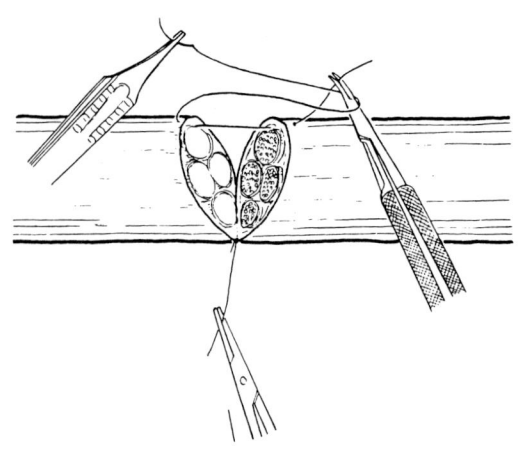

a. 断端の新鮮化と funiculer pattern の決定ののち 8-0 ナイロン糸を用いてまず一端を縫合，次いで反対側を縫合して stay suture とする．

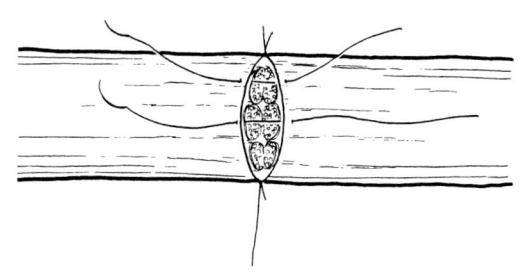

b. 両 stay sutures 間の epineuro-perineural suture を行う．

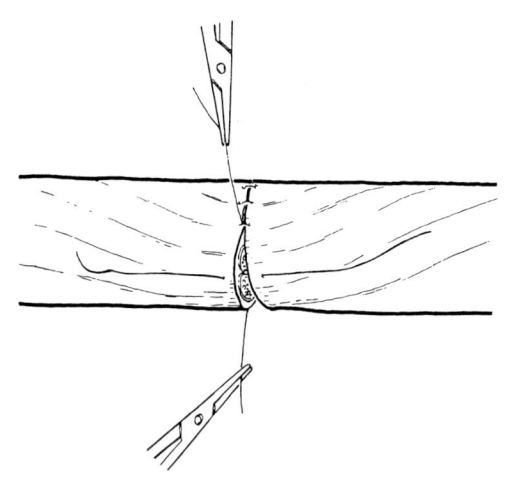

c. 1側の縫合が終われば反転して反対側の縫合を行う．

図 22・25　神経縫合の実施

そして epineurium はのちに鋏で切離するわけで，以上を両断端に行い神経縫合に移行する．なお上記切断を行う際，神経断端をあまりに強く牽引して切離を行えば epineurium が後退して縫合時神経束が縫合間隙から漏

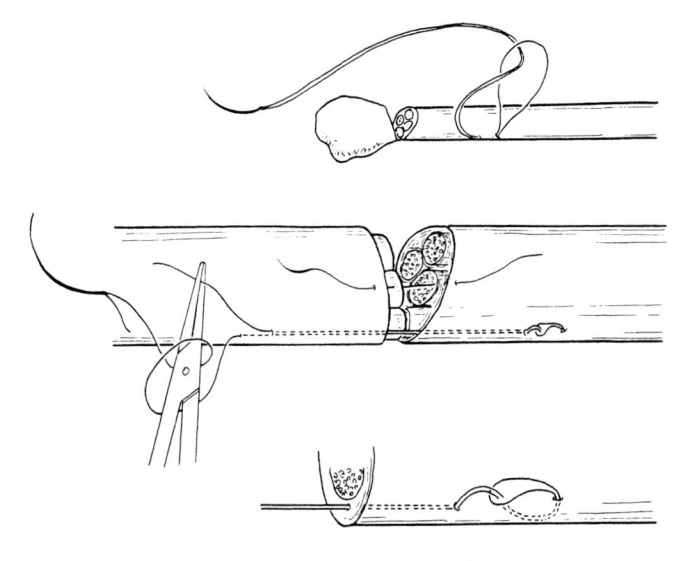

図22・26 緊張下での神経縫合
（anchoring funicular suture）
陳旧症状例においては断端を新鮮化するとしばしばgapが大きくなり縫合が困難となる．かかる場合腱縫合に用いるのと同様のループ針（6-0・7-0ナイロン）を用いて断端を接合し，のち神経束の縫合（8-0ナイロン）を行うと便利である．われわれはこれをanchoring suture法と呼んでいる．これにより2.0～2.5cmのgapも無理なく縫合が可能となる．

出することにもなるので，牽引は切断保持に必要な最小限度とすべきであろう．断端新鮮化ののちは両断端を観察し，お互いの funicular pattern の決定を行う．これには高位レベルごとの系統的神経束の分布を示すtopographyを参考にする．

なお神経断端には知覚線維と運動線維の両者があり，これらを確実に区別して正しい縫合ができればこれにこしたことはない．この判別のためには **Karnovsky 染色法** (1964) のあることが知られている．これは運動線維軸索よりの acetylcholinesterase 活性が知覚線維軸索のそれより高いことを利用するものであるが，染色に時間を要するという欠点がありいまだ臨床に利用されるにはいたっていない．また電気刺激を利用して中枢側，末梢側の知覚・運動神経を確認する試みもなされているが，麻酔の関係とがWaller変性の始まる前の受傷後2～3日でないと実施不能で，陳旧例には応用できない欠点がある．したがってfunicular patternの決定には顕微鏡下の観察，少なくも拡大鏡による観察が必要となる．

2）神経縫合 かつては神経上膜縫合（epineural suture）が用いられてきたが，神経縫合にもマイクロサージャリーの考えが導入され，神経を神経束funicu-

lusの単位で縫合せんとするfunicular suture（神経束縫合），またperineural suture（神経周膜縫合）が注目されたことはよく知られているところである．これはSunderlandら（1945）によるfunicular topographyの研究に基づくもので，わが国では伊藤，石川（1964）の実験的研究以来，伊藤を中心として多くの実験的また臨床的研究が報告されており，また外国においてはSmith (1964), Bora (1967), Hakstian (1968), Grabbら (1970)の報告がある．

方法としては手術用顕微鏡を使用し，6～10数倍の倍率で拡大しながら縫合を行う．拡大鏡を使用するのもよい．われわれはepineuro-perineural sutureを多用している．持針器としてはspring handle type持針器が便利で，糸としては8-0～10-0ナイロンを利用する．ピンセット，鋏などもマイクロ用のものを準備する．さて縫合の実施であるがfuniculusのorientationを終わったのち，例えば正中神経であれば橈側の運動枝を確認，これに第1の糸をかけ，次いで反対側にも糸をかけて2本のstay sutureとし，これをモスキート鉗子ではさみ固定．次いでその間をfuniculusの位置を確認しながら結節縫合を行う．この際糸は断端のなるべく近くにかけ，しか

も糸を結ぶ際神経束の断端が互いに相接するごとくに適度に結ぶことが大切で，糸を断端から遠くにかけるとか糸を強く結ぶと断端にたくれができて断端がはみ出すとか神経束が互いに相離反することとなるので注意する．

以上を終われば stay suture の1側のものを神経の裏を通して反対側に出し，神経を裏返しにして裏面の縫合を前面と同様に行う．主幹神経については10～14個の結節縫合，digital nerve については5～6個の結節縫合を行う．

なお神経縫合に際してはその前に止血帯をゆるめてから行ったほうがよいとの意見もある．これは縫合後に止血帯をゆるめると，縫合された両断端の間に血腫が形成され神経の再生が障害されることを恐れるものである．したがってもし止血帯のままで神経縫合を行うのであれば止血帯を除去したのちしばらく断端の状況を観察し，出血があれば止血を待って創の閉鎖を行う．

正しい意味での funicular suture は，神経束の正確な適合性を確認したのち顕微鏡下に10～9-0ナイロンで神

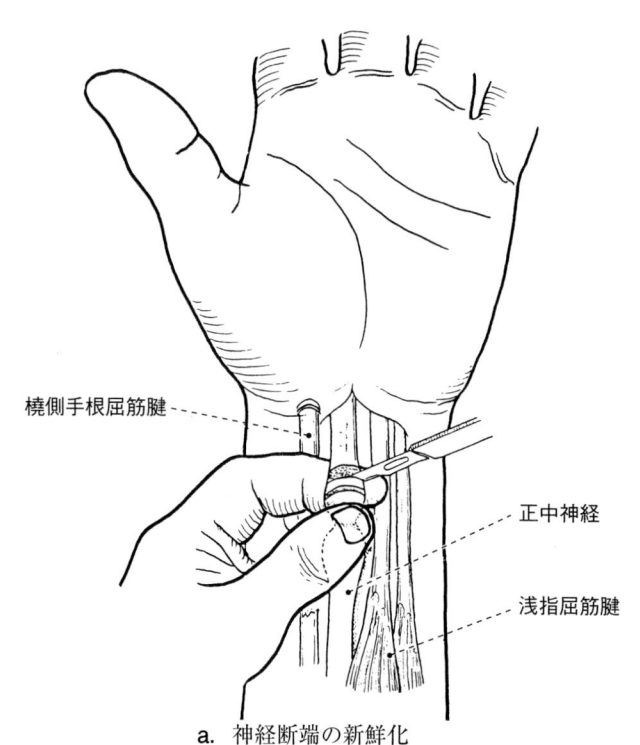

橈側手根屈筋腱
正中神経
浅指屈筋腱

a. 神経断端の新鮮化
図のごとくに神経を保持するのが便利．断端の硬さの触知は新鮮化の範囲決定にも大切である．

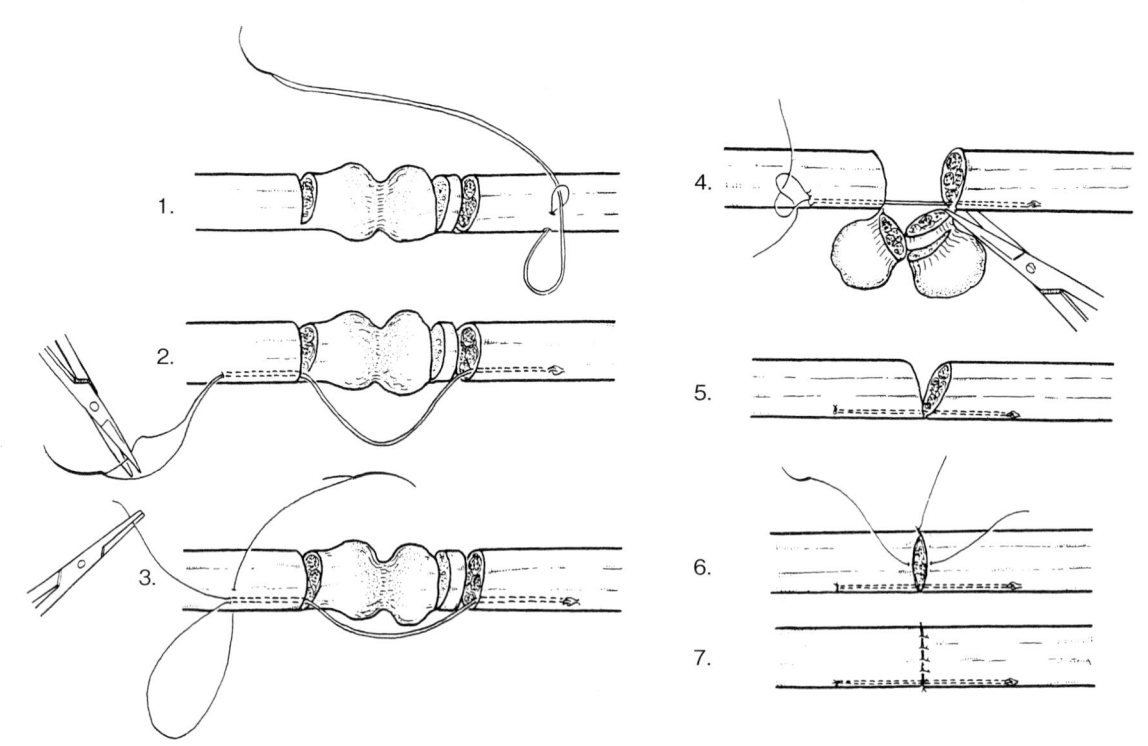

b. 神経の縫合

図 22・27　陳旧症例における神経縫合
1. 断端の新鮮化と funicular pattern の決定とのち基準となるべき funiculus を接合すべく 8-0 ループ状ナイロン糸つき針を用いて anchoring suture を開始する．
2. 3. 断端の接合　4. 瘢痕の切除　5. 断端接合の完了　6, 7. Epineuro-perineural suture の完了

IX 末梢神経損傷の治療

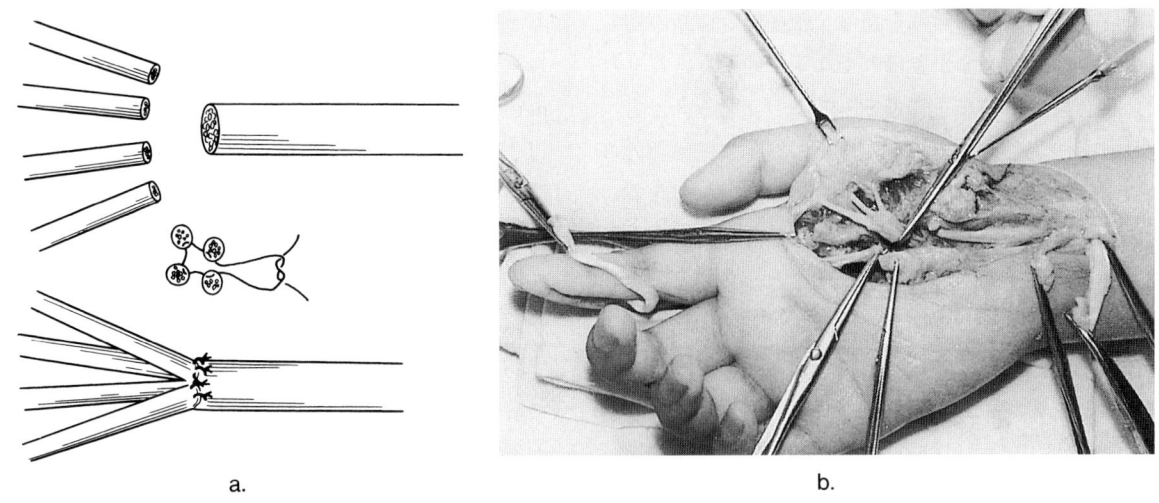

図22・28 神経分岐の縫合（a）と正中神経分岐部の縫合と腱の移植（b）を実施せんとするところ．

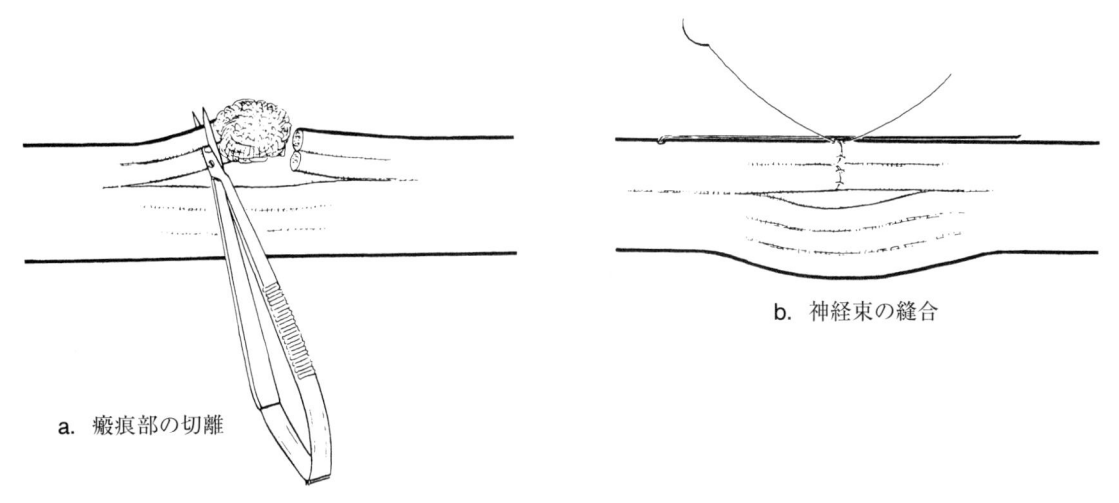

a. 瘢痕部の切離

b. 神経束の縫合

図22・29 神経の部分損傷とその治療
この例ではループ針（6-0～7-0）による断端の接合をはかったのち（緊張に無理がなければもちろん使用しない）神経束縫合（8-0）を行ったところを示す．

経束に1～2針の縫合を行う．縫合は後面から前面に向かって行う．perineuriumのみを保持し，針もperineuriumのみにかけるのがポイントという（土井一輝講演テキストより）．

次に神経分枝が主幹より分岐した部での損傷，すなわち正中神経についてはcarpal tunnelを過ぎて各指への知覚枝とthenar musclesへの運動枝とに分岐する部，また尺骨神経については豆状骨を迂回して知覚枝（浅枝）と運動枝（深枝）とに分かれた部位での神経損傷に対してはその縫合はきわめて困難であるが，一般に図22・28のごとくに断端新鮮化ののち各神経枝を寄せ合せて縫合を行う．操作がなかなか難しく，しかも神経回復の予後は良好とはいえない．

以上は神経の完全切断の場合であるが損傷部位が紡錘型に肥厚，硬化してなお連絡性を保存している場合，これを切除して神経縫合を行うか，部分切除にとどめるか，またはそのまま神経剝離術のみで経過を観察するかの決定には困難を覚えることがある．しかしこの決定に際し最も大切なことは触診による局所の硬度の範囲，程度であって，そのほか臨床所見，受傷よりの経過時日，また電気刺激に対する反応の状況などを参考に処置を決定する．局所の瘢痕が硬く，しかも全体に及び臨床所見

も麻痺が完全であれば紡錘部を切除し神経縫合に踏み切るべきであり，また肥厚がさほどでなく，硬度もあまり強くない場合にはそのまま経過をみてよいであろう．もしいずれとも決定しかねる場合には，中枢・末梢両方の健側よりepineuriumを切離して神経束を出しながら有連続性のものはそのまま，瘢痕で連絡するものはこれを切離して神経縫合，または移植を行うことが必要となろう．

もし損傷部位が1側に偏して偏在性神経腫を形成している場合にはその部のみの切除を行い，その後は図22・29のごとく尺取り虫式に縫合を行う．またその部に神経移植を行うこともある．しかしかかる場合は臨床的にも不全麻痺を示すのが普通であり，もしその麻痺程度がさほど重要な機能障害とならない場合，または損傷の原因が鋭利な刃物によるとか受傷後の経過日数が短い場合にはそのまま経過をみてよい．いずれにしても臨床所見，局所所見，患者の年齢，受傷よりの経過時間，それに術者の経験による判断が大切である．

3) **Gapの除去と断端の近接**　神経縫合に際して断端の近接をはかり緊張なしに縫合を行なう必要のあることは先にも述べたが，陳旧症例の場合，とくに一度縫合に失敗したような症例では断端の近接がしばしば困難である．かかる場合には図22・26に示したごとき **anchoring funicular suture法**ともいうべき方法が利用される．方法はfunicular pattern決定ののち6-0程度のループ状糸つきナイロン糸をstay sutureをかねてepineuriumに通し，これを寄せて断端の接合をはかる．以上ののち8-0ナイロン糸でepineuro-perineural sutureを行うもので，これであれば2.5cm程度のgapは接合可能であり，しかも断端の循環が障害されることはない．もし不安があれば止血帯をゆるめ血行を確かめるが，なお血行不良のようであればそれは神経移植の適応である．

4) **関節の屈曲**　断端接合のため上下関節の屈曲が行われることがあるが，あまり強い屈曲角をとらせることは望ましいことではない．とくに神経損傷が腱損傷を合併するような場合後療法に長時間を要し，しかもある程度の関節拘縮を残す危険性が多いからである．普通最大屈曲より少なくも20°を減じた角度以下にとどめるべきとされている．

5) **神経の剝離**　広範な神経剝離は神経の血行障害をきたすので望ましいことではない．剝離ののちさらに緊張を加えて縫合するような場合が最も問題で，Lundborgら（1973）によると5〜10%の伸展はintraneural microvascular flowの永続的障害をきたすことを述べている．

6) **神経の移動**　やむをえない処置としてときに必要で，尺骨神経については肘関節部において神経溝よ

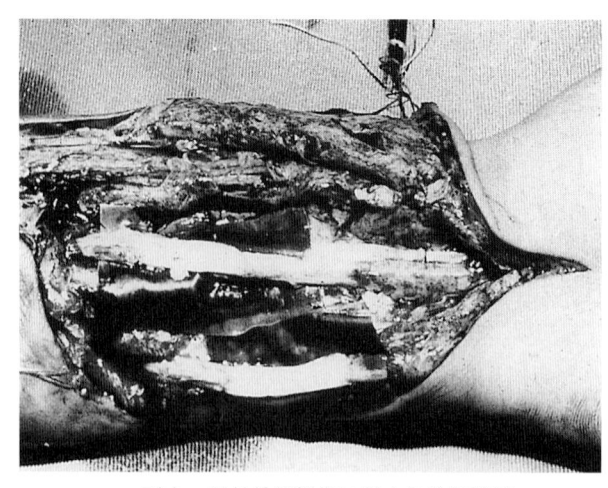

a. 正中，尺骨神経損傷に対する神経移植　　　　　　　　　b. aのシェーマ

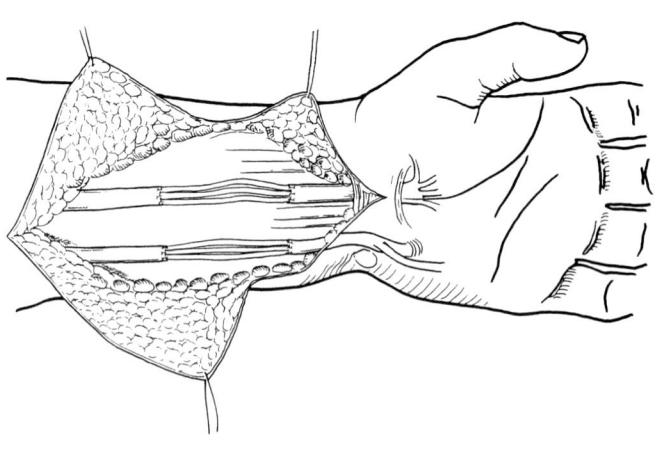

図22・30　神経移植の実施
正中，尺骨神経に対して腓腹神経を用いて神経移植を行った．術後は手良肢位で福子固定を行う．良肢位固定ということは後療法が容易という利点があり，これは神経移植の利点でもある．

りこれを剥離，前方移動（のちに述べる cubital tunnel syndrome の項参照，p.393）して神経縫合を行うことがある．しかし広範囲に剥離し，しかも強い緊張で神経を縫合した場合には必ず神経が循環障害のため壊死に陥ることとなり，その予後は良好とはいえず，神経移植のほうが望ましい．

そのほか断端の接近が困難な場合，神経断端の瘢痕部を切除することなくこれに2～3の糸をかけて近接を試み，二次的に神経縫合を行うとか（**bulb suture**），骨の切除術もときに行われる．とくに上腕で偽関節が形成されているような場合には骨を短縮して骨接合を行い，同時に神経縫合を行えばよい．もし上腕で2本以上の主神経幹が切断されている場合には骨折はなくとも骨短縮術を行い神経縫合を試みるという考えもある．

c. 神経の移植

神経の欠損部が大で断端の近接が不能な場合，また接合はできても断端に循環障害をきたすようであれば神経移植法が適応となる．移植神経としては自家神経で，sural nerve，前腕の lateral および medial cutaneous nerve などが用いられ，これら神経を正中・尺骨神経幹群に移植する場合，1本では細いので3～4本を束として，いわゆる **cable graft** が行われる．太い神経は普通採取できないが，できたとしても栄養障害のため中心部が壊死に陥る恐れがある．これに対して細い神経を束にして用いるとその恐れもなく，成績も比較的良好で，Seddon は52例中67.3％にかなりの成績を得たという．

次に指の digital nerve の欠損に対しては手関節背側で第4区画を開き，のち骨間神経の末端を出しこれを利用するとか，切断指の digital nerve が利用されることもしばしばである．また前腕部における正中・尺骨両神経の広範囲の欠損に際しては尺骨神経を切除，これを犠牲にしてより大切な正中神経に移植する方法がかつてとられたこともあるが，現在では両者ともに神経移植を実施するのが常識であろう．なお，この神経移植の場合にもマイクロサージャリーの手技が利用され，funicular suture の観点から cable graft のそれぞれを funicular に相当して移植する方法 **interfascicular nerve graft** が行われる（Millesi 1972）．方法は顕微鏡下に断端の新鮮化を行うが，先に述べたごとく尖刃で一括，新鮮化するのもよいが，また funiculus ごとに顕微鏡下に新鮮化することもある．この際は funiculus ごとに多少の凹凸のできることはやむをえない．以上ののち funiculus の断面を観察のうえ，これを3つ程度のグループに分け，これに相接するよう移植神経を移動して，縫合は単にずれを防ぐ意味で10-0程度のナイロン糸1本程度を置くもので確実な縫合は行わない．以上は無理な縫合と異なり，手は良肢位に保たれるため後療法も容易であり，しかもかなり良好な神経の回復が期待されるとされている．

筆者自身の神経移植の経験は多いものではないが，その成績は意外に良好であり，運動についても知覚についてもかなりの効果があるものと考えている．ただ難点をいえば成績にむらのある点で，成績不良と考えられたものが意外に良結果を得たり，またその反対もあるわけである．しかし小児の場合には常に良結果をみることができた．なお動物実験での神経移植の成績は縫合と劣らずきわめて良好との結果を得ている．

d. 神経の移行手術（nerve transfer）

電撃症，爆創，また Volkmann 拘縮などで正中・尺骨神経が広範囲に損傷，壊死に陥ったような場合には，Strange（1947，1950）により発表された神経の transfer がある．これは知覚のとくに重要な正中神経を尺骨神経の犠牲のもとに回復せんとするもので，一次手術として正中・尺骨神経を健康部で縫合，尺骨神経は腋窩部で切断しておく．次に約5～6週後，尺骨神経を剥離，反転して正中神経の欠損部に架橋するごとくにしてこれを末梢の正中神経に縫合するものである．しかし筆者としては長い神経移植のほうが望ましいと考えている．この際神経移植の走行は瘢痕部を避けて健康組織内を通過せしめ，しかも緊張のない神経縫合を行うよう努力することが大切である．または次の血管柄付き神経移植を考慮する．

e. 血管柄付き神経移植

神経欠損が非常に大きくて，長い神経移植を必要とする場合や太い神経移植を必要とする場合は再血流化が移植神経の中央部にまで至らず，いわゆる中心性壊死 central necrosis を起こし，この部の瘢痕が再生軸索の進行を妨げることとなる．移植床の条件が悪いとき，例えば広範な瘢痕で血行不良の組織が5 cm 以上の神経欠損，良好な移植床でも10 cm 以上の神経欠損，また皮膚欠損を伴う神経欠損などが適応で，マイクロの技術を

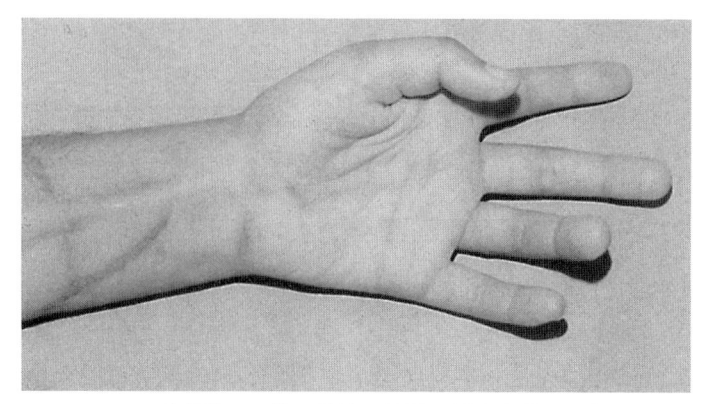

a. 一次術後6ヵ月の所見．母指の対立運動は不能で指はかぎ爪変形を呈している．

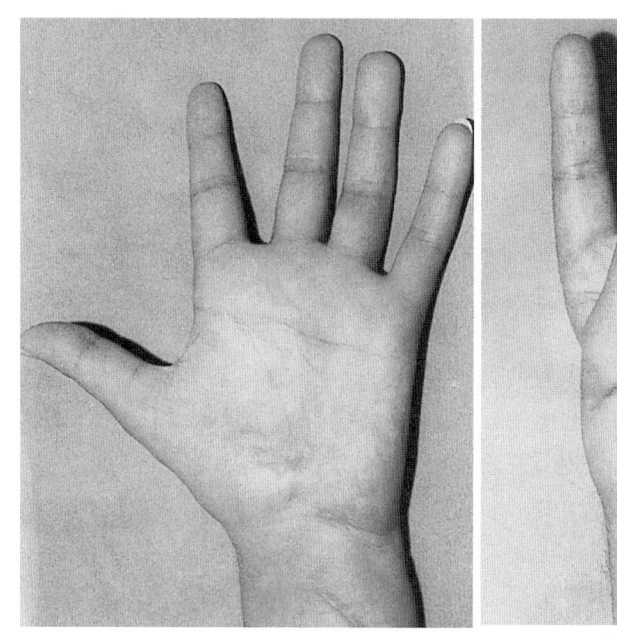

b. 術後5年の指の伸展

c. 術後5年の母指対立

図22・31　神経移植と機能回復
31歳，男．4ヵ月前のガラスによる示中指屈筋腱および正中・尺骨神経損傷で腱は縫合．神経については正中神経は縫合．尺骨神経には3.5 cmのgapに対して神経移植が行われた．その後小指固有伸筋腱を用いて母指対立を再建した．b, cは術後5年の所見でintrinsic musclesの機能もよく回復している．

用いて神経移植を行い良結果を得たとの報告が多く報告されている．

神経としては腓腹神経が使用され，これをレシピエントの神経の太さに合わせて二分，三分し神経のみを切断，折り重ねて神経縫合，次いで血管吻合を行う．最近Hattori and Doi（2006）は28歳男性にvascularized ulnar nerve graftの1例を報告している．

f.　術後の固定

神経縫合後はできるだけ縫合部に緊張が加わらない肢位でギプス副子固定を行なう．固定期間は3〜4週間とし，緊張の程度，また関節屈曲の状況により固定期間を適宜延長する．あまりに早く運動を許して縫合部が開大し，この間に瘢痕が侵入するようなことがあれば，今までの努力も水泡に帰することとなる．また屈曲した関節を伸展することにより縫合部神経に循環障害を起こすよ

うなことがあってもならない．神経の剝離範囲が広い場合にも神経の一時的循環障害を考慮にいれ，固定期間を延長する．関節の強い屈曲，広範囲の神経の移動により神経縫合を行った場合には副子固定を2〜3週間ごとに交換し，その際15〜20°程度ずつ関節を伸展し，2〜3回の副子交換後に副子を除去する．神経移植の際には神経に緊張がなく良肢位固定が可能であり後療法が容易という利点がある．

g. 人工素材の利用

近年，神経のgapに対してneurotubeとかneurolac nerve guideなる人工のチューブに神経断端を挿入して再生神経線維の漏出を防止する方法が述べられているが，その効果にはなお問題があると考えられ筆者自身経験はない．

h. 後療法

神経縫合を行ってもただちに機能が回復するわけでなく，機能回復までには相当の長期間を要するので，この間の変形防止にはとくに注意する．Antagonistの筋による変形，関節の線維化による強直発生は副子の利用，とくにdynamic splintの利用により防止しながら，合せて運動練習を行わしめ麻痺筋の変性の進行を防止する．また理学療法，電気刺激療法，水治療法も使用する．

X 麻痺の回復

麻痺の回復は中枢側より漸次末梢側に及ぶもので，まず一番中枢側の筋が回復，次いで次の筋という順序で，最後に手掌部の筋の回復となるわけであるが，末梢のintrinsic musclesはしばしば完全な麻痺回復は得られず，部分的回復にとどまることが多い．

さて神経の**再生速度**については既述のごとくで，臨床的には1日1mm程度と考えてよく，図22・32のごとき部位で橈骨神経を縫合した場合を例にとってみると，最初の分枝である腕橈骨筋への神経侵入点と縫合部との距離が10cmであれば，この筋の推定回復日数は100日となる．これは神経再生が縫合部において中枢から末梢にgapを越えるに要する待機期間（initial delay）と神経筋接合部における遅れ（terminal delay）を加えて平均値をとったものであるが，要は神経再生が順調に行われた場合にはほぼ3〜4ヵ月で腕橈骨筋の機能が少しずつ回復してくるはずである．4ヵ月を過ぎても回復所見がみられない場合には神経再生が順調でなく，縫合が失敗であること，または筋変性が不可逆性変性にまで及んでいることを意味し，再縫合なり腱移行術などの機能再建術が考慮されてよい．

以上のごとくで，筋の回復は神経縫合後2〜4ヵ月で始まり，末梢側のものは1〜2年あるいはそれ以上を要することも少なくない．筋は次第にその緊張度を回復し，musle testingのtrace, poor, fair, goodの順に回復してくる．「強さ期間」曲線，また筋電図を利用すれば臨床上に認められるより1〜2ヵ月も前にその筋の回復状況を知ることができるとされている．

神経回復に関与する種々の要素として，

1. 年　　齢

年齢が若いほど神経回復の予後は良好である．とくに

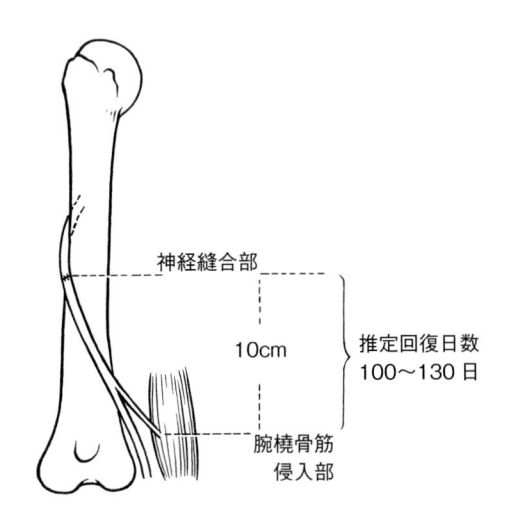

図22・32　神経縫合と神経の推定回復日数の算定
1日1mmの速度で回復するとして算定すればよい．

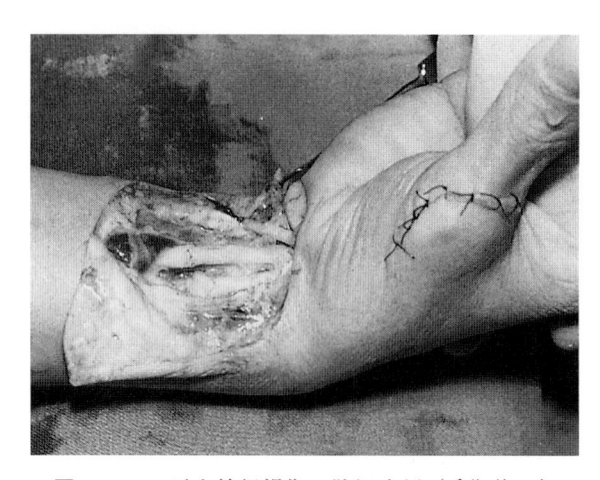

図22・33 正中神経損傷の陳旧症例（受傷後2年3ヵ月を経過）に対し，神経縫合と同時に母指対立運動再建の腱移行術を合併しているところ．陳旧症例で神経縫合を行うも intrinsic muscles の機能回復が見込まれない場合には，ただちに腱移行術を合併してもよいと考える．

10歳以下の子供の場合の予後が最も良好で，40～50歳を超えると予後は不良となる．その原因としては小児の場合，神経の再生力が旺盛であることのほか，手が短いことも関与するであろうが，また脳皮質に描かれた知覚地図が小児の場合には容易に描き変えられるのに対して，成人では一度できた地図の描きかえがきわめて困難なことによると思われる．そしてこのことは術後における運動の機能訓練と同様，知覚の回復訓練が今後重要視されるべきであろう．

2. 受傷と神経修復までの期間

神経縫合は受傷後3ヵ月以内であることが望ましい．これ以上を経過すると手掌の intrinsic muscles の機能回復は望めないとされている．1年以上を経過すると予後はいよいよ不良で，とくに運動についてはほとんどその機能回復を期待できなくなるが，知覚については数年を経過しても protective sensation の回復には有意義であるとされている．時間の経過とともに予後が不良となることの原因については，Schwann 細胞の増殖力低下，Schwann tube の狭小化と筋の萎縮，また end-plate の線維化などが考えられるであろう．

3. 神経損傷のレベル

一般に損傷部位が高位であればあるほど神経回復に長時間を要し，しかも完全回復が望みえない．しかしこれも知覚と運動線維とでは回復態度に相当の差異があるし，また運動の回復についても intrinsic muscles と中枢側の筋とでは大なる差異が認められる．たとえば橈骨神経については運動神経であるにかかわらず回復は良好であるが，尺骨・正中神経についてはかなりの知覚回復が得られても intrinsic muscles の回復の得られない場合が多い．また神経回復を既述のごとく1日1mmとすれば高位損傷ほど末梢における神経回復が遅れ，その間に Schwann 細胞の増殖力の低下と筋萎縮が進むことも容易に理解される．

4. 局所の瘢痕と循環障害

神経の栄養循環については mesoneurium の意義が主要とされているが（Smith, 1966），局所の瘢痕化のために循環が不良であるとか，瘢痕による圧迫により axoplasma の流れが障害されれば（Weiss and Taylor, 1944），当然のことながら神経の回復は遅延される．また主要血管の損傷を伴う神経損傷の回復は不良であり，とくに Volkmann 拘縮に合併する場合にはその周囲の壊死筋とか瘢痕を除去しない限り困難となる．

5. Gap と tension の問題

これについては先にも述べたが，gap が大であれば tension が大となり，tension が大であれば断端が離開するとか断端の循環障害が起こって壊死化をきたし，良好な神経回復は期待されない．かかる場合は神経移植が適応となろう．

6. 縫合手技

きわめて重要であって断端における瘢痕部の切除が不十分であれば瘢痕を縫合することとなり良結果は期待されない．また操作が粗雑で traumatic であれば断端は瘢痕化が著明となろう．Funicular pattern の確認と正しい orientation の決定はとくに運動・知覚の混合神経の縫合に際して重要であり，それには **intraneural topographic atlas** を利用するとか（Sunderland 1945, 田村

1969), 神経束の位置, 形, 大きさから判断する (Grabbら 1970, Millesiら 1972) 方法, また神経束を直接電気刺激して, また染色法で識別するなどの方法もあるがまだ実用には供されていない.

そのほか縫合材料の選択も重要であり, なるべく細いナイロン糸を使用すべく, 刺激の強い絹糸の使用は予後を不良にし, 二次手術を困難にするだけであるので絶対に使用すべきではない.

7. 術前・術後の処置

これも神経回復の予後に大きく影響するがここでは省略する.

XI 骨折と末梢神経損傷

骨折に伴う末梢神経損傷の合併は 0.95 %（野村, 1970）程度とされ, それほど多いものではないが臨床的にはしばしば重要な問題となるので, 上肢に関する主要な神経損傷についてその概略を述べる.

1. 鎖骨骨折に合併する神経損傷

強力な外力が上方から肩関節に作用したような場合に鎖骨の骨折と同時に腕神経叢の損傷をきたすことがある. 損傷は骨片によるものではなくて外力による過伸展に原因することが多く, 上位型麻痺として現われ, trunk また root の部に損傷をみることが多い. 血管損傷を合併することがあるので注意する. 治療については腕神経叢麻痺の項（p.446）を参照のこと.

2. 肩関節脱臼に合併する神経損傷

肩関節の前方脱臼に合併して posterior cord の損傷をきたし, 三角筋の麻痺とときに上腕三頭筋の麻痺をきたすことがあるが, 脱臼の整復により 75 % は 2 ヵ月以内に, また 15 % も筋電図的に異常はあるものの自然回復が可能である. 残り 10 % については回復が遅れ手術療法・機能再建術などが考慮されなければならないとされている.

3. 上腕骨骨折に合併する神経損傷

解剖的関係から上腕骨の下部の骨折に際して橈骨神経が損傷されやすいことはよく知られているが, 完全断裂をみることはきわめてまれで, 多くの場合部分損傷であり, また axonotmesis であるので治療さえ正しければ保存療法で自然治癒が可能である. しかし神経の損傷部位と骨折部位とはほぼ一致するわけであり, また神経が骨片間に介入することも少なくないので無謀な整復操作はかえって神経を損傷する危険性がある. したがって受傷時骨折と同時に神経損傷が認められればただちに観血的に局所を開いて神経を遊離し, 骨折は内固定により確実に固定するのが安全であろう.

神経損傷が高度であればその部の切除と神経縫合を行う.

橈骨神経縫合の予後は一般に良好とされている. なお損傷程度がそれほど強くない場合には保存的に経過を追い, 2～3 ヵ月を待って回復の徴候がみられない場合に手術療法に踏み切るのもよいであろう.

4. 肘部骨折に合併する神経損傷

顆上骨折の際には上述した橈骨神経損傷のほか正中神経損傷をみることが少なくない. 症例によってはこれが原因となって前骨間神経麻痺を起こすこともあるという (Spimer, 1969). 外顆骨折に神経損傷を合併することは少ないが, 内顆骨折では尺骨神経麻痺を合併することがあり, また肘関節脱臼に際しては牽引作用によって正中神経, また尺骨神経の損傷を伴うことがある. Monteggia 骨折の際に橈骨神経の運動枝麻痺がときに合併することも注意すべきであろう. しかしこれらの神経損傷も多くは axonotmesis で骨片の整復, 脱臼の整復により自然回復するのが普通であり, 神経修復を要する症例はきわめて少ない. ただ肘部外傷に続発する Volkmann 拘縮と神経損傷の問題については Volkmann 拘縮の項 (p.219) を参照されたい.

5. 前腕および手の損傷に合併する神経損傷

単なる前腕および手の骨折に神経損傷を合併すること

は少ないが，強力な外力による圧挫創で軟部組織の挫滅に合併して神経損傷をみることはきわめて多く，また製材鋸による前腕屈側および手掌面の切断は骨の損傷も伴ってこの部における神経損傷の最も多い原因となる．治療としては cleansing ののち，もし骨折があればこれの固定が第一であり，ほかの処置は創の状況により決定する．神経についても状況が許せば一次的に縫合すべきものである．前腕骨遠位端の脱臼・骨折には，しばしば手根管，または尺骨神経管症候群を合併するが，これについては entrapment neuropathy の項（p.○○）を参照されたい．

XII 神経剥離術と注射麻痺

　神経が瘢痕とか仮骨組織に埋没，絞扼されている場合，また骨片，腫瘍などに圧迫されている場合には神経を周囲組織より剥離して圧迫，絞扼の原因を除き，また周囲の瘢痕組織はできるだけ切除して健康な組織内に移動せしめることが必要となる．これを神経剥離術（neurolysis）または神経外剥離術（extraneural neurolysis）と呼ぶ．しかしこの言葉はきわめてあいまいで，しかも誤解を招きやすい言葉であることに注意しなければならない．なぜなら神経が骨片，腫瘍，仮骨などで圧迫を受けている場合，これを除去することは圧迫除去術であり，また神経が瘢痕に埋没，絞扼されている場合これを除去することは絞扼除去術であって，ともに神経麻痺に効果的であろうことは容易にうなずかれるところである．

　しかし神経が挫滅をうけ，また神経およびその周囲に薬物が注入されて瘢痕が形成され周囲組織との間に癒着が起こっている場合に，単にこれら癒着を剥離しても血行の一時的改善は得られるかもしれないが，術後は再び癒着が起こるであろうし，その意義には問題があるように思われる．またもし神経の損傷程度が Seddon の neurapraxia であれば手術を行わなくとも自然治癒が可能であろうし，axonotmesis の場合には軸索再生に相当の時間を要するものの剥離術は行わなくとも早晩回復が得られるであろう．そして neurotmesis であれば神経の完全切断であるから神経縫合以外に方法はないわけで，どこにも神経剥離術の意味のはいり込む余地はないようである．したがってこの手術を行う場合それが圧迫除去術，絞扼除去術である場合は別として，単なる神経剥離術は無意味に終わることが少なくないことに注意しなければならない．この際は先に述べたごとく神経自体の触診，電気刺激に対する反応，臨床所見を参考にして神経の損傷程度が軽度と思われる場合にはそのまま経過をみることとし，また高度と考えられる場合には瘢痕部切除後における神経縫合が必要である．

　以上のごとくで神経剥離術なる言葉はきわめてあいまいで，この方面にあまり経験のない医師に対して誤った考えを植えつけるとか，この言葉を悪用せしめる可能性もあるのでなるべくこの言葉は使用せず，圧迫があれば圧迫除去術，絞扼があれば絞扼除去術とか瘢痕除去術とし，単なる癒着剥離のみの神経剥離術とはっきり区別すべきであろうと考える．

　さて単なる神経剥離術の意義は以上のごとくで理論的には懐疑的にならざるをえないが，実際問題として本手術直後より神経回復の徴候をみることもときに経験するところであって，それがたまたま自然回復の時期に当っていたのか，剥離術による血行の回復などが刺激の伝導に効果的に作用したのかなどについては今後の研究が必要であろう．いずれにしても Waller 変性を起こした軸索が剥離術により早急に治癒再生するとは考えにくい．

　次に以上の神経外剥離術に対して**神経内剥離術（endoneural neurolysis）**なる言葉がある．これは神経幹内の瘢痕除去術を意味するが筆者は積極的に本法を実施することはしていない．実際問題としてほとんど無意味であろうと考え，また有害の場合も少なくないと考える．ただ carpal tunnel, cubital tunnel syndrome などの際に神経肥大部位を開いて拡大鏡使用のもと funiculus の剥離をすることにより良結果が得られる（Curtis）との意見もある．筆者らもときとして尖刃を用いて肥厚した神経外膜の切開（epineurectomy）を行うことはあるが，それ以上の深部に対する剥離は行っていない．偏在性神

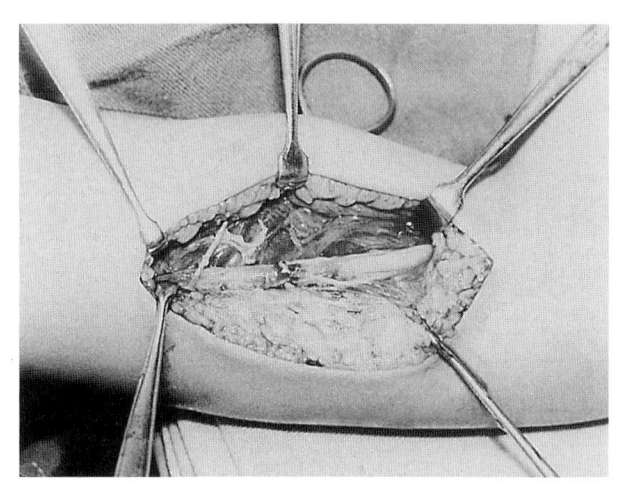

図22・34 注射による橈骨神経麻痺に対する神経剥離術
現在ではその実際はきわめてまれとなった．

経腫の処置については先に述べた．

注射麻痺について

かつて橈骨神経麻痺中における注射麻痺の占める割合は，赤堀（1964）によれば129例中38例（29.5％），劉（1968）によれば213例中66例（31％）で，ともに骨折・脱臼など外傷による麻痺例を抜いて第1位を占めるという状態であったが，近年その発生はきわめてまれとなったことは喜ばしいところである．

注射による麻痺に対しての手術の可否については多くの意見があり，なかには保存療法のみで回復が期待できるとするものもあるが，また神経線維の再生の障害因子を取り除くことを目的として早期手術を建前とする野村ら（1965）の意見もある．上田（1962）は動物実験により薬物注射直後30分以内に神経剥離と薬液洗浄を行うことはきわめて有効であることを認めているが，1時間以上を経過すると無処置のものと大差がなかったとしている．しかし実際問題として注入直後に救急手術を行うことはほとんど不可能であり，結局数週間の経過観察ののち筋電図所見，強さ期間曲線などを参考に（津山，1961）神経剥離術を考慮することになるであろう．だが神経剥離術の意義については先にも述べたところで，少なくとも今日まで一般に考えられていたほどその効果を過大視するのには問題があるように思われる．

さて，われわれの現在の方針としては3ヵ月程度 cock up splint と保存療法で経過をみることとしている．このころになると長橈側手根伸筋の機能が少しずつ回復し，いまだ手関節の背屈はできなくとも前腕を回内・回外中間位として手の重みを除去してやれば手関節の運動が可能となるのでこれを行わせながら力の入れ方を思い起こさせるようにする．そのうち手関節の背屈も強力となり，次いで指の伸展が可能となり，最後に母指の伸展外転が可能となる．いま保存的に治療し予後の判明した38例についてみると，初期回復が認められた時期は1～3ヵ月が18例，3～6ヵ月が18例，6～9ヵ月が2例（劉，1968）となっている．もちろん予後のいかんは薬物の種類とかその量，注入部位にも関係するであろうが，そのほか年齢に大きく関係し，また保存療法の適否にも影響される．

以上のごとくで最近ではもっぱら保存的に治療しており，手術療法が絶対に必要と思われた症例には遭遇していない．もちろん剥離術の意義を否定するものではないが過大評価には慎重でありたい．

第23章 Entrapment neuropathy（絞扼性神経障害）

　神経が関節部を通過する際には関節嚢，靱帯また筋起始部の腱性構造物により形成された線維性，または骨線維性のトンネルを通過するのが常であるが，この部に何らかの原因で慢性の異常刺激が加わった場合に起こる神経障害をKopell, Thompsonは総称してentrapment neuropathy（絞扼性神経障害）と呼んでいる．上肢についてその主なものをみると，肘部においてはcubital tunnel syndrome（肘部管症候群），またanteriorおよびposterior interosseous nerve syndrome（前/後骨間神経症候群），それに特殊なものとして上腕骨顆上部におけるStruthers靱帯による障害などがあり，手関節部についてはcarpal tunnel syndrome（手根管症候群）とulnar tunnel canal syndrome（尺骨神経管症候群）などがある．

I 肘部管症候群 (cubital tunnel syndrome)

　肘の骨変形に関連して発生する尺骨神経麻痺についての最初の報告はParnas（1878）により行われたとされているが，その後Mouchet（1898）はこれが小児期の外顆骨折と，その後におこる外反肘に引き続いて起こることに注目，またHuntら（1916）もこれらについての報告を行い，尺骨神経の遅発性麻痺，すなわち**delayed ulnar nerve palsy**またはlate，あるいは**tardy palsy**と呼ぶことを述べている．さて麻痺の原因としては当時外反肘による尺骨神経への牽引作用と屈曲運動による摩擦作用が重要視されていたが，その後肘部における骨の異常所見がなくとも同様の麻痺が発生すること（McGowan, 1950），また一定の職業人で繰り返される慢性外傷が原因をなすと考えられる場合も認められ，Osborne（1957）は手術所見から内顆部において尺側手根屈筋の両頭間を結ぶfibrousのbandが神経を圧迫することを重視している．すなわち，その原因は手関節におけるcarpal tunnel syndromeと類似するとするもので，Feindel and Stratford（1958）もこれを認めcubital tunnel syndromeなる言葉を使用している．そしてVanderpoolら（1968）はこのcubital tunnelは肘関節の屈曲により表面のbandが緊張を増してtunnelの容積が減少することを認めている．

1. 原　　因

　さて本症の原因は大別して次の4つに分けられるであろう．すなわち，

（1）小児期の外顆骨折が正しく治療されず，骨片転位のまま放置されて外顆部の骨成長が阻害され，一方，内顆側は正常な発育をすることによって外反肘が発生．その後神経麻痺を発生するもので本当の意味での**遅発性尺骨神経麻痺**であり，その発生時期はわれわれの経験では5年ないし43年で，平均21.8年であった．

（2）中年以後の高齢者に**肘関節の変形症**と合併して認められるもので，既往に外傷のあるものもあるが，とくに認められないものも多い．また職業的に手をよく使用するとか，特殊機具の使用が原因となることもあるであろう．

（3）尺骨神経の**習慣性脱臼**によるもので，肘関節の屈伸により尺骨神経が神経溝より脱臼したり整復されたりして神経炎を起こすことによる．脱臼の原因としては

局所の靱帯性構造が先天性，後天性にルーズであるとか，内顆部が扁平で溝の浅い場合に発生する．Childress (1956) によると健康人の16%に部分的，または完全脱臼をみるというが，症状をきたすものはこのうちのわずかの症例である．

(4) 以上のほか，肘部の腫瘍，とくにガングリオン，また osteochondromatosis とか外傷，並びに上腕骨滑車形成不全による内反肘による（和田ら，1984）と思われるもの，また滑車上肘筋の存在によるものも認められる．Vainio (1967) はリウマチに合併した例を述べている．われわれの過去30年間における230例の経験症例についてみると (1984)，(1) に属するもの63例，(2) に属するもの91例，(3) に属するもの11例，そのほか，肘部の骨折脱臼によるもの15例，内顆骨折9例，ガングリオンによるもの7例，骨化性筋炎によるもの2例，その他となっている．

次に本症の発生は慢性外傷による浮腫と神経内の小出血，ひいてはこれの組織化によるもので，初期における神経の変性は Seddon による axonotmesis に相当すると考えられる．すなわち神経鞘も神経線維もその連絡性は保持されているが Waller 変性は起こっており，外力の最も強く作用する部の中枢側は肥大していわゆる spindle **pseudoneuroma** を形成する．しかしこれらも圧迫の除去により漸次回復が可能であるが，長期間放置されて endoneural の瘢痕が増大し，Schwann 管の狭小化と筋の萎縮が進行すれば完全変性型に移行する．

2. 症　状

症状は先に述べた尺骨神経の高位麻痺と同様であって，初期には不全麻痺であるが，長期間放置されると完全麻痺に移行する．すなわち型のごとき知覚麻痺と骨間筋，小指球筋の萎縮がみられ，指の外・内転は不能となり，環・小指は伸展が不十分で clawfinger を呈する．母指にはしばしば **Froment 徴候** が現われ，尺骨神経は神経溝内で肥厚し，圧迫すると指への放散痛，すなわち **Tinel 徴候** が認められる．

次に神経炎の原因が何によるかの検討が必要となるが，外顆骨折によるものであれば外反肘をみるであろうし，習慣性脱臼によるものであれば肘関節の屈伸運動に際して尺骨神経の脱臼を触知することができる．また変

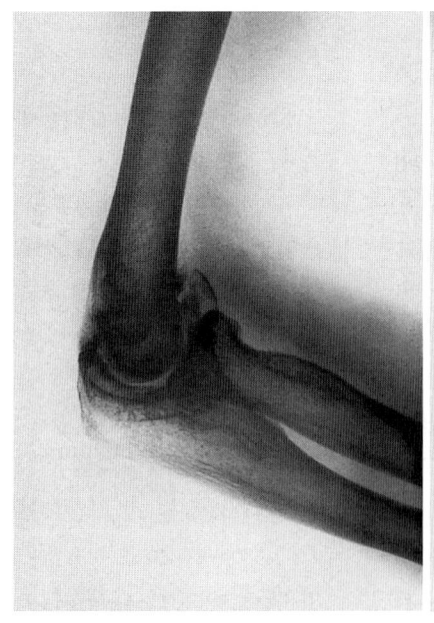

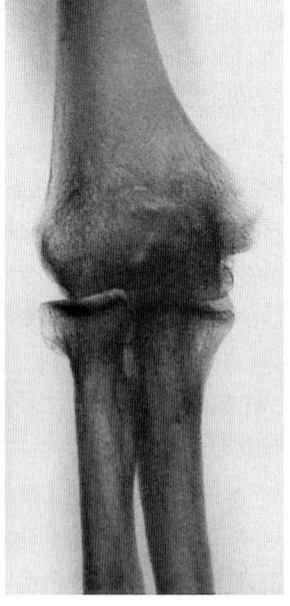

a. 側面 X 線像（術前）．関節内に異常化骨陰影をみる．

b. 正面 X 線像（術前）．この症例には内顆部の切除術と遊離体切除が行われた．

図 23・1　46歳，男．造船所で長らく振動工具を使用している．1年ほど前から尺骨神経領域の知覚障害と握力減退を覚えるようになった．

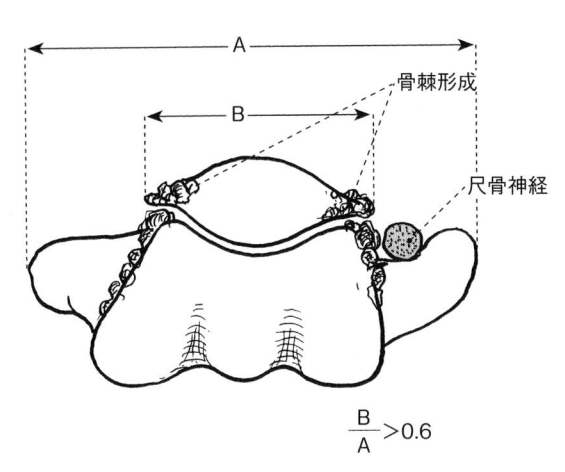

図 23·2　肘の変形性関節症と尺骨神経
肘頭尺側縁の骨棘形成と滑車尺側縁の骨肥厚により尺骨神経が圧迫され，肘部管症候群を発症する．筆者の経験症例のCT像では，肘頭の横軸肥大Bを顆部横径Aで割った比率が0.6以上のものには肘部管症候があるのに対し，0.5以下のものには症候がなく，その間にあるものは症候群の前段階か初期症例であると思われた（津下：日肘会誌5：55-56，1998）．

形性関節症その他によるものであれば局所に骨の異常，凹凸を触れるが，いずれにしてもX線，CT，MRI検査が必要である．軸写撮影で神経溝の状況を検討するのもよい．

鑑別すべきものとしては頸椎骨軟骨症，進行性筋萎縮症，白ろう病などであろうが，診断がはっきりしない場合には電気的診断法，とくに**神経伝導速度**の測定は有意義である．これの遅延の程度は神経の変性程度とも関連し，診断に際してもまた手術の効果とか予後の判定にも重要となる．

3. 治　療

治療に際しては先に述べた本症の原因が何かを考慮する．最近の症例は変形症によるものが大部であるが，他の原因によるもののあることを忘れてはならない．

診断が確定すれば保存療法は無意味でただちに手術を行う．もし手術が遅れれば遅れるほど神経の回復は不良となるからである．手術は神経に対する考慮が第一である．さて治療法としては，

a. 絞扼靱帯（costriction band）の切離

これはOsborneら（1970）により述べられた方法で肘変形症のしかも軽症例・初期症例に適応となる．彼によれば尺骨神経の絞扼は尺側手根屈筋の2頭間を連絡するfibrous band，およびaponeurosisによるという．すなわちこのbandが尺骨神経溝の表層を横切るよう位置するためこの部で神経が圧迫をうけた場合，神経炎が発生し，それより中枢側にpseudoneuromaが形成されるとするもので，治療としてはこのbandの切離によるdecompressionのみでよいという．しかしときに再絞扼が発生することもあるので，切離したbandを神経の底面に移動して縫合する方法を述べている．

ここにconstrictionなる言葉には多少の疑問がある．それはbandそのものが肥大，肥厚して神経を圧迫するのではなく，神経溝の底・側面をなす滑車尺側縁，および肘頭尺側縁に骨増殖が起こり，これが底・側面から神経溝を狭め神経を押し上げることによりbandによる絞扼が発生すると考えるべきで，初期症例ではbandの切離のみで効果があるが，骨増殖の進行した症例では神経の移動とか骨の切除が必要となることに注意する．これに関しては図23·2を参照されたい．

b. 内上顆縁の切除術（epicondylectomy）

Smith-Petersen, King & Morgan（1959）らにより述べられた方法で**King法**（変法など混乱があるので内上顆切除のほうがよいかもしれない）とも呼ばれ，外反変形のあまり強くない変形症症例が適応となる．すなわち内方に突出した内上顆縁を切除して神経に対するcubital tunnelの圧迫をその底面より除去せんとするもので，肘関節の尺側に約10 cmの弧状切開を加え円回内筋，手根屈筋の起始部をメスで剝離して前方に牽引．次に尺骨神経を鈍的に剝離露出するが，この際神経剝離は行わず，内上顆部を骨膜下に剝離してこれを露呈し，その一部（この際肘関節の内側側副靱帯のとくに前線維束の付着部を損傷しないよう注意する）のみで切離して底面からの圧迫を除去したのち，切離面はリューエル鉗子で滑らかにし，先に剝離した円回内筋，手根屈筋の起始部で骨面を被覆したのち神経をこの上にかえすようにする．本法の利点とするところは操作が比較的容易でしかも神経剝離でないため神経の血行を障害することのないこと，しかも神経に加わる圧力が除かれ前方移動も得られて走行が矯正され，外反変形も軽減されるなどの点であろう．

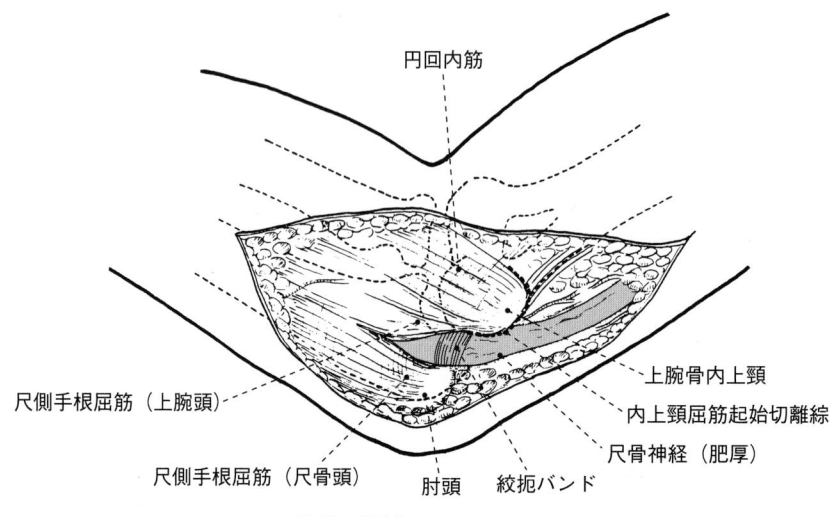

a. 局所の解剖
点線は前腕屈筋肘付着部の切離範囲

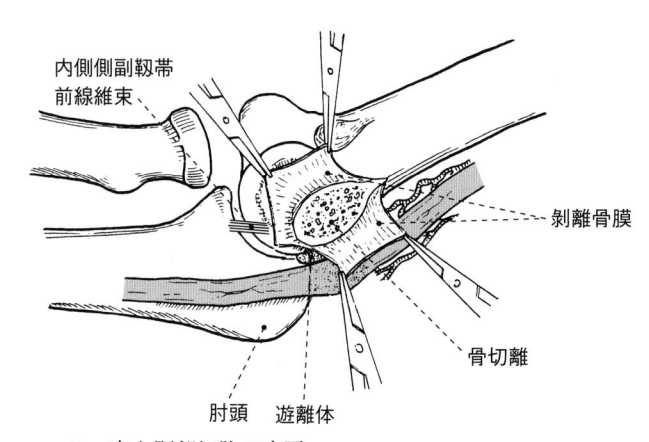

(ラベル: 円回内筋, 尺側手根屈筋（上腕頭）, 尺側手根屈筋（尺骨頭）, 肘頭, 絞扼バンド, 尺骨神経（肥厚）, 内上顆屈筋起始切離線, 上腕骨内上顆)

b. 内上顆部切除の完了
尺骨についても切痕の尺側縁の一部を切除しなければならないことがある.

(ラベル: 内側側副靱帯前線維束, 剥離骨膜, 骨切離, 肘頭, 遊離体)

図23・3 内上顆部切除の実施 (King and Morgan)
方法は骨膜下に内上顆を切離するもので，結果として神経に対する徐圧となるが，神経剥離は原則として行わない．

c. 神経剥離と前方移動 (anterior transposition)

これは尺骨神経を剥離したのち，これを肘関節の前方に移動して肘屈曲時の伸展作用を除き同時に血行を改善せんとするもので，小児期の外顆骨折に続発する**外反変形**の強い cubital tunnel syndrome, すなわち遅発性尺骨神経麻痺とか**再手術**の場合が適応となる．手術は上腕のなるべく上方に止血帯をはめ，切開は上腕内側において肘関節より6〜7cm上方より始め，内上顆部を回って前腕尺側を少しく降り，次いで円回内筋の走向にそって約12cm下行する比較的長い切開とする．次いで皮下組織を切離するが，この際肘関節の少しく末梢側を斜めに下行する ulnar antebrachial cutaneous nerve が露出するので，この神経は損傷しないよう左右によけながら筋膜切開と尺骨神経の剥離を行う．

剥離は cubital tunnel の中枢側より始め，tunnel の表面を被覆する fibrous band を切離，さらに末梢側に尺側手根屈筋の筋腹を分けて尺骨神経の剥離を3〜4cmの間すすめる．なお神経の分離に際しては tunnel の末梢側において普通2〜3本の分枝をみるので，これを損傷しないよう注意しながら剥離を行う．この際神経に

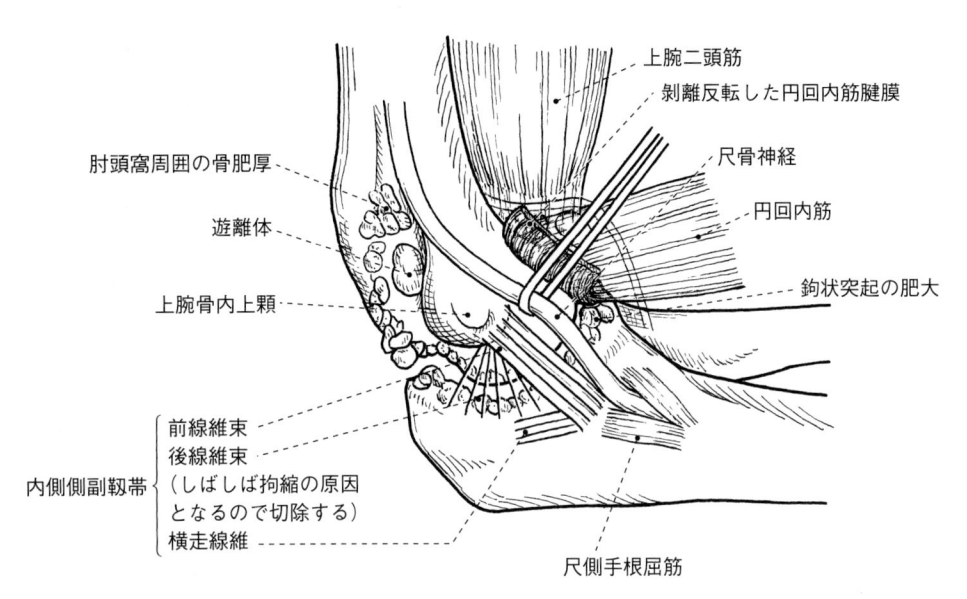

図 23・4　尺骨神経の前方移動
後方においては内側側副靱帯の後線維束を切除し，下の骨棘，または肘頭の切除なり，肘頭窩の遊離体の切除を行う．また前方に剝離をすすめ関節囊を開けば，遊離体の除去はもちろん，鉤状突起の切離も容易である．
（津下：私の手の外科―手術アトラス，第4版，p.599, 2006）

沿って走る血管も損傷しないよう気をつける．

さて神経の前方移動には**皮下前方移動**と**筋層下前方移動**の2つがあるが，前者が操作は容易なものの走行がやや不自然となり再発をきたすことがあるので筆者は**重症例，再手術例**については原則として筋層下前方移動を愛用している．尺骨神経の剝離はやや広範に及ぶが筋層下は血行もよく，走行に無理がない利点がある．ただ麻痺の回復に少しく長時間を要するようであるが，全体として麻痺の回復は皮下移動よりも優れていると考えている．

さて筋の剝離は Learmonth（1942）も述べているが筆者はこれをより徹底して行うこととしている．すなわち手根屈筋，円回内筋を内上顆付着部よりメスで切離，反転しながら剝離を進めるが，筋の剝離は関節周囲では関節囊，靱帯に接して肘関節前面まで進め，また尺側手根屈筋の剝離については内側頭のみとするが，尺骨の中枢側1/3部前面から一部骨間膜も露出するまで剝離を行う．尺骨神経の移動に際して関節への分枝が邪魔になれば切離してもよいが筋枝は保存する．その走行については正中神経と並列するごとくにする（図23・6b参照）が，肘伸展および屈曲位でこれを確かめ，中枢側・末梢側での移行部に強い弯曲が起こらないよう注意する（図23・4参照）．中枢側においては筋間隔壁と交差することとなるので，これを切離しなければならない．神経移動後は筋をもとにかえして再縫合するが，神経の再移動が起こらないよう筋と内顆部先端のみならず内顆部基部との縫合も確実に行う．なお，内上顆部は King 法のごとく切除するのもよい．以上が終われば止血帯をゆるめて各出血点の止血を確実にする．これが不十分であるときに血腫をつくるので注意する．術後は肘関節直角屈曲位としてギプス副子固定を行い，2～3週後より運動練習にはいる．

以上であるが筋層下前方移動は操作が広範に及ぶのでその手技はとくに atraumatic であるべく，操作の可否が予後に大きく影響することを忘れてはならない．皮下前方移動に際しては神経剝離を中枢，末梢に十分に行い神経の走行がスムーズになるごとく注意する．とくに円回内筋の発達した人につき注意したい．

d．その他の手術

以上のほか顆上部での骨切り術による外反変形の矯正とか，筋の萎縮が著明で環・小指の claw 変形が強いような場合には，腱移行術とか MP 関節掌側関節囊形成術による矯正手術が必要となることがある．

合併する腱移行としては後述する尺骨神経麻痺に対す

る腱移行を参照されたいが，最近よく使用する方法としては環・小指に対する"lasso"法とか，variationの多い長母指外転筋腱の一部を切離し，これに腱移植を行い，先端を示指の橈側側索に移行して示指の外転力を得ようとするNaviaser法を追加する．そのほか示指固有伸筋腱を示・中指中手骨間より掌側に引き出し母指MP関節の尺側種子骨に縫合する母指内転筋再建法もある．これらは尺骨神経の前方移動と同時に，または二次的に追加される．なお肘部管の底側面に増殖した骨を切除して新たにトンネルをつくる方法もあるが，手術が複雑となるので筆者は行っていない．

手術適応の決定

上述のいずれの術式を用いるかはそれぞれの症例により適応を決定しなければならない．単なるbandの切離によるdecompressionは最も操作が容易であり，次の内上顆縁切離と同様，比較的高齢者で肘関節の変形性関節症に原因するような症例とか，外反肘を伴うものでもその軽症例には適応となろう．しかし，外反変形が強くて内上顆部切離を行ってもなお神経の走行に無理があると考えられるような症例に対しては前方移動を考慮するのがよいであろう．以上のごとくでそれぞれの術式にはそれぞれの適応があると考えられるが，学会等ではcubital tunnel syndromeに対する治療として一括討議され術式が云々されるが，これはまったく無意味で，少なくも対象を変形症によるものと，外顆骨折による外反変形を伴うものとは区別して治療法，予後が検討さるべきものと考える．

そのほか若年者で外反変形が強く，しかも肘部外傷後比較的早期に神経症候をきたしたような症例では顆上部骨切り術を合併するのもよいであろう．

術後の回復については既述のごとく麻痺発生後の期間が短ければ短いほど予後が良好であるのに対し，数年も経過した陳旧症例については必ずしも良好とはいい難い．これは術前の神経の状態が非変性型か，変性型かによるわけであり，これの判定に神経伝導速度の遅延が重要視されることはよく知られているところである．

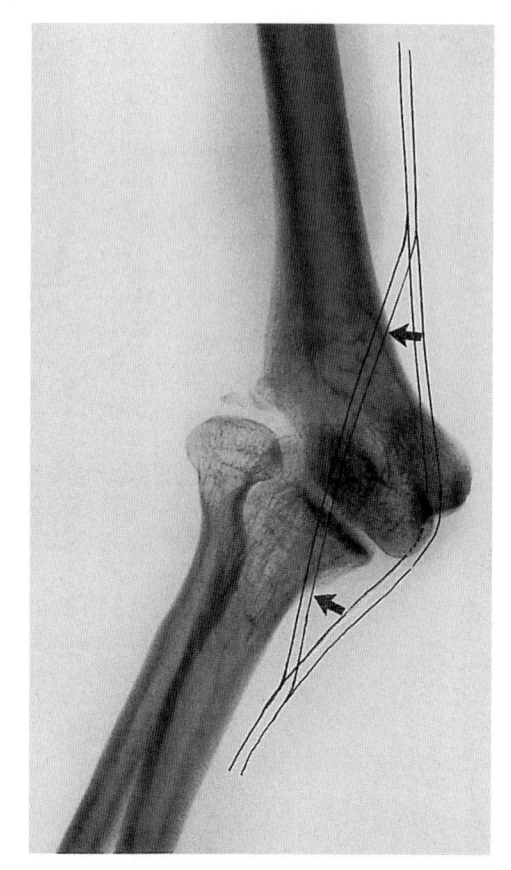

図23・5 肘の外反変形と尺骨神経の前方移動
31歳，男．5歳のころ肘部骨折．その際手術をうけ骨片一部摘出をうけた由．14，5歳のころから指の小指側にシビレを訴えるようになった．この症例のごとき場合には内上顆の切離のみでは不十分で皮下，または筋層下の前方移動が必要となる．

なお，完全変性型と思われる症例でも手術が無意味というのではない．この点神経縫合の場合とはかなり趣を異にする点であって，初期には悲観的にみえた症例が数年後にはきわめて良好な機能回復を示す場合も少なくない．内視鏡を用いてbandを切離する方法もあるが，多少危険と考える．

なお，ガングリオンなどの腫瘤により本症の発生することはよく知られているが，腫瘤を切除して圧迫を除去することにより予後は良好である．

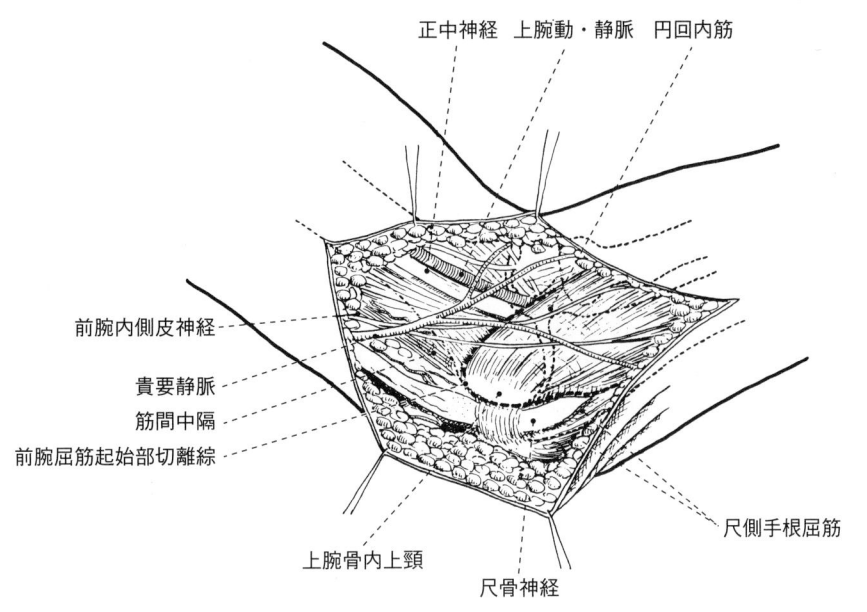

a. 局所の解剖
破線の印にしたがって切離を進める．

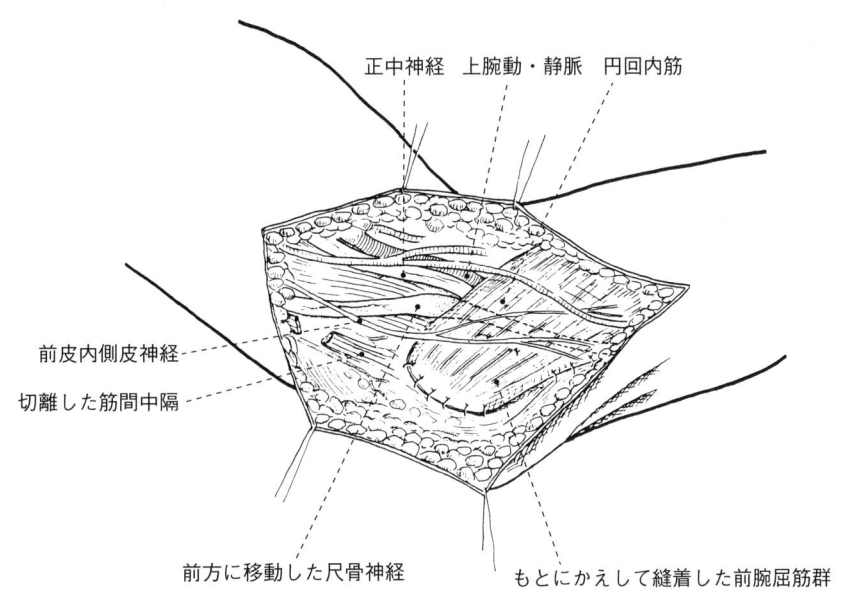

b. 尺骨神経前方移動の完了

図 23・6　尺骨神経の前方移動
小児期の外顆骨折と偽関節形成による肘外反を伴う遅発性尺骨神経麻痺が本手術の適応となる．

a.　　　　　　　　　　　　　　　　　　b.

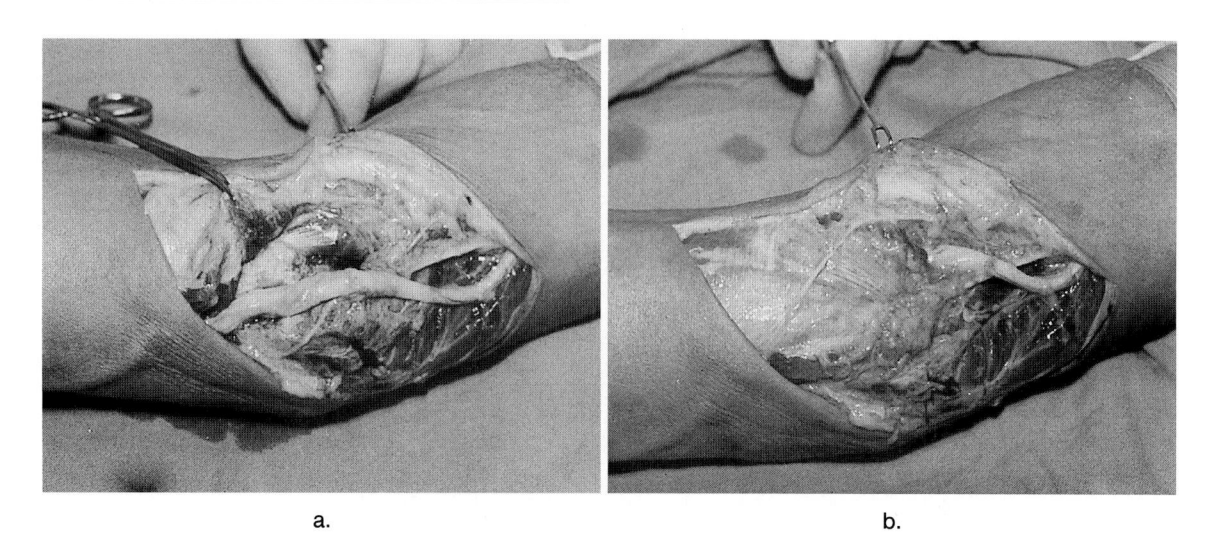

図23・7　尺骨神経剝離ののち，これを手根屈筋，円回内筋下に移動しているところ．

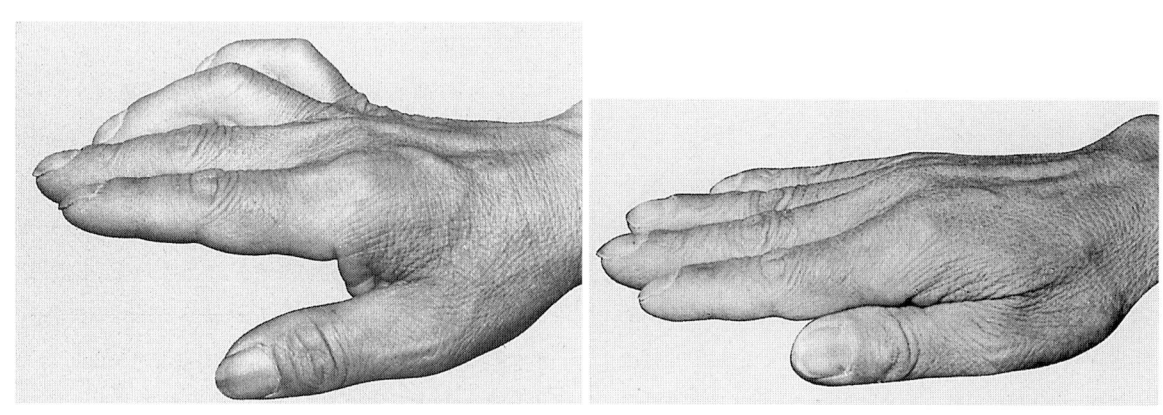

a. 来院所見で，骨間筋の萎縮と環・小指の claw 変形が認められた．この症例では尺骨神経の筋層下前方移動術を実施した．

b. 術後1年半の所見で，環・小指の claw 変形が消失し，筋の萎縮も大分改善されている．

図23・8　48歳，男．約半年前より誘因なく，環・小指知覚障害と握力減退，筋肉萎縮などの所見をみるようになった．

II　前骨間神経の絞扼性神経障害
Anterior interosseous nerve syndrome (pronator syndrome)

　1954年における Parsonage and Turner の報告以来，外国においても，またわが国においてもかなりの報告があるが，その症例はさほど多いものではない．

　よく知られているごとく，anterior interosseous nerve は長母指屈筋と深指屈筋の橈側半分，それに方形回内筋を支配しているが，それが麻痺すると母指，および示指 DIP 関節の屈曲が不能となる．知覚障害はみら れない．Spinner は母・示指間でつまみ運動を行わしめると示指の DIP 関節は過伸展位，PIP 関節は過屈曲位をとるのに対し，母指は MP 関節で屈曲位，IP 関節で過伸展位をとるのが特徴的だとしている．しかし神経支配には variation も多く症例によっては中指，またはそのほかの指の DIP に屈曲力の減弱をみることがあり，またときには示指には異常がみられず母指 IP の屈曲の

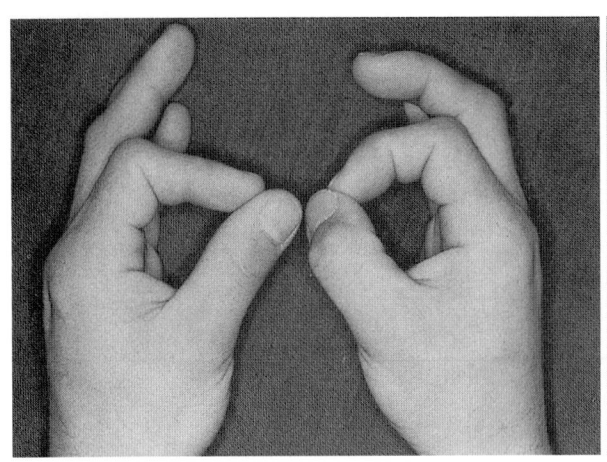

a. 来院時所見. 30歳, 男. 左手の示指DIP関節, および母指のIP関節の屈曲ができない.

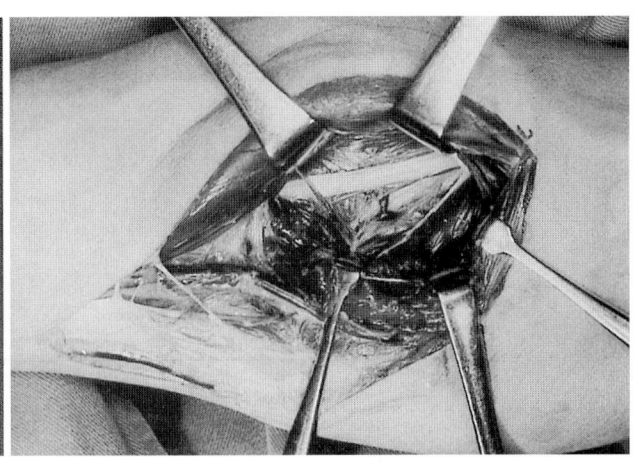

b. 術中所見. 前骨間神経が青白色を呈し浮腫状を呈しているが明らかな絞扼は認められなかった. この後6ヵ月で症状は軽快した.

図23・9 前骨間神経麻痺の症例
原因なく上腕から肘部にかけ疼痛を訴え, その後示・母指の屈曲障害に気付く.

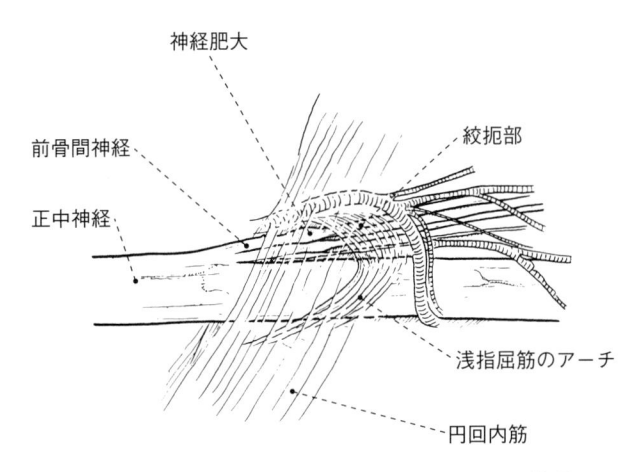

図23・10 浅指屈筋のfibrous arcadeによる前骨間神経麻痺

みが障害された症例もみられる. 方形回内筋の作用をみるには肘関節を最大屈曲して円回内筋の作用を消したうえで回内運動を試みればよい.

以上のごとくであるがentrapment neuropathyとしての前骨間神経麻痺の概念についてはなお多くの疑問と混乱があるようである. 前骨間神経麻痺と回内筋症候群とは同じものか, また区別するとすればいかに区別可能であろうか. 杉岡ら (1981) はこの部の麻痺を,

(1) 前骨間神経麻痺
(2) 回内筋症候群
(3) 肘部での高位正中神経麻痺

の3者に分けて述べているが, 筆者自身これらを確実に区別しうる自信はない.

さて前骨間神経麻痺の患者は多くの場合, 母・示指の屈曲障害を主訴として来院するが, 鑑別すべきものとしては,

(1) 急激な肩および前腕部痛を伴って発症するKiloh and Nevin (1952) のいう**mononeuritis**に相当するもの
(2) 肩周囲筋の萎縮とか筋力低下をも伴うPersonage and Turner (1948) のいう**neuralgic amyotrophy**と考えるべきもの

の2者がある. しかしこれらは本来のfibrous bandによるcompression neuropathyとは区別すべきものと考えるが, 臨床所見からのこれらの鑑別はきわめて困難で, これがまた混乱の原因をなしていると考えられる. すなわちfibrous bandがあると考えて手術をしてもこれが発見できない場合, またその反対もあるわけで, 要は筆者としてはfibrous bandの存在するもの, すなわち手術適応のあるものをentrapment neuropathyとし, 自然治癒するもの, また手術しても所見の発見しえないものとは区別すべきものと考えたい. そして前骨間神経のentrapmentとしてとらえ回内筋症候群と前骨間神経症候群とは同じものと理解したい.

さて, fibrous bandによるcompressionの部位としては回内筋浅層部後面の腱様組織の部, また浅指屈筋中

枢側のfibrous arcade，および上腕二頭筋のlacertus fibrosusの肥厚などが考えられるが，その発生は極めてまれ．

なお筆者のところで前骨間神経麻痺と診断された症例は23例であるが，このうち手術を行ったもの9例，ほかの14例は保存的に治療した．手術例中明らかにfibrous bandを認めたものは2例のみであり，ほかは神経剝離のみ，また腱移行を実施した症例である．

次に本症の治療法であるがfibrous bandの存在が明らかな場合は別として，最初はまず保存療法（ステロイド内服など）を試みるべきで，これにより手の使い過ぎなどによる一時的麻痺は十分回復し，再発をみない例も多い．しかし2〜3ヵ月を経ても回復の徴がみられない場合には前骨間神経の展開を試みてよいであろう．もしfibrous bandによる圧迫が認められればこれの切除を行う．異常がなければ正中神経主幹を中枢・末梢側に剝離して原因追求を試みる．筆者の経験よりすればfibrous bandは認められず，ただこの部前骨間神経が青白色を呈し腫大して中枢，顆上部に及んでいる場合，また1ヵ所，あるいは数ヵ所に神経の"くびれ"をみることが多いようである．しかし多くの場合，数ヵ月のうちに自然治癒が可能である．しかし"くびれ"の原因はいまだ明らかでない．

以上のごとくであるが回復が期待されなければ腱移行による機能再建を試みる．長母指屈筋腱には腕橈骨筋の移行が，また示指の深指屈筋腱は中指，また環指の屈筋腱と側々吻合して同時屈曲を得さしめるとか長橈側手根伸筋腱を移行すればより強力な屈曲力が得られるであろう．

以上とは別にSpinner（1970）は小児の顆上骨折に合併して，ときに前骨間神経単独麻痺をみることがあるとし，その6例を報告している．これは顆上部における正中神経の圧迫によるものではなくて知覚障害は認められず，単に母指のIP，示指のDIP関節のみが屈曲障害をきたすものである．原因として顆上部における骨片転位のため正中神経に牽引力が作用し，これが前骨間神経の分岐部にも及んでfibrous archの圧迫をうけて麻痺をきたすものと説明され，治療としては骨折の整復が第1となる．それでも回復傾向がなければ手術的剝離が必要となるであろう．事実，従来顆上骨折に伴う正中神経麻痺と考えられていた症例のなかに，詳細に検討すれば知覚麻痺が認められず，単なる前骨間神経麻痺である症例がかなりの数に認められるようである．

そのほか，橈骨骨幹部骨折の観血的整復とか屈筋の拘縮に対するrelease operationなどの際に前骨間神経やその分枝を損傷しないよう注意する必要があるであろう．

III 後骨間神経の絞扼性神経障害
Posterior interosseous nerve syndrome, Supinator syndrome

橈骨神経は肘関節の高さで知覚枝である浅枝と運動枝である深枝，すなわち後骨間神経とに分岐する．さて後骨間神経は回外筋の筋腹を貫いて前腕背側に出たのち手関節および指の伸展筋を支配するので，これが損傷された場合には指の伸展と母指の伸展・外転が不能となるが，手関節の背屈はより高位の神経支配をうける長橈側手根伸筋，また短橈側手根伸筋の作用により可能である．しかし，尺側手根伸筋は麻痺するため手関節は橈側偏位を起こすこと，また知覚障害は認められないのが普通であることは先に述べた．

さて後骨間神経の単独麻痺が肘部の外傷に合併して起こることはそれほどまれではないが，特発性にnon-traumaticに発生することは比較的まれで，その原因としては肘部に発生したガングリオンとか脂肪腫などの腫瘤，また回外筋の入口におけるfibrous bandによる絞扼，また肘部の過伸展とか回旋運動の繰り返しなども本症の原因となるとされている．文献についてみるとHustead, Mulder and MacCarty（1958）は文献より集めた本症の16例と自己の2例について考察を加え，このうち手術をうけた7例について原因を調べ4例が腫瘍よる圧迫，2例が粘液嚢の異常，1例が神経の走行の異常によったとしている．Richmond（1953），Campbell and Wulf（1954），Moon and Marmor（1964）は脂肪腫による圧迫例を報告．Bowen and Stone（1966）はガ

ングリオンによる圧迫例を，また Sharrard（1966）は6例中2例は腫瘍（骨化した脂肪腫と線維腫），4例は慢性外傷による神経炎によると考えられたもの，うち3例は肘関節の過伸展運動と関連があると考えられ，ほかの1例は内反肘が原因であろうとしている．Capener（1966）は脂肪腫の1例を述べているが，麻痺の発生には回外筋の入口の部における aponeurotic edge による絞扼を重要視している．Spinner（1968）は解剖的に局部における後骨間神経枝の圧迫要因を検索し，回外筋の入口の部が fibrous arch を形成していることに注目，これを "arcade of Frohse" と呼び（この部については Frohse and Fränkel；1908 の研究があるという），後骨間神経はこの下を通って回外筋の両頭間にはいるのでこのアーチが線維性に肥厚すれば神経圧迫を起こすであろうし，回旋運動の反復とか肘の過伸展の繰り返しもこのアーチが絞扼的に作用して麻痺の原因をなすであろうとしている．Marmor, Lawrence and Dubois（1967）は肘におけるリウマチ性関節炎に合併した1症例を報告，滑膜切除と橈骨小頭の切除により治癒せしめえたとしている．

一方わが国における本症についての報告は，山広（1966），高沢ら（1968）また阿部，児島らの報告があり，そのほか報告されない症例もかなりあることと思われる．さて筆者の経験例で手術により確実に所見を認めたものはガングリオンの6例，fibrous band による絞扼6例，橈骨骨頭の脱臼による圧迫1例の計13例であり，これらはそれぞれ手術により良結果を得ることができた．以上のほか手術により明らかな原因を確認しえなかったもの9例があるが，これはあとに述べる原因不明の神経炎などによるものであろう．

さて症状としては肘部に疼痛を訴えることもあるが，また何らの訴えもなく急に，あるいは progressive に橈骨神経低位麻痺をきたすもので知覚障害は伴わないのが普通である．肘部の触診はとくに注意して行い，筋電図検査，X線，CT，MRI 検査などが必要となる．

治療として原因が腫瘍によるものであればこれの摘出が必要であり，そのほか回外筋入口の部における fibrous band の肥厚，絞扼があればこれの切除を行う．また橈骨骨頭とか肘裂隙の精査も必要で，麻痺を長期間放置すると非回復性となるので注意する．その際には腱

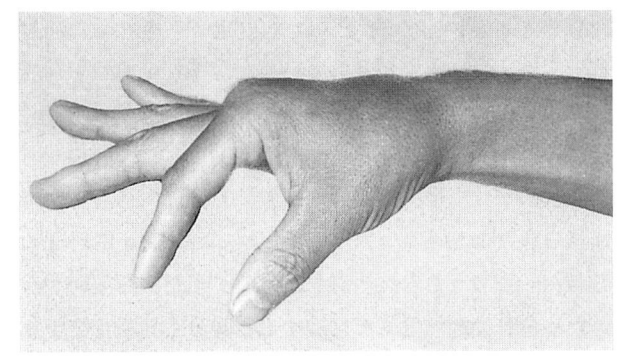

a. 来院時所見．橈骨神経の部分麻痺状態を示す．

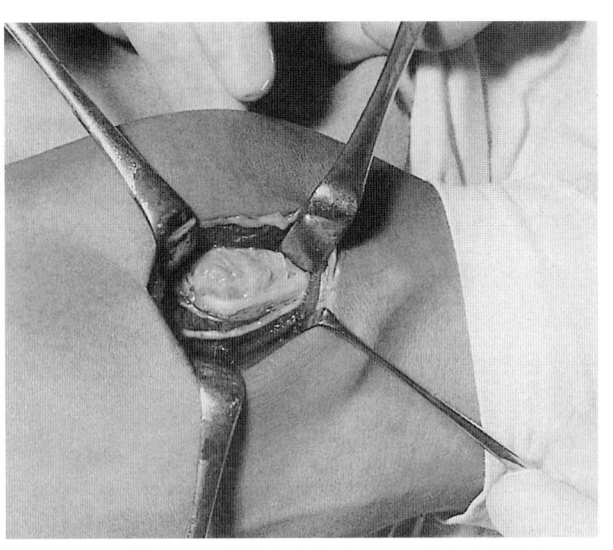

b. 肘関節屈側の腫瘤部を開くにこの部より発生したガングリオンにより橈骨神経の運動枝が圧迫されているのを認める．

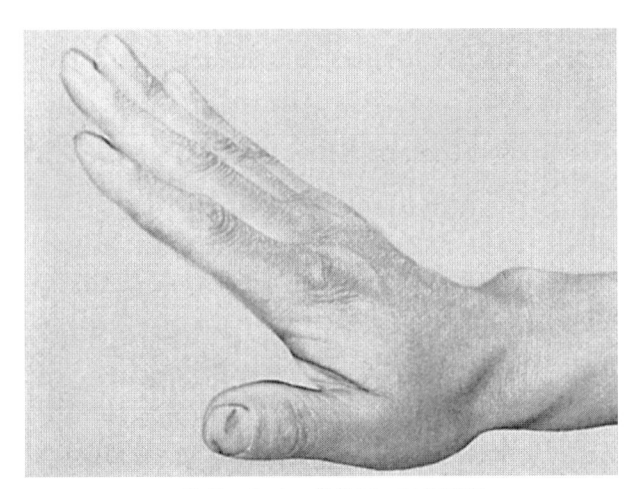

c. 術後における指伸展の回復状況．

図 23・11　43歳，男．原因不明なるも，とくに示・中指の伸屈障害をきたす．

移行術が必要となろう．なお Monteggia 骨折に本症を合併することはよく知られているが，橈骨小頭の整復により多くの場合自然回復が可能である．

そのほか先の前骨間神経麻痺の項で述べたと同様，肩から肘にかけて原因不明の疼痛ののち後骨間神経麻痺様症状をきたしたものが先の手術例も含めて 24 例に認められた．このうち自然治癒したもの，また治癒傾向がないため橈骨神経低位麻痺に対すると同じく腱移行を実施したものなどいろいろであるが，これらの疾患に対しては今後の原因究明が必要となろう．手術時の所見としては原因は不明なるも，神経に浮腫をみるとか青白色腫大を，またときには**砂時計様くびれ**，萎縮をみることもあり，それは前骨間神経にもときとして認める所見と同一である．筆者は 65 歳男性で顆上部に橈骨神経主幹の"くびれ"を認めた経験がある．

いわゆるテニス肘との関連

最近本症とテニス肘との関連が云々されるようになり，resistant なテニス肘のなかに橈骨神経深枝の entrapment によるものがあるという．これにはなお問題点がないわけではないが，この深枝に含まれる関節への知覚枝が絞扼されてテニス肘症状を示すというもので，圧痛点は上腕骨外上顆ではなく，少しく末梢側にあり，圧迫の原因として神経上を横切る薄い靱帯様構造とか関節裂隙よりの骨棘，また同じく神経を横切る血管等により圧迫をうけるとするもので，椅子を持ち上げる chair test とか，中指を伸展せしめこれに圧を加えると肘部に疼痛をきたすという**中指伸展テスト**が陽性に出るという．治療としては局所を開けて神経を圧迫する組織をすべて arcade を含めて切除することになろうが，この疾患はまだすべての人に認められた疾患とはいいがたい．

Ⅳ　Supracondylar process（spur）による障害

上腕骨における supracondylar process の存在は人類においては約 1％（Barnard and McCoy, 1946）程度とされているが，サルには常に存在し，またネコにおいては内顆部との間に骨性連絡を有して，この部に血管・神経束を通過せしめる supracondyloid foramen が形成されるという．

さて人類における supracondylar process は図 23・12 のごとく顆上部数 cm の部でその尺側にあり，これの先端と内顆部との間にはいわゆる Struthers lig. が存在して，この中を血管および正中神経が通過することとなる．したがって肘関節を伸展した場合とか前腕を回外した場合にこの部に絞扼現象が起こって，手のシビレ感および疼痛を訴え，また脈拍の減弱，停止も起こることがあるとされている．血管としては上腕動脈，また分岐が

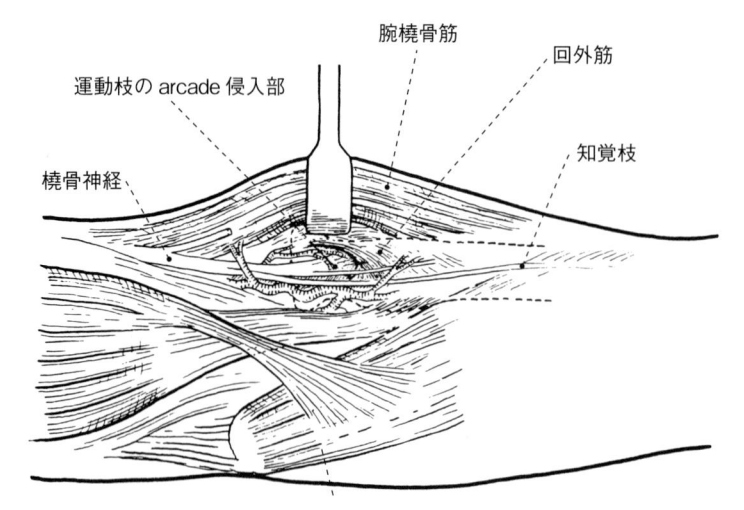

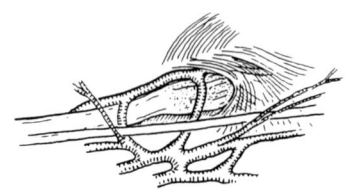

図 23・12　後骨間神経の entrapment neuropathy に対する手術

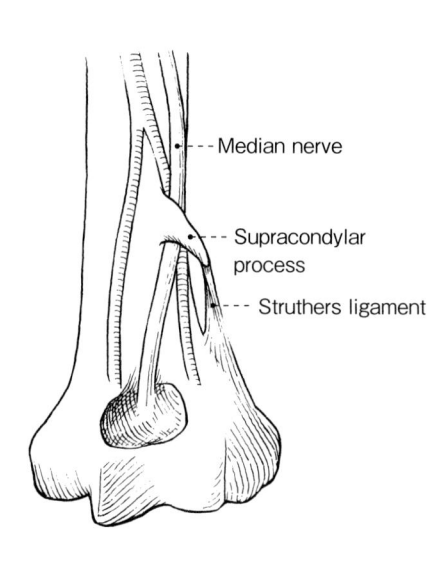

図23・13 上腕骨における supracondylar process と Struthers ligament

高位で起こっている際には尺骨動脈がこの靱帯の下を通過するので，それぞれにより多少症状に差異が現われるのは当然であろう．

診断については顆上部尺側に骨性突起を触れ，圧痛のあること，またX線所見と上記症状により困難ではないとされている．しかし本症の発生はきわめてまれで，今日までの報告例は Kessel and Rang (1966) によると20数例に過ぎない．筆者の経験は1例のみである．

治療としては靱帯を含めて骨性突起の切除により良結果が得られる．もし1側に発生すれば他側のそれにも注意する必要があるであろう．

V 手根管症候群 (carpal tunnel syndrome)

　Carpal tunnel syndrome は median neuritis とも呼ばれ，手関節部で正中神経が圧迫されることによりその支配領域である母・示・中指と環指の橈側の部に知覚異常が現われ，ついには神経麻痺をきたす疾患であって，Hunt (1911)，Marie and Foix (1913) らにより初めて報告され，その後 Phalen and Kendrick (1957) らにより詳細な報告が行われた．本疾患はかつて考えられたほどまれな疾患ではなく，指における弾発指，橈骨遠位における狭窄性腱鞘炎と並んで，または合併して手における腱鞘炎の trio をなし，日常診療に際してきわめて重要な疾患としてクローズアップされている．．

1. 症　状

　普通40～50歳代の中年の女性で手をよく使う職業の人，または家庭の主婦にもしばしば認められ，両側性またはときに一側性に発生する．妊婦また出産後の女性にもしばしば認められる (Nicholas ら，1971)．初期には指先のピリピリしたような感じ，疼痛，あるいはシビレ感を訴え，またこれらは前腕部にも放散する．疼痛はしばしば夜間に強く，ために数回も夜間目を覚すと訴える患者も少なくない．また手関節部屈側には軽度の腫脹をみることがあり，この部において正中神経に相当する部を軽くたたくと疼痛が中・環指の指先に向かって放散する．いわゆる Tinel 徴候がしばしば陽性に現われる．そしてこれらの症状は正中神経支配領域のみにかぎられ尺骨神経領域には及ばないのが特有である．この症状が漸次進行すると，母指球部の筋に萎縮が発生し，指の細かい運動が障害され，脱力感，pinch の不能を訴えるようになる．なお橈骨遠位端骨折，または手根骨の脱臼，あるいは骨折に引き続いて，あるいは手関節部の変性性関節炎，リウマチ性炎症に引き続いて正中神経領域の知覚異常，麻痺をきたすことがあるが，これも一種の carpal tunnel syndrome と考えられ，普通1側性に発生する．

2. 診　断

　正中神経支配領域における知覚異常，母指球部の筋萎縮，手関節屈側の腫脹，および Tinel 徴候などによりその診断はさほど困難ではない．Phalen and Kendrick によれば Tinel 徴候は89％に陽性であるという．また Phalen and Kendrick は **wrist flexion test** なるものを述

べているが，これは手関節を屈曲位として1分間保つと指のシビレが増加し，正常位に帰すと回復に向うというもので，95％に陽性であったと述べている．

しかし初期には診断が必ずしも容易ではなく，年齢，性，職業，疼痛，シビレの状況などにより本症を疑いながら経過を観察する必要があるであろう．Simpson（1956）は短母指外転筋，母指対立筋のEMGを調べ初期の診断に有効なことを述べているが，最近では正中神経の最大伝導速度を測定し健側と患側を比較する方法がしばしば用いられ，またsensory nerve action potentialも本症の早期診断にきわめて重要（坪井ら，1965）とされている．MRI精査も用いられ，これにより正中神経圧迫率（MNCR）を測定することにより重症度が診断可能という．

鑑別すべきものとしては頸部の変形性脊椎症，ヘルニア，腫瘍，前斜角筋症候群，肩手症候群，Raynaud病などを考えなければならない．また糖尿病の際本症と類似症状をきたすことがあるとされているので注意すべきであろう．

3. 原因と病理

弾発指，および狭窄性腱鞘炎が中年の女性に多く，しかも手をよく使う運動により発生しやすいことより考えて，本症も中年の女性でしかも手の運動過労，不馴れな仕事などにより誘発されるのではないかと考えるのは当然のことである．事実多くの学者により，手指の運動，過労が原因と考えられ，Brainらは屍体について手関節背屈時におけるcarpal tunnel内圧をタンブールを用いて計測し，手関節部背屈により内圧が3倍に増大することを述べ，これが中年における血管系の変性と相俟って神経の変性を招来すると考え，Kendallも手関節部背屈時における屈筋腱の運動が神経の圧迫に重大な関係のあることを述べている．

これに対してTanzer（1959）は手関節の屈曲を重要視し，手関節屈曲位で屈筋腱を運動させることにより，正中神経が屈筋腱と屈筋支帯の間に圧迫されてかかる症状を起こすことを述べ，手関節屈曲位で指を使用するタイピスト，ピアニスト（また日本式の針仕事も同様であるが）に本症が発生しやすいことを述べている．なお屈筋支帯は掌側手根靱帯と横手根靱帯の2つよりなり，正中神経は両者よりの圧迫をうけるが，とくに後者の圧迫の強いのが普通である．

そのほか月経閉鎖期に発生することよりホルモン説をなすものもあるが確かな根拠はない．なお橈骨遠位端における骨折，あるいは手根骨の骨折・脱臼，手関節部変形関節症による棘形成，Kienböck病などが本症の原因になることはよく知られているところであり，これらはもちろん局所の解剖学的異常，およびこれに上述の手指屈曲運動による機械的刺激が添加されたものであろう．

局所の所見としては，正中神経は初期においてはcarpal tunnel中枢側の部に浮腫，または充血を認め，症状の進行したものにおいては絞扼部，すなわち横手根靱帯の部に一致して狭窄が明らかに認められ，中枢側の部は肥大してpseudoneuromaを形成し，末梢側神経は萎縮して軟らかさを失い，またみずみずしさを失っている．Carpal lig. 自体に肥大を認めることは少ない．神経および腱の周囲にはしばしば癒着が認められ，また腱鞘滑膜炎の症状をみることがある．

組織所見としては滑膜の慢性炎症所見が主であって，Phalen and Kendrickによれば，リウマチ様滑膜炎の症

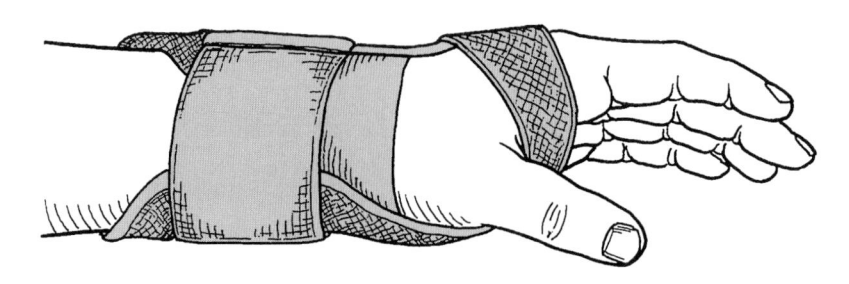

図23・14 手関節簡易固定用装具（日本シグマックス）
装着は容易で洗濯も可能
（津下：私の手の外科—手術アトラス，第4版，p.498, 2006）

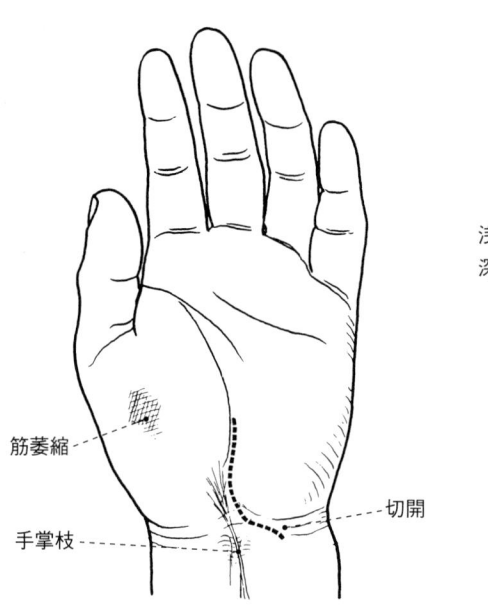

V 手根管症候群（carpal tunnel syndrome）

a. 手根管の切開．正中神経よりの手掌枝の損傷を防止する目的で切開は尺側よりとするのがよいであろう．

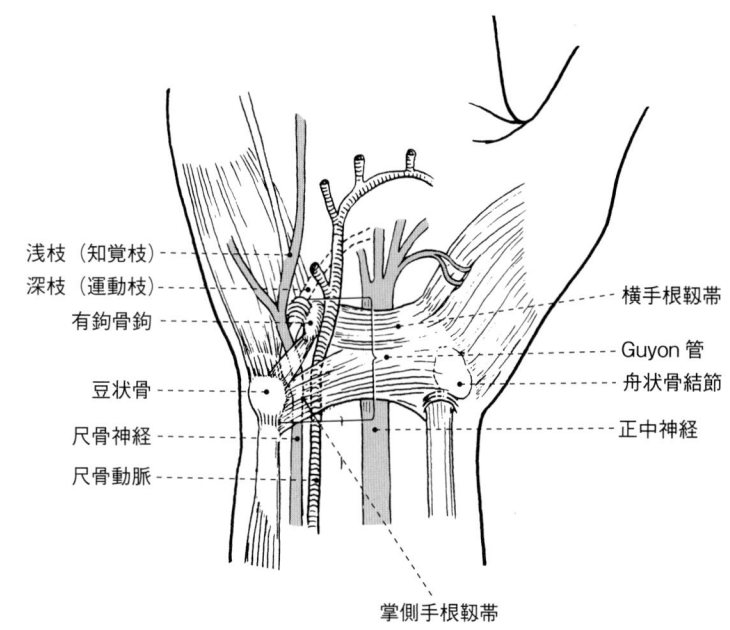

b. 手根管および尺骨神経管の靱帯構造

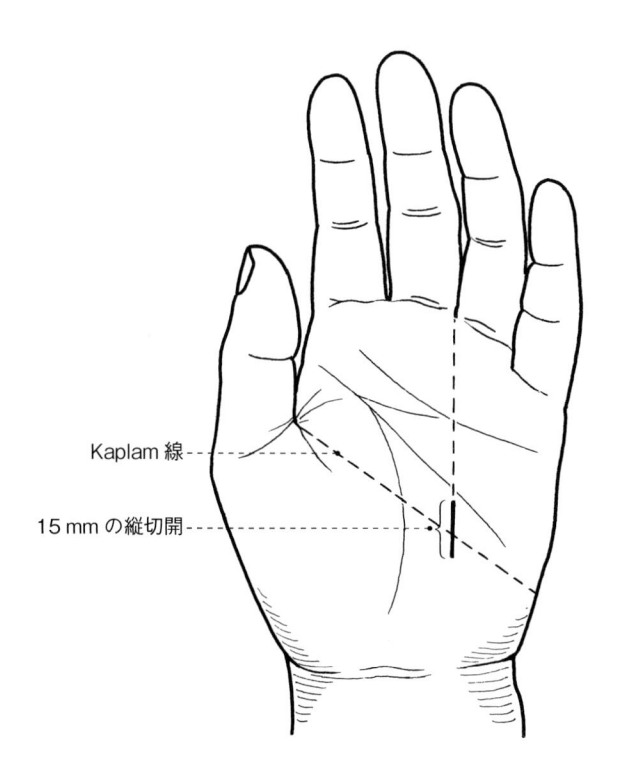

（label figure b: 浅枝（知覚枝），深枝（運動枝），有鉤骨鉤，豆状骨，尺骨神経，尺骨動脈，横手根靱帯，Guyon 管，舟状骨結節，正中神経，掌側手根靱帯）

（label figure a: 筋萎縮，手掌枝，切開）

c. IndianaTome による手根管切開
手関節 15～20°背屈位とし，まず Kaplan 線と環指橈側線の交点に 15 mm の縦切開を加え，皮下を分けて正中神経と浅掌動脈弓を確認，正中神経の尺側で横手根靱帯末梢部に 5 mm 程度の縦切開を加える．次に薄目の剥離子で横手根靱帯と正中神経の間を剥離し，pilot を正中神経の尺側に挿入し，切離刀の挿入路を確保，さらに palmar stripper で手掌腱膜と横手根靱帯の間を剥離したのち，最後に IndianaTome を用いて横手根靱帯，および掌側靱帯を完全に切離する．
（木森ほか：整形外科 50：876-881, 1999）

（label: Kaplam 線，15 mm の縦切開，IndianaTome（Biomet 社製））

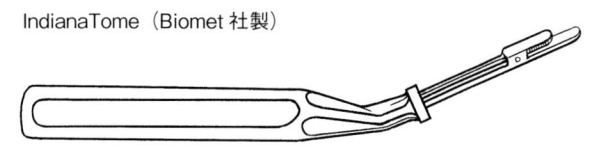

図 23・15 皮下手根管開放術

状を示すものが1/3, ほかは非特異性のfibrosisを示すという.

4. 治　療

初期には局所の安静と理学療法などが行われ, とくに**手関節簡易固定装具（wrist brace）**が効果的である. われわれは図23・14のごとき簡易固定装具を使用しているが, きわめて効果的と感じている. 指の使用が可能で日中はともかく夜は必ず安全肢位に副子固定（overnight）をするよう指導する. 副子療法はきわめて効果的で, これによりかなりの手術症例を減少せしめることができる. またステロイドの局所注入もときに効果があるが, これらを行って効果のないものは手術療法を考慮する. 手術は普通局所麻酔が用いられ, 0.5％カルボカインの局所浸潤により手術を行う. ブロック麻酔を使用するのもよい. 止血帯使用のもとに切開は図23・15のごとく手関節屈側を尺側にカーブした切開を用い皮膚, 次いで長掌筋腱よりのaponeurosisを切離するか, または側方によけて掌側手根靱帯および横手根靱帯に達するが, この間において正中神経よりのpalmar branchを損傷しないよう注意する. これを切離すれば母指球部の一部に知覚障害をきたすからである.

以上ののちまず掌側手根靱帯の中枢側において筋膜を切除することにより正中神経を露出してからこれを末梢側にたどりながら, 有溝ゾンデ, または小エレバトリウムを靱帯の下にいれて最初に掌側手根靱帯を, 次いで横手根靱帯をも確実にこれの切離を行う. 切り残しがあってはならない. 切離は中枢側から末梢側方向に行うのが原則で, しかも靱帯のなるべく尺側の部を切離する. これは正中神経よりの分枝が普通靱帯の末梢橈側縁の近くで分岐し反転して母指球筋を支配する**thenar (recurrent) branch**の損傷を防止するためである. もし誤ってこれを切離すれば母指の対立運動が障害されることとなるので絶対に損傷することがあってはならない. しかもこのthenar branch分岐部とその走行についてはかなりのvariationがあるとされ切離は慎重に行う必要がある. ときには靱帯をZ字型に切るのもよいであろう.

近年, 各種器具を用いての**鏡視下手術**（endoscopic carpal tunnel release）が奥津（1987）, Chow（1989）らにより開発, 切開が小さく後療法が容易で早期に手の使用が可能になる等の利点があり, 各施設で多用されているようである. しかし不馴れな者が本法を行い, 靱帯の切離が不十分であったり, かえって神経を損傷するような例もあり, その実施には慎重でなければならない.

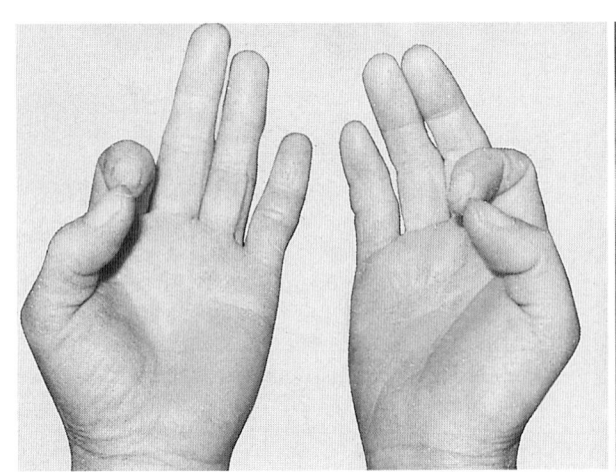

　　a. 来院時所見で右母指球筋の筋萎縮は著明である.

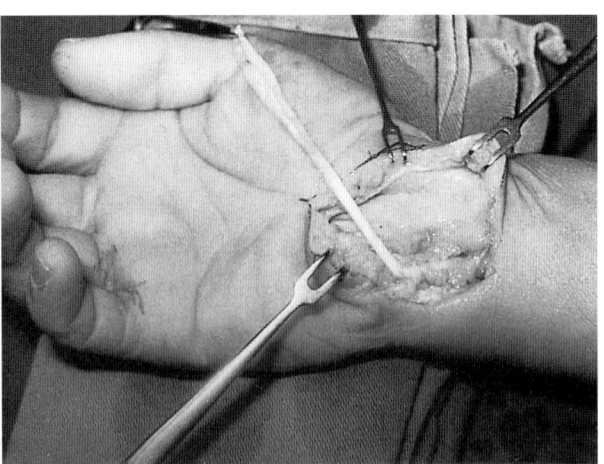

　　b. 手術所見で手根管切開と同時に腱移行による母指対立再建を行っているところ

図23・16　51歳, 女. 5年前より右手正中神経領域にシビレ感あり, 母指の対立運動不能. この症例はかなりの陳旧例であり, 母指球筋萎縮も著明で手根管切開のみでの機能回復には無理があると考えられたので同時に母指対立再建の腱移行を合併した. 移行腱には環指の浅指屈筋腱を利用した.

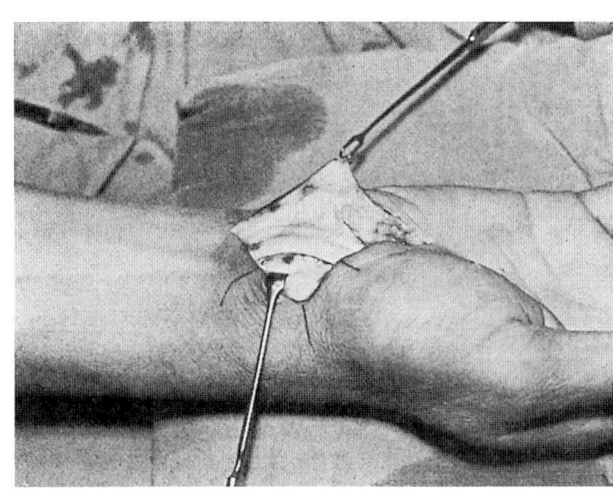

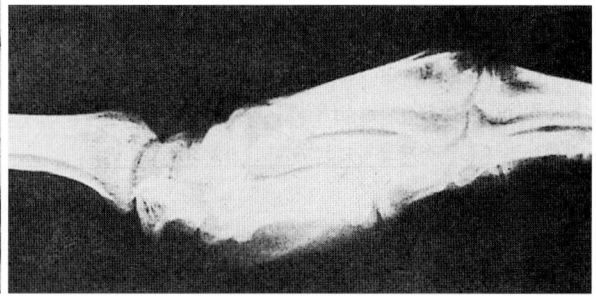

a. 術中所見. 脱臼した月状骨により，圧迫された正中神経を示す.

b. X線所見

図23・17 39歳，男. 月状骨脱臼に原因する手根管症候群
7ヵ月前の受傷による月状骨脱臼であるが来院時まで気付かず放置されていた. 月状骨の摘出により症状は軽快した.

われわれは手掌切開と鏡視下手術の中間ともいうべきIndianaTomeを用いての切開を多用している. 方法は図23・15cのごとき部に約15mmの縦切開を加え，ここよりナイフを挿入して靭帯を切るもので，神経，腱の状況を直視下に観察が可能との利点がある. いずれにしても手根管切開にはかなりの経験が必要であり，間違っても神経を損傷してCRPS様症状をきたすことのないよう注意する. 最近ではIndianaTomeのかわりにKnife lightを使用することが多くなった. これは尖端に光がともるもので，尖端の位置の確認が容易であり，さらに術野の観察が容易との利点がある.

さて以上により絞扼された正中神経が認められるわけであるが，周囲に肥大した滑膜があればこれを切除し，また屈筋腱を側方によけてtunnelの背面をよく調べ，骨の尖出など圧迫の原因となるものがあれば必ず切除する. 屈筋支帯は縫合することなく放置し，皮下および皮膚の結節縫合を行い，のち圧迫固定包帯を行う. ただし屈筋支帯切離間に血腫が形成されると症状の回復が遅れるので，その恐れあるときは遊離脂肪組織の移植を行うことがある. なおCurtis(1972)は正中神経の肥大部位を露出したのち拡大鏡使用のもとでintraneural neurolysisを行い，神経束の分離と瘢痕組織の除去により治癒機転を促進せしめることができるとしているが，筆者としては行うとしてもepineurectomy程度でそれ以上のことは行っていない.

予後 普通良好で手術直後より指のシビレ，疼痛は消失し，母指に力もはいり，運動も容易となる. しかし，陳旧症例で神経の絞扼が強く，末梢神経の萎縮をみるような症例では回復は遅く数年を要する場合もあり，また，筋萎縮の重症なものでは腱移行術による母指対立運動の再建を行ったほうがよい場合もありうる. 腱移行としては長掌筋腱を利用するCamitz法とか，短母指伸筋腱をrerouteするEnna法があるが，これらについては腱移行の項(p.417)を参照されたい. なお最近，木森ら(日手会誌25：146, 2008)は，皮下手根管切開ののち短母指伸筋腱を筋腱移行部で切離し，これを母指MP関節背側に引き出し，母指球部皮下をreroteして手関節掌側やや中枢の切開に引き出し，ここで長掌筋腱を出して切離，これの末梢腱と尺側手根屈筋でつくった滑車を通して中枢腱と適度の緊張で腱縫合することにより，より良好な生理的母指機能の再建を得たとしている. 実施されてよい方法と考える(木森法).

いずれにしても早期診断と早期治療の必要なことは本症についてもいいうることである. なお，ときに手術を行うも良結果が得られなかった症例を認めるが，その原因は誤診によるものか，ほかは靭帯，とくに横手根靭帯

の切り残しによるものが大部分で，この靱帯は確実に手掌まで切離されなければならない．

長期透析に起因する手根管症候群はアミロイド沈着による屈筋腱の滑膜炎によるものであるが，手術に際しては抗凝固薬の使用に注意して内科医と相談のうえ手術日を決定すべく，また手術時には駆血帯を使用せず，できれば局所麻酔で手根管を開放すべく，同時に滑膜切除を実施する．ただし再発例も多く，5年経過で再発20％とされている．

VI 尺骨神経管症候群（ulnar tunnel syndrome）

前腕尺側を下降した尺骨神経は手関節より数cm中枢側の部で知覚枝である背側枝 dorsal branch と掌側枝 palmar branch を分岐したのち，手関節のすぐ中枢側で尺骨動脈とともに尺側手根屈筋腱の深部を通って尺骨神経管に達し，これを通過して手掌側に出る．

さて尺骨神経管は Guyon 管とも呼ばれ中枢側で尺側の部は豆状骨により，また末梢側で橈側の部は有鉤骨の鉤により境された少しく斜めに走るトンネルであって，後（底）面は厚い transverse carpal lig. の尺側の付着部よりなり，前面は尺側手根屈筋腱の付着部における腱性構造物，また volar carpal lig. の一部とか palmaris brevis により被覆されている．

次に尺骨神経はこのトンネル内において知覚枝である**浅指**と，運動枝である**深指**とに分かれるが，浅枝はまっすぐに末梢へと走るのに対し，深枝は有鉤骨鉤の尺側をまわって小指外転筋起始部と小指屈筋起始部の間から尺骨動脈とともに背側に向かい，小指対立筋を貫通して手掌の深部に侵入してこれを橈側に横切ることとなる．

以上のごとくでこのトンネル内，またはその付近に腫瘤が発生するとか，外傷により骨そのほかに異常が起これば尺骨神経は容易に圧迫をうけて麻痺症状を呈することとなる．この部における尺骨神経の圧迫症例については Seddon（1952）らにより，またわが国では Toshima ら（1961），津下，山河ら（1967）によりかなりの症例

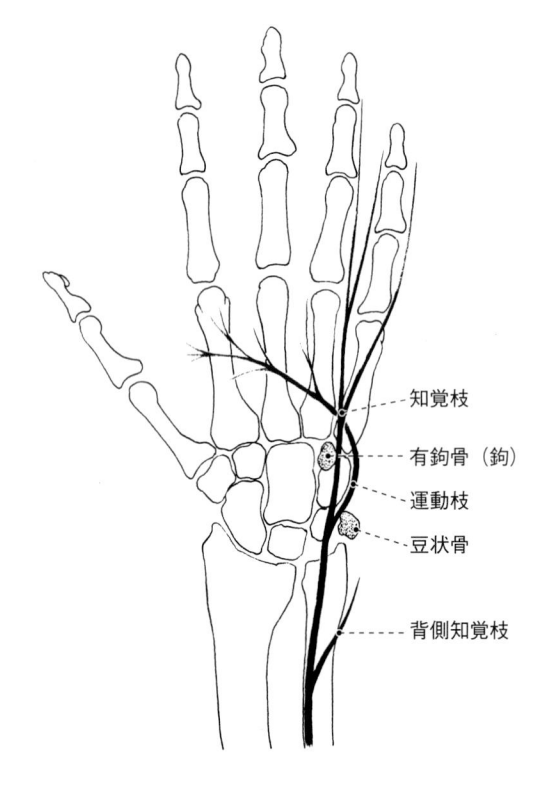

図23・18 Guyon 管と尺骨神経

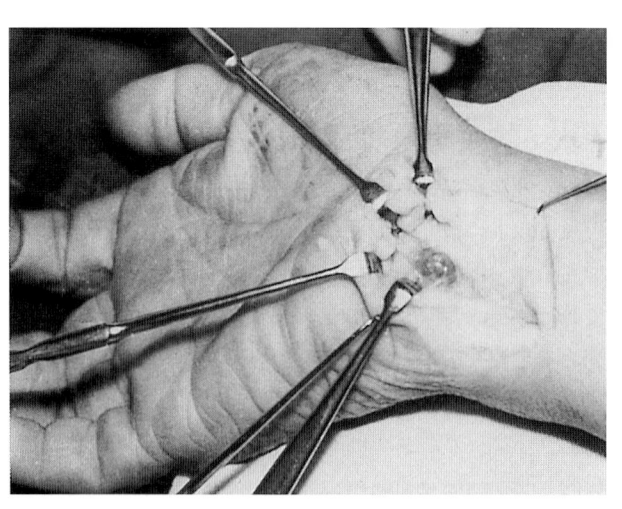

図23・19 56歳，女．ガングリオンによる ulnar tunnel syndrome
約5年前より環・小指に，時に知覚障害をきたすことがあり，また手全体に力がはいりにくく握力減退を訴える．手関節尺側部に小腫瘍を触れ，Tinel 症状があり，図は手術所見でガングリオンの摘出により症状は全治した．

Ⅵ 尺骨神経管症候群（ulnar tunnel syndrome）

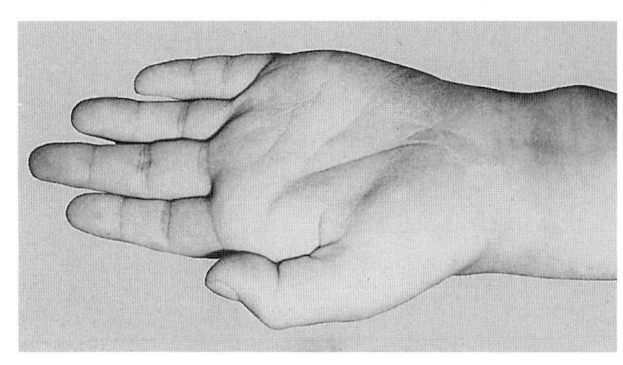

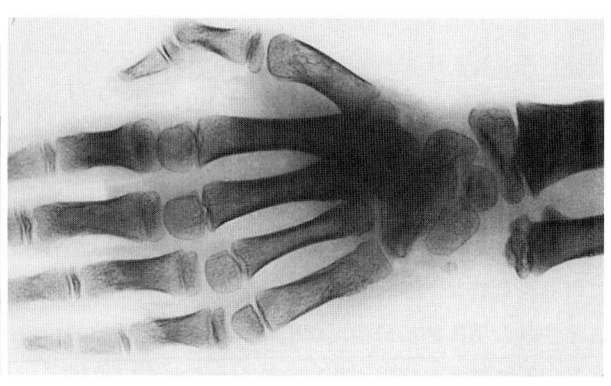

a. 来院時所見．尺骨末端は掌側に脱臼，骨間筋萎縮著明，環・小指はclaw変形を呈し知覚障害あり．

b. 来院時X線所見．神経剝離を行ったが，尺骨神経は尺骨末端に巻きこまれたようにして絞扼されていた．これを正常位にかえし，橈尺間はKirschnerで一時的に固定した．術後麻痺は完全回復した．

図23・20　9歳，男児．1ヵ月半前鉄棒より落ち手を突いて転倒．橈骨末端骨折と尺骨脱臼をきたし，整復とギプス固定2週間をうけたが，尺骨神経麻痺症状を呈し軽快しない．

が報告されているが，Vanderpool（1968）は21例の経験症例について13例がガングリオンによるものであり，3例が職業性外傷，2例が急性外傷であり，そのほか橈尺関節の変形性関節症によるものなどを認めており，またShea and McClain（1969）は自己症例7例を含めて文献より集めた136例について考察を加え，原因としてはガングリオンによるものが39例（28.8％）で最も多く，次いで32例（23.5％）の職業性神経炎によるものであり，そのほか尺骨動脈の**血栓性動脈炎**によるものが11例（8.1％），手根骨の骨折によるもの8例（5.9％）などとしている．筆者の経験症例は8例で4例はガングリオンによるものであり，ほかは陳旧な橈骨遠位端，また橈尺関節部の骨折・脱臼，また巨細胞腫に合併して発生した症例であった．

ガングリオンの発生は中枢側では橈尺関節部とか，豆状骨と三角骨との関節の部，また末梢側では有鉤骨と中手骨のなすCM関節部からも発生し，あるものは触知可能であるが，とくに末梢側のものは触知しにくいことが多いとされている．

症状としてはガングリオンによる圧迫部位によって知覚障害と運動障害が一緒に起こったり，別々に発生したりするわけでこれについてはBrooks（1963），津下，山河（1967）は4型に分類したが，Sheaら（1969）はGuyon管の中枢側で尺骨神経が圧迫され，浅枝・深枝ともに障害されるものをⅠ型，canal内の遠位側で深枝のみが障害されるものをⅡ型，浅枝のみが障害されるものをⅢ型とし，統計的にはⅠ型が30％，Ⅱ型が52％，Ⅲ型が18％であったとしている．

次に職業性外傷に原因するものとしては大工，左官などで小指球筋部に繰り返しの慢性外傷が長期間続くような場合が考えられ，これはまた局所の変形性関節症の原因となるかもしれない．

診断には局所の臨床所見のほか筋電図，CT，MRI所見，また尺骨神経の伝導速度の測定が重要であり，その遅延は障害部位の決定に有意義である．

治療としては神経が非回復性変性を起こす以前に圧迫を除去してやることが必要と考えられ，切開としてはこの部の波状切開が利用される．原因を除去すれば予後は一般に良好である．

VII ボウリングによる母指の障害

これはHowellら（1970）によりbowler's thumbとして報告されたもので，原因としては繰り返される小外力により指神経にperineural fibrosisが発生することによるとされ，手術的に母指尺側指神経の肥厚，硬結，白色化と周囲組織との癒着が認められたとされている．その後Dobynsら（1971）も6例の経験について述べているが，母指の皮膚に異常のあること，シビレ感は持続的，または断続的に現われ，母指掌側に圧痛と疼痛性索状物を触れることを述べている．治療は安静のみで治癒するものもあるが，手術は神経剝離と神経を絞扼する組織があればこれの切除を行う．なお，障害神経枝としては外側枝に障害をみることが多いと述べているが，この点Howellらの症例とは異なる点である．外来診察に際して一応注意しておくべき疾患であろう．

VIII 糖尿病と手の神経障害

先に述べたentrapment neuropathyとの鑑別診断に考慮すべきものとして糖尿病性末梢神経炎がある．糖尿病は今後漸次増加するであろうことが考えられるので，この方面への関心は重要といわなければならない．

さて糖尿病にperipheral neuropathyがどの程度の頻度に合併するかは統計もまちまちであるが，最近の報告では40～50％とされている．Leffert（1969）は上肢に疼痛，シビレ，それに麻痺を訴え，臨床的にも，また電気診断的にも異常所見が認められ，しかも糖負荷試験が陽性であった8症例についての報告を行っている．年齢は53～75歳まで，平均63.1歳で，性別には差がないが家族的にしばしば糖尿病患者が認められること，そして症状として種々の神経症状を示すが，8例中5例は正中神経領域の疼痛，シビレを訴え，ほかの3例は尺骨神経領域の異常を訴えたとし，前者については全例に母指球筋の萎縮を認めている．そして臨床所見と神経伝導速度の遅延との間には関連性が認められたとしている．神経症状の現われ方はいろいろであるが最初は下肢の対照的な知覚障害として現われるのが普通であるが，症例によっては1側性に現われることもあるという．症状は一般に上肢より下肢に著明，糖尿病の治療により神経症状の軽快をみることもあるが，必ずしも症状と血中の糖との間には関連性はないとの意見もある．

要は中年以後の者が不定の末梢性神経障害を訴え，しかもほかに何ら原因と考えられるものが認められない場合には，糖尿病性の神経障害も一応考慮すべきでこの方面の検索も忘れてはならない．

第24章 末梢神経麻痺に対する腱移行術

末梢神経が損傷された場合，この神経は一次的に，または二次的に神経縫合が行われなければならない．

神経縫合にも近年マイクロサージャリーの概念が導入されその成績は漸次向上の傾向にあるが，常に良結果が得られるとはいい難い．たとえば周囲組織の圧挫が強いとか神経に欠損がある場合，また最初の処置が不適当であったなどの場合である．そのほか腕神経叢麻痺とか頸髄損傷の際の麻痺に対しても，もはや神経自体の回復は望めなくとも残された機能障害に対しては何らかの方法での機能再建手術が必要となる．それは残存筋腱を用いての移行手術が主体となるわけで，以下主要神経麻痺の際に用いられる諸種腱移行術につき述べることとする．

I 腱移行術についての諸注意

1. 腱移行術の実施時期

神経縫合の結果が思わしくない場合には腱移行術による機能の再建術が考慮されなければならないが，その時期をいつにするかはきわめて重大な問題である．あまりに長く放置して拘縮が発生したり，また患者の日常生活に長期間非常な不便さを与えることは望ましくない．したがってわれわれは神経縫合後3〜4ヵ月，ないし半年間の経過をみて神経回復の徴侯のないもの，またたとえ多少回復の徴侯があっても有効な筋回復の見込みがないと思われる場合には積極的に腱移行術を行うこととしている．もちろんこれはそれぞれの症例により適宜決定すべきものであって，神経縫合がきわめて良好な条件で行われた場合にはそのまま経過を観察してよいが，神経縫合が受傷より相当長期間放置された後（6ヵ月〜1年以上）に行われたとか，周囲に瘢痕が多い場合，あるいは神経自体の変性程度，縫合を行った術者の技術が十分でないような場合には早期に腱移行が行われてよいであろう．患者が年少者の場合には神経縫合の予後が良好であるので腱移行術を急いではならない．

2. 術前における拘縮の除去

神経麻痺後長時日を経過した陳旧症例ではしばしば拘縮が発生しているので，これら拘縮は術前にできるだけ除去しておく必要がある．拘縮の主なものは，clawhand（かぎ爪手）については指の屈曲拘縮と母指の屈曲拘縮，および対立運動障害のための母・示指間背面の皮膚の拘縮であり，橈骨神経麻痺については手関節の屈曲拘縮である．

拘縮除去のためには，バイブラバス，パラフィン浴，またその後における自動的・他動的矯正運動，各種dynamic splintの利用などが用いられ，これらは関節の拘縮のみならず皮膚の拘縮にもきわめて有効であり，これのみでも意外と思えるほどの良結果を得る場合が少なくない．しかしポリオは別として，神経損傷においては知覚障害が著明であるから無理な矯正は行うべきでない．副子の圧迫による潰瘍形成，また熱傷とか日常生活における諸種外傷の危険性が大であるので手の処置には十分注意せしめる．

以上拘縮除去のほかに残存筋力の回復をはかることもきわめて重要である．場合により術前に瘢痕除去と皮膚

移植，関節嚢切離などの手術療法を要することもあるであろう．いずれにしても拘縮を可能な限り除去してから腱移行術に移るのが原則である．

3. 移行腱の選択と術式の決定

a. 適度な筋力を有すること

術前 muscle testing を行い筋力の測定を正しく行っておくことが必要で，麻痺筋を移行腱に利用するようなことがあってはならない．神経損傷の場合にはその損傷部位の高さによりいずれの筋が麻痺し，いずれが正常かはほぼ明瞭であるが，腕神経叢麻痺とか頸損などにおいては麻痺筋が散在し，しかもその程度がいろいろであるのでその評価が必要となる．また母指対立運動の再建には環指の浅指屈筋腱がしばしば利用されるが，もし尺骨神経に高位麻痺があり深指屈筋に麻痺があれば浅指屈筋腱を利用すべきでなく，動力源はほかに求めなければならない．もし浅指屈筋腱を移行すれば環指の屈曲が不能となるからである．そのほか synergistic の筋か，antagonistic の筋かは移行腱選択のうえにきわめて重要で，前者であれば術後移行筋の機能再教育は容易であるが，後者であれば長期間を要し，しかも良結果が望まれない．

なお移行腱の筋力は移行前の筋力より1段階弱まると考えられている．すなわち正常筋は good に，good の筋は fair に筋力低下が起こるとされているので fair 以下の筋を力源とすることは避けなければならない．

b. 適度な可動範囲を有すること

筋にはそれぞれ固有の可動範囲があり，これについての計測もなされているが，一般的にみて手根伸筋，屈筋のそれは約33 mm，指の伸筋，母指の屈筋は50 mm，指の屈筋は70 mm（Bunnell）などとされている．したがって手根伸筋を指の屈筋腱に移行するとか，また反対に手根屈筋を指の伸筋腱に移行した場合，指の完全な屈曲・伸展の得られないことは当然といってよい．しかし途中にほかの筋によりコントロールされる手関節が介在するので，この関節の肢位による腱固定の効果が以上の移行腱にプラスされて指の伸展・屈曲もほぼ完全に可能ならしめることができる．すなわち1関節筋を多関節筋とする場合には当然腱固定的効果についての考慮を払う必要があり，また同時にのちに述べる走行と滑車の関係，固定性の問題についても考慮しなければならない．

特殊な場合に用いられる円回内筋は可動範囲は狭いが drop hand（下垂手）に際しては手根伸筋腱に，また症例によっては長母指屈筋とか指の屈筋に，またときに伸筋にも移行される．しかし指の屈筋，また伸筋に移行する場合には手関節の背・掌屈作用による腱固定効果を期待しなければならないので，手根伸筋また屈筋の作用がかなり強力でなければ手術適応とはならない．

腕橈骨筋も力源としてしばしば利用されるが，間に肘関節を有する点，ほかの筋とまったく趣を異にしている．しかしこのためにとくに筋力が不安定ということはないようである．この筋の使用に際して最も大切なことは周囲筋膜との癒着をできるだけ中枢側まで剥離して十分な可動性が得られたことを確かめてから移行することである．

c. 移行腱の走向

移行腱の走向はできるだけ直線的であることが望ましく，もしカーブすればそれだけ力の損失が起こることとなる．したがって力源の剥離は筋への血行と神経支配をそこなわない範囲で十分に行うことが必要となる．背側筋を掌側に，また掌側筋を背側に移行する場合，橈骨または尺骨の側方をまわして移行するのもよいが，当然力の損失が考えられるので骨間膜の開窓により直線的に腱移行を行ったほうが効果的なこともあるであろう．しかし前骨間神経・血管の取り扱いには注意しなければならない．

また母指対立再建などの際には滑車を作製して腱の走行を変えることが必要となるが，滑車の位置をどこにするかは牽引方向と力の作用機転に大きく影響するので，その部位選定と作製方法には大いに注意する必要があるであろう．また外傷症例では局所に瘢痕形成があったり，神経損傷と同時に腱損傷もあるので，これらを考慮にいれての移行腱の選定と走向の決定が必要となる．移行腱が瘢痕部位を通過することがあってはならない．

そのほか Boyes（1959）は腱移行の際の原則の1つとして，**筋機能体 motor muscle unit の integrity を保つ**ことを述べている．1つの筋が2つの異なった筋力を別々のところに及ぼすことはできないであろうし，また先端を2本に裂いて別々のところに固定すれば，いずれか可動性の少ない側のほうにしか効果は及ばないことになる

II 尺骨神経単独麻痺に対する腱移行術

であろう．しかしこれらも新しい合成力として固定的効果を期待するのであればときに使用するのもよいと思われる．

以下，それぞれの末梢神経麻痺時における基本的な腱移行手術について述べることとする．

1. 低位尺骨神経単独麻痺に対する腱移行術

低位尺骨麻痺の主な機能障害は既述のごとく環・小指のclawfinger（かぎ爪指）発生と指の内・外転障害，それに母指の内転筋麻痺によるpinch, graspの力の減退，および第1背側骨間筋麻痺のために示指の外転が不能となって尺側偏位の傾向を示すことなどである．

治療としては指のclaw変形に対する矯正手術と骨間筋筋力増強による握力の増強，それに母指内転筋の再建による母指不安定性の除去とpinch力の増強が必要となろう．指の内・外転運動の再建も望ましいがこれを各指について再建することは不可能であり，ただ示指の外転については母指とのpinchに際して重要であるので，しばしばこれの機能再建が考慮されることとなる．

a. Clawfingerに対する腱移行術

尺骨神経単独麻痺によるclawfingerは原則として

背側に力源を求める場合
1. MP関節屈曲，指伸位のintrinsic plus positionとし
2. 以上の肢位を皮下に刺入したKirschner鋼線により保持せしめる．なおKirschner鋼線は包帯終了後抜去する．次に
3. 骨間を通して移行された力源としての小指固有伸筋腱は
4. 深横中手靱帯の下の虫様筋管を通し
5. 先端を螺旋状にlateral bandに縫合，一定の緊張度のもとにこれを固定する．

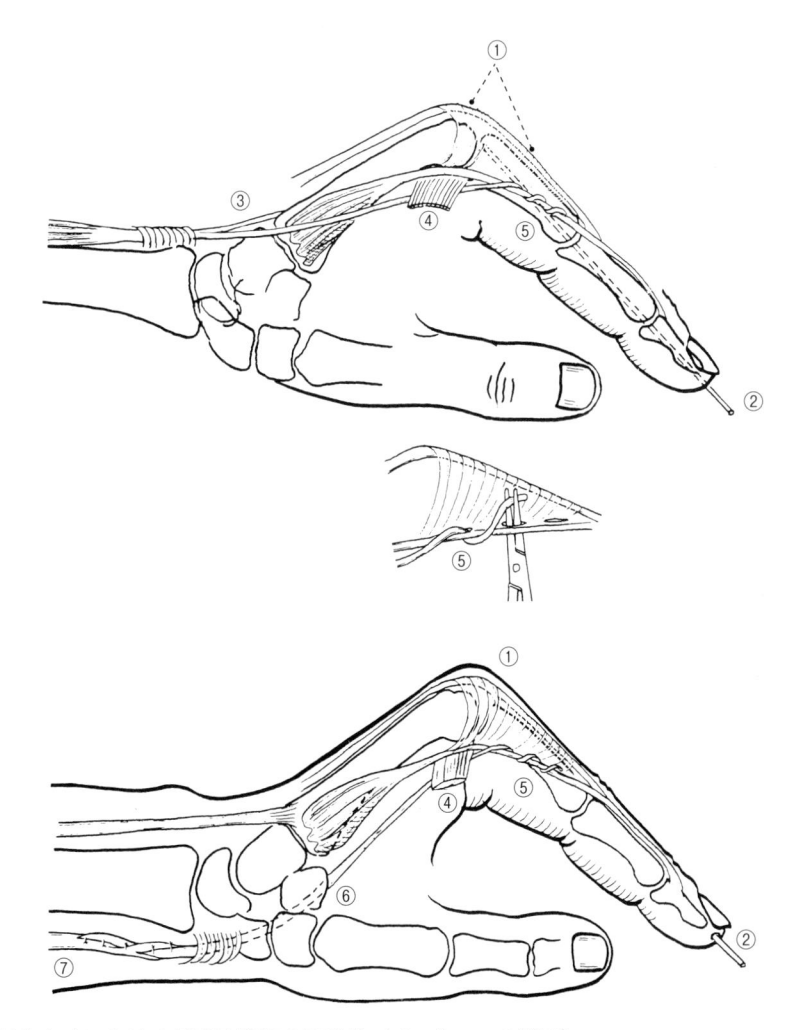

掌側に力源を求める場合
浅指屈筋腱を用いての移行（Bunnell）は強力すぎるので実施するのであれば移植腱⑥を用い力源としては橈側手根屈筋腱⑦などを使用するのがよい．

図24・1 尺骨神経麻痺時における骨間筋機能の再建法（clawfingerの矯正）

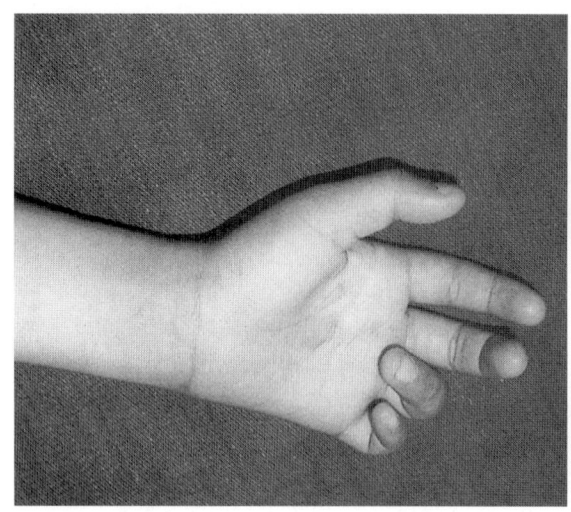

a. 術前における指の鷲爪変形
6歳，男児．肘部損傷に伴う尺骨神経麻痺例

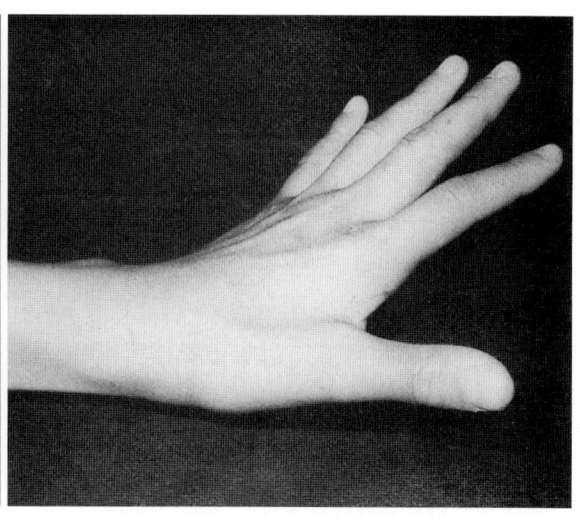

b. 術後4年における指の伸展
小指固有伸筋腱を用いてFowler法にしたがい腱移行を行った．

図 24・2　尺骨神経麻痺に対する腱移植術

環・小指に著明に発生する．これが骨間筋・虫様筋麻痺によることは先にも述べたが，示・中指についてはこの部虫様筋が正中神経支配のためかなりの指伸展作用が残存するのでclaw変形はさほど著明とならないのが普通である．しかし骨間筋はすべて麻痺するので示・中指についても指の屈曲力，とくに物をつまむとか握りの力は弱く，それに母指内転筋も麻痺すればpinchの作用はいよいよ弱くなる．

さてclaw変形の治療にはdynamicな方法とstaticな方法の2つがある．前者は麻痺した骨間筋，虫様筋の作用をほかに力源を求めて再建せんとするものであり，後者はMP関節を軽度屈曲位で固定することにより伸筋腱の作用を効果的にして指の伸展を得ようとするものである．そしてdynamicの方法としてはFowlerのごとく固有伸筋腱を利用するものとBrandのごとく手根伸筋を利用するもの，それにBunnellのごとく浅指屈筋腱を移行するものがあり，staticの方法としてはZancolliのMP関節掌側関節嚢の縫縮術がある．Zancolliの"lasso"法はその中間に位置しているといってよいであろう．

さて尺骨神経単独麻痺の治療にあたっては環・小指のみにclaw変形が著明に現われるのでこの変形の矯正のみを行うか，または示・中指についても正中神経麻痺合併の場合と同様，骨間筋麻痺に対する機能再建を考慮するかについては術者により多少意見の相違をみるところであろう．Zancolli（1968）は環・小指の変形矯正よりも示・中指の機能を重要視し，必ずこれへの腱移行の合併を述べており，理論的にはもちろんこの考え方が正しいと思われる．しかし症例によっては環・小指の変形矯正のみを希望するものもあり，筆者自身も時としてそのような治療を行ってきた．全指のclaw変形に対するintrinsic musclesの機能再建については正中・尺骨両神経麻痺に対する腱移行の項（p.421）を参照されたい．

1）小指固有伸筋腱の移行術（Fowler法）　小指MP関節背側に短い横切開を加え，総指伸筋腱，小指固有伸筋腱およびexpansion hoodを丁寧に露出せしめる．小指固有伸筋腱は総指伸筋腱の尺側にあり，これを周囲より剝離，また総指伸筋腱より分離しexpansion hoodに移行した部を含めてなるべく末梢側でこれを切離する．切離後はhoodに2～3の結節縫合をかけて縫合する．この腱をなるべく長く切除することは移行後，lateral bandとの縫合を容易にするもので，もしあまりに短いとbandとの縫合が不能となるから注意しなければならない．

次に手関節背側で尺側の部に約1.5cmの横切開を加え小指固有伸筋腱をこの部に引き出し，先端を2本に裂いたのち食塩水ガーゼでこれをおおい乾燥を防止する．さらに小指基節の橈側と環指基節の橈側に1.5cmの側

正中切開を加え皮下を剥離，それぞれの lateral band を十分に露出し，この lateral band に沿って腱移行鉗子を挿入，この際 MP 関節は屈曲位とし鉗子は deep transverse metacarpal lig. の下を通過していなければならない．次いで鉗子は環・小指中手骨の間を通って先の手関節背側の切開部に先端を出し，2 つに裂いたそれぞれの腱を小・環指基節のそれぞれの切開創に引き出す．次に手関節背屈位，MP 関節屈曲位，指伸展位として引き出した腱を適度の緊張のもとに lateral band に縫合するわけであるが，指の肢位を保持するため Kirschner 鋼線を各指の皮下に刺入して一時的にこれを固定すると便利である．この際移行腱が短いと縫合に不便であるので長くする必要のあることは先に述べた．移行腱と lateral band との縫合は結節縫合でもよいが，筆者は原則として移行腱を螺旋状に lateral band に纒絡し，さらに結節縫合 2～3 をおくこととしている．最後に皮膚縫合を行い，手関節背屈，MP 関節屈曲，指伸展位のまま副子に圧迫固定，固定を終わったのち Kirschner 鋼線は抜去する．術後は 3～4 週間固定を続け，以後運動療法にはいる．次いで示指固有伸筋腱についても同様の操作を行えば全指につき骨間筋の再建ができるが，これについては正中・尺骨両神経損傷の項（p.426）参照．

なお移行腱の先端を lateral band に縫合するかわりに基節骨中央部の骨内に pull-out wire 法で固定することがある（Burkhalter and Strait, 1973）．これは lateral band への縫合時の緊張が少し強いと，しばしば PIP 関節の屈曲が制限されるのに対して，骨内固定ではその危険性が少なく安全度が高いためでしばしば用いられてよい方法と考える．

2) **腱移植による tenodesis 法** 実施方法は先の小指固有伸筋腱を利用するのとほぼ同様で，まず長掌筋腱を採取，先端を 2 本に裂いてこれを lateral band，または基節骨の中央骨皮質内に固定したのち中枢端を手関節背屈，MP 関節屈曲，指伸展位で伸筋支帯または橈骨に固定するものであるが，力源がないため効果が不安定という欠点がありあまり使用されない．

3) **MP 関節掌側関節囊の形成術（capsuloplasty）**
Zancolli (1957, 1968) により報告された方法で MP 関節を屈曲位に保持すると claw 変形が矯正されるため MP 関節の掌側板 (volar plate) を縫縮し，この関節を

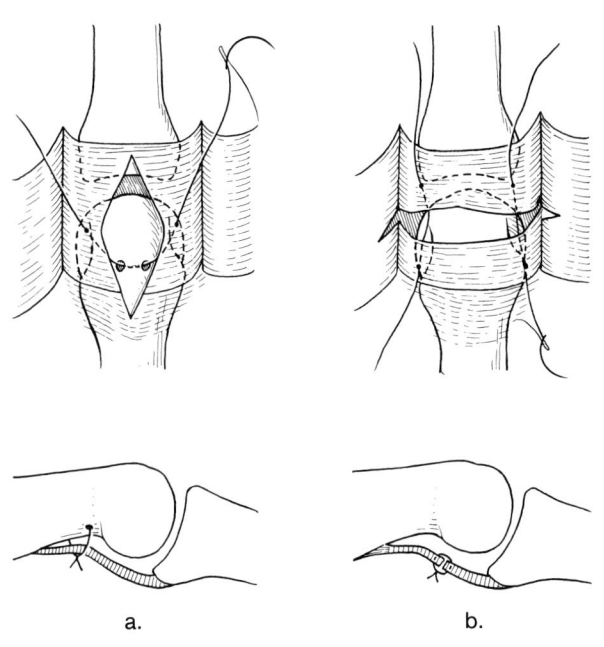

図 24・3 Zancolli による掌側関節囊縫縮術（capsuloplasty）
現在ではあまり使用されない．

制動して指の伸展を得ようとしたもので拘縮のない軽症例に利用される．しかし正中神経麻痺を合併しているとか，とくに陳旧例で拘縮が認められるような症例には矯正作用が不十分で用いるべきでない．

本来の方法は MP 関節掌側に切開を加え，一部腱鞘を開いて屈筋腱を側方に移動，MP 関節の掌側板を出し，この部に末梢側に基部を有するコの字型の掌側板弁をつくり，これを中枢側に移動，MP 関節 20° 屈曲位として中手骨頸部の掌側に縫合，固定するもので，術後は 30 日間 MP 関節軽度屈曲位の固定を続けるという．その後，彼は図 24・3a，b のごとき変法を述べている．方法は先と同様にして掌側板の掌側面を出し，これの基節骨付着部より少しく中枢側の部に横切開を加えて腱鞘側壁の一部から force nucleus の一部を含み，さらに plate の部に至る組織を楕円形に切除したのちこの部に糸をかけて掌側板を縫縮，MP 関節を 10～30° 屈曲位に固定するものである．また plate を中手骨頸部に固定する方法として図 24・3a のごとく掌側板に縦切開を加えて中手骨頸部を出し，この部に錐で穴をあけこれに plate を中枢側に移動させた位置で縫合固定する方法を述べているが，手技がかなり困難であること，またかなりの数に再

発をみたなどの報告もある．

4）浅指屈筋腱の利用　いろいろの利用法があるが大別して3つとなるであろう．

① **Bunnell 法**とも呼ばれるもので浅指屈筋腱をその付着部に近く切断，これを手掌部切開に引き出し先端を2つに裂いてそれぞれを lumbrical canal を通じて小指・環指の橈側に出し，これを MP 関節屈曲，指伸展位で lateral band に縫合するものであるが，指に屈曲拘縮がある場合は別として，拘縮のない軽症例ではかえって牽引が強くてのちに指の sawn-neck 変形を生じやすいので使用すべきでない．

② **Burkhalter らの方法**　これは浅指屈筋腱の先端を基節骨中央の骨孔内に固定するもので Bunnell 法よりも安全度の高い手術である．筆者もしばしば使用している．

③ **"Lasso" 法**（Zancolli 1979）　手掌末梢皮線に沿う切開で腱鞘の入口を出し，これより約 1.0 cm 末梢側で腱鞘を横切して浅指屈筋腱を出しこれを切断，反転して腱鞘 A_1 に引っかけ，これに牽引することにより MP 関節の固定性と指の伸展を得ようとするもので操作が簡単という利点がある．これを環・小指のみに行うか，全指に行うかはそれぞれの症例ごとに決定しなければならない．

Omer（1982）は環指浅指屈筋腱を付着部に近く切断し手掌に引き出して二分し，橈側の1本は母指 MP 関節掌側に引き出して橈側種子骨部に固定して内転作用を得さしめ，尺側の1本はこれをさらに二分して環・小指の A_2 腱鞘部に "lasso" 法に準じて固定してこれらの claw 変形を矯正する方法を述べている．A_1 に固定する Zancolli 法よりも効果的という．

b．母指内転筋再建

内転筋麻痺のために pinch 力が弱く，母指の不安定性を訴える場合が多いのでこれの再建が望ましい．方法としてはいろいろの方法があるが，尺骨神経単独麻痺の際には環指の浅指屈筋腱を移行するのがよいであろう．先の Omer 法はその半分を使用するが claw 変形の矯正にほかの力源の腱移行を行うとか，掌側板縫縮を利用すれば全浅指屈筋腱を母指橈側種子骨に移行してよい．

そのほか示指固有伸筋腱とか短母指伸筋腱も利用されるが，その詳細はここでは省略する．

c．示指外転運動再建に対する腱移行術

第1背側骨間筋麻痺のため示指の外転が不能で固定性が悪く，指に尺側偏位の傾向があり，pinch の力がはいらない場合にはこれの再建がときとして必要となる．

方法は図 24・5 に示したごとく一般に示指固有伸筋腱が利用され，この腱を MP 関節背側の小横切開でなるべく長めに切断，手関節背側部に小切開を加えてこの部に引き出し，次に示指基節の橈側に側正中線切開を加え

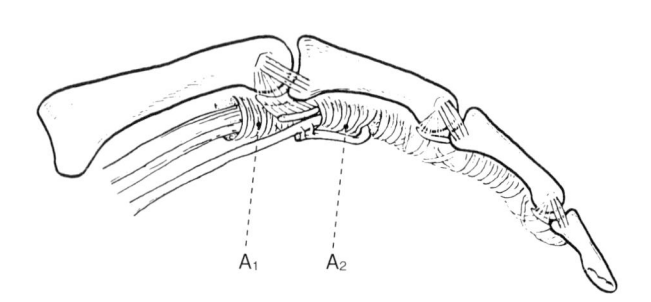

図 24・4　Lasso 法およびその変形（Omer 法）
Zancolli の lasso 法は A_1 腱鞘に力源を引っかけるものであるが，Omer（1982）は A_2 に引っかける方法を述べている．利点として A_2 のほうが末梢に位置するため作用がより効果的といえよう．なお，本法は浅指屈筋腱を用いても実施できるが別に移植腱を使用するのもよい．

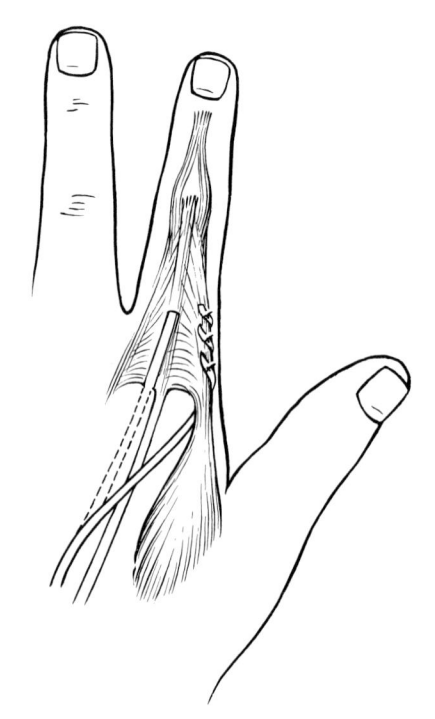

図 24・5　示指外転力再建に対する示指固有伸筋腱の移行手術

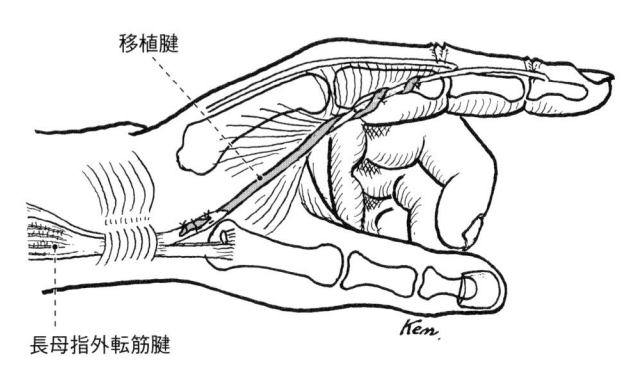

図 24・6 Naviaser 法
（津下：私の手の外科―手術アトラス，第4版，p.543, 2006）

てこの部に先の固有伸筋腱を骨間筋の下を通して引き抜き，lateral band に示指外転，MP 関節軽度屈曲，IP 関節伸展位で螺旋状になるべく強い緊張度で縫合，固定する．なおこの際移行腱が MP 関節の中心点より掌側を通過すると外転作用よりも屈曲作用が強力となるので注意する．

そのほか，示指または環指の浅指屈筋腱を掌側よりまわして lateral band に縫合する方法もあるが指の屈曲力を弱める欠点がある．最近よく使用される方法に **Naviaser 法**（図 24・6）がある．方法は長母指外転筋の付着部を出し，これを一部切離，この部には variation が多く複数の腱を有するのでその 1～2 本に移植腱を縫合し，のち腱の末梢端を示指の側索に纏絡縫合し，示指外転，MP 軽度屈曲位で固定するもので母・示指間の pinch 力を増大せんとするものである．

2. 高位尺骨神経単独麻痺に対する腱移行術

高位尺骨神経麻痺の症状は低位麻痺のそれと大差はなく，治療法もほぼ同様な方法が利用されるが，環・小指の深指屈筋に麻痺があるのでこれらの浅指屈筋腱は使用すべきでなく，もし使用するのであれば中指の浅指屈筋

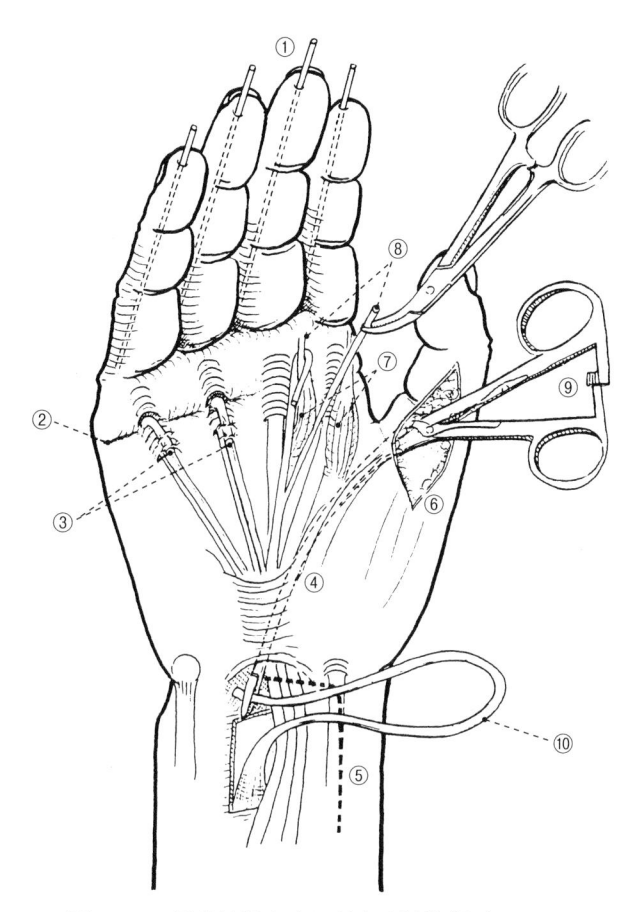

図 24・7 尺骨神経麻痺に対する腱移行（Zancolli 法）

指を intrinsic plus position ①とし手掌末梢横皺切開．②により環・小指については lasso 法③を行い，示・中指については浅指屈筋腱を 2 つに裂いて虫様筋腱に移行し⑦⑧，指の伸展・外転を強めるごとくする．また母指の内転筋麻痺に対しては示指固有伸筋腱⑩を前腕骨間より掌側に出し⑤，手根管の深部を通したのち母指 MP 関節側方の切開⑥に出しこれを橈側種子骨に固定するものである．

腱を使用すべきであろう．また小指固有伸筋の移行術，あるいは腱移植による tenodesis 法を行う場合も術後指の屈曲が障害されやすいので後療法にはとくに注意を要する．

III 正中神経麻痺に対する腱移行術

1. 低位正中神経麻痺に対する腱移行術

低位正中神経麻痺の主な機能障害は母指の対立運動障害である．

母指対立運動障害に対する腱移行術は既述のごとく本障害の主原因は thenar muscles，とくに短母指外転筋

の麻痺によるものでなんらかの方法でこれの機能の再建が必要となる．方法としては今日までいろいろのものが行われてきたが，その主要なものを次に述べる．なお力源としては環指の浅指屈筋が多用されるが，これの損傷が疑われる場合には小指固有伸筋とか他指の浅指屈筋，あるいは手根屈筋，手根伸筋などが利用される．

1) **Bunnell法**　環指の浅指屈筋腱を手関節屈側部に引き出し，尺側手根屈筋をpulleyとし，またこの筋に麻痺が疑われる場合にはpulleyを作製してこれに通し，母指球の皮下を通じて母指MP関節の部に出したのち，その先端を基節骨基部の尺側骨内に固定するもので，術後は手関節屈曲，母指対立位で3週間固定し，以後後療法にはいる．この際Bunnellによれば移行腱の走向は豆状骨よりMP関節背面に向かうのがよいという．術後は良好な母指の対立運動と回内運動が得られるが，長母指伸筋腱の上をこえて腱が移植されるため，この間に多少とも癒着が発生し，長母指伸筋の作用を減弱し，母指末節の伸展を障害する傾向が強いので注意しなければならない．なお本法は正中神経単独麻痺の場合にのみ利用すべく，尺骨神経麻痺が合併するclawhandの際には使用すべきでない．その理由は後述するが，母指に尺骨神経麻痺に特有なFroment徴候を強く発現せしめ，この変形を固定的なものとし，MP関節背屈，末節屈曲のswan neck変形を発生する傾向が強く，tip-to-tipのpinchのみでpulp-to-pulpのpinchを不能とする危険性がきわめて多いからである．

2) **Littler, Riordan, Flynn, Brandらの法**　これらは短母指外転筋が母指対立位で末節を伸展せしめる作用のあることに注目して，この筋本来の機能を再建せしめんとするもので，Riordanは環指浅指屈筋腱をこの筋膜の走向に沿ってMP関節部に引き出し，末端を2本に裂いて1本は腱膜部を通し，長母指伸筋腱に引っかけ，反転してほかの1本の腱と縫合固定した．Brand法はRiordan法とほぼ同様であるが，ほかの1本の腱はMP関節尺側において関節嚢に固定し，回旋力を期待している．

3) **われわれが現在行っている方法**　われわれが現在主として利用している方法はRiordan, Brandらの方法とほぼ同様であるが，術式，また実施上注意すべき諸点について少しく具体的に述べてみたい．

a) **拘縮の除去**：術前拘縮を除去しておく必要のあることは論をまたないが，正中神経単独麻痺の場合，とくにその陳旧例について最も注意しなければならないのは第1および第2中手骨間背面の皮膚の拘縮であって，母指末節の屈曲拘縮が問題となることはほとんどない．これは尺骨神経支配の内転筋機能が正常に保たれるため

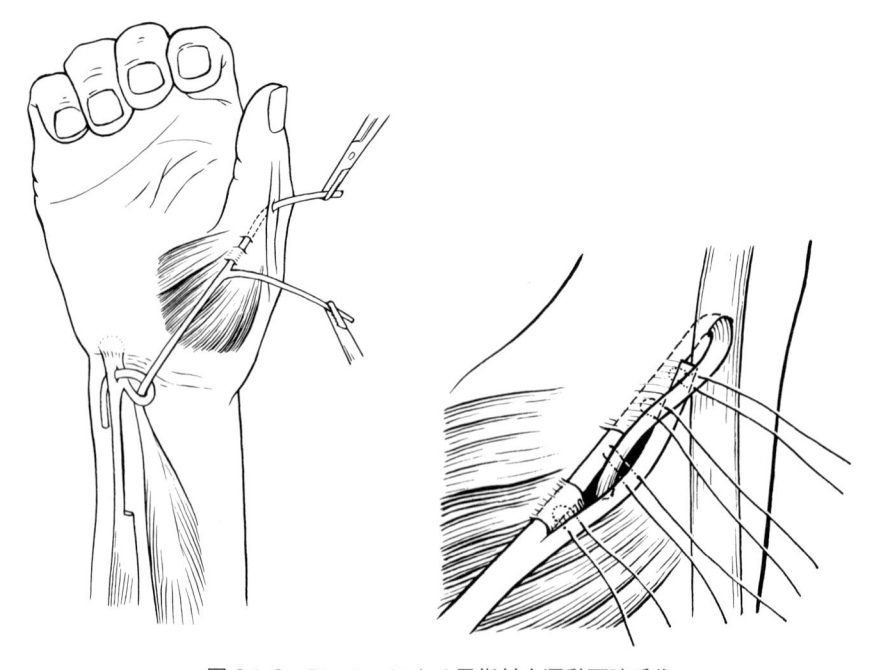

図24・8　Riordanによる母指対立運動再建手術

pinch の際 Froment 徴候が現われないので末節の屈曲拘縮も発生しにくいものと理解される．さて背側皮膚の拘縮は術前，または腱移行と同時に除去されなければならないが，われわれは図 15・3 に示したごとく Z-plasty と全層，または分層植皮を合併した方法をとることとし，移植皮膚は tie over 法により固定する．

　b) **浅指屈筋腱の切除**：以前は環指の基節骨尺側の側正中線に約 2 cm の切開をくわえ，Cleland 靱帯を切り，腱鞘を開いて浅指屈筋腱に達し，PIP 関節より少しく中枢側で切離していたが母指への移行には MP 関節掌側での切離でも十分な長さがあるので A_1 滑車の中枢で切離するのがよいであろう．

　c) **Pulley の作製**：手関節屈側でその尺側に L 字切開を置き，筋膜を切除，環指の浅指屈筋腱をこの部に引き出し，食塩水ガーゼで被覆しておく．次に pulley についてであるが，正中神経低位麻痺であることが明らかであれば尺側手根屈筋腱をそのまま pulley に利用してもよいが，もしこの筋に多少とも麻痺があるとか，将来における麻痺の恐れのある場合には必ず pulley を作製する．その作製方法は図 24・9 のごとくで尺側手根屈筋腱橈側の半分を反転して pulley をつくり数個の結節縫合で固定，次に先に引き出した移行腱をこれに通す．

　Pulley はあまり大きなものより小さめのほうがよい．あとで多少開大するからである．そのほか豆骨にひっかけこれを pulley とするのもよいであろう．

　d) **移行腱の固定**：次に母指中手骨頸部の背側から基節橈側にかけて L 字切開を加え，短母指外転筋の腱膜部，および長母指伸筋腱を露出する．この際正中神経単独麻痺の際には多く問題ないが，正中・尺骨両神経麻痺のしかも陳旧例では長母指伸筋腱はしばしば尺側に脱臼していることが多いので，腱移行に際してはこれを正常位に返す腱移行が必要となる．次いでこの L 字切開より短母指外転筋の走行に沿い母指球の皮下を通じて腱移行鉗子を挿入，移行腱をはさんで MP 関節部に引き出したのち，腱の末端を適度の範囲 2 本に裂く．これは不十分であるよりも十分過ぎるほどに中枢まで split したほうがよい．

　さて末端の固定は図 24・9 のごとく aponeurosis の部に 3 カ所，および基節骨背面の中央部よりやや末梢側よりで長母指伸筋腱の中央に 1 カ所メスで穴をあけ，移行腱の一方の slip を interlace して長母指伸筋腱の背面に引き出す．この際移行腱は MP 関節のほぼ側方中央部を通過するごとくし，その背側，あるいは掌側のいずれにも偏しないほうがよい．しかしこれも MP 関節の stability の状況によりあるいは背側を，あるいは掌側を通過せしめることもあるがこれについては後述する．

　次に手関節を屈曲位として，先に長母指伸筋腱に引き出した移行腱を反転，牽引を加えると母指は対立位をとり，母指末節は伸展することとなる．この際移行腱の緊張度はなるべく強いほうがよい．この際長母指伸筋腱が尺側に脱臼していればこれを正常位に返すようにする．この位置で移行腱を長母指伸筋腱，および aponeurosis に縫合固定する．

　次に残した他側の slip は中手骨頸部を横切り，同じく長母指伸筋腱に縫合することとしている．Brand はこの slip を MP 関節尺側の関節囊に固定しているが，これであれば移行腱の移動性が障害される可能性があるので，伸筋腱に固定してここに移植腱による三角形の expansion hood と同様のものを作製するほうが理論的

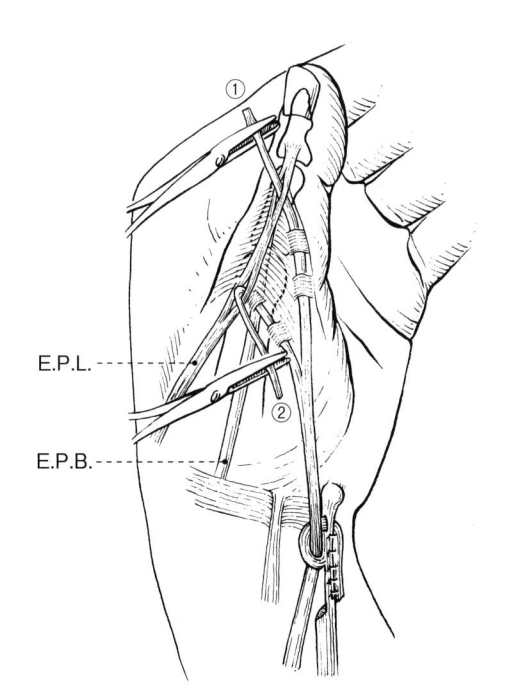

図 24・9　長母指伸筋腱が尺側に脱臼している場合に用いられる母指対立再建手術
MP 関節の状況により①，②の緊張度を加減して MP 関節の stability を得るようにする．正中神経の単独麻痺に対しては先の Riordan 法などで十分である．

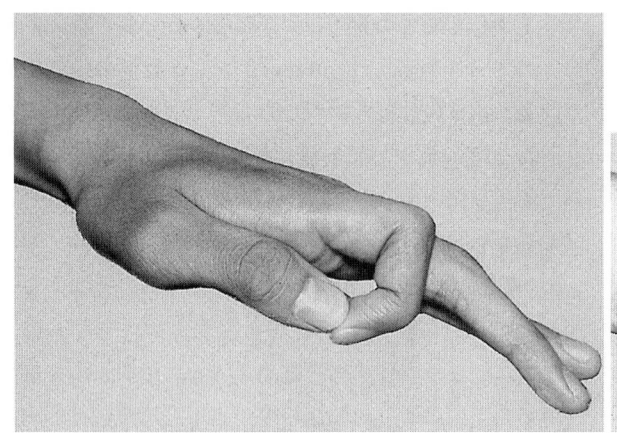

a. 来院時における pinch の状況. 受傷後 8 ヵ月を経過. 正中神経は, ちょうど運動枝の分岐部で切断されていた. 神経縫合を行うも母指の対立運動の回復は疑わしいと思われたので, ただちに腱移行術を行った. 本症例には腱損傷はみられない.

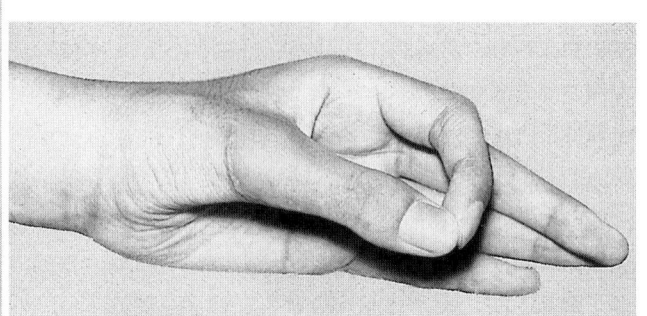

b. 術後の pinch の回復状況を示す. この症例では環指の浅指屈筋腱を型のごとく移行して母指の対立運動再建を行った.

図 24・10　15歳, 男. ガラスにより手掌部を受傷

と考えられる. またこの 2 つの slip は MP 関節の stability を得るのにも好都合で, とくに正中・尺骨両神経麻痺症例に必要である.

一般に末梢側の縫合を先にし, 中手骨頸部背側のものを後にするが, 症例によってはこの反対を行うこともある. そしてもし MP 関節の固定性が不良で過伸展の傾向があれば移行腱は MP 関節側正中点の少しく掌側を通過せしめてまず末梢側の縫合を強めにし, 次いで中手骨頸部背側への slip の緊張は少なめとする. 反対に MP 関節の屈曲変形があれば移行腱は MP 関節の側正中点より少しく背側を通過せしめて, 中手骨頸部への slip の緊張を強めとすればよい. いずれにしても第 2 の slip, すなわち中手骨頸部背側への slip の締め方は MP 関節の固定性を得るのに大切であり, これは正中神経単独麻痺の場合よりも後述する正中・尺骨両神経麻痺の際に重要となる. なお正中神経単独麻痺で MP 関節の stability が良好であれば Riordan の原法のごとく短母指外転筋の再建のみで十分である.

e）**固定と後療法**：皮膚縫合後は手関節約 35°屈曲位, 母指対立位, 母指末節伸展位で圧迫包帯を行い, 手背部に副子をあてる. 術後は通常 3〜4 週間固定とし以後後療法に移行する. なお母指の多少の屈曲制限は否定できない.

f）**浅指屈筋腱が力源として利用できない場合**：さて以上は低位正中神経単独麻痺に対し, 環指の浅指屈筋腱を移行して母指対立運動を再建する最も基本的な手術方法であるが, なんらかの原因でこの腱が利用できない場合にはほかの方法を考えなければならない. その原因としては環指の浅指屈筋腱が外傷により切断されている場合とか, また尺骨神経の高位麻痺が合併していれば環指の深指屈筋は麻痺しているため浅指屈筋を利用してはならない.

環指の浅指屈筋腱が利用できない場合には他指の浅指屈筋腱を用いることも可能であるが, 腱切除を行った指には多少とも伸展, また屈曲障害を残すことがあることを注意する. 環指の多少の屈曲・伸展障害はさほど日常生活に支障とはならないが, 中指・示指のそれはかなりの機能障害となる可能性があるからである.

さて環指の浅指屈筋腱が利用できない場合は動力筋として小指固有伸筋がしばしば利用され, そのほか手根伸筋, また手根屈筋が利用されるが, 手根筋の場合には腱移植による腱の延長が必要という欠点がある. 以下しばしば用いられる術式について述べる.

4）**その他の方法**

a）**小指および示指固有伸筋の利用**（図 24・11）：筆者は最近小指固有伸筋を用いての母指対立再建を多用し

1. 正中神経縫合，屈筋腱に対する処置ののち創を縫合，閉鎖する．
2. 背側から尺骨をまわして母指球部に移行した小指固有伸筋腱
3. 小指固有伸筋腱の先端を2つに裂き，1つは基節骨中央背側で，ほかは中手骨頸部背側でともに長母指伸筋腱に移行する．
4. 尺側に転位した長母指伸筋腱を正常位にかえすようにする．
5. 手関節軽度屈曲位で母指が良好な対立位をとるごとくにする．

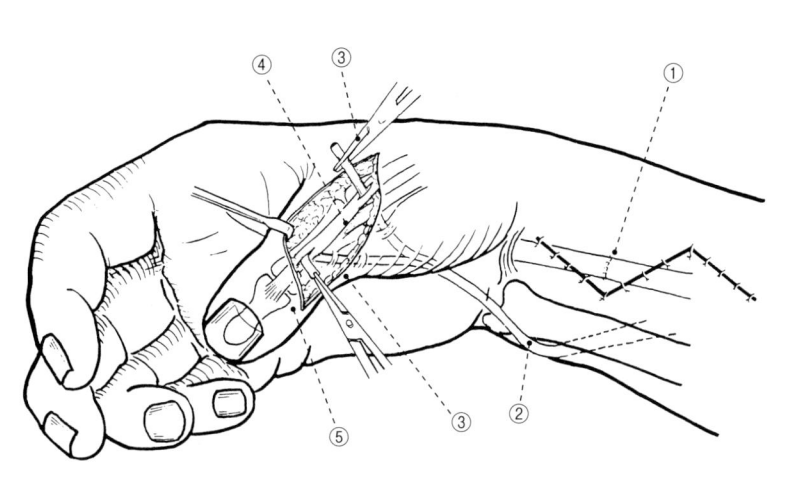

図 24・11　小指固有伸筋腱を用いての母指対立再建

ている．方法は小指 MP 関節の背側に横切開を加え固有伸筋腱を分離し，総指伸筋腱より独立していることを確かめたのちなるべく末梢側でこれを切断，次いで手関節より約 3 cm 中枢でその背側に横切開を加えてこの部に腱を引き出す．次いでこの部から中枢側に向かって筋腹の分離と筋膜からの離動を行うとともに，この皮切から尺骨遠位端縁をまわって皮下のトンネルをつくる．

　以上ののち母指 MP 関節部に第 3 の切開である L 字切開を加え，この部から腱の移行鉗子を挿入，母指球部皮下，手根掌側をへて尺骨の側方をまわって第 2 の切開に先端を出し，移行腱を母指 MP 関節部に引き出すが，この際腱と筋腹との走向に無理が起こらないよう注意する．あとは移行腱の末端を 2 本に裂いて母指対立位で長母指伸筋腱に適度の緊張度で固定すればよいわけで，後療法は上述の場合と同様である．小指固有伸筋が使用不能の場合にも示指固有伸筋の利用が考えられるが，その実施は小指固有伸筋の場合とほぼ同様である．

　これら固有伸筋は一般に筋力が弱いと考えられがちであるが，母指対立再建には十分であり，筆者としては浅指屈筋よりも良結果が得られるのではないかとさえ考えている．本法の利点とするところは pulley の作製の必要がないこと，腱移植の必要がないことなどであり，短所としては小指の伸展力が弱まることとこの腱にはときに variation があることなどの点であろう．

b) **長橈側手根伸筋の利用**：前腕屈側の瘢痕，ある
いは腱の損傷などで指，および手関節の屈筋腱がいずれも力源として利用しえない場合には手根伸筋の利用が考慮される．手根伸筋としては尺側手根伸筋と長・短橈側手根伸筋の 3 つがあるが，尺側手根伸筋を利用すれば術後手関節の橈屈偏位が起こる可能性があり，また短橈側手根伸筋は強力で手関節の背屈に最も重要であるので一般に長橈側手根伸筋が利用される．

　方法は手関節背側の小切開により腱の付着部を切断，これを前腕背側中央部の切開に引き抜く．次いで足底筋腱を採取，その一端を二分して先に述べた方法に準じて長母指伸筋腱に固定，他端を母指球筋部皮下を通じて手関節尺側の小切開に一度引き出し，次いで尺骨をまわって前腕背側中央部切開に出す．この腱を引けば手関節は屈曲位となり母指は適度の対立位となるので，この位置で先に引き出した長橈側手根伸筋腱と適度の緊張度のもとに図 24・12 のごとく interlacing suture で縫合，術後は背側副子固定を 3 週間行い，以後運動療法にはいる．この際尺骨が pulley となるので新たに pulley を作製する必要はない．縫合部は前腕背側のほぼ中央とし，尺骨の尺側にくることはできるだけ避けなければならない．なお上述の手根伸筋のみならず腕橈骨筋（Henderson, 1962）も母指の対立再建に利用されてよいが，その術式はほぼ同様と考えてよい．

c) **短母指伸筋腱の利用（Enna 法）**：短母指伸筋腱を短母指外転筋に移行して母指の対立再建，antepul-

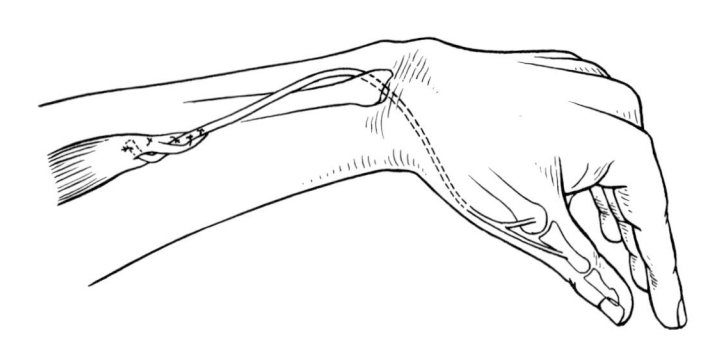

図24・12 長橈側手根伸腱を力源として母指対立運動の再建
Plantaris 腱を採取し，末端を母指に固定，thenar の皮下を通し，尺骨をまわして前腕背面に出し，ここで腱縫合を行う．

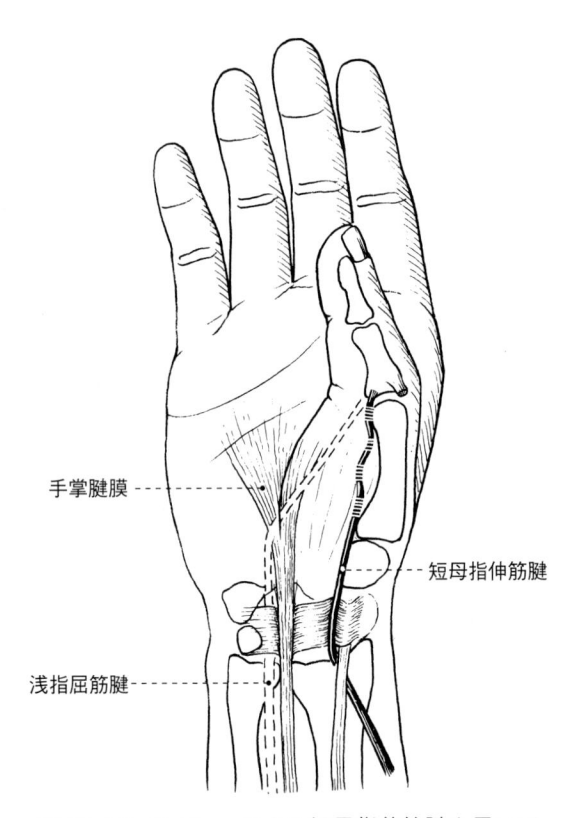

図24・13 Tubiana による短母指伸筋腱を用いての母指対立再建

sion (away from the palm, Tubiana；1969) をはかることがある．方法は短母指伸筋の付着部を切離して一度前腕部に引き抜き，次いで橈側手根屈筋を pulley としてこれに引っかけたのち母指球筋部の皮下を通じて短母指外転筋の腱膜部に断端を固定するもので，正中神経単独麻痺の場合（外側母指球筋麻痺 Tubiana）にのみ用いられる．

その後 Enna (1970) は同じく短母指伸筋腱を母指MP関節の背側で切離，これを前腕橈側の第2切開に引き出し，次いでこの腱を橈側手根屈筋腱に引っかけたのち母指対立位でもとの位置に再縫合する方法を発表した．操作が容易でしかも力源を失わない利点があるが，橈側手根屈筋腱が側方に移動してくる欠点があり，長掌筋腱などでの制動が必要であろう（図24・14参照）．筋力が弱いという難点もあるが拘縮のない正中神経単独麻痺にはしばしば利用されてよい方法と考える．

　d）**木森法**：最近，木森（2003）は短母指伸筋腱を母指MP関節背側で切離するかわりに前腕遠位橈側の筋腱移行部で切離，末梢に引き出し，走行をかえて母指球部皮下を次いで作成した滑車を通して長掌筋腱に縫合する方法を行っている．母指対立に無理がない利点があるという．これについては手根管症候群の項（p.403）で述べた．

　e）**長母指外転筋腱の利用**：Edgerton and Brand (1965) により述べられたもので，手関節橈側の第1切開で長母指外転筋腱の母指中手骨付着部を骨に接して切離，これを前腕のほぼ中央部橈側の第2切開に引き出す．次いでこれを皮下で腕橈骨筋の上を通して手関節のやや中枢側の部におかれた第3切開に引き出し，この部で長掌筋腱（なければ橈側手根屈筋腱）に引っかけたのち再び最初の第1切開に引き出して，母指中手骨のもとの付着部より約2cm末梢側でしかも橈背側の部に母指外転位で末端部を縫合固定するもので，術後は手関節軽度屈曲位として副子固定を3週間行う．以上でこの方法は元来母指の stabilizer である長母指外転筋をその付着

III 正中神経麻痺に対する腱移行術

1. 掌側L字切開
2. 短母指伸筋腱, 長母指外転筋腱および橈側手根屈筋腱の下を通して滑車に引っかけ, これを最初の切開に引き出し, 手関節屈曲, 母指対立位でもとのところに縫合する.
3. 橈側手根屈筋腱, Enna 法の原法はこの腱に引っかけるのみとなっているが, 術後腱が移動して効果が少なくなることがあるので筆者は確実な滑車をつくるのを原則としている.
4. 長掌筋腱を用いての滑車の作製
5. 最初の切開. 短母指伸筋腱をもとの位置に再縫合する. 術後の処置は先に述べたと同様

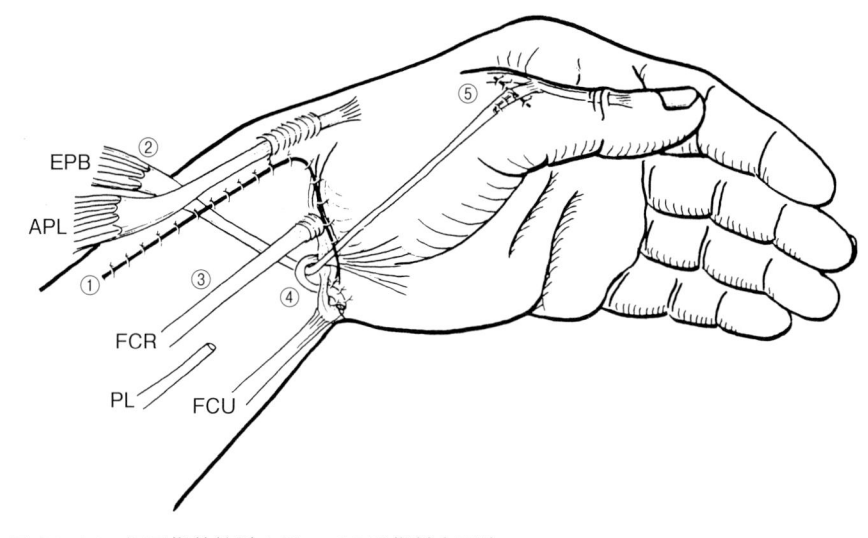

図 24・14 短母指伸筋腱を用いての母指対立再建
短母指伸筋腱の付着部⑤をZに切り前腕掌側切開①に引き出し, これを長母指外転筋腱, また橈側手根屈筋腱③下を通して長掌筋腱で形成された pulley ④に通し, 母指対立位でもとのところに縫合する (Enna 変法).

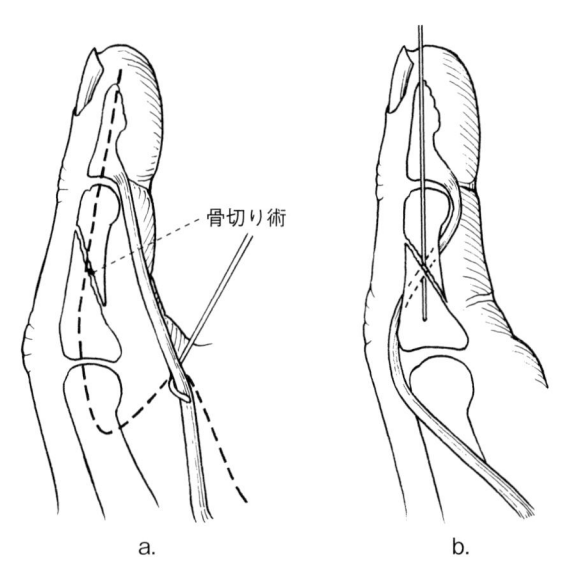

図 24・15 Makin (1967) による長母指屈筋腱を利用しての母指対立運動再建術

部をかえることにより対立筋として機能転換をはかるものである.

f) 長母指屈筋腱の利用: 以上のごとき力源が得られない場合 Makin (1967) により報告された方法で, 図24・15a のごとき切開ではいり, 長母指屈筋腱を末梢は末節骨付着部まで, 中枢側は母指球筋部の中央部まで分離する. 腱鞘を切開して腱を持ち上げたのち基節骨を骨膜下に剝離してから図のごとく斜めに切離し, 腱をくぐらせて図 24・15b のごとき走行としたのち末節骨先端から Kirschner 鋼線を刺入して骨切部を固定, 創閉鎖後圧迫固定を行い3週後より運動練習にはいるもので, 長母指屈筋の筋力が good 以上であれば良結果が得られるという.

本法にはほかに力源を要しない利点があるが, IP・MP 関節の可動性が失われることは覚悟しなければならない. しかしこれらの運動は母指が良肢位にある以上さほど重要でないので特殊な症例, すなわち高度麻痺症例でほかに力源がないとか, またあってもこれをほかに利用しなければならない場合には本法を考慮するのもよい. しかし正中神経単独麻痺には使用すべきでない.

なお基節骨の骨切り術には問題があると思われるので, 腱の付着部とか, または筋腱移行部でこれを切離したのち腱を reroute して通し再縫合するとか, MP 関節を切離して腱を通したのち骨の一部切除を行って短縮をはかったのち関節固定を行うのもよいであろう. 以上で母指は対立位をとるものの母指の屈曲力は弱く pinch に力がはいりにくいなどの欠点がある.

g) その他: Littler は小指外転筋を母指球筋側に移動することにより母指対立を再建する方法を述べているが, 一般に先天性異常で母指球筋の発育不全症に用いら

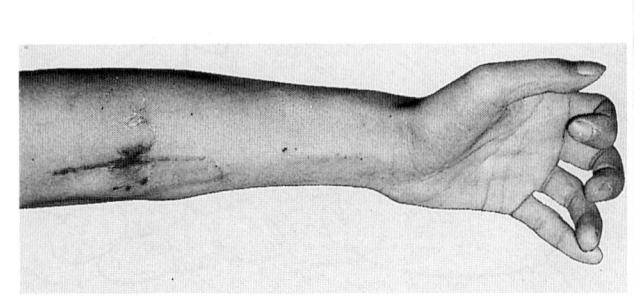

a. 来院時所見．手掌前面，とくに正中神経領域の知覚障害著明．前腕圧挫創部の瘢痕化強く，指には屈曲拘縮をみる．手術は瘢痕化した筋のreleaseと骨・骨間膜よりの剥離を行い，長橈側手根伸筋を力源として母指の対立再建を行った．正中神経は連絡性を保っていたものの5～6cmにわたり瘢痕化を認め，神経剥離を行ったが十分な機能回復には問題があると考えられた．

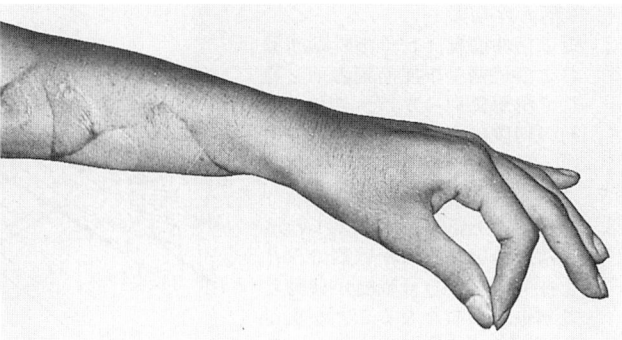

b. 術後1年でのpinchの状況

図24・16　24歳，男．正中神経麻痺．前腕を機械にはさまれ受傷（3ヵ月経過して来院）

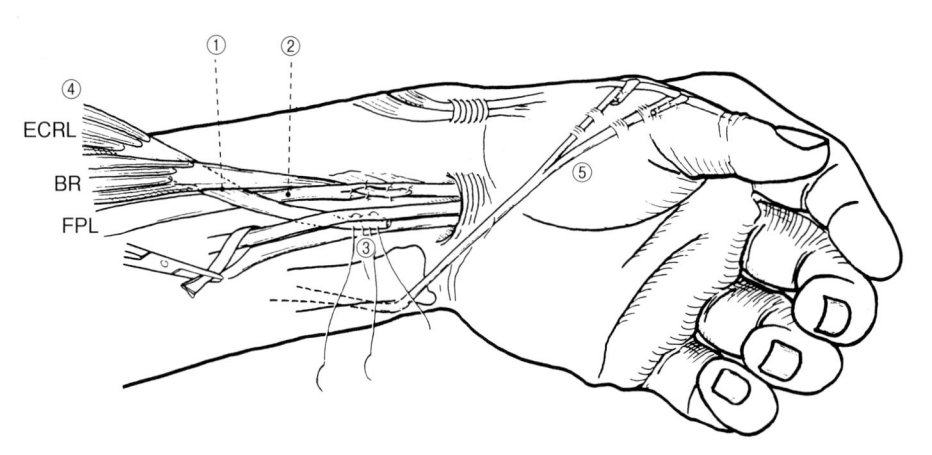

図24・17　高位正中神経麻痺に対する腱移行
腕橈骨筋腱①を長母指屈筋腱②に，長橈側手根伸筋腱④を示・中指の深指屈筋腱③に移行し，母指の対立再建は小指固有伸筋腱⑤を使用することとした．なお，示指の屈曲を得るのに環指の深指屈筋腱と腱を側々縫合することもあるが腱移行のほうが強い示指屈曲が得られるようである．

れることが多いのでその項で記述する．

以上であるが筆者がもっともしばしば利用する方法は浅指屈筋以外では小指固有伸筋，短母指伸筋腱（Enna変法），最近は木森法などである．

2. 高位正中神経麻痺に対する腱移行術

正中神経の高位麻痺の場合には母指対立運動障害のほかに，長母指屈筋，示・中指の深指屈筋，円回内筋，浅指屈筋および長掌筋，橈側手根屈筋が麻痺して母指の屈曲，および示・中指の屈曲が障害される．したがって母指対立運動の再建と同時に母・示・中指の屈曲が再建されなければならない．この際一般に用いられる方法としては図24・17に示したごとく腕橈骨筋を長母指屈筋に移行，また示・中指の深指屈筋腱を出してこれを環指，お

よび小指の深指屈筋腱に側々縫合する方法がとられ，これは尺骨神経支配の環・小指の屈曲作用を示・中指にも誘導し，その屈曲力を得んとするものである．

次に母指の対立運動の再建であるが，この際浅指屈筋は麻痺しているため指の浅指屈筋腱は利用できない．尺側手根屈筋に麻痺はないがほかの手根屈筋が麻痺しているため，もしこれを利用すると手関節の屈曲が障害されることとなるのでこれも利用すべきでない．したがってこの際利用されるものとしては伸側筋以外になく，先に低位麻痺の項でも述べたごとく小指固有伸筋がしばしば利用される．そして両手術は一定間隔をあけて2回に手術を分けて行うのが好ましいが，状況によっては同時に手術することも不可能ではない．なお示・中指の屈曲障害に対して長橈側手根伸筋腱を移行することがある．図24・17 はその状況を示したが，側々縫合によるよりもより強力な指の屈曲力が得られるようで，筆者は最近この方法を使用することが多くなった．

IV　正中・尺骨両神経麻痺に対する腱移行術

1. 低位正中・尺骨両神経麻痺に対する腱移行術

低位正中・尺骨神経麻痺のそれぞれの治療法については先に述べたが，両者が合併した場合にはまた多少趣を異にする点も出てくるので注意しなければならない．

両神経が同時に麻痺した場合，手掌部の全 intrinsic muscles の麻痺と知覚障害が現われ，母指の対立運動障害とともに全指はかぎ爪指（clawfinger）を示し，いわゆるかぎ爪手（clawhand）を形成する．さて麻痺した intrinsic muscles はなんらかの方法により機能再建が行われなければならないが，その機能はきわめて複雑であってそれら機能をすべて再建することは不可能であるので，その最も強い機能障害である母指の対立運動の再建と clawfinger の矯正が行われ，そのほか母指内転筋麻痺の再建が必要となる．以下それぞれについて両神経同時麻痺の際に特有な点，これに伴う腱移行時の注意などについて述べてみたい．

a. 母指対立運動再建手術について

低位正中神経単独麻痺の場合には thenar muscles のみが麻痺し対立運動は障害されるが，母指内転筋および第1背側骨間筋は正常であるため side pinch の際母指を示指側に牽引する力は強く，母指MP関節屈曲，IP関節伸展位でも十分な力を発揮することができるのでIP関節に屈曲拘縮を発生することは少ないが，尺骨神

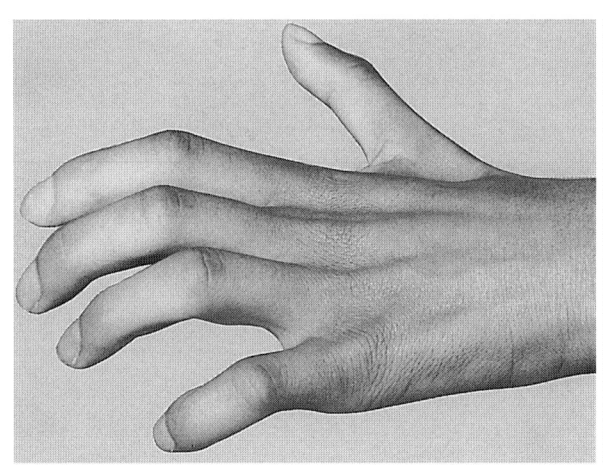

a. 前腕部での正中，尺骨両神経損傷による clawhand の変形

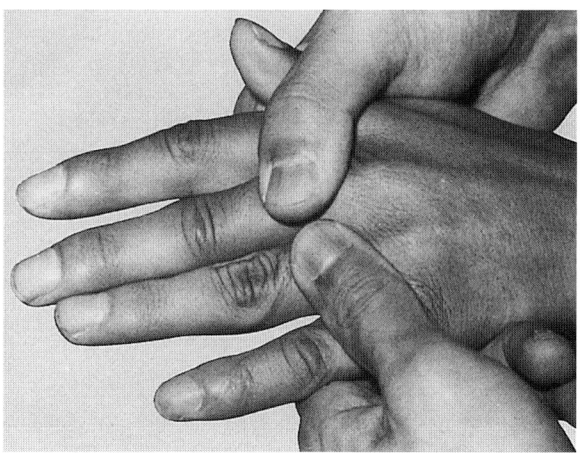

b. MP関節を軽度屈曲位に固定すると指の伸展は可能となる．

図 24・18　Claw 変形とMP関節の軽度屈曲位固定による指の伸展

経麻痺が合併して母指内転筋，第1背側骨間筋も麻痺すると side pinch に際しての力は長母指屈筋による母指末節の屈曲力と，長母指伸筋の内転作用のみによることとなり，母指はしばしば手背側に転位して MP 関節屈曲，また IP 関節の強い屈曲変形を発生しやすい．これは母指の stability を得るためで，このまま長期間放置されるとこれら変形のままで拘縮が発生することとなる．

さて拘縮のない初期症例に対しては，低位正中神経単独麻痺の際におけると同様 Littler，Riordan，Brand らの方法，また先に述べたわれわれの方法が利用される．しかしこの際注意しなければならない点は，これら腱移行術により母指の対立運動は良好となっても尺骨神経麻痺による母指内転筋，第1背側骨間筋の麻痺はそのまま放置されるので，尺骨神経麻痺に特有ないわゆる **Froment 徴候**が現われることとなる．すなわち pinch の際，母指は対立位での stability を得るため強く外転，回内し，MP 関節過伸展，IP 関節屈曲の傾向を示し，症例によってはこの変形は恒久的となり，いわゆる swan neck 変形のまま拘縮を起こすものも少なくない．しかもこの傾向は Bunnell 法により腱移行術が行われた場合はとくに著明で，この方法であれば移行腱は緊張のもとに MP 関節の背面をこえ基節骨基部の尺側に固定されるので，ただでさえ起こしやすい Froment の変形を増強，加速し，ついにはこれを恒久的なものとする傾向が強い．もしこの変形が発生すれば tip-to-tip の pinch のみが可能で，pulp-to-pulp の pinch は不能となる．したがって正中神経単独麻痺の場合には Bunnell の方法は許されても，尺骨神経麻痺を合併する場合には本法は利用するべきでない．これは Boyes らのとくに強調するところである．もちろん Riordan，Flynn らの方法を行っても以上の傾向はしばしば出現するところで，要は正中・尺骨両神経麻痺に対し，正中神経麻痺による母指対立運動の再建を行えば，そのあとに尺骨神経麻痺に特有な Froment 徴候が強く現われることは当然のことといわなければならない．

1) MP 関節の固定性と移行腱の走向 Brand 法，またわれわれの方法はともに移行腱の先端を2本に裂いて MP 関節背面に三角形の expansion hood 様のものを形成せしめるので MP 関節の stability は増強され，swan neck 変形の発生が防止される利点がある．2本の

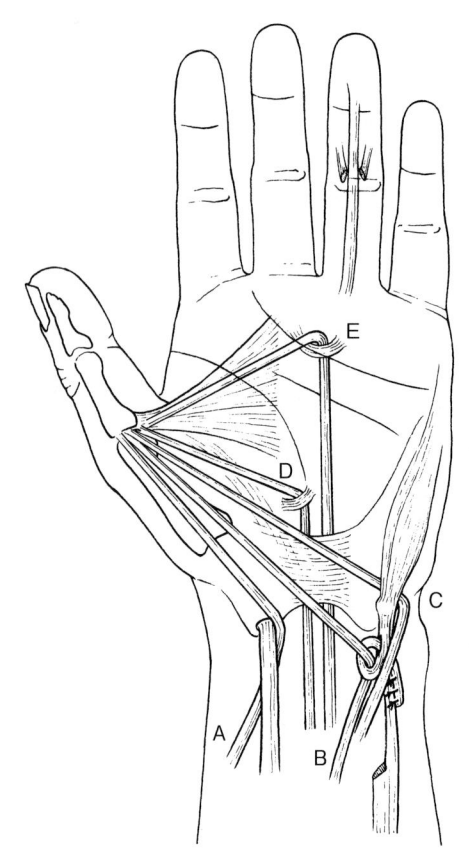

図 24・19 MP 関節の固定性と移行腱の走向（本文参照）

slip のうち中手骨頸部背側にまわした slip は MP 関節に stability を与えるのに有効であり，各症例ごとに関節の固定性とか拘縮程度を参考にしてこの手綱を引きしめることにより適度な固定性をこの関節に与えることが可能である．しかし以上の手術を行ってもなお MP 関節の固定性が得られず pinch の力が弱いようであれば，その原因は**母指内転筋麻痺**によるものであるから移行腱の走行に工夫を加えるとか内転筋の機能再建を加えるなり，MP 関節の関節固定術が適応となる．

図 24・19 はこれらの関係を示したもので，正中神経のみの麻痺であれば A のごとき腱移行でもよい（Tubiana，Zancolli）が，一般には B の方法がとられることが多い．これはわれわれもしばしば用いている方法であり，その手技については先に説明したところで，正中神経単独麻痺にもまた正中・尺骨両神経麻痺の際にも利用可能である．しかし母指内転筋麻痺のため MP 関節の固定性が弱いとか pinch の力がはいりにくいと考えられれば，C 方向の移行をすれば B よりも内転作用が強

くなるであろう．また Thompson 法のごとく D 方向での移行にすれば母指の外転作用よりも内転作用が強くなるのは当然である．

なお正中・尺骨両神経麻痺の際に 1 本の移行腱で母指の対立再建と同時に固定性のある MP 関節を得ることが困難であることは先にも述べたところで，図 24・20 はその機転を示した．すなわち母指中手骨の外転は可能となっても MP 関節は内転筋麻痺のためと掌側関節囊弛緩のため過伸展位をとってこの関節の固定性を得んとし，一方末節は屈曲位をとって母指の正しい対立運動は不能となる．もちろんこれも MP 関節に術前より屈曲拘縮があるような場合にはかかる変形をきたさないが，いずれにしても内転力は弱く，強い pinch は不能であるので母指の対立再建と同時に A または B 方向への腱移行を追加するのが望ましい．たとえば Zancolli（1968）は短母指伸筋腱を付着部で切離して，これを手根管を通し母指内転筋の付着部に縫合する方法をとっており，または Edgerton and Brand（1965）は母指の外転は長母指外転筋腱を用いてこれを得ると同時に環指の浅指屈筋腱を図 24・20 のごとくに移行して B 方向の作用を得さしめる方法を述べているが，これらについてはまた母指内転筋麻痺に対する腱移行の項でも触れることとする．

さて，正中・尺骨両神経麻痺例で母指対立を再建する場合いずれに力源を求めるか，その走向をいかにするか，また内転筋への腱移行を合併するか否か，行うとすればいかなる方法をとるかなどはそれぞれの症例について損傷の部位と腱損傷の有無，皮膚の拘縮，また MP 関節の stability の状況とか将来予想される手術などを参考にして決定されなければならない．そして症例によってはまず母指対立を再建し，経過により内転筋麻痺に対する腱移行を二次的に考慮するのもよいであろうし，MP 関節がルーズであれば腱移行と同時に関節固定を行うのが得策である．

2）**陳旧例における拘縮除去**　次に陳旧症例で拘縮の発生した症例については術前にバイブラバス，パラフィン浴，dynamic splint などにより拘縮を除去しておかなければならない．正中・尺骨両神経麻痺の場合における母指の拘縮は，第 1 骨間筋の fibrosis と母指・示指背側皮膚の拘縮による内転拘縮，それに IP 関節・MP 関節の屈曲拘縮であるが，前者については母指の機能再建のうちの**母指内転拘縮**の治療の項でも述べたので参照されたい．すなわち治療としては拘縮皮膚の Z-plasty による Brand 型の local flap 法と皮膚移植術，それに皮下における筋膜切離とか骨間筋の第 1 中手骨付着部の骨膜下剝離，また内転筋にも拘縮があればこれの横走線維付着部の切離などの合併が行われる．そしてこれらは腱移行と同時に行われてもよいが前もって行われることが望ましいのはもちろんである．なぜならとくに内転拘縮について患者はしばしばこの拘縮を利用して pinch 力を得ていることがあるので，これを除去することにより母指の外転，対立は可能になっても pinch 力が失われてのちに内転力の再建が必要となることがあるからである．

次に IP また MP 関節の屈曲拘縮であるが，この発生は母指球筋麻痺による母・示指間の side pinch と長母指伸筋腱の尺側転位，また長母指屈筋の作用によるもので，陳旧性ハンセン病性麻痺手などにはしばしばみられるところであり，また前腕での神経損傷と同時に損傷屈筋腱の癒着が著明な症例にもよく認められる．しかしポリオなどでは MP 関節はかえって loose joint となり過伸展位をとるものも多い．

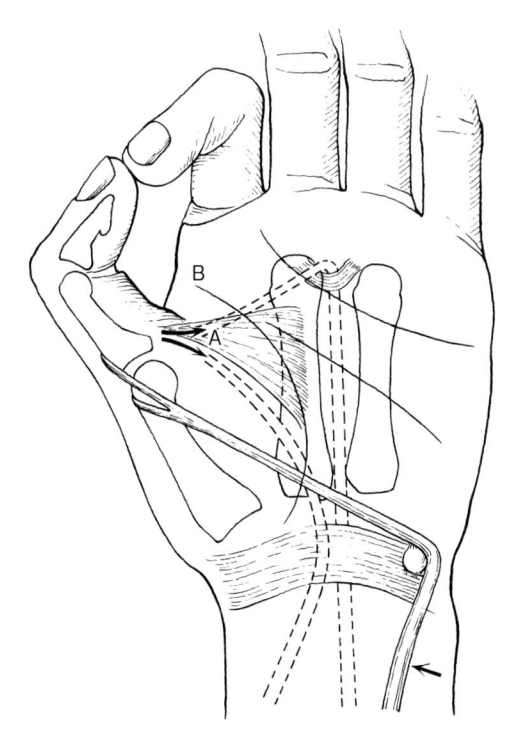

図 24・20　母指 MP 関節不安定性とその対策
A：Zancolli 法（短母指伸筋腱）
B：Edgerton and Brand 法（浅指屈筋腱）

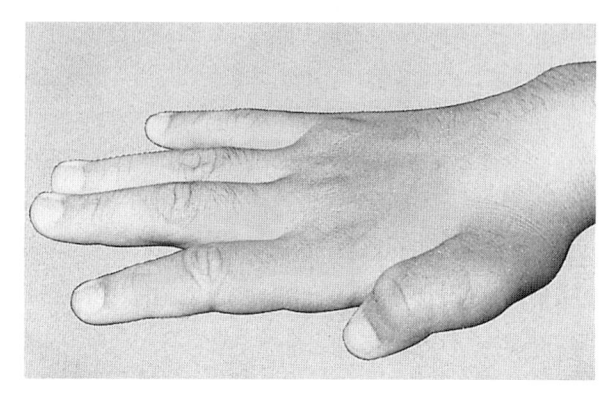

a. 来院時所見

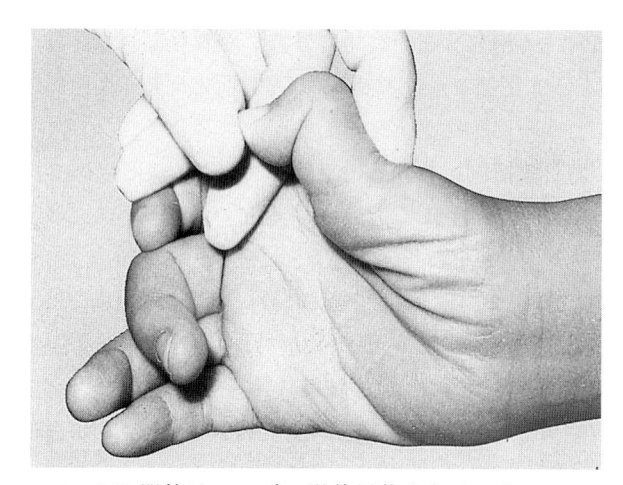

b. MP関節はルーズで過伸展位をとる．よってMP関節には固定術を行い，環指の浅指屈筋を力源として母指の対立再建を行った．

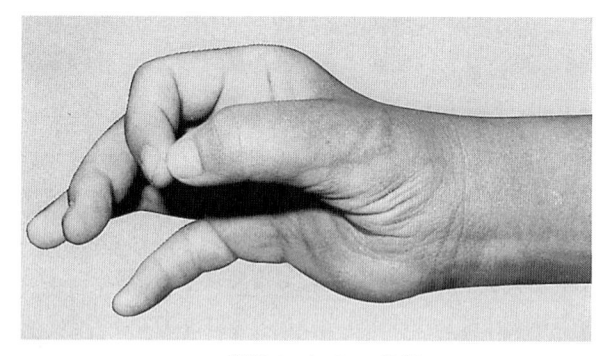

c. 術後のpinchの状況

図24·21 14歳，女．3歳のときポリオに罹患．母指対立再建

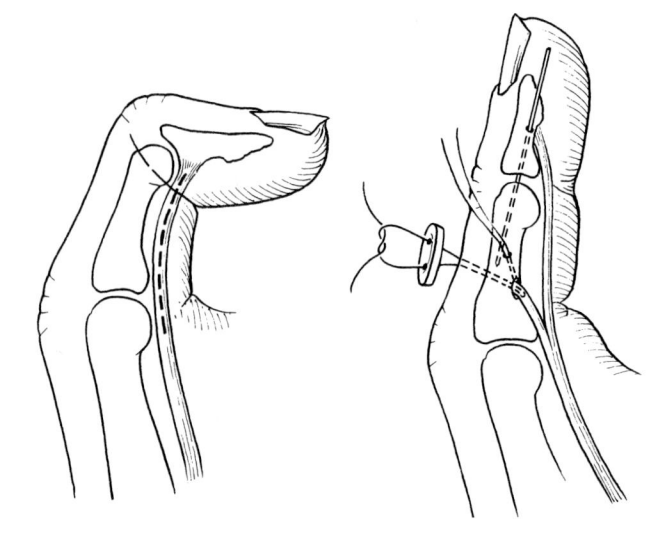

図24·22 母指IP関節の陳旧性屈曲拘縮に対しては長母指屈筋腱を2本に裂き1本を基節骨基部にpull-out wire法で固定すればIP関節の矯正と同時に母指の内転力を増強せしめることが可能である（橋爪）．これは母指対立再建後に発生した母指のswan neck変形に対しても同様である．

さてMP関節の屈曲拘縮が強い場合には内転筋とか短母指屈筋付着部の切離を行うことがあるが，術後この関節の過伸展変形とか内転力の弱化をきたすことがあるので注意する．また症例によってはIP, MPいずれかの関節の関節固定術を考慮するのもよいであろう．IP関節，MP関節のいずれの関節固定術を行うかはそれぞれの症例により適宜決定しなければならないが，一般にはMP関節の固定術を行ったほうが母指全体としてのstabilityを得るうえに好ましいことが多い．しかしハンセン病性麻痺手などでIP関節の屈曲拘縮がとくに強いような場合にはこれの固定術を行うとか，症例によっては末節切断を行ったほうが機能的に良結果を得ることもある．なおIP関節固定時における肢位としては一般に考えられている軽度屈曲位ではかえってpinchに不便で，多少過伸展位として固定したほうが使用しやすいことが多い．また症例によっては長母指屈筋腱を2つに裂いて，その1本を適度な緊張で母指基節骨に固定すればIP関節の矯正が得られると同時に内転力が増強する利点があり，また背側にまわして長母指伸筋腱に固定すれば **IP関節の腱固定** tenodesisが得られるわけで，関節固定の得にくいハンセン病麻痺手などでしばしば用いてよい方法と考える．しかしこれを行うことによりMP関節の屈曲変形が増強するようであればほかの方法を考えたほうがよいであろう．

b. Clawfinger に対する矯正手術

尺骨神経単独麻痺の場合には主として小・環指のみに clawfinger が発生するが，正中・尺骨両神経麻痺の際には全指に clawfinger が発生する．初期においては MP 関節を軽度屈曲位に保持すると指の伸展は可能であるが，このまま長期間放置されると指屈側の皮膚は短縮し，指関節は屈曲拘縮を起こして他動的にも伸展不能となる．さてかかる指で物をつまむとか握らんとすれば指は屈曲位のままで屈曲することとなり，物の把持，とくに大きな物の把持が不能となる．

これに対する手術療法としては尺骨神経単独麻痺に述べたのと principle は同様であり，手術方法もほぼ同様なものが利用されるが，両神経麻痺に特異な点，そしてしばしば利用される手術法，その実施時の注意などについて述べてみたい．なお術前に拘縮除去の必要なことは当然であって clawfinger の矯正には図 3・23 (p.41) のごとき dynamic splint が利用され，MP 関節の屈曲位保持とゴム紐による指伸展の方法をとるのが普通である．なお前腕での神経損傷に腱損傷を合併する症例では，この部での腱の癒着が claw 変形の矯正を障害するのでこれらの剝離術であるとか，瘢痕除去と有茎植皮などの操作が必要なことがある．

さて今日までに行われてきたいろいろの手術方法としては，

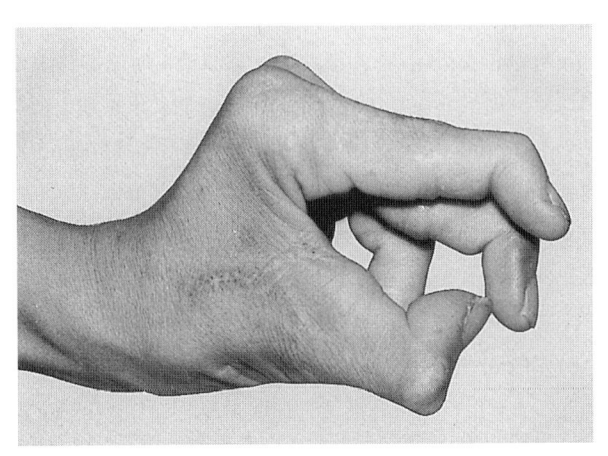

図 24・23 ハンセン病による claw 変形に対して Bunnell 法により腱移行を行った症例であるが，過矯正のため指に swan neck 変形が発生してきた．母指にも同様 swan neck 変形が発生して pulp pinch が不能

1) Bunnell の浅指屈筋腱移行術

Bunnell はもともと①各指の浅指屈筋腱の付着部を全部切離し，先端を2本に裂いてそれぞれを各指の両側の lateral band に縫合して clawfinger の矯正のみならず，指の内外転をも得ようとしたのであるが，手術が複雑となるのでこれを簡易化し，すなわち②示指の浅指屈筋腱は示指の橈側，または尺側の lateral band に，中指の浅指屈筋腱は2本に裂いて中・環指の橈側の lateral band に，小指のものは小指の橈側の lateral band に，そして環指の浅指屈筋腱は母指の対立運動の再建に利用した．またこれをさらに簡易化して③中指の浅指屈筋腱を4本に裂いて各指の lateral band に縫合する方法もとられてきた．この際移行腱は手掌部の横切開に一度引き出し，次にこれを lumbrical canal を通して各指の基節部側方切開に引き出して MP 関節屈曲位，指伸展位で lateral band に一定の緊張のもとに縫合するものである．

さてこの方法は変形の矯正力が非常に強力であるので，かえって反対の手指変形を発生する危険性が多いので注意しなければならない．すなわち今まで intrinsic minus であった clawfinger を矯正して intrinsic plus の **swan neck** 変形を発生するわけで，指の屈曲が障害され，細かい日常の指の諸動作がかえって不便となる．これは今まで強力な PIP 関節の屈筋であった浅指屈筋腱を切除し，その反対の指伸展作用に移行するという理論的矛盾に原因があると考えられる．もちろん本法により良好な結果を得ることもあるが，縫合時の緊張度が強すぎると swan neck 変形を生じ，また緊張が弱すぎると変形の矯正ができないわけで，このいずれにも偏しない適度の緊張度の安定範囲が非常に狭いことも本法の欠点といってよいであろう．また全指の浅指屈筋腱を切除するため swan neck 変形の発生と相俟って PIP 関節の屈曲が弱まり握力の減退が起こることも大きな欠点といいうる（図 24・23 参照）．したがって本法は拘縮のない初期症例には利用されるべきでなく，ただ PIP 関節の強い屈曲拘縮のあるような症例においてのみ使用されてもよいであろう．もちろん①②③の3者を比較すれば③が最も矯正力が弱く，しかも1指の浅指屈筋腱のみを使用するので他指の屈曲力を弱める危険性もない．したがって拘縮程度にもよるが，もし浅指屈筋腱を利用するのであれば③が最も適当であろう．

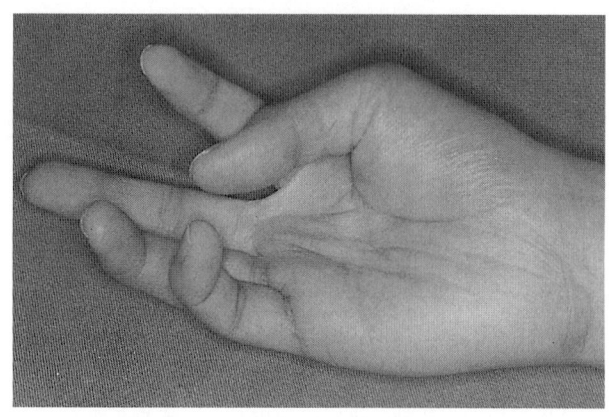

a. 来院時所見. 16歳男. 肘部で挫創をうけ正中神経を損傷. 神経縫合をうけたが母指・示指の屈曲不良

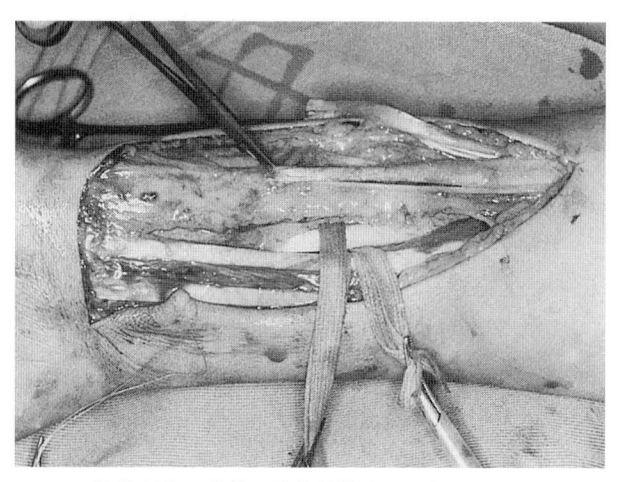

b. 腱移行術の実施. 腕橈骨筋を長母指屈筋腱に長橈側手根伸筋腱を示指の深指屈筋腱に移行. 母指の対立再建は小指固有伸筋腱の移行により行った.

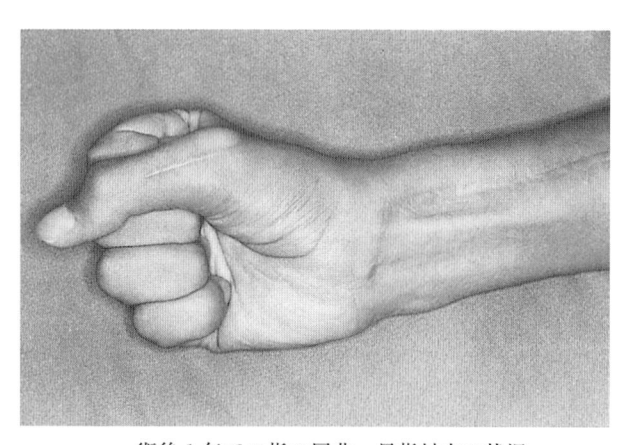

c. 術後1年での指の屈曲, 母指対立の状況

図24・24 高位正中神経麻痺に対する腱移行術

2) **小指・示指固有伸筋腱の移行術**　小指固有伸筋腱の移行については尺骨神経麻痺の項でも述べたが, 同様の操作を示指固有伸筋腱についても行うもので, expansion hood の付着部でなるべく長めにこの腱を切除し, これをそれぞれ2本に裂いてそれぞれの腱を骨間部, および transverse metacarpal lig. 下を通じ, 指の lateral band に縫合する方法で, 縫合時の手指の肢位は Bunnell 法の場合と同様である. 本法には小・示指の伸展力を弱めるとか, また移行腱が比較的短いので操作がやりにくいなどの欠点はあるがしばしば用いてよい方法と考える (図24・25a 参照).

3) **Fowler の tenodesis 法**　足底筋腱または2本の移植腱を採取, 先端をそれぞれ2つに裂いて計4本となし lateral band に縫合, 中枢端は dorsal carpal lig. に固定するもので, 手術操作が簡単という利点はあるが, 矯正力が弱いので力源が得られれば別の方法を選ぶべきであろう.

4) **Brand の four tailed graft**　これは図24・25b, および図24・26のごとく足底筋腱を採取, 先端をそれぞれ2つに裂いて中央で折り曲げ four tailed graft をつくり, 指の lateral band に縫合, 中枢端は長橈側手根伸筋腱に縫合してこの筋力を lateral band にまで及ぼし, clawfinger の矯正を行わんとしたもので, 足底筋腱がなければ長掌筋腱, 足指伸筋腱などが利用される..

5) **Riordan の新法**　Brand と類似しているが移植腱としては腕橈骨筋腱を採取し, これを4本に裂いて four tailed tendon を作製, 次に橈側手根屈筋を付着部で切断, 皮下を通じて橈骨を迂回, 背側に出し, これに先の four tailed tendon を移植, 先端を lateral band に縫合するもので, 本法では移植腱の走向が橈側に偏するため, 指の尺側偏位の矯正にも多少の効果が期待される. 次にわれわれの常用する Brand の実施につき述べる.

6) **Four tailed tendon graft の実施**　まず長い stripper を用いて足底筋腱を採取する. この stripper は Brand 型のもので, アキレス腱の内側に約3cmの縦切開を加え30cm程度の腱を採取することができる. 次にこの腱の両端をそれぞれ2本に裂いて中央を折り曲げ, four tailed tendon を作製する. なおときにこの足底筋腱が欠損している場合があるので, この際は足の伸

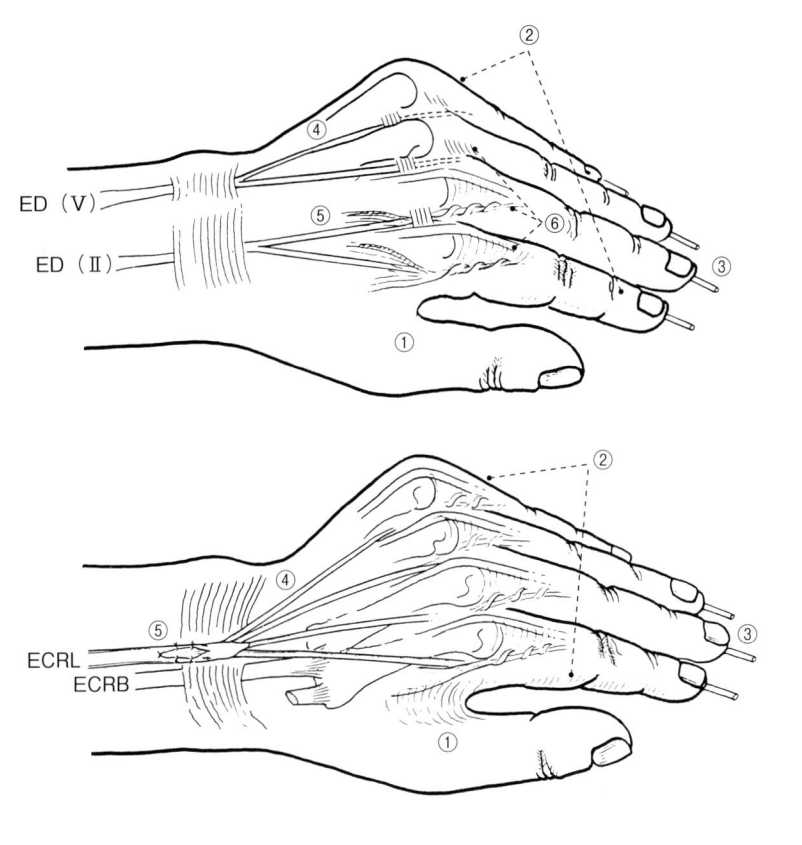

a. 小指・示指固有伸筋腱の利用
   (Fowler 法)
   小指④および示指固有伸筋腱⑤の付着部を切離しこれを手関節の背側切開に引き出しそれぞれ先端を2本に裂いて骨間を通してそれぞれの指の橈側側正中切開に引き出し，指intrinsic plus 肢位②で lateral band に固定⑥するもので指の皮下には intrinsic plus 肢位をとりやすいよう一時的に Kirschner 鋼線を刺入することがある．

b. Four tailed tendon graft 法
   (Brand 法)
   足底筋腱を採取し先端をそれぞれ2本に裂き折り曲げて four tailed tendon を作製④，先端を各指の中手骨間を通して指橈側正中線に引き出し指 intrinsic plus 肢位で lateral band に縫合，中枢は一定の緊張のもと力源としての長橈側手根伸筋腱に縫合する．

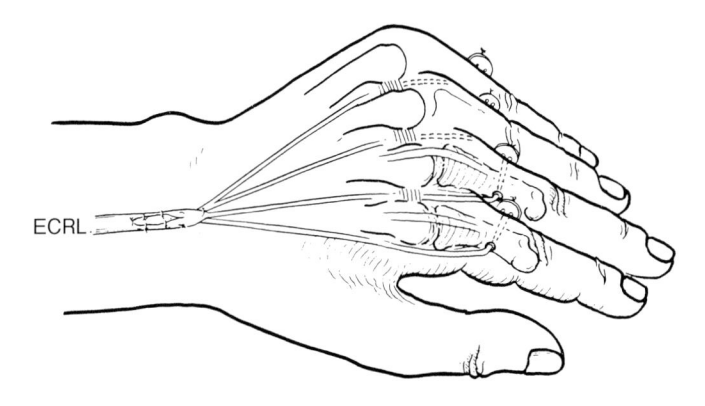

c. Four tailed tendon の先端を基節骨に固定する方法（Burkhalter and Strait 法）
   先の Brand 法と同様であるが腱の先端を基節骨のほぼ中央で骨に pull-out wire 法で固定するもので力源は同じく長橈側手根伸筋腱に縫合する．

図24・25 かぎ爪手変形の矯正（背側よりの腱移行）
移植腱（主として足底筋腱）を用いて four tailed tendon graft を行い，末梢は基節骨に，中枢は力源の長橈側手根伸筋腱に縫合したところを示す．移行腱の末端を lateral band に縫合するよりも骨に固定したほうが指の屈曲障害とか術後における swan neck 変形の発生（緊張が強いような場合に）をきたす危険性少ない．すなわち本法のほうが lateral band に縫合する際よりも安全域が広いので安心して利用できる利点がある．なお，力源が得にくい場合には中枢端を靱帯，または骨に腱固定するのもよい方法である．

筋腱2本（第3，4指のもの）をなるべく長めに採取し，それぞれの先端を2本に裂いて four tailed tendon を作製する．

次に手関節の橈背側に鉤型切開を加え，これより手背面の皮下を剝離し，また各指の基節部でその橈側に（示指については尺側に切開を加えることもある）約2cm の切開を加えて lateral band を露出する．さて各指基節部側方切開より lateral band に沿って腱移行鉗子を挿

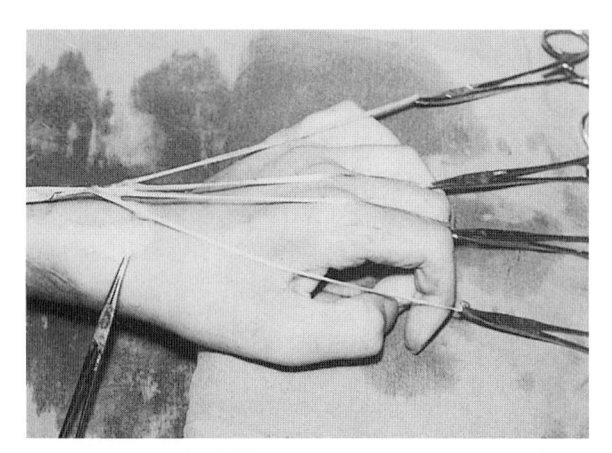

a. Plantaris腱を採取してfour tailed tendonを作製．各指のlateral bandを露出し，長橈側手根伸筋腱を付着部より切断

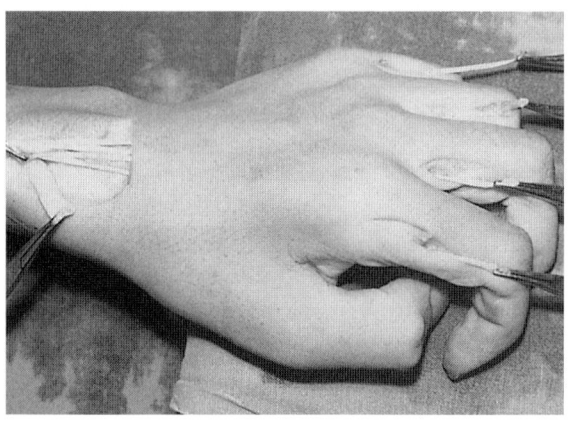

b. Four tailed tendonのそれぞれを中手骨間を通して各指の側方切開部に引き出す．

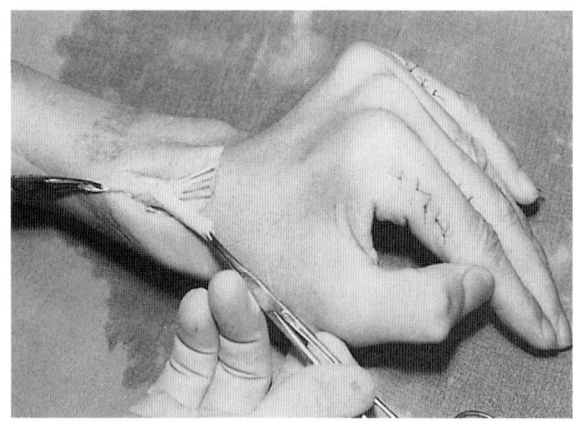

c. 各tailを指のlateral bandに縫合，次いで指をintrinsic plus位とし，手関節背屈位で移植腱の中枢端と長橈側手根伸筋腱とを縫合する．

図24・26 29歳，男．Claw handに対するfour tailed tendon gragtの実施

入，手関節背屈位，MP関節屈曲，指伸展位でtransverse metacarpal lig.の下を通し，次いで中手骨の骨間部を通って手関節背面の切開部に先端を出し，先に作製したfour tailsのそれぞれをこの部に引き出しlateral bandに螺旋状に纏絡，縫合するのであるが，この際隣接指とのバランスを考え，移植腱の緊張が各指のlateral bandに一様に加わるよう注意しなければならない．なお腱の末端があまりに長くてPIP関節に近づくと将来指の屈曲障害が起こるので注意する．もし指に拘縮がなく容易に伸展可能であればlateral bandとの縫合は中枢側での一部にとどめたほうが安全である．腱縫合が終わればただちに皮膚縫合をしておく．

次に手関節背側部の切開において長橈側手根伸筋腱をその付着部で切離し伸筋支帯よりぬき出してfour tailed tendonの中枢端と一定の緊張のもとに腱縫合すればBrand法となる．なおBrandの原法は短橈側手根伸筋腱を利用しているが，手関節の背屈機転よりみて長橈側手根伸筋腱を利用するほうが望ましいのでその後これに変更された．また，Riordanのごとく橈側手根屈筋を力源とするのもよいであろう．ともに腱縫合，腱固定時の緊張は強目として手関節背屈，MP関節屈曲，指伸展位で縫合を行う．術後はこの位置で手背側，掌側両面に副子固定を行い，3～4週間固定を継続，以後自動運動にはいる．

なお力源が得にくいとか，これをほかに利用したいときには腱固定術を実施することがある．方法は橈骨末端の骨皮質にドリルで2個の穴をあけ，これにfour tailed tendonの中枢端を固定すればよいわけで，これであれば中間にある手関節がdynamicに作用して**dynamic tenodesis**となり，単なるtenodesis法であるRiordan, Fowler法と比べてその矯正作用はより効果的となろう．

7) Brandによるfour tailed tendon graftの別法

先に長橈側手根伸筋を力源とし背側よりfour tailed tendon graftを行う方法を述べたが，Brandはその変法として掌側より手根管を通じて腱移行を行う方法を述べている．術式は長橈側手根伸筋腱を付着部より切離して前腕の中央に引き出したのち骨間を通して前腕掌側に引き出し，手関節より少しく中枢側の部でfour tailed tendonと縫合する．次いでmidpalmarに切開を加えて腱移行鉗子を挿入，それぞれの腱を手根管の背側を通じて

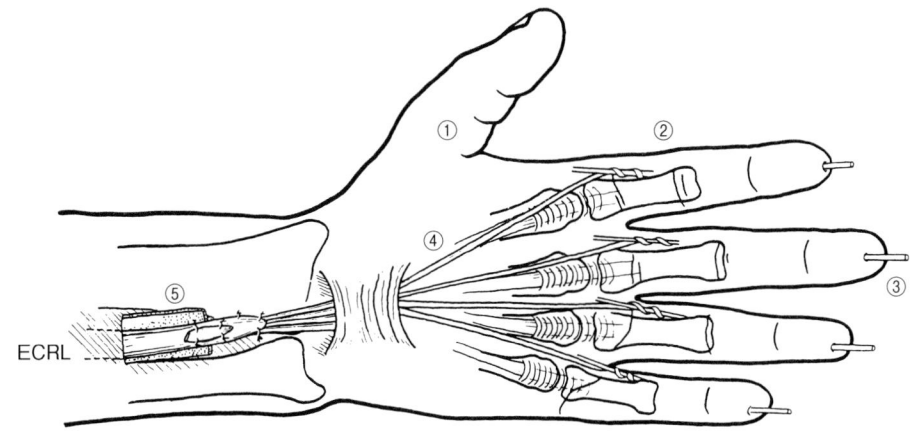

a. 長橈側手根伸筋腱を骨間より掌側に引き出し各指 intrinsic plus position として four tailed tendon の中枢端をこの力源に縫合するもの.

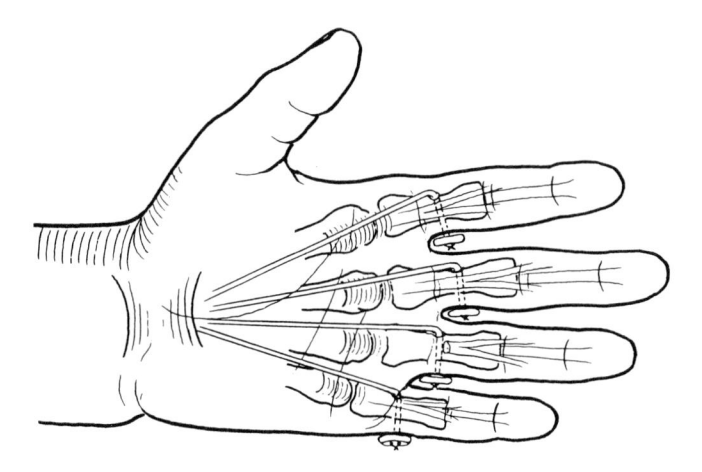

b. Four tailed tendon の先端を基節骨に固定するもの.
(Burkhalter and Strait)

図 24・27 かぎ爪手変形の矯正（掌側よりの腱移行）

手掌部に引き出し，さらに lumbrical canal を通じて各指の基節骨橈側の側正中線切開に引き出し，この部で lateral band に縫合するもので，術後における re-education がほかの方法にくらべて容易であるという利点があるとされている．ただしこの方法は一般外傷患者でとくに前腕屈側に瘢痕があるとか腱損傷を合併するような症例については実施困難で，その際は先に述べた背側からの方法が適当と考える．またときに正中神経の entrapment を発生することがあるので注意する．

8) **Burkhalter and Strait 法**　以上 Brand 法を中心に述べたが four tailed tendon の先端はともに lateral band に縫合するものである．ところが本法を実施した場合の問題点として PIP 関節の屈曲が制限されるとか，指の swan neck 変形が発生しやすいなどの点が判明してきた．そこで Burkhalter and Strait は four tailed tendon の先端を基節骨中央部に穴を開け，これに pull-out wire 法を用いて固定する方法を発表した．これによれば PIP 関節の屈曲が制限されるなどの危険性が少なく，安全度の高い手術が可能という利点があるわけである．

9) **"Lasso" 法（Zancolli, 1979）**　手掌の遠位手皮線に沿う横切開で腱鞘の入口を出し，さらに入口より約 1.0 cm 末梢側腱鞘に横切開を加えて浅指屈筋腱を出し，これを牽引切断して A_1 腱鞘部に引っかけ一定の緊張の下に縫合固定するもので，これを各指につき実施するわけである．浅指屈筋腱は各指について切断し "lasso"（投げ縄）式に使用するのが原則であるが，1 本を 2〜4 本に裂いてこれをそれぞれの指に使用することも可能であり，また腱移植の先端をこれに利用することも可能で，たとえば Brand 法の four tails の先端を "lasso"

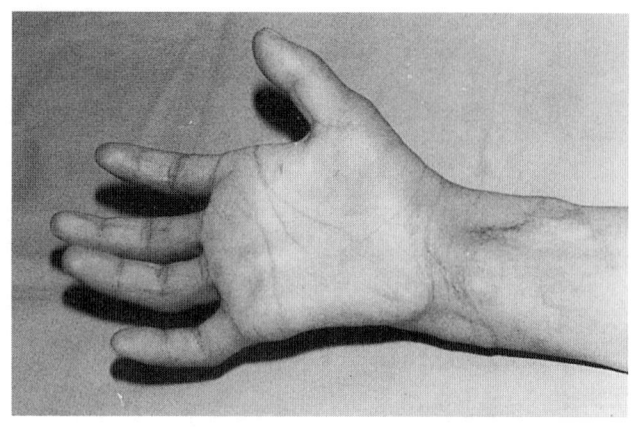

a. 術前（腱移行実施）のかぎ爪手変形

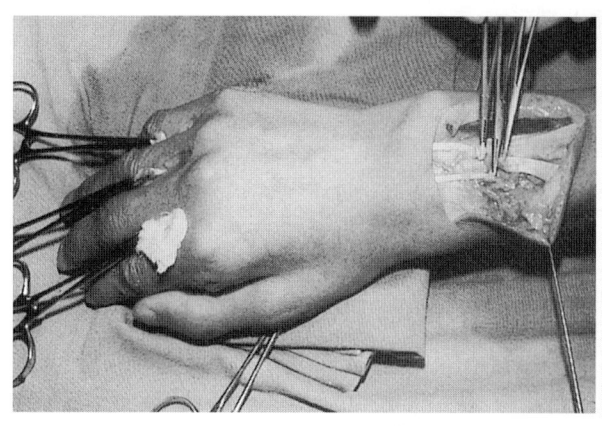

b. Four tailed tendon graft の実施．末端は pull-out wire 法を用いて基節骨骨内に固定した．

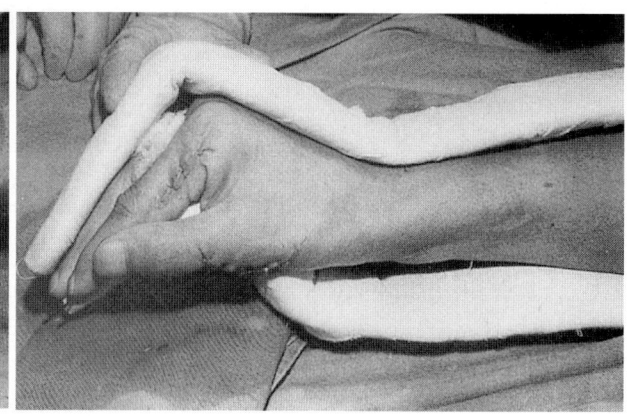

c. 術後の手の固定状況．Intrinsic plus 肢位とし背・掌側両面の副子により固定した．

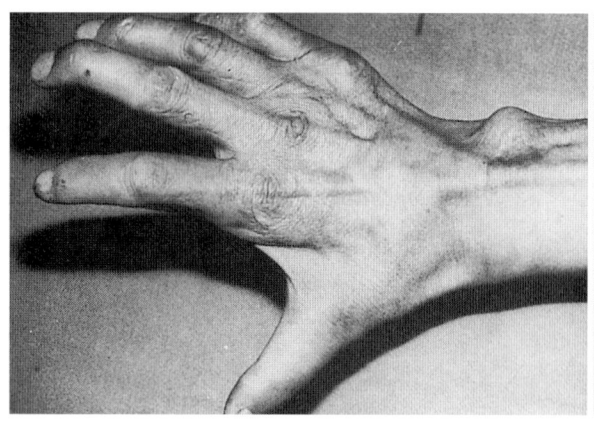

d. 術後1年での指の伸展

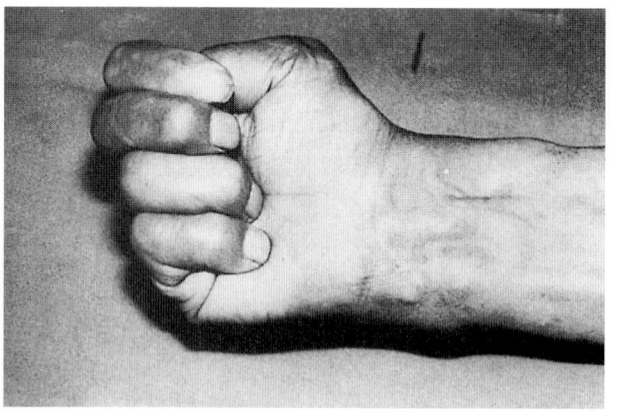

e. 術後1年での指の屈曲

図24・28 41歳，男．受傷後5ヵ月で母指・示指屈筋腱の縫合と腱移植，それに正中・尺骨神経の縫合が行われたがかぎ爪手変形が発生したので6ヵ月後に four tailed tendon graft を行った．

に使用するのもよい方法である．

本法の利点とするところは先の骨内固定をより簡単にしたとも考えられ，また Zancolli の掌側関節囊縫縮術をより簡単にしたとも考えてよいであろう．

そのほか Omer（1982）は，"lasso" の先端を A_1 に縫合するのでは矯正力が弱いので，かわりに A_2 に固定

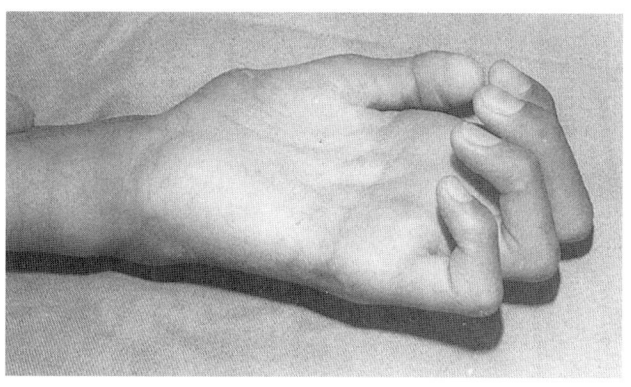

a. 来院時所見. かぎ爪手変形著明

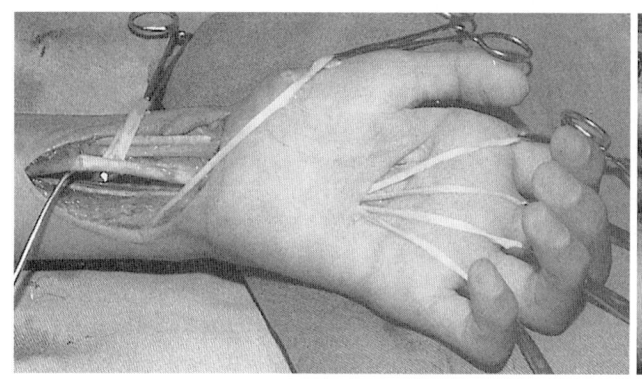

b. 腱移行の実施. 環指の浅指屈筋腱を4つに裂いて four tailed tendon を作製. 母指対立再建には小指固有伸筋腱を用いることとした.

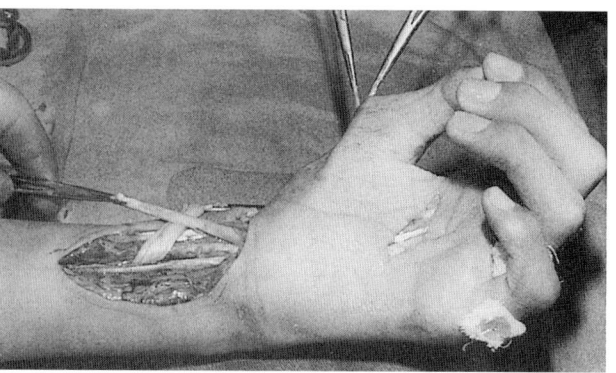

c. 腱移行の実施. Four tailed tendon の先端は基節骨に pull-out wire 法で固定. 同時に母指対立再建を行わんとするところ.

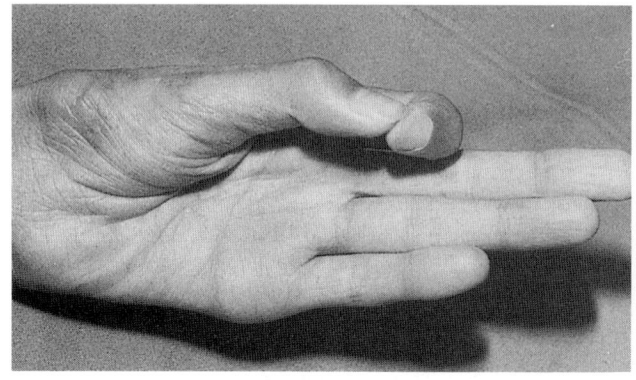

d. 術後4年の指伸展と母指対立

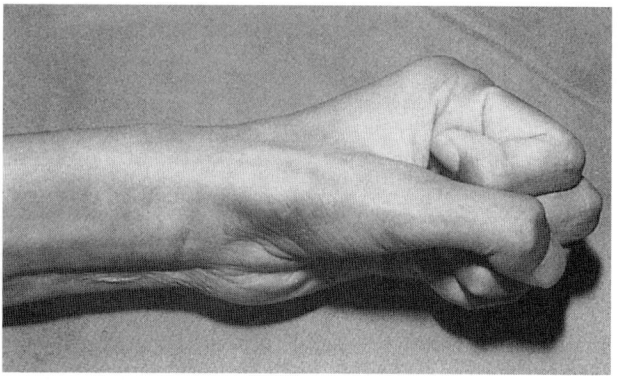

e. 術後4年と指の屈曲

図24・29 14歳, 男. 前腕屈伸側をガラスで切り1年を経過して来院す. 手のかぎ爪手変形著明

する方法を述べている. A_2 は A_1 より末梢にあるので効果がより効果的という利点があろう. そして浅指屈筋腱を切離することなく腱移植で clawfinger を矯正せんとする場合にはこの方法が好都合と考えられる.

手術の順序: Clawhand に対する母指対立運動再建手術と, clawfinger に対する背側からの矯正手術とは術後における手の固定肢位がまったく異なるので手術を2回に分けて行う必要がある. 前者の術後の固定肢位は手関節屈曲位であるのに対し, 後者では手関節背屈位で固定しなければならないからである. われわれは多くの場合母指対立運動の再建を初めに行い, 2～3ヵ月後 clawfinger の矯正手術を行う方法をとってきたが, 場合によっ

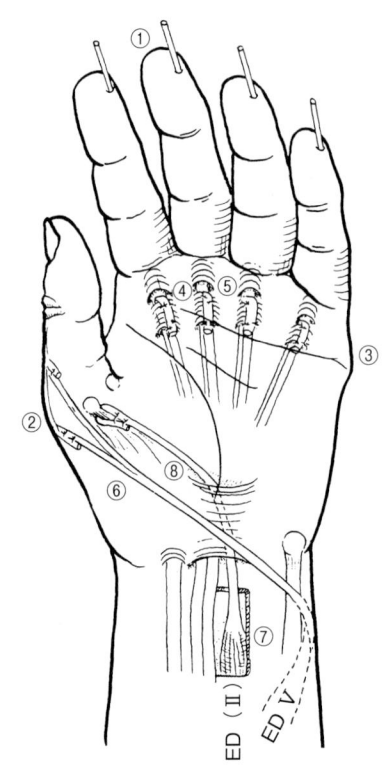

図24・30 低位正中・尺骨神経麻痺に対する"lasso"法
指のかぎ爪手変形に対しては末梢側手掌横皺切開③を用いて指 intrinsic plus 肢位①で lasso 法④，⑤を実施．母指対立再建②には小指固有伸筋腱⑥を移行．また母指の内転力再建には骨間⑦を通して掌側に引き抜いた示指固有伸筋腱を移行⑧，橈側種子骨に固定することとした．

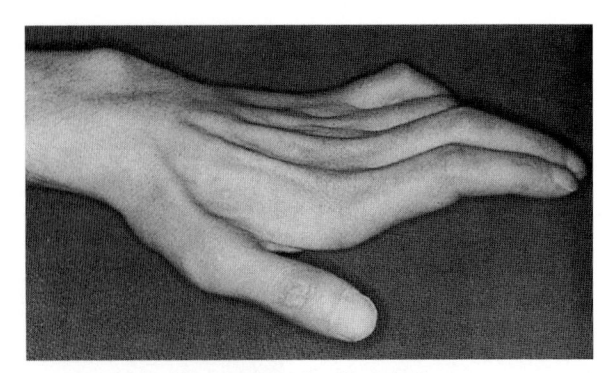

a. 腱移行前．鷲爪変形

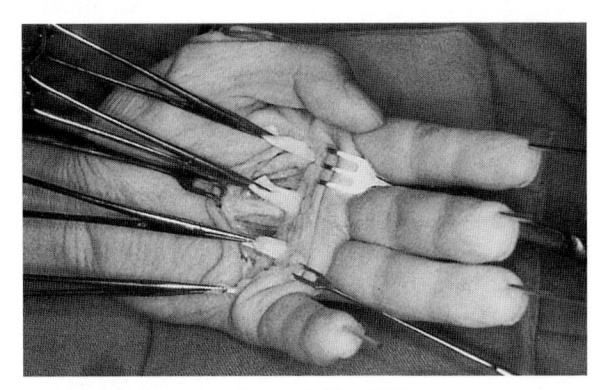

b. "Lasso"法の実施

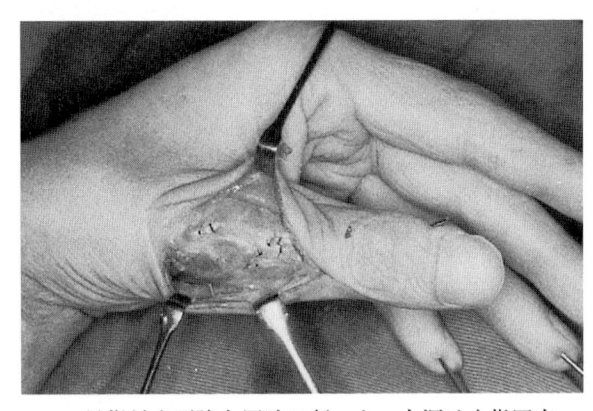

c. 母指対立再建も同時に行った．力源は小指固有伸筋

図24・31 37歳，男．ガラスにより全屈筋腱，正中・尺骨神経および橈骨・尺骨動脈を損傷．ただちにこれらの縫合をうけた．指の屈伸は漸次回復してきたがかぎ爪手変形と母指の対立障害がなかなか回復しないため1年後に腱移行を行うこととした．

てはこれと反対の順序が望ましいのではないかとも考えている．ただ clawhand に対して母指対立運動の再建のみを行い clawfinger の矯正を放置すると術後しばらくは母指の良好な対立運動が得られるが，clawfinger との pinch の関係上必然的に母指が次第に屈曲位をとってくることとなる．したがってどちらを先にするも母指に対する手術と clawfinger に対する手術との間隔はあまり長期間にならないことが望ましい．なお Brand の手根管を通しての腱移行の際における術後固定肢位は，手関節軽度屈曲位となるので母指対立再建と同時に実施することが不可能ではない．"Lasso"法の場合も同様である．

c. 母指内転筋麻痺に対する腱移行術

尺骨神経の単独麻痺の際には（MP関節があまりにも stability がよくない場合など多少の例外はあるが）母指内転筋麻痺の再建は必ずしも必要としない．しかし，正中・尺骨神経が同時に麻痺した場合には母指の対立運動再建のみならず，内転筋麻痺の再建を要する場合が少なくない．もし対立運動の再建を行って良好な母指の stabilityが得られれば，これは尺骨神経の単独麻痺の場合と同様内転筋の再建は必要としないが，MP関節に十分な固定性が得られず，swan neck変形発生の危険性があるとかpinch力が弱い場合にはMP関節の固定術とか移行腱の走向に関する考慮，また症例によっては内転筋の再建が必要となる．

先にも述べたごとく母指のswan neck変形の傾向はBunnell法を用いての母指対立再建の場合とくに強いが（Bunnell法は正中神経単独麻痺の場合の手術方法であって正中・尺骨両神経麻痺時の手術でないことはBoyesらの強調するところである），Riordan法その他の方法でもこの傾向は否定できない．

さて母指対立再建を目的とする移行腱の走行を変えることにより，内転筋麻痺のための障害を多少とも防止せんとする試みについては既述したが，その効果にはおのずから限度のあるところであって，MP関節の不安定性の強いものについては母指対立再建と同時にまたは二次的に別の力源を用いての母指内転筋再建を考慮しなければならない．いかなる場合に内転筋の再建が不必要であり，いかなる場合には必要かの決定はなかなか困難であるが，麻痺の比較的早期の症例でもMP関節がlooseで，とくにMP関節が背側に過伸展傾向を有するものには本手術を合併したほうがよいであろう．また陳旧症例でMP関節に屈曲拘縮が起こっているような症例ではswan neck変形の恐れはないものの，内転拘縮の除去などののち母指の対立運動の再建を行っても内転力が弱く，母指に力のはいらないような症例では内転筋の再建術を行う必要がある．したがって，MP関節の不安定性がきわめて強いものは別として，そうでないものについては母指対立再建のみを行い，経過によって本手術を二次的に追加するのもよい．内転筋麻痺に対する機能再建にはいろいろの方法があるが，その主なものを述べると，

1) Bunnellによりloop operationとかtendon "T" operationまたYV operationなどの術式が発表されたが，現在はまったく使用されていないのでここでは省略する．

2) **Boyesの方法**：これはBoyesが1962年4月の箱根における日米整形外科合同会議で発表した方法であって，まず長掌筋腱を採取し，これを母指内転筋の付着部に縫合，固定する．次に腱は麻痺した内転筋に沿い屈筋腱の下方を通し，次いで中・環指の中手骨間隙を通して手背側に引き出し，次に伸筋腱の下を通して手関節橈側に出してここで腕橈骨筋腱付着部を離断，これに適度の緊張度で腱縫合を行うもので，力源はそのほか手根伸筋を利用するのもよいとしている．なお腕橈骨筋使用の場合は筋膜癒着が強いので十分上方まで剝離しておく必要のあることを述べ，これにより強力な母指内転力が再建され強いpinch，およびgraspが得られると述べた．

3) **示指固有伸筋腱の利用**：Boyes法と類似しているが，示指固有伸筋腱をなるべく長めに付着部で切離し，これを手関節背側切開に引き出したのち示・中指の中手骨間より掌側に引き出し，母指MP関節掌側の内転筋付着部に縫合するもので，操作が比較的容易という利点がある．

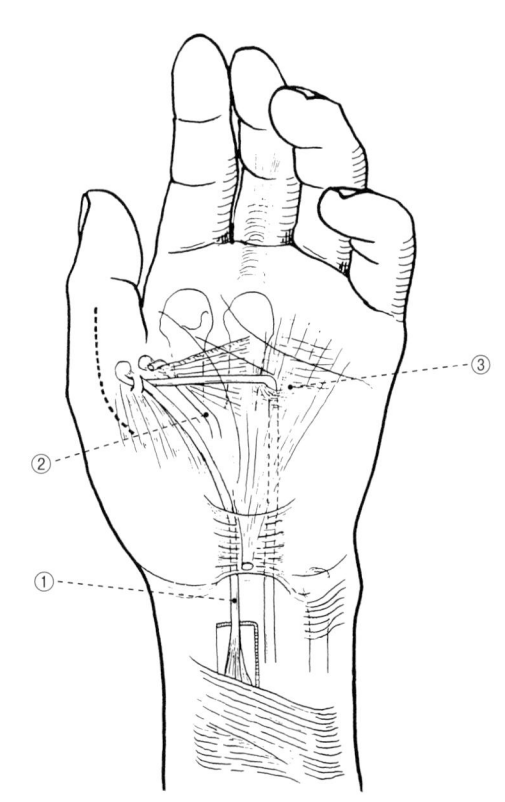

1. 示指固有伸筋腱を骨間より掌側に出し手根管を通じて橈側種子骨に固定する．短母指伸筋腱を同様に移行することもある．
2. 示指固有伸筋腱を同じく第2, 3中手骨間より掌側に出し尺側種子骨に固定する．
3. 環指浅指屈筋腱を出し手掌腱膜を滑車とし先端を橈側種子骨に固定する．

図24・32 母指内転機能再建のいろいろ

4) **短母指伸筋腱の利用**：Zancolli は短母指伸筋腱をその付着部で切離して手関節橈側切開に引き出したのち，これを手根管を通じて母指 MP 関節掌側に引き出し，内転筋付着部に縫合することを述べている．

5) **浅指屈筋腱の利用**：Edgerton らは母指対立再建に長母指外転筋を利用する一方，母指内転力の再建に環指の浅指屈筋腱を利用，これを MP 関節の掌側で腱間隔壁を pulley として屈筋腱の下を通して母指 MP 関節尺側切開部に引き出し，この部で内転筋付着部に固定する方法を述べている（図 24・32 参照）．また Tubiana は母指の対立再建には図 24・13 のごとく短母指伸筋腱を利用するが，母指の内転力の再建には環指の浅指屈筋腱を図のように移行することを述べ，強・弱 2 つの力源を用いて母指の機能を再建する場合，強い力源で内転力を，弱いほうを対立再建に利用するのが妥当であることを述べている．そのほか種々の方法が考慮されるが，いかなる方法を用いるか，力源また移行腱の走向をいかにするかはそれぞれの症例により決定すべきで，要は麻痺手における皮膚・関節の拘縮状況，筋力の程度などを総合的に検討したうえで決定しなければならない．

かぎ爪手変形に対する腱移行の選択

以上，低位正中・尺骨神経麻痺時における母指対立再建と clawfinger 変形の矯正，それに内転筋の再建につきそれぞれの治療法を述べた．さてかぎ爪手変形（clawhand）に遭遇した場合の実際の治療法はいかなるものが適当であろうか．まず母指対立再建であるが，力源として環指の浅指屈筋腱が最も適当であろうが，しばしば損傷をうけていることも多いので小指固有伸筋を用いるのが最も安全といってよい．そして母指の内転筋再建には示指固有伸筋腱を示・中指中手骨間を通じて腱移行する．次に clawfinger に対する処置であるが方法としては Brand 法か "lasso" 法がよく用いられる．Brand 法も背側よりするものでは術後の固定肢位の関係で母指対立再建と同時にはできにくいが，掌側よりするものでは同時実施が可能であり，しかも末梢端は lateral band よりも基節骨に固定するほうが安全であり，または Omer 法のごとく A_2 の腱鞘に "lasso" 法を行うのもよいであろう．もちろん浅指屈筋腱を用いての A_1 への "lasso" 法も可能で，これらであれば母指対立再建，内転筋再建，そして clawfinger 矯正の 3 者が一度に実施可能である．もちろん手術を 2 回に分けるのもよく，その際は母指対立再建と claw 変形の矯正を別々とし，そのいずれかに母指の内転筋再建を合併すればよい．いずれが先がよいか（理論的には claw 変形を先に

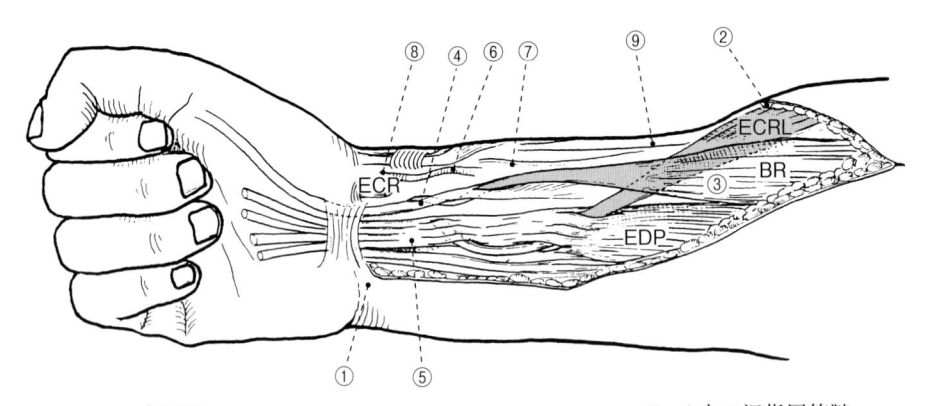

1. L 字切開
2. 長橈側手根伸筋腱．指屈曲位として 4 本の深指屈筋腱に移行した．
3. 腕橈骨筋腱，母指屈曲位で長母指屈筋腱に移行
4. 長母指屈筋腱
5. 4 本の深指屈筋腱
6. 橈骨動脈
7. 橈骨神経知覚枝
8. 橈骨動脈
9. 短橈側手根伸筋

図 24・33　高位正中・尺骨神経麻痺に対する腱移行
一次手術として腕橈骨筋を長母指屈筋腱④に，長橈側手根伸筋腱②を 4 本の深指屈筋腱⑤に移行したところを示す．
以上により母指・指の屈曲・伸展は可能となるがかぎ爪手変形を発生するので二次的に four tailed tendon graft とか "lasso" 法が必要となり，さらに母指対立再建のためには小指固有伸筋腱とか短母指伸筋腱の移行が必要となる．

a. 術前所見. 指の屈曲はまったく不能

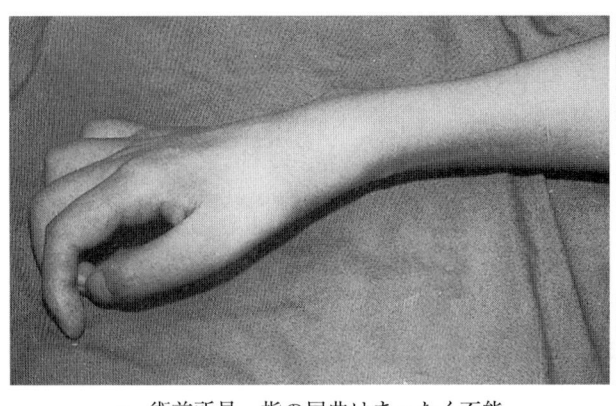

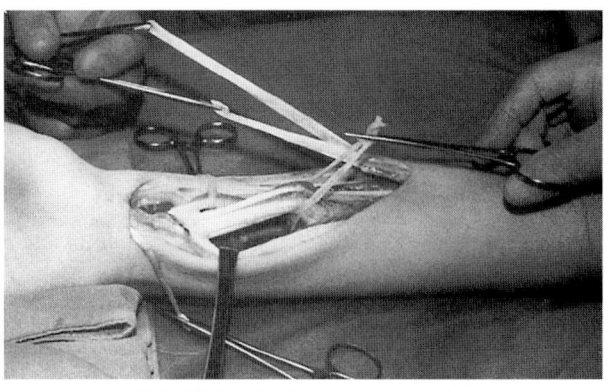

b. 術中所見. 腱移行を行っているところ

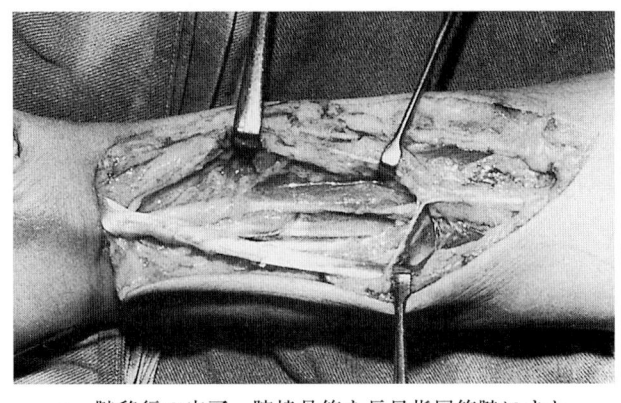

c. 腱移行の完了. 腕橈骨筋を長母指屈筋腱にまた長橈側手根伸筋腱を4本の深指屈筋腱に縫合, さらに短母指伸筋腱を用いて母指の対立再建を行った. 二次手術は行っていない.

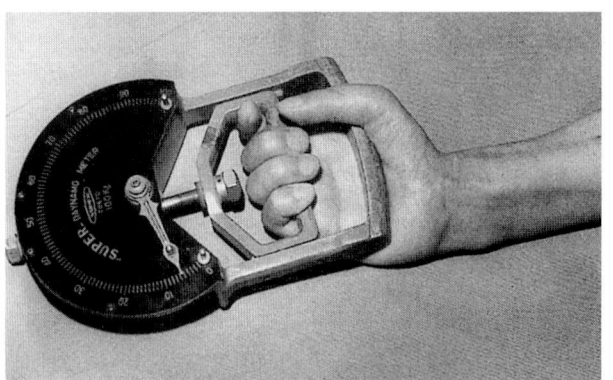

d. 術後の握力回復

図24・34　21歳, 男. 1年半前の交通事故により右上腕内側を切り正中・尺骨神経麻痺をきたす. 神経縫合はうけたが治癒傾向なく指の屈曲まったく不能. 橈骨神経支配には異常は認めない.

すべきか) 問題もあるが, 間隔は3〜6ヵ月とする.

2. 高位正中・尺骨両神経麻痺に対する腱移行術

　正中・尺骨両神経がともに高位麻痺を起こすと, 残存機能は橈骨神経支配の諸筋のみで前腕の屈筋, および手掌のintrinsic musclesはすべて麻痺し, 知覚障害もきわめて広範囲に現われる. 強い知覚障害は手の機能再建を無意味とすることも多いので, 腱の移行術を行う以前に神経の遊離移植, または血管柄付きの有茎移植を行い知覚の改善をはかっておく必要がある. もちろん麻痺原因のいかんによっては知覚改善の望みがまったくない場合も少なくない.

　機能再建法としては腱移行術と腱固定術, また状況により関節固定術などの合併が必要となるが, これらを行う際, 諸関節の拘縮はできるだけ除去しておく必要があり, もし拘縮があれば手術適応とはなりえない.

　高位正中・尺骨神経麻痺に対する機能再建は少なくとも2回に分けて実施される. すなわち,.

　一次手術　腕橈骨筋を長母指屈筋腱に, 長橈側手根伸筋腱を腕橈骨筋の下を通して4本の深指屈筋腱に移行する. これにより母指および指の屈曲力を回復せんとするものであるが, 同時に母指対立再建を合併することもある. 方法としては短母指伸筋腱をrerouteするEnna法, またその変法が用いられ, また小指固有伸筋腱を移行するのもよいであろう.

　二次手術　一次手術により母指, 指の屈曲力は回復するはずである. しかしかぎ爪手変形 (clawhand) が発生することとなるのでこれの矯正が必要となる. 手術は

普通一次手術後3〜6ヵ月ごろとなろう．まず母指の対立が不十分であればこれの修正が必要となる．また内転力不足が認められるがこれにはMP関節の固定術が行われ，内転筋再建を追加することはあまり行っていない．次にclawfingerに対する処置としてはBrand法，また"lasso"法がよいであろう．力源はZancolliのごとく麻痺した浅指屈筋腱を腱固定的に使用するのも1つの方法であり，また移植腱を用いて伸筋支帯とか，または橈骨に腱固定するのもよいであろう．

以上でほぼ手術を終わることとなるが経過により三次手術を要することもあるであろう．

V 橈骨神経麻痺に対する腱移行術

1. 適応の問題

手術適応，手術時期などの一般的事項については先に述べたが，ここでは橈骨神経に特異な2〜3の問題について述べることとする．

(1) 橈骨神経は神経縫合後の回復が比較的良好であるので，正しい神経縫合が行いえた場合には安心して経過を観察してよい．3ヵ月もすれば長橈側手根伸筋の機能が少しずつ回復してくるであろうし，よほど条件の悪い場合でも6ヵ月以内には回復の兆候が現われてくるはずである．しかし神経縫合時の所見があまり好ましいものでなく，周囲に瘢痕組織が多いとか，神経の損傷範囲が広くて縫合に際し強い緊張が必要であったような場合には，これら手術所見を考慮に入れて3〜6ヵ月間経過を観察したのち腱移行術を行う．神経縫合後は常に神経の再生速度を考えながら経過を観察する．橈骨神経の高位損傷であれば最初の分枝は腕橈骨筋，および長橈側手根伸筋への分枝であり，損傷部からの距離が10cmとすれば神経の再生速度1日1mmと計算して，これら筋の回復には100日を要することとなる．したがって3〜4ヵ月を経過してなお回復の兆しがなければ神経縫合に失敗したことを意味することとなる．また橈骨神経が知覚線維を含有している部であればTinel徴候の前進も予後の判定に重要であり，腱移行の時期決定の指針となる．もし神経縫合が不能であればただちに腱移行術を行ってよい．

(2) 神経縫合が誰かほかの人により行われ手術時の所見が明らかでない場合には上述の回復日数の算定，Tinel徴候の前進状況を観察し，腱移行を行う．手術部位における瘢痕の状況，術後化膿の合併，また術者が神経縫合に経験の深い人か否かなども考慮にいれて腱移行の時期を決定してよい．

(3) 腕神経叢麻痺などで橈骨神経麻痺症状を呈するものに対しても以上の3〜6ヵ月の観察期間ののちusefulな機能回復を得るのが無理と判断された場合には腱移行術が適応になる．また神経縫合を行うことなく半年以上も放置されたような症例ではただちに腱移行術が行われてよい．

(4) 注射による橈骨神経麻痺は多くの場合自然回復が可能であるので腱移行が適応となることはきわめてまれといってよい．3〜6ヵ月間経過をみてもなお回復の兆候がない場合には神経剝離も考慮されてよいが，機能訓練の指導が不十分なことが回復を遅らせる原因となっていることがあるので注意する．とくに高齢者などでは1〜2ヵ月努力して回復兆候がない場合，もはや回復しないものとしてあきらめるとか，筋の回復が起こりつつあるのにかかわらず，これに気がつかないことも多いので，これを正しく指導してやることが大切である．以上で筆者自身注射麻痺は原則として自然回復が可能であると考えており，手術療法，とくに腱移行は早期に行ってはならないことを注意する．

なお以上において3〜6ヵ月の観察期間としたのは神経回復の兆候が現われる期間であって麻痺が完全に回復する期間ではない．完全回復までにはなお数ヵ月が必要である．

2. 腱移行術の実施

腱移行術により再建を要する筋は低位麻痺では総指伸筋，長・短母指伸筋，長母指外転筋であり，高位麻痺ではこれに手根伸筋が加わる．動力筋としては手根屈筋，

円回内筋，長掌筋などが利用され，ときに浅指屈筋も力源として利用されることがある．腱移行にはいろいろの方法が考えられ，昔は Hass 法，Perthes 法などが行われていたが，筆者は一時 Riordan 法を，その後はわれわれの変法を用いているのでこれについて述べてみたい．

本法の特徴は母指の伸展と外転を長掌筋腱の移行によって同時に再建しようとするものであり，手関節の伸展には円回内筋を，指の伸展には橈側・尺側手根屈筋のうちのいずれか1つを利用するが，他の1つはそのまま残存せしめるため手関節の屈曲力が失われる心配はない．

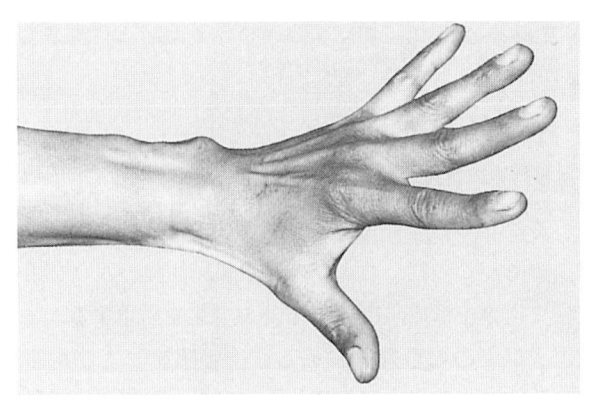

a. Riordan 法

1957年 Riordan により発表された方法で円回内筋を短橈側手根伸筋に移行して手関節の伸展を得さしめ，次に尺側手根屈筋を付着部で切離，これを中枢に剥離したのち尺側の皮下をまわして背側に出し総指伸筋腱に縫合する．母指については長母指伸筋腱を筋腱移行部で切離したのちこれを母指 MP 関節背側に引き出し，さらにこれを手関節掌橈側に reroute し，これを母指伸展・外転位で長掌筋腱に縫合するもので術後は3週後より自動運動を開始する．

以上 Riordan 法の概略について述べたが，本法にも2，3の問題点のあることは否定できない．過去における約40例の経験よりみても，

① 術後に手関節の橈側偏位が発生しやすいこと
② 手関節の屈曲が制限されること
③ 母指の外転が不十分な例のあること
④ 移行した長母指伸筋腱と長掌筋腱が bow string を形成すること

などの点が認められた（津下ら，1969）．

① の原因としては，尺側手根屈筋を切離してこれを背側に腱移行したことに主原因があると考えられ，また
② については背側に移行された円回内筋，および尺側手根屈筋の excursion に問題があり
③ については reroute された長母指伸筋腱の走向が重要となる

これらの諸点を考慮して筆者は1968年以来 Riordan 法を少しく変更・改良しながら，現在では次のごとくに実施しているのでこれについて紹介すると，

b. 筆者の方法（1980）

まず陳旧症例，また高齢者例ではしばしば指の屈曲拘縮，また母指 MP 関節にも拘縮をみることがあるのでこれらの除去が必要である．さて手術にあたっては術前に母指付きの指伸展位保持用アルミニウム副子を作製し消毒して術中固定にそなえるようにする．

手術は，

① まず前腕橈側中央に約7〜8cmの切開を加え円

図24・35　34歳，男．橈骨神経麻痺に対する腱移行術（Riordan 法）術後の所見
a. 指の伸展状況
b. 指の伸展状況．移行腱の bow string 著明
c. 手関節の屈曲

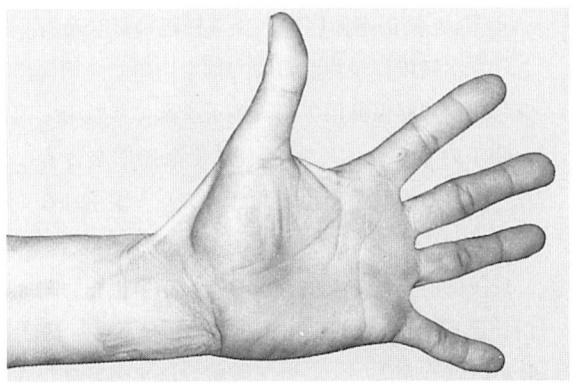

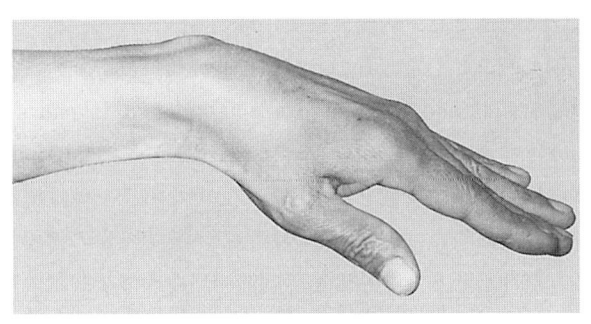

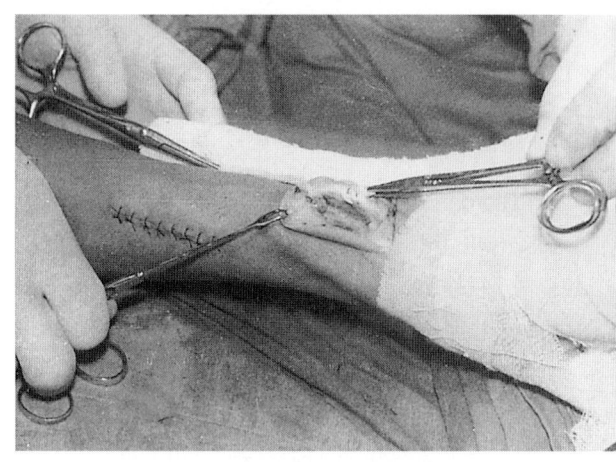

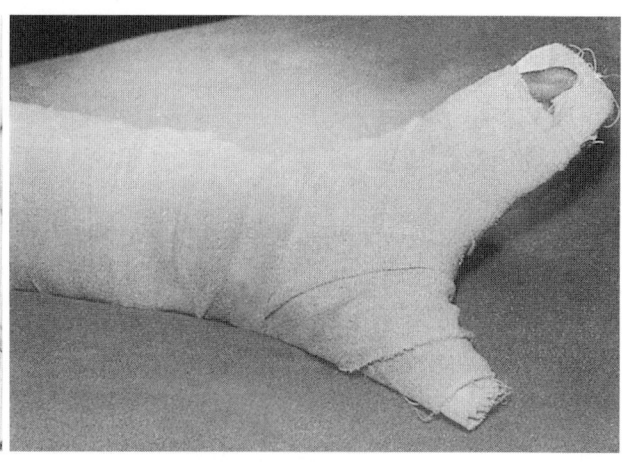

a. 術中所見．円回内筋の縫合と母指への長掌筋腱移行を終われば屈側の皮膚縫合を行って図のごとき副子に手を固定すると操作が容易である．

b. 術後の固定

図 24・36　橈骨神経麻痺に対する腱移行術の実施と固定

回内筋の橈骨付着部を出し，これを切離，骨膜下に剝離したのち中枢に向かって筋腹を剝離して十分な可動性を得るようにする．

② 次に手関節掌側から尺側に向かう L 字切開を加え橈側手根屈筋腱，および長掌筋腱を出し，これを付着部に近く切離したのち中枢に向かって筋腹を剝離する

③ 次に長母指屈筋とほかの屈筋群の間を分けて深部にはいり骨間膜を出し，方形回内筋より中枢の部の骨間膜を 3〜4 cm にわたって開窓する．この際前骨間動・静脈・神経を損傷しないよう注意する．

④ 以上ののち前腕背面に L 字切開を加え筋膜切除後総指伸筋腱および示指固有伸筋腱を分離し，これにテープをかけるとともに骨間膜開窓部を通して掌側より背側に向かって橈側手根屈筋を引き出すようにする．この際橈側手根屈筋の走行は真直ぐになるよう浅指屈筋筋腹の分離が必要となる．

⑤ 次に長母指伸筋腱を筋腱移行部で切離し，これを母指 MP 関節背側切開に引き出したのち，母指橈側皮下を通して手関節掌側切開に引き出す．これは長掌筋腱と縫合して母指の伸展・外転を得るものであるが，このまま縫合すれば Riordan 法でしばしばみるごとき bow string が発生するので

⑥ 長母指外転筋腱を出し，これの筋腱移行部を切離して反転，第 1 区画に母指外転位で腱固定を行った

のち，この腱，および橈側手根屈筋腱の残りを用いて滑車を形成，bow string の発生を防止する．

⑦ 以上ののち縫合に移るが，手関節および指伸展位，母指伸展・外転位として助手が保持，まず円回内筋と短橈側手根伸筋腱の縫合を行い，のち re-route した長母指伸筋腱と長掌筋腱の縫合を行う．これで掌側操作が終わるので創を閉鎖し，術前に準備した指伸展保持用アルミ副子をあてて包帯で固定し助手の手をはぶくとともに手術操作を容易にする．もちろん助手の手があればアルミ副子はなくともよい．

⑧ 最後に前腕背側に引き出した橈側手根屈筋腱と総指伸筋腱との end-to-side suture を行う．縫合は強めのほうがよい．これで腱縫合はすべて終わり，創閉鎖後包帯を追加して手術を完了する．固定期間は 3 週とし，以後後療法にはいる．

以上のごとくであるが，総指伸筋に瘢痕化が強いような場合には end-to-side suture でなく end-to-end suture とすることもある．また長掌筋腱が欠損していれば環指の浅指屈筋腱を使用することとなろう．低位橈骨神経麻痺の際には円回内筋の移行は不要でほかの腱移行のみが行われる．なお術後手関節の屈曲が多少制限されるが術式上やむをえない．

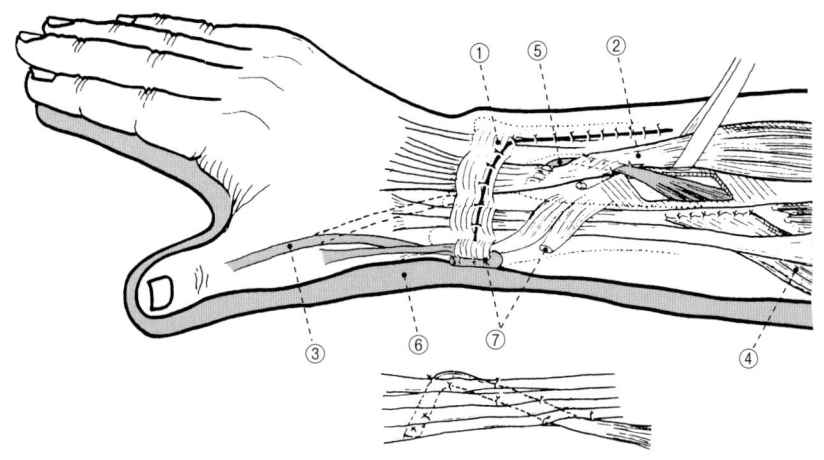

V 橈骨神経麻痺に対する腱移行術

1. 背側L字切開
2. 総指伸筋腱
3. 長母指伸筋腱：
   Rerout して長母指外転筋の下を通して長掌筋腱と縫合する.
4. 円回内筋：
   短橈側手根伸筋腱と縫合する.
5. 橈側手根屈筋腱：
   総伸筋腱と end-to-side に縫合する.
6. 固定用アルミニウム副子
7. 長母指外転筋腱：
   母指外転位で腱固定する.
   腱の移行は図のごとく end-to-side に行うが伸筋に瘢痕化などがあり可動性に制限があれば当然 end-to-end の縫合が必要となる.

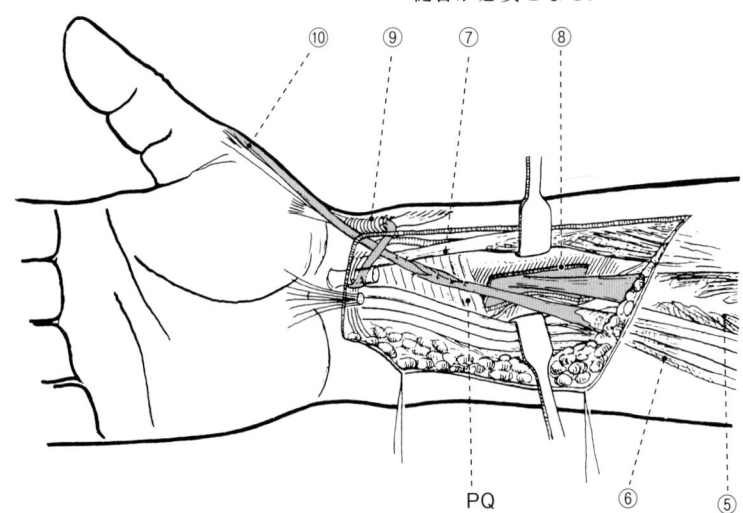

5. まず背側に移行した橈側手根屈筋腱の走行がなるべく真直ぐになるよう浅指屈筋々腹の剥離を行う.
6. 長掌筋
7. 長母指屈筋腱. 側方に引き下に骨間膜開窓部がみえる.
8. 骨間膜開窓部
9. 長母指外転筋腱. 母指外転位として腱固定した. さらにその先端を橈側手根屈筋腱の切り株に固定し移行腱の bow string を防止せんとした.
10. 長母指伸筋腱. rerout した腱で先の長母指外転筋腱の下を通し長掌筋腱と母指伸展・外転位で interlacing 法で腱縫合した.

図 24・37　橈骨神経麻痺に対するわれわれの腱移行
次のごとく行う.　　円回内筋 ⟶ 短橈側手根伸筋腱
　　　　　　　　　橈側手根屈筋 ⟶ 骨間を通じ ⟶ 総指伸筋腱
　　　　　　　　　長母指伸筋腱 ⟶ 方向を変え ⟶ 長掌筋腱
　　　　　　　　　長母指外転筋腱 ⟶ 腱固定術

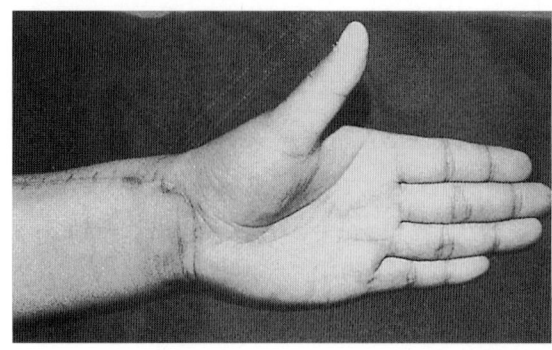

a. 術後2年での指の伸展（掌面）　　　　　b. 術後2年での指の伸展（側面）

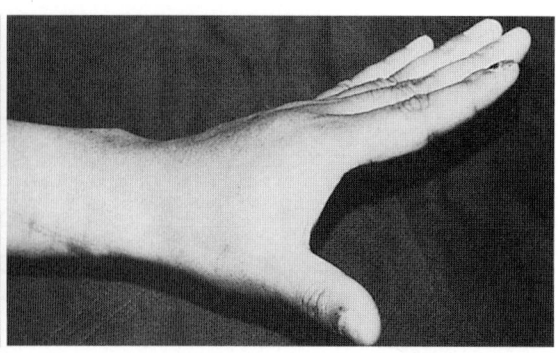

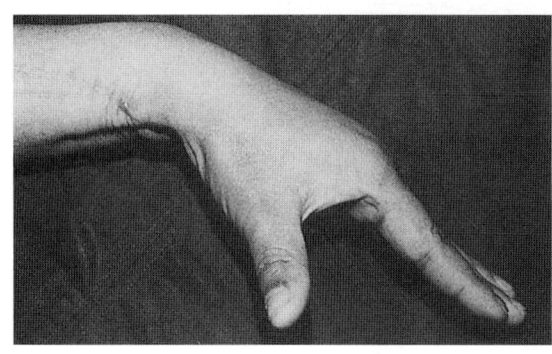

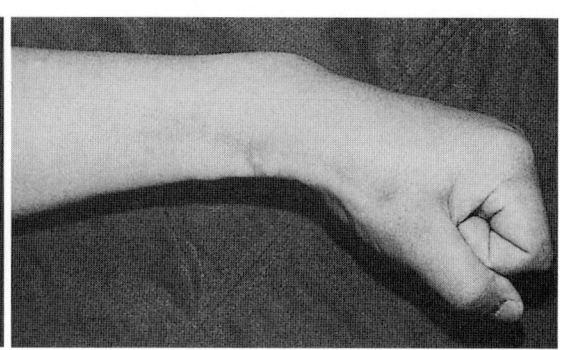

c. 手関節の屈曲（指伸展位）　　　　　　　d. 手関節の屈曲（指屈曲位）

図24・38　27歳，男．交通事故により左上腕骨折．橈骨神経麻痺をきたす．骨折部は偽関節を形成，骨癒合に長期を要し，神経の回復も困難となる．偽関節部は骨移植により癒合，のち橈骨神経麻痺に対しては腱移行を行った．

3. Boyes法

Boyes（1960）は手関節の屈曲には尺側手根屈筋の作用が大切であるとして，これを移行腱に利用することは好ましくないこと，また指の伸展にはかなりのexcursionが必要であるのでこれに移行する力源は十分なexcursionのある筋を利用すべきだとして浅指屈筋を利用する方法を述べている．すなわち中指・環指の浅指屈筋腱を切離して前腕部に引き出し，次いでこれを骨間部を通じて背側に出して1本を4指の総指伸筋腱に，ほかの1本を長母指伸筋腱と示指固有伸筋腱に縫合するもので，ほかに円回内筋を橈側手根伸筋腱に，また橈側手根屈筋腱を長母指外転筋腱に移行する方法である．

本法の問題点はantagonistの筋である浅指屈筋腱を伸筋腱に利用する点で，後療法に混乱が起こらないかという点と，浅指屈筋腱を抜去した指の屈曲力の減退は起こらないかという点であるが，筆者自身経験がないので問題点の指摘のみにとどめさせていただく．

だいたい以上のごとくで，一般に橈骨神経麻痺に対する腱移行の予後は拘縮除去が十分である限り良好であり，満足すべき機能の再建が可能である．したがって患者にあまり長期間の不便さを与えることなく早期に社会復帰せしめんとする場合には早めに腱移行を行うのも1つの方法といってよいであろう．

第25章 腕神経叢の損傷
（分娩麻痺，副神経・肩甲上神経・腋窩神経麻痺）

　最近における交通災害の増加はまた腕神経叢損傷患者の増加を招来した．その損傷程度はしばしば高度で，予後も良好とはいえず，その治療は決して容易でないが，各症例について損傷程度を的確に評価し，治療の可能なものには正しい治療を，また治療の見込みのないものに対してはそれぞれに応じた機能の再建を考慮する必要がある．一定の治療方針もなくただいたずらに言を左右にして患者を困惑におとしいれるようなことがあってはならない．

I　腕神経叢の解剖

　腕神経叢は C_5, C_6, C_7, C_8 および Th_1 よりなり，roots, trunks, divisions および cords の4部より形成されている．

　① **Roots**（根）　とは各神経根が椎間孔を出てから前斜角筋にいたる部までの範囲をいい，この部からは long thoracic nerve，および dorsal scapular nerve が分岐している．

　② **Trunks**（幹）　とは C_5, C_6 の root が合してできた **upper trunk** と，C_7 よりなる **middle trunk**，また C_8, Th_1 よりなる **lower trunk** に分類され，ちょうど鎖骨上窩の部，すなわち前斜角筋の後面からその少しく末梢側までの範囲にあり，suprascapular nerve, subclavian nerve を分岐する．

　③ **Divisions**（索）　これは先の trunks がそれぞれ2本に分かれて次の cords に移行する部に相当し，前面に位する anterior division，後面に位する posterior division に二分される．部位はちょうど鎖骨の中1/3の部と第1肋骨間にはさまれた部位である．ここより神経枝は分岐されない．

　④ **Cords**（束）　は腋窩部に相当し，先の trunks がそれぞれ2本に分かれて division を形成したものが再び合して lateral, medial, および posterior の3つの cords を形成する．すなわち，upper および middle trunks の anterior division が合して **lateral cord** を，lower trunk の anterior division が **medial cord** を，そして3つの trunks よりの posterior division が合して **posterior cord** をつくる．Lateral cord からは musculocutaneous nerve と median nerve の lateral head が，medial cord からは medial anterior thoracic nerve, ulnar nerve, medial cutaneous nerve, median nerve の medial head が，また posterior cord からは axillary nerve, radial nerve, thoracodorsal nerve, subscapular nerve が分岐する．

　次に各分枝の神経支配（図25・1）についてみると，

　ⓐ　**Long thoracic nerve**（posterior thoracic nerve, nerve of Bell）：（C_5, C_6, C_7）Root の部よりおこり腕神経叢の後面を降って胸壁側面に達し，serratus anterior を支配する．したがって，この神経が損傷された場合には手の前方挙上に際して肩甲骨の winging が目立ちやすい．

　ⓑ　**Anterior thoracic nerve**（pectoral nerve）：（C_5, C_6, C_7, C_8, Th_1）これに C_5, C_6, C_7 に由来し lateral cord の起始部から分岐する lateral anterior thoracic nerve と C_8, Th_1 に由来し medial cord の起始部から起こる

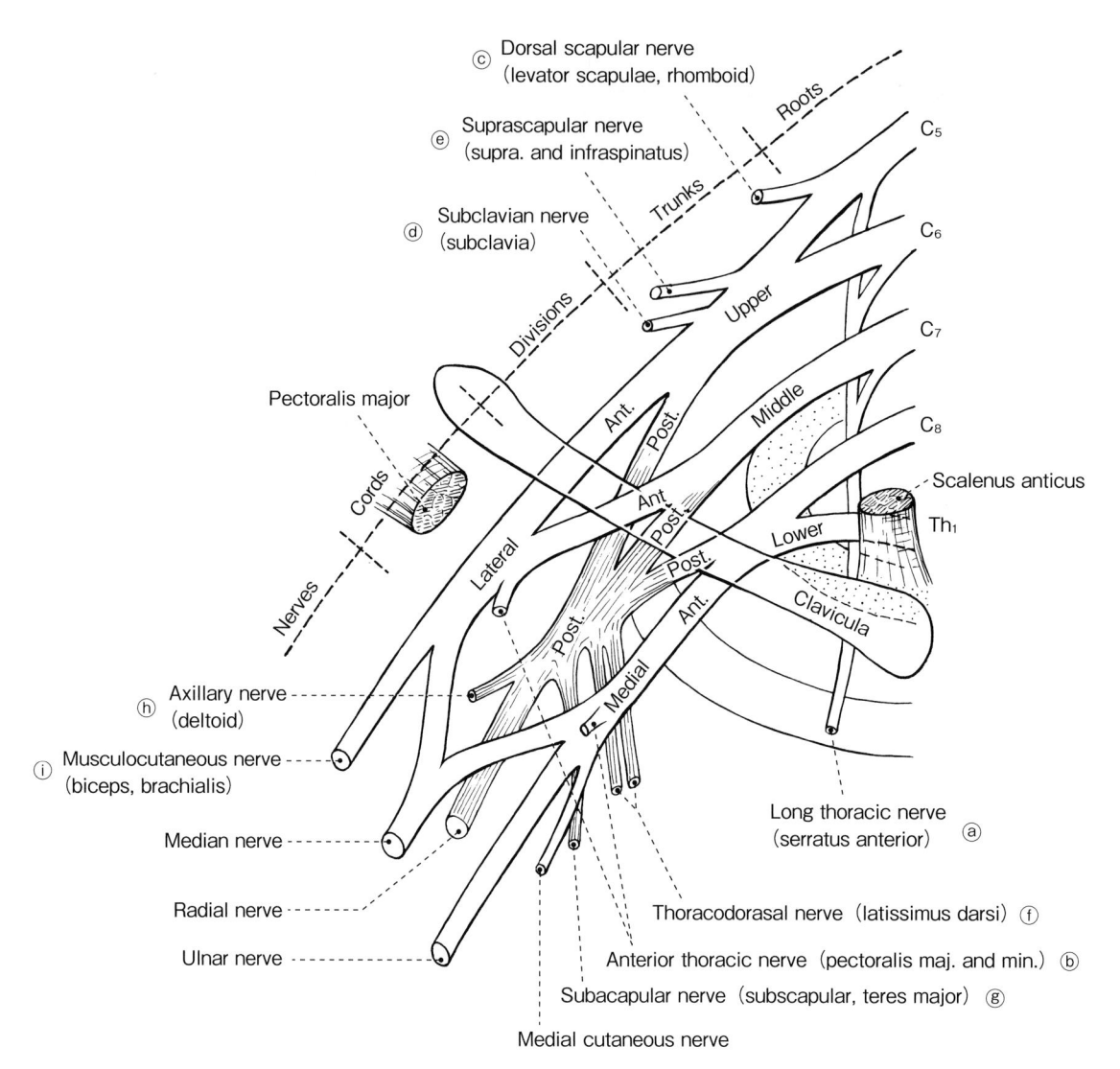

第25章　腕神経叢の損傷（分娩麻痺，副神経・肩甲上神経・腋窩神経麻痺）

図25・1　上腕神経叢の解剖と神経支配

medial anterior thoracic nerve の2つがある．Medial anterior thoracic nerve は pectoralis minor，および pectoralis major の下部を，lateral anterior thoracic nerve は pectoralis major の主として上部を支配している．

さて pectoralis が麻痺すると両肩を挙上せしめた場合患側の肩が高位をとるか，また上肢の内転力が弱まるなどの症状が現われる．

ⓒ **Dorsal scapular nerve**：(C₅) C₅ の root から発し，腕神経叢の後面を降って肩甲骨の内側に達し，levator scapulae, rhomboid major，および minor を支配している．なお levator scapulae は C₃, C₄ の支配もうけているので，この神経の損傷は rhomboid の麻痺と levator scapulae の部分麻痺を起こすこととなる．症状として肩甲骨の下角の部が外上方により，皮下に突出してみえ，手を外転せしめると下角の突出がよりひどくなる．

ⓓ **Subclavian nerve**：(C₅, C₆) Upper trunk より発し，subclavian muscle にいたるが，臨床的意義はきわめて少ない．

ⓔ **Suprascapular nerve**：(C₅, C₆) Upper trunk より発し，腕神経叢の上を後方に進み，肩甲骨の後面に達して supraspinatus，および infraspinatus を支配する．この神経麻痺時の症状としては安静時上肢が少しく内旋位をとり，外旋運動が多少減弱する．手の挙上運動はさほど障害されないが，ときに肩関節に亜脱臼症状をみる

ことがある.

ⓕ **Thoracodorsal nerve (long subscapular nerve)**: (C₆, C₇, C₈) Posterior cord から発し, medial cord のうしろから腋窩部を下って latissimus dorsi に達する. これの麻痺は臨床上大した変形を示さないが, 肩甲骨下角に時に winging を認めるとか, 肩が上方に移動されやすいなどの点が認められる.

ⓖ **Subscapular nerve**: (C₅, C₆) Upper subscapular nerve, lower subscapular nerve の2本があり, posterior cord から発して下降, 肩甲骨の前面に達して前者は subscapular を, また後者は主として teres major を支配している. 本神経の麻痺症状としては上肢が外旋位をとって内旋運動が障害されることである.

ⓗ **Axillary nerve (circumflex nerve)**: (C₅, C₆) Posterior cord の末梢部より分岐して側方に走り, 上腕骨の頸部を後方よりまわって deltoid に達しこれを支配する. 途中 teres minor にも分枝を出し, また肩の側面から後面にかけての知覚にも関与している. 本神経の損傷はもちろん deltoid の麻痺をきたし肩の挙上運動が障害されるが, 単独麻痺の際にはほかの筋の作用によりある程度の外転運動が可能で, ときには 90°以上の外転が可能なことがある.

ⓘ **Musculocutaneous nerve**: (C₅, C₆, C₇) Lateral cord より分かれ, 腋窩を降って coracobrachialis を貫通, 次に biceps と brachialis の間を通ってこれらに分枝を送り, 肘関節前面を通過して前腕の lateral cutaneous nerve に移行する.

この神経の損傷は以上の諸筋の麻痺を発生し, 肘関節の屈曲が高度に障害されるが不能とはならない. なぜなら前腕回内位では brachioradialis, pronator teres の作用により肘の屈曲が可能であるからで, もし前腕を回外位とすると屈曲はほとんど不可能となる. Biceps 麻痺のため前腕の回外運動は多少弱まり, またこれら諸筋の麻痺は肩関節脱臼の原因ともなりうる. 知覚障害は前腕外側に認められる.

なお, 上腕, 前腕, 手における諸筋の神経支配と頸髄節との関連 (segmental innervation) を知ることは頸髄損傷とか腕神経叢損傷などの際の高位診断, 部位診断, ひいては治療方針の決定とか移行腱の選択にきわめて重要となるので上肢筋のみについてこれをまとめて図 25・2 に表示した.

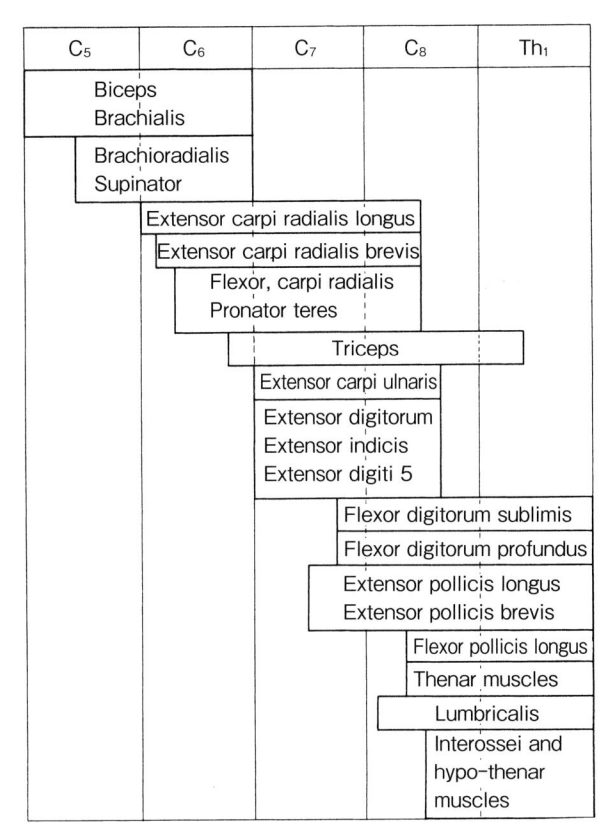

図 25・2 上肢諸筋の Segmental innervation
(Zancolli, 1968)

Ⅱ 腕神経叢麻痺の発生

腕神経叢損傷の大部分のものがいわゆる traction injury によることはよく知られているところで, 各種災害, とくに交通災害により発生することが多い. しかも本損傷は二輪車を運転している者の側の災害としてしばしば認められ, とくにオートバイの衝突により車から投げ出された場合に顔面を反対側にそむけた姿勢で激しく頭部, および肩部を打撲した場合, 腕神経叢の部には強力な牽引作用が働いて神経叢の断裂が起こることとな

る．このように頭が反対側に，肩が下後方に強く圧迫されて起こる損傷は神経叢の上位にある2～3の神経，すなわちC_5，C_6あるいはC_7が損傷されていわゆるErb-Duchenne型の麻痺（上位型）が発生し，一方上肢が強い外転位をとって上方に牽引された場合には神経叢の下位にある2～3の神経，すなわちC_8，Th_1またC_7が損傷されていわゆるKlumpke型の麻痺（下位型）が発生する．

またもし上肢が側方，あるいは後方に強く牽引された場合にはすべての神経が損傷されて全麻痺（total palsy）を起こすことがあり，中間部のみの神経損傷，すなわちC_7のみの単独損傷ということはありえない．以上の発生機転は新生児の出産時に認められる**分娩麻痺** birth palsyについてもまったく同様といってよい．そして発生頻度はErb-Duchenne型のものが最も多く，次いで全麻痺であり，Klumpke型のものは最も少ない．

受傷時患者は側頭部より顔面，肩甲部に打撲，擦過創を有し，意識消失を伴い，覚醒後受傷の瞬間までの正確な記憶を失っているものが少なくない．上腕骨，鎖骨に骨折を合併することもしばしばである．麻痺症状は初期には全麻痺の型をとることが多いが，漸次軽快して損傷部位に限局することとなる．

III 腕神経叢の損傷部位と損傷状況

神経叢が強く牽引された場合，その断裂は次の2つの型のうちいずれかの型をとることとなる．

① **Avulsion**：これは神経根が椎間孔の中で脊髄から引きちぎられるもので，神経の再生は望まれず手術的修復もまったく不能で予後は不良である．一般にavulsionは上位神経根よりも下位神経根にしばしば認められるが，これは神経の走行が下方になるほど水平に近づくためと考えられ，分娩麻痺の際には小児の神経が成人の場合よりも水平方向をとるためavulsionの傾向が強いとされている．

② **Rupture**：これは神経自体に牽引力が働いてこれがちぎれる場合であって，まず神経周囲の小血管が牽引断裂され，次いでfascial sheathが，そして最後に神経線維が断裂することとなる．神経の断裂はBunnellも述べているごとくちょうど綱を引きちぎるのと同様であって，各線維は一定の部位で切断されることなく，あるものは中枢側で，あるものは末梢側で切断され，その範囲は数cm，あるいはそれ以上にも及ぶことがあるとされている．もちろんその損傷程度にもいろいろの段階があってSeddonのneurapraxia, axonotmesis, neurotmesisの各段階があり，**neurapraxia**であれば完全な，そして**axonotmesis**であればかなりの回復が望まれるが，**neurotmesis**であれば回復はまったく望まれないこととなる．さて以上のごとくruptureにおいてはその損傷部位が数cm以上の広範囲に及ぶことは，神経の再生が1～2年を経ても可能な場合があることを意味すると同時に，神経縫合が技術的に非常に困難なことを意味するもので，治療に際し保存療法を継続するか，手術療法に踏み切るかの決定を困難にするものである．なおruptureは神経が椎間孔を出て間もなくの部で起こることが多いが，そのほかいかなる部位でも起こりうる．

以上のavulsionが起こるかruptureが起こるか，またruptureでもいずれの部のruptureが起こるかは受傷時の上肢の位置，外力の強さと方向とにより決定されるといってよい．部位診断として従来は脊髄造影法が使用されたが，最近ではMRIによる診断法が開発されつつあるようである．

IV 症状と診断

1) **Erb-Duchenne型麻痺** C_5，C_6が損傷されると上肢は体幹の側方でやや内転・内旋位をとって外旋運動が不能（infraspinatus, teres minorの麻痺のため）であり，肩関節の挙上運動は障害され（deltoid, supraspina-

tus の麻痺のため），肩関節の関節囊は上肢の重さのため（biceps, coracobrachialis の麻痺のため）しばしば弛緩し，亜脱臼位をとることも少なくない．また肘関節の屈曲がしばしば不能（biceps, brachialis, brachioradialis）であり，前腕は回内位をとって回外運動が障害（supinator 麻痺のため）される．

知覚障害としては axillary nerve 麻痺のため肩の側面から後面にかけてと，musculocutaneous が麻痺するため，前腕の橈側面に知覚麻痺が現われる．

2) **Klumpke 型麻痺**　C_8, Th_1 が損傷されると手関節，および手指の運動障害が主として現われ，ちょうど正中・尺骨神経の高位麻痺と似た型をとり，手指の屈曲が障害されるとともに，また一部手関節の伸筋（ext. carp. uln.）とか母指の伸筋・外転筋（ext. poll. long. abd. poll. long.）なども麻痺することとなる．

知覚障害は上腕，前腕，手の尺側部に認められ，Th_1 への交感神経線維が障害されると Horner の症状が現われ上眼瞼の ptosis と miosis が発生する．

3) **中間型（middle type）**　C_7 のみの単独麻痺が起こることはほとんどありえないが，もしこれが損傷されると橈骨神経領域の麻痺が発生し，主として手関節，および指の伸展が障害される．ただし brachioradials は C_6 であり，ext. poll. long., adb. poll. long., ext. carp uln. は C_8 の支配とされている．

4) **全麻痺（total type）**　上腕，前腕手のすべての伸筋・屈筋群が麻痺し，筋萎縮は著明で知覚障害もほとんど上肢全体に及ぶこととなる．

5) **Lateral cord での損傷**　この部で損傷が起これば musculocutaneous と median nerve の lateral head が障害されることとなり，肘関節の屈曲不能と前腕の回内運動，および手関節の屈曲力が減弱する．

知覚障害は前腕の橈側の部に認められる．

6) **Medial cord での損傷**　この部で損傷が起これば ulnar nerve と median nerve の medial head が損傷され，正中・尺骨神経の合併麻痺と似た症状を示す．

なおこの際正中神経を形成する 2 つの head のうち lateral head は手関節の屈曲，および前腕の回内筋を支配する神経に通じ，medial head は指の屈筋と thenar の intrinsic muscles を支配する神経に通じていることを知っておく必要がある．

7) **Posterior cord の損傷**　この部で損傷が起これば radial nerve, axillary nerve, subscapular nerve, thoracodorsal nerve の各神経が障害されることとなり，手関節および指の伸展障害と肩の挙上運動，また上肢の内旋運動が障害される．

腕神経叢の損傷は以上のほかいずれの部位でも，またいかなる範囲にも起こりうるから局所の解剖と神経の支配について十分な検討を加え損傷部位とその範囲を推定しなければならない．

V　Avulsion と rupture の鑑別

神経根の引き抜き損傷 avulsion の予後が不良であり，手術的にも修復が不可能であることは先にも述べたが，かかる avulsion にいくら治療を加えても無意味であるから，速やかに rupture と鑑別し，次にとるべき機能再建手術に移行する必要がある．Avulsion に特異な点を列挙すると次のごとくである．

1) **前鋸筋麻痺**（C_5, C_6, C_7），**菱形筋麻痺**（C_5）がある場合には avulsion の可能性が強い．なぜなら前者を支配する長胸神経，後者を支配する肩甲背神経はともに神経根部近くから分岐する神経であるからである．また大胸筋を支配する前胸神経（C_5, C_6, C_7 C_8）は神経根より少しく末梢で分岐する神経であるが，これが麻痺した場合にもかなりの頻度に avulsion が認められるという．

横隔膜神経麻痺（C_3, C_4, C_5）もしばしば avulsion に随伴するが，全例にこれをみるわけではない．Horner 症候群は第 1 胸髄神経根ないし下部頸髄神経根の損傷を物語るものとして古くから諸家に指摘されているが，腕神経叢麻痺に本症候が合併すれば当然 avulsion を考慮しなければならない．しかしこの症候は時間の経過とともに不明瞭となるので注意する．

2) **脊髄造影像所見**　造影剤を硬膜内に注入する

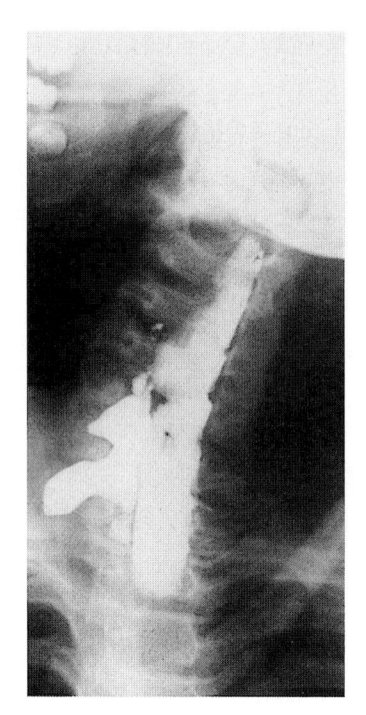

図25・3 13歳，男児．交通事故による腕神経叢麻痺患者のX線像．Avulsion部に造影剤の漏出をみる．

と神経根のavulsion部に一致して造影剤の流出を認める．なお本検査が陽性の場合はavulsionを意味するが，陰性であってもただちにこれを否定することはできない．これは損傷部の硬膜破損裂孔が瘢痕により閉鎖されたためで，透視下において造影剤が当該部を通過する際，腹圧，努責などにより液圧を上昇せしめると漏出像が得られやすい．そして1カ所でも漏出像があればその上下の神経根には重篤な牽引損傷が加わっていることを想像しなければならない．

長野（1983）はメトロザマイドを使用した脊髄造影像所見を6種類に分類し，同時に術中にsomatosensory evoked potential（SEP）を測定し，両者の所見より神経根の状態を他覚的に評価する所見を述べているが詳細は略す．

3) 電気生理学的診断法（術前・術中） 牧野（1961）が述べたごとく脊髄神経後枝により支配される項部諸筋にfibrillation voltageを認めればavulsionを意味する．前鋸筋についても同様である．なお後枝支配部位に知覚障害があれば同じくavulsionを意味する．しかしこの部の神経支配には個人変異が多く，avulsionの全例に異常が認められるとはいえない．そのほか術前の知覚神経活動電位（SNAP）は節前損傷の場合は知覚線維が変性を免れているため正常な電位が導出でき，節前損傷の有力な診断となるが，C_5，C_6神経根レベルでは支配神経領域の刺激と該当神経から正常な電位の導出が技術的に困難であり，とくに問題となりやすいC_5神経根の損傷レベル診断には有用でないことが多いという．術中のSEP診断法は重要な損傷レベルの診断断法であり，土井によると経験的にSEPのみで十分その目的ははたしうるのではないかとしている（土井：広島マイクロ講習会）．

4) 発汗テスト Histamin flare testと同様の意義を有するもので，手に発汗が認められれば正常か，またはpreganglionicの損傷を意味し，発汗が停止していればpostganglionicの損傷を意味する．しかし津山（1970）によれば必ずしも理論どおりに症状が現われるとは限らず，しばしば節前，節後損傷ともに高率に発汗障害をきたすという

5) MRI所見 引き抜き損傷の判定に有用とされている．T_2強調画像で水分の含有が強調された仮性髄膜瘤がわかるので，この部に神経根の引き抜きがあると考えてよいわけである．

VI 腕神経叢麻痺の治療

腕神経叢麻痺の治療にあたってはこれを保存的に治療するか，早期に観血療法に踏み切るかについては諸家により相当の意見の相違がある．予後の絶対不良なavulsionについては先に述べたが，ruptureである場合は一応ほかの部の神経損傷と同様，神経修復が行われてしかるべきではあるが，部位の特殊性のため縫合技術がきわめて困難であること，したがってその予後が必ずしも良好でないこと，そして一方，保存療法によってもかなり回復の得られる症例が多いことなどのためである．しかし要は神経損傷の程度がneurapraxia, axonotmesis, neurotmesis のいずれが主体をなすかによるといってよいであろう．

1. 保存療法

Neurapraxia に axonotmesis が多少加わっていても手術は必要でない．この場合には部分的な demyelination と一過性の刺激伝導障害，一部に Waller の変性が起こっていても麻痺の回復は急速であり，しかもほぼ完全な回復が期待される．症状としては運動麻痺に比べて知覚麻痺が軽度であること，筋電図で fibrillation voltage をほとんど認めないこと，「強さ時間曲線」でも変性が認められず，発汗テストも正常であるなどの諸点でほかの重症神経損傷とは比較的容易に鑑別され，日時の経過とともに良好な回復状況を示すものである．したがって理学療法を継続するのみで十分である．

次に最も問題となるのは axonotmesis と neurotmesis の場合であるが，両者の鑑別はまったく困難であり，また両者が種々の程度に混在するのが普通であろう．もし axonotmesis であれば Waller の変性は起こるものの stroma，および endoneural tube は連絡しているので軸索の再生は可能であるが，neurotmesis であれば損傷部の修復が望まれるわけである．両者が混在する場合にはある軸索は再生可能であるが，あるものは再生不能で useful recovery が得られるか否かは両者の混在の割合によるといわなければならない．

したがってできるだけ早期にその損傷程度が axonotmesis, neurotmesis 両者のいずれであるか，またその混在程度がどうであるかを知ることができれば，その予後の大略も想定可能で最も望ましいところであるが，これの判定には確固たる基準はなく，単に経過を観察するとか，今日までの臨床経験をもとにした 2〜3 の臨床症状より大体の判定を下す以外に方法はない．すなわち一般に知られている事実としては Erb 型麻痺のほうが Klumpke 型麻痺よりも予後が良好であること，外力の強さ，また局所の腫脹，および疼痛が強ければ強いほど予後は不良な場合が多いとされている．**Horner 症候**，そのほか avulsion の症候があれば予後はもちろん不良である．また axonotmesis であれば一定期間ののちに軸索の再生が行われ，筋電図で reinnervation voltage が現われるであろうし，muscle testing を定期的に行いその回復状況を丹念に追跡することはとくに大切である．軸索の再生は種々の条件に左右されるが大体において 1 日 1 mm と算定し，Tinel 徴候の進行状況を観察するのも大切である．これらを総合判定して損傷の程度を知り，予後の大略を想定する以外に方法はない．そして保存療法を継続するか，手術療法に移行するかの決定の資料とする．待機期間は 2〜3 ヵ月とする．もし手術療法に自信がなければ他の専門医に紹介する．

2. 手術療法

Neurotmesis, また axonotmesis・neurotmesis 混在型の重症例は理論的にいって当然手術療法が行われるべきであるが，ここにも手術をいつ行うかという問題と，手術手技の困難性をいかに克服するかの問題が起こってくる．手術自体についてみれば早いほど望ましいが手術操作は容易でない．筋の変性は早期であれば軽度で回復の可能性が多いが，6 ヵ月以上を経過すれば筋の変性も相当進み，2 年以上も経過すれば筋は線維性変性を起こして回復のチャンスはきわめて少ないとされている．また神経縫合を行っても神経が末梢まで再生するには 1 年以上を要することも知っておかなければならない．

一方，損傷部位がかなり広い範囲にわたっており，これを新鮮化して断端縫合を行うことが技術的に非常に困難であることも手術への決心を逡巡させる一大要因ともいいうる．

さてわれわれの新鮮な腕神経叢麻痺に対する経験は決して多いものでなく，したがってこれに対し確固たる見解を述べるまでにはいたらないが，一応次のごとく考えている．すなわち損傷が比較的限局していて受傷後 2〜

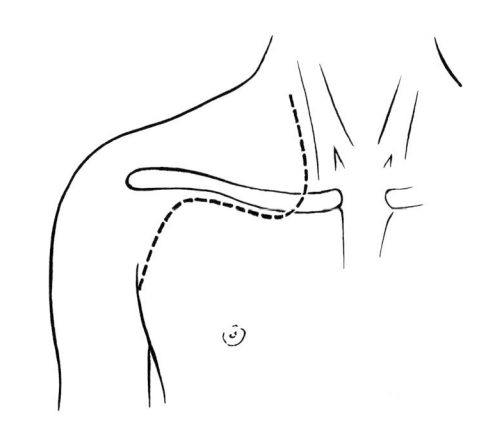

図 25・4　腕神経叢の露出に使用される皮膚切開

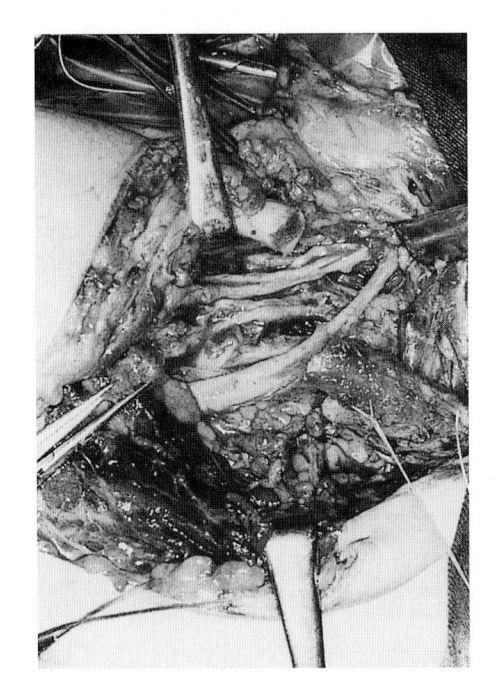

図25・5 19歳，男．腕神経叢麻痺（Erb型）の術中所見．交通事故により腕神経叢麻痺をきたし，5ヵ月後手術を行った．鎖骨を切り腕神経叢を剥離し損傷を認めたanteriorおよびposterior cord部にsural nerveから神経移植を行った．

3ヵ月間経過をみて治癒傾向がないか少ない場合，患者の年齢，そのほかの諸要素を考慮にいれ，とくに若年者に対しては積極的に手術を行うこととしている．

切開は鎖骨のほぼ4〜5cm上部で胸鎖乳頭筋の外縁から始まり胸鎖乳頭筋に沿って下降，鎖骨を越えたのち図25・4のごとく三角筋の前縁を下方に下る切開を行う．手術野はできるだけ広くすることが必要で，鎖骨も必要に応じてギグリーで斜方向に切断する．筋，筋膜を分けて動静脈を損傷しないよう注意しながら神経叢の分離を行う．前斜角筋の前面に横隔膜神経があり，筋の後面に神経根がみられるが，その一番上のものがC_5であり，C_6はやや細く，C_7は強大である．C_8，Th_1はより深部にあるが，この際肋膜先端部を損傷しないよう注意する．損傷部位が末梢側である場合には鎖骨の切断，または鎖骨下をトンネル状に剥離し，腋窩部の露出が必要となれば胸筋をその付着部に近く切断してこれを胸側に反転すればよい．神経の剥離は健康部よりはじめ，神経叢のほぼ全面を露出して損傷部位とその周囲との相互関係をよく観察する．神経剥離には電気刺激装置の使用が必要である．

なお神経損傷と同時に血管系の損傷を合併していることもあるので剥離は慎重に行う．これらのためにも手術野はなるべく大きくすることを忘れてはならない．

神経縫合，および神経移植

さて肥厚，瘢痕化した損傷部位は切除して神経縫合を行うが，この際できたgapをいかにするかは大きな問題である．Gapを除くためにはまず神経剥離を腋窩部まで十分に行うこと，上肢を前方挙上し，肘関節の屈曲を行うなどの方法がとられるが，多くの場合神経移植を考慮すべきであろう．神経移植は先に末梢神経の項で述べたと同じで，普通sural nerve，これを2〜3本束としてcable graftをし，できれば顕微鏡使用のもと，または拡大鏡を使用しながらfunicular patternを観察のうえinterfascicularの神経移植を行う．Millesiら(1973)，Narakas (1977)らによるとかなりの成績が得られるという．術後は鎖骨の切離がなければデゾー包帯，次いで三角布等でよいが，これを切離した場合には髄内固定を行い，さらに確実な固定が7〜8週間必要である．

さて以上のごとき積極的修復を行うことが腕神経叢麻痺の治療として良策かどうかについてはなお問題のあるところであって，手術の意義は局所を直接に観察することによって神経損傷の範囲と程度を知ることができ，ために予後の予測が容易となり，以後の処置をいかにするか，対症療法を続けるべきか，機能再手術に移るべきか，その時期はいつにすべきかなどの判断の資料として重要となる．そしてこれはavulsionの際にもいいうることであって，手術的に局所を観察することによってその範囲が明らかとなれば早期に機能再建への移行が可能となるであろう．

以上のごとくで手術療法には積極的な面と消極的な面の2つがあり，それぞれの症例について利害得失を考慮に入れて方針を決定すべきで，もしusefulな回復が可能と考えられれば積極的な神経移植を行うのがよい．

3. 機能再建術

受傷後また手術後3〜6カ月経過してもusefulな機能の回復が望まれない場合には機能再建術を考慮しなければならない．Avulsionなどで神経回復の不能なことが

明らかな症例に対してはより早期に再建手術が行われてよいであろう．しかし rupture 例についての手術時期の決定は受傷後の経過日数よりも残存筋力の十分な回復と，皮膚，関節の拘縮除去の時期をもって決定することが大切である．受傷後は許すかぎり早期から理学療法と機能訓練を始め，以後医師は一定の間隔をもって muscle testing による筋力の回復状況とか，拘縮の消退状況をチェックしながら手術適応の有無，術式などにつき検討をする必要がある．なお手術適応の決定には患者の年齢，性，職業，また回復への意欲など考慮に入れる必要があり，正しい筋力の評価はとくに大切である．

さて手術としては腱移行術，筋移植術それに腱固定術とか関節固定術などが行われるが，これらは単独で行われることは少なく，しばしば合併して行う必要があり，その組合せは麻痺の型とか程度により決定されなければならない．以下腕神経叢麻痺の種々の麻痺型，上位型麻痺，下位型麻痺などのそれぞれにつき機能再建術の計画の立て方，その実施などにつきわれわれの経験を中心にその大略を述べることとする．

a. 上位型麻痺に対する機能再建

腕神経麻痺の大部分の症例が本型に属するが，これにも種々の程度があり，その麻痺形態から臨床的に3型に大別することが可能なごとくである．すなわち，①肩の挙上障害を主とし，ほかに異常のないもの，②肩の挙上障害と肘の屈曲障害を主とし手に異常のないもの，③drop hand を主とし，それに肩，肘の障害を伴うか，またはこれらを伴うもその症状はきわめて軽微なものの3型で，以下それぞれについてみる．

1) **肩の挙上障害を主とするもの** 腋窩神経麻痺を主としたもので肘，手にはほとんど障害なく単に肩の挙上のみが障害されるもので障害程度は比較的軽く，自然治癒の可能性もあるので手術を急ぐ必要はない．またこれに属する症例はあまり多いものではない．腋窩神経単独麻痺の発生，症状，診断・治療については後述する．

陳旧例の治療としては Bateman 法とか上腕筋の移行術など（詳細は第26章「肩関節の麻痺」の項参照）が考慮される．Bateman 手術は僧帽筋に肩峰を付したものを上腕骨大結節部に移行固定するものであるが，僧帽筋の可動性からみても十分な肩の可動性を得ることが困難なのは当然といってよい．しかし肩の固定性が得られる点，また挙上も 65° 程度の外転が得られるので肩関節固定術とは別の意味で有用と考えている．筋の移行手術としては上腕三頭筋の長頭，および上腕二頭筋の短頭を肩峰に移行する方法が用いられるが，肩の機能改善は Bateman のそれとほぼ同じか，ややすぐれていると考

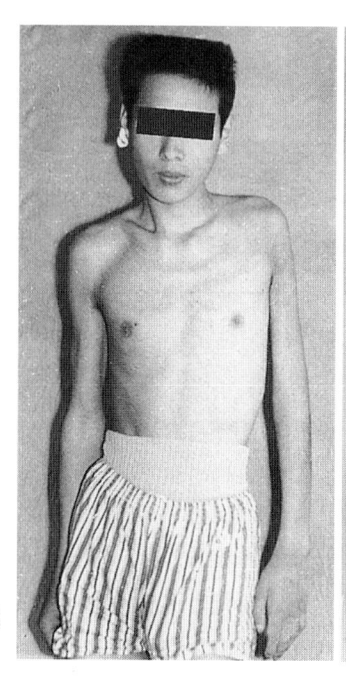

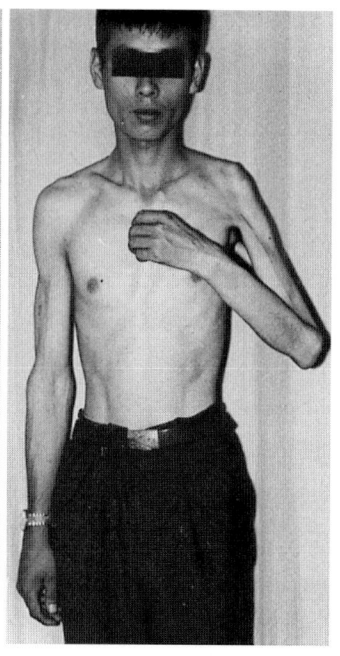

a. 術前所見
肘に Steinder 手術，肩には関節固定術を同時に行った．

b. 術後9年の肘の屈曲状況
上腕二頭筋に軽度の筋力回復をみる．

図 25·6 22歳，男．軽二輪車でオート三輪に激突，左 Erb 腕神経叢麻痺をきたす．

えてよいであろう．もし上腕二頭筋に麻痺があれば三頭筋の長頭をなるべく側方に移動して肩峰に固定することもある．なお筋移行の際，筋の長さに不足がある場合には筋膜を移植して，これを延長し，肩峰に確実に固定する．

次にBateman法と筋移行術のいずれを選ぶかについてであるが，上腕筋に十分の筋力がある場合には筋移行術を用い，筋力に不足があればBateman法を行うこととしている．

肩関節固定術は麻痺が高度で脱臼，亜脱臼を認める症例には考慮されてよいが，肩関節単独麻痺には適応とならない．

2) 肩の挙上障害と肘関節屈曲障害を主とするもの

主としてupper trunk部の損傷を有するもので手関節および指の運動にはほとんど障害を認めないが，肩と肘の運動障害を訴えるものでかなりしばしば認められる型である．治療として肘の屈曲障害に対してはSteindler法の変法とか広背筋の移行術が第一に考慮されるべきであるが，これが不能なときには大胸筋移行術とか上腕三頭筋前方移行法などが考えられてよい．そして肩の挙上障害に対しては先に述べたBateman法とか関節固定術が適応となるであろう．以下，肘関節屈曲再建術の要点について述べる．

a) **Steindler法，およびその変法**：Steindlerの原法は上腕骨内上顆部に起始部を有する円回内筋，手根屈筋をその付着部で切離，これを上方に移動して上腕尺側の筋間隔壁に縫合固定するものであるが，術後回内変形が発生して回外運動が障害される傾向が強いので種々の変法が発表されている．われわれは主としてLeo Mayerの方法を用いているが，その手技の詳細は第26章の「肘関節の麻痺」の項を参照願うこととして，円回内筋，手根屈筋の付着部に小骨片をつけて切離したのち，これらを末梢側に剥離，同時に尺側手根屈筋も尺骨より骨膜下に剥離してこれらを束ねたものを上腕骨顆上部前面で関節より数cm上の部に穴をあけ，先の小骨片をこの中に引き込むようにして固定するもので，この際尺骨神経は筋とともに前方移動することが必要となる．

以上の術式はきわめて優秀な方法であって，手根屈筋，円回内筋の筋力さえ十分であれば常に良好な肘の屈曲が再建される．しかしこの方法でも前腕の回内傾向は否定できないので，これの除去には必要に応じて尺側手根屈筋を前腕回外位で尺側をまわして橈骨末端背側に出し，この部で骨，または手根伸筋腱に縫合するSteindler法，またはそのGreen変法を追加するとか，また円回内筋を橈骨付着部より骨膜下に剥離して，これを骨間膜を通して橈骨背面に出し，回外筋としてこの部に縫着するTubby-Denischi法を考慮するのもよいかも知れない．

b) **神経移行術**：Oberlinら(1994)はC$_{5-6}$神経損傷で肘屈曲不能なものに，正常な尺骨尺側の神経束2本を筋皮神経の上腕二頭筋への運動枝に顕微鏡下に縫合することにより，手の機能をほとんど障害することなく肘屈曲の良結果を得たという．症例により肘屈曲が弱ければSteindler法を追加するのもよいという．なお尺骨神経束は筋皮神経が烏口腕筋を貫通して二頭筋間に出たところでこれを切断し神経縫合を行うもので，なるべく運動点の近くで縫合を行う必要がある（図25・7参照）．

c) **広背筋の移行術**：Schottstaedtら(1955)，またZancolliら(1973)により提案・実施された広背筋をbipolar筋として上腕に移行し肘屈曲力を再建する方法はSteindler法に勝るとも劣らない多くの利点を有しており最近しばしば用いられるようになった．詳細は肘関節の麻痺の項にゆずるが，thoracodorsal nerveとthoracodorsal vascular bundleをpedicleとして移行するものでMC flapとしても利用可能であり，しかもSteindlerにみられるごとき前腕の回内傾向もみられず正常に近い屈曲作用が得られる利点がある．

d) **大胸筋移植法**：これにはSeddon-Brooks法とClark法とがあるが，筆者は前者の経験がないので後者のみについて簡単に述べる．まず適応であるが，肘の屈曲再建にはSteindler法とか広背筋の移行が最も効果的であることは先にも述べた．したがってこれらが実施できない場合に本法を考慮する．

方法は腋窩部から大胸筋側縁にそって前胸部を斜方向に下る斜切開を用いて大胸筋を出し，その下1/3部を胸郭より剥離，この筋を支配する神経・血管を損傷しないよう注意しながらこの筋弁を反転して腋窩より皮下を通じて肘部にまで達せしめ，肘関節屈曲位として上腕二頭筋の腱部と縫合するもので（詳細は第26章「肘関節の麻痺」の項参照），Steindler法ほどではないがかなり良

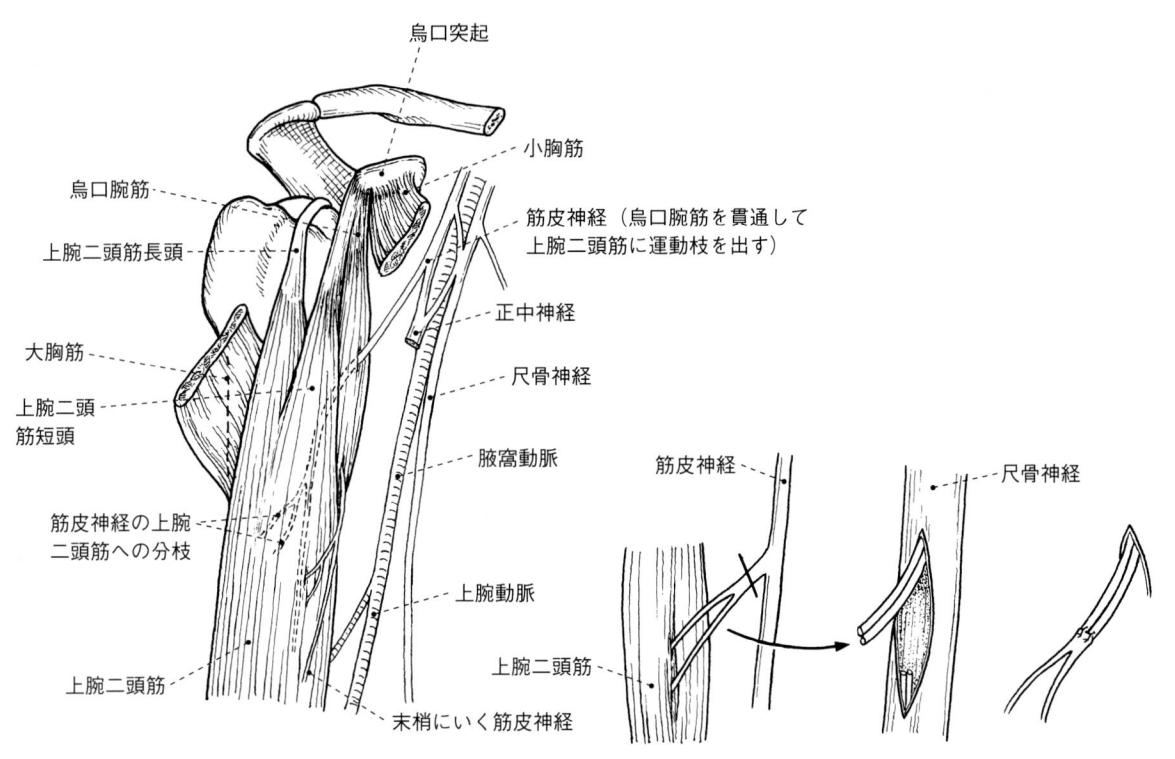

図 25・7　肘屈曲再建としての Oberlin らの方法
(J Hand Surg 19A : 232-237, 1994)
C₅₋₆損傷で肘屈曲不能なものに対して，正常な尺骨神経の神経束の2本を，筋皮神経の上腕二頭筋への運動枝に顕微鏡下に縫合することにより，手の機能をほとんど傷害することなく良結果を得たという．
(津下：私の手の外科—手術アトラス，第4版, p583, 2006)

好な肘屈曲再建が可能である．なお本法を行うにあたっては肩関節の固定性がしっかりしていることが条件で，もし固定性が不良であれば関節固定術などの操作が後日必要となろう．なお肩の固定性の悪い症例では大胸筋にもかなりの麻痺をみる場合が多いので注意する．

　e) その他：肘関節屈曲再建の方法としては Bunnell, Carroll などの**上腕三頭筋前方移動法**とか，Bunnell の胸鎖乳頭筋に筋膜を移植して延長，これを肘部に結ぶ方法などがあるがあまり好ましい方法とは思えないのでここでは省略する．

　さて肩の挙上障害と肘の屈曲障害がある場合，いずれの機能再建を先にすべきかが問題となるが，まず肘屈曲が可能となれば手の機能は大きく改善されるので肘の機能再建が先行すべきであろう．また先に肩関節が固定されると上腕および手の手術操作が非常にやりにくくなることも忘れてならない．なお，症例によっては肩に対する手術も同時に合併して治療期間を短縮するのはよいが，この際は手術時間がかなり長くなるのでその手順には十分の検討を加えてから手術に移るべきであろう．

　3) **Drop hand を主とし同時に肩，肘の障害を伴うか，あっても比較的軽い症例**　Upper trunk から posterior cord に障害を有するもので**橈骨神経麻痺**のごとく手関節，および指の伸展障害と母指の伸展・外転障害を主とするもので，肩，肘については受傷直後にはこれらの運動障害を認めたが漸次回復してきたものから，いまだかなりの機能障害を残すものまで種々の程度の麻痺を示す．腕神経叢上位型麻痺の後遺症として最もしばしば遭遇する型のもので，drop hand のみを有し，しかも上腕骨骨折などを合併する症例ではしばしば骨折による橈骨神経高位麻痺症例と誤認されることがあるので注意する．とくに骨折固定のため長期間ギプス固定が行われたような症例では長らく腕神経叢麻痺が見逃されている

ことが少なくない.

さて drop hand に対する治療としては普通の高位型橈骨神経麻痺の場合と同様の腱移行が用いられてよいのでここでは記述を省略する.

次に手の drop hand と肘関節の屈曲障害とが合併する症例についてはいずれの手術を先にするかが問題となるが, この際は原則としては手のほうを先にし, 手の機能の改善をはかったのち肘の屈曲再建をはかるのが原則である. この際の肘屈曲再建には広背筋の使用が望ましいが Steindler 法でも不可能ではない. ただし 2 つの手術の間には 2～3 ヵ月とかなりの長い期間をおくことが必要で, 両手術を同時に行うことは避けなければならない.

b. 下位型麻痺に対する機能再建

いわゆる Klumpke 型と呼ばれるものであるが, 本型についても臨床的に麻痺の型を大きく 3 型に分類することができるようである. すなわち,

① 手関節の背屈運動は可能であるが指の伸展・屈曲運動はまったく不能で, ちょうど C_{6-7} 間での頸椎損傷患者にみられるような麻痺を示すもので, 頸損の手関節背屈可能型ともいうべきもの.

② 正中・尺側神経高位麻痺の合併型症状を示すもので, 全指の屈曲が障害されるが橈骨神経支配領域のみはほぼ正常に近いもの, ただし母指の伸展・外転はしばしば障害されている.

③ 正中神経高位型麻痺と類似の麻痺症状を示すもので, 母・示指の屈曲が弱いとか, 母指の対立運動が不能となる. 以下それぞれについてみる.

1) 頸椎損傷の手関節背屈可能型に相当した麻痺を示すもの ちょうど C_{5-6} また C_{7-6} での頸髄損傷の場合にみられる麻痺と類似した麻痺形態を示すもので, 麻痺をまぬがれた筋としては円回内筋, 腕橈骨筋, 長および短橈側手根伸筋, それに多少の筋力低下はあるが橈側手根屈筋の 5 つの筋肉程度でほかの筋はすべて麻痺するのが普通である. したがってこれらの筋を使っての機能再建を考慮しなければならないが, その 1 つの方法としては **Zancolli による機能再建法**（図 26・19 参照）も効果的と考えられるが, 詳細については第 26 章, 頸髄損傷の項を参照されたい. このほかにも種々の腱移行の方法が考えられるが, 要は確実な筋力評価のもとに腱移行

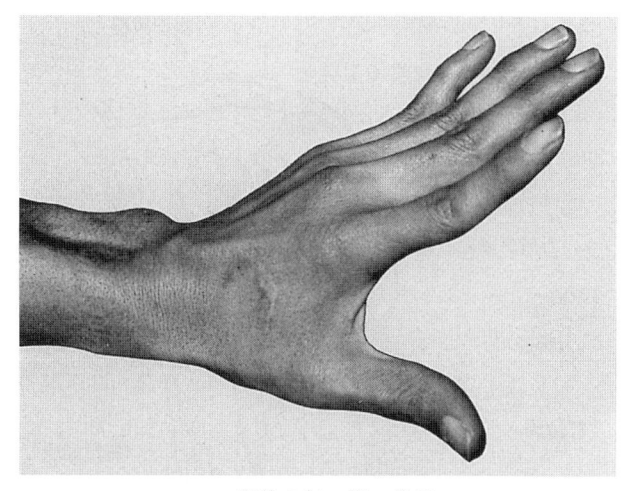

a. 術後 3 年の指の伸展

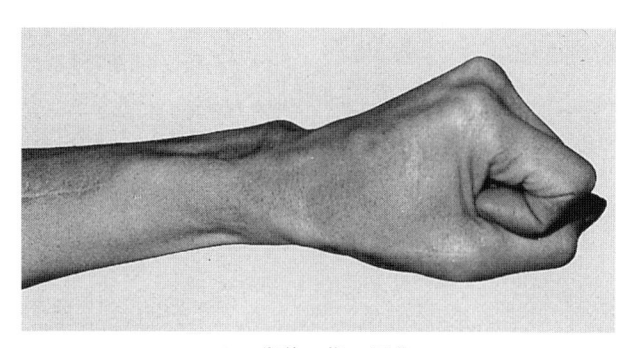

b. 術後の指の屈曲

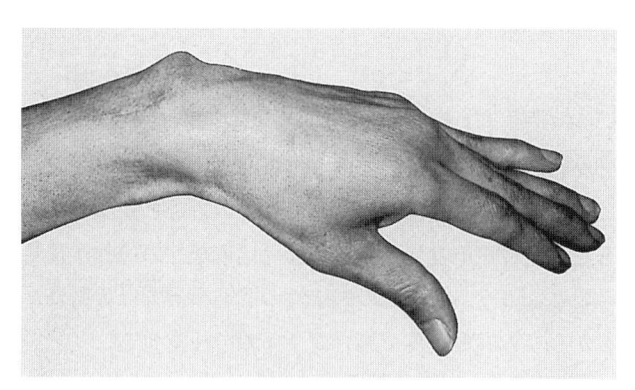

c. 術後の手関節の屈曲

図 25・8　25 歳, 男. 交通事故による腕神経叢麻痺
以前は肩の挙上, 肘の屈曲も障害されていたが漸次回復, drop hand を主訴として来院. Riordan 法による腱移行術を行った.

の組合せをいかにするかであり, 同時に麻痺の程度によっては母指対立位での関節固定術とか, IP 関節の良肢位固定術, また指伸展のための伸筋腱の腱固定術などの合併も考慮に入れて総合的な機能再建を計画すべきで

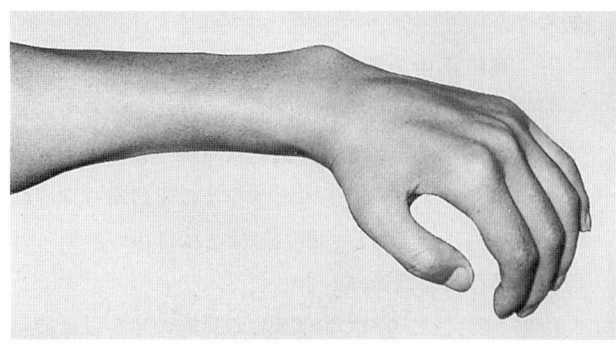

a. 来院時所見．手関節はやや橈側偏位を示す．筋力テストにより長・短橈側手根伸筋，円回内筋，腕橈骨筋，橈側手根屈筋にのみ筋力を認める．

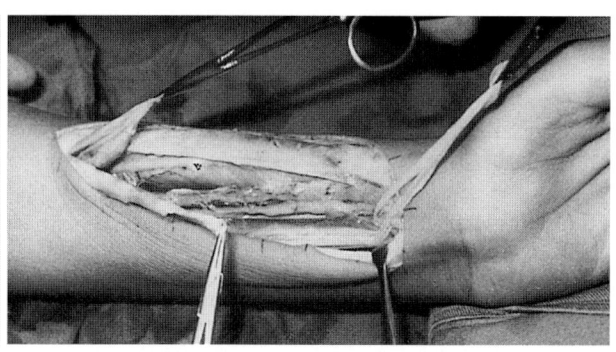

b. 第一次手術として，円回内筋→長母指屈筋，腕橈骨筋→4指の深指屈筋腱に移行するところ．

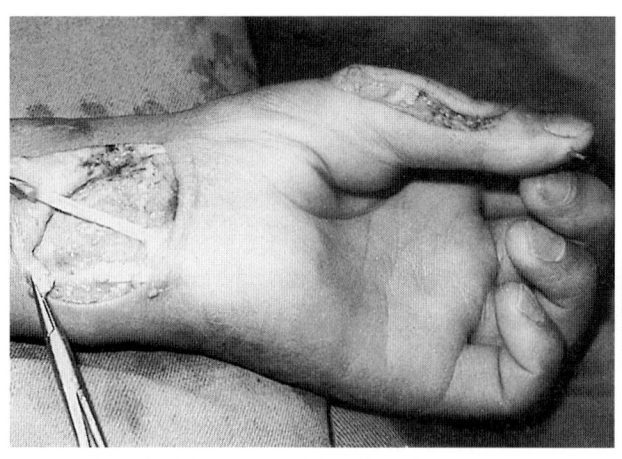

c. 第二次手術として，橈側手根屈筋を力源に母指対立を再建．同時に母指 IP 関節の固定術を実施．第三次手術として，伸筋腱固定術と four tailed tendon を移植し，これを lateral band に縫合するとともに中枢側は橈骨末端に腱固定した．

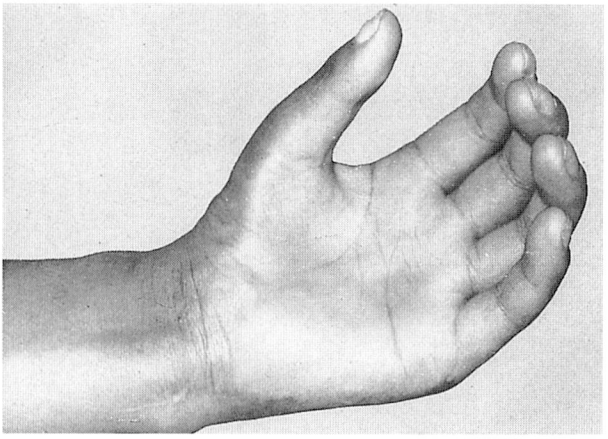

d. 術後1年の指の伸展状況

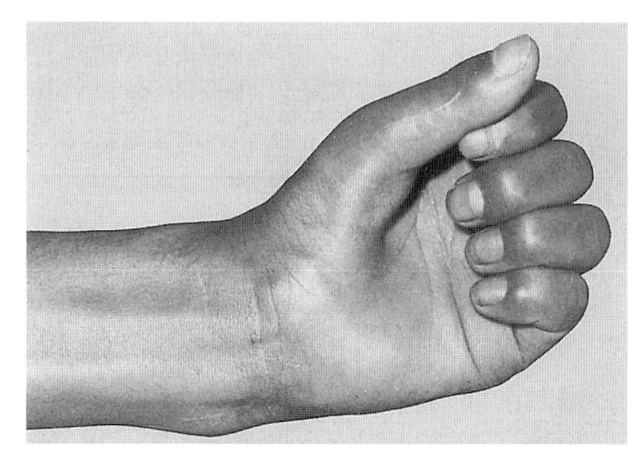

e. 術後1年の指の屈曲状況

図 25・9 28歳，男．ケーブル事故により受傷．Klumpke 型腕神経叢麻痺で手関節の背屈はできるが指の屈，伸はまったく不能

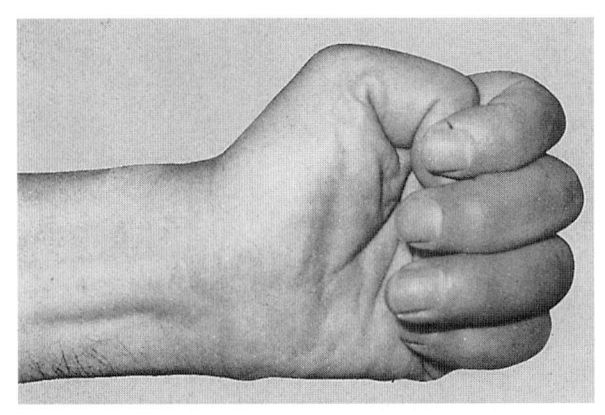

a. 来院時所見. 指の屈曲は弱いながら可能. しかし母指対立不能. 長橈側手根伸筋を力源とし足底筋腱を移植延長して母指の対立再建を行った. 同時に腕橈骨筋を長母指屈筋腱に移行した.

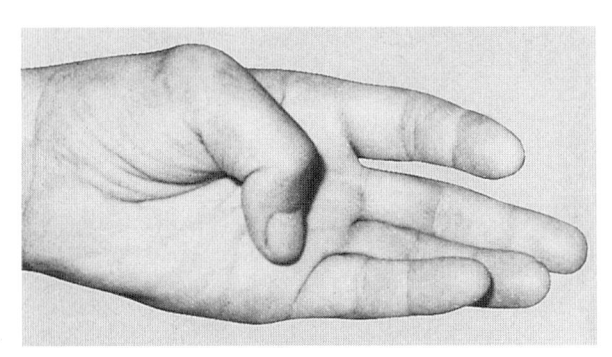

b. 術後2年の母指の屈曲状況

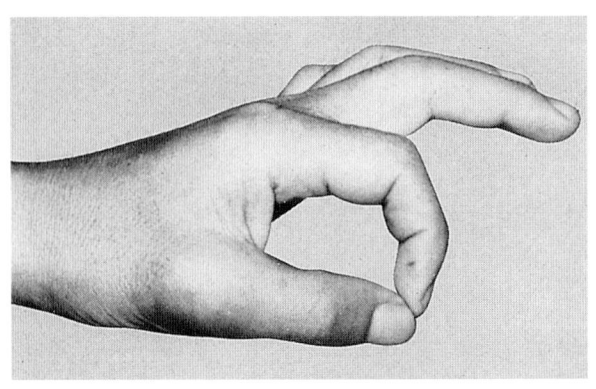

c. 母指の対立状況

図25・10 48歳, 男. 機械に左手を巻きこまれ, Klumpke型腕神経叢麻痺をきたす. 肩・肘には異常なし (1年を経過して来院).

あろう.

2) 高位正中・尺骨神経麻痺型 これは橈骨神経支配領域の筋は比較的よく機能が保たれているのに対して正中・尺骨神経支配筋が完全麻痺か, または不完全麻痺を示すもので, 先に述べたものとの間に移行型のあることはもちろんである. なおしばしば母指の伸展・外転障害を伴うことは先にも述べた.

治療としては, 一次手術として腕橈骨筋を長母指屈筋に, 長橈側手根伸筋を掌側に出し4指の深指屈筋腱に移行する方法が考えられ, また母指の対立再建には同時に, または二次的に小指固有伸筋腱の移行を考慮すべきであろう. なお母指IP関節の固定術も必要となろう. そして指のclaw変形が起これば二次的にfour tailed tendon graftとか"lasso"法を行って適当な力源があればこれを利用, なければ腱固定術による変形矯正が必要となるが, これらについては正中・尺骨神経麻痺に対する腱移行の項 (p.432), また頸椎損傷の項 (p.452) を参照されたい.

3) 高位正中神経麻痺型 母指対立運動が障害されるとともに, 母・示指の屈曲が不能となるもので, 治療としては長母指屈筋腱に腕橈骨筋を移行, 示指屈曲障害に対しては示指深指屈筋腱と環指のそれとを縫合することにより屈曲力を得ようとする方法がしばしば用いられ, 母指の対立再建は同時に, または二次的に小指固有伸筋腱を採取, 尺骨をまわして母指に移行する方法がとられてよいであろう.

c. 全型麻痺に対する機能再建

腕神経叢を構成する全神経が非回復性の損傷をうけた場合には肩, 肘, 手, ともに完全麻痺を呈し, その治療はきわめて困難で, Seddonらは肩関節軽度外転位での固定術と上腕骨幹部での切断, その後における能動義手の装用をすすめている. しかし日本人の場合たとえ完全麻痺とはいえ上肢の切断を了解する患者は少ないので, 肩関節は20°程度の軽い外転位での固定術, それに必要ならば手関節についても良肢位で関節固定術をあわせ行い, 同時に肘関節については任意屈曲位保持用装具を着用せしめるなどの方法が用いられたこともあるが現在では次に述べる肋間神経移行術が主として用いられるようになった.

1) 肋間神経移行術 1963年Seddonは筋皮神経

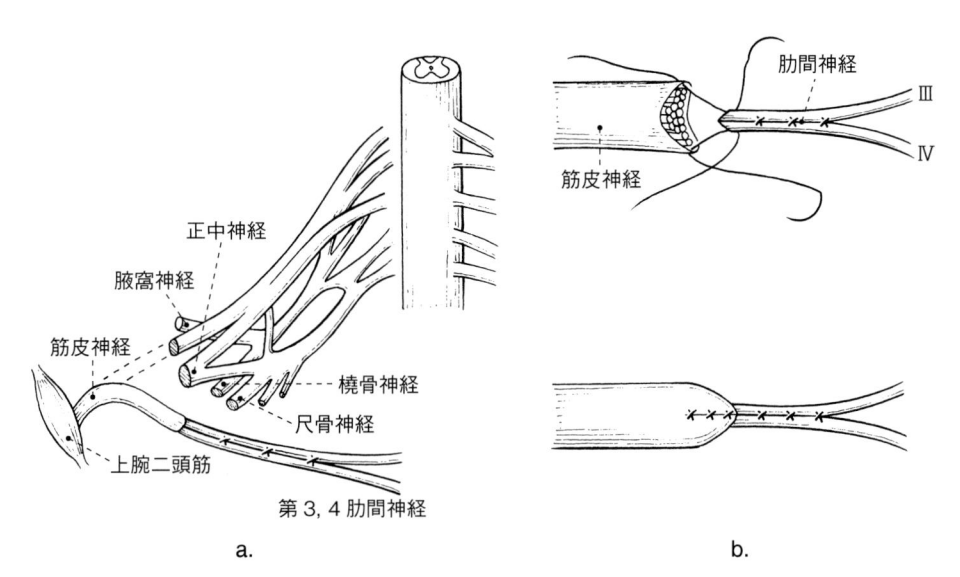

図 25・11　肋間神経移植模式図 (a), 肋間神経を筋皮神経に縫合する方法 (b)
(津山, 原, 1968)

と肋間神経の間を自家移植神経片により架橋することにより肘屈筋の再神経支配, 機能再建に成功したことを報告したが, その後津山ら (1968) は肋間神経を筋皮神経に直接縫合することにより, 期待以上の成績が得られることを報告, 従来方法のなかった全型麻痺例に対する機能再建術として大きな希望を与えることとなった.

方法としては図25・11に示したごとく第3, 4肋間神経を肋骨切離後できるだけ全長にわたって周囲組織より剝離, 末梢端で切り離し, これを腋窩部に反転, 筋皮神経は上腕二頭筋への進入点に近い個所で切断して両者の端々縫合を行うもので, この際大胸筋付着部は切離して神経の走向を全長にわたり確認しながら神経の分離縫合を行うのがよいであろう. 以上により6〜8カ月後より筋電図上呼吸運動と同調した活動電位が導出されるようになり, 以後かなり強力な肘関節の随意的屈曲力が得られるようになる. 適応としては若年者で受傷後6ヵ月以内のものが最も効果的とされている. なお本法には後日肩関節の固定術を合併するのがよいと考えられている.

そのほか陳旧症例で筋の萎縮・変性が著明となったものに対してはマイクロサージャリーの手技を用いて**筋肉を移植**し, これに肋間神経を移行して肘の屈曲を再建することがある. 移植筋として生田 (1979) は薄筋を用いたが回復筋力が弱い欠点があったのに対し, 原ら (1984) は大腿直筋を用いて良好な肘の屈曲が得られたとしている. 症例を選んで利用してよい方法であろう.

以上, 腕神経叢麻痺に対する機能再建の概略を大まかな麻痺型に分けて述べてみたが, 実際の腕神経叢麻痺症例をみるとき, どれとして同一麻痺を示す症例はなく, 各筋の筋力とか皮膚, 関節の拘縮程度には当然のことながら大きな差があるのでこれらを詳細に検討したうえで, さらに患者の年齢, 性, 職業, 知脳, 意欲の問題も考慮に入れてそれぞれの症例に適した手術術式を決定する必要があり, これによってはじめて良好な機能改善が得られることを忘れてはならない.

2) **Double muscle 法**　Doiにより開発された機能再建法で2回に分けて筋肉移植を行う. すなわち一次手術として薄筋を採取, 中枢を肩峰に, 末梢を総指伸筋腱に縫合し, 筋腹は腕橈骨筋, 長・短橈側手根伸筋の下を通して滑車とし, ドナー神経は副神経とする. 二次手術は他側の薄筋を採取, 中枢は第3肋骨, 末梢は指屈筋腱に縫合するもので円回内筋, 橈側手根屈筋を滑車としドナー神経は5, 6肋間神経を用いる. さらに肘安定化のために3, 4肋間神経を橈骨神経上腕三頭筋枝に縫合, また知覚再建のため肋間神経外側枝を正中, または尺骨神経に交差縫合するという. ただし操作が非常に複雑なのでマイクロに熟練した術者が3人いる施設であることが望ましいとしている.

3) **健側第7頸椎神経の移行術**　全麻痺症例につ

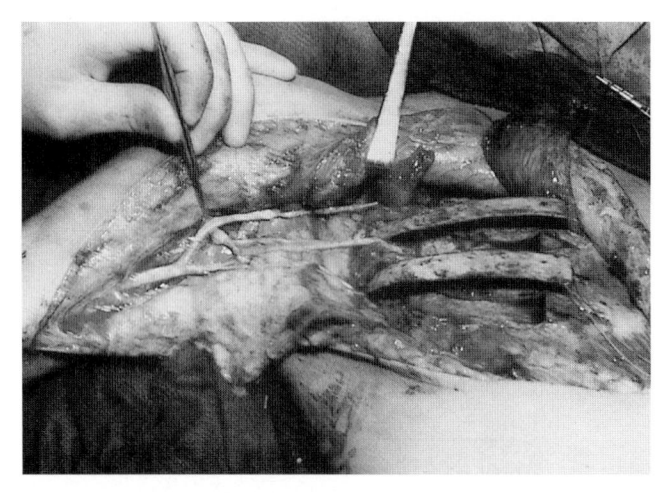

a. 肋間神経 (3・4) を筋皮神経に移行したところ, 知覚枝は分離して正中神経に移行した.

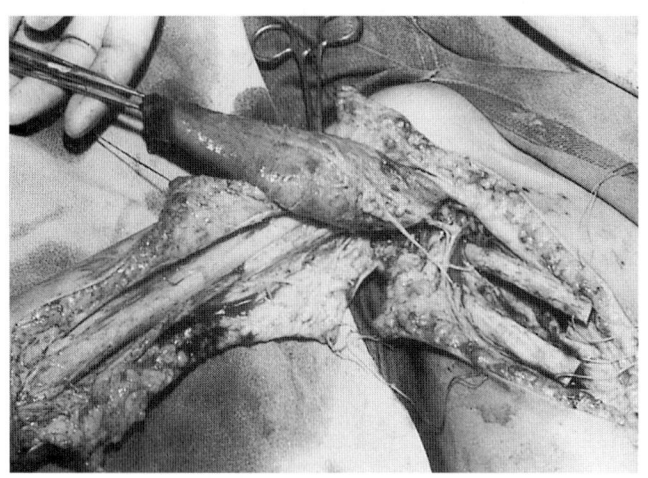

b. 腕神経叢麻痺の陳旧症例に対しマイクロサージャリーを用いて遊離筋肉を移植, 同時にこれに肋間神経移行を行ったところ.

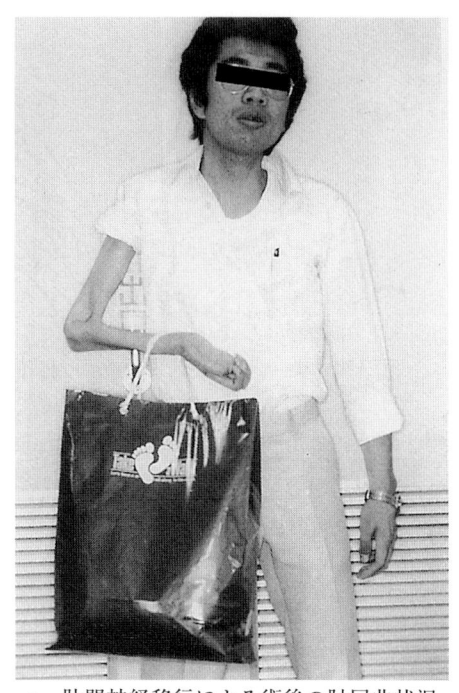

c. 肋間神経移行による術後の肘屈曲状況

図 25・12　肋間神経移行術

いて健側の C_7 神経を出口により数 cm のところで切離, これに前胸部を通して神経移植で架橋し, 末端を患側の正中神経に縫合するもので Gu ら (1992) の報告によるが, 神経移植は患側の尺骨神経を上側副動・静脈の血管柄付きとして移植するという. C_7 切離による障害はさほどでなくわずかの知覚障害をきたすも漸次消失するという. 神経移行の結果は小児ではある程度の成績が得られるものの, 成人の場合, 知覚の改善が多少得られるものの運動についてはほとんど期待できないようである.

なお, Hentz and Doi らは血管柄付き尺骨神経の末端は suprascapular n. と posterior cord に縫合するという.

VII 分娩麻痺

分娩麻痺は**仮性麻痺**と**真性麻痺**とに分類される. 仮性麻痺とは出産時の外傷により上腕骨骨端線の離開とか骨幹端 (metaphysis) 部の骨折により, 一見上肢の麻痺症状を呈するもので, これは早晩上腕骨中枢端に異常仮骨を認めるとか, 麻痺の早期消退により鑑別される. 真性麻痺とは先に述べた腕神経叢麻痺とまったく同様で

あって，成人と新生児の差異はあるがその発生機転についても症状についてもまったく同様と考えてよい．もちろん仮性麻痺と真性麻痺が合併することもありうるが，この際の鑑別は困難となる．以下真性分娩麻痺のみについて述べる．

本症も同じくErb-Duchenne型とKlumpke型に分類され，Erb型のものが多く，出産時における頭部と肩甲部との間の伸展作用によって発生する．Klumpke型麻痺は手の牽引とか頭の上方に手が圧しつけられたような場合に起こるという．症状としては初期には気づかれないことが多いが，そのうち手を動かさないことに気づく．ときに神経叢の部に一致して腫脹をみることがある．

麻痺程度は初期には一般に高度であるが早急に回復に向かう場合が多く，早いものは数週で，多くは数ヵ月，また1年以内で回復すべきものは回復する．そして回復することなくあとに残る症状としてはErb型の場合，肩の外転・外旋障害とか肩関節の脱臼，肘の屈曲また伸展障害，前腕の回外運動障害などであり，Klumpke型の場合にintrinsic musclesの麻痺，指の屈曲障害など

である．Avulsionの際には成人の場合と同様予後は不良である．診断にはX線検査で骨折の有無のほか，神経修復の適応があるようであれば睡眠導入剤の投与後MRI検査を行い偽髄膜瘤や神経束の異常を精査する．

治療法

初期の治療としては麻痺筋をゆるめ，変形の発生を防止するのが第1であって，Erb型麻痺の場合には将来起こるかも知れない変形とまったく反対の位置，すなわち上肢を肩関節で挙上・外旋して，肘関節を曲げ，前腕を回外した敬礼位とし，またKlumpke型麻痺の際には手関節の固定性と手指の変形発生を防止するため小さなアルミニウム副子による固定を行うことが古来述べられて来たがその効果は不明．

さて，軽症例では3～6ヵ月でかなりの機能が回復し，以後も回復速度は遅れるものの2～3年間は回復傾向を示すものが多い．一般に成人の腕神経叢麻痺と比べて神経自体の再生力が旺盛であること，また上肢が短いこともあって予後良好な場合が多いが，しかし損傷程度によっては機能の回復が得られずあとに種々の変形，後障害を残すものも少なくない．Wickstrom（1962）はErb

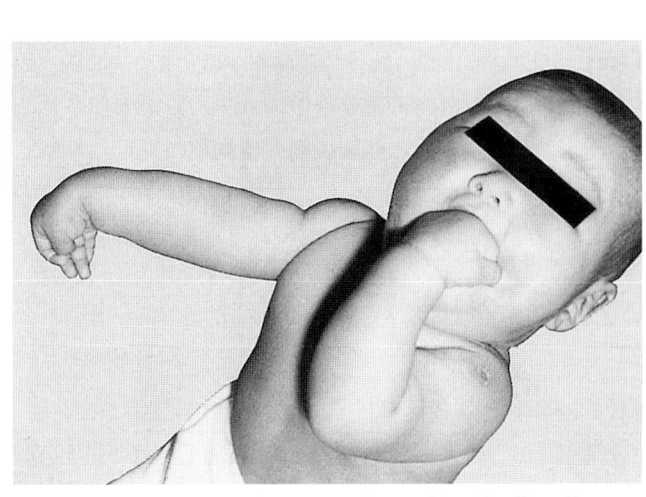

a．来院時所見．肩の挙上，肘の屈曲，手関節の背屈が不能．Erb型麻痺を示す．

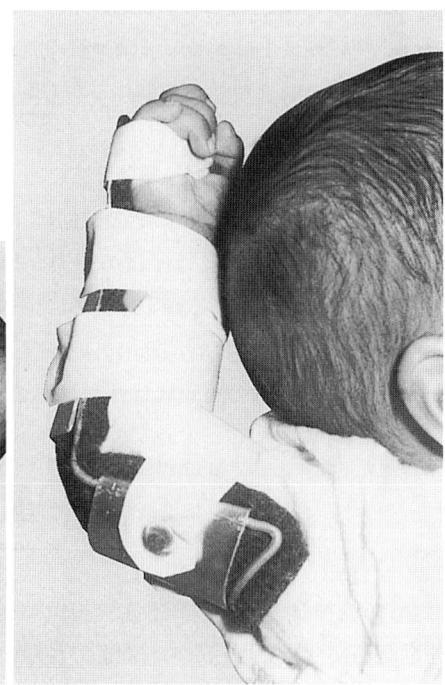

b．症例に装用された簡単な装具

図25・13　4ヵ月，男児．右手分娩麻痺

型54例, Klumpke型11例, 全型22例の計87例について述べているが, 障害程度よりみて軽症46例, 重症15例, その中間型が26例であったとし, 完全治癒は13.4%にみられたという. なお分娩麻痺に対し積極的に手術を試みる報告 (Albert) もあるが筆者には経験がない. しかし最近では生後早期に神経叢を展開して損傷された神経を修復することが一般的になりつつある. 目安は生後4カ月前後で上腕三頭筋の収縮をみない例が選ばれる. 分娩麻痺も一般腕神経叢麻痺と同様, 上位型, 下位型, 全型に分類されるが, 時期により型が変化するだけでなく, 分娩様式により病態が変化することを考慮し川端ら (2006) は次のごとくに新しい分類を提案している.

　　Type 0：Neurapraxia
　　Type 1：頭位分娩 ---- 上位型麻痺
　　Type 2：頭位分娩 ---- 全型麻痺不全型
　　Type 3：頭位分娩 ---- 全型麻痺完全型
　　Type 4：骨盤分娩 ---- 上位型麻痺
　　Type 5：その他 ------ 稀, 個々に検討

Type 1は引き抜き損傷なく神経修復が適応, Type 2, 3は引き抜きがあり神経移植と神経移行が必要となることが多く, Type 4は純粋な引き抜きのため神経移行術が必須という. 神経移行手術としては副神経の肩甲上神経へ, また肋間神経の筋皮神経への移行とかOberlin法も考慮されるという.

陳旧症例にみられる変形, 拘縮, 機能障害に対してもしばしば観血療法が必要となるが, その時期は4～5歳以後とすべきであろう. 早期には子供の協力が得られず, また自然回復の可能性もあるからである. Erb型麻痺の際にみられる変形としては肩関節の外転障害と内旋拘縮が普通であるが, これの矯正には後に述べるFairbank-Sever法, またL'Episcopo法が用いられ, とくに後者のほうが上腕の外旋力が得られるため好都合とされている. また症例によっては三角筋付着部の少しく中枢側で上腕骨の骨切り術を行い, 下骨片を外旋位に固定すれば三角筋の機能改善が得られるとか, 運動はよくならなくとも手が口にとどきやすくなるなどの利点がある. 上腕骨骨頭が扁平化し, 他方関節面にも変形が発生して肩関節の後方脱臼が発生しているような場合には観血的整復とか良肢位における関節固定術を考慮するのもよいであろう.

次に肘関節の変形はAdlerらによると88例中38例に認められたといい, 最も多いものは屈曲拘縮で原因としては前腕屈筋の作用とか副子固定が関係することもあるであろう. 次いで多い変形としては橈骨小頭の脱臼でときに前方に, またしばしば後方に脱臼し, 同時に尺骨の弯曲変形をみることであるが原因としては初期における副子固定の作用とか筋麻痺による骨成長の異常によるものと考えられる. 治療としては橈骨小頭の切除とともに尺骨上中1/3部での骨切り術による弯曲の矯正と, 同時に前腕の内旋変形の矯正を行うのがよいであろう. また症例によっては肘関節の内方脱臼をみることもあるというがその発生は多いものではない.

手にdrop handが認められれば橈骨神経麻痺に対する腱移行に類似した機能再建術を考慮すべきであり, またKlumpke型麻痺で指の屈曲, 母指の対立運動などが障害される場合にはそれぞれに応じた腱移行術, また関節固定, 腱固定などの手術が行なわれるが, これらについては先の腕神経叢麻痺の項, また先に述べた神経麻痺後の機能再建手術の項 (p.421) を参照されたい. ときにみられる**前腕の回外位拘縮**の矯正についても後述する.

VIII 副神経麻痺

副神経は第11脳神経の外枝と第2, 3, 4頸髄神経とが合し, 胸鎖乳突筋に分枝を出したのち同筋の後縁から後頸三角部の浅い部分を後方に走行して僧帽筋を支配する. リンパ節生検や摘出, また内頸静脈へのカテーテル挿入時に損傷することが多く医原性の問題を起こすことが多い.

症状としては僧帽筋が萎縮し, 肩の最大外転時に左右差が著明となり肩甲骨はwinging scaplaを呈する. 側頸部から後頭部にかけて疼痛を訴えることが多く, 後頭三角部にTinel徴候を有し筋電図所見より診断は容易で

ある．

治療としては手術的に損傷された神経を展開し，神経縫合また神経移植により比較的良好な機能回復が期待される．

IX 肩甲上神経麻痺

肩甲上神経は上神経幹から分岐して肩甲骨上縁の肩甲切痕を通り肩甲骨後面に出る．肩甲切痕上には上肩甲横靱帯があり神経を固定している．この部で棘上筋に筋枝を出し，のち肩甲棘基部を迂回して棘下部において棘下筋を支配し，肩関節後方の関節包に知覚枝を出すが，肩甲棘基部では下肩甲横靱帯が存在することがある．肩甲上神経は肩甲骨切痕部とか肩甲棘基部で絞扼をうけやすく，原因としては各種スポーツによる慢性刺激によるもの，また牽引力とか局所の打撲，落下による損傷によるとか切痕部の骨折によることもあるであろう．それにしばしばガングリオンの圧迫によることも少なくない．

症状としては肩から肩甲部の疼痛，夜間痛を訴え，運動により増強するが，進行とともに棘上筋，棘下筋の筋力低下と萎縮，そして肩の挙上が困難になる．診断は上記症状を参考にX線，MRI，電気生理学的検査を行う．

治療法

3カ月ほど経過を観察，回復が得られなければ神経を展開して修復術を行う．要は絞扼ということで，切痕部，肩甲棘基部で神経の剥離を行う．ガングリオン等であれば摘出を行う．ときには骨の一部切除を要することがあるかも知れない

X 腋窩神経麻痺

腋窩神経は腕神経叢の後神経束から出て肩関節の下方を後方に進み，いわゆるquadrilateral spaceを後上腕回旋動脈とともに通過し上腕骨の後面に出て小円筋，三角筋に筋枝をおくり肩外側の知覚を司る上外側上腕皮神経に移行する．

原因としてはオートバイ事故，ラグビーなどの接触スポーツ，バレーボールなど，また外傷で肩関節脱臼に合併することはよく知られているところである．投球による肩甲骨関節窩後下方にできた骨棘が原因をなすことも

図25・14 肩甲上神経の走行
（生田義和ほか編：上肢の外科，p.415，医学書院，東京，2003）

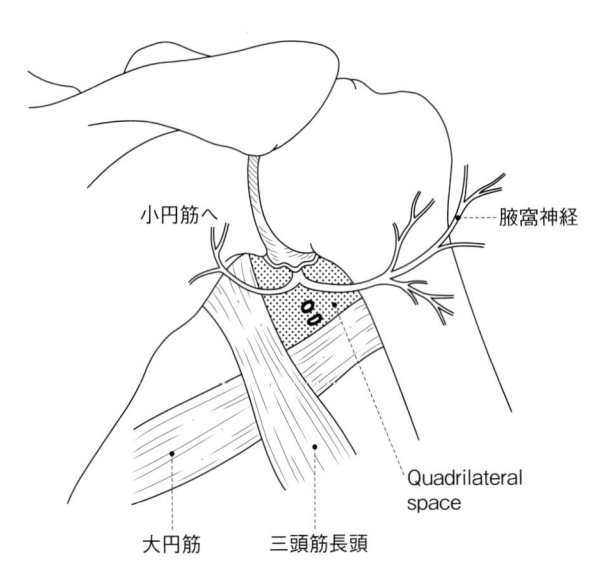

図25・15 Quadrilateral space（腋窩神経）の解剖
（尾崎二郎：肩，p.119，ありす社，奈良，1996）

あるという.

症状としては肩関節後方から外側にかけて疼痛や脱力感, シビレ感を訴え, 疼痛はスポーツ中に限られるが進行すれば安静時痛, 夜間痛も生じるようになる. 三角筋の麻痺による肩の挙上困難も次第に現れる.

診断としては肩外側の知覚障害に注目する. ほかquadrilateral space の圧痛, Tinel 徴候に注意し, X線, MRI, また筋電図検査などが必要.

治療法

3カ月ほど経過を観察, 回復傾向なければ手術的にquadrilateral space を展開して神経剥離をする. 牽引損傷の際には神経移植を要することもある.

第26章 神経麻痺後の機能再建
(肩・肘・前腕の麻痺，頸髄損傷)

腕神経叢の損傷，そのほか分娩麻痺，頸髄損傷，また進行性筋萎縮症，脊髄空洞症，ハンセン病などで，もはや機能の改善が見込まれない場合には残存機能を利用しての各種機能再建手術が行われる．以下各関節についてその大略を述べる．

I 肩関節の麻痺

肩関節の麻痺で最も問題となるのは三角筋の麻痺による挙上運動の障害であり，腕神経叢麻痺の際にしばしばみられることはよく知られているところである．これに対しては筋の移行手術とか関節固定手術が行われるが，いずれを行うかは局所の麻痺の程度により決定される．そして適応について重要な点は肘，前腕，手の機能がよく保存されていること，またある程度の障害はあっても再建手術により機能の改善が見込まれる場合にのみ肩関節に対する手術が考慮される．手が完全麻痺であれば肩の挙上運動が得られてもまったく意味がないからである．次に上肢帯筋である棘上筋，棘下筋，大円筋，小円筋，肩甲下筋などの機能は必要でないが肩甲骨の運動筋である前鋸筋，僧帽筋が機能を有することは絶対に必要であり，そのほか大・小円筋，肩甲挙筋，菱形筋，広背筋などが十分な機能を有することが望ましい．

1. 筋の移行術

適応の問題 先に述べたごとく肘，前腕，手の機能がよく保たれているか，また手術的に改善が見込まれる場合で，しかも肩関節周囲の筋麻痺が三角筋は別として比較的軽度の場合にのみ適応となる．肩関節に脱臼，亜脱臼の認められる症例は適応とならず，かかる場合には次の関節固定手術が考慮されるべきである．年齢についても術後の訓練に患者の協力の得られない小児については適応とならない．上肢全体の muscle testing を十分行ったあとに手術適応を決定するが，その適応症例はあまり多いものではない．そして筋移行術に失敗するよりは肩関節の固定手術のほうが機能的に良結果が得られることも忘れてならない．手術方法としては次の3つの方法が行われる．

a. Leo Mayer 法

これは三角筋の麻痺を僧帽筋で代償せんとするものであって，その詳細については省略するが，僧帽筋剥離後，これを大腿部から採取した筋膜で延長，その末端を三角筋の付着部付近に上肢外転位で縫合固定するものである．

b. Bateman 法

これは Leo Mayer 法とほぼ同様な方法であるが，僧帽筋の末端に肩峰を付着せしめたまま肩甲棘の部で骨切り術を行い，僧帽筋の剥離後上肢90°外転位として肩峰を大結節の部に2〜3の螺子で固定するもので筆者は次のごとく行っている．

すなわち烏口突起部から肩峰をまわり肩甲棘に沿う弯曲切開をおき，僧帽筋の肩峰付着部を除いてほかの部を骨膜下に丁寧に剥離したあと，肩峰から麻痺した三角筋上に上肢の長軸に沿う6〜7 cm の皮膚切開を加えて，三角筋を露出，肩峰の付着部を切離し，次に肩峰の底面をラスパトリウムで剥離する．さて以上を終わったのち

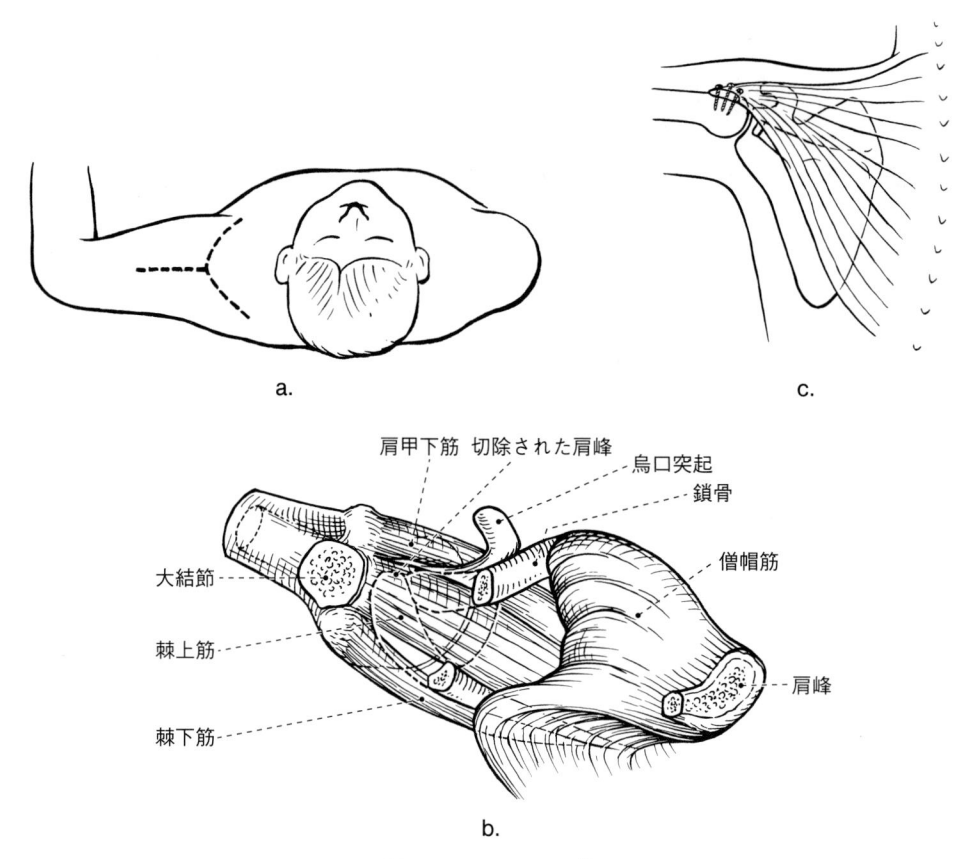

図26・1 Bateman法

僧帽筋の付着部を損傷しないよう注意しながら肩峰を基部で切断，鎖骨との関節を切離してこれを反転し，僧帽筋の底面を血管・神経を損傷しないよう注意しながら十分中枢側まで剝離していく．

次に鎖骨の末端，および棘の一部をリューエル鉗子で切除，適当に成形したのち，三角筋を開いて大結節部の骨に創面をつくり，上肢90°外転位で，できるだけ強い緊張のもとに肩峰を螺子2～3本でこの部に固定する．三角筋は僧帽筋の上にかぶせ数カ所で結節縫合しておく．

術後は上肢90°外転位でギプス固定，5～6週後よりギプスを半分に割って副子とし自動的な挙上運動をはじめ，8～10週後にギプスの全除去を行う．滑車による運動もしばしば行われる．Saha（1967）もほぼ同様の方法を発表している．

c. Multiple muscle trasplantation

Oberは上腕二頭筋の短頭と上腕三頭筋の長頭をそれぞれ付着部で切断，これを上肢外転位で肩峰に縫合し，上肢の挙上運動を得んとしている．また同じくOberは，三角筋の部分麻痺の場合にはしばしばその後側1/3の筋が麻痺することなく残っていることが多いので，この部筋を側方，または前方に移動して肩の挙上運動を得る方法を述べているが詳細は略す．

2. 肩関節固定術

a. 適応と固定肢位

麻痺程度が比較的高度で肩関節に亜脱臼，脱臼が認められるような症例に対しては固定手術が適応となる．しかし少なくとも前鋸筋と僧帽筋の機能は良好に保たれていなければならない．これなくしては肩甲骨の回転運動は得られず，したがって固定術を行っても上肢の挙上運動が得られないからである．また肘，前腕，手の機能が比較的よく保たれているか，機能再建が可能な場合にのみ本手術が適応となることは先にも述べたところである．

さて，肩関節が適当な肢位で骨性癒合を起こすと，上

I 肩関節の麻痺   463

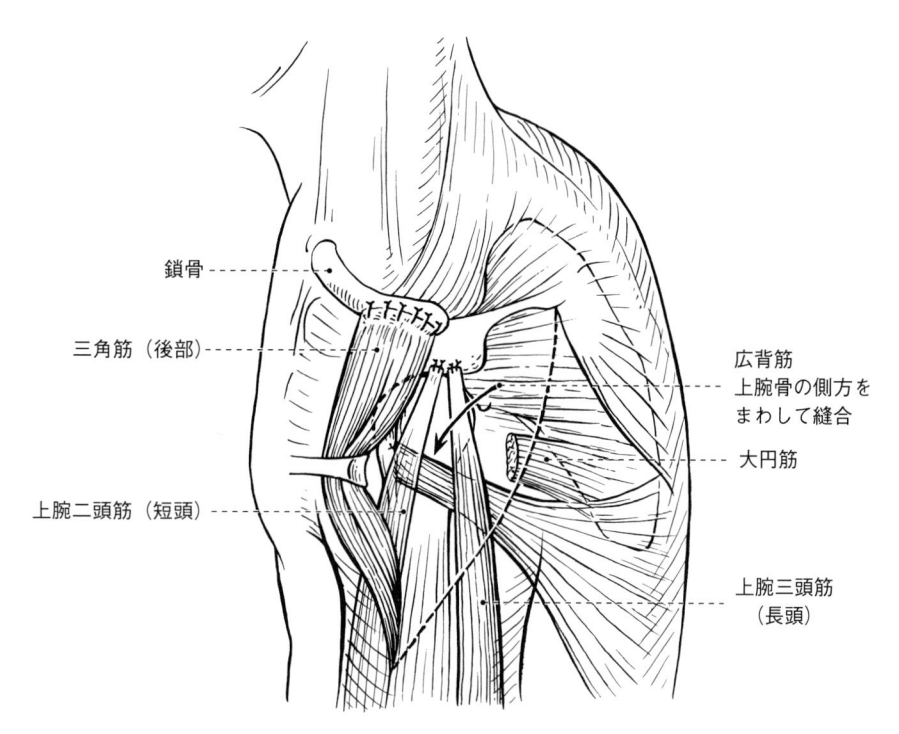

図 26·2 Ober による multiple muscle transplantation 法

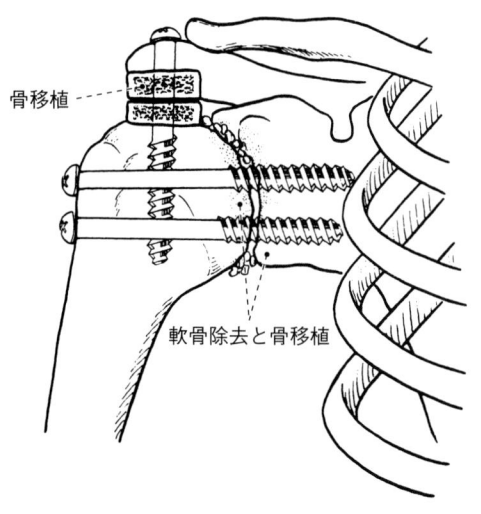

(図内ラベル: 鎖骨／三角筋(後部)／上腕二頭筋(短頭)／広背筋 上腕骨の側方をまわして縫合／大円筋／上腕三頭筋(長頭))

図 26·3 われわれの肩関節固定術

関節軟骨除去ののち約 40° 肩関節外転位として螺子2本で圧迫固定．関節間隙には chip bone を挿入する．次いで肩峰下面をノミで切離して海綿骨を露出．一方，骨頭も一部切離して両者間に腸骨移植片をはさみ込むようにして螺子固定を行う．

(図内ラベル: 骨移植／軟骨除去と骨移植)

腕骨は肩甲骨とともに運動することとなるが，肩甲骨の運動は比較的小さい範囲に限定されているため，上腕の運動範囲を有用のものとするためには関節の固定肢位がきわめて重要となる．この固定肢位に関しては諸家により多少の差異はあるが，一般に成人の場合には外転60〜70°，前方分回し 30〜40°，回旋中間位が適当とされ，小児については外転角度を 90° 程度にするのがよいとされている．しかしこれも患者の性別，職業，局所筋の麻痺状況により適宜変更の必要があり，女性の場合には外転角度は少なめのほうがよく，また麻痺程度が高度であれば同じく外転角を減少せしめる．机上作業者に対しては外転角は少し大きくてもよいが，労働者については少なめのほうがよい．

　いずれにしても最良の固定肢位は個人により差異があるので，術前に Davis (1962) らの述べているごとく局麻のもとに Steinmann pin を刺入して肢位を決定しておき，この位置でギプス固定を行い，のちシャーレに切って手術後このギプスを使用せしめるのも一方法である．なお，この際の角度は上肢と肩甲骨の脊椎側縁とのなす角度であって胸郭との角度ではない．陳旧症例で肩に内転拘縮のあるものでは胸郭との角度を規定の角度と

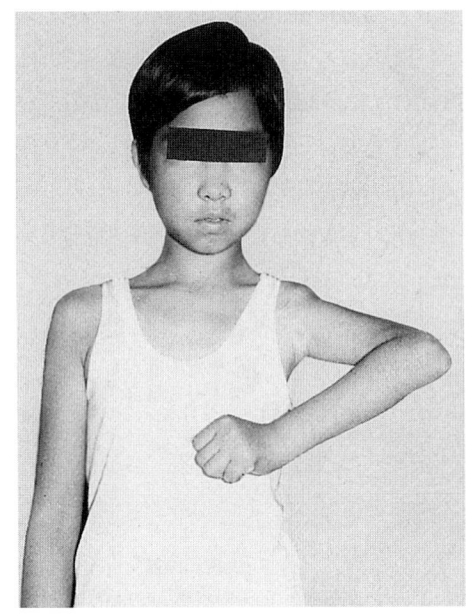

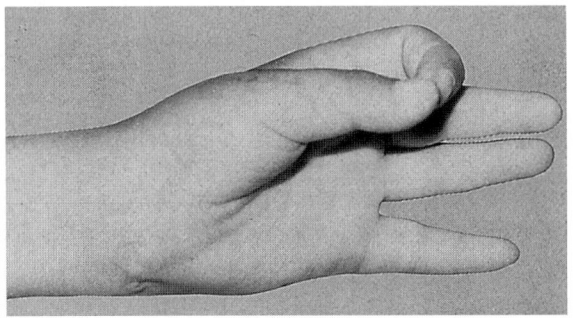

a. 術後8年の肩の挙上と肘の屈曲．前腕の回外運動は不能

b. 母指の対立状況で日常生活にはまったく不便はない．

図26・4 5歳，女児．ポリオによる左肩の挙上障害．肘の屈曲障害および母指の対立障害で，肩には固定術，肘にはSteindler手術，母指には対立再建手術が行われた．

しても予定の角度が得られないことがあるので注意する．正確な角度はX線写真により計測されなければならない．また固定角度は肩関節の骨性癒合が完成するまでに多少減少する傾向のあることも記憶しておくべきであろう．

次に前方分回しの問題であるが，これも大きすぎると手を下垂した場合，肩甲骨のwingingが著明となり，前鋸筋に過剰の牽引力を及ぼすこととなるので注意する．

以上肩関節の固定手術は肩の挙上運動を再建するのみならず，肘関節，手を含めて上肢全体の機能を著しく改善せしめるものではあるが，一方欠点のあることも忘れてならない．その主なものは上腕の回旋運動，および分回し運動が失われる点で，たとえば女性の縫物，編物などがやりにくくなったと訴えるものも少なくない．また手を下した場合に肩甲骨のwingingが起こること，手を胸壁に十分つけることができず肩が下垂し，側弯が発生するなどの点である．これらの欠点をも考慮に入れ手術適応を決定しなければならない．

なお年齢については12歳以前に手術を行えば最も効果的であるとされ，高齢者には行わないか，外転角度を減少する必要がある．手術による骨端線の損傷はあまり考慮する必要はない．

肩関節は骨の接触面が小さく，しかも完全固定の行いにくい関節であること，また上肢の重量は接触面を絶えず離開せんとする傾向があり，骨癒合の起こりにくい関節であるために今日までいろいろの方法，工夫が発表されてきた．以下われわれの実施している術式について述べる．

b. われわれの方法

われわれは図26・3のごとく行っている．すなわち肩関節側方にT字切開を加え三角筋をその付着部より切離，さらに縦に裂いて肩関節を出す．次いで関節を開いて関節軟骨を両面にわたって完全に切除する．次に腸骨より1.0×2.0×2.0 cm程度の骨を採取したのち，関節面を接合せしめ肢位を保持してから骨頭より関節臼に向かって1～2本の螺子を刺入，次いで骨頭と肩峰間に先に採取した骨片を挿入し肩峰から骨頭に縦方向に螺子を刺入，固定するもので確実な固定が得られ外固定も1ヵ月半程度で早期除去が可能である．

c. 肩関節の固定と鎖骨の部分切除

固定後の障害として肩関節の回旋，および分回し運動が障害されることは先にも述べたが，これを除く目的で骨癒合が完成したあと，鎖骨の部分切除を行うことがある．鎖骨の中・外1/3部の骨を数cm切除するが，これは固定術と同時に行うことなく，骨癒合が完成したのち，回旋運動が強く制限されている場合にのみ行われる．

d. 高度麻痺時の肩関節固定

麻痺程度が非常に高度な場合には原則として関節固定の適応とはならないが，しかし脱臼を矯正して外観をよくするとか肘の機能に好影響を及ぼし，寝返り，衣服の着脱に便利などの点で固定術を行うことがある．そのほか上肢の完全麻痺の場合には肩関節の固定と上腕の切断ののち，義肢を装着せしめるのが最も効果的であるという人もある．かかる場合，肩関節は少しく外転（約25°）前方挙上（約20°）位に固定される．

3. 肩関節の内転・内旋拘縮に対する手術

肩関節の内転・内旋拘縮は分娩麻痺ののち，また痙性麻痺に合併してしばしば認められるところで，4～5歳以後にその矯正手術が行われる．

a. Fairbank-Sever 法

肩関節に亜脱臼とか骨頭の変形がなく，外転・外旋の作用が保存されている場合にはこの方法により良好な機能の改善が得られる．方法は三角筋の前縁に沿う切開を加え，三角筋を側方に引き，大胸筋を下内方に引いて烏口上腕筋を出すとともに大胸筋は付着部で切断する．次に上腕を外転・外旋せしめ烏口上腕筋，上腕二頭筋の短頭に拘縮が認められればこれを烏口突起の付着部で切断する．以上により肩甲下筋の小結節への付着部がよく露出されるが，この筋と関節囊との間にエレバトリウムを挿入して関節囊を損傷しないよう注意しながら肩甲下筋をその付着部で切断する．

以上により上肢はよく外転・外旋が可能となるのでこの位置でギプス固定を2週間行い，以後運動練習にはいる．なお烏口突起，および肩峰に骨の異常延長が認められれば一部骨の切除が必要となる．また広背筋とか大円筋に拘縮があり肩の外転が障害されるようであれば，小結節の部でこれらの筋の付着部を切断すればよい．

b. L'Episcopo-Zachary 法

まずSever法にしたがい肩関節の内転・内旋拘縮を除去するが，この際必要ならば前方関節囊も開く．そして小結節部において広背筋，大円筋の付着部を切断しておく．次に三角筋の後縁に沿う第2切開を加え三角筋を上方に引き，上腕三頭筋の長頭，外側頭を露出するが，この際橈骨神経を損傷しないよう注意する．

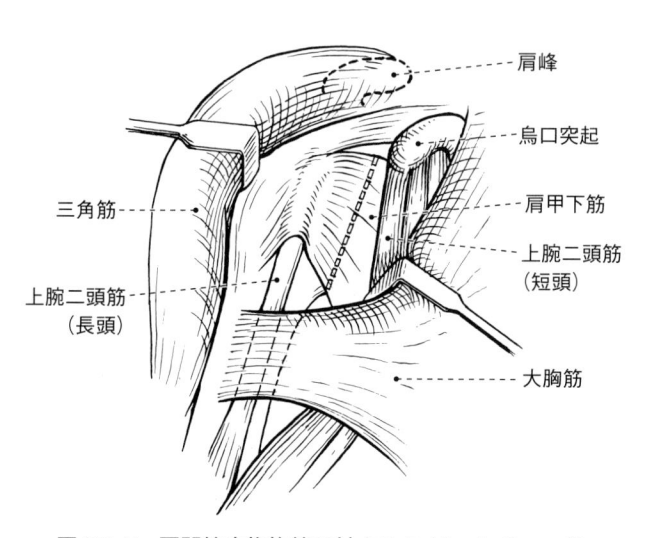

図26・5　肩関節内旋拘縮に対するFairbank-Sever法
肩甲下筋を関節囊より剝離し，その付着部に近くで切断する．　　　　　　　　　　　　　　　（Horsley and Biggerより）

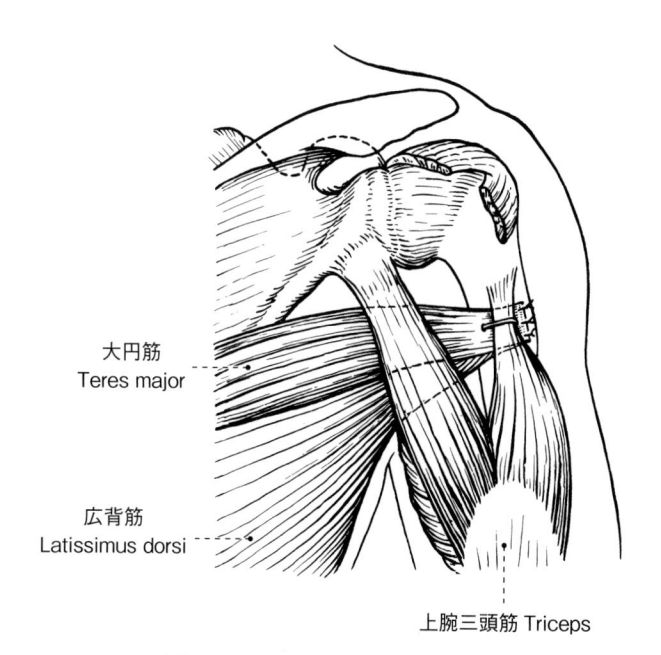

図26・6　L'Episcopo-Zachary法
広背筋と大円筋を上腕に外旋作用をあたえるごとく後外側に移行縫合する．　　　（Campbell手術書より）

さて先に切断した広背筋と大円筋を三頭筋の長頭と外側頭の間に出し，上腕外旋位でその先端を上腕骨後面の骨膜に縫合する．術後はこの位置で3週間ギプス固定を行い，以後運動練習にはいる．

以上2方法のうちSever法はときに再発の傾向があるので，一般にL'Episcopo法のほうが良結果が得られるとされている．

c. 骨切り術

肩関節に内転・内旋拘縮が強い場合，骨切り術によりこれを矯正することがある．三角筋と大胸筋の間を分けて上腕骨に達し，骨切り術を行って肢位を矯正，のち矯正位でギプス固定が行われる．上に述べた2法と比べて機能の能動的改善は得られないが，外観は矯正され，機能的にもある程度の改善が望まれる．

そのほか分娩麻痺にはしばしば肩関節の後方亜脱臼が認められる．この矯正にはMoore法が用いられるが，これについては省略する．また三角筋の部分麻痺のこともあり，Mooreによれば三角筋の後方の部が麻痺するのに対し，前方の1/3～1/2の部は比較的よく機能が保たれていることが多いという．したがって肩関節が内旋し，後方脱臼の原因ともなるわけであるが，かかる場合には先にmultiple muscle transplantationの項で述べたOberの方法と反対に前方筋を鎖骨，および肩峰から骨膜下に剝離してこれを後方に移動し，肩甲棘の部に上腕外転・外旋位で固定すればよい．症例によってはSever法，L'Episcopo法などとの合併手術も必要となる．

II 肘関節の麻痺

肘関節の麻痺で問題となるのは屈曲障害と伸展障害である．ここでは肘関節の屈曲障害に対する機能再建についてのみ述べることとし，肘伸展障害に対する機能再建については頸髄損傷の項で述べることとする．

肘屈曲に対する機能再建　上腕二頭筋，上腕筋など肘の屈筋が完全に麻痺している場合でも腕橈骨筋が比較的よく機能を保っている場合にはこの筋の作用により前腕回内位での肘屈曲が可能な場合がしばしばである．また麻痺が高度で自動的に肘屈曲が不能な場合でも肩関節に固定術が行われ，肩の固定性と運動性が得られれば二次的に肘関節にも効果が及び，わずかの残存筋力を利用しての肘関節屈曲が可能となって手術療法を必要としなくなる場合も少なくない．

肘関節の屈曲力再建にはしばしば手根屈筋が利用される．これは上記諸筋が麻痺している場合でもよくその機能を残存している場合が多いからである．すなわち，これら手根屈筋は上腕骨の内上顆より発しているが，起始部を上方に移動することにより槓杆作用を利用して肘関節を屈曲せしめんとするもので，これにSteindler法，およびその変法がある．

1. Steindler法，およびその変法

a. 適応の問題

手の機能がよく保たれていることが第1条件で，もし麻痺があっても機能の再建が可能で有能な手になしうる場合にのみ本手術が適応となる．手が第1であり，肘はその次であることを忘れてならない．そして手根屈筋の筋力がgood以上に保たれていることが必要で，術前肘関節屈曲位として手関節の屈曲を行わしめ橈側・尺側手根屈筋，長掌筋，円回内筋，浅指屈筋などの筋力評価を正しく行う．このうち前2者の手根屈筋の機能が最も大切である．本手術の失敗は筋力の過大評価による場合が多い．症例によっては手根屈筋が麻痺しているにかかわらず，浅指屈筋がよく機能を残存している場合があるが，かかる場合浅指屈筋の起始部を移動すべきではない．もしこれを行えば指の運動にもバランスの乱れを生じ，手の機能をかえって障害する結果となるからである．

手指に対する機能再建手術が必要な場合，この手術と肘屈曲再建のいずれを先にするかについては次のごとく考えられる．すなわち上肢の機能で最も大切なのは手の機能である．したがって手の機能が十分再建されたのちに肘の再建が行われるべきである．しかし手根屈筋を利

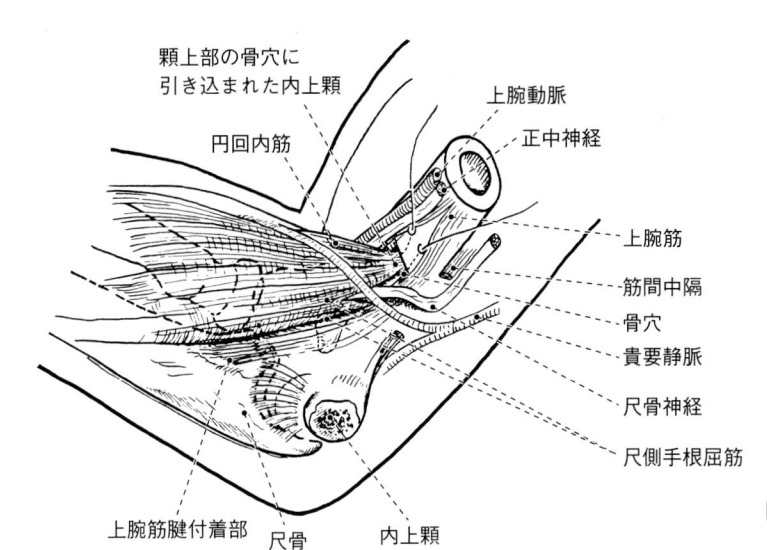

図26·7 Steindler変法による肘関節屈曲再建手術の実施

（図の説明：顆上部の骨穴に引き込まれた内上顆／円回内筋／上腕動脈／正中神経／上腕筋／筋間中隔／骨穴／貴要静脈／尺骨神経／尺側手根屈筋／上腕筋腱付着部／尺骨／内上顆）

用しての手指の再建が必要な場合には肘の再建を行い，十分その機能が回復したのちにこれを利用しての手指再建手術を行うことが望ましい．次に肘関節と肩関節の機能再建については一般に肘関節を先にすべきであろうが，筆者は時間節約のため両者の手術を同時に行うこともしばしばである．

b. 手術手技

Steindler の原法は肘関節の内側に長い弧状切開をおき，手根屈筋，円回内筋の起始部を内上顆の付着部で切離，これを上方に移動して上腕尺側の筋間隔壁の部に縫合固定するものであるが，よく知られているごとく術後前腕の回内変形が起こりやすい．このため Bunnell, Leo Mayer らによりいろいろの変法が発表されているが，筆者は主として **Leo Mayer 法**を利用しているのでこれについて述べる．

切開はまず上腕中・下1/3境界のほぼ中央部から始め尺側に斜めに横走し，のち尺側を下降して内上顆を回り円回内筋に沿って前腕の前面ほぼ中央部にいたる切開を行う．皮切後は最初に尺骨神経を剝離して尺側手根屈筋への神経枝進入部を十分に遊離する．次に皮弁を前方に剝離して正中神経を出し，これを上方に向かって遊離，この際上腕動・静脈の走行にも注意する．内上顆に付着する筋群を周囲より剝離し，子供の場合は骨メスで，成人の場合はノミで骨，または軟骨の小片をつけて切離，これを引き上げながら筋を末梢側に向かって剝離する．

さて，内上顆に付着する筋は円回内筋，橈側手根屈筋，長掌筋，尺側手根屈筋上腕頭などであるが，これらの切離のみでは不十分で，さらに尺骨の後内側面に付着する尺側手根屈筋尺骨頭も骨膜下に十分剝離して，これら筋束を一塊として上方に移動する必要がある．この際前腕骨間膜中枢側前面では前骨間動・静脈が露出するがこれらを損傷しないよう注意する．また尺骨神経は十分中枢側まで剝離して筋の移動が行いやすいよう内側に移動せしめることが必要となろう．以上剝離を終われば内上顆に付着する筋群と尺骨より骨膜下に剝離した尺側手根屈筋とを縫合して円錐状の筋束として移動を行う．

次に顆上部における固定部位の決定であるが，上腕二頭筋，および上腕動脈・正中神経を外側によけ上腕筋の前面に達し，これを左右に分けて骨膜を剝離，上腕骨の前面をなるべく幅広く露出し，肘関節屈曲位で先に切離した内上顆骨片がどこの部まで移動可能かを決定．なるべく上腕の上方でしかも少し外側面に偏して移動可能な部にのみで骨片とほぼ同大の穴をつくり，さらにこの上に2つの錐穴をあけ，少し太めの鋼線で内上顆の骨片をこの穴に引き込むようにしてしっかりと縫合固定する．症例により骨片を螺子で固定することもあるが，骨片が割れ固定が不確実になることもあるので注意する．なお移行筋は正中神経の下を通したほうが安全で，上を通すと正中神経麻痺を起こすことがあるので注意する．術後は肘関節60〜70°屈曲位，前腕回外位でギプス固定を行い固定期間は5〜6週間とする．もし上腕三頭筋に麻痺があれば固定期間は短縮して早めに運動練習にはいる．

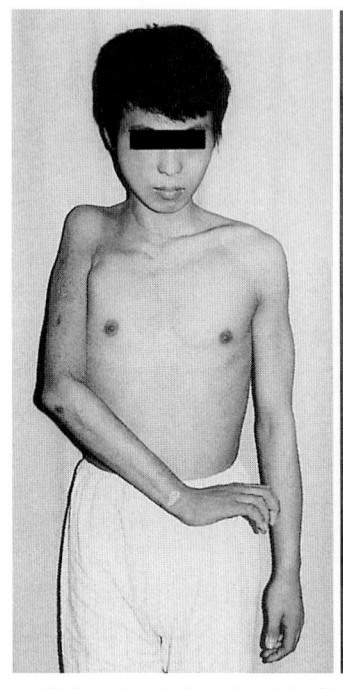

a. 術前所見. 19歳, 男. 交通事故によるErb型麻痺で右大腿・下腿骨にも骨折あり. 受傷6ヵ月後に来院

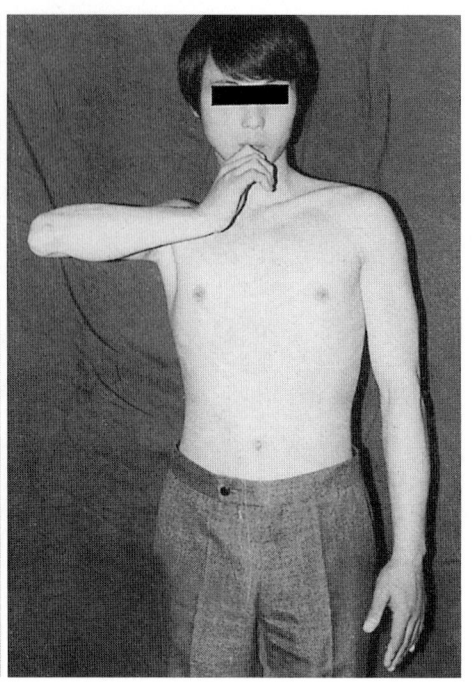

c. 術後5年での肩の挙上と肘の屈曲

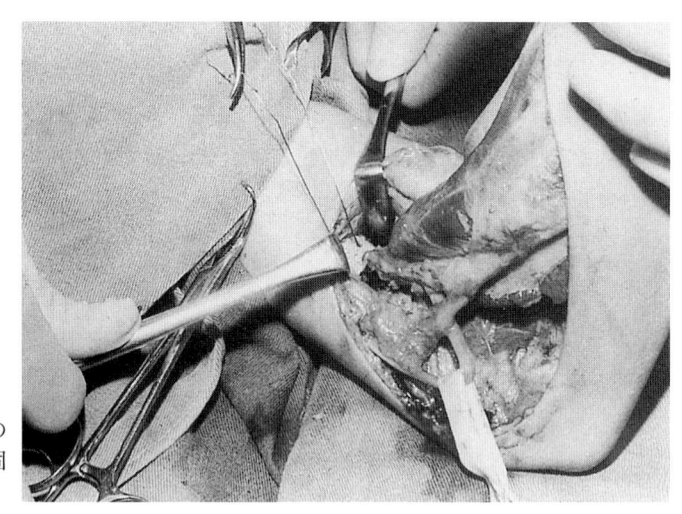

b. Steindler変法実施中の所見. 同時に肩関節固定術を合併した.

図26・8 Steindler変法の実施例

　以上の方法を行っても術後前腕に多少の回内傾向のあることは否定できない. したがって内旋変形が高度となった症例に対しては尺側手根屈筋を末端で切断, これを前腕回外位として尺側をまわし, 背側より橈骨末端部に固定する方法を追加するのもよいであろう. これについては痙性麻痺手の項（p.485）を参照されたい. 次に肘関節の屈曲拘縮が残りやすい点も, 本手術の欠点の1つであるが, ある程度の伸展障害は手術の性格上やむをえないといいうるであろう. 上腕三頭筋に麻痺があれば屈曲拘縮が発生しやすいので固定期間を短縮すべきことについては先に述べた.

2. 広背筋移植法

Schottstaedt (1955), Zancolli (1973) らによる広背筋を bipolar として上腕に移行するもので, 図26・9a のごとき背側斜切開で中枢は腋窩を横切り前方, 烏口突起部に向かう切開を用い広背筋を支配栄養する thoracodorsal nerve, および血管を温存しながらこれを剝離し, 次いでその上腕骨付着部を切離して, これを烏口突起部に固定し, 筋部は皮下を通して上腕前面に挿入, 肘部切開に引き出して末梢を上腕二頭筋腱に縫合する. 手術が正しく行われれば, その効果は Steindler 法より優れているとも考えられ, 肘屈曲に前腕回内などの不自然を伴うことなく, また上腕のふくらみも生理的であり筋力も強く, きわめて満足すべき結果が得られることが (平山ら, 1983) 少なくない.

さらに筋腹上に皮膚を付着せしめれば MC flap ともなり, 上腕の皮膚に余裕を得せしめるとか, 瘢痕の除去に好都合である. ただ筋腹がきわめて強大であるので, そのすべてを移植するには長大すぎるため採取にあたっては筋腹の適度のトリミングが必要となろう.

3. 大胸筋移植法 (Clark 法)

肘関節の屈曲が不能でしかも Steindler 法とか広背筋移植法が実施不能な場合, たとえば前腕筋に麻痺があるとか, 麻痺はなくとも肘部, また前腕中枢側に深い瘢痕形成などがあり筋移行術が実施できない場合にはしばしば本法が利用される. 方法は大胸筋の下 1/3 部を胸郭より剝離して血管・神経の支配を保ちながら腋窩部の皮下を通して反転, 下降して上腕二頭筋の腱部に縫合するもので, この筋部は anterior thoracic nerve により支配され, とくにその下部が麻痺を起こすことは比較的少ないとされている.

切開は腋窩部から大胸筋の側縁に沿って下降, 第7肋骨にいたる斜切開と肘関節の上方数 cm の部から上腕の尺側を下降, 次に肘関節部でその横皺に沿う L字切開の2つの切開をおく. まず, 第1切開で大胸筋を露出して, その下 1/3 部を胸壁より剝離, 胸骨への付着部は骨膜下に剝離切断するが, この際筋肉弁の先端にあたる部に相当して直腹筋の筋膜を付着しておけば, 移植時二頭筋腱との縫合に便利である. 胸壁との剝離はできるだけ中枢側にまで行うが, この筋の支配神経である anterior thoracic nerve を損傷することがあってはならない. こ

a. 広背筋の利用による肘屈曲再建

b. 大胸筋の利用による肘屈曲再建 (Clark 法)

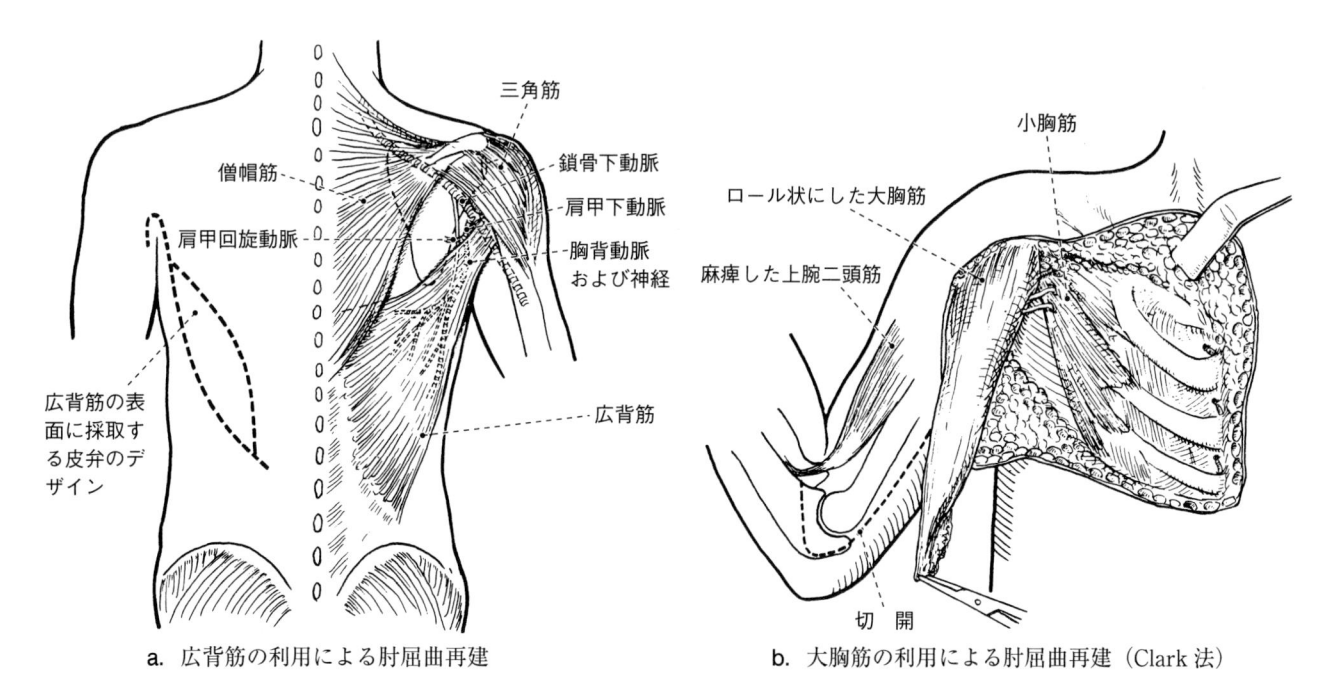

図 26・9 筋の移行による肘屈曲再建

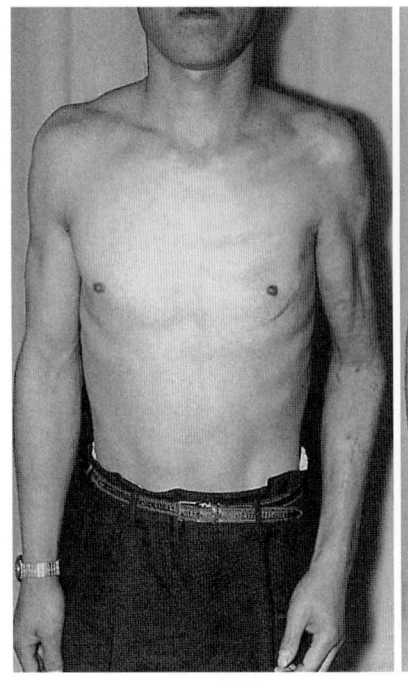

a. 術後の肘伸展 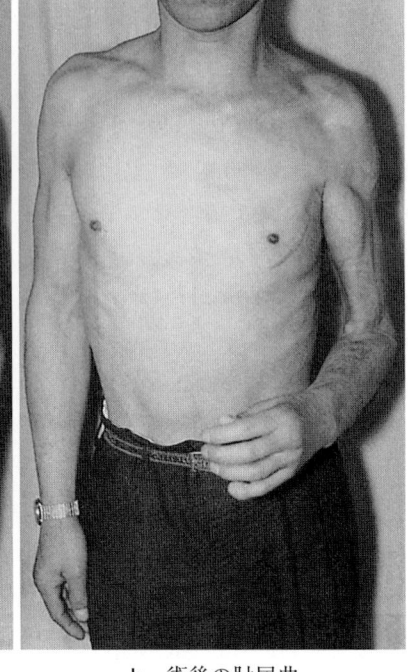　　　　　　　　　b. 術後の肘屈曲

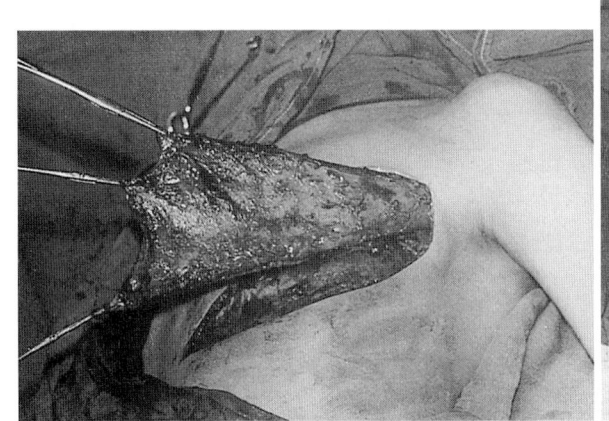

c. 術中所見で大胸筋を剥離したところを示す． 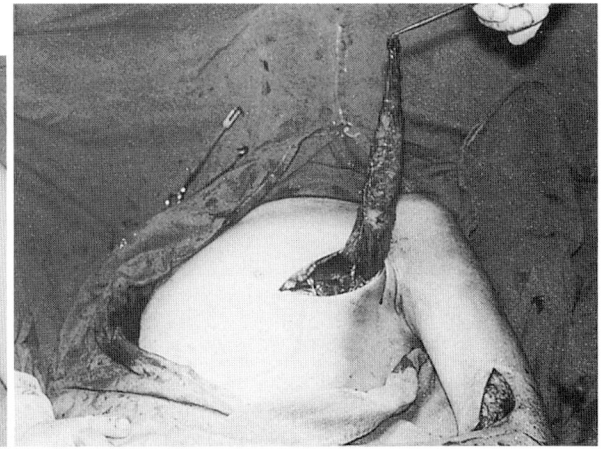　　　d. 大胸筋を肘側に反転せんとするところ

図 26・10　34 歳，男．作業中ロールに手を巻き込まれ左上腕骨骨折，橈骨および尺骨骨折，それに腕神経叢麻痺を合併．骨折部は治癒するも肘の屈曲障害と手関節，指の伸展障害をきたす．Drop hand に対しては Riordan 法を用い，肘の屈曲再建には Clark 法を用いた．これは前腕部瘢痕のため Steindler 法が実施できなかったためである．肘関節には骨折のための関節拘縮がかなり認められた．

の神経は普通第 3 肋間腔に相当して筋に侵入，筋線維とほぼ平行に走行する．

次に第 1 切開と第 2 切開の間の皮下を十分に剥離する．剥離が不十分で移植筋が屈曲したり，圧迫が加わることのないよう注意する．移植筋を反転してこの皮下を通じ，先端を肘関節部の第 2 切開に出したあと，第 1 切開は縫合閉鎖される．

次に肘関節を 60° 屈曲位として先に移植筋の先端につけた筋膜と上腕二頭筋腱の縫合を行うが，この際移植筋の緊張はあまり強過ぎてはならない．もし移植筋が短く

て縫合ができない場合には筋膜移植による延長が必要となるが，これは好ましいことではない．多くの場合移植筋の剥離が不十分なためである．

以上は原法であるが，広背筋移植のごとく大胸筋の上腕骨への付着を切離し，中枢端を烏口突起，または肩峰に移行（Carroll and Kleinman, 1979）すればより生理的な肘の屈曲力が得られて好都合であろう．

術後はこの位置で絆創膏固定を3週間継続し，あと3週間は collar and cuff を使用せしめ運動練習，理学療法を行う．

4. 上腕三頭筋移植

これに Bunnell 法と Carroll 法がある．前者は筋膜移植により上腕三頭筋を延長，これを橈骨の結節部に pull-out wire 法で固定するものであり，Carroll 法は上腕二頭筋の腱部に纏絡縫合するものである．

Carroll 法について述べると，肘関節の後面に肘頭の橈側をまわる長い弧状切開を加え，皮下を剥離，上腕三頭筋，橈骨神経，尺骨神経，側方筋隔壁を出し，三頭筋は肘頭よりなるべく長い腱，および骨膜を付して鋭的に切離する．次にこの筋を上方に剥離し，内側頭も上腕骨より剥離するが，この際橈骨・尺骨神経を損傷しないよう注意する．内側頭の剥離面は縫合により閉鎖される．

さて第2切開は肘内側にL字切開として加えられ，上腕二頭筋の腱部を露出，この切開と第1切開との間は皮下を十分剥離して先に切離した三頭筋を通すが，このとき筋は橈骨神経の表層を通すようにする．三頭筋の先端部は二頭筋腱部につくられた穴を通して肘関節屈曲位とし，なるべく強い緊張のもとに縫合固定する．術後は肘屈曲，前腕回外位でギプス副子固定を行い，4週間固定，以後運動練習にはいる．

本法は腕神経叢麻痺による肘屈曲障害のほか先天性の多発性関節強直症などの際にも用いられ，Carroll and Hill（1970）は15症例の経験について述べ，ほぼ満足すべき結果を得たとしている．しかし伸筋を屈筋に移行するために術後における reeducation にはかなりの時間が必要であり，筆者自身のわずかな経験よりしても10歳以下の小児では reeducation が困難であり，したがって手術は後療法の協力が得られる年齢まで待つべきであろう．肘の伸展障害をきたす点も考え合せて先に述べた Steindler 法，広背筋移植法，Clark 法のいずれもが実施できない場合にのみ本法を考慮すべきである．

III 前腕の麻痺

前腕の麻痺による変形で問題となるのは回内筋と回外筋のアンバランスによる回内位，または回外位での拘縮発生である．

1. 回内位変形

これは先に述べたごとく肘関節に対する Steindler 法，そのほかの手術ののちに認められ，また痙性麻痺の際にもしばしば認められるところで，尺側手根屈筋腱の末梢端を切離し，これを前腕回外位として尺骨の尺側をまわし，橈骨遠位端の背側面，また橈側手根伸筋腱に移行する方法がしばしば行われるが，これについては痙性麻痺の項（p.485）で述べる．Volkmann 拘縮の際にも回内位拘縮を認めるが，これの矯正は比較的新鮮症例を除き，陳旧例においては前腕屈筋の release op. によるもその矯正はきわめて困難である．

2. 回外位変形

これはポリオとか分娩麻痺の際に認められ円回内筋とか指の屈筋が麻痺するのに対し，上腕二頭筋，手指の伸筋群が機能を有することによるもので，手は前方を向いて背屈，軽度尺屈し，肘関節も屈曲位をとっていることが多い．手関節および指の伸筋は前腕に対し回外作用があり，また橈側手根伸筋は尺側手根伸筋よりも強力なためである．そして患者はこの回外位変形をかくそうとして肩関節を内旋・内転するため，肩関節に内転・内旋位拘縮をみることも少なくない．

治療法としてはまず肩関節の拘縮を除去したのち，変形が固定性のものであれば Blount の osteoclasis 法，また上腕顆上部での骨切り術，橈骨の切骨術などが行われる．Blount 法は橈骨・尺骨を暴力的にその中1/3部で

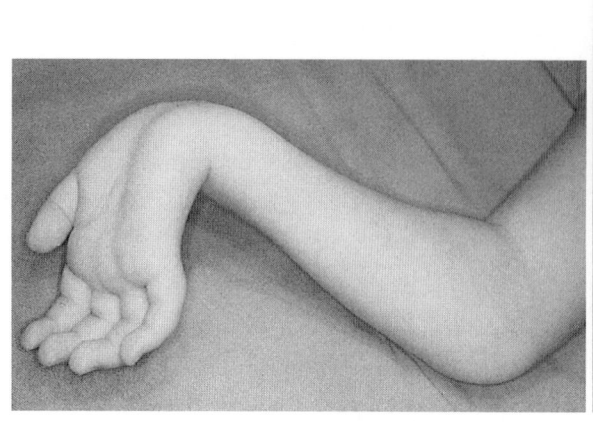

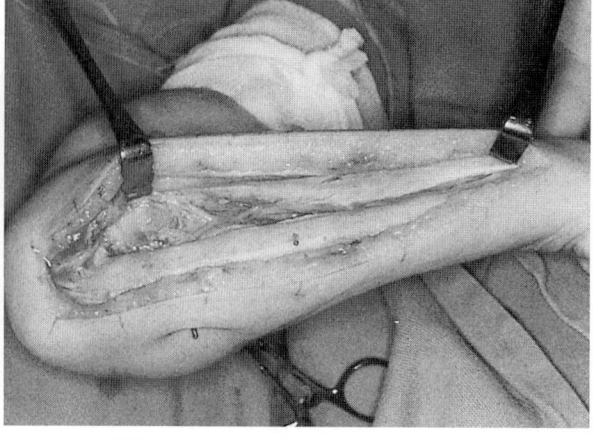

a. 術前所見

b. 骨間膜切離により回外変形を矯正して回内位としたところ.

図 26・11　7 歳, 女児. 分娩麻痺による前腕回外位変形の矯正

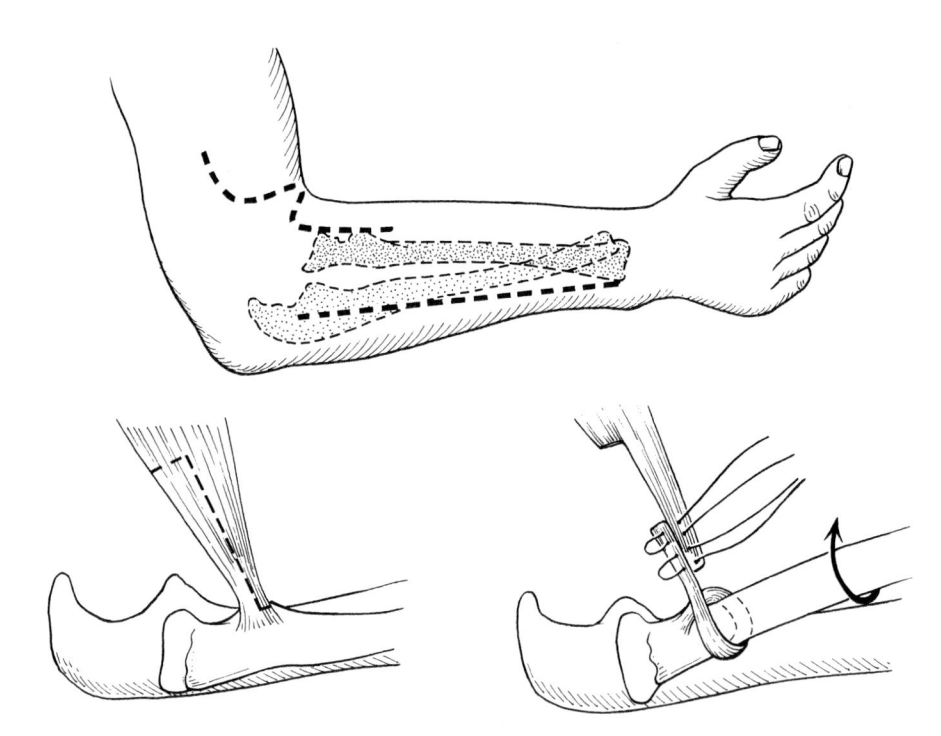

図 26・12　前腕の回外位変形に対する Zancolli の bicipital tendon rerouting 法

捻転骨折を起こさしめ矯正を行うもので 12 歳以下の小児にのみ利用される. 術後に軽度回内位で数週間ギプス固定を行う. 顆上部での骨切り術は術後肘頭が側方に移動し, 肘関節の運動が制限されやすいなどの欠点がある.

Bicipital tendon rerouting 法

Zancolli（1967）は前腕の回外変形を bicipital tendon rerouting procedure で矯正する方法を述べ, 14 例の手術経験よりほぼ満足すべき結果を得たとし, また Owings ら（1971）も同様の報告をしているので, これについて紹介すると, まず切開は図 26・12 のごとく前腕背

側で尺側よりの部にほぼその全長にわたる縦切開を行う．次いで前腕伸筋群を出しこれを橈側に剝離して骨間膜をほぼその全長にわたって露出するが，剝離に際して橈側を走る前腕骨間神経を損傷しないよう注意する．さて回外拘縮の原因は骨間膜の拘縮にあるのが普通であるから，これを尺骨に接して切離して前腕の回内を試みるが，なお拘縮があればそれは橈骨小頭の二頭筋腱の牽引による前方脱臼であったり，また遠位橈尺関節において尺骨末端が前方に脱臼することによるものであるので，前者については橈骨小頭と上腕骨のなす関節囊前面の切離が必要であり，また後者においては橈尺関節の背側靱帯の切離が必要となろう．

次に肘前面にZ字切開を加えて二頭筋腱の橈骨付着部を出し，これをZ字型に切離して前腕が回内位にもたらされることを確かめる．この際陳旧例においては骨の弯曲に異常が生じ，回内運動により橈尺骨間は大きく開大してくるのが普通である．以上を確かめてから図26・12のごとくに二頭筋腱を橈骨にまわして再縫合を行ってこの部に回内作用が加わるごとくするが，術後は一時的に前腕回内位保持のため橈骨・尺骨両骨間に1〜2本のKirschner鋼線を刺入するのがよいであろう．

以上で変形の矯正はよく行われ，また症例によってはかなりの運動範囲の改善をみることも多い．

Ⅳ　手における麻痺

手指の麻痺に対する機能再建については末梢神経損傷の陳旧症例に対する腱移行手術として先に詳述したのでここでは省略する．ただ末梢神経損傷の際には麻痺範囲が限局している場合が多く，したがって治療法の決定も比較的容易であるが，腕神経叢麻痺，脊髄損傷そのほか進行性筋萎縮症，側索硬化症などによる手の麻痺の際には麻痺筋が散在し，麻痺程度もいろいろで移行腱の選択，術式の決定にはきわめて高度の技術と熟練を要するといわなければならない．しかし要は既述の腱移行術をいかにうまく嚙み合わせ，麻痺したその手に最も適した術式を選ぶかという点であり，筋力の正しい評価はとくに大切である．

さてここでは先に述べなかった高度麻痺の際における腱固定術，そのほかの2〜3の問題のみについて述べることとする．

1. 腱固定術（tenodesis）

これは麻痺程度が高度で腱移行術を行うにも力源が不足している場合にしばしば用いられ，屈筋腱に対するtenodesis法がよく行われる．すなわち麻痺の高度なポリオとか，高位の頸髄損傷などの際には屈筋はすべて麻痺し，伸筋群もわずかに長・短橈側手根伸筋，また腕橈骨筋など2，3の筋を残すのみのことがある．したがって手関節の背屈のみは可能であるが指の屈曲はまったく不能で，このような症例に対しては腱固定術以外に方法はない．手関節の背屈も弱いようであれば腕橈骨筋の手根伸腱への移行が行われる．

次に長母指伸筋腱を伸筋支帯に，長母指屈筋腱を橈骨に腱固定し，さらに母指を外転位に保持するため長母指外転筋腱を第1区画に，短母指伸筋腱は切離して方向を変え母指対立位として橈側手根屈筋に腱固定する方法がとられ，MP関節の固定術も合併する．

以上で手関節の屈伸により母指IP関節を屈伸せしめて示指との間にpinchせしめんとするもので，これはZancolli（1979）による方法に準拠したものであるが，Moberg（1975）も類似の術式につき報告している．これについては頸髄損傷の項（p.478）を参照されたい．そのほか深指屈筋腱を橈骨に腱固定する方法も行われたが現在ではその機会はまれとなった．

2. 母指の固定術

麻痺のため母指の対立運動ができない場合には腱移行手術が行われるが，しかし麻痺が高度で適当な力源が得られないとか拘縮が強い場合にはやむをえず機能肢位での固定手術を行うことがある．たとえば腕神経叢麻痺，ポリオの重症例の場合などであるが，いずれにしても固定手術は最後の手段であることを忘れてはならない．

方法は母・示指中手骨間にL字切開，またはZ字切

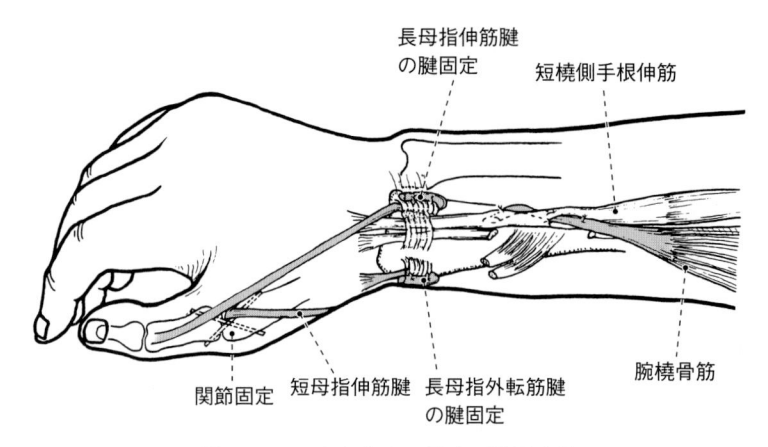

図 26・13　高度麻痺に対する腱固定法
腕橈骨筋が残存する場合，これの移行により手関節の背屈力を得るごとくにし長母指伸筋腱・屈筋腱をともに腱固定して手関節の背掌屈により母指の side pinch を得ようとするもの．短母指伸筋腱は reroute して母指対立位に腱固定した．

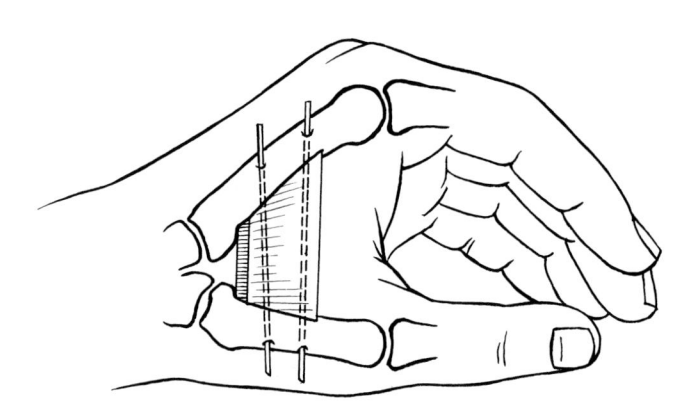

図 26・14　母・示指中手骨間の骨移植により固定手術

開をおいて骨間筋に達し，もし拘縮があれば筋膜切離，骨間筋の骨膜下剝離，内転筋付着部の切離などにより拘縮を除去，母指を機能肢位とする．この際橈骨動脈，橈骨神経枝を損傷しないよう注意しなければならない．次に腸骨より梯型の骨を採取，両中手骨の相対する面をのみで新創化して，この間に移植骨をはめ Kirschner 鋼線1，2本を両中手骨と移植骨に刺入して母指を良肢位に固定する．術後は 8 週間のギプス固定を行う．なお同じ目的をもって母指の CM 関節に固定術を行うことがあるが，これについては Bennett 骨折の項で述べたと同様であるのでここでは省略する．

また症例によっては母指の MP 関節，あるいは IP 関節の固定を必要とすることがある．すなわち変形拘縮が強くその矯正が不能な場合とか，関節が異常可動性を示すような場合に行われるが，これについても省略する．

3. 機能的把持副子（flexor hinge splint）の利用

手の麻痺がきわめて高度な場合に機能副子を使用することがある．これは Nickel ら（1963）により開発された装具であって，ポリオ，また頸髄損傷患者などに利用され，原理としては残存するわずかの筋力を利用して手の基本的な機能である母指，示指，中指の指でのつまみの運動の再建せんとするものである．しかしこれにも限度があり，最近ではあまり使用されなくなったのが実情

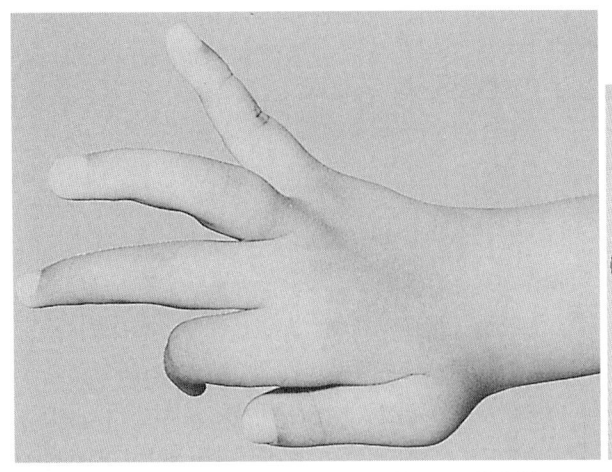

a. 術前の pinch. 母・示指の中手骨間に骨移植による固定術を行った.

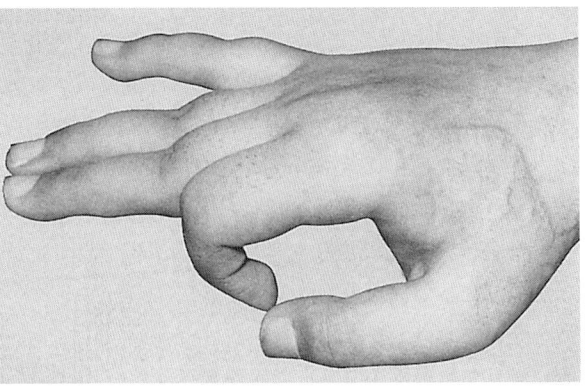

b. 術後の pinch

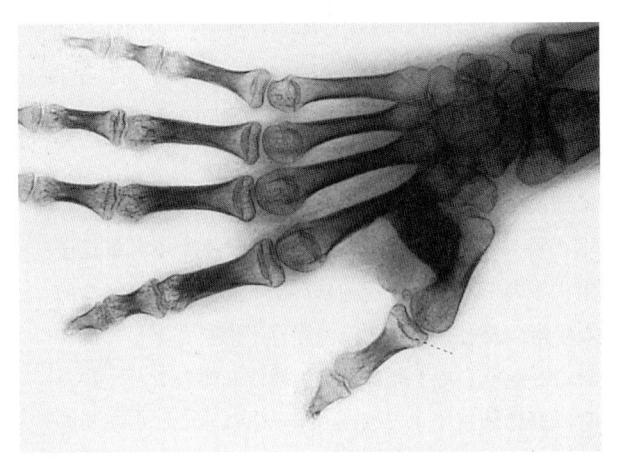

図 26・15　14歳, 女. 母指固定術症例
2歳のときポリオに罹患した症例で, 筋力きわめて弱く指の屈伸がようやく可能. 母指対立運動はまったく不能. 肩・肘の運動も不良で肩には固定術を行った.

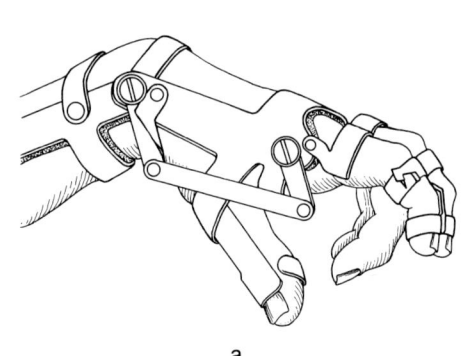

c. 術後の X 線所見

a.

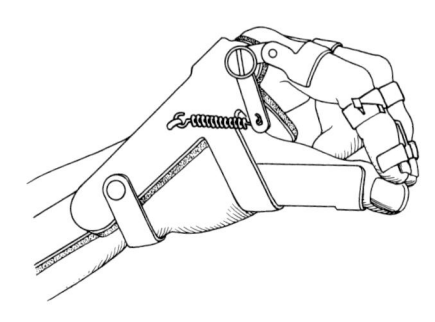

b.

図 26・16　手関節の背屈力を利用した wrist-driven flexor hinge splint
a は関節を屈曲して指を伸展したところ. b は手関節を背屈して母・示・中指での3点 pinch をしたところ.

である.
　なお以上の装具の開閉に肩の力を利用するとか人工筋肉, またロボットを使用する方法も知られているが詳細はそれぞれの専門書を参照されたい. 高値で一般に使用されるにはいたっていない.

V 頸髄損傷と手の機能再建

近年外傷性脊髄損傷に対する治療もようやく体系化されて，大部分の症例が社会復帰可能となってきたが，ただ重度のtetraplegiaを有する頸髄損傷患者のみは有効なリハビリテーションの手段もなく，独力でのADLも不能なため家庭への復帰も困難であり，長期にわたる入院生活を余儀なくされることが多い．

上肢に対しては種々の装具も考案作製されているが，装具自体，多目的なものを製作することは困難であり，また自力での着脱がむずかしい場合も多く，実用性の面でも問題を有すると思われ，ここにおいて手術による手の機能再建はリハビリテーションのうえからもきわめて重要といわなければならない．

さて頸髄損傷による麻痺手の治療にあたって注意すべき2，3の点について述べると，まず患者は必ず車椅子を使用するので，車椅子運動やベッド動作に障害となるような手術，たとえば手関節の固定手術などをしてはならないこと，そして上肢は一見弛緩性麻痺のごとくにみえても詳細に観察するとspasticityをみることがあるので手術適応の決定には慎重でなければならない．これは一般に屈筋群にみることが多く，これが長引けば拘縮の原因にもなる．しかし母指球筋などにspasticityがあれば母指は対立位をとり，かえって好都合のことがあるかもしれない．また症例によりかなり高度の知覚障害を伴うものがあり，術後における訓練の障害となることがあるので注意する．しかし一般的にいって頸髄損傷による麻痺手には拘縮の発生は少なく，知覚障害があっても筋萎縮はそれほど強くないのが特徴ともいえよう．術前に拘縮がみられるようであれば，これを除去しておくことが大切で，とくにtetraplegiaの場合のごとく力源が弱いとか，少ない場合には拘縮の除去いかんが予後に決定的影響を与えることを忘れてはならない．

麻痺の分類

麻痺の分類を損傷頸椎の部位よりするのも1つの方法であるが，必ずしも同一部位の損傷が一定の症状を示すとは限らないので，Zancolli (1968) は麻痺の程度をその臨床所見よりして4段階に分けて述べているが，これは本症の治療を考える場合，麻痺の程度が重要であって損傷の高さは問題でないことを意味するものである．しかし反面，損傷の高さにより麻痺の症状もほぼ決定されることは当然であるが，ここではZancolliにしたがって臨床所見を中心にこれを4段階に分けて手の機能再建を考えてみることにする．なお国際分類としては残存筋より表26・2のごとき分類を呈示しているが，記憶しやすい便利な方法と考えここに掲載した．

さてtetraplegiaの際における手の機能再建は，手の外科のうちでも最も難しいものの1つであって，あらゆる要素を総合的に検討したうえでの適応の決定が必要であり，その実施には高度の知識と経験，技術が必要となる．この意味において，本症の治療を考えることは手の機能再建を理解するうえにおいてきわめて重要と思われるので，少し詳しく述べることとするが，その前に肘の伸展力の再建についても触れておきたい．

すなわち高位頸髄損傷に際しては，肘の屈曲は可能であるものの肘伸展は不能なものが少なくない．このことは臥床を強いられる患者にとって大変な障害であって，食事，洗面などの日常諸動作も大きく障害され，それだけ他人の手をわずらわすところとなるわけで，Moberg (1975) により報告された**上腕三頭筋再建法（deltoid to triceps transfer法）**はきわめて興味深い術式といってよい．

方法は図26・17に示したごとくで，力源としては三角筋の後部を分離し，これに大腿筋膜20 cm×2 cmを採取して縫合，その先端を肘伸展位で肘頭に近く三頭筋腱膜にinterlace法で縫合，固定するもので固定期間は7～8週とする．後療法は週10°程度とし急いで屈曲を許してはならない．急ぐと必ず失敗する．肘の屈曲力はきわめて強いのに対して再建された三頭筋の筋力は最初きわめて弱いからである．以下手指の機能再建につき述べる．

表 26・1　Zancolli の治療に対する分類

型	最低機能節	残存筋	亜型
1. 肘屈曲可能型 13%	5-6	上腕二頭筋 (＋) 上腕筋　　　(＋)	腕橈骨筋　(－) (1-A) 腕橈骨筋　(＋) (1-B)
2. 手関節背屈可能型 74%	6-7	長橈側手根伸筋 (＋) 短橈側手根伸筋 (＋) 強力	弱い　　　　　　　　(2-A) 円回内筋　　(－) 橈側手根屈筋 (－) (2-B：Ⅰ) (76%) 上腕三頭筋　(－) 橈側手根屈筋 (－) 上腕三頭筋　(－) (2-B：Ⅱ) (16%) 円回内筋　　(＋) 円回内筋　　(＋) 橈側手根屈筋 (＋) (2-B：Ⅲ) (8%) 上腕三頭筋　(＋)
3. 指屈伸可能型 6.8%	7-8	総指伸筋　　(＋) 小指伸筋　　(＋) 尺側手根伸筋 (＋)	示指伸筋　(－) 長母指伸筋 (－) (3-A) 示指伸筋　(＋) 長母指伸筋 (－) (3-B)
4. 指屈伸可能型 6.2%	8-1	深指屈筋　　(＋) 示指伸筋　　(＋) 長母指伸筋　(＋) 尺側手根屈筋 (＋)	浅指伸筋　(±) 長母指伸筋 (－) (4-A) 浅指伸筋　(＋) 長母指伸筋 (＋) (4-B) 骨間筋　　(－)

1. 肘の屈曲は可能であるが，手指は完全に麻痺するもの

　上腕二頭筋とか上腕筋の機能はよく保たれて肘の屈曲は可能であるが，それ以下の筋はすべて麻痺するため手の機能再建はきわめて困難である．最低機能髄節は C_5 でありX線的には C_4～C_6 間に障害部位を認めるのが普通である．

　治療はきわめて困難．しかしもし腕橈骨筋に機能が認められるようであればこれを橈側手根伸筋に移行して手関節の背屈運動の再建（Freehafer and Mast, 1967）に努力する．もし背屈が可能となれば屈筋腱の tenodesis を行うとか，flexor hinge splint を使用することによりかなりの機能改善を得ることが可能であろう．Tenodesis としては長母指屈筋腱，さらに長母指伸筋，長母指外転筋腱を橈骨遠位端に腱固定するとか MP 関節固定術などの合併（Zancolli）を考慮するのもよいであろう．これについては先に述べた（図 26・13 参照）．

　次に Moberg（1975）も類似の方法を発表している．

表 26・2　残存筋よりする国際分類（1979）

Group
0　Weak BR.
1　BR. のみ
2　BR, ECRL. のみ
3　BR, ECRL, ECRB. のみ
4　BR, ECRL, ECRB, PT. のみ
5　BR, ECRL, ECRB, PT, FCR. のみ
6　BR, ECRL, ECRB, PT, FCR, Finger extensors. のみ
7　BR, ECRL, ECRB, PT, FCR,s Finger and thumb extensors. のみ
8　Lacks only intrinsic.

すなわち母指の key pinch 再建法ともいうべきもので，基本手技は，①必要ならば腕橈骨筋を用いて手関節の背屈力を増強する，②長母指屈筋腱を橈骨遠位端掌側面に腱固定するが，その際腱鞘を母指 MP 関節部で切離し bowstring を可能とし key pinch の力を強くする，③母指 IP 関節に Kirschner 鋼線を刺入して Froment 徴候の発生を防止する．以上，操作は比較的簡単であり，しか

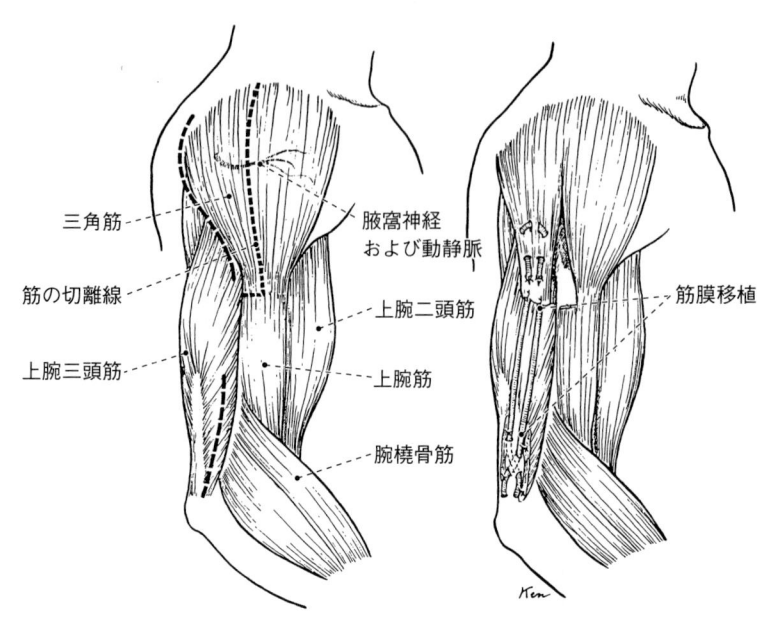

図 26·17　肘の伸展不能に対する上腕三頭筋再建法（Moberg）
三角筋のうしろ半分を分離，これと上腕三頭筋との間に筋膜を移植する．

図 26·18　Moberg による key grip 再建法
① 2 mm Kirschner 鋼線による IP 関節固定：骨内に埋没させないと疼痛を残すことがある．
② 滑車の開放
③ 長母指伸筋腱の固定術
④-A 長母指屈筋腱の橈骨固定（Moberg）
④-B 長母指屈筋腱の尺骨固定（Brummer）
pinch のコントロールが難しく最近ではあまり使用していない．
（津下：私の手の外科—手術アトラス，第4版，p568, 2006）

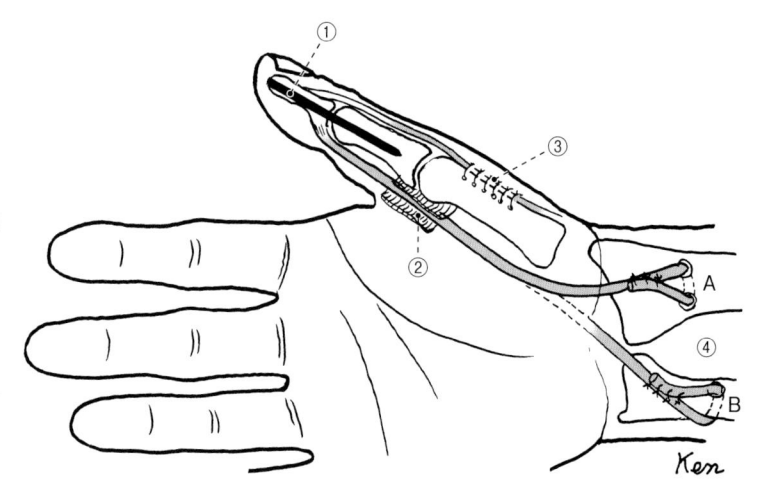

も良好な母指の lateral grip が得られるという．④なお必要に応じ長母指伸筋腱の中手骨への腱固定を追加するのもよいという．

2. 手関節の背屈は可能であるが，指の伸展・屈曲が不能なもの

しばしば経験する麻痺であって，最低機能髄筋は C_6 であり X 線的には C_5-C_6 に障害を認めるのが普通であるが C_7 にも異常をみることもある．

手関節の背屈は長・短橈側手根伸筋の作用によるものであり，これに機能が認められる以上腕橈骨筋の機能はほぼ正常であろうことが理解される．さて手関節の背屈作用があまり強くない場合にはほかに残存筋を求めることは困難であるかもしれないが，これが強力な場合には橈側手根屈筋とか円回内筋の作用は強力に保存されていることが多いので，機能再建の操作は比較的実施が容易となる．

治療については，もし手関節の背屈力が強力で長・短

橈側手根伸筋のほか腕橈骨筋，橈側手根屈筋，円回内筋の 5 者が機能を有していれば次のごとき操作により機能再建を考慮する．

Zancolli 法

1) 背側における手術　①前腕背側の橈側よりに縦切開を加え総指伸筋腱を出し，これを図 26・19 のごとくに橈骨に extensor tenodesis を行う．この際の tension は手関節背屈位より屈曲を行わしめる際，手関節 0°で MP 関節が完全伸展位をとる程度とする．②また母指についても長母指伸筋腱，および長母指外転筋の tenodesis を行う．固定部位は伸筋支帯に反転固定する．③さらに母指 MP 関節に対しては伸展位で関節固定術を追加する．

2) 掌側における手術　①長橈側手根伸筋を 4 指の深指屈筋腱に移行．②また腕橈骨筋を長母指屈筋腱に移行する．③母指・示指間の lateral pinch を得るために短母指伸筋腱を図 26・19 のごとく母指球筋方向に移行，次いで断端を橈骨遠位端掌側に腱固定する．④さらに claw 変形矯正のための"Lasso"法とか Brand による four tailed tendon graft，また tenodesis 法を加えるのもよいが，都合では二次手術にまわすのもよいであろう．

だいたい以上のごとくであって Zancolli (1968, 1979) は背側手術を一次手術とし，3～4 ヵ月後に掌側手術を二次的に追加して良結果を得ることを述べている．筆者は従来掌側手術を一次とし背側手術を二次手術としてきたこともあったが，原則は背側を一次とすべきものであろう．

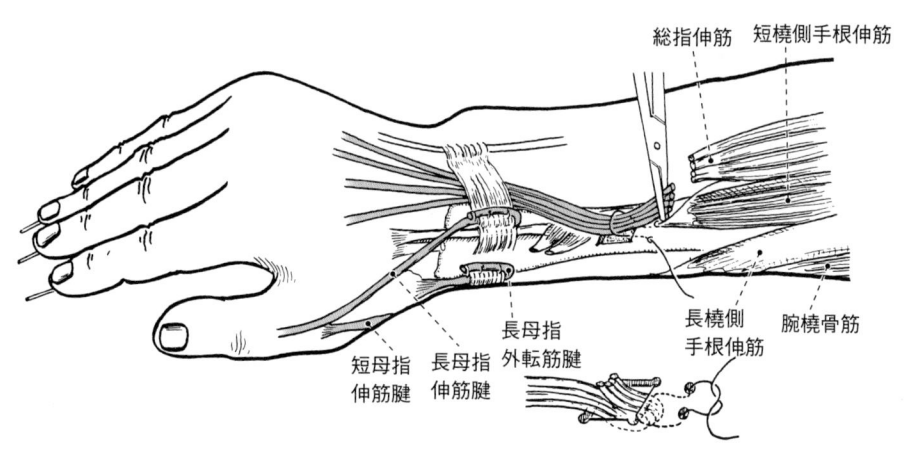

a. 背側での腱移行

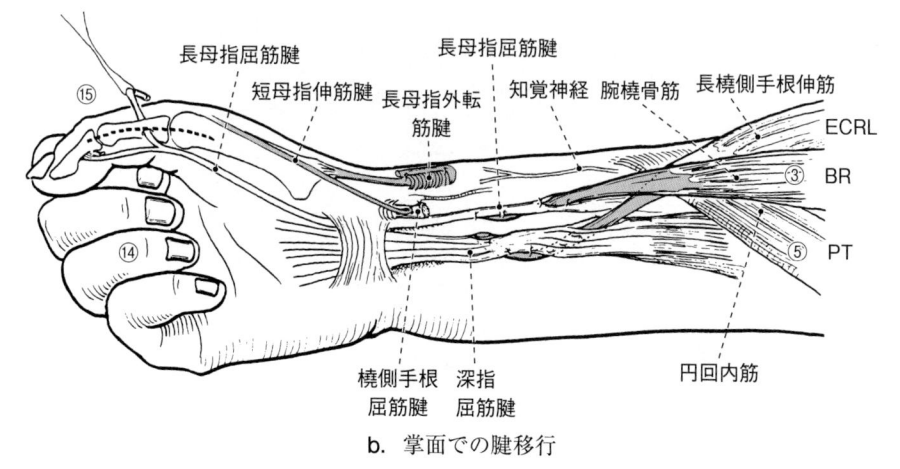

b. 掌面での腱移行

図 26・19　高度麻痺（手関節の背屈可能）に対する腱移行
Zancolli はまず背側での腱移行 a を行い，二次的に b の腱移行を行っている．

そこで筆者としては最近多少の時間は要しても背側・掌側の手術を一次的に同時に行い，ただclaw変形に対する腱移行，腱固定，また"lasso"法のみを二次的に実施することも多くなった．

3. 指の伸展は可能であるが，指の屈曲が不能なもの

最低機能髄節は C_7 あるが，この髄節の損傷程度により指の伸展力には差異が生じる．もしこの髄節が正常であれば指の屈筋にもかなりの機能を認めるであろう．この際の機能障害としては指の屈曲障害のほか母指の伸展障害，ときに示指の伸展障害，それにすべてのintrinsic musclesの麻痺である．

治療としては一次手術として長橈側手根伸筋を深指屈筋腱に，また腕橈骨筋を長母指屈筋腱に移行．二次手術としては母指対立の再建とclawfingerに対する腱移行の2つであるが，これについては正中・尺骨神経麻痺に対する腱移行の項（p.421）を参照されたい．なおこの

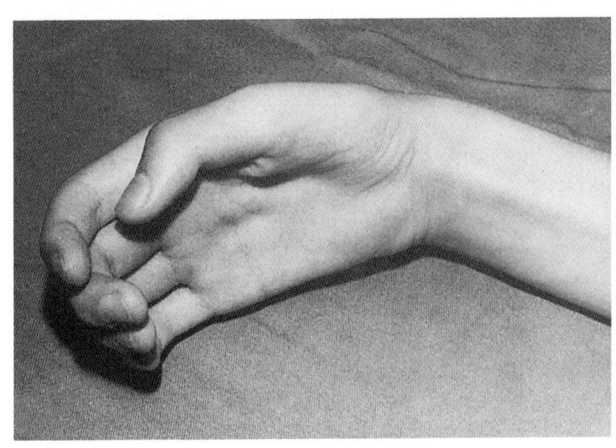

a. 来院時の手関節屈曲

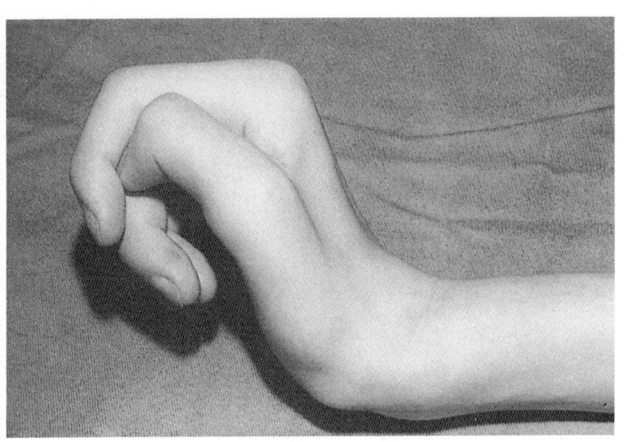

b. 来院時の手関節背屈

以上で手関節の背・掌屈はできるが指の屈伸はまったく不能．よって一次手術として長橈側手根伸筋腱を4本の深指屈筋腱に，円回内筋を長母指屈筋腱に移行．母指は短母指伸筋腱を用いて対立位に腱固定した．次に二次手術として腕橈骨筋を長母指伸筋腱ならびに総指伸筋腱に移行．各指については"lasso"法を追加した．

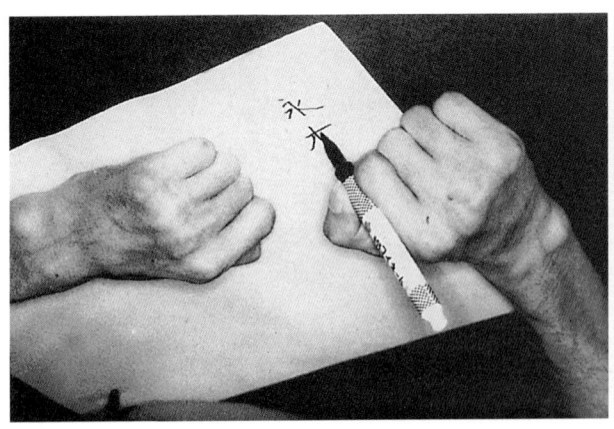

c. 術後1年半での書字

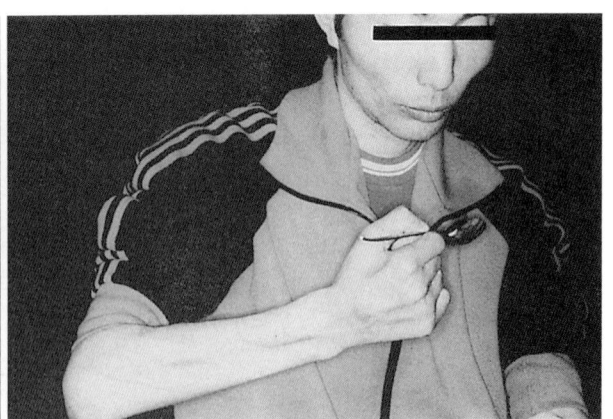

d. 術後1年半でのスプーンの保持

図26・20　頸髄損傷による上肢麻痺に対する腱移行術
29歳，男．屋根より転落し，第六頸椎の骨折をきたす．受傷後1年3ヵ月で手術

両者は手術を別々としていずれかを三次手術とするのもよいであろう．また症例によっては一次手術に母指対立再建手術を実施した場合，二次手術は clawfinger に対する手術のみとなろう．

4. Intrinsic muscles のみに麻痺をみるもの

最低機能髄節が C_8 のもので，intrinsic muscles が麻痺して手は clawhand を呈し，母指対立ができないとか指の claw 変形を認めるが，指の屈伸，そのほかには異常を認めない．治療としては正中・尺骨神経麻痺に対する腱移行の項（p.421）を参照されたい．もし浅指屈筋に筋力低下が認められれば力源はほかに求めるべきである．

VI 進行性筋萎縮症性疾患と手の外科

いわゆる neuromuscular dystrophies と呼ばれる一連の疾患の中には，とくに手の障害を訴えるものが少なくない．今日までこれら疾患に対する外科的療法はほとんど行われていないが，内科的療法もほとんど効果の期待できない今日，手の外科として何かできないか，本症の rehabilitation のうえからも重要と思われる．事実本症は常に進行性であるとは限らず，ときには数年，あるいは10年以上もさほどの進行を認めない場合もあるので，この間少しでも使い便利のよい手に機能再建を行うことは手の外科専門医の務めともいってよいであろう．

さて筆者の本症に対する経験例は多いものではないが，10余例の経験よりして筋の萎縮はまず尺骨神経領域の intrinsic muscles にはじまり，次いで正中神経領域（この反対もあるという），前腕屈筋，そして前腕伸筋群にも及ぶが，伸筋群の中でも手根伸筋が最後まで残る場合が多いようである．したがってその所見は尺骨・正中神経麻痺の場合と同様といってよい．

治療として装具も使用されてよいが複雑なものは不可．手術も複雑な操作は避けるべきで，止血帯は使用しないか時間も短くし，単純で効果的な術式を選ぶべきであろう．

母指対立運動の再建には装具，ときに腱移行術が必要となるが力源をいずれにも選ぶかは重要な問題である．Enna 法，また腕橈骨筋の筋力が保存されていればこれの移行も考慮される．

いずれにしても残存筋力の正しい評価が最も大切で，将来における萎縮進行の場合も考慮にいれ移行腱の選択，手術方法の決定が必要となる．なお手術の実施にあたっては患者に手術の意義をよく説明しておくことが必要で，内科医，神経科医との協力も大切である．そして手術は筋力をできるだけ損なわないよう atraumatic でなければならない．

第27章 痙性麻痺の手

　痙性麻痺手の治療はきわめて困難で大部分の症例に対しては機能訓練，理学療法，また副子，装具などの非観血療法が行われる．しかし一部の症例に対しては観血療法も行われるが，適応の決定には慎重であるべきで，一般の末梢神経麻痺の場合と同様に治療すれば結果は必ず失敗するであろう．諸家の報告によれば手術適応症例は全症例の4〜5%程度とされている．

　さて痙性麻痺は大別して痙直型とアテトーゼ型の2型に分類されるが，アテトーゼ型はとくに治療が難しく装具，副子も無意味で手術療法もほとんど行われず，作業療法のみが利用される．したがって手術の対象となるのは主として痙直型のものであり，その変形は肩関節において上肢を軽度外旋し，肘関節屈曲，前腕回内，手関節屈曲，母指内転，指屈曲位をとる屈曲型症例と肩関節を軽度内旋内転し，肘関節伸展，前腕回内，手関節屈曲，母指内転，指屈曲位をとる伸展型の2型がある（伊藤）．

　さて痙性麻痺肢の治療，とくに非観血療法としては末梢神経を2% phenol 溶液でブロックする方法がKhaliliら（1964）により報告されて以来，これをDextran 溶液にとかして灌流するとか（Cooper, 1965），神経鞘内に直接注入する方法など（Mooneyら，1967）の追試が行われているが，これは末梢神経に作用してγ線維のような細い線維を選択的に破壊して運動や知覚を障害することなく筋緊張の低下に効果があるとされている．したがって，肘，または手指の屈曲変形に一度は試みてもよい方法であるが，再発傾向が強いので永久的な効果は期待できない．最近Chin（2003）らは上肢の痙性の処置として botulinum toxin A を筋肉内に注入することにより良好な筋の弛緩を得たとしているが，われわれもときにこの方法を試みて好結果を得ている．

I 手術適応の問題

　(1) Zancolli（2002）は手術と関連して小児の痙性麻痺を次の3型に分類している．

　Group I：痙直が軽度で手関節20〜30°屈曲以内で指の伸展が可能なもの．痙直は主に尺側手根屈筋に限局し，指伸展時には手関節の完全な伸展ができないこと．また精神的に安定しており前腕の軽い回内痙性はあってもよいとしている．

　Group II：指の伸展は可能であるが手関節20〜30°以上の屈曲でなくてはならず，主に痙性は手関節，指，母指の屈筋にあり，重症例では指伸展のためには手関節を完全屈曲しなければならない．この groupを2型に分けIIAは指屈曲位で手関節背屈が部分的に，または完全に可能なもの．IIBは指屈曲位で手関節背屈ができないもので，この際は手関節背屈のための腱移行が適応になるという．

　Group III：手の痙性が強く，指・手関節の伸筋が完全に麻痺しており，手関節を屈曲しても指伸展ができないもので，手術としてはすべての筋の解離が適応となる．Thumb in palm, 肘屈曲拘縮，前腕の回内拘縮，指には swan neck 変形をみるものとしている．

　(2) **痙直型とアテトーゼ型**：既述のごとく痙直型のものは手術適応となりやすいが，アテトーゼ型のものは多くの場合適応とならず，手術を行っても良結果は期待できない．1つの部に手術を加えるとほかの部に新たな

変形が追加されるのもアテトーゼ型のものに多い．また痙性麻痺も脳外傷とか，頸髄損傷によるもののほうがいわゆる脳性麻痺の場合よりも予後が良好とされている．

(3) **年齢**：術後における患者の協力と更生意欲は手術の予後に大きく影響する．また小児ではいまだ麻痺の型が一定せず，将来における機能の改善も望まれるのであまり早くメスをとることなく，麻痺状況が固定するまで待ったほうがよい．しかしとくに年齢の限界というものはなく，比較的単純な手術操作であれば4～5歳でも可能と思われる．また高齢者については更生意欲の問題とか，長年の習慣が大きく影響するのでメスをとることはきわめて危険である．

(4) **知能**：術後のリハビリテーションに協力する知能が必要でIQ 70以上が望ましいという．しかしこれも絶対条件ではない．

(5) **その他**：術後における十分な理学療法と観察期間が必要で，理論的に手術により機能が改善されうると考えられたときにのみ手術を行う．随意運動のない手に腱移行術を行っても無意味であり，知覚障害の強い場合にも良結果は望まれない．また，全身麻痺が強い場合にも手術適応とはならず，半身麻痺の症例が最もよい適応となる．

Ⅱ 各部位における変形の矯正手術

1. 肩関節の変形に対する手術

痙直麻痺による肩関節の変形に対し手術を必要とすることはきわめて少ないが，もし内転・内旋拘縮が強ければ分娩麻痺時に用いられるSever法，またL'Episcopo法が行われてよいであろう．また上腕骨の骨切り術も行われてよいが筆者には経験がない．

2. 肘関節，前腕の変形に対する手術

肘関節は屈曲位を，前腕は回内位をとるが，肘関節に対し手術を行うことはほとんどなく，前腕の回内変形に対してはときに切腱術，また腱移行術が行われる．Stoffelによる正中・尺骨神経枝の神経切除術も以前は行われたが，現在はほとんど用いられない．良結果の得られないことが多いからである．

前腕の回内変形は主として円回内筋と手関節屈筋の作用による．したがってこれらに対する手術が行われる．

a. 円回内筋の切腱術および移行術

橈骨外縁に沿って前腕のほぼ中央部に約5cmの切開を加え腕橈骨筋を背側によけて円回内筋の付着部を出し，腱部を切離，骨膜下に剥離してこれを手関節背屈位で短橈側手根伸筋腱に結節縫合で固定する．術後は肘関節直角位，前腕回外位，手関節背屈位でギプス固定を4～6週間継続，以後後療法にはいる．

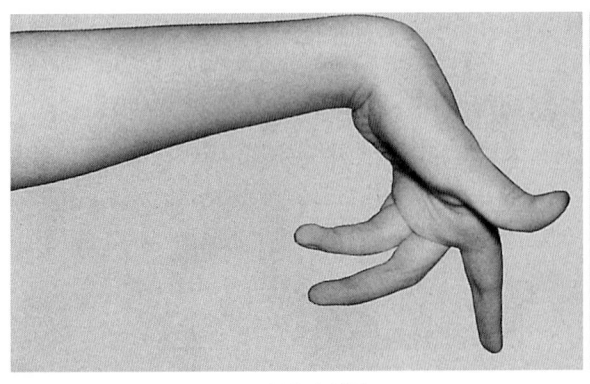

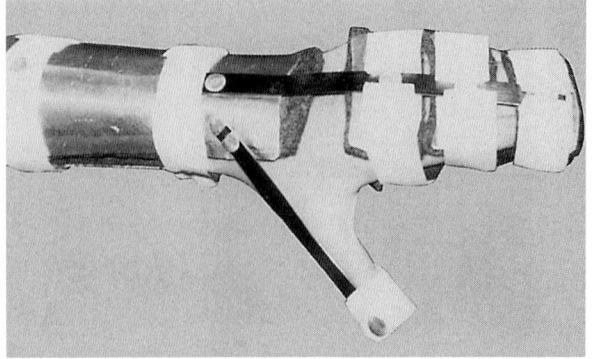

a. 来院時所見　　　　　　　b. 副子固定を行ったところ．

図27・1　痙性麻痺に対する副子固定
18歳，女．3年前，虫垂炎手術後3日目に左半身麻痺をきたした．

b. 尺側手根屈筋の移行術（Steindler法）

尺側手根屈筋の末端部に約5cmの縦切開を加えて豆状骨の付着部で腱を切断，筋をできるだけ中枢側に向かって剝離する．次に前腕の内側で該筋の筋腹上に約8cmの第2切開を加え末梢側に向かって筋腹の剝離を行う．両切開より尺側手根屈筋を十分に剝離し，筋を第2切開に引き出すが，剝離の際，尺骨神経，尺骨動・静脈を損傷しないよう注意する．なお，筋は周囲筋膜，また一部尺骨とも癒着しているので剝離はやや困難であるが，まず末梢側を十分に剝離して第2切開より腱移行鉗子を挿入，腱の末端をはさんで筋を反転しながら剝離を行えば比較的容易である．次に橈骨末端でその背側にL字の第3切開をおいて橈骨末端を露出，長母指伸筋腱と短母指伸筋腱の間にドリルで2つの穴を開けたのち，第3切開と第2切開との間に前腕背側をまわる皮下トンネルを作製する．さてこの皮下トンネルを通して先に第2切開に引き出した尺側手根屈筋を腱移行鉗子を用いて第3切開に出し，前腕回外位としその先端を橈骨末端につくった穴を通して骨に固定する．

術後は肘関節直角，前腕回外，手関節背屈位としてギプス固定を行い，4～6週間継続，以後運動練習にはいる．

以上はSteindler法であるが，この変法としてGreen法（1942, 1962）がある．これはSteindler法と同様，尺側手根屈筋を前腕の背側をまわして橈骨末端に出し，その先端を手関節背屈位で短橈側手根伸筋腱に縫合するもので前腕の回外作用と同時に手関節の掌・尺屈変形を矯正してこれに伸展作用を与えんとするものである．固定期間は少なくとも6週とし，以後cock-up splintを夜間副子として，また場合により日中にも使用せしめ数ヵ月間継続する．ただし回内変形を過矯正して回外変形をきたすことのないよう注意する．回外変形は回内変形よりかえって不便であるからである．

なお筆者は主としてGreen法を使用しており，先に述べた円回内筋の切腱術と合併することもある．Zancolli（1979）は屈筋のreleaseとともに尺側手根屈筋を剝離，これを骨間膜部に形成された開窓部を通じて背側に引き出し，先端を短橈側手根伸筋腱に縫合することを述べている．

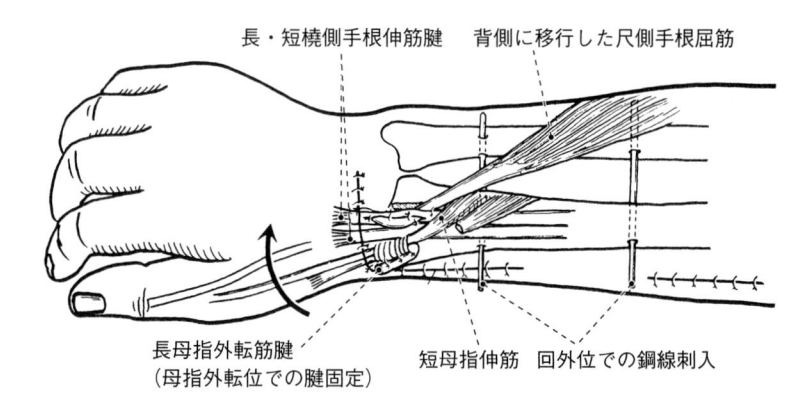

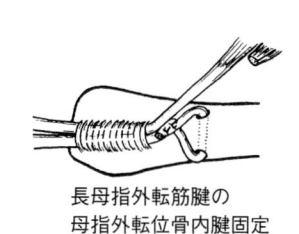

図27・2 Steindler法のGreen変法
図のごとくに腱移行し前腕を回外位に固定する．なお図では長母指外転筋腱を用いての腱固定，および骨固定法を示した．後者のほうがより確実なことはいうまでもない．

3. 手関節の屈曲変形

これは前腕の回内変形とも関連し，痙直麻痺において最も問題となる変形であって，屈筋のスパスムスが伸筋のそれより強力なために発生する．手術療法としては腱移行術，関節固定術，屈筋の release operation などが行われるが，手術適応は1〜2ヵ月間のギプス固定で経過を観察したのちに決定される．手関節と指の屈伸運動との間には互いに密な関連作用があり，手関節を屈曲して伸筋腱の腱固定性を利用し，はじめて指の伸展が可能となる症例が少なくない．もしかかる症例に不用意な手術が行われればもはや指の伸展は不可能になり，かえって手の機能は障害されることとなるからである．母指の外転作用も手関節の屈曲肢位としばしば密に関連し，手関節を尺掌屈してはじめて母指伸展が可能となる場合もあるので，いかなる肢位が最も適正な機能肢位であるかを決定する．また一定期間の手関節背屈位固定を継続すると，ある程度の随意性運動能力が回復してくる症例も少なくない．そしてギプス包帯除去後も指の筋平衡が保持され，痙直もいちじるしく軽減し，機能の改善をみることがある．このことは変形拘縮によって抑制されていた潜在性の随意運動能力がその抑制から解放されたことを示すものである．

さて以上により release operation か腱移行術また関節固定術かを決定するが，関節固定術は常に最後の手術であることを忘れてはならない．もし伸筋群の麻痺のために指の伸展ができないのであれば，手根屈筋を伸筋に移行して両筋群のバランスを得しめることが可能である．先に前腕回内変形の矯正のところで述べた円回内筋の移行，また尺側手根屈筋を背側にまわして短橈側手根伸筋腱に移行する Green 法もともに手関節の屈曲変形の矯正に有意義であり，そのほか McCue, Homer & Chapman（1970）は腕橈骨筋を力源としてこれを短橈側手根伸筋腱に移行することを述べている．腕橈骨筋は十分剥離すれば excursion も 3.0 cm 程度認められること，しかも強力で，とくに脳性麻痺の際においても最もコントロールの侵されない筋であるため，しばしば力源として利用してよい筋と考える．なお手指の屈曲拘縮除去のために用いられる前腕屈筋群の解離手術については後に述べることとする．Zancolli は group I の症例につき尺側手根屈筋に痙性と拘縮が強い場合，この腱の延長術により良結果を得ることが多いとしている．

次に手関節の固定時における固定肢位の決定には慎重でなければならない．普通手関節は 20〜25° 背屈の良肢位で固定されるのが常識であるが，痙性麻痺においては屈筋腱の緊張を増し，指および母指の伸展を不能にすることがあるので，手関節 0° 伸展位，また 5〜10° 屈曲位で固定することが多い．尺屈角度は母指の伸展・外転状況をみて決定する．いずれにしても固定肢位は一律にすることなくそれぞれの症例について決定されなければならない．もし指の運動が弱いながら可能で，手関節の屈伸運動も何とかできる場合には固定術は行うべきではない．1側のみの痙直麻痺で手関節に強い屈曲変形拘縮がみられる場合には美容上の目的で手関節の固定手術を行

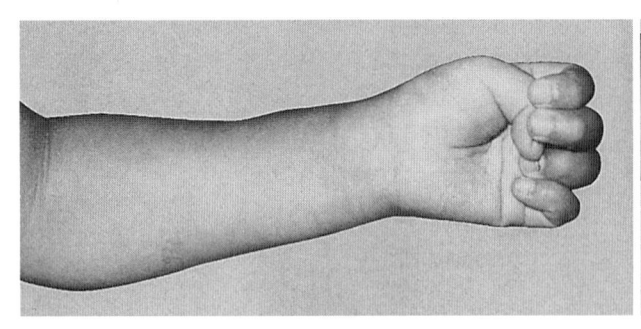

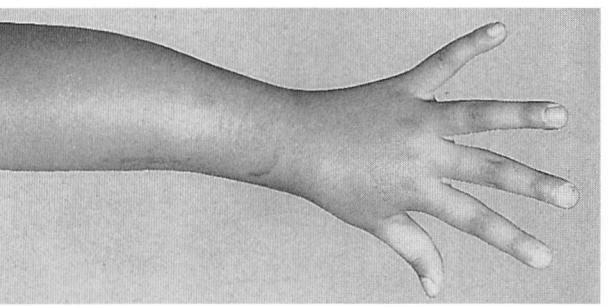

a.　　　　　　　　　　　　　　　b.

図27・3　5歳，女児の左半身痙性麻痺症例
a, b ともに術後の指の屈曲伸展状況で，手術は円回内筋の剥離と尺側手根屈筋を Green 法に従い短橈側手根伸筋腱に手関節背屈，前腕回外位で固定した．術後機能はかなり改善された症例

うことがある．これにより stretch reflex がなくなり，指の伸展が可能となる症例もときにあるという．もし手関節の背屈力が相当に強く，指の伸展のみが不能な場合には手根屈筋を指の伸筋腱に移行することがある．これについては後述する．

なお，小児における手関節の固定術は骨の成長を障害する恐れがあるので，軟骨面切除後は骨端線を破壊することなく epiphysis から中手骨基部の間を固定する．したがって 12〜3 歳以後でないと操作が困難である．固定方法については先に述べたのでここでは省略するが固定の期間は十分長くする必要があろう．

4. 屈筋，回内筋群起始部解離術

これは pronator-flexor muscle origin の **release operation** また **sliding operation** とも呼ばれ，手関節および指の屈曲変形が単に筋のスパスムのみでなく，これに myostatic contracture が加わっているような場合に拘縮を除去して伸筋と屈筋とのバランスを得さしめるのを目的として実施される．適応の決定には慎重でなければならないが，これには手関節の屈伸と手指の屈伸の相互関係を検討することが大切で，Swanson（1968）によれば手関節を 40°以上屈曲しないと指の伸展ができないとか，なお指に拘縮を認めるような場合に適応があるという．症例によっては局麻薬により神経ブロックを行って拘縮状況を調べるのもよいであろう．これにより筋の spasticity とか短縮の状況を知ることができる．

手術は Volkmann 拘縮の際における release op．，遅発性尺骨神経麻痺で尺骨神経の前方移動をする際の円回内筋，屈筋群の切離手術，また肘の屈曲再建のときに用いられる Steindler 手術の際の筋の切離などと同様であって，切開は上腕骨顆上部数 cm の部より内側にカーブして内上顆部を通過，のち肘尺側を下り前腕に出てからは少しく前面に向かって走り前腕のほぼ中央部に達する切開をおく．そして内上顆部に付着する筋群を骨膜下に切離，また尺骨の後内側面に付着する尺側手根屈筋も骨膜下に剝離するが，この際正中神経，尺骨神経よりの筋枝を損傷しないよう注意する．剝離は Volkmann 拘縮に対するほどでなく前腕の中枢 1/3 程度にとどめるべきであろう．母指の拘縮が強ければ長母指屈筋が橈骨に付着しているのでこれを骨膜下に剝離し，前腕の屈筋を一塊として末梢側に slide させる．その距離は 2〜3 cm でよいであろうが，この際尺骨神経は神経溝より剝離して内側に移動することが必要となる．なお slide の範囲と程度をどのようにして決定するかについては一定の基準はなく，手関節および指の拘縮程度を手で触れながら決定していく以外に方法はない．

なお Zancolli は group IIB に対して尺側手根屈筋腱を中枢に剝離し，橈・尺骨間に開けた窓を通じて背側に引き出し，短橈側手根伸筋腱に腱移行することを述べ，同時に腕橈骨筋を長母指外転筋腱に，長掌筋腱を骨間を通じて長母指伸筋腱に移行するという．肘に屈曲拘縮があれば lacertus fibrosus，および上腕筋筋膜を切離して拘縮除去に努める．

術後は肘 90°，手関節背屈，指中等度伸展位，前腕回

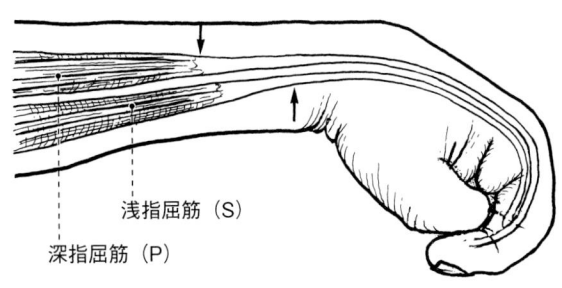

a. 手関節屈曲・指屈曲位変形を示す痙性麻痺手
矢印の部で深指・浅指屈筋腱を切離
浅指屈筋（S）
深指屈筋（P）

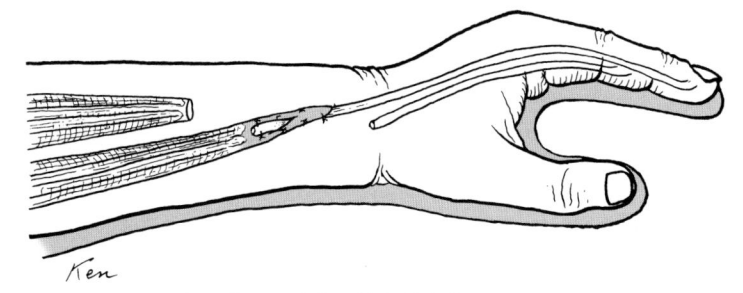

b. 深指屈筋腱を浅指屈筋と縫合する．
術後は，変形矯正位で副子固定を数ヵ月，またはそれ以上継続するが，なお再発傾向は否定できない．

図 27・4　S-P 腱移行術（Braun）
（津下：私の手の外科—手術アトラス，第 4 版，p.626, 2006）

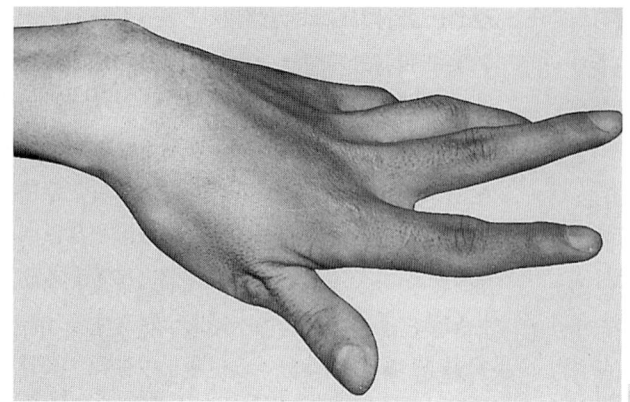

a. 術前所見

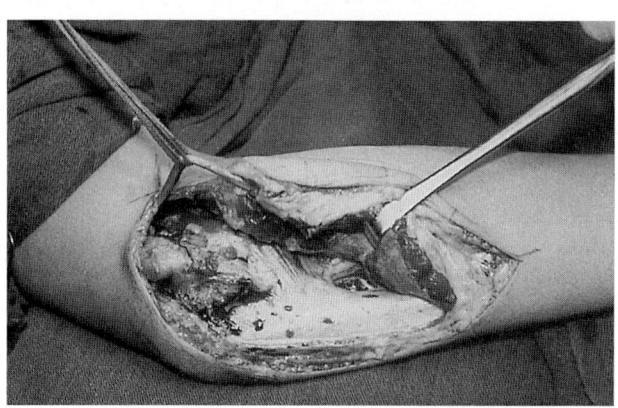

b. 手術所見でrelease operationを実施しているところ．なお，この症例においては母指内転拘縮に対して母指球筋のrelease operationも同時に行われた．

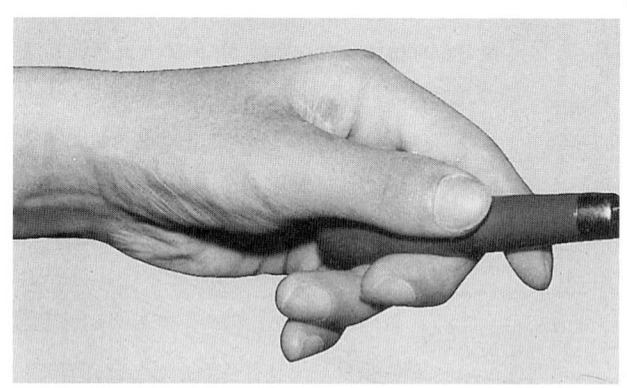

c. 術後のpinch状況

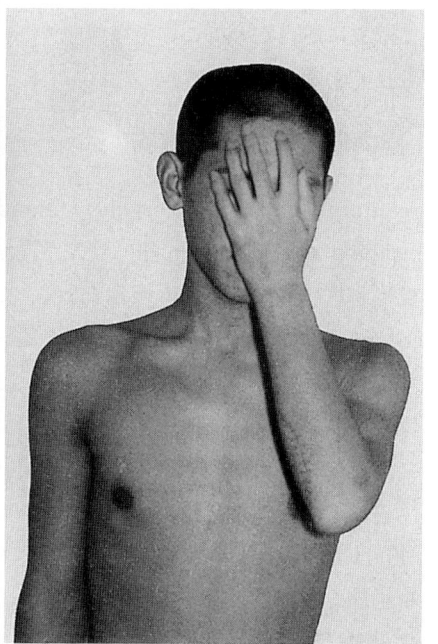

d. 術後の前腕の回外運動の回復状況

図27・5　17歳，男．左半身痙性麻痺

外位でギプス固定を行い，4週間固定，以後2～3週間は伸展位での副子固定を着用せしめ，さらに3ヵ月間はdynamic splintまた夜間副子を着用せしめる．

以上により手指の開閉は容易となって機能的にも形態的にも改善のみられることが多い．ただし剥離の性格上，浅指屈筋のreleaseが深指屈筋のそれより強めとなるためか術後に指のswan neck変形が発生しやすい点注意すべきであろう．

Ⅱ　各部位における変形の矯正手術　489

a. 長母指屈筋腱の延長①，母指球筋の release ②，また母指内転筋の release とか切離③，さらには MP 関節の固定術④などが行われる．

b. 橈側に reroute した長母指伸筋腱に腕橈骨筋を移行．長母指外転筋腱を腱固定，または骨固定して母指を外転・伸展位に保持することがある．

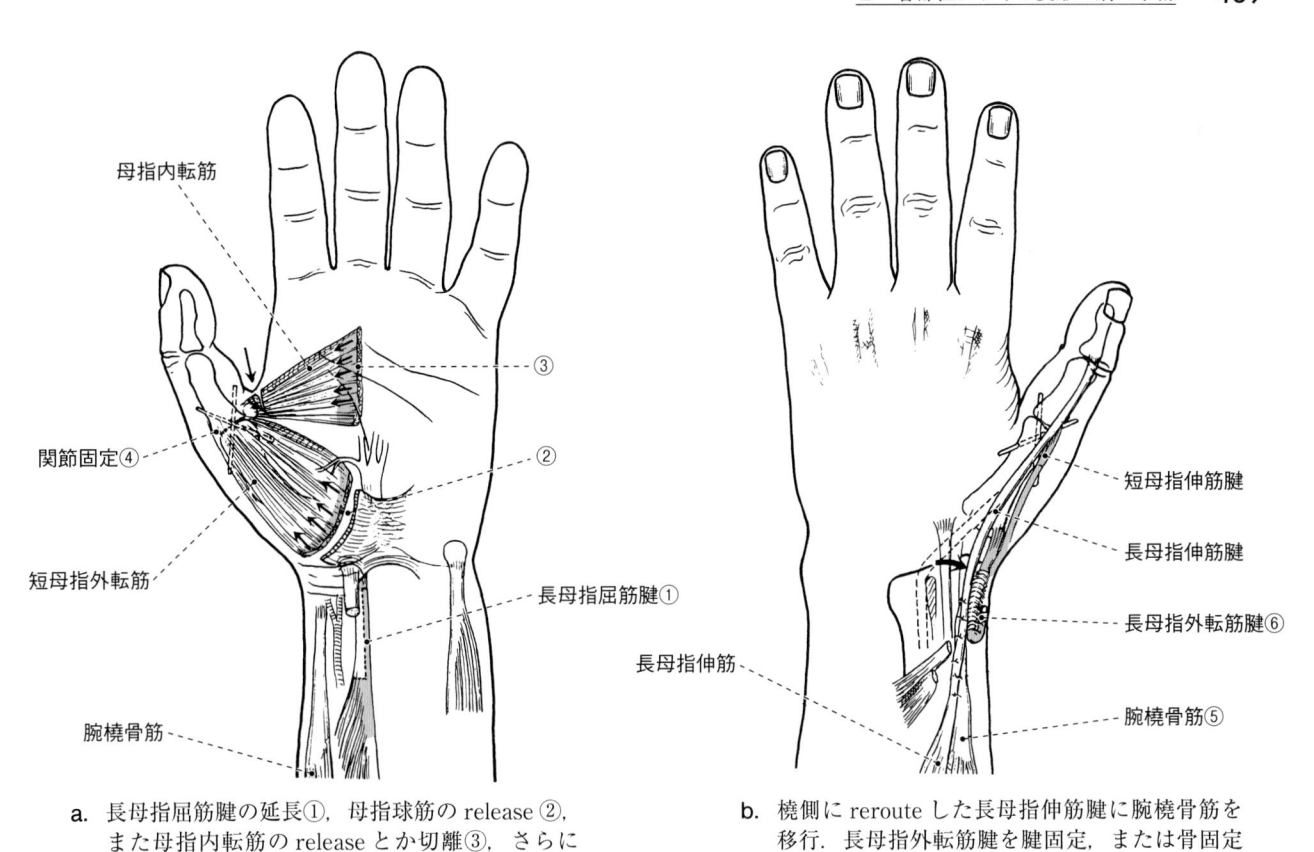

図 27・6　母指内転拘縮に対する手術

なお上記 release operation は小児の麻痺患者ばかりでなく脳卒中患者について実施するのもよく，尺側手根屈筋を背側に移行する Steindler 法とか，長母指屈筋腱の延長術を同時に合併するのもよいとされ，これについては Brown ら（1970）の記載がある．

そのほか浅指屈筋腱を前腕末梢で，深指屈筋腱を中枢で切り，前者を後者に移行・縫合する superficialis to profundus tendon transfer（STP）（Braun ら，1974）と呼ばれるものも報告されているが，筆者には経験がない．

5.　母指の内転拘縮

いろいろの程度のものがあるが，軽症例であれば手関節を尺屈するとか，掌屈せしめることにより伸展が可能であろう．もし重症例であれば長母指伸筋腱が MP 関節背側を尺側に脱臼して伸展作用を失い，かえって屈曲，内転の作用として働いていることがある．また母指球筋の麻痺と痙直の程度により母指にはいろいろの変形が追加され，長母指屈筋と長母指外転筋の作用はいっそう MP 関節の屈曲を高度とするであろうし，骨間筋，母指内転筋の拘縮は母指を内転せしめると同時に MP 関節の屈曲を増強して thumb-in-palm の状態が招来される．

母指内転拘縮に対する矯正手術

（1）母指中手骨の背尺側に縦切開を加えて拘縮した第 1 背側骨間筋を母指中手骨より骨膜下に剥離するとか，内転筋の基節骨付着部を切離する方法がとられることもあるが，これであれば術後母指に swan neck 変形が発生して（Matev, 1970）真の**母指内転拘縮の除去**とはならないことも多いので最近では内転筋，また母指球筋の起始部を release する方法がとられることが多い．すなわち切開は thenar crease に沿う切開とし，屈筋腱，血管，神経を尺側に引いて第 3 中手骨掌側を出し母指内転筋の起始部の剥離を行い，次いで短母指屈筋，対

立筋，短母指外転筋の起始部をvolar carpal lig.また手根骨より切離して拘縮のreleaseを行うが，この際尺骨神経の深枝および正中神経の運動枝を損傷しないよう注意することはもちろんである．また症例によっては第1背側骨間筋の剥離を追加するのもよいであろう．以上ののち母指外転位として圧迫包帯を行うが，この際母指中手骨を確実に外転せしめることが大切でMP関節が過伸展して指骨のみが外転位をとることがあってはならない．

(2) **長母指屈筋腱の延長術**：長母指屈筋腱の拘縮が強い場合には以上のrelease手術に合併して，または単独に長母指屈筋腱の延長を行うことがある．方法は手関節屈側に縦切開を加えて長母指屈筋の筋腱移行部を出し，この部の腱を斜方向，またはZに切断して腱のadvance法を行う．

(3) **腱移行術**：以上で拘縮は除去されてもなお母指の伸展・外転力に不足があると考えられる場合には腱移行術の追加を考慮する．力源としては腕橈骨筋とか橈側手根屈筋が用いられ，これらをrerouteされた長母指伸筋腱とか短母指伸筋腱，また長母指外転筋腱などに移行するのが普通である．一般に腕橈骨筋を力源とするのが望ましいとされ（Swanson, 1968, McCue, 1970），まず末梢端を切離，次いでこの筋を十分中枢側まで剥離して良好な可動性を得さしめてから長母指伸筋腱を筋腱移行部で切離，これをMP関節背側の切開に引き出し，次いで方向を変えて手関節橈側に引き抜き，この部で先に切離した腕橈骨筋と縫合するもので，橈側手根屈筋を力源とする場合（Goldner, 1955）もほぼ同様の操作を行えばよい．術後の固定は約6週間とする．そのほか長母指外転筋腱を筋腱移行部で切離し母指外転位で腱鞘に腱固定するとか，橈骨に穴を穿ち，これに腱固定する（Zancolli）のもよい方法と考える．

(4) **関節固定術**：固定術は腱移行術と合併して，また単独に行われ，既述のごとく母指MP関節の固定術が最もしばしば利用されるが，症例によっては母・示指中手骨間の固定術が必要なこともある．これの実施については別項を参照されたい．さてMP関節の固定は伸展位か軽度屈曲位としてrotationにはとくに注意し，固定期間は6～8週間であるが，その期間はX線コントロールにより確実に骨癒合が認められるまでとする．

6. 指の変形

指変形の大部分のものは屈曲変形であって手関節の屈曲変形の場合と同様，屈筋スパスムスと伸筋のそれとのバランスの乱れによるといってよい．そして手関節を背屈すると指の屈曲はいよいよ著明となり，手関節を屈曲位とした場合にのみ指は伸筋腱の腱固定性を利用してはじめて伸展が可能となる．かかる場合屈筋の拘縮を除いて伸筋の力を少しでも強くすることができればよいわけであるが，このためには次のごときいろいろの方法が行われている．

(1) まず術前に手関節背屈・指伸展位でギプス固定を行い経過を観察する．これにより屈筋が弱まり，伸展力がある程度回復することがある．もし屈筋が強く指の伸展作用が弱ければ尺側手根屈筋をちょうど橈骨神経麻痺に対するRiordan法の場合と同様に指伸展筋に移行してもよい．また深指屈筋の力が強力であれば浅指屈筋を切除してこれを伸筋腱に移行するとか，末梢側で切離した浅指屈筋腱を中枢側で切離した深指屈筋腱に移行して良結果が得られる場合も報告されている．ただこの際Swanson（1960）によれば浅指屈筋切除のためにPIP関節にswan neck変形が起こることがあるので，浅指屈筋腱の末端の一部を用いてこの関節を良肢位に腱固定しておいたほうがよいという（これについては後述）．

(2) もし浅指屈筋が強力であるのに対し深指屈筋が弱い場合にはDIP関節の過伸展変形が発生する．この際には手関節部で両腱を露出し，浅指・深指両屈筋腱を縫合するとか，DIP関節の固定手術が行われる．

(3) **Swan neck変形の矯正**：これについてはSwanson（1960, 1968）の詳細な報告があり，その矯正には

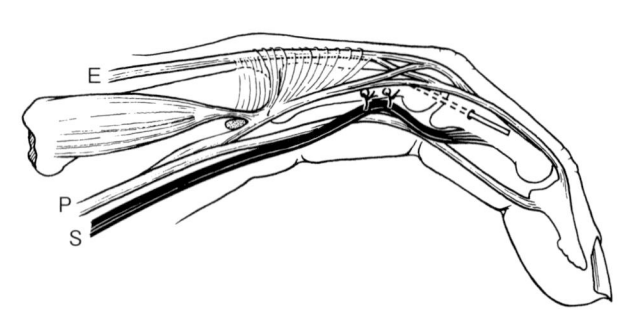

図27・7 Swansonによるswan neck変形に対するtenodesis法

彼のtenodesis法が最も適当であろう．ただし本法は深指屈筋が強力な場合にのみ行われ，もしこれが弱いようであれば行うべきでない．本変形の発生原因は必ずしも明らかでないが，単なるintrinsic muscleのspasmによるのではなく手関節の屈曲変形によるcentral bandとlateral bandのバランスの乱れが重要な要因をなしているものと考えられる．

手術方法：PIP関節から基節の部に側正中線切開をおいて腱鞘を出し，これを縦に裂いて屈筋腱を露出する．次に掌側関節囊，volar plateを剝離して局所の解剖を明らかにしたのち基節骨掌側の骨膜剝離を行う．以上ののちlateral bandを背側によけながら基節骨頸部にドリルで背側方向から掌側に向かって斜めに2つの穴をあけ，これにwireを通してPIP関節20〜40°屈曲位として浅指屈筋腱を固定する．この際PIP関節にはKirschner鋼線を刺入しておく必要がある．術後は4週間ギプス固定を行い，ギプス除去後も2週間は副子を使用せしめる．Kirschner鋼線の除去は8週後とする．

(4) そのほか示指の尺側偏位に対して浅指屈筋腱をlateral bandに移行して骨間筋の機能を強力ならしめるとか，MP関節の固定術を行うこともある．

いずれにしても痙性麻痺手に対する観血療法は医師の手の外科一般に対する知識と経験，それに長期間にわたる観察と熱意，また患者の積極的な協力なくしては良結果は望みえない．軽々しくメスをとることはかえって機能を障害することとなるので注意する．

第28章 微小外科（マイクロサージャリー）

　Carrel（1902）に始まった血管外科はJacobson（1960）の顕微鏡の導入により外径1mm前後の血管吻合も可能な微小血管外科となり，上腕はもちろん前腕および手においてもその応用の範囲は著しく拡大された．

　一方，上肢の外傷に際して血管損傷の合併する率は高いが，固有の動脈が損傷しても副血行路による循環系の自然回復などにより，必ずしも再建の必要はないと考えられた時期もあった．しかし，Kleinertら（1963）の損傷血管の修復報告や，Malt（1962）あるいは井上（1962）らの切断肢再接着，あるいは小松，玉井（1968）の切断指再接着の報告以来，今や血管縫合は手の外傷治療にとってきわめて重要な，というよりも必須の手技となった．

　一方，DanielとTaylor（1973）や波利井（1974）が報告した遊離皮弁や，生田（1975）や波利井（1975）が報告した遊離筋肉移植，あるいはTaylor（1975）の血管柄付き骨移植も手の機能再建には重要な手技となった．なお，神経の手術も顕微鏡を用いることが現在では基本的な手技となっているが，本稿では外傷の治療の一端として簡単に述べることとした．

I　縫合材料と手術器械

　微小血管吻合材料として現在最も広く用いられているのは，ナイロン糸の8-0ないし10-0である．針も糸の太さと同様に，血管の直径によって適切なものが選択される（表28・1）．

　手術器械も当然マイクロサージャリー専用のものを用いるべきであり，現在多くの種類の器機が発売されているので，これらの中から自分の使いやすいものを選んで，その機種に習熟することが重要である（図28・1）．

表28・1　縫合糸の種類と選択基準（USP規格）

糸号数	縫合糸直径（mm）	抗張力（外科結, kg）	血管の直径と種類	
11-0			1.0〜0.3 mm	指末節，指背側静脈
10-0	0.013〜0.025		1.5〜0.8 mm	脳皮質動脈，シルビア動脈／指中節〜基節，皮膚栄養血管
9-0	0.025〜0.038	0.03	2〜3 mm	前後小脳動脈／手掌内〜前腕動脈，足部動脈
8-0	0.038〜0.051	0.05	3〜4 mm	脳底動脈／前腕〜上腕動脈，下腿動脈
7-0	0.051〜0.076	0.08	4〜5 mm	内頸動脈／上腕・大腿・下腿動脈
6-0	0.076〜0.102	0.14	5〜6 mm	総頸動脈／上腕・大腿動脈

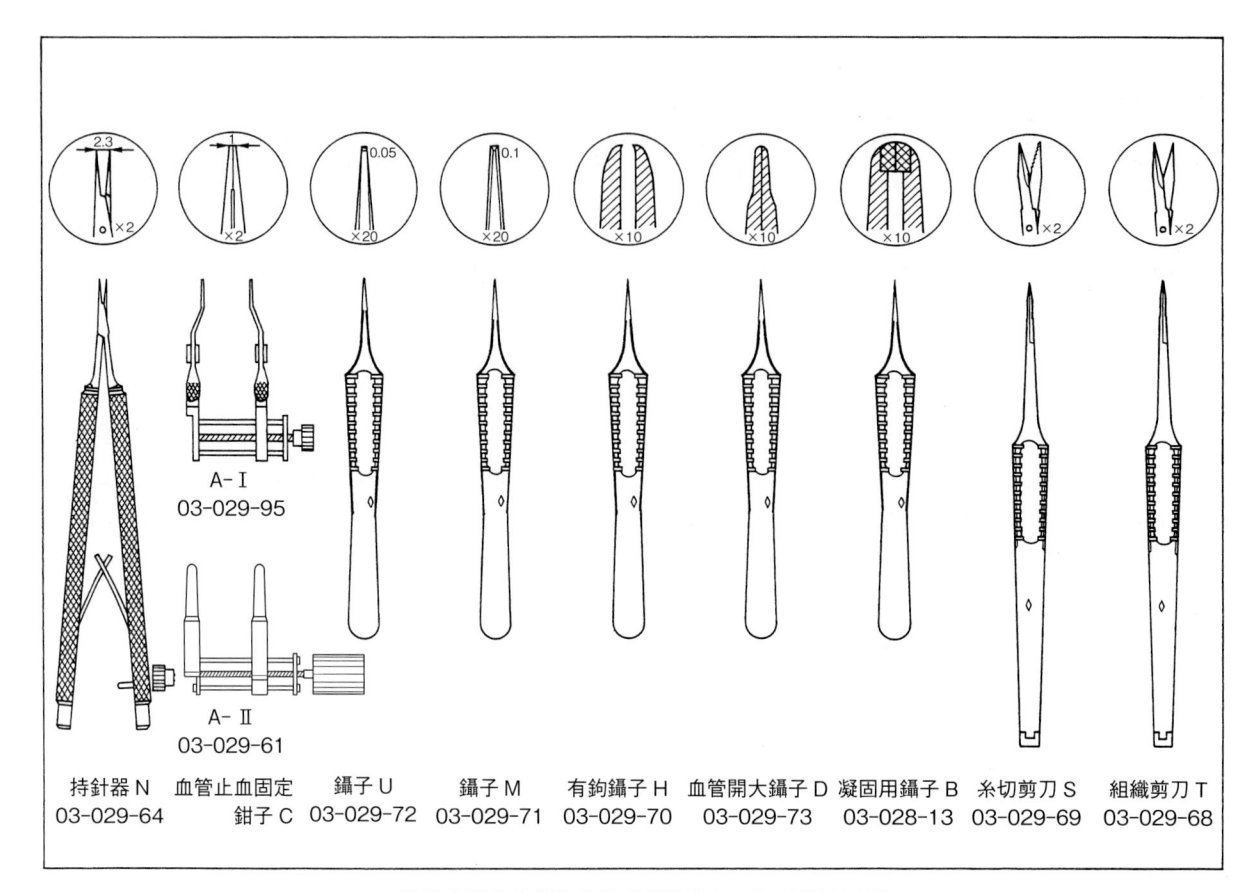

第28章 微小外科（マイクロサージャリー）

a. 生田式微小血管縫合用手術器機セット（瑞穂医科）

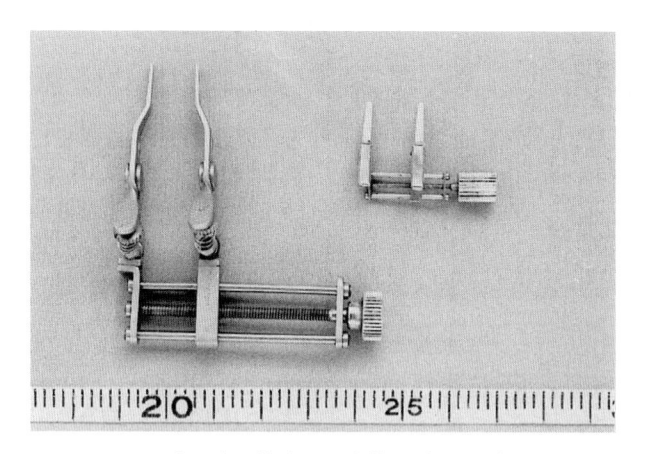

持針器 N　03-029-64
血管止血固定鉗子 C
鑷子 U　03-029-72
鑷子 M　03-029-71
有鉤鑷子 H　03-029-70
血管開大鑷子 D　03-029-73
凝固用鑷子 B　03-028-13
糸切剪刀 S　03-029-69
組織剪刀 T　03-029-68

A-Ⅰ　03-029-95
A-Ⅱ　03-029-61

b. 生田式血管止血固定鉗子（大，小）

図28・1　マイクロ用手術セット（生田式）

視力の補助として，手関節高位ではルーペの使用で十分との考えもあるが，この部位の血管でも手術用顕微鏡を使用したほうがよいと考えている（図28・2）．

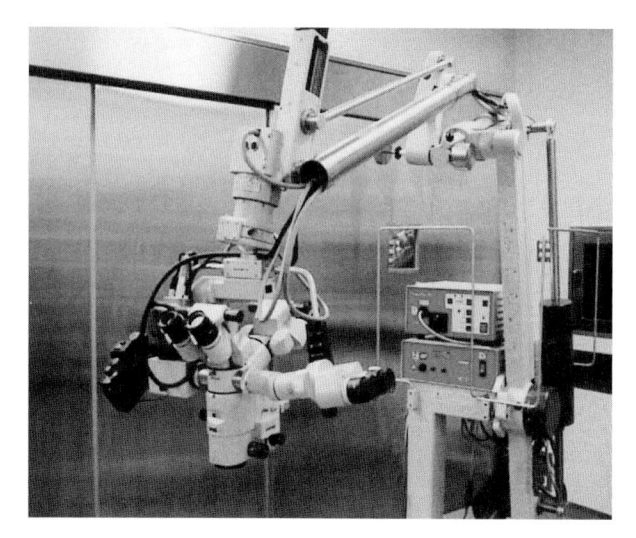

図28・2　Zeiss社手術用双眼顕微鏡

II 端々吻合

2本の鑷子，または鑷子と剪刀を用い，注意深く結合織と筋組織を分離して目的とする血管を露出する．分離した血管の断端を，血管の直径に適した大きさの血管止血固定鉗子を用いて固定する．外膜を縫合の邪魔にならないよう，必要最小限切除する．通常，外膜のみを鑷子でつまみ，引っ張りながら血管断端とほぼ同じところで切断すると，外膜は退縮し縫合針を刺入すべき内膜が露出される（図28・3）．次いで血管内腔をヘパリン加生理的食塩水で洗浄し，血管内に貯留した血液や血塊を洗い流してから内膜の状態を観察する（図28・4）．内膜に損傷や変性があればその部分を切除する．次に，適度の緊張下に縫合できるようにこの両断端を引き寄せる．あまり接近しすぎると針の刺入が困難となり，刺入点の決定も難しくなる．緊張が強い場合には周囲組織の剝離を追加し，無理な張力がかからないようにする（図28・5）．次いで血管の縫合を開始する．第1針目の針の刺入が最も難しく，またその位置によって2針目以後の縫合操作

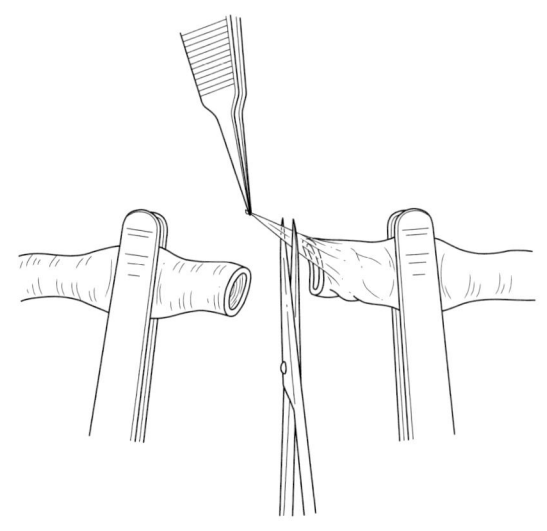

図28・3　外膜切除法
外膜切除は広すぎないように注意が必要である．外膜のみを鑷子ではさんで引っぱり，血管断端あたりで切除すると適当な範囲が切除される．

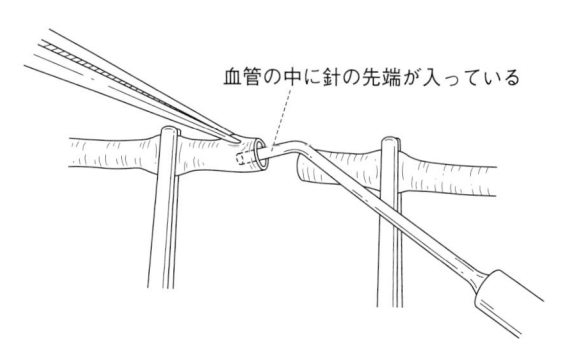

図28・4　血管内の血液や凝血を洗い流して内腔をよく観察する．

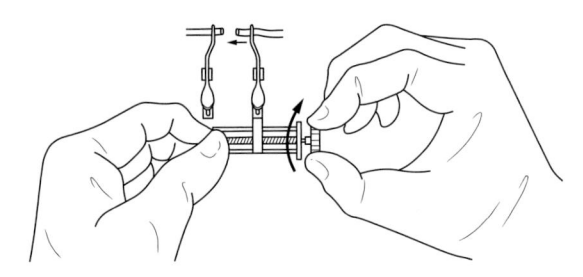

図28・5 止血固定鉗子に調節ネジのあるものでは，これをまわして簡単に血管断端間の距離を調節できる．縫合時に無理な張力がかからないように調節する．

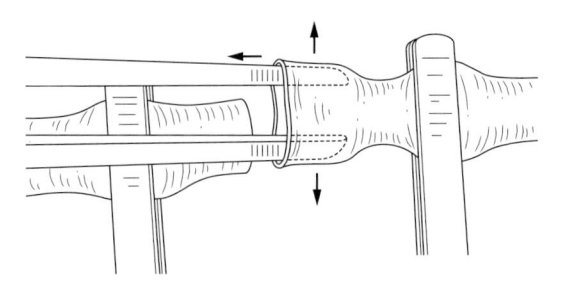

図28・8 血管を拡大すると縫合操作がやりやすくなる．血管拡大用の鑷子を使用する．

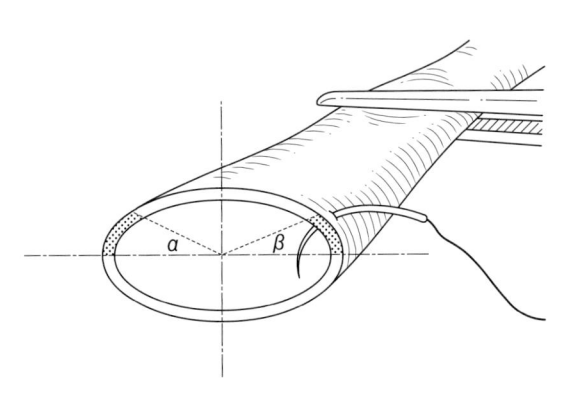

図28・6 最初の縫合部位（stay suture areas）
最初の第1針は支持糸となる．αかβの領域に刺入するのがよい．第2針目は，最初の刺入点と反対のβかαに刺入することになる．

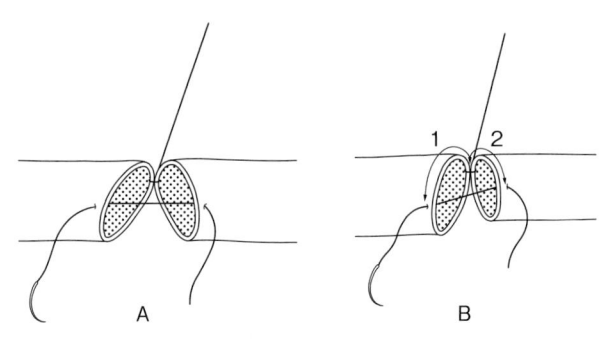

図28・9 第2針目の刺入部位
血管径が等しい場合には，第1針目から等距離になるように刺入する（A）．直径に差がある場合には，その円周の差の比率で刺入点を決定する（B）．すなわち，1と2は必ずしも等しくない．

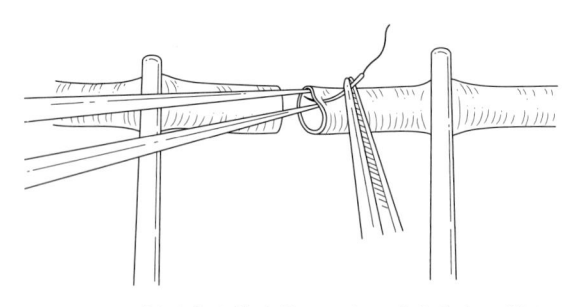

図28・7 鑷子を血管内腔にいれて支えとし，第1針目を刺入する．

の難易が決定されてくるので，細心の注意を払う．最初の縫合場所と鉗子の位置関係は，図28・6に示すように，鉗子に一致する線よりやや手前のαまたはβの領域である．針を刺入する際の最も簡単な方法は，図28・7に示すように鑷子を血管内腔に挿入する方法である．理想的な針の刺入部位と角度は，血管断端から針の直径の3倍程度（0.3 mm程度）の点で，やや斜方向に刺入して一度完全に内側に引き抜いた後，反対側の血管壁の同時刻の部分で針を刺入し，刺入側と同様の点に内側から外側に向けて刺入し外側からこれを引き抜く．刺入する点が断端から離れすぎると血管壁がたくれこみ，内面の凹凸の原因となり，血栓形成を誘発する．結紮するときに，血管壁が内腔にめくれ込まないよう，すなわち内膜と内膜が接するように心がける．もし血管腔が小さかったり収縮しているような場合には，血管拡大鑷子でゆっくりと血管径を拡大する（図28・8）．結紮は持針器と鑷子を用いて行う．結紮後の縫合糸の一端は，長く残しておき支持糸とする．

第2針目の縫合は最初の縫合操作とまったく同様に行うが，その刺入点は1針目をαゾーンに刺入したのであれば2針目はβゾーンに刺入する（図28・9）．第2針目の縫合糸も，第1の縫合糸と同じく支持糸として利用するために一端を長めに残す．

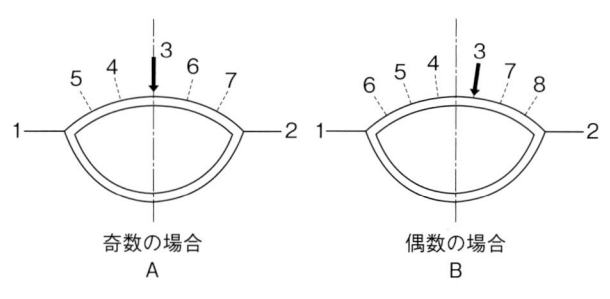

図28・10 第3針目の刺入部位
奇数の縫合が必要と考えられる場合には，2本の支持糸の間の中央へ，偶数の場合にはやや中心から離れた部位へ刺入する．1針目と2針目は支持糸となっている．

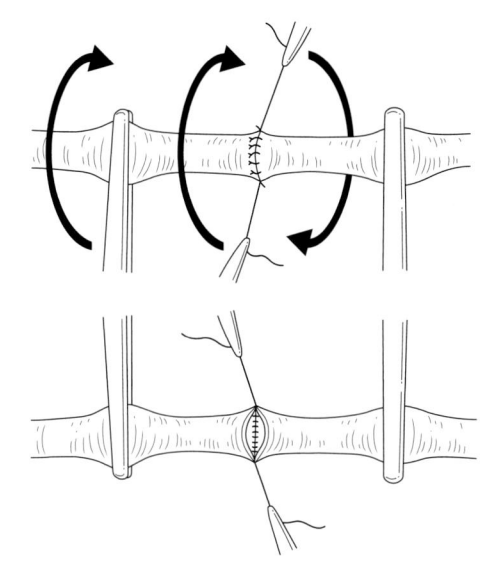

図28・11 半周縫合後の血管の反転
半周の縫合が終了したら，止血固定鉗子，支持糸固定鉗子ともども血管を反転して残り半周を縫合する．

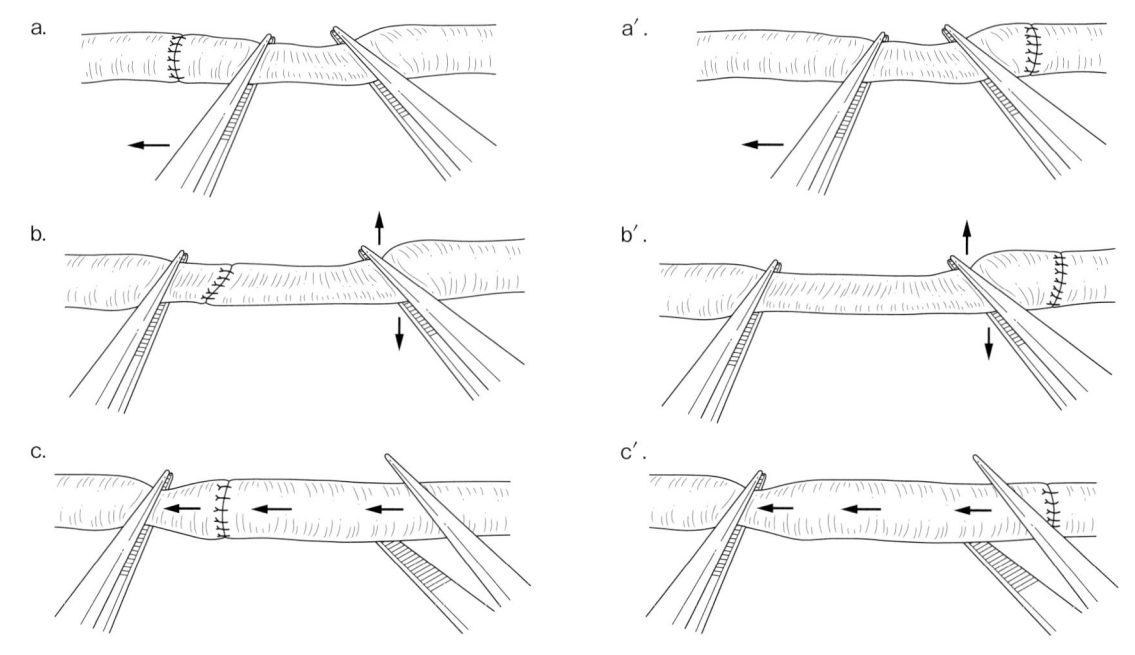

図28・12 開存試験 (patency test)
(a) 縫合部より血流の中枢部分（動脈では中枢，静脈では末梢）の2カ所を鑷子で軽く圧迫し，(b) 縫合部に近い鑷子を圧迫したまま移動させて縫合部を越え，(c) 中枢側の鑷子の圧迫を除去する．開存している場合には，縫合部を越えて血液は流れる．
縫合部を鑷子で圧排する危険性を避けるためには，a′，b′，c′のように，縫合部の下流で同様の方法を行い，開存性を検査する．

縫合数は血管の直径によって異なるが，理想的には最小の縫合数で出血がない程度の縫合がよい（図28・10）．0.5 mm前後の血管には4～8針，1.0 mm前後では8～10針，1.5 mm前後で10～16針程度であろう．同径の静脈においてはやや縫合数は少なくてよい．血管の前面半分が縫合されたなら，止血固定鉗子とともに血管を反転し，残り半周を縫合する（図28・11）．血管の反転後も再度血管内腔を十分に洗浄し，血液や血塊を洗い流して血管壁の内面から前面の縫合状態を観察する．縫合が不均一であったり，縫合糸が内膜まで十分かかっていない場合や，外膜が陥入している場合には前面の縫合をやり直す．縫合部位や方法は前面の縫合と同じであるが，針を刺入する際に反対側の内面を損傷しやすいので注意する．

全周の縫合が終了したら止血固定鉗子を除去するが，動脈の場合は末梢から，静脈の場合は中枢からゆるめて様子をみる．鉗子を完全に除去した後，接合部から多少の血液の漏出があっても，数分間ガーゼで軽く圧迫するだけで止血可能である．

血管縫合部を血液が流れているか否かを確かめるには，血流から判断して縫合部の下流を2本の鑷子で圧迫し，この2本の鑷子の間の血液を下流に押し出し，上流の鑷子の圧迫をゆるめ，この部に血液が充満することで縫合部の血流を確認する（図28・12）．

静脈端々吻合は基本的には動脈の場合と同様であるが，静脈壁は薄く，血液が充満していない場合は扁平となるために，目的外の部位に針を刺入する危険性が高くなるので注意する．外膜切除は必要最小限とし，血管壁の確認のためへパリン加生理的食塩水を十分使用して，洗いながら顕微鏡でよく観察する．

このほか端側吻合の必要な場合もあるが，専門書に譲ることとする．

III 切断指再接着手術

1900年代初頭より実験的に切断肢再接着の試みがなされるようになり，臨床的にはKleinert（1963）の上肢不全切断再接着症例の報告が最初である．数々の基礎的研究の積み重ねののち，微小血管吻合技術を用いて完全に切断された指の再接着に臨床上成功したのは小松，玉井（1968）である．その後，微小血管吻合技術の確立，普及に伴い，切断指肢再接着術は一般の救急医療の場において不可欠なものとなるまでに発展を遂げてきた．

a. 適応

患者の全身状態，社会的条件，個人的条件や医療側の技術的問題，施設，スタッフなどの条件，さらに専門的な観点からの適応に加えて，遠隔成績からの機能的予後を考慮して適応を決定するべきである．

再接着手術は長時間を要することがあり，全身状態の検査は入念に行う．高血圧症，動脈硬化症，糖尿病などの全身合併症のある場合には適応決定に慎重を期する．また精神疾患を合併している場合にも適応は限られる．

適応を決めるうえでのほかの大きな因子の1つは年齢である．高齢者，とくに70歳以上では神経回復などの機能回復の問題，隣接指への影響などを考えると適応は少ないと考える．小児においてはいかなる場合にも全身的な状況が許せば再接着を試みるべきである．

断端の状況を考えた場合，鋭利切断では良好な機能的回復が期待できるので適応となるが，挫滅切断の場合，挫滅程度が少なければ適応はあるが，高度な場合には機能的予後も不良となるために適応は限られる．

切断されてから血流再開までの時間も適応を決定するうえで重要な因子となる．一般的に冷却操作を加えない状態であれば切断後6～8時間，冷却すればその2倍の時間までが適応とされるが，阻血状態を厳密に区別することは困難である．

そのほか，術後の機能回復からみた適応を考慮する必要がある．一般に再接着の必要性は中枢になればなるほど高くなるが，機能的予後は反対に末梢になるほど良好である．機能的予後からみた場合，DIP関節より末梢では優れた機能回復が得られ，また爪の有無は指の外観上重要な位置を占めており，技術的に可能であれば再接着を試みるべきと考えられる．しかし，この部位での切断では欠損しても機能的喪失はほとんどないため，再接着の適応に関しては賛否両論がある．MP関節からDIP

関節の間の切断では機能的予後が良好でないために，単指切断では一般に適応はないとされているがこれにも賛否両論がある．一方，母指では欠損による機能的喪失が大きく，可能なかぎり再接着を試みるべきである．MP関節より中枢ではすべての症例に適応がある．

b. 麻酔方法

伝達麻酔でも可能であるが，不測の事態に備え全身麻酔で行うのを基本としている．覚醒状態で手術台の上で仰臥位（同一姿勢）を長時間続けることは患者にとっては非常に苦痛なものである．

c. 切断端の処置

少なくとも院内に搬送されてからは切断指は冷却して保存するが，手術の始まる前にその断端の消毒，洗浄を行い，顕微鏡下に神経，血管，腱を同定し，6-0 ないし 8-0 ナイロン糸を用いて目印を付けておく．神経・血管束は橈・尺側ともに丁寧に観察して同定しておくことが手術を迅速に行ううえで非常に重要である．指背部で吻合可能と思われる静脈も，できれば 2, 3 本確保しておくとよい．以上の操作が終了した後は再び冷却保存しておく．図 28・13 は，病院に切断指が運ばれるまでの保存方法を示す．

切断中枢端の処置は麻酔下に行う．断端からの出血が著しい場合は駆血帯を使用する．消毒（イソジンあるいはヒビテン液を使用），洗浄を十分に行い，断端の状態を評価する．あらかじめ撮影した X 線写真を参照しながら損傷状況を観察し，顕微鏡下に神経，血管の同定を行って目印をつける．この際，皮切の延長は最小限にとどめるべきであるが，確実な同定と観察を行うことが肝要である．

d. 骨接合

骨折端が粉砕されていれば，それらを除去して骨折部が安定するようにする．粉砕されていない場合でも神経・血管吻合をより簡単に，確実に行うために骨を少し短縮して接合する．関節を含む切断においては，小児の場合はできるだけ関節を温存するように努めるが，成人例では術後の機能的予後を考えると関節の温存にこだわることなく，血管吻合を確実に行えることを優先し，短縮や関節固定を行う．骨の固定法は，2 本の Kirschner 鋼線による交差固定が簡単で確実である．この際，指の回旋変形が生じないように十分注意する．

e. 腱縫合

縫合可能な腱はすべて一次的に縫合するのを原則とする．縫合方法はループ状ナイロン糸を用いた津下法が簡便で，かつ確実である．腱移行や腱移植は二次的に行うべきである．

f. 血管吻合

切断指の血行を早く再開し，静脈吻合を容易にするという観点から，動脈の吻合を静脈より先に行う．吻合する血管の数は，最低動脈 1 本と静脈 1 本であるが，できるだけ複数の血管を吻合すべきで，静脈は動脈より 1 本以上多く吻合する．うっ血が持続すれば早晩血栓が生じ，血流は途絶する．

動脈吻合に入る前に切断端の観察を行い，内膜損傷や動脈硬化性病変のないことを確認する．良好な切断端が確保できた時点で駆血を解除し，良好な出血があることを確認する．出血がみられない場合は中枢部での血管攣縮か損傷が考えられ，攣縮であれば温水で暖めたり抗血管攣縮薬を投与して待期する．多くの場合 30 分もあれば攣縮は消失する．通常指動脈は母指から環指までは尺側が太く，こちらから吻合を開始するが，損傷の程度により橈側から吻合する場合もある．

端々吻合が困難な場合には，断端間に手関節部掌側より採取した静脈を移植したり，反対側指動脈や隣接指の指動脈を移行して血行を再建することもある．

引き抜き損傷例や母指球部での切断，あるいは母指球筋の挫滅がある場合にはしばしば静脈移植が必要で，この場合には切断指側にあらかじめ静脈移植を行っておく

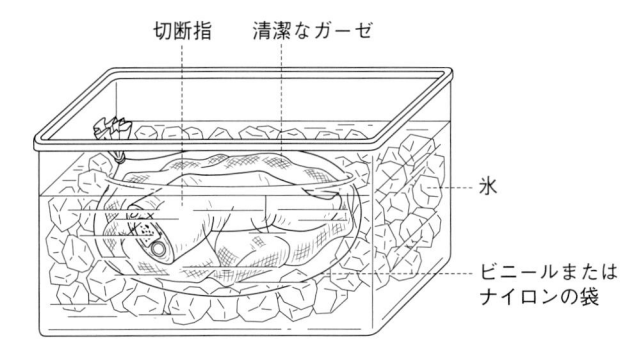

図 28・13　切断部分の保存方法
なるべく清潔な布かガーゼに包み，その外側をナイロンやビニールの袋で包み，密封して氷で冷却する．外側の容器はアイスボックスや魔法ビンなどを利用するとよい．

とあとで血管吻合が容易となる．

静脈吻合は動脈吻合のあと，還流の良好な静脈を選んで行う．末節部切断例でも静脈吻合はできるかぎり行うべきであるが，不可能な場合には指先部を切開して出血を促したり，医用ヒルを使用して指先部から血液を流出させる．

g. 神経縫合

指部切断では神経縫合は最後に行うが，それより中枢では，走行上神経縫合を先に行わざるをえない場合もある．手掌部から指部では epineural suture を，手関節レベルより中枢では epi-peri-neural suture を行う．縫合に先だって神経の損傷程度の評価を行うが，これは困難なことも多く，血管損傷の範囲に準じて切除し，また端々縫合の困難なときには神経移植を行う．神経採取は前腕尺側（前腕内側皮神経），手関節背側（後骨間神経），下腿後外側（腓腹神経）が選択される．

h. 創閉鎖

ほとんどの場合，単純な皮膚縫合で創閉鎖可能であるが，皮膚欠損があったり，膨脹が強く単純閉鎖が困難な場合には，Z-plasty や局所皮弁の応用，あるいは植皮を行うべきであり，場合によっては有茎皮弁移植を行うこともある．多少なりとも血行に不安がある場合には一次的な閉鎖は慎まなくてはならないが，感染防止のためにも何らかの方法で一次的創閉鎖に心がけることが重要である．

i. 薬物療法

血管吻合に問題がなければ抗凝固療法は必要ないという意見もあるが，筆者らは血流再開直前から行うのを原則としている．血流再開前から再開直後にかけて低分子デキストラン 100〜200 ml 単位を滴下し，その後，毎時間 30〜40 ml 単位を術後 1 週間持続投与する．そのほかウロキナーゼ製剤やヘパリンを併用して投与する．ヘパリンの投与は年齢や合併症に注意して慎重に行う．

抗生物質の投与は来院時から開始し，術後約 5 日間行う．切断端は汚染されていることが多く，また軽微な感染でも創部の腫脹の原因となり，血管吻合部を圧迫し，血流障害の原因となることがあるからである．

j. 術後管理

患肢の固定，挙上，保温は厳守する．患指のモニタリングにはさまざまな方法があるが，筆者らは術直後から数日間は 2 時間ごとに，表面皮膚温度と capillary refill（爪や指先部を圧迫して虚血させ血液の還流する速度，程度をみる方法）を観察し，その後は観察時間間隔を漸次延長していく．

k. 術後循環障害と対策

再接着指の循環障害はほとんどの場合，術後 48 時間以内に発生するので，この間は十分な観察が必要である．そのほか寒冷にさらされたり，喫煙したり，抗凝固療法を中止した直後にも循環障害は発生しやすいので注意が必要である．そして，循環障害が発生したなら，できるだけ早期に再手術を行い，切断指の血行を回復しなくてはならない．

循環障害の指標としては，皮膚の色調の変化が最も重要である．動脈性の障害の場合には指は蒼白で斑点状となり，静脈性の場合には紫色から青藍色で斑点状となる．Capillary refill は動脈血栓では非常に遅く，何回も行うと refill はみられなくなる．静脈血栓では，繰り返し行うと指の色はだんだんとピンク色に戻ってくるが数分で紫色になる．皮膚表面温度が経時的に正常より 2℃ 以上低下したら循環障害を疑わなくてはならない．

IV 神経・血管損傷に対するマイクロサージャリー的処置

神経・血管損傷での処置にはマイクロサージャリー的手技が必須であり，手関節より遠位の神経・血管損傷の修復には手術用顕微鏡を用いるべきである．

a. 神経損傷の処置

Seddon 分類によれば，神経損傷は神経線維が断裂しないで伝導障害のみの neurapraxia，軸索が断裂し神経周膜が断裂していない axonotmesis，神経周膜が断裂している neurotmesis がある．正常神経，neurapraxia，axonotmesis は肉眼的に神経の連続性は保たれ，受傷時に損傷程度の判別が困難なことが多いが，いずれも神経縫合術の対象にならず，neurotmesis のみが神経縫合術の適応である．

1) **切創，圧挫創** 受傷時のほうが損傷の程度や範囲を識別することが容易である．神経が断裂している場合には原則として一次的に神経縫合または神経移植を行う．神経移植が必要な場合の神経採取部位として腓腹神経，前腕内側あるいは外側皮神経がある．指神経欠損に対しては手関節背側で採取できて，かつ知覚欠損を生じない後骨間神経を移植に用いるのもよい．神経縫合部や移植部周囲の軟部組織の血行が不良な場合は，神経縫合や移植を行っても回復が不良なため，局所または遠隔皮弁による移植床の改善や血管柄付き神経移植術が必要である．

神経損傷で外科的処置が必要になる場合は，肉眼的に断裂している場合，すなわちSeddon分類のneurotmesisであって，neurapraxia（伝導障害のみ）やaxonotmesis（神経周膜は断裂していない）などは適応とならない．

断裂部の欠損がない場合には神経縫合を行うこととなり，損傷が広範囲に及ぶ場合，あるいは欠損が認められる場合には神経移植が選択される．

2) **神経縫合** 一見鋭利切断と思われても，顕微鏡下で観察すると断端に挫滅が認められたりすることが多いので，一般には断端を切離し直して縫合することが多い．また，断端の新鮮化により欠損と同様になることもあるので，神経のみを末梢と中枢に小範囲剝離・分離して縫合に備える．

神経の直径は，成人の前腕では10.0〜5.0 mm程度，指では3.0〜1.0 mm程度であるので，縫合には8-0ナイロン糸が適当である．小児では10-0を用いる場合もある．

縫合方法としては神経外膜縫合，神経周膜縫合および神経束縫合があるが，筆者らは一般に神経外膜縫合を行っている．

3) **神経移植** 神経の損傷部を新鮮化して，断端を縫合するために引き寄せてみて合わせることができない場合には次のように処置する．まず関係する関節があればこの関節を軽度屈曲させ，接合可能であれば直接の端々縫合，不可能であれば神経移植を選択する．関節の屈曲の程度は重要であるが，目安としては術後3週間の固定ののち，訓練で関節拘縮を残さないで，かつ完全伸展が可能であろうと考えられる程度である．

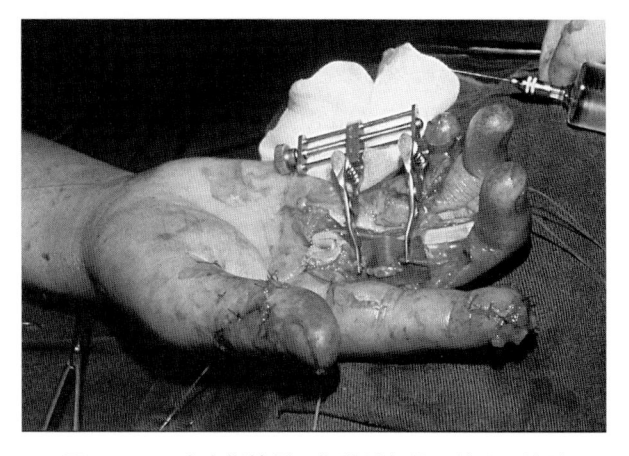

図28・14 右中指橈側の指動脈欠損に対する静脈移植

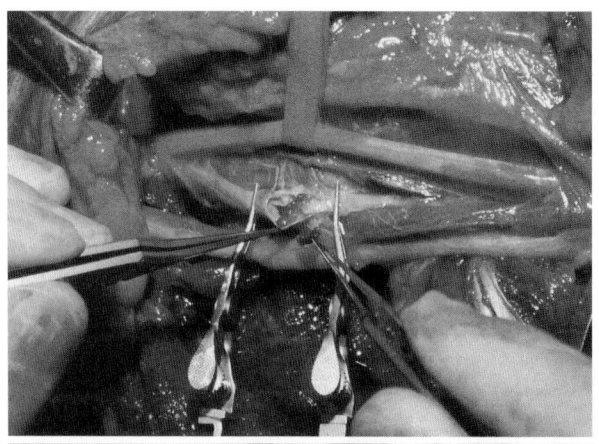

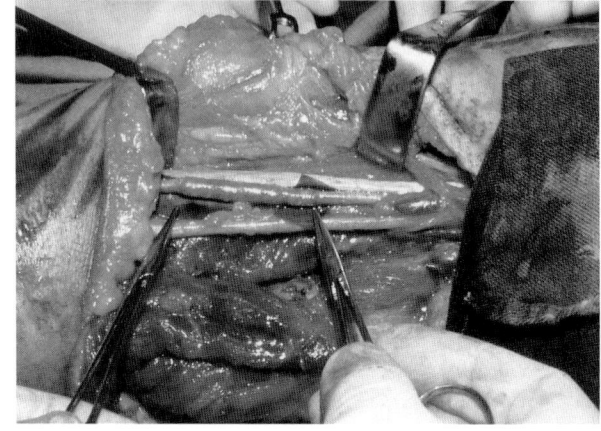

図28・15 広範な上腕動脈損傷に対する静脈移植

神経の採取は前腕であれば内側あるいは外側皮神経，下腿であれば腓腹神経などである．指神経への移植には，採取部位に目立った変化を残さない手関節背側の後骨間神経を選択するのもよい．

神経縫合の手技に関しては前述の通りである．

b. 損傷血管の処置

損傷血管の処置の対象となるのは動脈であり，静脈の損傷に対して修復が必要となることはほとんどない．動脈の修復としては神経と同様，端々縫合可能であれば直接端々縫合を，欠損に対しては移植を行うこととなる．

しかし神経と異なり，関節をどのような角度にしても縫合する血管に緊張がかからない程度とする．

採取部位は，指動脈であれば前腕の掌側から，前腕の動脈であれば前腕背側，あるいは下腿で，同程度の直径で十分な長さの静脈を採取する．移植に際しては静脈弁の存在を考慮して，静脈の中枢を移植床では末梢に縫合することが大切である．

血管縫合の手技についてはすでに述べたとおりである（図28・14，15）．

V 一次的再建術

手の新鮮外傷の治療原則は解剖学的修復であるが，組織欠損がある場合には一次的または二次的な再建が必要となる．従来，手の機能再建術は創の被覆を第一とし，創が汚染されていたり感染の危険がある場合は創を開放のままとし，機能再建は植皮または皮弁により創を被覆してから二次的に行うことを原則としてきた．しかし，手術の難易度や治療期間など全般的なことを考慮に入れて考えると，もし感染の危険さえなければ一次的再建術の適応がある．一次的再建という言葉の定義は，血行再建という意味の狭義のものから，指の機能転換や皮弁あるいは筋肉移植などを含める広義のものとがあるが，本稿では広義を採用する（図28・16，17）．

一次的再建術の長所として，①多数指損傷例では廃棄せざるをえない再接着不能指を再建に用いることができる，②動脈または静脈の再建による指切断の回避，③皮弁や筋皮弁で創を被覆することにより骨や腱の壊死を防止できる，④二次的再建術に比べて組織の線維化が少なく再建が容易，⑤手術回数を減じられる，などがあげられる．

一方，短所として，①緊急手術であるため医師，手術室の準備が万全でない，②再接着不能指の損傷程度の判定が困難，③感染の危険性があるなどがあげられる．

手の一次的機能再建術の絶対的適応は，①切断されて再接着不能となった指を用いた機能再建，②骨，関節，腱が露出した例に対する被覆，③損傷腱，筋肉に対する腱移行術である．

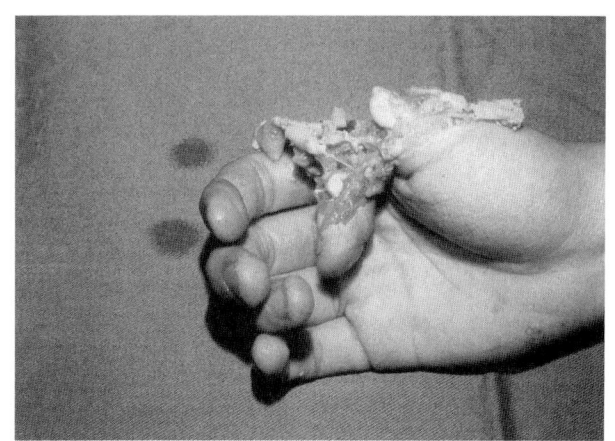

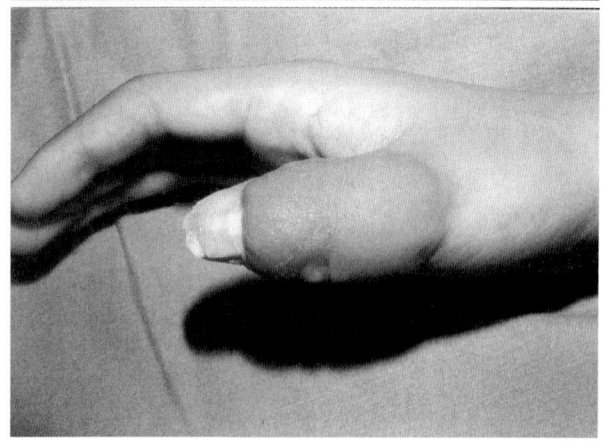

図28・16　右母指挫滅創に対する一次再建として骨移植．血管，神経縫合と同時に腹部有茎植皮術施行例

a. 来院時 X 線所見

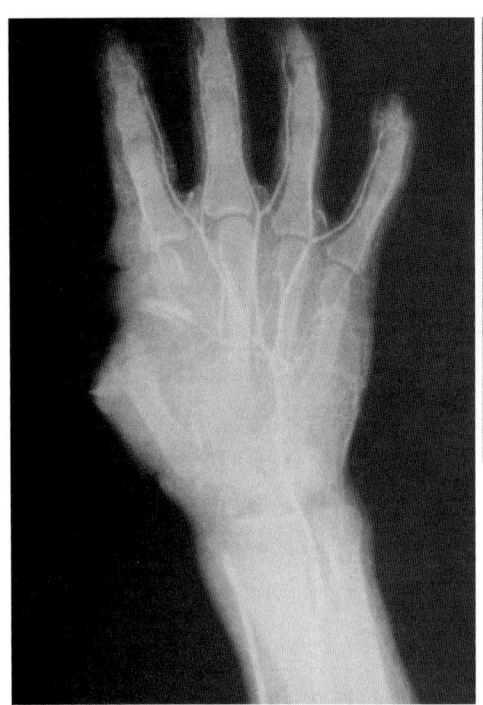

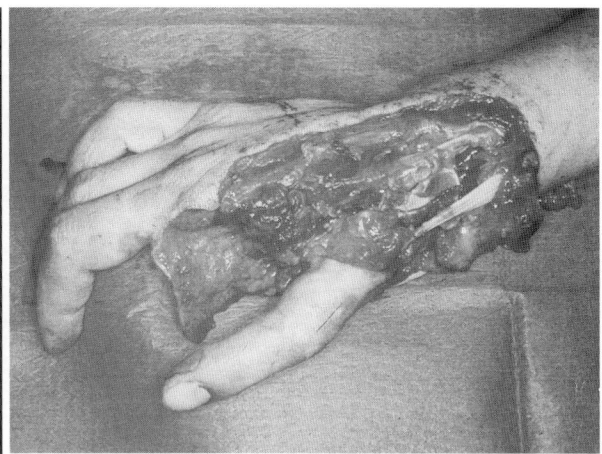

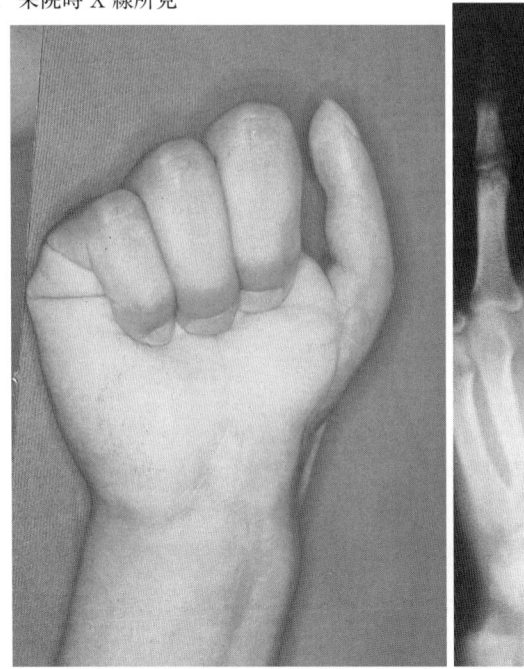

b. 術中所見

c. 術後所見

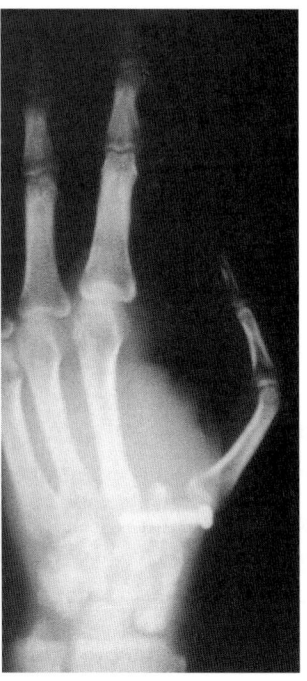

d. 術後 X 線所見

図 28・17 右手母指切断および示指挫滅．一時的再建として示指の母指化術施行

VI 手の機能再建でのマイクロサージャリーの応用

a. 遊離皮弁移植

1970年前後に血管縫合を利用した遊離皮弁の実験的研究が相次いで行われ，血管系の解剖学的研究とともに，遊離皮弁の開発や応用が行われるようになってきた．臨床的ではDanielとTaylor（1973）の鼠径皮弁（groin flap）の成功例が文献上では最初であるが，すでに1972年に波利井が頭皮皮弁（scalp flap）を成功させていた（1974年報告）．その後，複合組織移植として筋皮弁，骨付き皮弁，筋膜皮弁などが考案され，特殊な皮弁として，皮弁内に静脈のみを含めた静脈皮弁が報告され（1984年，本田，吉村）臨床に応用されている．この項では手の外科に直接関係する恵皮部や手技についてのみ述べる．

1) 皮弁の種類と特徴 皮膚へ分布する動脈には筋肉を経由する筋皮動脈と直接流入する皮動脈の2種類がある．筋皮動脈は筋肉を深層から貫通しながらこれに栄養動脈を出した後に皮下血管網を形成し，直接皮動脈は筋肉の浅層を走り直接皮下血管網を形成している．最近では前者の動脈系を**穿通動脈**（perforating artery）と呼んでいる．

皮弁を栄養する固有の皮動脈が存在する皮弁が皮動脈皮弁（arterial flap, axial pattern flap）で，穿通動脈によって栄養される皮弁を**穿通動脈皮弁**（perforating artery flap）と呼ぶ．採取できる皮弁の大きさは皮動脈の長さ，すなわち分布する広さに影響される．

遊離皮弁の特徴は以下のごとくである．すなわち広範囲な皮膚組織欠損を被覆する方法として遊離皮弁が可能となる以前は有茎皮弁が主に行われていた．この場合，複数回の手術が必要で，また術後は窮屈な固定肢位を2〜4週間強制する必要があったが，遊離皮弁ではこの問題が解決された．また遊離皮弁では，皮弁の大きさ，厚さ，性状，色，また皮弁と同時に採取して移植する神経，筋肉，骨などを比較的自由に選択することが可能である．皮弁内の血流が豊富で安定しているために，移植床の血流が不良なときにも有用である．欠点としては，血管縫合に失敗すれば再手術の必要があり，さらに不成功に終わればほかの手術法に変更する必要のあることと，手術に長時間を要することである．しかし，手術時間に関しては有茎皮弁と比べて血管・神経縫合の時間が余分にかかるだけで，皮弁の採取部位によっては移植床の準備と同時に手術を進行することができ，また複数回手術を行う手間を考えれば決して長時間とはいえない．

2) 適応 単純な方法では被覆不可能な創の閉鎖，骨，筋肉，関節，神経の再建を同時に行う場合，あるいは知覚再建などが主な適応である．

b. 代表的な各種皮弁の選択について

広範囲の被覆には広背筋皮弁，中等度の場合には鼠径皮弁，肩甲皮弁，下腿外側皮弁，小さいものでは下腿外側皮弁，前腕橈側皮弁，足背皮弁，土踏まず皮弁が用いられる．厚さの薄い皮弁としては足背皮弁，下腿外側皮弁，前腕橈側皮弁が用いられる．本項では，手の外科で利用度の高い鼠径皮弁と前腕皮弁についてのみ述べる．

1) 鼠径皮弁（groin flap） 鼠径皮弁は1973年Daniel, O'Brien，さらに波利井らの成功以来多くの報告があり，遊離皮弁の元祖ともいえる皮弁である．ここでは，浅腸骨回旋動脈（superficial circumflex iliac artery）および浅下腹壁動脈（superficial inferior epigastric artery）によって栄養される皮弁として述べる．血管の解剖学的変異はあるものの，多くの利点を有する利用価値の高い皮弁である．

a) 鼠径皮弁の利点と欠点：利点としては大きな皮弁が採取でき，採皮部を一次縫合できるので皮弁採取部の瘢痕が目立ちにくく，腸骨を含めた皮弁としても利用できる．さらに採取後の機能障害がなく，筋皮弁と比較して薄いなどの利点もある．

欠点としては血管柄が細くて短く，血管解剖学的変異が大きいことと，肥満した患者では皮弁が厚くなることである（有茎植皮の項も参照）．

b) 皮弁の挙上手技：皮膚欠損部とほぼ同大の皮弁を採取部に作図する．動脈の走行はドプラ血流計を用いれば容易に決定できるが，鼠径靱帯より約3cm末梢の点と，上前腸骨棘とを結んだ線を長軸として皮弁に含ま

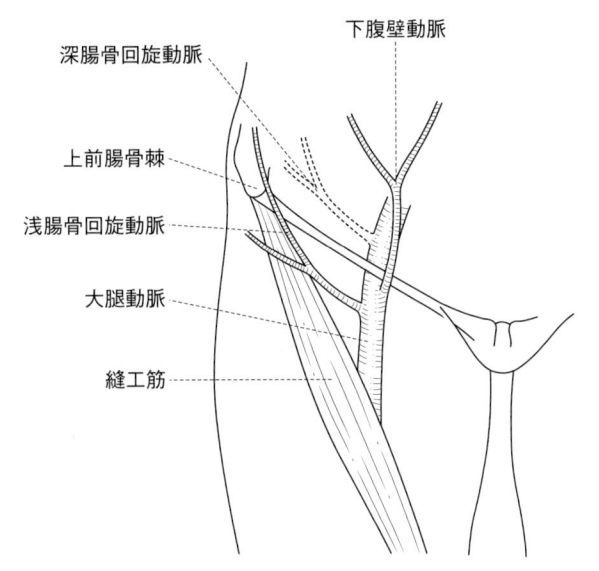

図28・18 鼠径部での血管解剖
鼠径皮弁では浅腸骨回旋動脈を，下腹壁皮弁では下腹壁動脈を，腸骨移植では深腸骨回旋動脈を血管茎として使用する．

(図中ラベル：深腸骨回旋動脈，上前腸骨棘，浅腸骨回旋動脈，大腿動脈，縫工筋，下腹壁動脈)

せるのが一般的である（図28・18）．

剝離は外側縁より内側に向かって筋膜上で起こし始めるが，上前腸骨棘の下方，やや内側あたりで浅腸骨回旋動脈の深枝が皮下へ穿通してくるので，これも皮弁内に含める．縫工筋外側縁にて筋膜を切開し，筋膜とともにこの深枝を皮弁内に含めるように挙上する．このとき外側大腿皮神経とこの動脈がしばしば交差するが，神経をできるだけ切断しないようにする．このあたりまで起こすと皮弁内で拍動する動脈として認められるので，これを傷つけないように大腿動脈へと剝離を進める．大腿動脈の外側より浅腸骨回旋動脈が，前面から浅下腹壁動脈が分枝している．この2本の動脈には伴走静脈があり，大腿動脈の裏面を通って**大腿静脈に直接**流入している．あとで述べる皮静脈を吻合に利用するにしても，これらの伴走静脈も良好な状態で採取する．

皮弁の内側縁である大腿動・静脈の内側部の皮下を剝離すると，浅腸骨回旋動脈と浅下腹壁動脈方向からの皮下静脈があるが，これらは多くの場合1本になり，大伏在静脈に流入しているので，この部位で採取すると利用しやすい．

一般的には1本の動脈と1本の静脈の吻合によって皮弁はよく生着するが，安全性を高めるために2本以上の動・静脈を吻合することもある．そのため，皮弁に含まれている浅腸骨回旋動脈，浅下腹壁動脈，それらの伴走静脈，皮静脈などすべてを吻合できうる状態として採取しておくほうがよい．図28・19は左側の鼠径皮弁移植の例である．

2) **前腕皮弁**（forearm flap, Chinese flap） 橈骨動・静脈の筋膜から皮膚への穿通枝により栄養された前腕掌側の皮弁で，最大10×20 cm程度の大きさまで採取可能である．また逆行性有茎皮弁として手背から指間部，手掌部の皮膚欠損に対して用いられることがあり，さらに橈骨や腱，腕橈骨筋を含めて複合組織として使用されることもあるし，前腕外側皮神経を含めた知覚皮弁とすることもできる．最大の欠点は採取部の被覆に植皮が必要で，これが目立つことである．

本皮弁の採取は，尺骨動脈および末梢での動脈弓が損傷されていないことが前提となり，前腕および手部の外傷のある場合には術前に血管造影による確認が必要である（有茎植皮の項も参照）．

術後の瘢痕の関係で前腕橈側末梢1/3に皮弁をデザインし，まず末梢に皮切を加えて橈骨動静脈を分離し，これを鉗子で一次的に止血して手の血行を確認する．手の血行に問題がなければこれを結紮して切離し，皮弁の掌背側に切開を加え，筋膜を含めて末梢から挙上する．橈骨動・静脈の枝を含んだ筋膜は非常に薄いので，できるだけ多くの軟部組織を付けるように心がける．必要な長さの血管長を剝離して，血行に問題のないことを確認したあとこれを結紮・切断し，皮弁を採取する．皮弁採取部の閉鎖は分層植皮で行うが，橈骨神経浅枝は周囲組織で可及的に被覆しておく（図28・20）．

3) **Wrap around flap** については母指の機能再建の項に記載した．

4) **術後管理と合併症** 術後管理および合併症は切断指肢再接着の場合と同様である．合併症として問題となるのは術後血行障害であるが，ほとんどの場合は静脈閉塞である．血行障害の徴候がある場合には躊躇せずに血管吻合部を展開して確認すべきであり，薬物療法に頼りすぎて再手術の時期を逃してはならない．

皮弁が完全に壊死した場合，皮弁下層の肉芽形成を待って分層植皮で被覆することもあるが，多くの場合好結果は得られない．肉芽形成が得られないときには再度

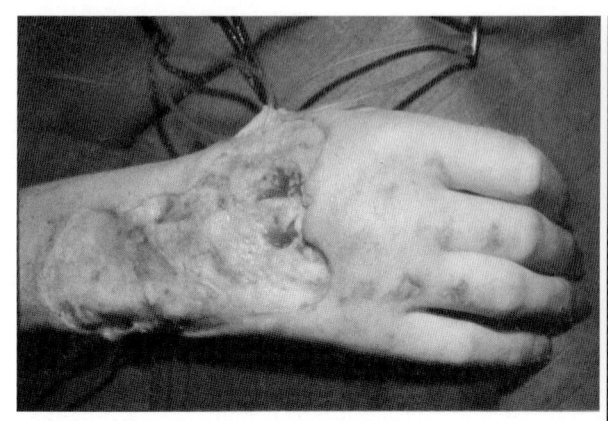

a. 来院時所見
b. 切開デザイン 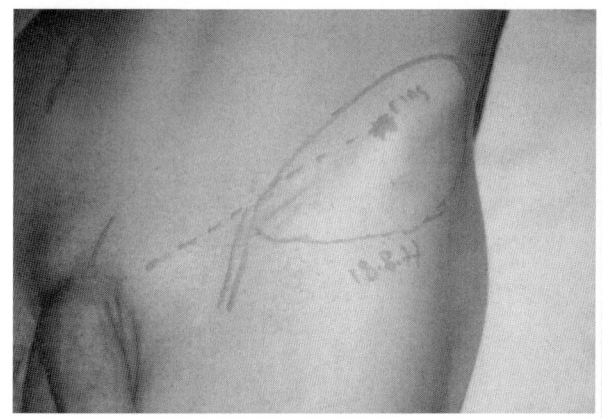
c. 術後所見 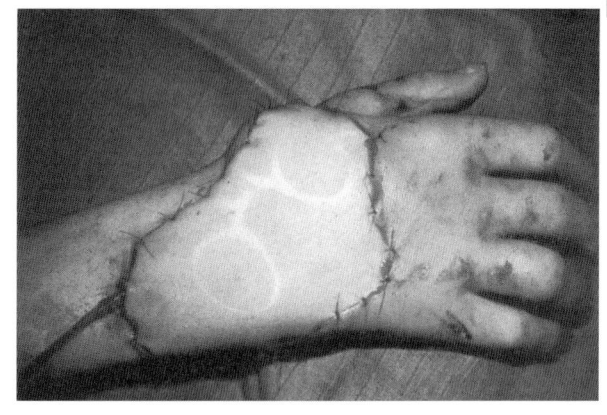
d. 術後指伸展 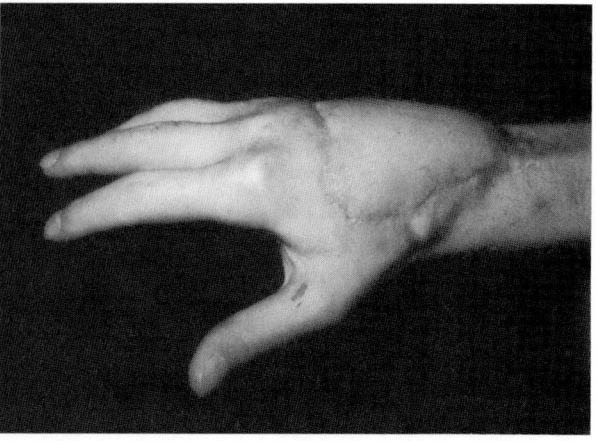
e. 術後指屈曲 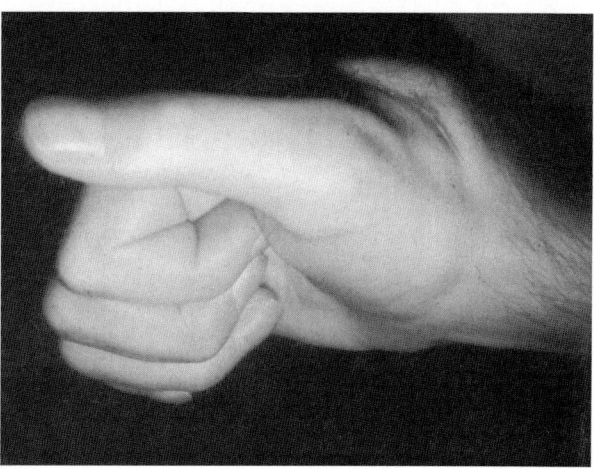

図28・19　右手背熱圧挫創
左鼠径部から13×10 cmの皮弁を採取．血管縫合後の皮弁の血流は良好（c）．術後1年目の手指の屈伸状況（d, e）

遊離皮弁を考慮するが，患者の同意を得られないこともあり有茎皮弁での創閉鎖になることが多い．

c. 遊離筋肉移植

マイクロサージャリー技術を応用し，神経・血管柄付き筋肉を採取し，異所性に筋機能の回復や死腔の閉鎖の目的で移植する方法である．筋肉移植については血管と神経を移植床で接合して移植にはじめて成功したのは，玉井のイヌを用いた実験的報告（1970）である．臨床においては，波利井（1975）の顔面神経麻痺に対する薄筋移植，生田ら（1975）のVolkmann拘縮に対する大胸筋と薄筋の移植成功例の報告が最初である（Volkmann拘縮の項も参照）．

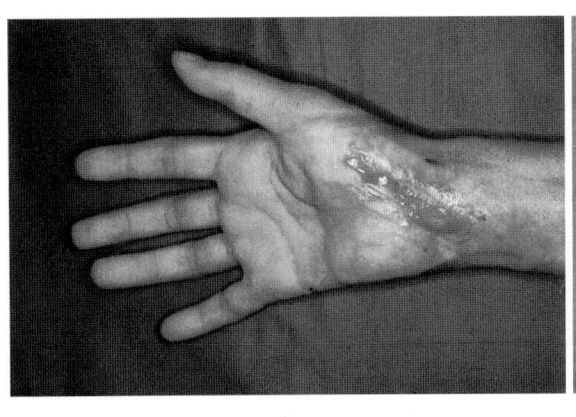

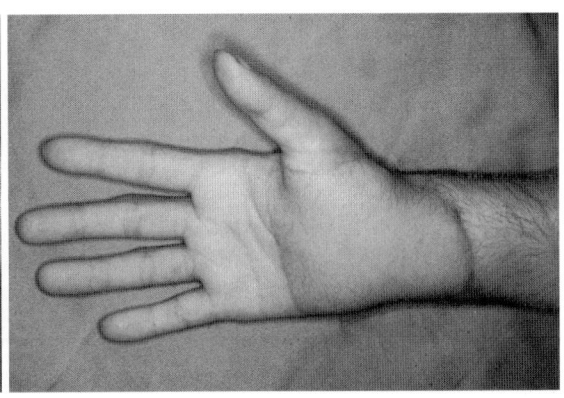

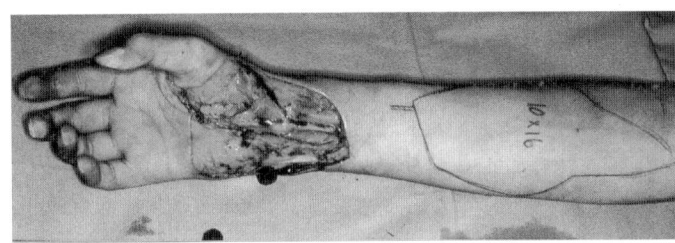

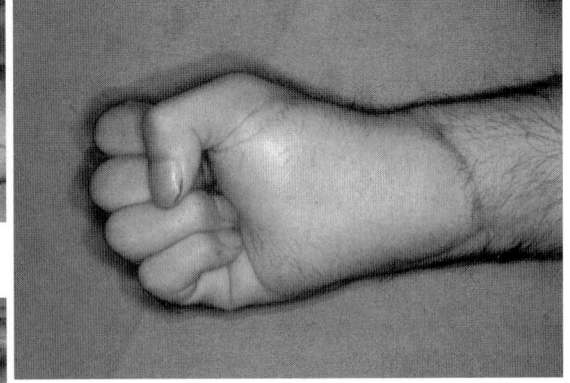

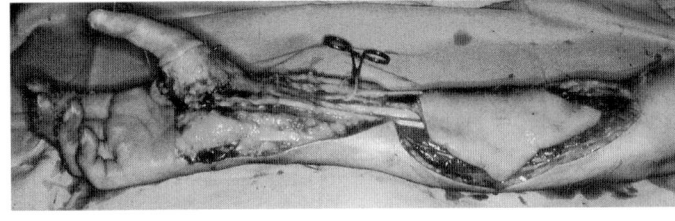

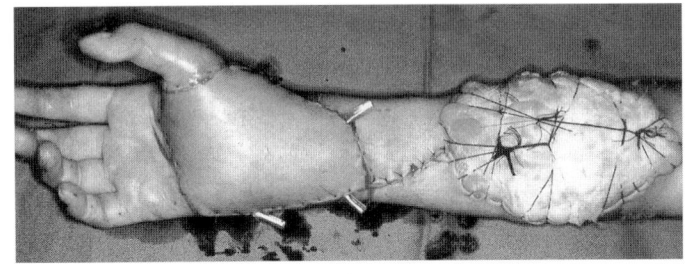

図28・20
a. 40歳男性．高温（60℃）のローラーに約5分間右手掌部中枢から前腕にかけてはさまれた．受傷後7日目に来院した．
b, c, d. 前腕屈側に10×16 cmの橈骨動脈を茎とする皮弁を作製し，遠位に反転して，皮膚欠損部をおおった．
e, f. 術後6ヵ月目の状態

1）広背筋（皮）弁 広背筋の栄養血管は胸背動・静脈，運動神経は胸背神経である．鎖骨下動脈から分岐する肩甲下動脈は胸背動脈と肩甲回旋動脈に分かれ，肩甲回旋動脈は肩甲三角を貫いて背部に向かうが，胸背動脈はそのまま側胸部を下降し，前鋸筋と広背筋への分枝となり筋体にいたり，静脈はこれと伴走している．胸背神経は腕神経叢から分岐した後胸背動・静脈に伴走し，動・静脈よりやや中枢で広背筋筋体に入る．

採取は側臥位で行う．まず広背筋上に必要な大きさの皮弁をデザインし，広背筋の走行に沿って頭側，尾側に皮切を延長する（図26・9参照）皮弁周囲に切開を加えたあと，皮弁と筋肉を，ずれが生じないように縫合しておく．広背筋の前縁，背側縁，尾側縁を露出したあと，尾側縁を切離し頭側に向かって挙上していく．背側縁か

らは数本の栄養動脈が侵入しており，これらを丁寧に結紮，切離する．挙上を中枢に進めると筋膜下に血管茎を確認することができる．広背筋を上腕骨停止部まで十分に剝離し，神経・血管茎を中枢に向かって剝離していく．血管茎の長さは約10 cm程度であるが，肩甲回旋動脈を結紮して肩甲下動脈まで含めればより長い血管茎が採取可能である．最後に広背筋上腕骨停止部を切離し，神経・血管茎を切断する．

採取部位は閉鎖する前に十分に止血を行い，吸引ドレーンを留置しておく．術後に血腫をつくりやすいので注意が必要である．採取した皮弁の幅が10 cm以下であれば創の単純閉鎖は可能である．閉鎖が不可能であれば植皮を追加する（腕神経叢麻痺の項も参照）．

2) 薄筋皮弁 薄筋は大腿内転筋群のうち最も内側に位置し，中枢，末梢ともに明らかな腱様構造で，手指の再建に適している（図28・21）．主栄養血管は深大腿動脈，あるいは大腿動脈，内側大腿回旋動脈から枝分かれした筋枝の終末であり，鼠径靱帯から約8 cm末梢で外側の長内転筋の下層から筋体に入り，静脈もこれに伴走している．運動神経は閉鎖神経の薄筋枝で，筋体の外上方を下降してきて動・静脈より約2 cm中枢で筋体にはいることが多い．採取は股関節軽度屈曲・外転位が好都合である．恥骨結節と大腿骨内転筋結節を結んだ線を長軸に皮弁をデザインする．末梢では縫工筋を前方に，半膜様筋と半腱様筋を後方に引くと薄筋の腱様部分が確認できる．皮弁の全周を切開し，皮弁と筋肉にずれが生じないように数カ所縫合しておく．薄筋の腱様部分を切離して中枢に向かって挙上していく．栄養動・静脈以外の血管はすべて結紮，ないしは凝固して止血する．神経・血管茎が十分に分離できれば筋肉中枢部を切離し，筋皮弁として採取する．

3) 移植床への筋肉の固定，血管吻合と神経縫合

血管と神経の縫合の前に移植筋の中枢か末梢，あるいはその両者を再建目的の筋肉の起始部，停止部，あるいは腱に縫合し，移植筋を固定する．この際注意することは筋肉の萎縮を予防し，良好な機能回復を得るために採取前と同様な緊張がかかるようにすることである．このためには筋弁採取前に筋肉に等間隔に目印を付けておき，移植時にもこれが採取前の同間隔になるように縫合することである．吻合する血管は外径約2～3 mm程度なので，8-0あるいは10-0ナイロン糸を用いて顕微鏡下に丁寧に吻合する．栄養血管茎には通常1本の動脈とこれに伴走して2本の静脈があり，この3本を吻合すれば比較的安定した血行が得られる．吻合された血管は過緊張にならないように，また長すぎて蛇行することのないように注意する．

神経縫合では移植床あるいはその周囲においてできるだけ運動線維を多く含むものを選択しなければならない．また，より早期の神経回復を期待して，縫合部位はより筋肉への侵入部に近い部位で行う．顕微鏡下に8-0あるいは10-0ナイロン糸を使用して縫合する．

4) 術後療法 患肢は挙上し，術後約3週間はギプス固定する．固定除去後から筋肉の萎縮防止と神経機能の早期回復を期待して筋肉の低周波刺激を行う．

d. 血管柄付き骨移植

広範囲な骨欠損や感染性偽関節，先天性偽関節などの特殊な病態に対しては，従来の骨移植では骨癒合を得ることが困難であった．そこでこれを補う方法として，1970年Strauchが血管柄付き骨移植の実験的研究報告を行い，1975年Taylorらが臨床に応用してその有用性を報告し，以後多数の報告がみられる．

1) 特徴 血管柄付き骨移植は血行が保たれているので移植骨が吸収されないという特徴があり，広範な骨欠損を補塡でき，骨欠損部に適合した太さと形状になることが期待でき，さらに皮弁を付けて同時に皮膚欠損も補塡でき感染にも強いという利点がある．

2) 適応，選択 外傷あるいは腫瘍切除後の広範

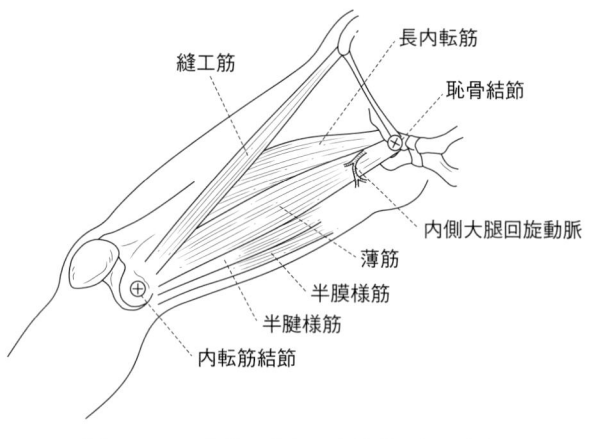

図28・21 薄筋の走行と血管茎の侵入部位

な骨欠損，感染性や先天性の難治性偽関節，大腿骨頭壊死，関節あるいは多椎間の脊椎固定などが主な適応である．ただし感染が疑われる場合には骨移植を行う前に十分な郭清を行い，炎症を鎮静化させておかなくてはならない．腸骨，肋骨，腓骨，肩甲骨，橈骨，大腿骨，中足骨などが採取部位として臨床応用されているが，手の外科手術における応用として用いられる腓骨についてのみ述べる．

3) 腓骨移植の手術手技 腓骨は長く直線的で骨皮質を含んでいるという特徴がある．主栄養血管は腓骨動脈で，同じく腓骨動脈により栄養されている下腿外側皮弁を付けて皮膚欠損の同時被覆も可能である．採取にあたっては患者を仰臥位または半側臥位として膝関節を屈曲させると操作が簡単である．ドプラ血流計を用いて下腿外側皮膚への穿通枝の確認を行い，皮弁をデザインする．皮弁が不要でもモニターとしての小皮弁は付ける．必要な長さの腓骨の採取部位をデザインするが，腓骨動脈からの腓骨への主栄養動脈は骨幹部の中 1/3 の部分で腓骨に侵入するため，この部分は必ず含めるようにする．腓骨後縁から切開を開始し，皮膚への動静脈の枝を確認する．この皮枝はヒラメ筋と長腓骨筋の間の筋膜を穿通し，腓骨動・静脈に連続している．ヒラメ筋と長腓骨筋間上で筋膜を切開し，深部に剝離を進め腓骨外側に達する．ヒラメ筋，長・短腓骨筋，長母趾屈筋を腓骨から切離するが，このとき腓骨動・静脈から骨膜への血流を温存するために筋肉組織を5 mm 程度骨膜とともに残すようにする．腓骨中枢後方でヒラメ筋を切離すると，その深層に腓骨動・静脈が現れる．腓骨動・静脈は末梢では長母趾屈筋内を走行しており，筋肉の一部は腓骨に付けたままとする．このとき，長母趾屈筋への神経を損傷しないように注意する．筋肉がある程度切離できた時点で腓骨の中枢，末梢を切離する．腓骨動・静脈茎を末梢で結紮・切断し，中枢と末梢から腓骨を交互に持ち上げながら残りの筋肉，骨間膜を切離していく．腓骨動・静脈茎を後脛骨動脈分岐部まで剝離した時点で採取する腓骨の血流を確認する．腓骨小頭まで採取した場合は腓骨動・静脈からの血液供給だけでは不十分で，下外側膝動脈を含めて採取し，外側側副靱帯の再建を追加するほうがよい．

移植骨の固定は移植床の骨と接触する部分だけ骨膜を剝離し，髄内の血流を障害しないよいに螺子あるいは Kirschner 鋼線で固定する．場合によっては創外固定を追加する．通常は腓骨動脈1本と伴走静脈2本を吻合する（図 28・22, 23）．

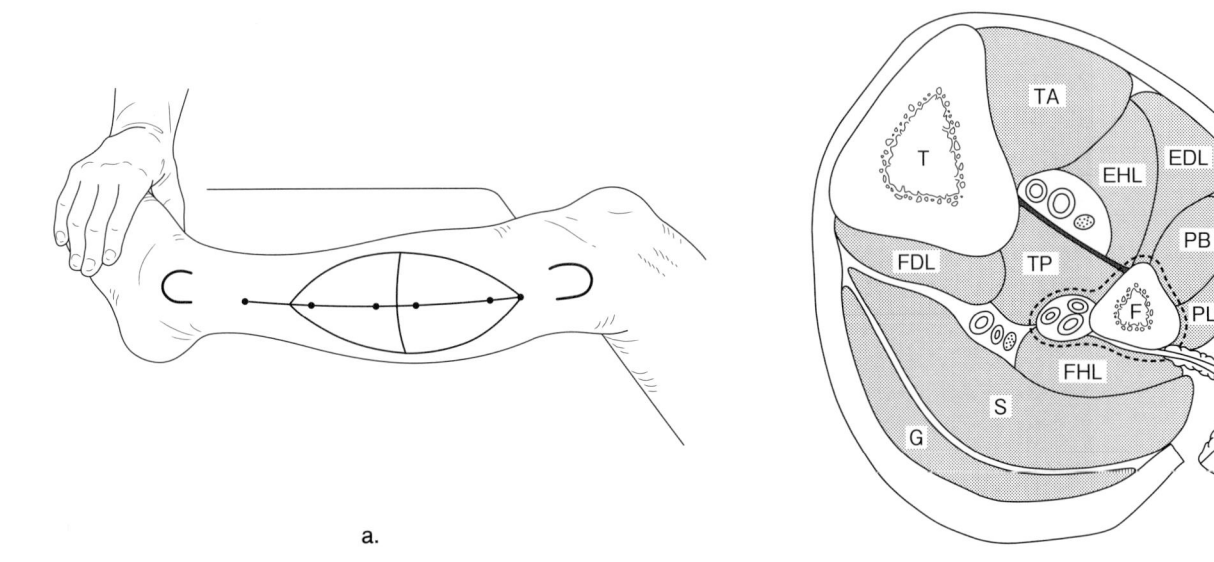

図 28・22　血管柄付き腓骨（皮弁付き）の採取
a. 皮膚への動脈穿通枝の確認と皮弁のデザイン
b. 点線で示したのが採取範囲
EDL：長趾伸筋，EHL：長母趾伸筋，FDL：長趾屈筋，FHL：長母趾屈筋，
PB：短腓骨筋，PL：長腓骨筋，TA：前脛骨筋，TP：後脛骨筋，F：腓骨，
G：腓腹筋，S：ヒラメ筋，T：脛骨

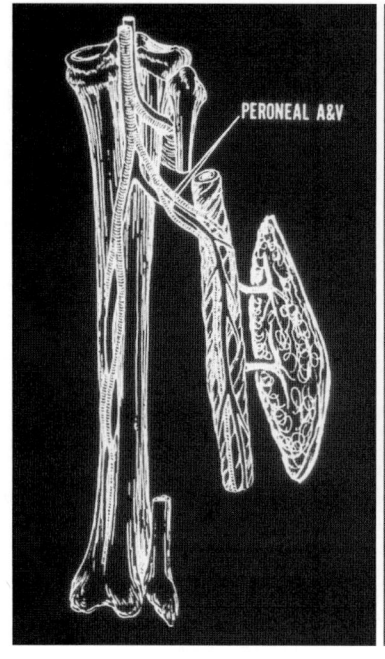

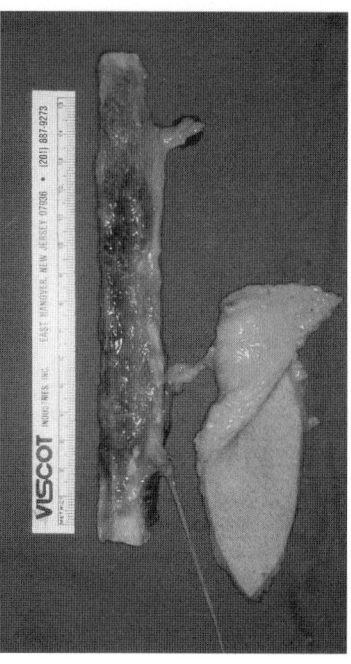

図 28・23
a. 腓骨は腓骨動・静脈により栄養されている.
b. 採取された腓骨と皮弁

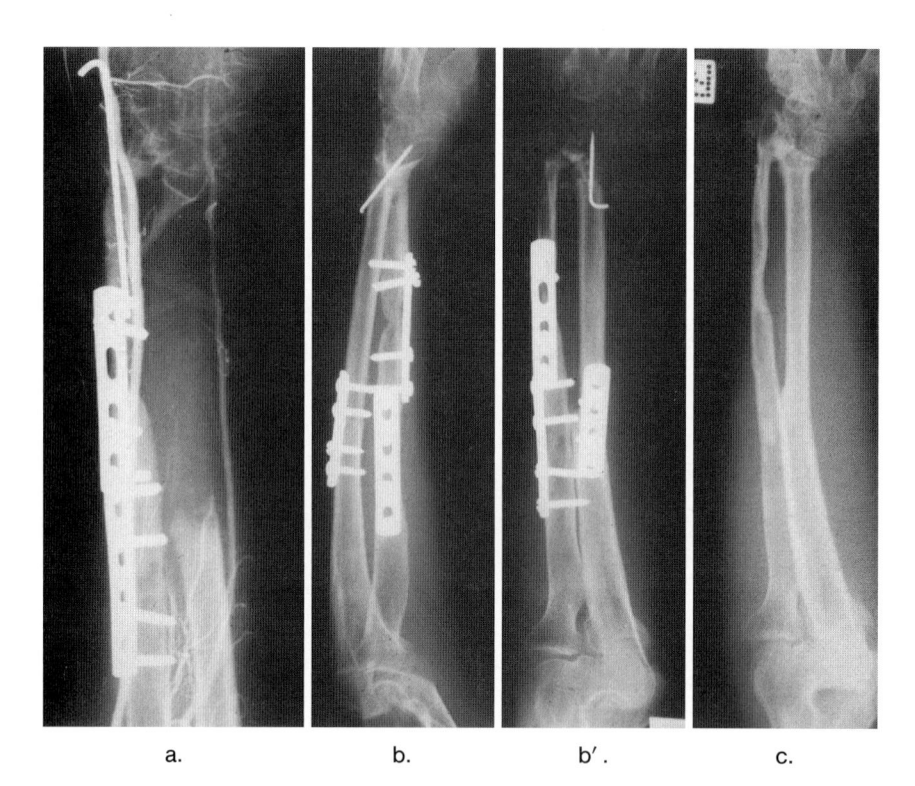

図 28・24
a. 尺骨末端は 13 cm にわたり欠損. 尺骨動脈は連続性がある.
b, b′. 手術直後. 移植骨はプレートと Kirschner 鋼線にて固定
c. 術後 1 年目. 移植骨は完全に生着, 癒合している.

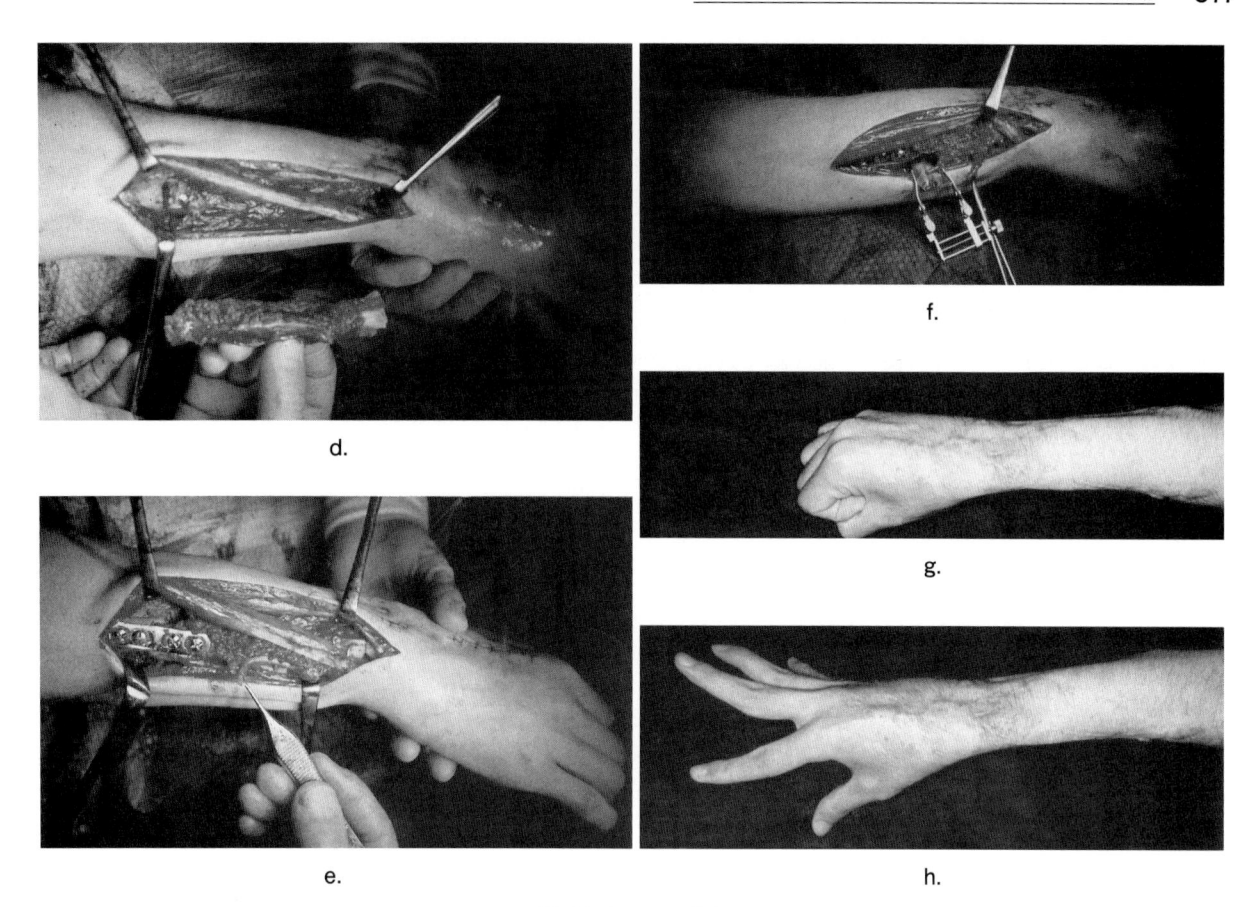

図 28・24 のつづき
d, e, f. 尺骨の欠損部に採取した腓骨をプレートにて固定し，尺骨動脈と腓骨の栄養血管を縫合する．
g, h. 術後の状態

4） 術後管理と合併症　術後管理，合併症およびその対策は切断指再接着後や皮弁移植後に準じる．しかし，本法の特徴として目的の骨癒合を得るまでには3ヵ月から6ヵ月以上の期間が必要であり，その間は外固定を含めて十分な管理が必要である．また，ときに骨癒合が得られない場合があり，従来の骨移植を追加することも必要である（図28・24）．

e. 橈骨遠位端背側からの血管柄付き骨移植術

手根骨病変に対する橈骨遠位端からの血管柄付き骨移植術は，1984年にChachaの方形回内筋を茎とした方法の報告以来種々の方法が報告されているが，1991年にZaidembergが橈骨動脈からの反回枝を利用する方法を報告してから臨床応用が広がってきた．とくに1995年にSheetz, Bishopらの橈骨遠位端背側の詳細な血管解剖の報告以来，そのほかにも利用できる血管柄が判明したことから，壊死骨片を有する**舟状骨偽関節**やKien-böck病の治療に積極的に利用されるようになった．また2000年にSunagawaらは動物実験を行い，血管柄付き骨移植術は骨癒合率，壊死骨片内の血管新生，骨新生，いずれにおいても遊離骨移植術より有意に優っていることを報告した．

1） 適応　中枢骨片の壊死やそれに加えて分節化があり，強固な内固定が困難，あるいは骨片が卵殻状で有効な血流の期待できない舟状骨偽関節やKienböck病に代表される手根骨壊死，そのほか部分手関節固定にも応用可能である．

2） 手術方法　通常は舟状骨偽関節に対しては1, 2 intracompartmental supuraretinacular artery（伸筋区画間動脈，ICSRA，Zaidemberg法），Kienböck病に対しては4ならびに5 extensor compartmental artery（伸筋区画内動脈，ECA）を血管柄とする移植骨を挙上するが，どの血管柄を利用するかは，術中にはっきりと同定

でき移植するのに十分な長さがあることを確認して決定すればよい．移植骨は長径15 mm，横径8 mm，奥行き8 mm程度までは採取可能である．ゆるめに駆血を行い，手関節部背側で皮下組織を筋膜上で剥離すると血管網が同定できる．1, 2 ICSRAは第1と第2伸筋区画の間で伸筋支帯上にあり，これを末梢に追いかけるとsnuff box内で橈骨動脈に連続している．この血管柄は部分的に細いことがあり，とくに橈骨の遠位縁でわかりにくいこともあるが，支帯あるいは骨膜を周囲に残したまま血管柄自体にはなるべく触れることのないように愛護的に挙上することで移植骨からの出血は確認できる．採取可能な血管柄は約3 cmである．一方，第4区画を開放すると橈側縁に後骨間神経に伴走する4th ECAが確認できる．これを中枢に展開すると骨間膜を貫いてくる前骨間動脈背側枝との連絡がわかる．この背側枝からは5th ECAが分枝しており，これを末梢に追っていくと第5区画内へ侵入している．4th ECAと5th ECAの連続性を十分に確認しその中枢側（背側枝レベル）で血管柄を結紮し，4th, 5th ECAを1本とすると約4 cmの血管柄とすることができる．移植骨の採取には4～6 mm幅の薄刃のノミを使用し，血管柄を損傷しないよう，また海綿骨が脱落しないようにゆっくりと中枢ある

いは末梢からこね上げるように挙上する（図28・25）．

舟状骨偽関節では偽関節部の掻爬を行ったあとに，移植骨挿入のための長方形の溝を偽関節部にノミを使用して作製する．大きさを合わせた血管柄付き骨を背側あるいは掌側からinlay移植する．内固定としてminiあるいはstandard sizeのHerbert type screwを背側中枢から末梢に向けて刺入固定する．Kienböck病では背側から月状骨内の壊死骨を掻爬し，モスキート鉗子でできるだけ月状骨の高さを復元した状態で圧壊の高度な橈側を皮質骨で支えるように血管柄付き骨を挿入する（図28・26）．

本法は比較的手技が簡単であるという長所がある反面，移植骨の大きさに制限があり，また骨皮質が薄いために腸骨と比べると強度が劣るという短所がある．舟状骨偽関節でDISIを矯正しなければならない場合には不十分となる可能性があるが，骨癒合を目的とした観点からは十分であり，また最近ではDISIがあれば遊離腸骨移植を掌側から行って変形を矯正したのち，背側から血管柄付き骨移植術を追加して行っている．

f. 血管柄付き関節移植

外傷や炎症性疾患などにより破壊された関節を再建する目的で種々の方法が考案されているが，手指関節の再建においては古くから関節移植の試みがなされてきた．しかし，血行再建を伴わない関節移植の好成績は期待できず，マイクロサージャリー手技の開発により血行再建を伴った関節移植が可能となり，ドナー関節が必要であるという欠点はあるものの理想的な関節形成術としての意義は高い．

1960年代に切断指肢再接着が頻繁に行われるようになり，再接着された指肢の関節は正常の機能を有することが臨床的ならびに実験的に明らかとなった．渡辺（1980）はサルの足趾関節移植実験を行い，血管柄付き関節移植術の有用性を報告し，その後，臨床的にも遊離血管柄付き関節移植術が行われるようになり今日にいたっている（図28・27）．

1）適　応

a）**先天性疾患**：母指形成不全のBlauth Ⅲ型に対してCM関節再建の目的で行われる．この場合，関節の再建と同時に骨の長軸成長が期待できる．

b）**外傷性，炎症性関節破壊**：小児例の関節破壊が

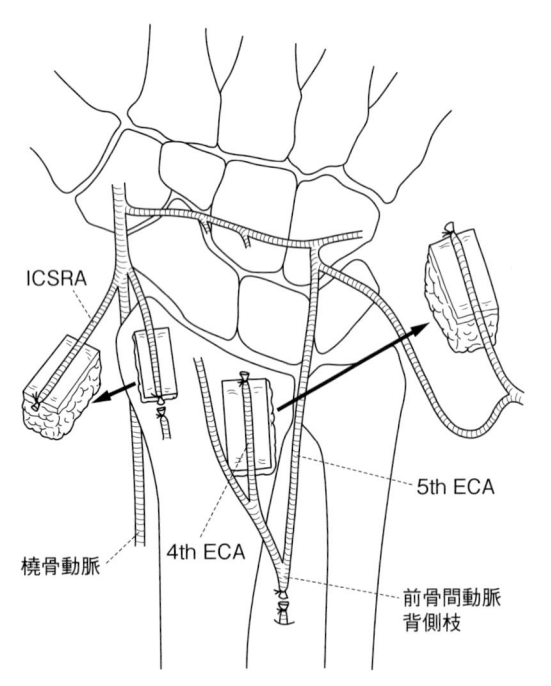

図28・25　橈骨遠位背側からの血管柄付き骨移植

a.　　　　　　　　　　　　b. 術後の所見

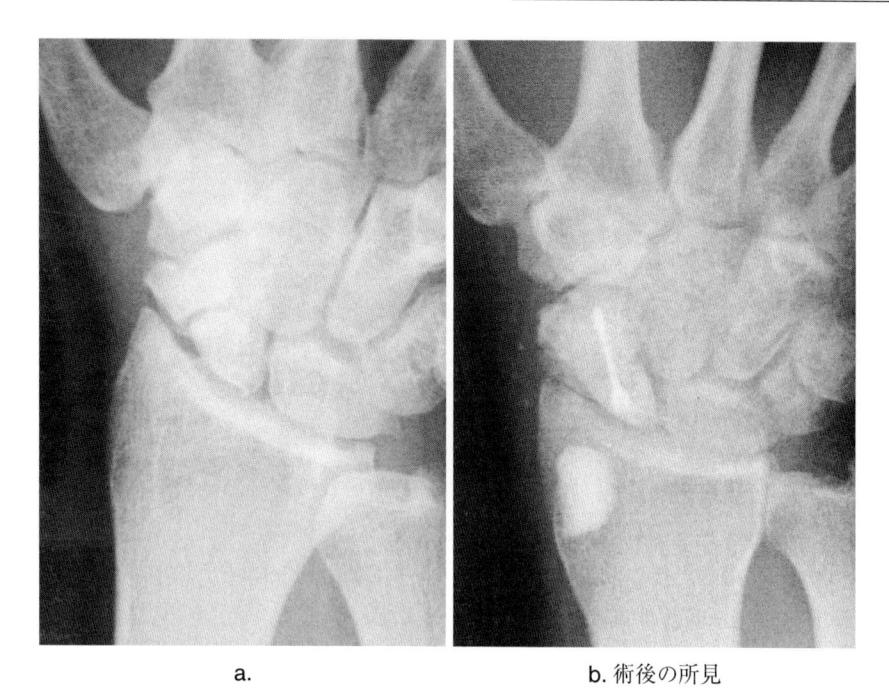

図 28・26　27歳，男．右手受傷後約10年を経過した舟状骨偽関節

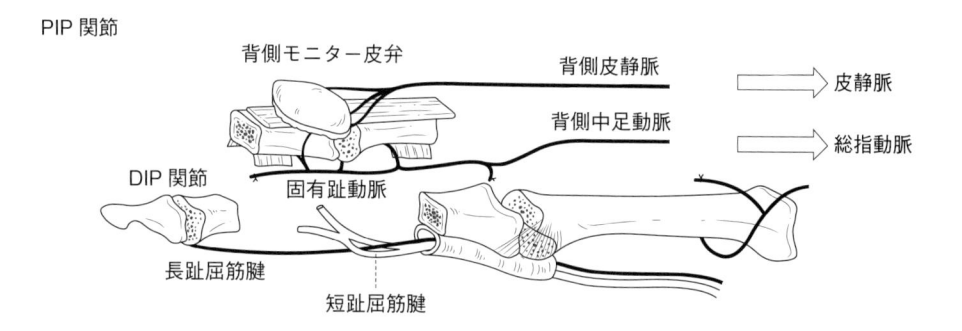

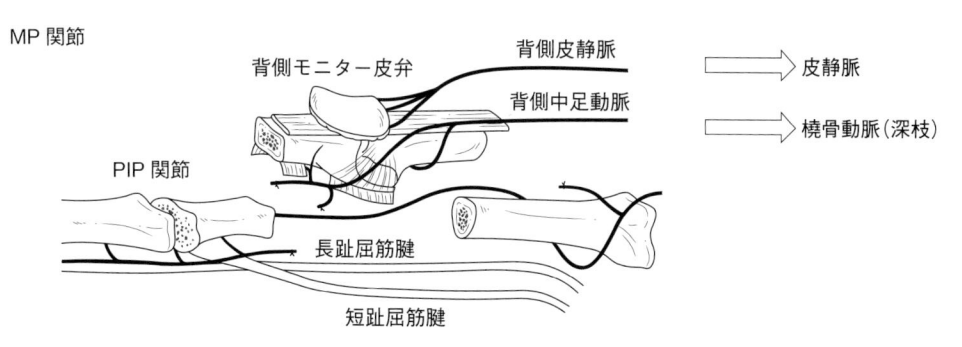

図 28・27　血管柄付き趾関節移植に使用する血管茎
（渡辺政則ほか）

最も良い適応である．成人例でもMP関節形成術では比較的良好な関節機能を再建できるが，PIP関節形成では術後の獲得可動域が20〜30°程度であり，ほかの関節形成術や関節固定術の適応となることが多い．

2) 手術手技　第2足趾PIP関節，あるいはMP関節がドナーとなる．血管茎を長くして手の嗅ぎたばこ窩（snuff box）で血管吻合を行う，いわゆるlong pedicleの場合には移植部位と同側の関節を採取し，動脈は第1背側中足動脈を使用しshort pedicleとして移植する場合には，手指では尺側指動脈の方が血管径が大きいために，反対側の関節を底側中足動脈あるいは底側趾動脈を血管茎として使用する．手のCM関節の再建には足趾のMP関節を，手のMP関節の再建には足趾のMP関節またはPIP関節を，手のPIP関節の再建には足趾のPIP関節を使用する．

a) PIP関節の採取：栄養血管茎は1側の固有底側動脈か，これに続く第1背側中足動脈と背側の静脈系を使用する．関節移植後の創閉鎖を容易にし，移植関節のモニターとするためPIP関節上の皮膚をともに移植する．皮弁中枢で背側皮静脈を同定し，これを大伏在静脈まで剝離する．静脈下層の伸筋腱を必要な長さで切断し移植関節に付けておく．足背動脈を同定し，これを末梢に追及して第1背側中足動脈からその底側固有趾動脈分岐部まで同定し，不必要な枝を結紮，切断しておく．末梢ではまずDIP関節を離断し，伸筋腱を切断する．底側で両側の固有血管茎を展開し，内側の血管茎のみ結紮，切断する．屈筋腱腱鞘を中節および基節部で縦切し，屈筋腱を母床に残しながら中枢に向かって移植関節を挙上していく．基節骨中枢まで剝離が進んだら基節骨を必要な長さで切断する．外側固有趾動脈は第2足趾の血行のために残しておく．関節を採取したあとの欠損部へは腸骨から骨移植を行い創を閉鎖する．創の閉鎖にあたって一時閉鎖が困難な場合には，第1趾外側から有茎皮弁を挙上して閉鎖する（図28・27）．

b) MP関節の採取：ほぼPIP関節の挙上に準じる．栄養血管茎は第1背側中足動脈と背側皮静脈である．MP関節を反転して移植する場合は，伸筋腱周囲の皮下血管網を損傷しないように伸筋腱のみ抜去する．指の屈筋腱を再建する場合には抜去せずにこれを利用する．血管茎を同定した後PIP関節上で伸筋腱を切断し，PIP関節離断を行う．片側血管茎を付けて移植関節を中枢に向かって挙上し，中足骨の骨切りを行う．骨切りは適当な長さで行い，移植部位に移行してから再度調節する．

移植関節採取後の骨欠損部は放置していては美容上好ましくないので，単純な骨移植を行うか，第3足趾の基節骨との間に架橋骨移植を行う．

c) 移植関節の固定：骨はKirschner鋼線で交差固定する．この場合，関節の可動範囲の違いにより固定肢位に十分注意を払う．

伸筋腱は術後の伸展不全の予防のためにも中央索だけでなく，側索もできるかぎり丁寧に縫合する．血管吻合はlong pedicle法では手関節snuff box部で行う．第1背側中足動脈-足背動脈を橈骨動脈に端側吻合し，大伏在静脈を橈側皮静脈に端々吻合する．Short pedicle法では手または手掌部で足趾固有動脈-第1背側中手動脈を総指動脈に端々吻合し，静脈は手背で皮下静脈と端々吻合する．

g. 足趾-手移植（toe to hand transfer）

初めて第2足趾が移行されたのは1898年Nicoladoniによってであり，5歳の男児の外傷性母指欠損に対して，足背部の皮膚を植皮茎として利用された．第1足趾-母指移行（Hallux-to-thumb transfer）は1906年Krauseによって行われた．しかしいずれも有茎移植であり，手を足に癒合した体位を10数日とらなければならないなど多くの欠点があった．

Buncke ら（1966）は，この手術にマイクロサージャリーの技術を導入し，サルを用いて第1足趾-母指移植実験を行った．この実験の3年後，Cobbett（1969）は臨床例を報告し，Buncke ら（1973），O'Brien ら（1975），Tsai（1975），わが国では玉井ら（1975）の報告がなされた．

これら足背動脈系を血管柄として足部の組織を移植する再建法は，その後足趾移植ばかりでなく，遊離複合移植の重要な採取部として以下のように多くの利用方法がある．すなわち，①第2足趾移植（second toe transfer），②第1足趾移植（big toe transfer），③wrap around transfer，④hemipulp flap，⑤first web space flap，⑥第2・3足趾移植（combined second and third toe），⑦血管柄付き腱移植（extensor digitorum brevis），⑧足背皮弁（dorsalis pedis flap），⑨爪移植，⑩関節移植，などである

1）足趾移植（toe transfer）

a）適応：全指切断や母指を含めての4指切断など，母指化に利用する指のない症例がとくに本法の適応となる．また，美容上において小児や若い女性の1-2指の欠損や短縮の症例にも適応があるとされる．

b）足趾移植（toe to hand transfer）の利点と欠点：利点としては，指神経縫合により知覚の回復が良好であり，さらに必要な長さの移植趾が得られることによって，色調や形態が正常の指に近く，また再建した指に爪があることは美容上でも利点である．小児の場合は骨端線を温存して移植することにより，引き続き成長が期待できる．屈筋腱および伸筋腱の縫合により運動の回復が得られ，母指に移植する場合，短趾伸筋腱を利用して母指の対立再建を同時に行うことができる．

欠点としては，足趾を失うことと，吻合血管に血栓を形成する可能性がやや高いことである．

c）手指の欠損部位と手術法の選択：母指の中手骨での欠損には第2足趾を移植し，母指の基節骨または末節骨での欠損には wrap-around flap 法を行う．示指から小指までの4指切断においては，中手骨での切断には第2・3足趾の移植，基節骨基部での切断には第2・3足趾の移植または両側第2足趾の移植，基節骨中央部より末梢での切断には両側第2足趾の移植を行う．示指から小指のうち3指切断には第2足趾を残存指の隣の指へ移植する．母指以外の1-2指の切断には移植指に最も類似している足趾を移植する．

d）手術手技：

(1) 第2足趾の移植（second toe transfer）

手指のうけ入れ準備として術前に手および足の血管造影をすることが望ましい．断端の瘢痕組織を切除し，骨を新鮮化し，両側の指神経を露出し，背側にて伸筋腱と皮下静脈をみつけておく．掌側で屈筋腱を分離する．吻合に利用する動脈は後に述べる動脈吻合を中足動脈または足背動脈で行う long transfer と，動脈吻合を趾動脈で行う short transfer によって異なる．前者は snuff box で橈骨動脈または小指球部で尺骨動脈を利用し，静脈は手背の皮下静脈を利用する．後者では指動脈と指背皮下静脈を吻合する．移植足趾につけて採取する神経，動脈，静脈，屈筋腱，伸筋腱などの各組織の必要な長さを測定しておく．

(2) 第2足趾の採取

母指へ第2足趾を移植する場合は，反対側の足から採取する．これは吻合動脈が最短距離を通り，また伸筋腱や屈筋腱と交差しないようにして動脈が圧迫されるのを防止するためである．示指への移植では，snuff box で動脈吻合を行う場合には同側の第2足趾を利用するが，趾動脈を利用する場合は反対側を利用する．小指への移植では同側を採取する．中指および環指ではとくに決まっていない．

母指に内転拘縮のある症例では第1指間を大きく付けて移植し，内転拘縮の矯正後の皮膚欠損部を被覆する．皮下の小静脈をできるだけ残すようにしたのち，長趾伸筋腱および短趾伸筋腱を必要な長さだけ採取する．足底側では皮下脂肪をできるだけ薄く付けるように挙上し，屈筋腱，両側の趾動脈および趾神経に達する．動脈吻合として，趾動脈および指動脈を利用する場合は趾動脈または中足動脈を短く付けて採取するが，橈骨動脈または尺骨動脈と吻合する場合には第1背側中足動脈，または足背動脈を採取する．趾神経を長く採取する例では術用顕微鏡下に隣接足趾への趾神経を中枢に向かって分離して採取する．短趾屈筋腱を切除し，長趾屈筋腱をできるだけ長く中枢まで採取する．動脈および静脈の切離を最後に行う．

(3) 第2足趾の手への移植

骨，伸筋腱，屈筋腱，神経，動脈，静脈の順に手術を進める．骨接合は長さを調節し，他指との対立位で2本の Kirschner 鋼線を交差させて固定する．伸筋腱の縫合は，母指への移植では長趾伸筋腱と長母指伸筋腱，短趾伸筋腱と長母指外転筋腱と縫合する．屈筋腱の縫合は，母指では長趾屈筋腱と長母指屈筋腱を手根管より中枢で縫合できるが，母指以外では手掌部までしか届かない．移植した指の PIP および DIP 関節が強い屈曲位をとらないように伸筋腱の緊張を強め，PIP および DIP 関節を一時的に伸展位に Kirschner 鋼線で固定しておくこともある．母指対立筋の挫滅，欠損，萎縮を伴う症例では，短指伸筋腱を長掌筋腱そのほかに移行し，母指の対立再建を行うことができる．両側指神経を 10-0 ナイロン糸にて縫合する．動脈，静脈どちらを先に吻合しても

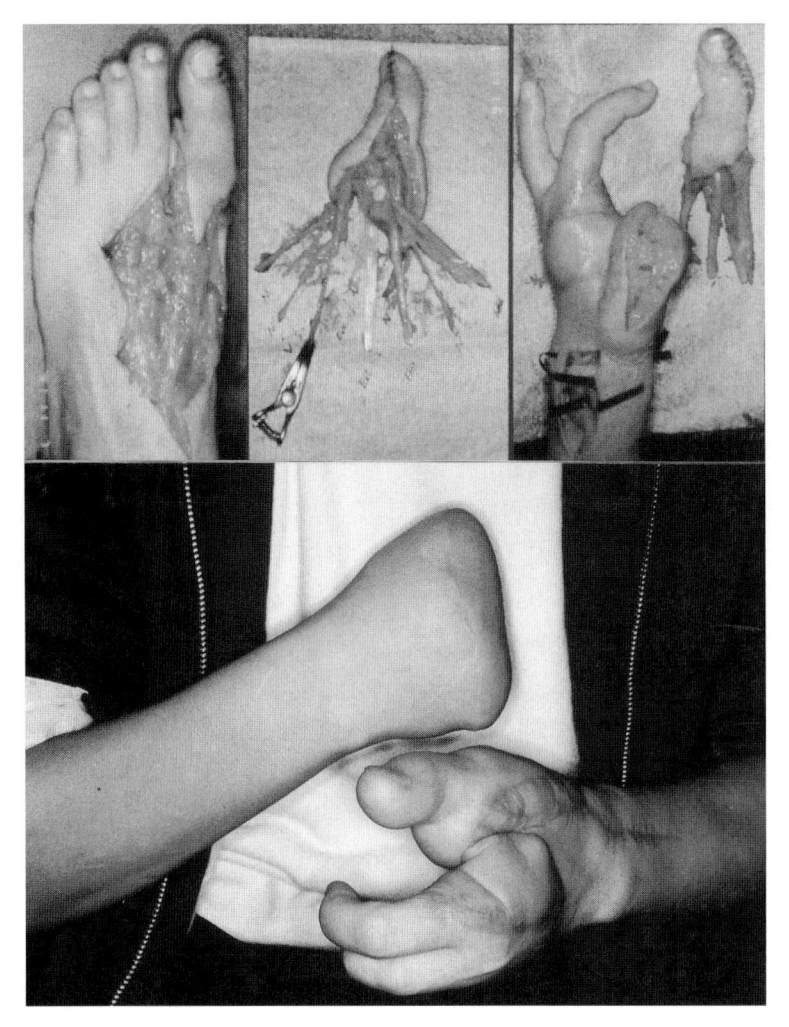

図 28・28 右手全指切断と左母・示・中指切断．左手に対する左第1足趾移植

よい．動脈吻合後血流を再開するが，駆血帯解除直後より移植した指は良好な色調に戻るのが一般的であるが，良好な色調に戻るまでにかなりの時間を要する症例も多い．この場合，加温生食水やキシロカインを用いて動脈の攣縮を除去する．図28・28は右手全指切断と左手母・示・中指切断者に対して，左手への第1足趾移植の例である．

広島大学名誉教授　生田義和
広島大学教授　　　砂川　融

第29章 血管系疾患，胸郭出口，CRPS

I 血管の各種障害について

1. 血行障害の診断

診断にあたっては次に述べる諸症状を総合して，
(1) それが動脈性障害であるかどうか
(2) 血行障害は機能的なものか器質的なものか
(3) 障害の部位と範囲はどうか
(4) 原因は何か
(5) どんな対策が有効か

などについて推測をし，治療方針を立てることとなるが，症状また諸種検査法の大略について述べると，

(a) 疼痛：疼痛にも持続性疼痛，間欠性疼痛などがあり，前者にも原因により，血管炎に伴う不定の疼痛と圧痛，阻血によるシビレ感，倦怠感に似た痛み，また壊死，潰瘍部における灼熱痛，感染による拍動痛などいろいろのものが知られている．

(b) 視診によっては皮膚の色，萎縮の状態に注意し，とくに指先部では爪の状況など栄養障害につき検討する．

(c) 触診によっては皮膚温，色のかえりとか湿度，また脈拍に注意する．それに阻血によるシビレ感，知覚鈍麻などの知覚異常と，疲労，痙攣，麻痺などの運動障害についても注意する．以下臨床上しばしば利用される諸検査としては，

(d) 血圧測定：左右の比較．

(e) 反応性充血を利用しての諸検査．

① Buerger テスト：患肢を高挙すると急速に末梢部が蒼白となり，下垂すると暗赤色 cyanotic rubor となる．

② Landis テスト：健肢，また患肢でも血管痙攣を起こしたものは加温により皮膚温の上昇をみるが，動脈閉鎖を起こしていれば皮膚温の上昇はみられない．

③ Moszkowicz テスト：患肢を高挙して中枢部を緊縛し，数分後水平位に復して緊縛を解くと，阻血部の上界に一致して一時的紅潮をみるもので，これにより阻血の範囲が決定される．

④ Allen テスト：術者は両手の母指を用いて患者の手関節の近くで橈骨動脈と尺骨動脈を圧迫しながら患者に指の屈曲を命じて強いにぎりこぶしをつくらせる．これにより手の血液を全部押し出さしめるわけで，以上ののち指を伸展せしめれば手は蒼白なはずである．このようにしてから橈骨動脈，または尺骨動脈を圧迫しているいずれか1側の母指をゆるめれば，正常なればただちに手全体に紅潮が起こるはずであるが，閉塞があればその出現が障害される．

(f) 以上のほか検査方法としては，皮膚温測定，脈波記録，毛細管顕微鏡検査などが行われ，最近では**ドプラー血流検出器**とか thermography なども利用されるようになった．

(g) また当然必要なものとしてX線検査，および動脈撮影があり，動脈撮影には連続撮影が利用される．また最近では超音波診断とか magnetic resonance angiography（MRA）が多用されるようになり，その診断は次第に容易となりつつある．

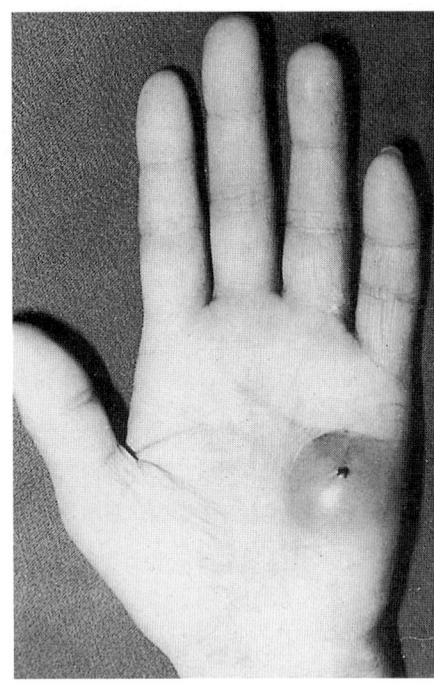

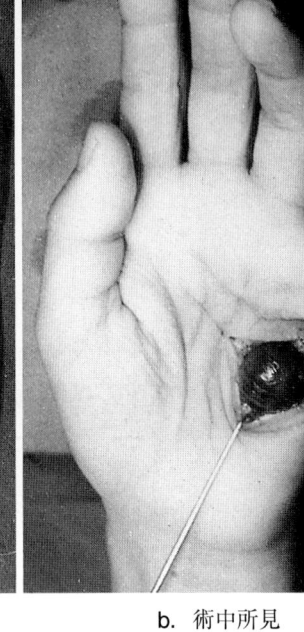

a. 来院時所見　　　b. 術中所見

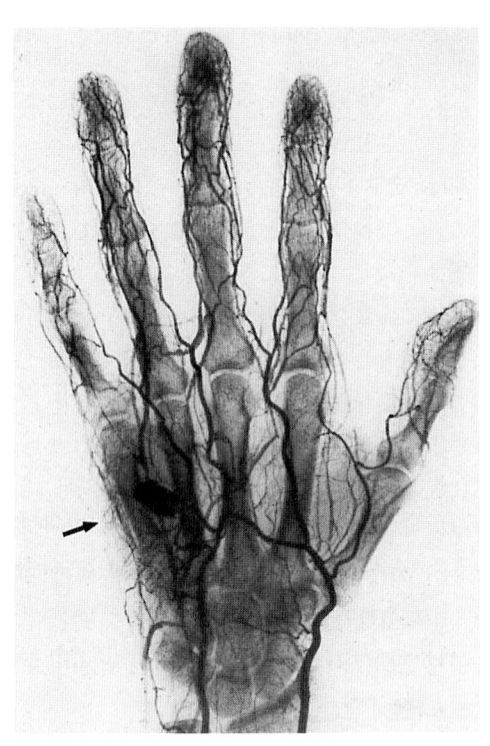

c. 術前血管造影所見

図29・1　外傷性偽性動脈瘤の症例45歳，女．2ヵ月あまり前ビール瓶の破片で手掌部を損傷．その後4, 5日してから，その部の腫脹と疼痛をきたすようになった．

2. 外傷性動脈瘤（traumatic aneurysm）

　動脈損傷後に拍動性血腫が発生すると，その周囲の軟部組織が線維化して被膜をつくり，ここに被膜内腔と動脈とは交通して動脈瘤が形成される．この際，瘤壁の大部分は内膜と弾性線維を欠いていわゆる**偽性動脈瘤** false aneurysm と呼ばれるものであり，これに対して動脈壁に小外力が繰り返し作用してその部壁が拡張することにより発生する**真性動脈瘤**と区別される．もちろん前者が多く後者はまれ．前腕，また手においては superficial volar arch，あるいは deep volar arch より発生して境界のやや不明瞭な腫瘤をつくり，膨張性拍動と収縮期雑音を示す．局所に疼痛を訴え，瘤が中枢側に位置し，しかも巨大であれば運動・知覚障害や末梢部の静脈怒張を伴うことがある．まれに総指動脈（藤ら，1983）とか指動脈（Laymon, 1982）に発生した報告も認められる．

　治療　動脈撮影により瘤の位置，形，大きさ，側副血行の状況などを確かめたうえで手術を行う．手術としては瘤の切除と可能なれば動脈の端々吻合，または自家静脈移植術であろうが，場合によっては断端の結紮もやむをえない．

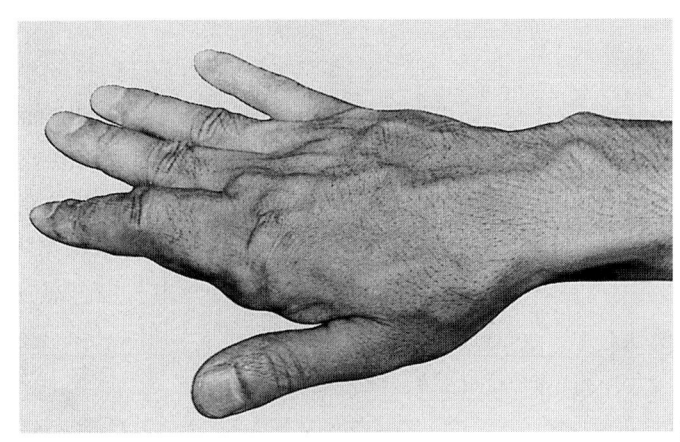

a. 来院時所見

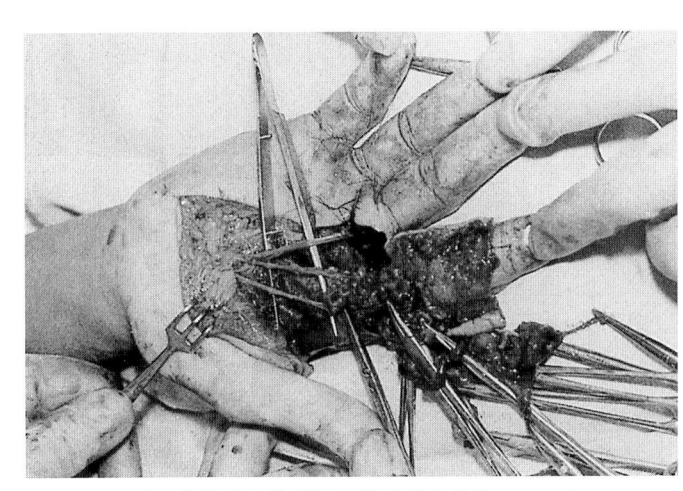

b. 動・静脈瘻切除所見. 指神経を露出している. 病変部をできるだけ完全切除し, あと指尖部を残して有茎植皮で被覆した.

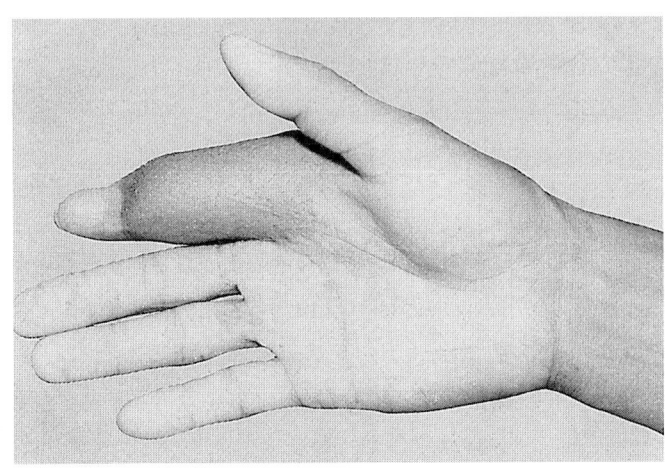

c. 術後所見. 指先部の知覚は良好に保たれた.

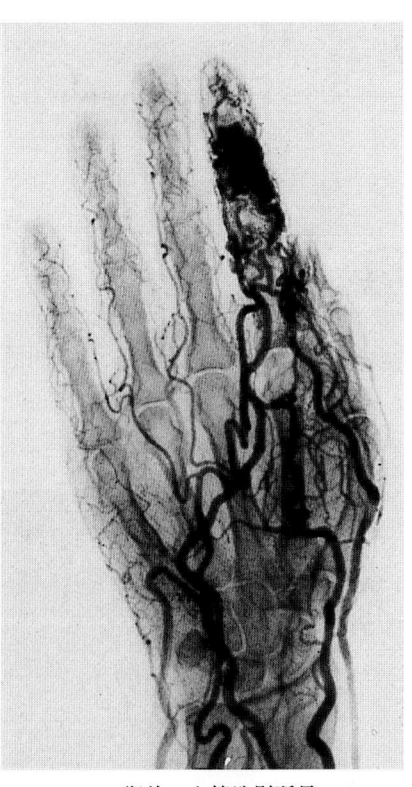

d. 術前の血管造影所見

図29・2 31歳, 男. 右示指動静脈瘻症例 14, 5年前より右示指の静脈が腫大, うっ血するようになり1年ほど前より何度か出血を繰り返すようになった.

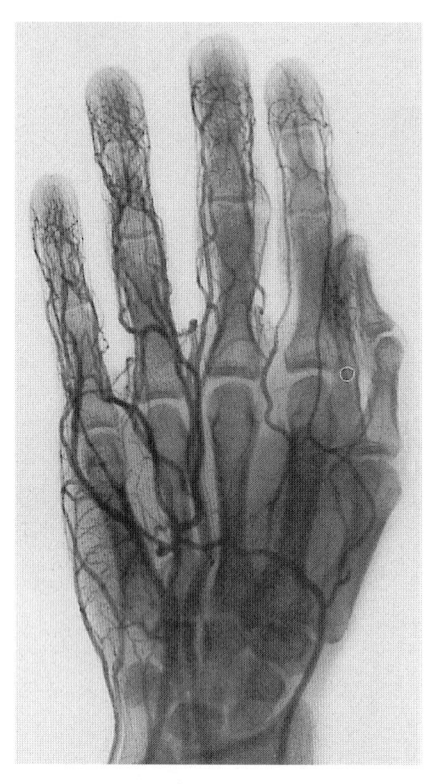

図 29・3　正常手における血管像

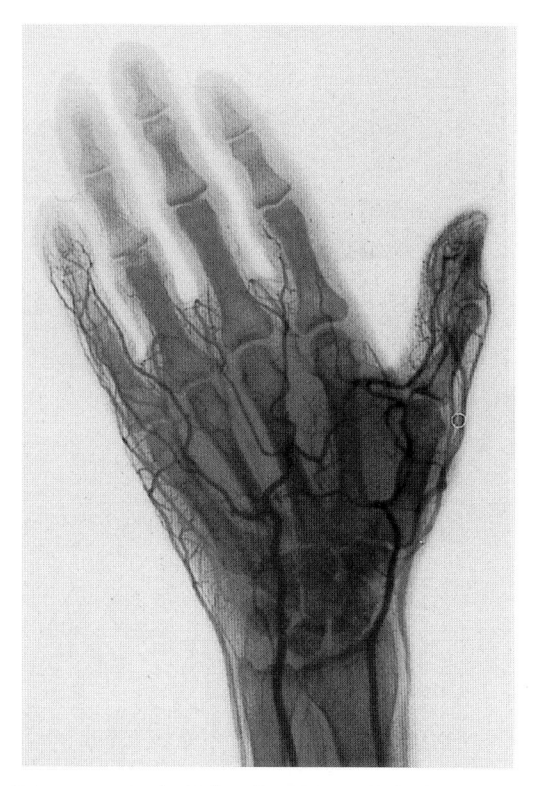

図 29・4　示・中・環指圧挫症例の血管像（注入開始 1¹/₃ 秒）

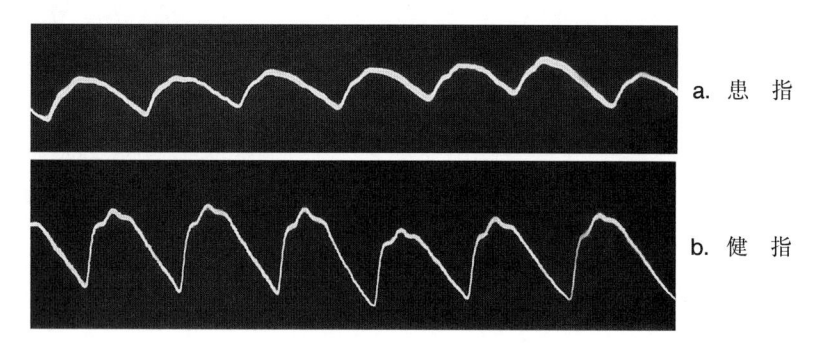

a. 患指
b. 健指

図 29・5　図 28・12 症例の容積脈波の所見

3. 外傷性動静脈瘤 (traumatic arteriovenous aneurysm)

　外傷によって主幹動脈と伴走静脈が同時に損傷されて両者間に短絡が形成されるもので，動静脈瘤囊に動脈と静脈が別々に開口するものを間接性動静脈瘤，また直接に交通するものを直接性動静脈瘤，または動静脈瘻 arteriovenous fistula と呼ぶ．
　症状としては，動脈血が短絡部を通って直接静脈内に流入するため動脈圧は低下するのに対し，静脈圧は上昇し静脈血の酸素飽和度は高くなる．また動脈血は末梢抵抗にうちかって末梢部に侵入することが困難となるため阻血が発生し，次第に左心は拡張肥大し，いわゆる high output decompression が発生する．局所には拍動性腫瘤を触れ，雑音は動脈瘤のそれより著明で，収縮期，拡張期ともに認められ，皮膚温は上昇をみる．また静脈は怒張し，拍動を示すことが多い．しかし末梢部は冷たく，また蒼白で指のチアノーゼ，壊死をきたすこともあるとされている．
　診断は以上の所見のほか，動脈撮影により短絡血管の

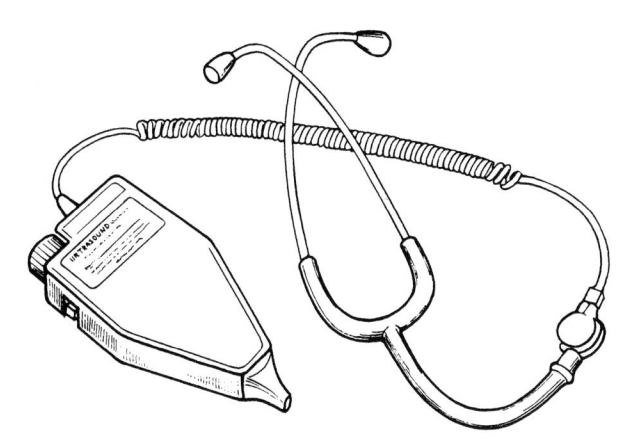

図29・6 ドプラー血流検出器
四肢の末梢血液循環を皮膚の上からチェックすることが可能で血行障害の診断のほか，皮弁作製の前後とか，血管修復後の血行の状況を知るうえにきわめて便利

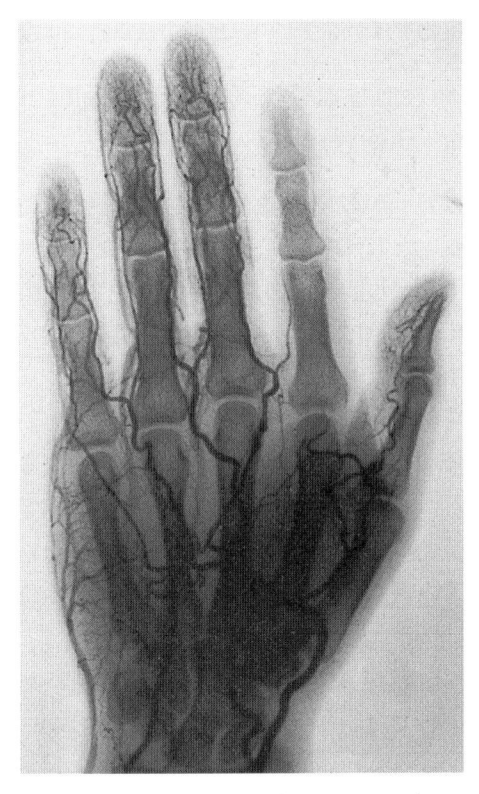

図29・7 30歳，男．指のBuerger病
示指のシビレ感を訴えて来院した．

嚢状拡大を認めれば確実である．

治療としては短絡部の切除と動・静脈それぞれの損傷部の修復が理想的であるが，これが実施不能であれば短絡部の切離と静脈の結紮，動脈損傷部のみの閉鎖とか，単に流入動脈のみの結紮も行われる．しかし短絡部の遮断が困難であれば流出入の動静脈を共に結紮したり（4カ所結紮 quadruple ligation），さらに瘤嚢の縫縮を加えたり（5カ所結紮 quintuple ligation）する方法も用いられる．

以上，外傷性動静脈瘤について述べたが，手部においては外傷性のものよりも先天性動静脈瘤（瘻）の発生をみることが多いので以下これについて述べると，

先天性動静脈瘻（congenital arteriovenous fistula）
胎生時の動・静脈吻合の残存に基づくとされ，出生時にはさほど著明でないが，子供の成長と血液量の増加により漸次その症状が著明となることが多く，発生部位としては手掌部，とくに母指球部，小指球部，また指，前腕にもみることがある．われわれの経験症例は7例であり発生部位は手掌から指にかけて発生したもの5例，前腕から母指球部にかけてのものが2例であった．

症状は特異的で拡張迂曲した血管群が皮下に怒張して認められ，拍動を触れるとともに雑音を聞くのが普通である．動・静脈間には複雑な交通路がみられ，周囲には血管腫や，動脈瘤，静脈瘤を伴うことが多い．外傷性の場合と同様動脈血が直接静脈系に流入するため静脈圧は高く，局所の皮膚温は上昇して静脈血の酸素飽和度は著明に増大することとなる．また四肢では骨質にも動静脈瘻が存在することが多く，とくに骨端線部に血流量が増すとその部の過成長をきたすことがあり，血管腫，静脈瘤，肢延長の3主徴をみるものをKlippel-Trénaunay-Weber症候群と呼ぶ．

治　療 動脈撮影を行えば大体の病巣の範囲は明らかにされるが，動・静脈間の短絡は微細でしかも数が多いためこれを明らかにすることは困難であり，したがってこれの処置をすることは不可能といってよい．ために範囲が比較的限局している場合には全切除をするとか，指などではこれの切断を行うこともある．また病変部の全摘出後その部を有茎植皮，またはマイクロサージャリーを用いての血管柄付き，または神経・血管柄付き皮弁遊離移植で被覆し，二次的に形成手術を加えるなどの方法をとるのもよいであろう．しかし前腕などで病変部が広範にわたる場合には摘出とか流出入の動・静脈を完全結紮することは困難で，単に部分的切除とか病変部を結紮

4. 閉鎖性血栓血管炎 (thromboangitis obliterans, Buerger病)

本症は動・静脈の両者を侵して，次に述べる閉塞性動脈硬化症とともに末梢血管障害の95%を占めるとされている．しばしば30〜50歳の青壮年男子に発生，下肢に好発するが，上肢においても橈骨・尺骨動脈，また指の小動脈に発生してこれらの限局性閉塞，または狭窄をきたし，同時に随伴静脈にも異常を認めることが多い．

原因は不明であるが内分泌障害も考えられ，また喫煙の関与も否定できない．動脈内膜の肥厚が著明で壁には細胞浸潤，線維素折出などの炎症症状が強く血栓を伴うことも多い．また完全閉塞すれば動脈は硬い索状物となる．

また本症にはしばしば皮下静脈に血栓を伴う亜急性炎症が出没することがあり，**逍遙性静脈炎**（migrating superficial thrombophlebitis）と呼ばれ，Burger病の70%にこれを合併するという．

さて，Brownによれば389例の本症の発生部位につき下肢のみに発生したもの74%，下肢と上肢ともに発生をみたもの24%，そして上肢のみにみたもの2%としているが興味深い数値といってよい．症状としては手指のシビレ感，冷感，変色であり，次第に皮膚の萎縮と硬化が現われ，指先の潰瘍などが起これば疼痛，激痛を伴うこととなる．経過中にはしばしば逍遙性静脈炎が出没し，局所に暗赤色索状の腫脹，疼痛を生じ，1〜2週で消退するがあとに黄褐色の着色と皮下の索状を残す．患肢には脈拍の消失，皮膚温低下，指先部の蒼白，またチアノーゼ，爪の変形などをみる．

動脈撮影により前腕部に動脈の閉塞を認め，側副血行は種々の程度に発達するのが普通．

治 療　喫煙患者にはこれを中止せしめるよう指導する．Silbertによれば10年間煙草を中止した100名につき全例に病変の鎮静をみたといい，また Freemanによれば禁煙患者77例において病変の進行をみたのは2例のみであり，喫煙を続けた16例では8例に病変の進行を認めたという．そのほか四肢を清潔に保つことは外傷，また感染の防止に大切であり，また温暖な地への転地もよいかもしれない．薬物としては血管拡張薬や物理療法により側副血行の発達を促し，同時に交感神経節のブロックなどが行われる．

手術療法としては血栓摘出，血管移植などは多くの場合不可能で，交感神経節切除による血管攣縮の緩解が試みられ，血管外膜の切除，すなわち superselectivc adventectomy（Flatt, 1980）が効果的との報告もある．また壊死部に対しては切除術が必要となる．

5. 閉鎖性動脈硬化症 (arteriosclerosis obliterans)

中年以上の男性に多く，主として下肢を侵すが，上肢においても診断に際しては一応考慮に入れておく必要があろう．高血圧や糖尿病を有する患者に発生しやすく，動脈の内膜肥厚と硬化による狭窄が発生，次いで血栓形成により内腔閉鎖が徐々に進行する．症状としては手指の冷感，蒼白，疼痛，知覚鈍麻などで，進行すれば指先部の萎縮硬化や潰瘍形成をきたすかもしれない．X線撮影により動脈に沿う石灰沈着をみることがある．

治 療　対症療法，また手術療法が行われ，糖尿病が合併すればこれに対する処置が必要となる．

6. 動脈血栓症 (arterial thrombosis)

血栓症とは一般に血液性状の変化，血流のうっ帯，血管壁の変化などにより血管内で血液の凝固が起こるもので，上肢に発生することは比較的少ないが，特異的なものとして手根部における尺骨動脈，また手掌部における palmar arterial arch に発生することが知られている．

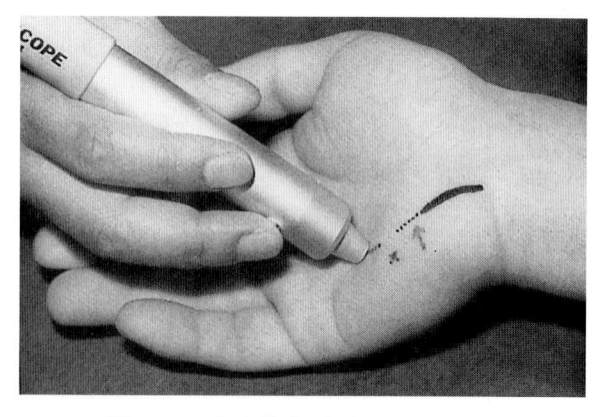

図 29・8　尺骨動脈に発生した血栓症例
41歳，男．実線部ではドプラーによる血流音を聴取したが点線部では不能．手術により血栓部血管を切除し端々吻合を行い良結果を得た．

今日までの報告例は100例あまりと考えられ，hypothenar hammer syndrome と呼ぶことがある．

原因 原因は明らかでないが，日常の繰り返される小外傷とか外からの圧迫が誘因をなすことも考えられ，それに局所の解剖的条件が本症発生とある程度の関連性を有するかもしれない．

症状 症状はいろいろあるが，しばしば小指球部の圧痛，腫脹を認め，またときに血管痙攣様症状を訴え，とくに寒冷時にはRaynaud症状としての指の蒼白化と疼痛，またチアノーゼをきたすこともある．尺側指のシビレ感，知覚異常を訴えることもあり，また重症例では指の潰瘍形成とか壊死が発生することもある．

診断 病歴，症状のほかAllenテストが常に陽性に出ることが特有で，橈骨動脈を圧迫すれば手の血行が遮断されることとなる．そのほか動脈撮影を実施するとかドプラを利用するのもよいであろう．しかし発生がまれなだけ必ずしもその診断は容易でない．

治療 対症療法として血管拡張薬とか凝固阻止薬の投与が行われ，神経節ブロックも実施される．手術療法としては交感神経節切除術のほか，局所に対しては血栓部の切除と断端部の結紮が行われるが，Kleinertらは血栓部の切除とその後における断端の吻合を行い良結果を得たと報告している．

7. 動脈塞栓症（arterial embolism）

多くの場合，心疾患を有する患者において心内血栓が遊離することにより発生するもので，これが末梢動脈にはいり，分岐部に引っかかって塞栓を形成する．下肢に発生することが多いが上肢においては上腕動脈の橈骨・尺骨動脈分岐にときとして発生することが知られている．普通急激に発生して急性動脈血行不全をきたすため，側副血行が発生する時間的余裕がなく，それに閉塞部よりの刺激により反射性の血管痙攣も加わって広範な阻血症状をきたすことがある．

症状 急激に発生して患肢の激痛，脱力感，麻痺感が起こり，次いで冷感，蒼白，さらにチアノーゼ，水泡形成などが発生する．上肢においては壊死の発生することはまれであるが，しかし，しばしばRaynaud現象の続発をみることがある．

診断 6つのp，すなわち疼痛pain，麻痺paralysis，蒼白paleness，拍動消失pulselessness，知覚異常paresthesia，および衰弱prostration が特徴とされる．

治療 速やかに塞栓部を発見し，塞栓摘出embolectomyを行う．塞栓部において動脈を開き吸引摘出により除去する．塞栓は時日を経ても比較的容易に摘出可能とされるが，筋の変性は6～8時間で，また神経の変性は12～24時間で起こるので早急に摘出することが必要となる．そのほか原病の治療，凝固阻止薬の使用，交感神経節ブロックなども必要となるであろう．

8. 胸郭出口症候群（thoracic outlet syndrome：TOS），神経血管圧迫症候群（neurovascular compression syndrome）

胸郭出口とは第1肋骨，鎖骨，頸骨などの骨性要素と前・中斜角筋，鎖骨下筋，小胸筋や周辺の線維性索状物よりなる筋，腱線維性要素により形成された出口で，中を腕神経叢と鎖骨下動・静脈が通過する．この際これらの神経・血管が次に列記したそれぞれの部位で圧迫，また絞扼をうけて上肢の痛み，シビレ，冷感，腫脹，肩のこりなどをきたすもので体型的に"なで肩"の人に多く，上肢をよく使用する若い女性に好発する．その主なものは次のごとくである．

(1) 頸肋症　　　　　Cervical rib syndrome
(2) 前斜角筋症候群　Scalenus anticus syndrome
(3) 肋鎖症候群　　　Costoclavicular syndrome
(4) 過外転症候群　　Hyperabduction syndrome

本症は患者の訴えが不定で症状が把握しがたい諸点があり，種々の臨床テストが述べられているが，確定診断にはなりにくい．今日までに述べられた主なるテストは次のごとくである．

(1) Adsonテスト：頸部を患側に回旋し，頸椎を後屈，上肢を外転して深呼吸をさせ脈拍の変化を調べるもので，脈拍の消失，減弱は頸肋や前斜角筋症候群を疑わせるという．

(2) Morleyテスト：前・中斜角筋の間の斜角筋三角部の圧迫により，疼痛が前腕まで放散するかどうかを調べるもので，放散すれば前斜角筋症候群が疑われる．

(3) Edenテスト：肩を後下方に強く引くことにより肋鎖間隙を狭小化させ，疼痛の増強と脈拍の消失または減弱を調べる検査で，脈拍が消失すれば肋鎖症候群が

(4) Wrightテスト： 肩関節の外転外旋を強制することにより脈拍の変化を調べる検査で，脈拍が消失すれば過外転症候群が疑われる．

(5) **上肢挙上3分間手指屈伸テスト**：Roosが考案したもので，両上肢を90°外転させた位置で手指の屈伸運動を3分間継続させる．この運動が耐えきれなくなれば胸郭出口症候群を疑う．

診　断　X線により頸肋の有無，また血管造影を行い圧迫部位を確認する．そのほか上記諸テスト，また臨床症状より診断する．

治　療　保存的には姿勢の改善，肩甲帯挙上筋の筋力増強のための運動療法を行う．そのほか温熱療法，薬物療法等．しかし効果がなければ手術療法として頸肋の切除を行う．なお一般的には第1肋骨の切除が多用され，腋窩部より進入し第1肋骨に達し骨膜下にこれを剥離してなるべく広範囲にこれをリューエル鉗子で切除する．操作中肋膜を損傷しないよう注意する．なお本法により前・中斜角筋の第1肋骨付着部が解離されるので斜角筋三角内の癒着，絞扼の剝離も確実に実施する．斜角筋三角部に原因のあることが明らかであれば鎖骨上窩より直接侵入するのもよい．しかしこれでは第1肋骨切除はできない．

9. Raynaud病 (Raynaud disease)

青年期女子の手指に対側性に起こる発作性の阻血現象であって原因は明らかでない．Raynaud（1862）は血管運動神経の調節障害としているが，内分泌の異常がある程度の関与を有するとの説もある．手指の血管は寒冷に過敏であり，そのほかsclerodema, acrosclerosisとも関連を有するとの意見もある．

症　状　寒冷などの誘因で両手の指先に蒼白とかチアノーゼ，冷感，疼痛，シビレ感が起こり，手指の運動により増悪する．橈骨動脈の拍動は常に正常に近いが，寒冷時には指の皮膚温は著しく低下し，脈波も縮小する．しかし温暖時には皮膚温も脈波もともに健常人のそれに近づくとされ，動脈撮影では手掌動脈が細く，ときに二次的血栓形成により閉塞を伴うことがある．

治　療　根本的な対策はなく，精神的興奮をさけるとか，寒冷をさけるのが最も効果的とされ，そのほか精神安定薬，血管拡張薬の投与とか交感神経節ブロック，また切除術が行われる．

10. Raynaud症候群 (Raynaud syndrome)

Raynaud病とは別個に取り扱われるべきもので，末梢性の血管，および神経障害に合併して認められる動脈性血行不全症を総括してRaynaud症候群と呼ぶ．普通偏側性に発生，原因としては振動工具によるもののほか神経血管圧迫症候群などがこの中にはいる．寒冷により手指の阻血発作を起こすもので，二次性Raynaud病と呼ぶこともある．

a. 振動工具によるもの

圧搾空気ハンマーとかchain sawなどの振動工具を永年使用するものが，寒冷時にRaynaud病に似た手指の発作性阻血を起こすことは，**白ろう病**などの病名で近年注目されているところといってよい．原因は明らかではないが，振動により手指末梢血管運動の神経性調節機能が低下するものと考えられ，また振動が血管壁に障害を与え，さらに神経終末や生化学的な体液調節機構にも変化を起こして本症候を発生するとも説明されている．

症状の発生はchain saw使用の場合3～5年を経過したものに多く，sawを把持する左手でとくに第4指に障害をみる場合が多いという（三島，1967）．中年以降の男性に認められ，症状は蒼白発作と疼痛，シビレ感などであるが，同時に骨，関節における変形症の発生をみることも少なくない．検査所見としては皮膚温下降と指先容積脈波の低下などがみられ，動脈撮影では血流緩徐や動脈迂曲をみるが，これらは振動による動脈壁の硬化，肥厚などの器質的な変化によるものかもしれない．

治　療　血管拡張薬の投与と各種理学療法，それに寒冷曝露の庇護や作業環境の整備などが大切であり，また工具の改良も重要となろう．患者の教育指導も大切．やむをえなければ工具使用の中止，転職なども考慮する．交感神経節ブロックは行われてよいが切除術の適応はまれとされている．また先にも述べた**superselective digital sympathectomy**（Flatt, 1980, Egloffら1982）も考慮されてよいであろう．手掌部の横切開ではいり指動脈分岐のadventitiaを約1.0cmにわたって切除する．

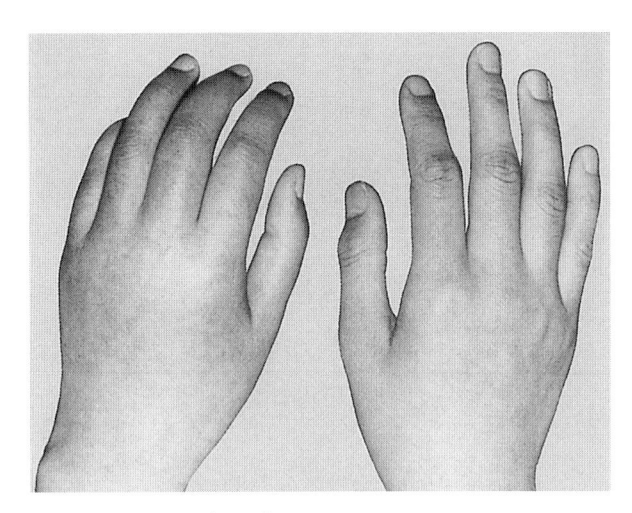

図29・9 16歳，女．Shoulder-hand-syndrome と考えられる症例
2, 3年来左手に疼痛と浮腫をきたし種々治療するも効果が認められないということで来院．われわれのところで神経節ブロック．のちにこれの摘出，そのほか薬物療法，理学療法などを行ったが，効果なく筋力減退，左手はほとんど使用不能となった．

11. Shoulder-hand syndrome

1947年Steinbrockerにより命名されたが，類似した内容をもつ疾患としてはcausalgia (Mitchell, 1864), Sudeck atrophy (1900), chronic posttraumatic oedema (Klassen, 1929), reflex dystrophy (De Takats, 1937), minor causalgia (Homans, 1942), posttraumatic painful osteoporosis (Hermann, 1942), reflex sympathetic dystrophy (Evans, 1947) など種々の名称が用いられている．

その発生につきPlewes (1956) は80,000例の新患のうちに37例という数をあげているが，Steinbrocker (1968) は最初の報告 (1947) 以来の経験例は139例であったし，実際に考えられているよりは多いものであることを述べている．しかし本症の定義に関しては人によりかなりの差異が認められることは否定できない．

原因 明らかでないが誘因としては外傷のほか変形性頸椎症とか心筋硬塞などが考えられ，そのほか誘因不明の特発性ともいうべきものも少なくない．また外傷については外傷そのものほか，受傷後における固定包帯とか後療法の指導の誤りが大きく関与することはMoberg (1964) などにより強調されているところである．

すなわち彼によれば上肢における循環で，とくにそのback flowには手，および腋窩部における**ポンプ作用** (pumping mechanism) が重要であるが，上肢での外傷，疼痛はギプス，また三角布による肩関節の運動制限をもたらし，ここにおいてポンプ作用は停止されることとなり，手の浮腫と拘縮，それに疼痛が招来されて悪循環が成立し，shoulder-hand syndrome に移行することが述べられている．

症状 Steinbrockerによれば，これを3期に分けて述べている．

1期：肩の疼痛性機能障害と同側手指の腫脹，こわばり，色調の変化をきたすもので X 線上肩，および手には斑点状の骨萎縮像が認められる．継続期間は3〜6ヵ月で自然治癒することもある．

2期：手指の腫脹，肩の疼痛は徐々に減少するが，運動障害，手指の屈曲拘縮，皮膚，筋の萎縮などが強くなり，爪の萎縮も認められるようになる．継続期間は3〜6ヵ月間とされている．

3期：固定期で皮膚，筋の萎縮は著明となり，屈曲変形が固定化される．この期にいたると予後は一般に不良．

だいたい以上のごとくであるが，本症は必ずしも一定のコースをとるとは限らず，また部分障害型，あるいは限局型というべきもので肩には異常なく手のみに障害をみるもの，あるいはその反対の場合とか肘部に障害を認める場合もあるとされている．

本症の発生は男性より女性に多く，年齢については50歳以上でPlewesの手における**Sudeck萎縮**についての調査では平均年齢58歳となっている．なお本症患者には特殊な性格を有するものも少なくないので注意しなければならない．さて症状については先に3期に分けて述べたが，本症の特徴は次の5項目に要約されよう．すなわち，

(1) 解剖的にいろいろの部位の障害により類似の症状が誘発されること．

(2) 症状発現部位が脊髄神経に特有な一定の髄節分布を示さないこと．

(3) 誘因となった障害の種類や程度とは無関係にほとんど同一の臨床像を示すこと．

(4) 症状を詳しく観察すると自律神経のみでなく，

知覚神経や運動神経の経路にも何らかの異常をみる場合の多いこと．

(5) 交感神経の遮断によりしばしば症状の改善が得られること．

などの諸点である（菊川ら，1969）．

診　断　本症の特徴を理解すればその診断は困難でないが，鑑別すべきものとしては肩関節周囲炎，リウマチ性関節炎，腱鞘炎，痛風，リンパ性浮腫などがあろう．診断を誤り治療の開始が遅れれば，症状は長期化して患者は多くの医療機関を放浪することとなるので注意する．

治　療　早期に的確な診断をくだすことが大切で，治療開始が遅れれば遅れるほど全治が困難になるとされている．もし心臓疾患そのほかの原因疾患があればそれに対する治療の必要なことはいうまでもない．また患者に精神面，心理面での問題があると考えられる場合にはこれに対する処置が必要となろう．

一般に Moberg も指摘するごとく**後療法に誤り**がある場合に発生するのが普通で，40，50歳代以上の中高年齢層の人が外傷をうけ治療に引き続いて電気，マッサージ，温熱療法等が継続して実施されれば患者は容易に依頼心を起こして，みずから努力することなく無意味な後療法を続け，ひいては職場への復帰も遅れることとなり，これらはさらに補償の面もからんで，治癒はますます遷延することとなる．

医師としては各種後療法は訓練をするための一手段であることを患者に理解せしめ，**筋力**を回復せしめることの重要性，そのためには患者自身の努力以外に方法のないことをよく理解せしめるべきであろう．浮腫の除去には屈伸運動による**ポンプ作用**が必要であり，そのためには筋力が必要となる．医師としては与えるリハビリでなく引き出すリハビリを指導すべきであり，ダラダラと続く後療法は最も不可であり，早期に職場復帰をせしめるのも治療としてきわめて重要であることを忘れてはならない．そのほか薬物療法，交感神経ブロックなども症状に応じて使用してよいが，最も大切なことは患者から積極的意欲を引き出すことである．Dynamic splint の使用はしばしば効果的である．

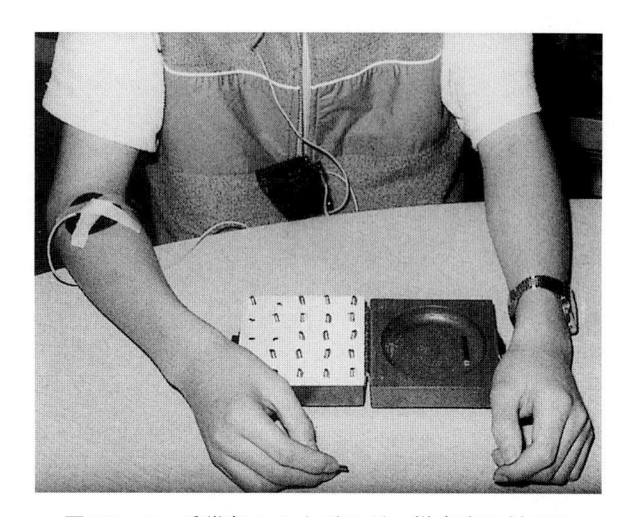

図 29・10　手掌部のカウザルギー様疼痛に対する TENS（transcutaneous electric nerve stimulation）の使用状況

12. カウザルギー（causalgia），反射性交感神経性ジストロフィー（RSD）

1864年 Paget により記載され，同年 Michell により詳細に報告された疾患であって，末梢神経の損傷に引き続いて灼熱的疼痛を主訴とし，戦時中にしばしば認められ，平時には少ないとされている．外傷の程度はいろいろで必ずしも重症とは限らず，神経損傷も完全切断より部分切断の場合が多いという．受傷後24時間以内から数週，また数年後に発生し，腕神経叢，または正中神経損傷に引き続いて発生することが多く，皮膚の知覚異常，とくに知覚過敏，発赤が認められ発汗が著明で浮腫，チアノーゼもみられ骨はしばしば Sudeck の骨萎縮像を呈する．疼痛は身体的，精神的刺激により増強され，寒冷・温熱，振動，音，光などの物理的刺激も疼痛増強の原因となる．

原因は明らかでないが植物神経系の関与が考えられ，神経のブロック，また交感神経節のブロックにより疼痛軽減をみるのが普通である．しかし症例によってはこれらも効果なく，なんらかの処置を行えば行うほど疼痛が増強して睡眠障害，性格異常をきたしついには自殺を試みるような場合もあるとされている．

さて以上戦時中に認められる真性カウザルギーは major causalgia とも呼ばれるもので，これに対し平時にしばしば認められるいわゆるカウザルギー様の疼痛なるも

のは **minor causalgia**（Homans, 1940）と呼ばれることがある．原因は打撲，圧挫，切創または骨折などに続いて発生し，神経・血管損傷を伴うことも多いが，そうでないこともありえて，Homans は四肢の使用，圧迫により不愉快な疼痛を訴えるものを総称し，骨の萎縮，関節の拘縮，浮腫・知覚異常，知覚過敏，血管運動系の異常などを認め，painful osteoporosis, reflex sympathetic dystrophy（RSD），chronic segmental arterial spasms, Sudeck atrophy, traumatic edema などと呼ばれ，先に述べた shoulder-hand syndrome もまたこれらと緊密な関連性を有するものとされている．術後に発生する痛みについては手術が traumatic に行われた際にみられることが多く，atraumatic に実施された場合に発生することはほとんどないように思われる．

治療法としては各種理学療法，交感神経節の**ブロック療法**が行われ，ブロック療法が一時的にでも確実な効果があれば神経節切除術が適応となる．これについてはほかの専門書を参考にされたい．最近 Wynn Parry（1981）はカウザルギーに対して**経皮的神経刺激法**と **guanethidine 注射**による交感神経ブロックが効果的であるとしている．われわれも TENS を用いての神経の電気刺激が効果的であった数例を経験したが，guanethidine 注射については経験がない．宗重ら（1989）はノイロトロピンの有効性につき述べている．

なお四肢の切断術後に断端部に一致して不愉快な疼痛，灼熱様疼痛を訴えることがある．これは神経切断端に形成された神経腫 **amputation neuroma** が瘢痕内に埋れるとか，外力をうけやすい場合に発生し，再切断と断端の形成術が必要となる．神経を露出し，周囲瘢痕組織をできるだけ切除，神経腫の切断は健康組織内でなるべく深部に埋没せしめるよう努力する．この際神経断端の近くを圧挫，結紮しておくのがよいとの意見（児玉）もあるが，指神経については結紮のみでよいであろう．ときに骨に穴を開け，髄内に断端を引き込む方法をとることもある．

13. Complex regional pain syndrome（CRPS）

1947 年以後 Evans により命名された reflex sympathetic dystrophy（RSD）という言葉が広く使用されるようになったが，1995 年世界疼痛学会（IASP）ではこれらを含めて complex regional pain syndrome（CRPS）とし，神経損傷を伴わないものを type I，神経損傷を伴うものを type II とし，type I には交感神経の異常は伴わないとしている．しかし診断に際して最も注目される持続性疼痛，あるいは知覚過敏，また交感神経系の異常反射と考えられる発汗異常，皮膚の色調変化，腫脹などは軽度から高度までさまざまであること，有用な検査法のないこと，さらに発症後の経過時間により症状に変化のあることなどから，確定診断には種々の問題のあることは否定できないとされ，その発生は中年の女性（戦時中の男性は別）に多く，橈・尺骨遠位端骨折とか手根管症候群，また橈骨神経知覚枝損傷とか手根部での尺骨神経損傷などの際に発生しやすいとされている．いずれにしても手の外科医として注意することは RSD 様疼痛をきたすことのない手術を行うべきで，要は atraumatic な手術に徹し，瘢痕を最少にとどめるよう努めることの重要性を強調するものである．なお水関（2010）は初期症例に**温冷交代浴**の有効性を述べている．簡単な方法であるので試みてよい方法であろう．

第30章 化膿性疾患（含 特殊感染症）

開放創における化膿防止の問題についてはすでに述べたが，創が大きい場合には患者も医師も最初からその防止に努力するであろうし，またたとえ化膿を起こしても早期に適当な処置がとられるのが普通である．これに対し手指の小さな刺創，また搔創などからかえって重篤な化膿が起こることが多い．これはちょうど１本のマッチから大火が発生するのと同様であって，たとえば指の小さな割創から化膿菌がはいり，これが屈筋腱の synovial sheath に侵入すれば容易に手掌から前腕までの synovial sheath にも波及して手全体に重篤な急性化膿性炎症が発生し，また骨，関節にも炎症が及んで手はまったく機能廃絶の状態となることもありうる．最近の化学療法の進歩はこれら化膿性炎症の様相を著しく変化せしめたことも事実であるが，耐性菌の出現や最近しばしばみられるようになった悪性感染創の増加はこの問題の再検討を必要とするといってよいであろう．化学療法ももちろん大切であるが，症状によって適宜適切な外科的処置を行うことはそれ以上に大切である．

I 化膿の波及と手の解剖

手における化膿の治療にあたってはまず手の解剖をよく知って，炎症がいかなる経路を経て周囲に波及してゆくかを知っておかなければならない．これを知っていてはじめて正しい診断と治療ができ，また予防もできるわけで，外科的切開の部位，方向の確定にも神経，血管，腱などの重要組織の損傷を避けるためにもきわめて重要である．もし解剖を知らず，また炎症の波及機構をも知らずに軽卒な切開を加えても膿の誘導は得られず，炎症範囲を広げ，副損傷をきたすのみとなるであろう．

さて手には腱の滑動を良好ならしめるためにたくさんの synovial sheath, bursa また space と呼ばれる部位がある．これは手指の運動にはきわめて重要であるが，ひとたび炎症が起こると非常な弱点ともなるわけで，いま手関節をみると radial bursa（橈側滑液包）と ulnar bursa（尺側滑液包）の２つがある．これは手関節より数 cm 中枢位より始まり，１つは長母指屈筋腱の周囲をとり囲んでその末梢端にまで達して radial bursa を形成し，いま１つは４指の全屈筋腱をとり囲んで手掌部に達し，その末端は小指の synovial sheath と合して ulnar bursa を形成している．また示・中・環指にはそれぞれ synovial sheath があって指先部から MP 関節部までの浅指・深指両屈筋腱をとり囲んでいる．以上の bursa のほかに，手掌部においては屈筋腱の深層で中手骨，骨間筋，母指内転筋の掌面の部に thenar space（母指腔）と mid-palmar space（中央手掌腔）の２つがある．前者は中指の中手骨掌面の部から母指球の間に広がり，後者は小指球の間に広がり，ともに腱のスムーズな滑動に関与している．また前腕には quadrilateral space, また Parona space（後述）と呼ばれる space があるが，これも前腕屈筋の滑動に重要である．そのほか手掌は fascia によって３つの部に区分されている．母指球と小指球とはともに固有の fascia をもって１つの閉鎖された単位を形成しており，両者の間には deep fascia と中手骨，骨間筋，母指内転筋の間に第３の間隙がある．そしてこの中には先に述べた mid-palmar space および thenar space があり，また synovial sheath に囲まれた屈筋腱

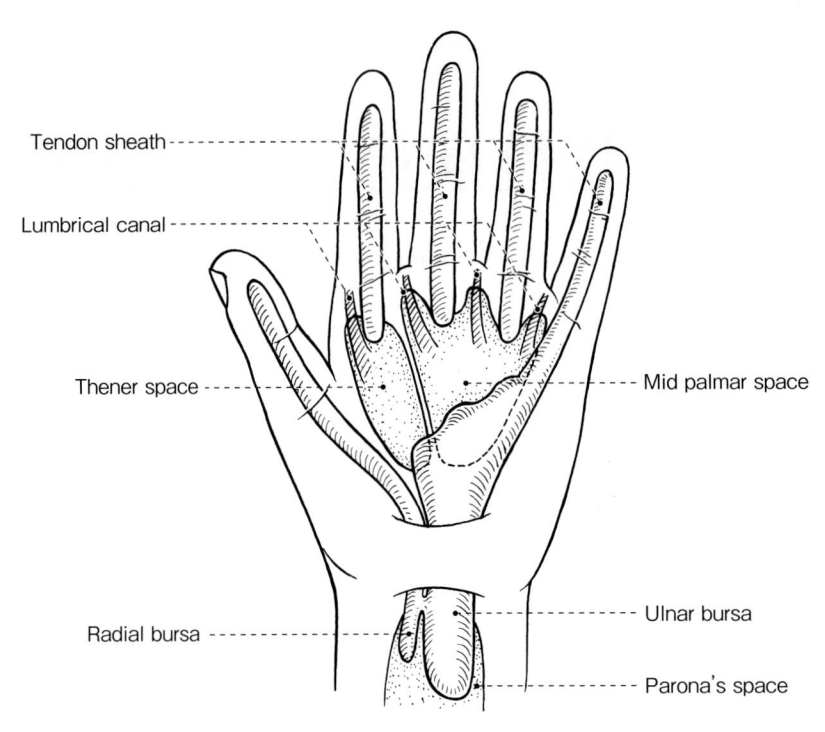

第30章　化膿性疾患（含　特殊感染症）

図30・1　手におけるsheath, bursa, spaceの解剖

を通じているが，末梢側においてはdeep fasciaより起こった隔壁によって**7つのcompartment（区画）** に区別され（図2・3, p.6参照），このうち4つは屈筋腱を通じて指に移行し，ほかの3つは虫様筋と指への血管および神経を通じてlumbrical spaceを形成し指間部に達している．そのほか手背部においては，**dorsal subcutaneous space（背側皮下腔）** とか**dorsal subaponeurotic space（背側腱膜下腔）** があるが，これらのいずれの部に化膿が起こっても局所の解剖的関係によってあるいは末梢側に，あるいは中枢側に波及進転し，手掌部の皮膚を破って外に破れるということはほとんどありえない．

これらについて詳細な研究を行ったのはKanavelであり，手における炎症の治療原則は彼の『Infection of the Hand』なる著書によって確立されたといってよい．どの部の炎症はいかなる経路をとっていずれの方向に進むか，これを局所の解剖より想定し，正しい診断と治療を行えば手の化膿性疾患もさほど恐れるに足らないが，もしこれらの機転を考慮することなく無意味な切開をいくら加えてもそれは炎症を拡大するのみとなるであろう．化学療法の発達した今日といえども炎症治療の根本はやはり外科的治療が原則であって，後者を主とし前者を従とすべきものである．主客を転倒するようなことがあってはならない．

II　瘭　疽（felon）

指先部の化膿性炎症であって皮内瘭疽と皮下瘭疽に分類される．皮内瘭疽は指先部表皮下に膿瘍を形成するもので，いわゆる膿胞であり，症状はさほど著明ではない．簡単な切開または表皮切除により容易に治療される．

次に皮下瘭疽は局所の腫脹と発赤，また夜間睡眠が障害されるほどの疼痛をもって始まり，数日後には表面が壊死に陥ってこの部が破れ，治癒に向かうが，ときには深部に侵入して骨を侵し，骨髄炎，また関節炎となり，屈筋腱腱鞘内に波及すれば急性腱鞘炎に移行し，ついに

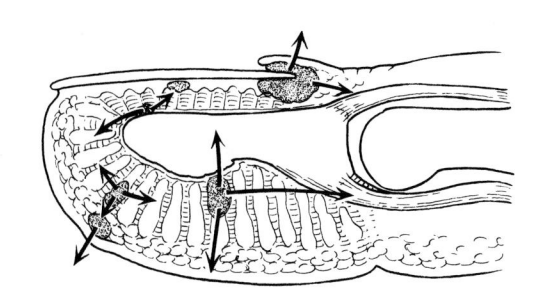

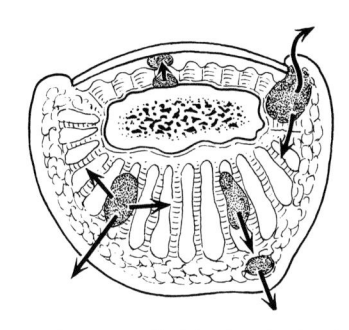

図30・2 瘭疽とその広がり方

は手の機能を荒廃させるような重篤な結果を招来する場合もありうる．

　指先部皮下組織の構造についてはよく知られているが図30・2のごとき多数の小囊とこれを区分する**隔壁**とからなり，小囊内には脂肪組織が包含され，周囲には知覚枝の終末が多数分布して鋭敏な知覚を司っている．この部に炎症が起こると抵抗性の弱い脂肪組織は容易に壊死を起こすが，隔壁をつくっている結合織は抵抗が強いため炎症はなかなか周囲には及ばず，ために膿汁の増加による内圧の亢進は著明な疼痛の原因となり，また末端部の血行を阻害して末節骨先端部の壊死，腐骨化の原因ともなる．小囊の炎症が掌側皮膚を破って膿が外界に誘導されれば疼痛はただちに消退するが，この部の抵抗は隔壁以上に強力である．瘭疽の初期には疼痛，圧痛が著明であるにかかわらず，外見上の発赤腫脹がさほど著明に認められないのはこのためである．隣接隔壁を破って炎症が周囲に広がれば皮膚の腫脹発赤も次第に現われてくるであろうが，また炎症は深部におよび骨髄炎を，そして中枢側にも向かってDIP関節，屈筋腱鞘内に波及する可能性も多く，指先部の血行はいよいよ障害される．

a. 治療法

　初期には安静と固定，挙上位保持と薬物の点滴投与が行われる．化学療法と冷湿布のみで治療可能なこともあるが，一定度以上に炎症が進んだ場合には切開が必要となる．切開は炎症性小囊を開いて膿を外界に誘導するのを目的とする．したがって，切開に際しては罹患小囊切開の確認が必要である．炎症のない小囊をいくら切開しても無意味であり，炎症を広げる以外の何物でもない．小囊は局所の解剖よりも明らかなごとく縦方向に円柱状に並列しているので切開は横方向でなければならない．縦方向に切開しても罹患小囊に達する確率はきわめて少ないし，将来残るであろう瘢痕も好ましい位置にあるとはいえない．

　切開はブロック麻酔，または全麻により行われ，局所麻酔は行うべきでない．指先部のみの炎症であれば手掌部での指神経枝ブロックも行われるが，炎症が多少でも中枢例に及んでいる可能性があれば，腕神経叢ブロックか全麻を行う．Oberstの麻酔は用いるべきでない．ただでさえ指先部の循環は障害されているので，もしOberst麻酔を行えば指の壊死を起こす危険性がある．切開は必ず止血帯をして無血野で行うが，指の根部で行うことなく前腕または上腕でこれを行う．

　切開の実施は図30・3のごとくに行う．すなわち完全な無血野のもとで指先部の側方に切開を加えるが，その部位は爪の辺縁2mm程度の側方から尖刃を入れ骨に接して小囊を切り，炎症小囊はすべて開放するよう努める．切開部位が掌側に過ぎると掌側皮膚の壊死を起こすことがあるので注意しなければならない．炎症の範囲と程度が強い場合にはいわゆるfish mouth切開とかalligator mouth切開が行われることがあるが，この際にもただでさえ循環のよくない指先部は壊死に陥る危険性があるのでなるべく両側面に及ばない側方切開，すなわち**hockeystick incision**で切開を行ったほうが安全である．末節骨前面に付着する隔壁を開放して炎症小囊を開いてやる必要があり，その確認のためにも無血野が必要となる．切開後は膿瘍内を精査して壊死組織が分離していればこれを切除し，のちペンローズ，また軟らかいゴムをドレーンとして挿入しておく．以上ののち局所は食塩水湿布して金属副子固定を行い，挙上位保持を行わしめる．

えば疼痛はほとんどなく，壊死組織の除去にも便利である．ドレーンは2〜3日後抜去する．

b. 骨性瘭疽

瘭疽の初期治療が正しく行われなかった場合には炎症は深部に及んで骨髄炎，また関節炎を併発していわゆる骨性瘭疽となる．膿が末節骨の周囲に及べば局所の循環障害とあいまって容易に末節部に壊死の起こることは先にも述べた．かかる場合でも早期に正しい切開が行われれば腐骨化は防止されるであろうが，もし腐骨化が完成し，骨の分離が起こっている場合には腐骨の切除を行わなければならない．X線，MRI検査はもちろん必要である．腐骨化は末節骨の末梢側に発生し，中枢側には発生しにくいが，これは血行の関係によるとされている．

ときに発症後1〜2ヵ月を経過しても瘻孔が閉鎖せず，少しも治癒傾向のない症例をみるが，かかる場合にはまず石鹸水中でのsoakを行って周囲の壊死組織を除去，X線検査により治癒を阻害している原因を検討する．それは多くは腐骨であり，遊離した軟骨であるが，側方切開で局所を開き，壊死組織，肉芽組織を完全に切除すれば創はただちに治癒するのが普通である．

最近梶原（2011）は小児の末節骨骨端線損傷後の化膿性骨髄炎につき述べているが，多くが末梢骨片の背側転移と骨融合であるが，病巣搔爬と抗生物質の投与，外固定により治療せしめたという．

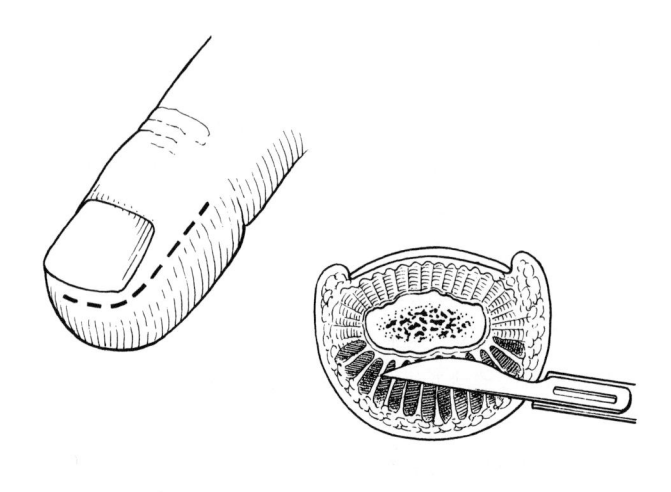

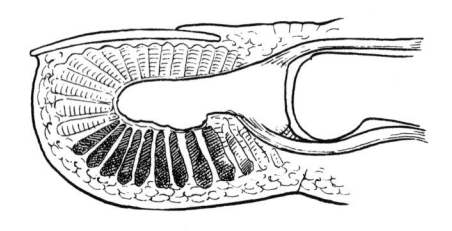

図30・3 瘭疽の切開

術後は化学療法を継続するのもよいが，切開が正しく行われ膿瘍が十分切開されていれば腫脹，疼痛は早急に消退する．ガーゼ交換は翌日，または翌々日より行うが，疼痛が強いので食塩水で十分湿したのちに交換を行うか，石鹸水中に15〜20分間手を浸したのち交換を行

III 爪側炎 (paronychia)

爪周囲のささくれ，爪の切りすぎなどから発生することが多い．爪の外側縁，また根部に一致して腫脹，発赤と疼痛とを認め，放置すると炎症は爪の下面にも波及して**爪下炎**を起こすとともに爪の変形が招来される．

単なる爪側炎の場合にはその部に小切開を加えるのみでよいが，一部でも爪下炎を併発している場合には爪に対する処置が必要である．手術は先に瘭疽の項でも述べたと同様，ブロック麻酔か全麻が利用され，無血野で切開が行われる．

爪側炎から爪下炎に移行したものでは，その側の爪の一部切除を行う．この際爪の側根部の皮膚に縦切開を加えてdog ear様の皮弁をつくり，これを反転，爪の根部を露出して爪下において膿瘍の及んでいる範囲を確かめたのち，この範囲の爪をその長軸方向に切って切除する．爪の一部切除にあたっては壊死に陥ったその根部が残らないよう注意する．これが残るといつまでも膿の排出がやまないからである．もし膿瘍が爪の側根部の一部のみに限局していれば，以上のdog earを作製してこの側のみの爪根部切除を行えばよい．

次に炎症が爪根部全体に及んでいる場合には爪の両側に切開を加えてdog earを作製，根部背面の皮膚を反転して爪の根部切除を行う．これは爪下において膿瘍の及

III 爪側炎 (paronychia)

んでいるすべての範囲とし，膿瘍の及ばない末梢側はそのままとする．この場合も根部の一部，とくに側方の一部が残りやすいので注意する．術後は起こした皮弁と爪床との間にソフラチールガーゼ，または油ガーゼを挿入しておく．

指先部に膿瘍形成があり，一部爪下に及ぶ場合も膿瘍を切開したのち，膿瘍の及んでいる範囲の爪の切除を行う．

もし炎症が爪下の広い範囲に及んでいる場合には爪の全切除を行わなければならないが，まず末梢側から小さいエレバトリウムの先端を挿入，爪を爪床から剥離したのち止血鉗子で爪をはさみ軽くひねりながら末梢側に引いてこれを抜去する．この際も爪床を損傷しないよう，また爪根部の一部を残さないよう注意する．これが残ると異物として作用し治癒が遷延され，爪床を傷つけると爪の変形をきたすこととなる．爪抜去後にはまずソフラチールガーゼをのせ，次いで数層のガーゼをのせて圧迫固定する．

術後は1〜2日後より石鹸水中でのsoakののち包帯交換を行う．これにより包帯交換に際して患者に疼痛を与えることはない．またsoakは膿汁を除去し，肉芽を

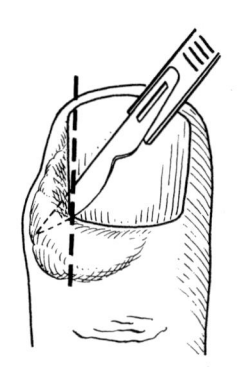

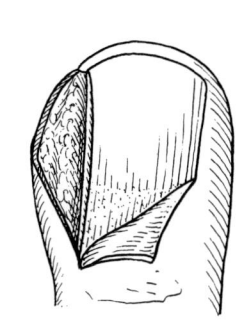

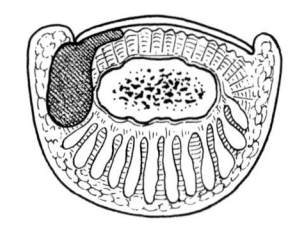

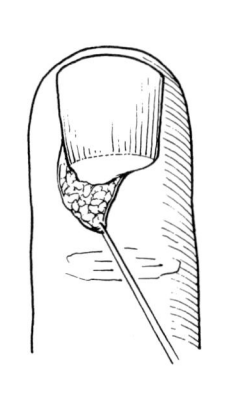

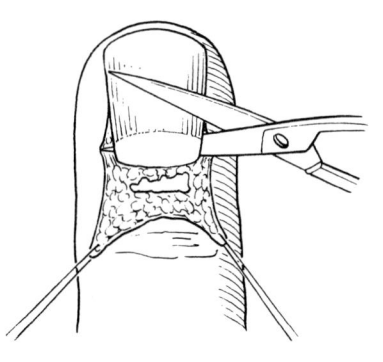

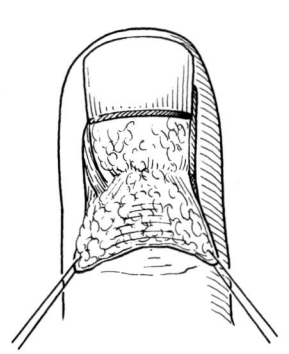

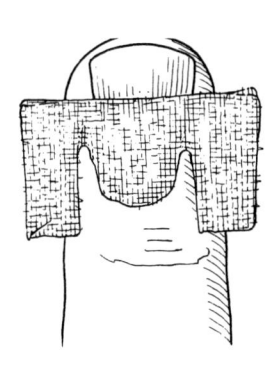

図30・4 爪側炎とその切開

図30・5 爪根炎の切開と爪根部の切除

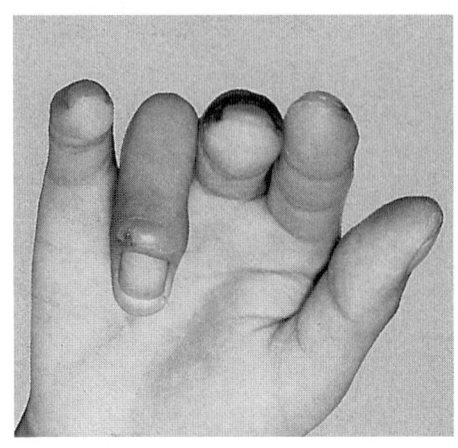

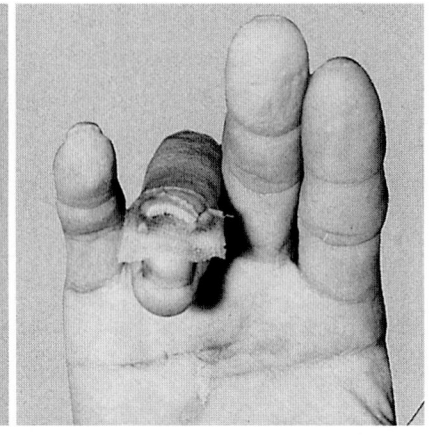

534　第30章　化膿性疾患（含 特殊感染症）

図30・6　34歳，男．爪根炎とその治療

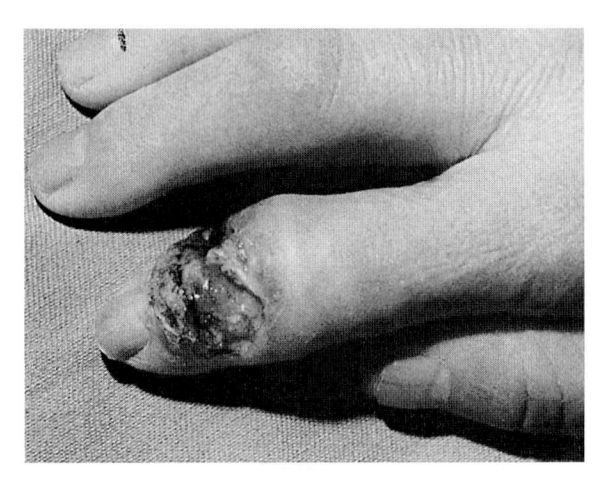

図30・7　瘭疽に続発した末節骨骨髄炎の症例
69歳，女．不適当な治療が繰り返されたため1年間の長い経過をとった化膿性疾患．結局切断術が行われた．

良好ならしめて治癒を促進する．昔から日本人にはお湯に創をつけると化膿を起こすという考えがあるが，化膿した創は soak するにこしたことはない．

　いずれにしても爪はできるだけ温存的に取り扱うことが大切でむやみに全切除すべきではない．爪の重要性は爪を抜去されたことのある人にしかわからないのかもしれない．

IV　中節，基節の掌側皮下膿瘍

　刺創によることが多い．掌側には3つの横皺があり，この部には脂肪組織がなく1つの隔壁をつくって腱鞘と癒合しているので，膿瘍はこれを越えて他側に及ぶことはない．放置すると側方，また指背側に拡大し，ときに腱鞘内に波及することがある．側正中線切開により神経，血管を避けて排膿を行う．

V 急性化膿性滑膜性腱鞘炎

指の刺創，皮下膿瘍，そのほか骨髄炎，関節炎などより波及し，重篤な症状を示して手の機能廃絶を招来する場合もあるので早期に正しい外科的治療が必要となる．Synovial sheath の解剖については先に述べたが，示・中・環指においては指先部から MP 関節部まで，また，母指，小指においては synovial sheath はそれぞれ radial bursa, ulnar bursa に移行している．したがって母指，小指の腱鞘炎がより重篤な症状を示すこととなる．

症状としては Kanavel の4主徴，すなわち，

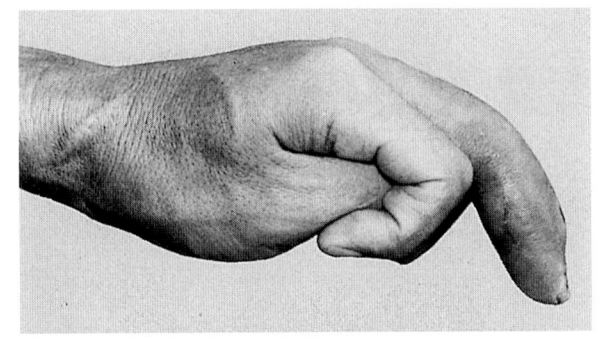

① 指のびまん性腫脹
② IP 関節，MP 関節は軽度屈曲位をとり
③ これを伸展せしめんとすると疼痛がある
④ また，腱鞘に沿って圧痛が認められる

の諸点が特有で指の屈曲も障害されるが，これらは局所の解剖と炎症の発生機序を知っていれば容易に理解できることであろう．これを放置すれば，示指の腱鞘炎は thenar space に，中・環指の腱鞘炎は，mid-palmar space に破れ，さらに虫様筋管を通じて指間部から手背側にも炎症波及を起こす可能性がある．母指，小指の腱鞘炎は radial, ulnar bursa の炎症を起こすであろうし，また両者間に連絡があれば，一方に始まった炎症は容易に他側にも及び，さらに炎症が強ければ Parona space にも破れて前腕屈側の全面にまで波及することとなる．屈筋腱は種々の程度の壊死に陥り，炎症が関節に及べば関節炎を併発，治癒までには数週から数ヵ月の期間を要することとなる．診断には X 線検査のほか，MRI 精査を要することはもちろんである．

治療 初期には化学療法と局所の湿布療法，それに固定と挙上位保持で経過をみることとなる．これにより症状が軽快することもあるが，急性症状がなお著明であ

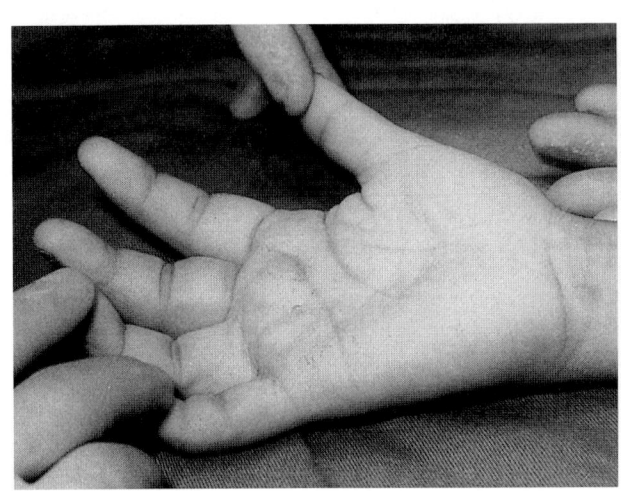

図 30・8 42歳，男．魚の骨が刺さり，その後指の腫脹疼痛が著明．側正中線切開により治療を行った．

a. 中指の滑膜性腱鞘炎で腫脹を認め，指は軽度屈曲位をとる．

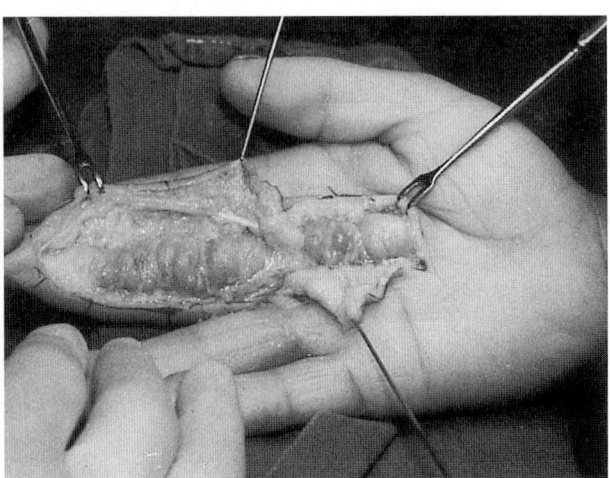

b. 手術所見．増殖した滑膜の所見に注意のこと．

図 30・9 中指の腱鞘炎と滑膜切除術

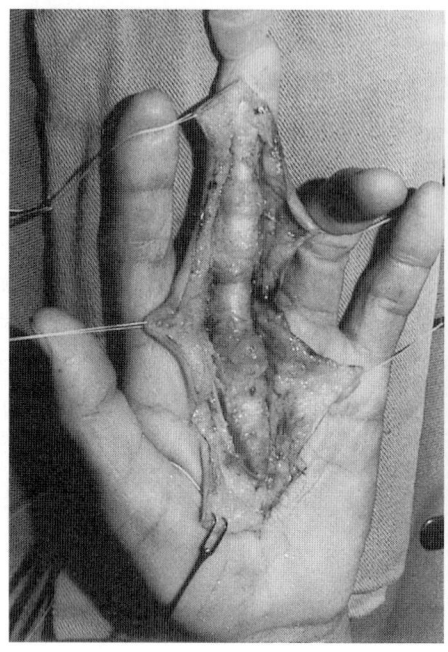

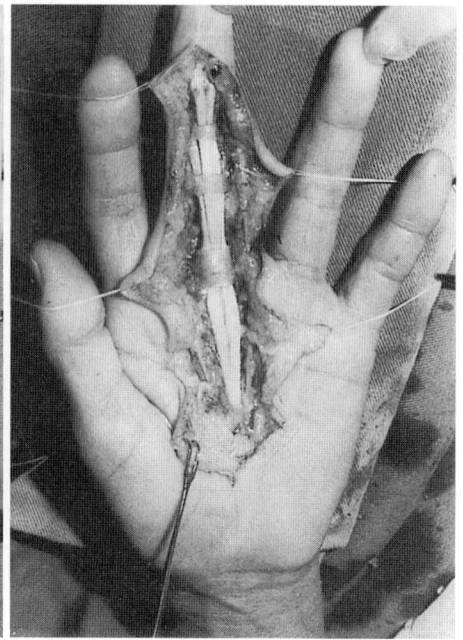

a. 滑膜の肥厚状況　　　　　　　　　b. 滑膜切除後

図30・10　中指化膿性腱鞘の滑膜切除
56歳，女．ミカン採取後疼痛・腫脹が継続し1年を経過した．

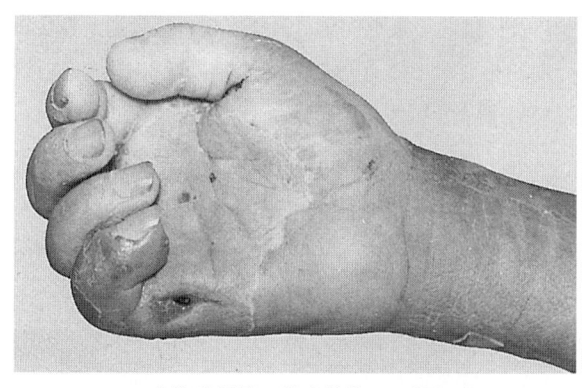

a. 来院時所見．発病後約2ヵ月経過　　　b. 切開とドレーンの挿入

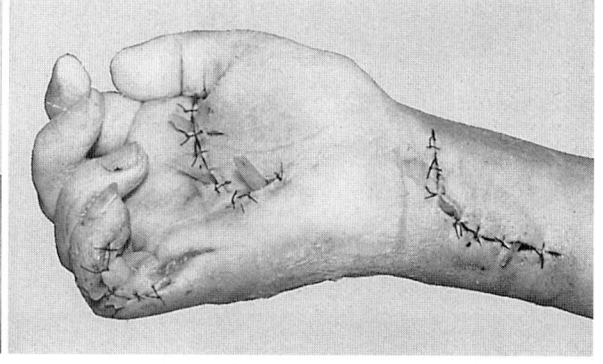

図30・11　52歳，男．手関節の捻挫をうけ，関節内にステロイドの注射を数回うけたことがある．その後前腕より手全体の腫脹疼痛をきたし発熱も著明となる．

れば手術が考慮される．抗生物質の投与は経口よりも点滴とすることが望ましい．3日間程度経過をみて効果がなければ**滑膜切除術**を考慮することとなるが，これに先立ってMRI精査を行う．滑膜切除は掌側ジグザグ切開で行い，腱鞘を大きく開いて膿を誘導するとともに肥厚滑膜の切除を行う．この際 A_2, A_4 pulley は必ず残存せしめる．手掌の横雛に沿う切開を必要とすることもあ

る．Radial bursa の切開には母指球内側の切開（回帰神経を損傷しないよう注意する）や前腕末端部の橈側縦切開が必要であり，ulnar bursa の切開には小指球内側切開，また前腕末端部尺側縦切開が行なわれる．Thenar space, mid-palmar space にも炎症が及んでいれば，それぞれに応じた切開を行い肥厚滑膜を切除する．十分な洗浄ののちドレーンが挿入される．硬いゴム管，ビニー

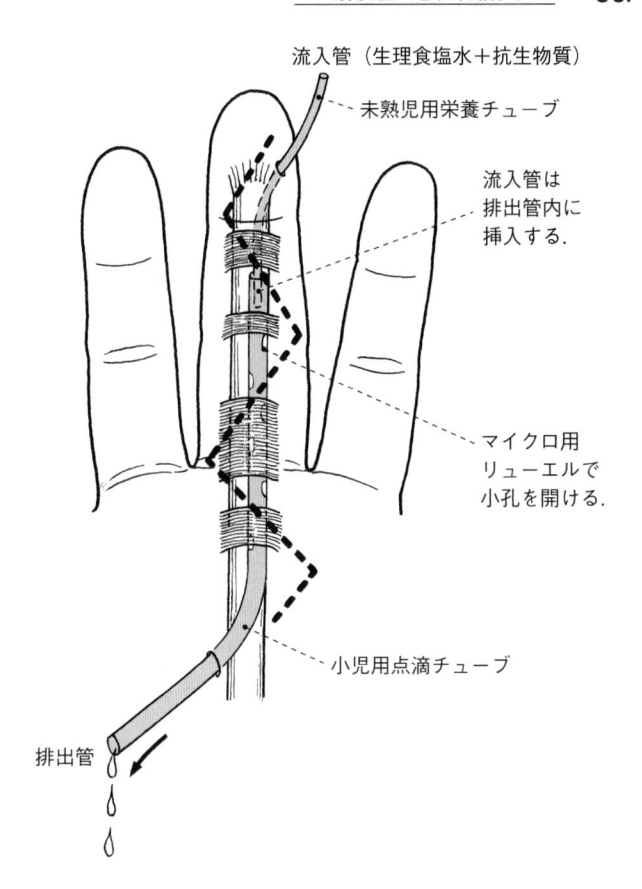

図30・12 感染症に対する持続灌流療法
穴を多数開けた排出管の中に未熟児用栄養チューブを挿入する．これに生理食塩水に抗生物質を加えたものを1日1,000〜1,500 ml注入．排出管より排出するもので灌流期間は数日〜7日とする．創は止血を確実にして，病巣は完全に閉鎖することが大切である．
（津下：私の手の外科—手術アトラス，第4版，p.631，2006）

ル管は周囲組織の圧迫壊死を増強するので用いないほうがよい．

　以上ののち持続洗浄用のチューブを挿入，あとは多量のガーゼを用いて食塩水湿布を行い，圧迫包帯とアルミニウム副子による肢位固定ののち手は挙上位に保持される．食塩水湿布は急性炎症が消退するまで継続する．持続環流の期間は数日〜1週間程度とし，以後チューブは抜去，その後は創の治癒状況をみながら後療法に移行する．後療法は最初15分程度温水中に手をひたし，のち自動・他動運動を開始する．Splint療法も必要となろう．

　以上により初期であれば腱も壊死に陥ることなく，比較的良好な機能的予後が得られるが，腱の変性が強く，関節にも炎症が及んだような場合には機能障害はきわめて高度となり，指の屈曲拘縮とか関節の不良肢位強直をきたす場合も多い．将来有茎植皮，腱移植，関節固定術などの二次的手術が必要となることがある．

Ⅵ 筋膜腔の急性化膿性炎症

1．Mid-palmar spaceの炎症

　この部への炎症の波及は示・中・環・小指の滑膜性腱鞘炎より起こることが多いが，またこれらの指の皮下膿瘍がlumbrical canalを通じて波及することもある．MP関節の炎症，あるいは中手骨の骨髄炎などにより二次的に起こることもあるがまれである．症状はspaceに一致して腫脹，圧痛を認め，中・環指は軽度屈曲位をとって伸展痛があり，屈曲も疼痛のため障害される．指間，手背部にもびまん性の腫脹，圧痛を認めるのが普通である．放置すると炎症は末梢側において中・環・小指の指間部より手背に向かい，中枢側においては手根管より前

腕に及ぶことがある．診断には MRI 画像が必要となろう．

切開は近位手掌皮線に平行な切開，また小指球の内縁に沿う切開が行われ，筋膜切除ののち腱，神経，血管をよけて space を開く．ペンローズドレーンを挿入し持続環流療法を行うのもよい．

2. Thenar space の炎症

示指，母指の滑膜性腱鞘炎の波及によるほか，これら指の皮下膿瘍，MP 関節炎，中手骨骨髄炎，また mid-palmar space, radial bursa の炎症より二次的に発生する．

症状は母・示指間の著明な腫脹と発赤圧痛であり，母・示指は軽度屈曲位をとって他動的伸展に際して疼痛を訴え，指の屈曲，母指の内転も疼痛のために障害される．

切開は背側において第 1 背側骨間筋の橈側縁に沿うもの，また thenar crease に沿う切開が用いられ，後者の際には回帰神経を損傷しないよう注意する．ドレーン留置．食塩水湿布を行う．

3. 指間部膿瘍（web space abscess）

4 指の間にある 3 つの指間部は粗鬆な脂肪組織よりなり，この部の皮膚の損傷，また基節部皮下膿瘍の波及な

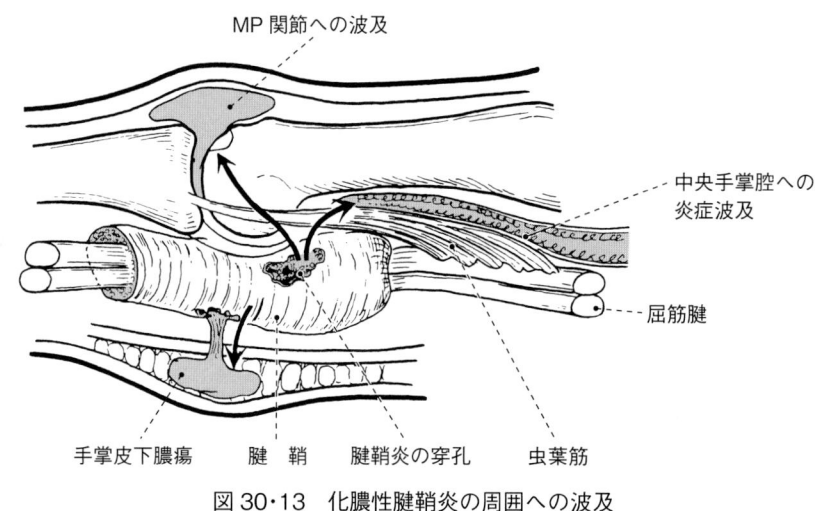

図 30・13 化膿性腱鞘炎の周囲への波及

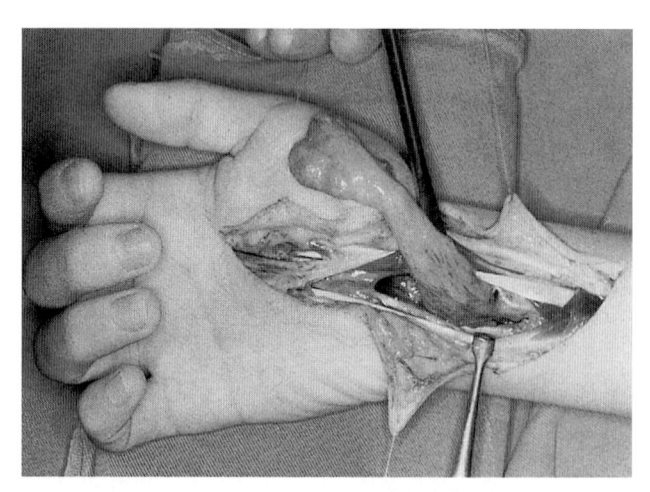

図 30・14 前腕における化膿性滑膜炎の切除
16 歳，男．1 年前に右手を猫にかまれ，その後手関節屈側から前腕にかけて膿腫，疼痛が続く．

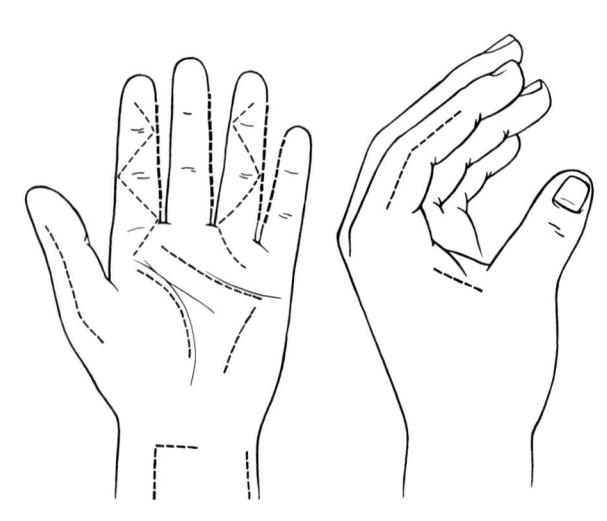

図 30・15 化膿性腱鞘炎の際に用いられる切開

どにより膿瘍が形成される．掌側の腫脹，発赤が著明であるが，やがて炎症は背側にも及びいわゆる **collar-button abscess** が形成される．放置すれば炎症はほかの指間に及び，また lumbrical canal を通じて手掌面に，あるいは基節側にも及ぶことがある．

切開は手掌側において遠位手掌側皮線に沿う弧状切開，背側においては指間部の縦切開が用いられる．ドレーンを留置したのち創を閉鎖する．

4. Parona space の炎症

前腕において深指屈筋，長母指屈筋，尺側手根屈筋，方形回内筋および骨間膜に囲まれた空隙は Parona space，また quadrilateral space と呼ばれ，radial bursa, ulnar bursa よりの炎症が波及しやすい．ときに thenar space, mid-palmar space の炎症もこの部に波及するが，炎症が深部にあるため発赤，腫脹はさほど著明でなく，疼痛も深部痛として現われる．しかし炎症そのものは実に重大であって，Volkmann 拘縮と同様，全屈筋の壊死と正中神経の著明な変性を起こすので，早急な処置が行われなければならない．手関節は軽度屈曲位をとり，伸展せしめると疼痛は増強する．

切開は前腕の末梢部でその橈側，または尺側に6〜7 cm の縦切開またはL字切開を加え，血管，神経を損傷しないよう注意しながら，先の space の解剖を考慮に入れて深部に侵入，腱を側方に引いて方形回内筋の前面に達し space の十分な切開を行う．洗浄療法も考慮する．

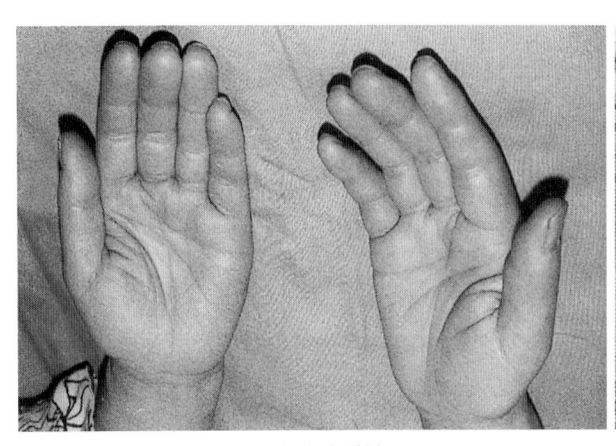

a. 来院時所見

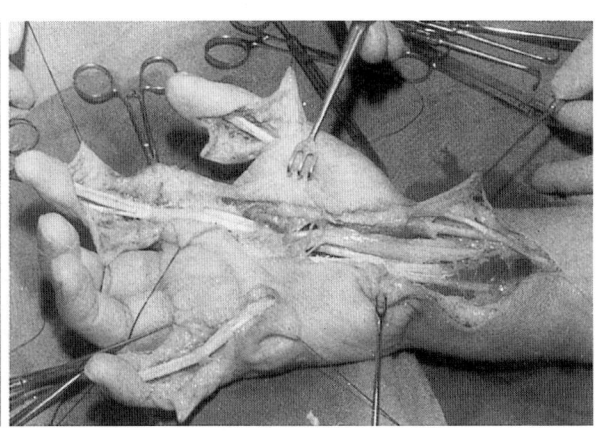

b. 術中所見．広範な滑膜切除を行った．

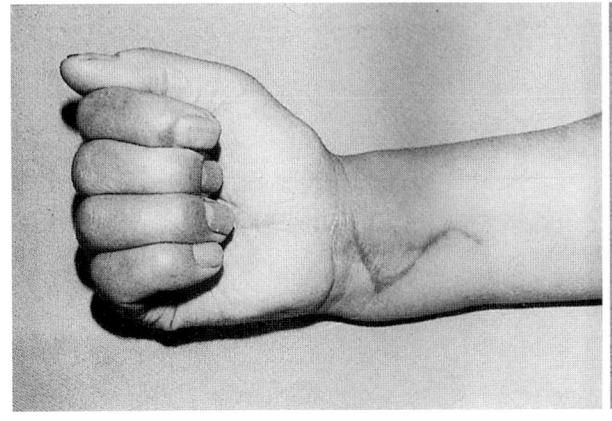

c. 術後2年の指の屈曲

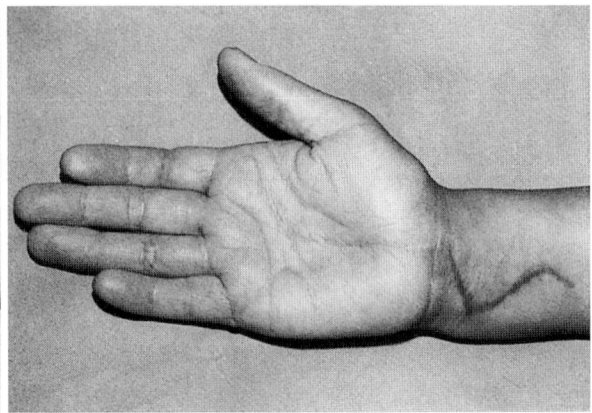

d. 術後2年の指の伸展

図 30・16 化膿性腱鞘炎と滑膜切除術
55歳，女．4ヵ月前魚の骨が母指に刺さり，その後2〜3日後より疼痛，腫脹が出現．近くの医師で切開を受けるも軽快せず，その後小指にも疼痛，腫瘍が及びさらに示指から手根，前腕屈例にかけても腫脹を認めるようになった．

5. Posterior adductor space の炎症

母指内転筋と第1背側骨間筋の間の炎症であるが、thenar space の炎症との鑑別は困難．炎症は橈骨動脈に沿って手背に拡大を起こしやすいであろう．

VII 手背部の炎症

Dorsal subcutaneous space の膿瘍は多く皮膚に破れるが、subaponeurotic space の膿瘍は指間部を通じて手掌側に波及することがあるので、早急な切開が必要となる．

VIII 骨髄炎および関節炎

骨，関節の損傷に引き続いて発生する場合と周囲の炎症より二次的に波及する場合の2つがある．後者の場合には普通エピフィーゼ部の骨髄炎が発生し，次いで関節炎に移行する場合が多い．

切開ののちは良肢位固定と化学療法で経過を観察し，壊死骨の分離をまって腐骨切除を行う．関節炎の場合には膿は掌側関節囊に貯留する傾向があるので，両側正中線切開で膿を排除，ドレーンを挿入して良肢位固定を行う．薬物による洗浄療法も考慮される．もし炎症が強く，骨，関節の破壊も強いときには切断術が考慮される．長期間保存的に処置して炎症がほかの指に及ぶとか，ほかの指の強直をきたすようなことがあってはならないからである．

手関節の関節炎の際 Bunnell は尺側切開で尺側手根伸筋，および同屈筋腱を切ったのち，手関節を橈屈しながら関節囊を開いて関節面を展開，壊死に陥った手根骨，また尺骨末端を切除し，術後はギプスで良肢位固定，前腕の回内，回外運動も固定して良結果を得たと述べている．なお最近ステロイド薬の関節内注射に続発したと思われる重篤な関節炎症にしばしば遭遇するようになったが，本薬物の注入に際してはとくに消毒を厳重にする必要がある．

IX 犬咬創（dog bite），人咬創（human bite）

最近犬，猫による咬創はペットブームとともに増加の傾向にある．人咬創は外国では割に多いようであるが，わが国では比較的少ない．しかし意識的にかまなくとも喧嘩とかスポーツの際偶然手指が相手の歯にあたって創をうけることもある．咬創による感染は特殊であって，咬創をうけ1～2日目より疼痛，腫脹が起こり数日後に腐敗臭が起こってくる．通常のブドウ状球菌，連鎖状球菌のほかに嫌気性菌の混合感染があるからで，MP関節とその周辺が最もよく被害をうける．処置としては scrub と wash による cleansing ののち創縁を数mm切除して深部の débridement も十分に行う．創が小さく受傷後の経過が短くて，débride が完全と思われる場合には一次閉鎖も行われるが，そうでない場合には開放性に治療する．炎症は皮下，また腱膜下を通じて手背側に，指間部を通じて手掌側に拡大する傾向が強く，リンパ管炎を伴って重篤な症状を示すことも少なくない．ところどころに多数の切開が必要である．治癒には数ヵ月を要することもしばしばで，一応治癒しても1～2年後に再び感染の再燃をみることがある．人咬創に限らず，ネコ，イヌ，サルなどの咬創もほぼ同様な傾向をとることがあるので注意する．山下（2006）によると手部咬創132例中，犬85例，猫30例，人6例，そのほか11例であったという．とくに国外での咬創については狂犬病についても考慮する．

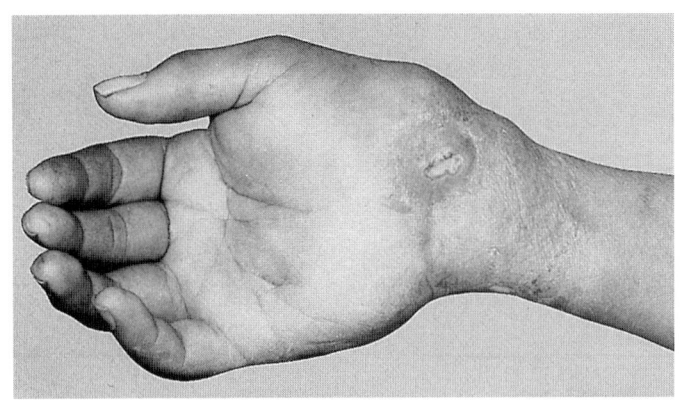

a. 来院時所見．手掌側に瘻孔形成あり，手関節の腫脹，疼痛著明．炎症は手掌部腱鞘にも及んでいた．

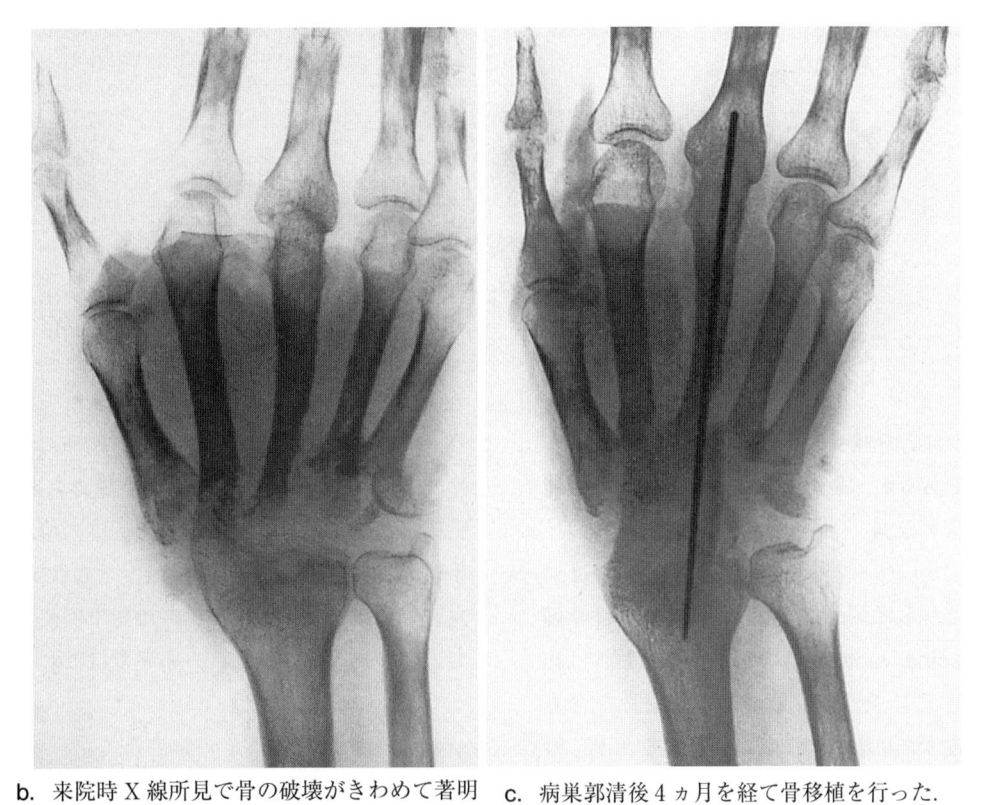

b. 来院時 X 線所見で骨の破壊がきわめて著明　　c. 病巣郭清後 4 ヵ月を経て骨移植を行った．

図 30・17　49 歳，女．化膿性手関節炎，腱鞘炎
5 ヵ月前ガングリオンの手術をうけ，その後瘻孔形成を認めていたが，1 ヵ月ほど前より急に腫脹，疼痛が増強してきたという．

X　後　療　法

　腱鞘炎の項で述べたと同様，切開後にドレーンとして薄くて軟らかいペンローズドレーンがしばしば利用される．硬いゴム管，ビニール管は組織を損傷するので用いない．以後食塩水湿布を行い，副子による良肢位保持とする．包帯交換は排膿の状況により 1 日 1～2 回，石鹸水中に約 20 分間手を soak したのちに行われ，再び食塩水湿布を行う．チューブを用いて持続環流を行うのもよい．石鹸水中での soak は壊死組織の遊離と良好な肉

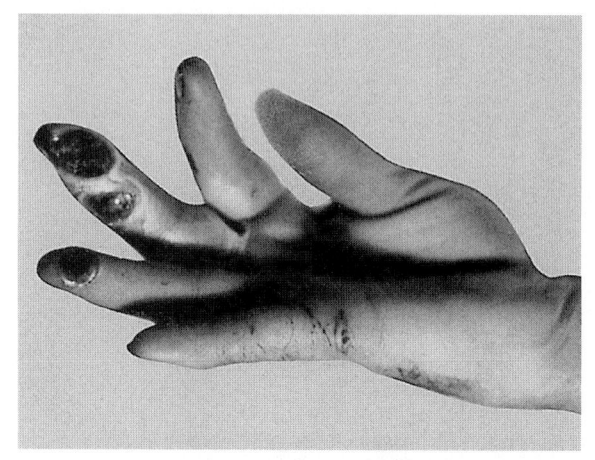

図30・18　人咬傷による難治創

XI 特殊な感染症

1. 結核性炎症

化学療法の進歩により減少の一途をたどっていることは喜ばしいことであるが，また少ないゆえに誤診の可能性も多いので注意する．

a. 骨の結核

指骨，中手骨にみられ，小児ではしばしば結核性骨髄炎の形をとって spina ventosa となる．すなわち骨は紡錘形に肥大して中に結核性肉芽組織，また腐骨を含有し，のち関節に破れて結核性関節炎に移行するとか，外界に破れて混合感染を起こすことがある．治療は抗生物質の投与と副子固定が用いられ，外科的処置は必ずしも必要としないが，もし外界に破れそうであれば，切開，掻爬を行い，腐骨があれば摘出を行う．このほか小児ではときに**多発性嚢腫性骨結核**（Jüngling's disease）をみることがある．多発性に指骨，中手骨が侵され多数の嚢腫形成と瘻孔形成が認められ化学療法，掻爬術が必要となる．

成人で指骨，中手骨に結核のくることはきわめて少ないが，この場合には骨膜炎の形をとるという．筆者は橈骨遠位に発生した骨結核の1例を経験したが，掻爬術と骨移植に失敗したので橈骨末端を切除したのち腓骨を移植して手関節の固定術を行った．

b. 骨，関節の結核

手関節に多く局所は紡錘型に腫脹して軽度屈曲位をとり，前腕筋の萎縮が著明となる．圧痛，運動痛があり，X線上手根骨の萎縮と破壊像が認められ，放置すれば膿瘍はしばしば背側に破れて難治性の瘻孔を形成する．手関節は漸次屈曲拘縮が増強し，ついにはこの位置で不良肢位強直を招来する．治療は化学療法と同時に良肢位でのギプス固定が行われ，小児ではこれのみでも治癒可

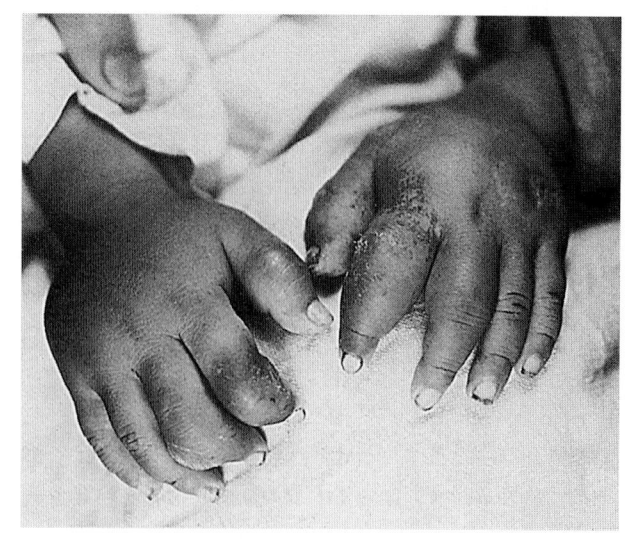

図30・19　2歳，男児．多発性嚢腫性骨結核（Jüngling's disease）の症例

能であるが，成人で病変がある程度進行している場合には手根骨切除ののち**関節固定術**が必要となる．陳旧症例で不良肢位強直に対しては楔状骨切除ののちに良肢位固定が行われる．手技の詳細については手関節固定術の項（p.196）を参照のこと．

c. 結核性腱鞘炎 (tuberculous tenosynovitis)

手における結核は先に述べた骨，関節の結核という形でなく，結核性腱鞘炎という形で現われることが多い．罹患する synovial sheath としては ulnar bursa が最も多く，radial bursa であることは比較的少ないとされているが，筆者の経験では radial のほうが多い．また両者合併の形として現われることもあり，示・中・環指の屈筋腱に限局した synovial sheath にみることも少なくない．このほか手関節背側で伸筋腱周囲の synovial sheath に現われることも多い．

症状は緩慢で握力の減少，局所の軽い腫脹，疼痛から次第に運動制限を起こすようになる．腫脹は synovial sheath の解剖に一致して次第に中枢側，また末梢側に

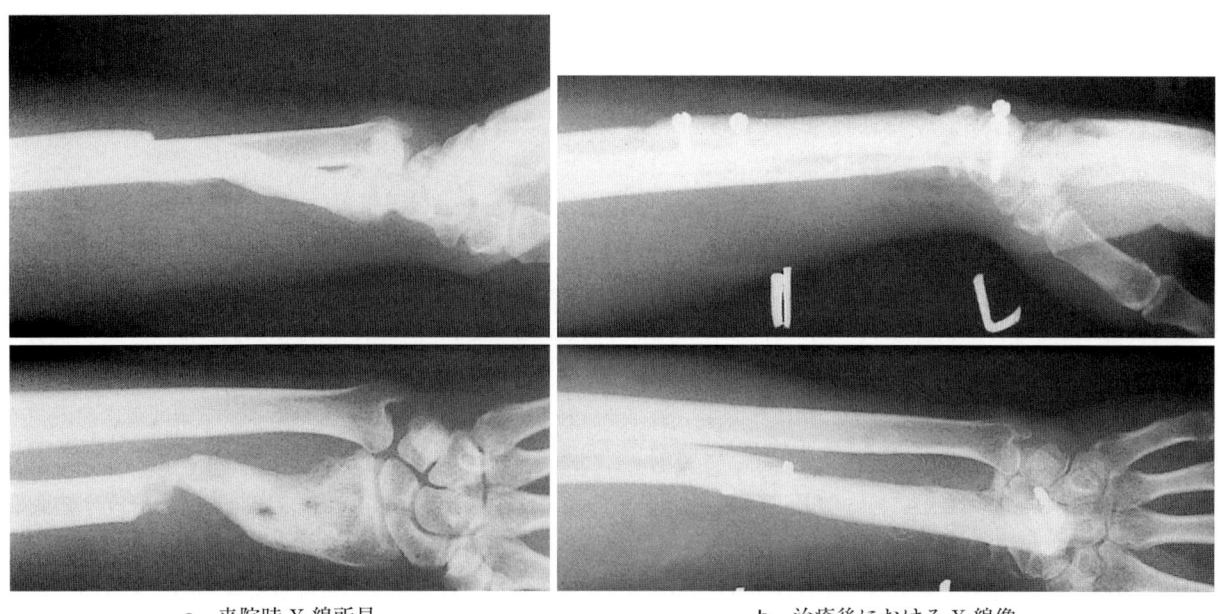

a. 来院時 X 線所見　　　　　　　　b. 治癒後における X 線像

図 30・20　24歳，男．橈骨末端における骨結核
数回の掻爬および骨移植によるも治癒せずついに病巣部を切除して腓骨を架橋移植して手関節は固定した．

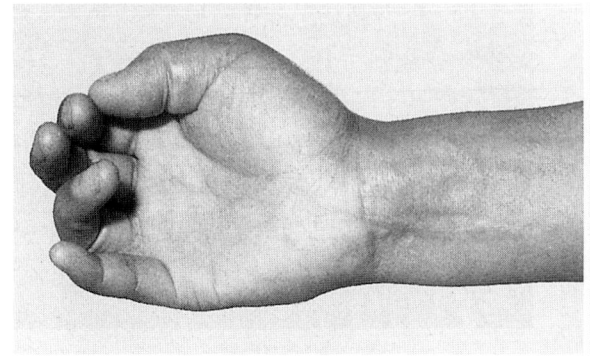

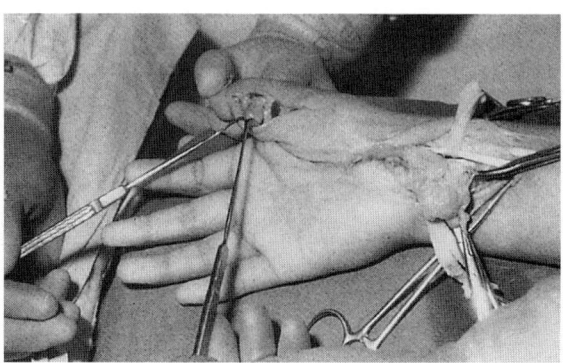

a. 来院時所見　　　　　　　　b. 術中所見．結核性肉芽で肥厚した腱鞘の全摘出を行っているところ．

図 30・21　32歳，女．7年前より手関節掌側および母指の腫脹を認め，漸次指の屈伸運動が障害されるようになった．

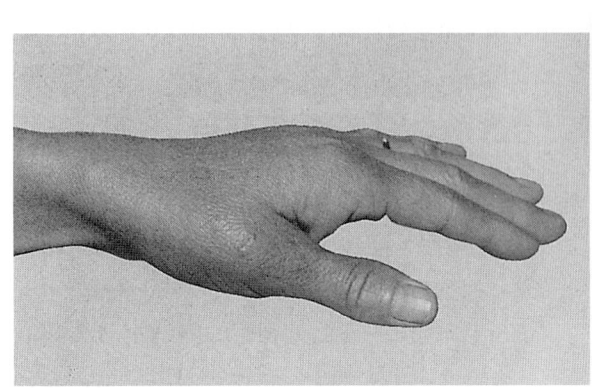

a. 来院時所見

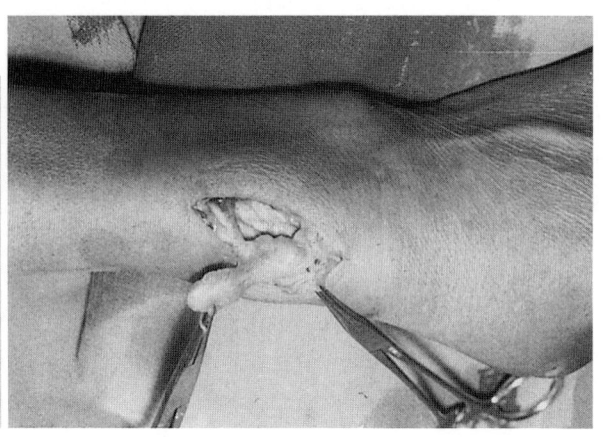

b. 短母指伸筋腱に沿う結核性腱鞘炎で腱鞘切除を行っているところ.

図30・22 50歳, 女. 数年来手関節橈側より母指 MP 関節背側にかけて腫脹あり, 母指の運動が障害されている. 疼痛は軽度

広がり, 一般に局所の熱感はなく, 全身状態への影響は少ない. 病理所見として synovial sheath は紫紅色, あるいは黄褐色を呈して浮腫状となり, 中に滲出液, また**米粒体**を含有するものも少なくない. そのほか炎症の進行程度により線維性肥厚をみる部とか, 結核性肉芽, 膿汁, 壊死組織が認められ, 腱も正常の光沢を失って黄色を呈し, 腱線維間にもその長軸に沿って肉芽組織の侵入をみることがある. 結核性腱鞘炎に合併する腱の自然断裂はときに経験するところであるが, これは肉芽組織の侵入によるもので, 小指の屈筋腱が最も侵されやすく, 浅指屈筋腱の断裂をみることもある. また手根管内で正中神経の compression neuropathy が発生, その支配領域の知覚障害を認める症例もときに経験するところである.

診断は以上の諸点を考慮すればさほど困難でないが, 結核性既往歴を考慮のうえ, 手の腫瘍, たとえばガングリオン, 巨細胞腫, 血管腫などのほか非化膿性の腱鞘炎とかリウマチ性腱鞘炎の鑑別が必要. 手背部の腱鞘炎の際には伸筋支帯に境されて腫脹がひょうたん型に中枢側と末梢側に二分されていることがある. しばしば波動が認められ, 米粒体があればこれの摩擦音を触知することがある.

d. 治　療

まず抗生物質の投与と副子固定により保存的療法を行って血沈値の沈静化と, 全身状態の改善を待ってなるべく早期に罹患 synovial sheath の全切除を行う. 保存的療法を長期間継続すれば炎症の消退は可能であるかもしれないが, この間に関節は強直に陥り, 腱の破壊は漸次進行して腱鞘炎は治癒しても, 手の機能はもはや失われていることになるからである. 手術は罹患部に一致した適当な切開を用いて血管, 神経を損傷しないよう注意しながら synovial sheath の完全切除を行う. 止血帯を用い無血野の必要なことはもちろんである. もし一部でも病巣を残せば再発の危険性はきわめて大きい. 腱に付

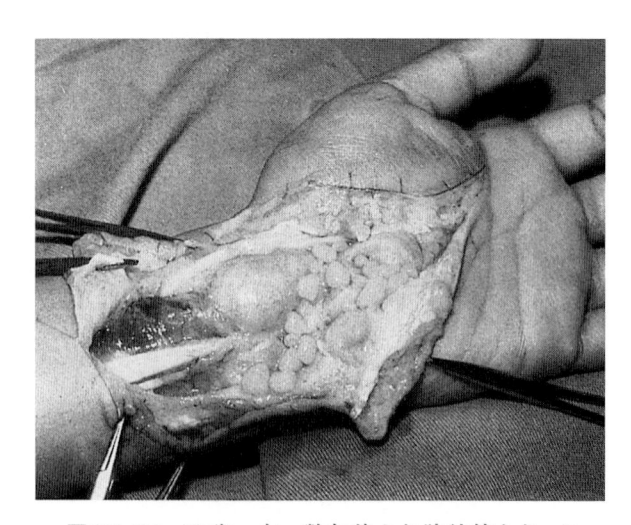

図30・23 28歳, 女. 数年前より肺結核あり. 3年前から左手掌部より前腕にかけて腫瘤を認めるようになった. 手術により多数の米粒体を摘出. 同時に滑膜切除を行った.

着する肉芽組織も丁寧に切除する．術後は圧迫固定を行い，指の運動は2～3週頃より開始するが，手関節はなお2～3ヵ月間副子固定する．化学療法は6ヵ月以上継続する．

以上により完全治癒が可能であり，指の可動性もときには術前より増大するが，しかし症例によっては腱周囲の癒着発生のため障害をみることも少なくない．再発はPimm and Waughによれば約半数にこれをみるとされ，再発例の予後は必ずしも良好でなく，ときには切断術の必要なこともあるという．そのほかこれは特殊例ともいうべきであろうが，BCGに使用する弱毒化されたウシ型結核菌を誤って指に刺し，屈側腱鞘内にKoch現象を起こして局所の腫脹と疼痛をきたし，手術により滑膜の肥厚，増殖と結核性肉芽を認めた例が久保田ら（1964）により報告されたが，同様の例がConklinら（1969）によっても報告されており，筆者も1症例の手術経験をもっている．

2. 非定型的感染症

抗生物質が無効で慢性に経過する手の腱滑膜炎や骨髄炎では非定型抗酸菌感染を念頭におく必要がある．しかもその症例は近年増加の傾向にあるという．

a. *Mycobacterium intracellulare*

屈筋腱腱鞘，また手関節部を犯し，骨を破壊，浸食するものできわめて難治性，遅発育性菌のため培養検査での検出が困難のため診断に長期を要することが多い．患部の切除，骨移植も行われ薬物療法としてはCAM＋RFP＋EBの投与が行われるが再発傾向が強い．

b. *Mycobacterium marinum*

海水魚から分離同定された*Mycobacterium marinum*の感染症で，漁師など漁業関係者，板前などに好発する．特徴は結核性滑膜性腱鞘炎に類似した慢性の経過をとる滑膜性腱鞘炎である．抗結核薬が有効とされるが，軽快しないときには滑膜切除術が適応となる．

第31章 肘，手のリウマチ

I 変形の原因とその進展過程

　リウマチの際には手に種々の変形，および機能障害が招来されるが，その根本原因は滑膜および滑膜下のリウマチ性炎症によるといってよい．すなわち滑膜は諸種関節腔のみならず，腱鞘，滑膜囊にも存在し，その炎症は円形細胞の浸潤と表層の肥厚，増殖をきたし，滑膜本来の機能である栄養供給の作用が障害される．すなわち炎症関節では異常に増殖した滑膜組織がさまざまな炎症性サイトカインやプロテアーゼを生産し，骨軟骨の破壊に関与すると考えられ，次いで滑液の貯留は関節囊を弛緩，伸展せしめると同時にリウマチ性肉芽は関節破壊，また loose joint を形成し，炎症機転の鎮静につれて起こる fibrosis は関節の変形を増強し，その変形を固定性のものとするであろうし，また腱周囲の滑膜の肥厚と浸潤は腱の栄養を障害し，腱の自然断裂の原因となる．

　近年 MTX や生物的製剤など骨破壊の進行を抑制する可能性のある薬剤が，さらには骨形成促進薬も用いられるようになり，関節リウマチの治療も大きく変わりつつあるが，関節破壊が予防されればリウマチの外科的治療の必要性も少なくなるであろう．しかしすでに破壊の生じた患者では機能改善のためにも手術療法が必要となる．

　さて手の変形の型は手の解剖条件と炎症のタイプにより決定され，その程度もいろいろであるが，これら変形の治療にあたって考慮しなければならない問題は，Steindler も述べたごとく次の3つの問題にあるといってよいであろう．すなわち，

① それがいかなる型の変形であり，その進展のメカニズムは何か
② いずれの構造部がこの変形の主役を演じているか
③ どの範囲までが保存的療法により可逆性であり，どこからが不可逆性であろうか

などの諸点である．

II 変形の予防

　変形に対する治療よりも，変形の予防，防止の大切なことは論をまたない．全身的に系統的な抗リウマチ療法を続けることはもちろんであるが，局所的にも種々の方法が用いられる．とくに手指においてはその変形が急速に進行する傾向が強いので，予防と治療がとくに必要となる．

　保存的局所療法には種々のものがあるが，それぞれの病変の進行程度，あるいはその部位などを考慮しながら適応を決定しなければならない．

　温浴および熱療法は末梢循環の改善と筋肉の緊張を緩和するのによく，ことに温浴は家庭内で実施できる最も簡単な方法であり，温水中での自動運動は変形の防止に有効である．

　また種々の軟膏など局所充血をきたす塗布薬も同様な

意味で使用されてよい．罹患関節内にステロイド薬を局所注射することは炎症の抑制には効果的であるが，関節破壊を増進する危険性がある．

　副子固定は腫脹と疼痛が間欠的でしかも拘縮が増悪する傾向にある初期段階にしばしば用いられるが，けっして持続的でなく，一定の間隔をおいて行うべきで，1日のうち一定時間はこれを除去，自動運動を行うほうがよい．しかし良肢位での夜間副子は必ず使用するようにする．もし副子固定を長期間継続して行えば関節は容易に強直をきたすことになるので注意しなければならない．疼痛がきわめて強い場合には数日以上の固定を行うことがあるが，この場合も炎症症状の消退状況をみて副子を除去，運動を行わしめる．変形に対しては矯正用として作製された各種 dynamic splint が利用される．Manipulation あるいは passive の矯正を強力に行うと関節内出血，癒着，拘縮，疼痛増強の原因となるので注意しなければならない．

III 手術適応の問題

　リウマチ患者のほとんどがとくにその初期においては保存的療法によく反応し，また手の変形や機能障害も各種理学療法により予防されるので観血的療法の必要性はない．

　また陳旧症例で変形がもはや発生してしまっている場合でも患者はよくこの変形になれ，日常生活ではほぼ満足にこれを使用し，変形位のまま慣用的機能を有し，かえって外科的療法を必要としない場合も少なくない．

　しかし一般的に各種保存療法にもかかわらず，疼痛，腫脹，変形，機能障害が不変または増悪の傾向にあるときには観血療法が考慮される．

　手術適応として患者の全身状態に注意しなければならないことはもちろんであるが，局所所見が急性期であるか慢性期であるかの考慮はさほど必要でなく，要は現在の状態を改善せしめうる可能性ありと考えた場合にメスをとるべきである．

　一般に急性期で保存療法の効果のない場合には滑膜切除術が，慢性期で変形を主体とした場合には骨，関節の手術が行われ，急性期に骨，関節（滑膜切除以外）の手術が必要となることはありえない．術前にはX線，またMRI検査のほか超音波検査が多用されているようである．

　次に手術適応として最も大切なことは患者側の問題でなくて医師側の問題，すなわち手術を行う医師が手の外科全般についてどの程度の経験と知識を有するかという点で，もしその医師に手の外科についての経験と知識がないならばリウマチ手の手術はまったく contraindication であることを強調したい．機能を増悪せしめる以外の何物でもないからである．

IV 肘関節のリウマチ変化とその治療

　肘関節の腫脹と疼痛が継続し，しかも骨の侵食・破壊が進行するようであれば，滑膜切除術が考慮されなければならない．放置すれば肉芽は関節全面を侵すが，とくに橈骨骨頭また尺骨の半月状切痕が侵され関節は不安定化をきたすとともに運動は制限され，ついには脱臼位をとることとなる．

　手術に際しては一般血液諸検査のほかX線検査，超音波またMRI検査を施行，病巣の広がり，骨の侵食，破壊の状況を精査する．なお関節の破壊状況については Larsen の grade 分類なるものがあり，0～Vまでの6段階分類である．

Larsen の Grade 分類
Grade 0：骨の輪郭は保たれ，正常の関節裂隙
Grade I：径1mm以下の骨びらん，ないし関節裂隙の軽度の狭小化
Grade II：径1mm以上の1つ，ないし数個の（5～

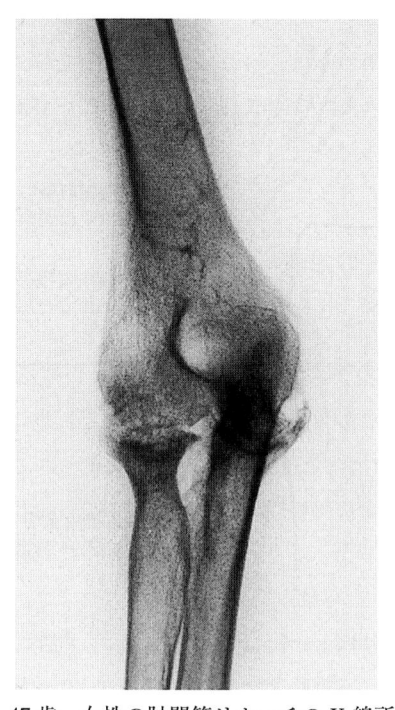

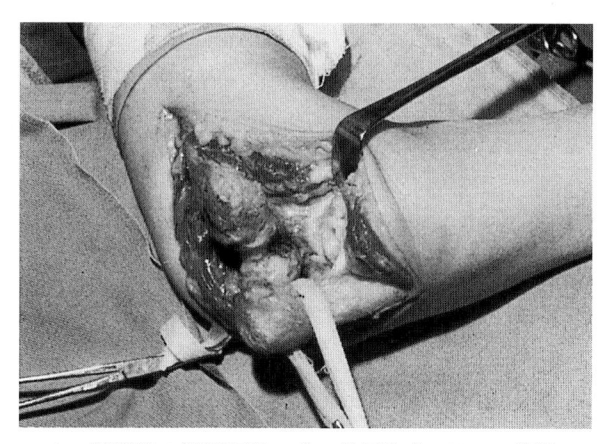

a. 47歳，女性の肘関節リウマチの X 線所見

b. 肘関節の滑膜切除．前・後面とも 100％の滑膜切除を行う．

図 31・1　肘における滑膜切除

6) 骨びらん

　Grade Ⅲ：著しい骨のびらん

　Grade Ⅳ：激しい骨びらんと関節裂隙は消失しているが，もとの骨の輪郭は部分的に残存

　Grade Ⅴ：ムチランス変形でもとの骨の輪郭は破壊されている．

（以上は肘のみならずほかの関節にも適用される）

1. 肘関節の滑膜切除術

　以前は橈骨頭を切除し，この穴からリューエル鉗子を挿入して滑膜切除をしていたが，不十分で筆者は以下のごとくにしている．

　上腕のなるべく中枢側に止血帯をはめて手術を開始する．手技の詳細は第 11 章骨，関節の手術の項で述べたのでここでは重複を避けるが，切開としては後側方切開または後方よりの切開を用い，まず皮膚を尺側に剥離して尺骨神経を分離し，テープをかけて損傷を防止する．

　次に上腕骨の後外側縁において後方上腕三頭筋と前方手根伸筋の間を切離，まず三頭筋を尺側方向に剥離，次に肘筋の起始部を切離し，これも尺側方向に骨に接して剥離，以上ののち三頭筋腱の肘頭付着部をメス，またラスパトリウムを用いて切離，剥離，次いで肘頭後面の三頭筋腱移行部を骨膜下に剥離して筋，筋腱，骨膜 3 者の連続性を保持のままこれを肘頭尺側に反転せしめる．この操作で最も大切なことは三頭筋腱の切離で，腱の切離はメスとラスパトリウムを交互に使い，時間をかけて慎重に行う．決して急いではならない．メスはかならず No.15 のものを使用する．ときに三頭筋腱剥離の際に断裂をきたしたという人がいるが，それは操作が粗雑のためで，かかる人は本手術は行うべきでない．術者はマイクロの経験を有する人，少なくも手の外科の経験を十分に経た人にのみ許されるといってよいかも知れない．なお，肘頭尺側においても骨に接して腱膜を剥離，尺側関節嚢を開けば関節後面の病的滑膜はすべて露出されるはずである．

　次に顆上部から肘前面にかけてこの部に付着する手根伸筋群を骨膜下に剥離，肘関節前面を露出する．さらに橈側側副靱帯をＺ字に切離して関節を内反すれば，橈側から前面にかけての肥厚滑膜はすべて露呈される．また橈骨頭と周囲の肥厚滑膜もよく観察されるので，リューエル鉗子を用いて環状靱帯と橈骨頭頸部の間に存在する肥厚滑膜を前腕に回旋を加えながら全部切除す

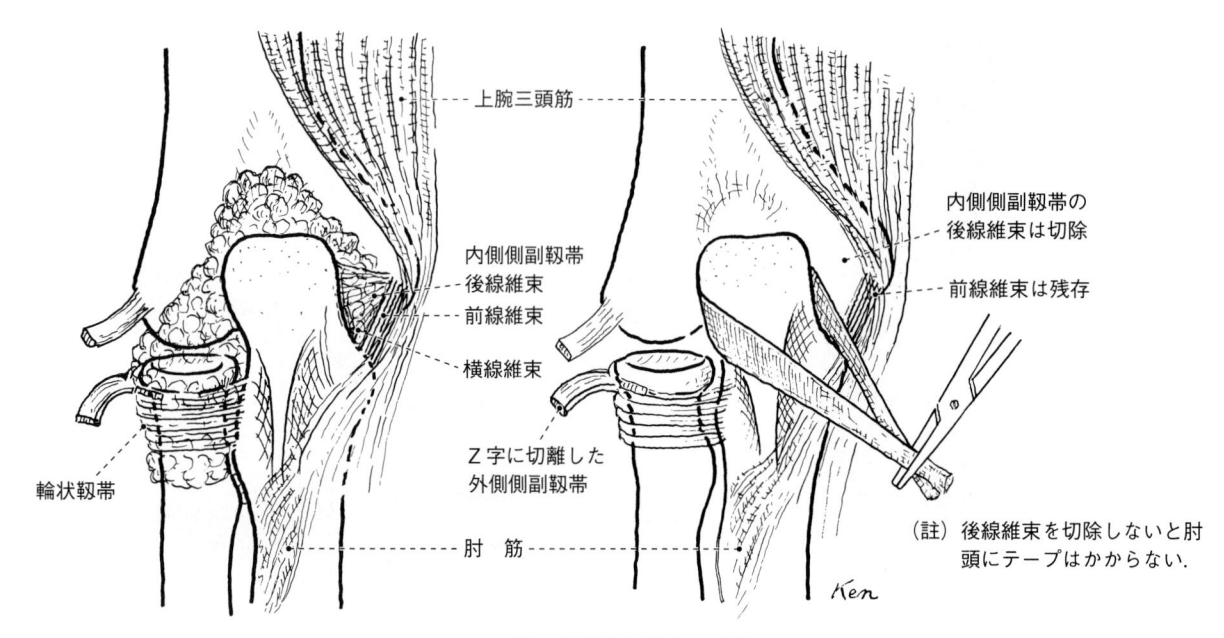

550　第31章　肘，手のリウマチ

a. 筋の剥離と関節嚢の露出

（図中ラベル）
- 上腕三頭筋
- 内側側副靱帯　後線維束／前線維束
- 横線維束
- 輪状靱帯
- Z字に切離した外側側副靱帯
- 肘筋
- 内側側副靱帯の後線維束は切除
- 前線維束は残存
- （註）後線維束を切除しないと肘頭にテープはかからない．

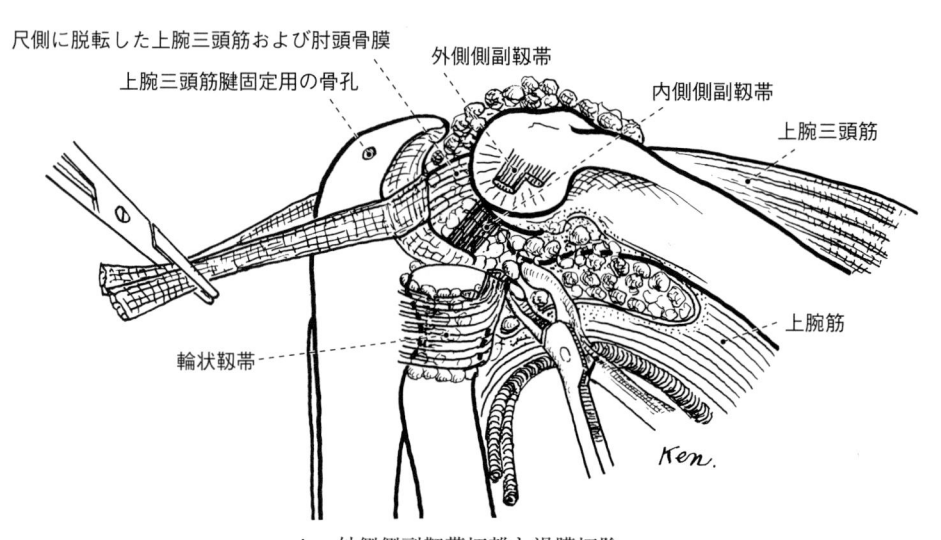

b. 外側側副靱帯切離と滑膜切除

（図中ラベル）
- 尺側に脱転した上腕三頭筋および肘頭骨膜
- 上腕三頭筋腱固定用の骨孔
- 外側側副靱帯
- 内側側副靱帯
- 上腕三頭筋
- 上腕筋
- 輪状靱帯

図 31・2　肘関節滑膜切除の実施
（津下：私の手の外科—手術アトラス，第4版，p.643, 2006）

る．次に肘頭の尺側で内側側副靱帯の後線維束を切除して半月切痕にテープをかけ，後方に引いて関節を脱臼せしめれば関節滑膜はすべての面において観察が容易であり，リューエル鉗子を用いて切除を行えば **100％の滑膜切除** が行えるはずである．そして骨間に侵食している肉芽があればこれも切除，骨棘などは切除，形成したのち脱臼を正常位にかえす．

以上ののち先にZに切った外側側副靱帯を太めのサージロン糸で縫合，三頭筋および腱，骨膜移行部をもとにかえして肘頭を被覆したのち上腕骨楔側で三頭筋筋膜と手根伸筋を縫合，また肘筋および尺骨骨稜部での骨膜を縫合したのち肘直角の屈曲位で三頭筋腱を肘頭につくった骨孔にサージロン糸で縫合，固定ののちサクションを挿入，洗浄後創を閉鎖する．術後は10日ばかり固定，以後運動療法にはいる．

以上，術式の利点は関節全面が広く展開されて，橈骨頭を切除することなく尺側関節嚢を含むすべての滑膜が観察され，100％の滑膜切除が可能である．ただ骨内に

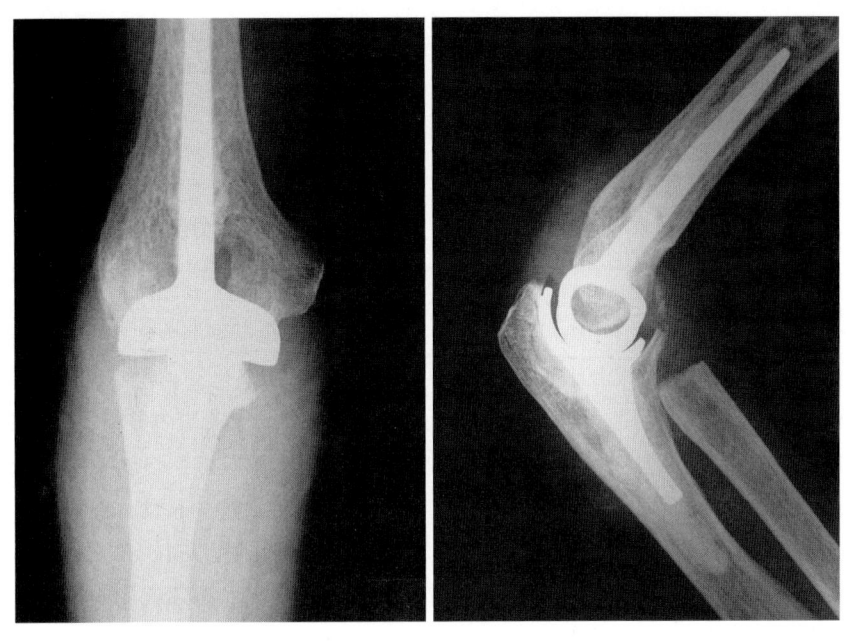

図31・3　47歳,女性に対するKudo型人工肘関節（Type 5）置換術（水関）

まで侵食した肉芽は除去できない欠点がある.

近年内視鏡による滑膜切除例が報告されているが,その切除はほんの一部であり,食塩水洗浄と同様刺激的意味はあるかもしれないが切除の効果はほとんどないものと考える.

2. 肘滑膜切除の予後

滑膜切除の効果としては疼痛の減弱と可動域の増加であるが,これも症例により多少の差異があり,年月の経過とともに疼痛増強の症例のあることも否定できない.また関節面の摩滅が年毎1mm程度の割で進行する症例が多い.もちろんこれらも手術時期により差異があるようで軟骨の破壊の少ない初期症例ではその進行があまり早くなく良経過が継続するのに対し,軟骨破壊の強い進行例では,その後の進行も早いようである.いずれにしても可視範囲の**100%滑膜切除**はできるものの骨内に侵食した肉芽の除去はできないので,破壊の進行をとめることが不能なのであろう.この意味でなるべく早期の滑膜切除が効果的ということになる.また靱帯切離のため術後の肘不安定性を危惧するものがあるが,橈骨頭を切除する際に発生する不安定性ほど強いものではなく,肘伸展力についても多少の減弱は否定できないが日常生活に不便を感ずるほどの筋力低下を訴えた例は経験していない.不安定性の問題は手技の如何によるところが多いようである.

3. 人工肘関節置換術

わが国で最もよく使用されているものは工藤式人工関節（type 5）のようで,まず後方正中縦切開ではいり,上腕三頭筋腱を舌状に切って反転するとともに橈側では橈骨頭を切除,また尺側では尺骨神経を剝離してテープをかけ,肘を強く屈曲して肘を脱臼せしめる.次に音叉型ノミとリューエルで滑車部の骨切除とヤスリ掛けを行い,のち内・外顆部の骨切除を行う.次に尺骨の関節面を出したのちulnar barrel trimmerで骨面を形成,さらに髄腔に長方形の穴を開けヤスリで形成ののち尺骨のtrialを,次いで上腕側のtrialを挿入してチェックののち,まず尺骨側にセメントを注入してからulnar componentを挿入,上腕側はセメントなしで,また症例によりセメントを注入後componentを挿入する.以上のち筋,腱,腱膜を縫合,尺骨神経を前方移動を行い手術を終える.

後療法は7〜10日で開始するが疼痛はなく,可動域も増大し,日常生活は大いに改善するという.しかし症例により脱臼,また尺骨神経麻痺をのこすことがあり,さらに局所のリウマチはなお治癒することなく進行の可能

性を有しているわけで，loosening, sinking などの発生は否定できない．

なお骨の破壊，吸収の強いムチランス型の症例では部分接合型の Morrey-Coonrad 型 total elbow prosthesis などが適応になるという．

V 手関節のリウマチ変化とその治療

初期における手関節部の腫脹はステロイドの局注，局所の一時的な良肢位固定により比較的よく反応するが，慢性期にいたると滑膜の肥厚は漸次著明となり，疼痛は継続し，これら姑息的療法に反応を示さなくなる．滑膜の腫脹，肥大は radio-carpal, carpo-ulnar, radio-ulnar の諸関節のみならず intercarpal の諸関節にも及び，これらは局所の解剖学的関係よりして掌側よりも背側に著明となるので，背側の諸靱帯は伸展，弛緩をきたすこととなる．また局所の疼痛軽減のための手関節屈曲位保持，および夜間の屈曲位保持はこの関節の掌屈変形を増強して，炎症消退後の fibrosis はついに手関節の屈曲拘縮を恒久的なものとするであろう．

さらに carpo-ulnar, radio-ulnar 関節部における滑膜炎は ulnar collateral lig. の伸展と，articular disc (FCC) の破壊を招来して尺骨遠位端の固定を弛緩し，ついには背側脱臼を起こす．これは前腕回内位でとくに著明で，初期には回外位をとることによりほぼ正常位に復帰せしめることができるが，この間クリック，また局所疼痛の原因ともなりうる．そしてこの尺骨遠位端の背側脱臼は手関節の尺屈変形の原因をもなすわけで，手根屈筋，とくに尺側手根屈筋のスパスムスとかこれにつづく fibrosis は手関節の掌尺屈拘縮をいよいよ著明なものとする．

さてこれらの滑膜の炎症と肉芽組織の形成とは軟骨の破壊と骨の吸収をきたし，関節面を崩壊させて fibrous ankylosis よりついには骨性強直をきたし，関節の可動性はまったく障害されることとなる．

次に滑膜炎が intercarpal の関節にみられることは先にも述べたが，この部の炎症は radio-carpal などと比較しかえって著明なことがしばしばで，とくに舟状骨，月状骨，大小多角骨，有頭骨により囲まれた intercarpal の窩部にはしばしば著明な滑膜炎の像をみることが少なくない．また carpo-metacarpal の関節にも炎症の及ぶことが常で，正常では可動性のきわめて少ないこの関節にも屈曲変形をきたすことがあり，これはとくに環・小指に著明である．可動性の大きい母指 CM 関節に滑膜炎をきたすこともよく知られている．ところでこの関節に滑膜炎が続くと関節は拡張・伸展し，ついには脱臼して中手骨は内転位をとり，母指は swanneck 変形をきたすこととなる．したがってリウマチにおける手関節の変形は単に radio-carpal など 1〜2 の関節面の障害によるものでなく，intercarpal の諸関節，また carpo-metacarpal の諸関節などすべての関節の変形拘縮によるものであることに注意する必要がある．

次に滑膜炎は関節内にとどまることなく周囲腱鞘内の滑膜にも及ぶのが普通であって伸筋腱，とくに尺側手根伸筋腱，橈側手根伸筋腱，長母指伸筋腱，また総指伸筋腱にも滑膜炎を惹起し，この部の腫脹をきたすが，長母指外転筋腱，短母指伸筋腱にこれをみることは比較的まれとされている．そしてこの腫脹は伸筋支帯により中央部を絞扼され，砂時計様腫脹をみることもある．かかる状態を長時間放置すれば腱への栄養供給は障害され，肉芽組織の侵入とあいまって腱は変性に陥り，自然断裂をきたす危険性がある．

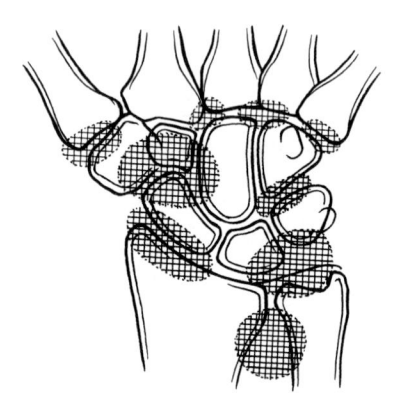

図 31・4 手関節の各部におけるリウマチ性滑膜炎の発生

1. 手関節部における滑膜切除術

 以上のごとくで，滑膜炎が長期間継続すると関節変形の原因となるとともに軟骨は破壊されて運動性は障害され，また腱の自然断裂の危険性もあるので滑膜切除術が適応となる．滑膜切除術はこれらの変形を予防し，疼痛を軽減し，局所の循環を改善し，また薬物の効果を良好ならしめるうえにもきわめて有意義である．

 切開は局所の腫脹の状況により適宜決定されなければならないが，普通手関節背面のゆるいS字切開，または弧状切開が用いられる．この際尺骨および橈骨神経の知覚枝を切断しないよう注意する．また皮下静脈の損傷も最小限にとどめることが大切で，もしこれらを損傷すれば術後手背に浮腫が出現してその消退に時間を要し，腱の癒着とか関節の拘縮をきたすこととなるので注意しなければならない．

 以上で伸筋支帯に達するがこれの切離は図31・5c のごとくであって尺側で小指固有伸筋腱の走る第5区画を目標にこれを切離，橈側に反転して伸筋腱を露出する．伸筋腱の位置，走向は図にみるごとくであるがこれら伸筋腱に tenosynovitis があればこれらの切除が必要であり，また腱内にリウマチ肉芽の侵入があればこれの切除も行う．以上ののち腱を左右に移動しながら関節滑膜の切除を行うこととなるが，滑膜の肥厚は多くの場合 radio-ulnar の recessus に著明であり，もはや articular disc に断裂があって尺骨遠位端が背側脱臼位をとっているような症例では，最初にこの切除（Darrach 手術）を行えば以後の滑膜切除の操作が容易となる．ただし尺骨遠位端の切除は最小限にとどめ，あまりに長く切除すれば，筋力低下と手関節の不安定性をきたす可能性のあることを注意しなければならない．もし Sauvé-Kapandji 手術を合併するのであれば尺骨遠位端は大切に温存する．Radio-carpal, intercarpal の滑膜切除は関節背側に H 字切開，また T 字切開を加えて関節靱帯と肥厚滑膜の間を鋭的に切離しながら滑膜の切除を行う．滑膜はなるべく一塊として切除するよう努めるが，側方また掌側の肥厚滑膜の切除は手を引っぱって関節腔を拡大しながら先の曲がったモスキート鉗子で，また耳鼻科で使用する先の細い鉗子を用いて丁寧に切除していく．Intercarpal, carpometacarpal の肥厚滑膜についても同様のこ

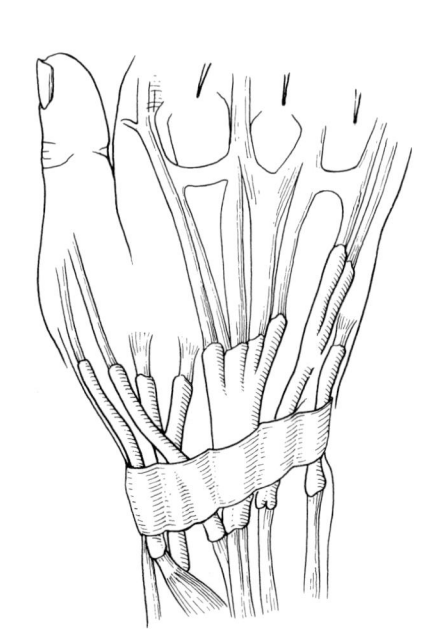

a. 背側手根靱帯と滑膜

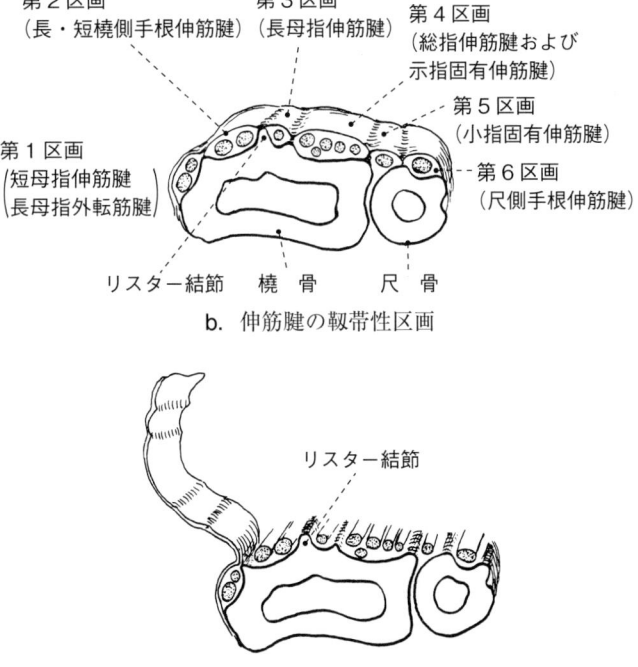

b. 伸筋腱の靱帯性区画

第1区画（短母指伸筋腱・長母指外転筋腱）
第2区画（長・短橈側手根伸筋腱）
第3区画（長母指伸筋腱）
第4区画（総指伸筋腱および示指固有伸筋腱）
第5区画（小指固有伸筋腱）
第6区画（尺側手根伸筋腱）
リスター結節　橈骨　尺骨

c. 滑膜切除時における背側手根靱帯の反転．全区画の開放は必要でないことが多い．

リスター結節

図31・5　手関節背側の解剖

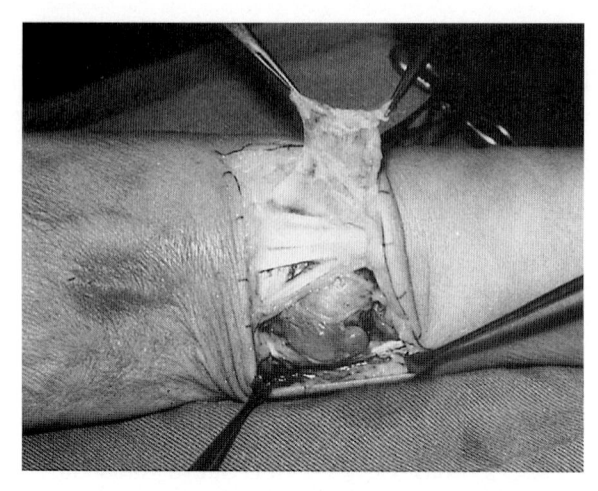

図31・6 42歳，男．リウマチにおける手関節の滑膜切除術で写真は背側手根靱帯を反転したところ．尺骨末端部には腫大した橈尺関節滑膜の一部が認められる．

とを行い，できるだけ完全に滑膜切除を行うことが大切で，もし切除が不十分であれば将来再発の可能性があるので注意する．

以上で滑膜切除が終われば反転した関節囊靱帯をもとにかえして縫合，次いで伸筋支帯を伸筋腱の下にかえして腱と関節との癒着の発生を防止したのち止血を十分にして皮膚縫合を行う．なお関節靱帯がよく温存されている場合にはこれの縫合ののち伸筋支帯を半切してまず末梢側半分で関節を被覆しそのうえに伸筋腱をもとの位置にかえし，さらに中枢側半分をのせて縫合，腱のbow stringを防止するのもよいであろう．もし手根骨の尺側へのすべりが危惧される際にはSauvé-Kapandji法，または橈骨・月状骨間の固定術を考慮する．

術後は圧迫包帯を行い良肢位で2〜3週間固定し，以後温水中での自動運動を開始する．疼痛，腫脹は消退し

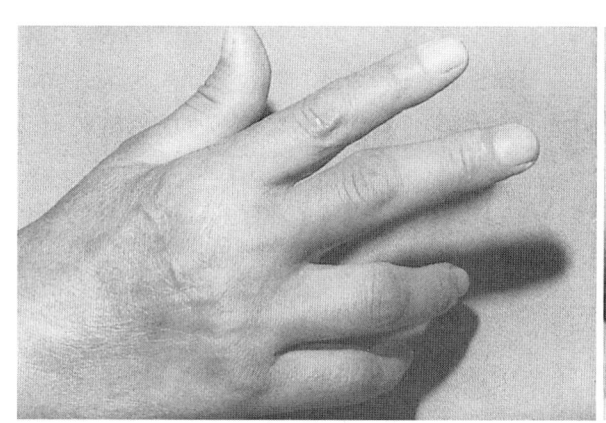

a．来院時所見．環・小指の伸展不能

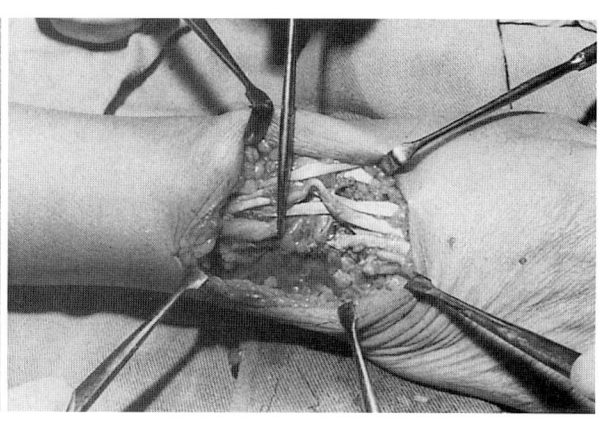

b．術中所見

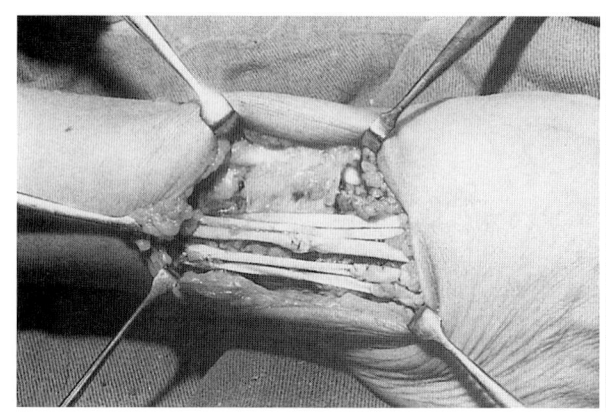

c．腱移植の完了

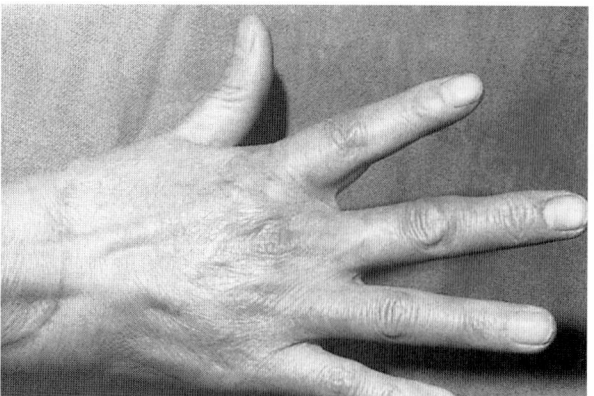

d．術後の指の伸展状況

図31・7 49歳，女．数年前よりリウマチに罹患．3ヵ月前から原因不明なるも環・小指の伸展が不能となる．

ており，関節の可動性は初期には多少障害されているが日時の経過とともに次第に回復し，術後の可動範囲はときに術前の可動範囲を上まわる良結果を得ることも少なくない．なお術後屈曲が最も障害されやすいのは小指MP関節であるが，これは小指固有伸筋腱が長いトンネル内を通過することによると考えられ，手術時にはこのトンネルの確実な開放が必要と思われる．

2. 腱の自然断裂

リウマチの際，腱，とくに伸筋腱が自然断裂を起こすことはよく知られているが，これはtenosynovitisによる腱の栄養障害とリウマチ性肉芽の腱組織内への侵入，および変形発生と解剖学的異常に起因するmechanical pressureが主原因をなし，最もしばしばみられるもの

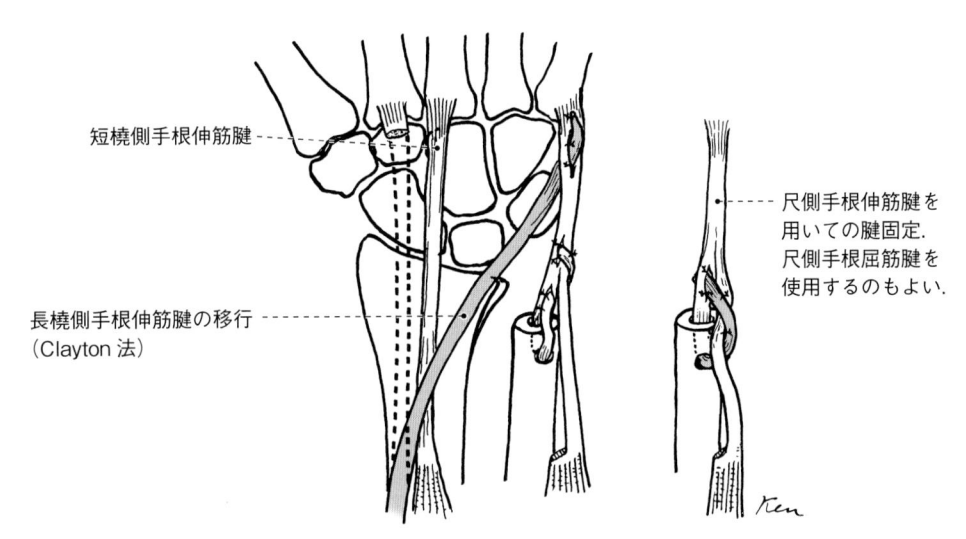

a. Darrach手術後の尺骨遠位端の固定性を得るために尺側手根伸筋腱を用いて図のごとき固定を，また手根骨の橈側回旋を防止する目的で長橈側手根伸筋腱を用いてClayton法を合併することがある．

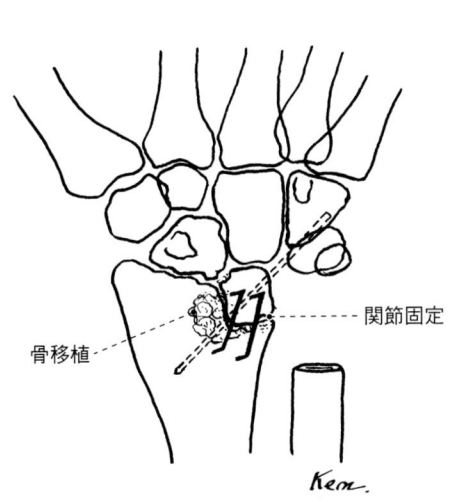

b. 橈骨・月状骨固定術
図はstapleを使用したが，Kirschner鋼線またはscrewを斜方向に刺入し，固定するのもよい．

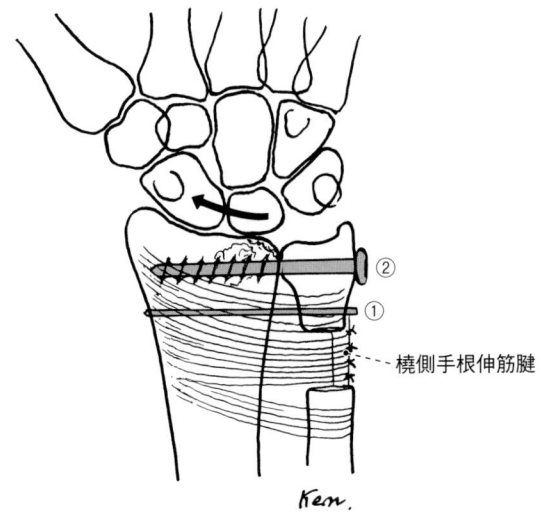

c. Sauvé-Kapandji法
まずKirschner鋼線を刺入（①），次いで螺子固定（②）を行う．①は骨片の回旋防止のためである．

図31・8　尺骨遠位端切除に腱固定・移行の合併（Clayton ML, Ferlic DC：Clin Orthop 100：176-185, 1974）
（津下：私の手の外科—手術アトラス，第4版，p.651, 660, 661, 2006）

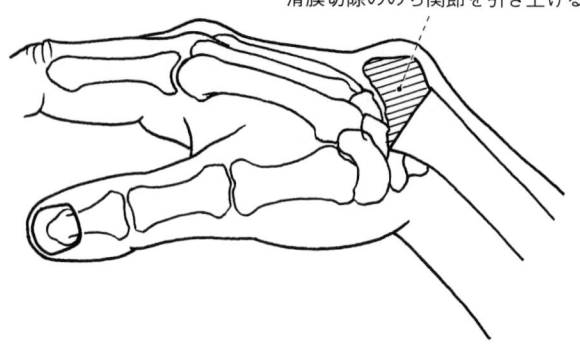

a. 骨切り術により橈骨遠位端を切除し，滑膜切除ののちこれを整復．同時にDarrach手術を合併

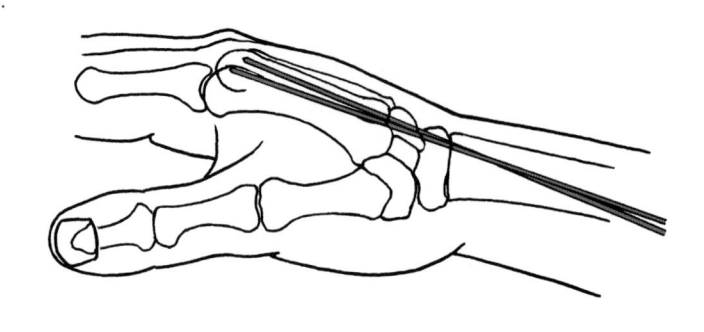

この部はbone Sawで切除，滑膜切除ののち関節を引き上げる．

b. 1.8 mm Kirschner鋼線を第3, 4中手骨骨頭より刺入．橈骨骨髄腔に入れば槌で叩き込んで，最後に関節部で引き込み，先端を骨頭下におく．

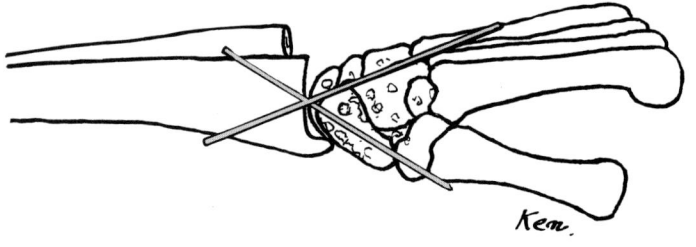

c. 整復と固定（palmar shelf arthroplasty法）
脱臼を整復し，Kirschner鋼線で一時的固定を行う．骨癒合は必ずしも必要でなく，単なる線維性癒合でもよい．

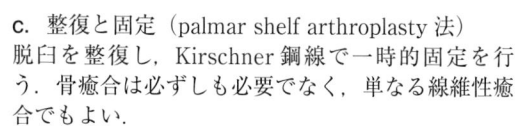

図31・9　ムチランス型手関節掌側脱臼に対するKirschner鋼線を用いての関節固定術
（津下：私の手の外科―手術アトラス，第4版，p.659, 663, 2006）

は小指の伸筋腱断裂であり，次いで環指，中指の順である．これは尺骨遠位端の背側脱臼のため，その骨の突出部が小指伸筋腱に**摩滅作用**を及ぼし，自然断裂の原因をなすもので，また手関節の掌尺屈位変形も伸筋腱の走行を変え摩擦の増強をきたすであろう．ときに中・環指は伸展障害があるにかかわらず小指は伸展可能なものがあるが，これは小指固有伸筋腱のみが断裂を免れたもので，総指伸筋腱は断裂しているのが普通である．**長母指伸筋腱も自然断裂**を起こすが，その発生はそれほど多いものではない．断裂部位はLister結節の迂回部位であり，同じくこの部における肉芽の侵入，または骨の異常によることが多い．

治療としては腱縫合，腱移植，腱移行の3つの方法が考えられるが，腱縫合は多くの場合不可能で，腱移植とか移行術が考えられる．長母指伸筋腱断裂の際には示指固有伸筋腱の移行術が最も便利であろうし，小・環・中指の伸筋腱断裂に対しても示指固有伸筋腱の移行術とか腱移植術が行われてよい．腱移植は個々の腱にそれぞれ移植を行う必要なく，環・小指については一緒に1本の腱移植でもよいが腱移植では縫合部が2カ所となる欠点があり，かえって中指の伸筋腱に端側吻合するほうがよいとされている．また小指伸筋腱のみの断裂であれば末梢腱の中枢端を環指の伸筋腱に縫合するのもよい．そして断裂の原因となった尺骨遠位端の脱臼があればこれの最小限の切除が必要であり，また滑膜炎の所見があれば滑膜切除の必要なことはもちろんである．術後は3週間指伸展位での固定を行い，のち自動運動を開始する．術後は小指MP関節に拘縮が発生しやすいので腱の緊張度の決定には慎重でなければならず，後療法には注意する．

3. 手関節固定術および橈骨遠位端骨切り術

手関節の疼痛と腫脹は滑膜切除術により治療されるが，関節の破壊が進行すれば運動は漸次障害されついには運動性も失われて疼痛もなくなるのが普通で，かかる場合には固定術の必要はないが，ムチランスなどで手

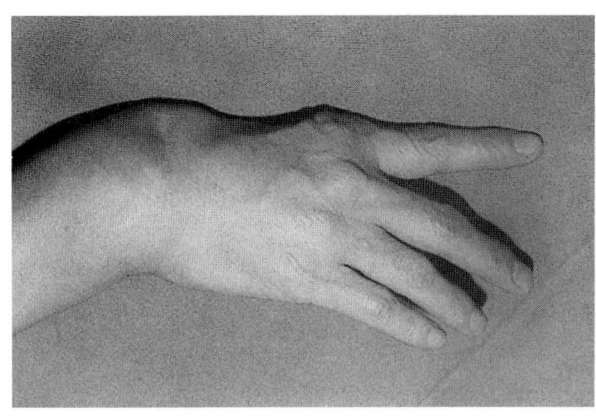

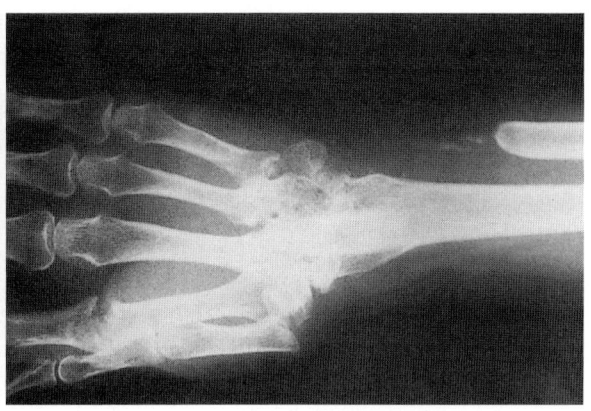

a. 術前所見　　　　　　　　　　　b. 術後の手関節固定X線所見（前後像）

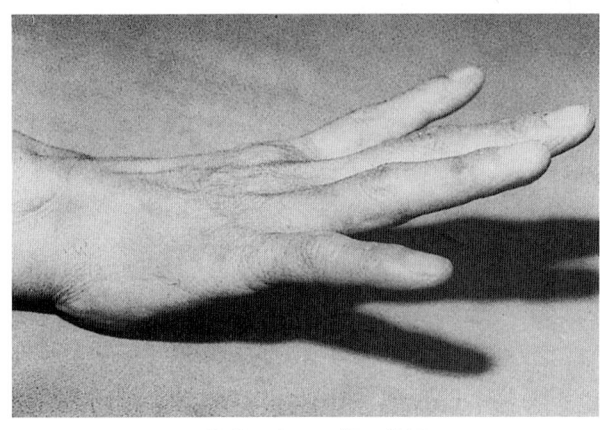

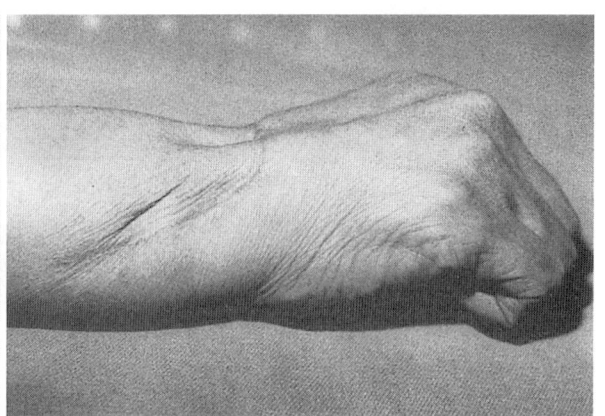

c. 術後5年での指の伸展　　　　　　d. 術後5年での指の屈曲

図31・10　45歳，女．約10年前よりリウマチに罹患．手関節の滑膜切除をうけたが病状進行し手関節の変形および環・小指の伸展障害をきたす．術後手関節は確実に固定され日常の手の使用は非常に楽になった．

関節の脱臼，屈曲変形が強い場合には手関節の固定術とか橈骨遠位端での骨切り術が必要となる．この際尺骨遠位端もしばしば切除されて前腕の回旋運動の回復をはかる．部分固定術は図31・8bのごとく，橈骨・月状骨固定がよく行われるが，完全固定の際は変形矯正ののち背側につくられた長軸方向の骨溝に腸骨よりの移植骨を埋め，のちKirschner鋼線の刺入固定などが行われる．腓骨を血管柄付きに移植するのもよいが，腸骨片でもよく癒着する．固定肢位は各症例により変更されてよいが，一般に右手については0°の伸展位，左手についてはわずかの屈曲位がよいとされ，術後はギプス固定6〜8週間行い，骨癒合がよければ鋼線を除去してのち運動練習にはいる．なおAlbrightら（1970）は手関節の破壊，脱臼症例に対して橈骨遠位端関節面の切除と形成を行い，palmar shelf arthroplasty としてこれを報告，良結果を得たとしている．またムチランス症例では1.8 mm程度のKirschner鋼線を第3，または第4中手骨骨頭から適当肢位で橈骨に髄内性に固定するのもよいであろう．

4. 屈筋腱のtenosynovitisと手根管症候群

手根管部での腱鞘滑膜炎はリウマチ患者の38％にみられるというが，われわれの経験ではそれほど多いものではない．しかしradialおよびulnar bursaを形成する腱鞘は強靱な屈筋支帯におおわれ，したがって多少の滑膜炎は症候として現われにくいという点は否定できないが，詳細な検索を行えばかなりの症例に認められるであろう．もちろん正中神経を圧迫して**手根管症候群**の症状

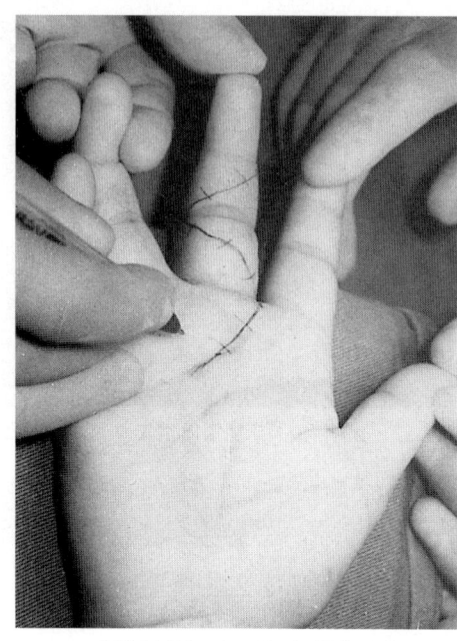

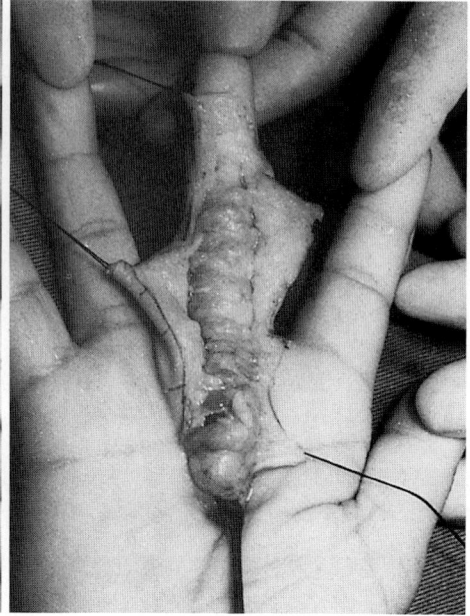

a. 術前所見とジグザグ切開を示す.　　b. 術中所見. 肥厚した滑膜の所見を示す.

図31・11　45歳, 女. 中指屈側のリウマチ性腱鞘炎
2年前より中指屈側に軽度の腫脹, 運動障害があった. 半年前よりこれが増強をきたした.

を示してくれば, その発見は容易である.

さてVainio (1967) はこの部の滑膜炎を次の4型に分類している. すなわち,

(1) 癒着型: これは急性の腫脹と疼痛が消退したのちにみられるもので腱には癒着がみられ, 正中神経もしばしば癒着性絞扼のため麻痺症状（手根管症候）をきたして手根管切開が必要となる.

(2) 炎症型: これは急性炎症が著明で腫脹, 疼痛が強く, 滑液の貯留も認められる. 正中神経圧迫症状がしばしば認められ, 手術的に圧迫除去と滑膜切除が必要となる.

(3) 壊死型: 腱鞘内にはフィブリノイドの増殖が著明で米粒体とか, 滑液の貯留があり, 組織的に壊死所見が著明なもので, 神経の圧迫症状は少ないが腱の断裂傾向が強い.

(4) 嚢腫型: 正中神経がradio-carpal関節の掌側から突出したちょうど膝におけるBaker cyst様の嚢腫を形成するもので, 発生はきわめてまれ. これらの観察には超音波が有効かもしれない.

さて手根管部での屈筋腱のtenosynovitisが著明であるとか, 正中神経の圧迫症状が認められれば手根管の切開が必要であり, また腱周囲の肥厚した滑膜の切除が必要となる. そしてこの部の滑膜炎が手関節背面の滑膜炎と連絡を有するとか, その部の滑膜炎症候が認められれば, 屈筋腱を側方によけて手根管の背面に鉤型切開を加えてradiocarpal, intercarpalの滑膜切除をするのもよいであろう. また手根管の炎症が尺側にも波及して尺骨神経管にも及べば**尺骨神経管症候群**をきたすことになるので, この管の切開が必要となる.

そのほか手根管内での滑膜炎を放置すると屈筋腱の自然断裂をきたすことがある. これは長母指屈筋腱であったり, 指の屈筋腱であったりするが, 一般に浅指屈筋腱よりも深指屈筋腱のほうが侵されやすい. 初期には手根管部で**弾発現象**をみるとか, 指の屈曲が不十分で浅指・深指屈筋腱の癒着を疑わせたものが, のちに断裂に移行することもある. 治療としては母指については腱移植術, 他指についても腱移植術とか移行術, またはDIP関節固定術などが考えられる. なお同時に断裂の原因をなした滑膜やリウマチ肉芽, また骨棘の切除の必要なことはもちろんである.

5. 指における屈筋腱の tenosynovitis

以上は手根管内での屈筋腱の tenosynovitis について述べたが，同様のことは指の屈筋腱の周囲にもみられ，化膿性腱鞘炎の場合と同様しばしばこれの滑膜切除が必要になる．指における滑膜炎の診断は指屈側での腫脹と屈曲障害，超音波，それに compression test で滑膜の肥厚と疼痛を認めるのが特有で，手術は指の掌側ジグザグ切開ではいり，腱鞘に達すると赤みを帯びた肥厚した滑膜が腱鞘の下に，またはこれを破って外に露出しているのが認められる．手術は腱鞘の比較的健常な部を pulley として 2～3 カ所（少なくも A_2, A_4）を残存せしめ，ほかは切除，次いで屈筋腱周囲の肥厚滑膜をできるだけ完全に切除して洗浄後創の閉鎖を行う．滑膜切除には小型のリューエル鉗子の使用が便利である．

6. リウマチにおける弾発指

限局した滑膜炎のために指の屈伸に際して弾発現象をみることがある．これは nodular tenosynovitis と呼ばれ，示・中・環指に多く母指には少ない点が一般の弾発指と多少趣を異にしている．原因としては腱鞘の入口の部に滑膜肥厚とかリウマチ肉芽の屈筋腱内侵入が認められるのが普通で，治療としてはこれらの切除と腱鞘の切開が必要となる．もし浅指・深指屈筋腱間に癒着があればこれの剝離を行う．髙杉（2005）は患指を暴力的に過伸展して腱鞘を裂く方法を述べているが，これについては p.345 に記載した．

陳旧症例では屈筋腱の断裂をみることがある．このような場合には断裂腱が腱鞘内で癒着を起こして指の伸展が障害されるので，腱鞘を開いての浅指屈筋腱の切除，それに滑膜切除などの操作が必要となる．症例によっては腱移植を必要とする場合もあるであろうが，小指のような場合には隣接する環指の屈筋腱と端側吻合をすることにより良結果を得ることができる．

VI MP 関節のリウマチ変形とその治療

MP 関節における変形で最もしばしば認められるものは MP 関節の病的脱臼と伸筋腱の尺側転移，およびこれに伴う指の ulnar deviation，そして指の swan neck 変形であるが，これらの原因はすべて初期における MP 関節滑膜の炎症と腫脹であって，変形はそれに続発して惹起されたものである．すなわちこの部の滑膜の肥厚と滲出液の貯留は局所の解剖学的諸条件よりして背側の関節支持靱帯，および関節囊を伸展，拡張し，ついには expansion hood をも伸展する．そしてこの expansion hood は尺側のものより橈側のものが菲薄である（これはとくに示指についていいうる）ため橈側関節囊の腫大を許し，ひいては橈側 expansion hood も伸展して伸筋腱は次第に尺側隣接指との ulnar groove に移動をはじめ，初期には指屈曲時にのみ尺側脱臼を，指伸展時には正常位復帰を認めるが，ついには尺側脱臼が固定される．この伸筋腱の尺側転移は指の ulnar deviation を招来するが，これには pinch 時における母指の指に対する橈側よりの圧力，また手関節の橈屈変形による腱の走向の変化も影響するところが大で，これについては Shapiro（1968）らの zig-zag theory があり，そのほか Smith ら（1967）は，中手骨骨頭の非対称性，両側側副靱帯の長さに差があり，尺側のものが短いこと，また強いにぎりの際に起こる指の尺屈偏位とか小指・環指 CM 関節の関節炎による中手骨骨頭の低下（Zancolli）などが原因としてあげられている．以上の ulnar deviation と同時に背側関節囊の弛緩は関節面の破壊とあいまって MP 関節の病的脱臼を起こすが，これらも原則として示指に始まり，漸次小指側に及ぶものである．関節の脱臼程度は示指に最も強く，小指側に向かって軽くなるが，ulnar deviation についてはその発現は示指に初発するものの，程度はかえって小指側に強いのが普通である．

次に MP 関節における以上の ulnar deviation と病的脱臼は intrinsic muscles のスパスムス，および拘縮とあいまって指の swan neck 変形を形成する．すなわちはじめは MP 関節の軽い屈曲と PIP 関節の過伸展，および DIP 関節の屈曲が認められる程度で指の屈曲運動

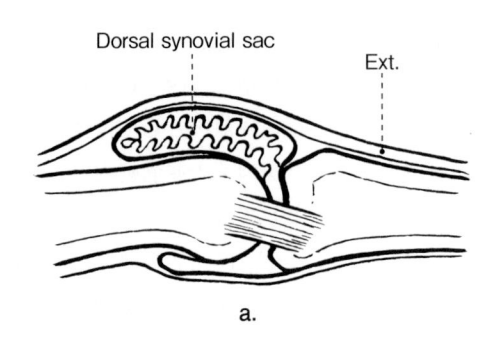

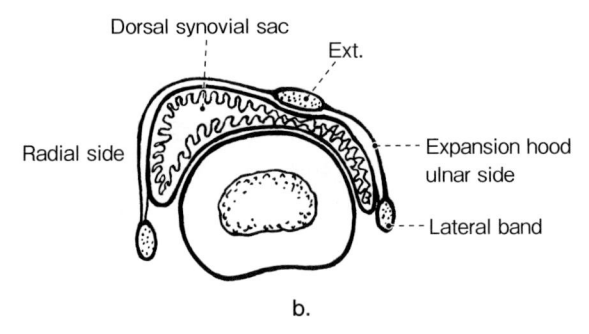

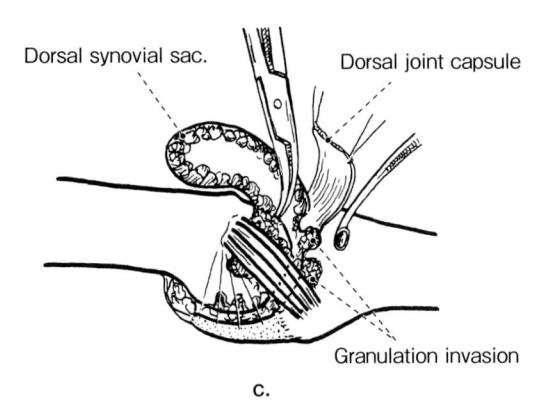

図31・12 MP関節における滑膜腫脹と伸筋腱の尺側転位および滑膜切除

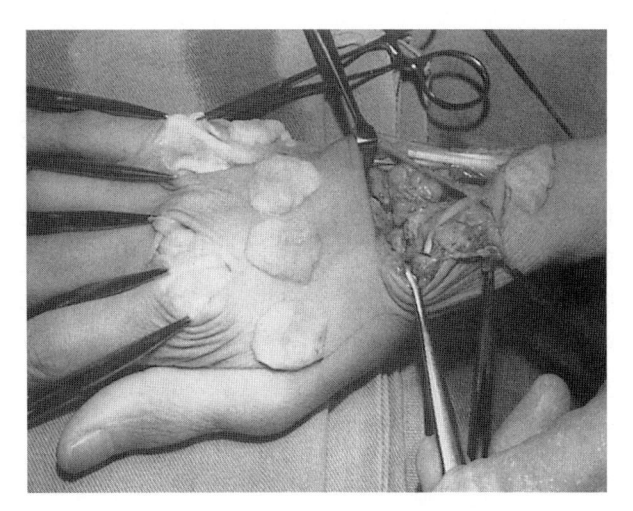

図31・13 27歳，女．手関節の滑膜切除とともにMP関節の滑膜切除を実施しているところ．

には障害は認められないが，時日の経過とともに指の屈曲に際して引っかかり現象が起こり，ついには指の屈曲が障害されて，陳旧症例においてはこのswan neck変形が固定されて他動的にも矯正不能で，握りの運動はまったく障害され，単に指先でのpinchのみしか許されないこととなる．

1. MP関節における滑膜切除術

温熱療法，薬物療法でMP関節における炎症症状が軽快しない場合には滑膜切除術が適応となる．もし長期間放置すれば先述のごとく関節を破壊し，伸筋腱の脱臼，またMP関節自体の脱臼が起こり，swan neck変形の原因となるからである．

手術はMP関節背側における弧状切開，または縦切開が用いられる．多数関節の滑膜切除術を行う場合には横切開も便利であるが瘢痕が目立ちやすい欠点があるので，示・中指，環・小指MP関節間に縦切開をおき，皮膚をずらせて各関節の滑膜切除を行うのがよいであろう．皮下組織を剥離して伸筋腱を出し，伸筋腱を線維の方向に約2cm切開を加えてこれを左右に分けると容易にMP関節の上関節嚢に達することができる．この関節嚢はいわゆるdosal synovial sacであって，滑膜炎のために腫脹，肥大しているのが普通であり，周囲との剥離は比較的容易である．

中枢側より剥離を始め，次いで側面を剥離，中手骨頸部背面に接する部も骨より容易に剥離可能である．このsacは前方において骨，軟骨移行部に達し，この部に付着しているから，表面に付着する薄い関節嚢を残してsacを一塊として剥離し，骨，軟骨移行部では鋭的に切離して摘出する．普通sacの肥大は臨床所見より想像した以上に著明な場合が多く，関節面の破壊も想像以上であることが多い．次にMP関節側方また掌側にも肥厚滑膜があれば指を牽引，また屈曲して関節腔を広げながら先の細いリューエル鉗子ではさんで切除する．

リウマチ肉芽の骨内侵入は側副靱帯付着部内側とか骨軟骨移行部に多いのが普通で，その除去にはリューエル鉗子，またモスキート鉗子のほか，耳鼻科用の先の細い

鉗子などを準備すれば好都合である.

要は滑膜はできるだけ十分に切除すべく,取り残しがあれば当然再発の可能性が強い.必要に応じて尺側側副靱帯を切離して掌側滑膜の切除を行う.なお掌側滑膜肥厚も著明と考えられる場合には掌側切開を用い,腱を側方によけて volar plate を出し,これの側方切開で plate と骨頭間の滑膜を切除することがある.骨頭壊が強ければ,のちに述べる resection arthroplasty,または Swanson implant の挿入などに移行すればよい.

以上で手術を終わり十分な洗浄ののち切離した側副靱帯を再縫合,次いで縦に裂いた伸筋腱を結節縫合,または連続縫合したのち皮膚縫合をし良肢位で副子固定,2週後より後療法にはいる.

2. 軽度の swan neck 変形に対する release operation

いまだ関節の変形,拘縮が著明でなく,容易に矯正可能な swan neck 変形に対してはまれに Littler の release operation が適応となることがある.これは intrinsic muscles の拘縮を除去するため,expansion hood の lateral band を切除するもので,各指の基節骨のなるべく中枢側よりに約 2.0 cm の切開をその両側におき,皮下組織を剥離すると MP 関節掌側より,PIP 関節背側方向に向かって斜めに走る白色の lateral band を認めることができる.これを切除すればよいわけであるが,われわれは普通 Riordan の行っているごとく,lateral band を含めて hood を三角形に伸筋腱に接する部までを切除することとしている.この際中枢側の transverse fibre は残存せしめる.とくに橈側の transverse fibre,また sagittal band を切除すれば伸筋腱の尺側脱臼を容易とするので注意しなければならない.もし伸筋腱に尺側転位の傾向があり,指の ulnar deviation の危険があれば,尺側の transverse fibre を切離することがある.手術が終われば MP 関節過伸展,PIP 関節,DIP 関節屈曲位として,release operation が十分行われているか否かを確かめたあと,この位置,すなわち intrinsic plus position を矯正した intrinsic minus position で副子,圧迫固定を行い 2 週間固定,以後運動療法にはいる.

3. MP 関節における伸筋腱の尺側脱臼の矯正

伸筋腱の尺側転位が固定する前段階として指伸展時には伸筋腱は正常位にあるが,指屈曲時にのみ伸筋腱が尺側に転位する場合がある.放置すれば尺側脱臼と指の ulnar deviation が固定するので早期に矯正することが望まれる.これは普通滑膜切除術と同様の切開ではいり,滑膜炎症状があればこれの切除と同時に伸筋腱の正常位

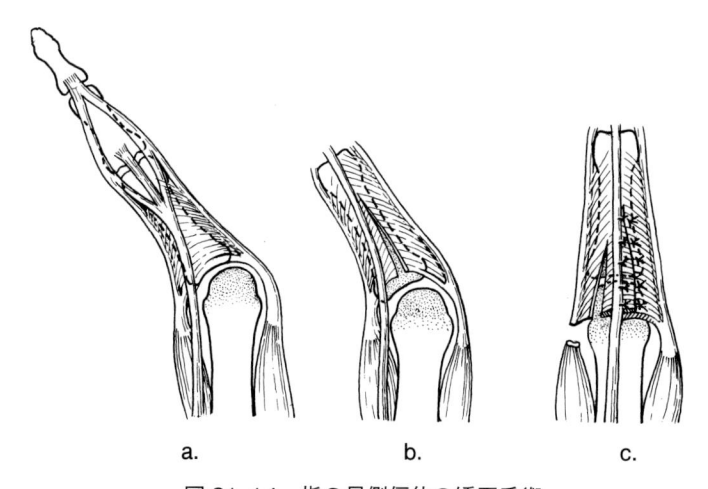

図 31・14 指の尺側偏位の矯正手術
a. 指の尺側偏位と伸筋腱の尺側脱臼
b. 橈側 expansion hood に切開を加える.
c. 橈側 hood の縫縮,同時に尺側 hood に切開を加えて緊張をとるとか,尺側側副靱帯,intrinsic tendon の切離を要することがある.

固定術が行われる．伸筋腱の脱臼は先にも述べたごとく expansion hood のとくに橈側のものが弛緩，伸展することによるものであるからこれの縫縮形成が必要となる．筆者は普通次のごとく行っている．すなわち，expansion hood を伸筋腱の橈側に接して約 2〜3 cm 切離し，これを尺側 hood の下面に固定，次いで伸筋腱を正常位にかえしてこれを橈側 hood に固定するもので，もし滑膜切除の際，橈側 expansion hood の形成が必要と思われる場合には伸筋腱を縦に裂くことなく，hood の付着部で切離することとしている．縫縮の際尺側 hood に拘縮が認められる場合にはこれを剝離し，またその横の線維を一部切離して伸筋腱を正常側に整復せしめるが，拘縮が強い場合には尺側側副靱帯の切離とか intrinsic tendon の切離のほか，Zancolli 法に従い伸筋腱を切離して次に述べる MP 関節の処置ののち基節基部背側に再縫着するのがよいであろう．術後は指伸展位とし，多少橈屈位で圧迫固定，2〜3 週後より運動療法にはいる．

4. MP 関節の変形矯正と関節形成術

陳旧症例で MP 関節の**病的脱臼**と指の**尺側偏位**，それに伸筋腱の尺側脱臼を合併するものの治療は，リウマチ手の変形のうちで最も治療の困難なものの 1 つで，多くの場合のちに述べる指の swan neck 変形とかボタン穴変形を伴うのが普通である．

さてこのような変形を矯正し，機能を得さしめるための処置としては，

① 滑膜炎があればこれの切除を行う
② 病的脱臼の整復
③ 指の尺側偏位の矯正
④ 伸筋腱尺側脱臼の正常位保持
⑤ 変形の再発防止

などの操作を同時に行うことが必要となる．そしてそれぞれの問題点については種々の術式が考案工夫されているが，これはのちに述べることにして，まず切開は MP 関節背側の縦切開，または MP 関節間縦切開ではいると，伸筋腱はすべて尺側溝に脱臼しているのが認められる．

次にそれぞれの伸筋腱の橈側で expansion hood を切って両側に剝離すると，脱臼関節が露出する．この際肥厚滑膜が認められればこれの切除を行うが，その必要がなければただちに脱臼関節の整復に移る．その方法としては多くの場合中手骨骨頭の切除が必要となり，リューエル鉗子，また bone saw で骨頭を頸部から切離するが，同時に基節骨基部の一部も切除を要することが多い．

以上により整復は可能となるが，再脱臼防止のため種々方法が考察されているのでその主なものを紹介すると，

(1) **Fowler 法**：中手骨骨頭を楔型に切除して脱臼を整復，Kirschner 鋼線を刺入してこの関節を良肢位に保持せしめたのち，伸筋腱を基部骨基部背側に縫合固定するものである（図 31・15a 参照）．

(2) **Vainio 法**：たるんだ伸筋腱より expansion hood を切離したのち，図 31・15b のように腱を切って関節間の interposition とし，次いで伸筋腱を end to side に縫合，さらに側副靱帯を縫合固定してから，先に切離した expansion hood を伸筋腱の両側に縫合する．

(3) **Tupper 法**：中手骨骨頭の切除と volar plate の剝離ののち，図 31・15c のように volar plate を関節間を通して中手骨の背側に固定し，基節骨を正常位に保持しようとするもので優れた着想であるが，われわれの経験よりすれば volar plate の剝離がやや難しいのが問題といってよいであろう．

(4) **Zancolli 法**：図 31・17 のごとくで伸筋腱を基節骨背側で切離，expansion hood は伸筋腱の橈側に沿って切離して MP 関節を開き，これの操作ののち関節を整復，伸筋腱の中枢側末端を一定緊張のもと基節骨基部に固定するもので側副靱帯の縫縮，切離が必要であればこれらの操作を合併する．以上ののち hood の縫縮縫合を行うが，この際伸筋腱はたるみができるのが普通で 1.0〜1.5 cm の切除を行うこととなる．

本法であれば伸筋腱の脱臼は確実に整復され，関節内の操作も容易であり，症例によっては implant の併用も可能であり，陳旧性リウマチ変形手の矯正にはきわめて好都合で筆者も最近好んで利用しているところである．

(5) **Implant，また人工関節法**：病的脱臼の整復位保持と変形の再発防止を目的として人工関節を利用することがあり，その主なものとして以前は Swanson の silastic implant を，最近では Avanta MCP を多用してい

a. Fowler法

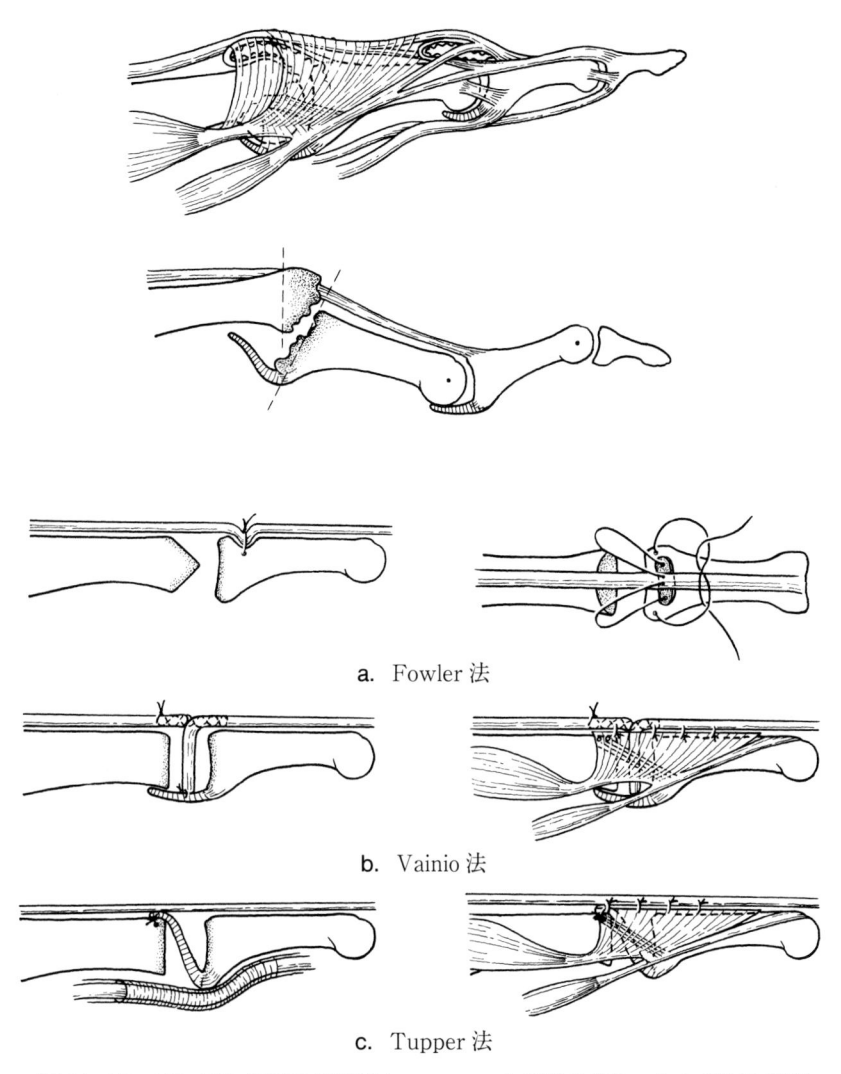

b. Vainio法

c. Tupper法

図 31・15　MP, PIP 関節の滑膜炎と swan neck 変形の発生, および MP 関節の各種関節形成術

るが, 操作が容易でその遠隔成績もほぼ満足すべき結果を得ている. しかしその後の経過よりみて implant の破損, また周囲骨の吸収などの問題点もあり完全なものとはいい難いようである. 手術切開としては伸筋腱と hood の間より関節に達して中手骨骨頭を切除, そののち図 11・29 のように implant を挿入するが, 柄の部をいれる中手骨, および基節骨の髄腔拡大には特殊なやすりを利用するか, エアートームの使用が便利である. 適度なサイズのものを選ぶことが大切で, しかも確実に柄を髄腔内に挿入すべく, また挿入が不十分であればときに脱臼, また破損をみることとなる.

なお術後における指の尺側偏位の再発防止のためには橈側側副靱帯を基節骨につけたまま温存して, 人工関節挿入後少し強めの緊張で中手骨切離端の背側に再縫合するのがよいであろう. Swanson は volar plate の一部をこれに利用することも述べている. 術後の固定期間は約 3 週とするが指の運動は早期より開始する. この際 dynamic splint の使用が大切で, MP での尺側偏位傾向が強ければ指を splint で橈側に引きながら運動せしめることが大切とされている.

以上のごとくであるが, implant はあくまで異物であることを忘れることなく安易な使用はつつしまなければならない.

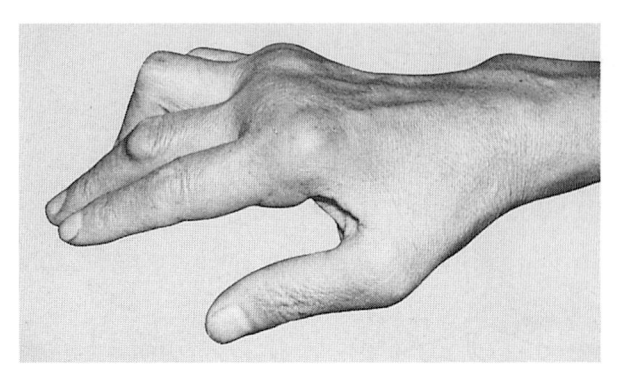

a. 来院時所見. 示・中指MP関節には滑膜炎所見を認め，軽度脱臼位をとる．環・小指にはボタン穴変形が起こりかかっている．

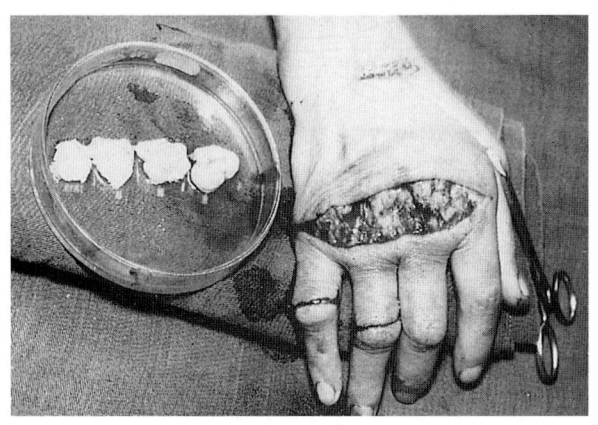

b. 術中所見. MP関節の関節形成術と環・小指PIP関節の滑膜切除術，それに示指固有伸筋腱の示指橈側への移行と母指MP関節の固定術が行われた．

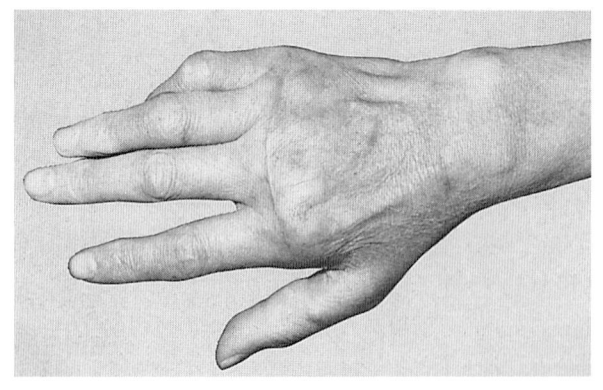

c. 術後所見

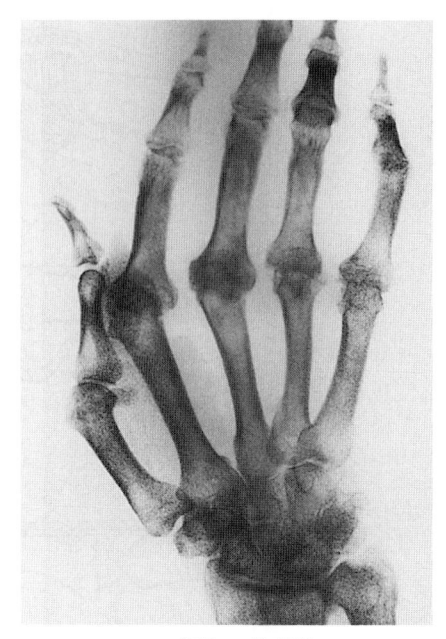

d. 術前X線所見

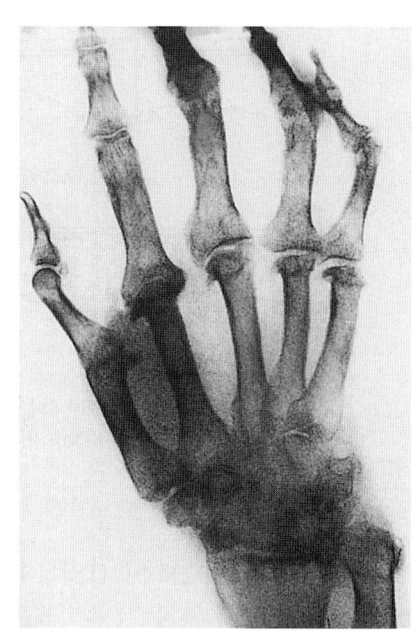

e. 術後8年のX線所見．関節形成術としては近年 silicone implant の挿入が多用されているが，implant の破損とか周囲における骨の吸収が認められる．この点関節切除による形成術ではかえって骨硬化が認められ，可動性も implant の際のそれと大差なく，異物を使用しない点安心して使用できるという利点があり，筆者もしばしば使用するところである．

図31·16 49歳，女．7年前よりリウマチに罹患

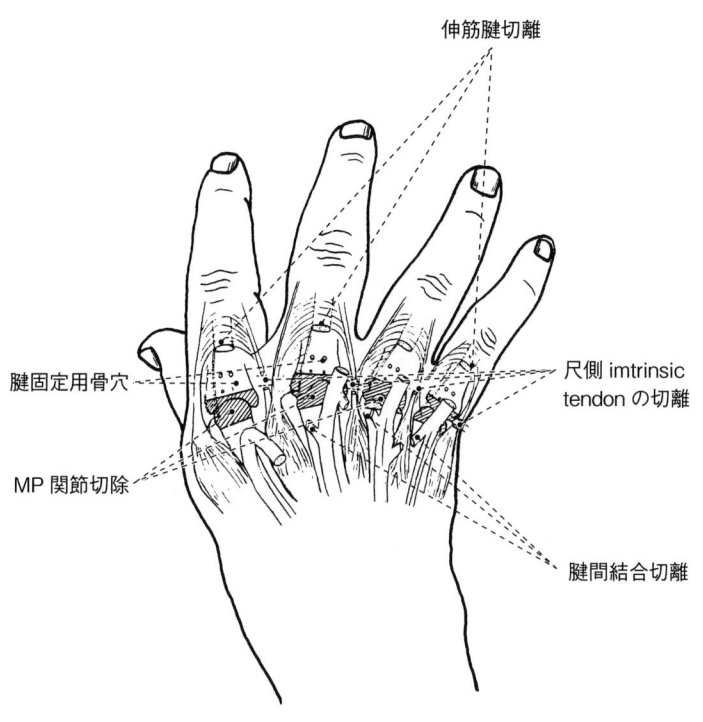

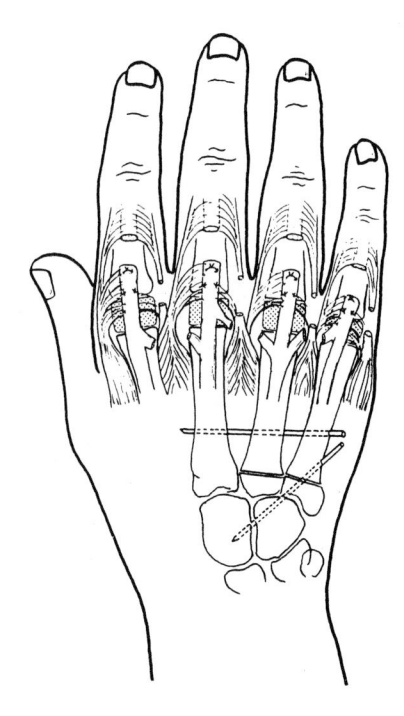

VI MP 関節のリウマチ変形とその治療 565

図中ラベル:
- 伸筋腱切離
- 腱固定用骨穴
- 尺側 imtrinsic tendon の切離
- MP 関節切除
- 腱間結合切離

a. 指の尺側偏位に対する伸筋腱切離と MP 関節切除術. 尺側の intrinsic tendon は切離した.

b. 図は silicon implant 挿入後伸筋腱の再縫合を行ったが, implant は必ずしも必要ではない. あと環・小指の中手骨骨頭降下に対する基部骨切術による矯正を行った.

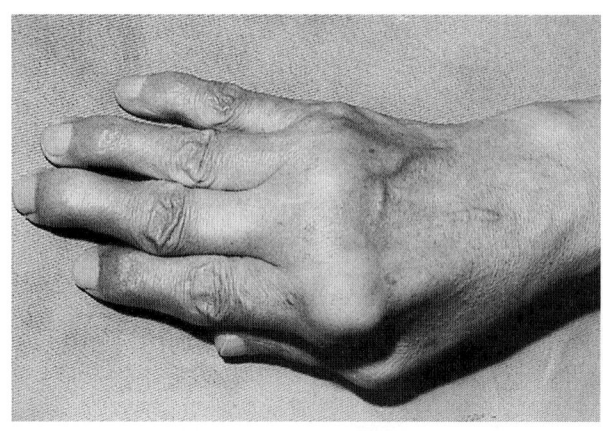

c. 術前の指尺側偏位

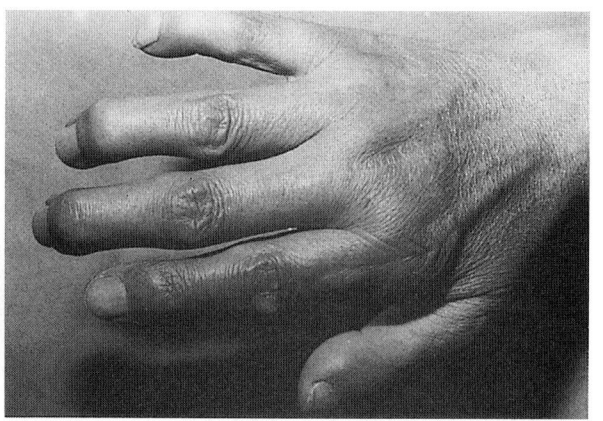

d. 術後の指尺側偏位の矯正

図 31・17 Zancolli 法によるリウマチ変形の矯正
56 歳, 女. 10 年来リウマチに罹患. 指の尺側縮位と swan neck 変形が漸次著明となってきた. Zancolli 法に準じて手術を行った.

5. 指の尺側偏位と伸筋腱の尺側脱臼

指の尺骨偏位と伸筋腱の尺側脱臼の矯正には側副靱帯の切離とか橈側 expansion hood の縫縮, また尺側 hood の release などのほか Zancolli 法のごとく伸筋腱を切離してこれを基節骨基部に縫合・固定するなどの方法が行われることは先にも述べたが, そのほか変形の再発防止のためには種々の操作が追加されることがある. その主なものを述べると,

(1) 示指固有伸筋腱の腱移行術:示指固有伸筋腱を

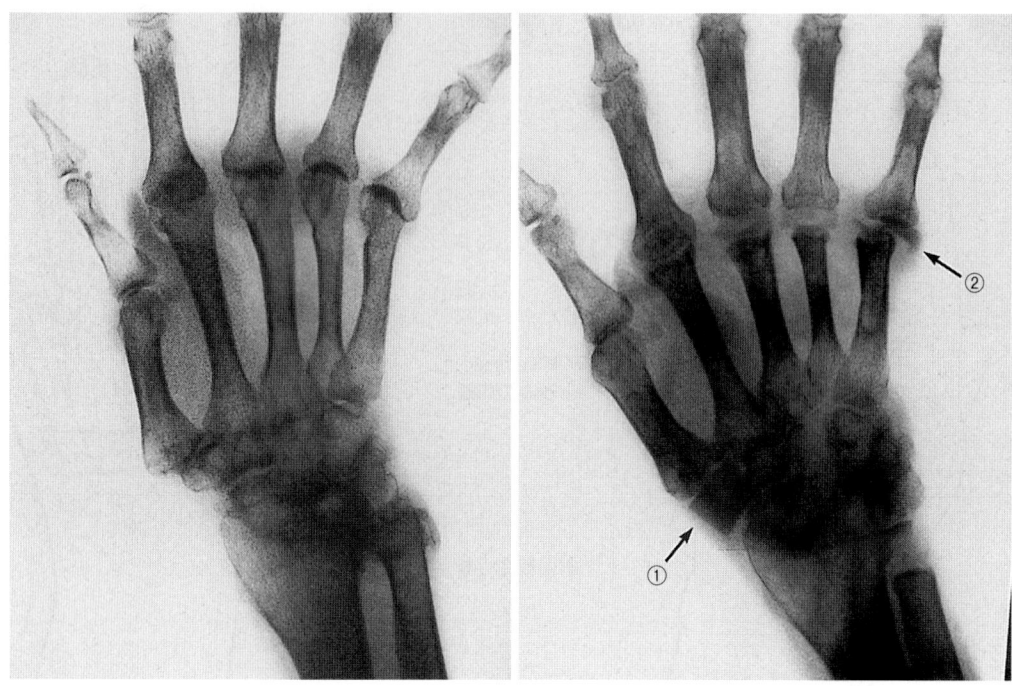

a. 術前所見

b. 術後4年の所見
①CM関節に対するsilicone implant
②小指MP関節のsiliconeには破損を認める．

図31・18 45歳，女．リウマチに対するsilicone implantの挿入

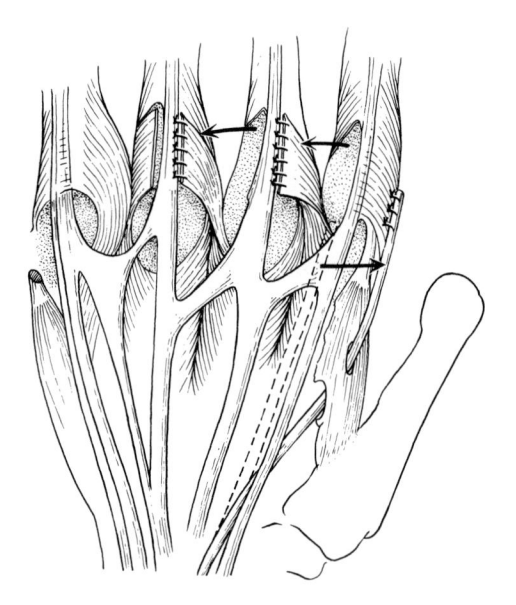

a. 示・中・環指の尺側のhoodおよびlateral bandを切離，これを中・環・小指橈側のhoodより伸筋腱に固定して尺側脱臼を矯正する．

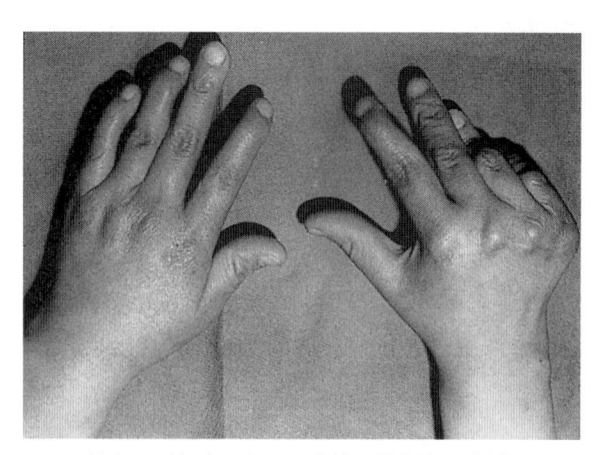

b. 以上のごとくであるが本法の問題点は過矯正が起こりやすい点であり，同時に関節屈曲変形をきたすことが多い．右手は指の尺側偏位に対し本手術を行ったところ反対の橈側偏位が発生したことを示す．ただし使用にはさほどの不便はない．

図31・19 Crossed intrinsic transfer法

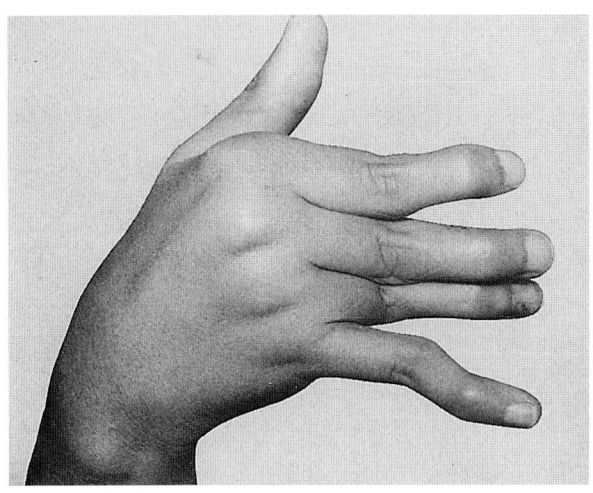

a. 来院時所見. 指は著明な尺側偏位とswan neck 変形をとる.

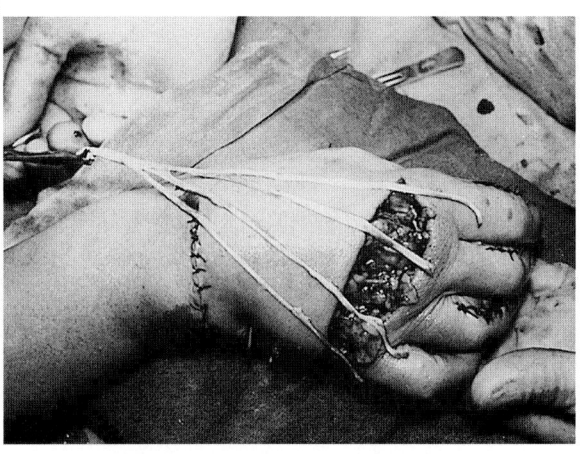

b. MP関節背側横切開で中手骨骨頭を切除して脱臼を整復. 指のswan neck変形に対しては側副靱帯を切除し, 良肢位としてKirschner鋼線で固定. 尺側に転位した伸筋腱を正常位にかえしたのちfour tailed tendon graftを行って末梢端はMP関節の少しく末梢に, 中枢端は腕橈骨筋腱に縫合した.

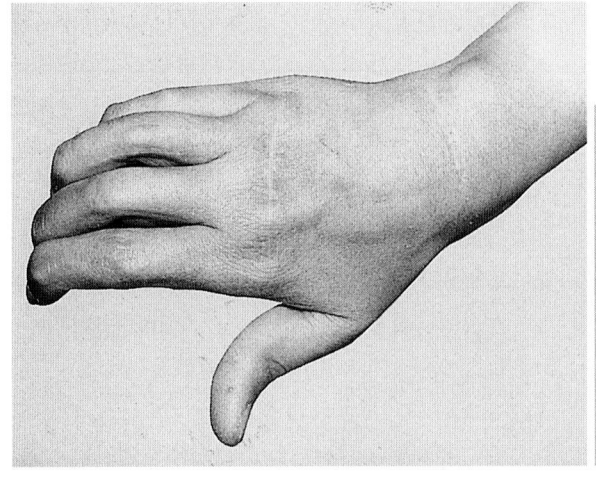

c. 術後4年の指の伸展状況

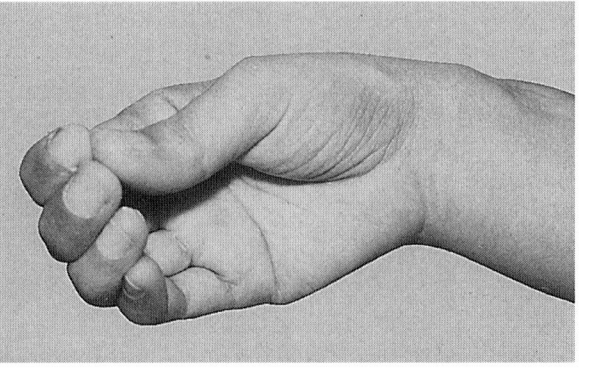

d. 術後4年の指のpinch状況

図31・20 32歳, 女. 17年来リウマチに罹患している.

橈側にまわしてlateral bandに縫合することにより, 示指の尺側偏位を防止するものであるが, 移行腱の走行が掌側にすぎるとMP関節の屈曲拘縮をきたすことになるので注意する. Mannerfeltのように固有伸筋腱を長橈側手根伸筋腱に引っかけてからlateral bandに移行すれば, その欠点は防止されるかもしれない.

(2) **Crossed intrinsic transfer法**：これはStraubなどにより実施された手術方法であって, 示・中・環指尺側のlateral bandおよびhoodを含めて切離, これを正常位にもたらした隣接指の伸筋腱, および橈側のhoodに縫合して伸筋腱の再脱臼と変形の再発を防止しようとするもので, 示指については固有伸筋腱を橈側のlateral bandに移行する腱移行術を合併する. この方法は関節破壊のまだ著明でないmildな尺側偏位の矯正によく用いられるが, 矯正が強いと指の橈側偏位変形が発生するとか, MP関節の屈曲拘縮をきたすことがあるので注意する (図31・19参照).

(3) **Many tailed tendon graft法**：これはわれわれが

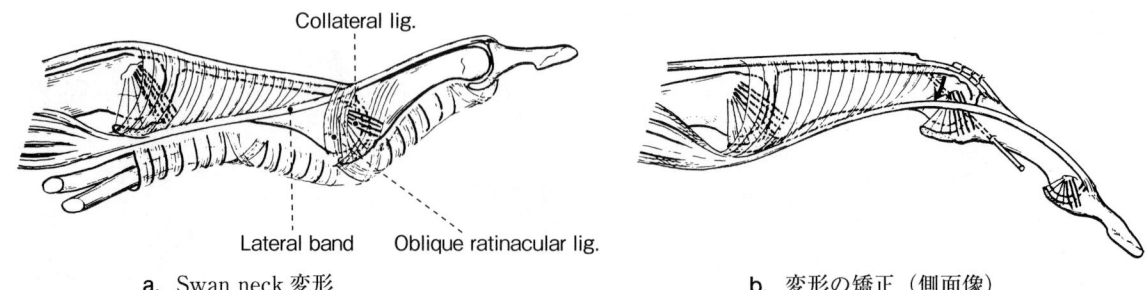

a. Swan neck 変形
b. 変形の矯正（側面像）

図 31・21　Swan neck 変形の矯正
Central band の延長と lateral band の releare を行った．状況により collat. lig. の切離が必要なことがあるかもしれない．

今日まで使用してきた方法で，MP 関節の形成後この関節の脱臼と尺側偏位の再発を防止するため橈側手根屈筋，腕橈骨筋などを力源として four tailed tendon を移植するもので，操作がやや複雑という点はあるが試みてよい方法と考えている（図 31・20）．しかし，最近では Zancolli 法を使用する機会も多くなった．

6. 高度な swan neck 変形の矯正

Swan neck 変形が初期であれば Littler の release operation により矯正可能なこともあるが，陳旧症例で変形が固定した場合には，既述の MP 関節に対する処置とともに直接 PIP 関節への侵襲が必要となる．その方法としては背側 S 字切開により capsulectomy と collateral lig. の切除を行って変形を矯正，良肢位となし，一時的に Kirschner 鋼線を刺入してこれを固定する方法がとられてよいが，そのほか利用される方法として Swanson が脳性小児麻痺患者に行った浅指屈筋腱の **tenodesis 法**，また良肢位での関節固定術などがある．Swanson の tenodesis 法については痙性麻痺の項（p.490）を参照されたい．

要は浅指屈筋腱を利用して PIP 関節を良肢位に tenodesis するが，深指屈筋腱はそのまま残存されるので末節の屈曲は可能であり pinch, grasp の力が弱くなる欠点はない．手術は容易であり，関節固定のごとく固定に失敗する恐れも少なく，しかも早期に後療法が可能でリウマチの手の変形にもしばしば利用してよい方法と考える．そのほか浅指屈筋の交差の 1 側を切離して関節の掌側に回して反対側に固定するとか，移植腱を用いて同様の操作を行うこともある．

次に良肢位における関節固定術も用いられてよいが，骨に萎縮が著明な場合には手術操作に注意が必要である．方法は別項を参照されたい．関節面を適度な角度で切除したのち 2 本の Kirschner 鋼線を cross して刺入するのもよいが，できれば Moberg のごとく骨移植を合併することが望ましい．しかし先にも述べたごとく tenodesis 法のほうが種々の利点を有し，筆者はもっぱらこれを利用することとしている．

VII　PIP 関節のリウマチ変形とその治療

MP 関節の炎症症状が著明で，PIP 関節のそれがさほどでない場合には，先に述べた swan neck 変形が発生し，PIP 関節は過伸展位をとることとなるが，MP 関節よりも，PIP 関節のほうに炎症症状が著明である場合には反対の変形，**ボタン穴変形**が発生する．

すなわち PIP 関節における滑膜炎症状が著明となると解剖学的諸条件より，掌側よりも背側関節嚢の伸展，弛緩をきたし，背側の synovial sac は肥厚，腫大して背側の弱い部を求めて伸展，拡張することとなる．

さて PIP 関節の背側中央には伸筋腱である central band があり，その少しく側方には骨間筋，虫様筋より移行した lateral band が存在し，両 band 間は薄い apo-

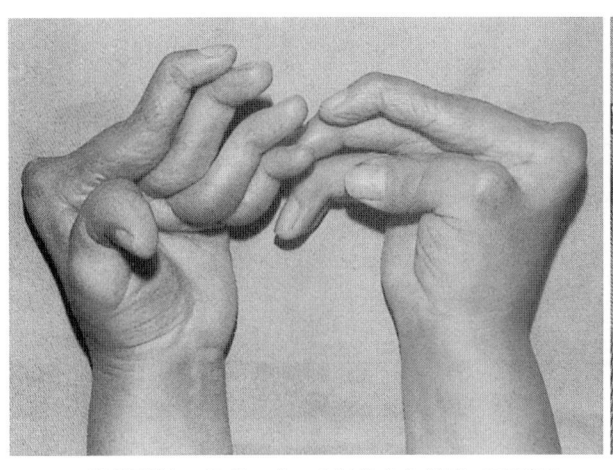

Ⅷ PIP 関節のリウマチ変形とその治療　569

a. 術前所見. 40歳, 女. 8年前より罹患で両手は高度の変形をみる.

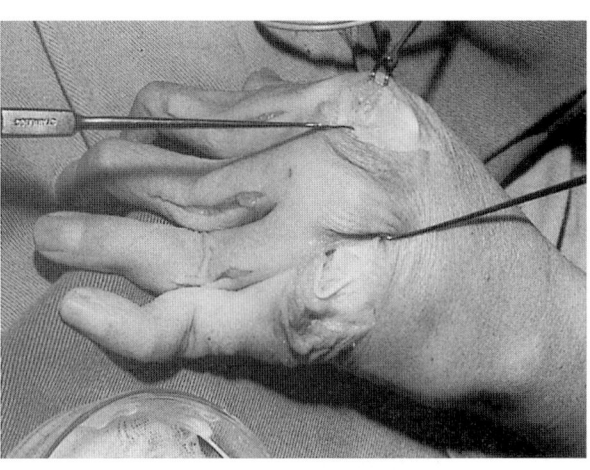

b. 術中所見. MP 関節には関節切除を, swan neck 変形には浅指屈筋腱を用いての屈筋固定術を母指 IP 関節には関節固定を行った.

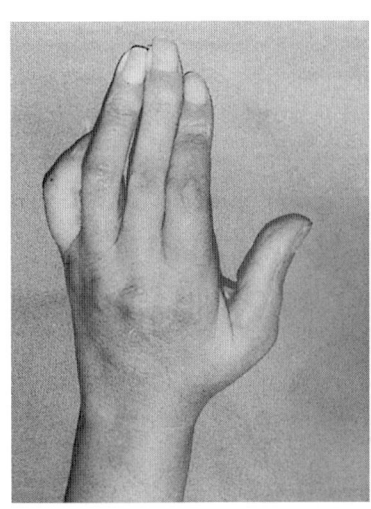

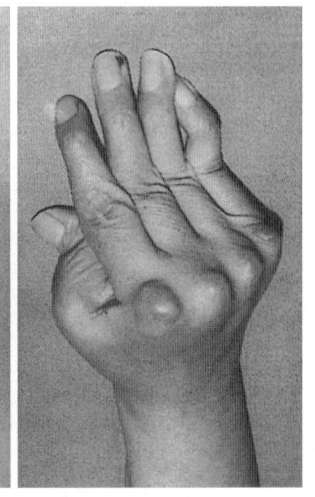

c. 術後所見. 右手についてはいまだ手術は行っていない.

図 31・22　リウマチ手の高度変形に対する手術

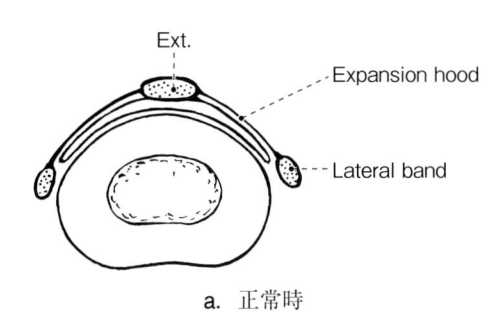

a. 正常時

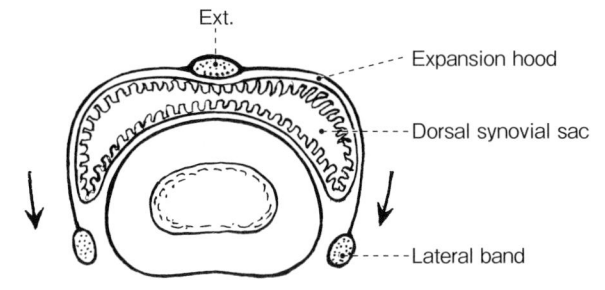

b. 滑膜腫脹のために expansion hood が伸展拡大し, lateral band が側方に転位する. これが指の boutonnière 変形の原因となる.

図 31・23　PIP 関節における滑膜腫脹と lateral band の転位

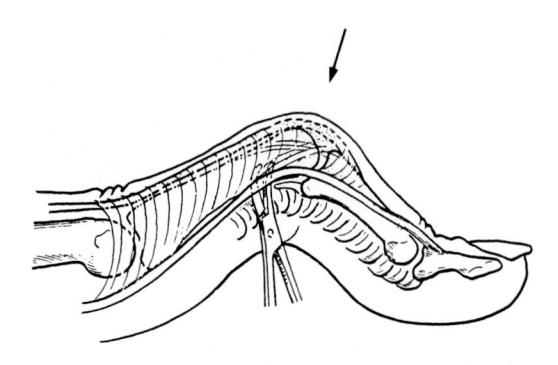

図31·24 PIP関節における滑膜炎とlateral bandの側方転位はcentral bandの菲薄化とともにboutonnière変形を発生し，これは関節の破壊と脱臼とにより増強されて変形の矯正はいよいよ困難となる．

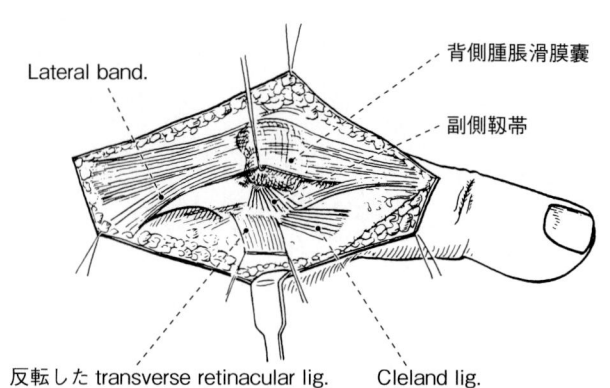

a. 背側S字切開による背側滑膜の露出

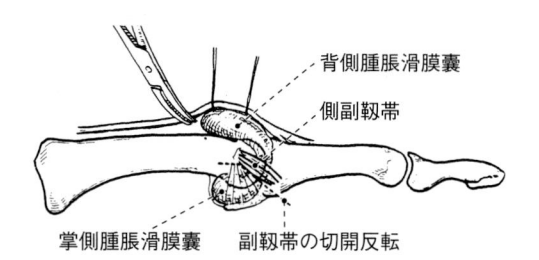

b. 背側滑膜嚢切除と掌側滑膜嚢の露出

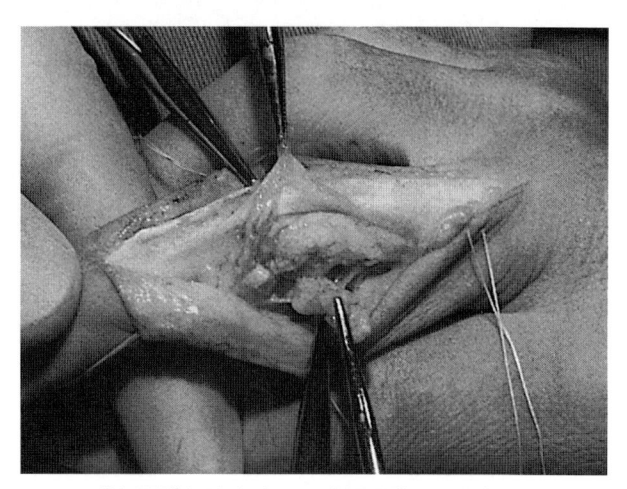

c. 背側滑膜切除を完了，掌側滑膜切除を行っているところ．

図31·25 PIP関節における滑膜切除

neurosisにより連絡されている．したがってsynovial sacの腫大はこの薄いaponeurosisの部に圧を加えることとなり，aponeurosis，またcentral bandをも漸次伸展，弛緩せしめてlateral bandのより側方への移動を可能ならしめる．

さてlateral bandは正常時においてはPIP関節伸展の作用があるが，もしこれが側方に移動してPIP関節の中心部を掌側に越えるとPIP関節の伸展作用は失われ，かえってこの関節の屈曲作用をきたすようになる．初期においてはクリッという音とともに指屈曲時にはlateral bandが掌側に転位し，伸展時には正常位に復帰するが，そのうち掌側に固定され，PIP関節の自動的伸展は不能となり，またDIP関節はlateral bandの作用により，過伸展位をとっていわゆるbutton hole変形，すなわちboutonnière変形が発生する．この状況が長時間継続すると変形は固定され指の他動的伸展も不可能となってくる．

1. PIP関節の滑膜切除術

以上のごとくPIP関節の炎症症状を長期間放置するとボタン穴変形発生の危険性もあり，関節面の破壊も著明となるので保存的療法が無効な場合にはなるべく早期の滑膜切除術が必要である．

われわれは普通腫脹したPIP関節背面にゆるいS字切開を加え，皮下組織を剝離，synovial sacに達することとしている．皮下を剝離するとただちに腫脹したdorsal synovial sacが中央はcentral bandにより，側方

はlateral bandにより絞扼され，その間のaponeurosisの部に砂時計様の膨隆として認められる．次に両側aponeurosisの側方の部に縦の切開を加え，**transverse retinacular lig.** を側方に反転したのちsynovial sacの剝離にかかるが，剝離は容易で背側のcentral band，底面の基節骨頸部骨膜よりこれを鈍的に剝離，sacの先端部はPIP関節の骨，軟骨移行部に達し，これに付着しているからこの部は鋭的に切離して，dorsal sacを一塊と

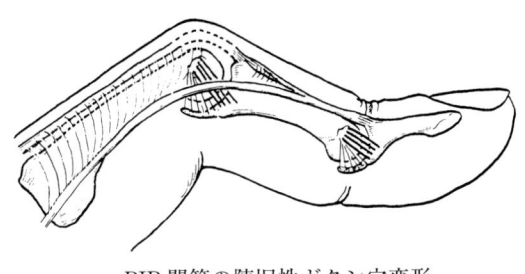

a. PIP 関節の陳旧性ボタン穴変形

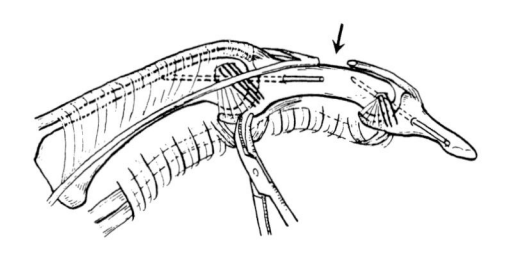

b. 中節背側での伸筋腱の切離
必要に応じ PIP 関節掌側関節囊の release を要することあり．以上ののち変形矯正位として Kirschner 鋼線の刺入する．

図 31・26　Boutonnière 変形と Fowler 切腱術による変形の矯正

して摘出する．なお関節側面にも肥厚した滑膜が残存すればこれも切除．次に掌側 synovial sac の摘出に移るが，それには図 31・25b, c のごとく両側側副靱帯下側に接して切開を加え副靱帯を反転したのち基節骨頭と volar plate 間の synovial sac の剝離を行う．剝離は比較的容易であり，両側から行なえば sac は一塊として摘出可能である．さらに滑膜残存があればこれらもできるだけ完全に切除したのち副靱帯をもとの位置に縫合，次いで transverse retinacular lig. ももとの位置に細いナイロン糸で縫合，固定して創を閉鎖する．もし aponeurosis とか central band にゆるみがあれば縫縮するのがよいであろう．術後は 2～3 週より自動運動にはいる．

2. Button hole（boutonnière）変形の矯正

初期症例で拘縮が少ない症例では coil splint が用いられ，やや拘縮の強いものについては名古屋掖済型の screw splint での矯正がはかられる．手術療法としては central band の縫縮，また advance 法とか，ときに Fowler の腱移植法が考慮されてもよいが陳旧例では単なる指の button hole 変形でなく MP 関節の脱臼とか指の尺側偏位，その他を合併するのが普通である．したがって治療は PIP 関節の変形のみに限らずほかの変形の処置を要することが多い．Button hole 変形も lateral band の転位・拘縮とか volar plate また側副靱帯の拘縮，PIP 関節の破壊を伴うのが普通で，矯正はなかなか困難で，行うとすれば Fowler の切腱術，すなわち中節の背側で伸筋腱切離を行って変形の矯正を試みるのがよいであろう．術後 DIP 関節は Kirschner 鋼線の刺入により軽度屈曲位に保持される．

VIII　DIP 関節のリウマチ変形とその治療

この関節におけるリウマチ炎症はほかの諸関節と同様背側の関節囊，また伸筋腱を伸展，弛緩せしめて屈曲変形，すなわち mallet finger を発生する．しかしほかの関節と比較して機能の障害程度は軽度であり，滑膜切除術，または変形の矯正手術の適応となることは比較的少ない．手術については先に述べた Heberden 結節の項（p.217）を参照されたい．ただ母指の IP 関節のリウマチ変形については別でこれについてはあとに述べる．指のボタン穴変形の際この関節が過伸展位をとることは先に述べた．

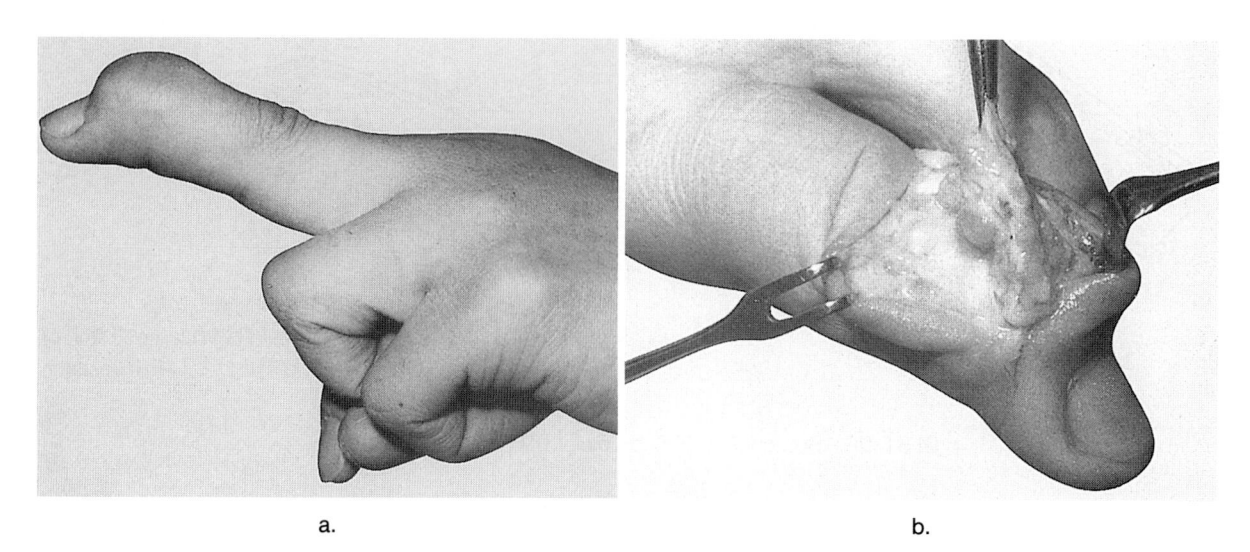

図31·27 30歳, 女. 多発性関節リウマチ患者で, 2年ほど前より左中指が swan neck 変形を呈するようになり, DIP 関節の腫脹 (a) をみるようになった. b は滑膜切除術を実施しているところ.

IX 母指のリウマチ変形とその治療

リウマチにおける母指の変形も特有である. まず intrinsic muscles の筋スパスムス, およびこれに続く拘縮は母指の拘縮を発生する. この際内転拘縮は母指基節骨基部に付着する thenar muscles, とくに内転筋の収縮により母指は内方に引かれると同時に MP 関節部における滑膜炎と背側関節嚢の弛緩, 伸展はこの関節の屈曲変形を招来し, 関節軟骨の破壊, また炎症消退後に起きる fibrosis は, MP 関節屈側に著明で, MP 関節の屈曲拘縮を永続的なものとし, 基節骨の中手骨骨頭掌側への病的脱臼の原因となる. これに対して IP 関節は他指との pinch の必要上過伸展位をとり, ついには背側脱臼位をとることもありうる. なおこの IP 関節の過伸展位変形は MP 関節屈曲変形に伴う長母指伸筋腱の尺側への転位脱臼により強められることともなり, ほかの DIP 関節の屈曲変形とは趣を異にしていわゆる逆 swan neck 変形と呼ばれる変形が発生する.

さて以上のごとく母指における逆 swan neck 変形の始まりは thenar muscles の拘縮と MP 関節の滑膜炎による屈曲変形であり, IP 関節における変形はこれに引き続いて発生するものであるから, MP 関節の変形防止が第一となる.

母指 MP 関節の滑膜切除術は他指における MP 関節のそれと同様に行われてよいが, 短母指伸筋腱に伸展・弛緩があればこれを切離. 滑膜切除後には短縮, 再縫合して屈曲変形の発生を防止するのがよいであろう. また長母指伸筋腱に尺側転位の傾向があれば, この部 expansion hood の形成術により腱を正常位にかえすことが必要となる. また内転筋拘縮が著明と思われる場合には MP 関節の尺側に約 2.0 cm の切開を加え, 筋の付着部を tenotomy することにより拘縮を除去し伸展した短母指伸筋腱を縫縮したのち, 母指を外転位として副子, 圧迫固定する.

次に MP 関節が病的脱臼位をとり強い屈曲拘縮を示す場合には, 内転筋の tenotomy と capsulectomy による関節の整復が必要であり, その後は基節背側中央あたりで尺側に転位した長母指伸筋腱を切離. MP 関節整復後に基節骨基部に末梢端を腱固定 (Nalebuff) するとともに IP 関節の過伸展変形を矯正, Kirschner 鋼線固定するのがよいであろう. ときに人工関節も用いられるが, これの挿入は短母指伸筋腱の一時的切離と滑膜切除

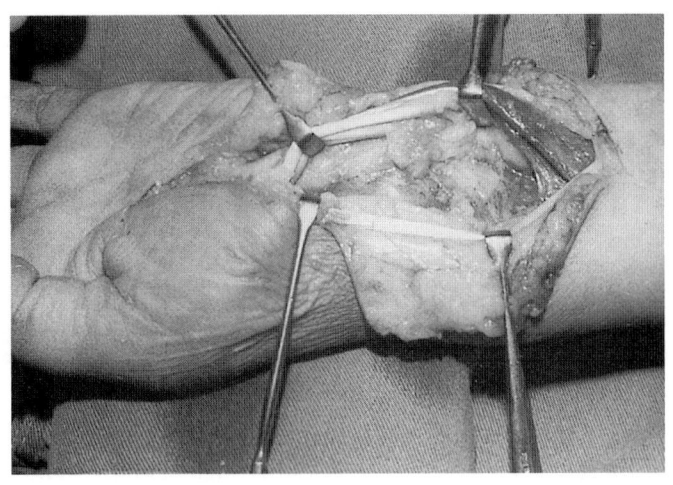

a. 術中所見

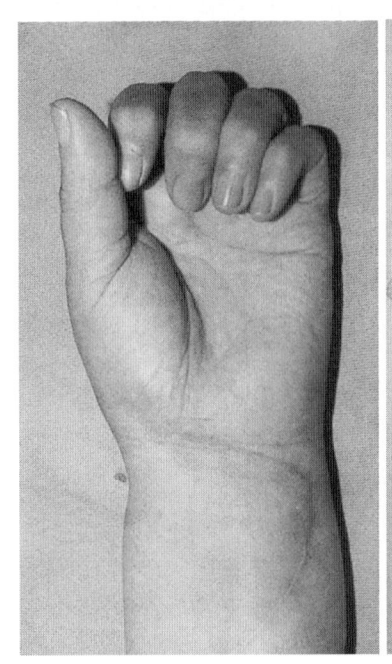

b. 術後4年の指の屈曲　　　c. 術後4年の指の伸展

図 31・28　前腕掌側の滑膜切除
60歳，女．15年来のリウマチで4,5年前より手掌から前腕掌側にかけ腫脹をきたす．滑膜炎は手関節とも掌側関節囊を通じて連絡しており尺骨末端切除を合併した．

後に行われる．拘縮変形が強い場合には**関節固定術**が確実である．関節固定術は両骨端の切除とその後における2本のKirschner鋼線をcrossしての固定が行われ，同時に短母指伸筋腱の縫縮を行う．

以上によりMP関節の変形を矯正することはIP関節の変形発生の防止にきわめて重大であるが，もしIP関節にもはや強い変形，背側脱臼などがあればやはりこの関節も固定したほうがよいであろう．

以上は母指のリウマチ変形として最も多い逆swan neck変形について述べたが，まれにIP関節が屈曲位，MP関節が過伸展位をとっていわゆる**swan neck変形**を示すものがある．原因としてはIP関節の滑膜炎と，それに続いて起こった関節破壊が強い場合に発生するが，また骨の萎縮が著明で関節破壊が強い場合にも発生し，IP関節の固定術とMP関節掌側関節囊の縫縮術などが考慮される．またIP関節の破壊が強くて側方不安定性を示すようであれば当然この関節の移植骨釘による髄内固定術が適応となる．いずれにしても母指にはIP，

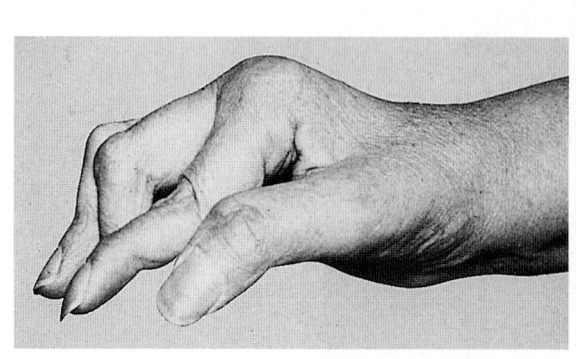

a. 来院時所見．中・環・小指にはボタン穴変形が，示指にはswan neck変形が認められ，また母指IP関節はIP関節で側方脱臼の所見を示している．

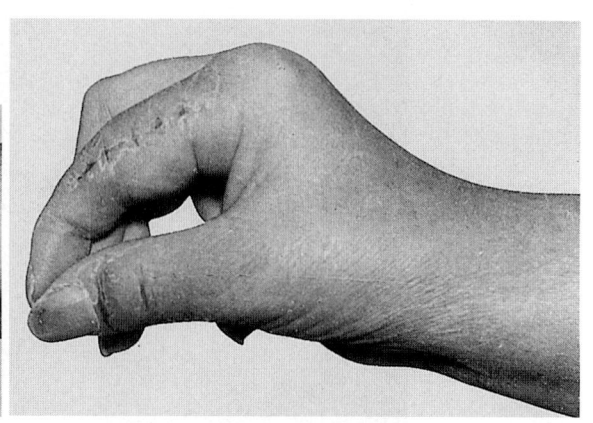

b. 術後所見．手術としては示指にSwansonの腱固定法を，母指IP関節には関節固定術を行い，中・環・小指はそのままとした．

図31・29　50歳，女．15年来リウマチに罹患

長母指伸筋腱
短母指伸筋腱
切開

a.

長母指伸筋腱　短母指伸筋腱

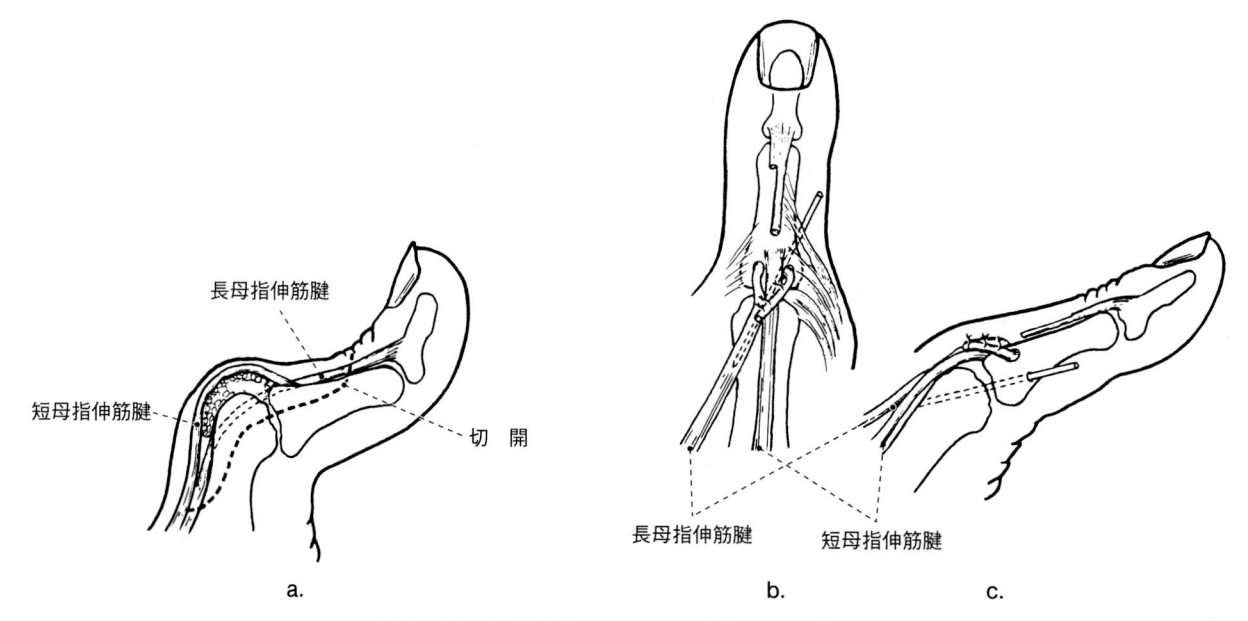

b.　　　　c.

図31・30　母指の逆swan neck変形とその矯正

MP，CMの3関節があるが，このうちいずれの1個を固定してもさほどの障害とはなりえない．2個を固定することも他の1個の関節が健全であれば許されてよいが，3関節を全部固定することは絶対に避けなければならない．

なお母指CM関節の滑膜切除術もときに必要となるが，先の曲がったモスキート鉗子，リユーエル鉗子の使用の際に掌側関節囊を損傷するとこの関節の脱臼とか不安定化をきたすこととなるので注意する．次に母指内転拘縮が長期間経過してCM関節が脱臼位をとっている場合には，内転筋拘縮の除去，また第1背側骨間筋の骨膜下剥離を行っても十分な母指の外転を得ることができない場合がある．かかる場合には中手骨基部関節囊の切除術とか大多角骨の摘出術とその後におけるsilicone implantの挿入，また関節固定術を行うことがある．その術式については骨折と脱臼の項（p.175）を参照され

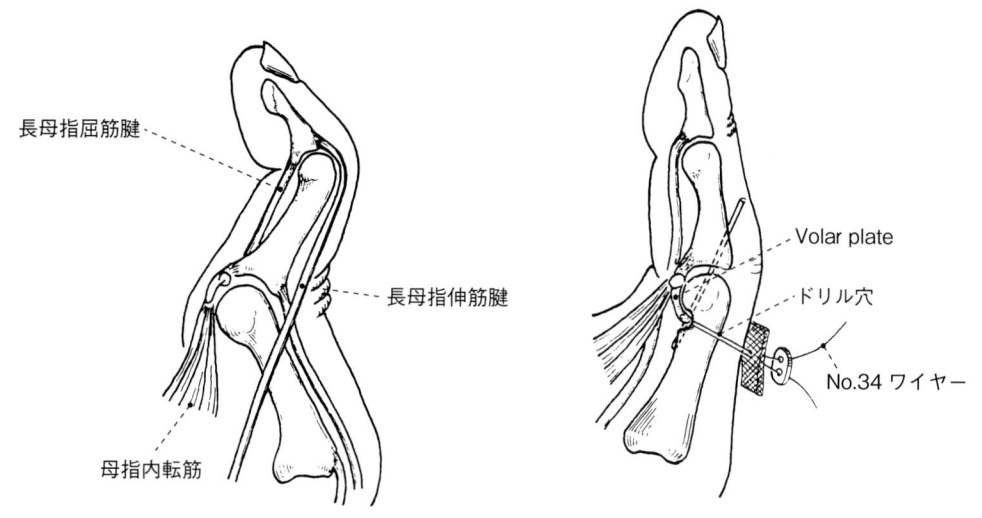

図31・31 母指のswan neck変形とその治療
中手骨頸部掌側の骨皮質をノミでうがち，次いでKirschner鋼線で穴を開けたのち pull-out wire 固定をする．

たい．中手骨基部での楔状骨切り術を考慮してよいかもしれない．

以上，リウマチ手の治療につき筆者の経験を中心に歴史をも含めて少しく詳しく述べてきたが，指の尺側偏位，伸筋腱脱臼，そのほか各種変形の矯正は一般整形外科医には許されるものではなく，手の外科専門医でもとくに経験を積んだ者にのみ許されるべきであろう．一般にリウマチ患者は最早その変形に慣れ，あまり不便を感じていない場合も多く，手術によりかえって不便となる場合も多いようである．

増原ら（2010）によるリウマチ手術のDASHでは機能障害／症状スコア，仕事スコアともに有意な変化はなかったとしている．注意すべき点であろう．ただし，手関節，またMP，PIP関節の滑膜切除は薬の効果で消退すれば別であるが有意義な手術であると考えている．

X リウマチと誤りやすい膠原病

a. 乾癬性関節炎 (psoriatic arthritis)

リウマチ因子陰性の脊椎関節症の1つで，男女比は1：1で30～40歳代に発症．炎症性関節障害とともに皮膚の紅斑性発疹を伴うもので皮膚障害が先行するのが普通であるが，15～20％は関節症状のあとに皮膚の所見が現われる．皮膚障害は頭，顔，四肢（手）に現われ，手のものは化膿をきたし，夏期には軽快する傾向にあり，爪には特有の変形をきたす．

関節障害は95％が末梢関節を犯し，25％は多発性関節リウマチ様を呈するという．DIP関節は破壊，骨融解をきたし，ムチランス様となり，また骨融合をきたすこともある．指の変形はPIP関節屈曲位でボタン穴変形を示すのに対しMP関節は過伸展を示す傾向にあり，この点リウマチとは異なる点である．母指はMP関節屈曲，IP関節過伸展傾向を示しMPが過伸展することはまれ．CM関節の可動性も制限される．手術としては関節固定術，またはsilicone implant挿入を考慮する．手関節の障害も認められ手術としては固定術が適応となり尺骨末端は切除する．ただし化膿には十分注意する．

b. 全身性エリテマトージス (systemic lupus erythematosis)

20～30歳代に好発．90％が女性．顔面の紅斑（butterfly rash）が特徴的．多臓器障害として心障害，肋膜炎，腎障害などを有し，85％に皮膚の障害をみる．

手の症状としては両側性に腫脹，疼痛，朝のこわばり，Raynaud様症状を有し，ときにswan neck変形や指の尺側偏位を示すが，X線所見で関節破壊はみられない．変形の原因は靱帯とかvolar plateの弛緩や腱の脱臼によるのが特徴．

治療としてはsplintによる矯正位保持と副腎皮質ホルモンおよび免疫抑制薬の投与であるが，手術的には関節固定，転位した伸筋腱の正常位への修復などである．

c. 全身性硬化症〔(強皮症，scleroderma) systemic sclerosis〕

30～60歳に好発し1：3と女性に多い．わが国の患者数は約7,000という．基本的には全身の結合組織に起こる原因不明の慢性進行性炎症で，小血管の閉鎖性障害と全身の線維症が基本的変化である．症状としてはRaynaud現象がほぼ必発で60％の患者の初発症状である．多発性の関節痛が主，しかし炎症所見に乏しいが，ときに骨破壊を伴うことがある．

手のMP関節，足のMP関節より近位の皮膚硬化を認めるとか手指先端に陥凹性の壊疽，また萎縮をみることがある．病変は限局するものと広範に及ぶものがあるが，後者の指の拘縮は特に強く皮下にcalcinosisをみることもある．

治療としては温浴による血行改善と自動運動による筋力保持，またsplintによる拘縮の除去が行われるが，拘縮，変形の強いものについては手術も考慮する．もし指屈側皮膚の硬化と拘縮が強ければこれを除去，全層植皮を行う．母指の内転拘縮に対してはZ-pasty，また皮膚移植も行われる．DIP，PIP関節に変形が強ければ関節固定を，MP関節に変形，拘縮があれば関節嚢切除とか関節形成を行う．指先部に潰瘍ができ治癒せず疼痛も強ければ切断を考慮する．そのほかリウマチに準じての薬物療法の併用を行う．

d. 骨関節サルコイドージス (sarcoidosis)

サルコイドージスは原因不明の類上皮細胞性肉芽腫を本態とする系統疾患であって全身の諸臓器を侵すが，まれに骨病変として指，趾を侵すことが知られている．急性期のものと慢性期のものに分けられ，急性期の骨，関節サルコイドージスは結節性紅斑を伴うことが多く，そのほか発熱また両側肺門リンパ節肥大を証明するのが普通．慢性期のものは無症状例が多いが，骨・関節破壊を伴えば関節リウマチと誤診されることも多い．

その発生は多いものではなく，骨サルコイドージスは全サルコイドージスの1.4％といい，わが国での報告例もきわめて少ない．筆者の経験は1例のみであるが，はじめ結核，また腫瘍を疑い組織検査と肺門リンパ肥大よりサルコイドージスと診断したものであり，治療としては副腎皮質ホルモンが用いられる．Uebaら（1974），Landiら（1983）は筋腹を侵して指の屈曲拘縮をきたした例を報告している．腱鞘に発生する場合は通常の腱鞘炎，結核，またリウマチ性腱鞘炎と区別が困難である．

治療としては完全な郭清であるが困難な場合が多い．病的骨折に対する骨接合は困難で偽関節になりやすい．薄井（2003）によるとステロイドの全身投与が効果的であったという．

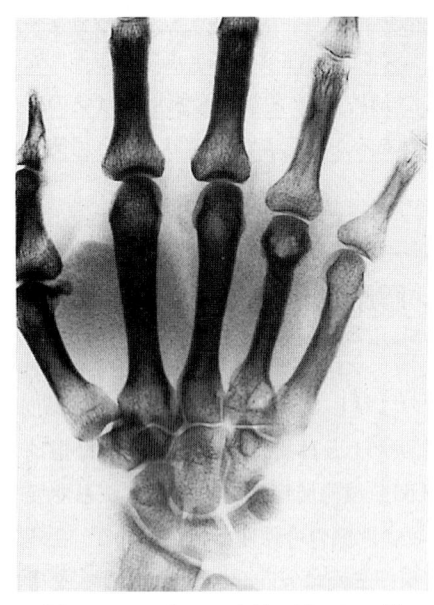

図31・32　サルコイドージスの1例
39歳，男性．環指MP関節を中心として腫脹・発赤そして軽い疼痛を主訴として来院．はじめ腫瘍，炎症性疾患を考えたが組織所見およびX線所見で肺門リンパ節肥大を認めたことなどよりサルコイドージスと確認した．ステロイド投与しながら経過観察

第32章 手の先天異常

　上肢，および手における先天異常はきわめて多く，しかも複雑，多岐にわたり，その分類もなかなか困難とされている．そしてわれわれがこの先天異常の治療にあたる場合，機能の再建に主力を傾けるべきことはもちろんであるが，形態変形の矯正という点もきわめて重要である．したがって骨，腱，神経，筋，皮膚などに対する最高度の知識と技術を総動員して，機能の再建と形態異常の矯正にあたるべく，その治療は手の外科のうちでも最も難しいものの1つであるということができる．

I 成因

　一般に先天異常の成因は，次の3つのカテゴリーに分けて考えるのが好都合とされている．

　(1) **遺伝因子**：Mendelの遺伝の法則確立以来，先天異常は遺伝現象という考え方が現在もなお色濃く残っているが，実際の発生は10%にすぎないとされている．要は常染色体とか性染色体内の異常遺伝子によるもので，優性，劣性の別はあるが，手のみに限局した異常は少なく，多くは遺伝性の先天異常症候群として現われるので常に全身の観察を忘れてはならない．

　(2) **環境因子**：妊娠中の母体内環境の変化が成因となるもので**サリドマイドの悲劇**（1952～1958）はよく知られているところである．これら薬物のほか，近代文明の進歩とともに生ずる種々の環境汚染物質，放射性物質，また母体の感染症としての風疹などのウイルス疾患，外傷などが考えられるが，明らかに原因と断定された因子の同定はほとんどなく，その割合は数%～10%に満たないとされている．

　(3) **遺伝因子と環境因子の相互作用**：上記遺伝因子，環境因子がそれぞれ10%として，残り80%は両者の相互作用によるものであろうと推定されている．ただ両者が関与していることは推論されてもその原因はまったく不明というほかはない．

　胎生における上肢の発育は4週ごろから8週ごろまでの間に急速に分化することが知られており，しかもその形成は中枢側より末梢側に向かって上腕，前腕，手の順に行われるとされている．したがってこの間に何らかの障害が加われば，分化の過程に敏感に影響を及ぼすであろうことは容易に想像されるところで，動物実験においても一定の奇形は胎生のいかなる時期にどのような障害を与えるかによりほぼ確実に作製することが可能とされている．

　さて上肢の発生は次のごとくに考えられている．
① 着床前期（胚胞期）……受精～2週
② 器官形成期（胎芽期）‥2～10週
　　四肢形成……………4～8週………先天異常
③ 発育期（胎児期）……11～40週……発育異常

　すなわち四肢の異常はほぼ4～8週の間に形成され，以後は胎児の発育異常として変形，拘縮などが発生する．以下手の先天異常発生の成因に深いかかわりを有すると考えられているものを列挙すれば，次のごときものがある．

　(1) **中胚葉細胞の壊死**：いま抗腫瘍薬を多量に投与すれば組織的にも手板内の中胚葉細胞に壊死が認められる．もちろんこれがただちに先天異常と結びつくもので

はないが，容易に想像されることは，これら壊死が横軸形成障害としてのhypoplasia, aplasiaと強い関連をもたないかという点である．しかも上腕には上腕の，橈骨・尺骨，各指についてもそれぞれ固有の臨界期（critical period）があるとすれば，手における先天異常の発生が理解しやすくなるのではあるまいか．

(2) **外胚葉性頂堤の異常**：頂堤はapical ectodermal ridge (AER) とも呼ばれるもので肢芽先端の上皮性肥厚としてstage14ごろに形成され，stage 18に消失するといわれ，中胚葉細胞の分化を誘導するのに重要な役割を演じているとされている．そしてAERの異常と先天異常の観察は安田ら（1971, 1974）により行われており，母指多指症については母指側AERの近位への延長と退縮の遅延が，また裂手症については手板中軸部のAERの形成不全が認められるという．

(3) **手板内出血**：中胚葉細胞の壊死やAERの異常は上肢形成の比較的初期にみられるものであるが，指放線が形成されたあと手板内出血が起これば絞扼輪症候群が発生すると考えられている．出血後壊死を起こした組織は瘢痕性癒合を起こしてacrosyndactylyを，または症例によっては減形成としての横軸欠損が生じることが理解される．

なお両親は先天異常の原因については強い関心をもっているはずであるので，以上の点についてよく説明し，「原因は不明，不明」の繰り返しのみで終わることのないよう注意する．

II 分類

手における先天異常の現われ方はきわめて複雑であって，これを分類する試みは種々なされてきた．原因による分類ができればこれにこしたことはないが，異常発生の原因がいまだ解明されない今日，かかる理想的分類は望むべきもない．しかし発生の過程を考慮しての分類についてはO'Rahilly（1959, 1961）らの研究があり，その後Swanson（1964）は奇形の発生機転と形態からこれを臨床上6つのカテゴリーに大別してその体系化をはかっているが，過去のそれと比較すれば一段の進歩といってよいであろう．そしてこのSwansonによる体系化の提案は国際手の外科学会連合によってもほぼ支持されたが，しかしこれにも種々の問題があり，日本手外科学会先天異常委員会ではこれの修飾分類法を発表している（日手会誌17：353-365, 2000）．

これについてみると大略以下のごとくである．

I. Failure of formation of parts（arrest of development：形成障害，発育停止）
　A. 横軸欠損
　B. 長軸欠損（縦軸欠損）
　C. 筋腱形成障害
　D. 爪形成障害

II. Failure of differentiation of parts（分化障害）
　A. 先天性骨癒合症
　B. 先天性橈骨頭脱臼
　C. 指節骨癒合症
　D. 拘縮
　E. 腫瘍類似疾患

III. Duplication（重複）
　A. 母指多指症
　B. 中央列多指症—IV項目参照
　C. 小指多指症
　D. 対立可能な三指節母指
　E. 過剰指節症
　F. 鏡手

IV. Abnormality of induction of digital rays（指列誘導障害）
　A. Soft tissue
　B. Skeletal

V. Overgrowth（過成長）
　A. 巨指症
　B. 片側肥大

VI. Undergrowth（低成長）
　A. 矮手症
　B. 短指症
　C. 斜指症

VII. Constriction hand syndrome（絞扼輪症候群）

Ⅷ. Generalized skeretal abnormalities & a part of syndrome（骨系統疾患）
Ⅸ. Others（その他）

　以上のごとくであるが，分類は本の目次のごときものであまり複雑な分類はかえって使用されにくい欠点があり，また分類が治療法と必ずしも結びつかないのも分類の意義を希薄にするかもしれない．しかし大まかな分類は常に頭にいれ，その疾患の位置づけは認識しておく必要がある．

Ⅲ　先天異常の分類項目別治療

　先にも述べたごとく手の先天異常はきわめて複雑であり，1つの組織のみの処置で治療を終わることは比較的まれで，骨・腱・神経・筋，皮膚とあらゆる組織の修正が必要となり，その治療にはきわめて高度な技術と総合判定力を必要とすることがしばしばで，安易な気持でメスをとるようなことがあれば，以後の治療をきわめて困難とする場合が少なくない．また治療は1回の手術で完了することは少なく，長期間にわたる数回の手術を要することがまれでない．医師と患者および両親の緊密な**連絡と忍耐，努力**を要することももちろんである．

　異常の治療にあたっては機能の再建に主力をそそぐべきであり，外観のみにとらわれることがあってはならない．子供が小さい場合，両親はただ外観のみにとらわれて，その修正のみを希望する場合がしばしばであるが，医師は両親の言に迷わされることなく，独自の見解で患者の手を治療すべきであり，機能の改善が見込まれる場合にのみメスをとるべきであろう．そして患児が将来成人してはじめて，その処置に感謝するようにありたいものである．かといって手は常に露出される部位であるので，医師としてその変形の修正に無関心であってならないことはもちろんである．

　さて，先天異常の治療時期についてはいろいろの問題があり，両親は早期治療を希望するであろうし，技術的には子供がある程度成長してからのほうが容易となる．拘縮，変形の非観血的矯正は早期に治療を開始するほど容易であり，また骨，関節の手術に際しては子供のある程度の成長を待ってから行うのが望ましいこととなる．しかし，早期に治療し，早期に機能改善が得られれば，筋力そのほか組織の発育に良効果を及ぼすであろうし，また子供の精神発育のうえにも良結果をもたらすこととなる．したがって手術技術の難易は術者の見解と技術に待たなければならないが，なるべく早めに，少なくも子供の入学期以前に治療が完了するようにすべきであろう．そしてマイクロサージャリー手技の導入により手術年齢の低下が可能となったことも忘れてはならない．

　なお，先天異常を有する子供はしばしば知能にも欠陥を有する場合があるが，もし知能発育が非常に遅れており，運動，知覚にも障害があるような場合には手術適応はない．

　以下各種先天異常について分類の項目別に述べることとする．

1　形成障害による異常〔failure of formation of parts（arrest of development）〕

　日本手外科学会先天異常委員会は，これを横軸発育停止と長軸発育停止とに分け，後者をさらに橈側列，尺側列発育停止（障害）に分類している．以下この分類に準拠して述べてゆく．

横軸欠損（transverse deficiencies）

　これは上肢欠損amelia，手欠損acheiria，指欠損adactylia，指節欠損aphalangiaなどの型をとって現われるものであって，絞扼輪による切断の場合と異なり，断端に痕跡的な末梢部の痕跡物（nubbins）を保有するのが特徴である．本症は外見上切断されたかのごとくみえるため先天性切断の診断名を用いる人があるが，これはあくまで発育停止であって絞扼輪性切断とは厳に区別しなければならない．

　治療として断端部の形成とその後における義肢，義指の装着が考慮され，とくに両側欠損例（きわめてまれ），そのほか特殊症例には手術法が行われることもあるが，その主なものは両手欠損に対するKrukenberg法とか

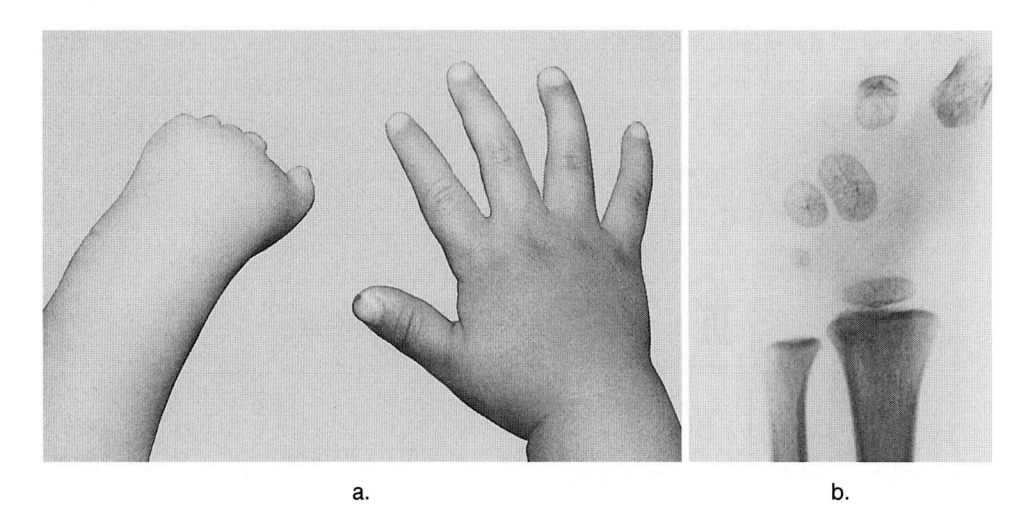

図32・1　3歳,男児.Acheiria (a) とそのX線所見 (b)

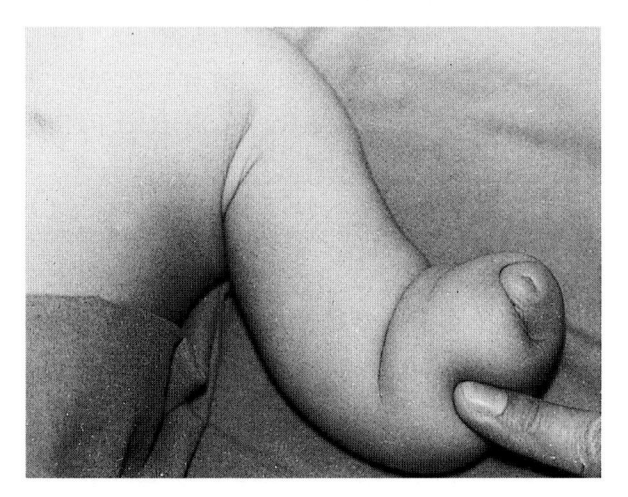

図32・2　6ヵ月,女児.Amelia の症例

指欠損 adactylia に対する Matev (1970, 1980) の骨延長術,足指の移植,また足指骨を用いての epiphyseal transplantation などであろう.以下,これらについて簡単に説明する.なお単なる指節欠損の場合の phalangization については母指の機能再建の項 (p.263) を参照されたい.

a. Krukenberg 法

1917年 Krukenberg により述べられた方法で,Swanson (1964) は両手切断症例に対してその有用性を強調している.手術の実施を簡単に述べると,止血帯使用のもと図32・4のごとく掌側では少し橈側よりに,また背側では少しく尺側よりに縦切開を加え中枢端には三角皮弁を作製して橈・尺骨を分離したのちの股をおおうようにする.筋の分離は橈側には浅指屈筋・総指伸筋の橈側の半分,橈側手根屈筋,長・短橈側手根伸筋,腕橈骨筋,長掌筋,円回内筋を,尺側には浅指屈筋・総指伸筋の尺側の半分と尺側手根屈筋,および伸筋を移行するごとくにするのに対し,方形回内筋,深指屈筋,長母指屈筋,長母指外転筋,短母指伸筋などはかえって断端を太くして創の閉鎖を困難にするので切除することが多い.骨間膜の分離は尺骨の骨膜に接して行い,中枢側は円回内筋の部まで剥離を進める.なお円回内筋は術後における最も強い内転筋であるので剥離に際してはこれを傷つけないよう十分注意する.また小児においては橈骨・尺骨末端の骨端線を損傷することがあってはならない.

分離を終わったのちは適度の筋,腱,皮下脂肪組織,また皮膚のトリミングを行って創を閉鎖するが,断端の相対面には縫合線がこないよう注意する.次いで橈側列と尺側列の間は先の三角皮弁でおおい欠損部ができれば分層植皮を行う.術後は圧迫包帯と挙上位保持を行い2〜3週後より運動を開始する.

だいたい以上のごとくであるが,本手術において橈骨の外転筋としては腕橈骨筋,長・短橈側手根伸筋,総指伸筋,上腕二頭筋などが作用し,内転筋としては円回内筋,回外筋,橈側手根屈筋,長掌筋,浅指屈筋の橈側の一部などが作用すると考えられ,尺骨については外転筋として尺側手根伸筋,総指伸筋の尺側の一部,それに上腕三頭筋が作用するのに対し,内転筋としては尺側手根屈筋,浅指屈筋の尺側の一部また上腕筋,肘筋などが作用すると考えられる.筆者も2例の両手切断例に本法を

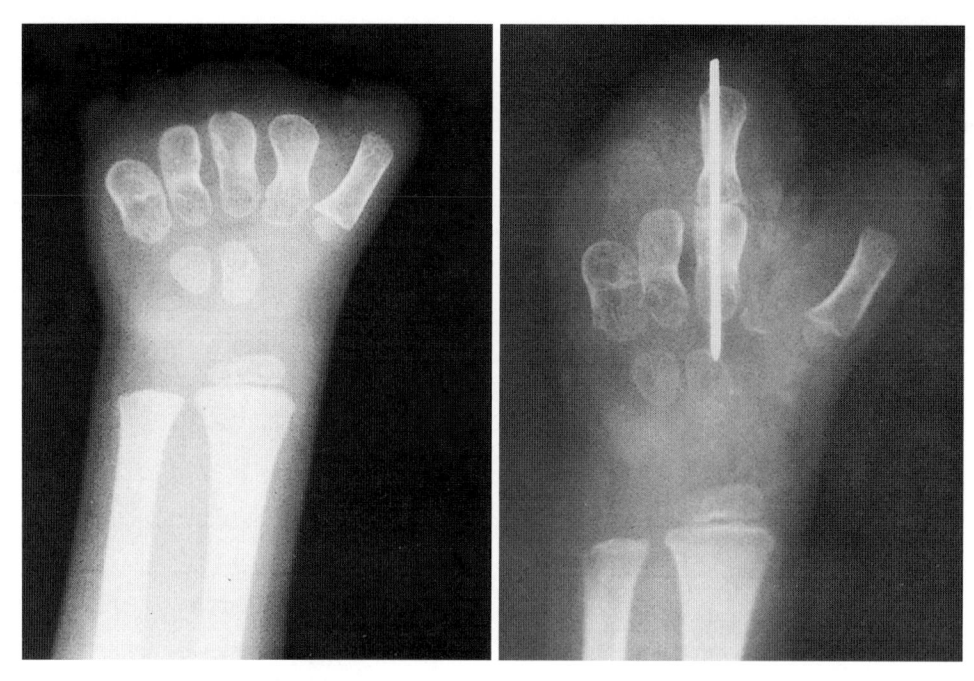

図32・3 5歳，男児．欠指症で指に相当する部位に遺残性突起物を認める．示指中手骨を切除，中指の延長を行いpinchの改善を得ようとした．一部植皮術で被覆

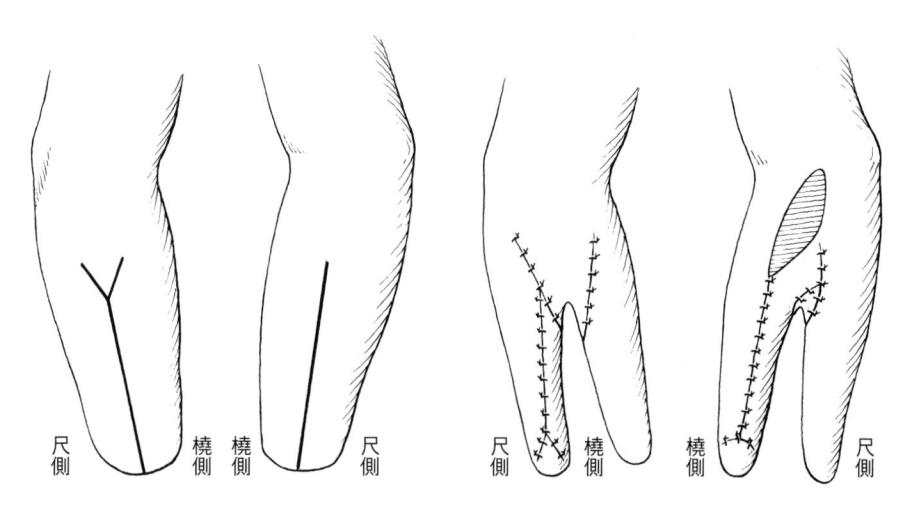

図32・4 Swansonにより示されたKrukenberg法の切開と前腕の分離

施行したがきわめて効果的で日常生活にほとんど不自由のないまでに回復したが，外観に問題のあることは否定できないところである．

b. 中手骨延長 (metacarpal lengthening)
指欠損症例でも手根骨の発育がよく，また中手骨の一部が残存している場合に延長器を用いて母指，また他の指の中手骨を延長し（Matev, 1975, Kessler, 1976），pinch力を得ようとすることがある．手術時期としては7〜8歳ごろとし，さらに電気刺激を加えれば骨の成長，癒合が促進されると考えられている．

c. Epiphyseal transplantation
これは1年以下の早期に足の指骨を移植して骨の生着のみならず骨の成長をも得ようとするもので，Carroll and Green (1975) らの報告がある．現在ほとんど使用

582　第32章　手の先天異常

されないので詳細は略す．

短合指型（short webbed finger type）

発育不全，また hypoplasia とも呼ばれるもので，全体としての低成長もあれば部分的低成長もありうる．原因としては間葉組織の限局的，または広範な，しかし比較的程度の軽い組織壊死が考えられる．

a. 短合指症（symbrachydactyly）

これは brachymesophalangia（中節短指症）と合指の合併したもので，1921年 Pol が既往の文献から33例を集め独立した奇形として symbrachydactyly と命名したのが始まりとされる．特徴とするところは，①示～小指の brachymesophalangia，②示～小指間の皮膚性合指，③片側性罹患，④罹患側の矮小手，⑤しばしば認め

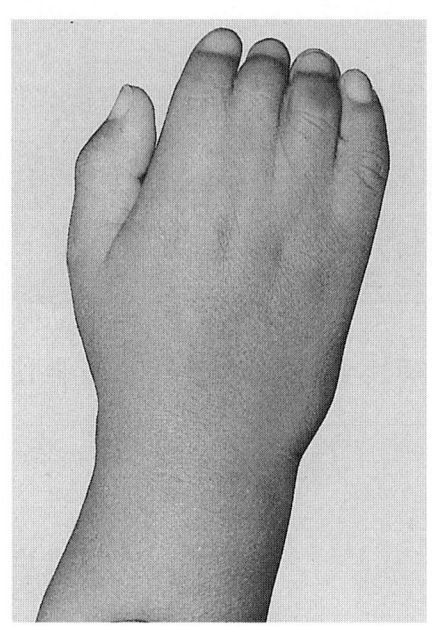

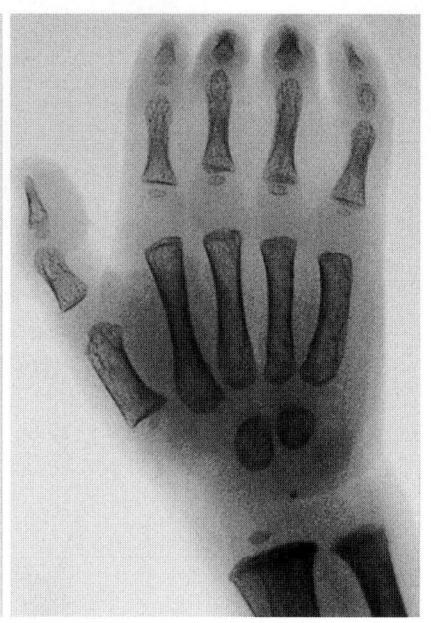

a. 来院時所見　　　　　b. 術前のX線所見

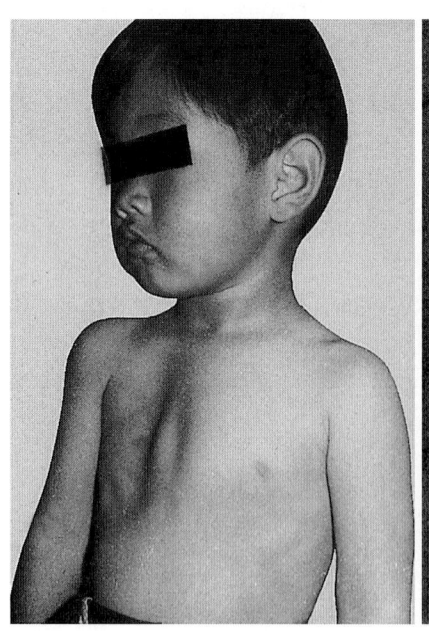

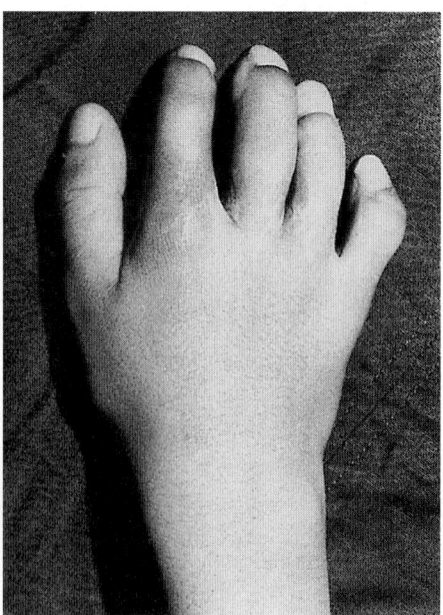

c. 胸筋欠損所見　　　　d. 術後の10年の所見

図32・5　1歳，男児．右手短合指症

られる同側の胸筋欠損の合併，などであって最近ではかなりの報告がある．男女比は男性に少々多いが，左右差もほとんど認められない．左右両手に発生した例もときに認められるがきわめて特殊な例といってよい．遺伝関係は認められないのが普通である．**胸筋の欠損**は全例にみられるとは限らずPolは33例中22例に，平川ら（1982）は121例中43例に，泉類ら（1982）は120例中50例に認めているが，その程度もいろいろで単なる発育不全から大胸筋，小胸筋の完全欠損，また前鋸筋とか斜腹筋，広背筋，また肋間筋の部分欠損から乳房，乳嘴，また胸部皮下脂肪の欠損をみた症例も報告されている．

さて本症は程度により種々の症状を示すが，Blauth（1971）はこれを4型に分類している．すなわちshort finger type, cleft hand type, monodactyly type, peromelia typeの4つで最初の**短指型**の原因としてはまず中節の短縮，次いで末節の短縮，中節の欠損などであるが手全体としての発育不全，また基節，中節骨にも多少の縮小をみるものである．合指はPIP関節あたりまでの不完全なものが多い．以上がさらに進行するとまず中指の

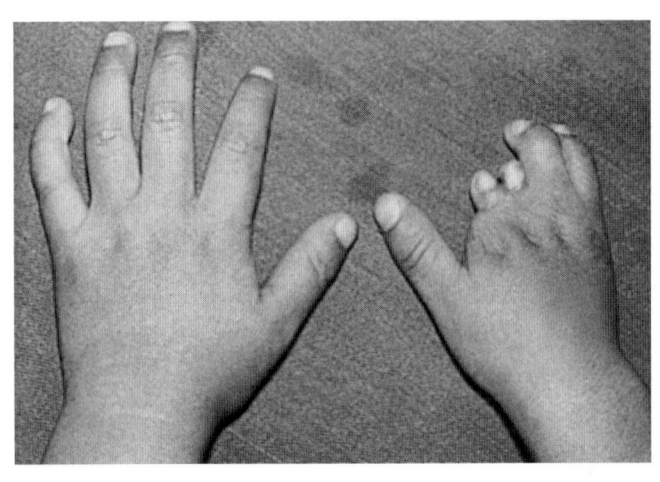

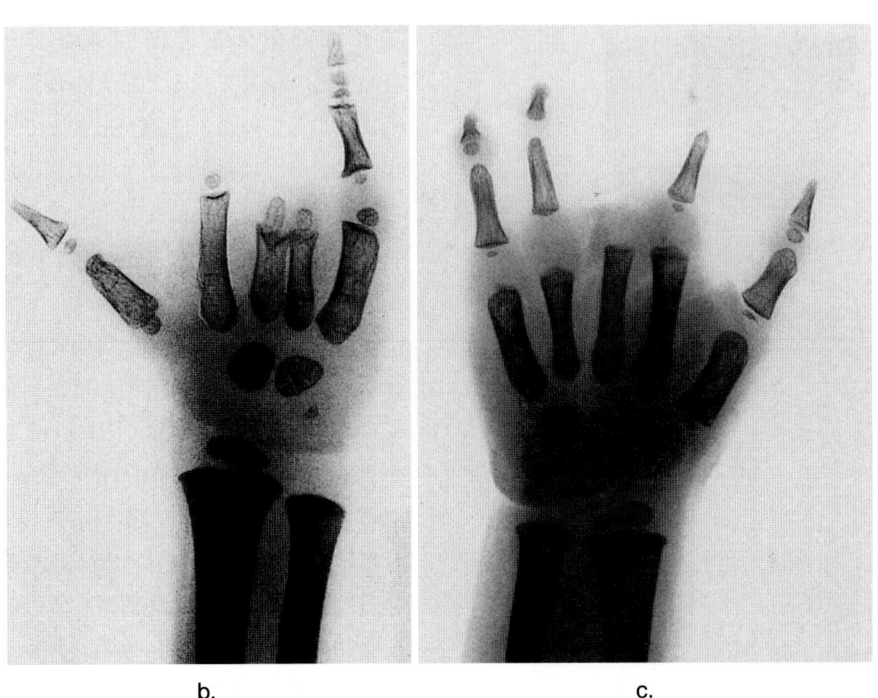

図32・6　いろいろの短合指症例

発育障害による豆状指化，次いで示・環指と中央指の豆状指化が進むのに対し，母指・小指の発育は比較的よく保たれて**裂手型**となる．これはいわゆる Barsky などにより atypical cleft hand と呼ばれたもので，裂手の項で述べるごとく裂手とは本質的には関係のないものである．発育障害がさらに進むと小指側の発育も不良となり**単指型**（母指側の発育が不良で小指側が残ることもある）となり，これの発育も不良であれば全指欠損して断端には単に豆状な指の痕跡のみが付着し，先に述べた横軸性の発育停止のそれと同一症状を呈することとなる．

短合指症にしばしば同側の大胸筋欠損を合併することは，Poland（1841）により記載されたところで**Poland症候群**と呼ばれるが，これは短指型のものに合併することが多く，ほかのより変形の進行したものに合併することは少ないとされている．これは発生時期がほぼ同じ時期にあったためと思われ，短合指と Poland 症候群間には本質的差異はないものと思われる．

治療としては指間の形成術が主体であって，その実施にあたっては指の股をなるべく深めとして，指と手のバランスをとるよう注意すべきであろう．手術時期は2歳以後とすべく，回数も1回で終わることなく2〜3回と分けて行う必要があろう．なお7〜8歳の年長児にいたれば，pinch の獲得のため中手骨の延長術（Matev, 1983）を行うことがある．

長軸欠損〔longitudinal deficiencies（縦軸欠損）〕

Phocomelia（あざらし手）

特殊な型としての phocomelia がある．これはかつて intercalary deficiency として区別されていたが，手の発育も不良であるため発育停止に発した痕跡物としてこの項に入れられている．上腕，前腕が欠損して手が直接肩関節に付着するもので「あざらし手」phocomelia, seal baby と呼ばれる．**治療は症例ごとに決定しなければならないが，重症例では能動義手以外に方法はない．**

橈側列欠損（dysplasia of the radius）

橈側列の発育障害，前腕，手の橈側列をなす橈骨とか手根骨の橈側のもの，それに母指の発育に障害，hypoplasia また aplasia をきたすもので，母指と前腕間の変形には互いに関連性を有するものであるが，ここでは記述の都合上，母指の発育不全と前腕における内反手の2つに分けて述べることとする．

1）**母指の形成不全**：母指および母指球筋のわずかな発育障害から完全なる欠損まで種々の段階があるが，これを分類すると図32・8のごとくおおよそ5型（Blauth, 1967）になると考えられ，中手骨が中枢側より漸次消退してゆき，末節が最後まで残るようである．手根骨については舟状骨が欠損することが多く，大多角骨もときに欠損，また隣接骨と骨癒合することもある．橈骨もⅠ度，Ⅱ度程度の変形はさほどの短縮を認めないがⅢ度になれば漸次短縮し，Ⅳ度，Ⅴ度については中枢側に後退，ついに欠損して，著明な内反手を形成するのが普通である．なお上記5型のほか，発育不全の別型としてのいわゆる三指節母指（Henkel and Willert, 1969）があるが，これは五指手（five fingered hand）と呼ばれるものでいわゆる thalidomide による dysmelia の場合にはしばしば認められるところである．さてこれらの分類は本症の症状とその診断，また病理解剖上の変形程度などを理解するうえに重要であるばかりでなく，治療について考える場合にもきわめて重要となる．以下各型について行われる治療法の概略について述べる．

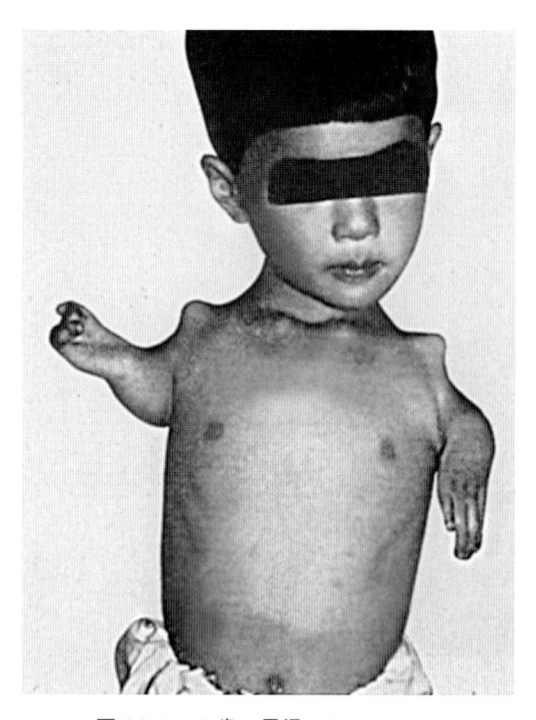

図32・7　5歳，男児．Phocomelia

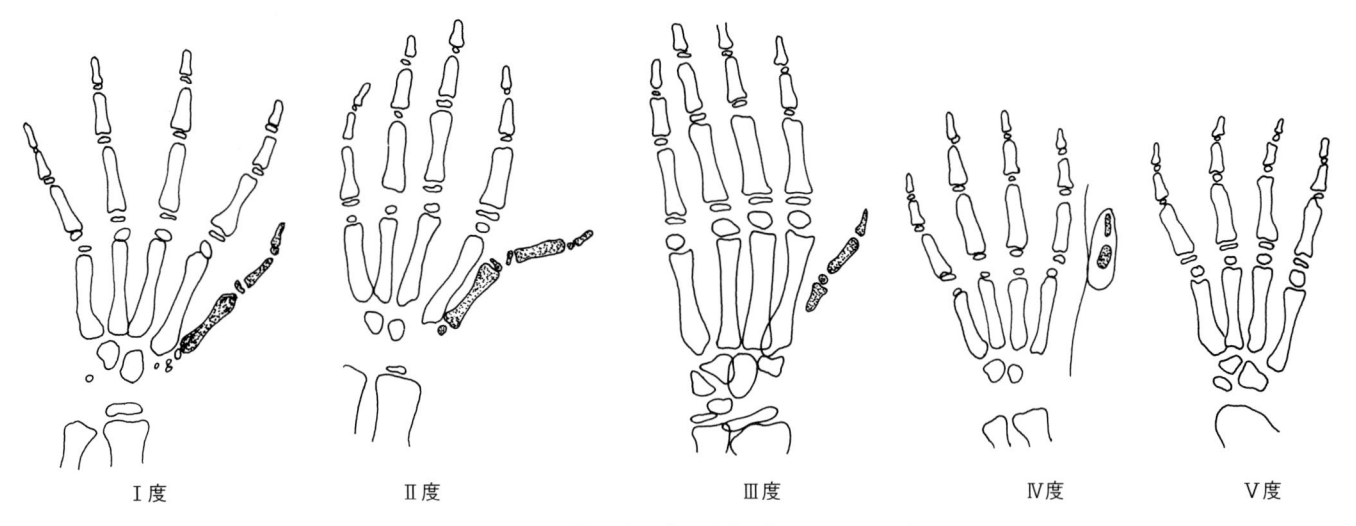

Ⅰ度　　　　　　　Ⅱ度　　　　　　　Ⅲ度　　　　　　　Ⅳ度　　　　　　　Ⅴ度

図32・8　母指発育不全の分類（Blauthによる）

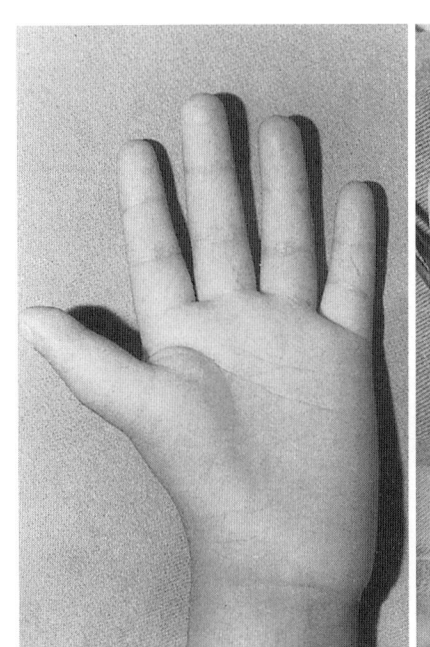

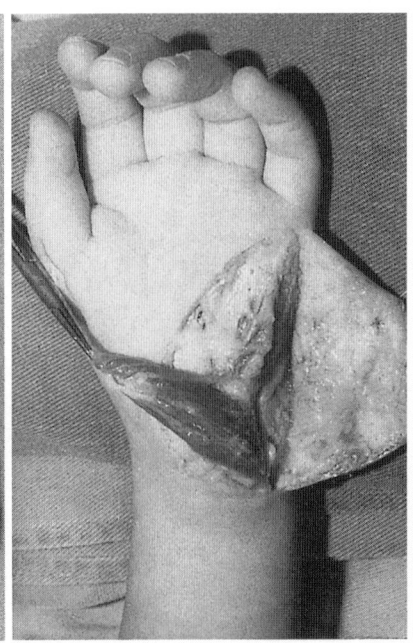

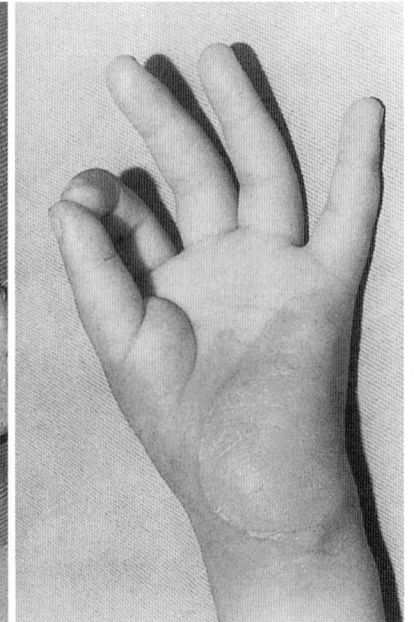

a. 術前所見　　　b. Huber-Littler 法にしたがい小指外　　c. 術後の pinch 力はかなり改善した.
　　　　　　　　　　転筋の移行を行っているところ.

図32・9　4歳，男児．母指球筋形成不全Ⅱ度

2) **母指形成不全の治療**：図32・8における**第Ⅰ度**の不全は母指がやや短いとか母指球筋の発育が少し不良程度でとくに治療を要しないものも多い．しかし両側性で母指の対立運動が不十分な場合には腱移行による母指対立再建手術が考慮される．力源としては小指外転筋と環指の浅指屈筋腱を利用するのがよいであろう．母指の外転が不十分であれば腱移行の前に Brand 法による背側皮膚の release と皮膚移植，それに内転筋の切離などが必要となる．

第Ⅱ度は母指，および母指球筋の発育が不良で，母指は示指の側方に位置して対立運動が不能である．治療法としてはⅠ度の場合とほぼ同様であるが Brand 法では皮膚の release が不十分のことも多く，したがって程度のやや強いものについては田島（1965, 1968），Blauth

a. 来院時所見　　　　　　　　b. 術前のX線所見

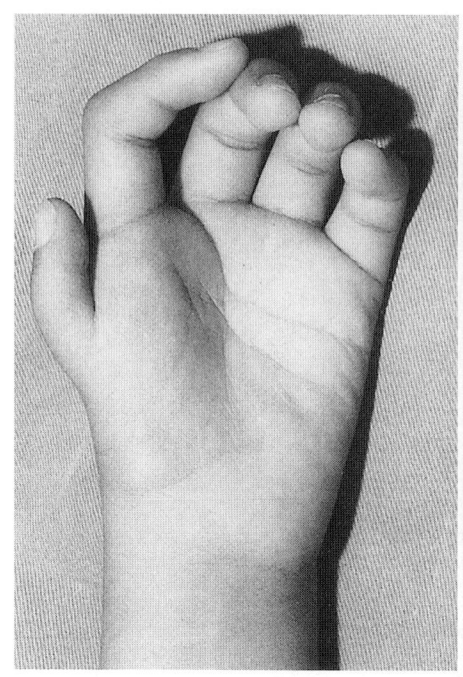

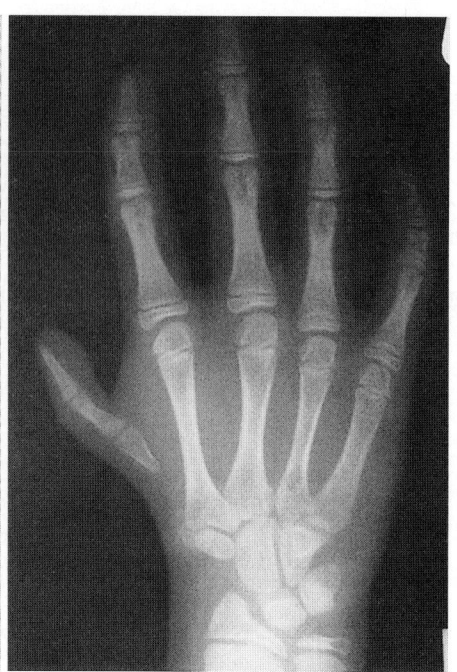

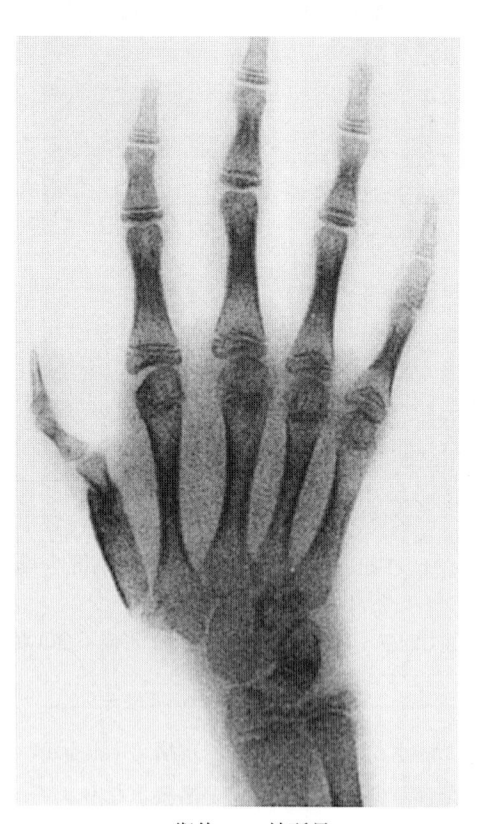

c. 術後のX線所見

図32・10　9歳，女児．母指形成不全第Ⅲ度

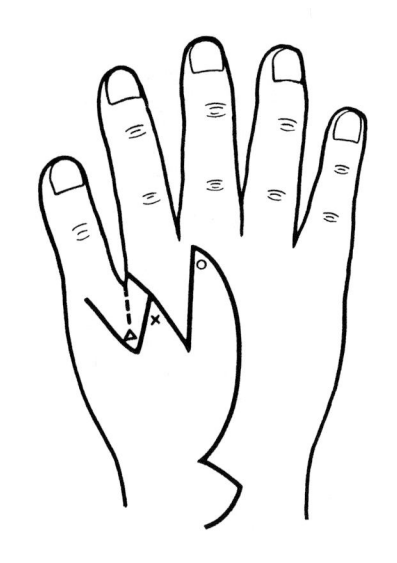

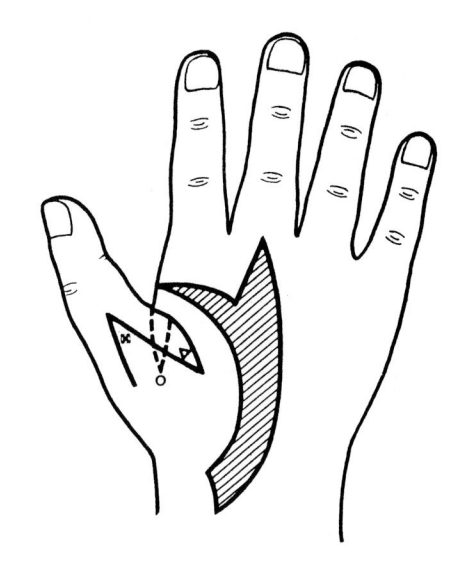

図 32・11 手背皮膚の sliding flap 法（田島，1968）
田島法では第 1 指間に 2 個の Z-plasty をおくもので，Brand 法よりも拡大率が大きい．斜線部には遊離植皮を行う．

(1967) などによる大きめの sliding flap 法を用いるのもよい（図 32・11 参照）．常に母指の対立再建手術が必要で，一次的または二次的に筋・腱移行による母指対立再建を行う．

小指外転筋を用いての母指対立再建（Huber-Littler 法）

Huber (1921) により述べられ，その後 Littler and Cooley (1963) により報告，以来注目されている術式で，外傷性の母指対立障害にも使用されるが，先天性の母指形成不全における対立障害の再建には本法が最もよい適応と考えられる．それは形成不全の母指球筋が小指外転筋の移行により「ふくらみ」が形成され形態的にも好結果を得るためで，手術は手掌尺側の切開ではいり，小指外転筋の支配血管，神経を温存しながら本の頁を開くように反転して母指球部皮下に移行し，末端を母指MP 関節部で伸展機構に縫合・固定するもので，筋の豆状骨への付着部はそのままとするのが原法であるが，これでは筋の長さが不足するので付着部を切離し，血管・神経に無理が起こらない範囲内に移動するのがよく，その基部は屈筋支帯に再固定するのがよいであろう．なおMP 関節がルーズで安定性が不良であれば一次的に，または本手術と同時に腱移植などで固定性を確保しておくことが望ましい．

第Ⅲ度の変形は第 1 中手骨の基部が種々の程度に欠損するもので floating thumb と呼ばれる．治療法としては程度にもよるが Brand の sliding flap 法と母指対立位での骨移植による示指中手骨間の固定術が適応となろう．母指における伸筋腱・屈筋腱の発育は不良であり，母指球筋は存在しないのが普通なので母指の可動性は期待されない．

一方 Barsky (1958) は骨移植として足の MP 関節を基節骨，中足骨とともに移植し，基節骨は母指基節骨とステンレスワイヤーにより固定，中足骨は示指中手骨に斜方向に穴を開けてさし込む方法をとって MP 関節の可動性と骨の成長をも期待したが，最近ではマイクロサージャリーを用いて血管柄付きとして移植する方法が山内ら (1979)，藤巻 (1983)，吉津 (1983) らにより報告されている．さらに皮膚移植も合併できればきわめて好都合であろう．なお母指の発育がきわめて不良の場合にはこれを切断して示指の母指化手術を行うこともあるが，適応を考慮し患者の十分な了解のもとに実施する必要のあることはもちろんである．

次に**第Ⅳ度**例は発育不良な母指末節，および中節の一部が示指 MP 関節の側方に細い茎部をもって付着するもので，治療としてはこれの切除術と示指の**母指化手術**が考慮されるが，筆者はかかる症例の 2 例に図 32・12 のごとき手術を行ってみた．すなわち方法としては第一次手術として母指球筋相当部に腹部よりの tubed pedicle

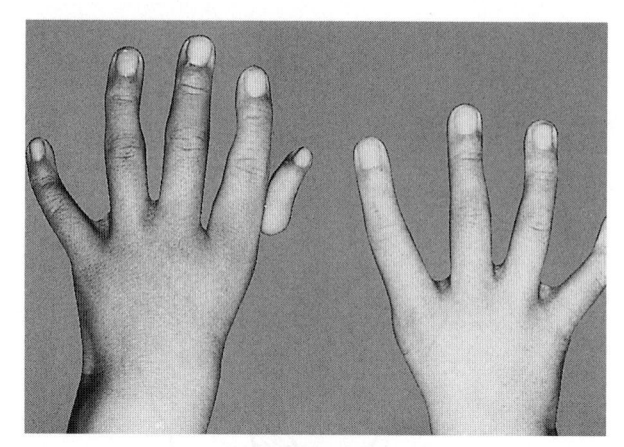

a. 術前所見

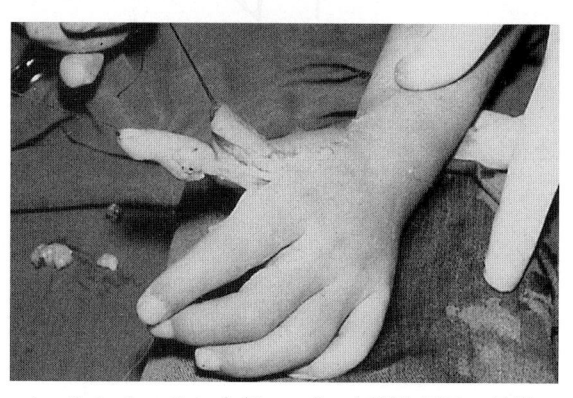

b. Tubed pedicle を行い，その切断と同時に母指を先端部に neurovascular pedicle として移行しているところ．

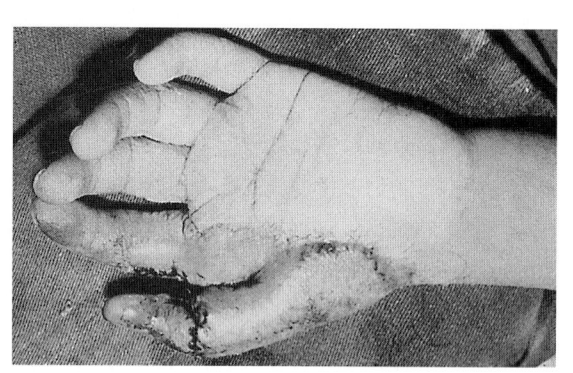

c. 縫合を終わったところ．

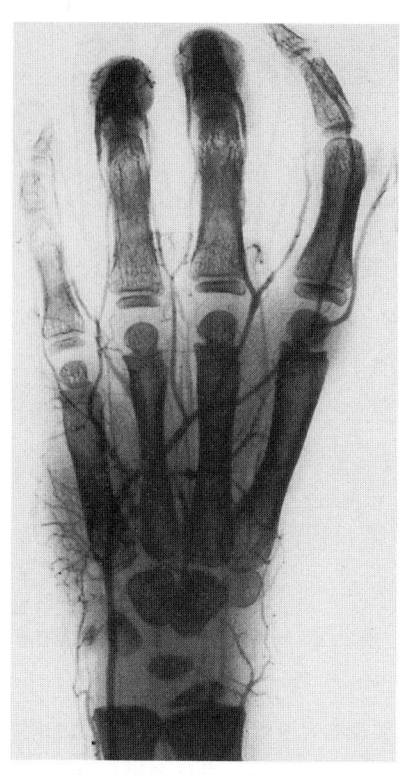

d. 動脈撮影により母指にゆく血行が認められる．

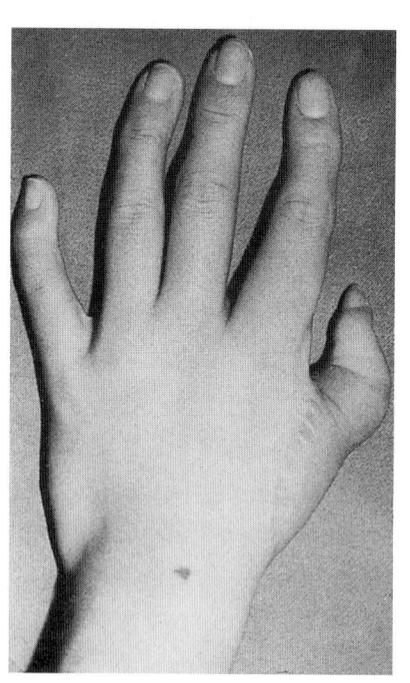

e. 術後16年の所見．母指に骨移植は行っていないのでかえって邪魔にならない利点もあり，使用はしていないが外観的には満足している．

図32・12　6歳，女児．右4指手，左母指発育不全第Ⅳ度

を縫合，3週後tubeの切除をするが，同時に示指MP関節側方に付着した母指をneurovascular bundleを付して切離，これをtubeの先端に縫合，neurovascular bundleはtubeの中に埋めるもので，この際同時に母指と示指中手骨間，または発育不良な大多角骨間に骨移植を行うのもよいが，三次手術として骨移植を行うのもよい．この方法によれば，血行，知覚ともに良好な母指が作製されるが，ただ可動性が得にくいこと，骨の成長が期待されないことなどの問題があろう．しかし母指が失われることなく再建される点は本法の最大の魅力で，良肢位に固定すれば有用な母指となりうると考えられる．なお症例によっては小指外転筋を母指球部に移動（Littler法）して多少とも母指の可動性を得さしめるのもよいかもしれない．

第Ⅴ度変形は母指のまったくないもので，**四指手**（four fingered hand）と呼ばれるが，これは母指発育不全の別の型である**対立不能な三節母指**，すなわち**五指手**（five fingered hand）と同様，治療としては橈側の1指を母指側に移動，短縮して母指化する**pollicization**が考慮されるので五指手の手術として次にまとめて述べることとする．なお五指手とは字のごとく指が5本並列してならぶもので母指球筋は認められない．内反手が軽度な場合には第1指の発育は良好であり指の屈伸運動も比較的よいのが普通であるが，内反傾向が強くなるにしたがい橈側の指ほどその発育は不良となり屈伸運動も不能で示指との間に合指を形成するようになる．

3）五指手の手術：手術年齢としては2歳以上で，4, 5歳ごろが最も好都合であろう．適応としては両側五指手の場合は絶対適応であり，偏側変形の場合でも手術が正しく行われる限り必ず機能改善が得られるはずである．ただしほかに強い肘の屈曲障害とか，手関節の内反変形を合併するとか，第1指の発育が不良で，指との間に合指を形成するなどの場合には適応決定に慎重でなければならない．手術としては第1指の発育の程度により次の2法が考えられる．

a）第1指の発育がよい場合：橈側第1指の発育が良好で指の伸展，屈曲運動も良好な場合にはBuck-Gramcko法（1971）を用いての**pollicization**が考慮されてよいであろう．すなわち方法は図32・13のごとくで切開は図のごとくにし，次いで指の分離はtransverse metacarpal lig. を切断したのちdigital arteryを剥離して第2指橈側への分枝を結紮・切断，次にdigital nerveを線維の方向に中枢側に向かって割き，中手骨を図のごとく切断・短縮してから第1指を対立位としてKirschner鋼線または鋼線で固定する．次いで示指固有伸筋腱があればこれを短縮，総指伸筋腱は切離して第1指の基部に縫合して長母指外転筋の作用をなさしめるが，屈筋腱はなんら操作を加えることなくそのままとする．以上ののち骨間筋を第1指の両側より背側腱膜のlateral bandにそれぞれ縫合，指の固定性を良好ならしめてから図のごとくに創を閉鎖する．なお本手術については外傷による母指再建の項も参照されたい．

以上のごとくであるが第1指中手骨の骨切除と対立位での固定はなるべく基部に近く行うことが大切で，もし骨幹部あるいは中央部で行えば形成された母指が長すぎるとか，対立位にもたらされた第1指が第2指の側方から枝分かれしたごとき観を呈し，美容上も好ましくない．また本手術においては可動範囲の広いMP関節をCM関節化するため，この関節が不安定化をきたして作製された母指がこの関節で過伸展とか側方移動をきたす欠点がある．そこでBuck-Gramcko（1971）は第1指固定の際，MP関節を過伸展位として固定してそれ以上の伸展をlockすることを述べているが興味深い着想といってよい．いずれにしても作製された母指はしばしば長めとなりがちであるので中手骨は骨頭のみを残して切り，これを十分中枢側に引いてMPをCM関節とすることが大切であろう．作製された母指は多少短かめのほうが使用にも好都合である．

b）第1指の発育が不良の場合：第1指は発育がきわめて不良であれば当然切除して第2指の母指化手術を行うのがよい．しかし発育がさほど悪くない場合には先のBuck-Gramcko法で中手骨の切除を少なめとしてCM関節の高さを少し高めにつくるとか，または背側皮膚の**sliding flap法**（田島ら，1968, Flatt, 1970），また三浦（1974）の**paired flap**を用いて第1・2指間を拡大するとともに第1指を骨切り対立位として固定するのもよい．これにはまた小指外転筋を移行するHuber-Littler法の合併なども考慮すべきであろう．

a. 切開

中手骨の切除

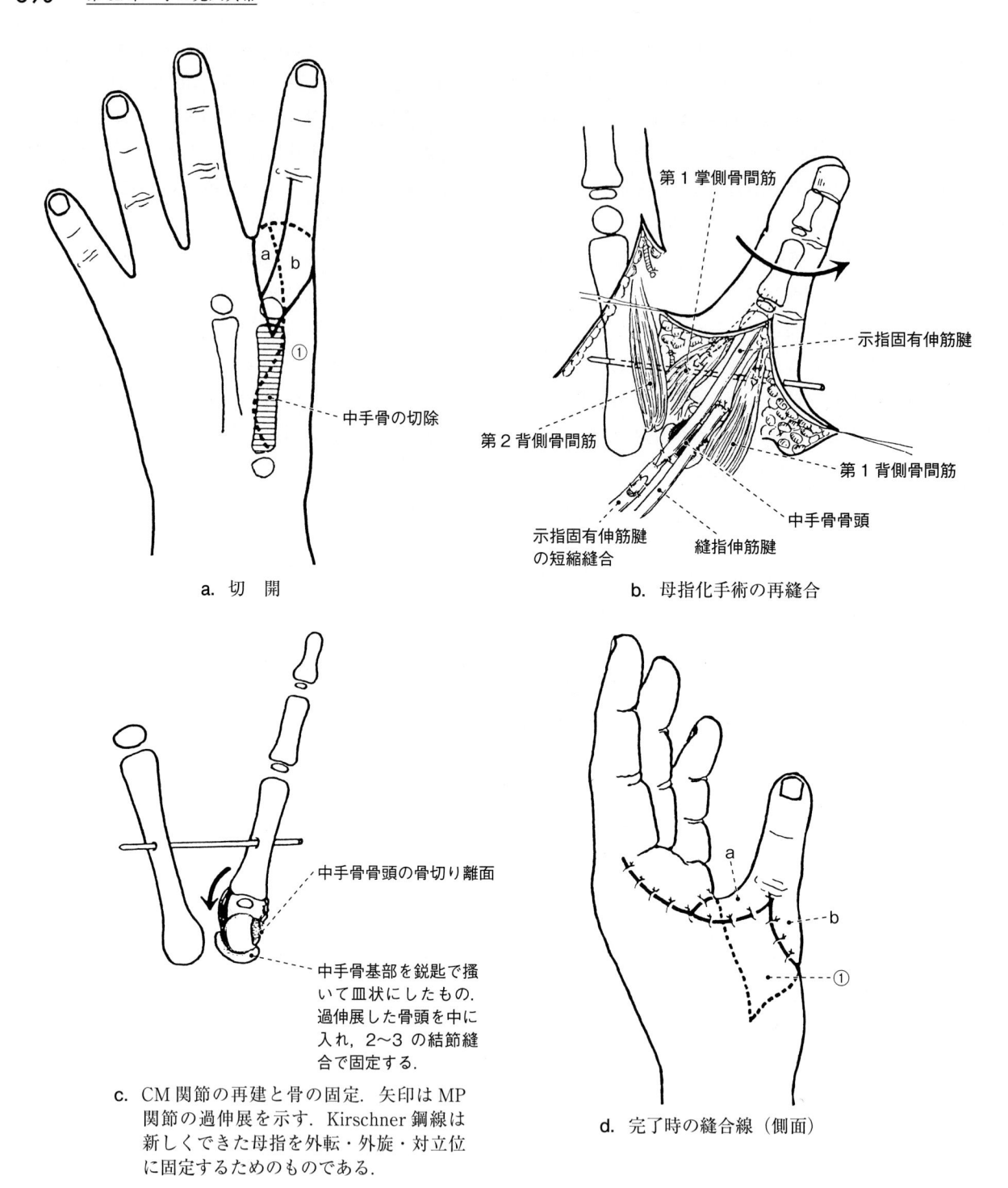

b. 母指化手術の再縫合

第1掌側骨間筋
示指固有伸筋腱
第2背側骨間筋
第1背側骨間筋
中手骨骨頭
示指固有伸筋腱の短縮縫合
総指伸筋腱

c. CM関節の再建と骨の固定．矢印はMP関節の過伸展を示す．Kirschner鋼線は新しくできた母指を外転・外旋・対立位に固定するためのものである．

中手骨骨頭の骨切り離面
中手骨基部を鋭匙で掻いて皿状にしたもの．過伸展した骨頭を中に入れ，2～3の結節縫合で固定する．

d. 完了時の縫合線（側面）

図32・13 Buck-Gramcko法による母指化手術

4) **内反手**（club hand, radial hemimelia）：これは先天性の橈骨の発育不全とか，欠損（congenital absence of the radius）により手が手関節で橈側偏位するもので manus vara とも呼ばれる．

橈骨の形成不全については Petit（1733）の報告があり，Kato（1924）は250例を文献より集め氏の3例を追加報告した．まれな奇形で3～5万人に1人程度の割に発生するといわれていたが，1952～1958年に発生し

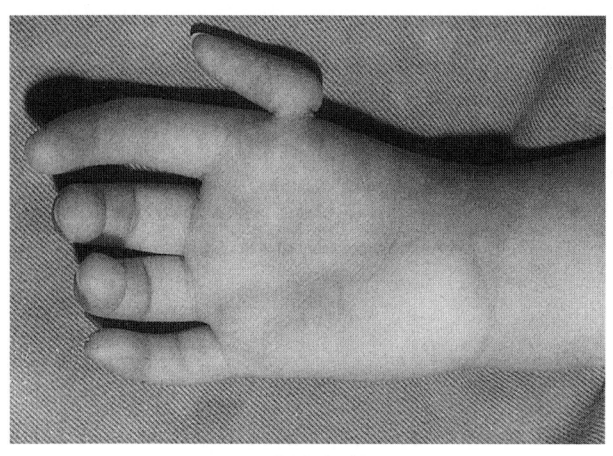

a. 来院時所見

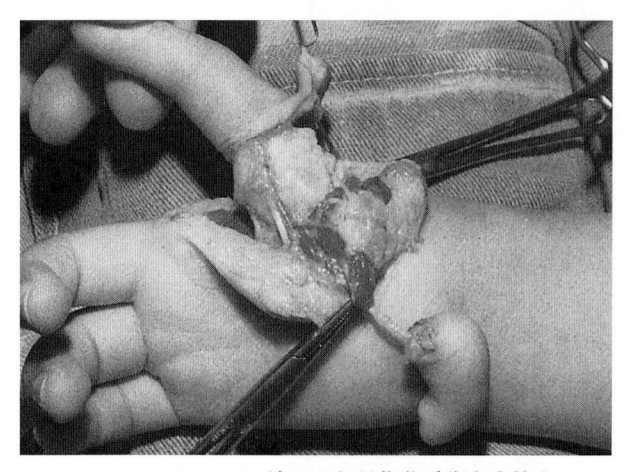

b. Buck-Gramcko 法により母指化手術を実施中

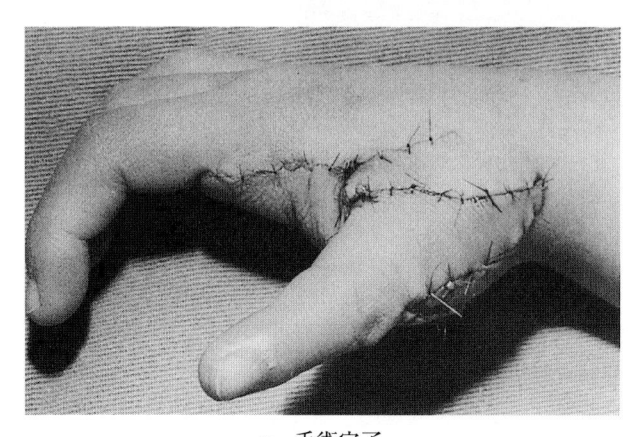

c. 手術完了

図 32・14 5 歳, 男児. 母指形成不全第Ⅳ度

たサリドマイドによる上肢奇形中にしばしば本症を発生することはよく知られているところである. 橈骨が完全に欠損する場合と部分的欠損の場合があり, 左側より右側に多く, その比はほぼ 1:2 であり, 両側性に発生する場合と偏側性の場合とはほぼ半々に認められるという.

a) **骨の異常**: そのほかいろいろの奇形を合併することが多く, 骨の異常としては肩甲骨, 鎖骨, 上腕骨にも発育不全を認めることがあり, 前腕は短く弯曲し, 手根骨とくに舟状骨の欠損, 第 1 中手骨または母指の欠損を伴う場合が多い.

b) **筋の異常**: 筋肉についても大, 小胸筋の異常, 二頭筋, 上腕筋の欠損が認められ, 前腕においては回外筋, 長, 短の橈側手根伸筋がしばしば欠損する. また橈側手根屈筋, 長掌筋も欠損するとかほかの隣接筋と癒合することも少なくない. 指にいく extrinsic muscles についてもその橈側指, とくに母指, 示指にいく筋にしばしば欠損が認められ, Skerik and Flatt (1969) によれば, 示指については 22 例中 10 例に総指伸筋の欠損を, また浅指屈筋は 8 例に, 深指屈筋は 4 例に欠損を認め, 母指については長母指屈筋, 伸筋, 長母指外転筋, 短母指伸筋などが 22 例中の半数以上において欠損していたと述べている.

c) **神経の異常**: 次に神経についてであるが尺骨神経はほぼ正常像を示すのに対し, 橈骨神経は肘関節の外顆部で上腕三頭筋を支配するのみで前腕筋の支配にまでは及ばない場合も多いという. さて最も重要な正中神経はそれぞれの症例によりかなりの variation を示すが, 一般に正常の位置よりも橈側に偏位して存在し, 前腕の屈側から手掌面を支配するばかりでなく, 前腕橈側から手背面までの橈骨神経支配領域にまで支配を及ぼすことがあるとされている. 拘縮の強い例ではときに橈側手根屈筋などと間違われ術中に切断することがあるので注意する.

d) **血管の異常**: 橈骨動脈は欠損するか, あっても高度の形成不全を示すのに対し尺骨動脈はよく発達して, 手掌部においては同じくよく発達した浅掌弓を形成する. 骨間動脈の発育は一般に良好で形成不全の橈骨動脈の代償をなすようである.

5) **内反手の治療**: 手は手関節部で 39〜90° の内反位を示し, 放置すればこの変形はより高度となる. また筋の発育, 筋力の回復も遅れるのでしばしば非観血的, また観血的矯正療法が行われる. 方法としては種々の手術

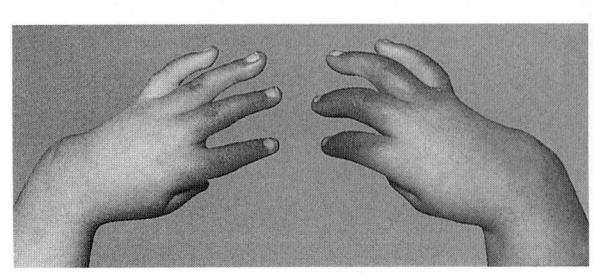

a. 初診時所見　　b. 矯正用 brace を使用

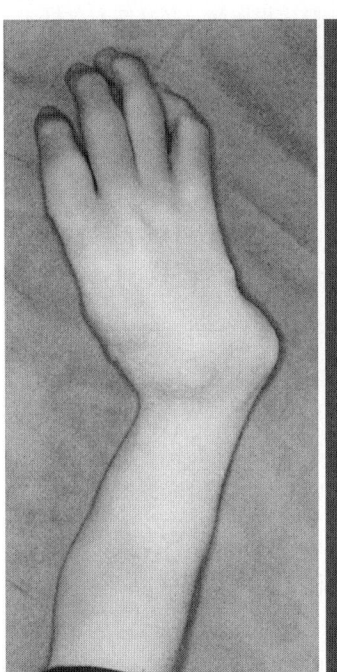

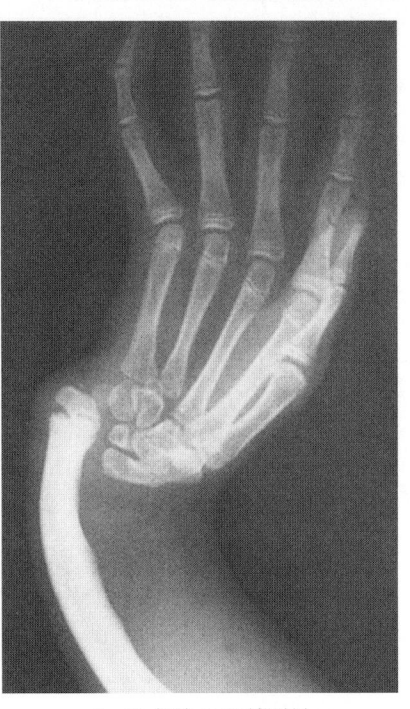

c. 15年後の所見　　d. 15年後の X 線所見

図 32・15　3歳，男児．両側の内反手．手術を希望せず brace で今日にいたっている．

療法が行われてきたが，いずれも失敗の連続であった．しかし最近ではマイクロサージャリーの進歩とともに**血管柄付き腓骨骨頭移植**が玉井ら（1981）により報告されているがいまだ確実な成績が得られるという段階にはいたっていない．そのほか Define（1963）は尺骨末端の骨膜を剝離，骨膜はそのままの位置に残して骨膜のない尺骨末端を橈側に移動して両者間で手を矯正保持する方法を述べているが一般には使用されない．現在一般の支持を得ている方法としては，手根骨の一部を切除してできた陥没部に骨端線を有する尺骨末端を挿入するいわゆる centralization 法が用いられているが，これについては後述する．

変形の矯正と手術適応　さて本症治療の最初は副子固定による変形の矯正であり，数ヵ月以上を経過すればなるべく軽くて操作の容易な dynamic splint が作製される．この dynamic splint にも種々のものが工夫されているが鋼線コイルと皮具またプラスチックを用いたものが好都合であろう．そしてこの着用は1日，少なくも12時間は必要という（Entin, 1964）．

以上で変形を矯正しながら2～4歳になるのを待って

III　先天異常の分類項目別治療　593

手術療法を考慮するが，適応決定には慎重でなければならない．とくに肘関節の自動運動の良否は適応を考える際きわめて重要であって，変形を矯正したために術前には口にまで届いていた指が術後は届かなくなるようなことがあってはならないからである．

i）Centralization：先にも述べたが本症に対する手術療法として一応多くの人により認められた手術といってよいが，手術時期などについてはなお問題のあるところで，1歳以下の早期手術を推奨する者も少なくない．

方法としては手関節背側にその中枢側3〜4cmの部から末梢側2〜3cmに及ぶLamb（1977）のS字切開をおき，伸筋腱を側方によけて関節囊に達しこれの切離を行う．この際局所の解剖的異常を考慮しながら分離を進めることが大切で，前腕より発するaccessory tendonの切離は行ってよいが，手関節の橈側でしかも浅層を走行する正中神経を損傷することがあってはならない．手関節の切離後は手根骨を出し，そのほぼ中央に位置する月状骨の切除を行う．これは尺骨末端を挿入する陥凹部をつくるもので，もし尺骨末梢の大きさが大であれば月状骨のみでなく有頭骨，また隣接骨の一部切除，また摘出が必要となることがある．また同時に尺骨末端の剝離も進めるが剝離に際しては骨端線を損傷しないよう注意する．

以上で剝離を終わり尺骨末端を先につくった手根骨陥凹部に無理なく挿入でき，しかも内反変形が十分矯正されることを確かめたのち太めのKirschner鋼線を尺骨に髄内性に刺入，これを肘頭に出し，次いで手を正しい位置として逆行性に鋼線を刺入してこれを固定するが，この際鋼線は確実に示指，または中指中手骨内に刺入されていなければならない．軟部組織内の刺入のみでは固定が不十分で疼痛，化膿などのため早期に抜去しなければならず，変形が再び発生する可能性が強いからである．可能ならばイメージによる透視のもとに確実な刺入を行う．この点に関しDelorme（1969）は中指MP関節部に切開を加えこの関節を出し，この部から中指中手骨を通り，確実に尺骨髄腔に向かうなるべく太いrodを刺入，十分うち込んで断端は軟骨下に埋めることを述べている．なお尺骨の弯曲変形を矯正する必要があれば別切開を用いて骨切り術を行い，髄内性の固定を行えばよい．

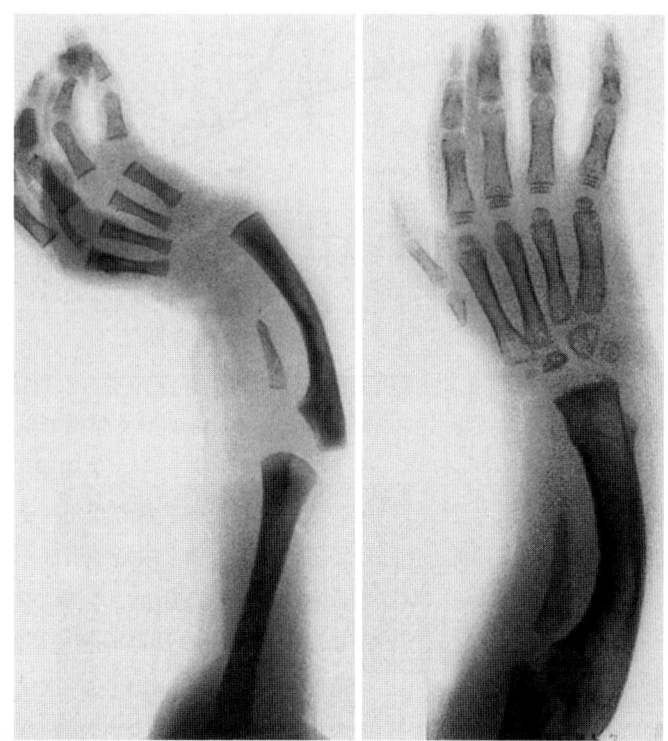

　　a．術前所見　　　　　　　　b．Centralization実施後5年を経過した所見

図32・16　1歳，女児．右内反手centralizationの実施例

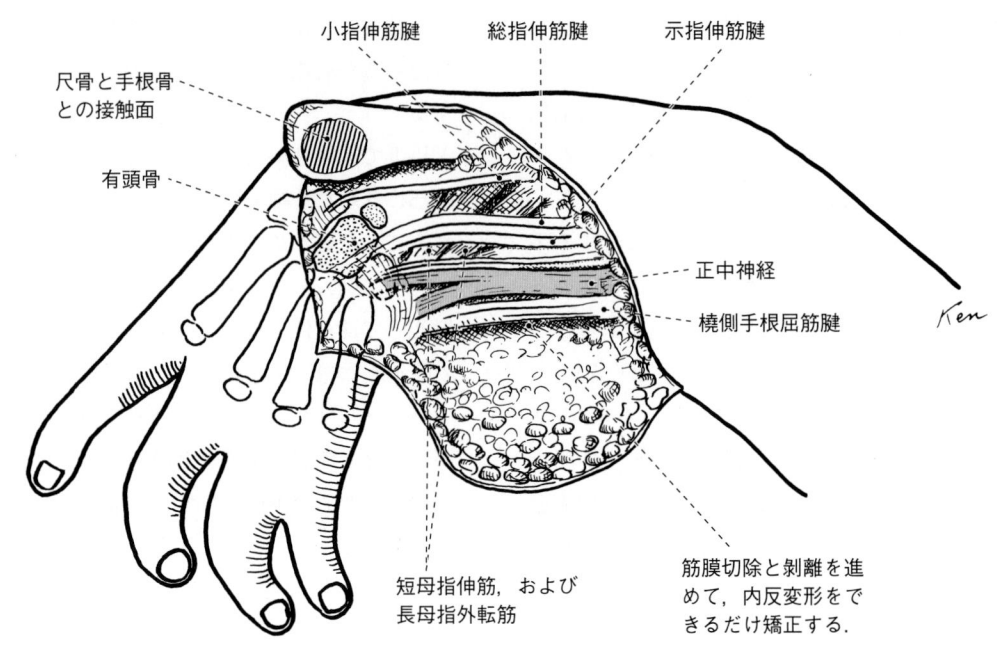

a. 手根骨の切除と尺骨遠位端挿入穴の形成

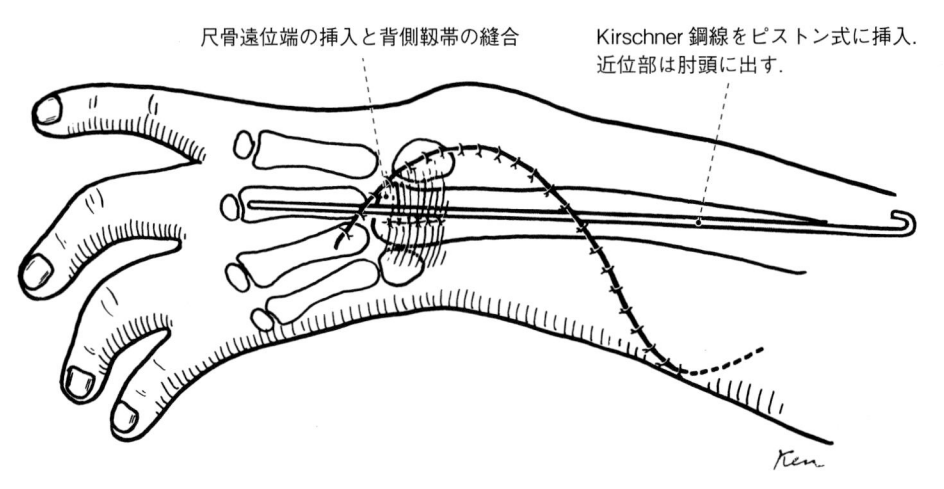

ラベル：小指伸筋腱、総指伸筋腱、示指伸筋腱、尺骨と手根骨との接触面、有頭骨、正中神経、橈側手根屈筋腱、短母指伸筋, および長母指外転筋、筋膜切除と剥離を進めて, 内反変形をできるだけ矯正する.

b. Centralization の完了と Kirschner 鋼線の刺入

ラベル：尺骨遠位端の挿入と背側靱帯の縫合、Kirschner 鋼線をピストン式に挿入. 近位部は肘頭に出す.

図 32・17 内反手の手術（centralization）
（津下：私の手の外科—手術アトラス，第 4 版，p.790, 2006）

　術後 Kirschner 鋼線はなるべく長期間放置することとし，通常 3〜6ヵ月以上これを放置する．さらに装具を作製，これを装用せしめるのもよい．鋼線抜去後にも必ず装具を使用せしめる．その使用期間もなるべく長期間とし，変形の再発傾向がなくなるまでとし，症例によっては骨成長の完了までとする．

　また Bora ら（1970）は 14 例，24 内反手についての経験を述べているが，治療としてはこれを 2 段階に分け，まず第 1 段階で上述の centralization を行うが，手術年齢としてはなるべく早期で，できれば生後 1 年以内がよいとしている．ギプス固定，Kirschner 鋼線は 6 週後に除去，以後橈掌側の夜間副子を 6〜12ヵ月間使用せしめる．次いで第 2 段階手術は一次手術から 6〜12ヵ月を経過したのちに行う．方法は中・環指，または小指の浅指屈筋腱を PIP 関節の部で切離，これを前腕掌側の切開部に引き出し，次いで一次手術に利用した背側切開の末梢側半分を開いて先に前腕掌側に引き出した腱を皮下を通じ，尺骨の尺側をまわして手背に引き出し，中指

浅指屈筋腱は示指中手骨に，また環指の浅指屈筋腱は中指の中手骨に骨膜外性に引っかけ，これを牽引，手関節15°背屈，手はなるべく尺屈位で固定するもので，肘90°くらいでギプス固定を1ヵ月間行い，以後橈掌側用の夜間副子を3ヵ月間使用するという．

その後Lamb（1977）も31症例の経験について述べ，3歳を過ぎると手根部の転位が強くなること，また尺骨骨端部の肥大が強くなることよりこれ以前に手術することが望ましいと述べ，母指化手術はcentralization後6ヵ月前後に手術すべきことを述べている．

以上で本法は変形の矯正と同時に手関節の運動性を保持しながらしかも尺骨の成長を期待しようとするものであるが，筆者らの経験よりしても変形矯正は術直後には得られても日時の経過とともに再発の傾向のあること，手関節の可動性もかなり制限され，さらに尺骨の発育も思うほどは得られず，ときにはかえって障害されたのではないかと思われることも少なくないこと，さらにcentralizationのみで手術を終わりpollicizationにまではいたらない症例も多く，必ずしも満足すべき術式とはいいがたいようである．

ⅱ）Radialization：Buck-Gramckoにより1983年発表されたもので，centralizationでなくradicalizationを行い，内反の矯正を行うという．ただし1歳以内の小児でないと実施不能とのことであるが今後長期の観察が必要となろう．

筆者のわずかな経験では変形の矯正はcentalizationよりradializationのほうがよりよく行われるが，後日手関節に脱臼傾向が強いようでこの点centralizationのほうが安心である．Radializationを行うのであれば手関節の縫合，固定を確実にする必要があると考える．

創外固定器による仮骨延長

仮骨延長法（callotasis）は1987年de Bastianiにより報告されたが内反手の矯正に際してはいずれの方法をとるにしても尺骨の変形と前腕の短縮の矯正には本法の実施が望ましい．いま川端（1997, 2001）によれば固定器としてはunilateralの延長器よりもIlizarov延長器のほうが効果的であったとし，実施年齢は平均7.6歳であったとしている．また尺骨の骨切り，延長ともに効果的であったと報告している．

適応 前腕全体の長さの矯正，近位，および遠位橈尺関節の適合性の再建，前腕のbowing，手関節変形，多発性骨軟骨腫，**橈側列，尺側列形成不全**，骨端線損傷，橈骨頭脱臼などで，手指については手指切断，また先天性中手骨短縮症などが適応という．

延長部位の決定 延長部位は骨幹より骨幹端のほうが骨の形成が良好であるので尺骨では近位部，橈骨では遠位部で延長する．手指では近位の骨幹端がよいであろう．

a）**前腕骨延長術**：延長器としては片側Orthofix, またはIlizarov固定器が使用され，延長に際しては遠位，近位橈尺関節のalignmentが変化するので症例に応じて同関節を一時的に鋼線固定する必要がある．Waiting periodは10～14日，延長速度は0.5 mm/日とする．術後は拘縮防止のため手指，手，肘関節の屈伸を行わせ，夜間は装具を使用せしめるという．

本法は上肢の外傷後の変形，短縮，先天異常，とくに**内反手の矯正**，腫瘍切除後の広範な骨欠損などに用いられ，長期の治療期間を要するものに多くの利点のあるごとく，藤（2006）も前腕，および手指の延長術につき実施上の要点を述べている．

b）**指骨延長法**：延長器としてはOrthofix M-100を使用，ピンの刺入にあたっては伸筋腱の走行に注意し延長器が手の使用に邪魔にならないよう配慮する．骨軸に垂直にピンを刺入，waiting periodは7～10日，延長速度は0.5 mm/日，延長時の疼痛，知覚異常，可動域制限を目安に延長速度を調節する．手指の積極的な自動運動は許し，作業療法による運動の指導，装具装着を行う．

Ulnar ray deficiencies（尺側列の発育障害）

先天性尺骨欠損（ulnar hemimelia）：尺骨が部分欠損，または全欠損するため手が尺側に偏位して外反変形をとるもので**外反手**，manus valgaとも呼ばれる．橈骨欠損である内反手に比較してその発生はまれとされているが，軽症例も加えればそれほどまれではないようである．

本症は先述のごとく尺骨の部分，または全欠損を認めて外反手を形成する本来の形態をとるものと，症状が手に限局して尺側指の欠損や発育不全を示すものの2つに分けて考えるのがよいであろう．もちろん細かく観察す

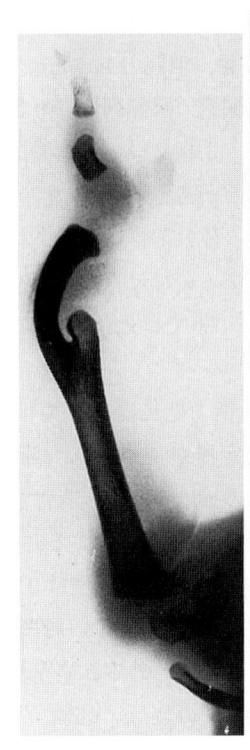

a. 3歳，男児例．肘部で骨切り術を行い前腕回旋の矯正を行った．

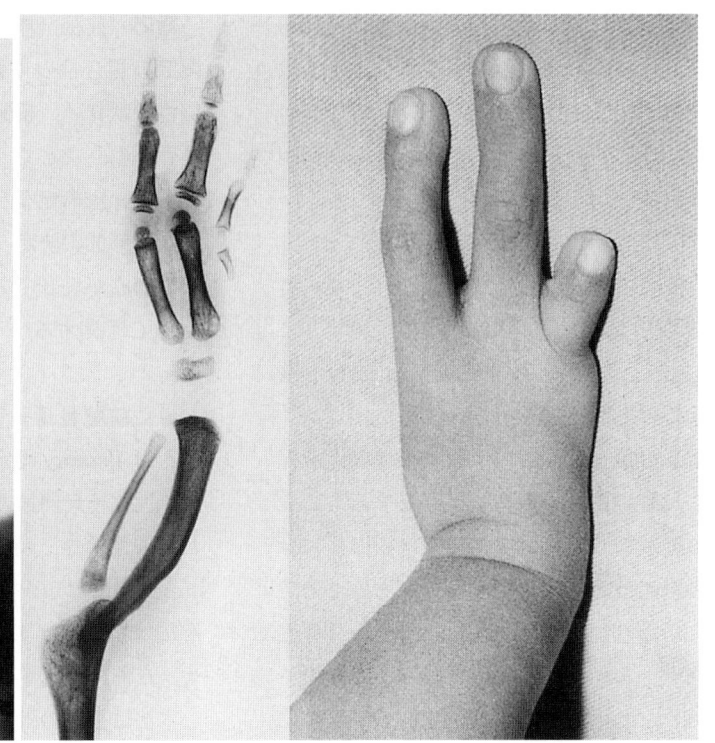

b. 2歳，男児例のX線像と所見

図 32・18 尺側列形成不全のいろいろ

ればこれらの移行型も存在するわけである．

さて**尺骨形成不全**の症状としては前腕の短縮と橈側凸の変形であり，指は尺側2〜3指の欠損を伴うことが多く，手は手関節部で種々の程度の外反変形をとる．X線上橈骨には短縮，肥大，弯曲が認められ手根部では尺側手根骨の欠損を，また肘部では橈骨小頭の側方脱臼をみることが多い．そして尺骨は部分欠損の場合，その中枢側の一部は上腕骨末端に関節をもって付着するが，重度症例では上腕骨と骨性癒合することがあり，また完全欠損例では橈骨が上腕骨末端に付着して骨性突起をなすこともある．

次に**尺側指形成不全**であるがしばしば第4，5中手骨癒合症が認められ，中には中手骨がY字型に癒合したものも認められる．さらにこの癒合が進めば中手骨は1本となり，これに小・環指が付着することとなり，また症例によっては浮遊小指となるもの，小指欠損にいたるものも認められる．そのほか本症の際には橈側列構成組織にも多少の形成不全を伴うものがまれでない．

治療法 軽症例については治療を要しないものもあるが，ある程度以上の重症例については前腕の回旋運動を犠牲にしてでも肘部の不安定性を除いてやる必要がある．初期には副子固定による矯正も行われるが，手術可能となれば橈骨の骨切り術を行い，これを残存する尺骨の断端に移動，固定して one bone forearm を作製する．この際残存尺骨の末端から手根骨の尺側に向かって走る線維性の索状物が存在するのでこれの切離が必要となる．手術はなるべく早期に行うことが好ましいが，筋の剝離に際して神経を損傷するようなことがあってはならない．移動した橈骨と尺骨との固定は Kirschner 鋼線により髄内性に固定するのがよいであろう．そしてあとに残った橈骨の中枢端は剝離摘出される．

次に手に限局した第4，5指中手骨癒合症に対しては，これを分離して間に骨移植を行い，手掌の横幅を広くするとともに小指外転を矯正することが行われる．骨移植

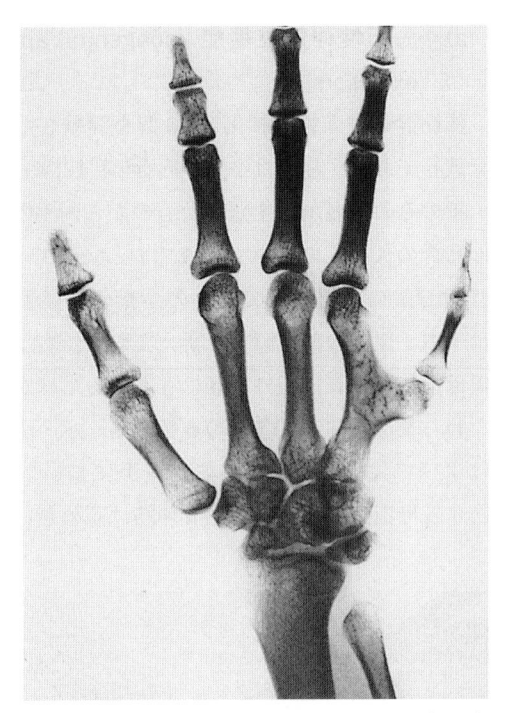

III 先天異常の分類項目別治療　597

a. 環・小指中手骨の癒合のほか尺骨の形成不全を
みる.

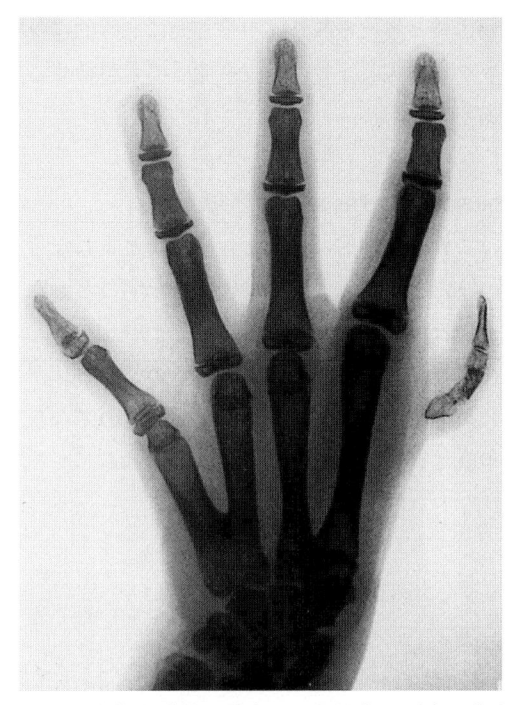

b. 環・小指中手骨の癒合のほか母指の形成不全を
合併するものも多い.

図32・19　手における尺側列形成不全

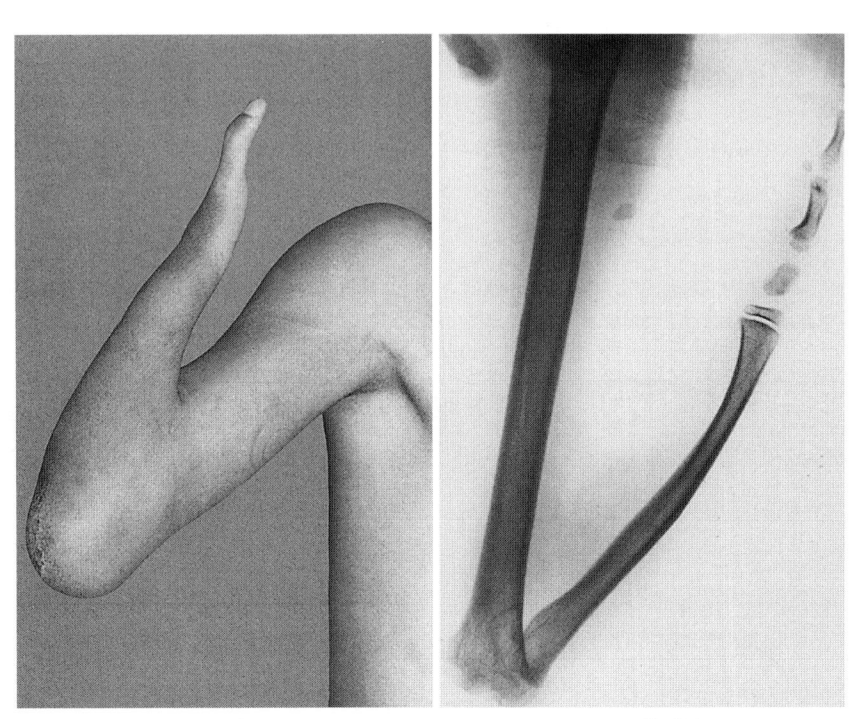

a. 肘関節には屈曲拘縮がみられる.

b. X線所見

図32・20　17歳，男．単指症

では再矯正が困難と考えられれば中手骨間に一時的にシリコンブロックを挿入し，骨の成長を待って骨移植するのもよいであろう．

Tendon or muscle dysplasia（筋腱形成障害）

筋の異常はこれを解剖的にみるときはさほどまれなものではなく，またその多くは何ら障害をきたすこともないので臨床的にはほとんど無意味といってよい．しかし何らかの原因で症状を示すこととなればそのこと自体がまれなために誤診をすることも多いと思われるので今日までに報告されている主な筋異常について述べる．

a) 先天性伸筋欠損症（congenital aplasia of the extensors）

伸筋群の先天性欠損例の10例を経験したので簡単に記載しておく．症例は2歳から54歳までの全例男性で，示指のみの伸展障害を認めたものから両手のほぼ全指の伸筋群の欠損を認めたものまでいろいろである．図32・21は6歳の男児症例で右手の全指の伸展障害と左手の示・中・環指の伸展障害を訴えており，右手については短母指伸筋，長母指外転筋は存在するもほかの伸筋，すなわち長母指伸筋，各指の総指伸筋，示・小指固有伸筋はすべて欠損していた．また左手については短母指伸筋，長母指外転筋と小指固有伸筋は認められたが，ほか

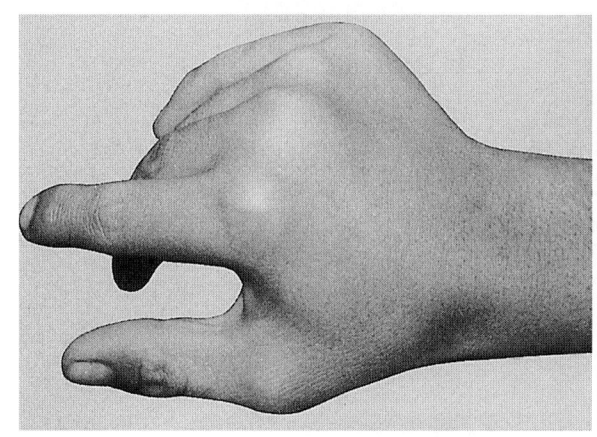

a. 来院時所見

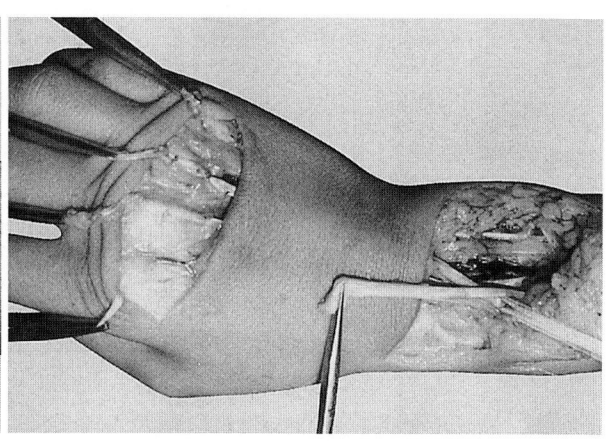

b. 手術時所見．術前母指は伸展可能のごとくにみえたが，長母指伸筋腱は紐状で筋はなく短母指外転筋の作用により伸展していた．他の指についても伸筋腱は紐状であり，筋は認められなかった．よって足底筋腱を採取，four tailed tendon として移植，中枢側は長橈側手根伸筋腱と縫合，これを力源とした．母指は腱部を母指球側から手関節橈・掌側に reroute し長掌筋腱に移行した．

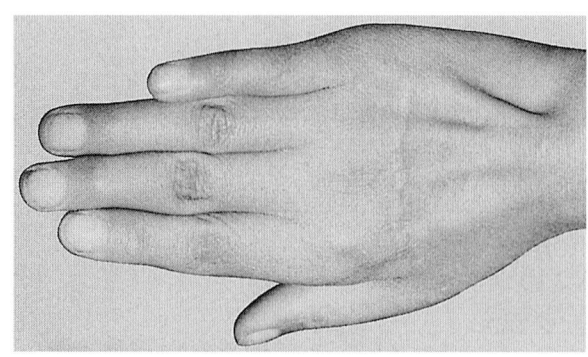

c. 術後の指の伸展状況

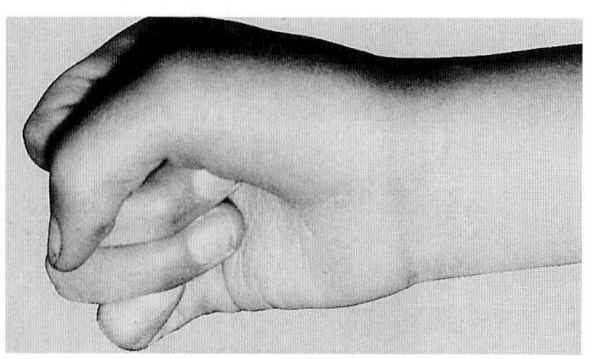

d. 術後の指の屈曲状況

図 32・21　6歳，男児．両手指伸展障害（先天性伸筋欠損症）

の伸筋はすべて欠損していた．そして母指の伸展が可能であったのは，短母指伸筋腱の線維が末梢側にまで伸びていたためであることが手術所見として確認された．手術時の所見として伸筋腱はまったく認められないものから，紐状をなし，中枢に追求すると脂肪組織中に消失するもの，また伸筋支帯を通って中枢に向かうが，筋は脂肪様変性して筋組織のまったく認められないものなどがあった．そして症例によっては指の伸展を側副靱帯，または骨間筋を用いて MP 関節を伸展位に lock するという trick motion を行っているのを認めることができた．

治療法 以上の症例はともに指は伸展不能であるが，congenital clasped thumb の場合のごとき拘縮は認められなかったので，長橈側手根伸筋腱を力源としこれを指の総指伸筋の紐状腱に移行した．腱のない症例に対しては four tailed tendon graft を要したものもある．母指については長母指伸筋腱を手関節橈側に reroute して長掌筋に移行した．なお長掌筋，また橈側手根屈筋には発育不全のものがあるので力源の選択には注意する．われわれはしばしば伸筋腱への送力筋として長橈側手根伸筋を選んだが，これらは術前の触知で手根屈筋の発育不全が認められたからである．そのほか浅指屈筋腱を背側に出しこれを 4 本に裂いて腱移行する方法も用いられてよいかもしれない．

b) 長掌筋の異常（肥大）

移植腱として利用される本筋の欠損についてはよく知られているところであって，およそ 10％あまりの症例に欠損例があるとされている．そもそも指の屈曲に際して末節の屈曲は深指屈筋により，中節の屈曲は浅指屈筋により，そして基節の屈曲は長掌筋により行われたのであるが，手における intrinsic muscles の発達は長掌筋を現在のごとき退化へと追いこんだと考えられており，腱部は細長く，筋の発育も不良なのが普通である．ところがまれにこの筋が長大な筋腹をもって前腕屈側に位置し，その部の腫脹，疼痛，また症例によっては神経圧迫などの症状を示すことがある．これについては Goulding (1948)，Thomas (1958) らの報告があり，診断に際してはガングリオンとか軟部組織の腫瘍，滑膜炎などとの鑑別が必要となる．治療としては筋切除が行われる．

c) Extensor digitorum brevis manus

手背に認められる異常な short extensor であって解剖的にはかなりの報告があるようであるが，臨床例についての報告は少なく，最近では Jones (1959)，Dum ら (1963)，Peeling (1966)，Souter (1966)，Ross and Trog (1969)，またわが国では，本多ら (1971)，山下ら (1971)，喜多 (1974)，野村ら (1974)，福沢ら (1979) などの報告があるにすぎない．しばしば男性で，しかも両側性に発生し，部位としては示指，また中指に認められるが，腫脹，疼痛などの症状は利き手である右手にみることが多い．これは筋肥大のために症状をきたしたと考えられ，長軸方向に長い腫脹として認められ，指の伸展により腫脹部は硬くなるのが特徴である．しばしばガングリオン，腱鞘炎などと誤診される．治療としては筋切除を行えばよい．なお示指にこれが認められる場合には，これを extensor indicis brevis と呼ぶことがある．

d) 浅指屈筋腱の異常

Wesser ら (1969) は手掌部に腫脹を認めた 11 歳の少年において手掌腱膜，また transverse carpal lig. の末梢側縁から発生した異常筋が示指の浅指屈筋腱に付着，その腱鞘の入口の部付近にまで及んでいた例を報告したが，Vichare (1970) も 19 歳のタイピストにおいて，ほぼ同様の症例を報告している．また Butler ら (1971) は前腕の浅指屈筋腱から発生した虫様筋が手根管内を通過の際正中神経を圧迫して手根管症候群の原因をなした症例を述べているが，かかる場合もあることを留意して，この部の診断，治療にあたる必要がある．鑑別すべきものとしては腫瘍とか腱鞘炎などがあろう．

e) 母指，示指屈筋の癒合

筆者の経験例は 3 例であるが，母指を屈曲せんとすると示指が同時に屈曲し，両者が分離できない症例がある．長母指屈筋と示指の屈筋が先天的に癒合している症例で手術的に筋を分離することにより分離運動が可能となった症例を経験した．

Nail dysplasia（爪形成障害）

爪の変形 これにも種々のものがあるが，大きさよりして巨大爪（macronychia），矮小爪（micronychia），数の異常としては爪の欠損（anonychia）とか過剰爪

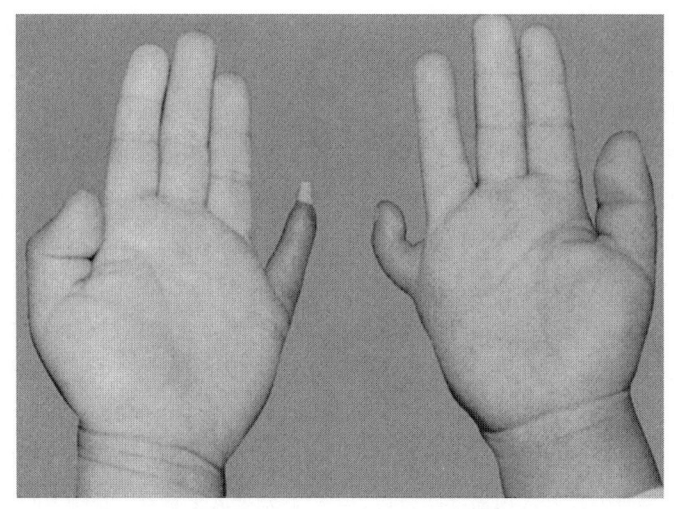

a. 左小指に変形あり，屈曲不能．爪は環状爪で指先の全周をとりまいている．右小指も短小

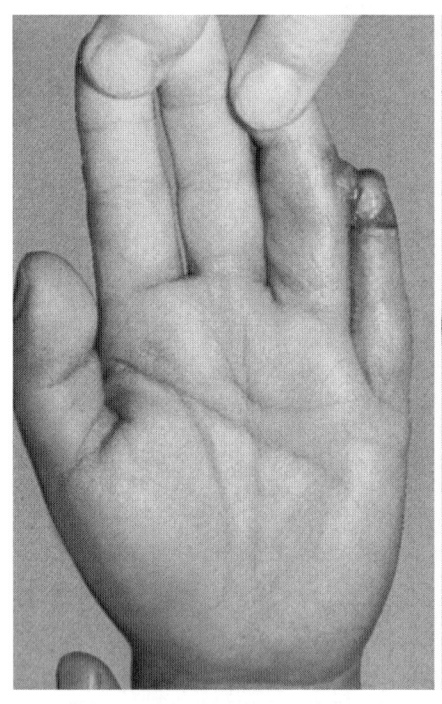

b. 背側に一部の爪を残して掌側の部は cross finger 法でカバーした．

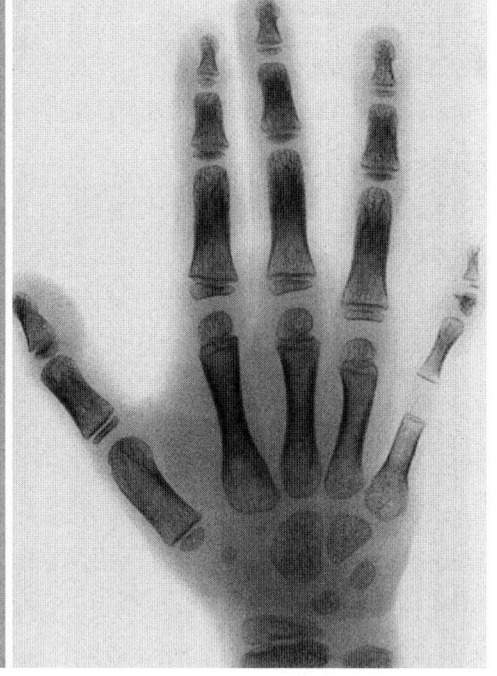

c. 右手の X 線所見で，小指中手骨に骨頭核の欠損をみる．

図 32・22　5 歳，男児．両側小指発育不全および左爪変形

(polyonychia)，また爪の異所発生 (heteronychia)，そのほか形態よりして匙状爪甲，扁平爪甲，厚硬爪甲などがあるが，先天異常のみでなく全身性諸疾患，また皮膚病性疾患に合併して発生することはよく知られている．

さて爪の奇形のうちで日本人にかなりの頻度にみられるものに**先天性示指爪甲欠損症**（congenital onychodysplasia）と呼ばれるものがある．これについては礒ら (1969)，北山ら (1979) の記載があるが，先天性でしか

も両側示指に発生し，anonychia, micronychia, また爪が左右分離したような型をとって polyonychia として現われるものがある．一般に遺伝関係は認められず，骨，関節も小指中節短縮症程度でたいした異常をみないのが普通である．治療としては人工爪のほか爪の移植術などが行われるが，手技の実際については爪の損傷の項（p.74）を参照されたい．

なお，筆者は5歳男児において小指の先端を環状にとり囲む**環状爪**ともいうべき爪の奇形を経験したが，この症例に対しては背側に望ましい幅の爪を残してほかの部を切除し，この部には環指背側からの皮膚を cross finger 法で移植，被覆して形成を行った．

II Failure of differentiation of parts（分化障害）

Synostosis（先天性骨癒合症）
先天性橈尺骨癒合症（congenital radioulnar synostosis）

先天性橈尺骨癒合症は比較的まれな疾患とされているが，Chasin（1932），Fahlstrom（1932）らによる100数十例の集計，またわが国においては広谷ら（1964）による85例の報告例の集計などがあり，報告されないもの，また見逃されたものを含めればさほどまれな疾患とはいえないであろう．前腕の回旋運動障害を主訴として来院するもので女性より男性に多発する傾向があり，半数以上の症例が両側性で偏側性の場合には右手が多いとされている．癒合部位としては近位端，骨体部，遠位端の3者が考えられるが，後の2者はきわめてまれで，2, 3の報告があるにすぎない（加藤ら，1970）．したがって全症例近位端の癒合と考えてよい．

さて本症は2型に分類される．Ⅰ型は橈骨小頭が2〜3cmにわたって尺骨と完全に骨癒合するもので，前腕は回内位に固定され，X線上尺骨は細めで発育不全を示すのに対し，橈骨は太く前方突の弯曲を示す．そしていま1つのⅡ型は橈骨小頭の癒合が不完全でしばしば前方，また後方への脱臼所見をみることもあり，前腕の回旋運動も多少可能なもので，一般にⅠ型のほうが多いが，Ⅱ型は障害程度が少ないためそれに気づかないことも多いとされている．なお肘関節に10〜30°の伸展制限をみるものが症例の1/3程度のものにみられるという．

本症の家族発生についての調査結果では明らかに遺伝関係のみられるものとそうでないものとがあり，なお不明の点が多いが，近年細胞遺伝学方面からの研究が進められ本症とXY性染色体との関係が注目されている．

治療法 本症の治療はきわめて困難であって癒着部の切離を行っても再癒合を起こすのが普通であり，また脂肪，筋膜，その他の人工膜の挿入により癒着を防止しても線維化した回外筋，円回内筋の機能は得られず，肥厚した骨間膜の作用もあって満足すべき自動運動を回復することはほとんど期待されない．したがって回内拘縮が強いような場合，これを骨切り術により除去して前腕を使用しやすいように肢位をかえるのも一法であろう．ただし，無理な手術をして橈骨神経深枝麻痺をきたすとか，Volkmann拘縮を起こすようなことがあってはならない．矢部（1971）は癒合骨切除部に肘筋を筋弁として挿入し，さらにZancolli の bicipital tendon rerouting 法（図26·12）に準じて，上腕二頭筋を回外筋となるよう橈骨に再縫着する方法により良結果を得たとしている．さらに金谷（2003）は前腕の有茎筋膜脂肪弁移植を用いて良結果を得ているようである．いずれにしても本手術は短期では結論が得られず成人後の長期の追跡が必要となろう．

手根骨の先天性癒合症

手根骨が先天的に癒合したままの状態にあるもので，ほかの目的で撮影されたX線フィルムにより偶然発見されることが多い．部位としては月状骨と三角骨との間に起こることが多く，Os lunatotriquetrum とも呼ばれ0.08〜0.13％に認められるが黒人には頻発するという．偏側性のことが多く，無症状に経過するのが普通であるが，家族発生があることもあり，また遺伝性の強いsymphalangism に合併するとか，同時に足根骨の癒合症を認めることもある．Szaboskyら（1969）は1,838

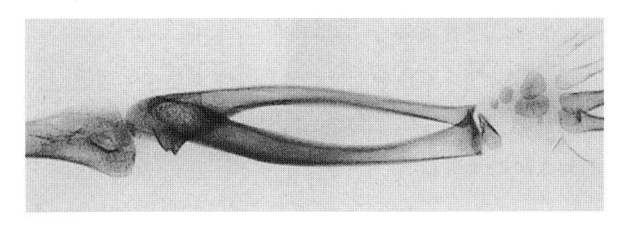

図32·23　4歳，男児．先天性橈尺骨癒合症

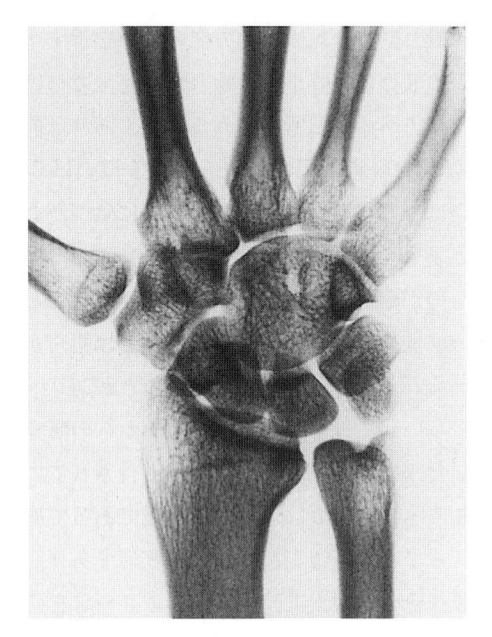

図32・24 28歳, 男. 有頭骨と有鉤骨の先天性骨癒合症
とくにこの部に症状はない. 偶然に発見

例のX線フィルムを調べ5例, 7手根骨に本癒合症を認めたとしている. さてこの月状骨と三角骨間の癒合以外で認められる癒合症としては有頭骨と有鉤骨間の癒合症, また月状骨, 舟状骨間の癒合などでCockshott (1969) は黒人につき豆状骨と有鉤骨間の癒合症を認めた家系について述べている.

Radial head dislocation (先天性橈骨頭脱臼)

まれに認められる先天異常であって単独に, またはほかの疾患と合併して現われる. 本症についての最初の報告はAbbott (1892) によるとされ, その後McFarland (1936) による11例についての報告があり, Almquistら (1969) の18例, Exarhouら (1970) の3例報告などがある. 脱臼方向は前方, 後方, 側方と3方向への脱臼が知られているが, ほかに先天異常を合併しない限局症例では前方脱臼が普通とされている. 前方脱臼時における橈骨小頭の変形としては正常時にみられる小頭中央の圧跡が消失してドーム形を呈する点と, 尺骨が正常の

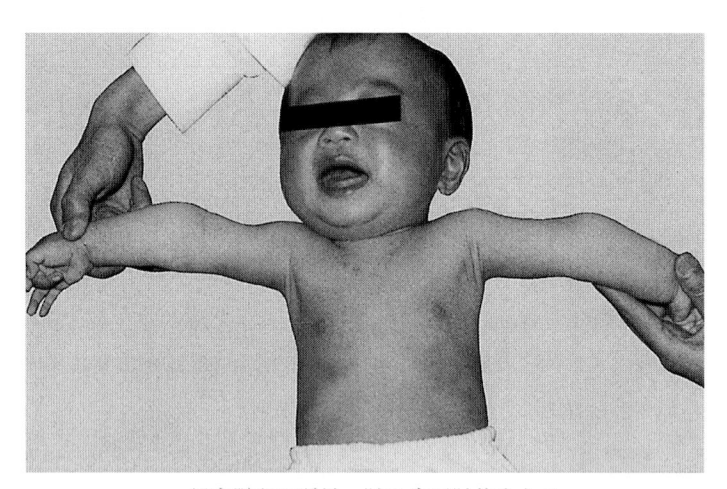

a. 側方脱臼の所見. 肘は内反肘位をとる.

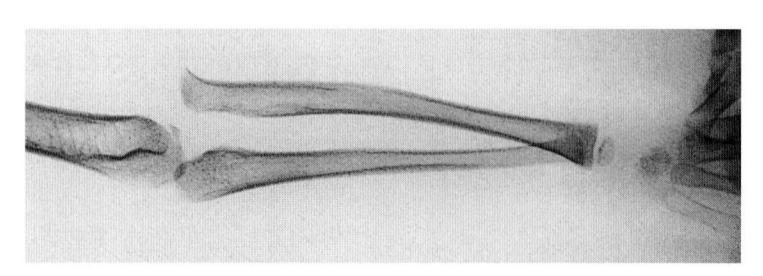

b. 5歳, 男児 (別症例) にみられた橈骨小頭前方脱臼のX線像

図32・25 1歳, 男児. 先天性両側橈骨小頭脱臼症例

弯曲を失ってかえって前方突の弯曲を示す点で，その所見はちょうどMonteggia骨折時における橈骨小頭の前方脱臼と尺骨の変形に類似するといってよい．

後方脱臼は橈骨小頭の延長と後方への突出であり，尺骨は前方脱臼の場合と反対に後方突の弯曲を示す．また側方脱臼は橈骨，尺骨の中枢端が互いに分離したごとき所見を示すもので，これらの出現率はAlmquistによると前方脱臼47％，後方脱臼43％，側方脱臼10％であったとされ，このうち合併症のない単独症例では32例中24例に前方脱臼が認められたという．なお両側性脱臼の出現率は40％であったとされている．

さて本症の原因については橈骨小頭の発育障害であるとか，輪状靱帯の弛緩，また胎生時の外傷による尺骨の弯曲異常が原因をなすなどの説もあるが，おそらく発育上での欠陥が原因をなすもので上記の構造上の諸変化は二次的のものと考えたほうがよいであろう．なお，本症がほかの全身性疾患に合併して現われることはよく知られているところで，それらの疾患としてはdiaphyseal aclasia, Ehlers-Danlos syndrome, arthrogryposis, nail-patella syndrome, Apert syndromeなどがあげられている．

治療法　前方脱臼の際には屈曲障害，後方脱臼の際には伸展障害があり，それに前腕の回内，回外運動の制限などが認められるが，一般にその程度は軽微であるのでたいした障害とはなりえない．したがって治療としては理学療法のみとし，手術療法は適応とならない．また手術的に脱臼の整復を試みても成功は期待し難いであろう．もし疼痛などあれば成長を待って橈骨小頭の切除を考慮する．

Symphalangism（指節骨癒合症）

これは指節が互いに癒合して強直するものでCushing（1916）の命名によるとされている．一般にPIP関節に認められ，DIP関節，MP関節には異常をみないのが普通である．発生的には短指症と関連を有すると考えられ，指関節の分化の障害によるもので遺伝性がきわめて高く数代にわたる家族発生についての報告も少なくない．両側性に発生することが多く，母指以外の全指にこれをみることもあるが，また1, 2の指，とくに第2，第4指にみることが多い．単独に発生することもあるがほかに先天異常を合併することも多く，短指症，合指症を合併することもしばしばである．Geelhoedら（1969）は足の距骨とその周囲足根骨との間に骨性癒合を認めた2家系についての報告を行っているが，かなりの症例に合併して現われるようで注意すべきであろう．

なお本症の際，指関節が常に骨性強直を示すとは限らず，X線的には一応の関節裂隙を認めるが可動性は認められないという場合も少なくない．かかる場合関節面は軟骨層を有するも角状を呈して可動性は得られず，関節囊も弾性を失って，単に上記関節を被覆するにすぎない．

治療としては特別のものはなく機能障害も著明でないのでそのまま放置してよいであろう．症例によっては骨切り術による良肢位固定を考慮するのもよいかもしれないが，関節授動術は行うべきではない．

Contracture（拘縮）

Arthrogryposis multiplex congenital（多発性関節拘縮症）

1841年Ottoによりはじめて注目され，その後Rosenkranz（1905）によりarthrogryposisと命名されたが，そのほかmultiple articular rigidites, arthromyodysplasia congenital, amyoplasia congenitalなどとも呼ばれ，かなりの頻度でわれわれの外来を訪れるものである．症状としては四肢の運動障害と拘縮であり，筋の萎縮と関節周囲のfibrosisが著明で関節はしばしば伸展位または屈曲位拘縮をとる．通常左右対称的に現われ，家族的出現も報告されているが遺伝関係は明らかでない．原因は不明であるが，筋組織の発育不良と線維化を認めることは諸家の一致した見解である．しかしこのamyoplasiaの発生原因についてはいまだに定説なく，

① 子宮内強制位説
② 脊髄前角細胞の減少をみるという神経系障害説
③ 胎児子宮内virus感染などの炎症説
④ 遺伝説
⑤ 筋の一次的な形成不全説

などがあり，その解明は今後の研究にまたなければならない．また本症の原因に筋病性と神経病性の2つがあり，前者には家族発生をみるが，後者にはこれをみないというもの（Weckesserら，1968）もある．なお本症

604　第32章　手の先天異常

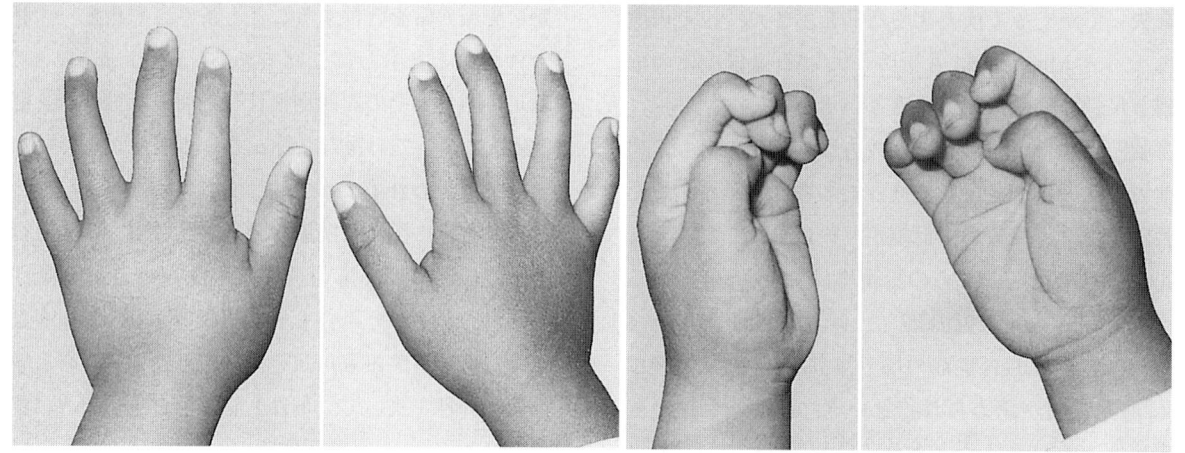

a. 背面像

b. 側面像でDIP関節の屈曲は可能であるがPIP関節は屈曲不能

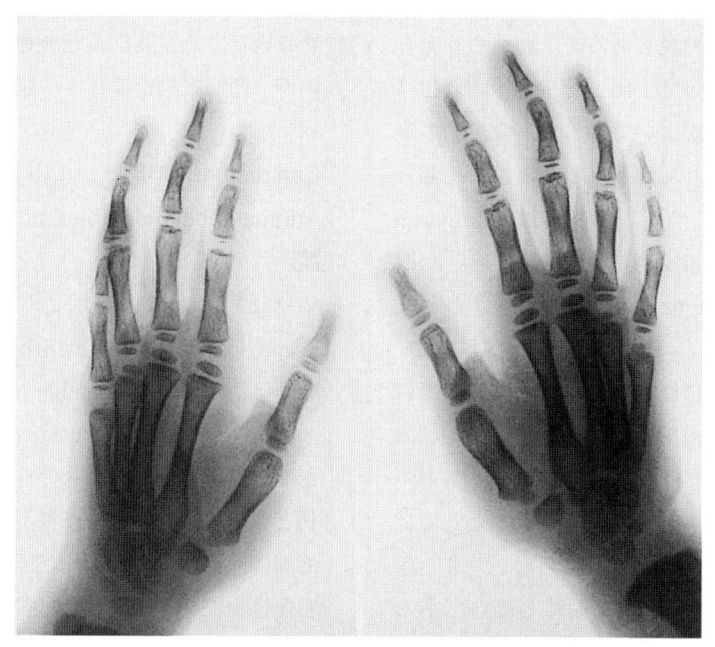

c. X線所見でPIP関節は存在するが基節骨頭に扁平化を認める.

図32・26　6歳, 男児. Symphalangism症例

の発生は女性より男性に多く, その比はほぼ2：1とされ, 知能については低いものもあるが, 正常以上のものもあり, とくに関係はないようである.

症　状　四肢は筋質の減少により棍棒状を呈し, 筋腹の触知が困難で特有の形態をとることが多い. その概略についてみると肩関節は内転内旋位をとって挙上運動が不能であり, 腋窩前面に翼状皮膚をみることがある. 肘関節は伸展位拘縮で屈曲不能, 橈骨小頭脱臼とか橈尺骨癒合症を合併することもある. 前腕は回内位をとり手関節は強度の屈曲拘縮を示し, それに軽度の尺屈が加わることが多い. また手については母指内転屈曲拘縮が著明で指にも屈曲変形をみる. 一方下肢については股関節の屈曲拘縮とか外転, 外旋拘縮, それにこの関節の脱臼をみることがあり, 膝関節については屈曲拘縮もあるが多くは伸展拘縮で, それに膝蓋骨脱臼をみることもある. また足については内反尖足が多いが, 症例によっては外

反扁平足とか踵足をみることもあるとされている．

　以上のごとくであるが，これらの症状の現われ方は症例によりいろいろであって，きわめて軽症のものから重症のものまで種々の段階があり，症状が上肢のみ，また手のみに限局するものもあって本症と屈指症とか斜指，また母指内転拘縮症などとの関連についてはなお多くの問題がある．

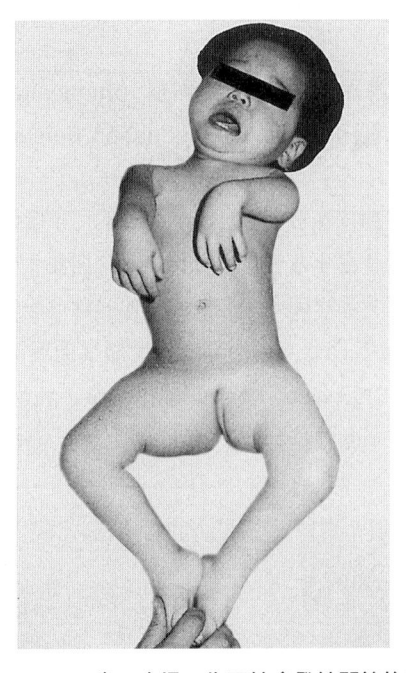

　治療法　本症は生後ただちに認められるので，まず副子固定とか装具による変形の矯正が試みられる．なるべく早めにしかも確実な矯正を少しずつ追加していけば意外に良結果を得ることも少なくない．両親との協力が必要である．年長児で効果がない場合には当然手術療法が考えられることとなるが，その適応決定はきわめて困難であり，また効果も不定．しばしば悲観的で機能回復というより肢位矯正の意味しかないことも多い．

　以下考えられる主な治療法について述べると，まず肩関節の内転，内旋拘縮に対しては骨切り術とか関節固定術の報告はあるが筆者には経験がない．肘関節の屈曲障害に対しては，症例により上腕三頭筋を前方に移行するCarroll法が効果的との報告があり（Carrollら，1970），関節に拘縮がない場合試みてよい方法であろう．筆者も2歳女児に良結果を得た経験をもっている．ただし，手術は子供がある程度意欲をもつまで待ったほうがよいであろう．もし拘縮があれば関節囊切離術も考慮される．また前腕の内旋変形の矯正の意味も含めて顆上部での骨切り術が行われることもある．

　次に手関節の屈曲拘縮に対しては掌側関節囊の切離が効果的のことがある．同時に前腕屈筋のsliding op.を合併すればより効果的であろう．手技についてはVolk-

図32・27　2歳，女児．先天性多発性関節拘縮症
両手関節の屈曲拘縮，両母指の内転・屈曲拘縮，両膝の屈曲拘縮，両足内転脚などが認められる．

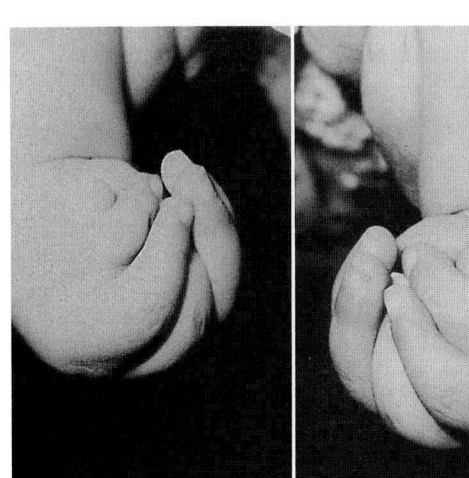

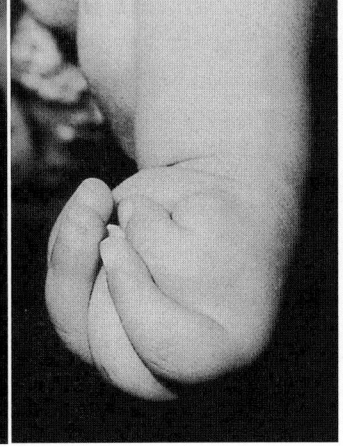

a. 来院時所見

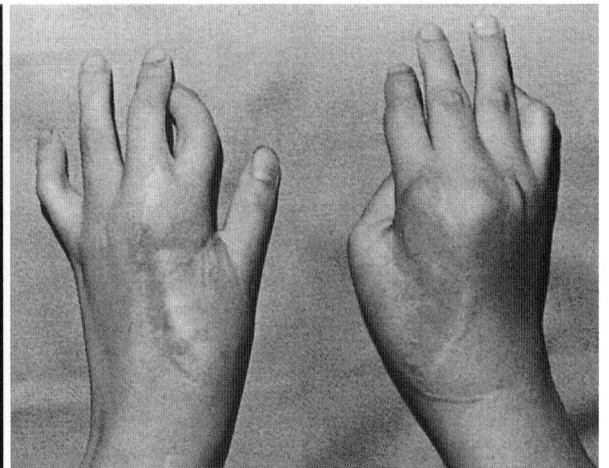

b. 治療開始後12年の所見．両手につき腱移行・移植術，また背側皮膚のsliding op.などそれぞれ2回の手術を行っている．

図32・28　2歳，女児．指および手関節の著明な屈曲拘縮症例

mann拘縮の項，また痙性麻痺手の項を参照されたい．術後は矯正位固定を3週間行い以後装具とする．そのほか橈骨の骨切り術，また成人例では関節固定術を行うこともある．

手の変形は先天性母指内転拘縮とか屈指症のそれと同様であり，したがってその治療も同様の方法がとられるが，母指の内転拘縮に対してはthenar creaseに沿う切開で皮膚のreleaseとともに母指球筋起始部のreleaseを行い，同時に内転筋切離とか第1背側骨間筋の剥離，またMP関節掌側関節囊のreleaseなどにより肢位を矯正，Kirschner鋼線による固定ののち皮膚欠損部には全層皮膚の移植を行う．指についても屈曲拘縮が著明であれば手掌の母指手掌指節皮線に沿う横切開で拘縮を除去，皮膚欠損部には皮膚移植を行う方法がとられ，関節拘縮が強ければ関節囊，すなわちvolar plateのrelease，intrinsic tendonとか，**翼状手**で指に尺側偏位があれば，側副靱帯の切離とその後における矯正肢位でのKirschner鋼線による一時的固定も行われる．長母指屈筋腱に短縮が認められれば，これの延長とか腱移行術なども考慮される．しかしこれら手術によっても十分な機能回復が得られるとは限らず，単に変形の矯正とかわずかの機能改善で満足しなければならないことも多い．そのほか下肢の治療についても種々の問題があるが，これについては他の専門書を参照されたい．

先天性母指屈曲・内転変形症（congenital clasped thumb, congenital flexion-adduction deformity of the thumb）

母指が屈曲位をとり，しかも内転して手掌面に接するため握り動作をすると指は母指の上に屈曲することとなり，また一方指を開く場合，指の伸展は可能であっても母指は外転不良で，しかもMP関節は伸展不能な状態にあるものでclasped thumb, clutched thumb, pollex varusなどとも呼ばれる．Zadek（1934）の報告を最初

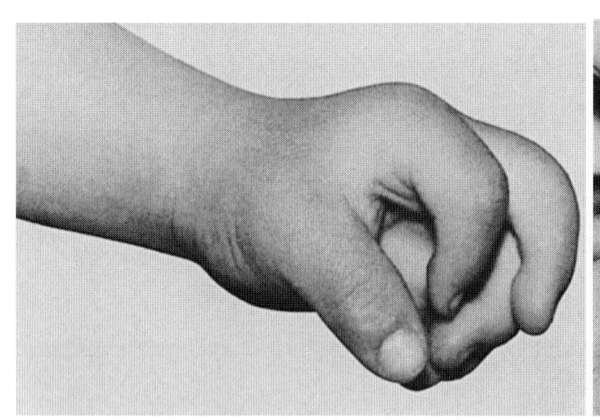

a. 母指内転，指屈曲拘縮例で，かかる場合の矯正はきわめて困難

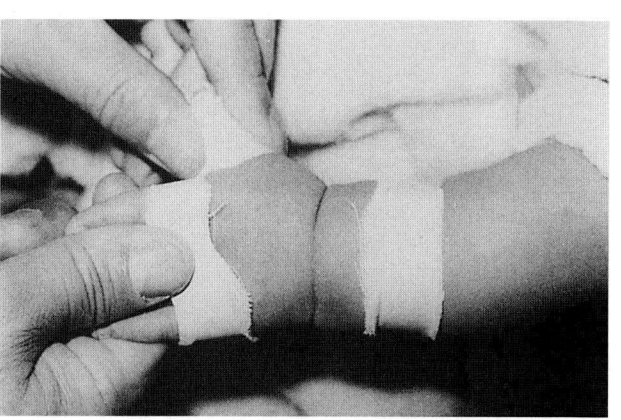

c. 矯正位副子固定を実施しているところ．

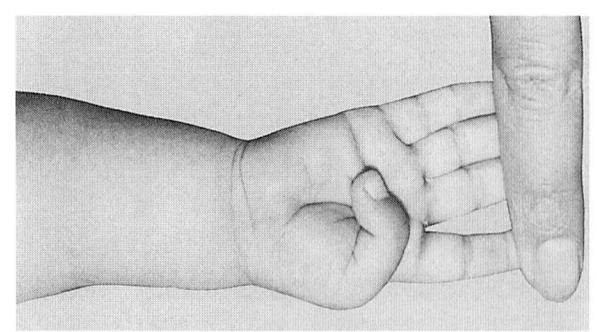

b. 同じく母指屈曲，内転変形であるが，かかる場合の矯正は一般に容易である．

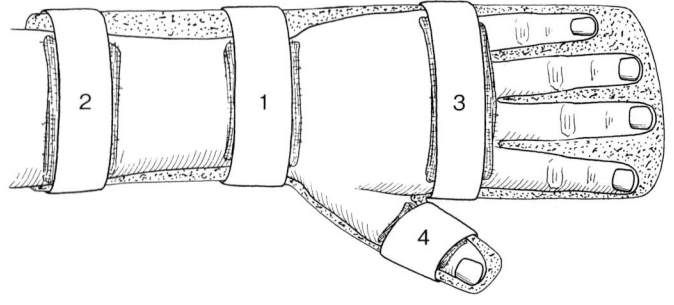

d. 矯正位副子固定の実施法．数字はテープを貼る順序

図32・29　母指内転拘縮に対する矯正副子固定法

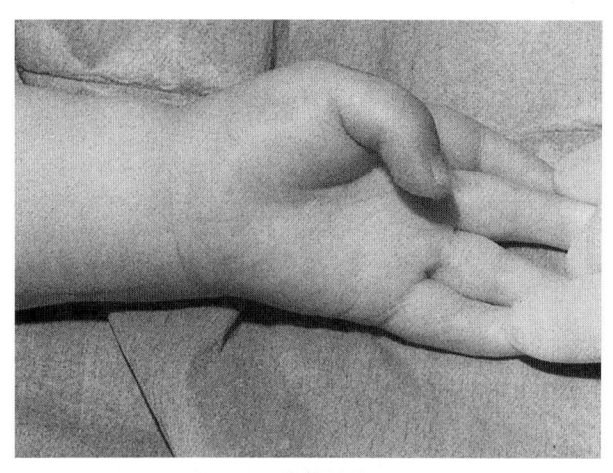

a. 術前所見

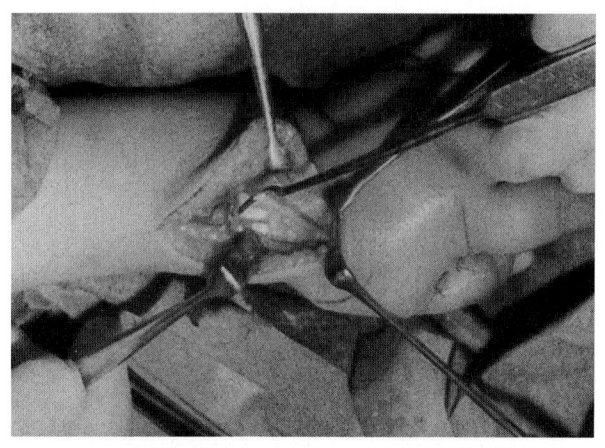

b. 術中所見．短母指伸筋腱の発育が不良であったので示指固有伸筋腱を移行し，これを母指基節骨基部に母指伸展外転位で固定した．

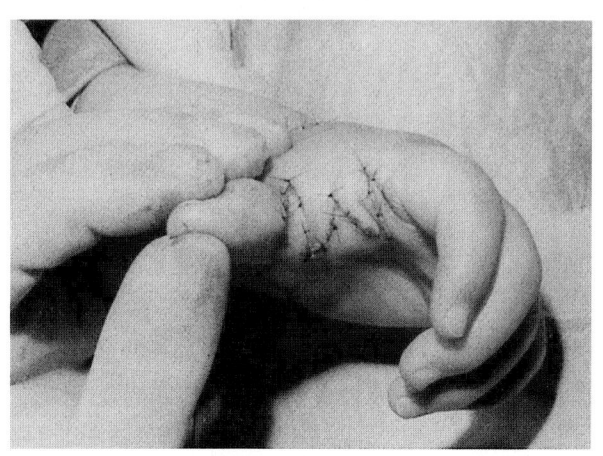

c. 第1指間には opposed double Z-plasty をおき指間の拡大をはかった．

図32・30　2歳，男児．母指の先天性内転・屈曲拘縮

として多くの症例の報告があるが，われわれも今日までに arthrogryposis による症例も含めて約90例を経験している．変形は両側性に現われることが多く，家族的に出現する場合も少なくない．症状としては母指の屈曲，内転変形のほか，母・示指間の皮膚の拘縮とか指の伸展障害，また指の尺側偏位とか前腕の回旋障害・母指MP関節の不安定性などいろいろであり，そのほか扁平足，内反足，それに兎唇，口蓋変形，ヘルニアなどを合併することもある．診断は困難でないが小児の弾発母指とか脳性麻痺を鑑別する．Arthrogryposis congenital の軽症例はしばしば本症と同一症状を示すが，両者が同一疾患か否かについては現在なお明らかでない．本症は単に母指のみの変形であるが，これに手関節，肘，肩の拘縮を加えれば arthrogryposis となるわけで，発生的には同一機序によるように思われる．

さて本症の原因の1つとして伸筋腱の欠損とか発育不全があるとされ，とくに短母指伸筋に aplasia とか hypoplasia をみることが多い．まれに長母指伸筋に異常のあることもあるが，もしこれの欠損があれば母指末節の伸展は不能なはずである．しかしこれらの伸展筋の異常のみで本症が発生するのではなく，そのほかMP関節掌側関節囊の拘縮とか母指球筋の線維化，皮膚の拘縮，そのほか指の尺側偏位などを合併することは先に述べた．

治療法　生後まもなくであれば副子固定による**矯正**を試みる．確実に行えばかなりの効果があるので生後なるべく早期に絆創膏と副子による矯正を行う．

さて非観血的療法で効果がない場合に手術療法が考慮されるが，その時期は少なくとも3歳以上，できれば4～5歳以上がよいであろう．なぜなら次に述べるごとく手術操作が複雑であり，患者にかなりの協力を求めなければならないからである．

手術はまず拘縮の除去より始められる．MP関節掌側より母指球筋部全体にわたっての皮膚の拘縮はきわめて著明であるので，MP関節掌側の横切開，または母・示指間より thenar crease に沿う切開により皮膚の拘縮除去を行う．一般に拘縮程度が弱い場合にはMP関節掌側切開でもよいが，強い場合には thenar crease に沿う切開の追加が必要となろう．これにより母指球筋起始部の release，MP関節部における母指内転筋の trans-

608　第32章　手の先天異常

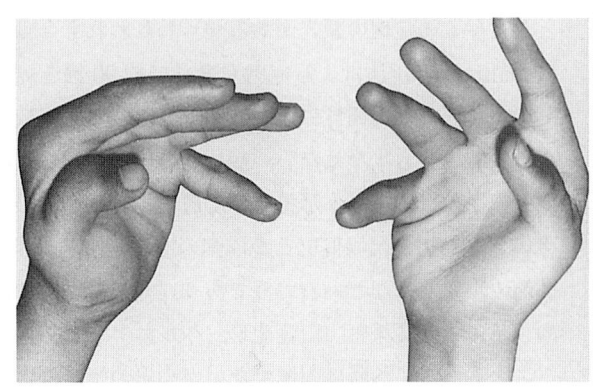

a. 来院時所見

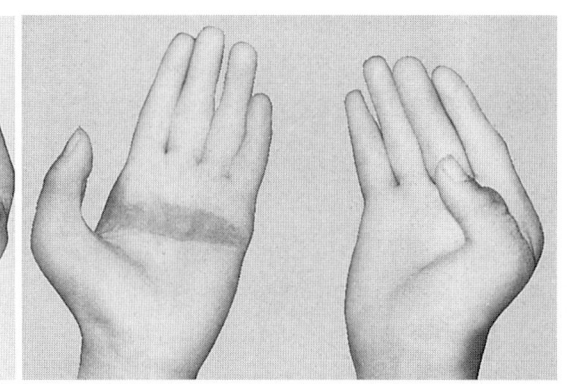

b. 左手の矯正手術を行ったのちの所見．手術としては，のちに右手に行ったと同様 Brand 法により母指内転拘縮を除去．同時に distal crease に沿う切開で volar plate および intrinsic tendon また側副靱帯を切離して指の尺側偏位と屈曲拘縮を矯正した．母指については，長・短母指伸筋腱はともに存在したので一部皮膚移植と MP, IP 関節を伸展位として Kirschner 鋼線の刺入による矯正保持のみとした．

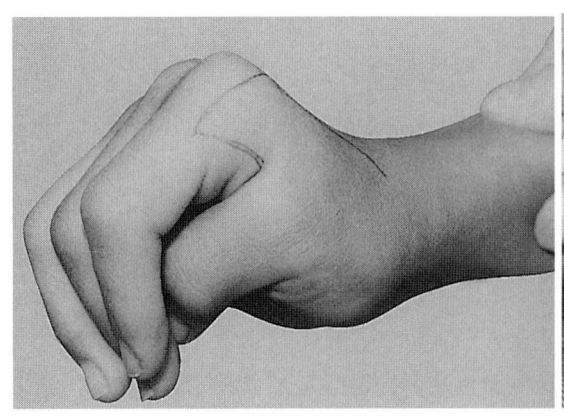

c. 右手における切開の一部

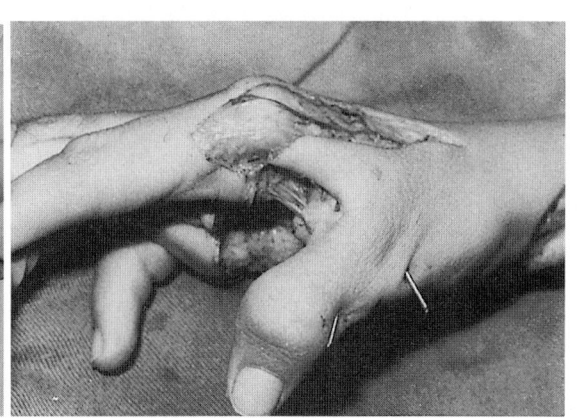

d. 変形を矯正し，Kirschner 鋼線を刺入して矯正位保持とした．

図 32・31　7歳，男児．両手の風車翼状手
足に扁平足あり．

verse fiber 付着部の切離とか，掌側関節囊の release, また第1背側骨間筋の剝離などが必要で，母指の屈曲，内転拘縮を除去したのちは良肢位として Kirschner 鋼線を MP 関節，また母・示指中手骨間に刺入，次いで皮膚欠損部には全層植皮を行い tie-over 法で固定する．そのほか，拘縮除去に手背の皮膚を sliding して利用する Brand 法，田島法などを利用するのもよい．

以上ののち，または皮膚移植の前に MP 関節背側で伸筋腱の状況を検討する．先に述べたごとく短母指伸筋腱の異常が認められ，腱が存在しないか，また細い紐状の腱があり，これを中枢側に追うと皮下組織中に消滅するようなことも少なくない．かかる場合には腱移行術が考慮される．方法としては示指固有伸筋腱を示指 MP 関節背側で切離してこれを手関節背側部に引き出し，次いで母指方向に reroute して基節骨基部背側に固定する方法が行われてよいが，示指固有伸筋腱も欠損することがあるので注意する．そのほかの方法としては長橈側手根伸筋を力源とし，これに腱移植を行うとか浅指屈筋腱の移行がよいであろう．また MP 関節の伸展と同時に母指の対立運動も考慮して橈側手根屈筋を力源とし，こ

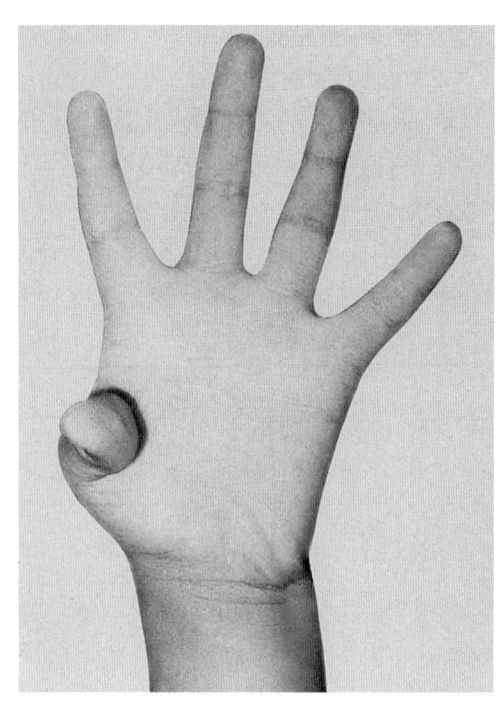

a. 来院時所見. 母指球筋のreleaseと皮膚移植, それに短母指伸筋腱欠損のため長掌筋腱を採取, これを基節骨基部の背側に固定, 中枢側を長橈側手根伸筋腱に縫合した. なお, 示指固有伸筋腱の移行も考えられたがこの筋も欠損していた.

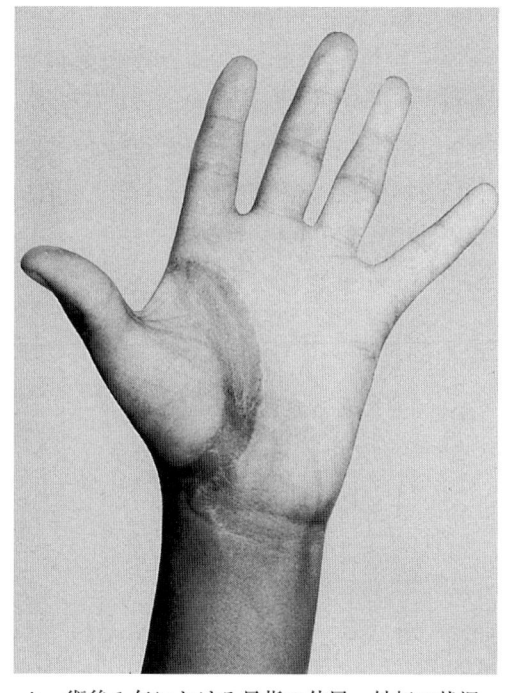

b. 術後1年における母指の伸展, 外転の状況

図32・32　10歳, 男児. 両母指の内転拘縮

れを腱移植で延長, 先端を基節骨基部背側に固定する方法も考慮されてよい.

また年長児ではMP関節の良肢位固定術とか母・示指中手骨間の固定術を考慮するのもよいであろう. そのほか母指以外にも拘縮があればこれの除去が必要となるが, たとえば指MP関節掌側皮膚のreleaseとか, 関節嚢の切離, また伸筋腱の尺側脱臼に対する処置などを要することもある. 手術は1回で終わるとは限らず, 何回かに分けて行うとか, 子供が成長するまでの間, 必要に応じて矯正手術を追加しなければならないことも多い.

a. 矯正の容易な母指の屈曲, 内転拘縮

これは先に述べた先天性母指屈曲, 内転変形とほぼ類似の形態を示すが治療によく反応し, 数週の矯正位保持で治癒に向かうもので筋・腱には異常なく, 単にこの変形が習慣になっていることによると思われるものである. 胎児が母指を内転, 屈曲し, その上に指を折りまげた状態でいることはよく知られているが, 出生後もしばらくこの状態が続くことは容易に想像されるところで, 乳児の42％に母指の屈曲, 内転位保持が認められるとされ, 母指を伸展, 屈曲して握りの運動に使用するのは3～4ヵ月後とされている. したがって, この拘縮が正常より強い場合にわれわれの外来を訪れると考えられ, 普通2～3ヵ月の乳児で両側性に母指の伸展障害を訴えて来院する. しかし拘縮の程度は先に述べたcongenital clasped thumbに比較すればきわめて軽微で他動的伸展は困難でないのが特徴である.

治療法　なるべく早期に母指外転位での副子固定法を開始する. まずアルミニウム板を手に合わせて切り, これに綿花, 包帯を巻いて副子を作製, これに指伸展位, 母指外転位で手をのせ, 図32・29c, dのごとく絆創膏で固定してから, この上にさらに包帯を巻いて固定をしっかりとする. 固定期間は1～3ヵ月あるいはそれ以上とし, この間ときどき副子の交換を行う. 両親に固定方法をよく説明して家庭での交換も行わしめてよいが, 週1

回は必ずチェックする．固定が不確実であったり，中途で中止することがあってはならない．初期には掌側副子とし，ある程度矯正が得られたのちは背側副子としたほうが効果的なことも少なくない．指先は常に観察できるよう露出しておいたほうがよい．矯正ができたのちも夜間副子はできるだけ長期間使用せしめる．

屈指症（camptodactyly）

1指または多数指が屈曲位をとるもので arthrogryposis congenital とか clasped thumb，また club hand などに合併して現われることがあるが，ここでは単に指のみに限局した変形のみを取り扱うこととする．普通両側性に発生し，しかも小指に多く，性別では女性にみることが多い．出産と同時に変形に気づくこともあるが，生

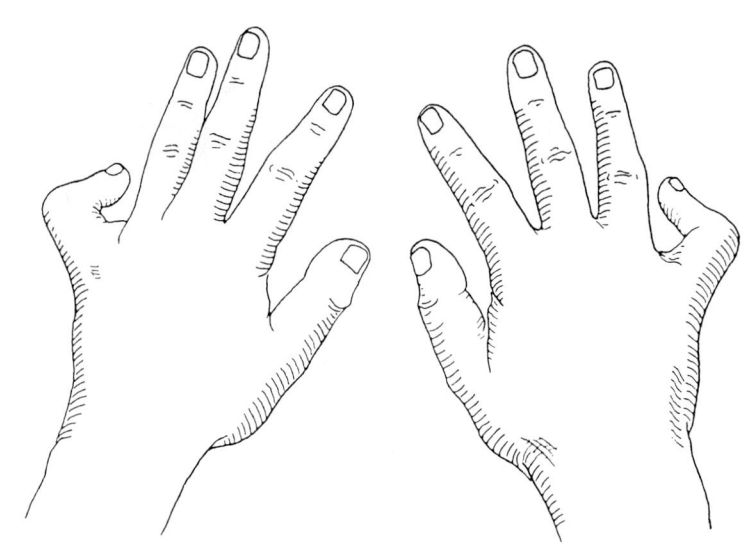

a. 術前の所見．小指に多発．10歳で手術したが手術は3, 4歳までに行うのがよいであろう．

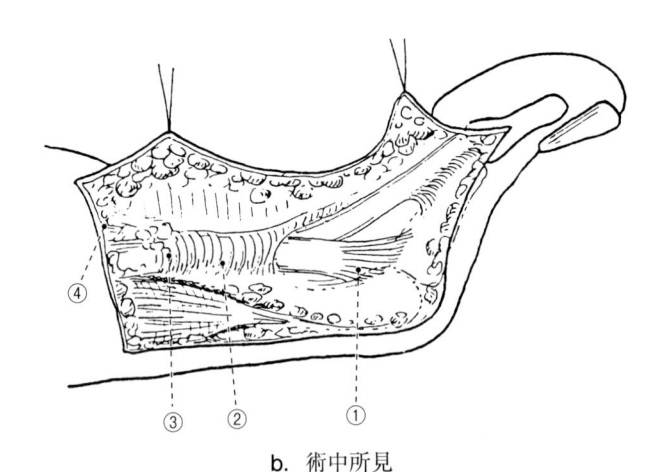

b. 術中所見

図 32・33　10歳，女児．屈指症の手術

原因としては，
1. 浅指屈筋腱の付着部が扇状となり中節基部から基節骨頭の部まで広がっている．
2. 腱鞘の一部と浅指屈筋腱の線維が交錯している．
3. 深指・浅指両屈筋腱の間に線維の交錯がみられる．また滑膜の中枢端が fibrous となり，これと癒着するものあり．
4. 手掌腱膜と浅指屈筋腱との間に線維の交錯をみることがある．

などで浅指屈筋腱を切除することによりかなりの指伸展が可能となった．

後数年を経過してはじめて気づくことが多く，また年齢とともに変形の進行傾向を認めることも多い．変形は PIP 関節での屈曲変形で屈側皮膚には萎縮と拘縮を認め，屈側の横皺は消失して指は回外変形をとることもある．多数指に本症をみる場合には小指側ほど変形の程度が強いのが特徴で，母指には異常をみないのが普通である．家族的発生の傾向が強く数代にわたる追求についての報告も少なくない．

原因として末梢性の循環障害であるとか，指屈側軟部組織の発育に抑制があり，骨の成長に伴わない場合に発生するなどの意見があるが，Courtemanche（1969）は手術所見より**虫様筋の異常**を指摘している．すなわち彼は小指屈指症例に手術を行い，深指屈筋腱より発した虫様筋が lateral band でなくて MP 関節，または PIP 関節部付近で浅指屈筋腱に付着することを認め，これの切除によって変形が矯正される可能性のあることを述べ，また Smith and Kaplan（1968）も**浅指屈筋腱の異常**を指摘してこれの摘出により変形が矯正されること，しかもなるべく早期に，関節の変形が起こる以前に摘出することが効果的であるとしている．

治療法 初期には副子固定による矯正を試みるべきであろう．これにより良結果をみることが少なくないが，これで矯正が得られない場合には軟部組織の **release** と同時に浅指屈筋腱とか虫様筋を観察，状況によりこれらの切除を行うべきであろう．浅指屈筋腱の付着部の異常とか，途中からの小線維が深指屈筋腱とか腱鞘との間で交錯癒合していることもあるので注意する．なおこの手術は先にも述べたごとく PIP 関節に変形が発生する以前に行わなければならない．年長児においては皮膚，血管，神経，volar plate，側副靱帯などの拘縮も著明で，これらの release はいよいよ困難となる．切開としては側正中線切開，掌側 Z 切開，横切開，またコ字型切開が用いられ，血管，神経を分離したのち拘縮した組織の切離を行う．指の伸展は血管神経に無理が及ばない程度とし，その位置で Kirschner 鋼線を斜方向に刺入して関節を固定．皮膚欠損部には皮膚移植を行って tie-over 固定する．以上のごとくであるが，これらを行ってもとくに年長児の場合は良結果を得るとは限らず，再発傾向も強いので注意する．

Kirner 変形（カルナー変形）

これは小指の末節が両側性に橈掌側に屈曲位をとるまれな奇形であって，Kirner（1927）の報告以来今日までの報告例は約 30 例というが，さほどまれなものではない．Carstam and Eiken（1970）によればその特徴として，①発見年齢は 8〜14 歳，②男女比 1：2 で女性に多いこと，③小指末節が進行性に橈掌側に屈曲してくるが疼痛はない，④両側性で，⑤骨端線の閉鎖の遅延，⑥家族発生をときにみることがある，などの点をあげている．原因は不明であるが，ほかに亀背，外反膝，指の変形，足の変形などを合併することがあるという．

治療は必ずしも必要でないが，美容上の観点より弯曲した末節骨の骨切り術を行い Kirschner 鋼線を刺入して変形矯正を行うことがある．この際矯正を容易とするため爪は抜去したほうがよいであろう．

Delta phalanx（三角指節骨）

骨性合指の 1 変形とみるべきで，しばしば裂手発生の途上において形成され，**斜指**を併発，X 線上骨は三角形をとり，発生部位としては基節骨に多いが，そのほか中節骨など中枢側に骨端線を有する骨にのみ発生する（Watson ら，1967）という．報告例としては Jones（1964）の 5 例報告を最初とし，その後 Watson and Boyes（1967）の 22 例などがあるがさほどまれなものではなく，足に発生することもある．所見は図 32・48 にもみるごとくで骨は三角，また症例によっては四角を呈し，1 側に年輪様模様を示して骨の成長に伴い変形は増強されることとなる．また母指に発生すれば指間介在骨

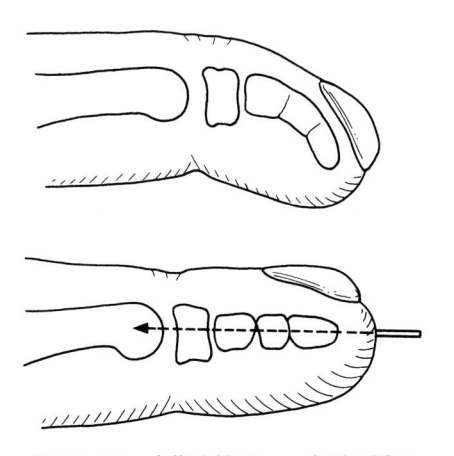

図 32・34　小指末節 Kirner 変形の矯正

として末節偏位の原因となる．

治療としては骨切り術による斜指の矯正が行われるが，これも1回のみでなく数次の手術が必要なこともある．小さければ摘出することもあり，また関節切除後の固定術なども行われる．

マーデルング変形（Madelung deformity）

1879年Madelungにより記載された変形であって，橈骨末端の成長障害のため尺骨末端が背側に亜脱臼し，ために局所の疼痛と筋力減退を訴えて来院するものが多い．普通両側性に認められ，思春期の女子に多く，男子にみることはきわめてまれで，遺伝性も認められる．原因は明らかでないが橈骨末端における骨端軟骨の内掌側の一部が早期に閉鎖するために発生すると考えられ，したがって橈骨の関節面は前内方に傾斜して月状骨は橈・尺骨間に深く落ちこんだようになり，手根骨中枢側は正常の配列を失って中枢側突のV字型配列を示すにいたる．一方，尺骨末端はほぼ正常の発育をするため相対的に橈骨に比較してやや長めとなり，末端は背側に脱臼，突出して側面よりみると手関節はその厚さを増し，手は一見掌側脱臼を起こしているかのごとき観を呈するのが普通である．

症状としては局所の変形と疼痛が主であって，疼痛の原因としては橈尺関節における機械的な障害と橈骨手根関節における変形性関節症の発生によると考えられる．また運動制限としては手関節の背屈運動が障害されるのに対し，掌屈運動はかえって増大され，また前腕の回外運動は正常であるのに対し，回内運動が制限されるのが特徴である．

X線所見では前後像で尺骨末端にねじれと，硬化像，それに骨端線の傾斜が認められる．また橈骨末端でも骨端線の傾斜と内側部の骨癒合像が認められ，この部は三角形の透明像として現われるのが普通で，しかもその中枢側の部に「くちばし」状のbeakを認めることが多い．側面像では橈骨関節面に著明な前方傾斜を認め，月状骨がこの中にかくれたごとき所見を示す．

大体以上のごとくであって，その所見はtibia varaにおけるtibiaの所見に類似するといい（Henry and Thorburn, 1967），Turner症候群とかgonadal dysgenesis，またdiaphyseal aclasiaなどに合併して発生することも少なくないという．

治療法 初期には副子による安静固定，各種理学療法などが行われるが，これが効果なく疼痛の強い場合にはしばしば尺骨末端の切除術（Darrach）とか尺骨短縮術が行われ，変形が強ければ橈骨遠位端での骨切り術を考慮するのもよいであろう．しかし橈骨関節面における変形症の進行は防止できないであろうし，手根骨が手とともに内中枢側に移動してくることも防止できないであろう．症例と経過によっては手関節の関節固定術が必要となることもある．

III Duplication（重複）

本症の発生にもapical ectodemal ridge（AER）の異常が関与すると考えられ，安田（1970）によるとこれの異常肥厚とか退縮の遅れが多指の発生に重要な役割をなしているという．

母指多指症（thumb polydatyly）

正常より指の多いもので，手指先天異常中最もしばしば遭遇するものであり母指に多発する．泉類（1981）によると多指症例267例中母指に発生したもの234例，小指に発生したもの11例，中央指列に発生したもの22例という．最も頻度の高い手の先天異常であって一般に女子よりも男子に多発，その比は1.5：1であり，左右別

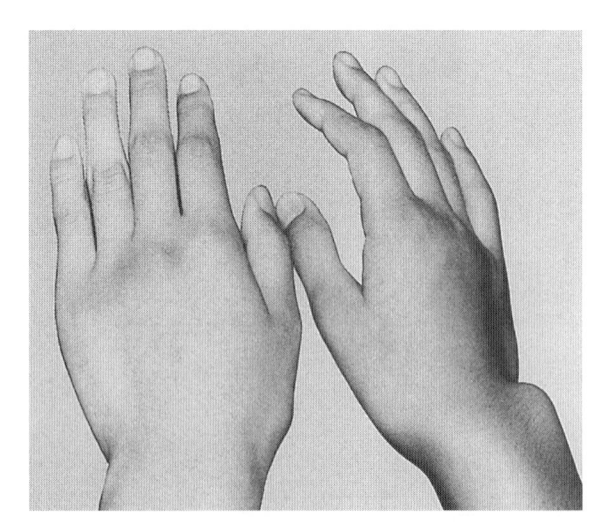

図32・35　16歳，女．マーデルング変形
右手が変形著明で，数年来手を使用した際に手関節尺側に疼痛を覚えるという．この例に対しては尺骨末端切除術を行った．

I	II	III	IV	V	VI	VII
Bifid distal phalanx	Duplicated distal phalanx	Bifid proximal phalanx	Duplicated proximal phalanx	Bifid metacarpal	Duplicated metacarpal	Triphalangia
末節型		基節型		中手骨型		三指節型

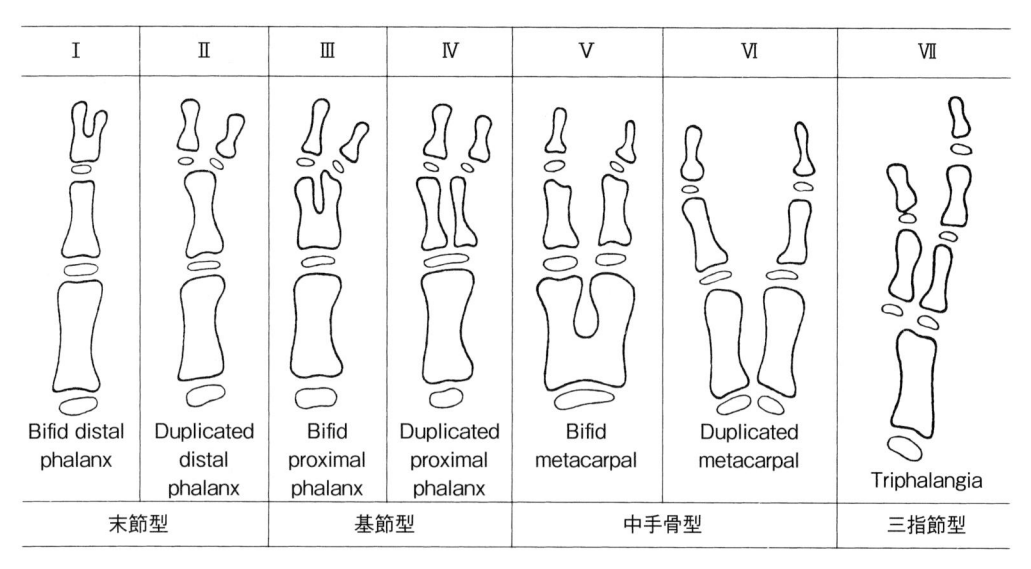

図32・36　母指多指症のWassel分類

では右に多く，左のほぼ2倍近い頻度を示し，両側性に発生するものも十数％に認められる．その形態はきわめて軽症例でほとんど多指と気づかない程度のものから指が完全に分岐するものまでいろいろであって，その分岐部位により末節のみに分岐をみるdistal phalangeal type，基節骨に分岐をみるproximal phalangeal type，それに中手骨も分岐するmetacarpal typeの3者があり，Wassel (1969) はこれらをさらにbifid typeとduplicated typeに分けて全部で6型とし，さらにtriphalangeal typeを追加して7型に分類することを述べている．以上に最も軽症のrudimentary typeを加えれば8型となろう．そしてこれらのうちで最も多いのはproximal phalangeal typeであるが，詳細に観察すると三指節型も意外に多いようである（渡ら，1979，荻野ら，1983）．というのも初期にはX線上2節にみえても，その間に介入骨が存在して子供の成長とともに3節所見が明らかとなる場合が少なくないからである．

1) **Distal phalangeal type**（Wassel I，II）は重複母指とも呼ばれるもので末節は部分的分岐，また完全分岐して爪の分離癒合の程度もいろいろである．軽症例では治療の必要のないものもあるが，治療法としては従来しばしば**Bilhaut-Cloquet法**が用いられてきた．Bilhaut-Cloquet法は末節中央部を爪，および骨を含めて楔状に切除して再縫合するもので末節の大きさが左右ほぼ同大に発育したものに適応となる．実施上の注意としては爪および骨の楔状切除をかなり思い切って行う必要があるという点で，しばしばこれの切除が不十分のため健側に比し大きな末節が形成されたり，爪の中央の縫合線が割れめとして残存するとか，IP関節の運動が障害されることが本来の欠点といってよい．以上でBilhaut-Cloquetはなるべく避けたほうが安全と考えられ，もし末節の発育に左右差があれば発育不良の側（多くは橈側）の爪と骨を切除，残った皮膚で母指側方の形成を行う方法をとったほうがより良結果を得る場合が多いようである．ただし渡（1988）の長期にわたる追跡結果によると指の成長に伴う爪横幅の肥大はほとんど期待できないとのことである．

2) 次に最もしばしば認められる**proximal phalangeal type**（Wassel III，IV）についてその構造上注意すべき点をみるに，図32・38bにも示したごとく基節骨基部はそれぞれ半分ずつ中手骨骨頭と関節を形成するのが普通であり，一方末節骨はIP関節において尺側のものは橈側偏位を，橈側のものは尺側偏位をとって互いに蟹の爪のごとく向かい合う形態をとるものが多い．しかも注意すべき点としては母指球筋は橈側基節骨の側方からこの指の長母指伸筋腱（短母指伸筋腱）に向かって付着しているのに対し，母指内転筋は尺側基節骨の基部尺側に付着しているという点であり，また長母指伸筋腱は末節が互いに内方に曲がっているため，伸筋腱も内方に転移して一種のbowstringの傾向をとっている点である．

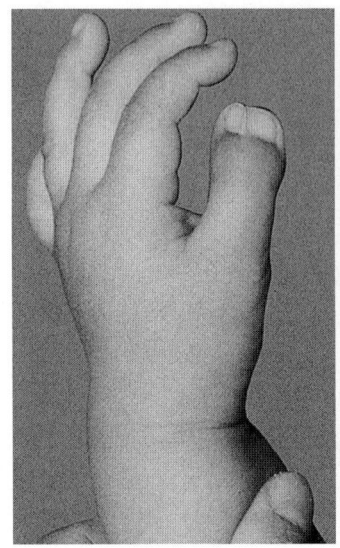

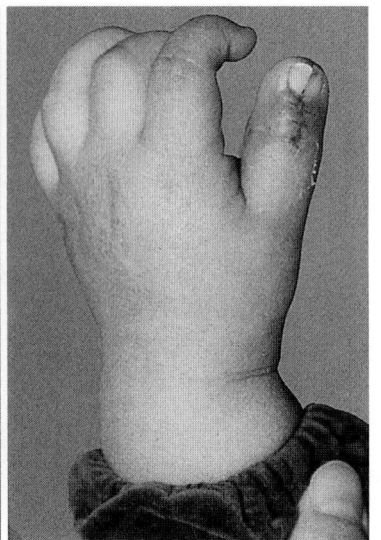

a. 来院時所見
b. Bilhaut-Cloquet 法実施直後の所見
c. 術後5年の所見
d. 術後X線所見

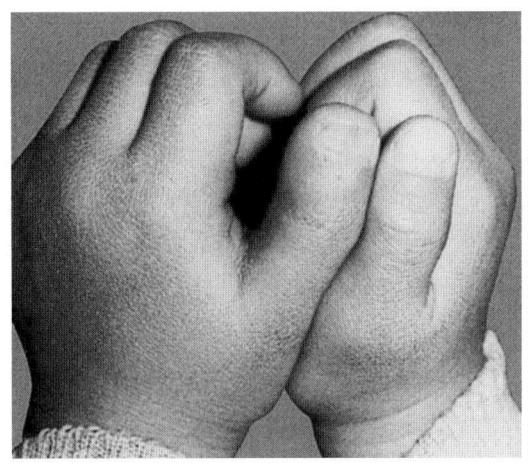

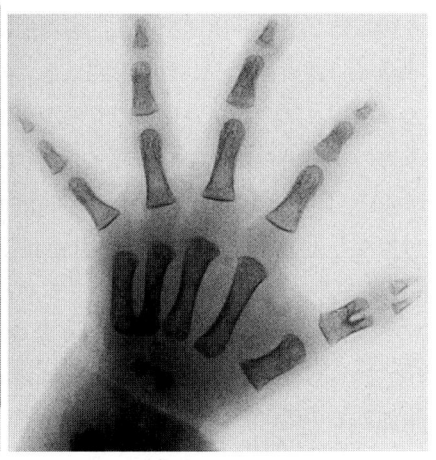

図 32・37　8ヵ月，男児．母指多指症変形

　以上の解剖は手術時きわめて重要であって，もし不注意に橈側指の切除を行えばMP関節は開放され，また母指球筋の付着部は切断のまま放置されて残された尺側指基節骨はいよいよMP関節で尺側に転移するであろうし，一方伸筋腱は橈側にslipして末節の橈側偏位を強制することとなり，ここにZ状変形が形成されることとなる．

　手術手技　以上で述べた諸点を考慮しながら手術を行う．手術年齢はなるべく待つにこしたことはないが，目立ちやすい変形のため両親はとくに早期手術を希望する傾向が強く，われわれもこれらの点を考慮し7～8ヵ月～1歳で早期手術に踏み切ることが多い．ただしこの際には拡大鏡を使用するのを原則とし，またZ状変形を完全に矯正することが困難なことも多いので，数年後に二次的矯正を必要とする可能性のあることを両親に了解せしめておく必要があるであろう．

　切開は図32・38aのごとく行って切断すべき橈側指（多くの場合橈側指であることは幸いである）の皮膚を剥離，ついで伸筋腱，および屈筋腱を剥離，これを切離してモスキート鉗子で固定しておく．次に末節および基節骨を周囲組織より剥離してこれらの切除を行うが，この際まず橈側で母指球筋の剥離を行い，次いで基節骨基

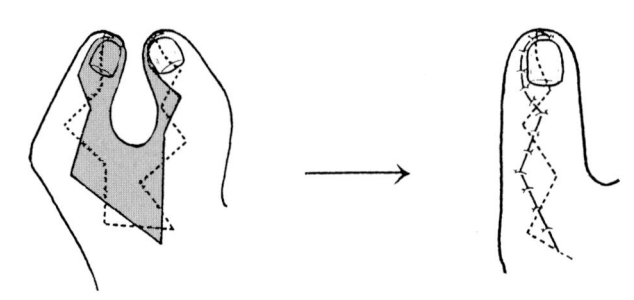

a. 骨抜き皮弁による指先部形態の調整
指先部を骨抜き皮弁で被覆する際は，爪側方の皮膚の幅が同大になるように努力する．

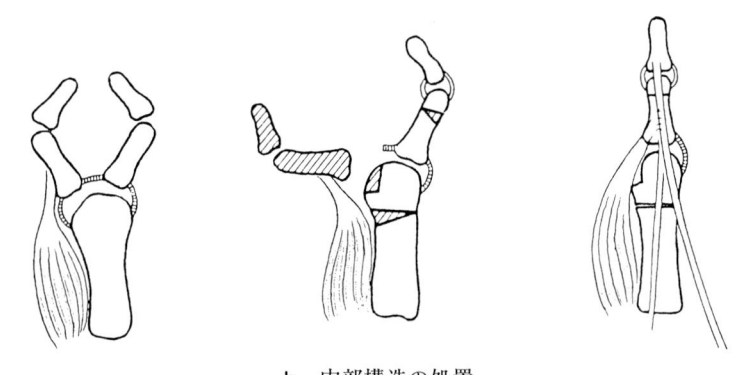

b. 内部構造の処置
Cloquet 法ではどうしても爪の変形が生じるので最近では爪は多少小さくとも1側の爪のみを使用．他側は骨を抜いて皮弁をつくり十分大きい母指をつくることに努力している．

図 32・38 母指多指症の手術

部の MP 関節囊の切離は分岐した基節の間の部より始め，切断指を橈側に反転，関節面を出し，最後に MP 関節橈側の関節囊，および母指球筋の付着部をなるべく傷つけないよう基節骨橈側の部を軟骨，骨膜下に剝離してこれの切離を行う．以上ののち二重骨頭を形成，次いで尺側に転移している残存指の基節骨をなるべく橈側にもたらして，0.8 mm 程度の細い Kirschner 鋼線を斜方向に刺入してこれを固定，先に残存せしめた MP 関節橈側の関節囊をその橈側基部に固定し，母指球筋の切離端も適度の緊張度でこの部，または長母指伸筋腱に縫合固定する．以上ののち切断指の屈筋腱，および伸筋腱がなにかに利用できないかを考え，その必要がなければ少し引き出して切断するが，伸筋腱はときに関節囊形成などに利用されることがある．IP 関節のわずかの橈側偏位は放置してよいが目立つと考えられれば基節骨頸部での**骨切り術**により矯正を行う．骨切りははじめ細い Kirschner 鋼線で多数の穴を開け，のちこれをメスまたは鋏で切離して矯正を行い，のち Kirschner 鋼線の刺入を行う．以上で手術を終わり皮膚縫合に移るが，従来行われた単なるジグザグ縫合では十分な母指変形の矯正が得られないので，最近は橈側切除指の皮弁を用いて残存指の橈側をおおい，これの形成とともに指の肥大をはかることとしている．

3) **Metacarpal type（Wassel V, VI）**：いろいろのタイプがあるので一概にはいいえないが，多くは発育のよくない橈側指を切除して，この部に発育の比較的よい尺側指を neurovascular transfer する方法がとられるので，術前における血管造影が必要なことはいうまでもない．指の移行後は短母指外転筋の末梢端の再縫合が必要であり，さらに皮膚のトリミング後創の閉鎖を行う．Bifid type のものでは橈側指の切除後中手骨頸部での骨切り術でよいことも多い．

4) **Triphalangeal type（Wassel VII）**：これも metacarpal type に対するとほぼ同様で1側指の neurovascu-

第32章 手の先天異常

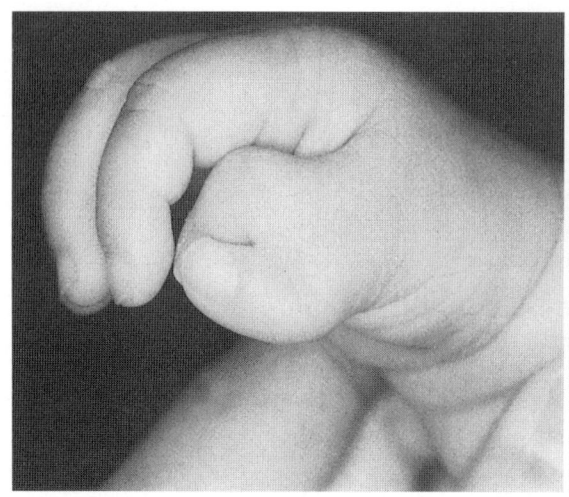

a. 術前所見. 蟹型多指で治療の最も難しいものの1つである.

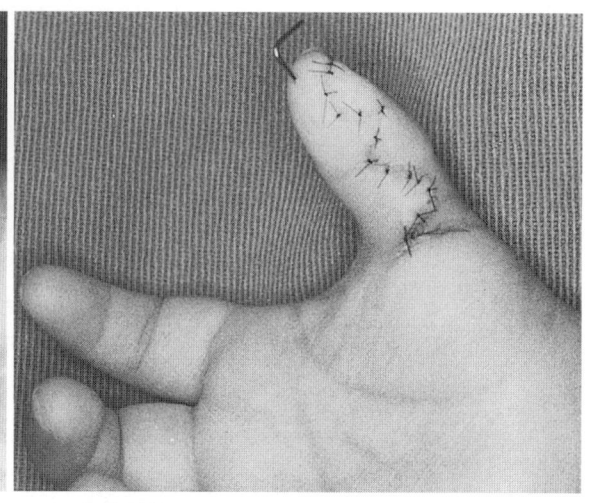

b. 術後所見. 骨切り術を2カ所に行い, 橈側皮弁で指を形成した.

図32・39 7歳, 女児. 母指多指症の手術

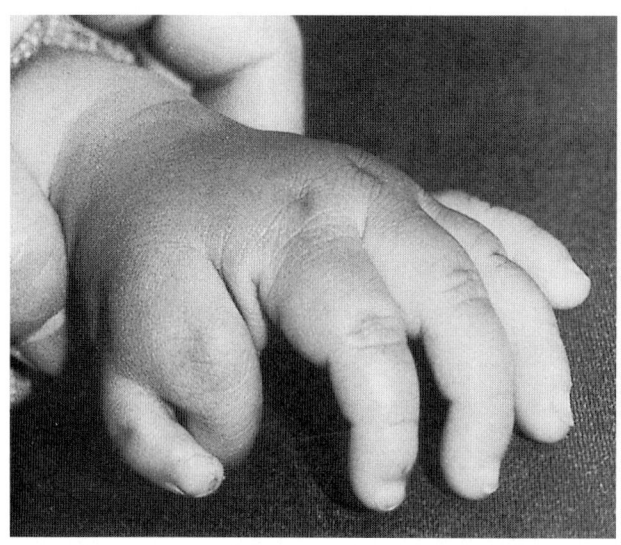

a. 術前所見（右手）

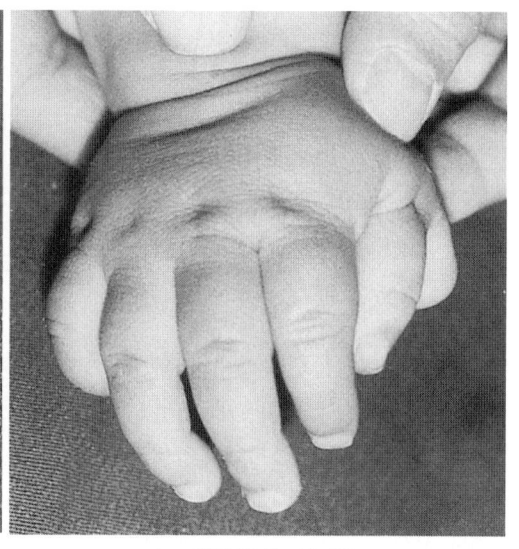

b. 術前所見（左手）

c. 術後8年の所見. 右手については骨切り術, 左手については指の移行術を行った.

図32・40 1歳, 男児. 母指多指症例（Wassel VI, VII型）の術前・術後所見

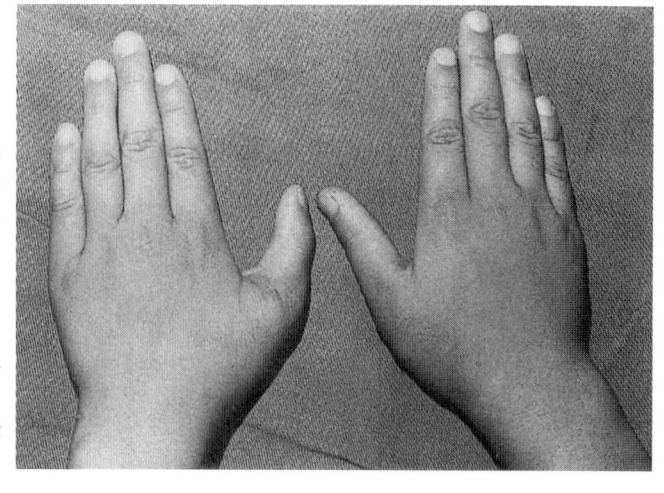

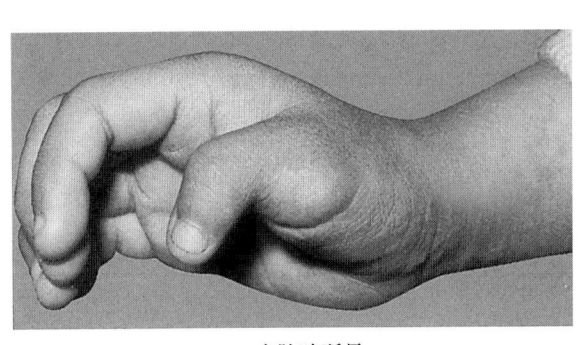

図 32・41　3 歳，女児．多指症で生後 1 ヵ月ごろ切除術をうけた．以後残存指に変形をきたす．

a. 来院時所見
b. X 線所見．骨の転移方向に注意
c, d はかかる変形に対する矯正手術の要点

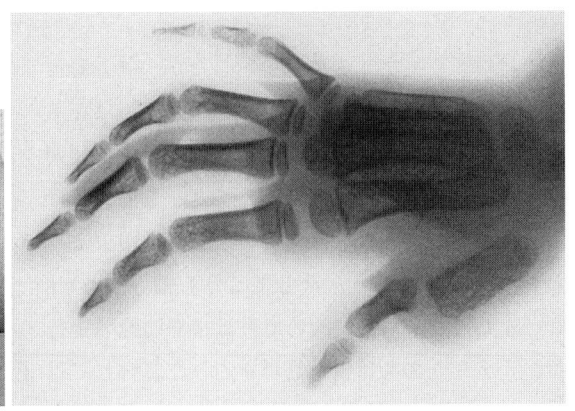

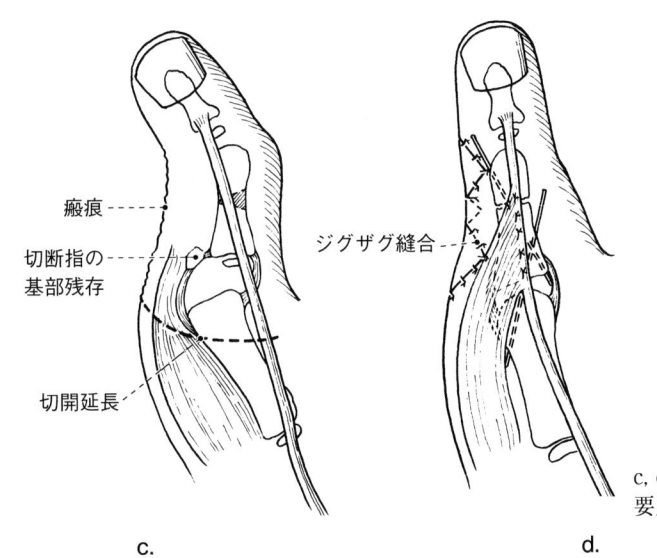

lar transfer が必要であり，さらに症例によっては関節切除と固定術の合併が必要となろう．両指の発育が不良であればこれらを合して 1 本の指をつくるよう努力する（図 32・40 参照）．

術後変形の矯正　以上は生後まもなく来院する新鮮症例の治療について述べたものであるが，われわれの外来を訪れる患者の中には術後における二次的変形の矯正を希望して来院するものも少なくない．そしてこの変形の主なものは MP 関節の尺側偏位と IP 関節の橈側偏位のいわゆる Z 状変形である．その原因としては，

① 手術瘢痕による拘縮
② MP 関節橈側関節囊の未処置
③ 母指球筋処理の不良
④ 伸筋腱の走行の異常
⑤ 切断指根部の残存

のごときものが関与すると考えられる．しかしこれらのうちいずれが主原因をなすかは各症例により異なるところで，治療に際してはそれぞれの点を考慮のうえ，瘢痕の切除と拘縮の除去，関節囊の再縫合と母指球筋の前進縫合，また伸筋腱の剝離と移動，それに中手骨，基節骨の適当部位における骨切り術により矯正などを行わなければならない．また症例によっては MP 関節の**固定術**とか**腱移行**などが必要となることもあろうが，これらはそれぞれの症例につき適宜決定していかなければならな

い．

図32・41は矯正手術実施の要点を示したが，側方瘢痕はなるべくジグザグ切開にかえること，MP関節はなるべく正常位にかえしてKirschner鋼線で固定し，橈側関節嚢また靱帯を確実に縫縮，固定すること，基節骨には骨切り術を要することが多いが，部位としては中央よりやや末梢側がよいであろう．そしてこれも細いKirschner鋼線で確実に固定する．次いで長母指伸筋腱の走行を正常位にかえしたのち母指球筋群をこれに縫合して母指全体としての形態と機能を再建してやることが必要であろう．なお切開線は側方瘢痕部のみのそれでは不十分なことが多く，指背を通り反対側にいくS字切開，Z字切開，L字切開など手術部の拡大をはかることがしばしば必要となる．

中央指列多指症（central polydactyly）

示・中・環指列の多指であるが，かなりまれであり，とくに示指のそれはきわめてまれとされている．多指が母指に多く，次いで小指に，そして中央指に少ない理由については明らかではないが，泉類（1981）もいうごとく本症の臨界期が非常に短く，ために外観上別の奇形と考えられている合指や裂手に移行するのであろう．事実中央列多指は骨性合指から裂手への移行途上の変形としてとらえられるのが普通であり，これらを **cleft hand group** としてとらえることは後の裂手の項で述べる．

治療としてはcase by caseで合指に対する処置，多指に対する処置，また指列移動，骨切り術などの操作が必要となろう．

小指多指症（polydactyly of the little finger）

黒人に多いとされるが日本人の場合それほど多いものではない．痕跡的な肉塊または浮遊肉塊として現われる場合と完全な指として現われる場合の2型があり，後者はしばしば家族発生をみるようであり，また系統疾患の一部分症として現われることもある．

三指節母指（triphalangel thumb）

通常2節であるべき母指が3節を有するもので比較的まれな奇形とされているが，多指症に認められるWassel Ⅶ型の三節母指は詳細に検討すれば意外に多いもののようである．ここでは多指に合併するものは除くこととする．筆者の経験症例は20例であるが，三指節母指に2種類があり，1つは対立不能な三指節母指（non-opposable triphalangeal thumb）と呼ばれるものでしばしば五指手とも呼ばれ，母指球筋の発育が不良なため第1指の対立不能なものであり，これについては母指形成不全の項（p.589）を参照されたい．

次にいま1つは対立可能な三指節母指（opposable）と呼ばれるもので，母指球筋は発育不良なこともあるが完全欠損ということはない．症状としては母指が長く，末節部でしばしば尺側偏位を認める．両側性に発生することが多く遺伝関係が濃厚とされる．母指多指症との関連が強く他側母指に多指をみることも多い．

X線上末節と基部の間に三角形，また不正形をした介入骨（delta phalanx）が認められ，ために末節骨は尺側偏位を示すこととなる．なお裂手変形が進行して二指列，また三指列が欠損する場合，母指に3指節を認めることがあるが，この際はdelta phalanxが基部を尺側に向け，したがって末節が橈側偏位を起こすこととなり，発生的に両者には差のあることを示唆する．

さて三指節母指の成因については種々な説があるが，その主なものを述べると，①正常母指の末節は，ほかの指のそれと比較して長大であるが，これは末節と中節の2節が互いに癒合したために起こった（Frazer, 1940）とするもので，三指節母指は末節骨の癒合不全により発生するとするもの．②Joachimsthalら（1900）の述べるところで，母指の欠損に伴って示指の重複化が起こったとするもの．それに③Hass（1939），Lapidus（1943）らの説で，母指多指症の形成過程において橈側に形成されるべき過剰母指が発育不良に陥り三指節母指が生じるという．すなわちこれによると三指節母指の介入骨は真の中節骨ではなくて，母指多指症の形成不全に際して生じた末節骨，または基節骨の介入ということになる．本症に母指多指との関連の強いことは先に述べたが，もし②のごとく示指が重複された場合には対立不能な五指手が形成されるのかもしれない．

治療法 発見が早期でしかも介入骨が比較的小さい場合には摘出術が行われる．これにより末節の尺側偏位は矯正され，機能も障害されない．しかし年長児であるとか介入骨が大きい場合には骨切り術，関節切除とその後

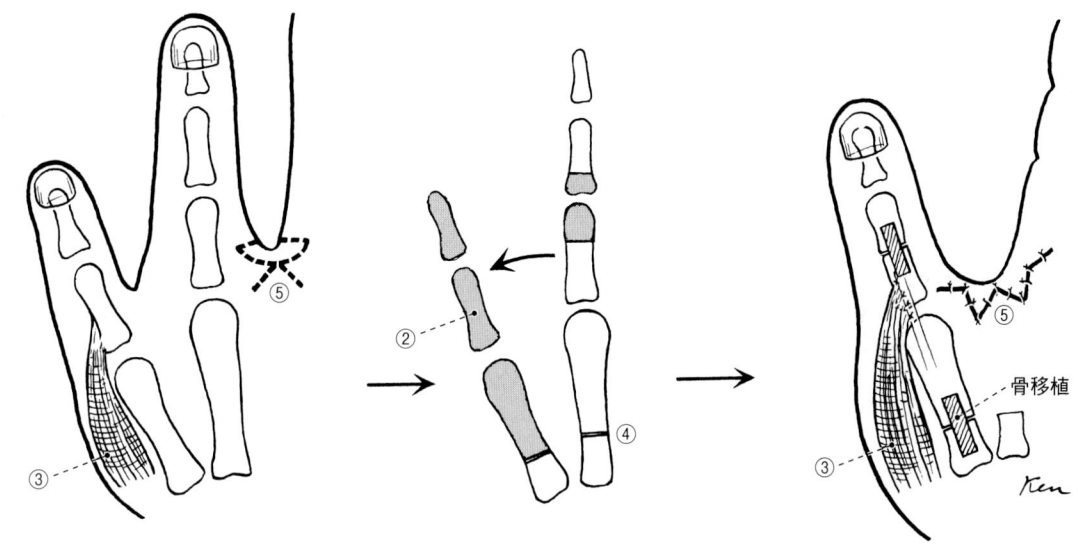

Ⅲ 先天異常の分類項目別治療　619

図32・42　Wassel Ⅶ型に対する手術
橈骨指の切除②と骨切り術④による尺側指の指列移行術がしばしば行われる．
第1指間に狭窄があればこれの拡大⑤が一次的，二次的に必要となる．
（津下：私の手の外科―手術アトラス，第4版，p.714, 2006）

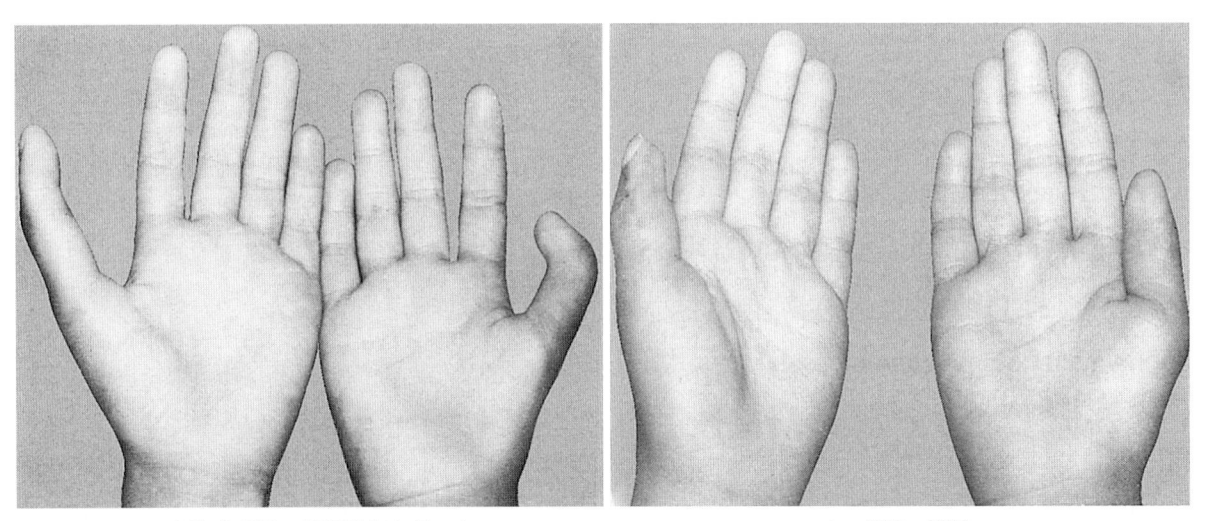

a. 来院時所見．指短縮術を行った．　　　　　　b. 術後の所見

図32・43　6歳，女児．三指節母指の症例．生来母指の異常に気づく．

の固定術が必要となり，症例によっては巨指症に対しときに用いられる指短縮法を行うのもよいであろう．末節切断は爪を失うので美容的にも好ましい方法とはいえない．もし母指が十分に長い場合，また五指手症例に対してはBuck-Gramcko法による母指化手術が考慮されるべきであろう．

鏡手（mirror hand）

きわめてまれで筆者自身経験症例は1例のみである．特徴としては片側性で橈骨列の欠損があり，橈骨のかわりに尺骨が2本存在し尺側列の重複化（ulnar dimelia）が発生するもので，手根骨の重複も認められ，母指は欠損してかわりに指列が4本加わって計8本となることが多いが7本のこともある．家族発生はみられないという．上肢にも変形があり，太く，短く，肘に変形拘縮を

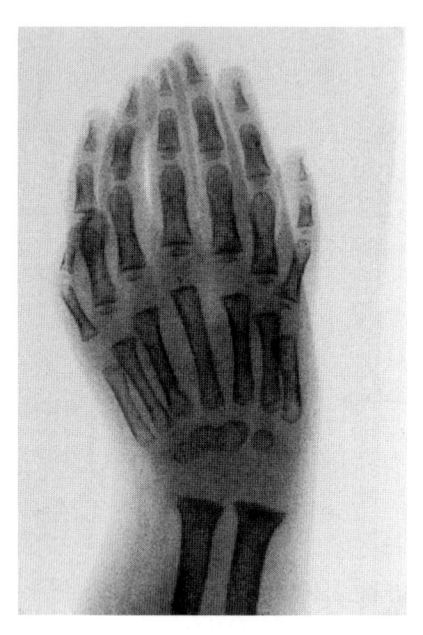

図32・44 1歳半の男児にみられた mirror hand
本例は7指であった.

みることも多い.

治療としてはBuck-Gramcko法を用いて最もよい位置にあり，発育のよいものを母指として残すこととし，ほかは切除して母指球部を形成すればよいが，多田ら（1977）によると8本指の場合は橈側から3番目，7本指の場合は橈側から2番目の指を母指とするのが適当であるという.

Ⅳ Abnormality of induction of digital rays（指列誘導障害）

Soft tissue（皮膚性合指症）

Swanson分類でカテゴリーⅡに属するもので，発生的には apical ectodermal ridge（AER）の異常が重要な役割をはたしていると考えられ，指の分離がうまくいかなかったために発生したと考えられるもので，合指症のほか次に述べる裂手も合指機転の異常のために発生するものである．このように裂手と合指は同じもの，裏・表の関係にある点に注目すべきで，これら言葉の使用には慎重でなければならず，日本手外科学会の先天異常委員会では別項目としてⅣ指裂誘導障害を新たに設けている．さて分離の障害は合指・裂手ばかりでなく多指も加えられるべきであろうがこれは形態的に別項目とされている．

合指症

指間部間葉細胞の生理的細胞死の減少により形成されると考えられ，その発生は多指に次いで多く，Bunnellによると1,000～3,000人に1人の割で発生するといい，男女比は2：1とされている．罹患部位としては中・環指に最も多く，次いで環・小指，中・環・小指などであるが，母・示指間には発生しにくい．癒合の程度も単純な皮膚性合指から骨性合指まで種々の段階があり，骨性合指は即裂手となり，これらは cleft hand complex として総括的にとらえられることは裂手の項で述べる.

合併症として足指に合指，その他の異常をみることがあり，また心奇形，耳奇形，先天股脱などを伴うこともあり，家族発生もかなりの症例に認められる.

皮膚性合指症の手術法

手術時期はあまり早期であれば正確な操作ができない欠点があるが，互いに癒合した指に成長のアンバランスがあり，指の変形，転位が起こるような場合には早めに手術を行って指の正常成長をはかるのがよい．しかしこれも2歳以下では行わないほうがよい．いずれにしても子供があまりに小さい場合には，指は正常指でも多少の屈曲位をとっており，また手術技術，術後の固定，後療法も困難となるので，できれば**生後1年半～2年間は待機すべきであろう**．しかし実際には数ヵ月以内に手術を希望して来院する両親が多いので，この際は早期手術では良結果の得られないこと，また一度手術に失敗すれば以後の治療が困難となり，指の機能も障害されることをよく説明して，両親の納得のもとに手術時期の延期をはかるのがよい．なお骨性合指などで複雑な操作を要する際は3～4歳まで待機すべきであろう．この際は術前にX線撮影を行い，骨の状況を詳細に検討しておく必要があり，また血管造影により，血管の異常，腱，神経も十分考慮に入れたのち手術にかかる．手術に際しては拡大鏡の使用が絶対である.

手術術式

合指症の手術としては今日までいろいろの方法が報告されているが，筆者の経験では皮膚弁を起こして指の股を作製し，皮膚欠損部には全層植皮を行うのが一番確実な方法と考えている．もし皮膚弁の作製が困難な場合，たとえば再手術例のような場合にはBarskyの**蝶形皮膚移植**を利用するのがよいであろう.

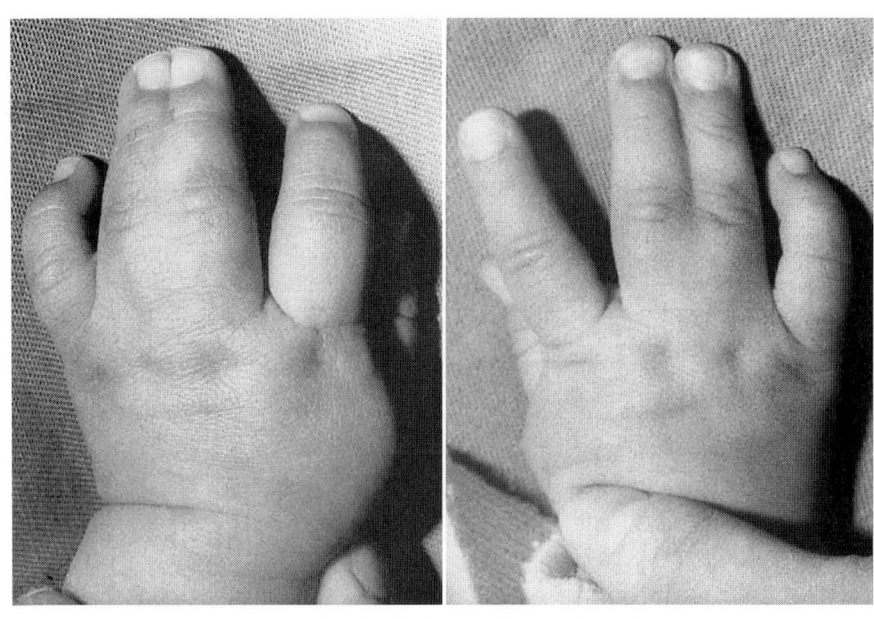

a. 来院時所見. 1歳, 女児の中・環指合指症

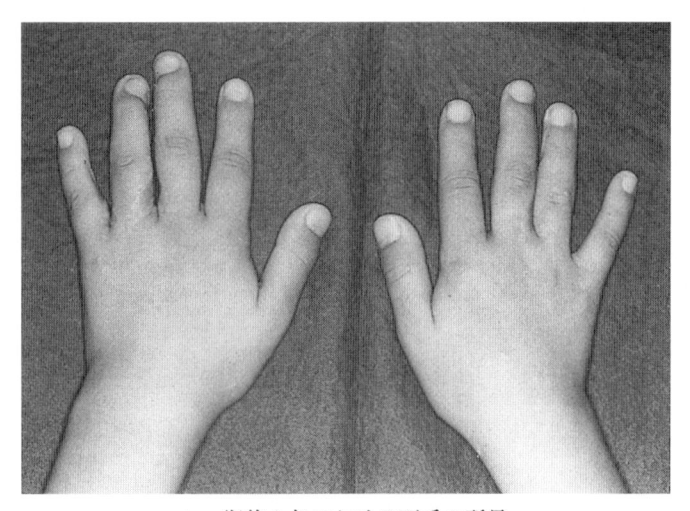

b. 術後8年における両手の所見

図 32・45 合指症に対する手術

　さて筆者の常用する方法について述べると，三角皮弁を手掌，手背両側に作製する場合と，どちらか1側（しばしば手背側）のみに台形皮弁を作製する場合とがあるが，確実に指の股をつくることが第一で，両者間にはたいした優劣は認めない．

　ただしいていえば三角皮弁交差のほうが瘢痕化が強くなるかもしれない．多数指合指の場合には1側の皮膚弁を，掌側，背側と交互に用いることもある．メスをとる前には必ず詳細なデザインを行う．皮膚弁はなるべく大きいものを作製し，基部はMP関節を越えてその中枢側に及ぶぐらいとする．1側のみに皮膚弁をつくる場合にはとくに大きめにつくり，基部の幅と弁の長さとはとくに注意して皮膚弁が栄養障害に陥るようなことがあってはならない．両面に皮膚弁をつくる場合には，1側の皮膚弁はやや橈側に，他側のものはやや尺側に位置するごとくにする．皮弁にはskin hookをかけて丁寧に皮下組織より剝離し，ピンセットは用いるべきでない．次に指間の分離に移る．もし皮膚に余裕があれば切開はジグザグ切開とし，縫合線が側方でジグザグ線となるごとく努めるが，余裕がなければ結局直線で指の分離を行うの

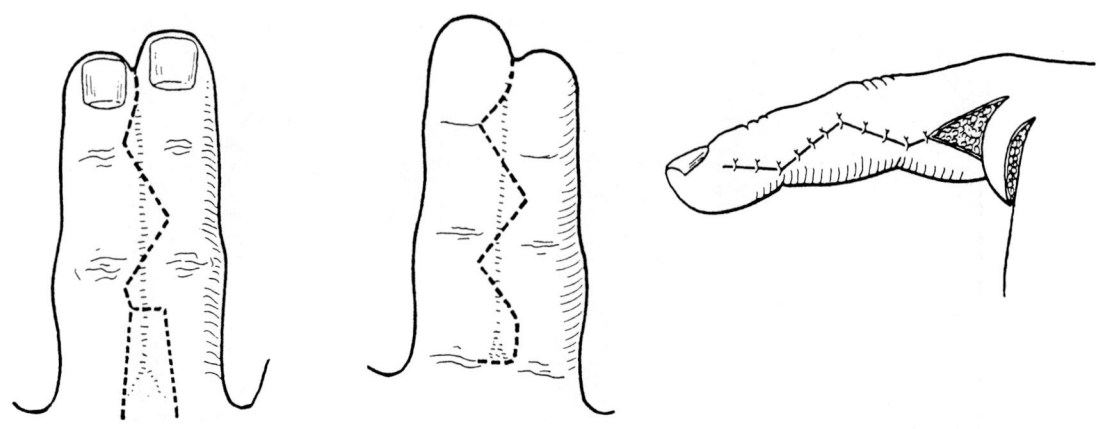

a. 台形皮弁指間形成法　　　　　　　　　　　　　　　　　**a′. 三角皮弁を使用した場合**

台形皮弁を背側におき，あと指をジグザグ切開で分離するもの．指の基部両面に植皮が必要となる．

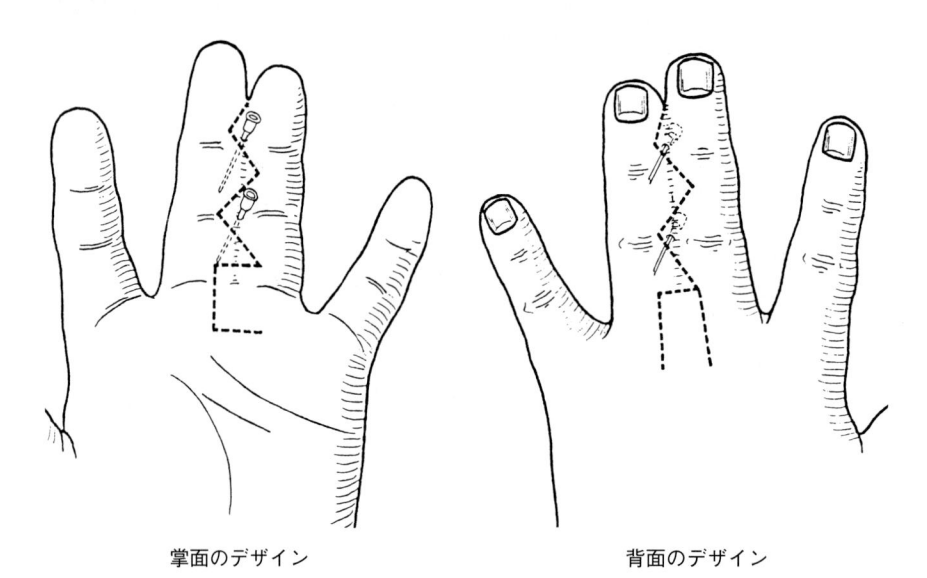

掌面のデザイン　　　　　　　　　　　　　背面のデザイン

b. Bauer, Tondra and Trusler 法

この方法であれば1側のみに皮膚移植を行えばよく，われわれも最近しばしばこの方法を利用するようになった．

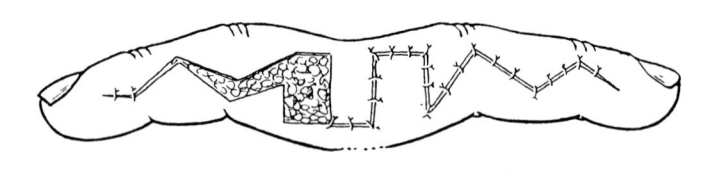

中指　　　　　　　　　　　環指

c. 指間部での縫合所見

環指側を閉鎖し，中指側のみに植皮を行う．

図 32・46　合指症の切開

が普通である．そして指分離後，指関節部に一致して割れ目を入れ，あるいは一部皮膚を切除して，皮膚線がジグザグになるようトリミングを行う．このトリミングは確実に行うことが大切で，不十分であれば肥厚性瘢痕を生じて指の屈曲拘縮をきたすこととなるので注意する．指屈側はもちろん背側についても正しくトリミングを行うことが良結果を得るためのコツといってよいであろう．なお Bauer らは1側の指の完全閉鎖が可能なきわめて興味深い切開法（図32・46b 参照）を報告しているが，皮膚に余裕がある場合用いてよい方法で，われわれもときに本法を使用するようになった．これにより指の短い側の創を閉鎖し反対側のみに皮膚移植を行うこととなる．

指分離の際には digital nerve，また digital artery を損傷しないよう注意し，骨性合指などで腱が1本である場合には，これを分離することなく比較的健康な側の指に残す．他指には将来腱移植とか関節固定術を考慮する．骨が癒合している場合には，切離部位に Kirschner 鋼線で多数の穴を開け，のちノミ，あるいは骨メスでこれを分離し，爪の癒合があればこれも分離する．指根部の分離はなるべく深めとすることが大切で，少し深めとしたぐらいででき上がりはちょうど適当となる．

さて縫合は指の股の皮膚弁から始める．縫合にはナイロン糸を用い，皮弁先端部は壊死に陥りやすいのでできるだけ atraumatic に操作する．次に鼠径部より全層皮膚を採取し，皮膚欠損部を被覆するが，縫合線は先に皮膚縁をトリミングしたごとくジグザグになるよう注意する．露出骨面はできれば軟部組織でおおったのち皮膚移植を行うが，不能であればそのまま植皮しても生着可能である．爪の側面に皮膚を移植する場合には mattress suture で縫合を行う．この皮膚移植の操作が最も面倒であるが，これを丁寧に行わなければ良結果は望まれない．

術後処置の重要性

術後移植皮膚部，および指の股の部は tie-over 法で圧迫固定を行う．普通の包帯では局所に一定の圧迫が加わらず，また小児の場合包帯がしばしば移動して，包帯にゆるみを生じることがあるからである．Y字型アルミニウム副子を前腕および手指の背側，または掌側にあて，指はできるだけ広げた位置でこれに固定，この上を再び圧迫包帯し，また副子の移動をふせぐため前腕部，手掌部の絆創膏固定も追加される．そして再び普通包帯，弾性包帯を行う（図32・29 参照）．合指の際は指を開いて Y 字形副子固定とする．

最後に数条の 2 cm 程度幅の絆創膏を上腕より，前腕，手の包帯部にはって包帯がずり落ちることのないよ

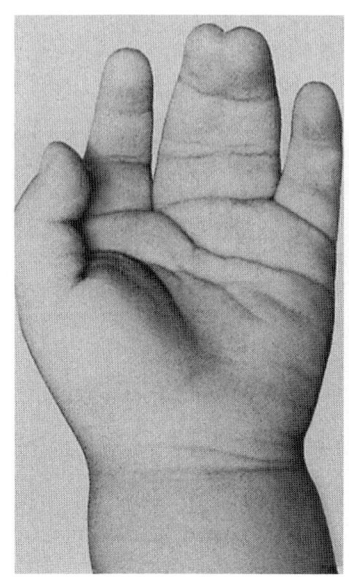

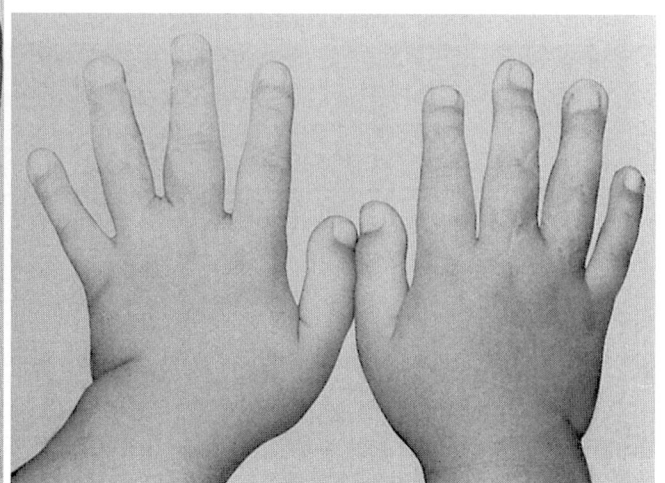

a. 術前所見 　　　　　　　b. 術後所見

図32・47　1歳，男児．中・環指の合指の術前と術後所見．術後における皮膚の縫合線に注意のこと．

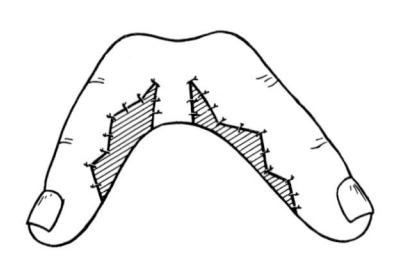

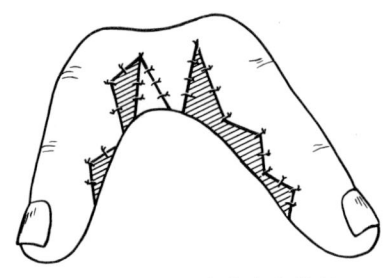

a. 背側台形皮弁と皮膚移植
b. 背・掌両側に三角皮弁を作製した場合
c. Barskyの蝶形皮膚移植法で再手術の際に用いられる．

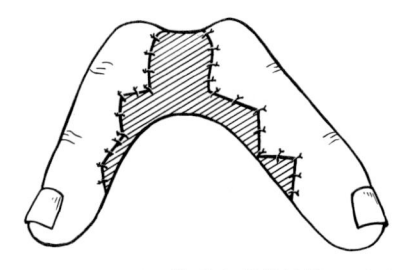

図32・48　指間形成いろいろ

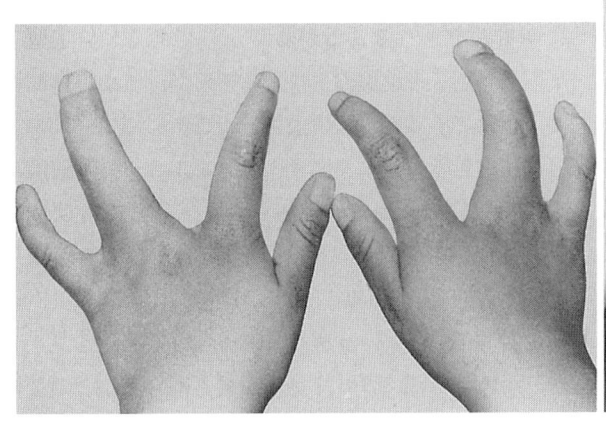

a. 術前所見．左手に合指，右手に合指と裂手を認める．
b. 術前のX線所見．左手中・環指の中節は骨癒合を起こし裂手に移行する前段階を示す．右は裂手症であるが環指は骨癒合の結果やや肥大している． 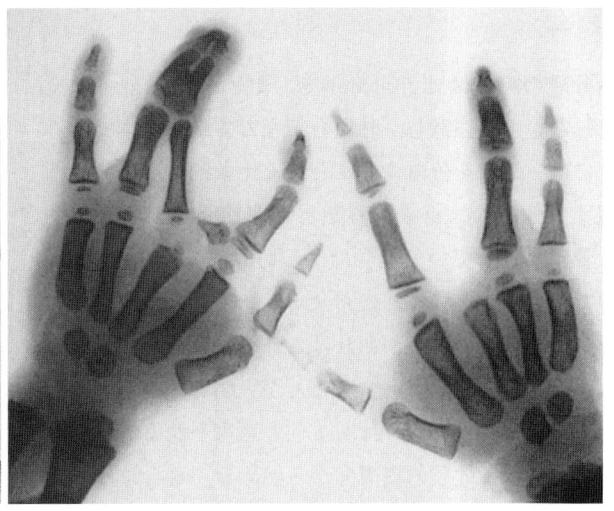
c. 術後15年の所見．中・環指に屈曲拘縮をみるが不自由はほとんどない． 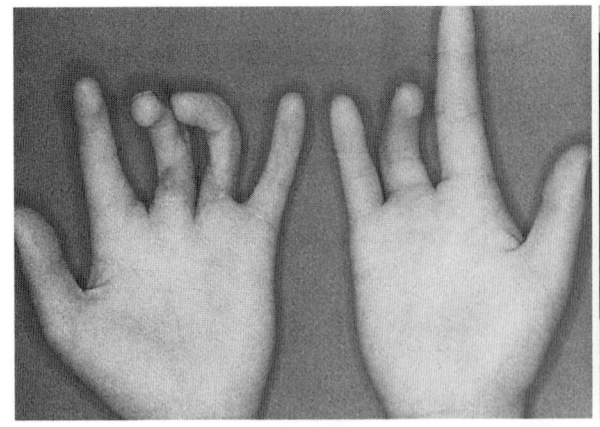
d. 術後15年のX線所見 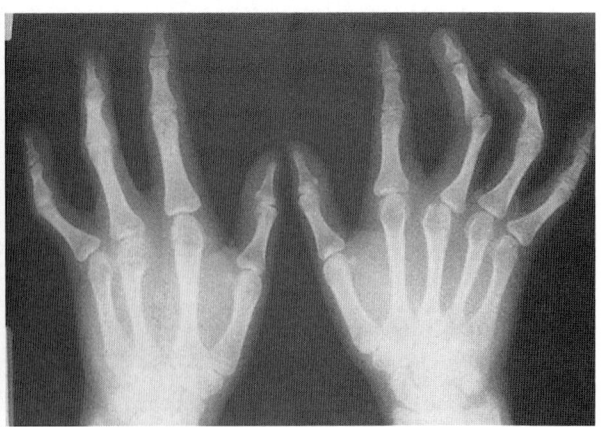

図32・49　2歳，男児．合指症例であるが正しくは裂手に移行する段階としての合指と考えるべき症例である．

う固定を行う．上腕よりギプス包帯を行うのもよい．以上の術後における包帯は，子供が小さければ小さいほどその成績に影響するところ大で，手術以上の注意を必要とする．

　術後10日目で抜糸，再び副子固定して運動開始は3～4週後とする．その後は**夜間副子**として，Y字副子をなるべく長期間，少なくとも3～4週間使用せしめる．あまりに早期に副子を除去し運動を開始すると縫合部の開大，縫合線の肥厚をきたすことがある．術後にしばしば認められる指の屈曲拘縮は縫合線の不良位置か，術後固定期間の不足にあるといってよい．小児の場合，固定期間を長くしても関節拘縮を起こすことはないので長めに使用せしめ，除去後も拘縮傾向を認めれば再びこれを使用する．

　なお，3本以上の指の合指症の場合，手術は原則として2回に分けて行い，指の両側に一度に手術操作を加えることはきわめて危険である．

　次に，皮膚弁の作製ができない場合，すなわち再手術などの場合には両面にわたって遊離植皮を行わなければならないが，その方法は図32・48cに示したごとくで蝶形皮膚の植皮を行う．この際も皮膚縫合線はジグザグでなければならず，また指の基部における手背，手掌部での皮膚切除はなるべく大きめの円形とする必要がある．

本法もなかなかよい方法ではあるが，指の股の部が時間の経過とともに多少とも浅くなる傾向があるので，指の分離は深めとしておく必要がある．移植皮膚はtie-over法により圧迫固定され，術後の注意については先に述べたと同様である．

Skeletal 骨性合指（中央列合指，裂手症，複合裂手）

　Cleft hand, spiit hand などと呼ばれ，Barsky（1964）はこれを2型に分け，1つは定形型（typical form）と，ほかは非定形型（atypical form）とした．そして両者は先に述べたごとく発生的にはまったく別物であるにもかかわらず形態的に類似するため，今日までしばしば混同されて取り扱われてきたことは誠に残念といわなければならない．

　1）　**非定形裂手**：これは先述した短合指症の1型であって，たまたま中指，また示・環指の発育が悪いのに対して，両側に位置する母指・小指の発育があまり障害されないため一見裂手様を呈するもので，手指の発育は一般に不良であり，胸筋発育不全を伴うものも少なくない．これについては短合指症の項（p.582）を参照されたい．

　2）　**定形的裂手**：中指は欠損するが中指中手骨はなお存在する型の裂手が最も多いが，漸次中手骨の発育も

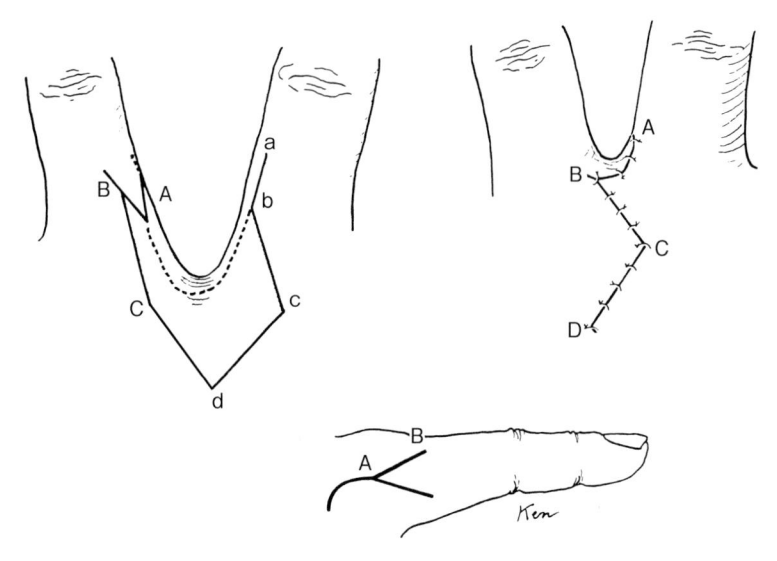

図32・50　裂手に対する切開
指間に三角皮弁をつくりこれで適当なレベルに架橋し余剰皮膚は切除してジグザグ縫合で閉鎖する．ジグザグはあまり長くしないほうがよい．

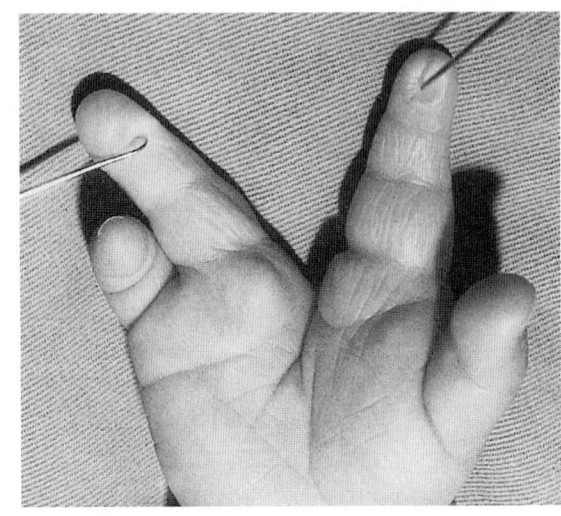

a. 術前所見

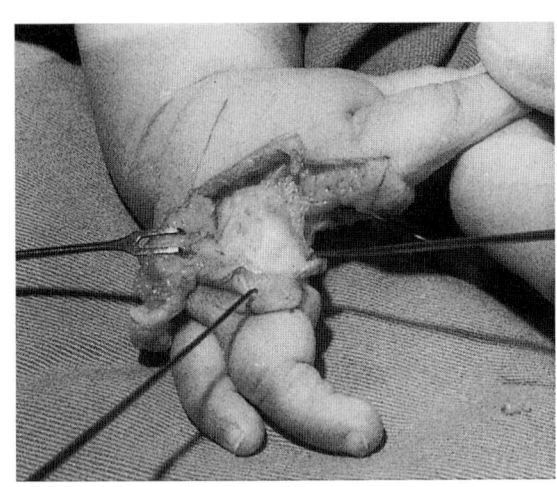

b. 術中所見

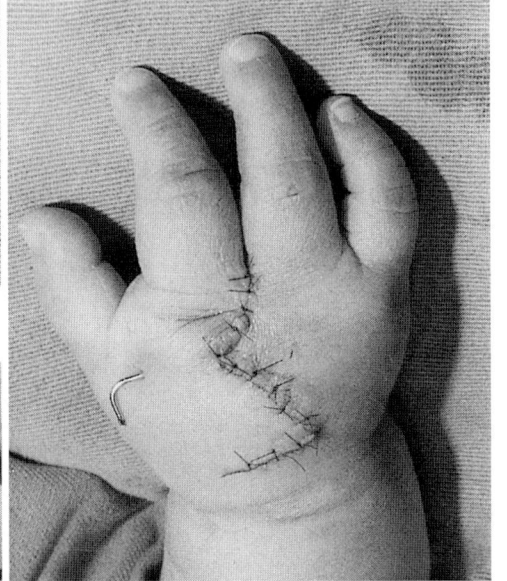

c. 手術完了. 示指中手骨には骨切り術と移動を行った.

図32・51 2歳, 女児. 定形的裂手の手術

悪く, ついに消失すれば中央列には深いV字形の欠損部が形成されて定形的な裂手が成立する. しかしこれら裂手のX線所見を詳細に検討すると, 中指は欠損したのではなく, 中指成分の一部が隣接の示指または環指に移行・癒合(発生的には分離しなかったというべきか)している所見が認められる. すなわちそれは骨性合指の所見として現われるわけで, あるときは明らかな骨性合指として, またあるときは骨の肥大のみとして, また症例によっては cross bone とか delta bone となり介入骨として現われ, これが母指に発生すると三節母指が形成される.

なお裂手発生の初期段階としてまれに中指の多指化(中央列多指症)をみることがあるが, これら多指化した中指の成分がそれぞれの隣接指に移行して裂手を形成する前段階を示すものと考えられ, かかる場合, 反対側の手には定形裂手を有することが少なくない. このように中央列多指と裂手, 合指と裂手など異なった変形を両手にみることは比較的しばしば経験するところであるが, これらは裂手が指列誘導の障害により発生することを裏づけるものと考えられ, それには AER の作用が重要であろうことは先に述べたところである. そしてわれわれはこれら裂手とその関連変形を含めて cleft hand group (complex) と呼ぶこととしている.

以上のごとくで裂手は中指列に発生することが多い

が，示指また環指列にも発生してよいわけで，その発生には同じくこれらの指の多指化が誘因になることは明らかであるが，なぜ中指列に裂手が発生しやすいかについては明らかでない．

3）治療法：裂手は機能的には大した障害とならないのでそのまま放置してもよいわけであるが，患者（両親）は美容上の観点から形成手術，しかも早期手術を希望して来院することが多い．手術は裂目を切除して両側に広がった指を中央によせることとなるが，この際注意すべき点は美容上の改善は得られても機能的にはかえって障害をきたすことも多いという点で，とくに年長児においては指の運動のパターンが完成しているため，これを矯正するとかえって障害が強く現われることも注意すべきであろう．したがって手術は2, 3歳から，4, 5歳の間に実施するのがよいが，マイクロサージャリーの手技を利用すれば早期手術も可能である．しかし複雑な操作を要する場合には2～3歳まで待機するのが安全であろう．

さて単純な裂手症の手術方法としては図32・50のごとく，新たに指の股をつくるべき適当な高さの部に両指間を架橋すべき三角皮弁を作製する．次に三角の先端より指の股を通り対応する指の側面にいたる切開を加え，三角弁がこの部によく適合するごとくトリミングを行う．次いでこの切開より手背に向かうジグザグ切開を加えて不要皮膚の切除をするが，まずこの切開より両隣接中手骨を露出する．もし，中央に中指中手骨が存在する場合には基部でまずこれの切除を行ったのち示指中手骨基部でも骨切り術を行い，これを中指側に metacarpal transfer を行う．以前は単に中手骨切除後に環・示指中手骨の接合のみを行っていたが，これでは術後指の交差が発生して指の使用に不便となることが多いからである．Metacarpal transfer には両中手骨間の骨間筋の処置が必要であり一部骨間筋は切除しなければならない．両中手骨の接合には両側屈筋腱腱鞘の中枢端の部を互いに反転して，縫合し deep transverse metacarpal lig. を形成したのち指の回旋を正しい位置として基部，および隣接中手骨間に Kirschner 鋼線を刺入してこれの固定を行う．なお metacarpal transfer した示指と環指は互いに接合されるため指の内転作用が不能でしばしば外転，開排位をとることがあるが，これは骨間筋の作用が不十分のためで，これの作用が不十分と考えられれば切除された中指の伸筋腱，また屈筋腱を二分してそれぞれを示指・環指の内側 lateral band に移行するのもよいであろう．

以上ののち三角架橋皮弁を縫合，次いで手背，手掌側の皮膚縫合を行うが，この際は余剰の皮膚を適宜切除して縫合線が目立たないようジグザグ縫合とする．術後の固定期間は3週間とし，以後運動練習にはいる．裂手のほかに合指の合併などあれば同時にこれの矯正を行う．症例によっては二次的に行うのもよい．

4）特殊な形態をとる裂手関連変形群の治療：先に裂手には一連の関連変形がありこれを cleft hand group (complex) と呼ぶことを述べたが，その主要変形の治療について述べる．

a) **中央列多指症例**：種々の形態があるが1例を図32・54に示した．治療としては指の分離のほか，血管，神経柄付き指の移動なども必要となることが多い．

b) **骨性合指症**：無理な分離はかえって機能障害をきたすことが述べられているが，図32・54の右手程度のものについては指を分離し創面は遊離全層植皮，またときには腹部よりの有茎植皮で被覆する方法をとることもある．伸筋腱，屈筋腱は2分するか，場合により1側によせ，神経，血管についても分離できなければ1側によけて皮膚でカバーする．PIP 関節の屈曲変形，また不安定性をみるのが普通であるが将来固定術を要することもあるであろう．

c) **母・示指間に合指を合併する裂手**：かなりの症例に認められる．裂手部の溝の皮膚を local flap として母・示指分離の間にいれてこの部に指間を形成し（図32・55参照），皮膚に不足があれば植皮術を追加する．

d) **Cross bone を有する裂手**：これを放置すると指間は開大されるので切除が必要となる．しかし cross bone の一部はしばしば関節構成の一部を形成することが多いので，この部は残してほかの部を切除する（図32・56参照）．

e) **Delta bone に対する処置**：小児が1歳以下であれば摘出することもあるが，年長児ではしばしば骨切り術，また関節切除・固定術が適応となる．

f) **単指症（monodactyly）**：長軸発育停止（障害）がさらに進行すると単指症を形成することがある．これは

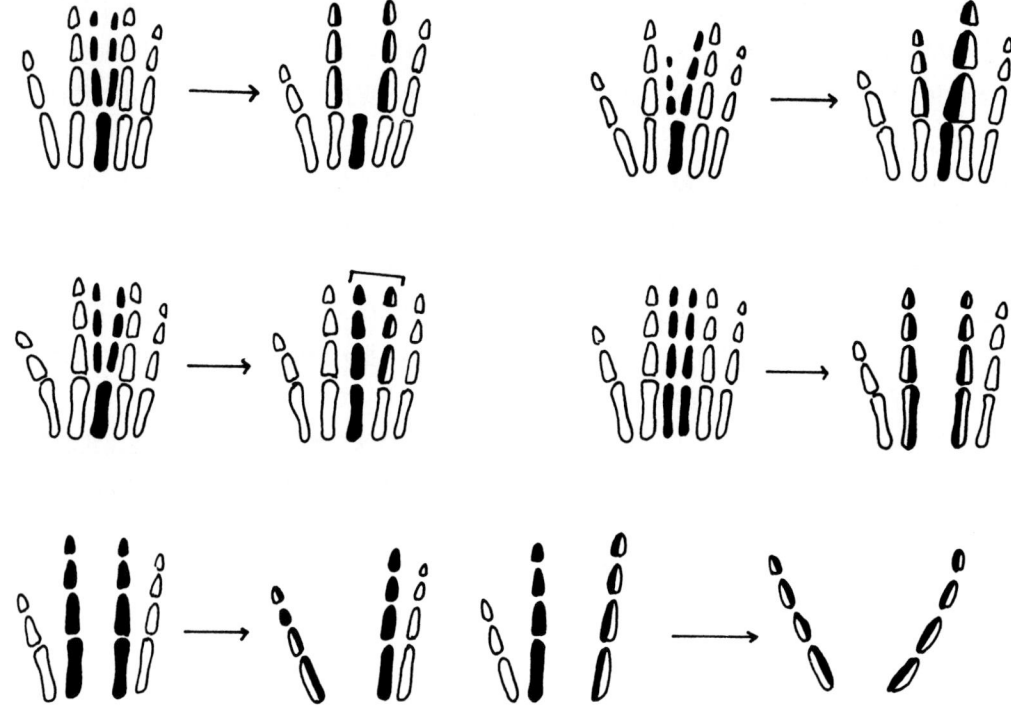

図32・52 各種裂手発生のメカニズム
(Watariほか：Plast. Reconstr. Surg. 64：388, 1979)

指が1指のみでほかの4指は中手骨を含めてすべてが欠損しているもので，比較的まれな奇形であり家族的に発生することあり．小指が1指のみ残存する場合が多く，図32・20はその1症例で肘関節の屈曲拘縮があり，他側手には裂手が認められた．指の屈伸はほぼ正常であった．かかる場合手術適応はなく，義肢，装具を用いての把握，つまみ作用の機能改善を考慮しなければならない．

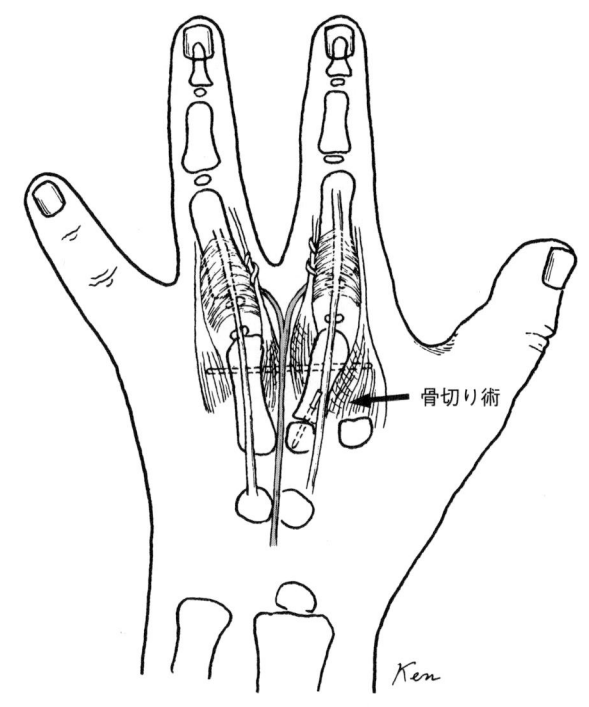

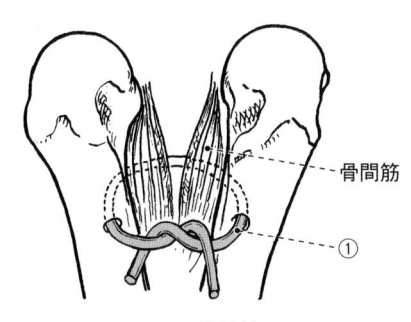

III 先天異常の分類項目別治療　629

a. 締結法
かつて使用されたが最近では使用されない．

c. 骨間筋機能再建
さらに中指伸筋腱の先端を2つに裂いて，それぞれをintrinsic tendonに縫合して指の開排を防止する．同時にmetacarpal transferを実施する．

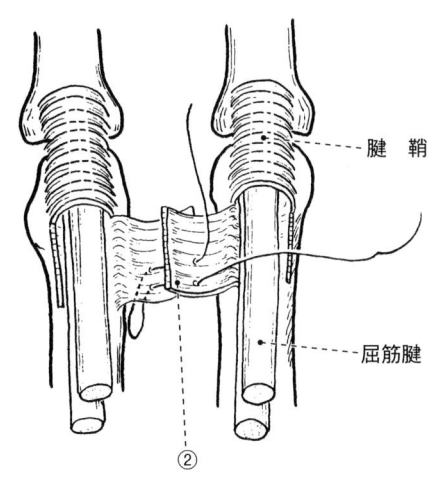

b. 腱鞘を用いての靱帯形成
両者を強く縫合すると，両指は互いに相反する回転をして，指の交差傾向が強くなるので注意する．

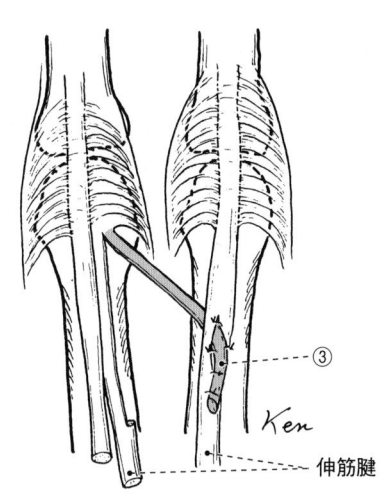

d. 腱間結合再建
ときに用いられる．

図32・53　指列をよせる方法
（津下：私の手の外科―手術アトラス．第4版，p.741, 744, 2006）

630　第32章　手の先天異常

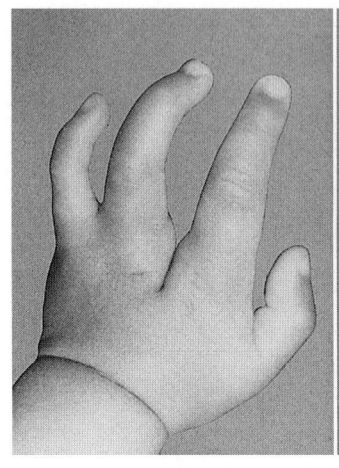

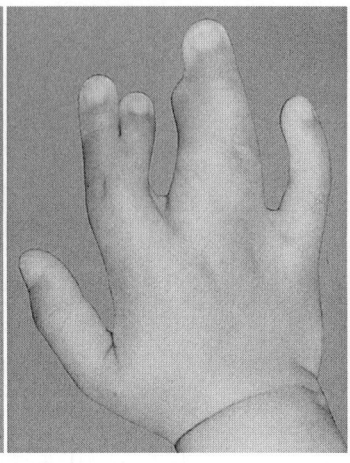

a. 来院時所見．左手は定形的裂手．右手は多・合指の所見を示す．

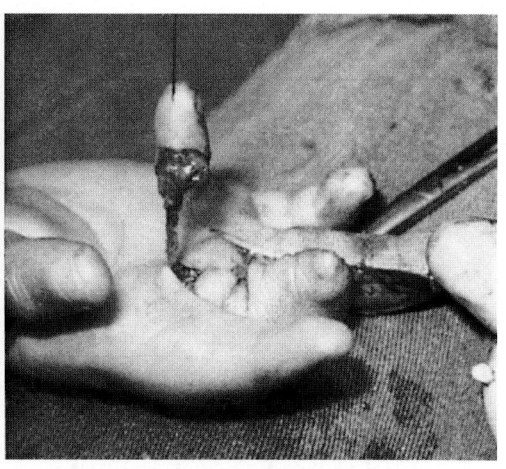

b. 右手につき中・環指の合指を分離して中指の先端に示指尺側の指を neurovascular pedicle として移行しているところ．

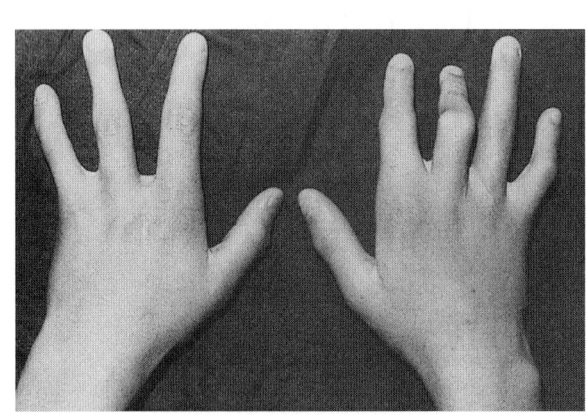

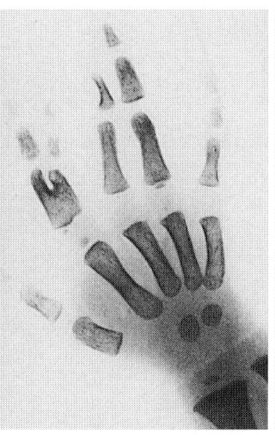

c. 術後10年の所見　　d. 術前右手X線所見　　e. 術前X線所見

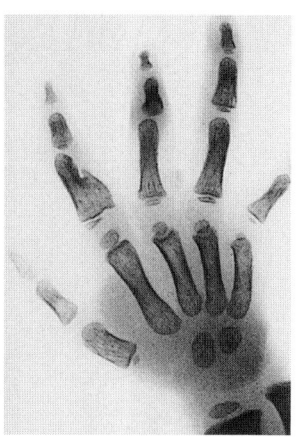

図 32・54　1歳，男児．左手裂手，右手は裂手の初段階としての多合指と考えられた症例

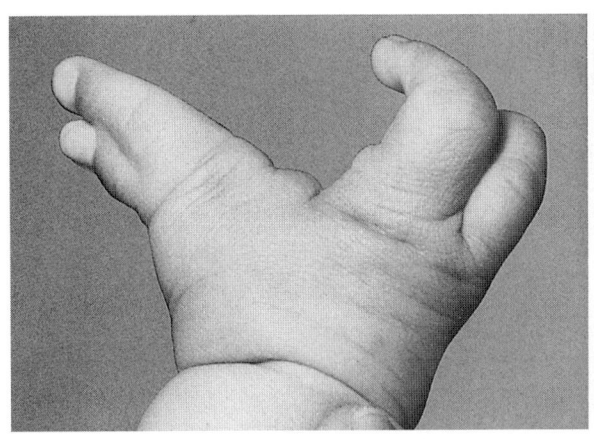

III 先天異常の分類項目別治療　631

a. 来院時所見. 母・示指間には合指をみる.

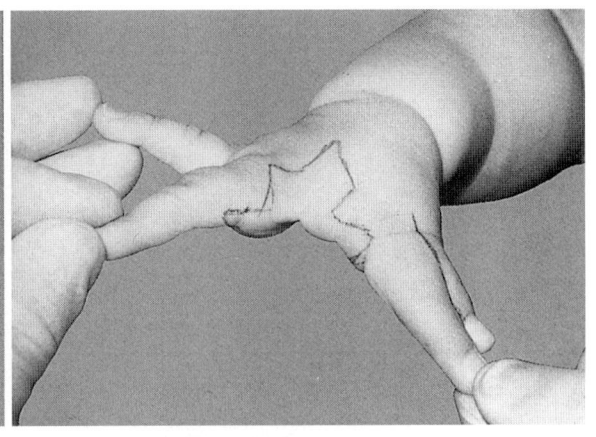

b. 切離皮膚のデザイン
この皮膚を local flap として母・示指間に移動し，これを合指の分離に利用せんとするところ.

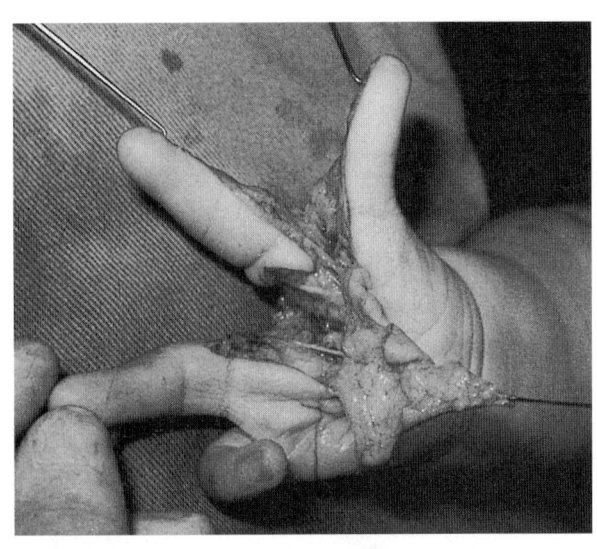

c. 実施中の所見

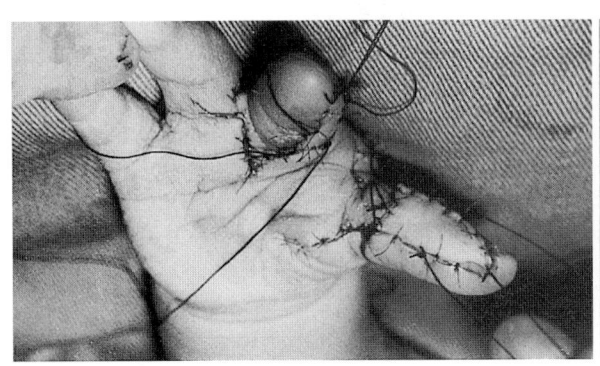

d. Local flap を母・示指間に移動. 皮膚欠損部には皮膚移植を追加した.

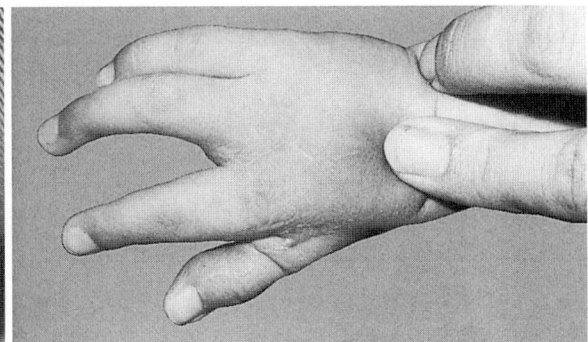

e. 術後1年の所見

図 32・55　6ヵ月，男児. 右裂手（左中・環指合指症例）

632　第32章　手の先天異常

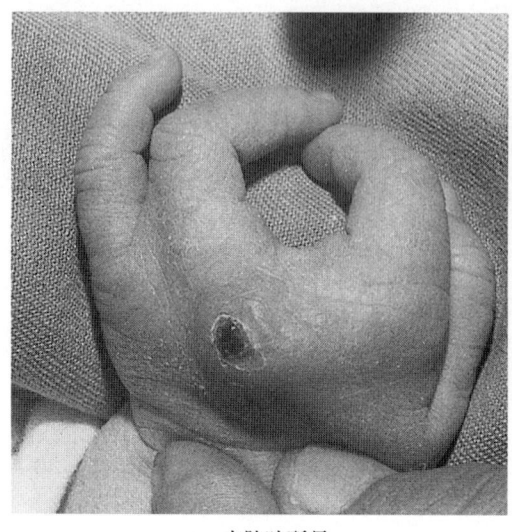

a. 来院時所見

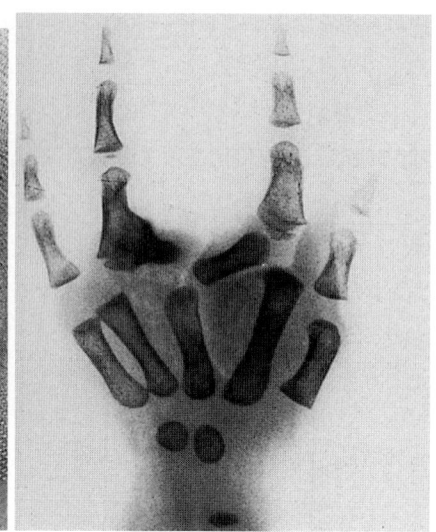

b. 術前X線所見

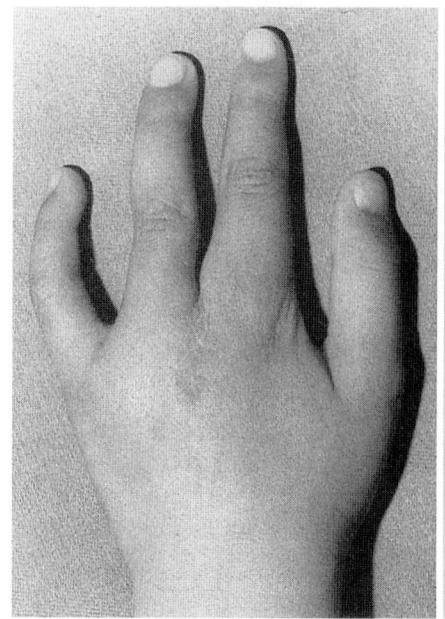

c. 術後6年の所見

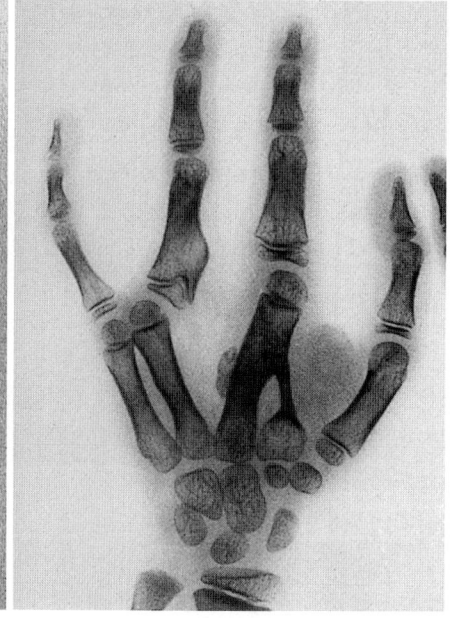

d. 術後X線所見．Cross bone の切除と示指中手骨の移行術を行った．

図32・56　10ヵ月，女児．Cross bone による裂手例

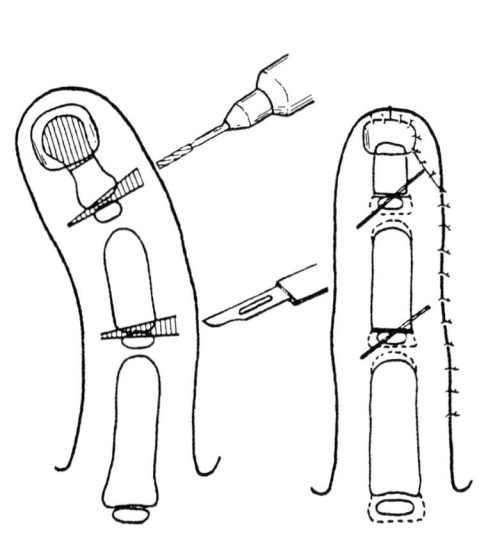

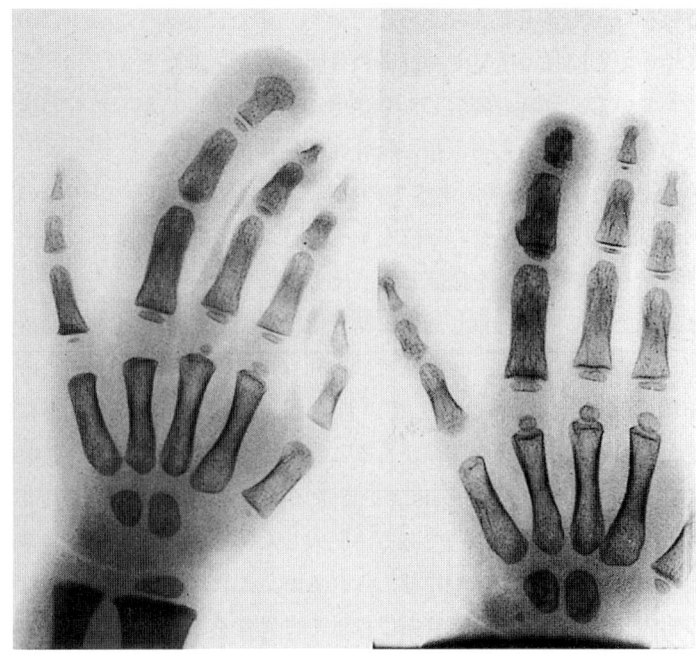

a. 骨端軟骨切除と骨切り術
b. 指神経切除・脂肪除去を含む巨指の手術
c. 3歳，男児の環指巨指例
骨端線切除と骨切り，それに指神経切除と脂肪組織除去を行った．右は術後1年の所見

図32・57　骨端軟骨切除による指成長の停止

V Overgrowth（過成長）

Macrodactyly（巨指症）

Overgrowthをきたすもので，neurofibromaとかリンパ管腫，また血管腫によるKlippel-Trenauney-Weber症候群などもあるが最も基本的なものは巨指症である．

1. 巨指症（macrodactyly, megalodactyly）

比較的まれな奇形とされ，Barsky（1967）は今日までの報告例56例に自己の8例を加え計64例についての検討を行っている．中指・示指に多く，遺伝性は認められない．ほかに奇形を伴うことは少なく，女性より男性に多いという．しかし筆者の経験症例は男14例，女16例の計30例であり，罹患指については母指にみたもの3例，示指にみたもの15例，中指12例，環指10例，小指は7例であり，左右別は右手19例，左手11例であった．

足の指にも巨指症を認めるが，われわれの経験症例は26例でその発生率はほぼ手と同様である．出生時ただちに巨指を認めるものと，出産時にはあまり気づかないが，その後子供の成長とともに特定の1～2指のみが異常な成長を示してくるものとの2型があるようである．長さと同時に太さも増大するが指の両側において，その成長程度に差異があると指はPIP関節部付近からどちらかの方向に弯曲する．指全体が肥大するとは限らず，指の1側は正常であるのに対し，ほかの1側のみが肥大する場合，ときに1側でしかも末梢半分のみが肥大する場合もある．また肥大が指のみならず手掌から前腕に及ぶものもしばしば経験するところである．骨の肥大も認められるがX線像は粗で正常骨に比較して硬さが軟らかく，しばしばメスでも切ることが可能である．指の屈伸運動は肥大程度が少ない場合にはさほど障害されないが，太さが増してくると多少とも屈曲が障害され，またDIP関節で過伸展位を示すものが多い．爪の肥大も常に認められる．

さて巨指症の原因は今日なお不明であるがMcCarroll（1950）はneurofibromatosisについての論文中で，手掌末梢側半分，および示・中指の肥大を認めた1例に手術を行い，指への神経枝が肥大して蛇行しているのを認め，これは軟部組織の肥大した部分にのみ存在し，健康

部では神経の太さも正常であったと述べ，またほかの1例についても同様の所見で神経鞘の著明な肥大をみたと報告している．筆者も経験した全症例に手術を行ったが記載のない2例，および巨指が軟骨性外骨腫に原因すると思われた1例を除き，すべての症例において digital nerve の肥大を認め，その分枝もすべて肥大して高度な蛇行を示していることを確認した．そしてこの神経の肥大は指の肥大部位と一致し周囲に結合組織と脂肪組織の増殖を認めるのに対し，健康側では神経も正常であることを確認した．この点よりして巨指症と digital nerve の肥大との間には密接な関係があることは否定できないが，本症が neurofibromatosis といかなる関係を有するかについてはまったく不明である．肥大した神経の周囲には粗大な脂肪細胞が多量に認められるが，これが指肥大の要因をなしており，血管系にはとくに異常をみないのが普通である．

治療法 2つのことが考えられる．1つは巨指がまだ完成していない場合で，できればこれの成長を止め，ほかの指の成長を待って指のほぼ正常のバランスを得ようとするものであり，ほかは年長児，また成人の巨指で，この場合には指の短縮とか太さの縮小が必要となる．

まず最初の場合であるが，既述のごとく本症では多くの症例において特異な所見として指神経の肥大が認められ，これが巨指原因の1つとして重要な役割を演じているのではないかと考えられたので，筆者はこれらを周囲の増大した脂肪組織を含めて完全，また部分切除を試みてきた．しかし筆者の二十数年の経験からして必ずしも期待される結果は得られず指の成長を停止，また遅延せしめることは不可能であった．しかしこの操作は指の縮小には効果的で，神経周囲の fibrosis が著明な場合，脂肪組織のみの除去は困難であるが，神経を含めて切除すれば，それが環・小指などであまり知覚の大切でない部の神経の場合，とくに好都合である．また小児では神経切除を行ってもたいした障害とはならず，よく知覚の回復することも知っておくべきであろう．

さて以上による指の縮小のほかに**骨端軟骨の切除**により成長の停止をはかるのがよいであろう．普通末節骨・中節骨の基部においてメス，またドリルを用いて行われ，指に側方偏位があればこれの矯正を含めての軟骨帯の切除が行われる．さらに指の長さがかなり成長しても

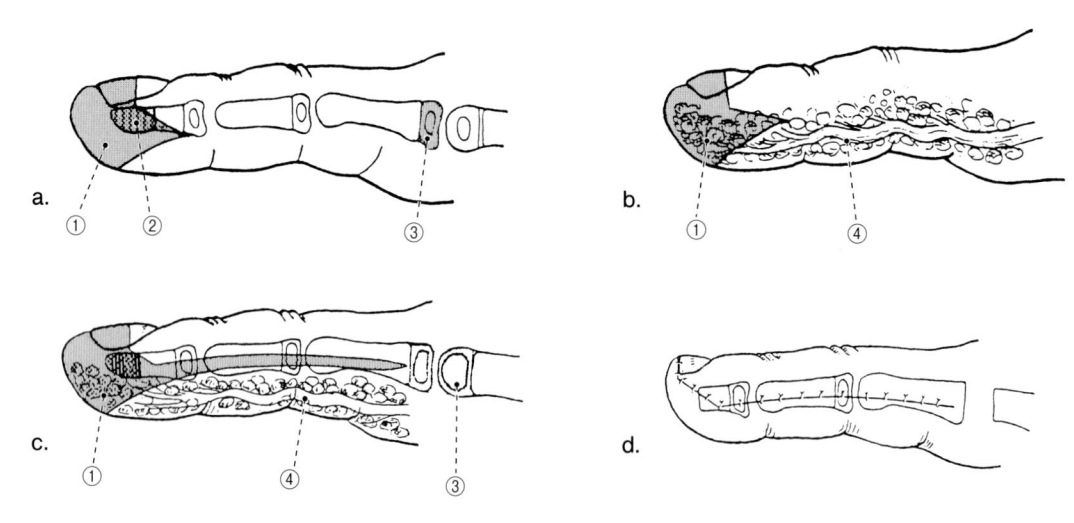

図 32·58 巨指に対する矯正手術
3〜5歳，またはそれ以上で巨指がきわめて著明な場合，まず指先端を縮小し，なお短縮が不十分であれば基節骨基部の骨端部，さらには MP 関節の切除を行う．
1. 爪，および指先部切断
2. 末節骨の一部切断
3. MP 関節，また骨端核の切除
4. 肥大した指神経，および脂肪組織の除去．脂肪組織のみを切除するか肥大した指神経をも含めて切除するかは患者の年齢，指の肥大程度，いずれの指かなどにより決定する．

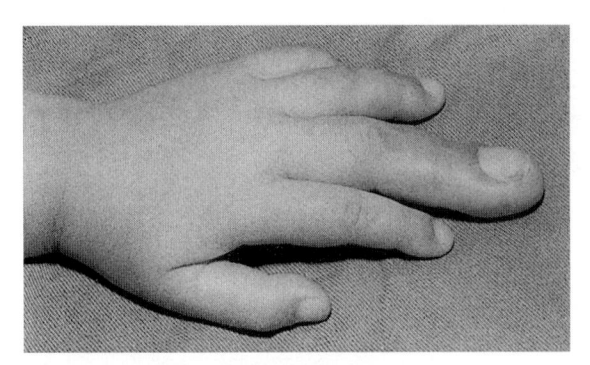

a. 術前所見（背側）

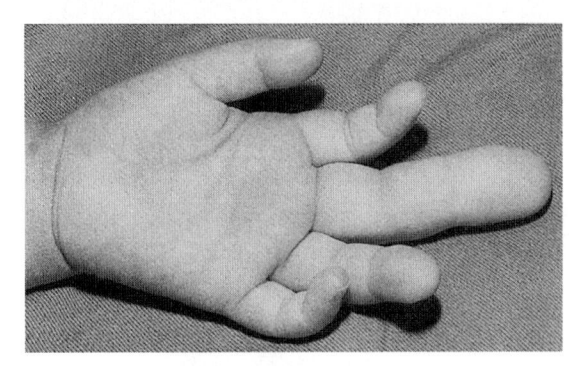

b. 術前所見（掌側）

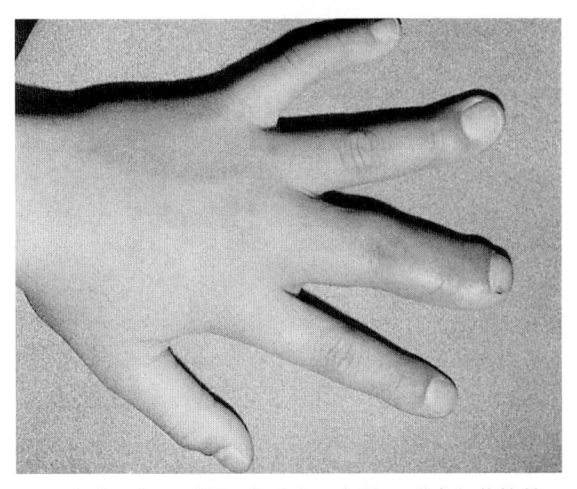

c. 術後5年の所見．指先部の短縮・形成と基節骨基部の骨端核切除を行った．

図32・59　3歳，男児の左手巨指症例

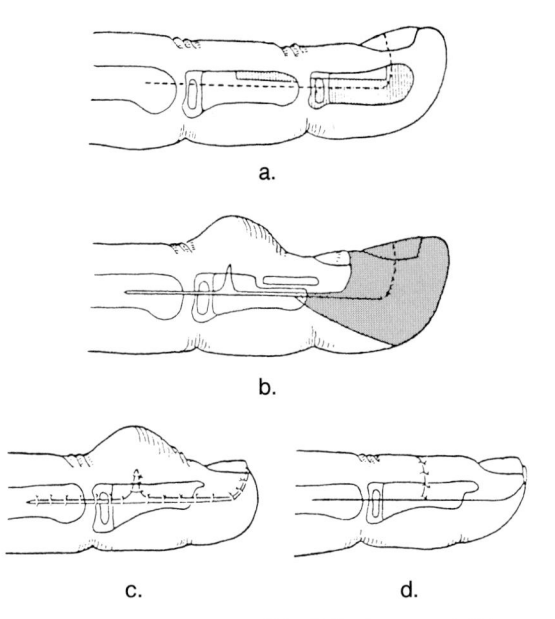

図32・60　われわれの指短縮法（Barsky変法）
この方法によれば指先部の形成が容易という利点がある．手より足指の巨指にしばしば用いられる．

はや成長を要しないような場合には，基節骨基部において骨端核を含めて軟骨部での切除を行うとか，中手骨骨頭切除を加えることもある．

次に年長児また成人の場合であるが，この際は太さの縮小と長さの短縮の両者が必要となる．太さの縮小は先に述べた指神経を含む，または一部のみを含む脂肪組織の除去と側方余剰皮膚の切除により行われ，一方指の短縮にはいろいろの方法があるが，最も簡単な方法は指先部の切除と爪の縮小であろう．よく知られているごとく，巨指の肥大は末梢ほど著明であるので，図32・58に示したごとくに行えば意外に効果的である．

さらに短縮を要する場合には基節骨基部の切除，または中手骨骨頭を含む**MP関節切除術**が効果的である．年長児の場合PIP関節に対する処置は関節拘縮をきたす危険性があるので行わないほうがよい．

ほかに指の短縮法としてはBarsky法，またその変法である筆者の背側皮膚のしゃくとり**虫式短縮法**があるが，これは指の巨指に対してよりも足の巨指に好都合のごとく考えている．

そのほか巨指が1～2指に限局してしかも巨大である場合には，それが母指でない限り，**切断術**を考慮するのがよく，この際巨指が中指などであれば示指の指列移動を考えるのもよいであろう．

2. 正中神経の線維脂肪性肥大（fibro-fatty proliferation of the median nerve）

上に述べた巨指症を合併して，またはこれを合併することなく単独に前腕末梢部より手根管部にかけての正中神経が異常に肥大してくる疾患であって，Mikhail

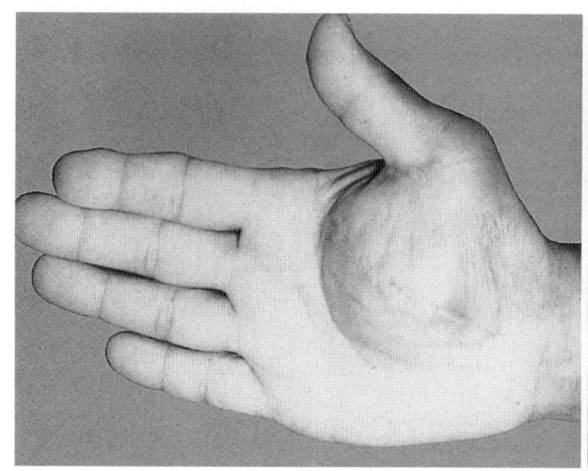

a. 来院時所見

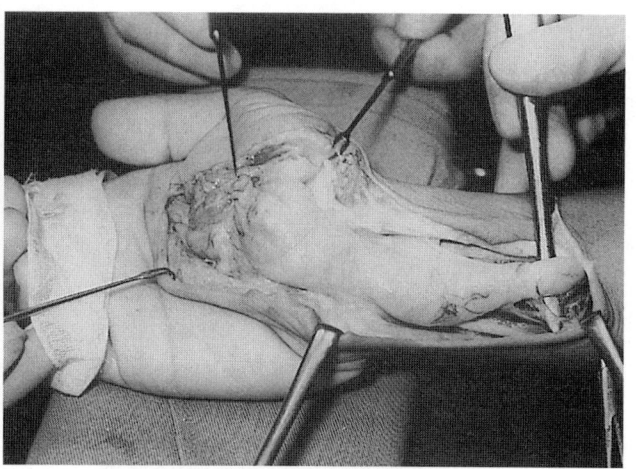

b. 術中所見. 肥大した正中神経を示す. 手根管部では絞扼所見を認めた.

c. 肥大神経は指神経にまでは及んでいない. 神経束の周囲には線維性脂肪組織の増殖が認められる.

図32・61　29歳, 男. 20年来右手掌部に軟らかい腫瘤形成を認める.

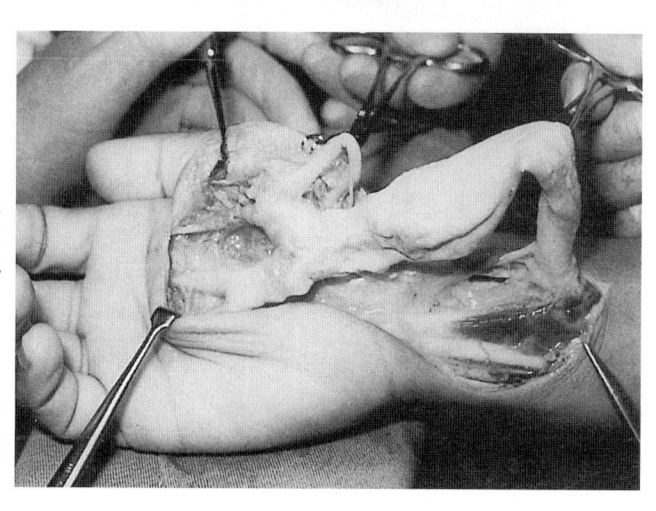

(1964) の2例, Yeoman (1964) の3例報告以来かなりの報告があるがその症例は多いものではない. 病名としては fibro-fatty proliferation のほか, lipoma, fatty infiltration, lipofibroma, また intraneural lipoma, lipomatous hamartoma などいろいろの名前で呼ばれているが, 要は神経の肥大がきわめて著明で, 正常の2～3倍, または数倍に達するのが常である. 原因としては外神経鞘および神経束周囲の結合組織における fibrosis と脂肪組織の増殖によるものであり, この所見は巨指症にみられる指神経の組織所見とも一致すると考えられる.

症状としては, 前腕末梢部から手掌部にかけてびまん性の軟らかい腫瘤として認められ, 疼痛, 圧痛は認められない. 症例により指に巨指を認めることがあり, かかる状態は macrodystrophia lipomatosa (Mikhail) とも呼ばれ, 筆者の経験例5例中4例に巨指の合併がみられた. また肥大した正中神経は手根管の部で絞扼されて正中神経領域に知覚障害をきたし手根管症候群症状を示すものがあるが, 筆者も上記5例中3例に知覚異常を認めている.

治療としては神経剝離と神経周囲の肥大した fibrosis の組織, また脂肪組織を切除することであるがその分離はきわめて困難であり, 無理をすれば神経線維を損傷するので操作には注意する. 神経肥大は普通手関節の中枢数 cm の部より始まる白色の軟らかい腫瘍様肥大であって, 既述のごとく手根管部では絞扼されて手根管症候群の原因となるので, その可能性がある場合手根管は当然開放されなければならない. さて手根管を通り手掌部に出た神経は多数の分枝を出すが, これら分枝がそれぞれ

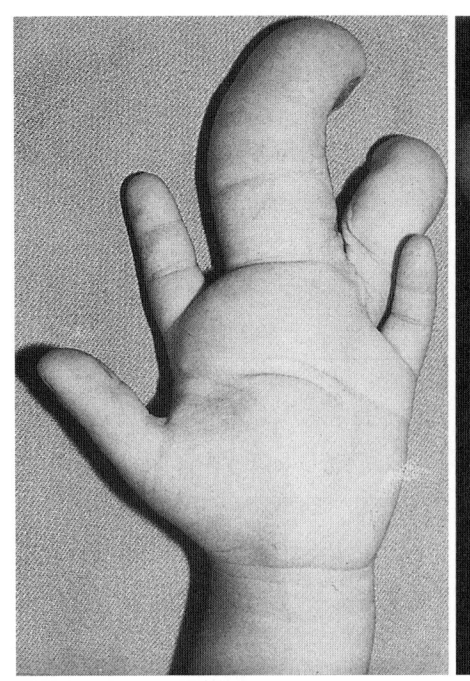

III 先天異常の分類項目別治療　637

a. 来院時所見
b. X線所見 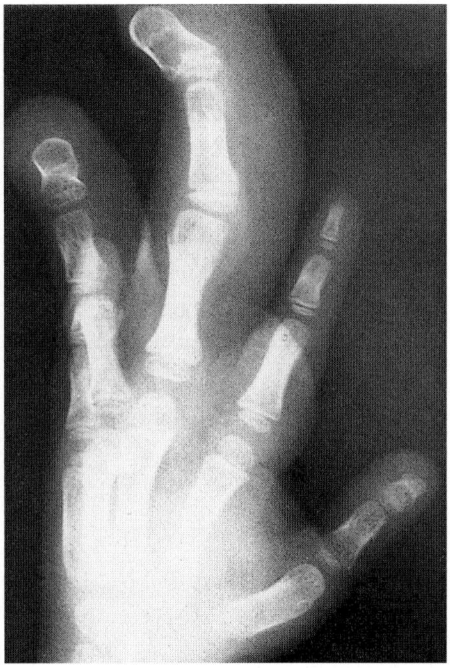
c. 術中所見 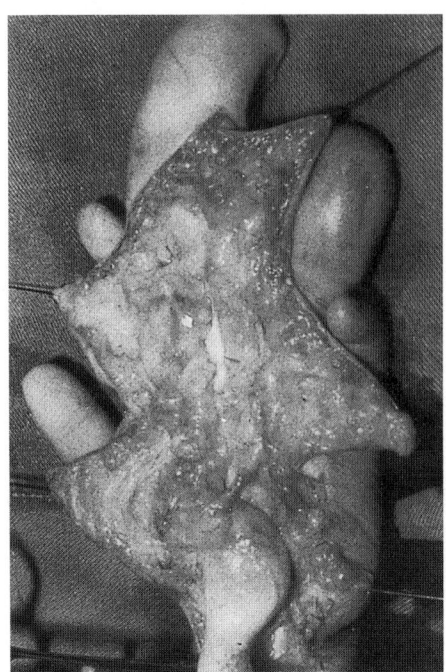
d. 術後所見 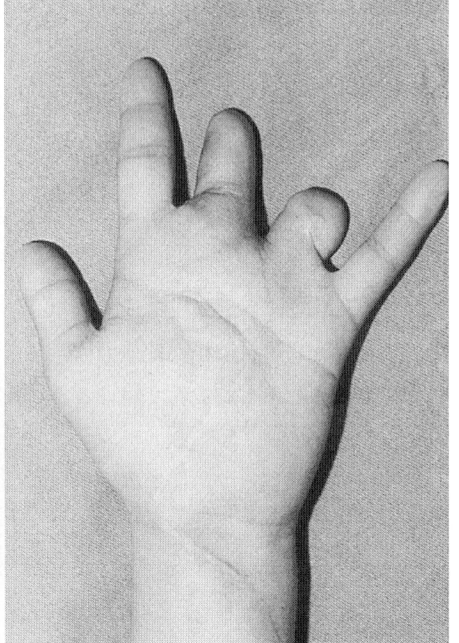

図 32·62　4歳, 女児. 中・環指巨指症例で手掌部肥大および正中神経肥大をみる. 中・環指の切断縮小術を行った.

肥大するためこの部の腫大はいよいよ著明となり，もし巨指を合併する場合にはその指に向かう神経枝は肥大して脂肪の増殖を伴うことは先に巨指症の項で述べたと同様である．そして正常指に向かう神経枝の肥大は中途で消退して正常神経枝に移行することとなる．巨指の治療については先に述べた．手掌部の腫大組織を切除することも試みられるが，神経分離が困難であるのでその操作には注意しなければならない．

Ⅵ 低成長（undergrowth）

短指症（brachydactyly, short finger）

先天性の低形成のために生ずるもので，男性より女性に多く，しばしば両側性で遺伝的関係が認められる．出生時には大した変形を認めないか，年齢が長ずるにしたがい短縮が著明となる．しばしば中節指骨の短縮がみられ，これを**短中節症**（brachymesophalangia）といい末節に短縮があれば**短末節症**（brachyteiephalangia），基節に短縮があれば**短基節症**（brachybasophalangia）という．もちろんこれらが合併してくる場合も多い．短中節症は小指，示指によくみられ，全指にこれをみることも少なくない．短末節症は母指にしばしば認められる．中手骨に短縮があれば**brachymetacarpia**と呼ばれ，中指また環指に比較的多く認められる．

短指症はまたほかの奇形，合指症，欠損症などを合併し，ある例では深指屈筋腱は末節に付着して屈曲機能は良好であるが，ある例では末節に腱付着がなく屈曲が不十分であったり，また関節はあっても強直して屈曲不能の場合もある．

治療法 関節に強直があれば良肢位での関節固定術，またときに関節授動術を試みることもある．この際腱に異常があってはならない．

また，中節が非常に小さく，楔状をなして斜指を認める場合には，これを摘出したり骨切り術をすることもある．

中手骨の短縮による短指症は，足における第4指短縮症に相当するもので女性に多く，しかも両側性で20歳前後になり指の延長を求めて来院することがあるが，その頻度は第4足指短縮症ほど多くはない．治療としては背側縦切開により中手骨を出し，この中央部または基部の近くをbone sawにより切断，腸骨より適当な大きさの骨を採取してこれを中手骨切断部に挿入，指の延長をはかる方法がとられるのが普通である．中手骨切断部の開大にはspreaderを使用するのが便利であるが，無理な開大は中手骨に背側突の転位とMP関節の過伸展変形，および指の屈曲障害をきたすので，指の延長は1.0 cm程度にとどめたほうが無難である．さらに延長を希望するのであれば骨延長器を使用，一定の延長が得られたのち骨移植を実施すればよい．移植骨の固定にはKirschner鋼線が利用されるが，刺入方法は髄内性の長軸方向でなく斜方向，または横軸方向とし早期運動開始を可能としたほうがよい．必要に応じdynamic splintを使用する．なお本手術は操作そのものは足の短指症と同様であるが，しばしば指の屈曲障害をきたすことがあるので，足の場合と同様の安易さで手術を行えば必ず失敗するので注意する．この点，長期の治療期間を要するものの骨延長器使用のほうが安全かもしれない．年齢もなるべく若年期に行うのが望ましい．

斜指症（clinodactyly）

指が橈側，または尺側に偏位するものを斜指といい，橈側に偏した場合は内反指 digitus varus，尺側に偏した場合は外反指 digitus valgus という．原因は指骨の発育異常で delta phalanx ができた場合，異常骨が指骨間にはさまった場合，また骨端線の異常による関節面の偏位などにより発生し，短指症，そのほかの奇形を合併することも多い．小指に多いが，そのほか示指，環指などにみることもある．また骨頭にできた軟骨性外骨腫による斜指形成もまれでない．

治療法 小児では非観血的に副子固定による矯正が試みられるが，効果がなければ手術を考える．手術方法は原因により異なるが，発育異常の delta phalanx が介在する場合にはこれの摘出が行われ，また症例によっては骨切り術とか側副靱帯切離術，また関節の良肢位固定術なども行われる．手術時期は関節固定術は別として3～6歳ごろが適当であろう．骨切り術の実施について述べると，まず突側に側正中切開を加えて骨を出し，骨切り予定部位にKirschner鋼線を数カ所通してその部を傷つける．次にこの部をメス，または先の丈夫な金冠鋸を用いて楔状骨切りするが反対側までの完全切離は行わず，適度のところでosteoclasisをして変形を矯正．0.8 mm

程度の Kirschner 鋼線を刺入して骨切り部の固定をしたのち外固定を追加して手術を終わる．外骨腫による斜指については腫瘤の摘出が必要となるが，これについては腫瘍の項を参照されたい．

以上は単独指，また 2，3 指のみの斜指について述べたが，全指が同一方向に斜指をとるものを**風車翼状指**，

また**翼状手**といい，両側対称的に全指が MP 関節で 30〜40°尺側偏位し，軽度屈曲位をとると同時に母指にも屈曲，内転拘縮変形をみるのが普通である．この変形はよく知られているごとく関節リウマチ患者にも認められるが，先天異常としては arthrogryposis congenita に合併するのが普通であり，この意味で congenital clasped

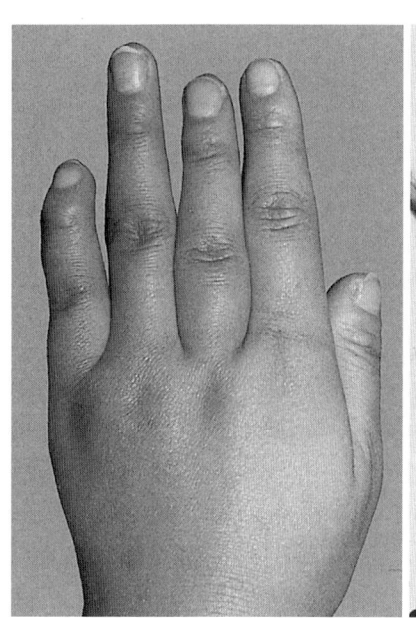

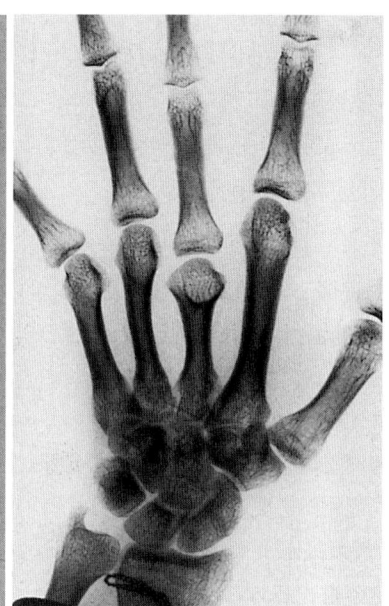

a．術前所見　　　　　　　b．術前の X 線所見

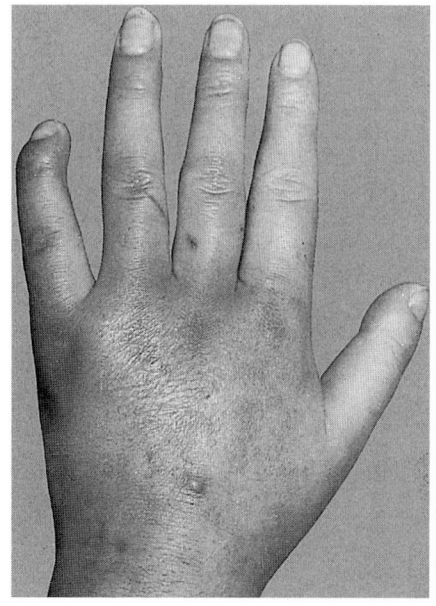

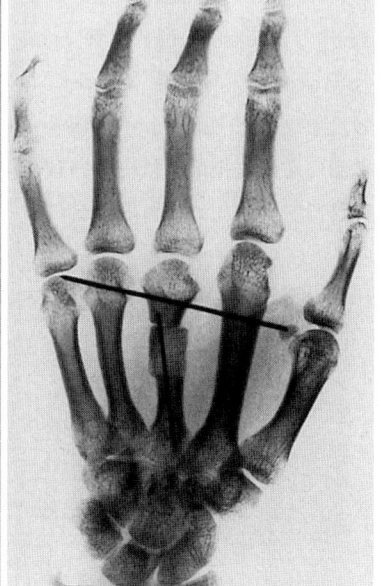

c．術後所見　　　　　　　d．術後の X 線所見

図 32・63　23 歳，女．両側中指（中手骨）短指症．小指末節には Kirner 変形の合併をみる．

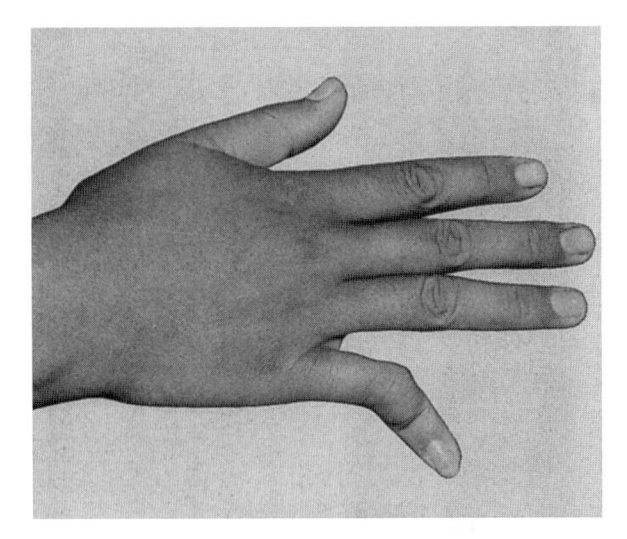

図32・64 15歳，女．小指の斜指

thumbとか屈指症とも強い関連性を有するものである．また伸筋の発育障害とか欠損，または伸筋腱の尺側脱臼を伴うことも少なくない．

この治療法としてはまず副子による矯正が行われる．幼小児に対し，しかも確実な矯正を行えばかなりの効果がある．年長児では手術療法が必要となる場合が多い．しかもその時期は3～4歳以後がよく，早期では操作が困難．また手術にも一定の術式があるわけではなく，症例ごとに決定しなければならないが，MP関節における尺側偏位と屈曲拘縮がある場合にはdistal creaseに沿う横切開による拘縮皮膚のreleaseとMP関節volar plateのrelease，また尺側側副靱帯の切離などが行われ，その後における指の変形矯正とKirschner鋼線刺入による一時固定，また掌側皮膚の欠損部には皮膚移植が必要となろう．伸筋腱に尺側脱臼が認められる場合にはリウマチ手に行われると同様の橈側expansion hoodの縫縮術が考慮される．また母指の内転拘縮に対してはBrand型の背側皮膚のrelease op. とか内転筋の切離が必要となる．

Ⅶ Constriction hand syndrome（絞扼輪症候群）

これは**絞扼輪症候群**（congenital circular constriction hand syndrome）と呼ばれ，**絞扼輪**（annular ring, constriction band），およびこれに関連して発生する種々の変形を一括して総称するもので，**intrauterine amputation**から浅いリングにいたるまで種々の程度の絞扼輪が形成される．深いリングに際しては**リンパ性浮腫**をみることもまれでない．またこの限局性壊死が発育の初期に，しかも四肢の末梢に起こった場合には治癒機転としての合指症を発生するが，これは先に述べた合指症とは別に取り扱う必要がある．すなわち本症による合指で特有なのは指の一部切断と絞扼輪の存在であり，数指が指先端部で合指を形成するのに対し基部には未癒合の部があっていわゆるacrosyndactyly，またはfenestrated syndactylyとも呼ばれるものである．なお限局性壊死の結果として発生する組織の癒合は，ちょうど第3度火傷後における瘢痕性の癒着と同様に考えるのがよいであろう．

a. 絞扼輪（annular ring）

絞扼輪には単なる浅い溝として認められるものから深くて骨にまで達するような溝までいろいろの段階のものがあり，指のみならず手関節部，前腕，ときに上腕また下肢にもときとして認められる．

原因として以前は羊膜が重要視されamniotic grooves

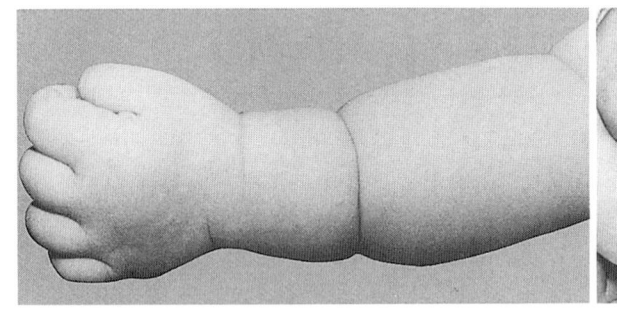

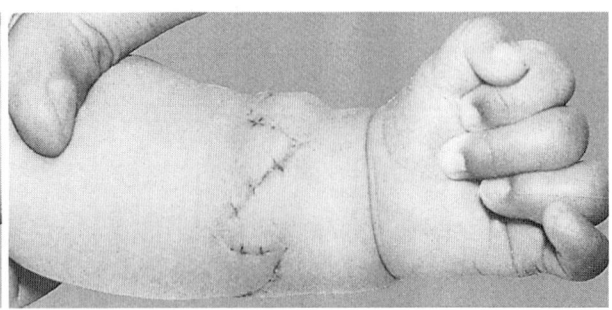

図32・65 2ヵ月，男児．左前腕の絞扼輪（a），Z-plastyを行った．（b）は術後所見

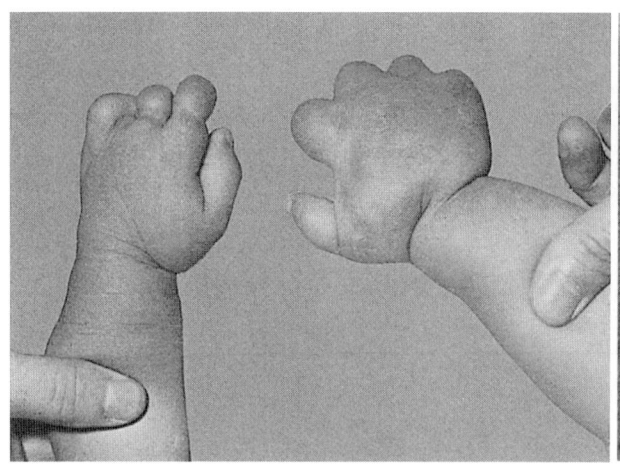

III 先天異常の分類項目別治療   641

a. 来院時所見．右手は手関節部の絞扼輪で手にはリンパ性浮腫が著明，指の屈曲拘縮もみられる．左手は，示・中・環指の切断と示・中指基部に絞扼輪が認められる．

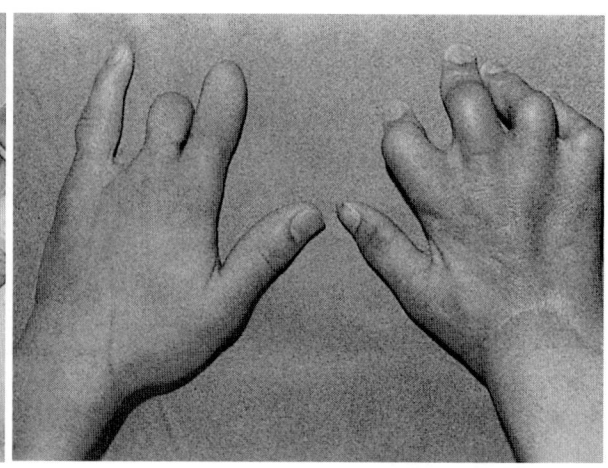

b. 術後8年の所見．絞扼輪の部にはZ-plastyが行われた．右手の浮腫も大分減退している．

図32・66　2歳，男児．先天性絞扼輪

ともいわれていたが，Inglis（1952），Patterson（1961）らはほかの奇形と同様，胚基の欠陥に基づく組織の発育過程上の障害としている．すなわち，Patterson（1969）は皮下組織の発生に障害があるとし，組織的には皮膚の皺と類似所見を示すことに注目して，同様の機転が限局性に皮下におけるmesodermの発育障害を起こして本症を発生するとし，ringが深ければ深いほどmesodermの障害が強いことを意味するとしている．そしてこの障害が強ければ血管，リンパ管の形成も不十分でリンパ性浮腫から潰瘍形成，または切断にと移行するであろうことを述べている．一方，木野（1975）はラットの実験から羊水の減量による子宮筋の過剰収縮が手板辺縁の静脈洞の出血を引き起こして本症を生じるとしている．

さて本症はその現われ方により次の4型に分類することができよう．すなわち，

（1）**単純な絞扼輪**：これはリングが比較的浅くて指，前腕，まれに上腕にも認めるもので，下肢では足の

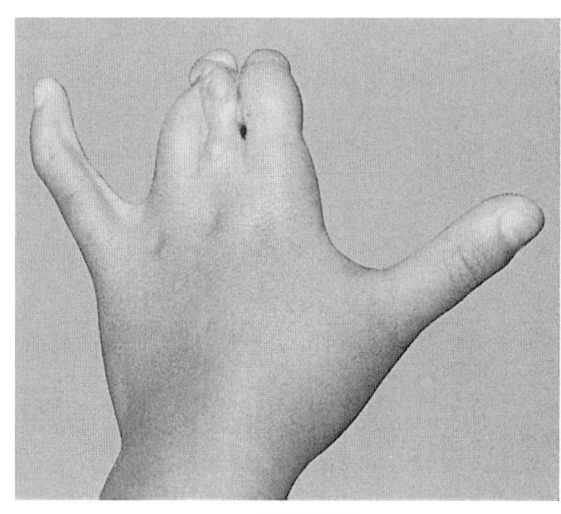

a. 来院時所見

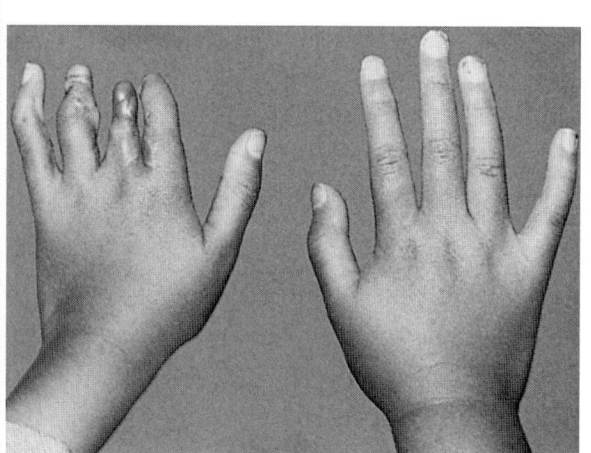

b. 術後2年の所見

図32・67　1歳，男児．Acrosyndactyly

指，また下腿にこれをみることがある．

(2) **リンパ性浮腫**：絞扼輪が深くてしばしば末梢にリンパ性浮腫を合併する（図32・66参照）．

(3) **Fenestrated syndactyly**：acrosyndactylyとも呼ばれるもので，数本の指が指先部で互いに融合して塊状をなすも，基部は分離して間にトンネル状開窓をみるのが普通である．ところどころに絞扼輪が認められ，指先部欠損の所見をみるものも多い．原因としては胎生時指先部に絞扼輪が発生して，このために組織の壊死，離断が発生，その治癒機転として指先部が互いに瘢痕性に癒合したものと考えられる．

さて筆者の経験症例は80症例であり男・女比はほぼ同数，手指，足指に集中して発生しており，合併症として内反足，唇・口蓋裂を少数例に認めたが，家族内発生は認めなかった．

(4) **特発性切断**：intrauterine amputationとも呼ばれるもので切断は完全であって，断端に痕跡的な遺残組織の付着をみることはない．したがってしばしば痕跡的付着物をみる発育のarrestによる末端横軸停止のそれとは明らかに区別することが可能である．

b. 治療法

単純な絞扼輪で軽症な場合にはそのまま放置してもよいが，中等度のもの，また高度のものには手術療法が行われる．これは美容上からも，また高度の症例では血液，リンパ液の循環障害のため末梢側にリンパ性浮腫が発生しているので，これの除去のためにも手術が絶対適応となる．

さて手術としては皮膚の絞扼のみでなく，深部軟部組織の絞扼も十分に除去してやる必要があり，以上ののち皮膚にZ-plastyを1～数個をおいてW-plastyを行う．手指の全周にわたって絞扼輪が存在する場合には，はじめ1側半分のみに形成を行い，数週後に他側半分の形成を行う．同時に行うと末梢側の壊死をきたすことがあるからである．Zの大きさは指，前腕など部位により適宜考慮しなければならないが，あまり小さくては無意味であるので多少大きめのほうがよいであろう．縫合は絞扼を切離した脂肪組織よりはじめ，次いで皮膚に余裕が出れば切除して縫合線の適度のトリミングを行う．リンパ性浮腫が指背の一部などに限局している場合には同時に線維化した脂肪組織除去と形成術を考慮するのもよい．また，溝が深くてZ-plastyが行いにくい場合にはV-Y法がよいであろう．数個組み合わせて使用することもできる．

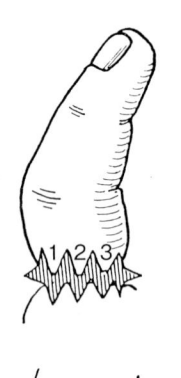

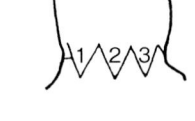

a. W-plasty
絞扼が少なく皮膚に余裕がある場合

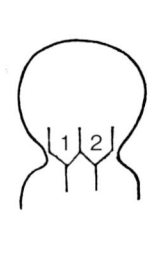

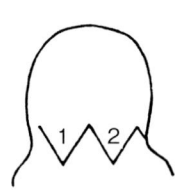

b. V-Y-plasty
皮膚に余裕のない場合に便利

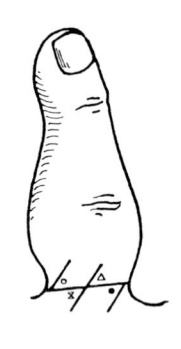

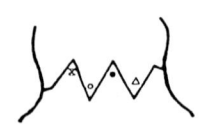

c. Z-plasty
一般的によく利用される．一部皮膚を切除してのトリミングが必要となる．

図32・68　絞扼輪の治療に用いられるいろいろの切開

c. Acrosyndactyly の治療

これは fenestrated syndactyly とも呼ばれ絞扼輪性合指症といってもよいかもしれない．一般の合指症とは明らかに区別すべきであり，たとえば遺伝性についても本症は遺伝性を認めないのに対し普通の合指は左右両側性に発生，しばしば遺伝性をみるところである．また本症の場合 X 線上では指先部に骨癒合が発生しているかにみえても完全な癒合は発生しておらず，手術時その分離は比較的容易であるのに対し，骨性合指症ではその分離はノミ，メスによる切離以外に方法がない．

さて治療としては指先部における癒合の切離と，合指の分離，それに絞扼輪に対する Z-plasty などが行われる．指先部における癒合の切離は生後比較的早期に行われるが，これはそのまま放置すれば指の偏位，拘縮などが発生すると考えられるためで，指基部のトンネル状開窓部より末梢方向に指を分離，指先部指骨の線維性癒着の分離はメスによって行うが，その実施にはとくに慎重でなければならない．切離後の皮膚欠損部には下腹部よりの全層皮膚を移植してこれを被覆する．次に合指に対する分離については開窓部が正常位にあれば指の分離のみでよいが，これが末梢側に移動していればその deepening の時期は普通の合指症の場合と同様 1 歳半，または 2 歳以後に行うべく，手術は背側，掌側，両面よりの三角皮弁，または 1 側の皮弁により行われ，絞扼輪があれば適宜 Z-plasty，また V-Y 法の追加が必要となる．

以上で手術は数次にわたることとなるが入学期までに手術を終えるよう計画されるのがよいであろう．なお症例によっては母指の延長など骨に対する手術を要する場合もあろう．なお前腕での絞扼輪については W-plasty もよいが少なくとも背側についてはジグザグ切開が目立ちやすいので W-plasty は掌側のみとし，背側は線状縫合とするのもよいであろう．

Ⅷ Generalized skeretal abnormalities & a part of syndrome（骨系統疾患）

Acrocephalosyndactyly（Apert syndrome）

塔状頭蓋と高度の骨性合指症を合併するまれな奇形であって，1906 年 Apert が acrocephalosyndactyly と命名して以来この名称が一般に使用されている．Buchanan（1968）によると今日までの報告例は 150 例ばかりであるといい，その後 Hoover ら（1970）の 20 例の追加がある．わが国では田島（1969）が報告例 28 例を集め，2 例を追加しているが，筆者の今日までの経験例は男 5 例，女 1 例の計 6 症例である．

さてここでは合指症の問題について述べるのが主目的であるが，ほかの主要奇形についても簡単に述べると，まず塔状頭蓋（tower skull）であるが，これは前頭頭頂部が高く，前後に扁平で前頭部および後頭部は平行に直立しているのに対し顔の横幅が著明に広くなっているのが特徴的で，その原因は頭蓋縫合の早期癒合にあるとされている．また顔貌も特有であって，内眥間距離が広く，眼球が突出し斜視を認めることも多い．鼻根部は幅広く陥凹して鞍鼻状を呈し，上顎骨の発育不全と口蓋の逆 V 字型変形（high-arched palate）をみる．脳圧亢進とか脳水腫をみることもあり，また知能もある程度の低下をみることが多い．

次に手，足の変形であるが，手については全指が癒合した spoon hand，または母指がわずかに分離した mitten hand 型を呈し，足についても全指，および爪が癒合して spatula foot を呈するのが特徴的である．これらは左右両側性に現われ，とくに指については先端が骨性癒合をきたし，一板の幅広い爪でおおわれていることもある．Hoover らは手の X 線所見をまとめて，①指の短縮，②指は DIP 関節のみで PIP 関節のあることはまれ．成人においては DIP 関節も骨癒合している，③末節における骨性癒合は中・環指間に最もしばしば認められる，④母指は短く，MP 関節で橈側に偏位し指骨も 1 節のことが多い，⑤環・小指中手骨間に骨性癒合をみることも多いなどの点を指摘している．

治療法 本症の合指症は通常全指が爪を含めて先端まで癒合している spoon hand なので，早期に分離して隣接指との成長の差によって生ずる骨変形を防止する必要があり，このことはまた美容上からも重要となる．方法としては普通合指症の場合と同様，背側および掌側両面からの三角皮弁，またはいずれか 1 側の皮弁を用いて指の股を形成，皮膚欠損部には全層植皮を行えばよい．分離はまず母・示指間，環・小指間に行って「つまみ」動作の感覚の発育をはかり，次いで一定期間ののち他指の分離を行う．なお全指の分離を行うにはかなりの手術回数と時間が必要であり，また皮膚移植の範囲も広範とな

644　第32章　手の先天異常

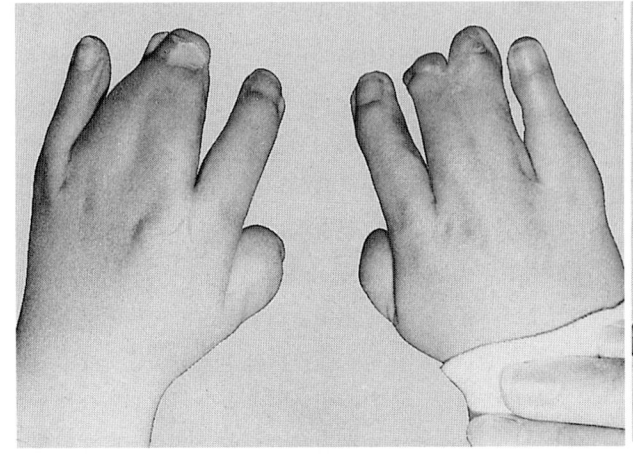

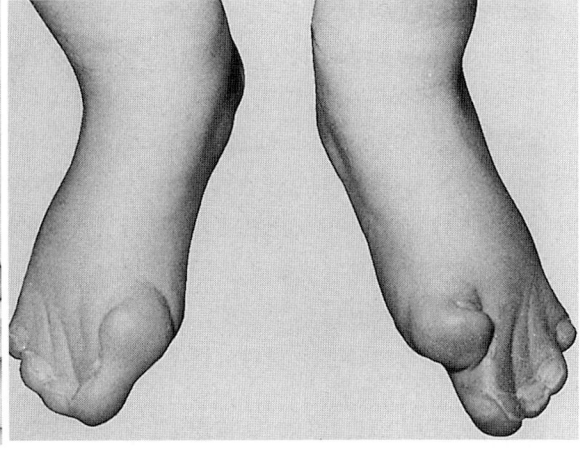

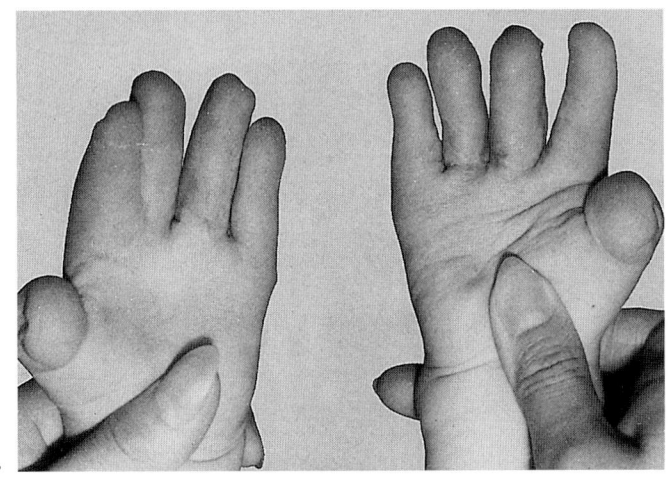

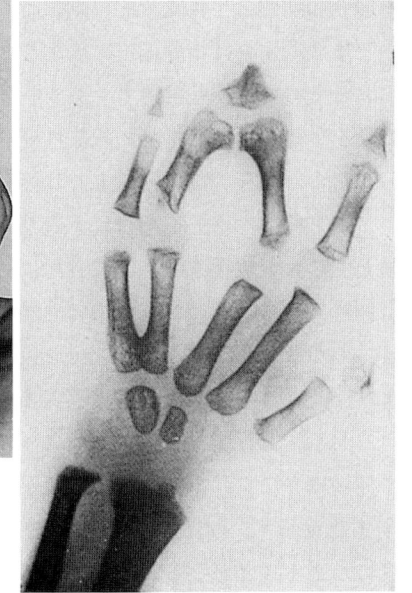

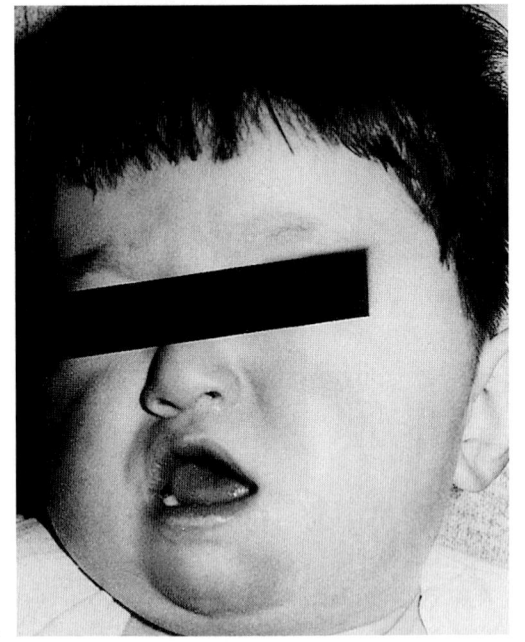

a. 来院時所見．第一次手術は他病院で受けている．
b. 両足の所見
c. 指分離後の所見
d. 左手X線所見
e. 本症に特有な顔貌

図32・69　2歳，男児．Apert症候群例

り手の知覚がそこなわれる可能性もあるので，Hooverらのごとく中指をMP関節部で離断しthree fingered handとするとか，田島の述べているごとく示指を切断するのもよいであろう．もちろん可能な限り全指分離を行う．これによりかなりの機能回復が期待される．そのほか足の合指に対しても分離が必要となるが，これにはBarskyの蝶形皮膚移植法が適当であろう．なお頭蓋変形に対してはcranioplastyが考慮されるが詳細は省略する．

第33章 手の腫瘍

手の腫瘍は皮膚，皮下組織，腱，神経，骨，血管などあらゆる組織から発生し，しかもあるものは手のみに，またあるものは全身の一部分症として発生することもある．手に原発するものもあれば，ほかから転移して発生するものもあり，良性，悪性などその性状はいろいろである．また，原因についても慢性外傷によるもの，全身の新陳代謝異常に原因するもの，あるいは原因のまったく不明なものも少なくない．診断も臨床所見のみで比較的容易なものから組織検査によらなければまったく不明なものまでいろいろであり，年齢による差異，性別による差異を有するもの，また人種による差異，すなわち日本人と白人とでは腫瘍の種類とその頻度にも多少の差異があるようである．術前におけるX線，またCT, MRIによる精査はとくに必要であり，症例によっては超音波検査，血管造影も必要．

治療としては一部の例外はあるとしても一般に完全摘出が適応となる．手術は止血帯による無血野での摘出術が必要であり，腫瘍周囲の組織を丁寧に剥離したのちその全摘出が行われる．止血帯を用いることなく手術を行えば手術操作はきわめて複雑なものとなり副損傷の危険性も多く，腫瘍の全摘出はしばしば不可能で，再発の可能性も多い．局所の解剖については十分な知識が必要であり，切開線の位置についてはとくに注意する．悪性腫瘍の切除にあたっては徹底的な手術が必要であるが，後に行われるであろう一次的，あるいは二次的な再建手術に対する考慮も払われなければならない．

次に筆者の過去25年間における腫瘍の経験例（手術例）を症例数順に列挙すれば，表33・1のごとくである．

表33・1 筆者の大学時代の経験症例

I. 軟部腫瘍手術例		II. 骨腫瘍手術例	
A. 良性腫瘍		A. 手の骨腫瘍	
ガングリオン	189	内軟骨腫	68
血管腫	87	軟骨性外骨腫	20
Glomus tumor	31	類骨骨腫	4
神経鞘腫	24	骨嚢腫	1
類上皮嚢腫	24	骨巨細胞腫	1
巨細胞腫	21	転移癌	2
脂肪腫	9	悪性間葉系腫瘍	1
リンパ管腫	7		97
若年性腱鞘線維腫	6		
粘液嚢腫	2		
皮脂腺嚢腫	3		
	403		
		B. 前腕骨骨腫瘍	
B. 悪性腫瘍		線維性骨異形成	5
扁平上皮癌	6	軟骨性外骨腫	4
（放射線潰瘍）	(18)	骨巨細胞腫	4
悪性黒色腫	4		13
悪性線維性組織球腫	1		
横紋筋肉腫	1		
滑膜肉腫	1		
	13		
		総計	526

I. 皮膚に発生する腫瘍

手の皮膚に発生する腫瘍のうちでしばしば認められるものの1つはいわゆる**疣腫（wart）**である．しかしこれは自然治癒することが多く，摘出の必要はない．もし摘出するのであれば単に切除して皮膚縫合を行えばよい．

Keratosis もしばしば認められるが，手術の対象となることはきわめて少ない．

1. 皮膚癌

慢性骨髄炎とか放射線火傷が難治性潰瘍をつくり，数年または十数年後に悪性変化することのあることはよく知られているところで，早期に切除してのち欠損部は中間層，または全層植皮により被覆されなければならない．また電撃火傷その他による難治性慢性化膿創も長年月放置されると悪性変化をきたすことがある．これら皮膚に発生する悪性腫瘍は squamous cell carcinoma であることが多く，硬くて周辺はしばしば肥大し，発赤を認め，また潰瘍面は容易に出血を起こし，悪臭を伴うものである．放置すれば腱，骨にも破壊が及ぶ．初期にはさほど悪性ではないが一度リンパ節転移を起こせば急に悪性度を増し，肺にも転移を起こして死の転帰をとることとなる．したがって悪性化の傾向が認められれば早期に指の切断術，または1cm以上外側からの広範な切除手術が行われなければならない．そのほか basal cell carcinoma の発生も報告されているが，その頻度はきわ

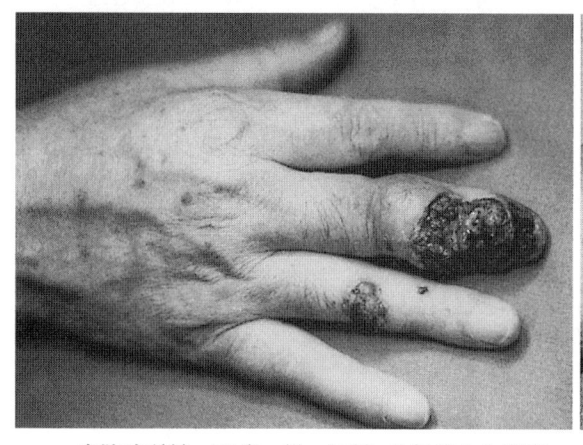

a. 来院時所見．58歳，男，医師．5年前より潰瘍形成，最近環指にも及ぶようになった．

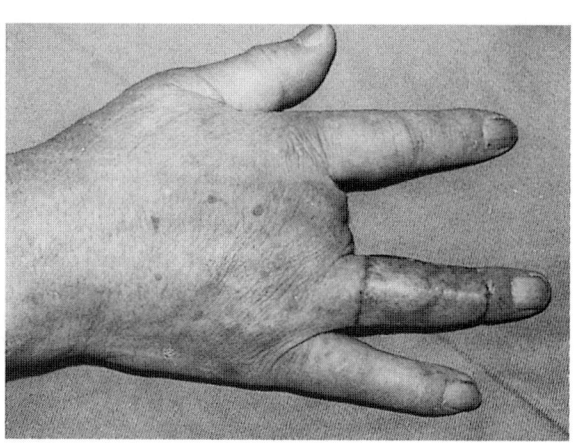

b. 中指の切断と環指への植皮

図33・1　放射線潰瘍の悪性化

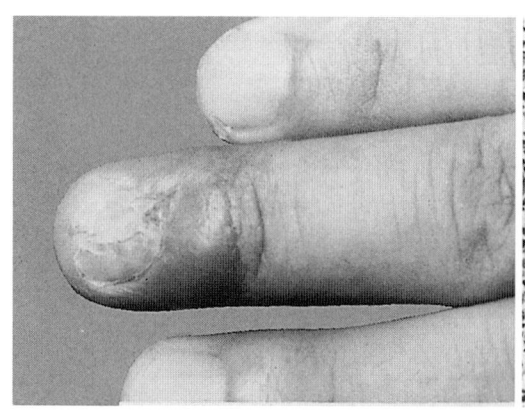

a. 来院時所見．切断術と腋窩部リンパ節郭清術が行われたが，のち再発，ついに死に至った症例

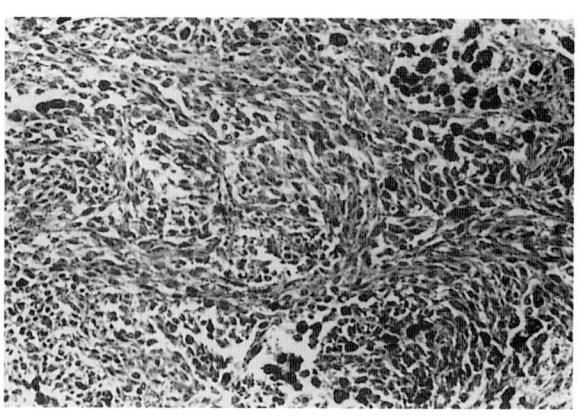

b. 組織所見．立方状あるいは紡錘型の多型性に富むメラニン顆粒をもつ腫瘍細胞が多数認められる．

図33・2　39歳，男．悪性黒色腫症例

1年前より中指の爪の下に血腫様のものができたので，摘出術をうけたが組織的に悪性化の像のあることを指摘され紹介来院した．

めて少ないようである．化学療法としてはブレオマイシンが広く使用されている．

2. Melanoma（黒色腫）

手にはときにホクロ，黒痣 mole が認められるが，これがその大きさを増すような場合には早めに切除しておいたほうがよい．中高年齢者でとくにこれが爪の下にあるときには悪性化の危険が多く，悪性黒色腫（malignant melanoma）に移行する可能性がきわめて大きい．はじめ化膿の徴候を示し，潰瘍の傾向があれば早期に徹底的な切除を行う．悪性度がきわめて高く，もし放置すればリンパ節に転移を起こし，死の転帰をとる．Melanoma は常に色素沈着があるとは限らず，pigmented type と amelanotic type の2型に分類され，前者のほう

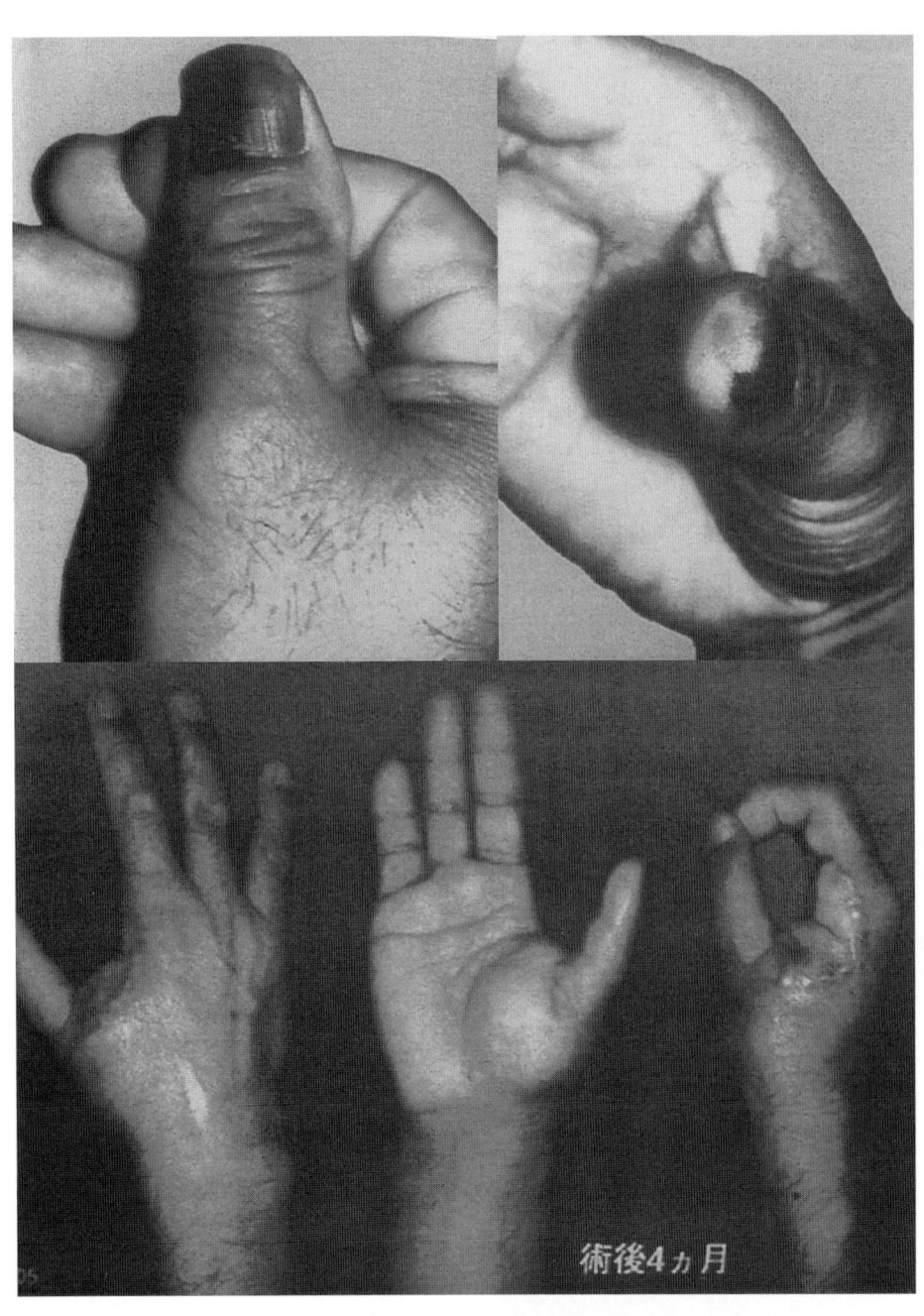

図33・3　40歳男に発生した母指 melanoma
母指切除後示指を用いて母指化手術を行った．

が診断の容易なことはもちろんである．周囲リンパ節に肥大が認められれば，これの徹底的な郭清と病巣から5cm以上の広範切除が行われなければならない．Melanomaの予後はきわめて悪く，Packによれば5年以上の生存率は18.75％という．切除に際しては薄井ら(2003)は次のごとき指標のもとに切除範囲を決めるとしている．

① Melanoma *in situ*：周囲5mm
② 浸潤が1.5mm以内：周囲2cm以内，リンパ節郭清は不要
③ 浸潤が1.5mm以上4mm以内：周囲3〜5cm，浅筋膜とともに切除
④ 浸潤が4mm以上：周囲3〜5cm．リンパ節の郭清も必要

図32・3は母指発生例で，切断と同時に示指の母指化術を行った例．

II　軟部組織よりの腫瘍

1．脂肪腫 (lipoma)

外国ではかなり多いが，わが国では比較的少ないようである．軟らかい被覆された腫瘍であって，手の掌側または背側，あるいは前腕，上腕に発生し，良性であるが肥大すると機能障害の原因となることがある．また神経を圧迫して神経麻痺をきたすこともある．CTでマイナスのdensityを，MRIでT1，T2ともに均一なhigh signalを呈す．Masonはこれを2型に分かち，superficial，またはsubcutaneous groupとdeep，またはsubfascial groupとしている．われわれの経験症例は9例のみ．

治療方法としては摘出術が行われ，神経，血管の走行に十分注意しながら全腫瘍の摘出を行う．なお本腫瘍がまれに腱鞘より発生することについてはSullivanら(1956)の報告のあるところで，彼らは文献より集めた43例について考察を加えるとともに経験例2例を追加している．軟らかい腫瘤として現われ，ときに疼痛の原因となる．部位としては屈筋腱よりも伸筋腱に多くまた足にも認められ両側性のことも少なくない．摘出術により完治可能．

2．線維腫 (fibroma)

手に発生することは比較的まれで指の背側または掌側に発生し，圧痛なく，良性で治療として摘出術が行われるが，皮膚と癒着する場合には皮膚もともに切除しなければならない．

特殊なものとして手掌，また足底の腱膜に発生するpalmar and plantar fibromatosisはDupuytren拘縮ともいわれ，これについては13章に述べたところである．

また年少者で手掌に硬い，境界不鮮明な腫瘍を形成し，ときに骨をも侵して指の拘縮をきたすものにjuvenile aponeurotic fibromaがある．悪性腫瘍と誤診されやすいが組織的には良性である．しかし摘出するも局所再発をきたす可能性が多いとされ，筆者も数例を経験しているが指の成長とともに腫瘤は縮小傾向にあるようで目下経過観察中である．

次に小児の指趾に発生する線維性腫瘍でinfantile digital fibromatosisと呼ばれるものがある．普通1歳以下で発生し，指趾背側，または側面に暗赤色の硬い腫瘤として現われ，表面滑らかで可動性に乏しく疼痛はない．治療としては切除と植皮が行われるが，植皮後急速に増

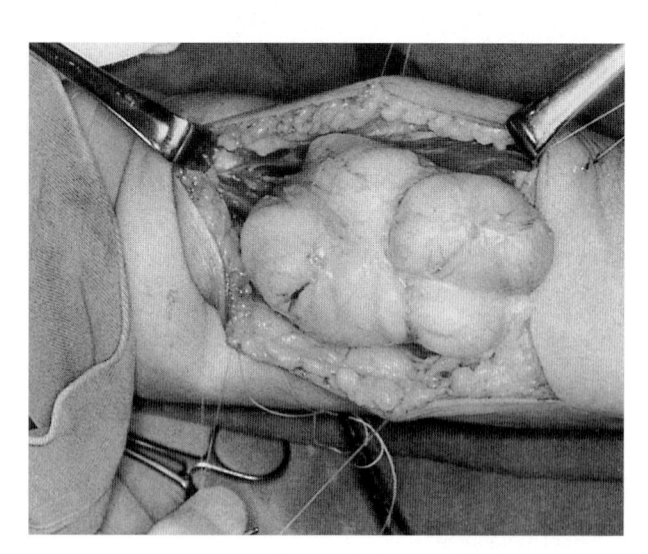

図33・4　肘前面に発生した脂肪腫

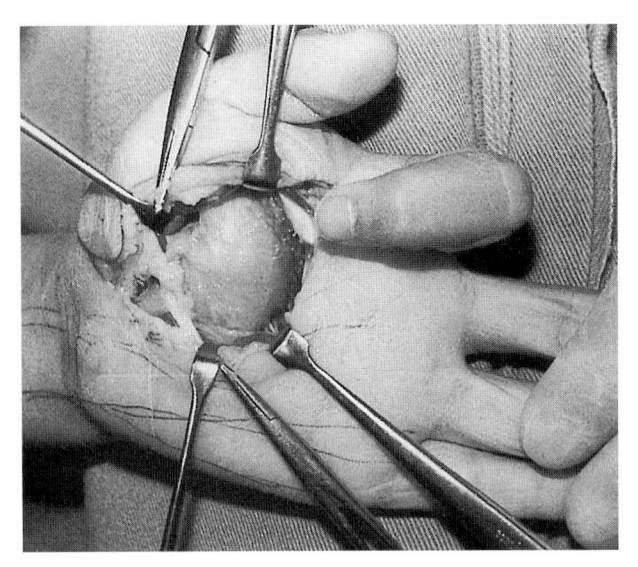

図33・5　9歳，女児．母指内転筋に発生したfibromatosis（いわゆるjuvenile aponeurotic fibroma）症例

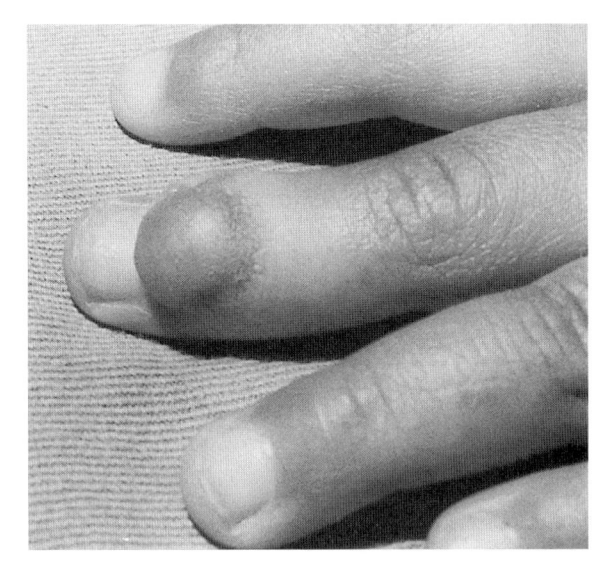

図33・6　Infantile digital fibromatosisの1例
1歳，男児でステロイド軟膏の塗布により，DIP関節の橈側偏位は認めたものの漸次軽快傾向にある．

大傾向を示すことがあり悪性化を疑わせることがある．しかし組織的には良性である．以上のごとくで腫瘍が小さいときは経過を観察し，増大傾向が強くなれば切除，植皮を考慮する．局所のステロイド療法が有効なこともある．

3. ガングリオン（ganglion）

手の腫瘍中半数以上の割合を示すものはこのガングリオンであり，手関節の背側，または掌側に発生することが多い．原因は明らかでないが関節とか腱鞘周囲の結合組織における変性が主因をなし，これに外傷が誘因となって発生するsynovial tumorと考える人が多い．したがって本症は真性腫瘍ではなく仮性腫瘍であることはもちろんである．

Andrenら（1971）はガングリオンと関節腔との連絡について造影剤を用いて調査しているが，それによるとガングリオン内に造影剤を注入しても関節腔に移行しないのに対して，関節腔に注入した場合には約2/3の症例において造影剤がガングリオン内にductを通じて移行することを認め，duct内に一方向に向かったvalve mechanismがあるのであろうと想定し，これがガングリオン発生に重要な要因をなすと同時に手術時これが取り残されると再発の原因をなすのであろうとしているが，きわめて興味深い考え方といってよいであろう．

さて発生部位としてPosch（1956）は長母指伸筋腱と示指伸筋腱との間で大・小多角骨の背面にみることが最も多く，次いで掌側では腕橈骨筋腱と橈側手根屈筋腱の間にしばしば発生するとしているが，西山ら（1970）は130症例について詳細な検討を加え，手関節背側発生例97例（SL靱帯由来），掌側発生例16例で発生部位としては舟状骨周囲に発生する場合の多いことを述べている．

症状として小さい場合にはまったく訴えのないことも多いが，大きくなると軽い圧痛，運動痛，また不快感を

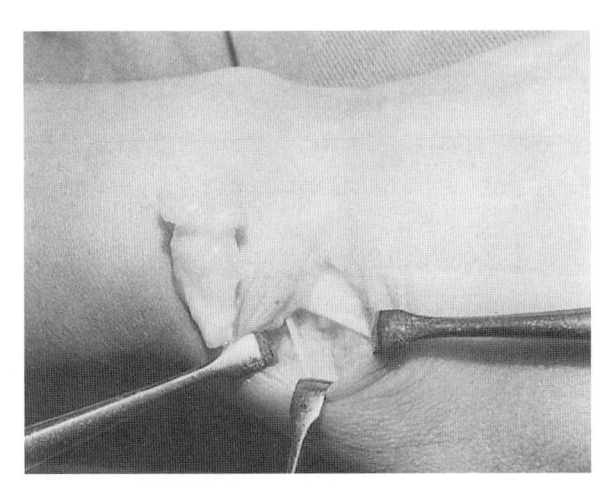

図33・7　Snuff boxの部に発生したガングリオンの1例

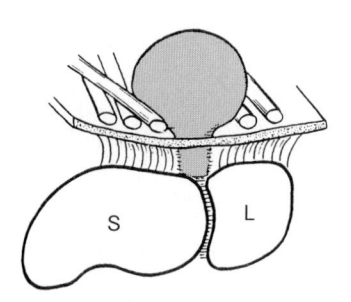

a. ガングリオンと柄部，および靱帯関節の相互関係でこの型のものが最も普通である．
S：舟状骨　　L：月状骨

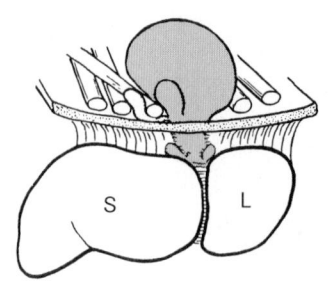

b. 多胞性ガングリオン．摘出に際しては取り残しのないように注意する．

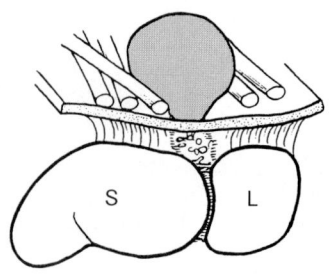

c. 靱帯内における複数の小嚢胞の存在．これらの取り残しも再発につながることに注意する．

図 33・8　ガングリオンの発生と局所解剖

訴える．ガングリオンはまたときとして指屈側の腱鞘に発生することがあるが，これは sesamoid ganglion とも呼ばれるもので小さな米粒大，小豆大の硬結として触れ，基節の掌側に発生することが多く，その発生は西山らによれば 130 例中 12 例（9.2％）となっている．そのほかガングリオンはところどころの関節囊より発生し，その部を通過する神経を圧迫していわゆる entrapment neuropathy を起こすことが知られている．たとえば手関節屈側でその尺側の部に発生したガングリオンは尺骨神経を圧迫して尺骨神経管症候群の原因となるであろうし，肘関節でその橈側に発生したガングリオンは橈骨神経の運動枝を圧迫して橈骨神経低位麻痺（後骨間神経麻痺）を，また尺側に発生したガングリオンは尺骨神経を圧迫して cubital tunnel syndrome をきたすであろう．これらの詳細については神経麻痺の項（p.387）を参照願いたいが，その発生は意外に多いものである．

　治療としては症状がなければ自然治癒もありうるのでそのまま経過をみるのもよい．ゼラチン様内容物の吸引と，その後におけるステロイドなど薬物の注入もときに行われるが，再発の傾向が強い．腫瘤を針とか機械的におしつぶすのも一法であるがやはり再発をみることが多く，一般には手術的摘出が行われる．手術に際しては可能なれば MRI 精査を行いガングリオンの大きさ，部位などの確認を行う．ときに骨内ガングリオンを発見することもある．

　手術は必ず止血帯をはめて無血野で行うべく，橈骨動脈，また橈骨神経，尺骨神経の知覚枝を損傷するようなことがあってはならない．全腫瘤を茎部，また関節囊の一部も含めて一塊として摘出すべく，腫瘤の残存，とくに茎部の一部が残されたような場合には再発の可能性がきわめて大きい．茎部周囲にはしばしば娘ガングリオンが存在するので注意する．関節囊切除のために露出した関節軟骨面はそのまま放置してよい．腱鞘より発生したガングリオンの場合には注射針の刺入による壁の破壊により良結果を得るという（Bruner，1963）が，その部の腱鞘を含め腫瘤を一塊として切除するのが安全であろう．この際腱は一部露出のままとする．

　なお，完全摘出を容易にするため内容物を一部除去したのちに methylenblue を注入して，境界を明らかにしてから摘出操作を行うのもよい．再発についての西山ら（1970）の観察によれば，hand group による場合 11％，レジデントによる場合 26.6％，一般外科医の場合 33.3％との報告はきわめて興味深い．しかも再発は 2 年以内に発生し，これを超えるものはなかったとしている．最近では鏡視下にガングリオン基部を切断する方法がとられることがある．西川（2006）によると背側ガングリオンの鏡視下での手術の再発率は Osterman（0％），Fontes（3.6％）などであったとしている．

4. 巨細胞腫（giant cell tumor of tendon sheath, benign synovioma）

　本症の発生頻度はガングリオン，血管腫，内軟骨腫に次ぐものとされているがさほど多いものではなく，Posch（1956）は手の腫瘍 147 例中 12 例に，Stack（1960）は 300 例中 10 例に，また Haber ら（1965）は 25 年間の症例 2,321 例中 121 例に本症をみたとし，また

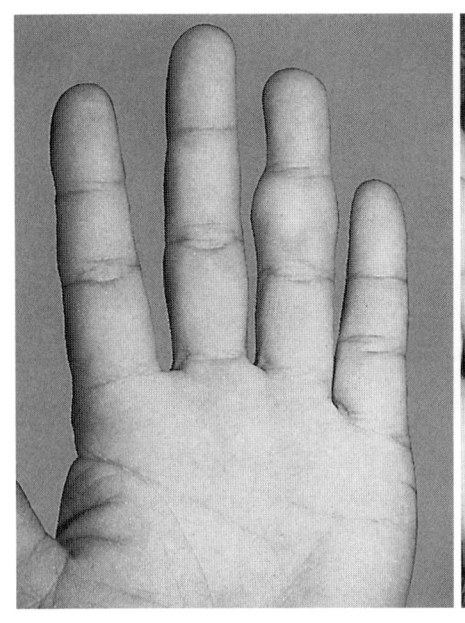

a. 術前所見　　　　b. 術中所見

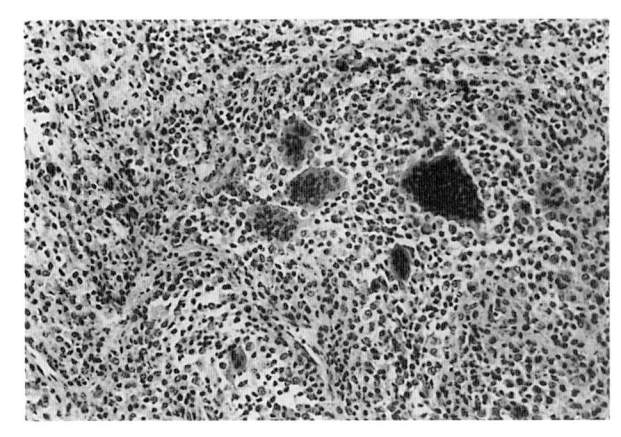

c. 組織所見．少量の好酸性の細胞質を有する卵円形の細胞の密な増生とそれに由来する巨細胞が散在性に認められる．
×100　HE染色

図33・9　41歳，女．左環指巨細胞腫症例
3，4年前より腫瘤に気づく．漸次増大してきた．

わが国においては東ら（1968）が454例中11例に本症をみたとしている．筆者の手の腫瘍経験例526症例中では21例に本症を認めた．本腫瘍の本態については，①真性腫瘍説，②外傷による炎症性肉芽性反応とする説，③新陳代謝のimbalanceによって発生するという説などがあり，いまだ不明の点が多いが，本腫瘍が屈筋腱腱鞘部に多く，かつ腫瘍部には常に外傷出血点を認めるなどの点より外傷が重要な因子をなしていることは否定できないようである．

症　状　発生年齢としては20〜40歳代に多く，性別としては男女あまり差はない．発生部位としては指の屈側，とくに基節骨の屈側に発生することが多く，初期には無痛性の腫瘤で症状に乏しいが徐々に発育すれば自発痛，圧痛を訴え，腫瘤も小指頭大から母指頭大となる．形は円形，また楕円形で，固さは弾性硬，ときに軟骨様で表面は平滑または房状に分かれて凹凸不平のことも多い．皮膚との癒着はないが，基底は腱鞘にあり固定されてあまり可動性を認めない．また腱とか関節内には侵蝕しないためこれらを破壊することはない．しかし骨に接して長時間を経過した場合にはその部骨が腫瘍に圧迫されて陥凹部をつくることとなる．また指屈側に発生した腫瘍は屈筋腱と指骨の間を通って他側に及び，ちょうど砂時計型，または馬蹄型を示して中央の絞扼部が腱の通過部に相当するとか，掌側腫瘍が増大して背側にまで及

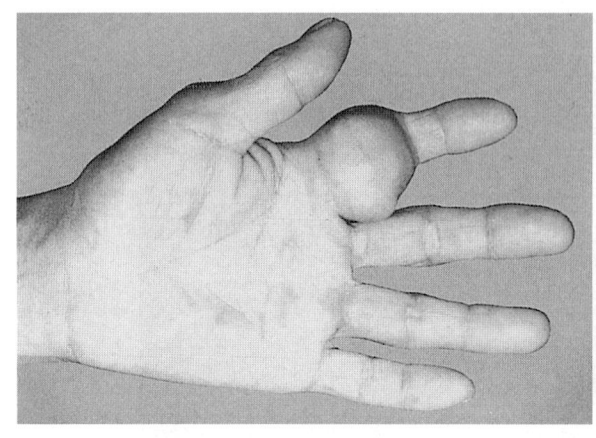

a. 術前所見　　b. 術中所見

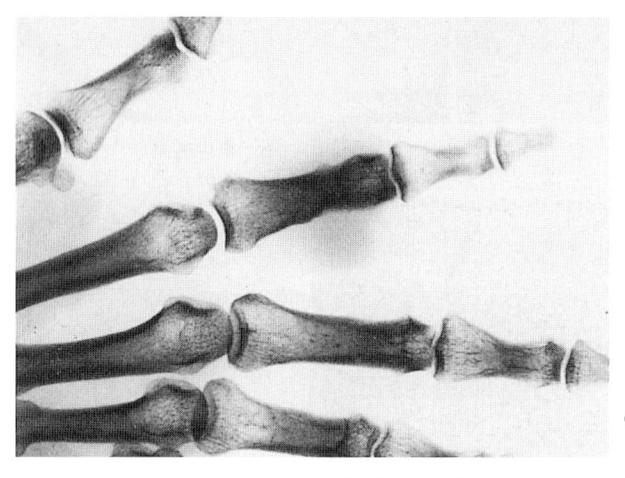

c. X線所見
　骨に侵蝕像をみる.

図33・10　62歳, 男. 右示指巨細胞腫症例
5年前より示指基節骨掌側の部に腫瘍があるのに気づく. 以後増大傾向あり, 硬い腫瘤で圧痛軽度

ぶこともまれでない.

　肉眼所見として腫瘍は灰色, または黄褐色を示すが, これはヘモジデリンやリポイドの沈着量により左右される. 組織的には膠原線維が強く増生し, その間に散在性に多核巨細胞を認め, 同時に組織球性細胞の増生を伴うのが普通である.

　治療としては摘出術が行われるが, MRI所見が有用とされる. 指神経, 血管が腫瘍に接して走行するためこれを損傷しないよう注意する. 切開は十分大きくして腫瘍の全貌を知り基底の正常な腱鞘をも含めて全摘出することが大切で, もし腫瘍の取り残しがあれば必ず局所再発を繰り返すこととなる. Phalen (1959) は41例中5例に, Stack (1960) は16例中5例に, また東ら (1968) は11例中4例に, Poschら (1971) も10％に再発をみたとしているが注意すべき点であろう.

　なお本腫瘍は pigmented villonodular synovitis とか **localized nodular synovitis** とも呼ばれることがあるので注意する.

5. 類上皮囊腫 (epidermoid cyst)

　主として指, 手の掌側に発生し, 原因としては諸種外傷により皮膚の表皮要素が皮下に埋没されることにより発生すると考えられ, 手をよく使用し, しかもこの部に外傷をうけやすい労働者にしばしば認められる. その発生につき Posch は147例中6例に, Stack は300例中29例に認めたとしているが, 筆者の経験例は24例のみで全例男性であった. 無痛性の硬い腫瘤として触れ, 壁は白くて皮膚に似た上皮層よりなり, 中に囊腫を形成してコレステロールが含有される. 診断は局所所見とともに外傷の病歴, 局所の瘢痕, 職業, MRI所見などを参

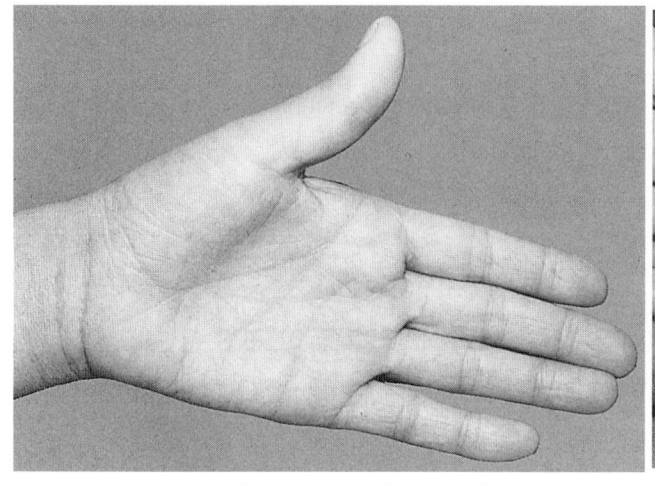

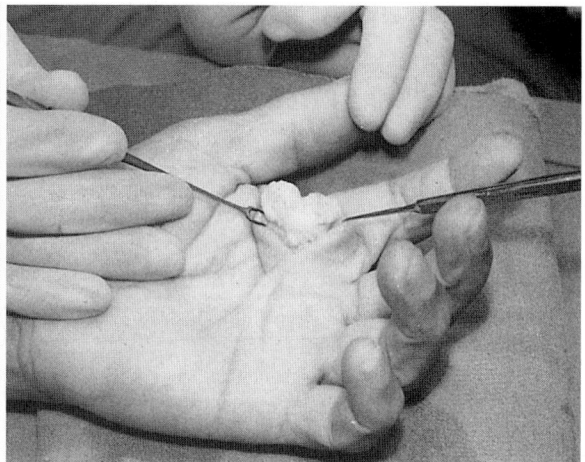

II 軟部組織よりの腫瘍　655

a. 術前所見. 約20年来, 示指基部に腫瘤あり.　　　　　b. 術中所見

図33・11　58歳, 男. Epidermoid cyst 症例

考にする. ガングリオンと誤られる場合も多い. 治療法としては手術による摘出が行われ, 予後は良好である.

6. 肉芽腫 (granuloma)

　これは異物による foreign body granuloma と化膿による pyogenic granuloma の2つがあるが, 両者の合併した場合もありうる. 外傷, 化膿などの既往歴があり, 肉芽組織が露出している場合には診断は困難でない. 肉芽面は赤く盛り上がって容易に出血を起こし, 軽度の疼痛, 不快感を訴える. 異物がある場合にはX線検査が必要で, これによりはじめて異物が発見されることも少なくない. 肉芽面が露出せず結合組織により被覆されている場合には診断の困難なこともある. 局所に圧痛, 軽度の発赤, 腫脹をみることもあり, 病歴が最も重要となる. 美容上の理由で注入されたパラフィン, そのほかの異物も granuloma を形成し, パラフィンの場合は para-

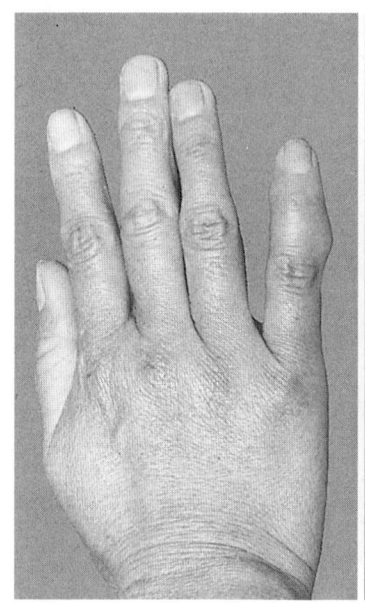

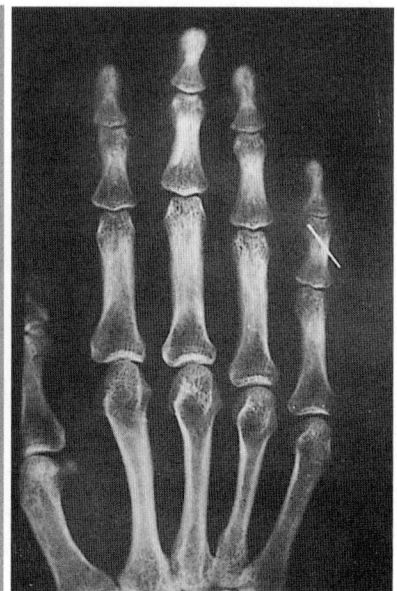

a. 来院時所見　　　　b. X線所見

図33・12　49歳, 女. Granuloma 症例
1年前, 小指に針が刺さったことあり. X線撮影まで針の存在には気づかなかった.

ffinoma と呼ばれ，組織内には多数の異物細胞が出現する．

治療は摘出術で全摘出が行われれば予後は良好である．

7. 末梢神経よりの腫瘍

Neuroma：これは損傷された神経の断端に形成されるもので腫瘍とはいえず，神経切断時における1つの正常な過程というべきかもしれない．手指の切断時にその神経断端に形成された neuroma は **amputation neuroma** と呼ばれる．重要症状は疼痛と圧痛であり，この neuroma が周囲を瘢痕で囲まれる場合には疼痛はしばしば著明で，再切断が必要となり，断端は健康な軟部組織内に埋没すべきである．

a. Schwannoma（neurinoma, neurilemoma, 神経鞘腫）

脊髄の硬膜内，髄外腫瘍として本腫瘍の多いことはよく知られているが，上腕，前腕，または手の末梢神経より発生する腫瘍についても，その大部分が schwannoma と考えてよい．腫瘍は被膜を有し，神経線維束は腫瘍に巻き込まれないことが，のちに述べる神経線維腫との大きな違いである．発生部位としては，神経の走行に従いいずれの部に発生してもよいわけであるが，一般に腕神経叢部，腋窩から肘上部までで上腕の尺側，また前

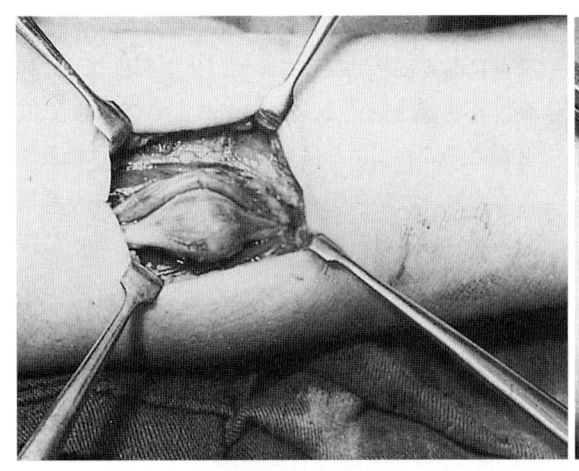

a. 79歳，男．前腕中央部で尺骨神経より発生した神経鞘腫．2年前より腫瘤に気づく．圧迫すると小指方向に放散痛がある．

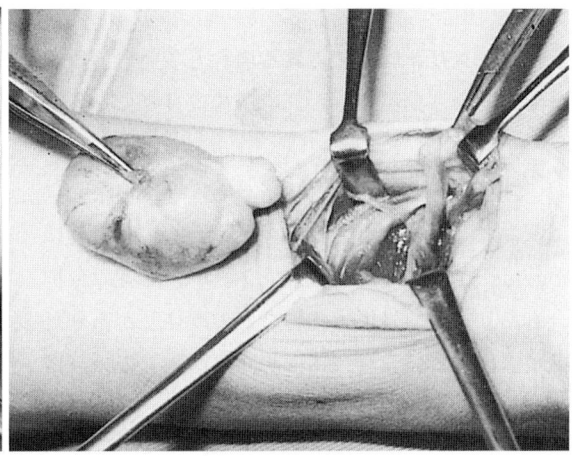

b. 38歳，男．前腕末梢部で正中神経より発生した神経鞘腫．6〜7年前より腫瘤に気づく．囊腫形成が認められた．

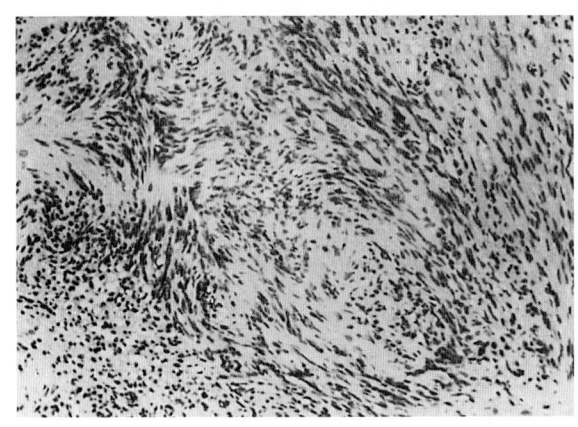

c. 組織所見．紡錘状の核を有する細胞の柵状ないし種々な方向への波状の増生がみられる．
×100　HE染色

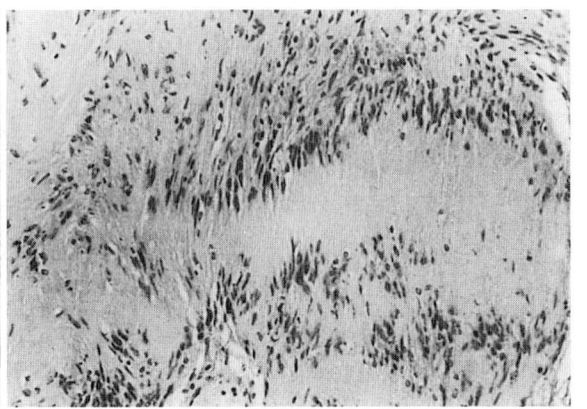

d. 組織所見．2列の紡錘状細胞核の柵状配列（palisade），およびその間のほぼ無構造の膠原組織よりなる Verocay body.
×100　HE染色

図33・13　神経鞘腫症例

腕では尺骨神経，ときに正中神経の走行に一致して円形，または楕円形の腫瘤として発生し，圧迫により神経支配方向に向かう放散痛を訴えるのが普通である．必ずMRI 精査を行う．

筆者の経験例は腕神経叢部 3，上腕においては尺骨神経よりのもの 5，正中神経 4，橈骨神経 3，肘部のもの 2，前腕では尺骨神経よりのもの 3，正中神経よりのもの 2，橈骨神経よりのもの 1，手背尺側に発生したもの 2 の計 25 例である．White（1967）は 32 例，54 個の本腫瘍の経験について述べ，上肢での腫瘤は 29，下肢のそれは 16 であり，上肢については腕神経叢 3，腋窩 5，肩・上腕 5，肘 1，前腕 3，手関節 2，に対し手に発生したものは 10 個であったとしている．それに彼の症例については多発症例を 6 例に認めているが，われわれの経験例は 3 例であった．性別による差はあまり認められない．特徴として腫瘤が比較的小さい場合には良好な可動性を有し，しかも神経の走行に対して直角方向にはよく動くが，長軸方向には多少とも制限の傾向を有するとされている．そしてこれら可動性も腫瘤の増大とともに次第に制限され，圧痛，放散痛が次第に著明となり，遂には知覚，運動障害をきたすこともある．

さて本腫瘍は末梢神経主幹とは細い 1 本の神経枝により連絡を有するのみで，その摘出は容易であり，良性のため予後は良好，再発はまれで悪性化はない．もし腫瘤が神経内に埋没しているようであれば神経束をよけて腫瘤の分離を行うが，この際腫瘤周囲に生理的食塩水注射を行えば分離が容易となる．できれば手術用顕微鏡を使用するのが望ましい．腫瘤が大きい場合には内に嚢腫形成をみることも多い．間違っても神経主幹を含めて腫瘤を切除することがあってはならない．発生起源としては外胚葉性 Schwann 鞘細胞の増殖によるとの説が強く，これが Masson により schwannoma，Stout により neurilemoma と命名されたゆえんでもある．組織的には線維性構造を示し，線維が束状に配列すること，そしてこれらは van Gieson 染色で黄色，または黄褐色に染まり，核は柵状，ないし観兵式配列をとるが腫瘍組織内には膠原細胞や神経細胞を認めないのが特徴とされている．

なお本腫瘍はまれに骨内にも発生するとされ，Seth ら（1963）は示指末節骨内に発生した例を，また Hart ら（1958）は大腿骨内の発生した例を報告している．

b. Neurofibroma（神経線維腫）

von Recklinghausen 病とも呼ばれ，全身の一部症として前腕，手に腫瘤を形成することがある．末梢神経終末の異常と考えられ皮膚にはところどころに pigmentation を有することが多い．皮下における腫瘤は neurofibromatous nodule であって，この部の神経の小枝が侵され，またしばしばびまん性の軟部組織肥大を伴うものである．われわれの経験例は手に発生したもの 3 症例で，ときに骨の変形，異常も認められ，そのほか血管系，リンパ系異常，浮腫などを伴うこともあるという．

治療としては美容上腫瘤の部分切除が行われるが，再発の可能性，また悪性変化例も報告されている．

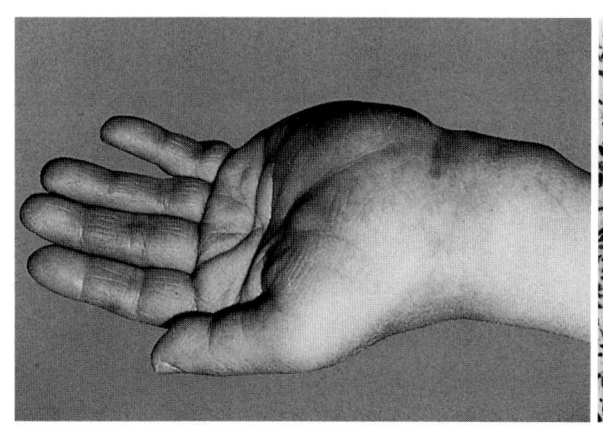

a. 手の所見

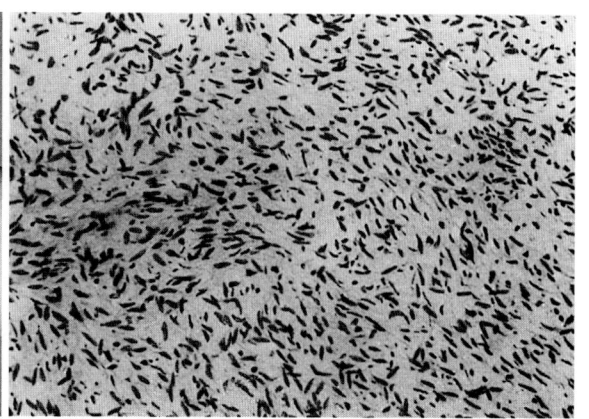

b. 組織所見．紡錘型細胞および比較的幼若な結合組織線維のやや粗な波状の増生がみられる．
×100　HE 染色

図 33・14　45 歳，女．von Recklinghausen 病による手の腫大症例

c. 神経内ガングリオン

末梢神経内に発生するガングリオンは intraneural ganglion として腓骨神経に発生することが多く，これについては Parkes (1961)，Clark (1961)，また Stener (1969) らの報告があるが，上肢の神経についても同様のことがあってよいと考えられる．筆者の経験として cubital tunnel syndrome と考えられる症例に神経剥離を行った際，その部に一致して神経内にガングリオン様組織を認めた3例を経験したが，内容物の除去のみで組織的検索は行っていない．

8. 血管系の腫瘍

a. 動脈瘤 (aneurysma)

普通外傷により発生し，前腕，また手においては superficial volar arch，あるいは deep volar arch より発生することがある．動脈壁に小外力が繰り返し作用してその部壁が拡張することにより発生する真性動脈瘤と，動脈壁が損傷されて血液の漏出が生じ，次いでこの周囲に結合組織性の sac が形成される偽性動脈瘤の2つに分類される．もちろん後者の場合が多く，ともに動脈性拍動を触れ，局所の軽い疼痛，不快感を訴えることがある．摘出により予後は良好，可能なれば断端縫合を行う．

b. 動静脈瘤 （第29章参照）

動脈と静脈が fistula により交通しているものをいい，arteriovenous fistula とも呼ばれ主として先天性であるが，またときに外傷によるものも認められる．先天性の場合に出生時にこれに気づくことは少ないが，子供の成長と血液量の増加により，また外傷性の場合は時間の経過とともに漸次その大きさを増大してくる．手掌部，とくに母指球，小指球部，また指にみることが多く，局所の熱感，また拍動が主症状で，疼痛は常に存在するとは限らない．もし fistula が大であればかえって局所の冷感，指のチアノーゼ，また壊死を起こすことがある．治療法としては摘出術が行われるがときに切断が必要となる．**先天性動静脈瘻**については先に述べた．

c. 血管腫 (hemangioma)

奇形腫の一種で血管の形成過程に生じた血管系の分化異常である．比較的しばしば前腕，手に発生するもので手における腫瘍のほぼ10%を占めるとされ，われわれの経験例は87例である．毛細管性の単純性血管腫と海綿状血管腫に分類され，ともに先天性に発生し成長とともに増大する傾向があり，また一定年齢になってこれを発見，のち漸次増大してくることも少なくない．手の皮膚，皮下組織，神経，筋などから発生し，前腕，また母指球，小指球部に多い．

皮膚の**毛細管性血管腫**は cutaneous naevus, portwine stain とも呼ばれ正常の皮膚に被覆されていることもあるが，しばしば褐紫色に着色して naevus の所見を示すことがある．これはたびたび加わる外傷と出血のためヘモジデリンが沈着して着色するもので，内皮細胞の増殖が著明であり硬化して **sclerosing angioma** と呼ばれることがある．治療としては切除と皮膚移植が行われるが，症例によっては雪状炭酸による治療も考慮される．

海綿状血管腫は前腕，手の掌側から背面にも及びときには上腕，胸部に及ぶものも認められる．圧迫により縮小するのが特徴で，手を下垂位に保つと増大する．疼痛を訴えることは少ないが腫瘍が大きい場合には不快感，だるい感じを訴える．機能障害はないか，あっても軽度．X線上しばしば直径2〜3 mm から数 mm のまるい球体陰影を認めるが，これは海綿状をなした血管の sinus 内において血流が渦巻き現象を起こし，ために fibrin が析出して，これが凝固集結したものとされている．

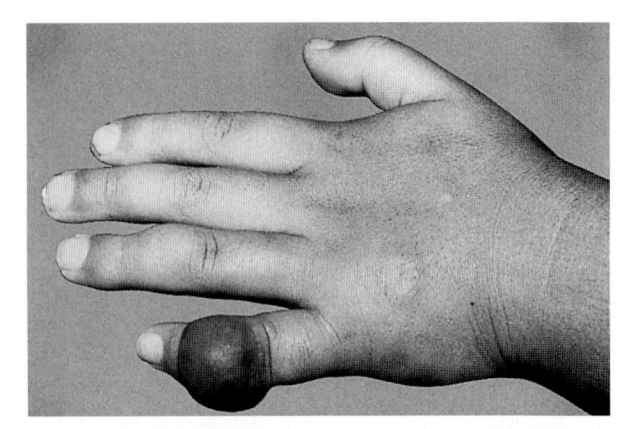

7歳，男児．小指背側に認められた暗紫色を呈する単純性血管腫

図33・15 皮膚より発生する単純性毛細管性血管腫
切除術と皮膚全層植皮が行われた．

Ⅱ 軟部組織よりの腫瘍

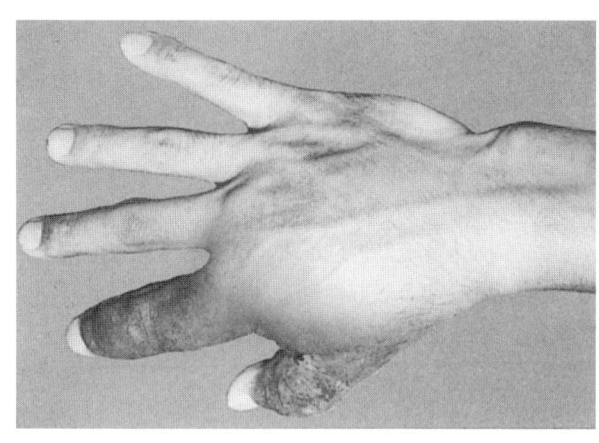

a. 来院時所見．母・示指は暗紫色を呈し，sclerosing angioma の症状を呈す．

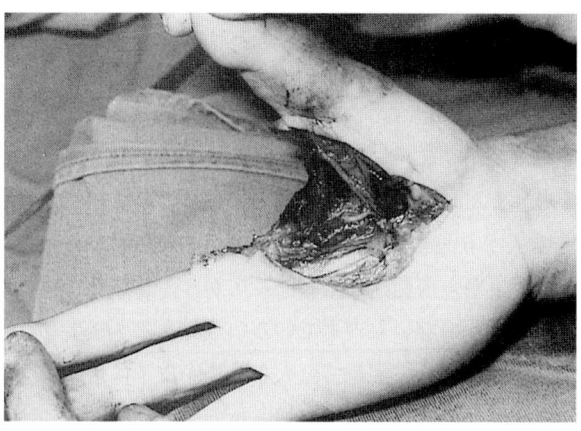

b. 腫瘍部切除後の所見．母指の一部にはなお残存している．

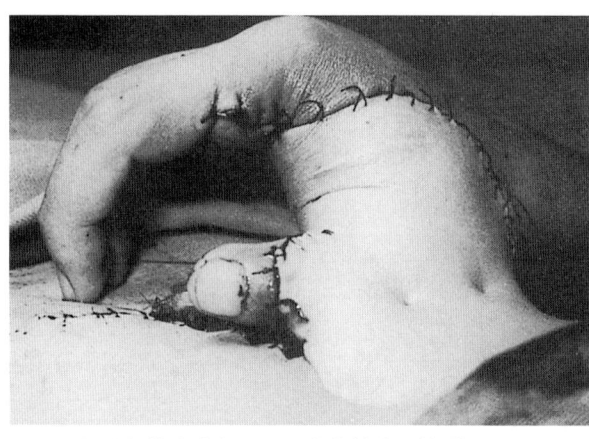

c. 切除部位を腹部よりの有茎植皮で被覆したところ．側面を示す．

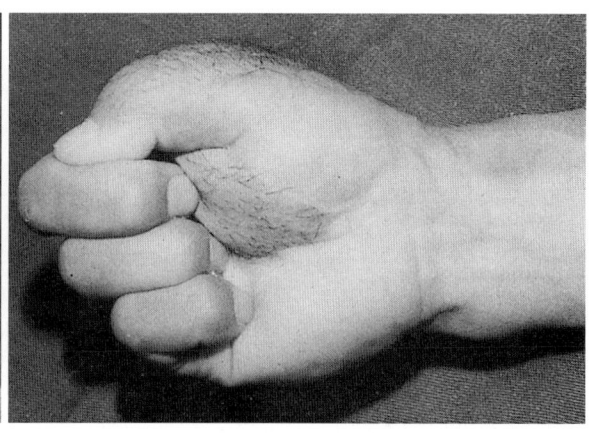

d. 術後15年の指の屈曲．血管腫の再発は認められない．

図33・16　20歳，男．生来，母・示指に紫褐色の着色腫大あり．近時，手の使用の際に疼痛を覚えるようになった．

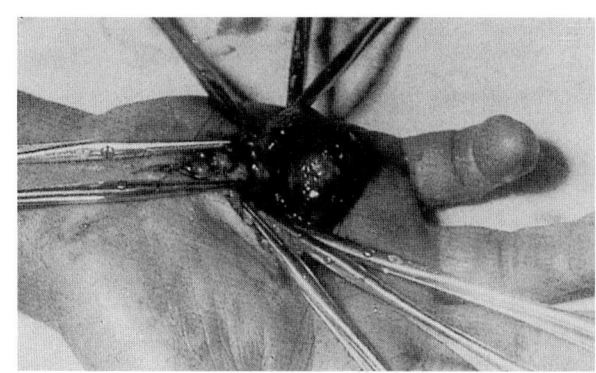

a. 73歳，女．手掌部に発生した血管腫

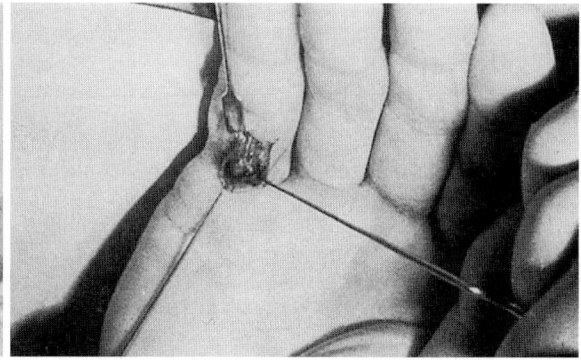

b. 50歳，男．小指基部に発生した血管腫

図33・17　比較的限局された血管腫

治療としてはレーザー法や硬化剤の注入療法などもあるが一般には摘出術が行われる．術前には MRI 精査が必要．本症にも腫瘤が比較的限局されて摘出の容易なものと，まったくびまん性で境界不明，皮下組織から筋肉内，骨内，また腱鞘から神経周囲へとすべての組織に腫瘍組織の広がりを認め，しかもその範囲が手掌から手背，また手根から前腕にと広範囲に広がり，まったく手のほどこしようのないものまでいろいろである．後者の場合の治療はきわめて困難で巨大な腫瘍が皮下に接する場合には皮膚は菲薄化して下に青紫色の血管腫をみることができるが，かかる場合皮膚は手術により容易に壊死に陥り，以後創の閉鎖が困難となるのでその操作はきわめて慎重でなければならない．

手術は止血帯使用のもと腫瘍を分離，切除してゆくが筋組織内に侵入するものは一部筋組織を含めて切除するのもよい．しかし全切除は問題であり骨組織内に侵入する場合も同様である．分離に際してはとくに神経を損傷しないよう注意する．術中はときどきゆっくりと止血帯をゆるめて sinus を確認しながら分離を進めるのが理想的ではあるが，実際問題としては実施不能なことが多く，結局大きな筋肉内腫瘍はうちに重要組織のないことが明らかな場合吸収性縫合材料を用いて数カ所をゆるく結んで腫大の防止と腫瘍の瘢痕化をはかるのもよいであろう．また手術は何回かに分割するとか，遊離植皮，有茎植皮を必要とする場合もあるが，いずれにしても無理な手術をして機能をかえって障害するようなことがあってはならない．

術後における出血の防止にはとくに注意しなければならないが全出血点を止血することは不可能であるので，創閉鎖に際してはドレーンを挿入，次いで少し強めの圧

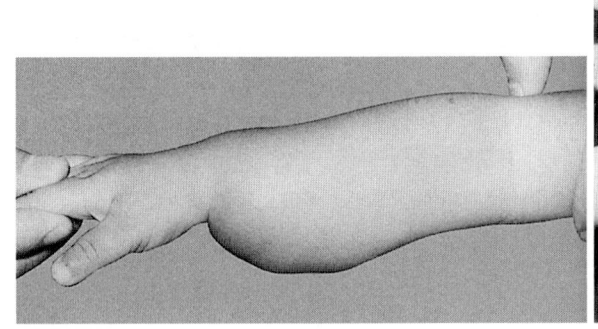

a. 術前所見

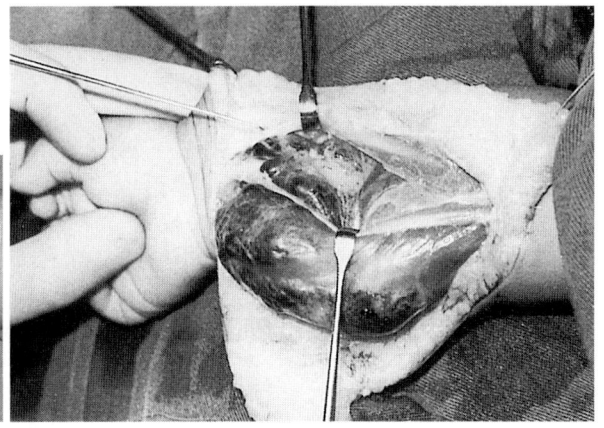

b. 術中所見

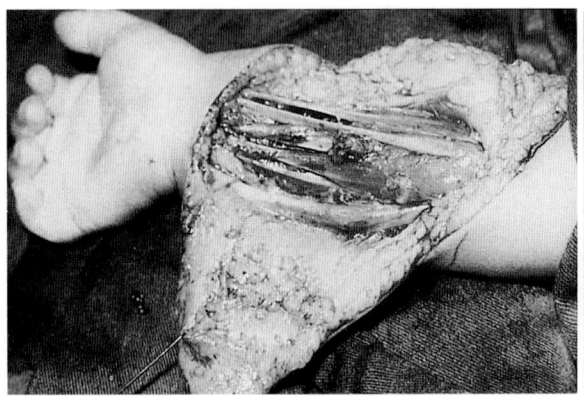

c. 摘出後の所見．血管腫の分離は比較的容易であった．

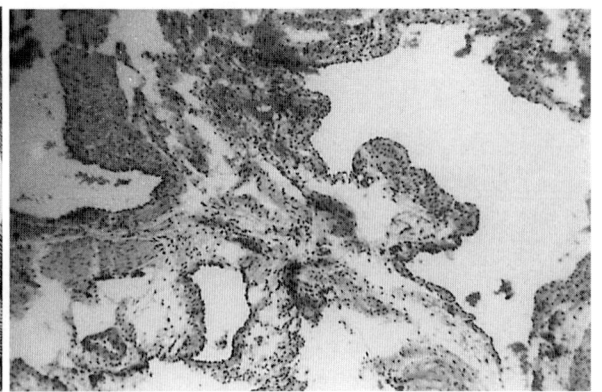

d. 組織所見．壁の厚い大型の血管の増生が認められる．　　　　　×100　HE 染色

図33・18　1歳，男児．右前腕の巨大な血管腫症例

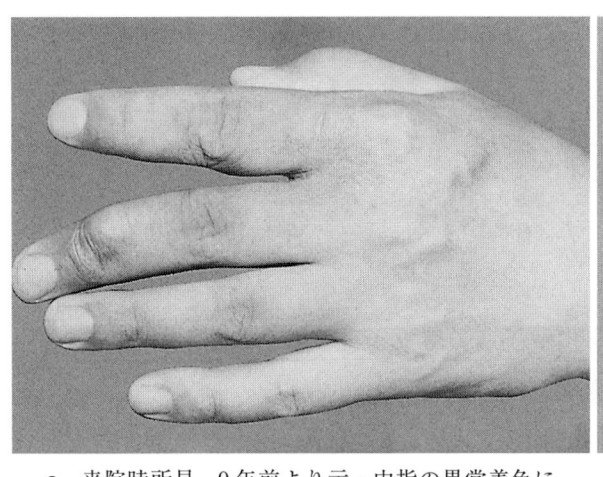

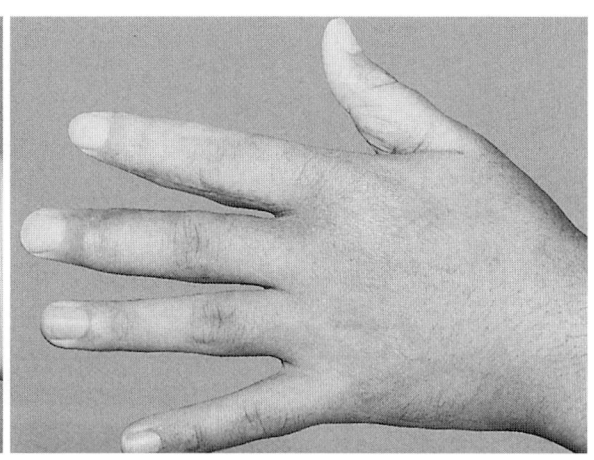

a. 来院時所見. 9年前より示・中指の異常着色に気づき, その後この指の肥大, 中指の尺側転位を認めるにいたる.

b. 指の肥大部位を切除, 中指の尺側転位は骨切術により矯正された. 術後の所見を示す.

図33・19　18歳, 女. Klippel-Trénaunay-Weber 症候群

迫包帯を行い, 術後48時間はできるだけ手を挙上位として確実に固定することが大切である.

なお血管腫はその圧の作用によって発症, 出血, 血栓形成, 嚢腫形成を繰り返しながら次第に周囲組織を侵して拡大していく傾向があるので, なるべく早い時期に全摘出することが望ましい. しかしこれも多くの場合不可能であり, また摘出ののちも再発の可能性が多い. また, ときに **angiosarcoma** として悪性変化することも知られている. 保存的療法としては薬物の注入療法, X線照射などが行われるが効果は確実でない.

血管腫と同時に骨, および軟部組織の肥大をみるものを **Klippel-Trénaunay-Weber 症候群** と呼ぶが, 図33・19はその1例を示したものである.

d. 腱鞘より発生する血管腫

血管腫は上にも述べたごとくいずれの組織より発生してもよいわけであるが, 特異な型としてまれに腱鞘から発生することが知られている. これについての報告としては Bate (1954) の3例, Waddell (1967) の1例などがあるが一般に腱, または腱鞘に沿って発育するという以外特別のことはなく, 疼痛のない軟らかい腫脹として現われ, 圧迫により縮小せしめることができる. X線上石灰化した球体陰影をみることも多い. 完全摘出により治癒可能.

e. Glomus tumor

1924年 Masson によりはじめて詳細な記載がされたもので, 皮膚末梢の動静脈吻合の特殊器官である glomus cutaneum に原発する腫瘍とされ, きわめて激烈な発作性疼痛を有するのが特徴であって, われわれの過去25年間の経験例は手の glomus tumor 27例, 足指のもの4例の計31例で, その発生はさほどまれとはいえないようである.

さて glomus cutaneum は主として四肢末梢の皮膚の stratum reticulare に分布しており, 終末前動脈から分岐した輸入動脈とこれに連なる数本の短絡吻合血管を経て毛細血管の介在なしに輸出静脈に移行する動静脈吻合の特殊器官であって, この短絡血管壁には膠原線維や銀好染性線維が網状にいり組んだ中に類上皮細胞 (glomus細胞) が簇集しており, これに有髄神経, 交感神経が網状に細胞間を絡むように分布するとされ (南条), その分布については爪床部が最も多く, 次いで指端掌面で, 中枢側に向かうにしたがい著明に減少するという.

以上のごとくで本症の好発部位は四肢の末梢部で, とくに爪床部 subungual に発生することが多く, 南条の10例中1例は指掌面となっているが, ほかは指先, または爪床であり, われわれの27例についても1例は指背, 1例は手掌であったが, ほかは足指のものも含めすべて爪の直下か, 多少離れることはあってもすべて **subungual type** であった. また指については母指10, 示指5, 中指4, 環指5, 小指2であった. 一般に単発性であるが多発例の報告もある. 発生年齢としては20

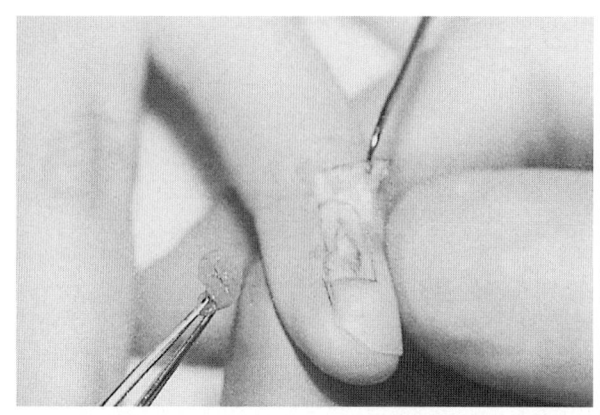

a. 20歳，女．5年ほど前より疼痛あり，環指の爪下に発生した glomus tumor

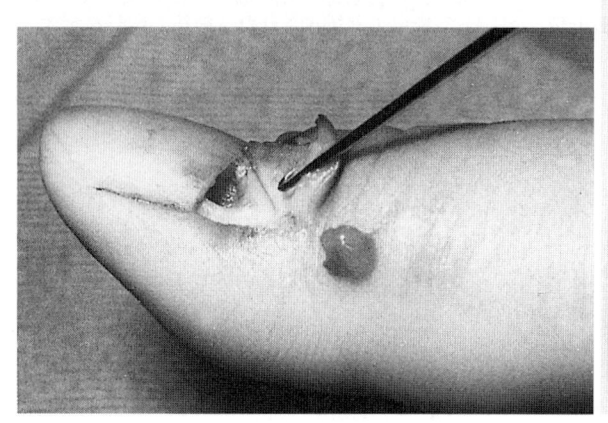

b. 33歳，女．2年前より疼痛あり，母指の爪下に発生した glomus tumor

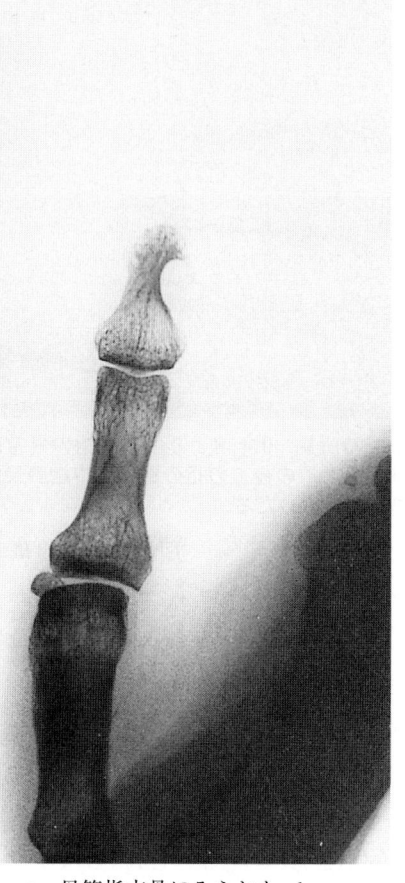

c. 母節指末骨にみられた glomus tumor による侵蝕像

図 33・20　Glomus tumor の症例

〜40歳代で，性別については女性に多い．腫瘤の大きさは2〜5mm径程度のものが多く，ほぼ球形をなして皮膚，または爪面下に透して赤紫色に認められ，皮膚に萎縮，また爪の変形を認めることがある．血管造影により tumor stain を認め，ときに A-V shunt 像をみることがあるという．

症状としては疼痛，ことに激烈な発作性疼痛が特徴であって，温度などの周囲環境の変化に敏感であり，皮膚温，色調，発汗などの異常をみることもある．また圧痛，叩打痛も著明で，これらをよく認識していれば診断はさほど困難ではない．なお X 線上骨の侵蝕像をみることも多いので注意する．近年 MRI を利用しての報告も多くみられるようになった．まれに末節骨内に埋没して interosseous glomus tumor として現われることがあるが（McKenzie, 1962），かかる場合には類上皮嚢腫との鑑別も必要となろう．

組織所見としては，腫瘍の母床である glomus cutaneum の構成要素である類上皮紬胞，血管，神経の各要素が種々の程度と割合で増殖するため非常に変化に富んだ像を示すが，なおかつ器官構造を失わないのが特徴とされている．

治療としては腫瘍の全摘出を行う．爪床部にあればその側の爪の一部を抜爪してから摘出しなければならないこともある．周囲との境界は比較的明らかで摘出は容易であるが，摘出後は念のため鋭匙などで十分搔爬を行う．ときとして数珠状腫瘤の形をとるものがあるので，取り残しのないよう拡大鏡は当然として顕微鏡を使用するのもよいであろう．摘出により疼痛などの症状はただちに消退するのが普通である．なお悪性変化の恐れはないが，摘出が不十分であると再発をきたすことがあるの

で注意する．筆者も母指爪床部に発生したglomus tumorの定型例に再発を認め，再手術により根治せしめえた1例を経験している．

9. リンパ管腫（lymphangioma）

手指への発生は比較的まれで，筆者の経験例は7例のみであり，指・手・前腕また上腕にびまん性の比較的硬い腫瘤として発生し，皮膚はしばしばミカンの肌様を呈し発毛をみることもある．着色などあれば，血管腫との鑑別が困難である．生直後に発見にされるが，指などで程度の軽いものでは気づくのが遅れるとか，ときに巨指などと誤診される．Wagnerの分類ではsimple, cavernous, cysticの3型に分類するという．

治療としては，切除・摘出が行われるが，境界が不鮮明で全摘出は困難なことが多く，また植皮による被覆を要することもまれでない．腫瘤を切離すると，多数の囊腫形成とそれよりのリンパ液の漏出を認める．ただ腫瘤は主として皮下に存在して，血管腫のごとく筋肉内への侵入は少ないようである．術後に創の閉鎖が困難でリンパ瘻を形成するとか，手術瘢痕が肥厚性となりやすく，とくに植皮が着床しても着色をきたしやすく，周囲に肥厚性瘢痕を形成しやすいので注意する．

10. Tenosynovial chondromatosis

関節内にときにみられるchondromatosis，あるいはosteochondromatosisがまれに腱鞘に発生することがあるとされている．病因は関節の場合と同様滑膜組織のmetaplasiaによるとされ，誘因としては外傷が何らかの関連を有するかもしれない．最近の報告としてはMurphy and Wilson（1958）の2例，Rockey（1963）の1例，またわが国では，狩谷ら（1970），福沢ら（1970）の1例報告がある．発生部位としては指の屈筋腱，また伸筋腱部に相当して表面平滑，または多少凹凸のある，弾性硬の腫瘤として触れ，圧痛があり，また運動制限の原因となることがある．X線上軟部陰影の増大とか石灰化を伴った腫瘤の陰影像をみることがあり，手術的には腱鞘と連絡する腫瘤を認めることができる．

本症と同じく腱鞘より発生し本症と鑑別を要するものとしてはガングリオン，巨細胞腫，線維腫，血管腫，また腱鞘炎などであろうが，確定診断は手術所見，および病理診断によることになろう．なお本症は手に発生するほか肘部とか，足ではアキレス腱部に発生することがあるとされ，再発例も報告されている．

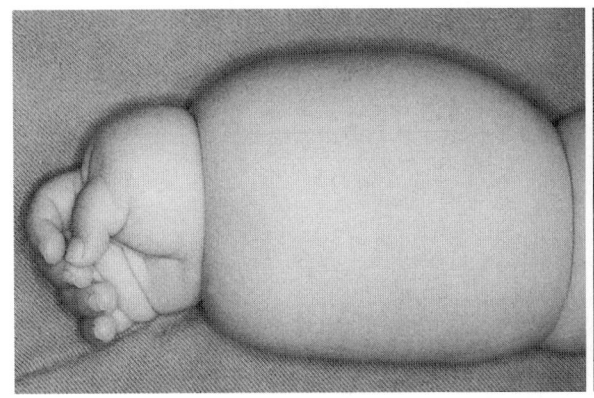

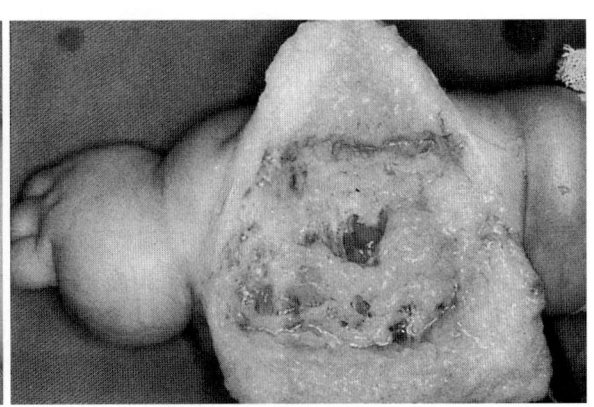

a. 来院時所見　　　　b. 手術時所見（第一次）

図33・21　リンパ管腫の1例
6ヵ月女児例で2回に分けて管腫切除した．将来今一度の切除が必要と考えている．再発傾向はみられない．

III 骨よりの腫瘍

1. 骨嚢腫（bone cyst）

原因としては外傷説，炎症説，骨巨細胞腫の治癒過程とするもの，またJaffeらの骨形成障害説などがあるが詳細は不明．比較的若年者に多いが，いずれの年齢にも発生するとされ，男女の差はない．指骨，中手骨に認められ，疼痛を訴える場合，また疼痛なくほかの目的でのX線写真により偶然発見するとか，病的骨折を起こしてはじめてその存在に気づくこともある．Plattはこれを2型に分けているが，1つはsolitary bone cyst型で内に漿液性の黄褐色液を有し，内壁として線維性の巨細胞腫様被膜を示すものであり，ほかは内に軟骨組織を有し内軟骨腫と類似した組織を示すものである．中手骨についてはその末梢側に，基節骨においては中枢側に認められ境界は鮮明．

治療としては完全な掻爬ののちbone chipsの移植が行われ，予後は良好である．手根骨の嚢腫はまれであるが，原田ら（1970）は有頭骨の1例を，岸本（1970）は大多角骨の1例を報告してともに骨移植により良結果を得たとしている．

2. 骨内ガングリオン

骨端線部関節軟骨下に発生し原因は不明．大部分は骨内のみの病変であるが15～20％に周囲組織と連絡を有し砂時計様の形態をとるものもある．単純X線，またMRI検査を行う．多くは20～50歳代に発生，やや男性に多い．

手では手根骨，とくに近位手根骨に発生することが多く，月状骨，舟状骨にしばしば認められ有頭骨にみることもある．鈍痛を認め労作時に増悪することもあり，無症状で偶然に発見することも多い．円形，楕円形の透明像として認められ通常1cm以下で単房性であるが，大きくなるものでは多房性のものもある．ガングリオンが骨内に限局されている限り変形性関節症は認めない．

治療としては掻爬して骨移植を行う．掻爬時には粘液性内容物を確認する．

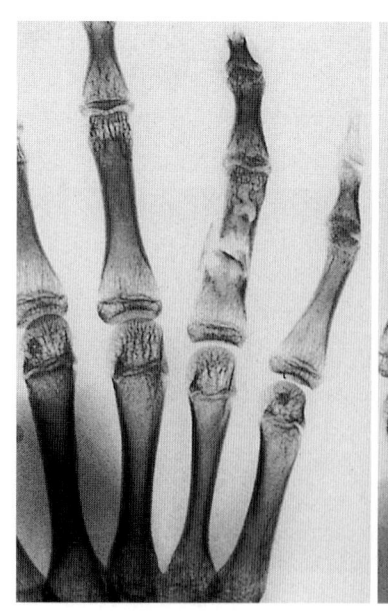

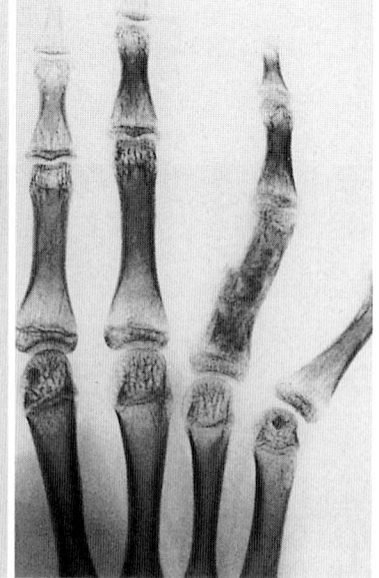

a. 来院時所見　　b. 術後所見．病巣掻爬後骨移植を行った．

図33・22　14歳，女．骨嚢腫症例

3. 内軟骨腫（enchondroma）

手の腫瘍としては比較的しばしばみられるもので，われわれの経験症例は68症例である．単発性内軟骨腫 solitary enchondroma と多発性内軟骨腫 multiple enchondroma の2つがあり，後者は一応骨の系統性疾患として論ぜられることが多く，多発性でしかも偏側性に発生する場合には Ollier 病（1899）と呼ばれることがある．

発生部位としては，中手骨，基節骨または中節骨に多く，末節に発生することはまれである．年齢としては，10代，20代の若年者に多いが，そのほかいずれの年齢にも発生する．しかし10歳以下，50歳以上にはまれ．男女差はない．症状としては腫瘤および腫脹と疼痛が主であるが，何ら症状なく，他目的でのX線撮影により偶然発見する場合，また外傷により病的骨折としてはじめて認められる場合も少なくない．腫瘤が増大すれば運動障害をきたすとか，指の側方偏位をきたすこともある．

X線的には限局した境界の比較的明瞭な骨透明像として認められその部位は metaphysis の部に相当して epiphysis に及ぶことはない．骨皮質は菲薄化し，側方に膨隆することが多く，病巣部は完全な透明巣として現われることもあるが，そのほかの斑点状の石灰化巣として認められることも多い．

治療としては，内容の軟骨組織を十分掻爬したのち bone chips の移植を行う．中手骨部への進入には横切開，また縦切開で伸筋腱を側方によけてはいればよいが，中節，基節部の腫瘍の掻爬には背側の斜切開またはS字切開ではいり，伸筋腱を縦に裂いて骨に達するのが便利で，腫瘍部に一致して菲薄化した骨皮質を扉状に開いて内容を掻爬，壁面をバーなどで平坦化したのち骨移植を実施，その後は扉を再び閉めて伸筋腱を縫合，創を閉鎖する．なお最近では腫瘍の掻爬のみで骨移植のかわりに Biopex などの人工骨を充填することにより骨折，再発もなく良結果を得たとの報告（堀ら，2004），（湯川，2005）も多くみられる．

多発性内軟骨腫の治療も単発性の場合とほぼ同様であるが，腫瘤の形成が著明で，変形，機能障害が強い場合には切断を考慮しなければならないこともある．本症の軟骨肉腫への悪性化はまれとされているが，X線上石灰沈着が高度に現われると悪性化の危険性があるとされている．とくに多発性内軟骨腫では20～30％の高頻度の悪性化の可能性があるとされ経過観察が必要となる．

前腕の腫瘍で摘出後，骨の短縮を生じた場合には骨延長術を要することがある．これについては先天異常の内反手の項（p.595）を参照のこと．

4. 外骨腫（exostosis），軟骨性外骨腫（osteochondroma）

手における外骨腫の発生はまれであるが，骨端軟骨の異所性発育と考えられ，一般に関節の近くに発生し，外傷に引き続いて起こることが多い．疼痛はなくとも変形をきたし，とくに関節の近くに発生した場合機能障害の原因となることがある．通常思春期に発見され2:1と男性に多い．ときに示指などの爪の下に発生して subungual exostosis（爪下外骨腫）を形成，爪の変形と疼痛をきたすことがあるので注意する．なおまれに多発性軟骨性外骨腫の一部分症として手指骨に異常をきたすこともある．

治療は切除で，変形矯正のため骨切り術を行うこともある．関節の近くでの腫瘍切除には正確な操作が要求さ

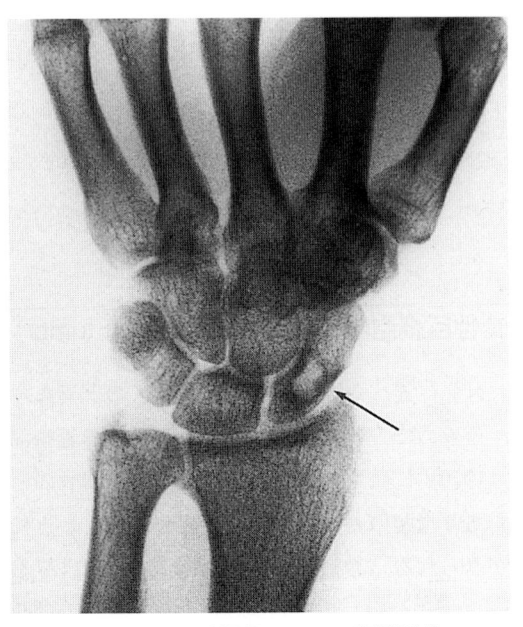

図33・23 手根骨における囊腫形成
骨囊腫，内軟骨腫，骨内ガングリオンなどが発生するが，その鑑別はほとんど困難である．

666　第33章　手の腫瘍

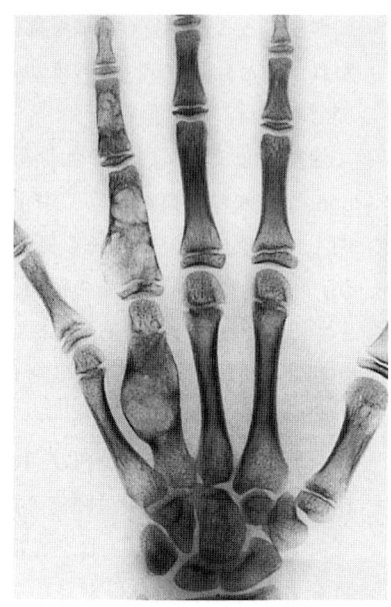

a. 術前所見

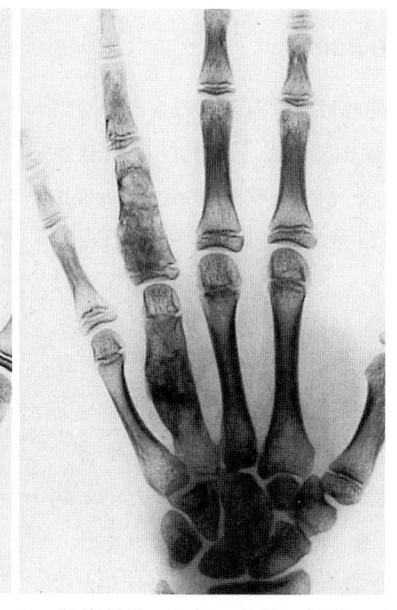

b. 術後所見．中節，基節の掻爬には伸筋腱を縦に裂いて進入．腸骨よりの chip bone を移植．のち腱は running suture で縫合した．

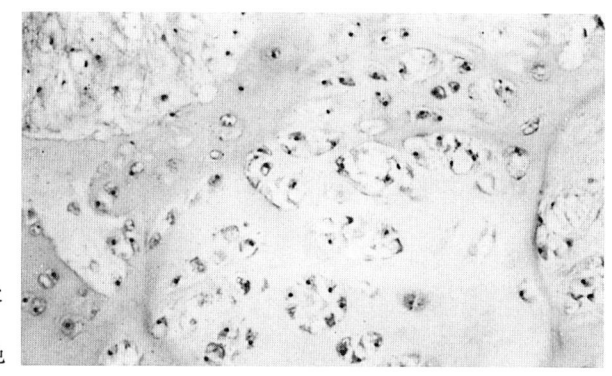

c. 組織所見．増生した軟骨細胞と周囲の軟骨基質
　　　　　×100　HE 染色

図 33・24　13歳，男．内軟骨腫症例
2 年前より環指に腫瘤があるのに気づいたが，1 週間前局所の打撲後疼痛を覚えるようになった．

れる（Moore ら，1983）．もし関節面の破壊があるようであれば，手根骨の一部（たとえば有頭骨）を用いての骨・軟骨移植が適応となることもある．なお指背の開放創に引き続いて骨膜下に血腫が形成され，これが化骨してドーム形の骨となり，指の屈筋運動が障害されることがある．これは Wissinger ら（1966）による **turret exostosis** と呼ばれているが，治療としては手術的切除が適応となる．

5. 良性巨細胞腫（benign giant cell tumor）

これは先に述べた腱鞘より発生するものと異なり骨に発生するもので，橈骨遠位端，また中手骨の骨端部（柳原ら，1979）に発生することがある．長管状骨のそれと同様であり掻爬ののちに骨移植が行われる．ときに悪性変化がみられる．詳細についてはほかの専門書を参照されたい．

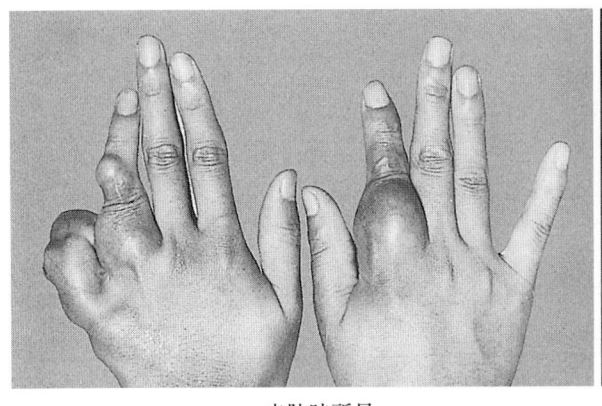

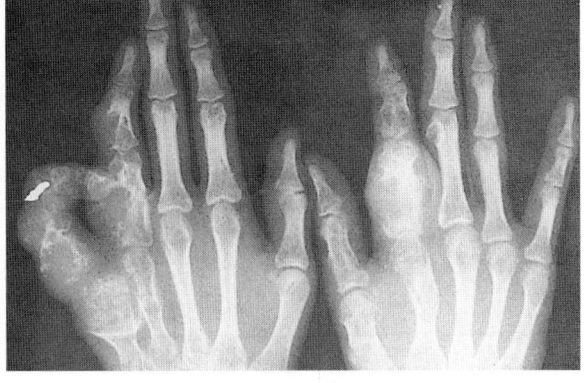

III 骨よりの腫瘍　667

a. 来院時所見
b. 来院時 X 線所見

図 33・25　17 歳，女．多発性内軟骨腫の症例

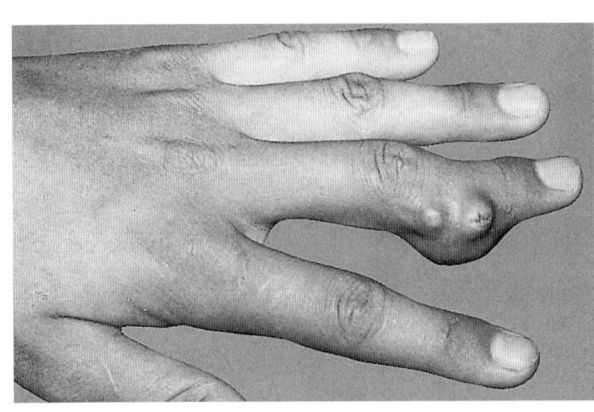

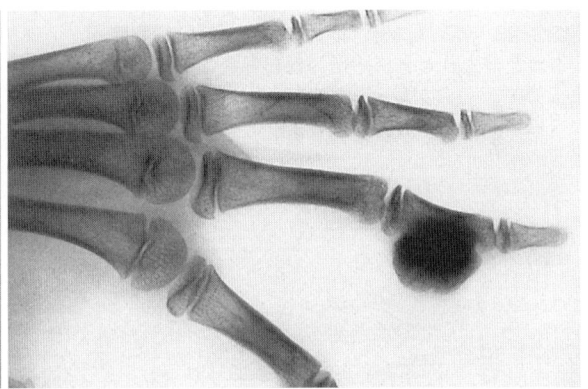

a. 来院時所見
b. 同上．X 線像で切除術が行われた．

図 33・26　13 歳，男児．外骨腫症例
3 年ほど前より腫瘤に気づき，少しずつ増大してきた．

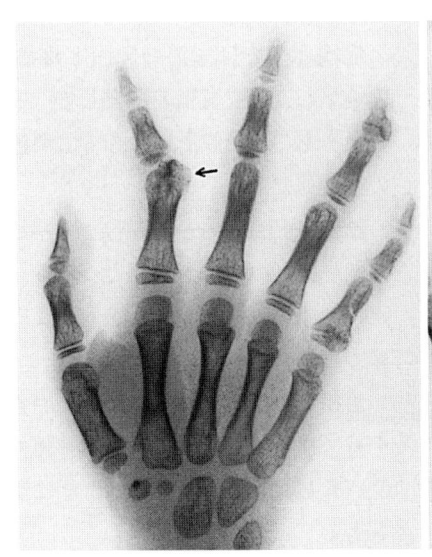

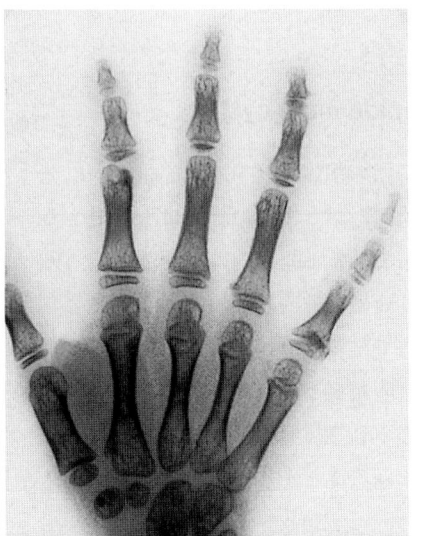

a. 術前所見
b. 術後所見

図 33・27　3 歳，男児の示指 PIP 関節に発生した軟骨性外骨腫症例

33 手の腫瘍

668　第33章　手の腫瘍

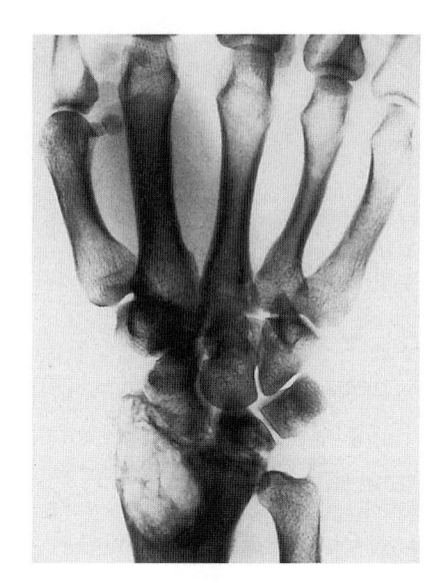

図33・28　48歳，男．橈骨末端の良性巨細胞腫例
5年ほど前よりときに手関節部に疼痛あり．注射などをうけていたが最近疼痛が増強してきた．型のごとく搔爬術と骨移植を行った．

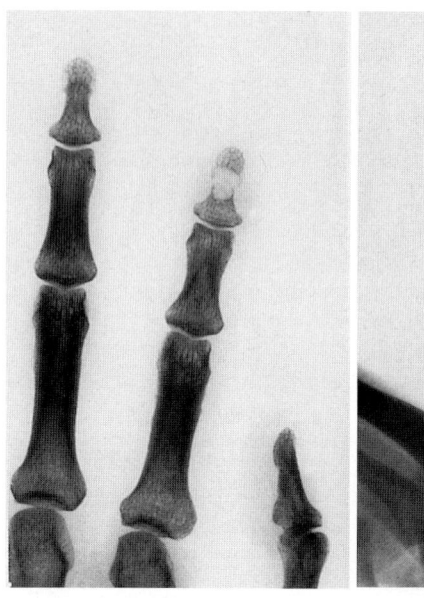

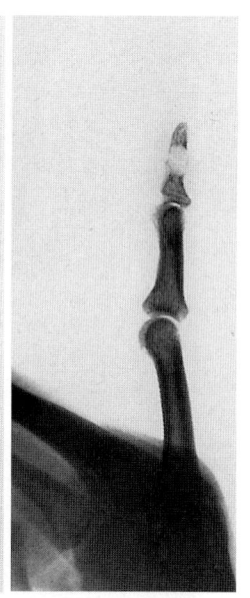

図33・30　42歳，男．示指に発生した類上皮囊腫
3年前，示指先端部の圧挫をうけたことあり，数日前路上で転倒して示指先端部に打撲を受け疼痛著明となる．X線上病的骨折が認められた．手術的に病巣搔爬と骨移植を行った．

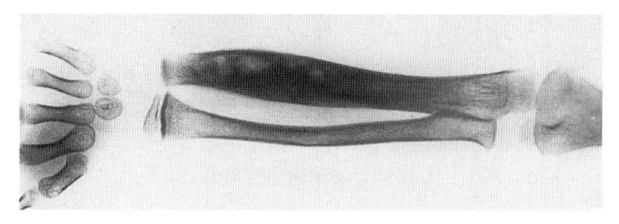

図33・29　4歳，男児．尺骨の亜急性骨髄炎症例
6ヵ月前より局所に軽度の腫脹と疼痛を認める．

6. 類上皮囊腫 (epidermoid cyst)

類上皮囊腫が手掌，指の掌側など手の軟部組織内に発生することは先にも述べたが，まれに骨内にも発生することがある．原因としては軟部組織内の場合と同様，外傷により皮膚の表皮性要素が骨内に迷入することにより発生するとの説が有力で，多くの症例において外傷の既往があり，しかも局所の瘢痕と囊腫との間に関連性を想像せしめる症例も認められる．発生部位としては外傷との関連から指の末節にみることが多く，まれに中節に発生することがあるという．Carroll (1953) は文献よりの19例に自己の経験例6例の計25例について検討を加え，男女比は16：9で13歳より55歳までに認められ，左手でしかも中指の末節に多いとしているが，これも外傷に関係があると考えられる．外傷はハンマーとか戸に指先をはさまれた場合などいろいろで，受傷から症状出現までの期間は平均8年半という．筆者の経験症例は2例のみである．最近Lernerら (1968) は本症をKeratin cystとして報告しているが，同一疾患と考えてよいようである．

症状としては末節の腫脹と疼痛で，X線的に骨囊腫像を呈し，骨皮質は菲薄化して，ときに病的骨折をみることもある．骨膜肥厚はなく，関節には異常を認めないのが普通である．

診断は特徴的なX線所見より比較的容易であるが，内軟骨腫との鑑別が必要となろう．また初期には化膿性疾患と間違うこともあるが，骨反応のないのが本症の特徴である．

治療としては搔爬と骨移植が行われ，内容は白色のチーズ様物質であって，内軟骨腫のそれより軟らかである．もし囊腫が大であればときに切断が適応となることもある．

7. 類骨骨腫（osteoid osteoma）

Osteoid osteoma は 1935 年 Jaffe が従来骨の特殊な炎症性疾患として論ぜられていたものを腫瘍性のものとして命名したもので，脛骨，大腿骨には比較的しばしば認められるが，手に発生することは比較的少ない．Carroll（1953）は文献からの 22 例と自己の 6 例の計 28 例について詳細な検討を加えている．基節骨に多く，次いで手根骨，中手骨の順で末節にもときに認められるが，中節に発生した報告はないとしている．わが国における本症の報告は大森（1967），水島（1969）らのものがあるが，その発生はきわめてまれのごとくで，われわれの経験例は示指および中指の中手骨に発生した 2 例と基節骨に発生した 1 例の計 4 例のみである．

症状としては腫脹と疼痛が主であり，しかも疼痛は夜間に増強するのが特徴とされているが，その原因としては骨内血管の拡張，浮腫などによる内圧の増加が周囲の神経終末を刺激するためと考えられている．またこの疼痛はアスピリンの投与により一時的な寛解が得られるがその機序は不明．一般に 20〜30 歳代の若年者に認められ男女ほぼ同率に発生するという．本症が関節に近く発生すれば運動の制限が起こり，末節に発生すれば爪の肥大と変形をきたすことがある．

X 線上の特異所見としては骨のびまん性の硬化像とそのほぼ中心部に一致して透明巣として現われる nidus の存在であって，その大きさは直径数 mm のものが普通で，1 cm を超えることはないとされている．Nidus の存在につき Carroll は 3 つの部位を述べているが，最も多いのは骨髄内で，この際は周囲の骨皮質全体に硬化像をみる．次いで骨皮質内に存在することがあるが，この際はこの側の骨皮質の硬化のみで反対側骨皮質には異常をみない．まれな型として骨膜部に存在することがあるが，この際骨膜はもち上げられて薄い骨性被覆が形成されるという．Nidus の同定困難な場合には断層撮影，骨シンチ，CT や MRI などが補助診断として有用とされている．

さて nidus の成因についてはいまだ不明であるが，淡赤色の血管に富んだ結合組織で中に類骨組織があり，そ

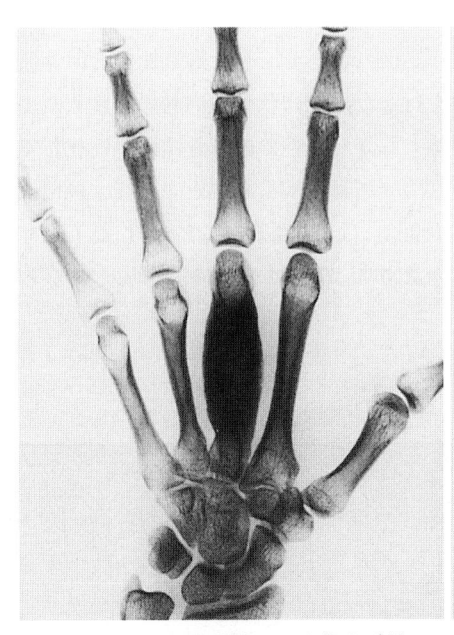

a. 来院時の X 線所見で，中指中手骨の骨硬化像著明であるが中心部にやや透明巣部あり，nidus に該当する部と考えられる．

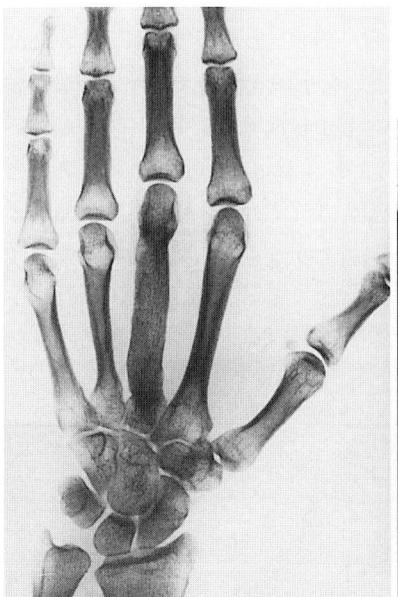

b. 骨硬化部を切除し腸骨片に置きかえたところ，疼痛は消失した．

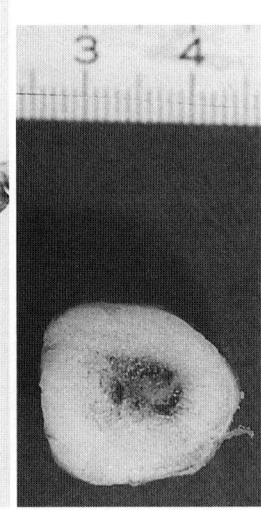

c. 骨硬化の中心部横断所見で nidus 相当部を示す．

図 33・31　24 歳，女．Osteoid osteoma 症例
2 年ほど前より左手背部の腫脹と疼痛をきたし，次第にその強さが増してくるようだ．夜間痛（+）．

の間に多核性細胞が散在し部位的に石灰化の所見もみられるとされ，血管造影によりhypervascularityが証明されるという．なおSchulmanら（1970）によればnidus内に神経線維を認めたとして疼痛との関連について述べているが興味深い点である．

診断はX線上nidusが発見されれば比較的容易であるが，撮影方向によっては明らかに現われないことも多いであろう．鑑別すべきものとしては化膿性骨髄炎，結核性，または内軟骨腫とか骨嚢腫の病的骨折後などがある．

治療としてはnidusの摘出が大切でこれにより症状は軽快するが，取り残しがあると再発をみるという．なお手術時nidusの局在を明らかにすることがしばしば困難で骨硬化部を含めて広範な切除と，その後における骨移植の行われることも多い．薬物療法のみで自然治癒することもあるとされているが，結果は不確実であるのでとくに手の場合は観血的に治療されるのがよいであろう．

8. 手における悪性腫瘍

手に発生する一次性の悪性腫瘍で最も多いものはsquamous cell carcinoma，次いでbasal cell carcinomaでそれぞれ78％，10％（Kendallら，1969）と両者で全体の90％を占め，ほかの悪性腫瘍の発生がきわめてまれであることは幸いといってよい．しかし爪下に発生するmalignant melanoma（既述），それにosteogenic sarcoma, chondrosarcomaなどが報告されており，またまれに発生する癌の転移症例など最近の文献を中心に簡単に記載してみよう．なお筆者の経験例は皮膚癌例を別にすれば，ほかの悪性腫瘍については腎癌と肺癌の母指への転移例をそれぞれ1例経験したのみである．

a. 骨形成性肉腫（osteogenic sarcoma）

きわめてまれでCarroll（1957）は文献よりの8例と自己の2例の計10例について検討を加えているが，発生部位としては5例が中手骨，ほかは指骨であり，症状としては疼痛，腫脹で，外傷の既往を有するものが半数程度にあるという．発生年齢は10代にピークがあり，次いで20代に多く30代以下で80％を占めるという．一般的にいって他部におけるosteogenic sarcomaよりは予後が良好であるとされ，広範な切除，また切断により治癒せしめることができる．しかし失敗すれば他部におけると同様，転移を起こして死の転帰をとる．最近Starkら（1971）は中手骨に発生したparosteal osteogenic sarcomaの1例を報告しているが所見は他部におけると同様であり，それほど悪性ではないが切除のみではきわめて再発傾向の強いことを述べている．

b. 軟骨性肉腫（chondrosarcoma）

20～60歳代の成人に多く，10歳以下の小児にはまれでこの点骨肉腫と異なるところで，Sbarbaro and Straub（1960）は，4年前に基節骨の内軟骨腫で掻爬，骨移植を行った症例に軟骨性肉腫の発生した1例を報告している．しかし良性の内軟骨腫が悪性化して肉腫になることについては疑問も多いところで，Gottschalk and Smith（1963）は母指基節骨に発生した1例を報告，同時に文献よりの16例につき検討を加えながら，内軟骨

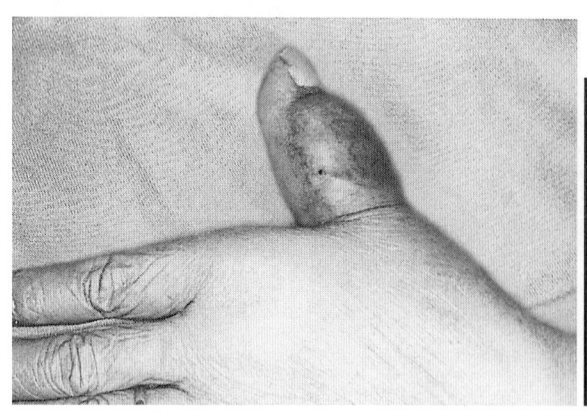

図33・32 75歳，女．腎癌の母指基節骨への転移症例
a. 来院時所見　　b. 来院時X線所見

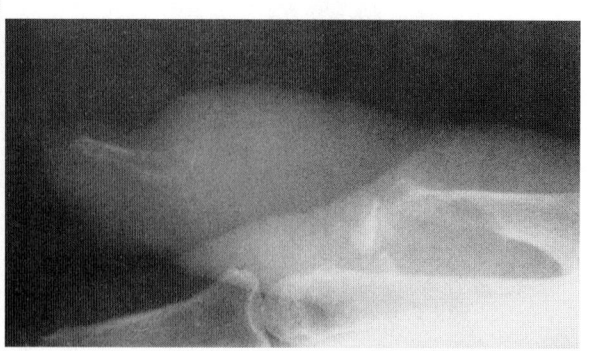

腫から軟骨肉腫が発生する証拠はないとし，良性腫瘍と悪性腫瘍の鑑別に際しラジオアイソトープの利用を述べている．一方わが国では伊藤ら（1970）の報告があり，小指中手骨と母指基節骨に発生した軟骨性肉腫を記載，同時に良性，悪性の鑑別につき言及しているが，悪性の場合には当然切断術が必要となる．

c. 線維肉腫（fibrosarcoma）

結合組織，または良性の軟部組織よりの腫瘍が悪性化して fibrosarcoma になると考えられ，良性腫瘍と思われるものでも腫瘤が急に増大するとか摘出後再発をみる場合には悪性化を疑わなければならない．しかしその発生はまれで Wilson（1945）は 11 例の四肢に発生した fibrosarcoma 中，手足に発生したものは 7 例にすぎなかったとしている．発生年齢は 30〜50 歳代とされ，性別による差異は認められない．診断は病理組織よりの検索によらなければ困難であるが，Wilson は fibrosarcoma の 90% のものは直径が 5cm，あるいはそれ以上であるのに対し，fibroma では 85% のものが 3cm 以下であったとしている．

治療としては広範な切除，または切断が必要で，切除後再発をみるようであれば切断が適応となる．転移傾向は比較的遅いとされているが，一度転移を起こせば予後不良．

d. 滑膜肉腫（synovial sarcoma, synovioma）

本腫瘍はしばしば膝関節，足関節など下肢に発生することが知られているが手に発生することはまれで，石井ら（1969）によればわが国における手指発生例は 11 例にすぎないという．外傷が誘因をなすとされているがこれも明らかでない．症状として特有なものはないが腫瘤がある程度以上に大きくなれば機能障害の原因となる．発生年齢としては 20 代から 40 代に多く，性別では 3：2 で男性にやや多い．

組織的には滑膜性要素と線維肉腫様要素の 2 層性が存在することが基本となるとされているが，詳細はほかの専門書を参照されたい．

次に治療についてであるが本腫瘍の発育は緩慢で長い経過をとるため十分な検索が行われることなく，良性腫瘍として治療されている例もかなり存在するようであり，再発によりはじめて synovial sarcoma と診断される例も少なくない．また初期で悪性度の少ない場合に広範な切除により完全治癒が可能とされているが，悪性度が強い場合には早期切断術が必要となる．予後はほかの悪性腫瘍に比較すれば良好．とくに手指については発見が早く，根治手術が容易という好条件がある．しかし治療が適当でなければ肺転移，またリンパ節転移をきたして死の転帰をとることとなるので注意する．

e. その他

手に発生する悪性腫瘍としては rhabdomyosarcoma（Potenza ら，1961，Linscheid ら，1965），liposarcoma（Boother, 1965），Ewing tumor（Dick ら，1971）などがあるとされているが，詳細はそれぞれの文献を参照されたい．

図 33・33 は前腕に発生した横紋筋肉腫の 1 例を示した．

f. 手における転移癌（metastatic tumor）

癌の骨転移についてはよく知られているところであるが，手における転移癌の発生はまれで Kerin（1958）は文献より 23 例を集め，それに自己の経験した 7 例を追加して報告しているにすぎず，わが国においても前山（1969），浜野（1970）ら少数例の報告があるにすぎない．Clain（1965）によれば悪性腫瘍骨転移 2,001 例中手に転移をみたものは 5 例で 0.2% にあたるという．

原発巣については肺癌が最も多くて半数以上を占め，次いで乳癌，子宮癌，耳下腺癌などの順で，転移部位としては末節骨でとくに母指の末節に多く，そのほか中手骨，手根骨にも転移した例が報告されている．発生年齢は癌年齢で Kerin によれば平均年齢 53 歳といい，女性よりも男性に多い．症状としては病巣が指先部でしかも，疼痛，腫脹，熱感を主訴として始まるため，瘭疽，または指骨骨髄炎と間違われることが多く，切開，組織検査によりはじめて診断が明らかになることが多い．X線的には骨の破壊や融解の所見が著明で進行すれば関節も破壊する．

治療は転移癌であるため対症的にならざるをえないが，疼痛があればそれの寛解の目的で切断術を行うとか，心理的影響を考慮して切除，摘出を行うこともあるであろう．そのほか抗腫瘍薬の動脈内持続投与とか放射線療法も行われるが，予後について Greene（1957）は手への転移後平均生存日数は 68 日であったとしている．

672　第33章　手の腫瘍

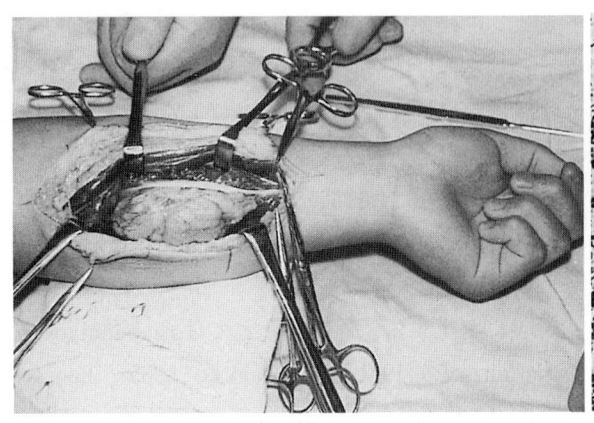

a. 術中所見．筋肉より発生した硬い腫瘍で周囲との境界は比較的はっきりしており摘出可能であった．しかし組織的には横紋筋肉腫で結局，死の転帰をとった．

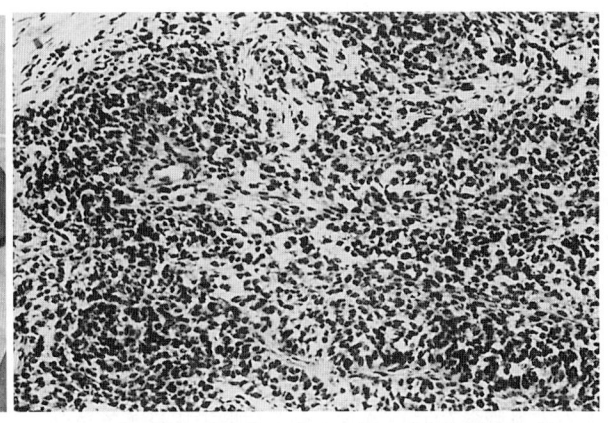

b. 組織所見．異型性の高度な核および好酸性の胞体を有する腫瘍細胞の密な増生がみられる．一部の胞体は線維状をなしている．
　　　　　　　　　　　　　×100　HE染色

図33·33　14歳，女児．横紋筋肉腫の症例
6ヵ月ほど前より前腕中央部に腫瘤を触れるようになった．

IV　痛　風（gout）

　本症は従来わが国にはまれとされていたが，最近増加の傾向にあり，今日では日常診療に普通にみられる疾患の1つとなった．中年以後の男性に多く，四肢末梢小関節の急性発作をもって始まり，過尿酸血症，それに関節液中に酸性尿酸ソーダ結晶を認め，軟骨とか滑膜，骨，腱，靱帯，また皮膚，皮下に同結晶よりなる痛風結節，tophusが形成される．この結節は一般に下肢に多いが，上肢，とくに手にも発生してときとして外科的処置を要することがある．

1. 発生と診断

　手における痛風発生の頻度は巌ら（1969）によると838例中79例で全体の9.4％であり，このうち初回発作を手に認めたもの14例，痛風結節，および腫瘤を認めたもの12例，著明な変形をみたもの12例などとしている．また症状発現部位について手背，および手関節にきたもの36例，母指22例，示指37例，中指31例，環指25例，小指16例で関節としてはMP，PIP関節に多いがDIP関節には少ないという．診断はさほど困難でないが鑑別すべきものとしては関節リウマチ，腱鞘炎，骨，関節炎，急性石灰沈着症，Heberden結節，内軟骨腫などがあげられよう．

2. 手術適応

　さて本症の手術療法についてはHutchinson（1880）以来，Linton and Talbott（1943），Larmon and Kurtz

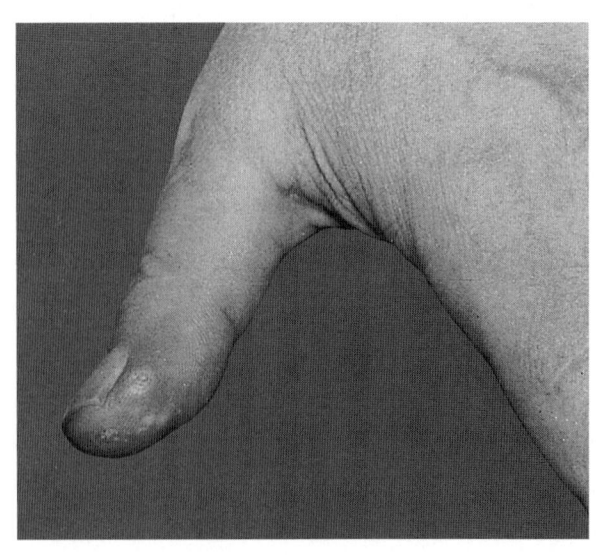

図33·34　48歳，男．母指にみられた痛風結節

(1958), Woughter (1959) らの報告があるが, 手の痛風に関しては Straub ら (1961) の 21 症例の手術経験の報告, 巌らの 4 例の報告があり, また Larmon (1970) は手術療法一般につき考察を試みている. もちろん本症は疾患の性質上対症的な薬物療法が主体をなすべきであるが, 手術適応としては,

① 醜形を呈する大きな結節塊があるとき
② 屈筋腱内に結節が生じ, 疼痛または機能障害が強い場合
③ 自壊結節が感染を起こすおそれのあるとき
④ 神経の圧迫症状のあるとき
⑤ 代謝上, 体内の尿酸量を減少せしめるため

などがあげられよう.

3. 手術療法

手術に際し注意すべき点としてはまず切開線であるが, これは結節, 腫瘤の位置, 大きさなどにより, 局所の血行を考慮したうえで決定されなければならない. カーブした切開, また Z 字切開, L 字切開が用いられ, 皮膚が壊死に陥ることのないよう注意する. 結節の除去は鋭的, また鈍的掻爬により行われるが, 可能な範囲にとどめ, 無理な操作はすべきでない. 骨の欠損があれば掻爬後骨移植を行うこともある. 症例によっては関節切除と silicone implant などの人工関節の利用, また関節固定術も行われてよい. 屈筋腱内における結節形成で手根管症候群などが発生している場合には, 手根管の切開と結節切除または浅指屈筋腱の摘出が必要となることもある. これら操作中はしばしば食塩水による洗浄を行い, 尿酸結晶の除去を行い, 組織の乾燥を防止すべきであろう. 創の閉鎖には局所の血行を考え無理のない縫合を行う.

結節がもはや自潰しているような場合にも掻爬は行ってよく, 術後は創縁をできるだけ接近せしめておけば早期治癒が可能であろうが, もしそれができないようであれば食塩水湿布をして肉芽の増殖をまち, 必要に応じて皮膚移植を追加する.

術後は圧迫, 固定包帯を行い挙上位保持とする.

4. 薬物療法

術前, 術後に用いられ, 発作時には colchicine が, またこれに耐えられない患者には phenylbutazone が用いられ, 最近では HPP など優秀な薬物も使用されつつあるという. なお, 本症患者はしばしば腎疾患, 心臓血管系の異常, 糖尿病などを合併することがあるのでこれらに対する考慮も忘れてはならない. 生活習慣として高プリン体食を避け, 尿量を多めに維持しアルカリ化に努める. また過度の運動, アルコールの過飲は避ける.

主 要 文 献

手の外科全般

1) Boyes, J.H. : Bunnell's Surgery of the Hand. 5th Ed., Lippincott, Philadelphia, 1970.
2) Chase, P.A. : Atlas of Hand Surgery. Saunders, Philadelphia, 1973.
3) Green, D.P. : Operative Hand Surgery. Churchill Livingstone, New York, Edinburgh, London and Melbourne, 1982.
4) Hunter, J.M., Schneider, L.H., Mackin, E.J. and Bell, J.A. : Rehabilitation of the Hand. Mosby, St. Louis, 1978.
5) Lamb, D.W. and Kuczynski, K. : The Practice of Hand Surgery. Blackwell Scientific Publication, Oxford, London, Edinburgh, Boston, Melbourne, 1981.
6) Lister, G. : The Hand. Diagnosis and Indications. 2nd Ed., Churchill Livingstone, Edinburgh, 1984.
7) Rank, B.K., Wakefield, A.R. and Hueston, J.T. : Surgery of Repair as Applied to Hand Injuries. 4th Ed., Churchill Livingstone, Edinburgh, 1973.
8) Strickland, J.W. and Steichen, J.B. : Difficult Problems in Hand Surgery. Mosby, St. Louis, 1982.
9) Tubiana, R. : The Hand. Vol. 1, Saunders, Philadelphia, 1981.
10) Zancollii, E. : Structural and Dynamic Bases of Hand Surgery. 2nd Ed., Lippincott, Philadephia, 1979.
11) 津下健哉：手の外科の実際．第5版，南江堂，東京，1974.
12) 津下健哉：私の手の外科―手術アトラス．南江堂，東京，1984.
13) 石井清一編：手の臨床．メジカルビュー社，東京，1998.
14) 生田義和編：上肢の外科．医学書院，東京，2003.
15) 茨木邦夫ほか編：手の外科診療ハンドブック．南江堂，東京，2004.
16) 山内裕雄ほか：整形外科治療のコツと落とし穴．中山書店，東京，1997.

手の解剖と運動生理

1) Browers, W.H. et al. : The proximal interphalangeal joint volar plate. J. Hand Surg., **5-A** : 79-88, 1980.
2) Flatt, A.E. : Kinesiology of the hand. Am. Acad. Orth. Surg., Instructional Course Lecture. Vol. 18, Mosby, St. Louis, p. 266-281, 1961.
3) Grant, J.C.B. : A Method of Anatomy. Williams & Wilkins, Baltimore, 1952.
4) Kaplan, E.B. : Guide lines to deep structures and dynamics and of intrinsic muscles of the hand. Surg. Clin. N. Am., **48** : 994-1002, 1968.
5) Kaplan, E.B. : Functional and surgical anatomy of the hand. Lippincott, Philadelphia, 1965.
6) Lichtman, D.M. : The wrist and its disorders. Saunders, Philadelphia, 1988.
7) Landsmeer, J.M.F. : Atlas of Anatomy of the Hand. Churchill Livingstone, Edinburgh, London, New York, 1976.
8) Littler, J.W. : The finger extensor mechanism. Surg. Clin. N. Am., **47** : 15-432, 1967.
9) Milford, L.W. Jr. : Retaining Ligaments of the Digits of the Hand. Gross and microscopic anatomy. Saunders, Philadelphia, 1968.
10) Napier, J.R. : The prehensile movements of the human hand. J. Bone Joint Surg., **38-B** : 902-913, 1956.
11) Shrewsbury, M.M. and Johnson, R.K. : A systematic study of the oblique retinacular ligament of the human finger. Its structure and function. J. Hand Surg., **2** : 194-199, 1977.
12) Spinner, M. : Kaplan's functional and surgical anatomy of the hand. Lippincott, Philadelphia, 1984.
13) Stack, H.G. : Anatomy and function of the intrinsic muscles of the hand. J. Bone Joint Surg., **45-B** : 880, 1963.
14) Stack, H.G. : Muscle function in the fingers. J. Bone Joint Surg., **44-B** : 899-909, 1962.
15) Stein, A.H. : Anatomy of the hand. Am. Acad. Orth. Surg., Instructinal Course Lecture. Vol. 16, Mosby, St. Louis, p. 53-69, 1959.
16) Tubiana, R. : The Anatomy of the extensor apparatus of the fingers. Surg. Clin. N. Am., **44** : 897-906, 1964.
17) Tubiana, R. : The physiology of the extension of the fingers. Surg. Clin. N. Am. 44 : 907-918, 1964.
18) 松井正太郎：日本人の手指運動腱の解剖学的研究．日整外会誌，**34** : 831, 1960.
19) 上羽靖夫：手―その機能と解剖．金芳堂，京都，1970.

手の手術の一般

1) Brody, G.S. : Immobilisation of tiny hands. Hand, **3** : 97-100, 1971.
2) Bruner, J.M. : Time, pressure and temperature factors in the safe use of the touniquet. Hand, **2** : 39-42, 1970.
3) Clark, Gl. et al. : Hand Rehabilitation; Apractical guide, 2nd Ed., Churchill Livingstone, New York, 1998.
4) Fess, E.E., Gettle, K.S. and Strickland, J.W. : Hand Splinting. Principles and methods. Mosby, St. Louis, 1981.
5) Hoffman, S. et al. : A new tourniquet for intravenous regional anesthesia. Plast. Reconst. Surg., **40** : 243-247, 1967.
6) Litchman, H.M. and Pasley, P.R. : Determination of finger-motion impairment by linear measurement. Description of method and comparison with angular measurement. J. Bone Joint Surg., **56-A** : 85-91, 1974.
7) Lunseth, P.A., Burton. R.I. and Braun, R.M. : Continuous suction drainage in hand surgery. J. Hand Surg., **4** : 193-194, 1979.
8) Moberg, E. : Dressings, splints and postoperative care in hand surgery. Surg. Clin. N. Am., **44** : 941-950, 1964.
9) Moberg, E. : Splinting in hand therapy. Thieme, Stratton, New York, 1984.
10) Wynn Parry, C.B. : Rehabilitation of the Hand. 3rd Ed., Butterworths, London, 1973.
11) Wilgis, E.F.S. : Observations on the effects of tourniquet ischemia. J. Bone Joint Surg., **53-A** : 1343-1346, 1971.
12) Wynn Parry. C.B, et al. : New type of lively splint for peripheral nerve lesion affecting the hand. Hand, **2** : 31-38, 1970.
13) 江川常一：手の外科のリハビリテーション．整形外科，**19** : 191-192, 1968.
14) 津下健哉：手の外科の基本．日整会研修講演，1971.

手の創傷

1) Brown, H. : Closed crush injuries of the hand and forearm. Orth. Clin. N. Am., **1** : 253-260, 1970.
2) Chase, R.A. : Early salvage in acute hand injuries with a primary island flap. Plast. Reconst. Surg., **48** : 521-527, 1971.
3) Holevich, J. : Early skin-grafting in the treatment of traumatic avulsion injuries of the hand and fingers. J.Bone Joint Surg., **47-A** : 944-957, 1965.
4) Kaufman, H.D. : High pressure injection injuries, the problems, pathogenesis and management. Hand, **2** : 63-73, 1970.
5) Kelleher, J.C. et al. : Use of a tailored abdominal pedicle flap for surgical reconstruction of the hand. J. Bone Joint Surg., **52-A** : 1552-1562, 1970.
6) Kleinert, H.E. and Williams, D.J. : Blast injuries of the hand. J. Trauma. **2** : 10-35, 1962.
7) Kleinman, W.B. and Dustman, J.A. : Preservation of function following complete degloving injuries to the hand. Use of simultaneous groin flap, random abdominal flap, and partial-thickness skin graft. J. Hand Surg., **6** : 82-89, 1981.
8) Lister, G. : The theory of the transplantation flap and its practical application in the hand. Clin. Plast. Surg., **8** : 115-127, 1981.
9) Matev, I. : Wringer injuries of the hand. J. Bone Joint Surg., **49-B** : 722-730, 1967.
10) McGregor, I.A. : Degloving injurries. Hand, **2** : 130-133, 1970.
11) Posch J.L. and Weller. C.N. : Mangle and severe wringer injuries of the hand in children. J. Bone Joint Surg., **36-A** : 57-63, 1954.
12) Ramos, H., Posch, J.L. and Lie, K.K. : High-pressure injection injuries of the hand. Plast. Reconst. Surg., **45** : 221-226, 1970.
13) Schoo, M.J. et al. : High-pressure injection injuries of the hand. J. Trauma., **20** : 229-238, 1980.
14) Smith, R.C. and Furnas, D.W. : The hand sandwich. Adjacent flaps from opposing body surfaces. Plast. Reconst. Surg., **57** : 351-354, 1976.
15) Stark, H.H., Wilson, J.N. and Boyes, J.H. : Grease-gun injuries of the hand. J. Bone Joint Surg., **43-A** : 485-491, 1961.
16) Stark, H.H., Ashworth, C.R. and Boyes, J.H. : Paint-gun injuries of the hand. J. Bone Joint Surg., **49-A** : 637-647, 1967.
17) Thompson, L. K. Jr., Posch J. L. and Lie K. K. : Ring injuries. Plast. Reconst. Surg., **42** : 148-151, 1968.
18) Tsuge, K. : Degloving injuries of the hand. J. Japan Orth. Ass., **40** : 1585-1596, 1967.
19) Urbaniack J. R., Evans J. P. and Bright, D. S. : Microvascular management of ring avulsion injuries. J. Hand Surg., **6** : 25-30, 1981.
20) Wakefield, A. R. : Hand injuries in children. J. Bone Joint Surg., **46-A** : 1226-1234, 1964.
21) Weeks, P. M. and Young, V. L. : Revascularization of the skin envelope of a denuded finger. Plast. Reconst. Surg., **69** : 527-531, 1982.
22) 茨木邦夫：Degloving injury の病態と治療法の検討．整形外科，**21** : 924, 1970.

23) 江川常一ほか：塗装銃暴発による手損傷の症例．中部整災誌，**10**：814-816, 1967.
24) 関　利明：片側上肢冷却法による駆血時間延長に関する実験的，臨床的研究．日整外会誌，**54**：721-737, 1980.
25) 三浦隆行：手の外傷治療における腹壁有茎植皮法の検討．災害医学，**12**：48, 1969.
26) 三浦隆行：手の外傷，初期治療から機能再建まで．医歯薬出版，1982.
27) 諸橋政積ほか：手の新鮮外傷における1次的腱修復術の検討．整形外科，**19**：1128, 1968.
28) 諸橋政積：手の新鮮外傷に対する1次再建術．整形外科，**21**：915, 1970.
29) 津下健哉ほか：手の新鮮外傷の処置と機能再建．日臨外会誌，**36**：121-132, 1976.
30) 津下健哉ほか：Degloving injury の治療．災害医学，**9**：684, 1965.
31) 吉村光生ほか：Degloving injury の治療．整形外科，**31**：1434-1436, 1980.

爪の損傷

1) Buncke, H.J. Jr. and Gonzalez, R.I. : Fingernail reconstruction. Plast. Reconst. Surg., **30** : 452-461, 1962.
2) 礒　良輔：先天性示指爪甲欠損症とその形成手術．臨整外，**4**：672-677, 1969.
3) 川島　彌ほか：遊離爪甲移植の経験．形成美容外科，**41**：158-163, 1961.
4) 鬼塚卓彌：形成外科手術書．南江堂，東京，1969.
5) 斉藤英彦：足指または切断指からの爪床移植による手術，爪床損傷の治療．整形外科，**31**：1442-1445, 1980.
6) 田島達也ほか：爪の発生に関する実験的並びに臨床的研究．整形外科，**20**：1381-1383, 1969.

指先切断

1) Atasoy, E. et al. : Reconstruction of the amputated finger tip with a triangular volar flap. J. Bone Joint Surg., **52-A** : 921-926, 1970.
2) Beasley, R.W. : Reconstruction of amputated fingertips. Plast. Reconst. Surg., **44** : 349-352, 1969.
3) Campbell Reid, D.A. : Thumb injuries. Hand, **2** : 126-129, 1970.
4) Fisher, R.H. : The Kutler method of repair of finger-tip amputations. J. Bone Joint Surg., **49-A** : 317-321, 1967.
5) Gonzalez. R.I. and Buncke. H.J. : Primary and secondary and reconstruction of finger tip injuries. J. Bone Joint Surg., **43-A** : 620-621, 1961.
6) Harrison, S.H. and Mayou. B. : Bilateral Kruckenberg operation in a young child. Br. J. Plast. Surg., **30** : 171-173, 1977.
7) Joshi, B.B. : One stage repair for distal amputation of the thumb. Plast. Reconst. Surg., **45** : 613-615, 1970.
8) Keim, H. and Grantham, S.A. : Volar flap advancement for thumb and finger-tip injuries. Clin. Orth. Relat. Res., **66** : 109-112, 1969.
9) Lewin, M.L. : Digital flaps in reconstructive and traumatic surgery. Clin. Orth., **15** : 74-85, 1959.
10) Lie, K.K. et al. : Free full-thickness skin grafts from the palm to cover defects of the fingers. J. Bone Joint Surg., **52-A** : 559-561, 1970.
11) Macht, S.D. and Watson, H.K. : The Moberg volar advancement flap for digital reconstruction. J. Hand Surg., **5** : 372-376, 1980.
12) Micks, J.E. and Wilson, J.N. : Full-thickness sole skin grafts for resurfacing the hand. J. Bone Joint Surg., **49-A** : 1128-1134, 1967.
13) Miura, T. : Thumb reconstruction using radial-innervated cross-finger pedicle graft. J. Bone Joint Surg., **55-A** : 563-569, 1973.
14) Millender, L.H., Albin, R.E. and Nalebuff, E.A. : Delayed volar advancement flap for thumb tip injuries. Plast. Reconst. Surg., **52** : 635-639, 1973.
15) O'Brien, B. : Neurovascular island pedicle flaps for terminal amputations and digital scars. Br, J. Plast. Surg., **21** : 258-261, 1968.
16) Posner, M.A. : Ray transposition for central digital loss. J. Hand Surg., **4** : 242-257, 1979.
17) Posner, M.A. and Smith, R.J. : The advancement pedicle flap for thumb injuries. J. Bone Joint Surg., **53-A** : 1618-1621, 1971.
18) Robins, R.H.C. : Finger tip injuries. Hand, **2** : 119-125, 1970.
19) Slocum, D.B. and Pratt, D.R. : The principles of amputations of the fingers and hand. J. Bone Joint Surg., **26** : 535, 1944.
20) Whitaker, I.A. et al. : Retaining the articular cartilage in finger joint amputations. Plast. Reconst. Surg., **49** : 542-547, 1972.
21) 赤堀　治ほか：指先部開放性損傷の治療．災害医学，**12**：1093-1102, 1969.
22) 児島忠雄：手の皮弁手術の実際．克誠堂出版，東京，167, 1977.
23) 藤沢幸三ほか：指尖開放損傷に対する occlusive dressing 法の治療経験．整形外科，**30**：1513-1515, 1979.

24) 佐々木孝ほか：指先損傷，切断の保存療法．日手会誌，4：497-500, 1987.
25) 田島達也ほか：手指末節損傷の治療法．災害医学，5：1-12, 1962.
26) 津下健哉ほか：種々な指先部指損傷の取り扱い方．外科治療，12：9-19, 1965.

上肢の切断，義手

1) Marquardt, E. : The Heidelberg pneumatic arm prosthesis. J. Bone Joint Surg., 47-B : 425-434, 1965.
2) Nickel, V.L. et al. : Electrically powered orthotic systems. J. Bone Joint Surg., 51-A : 343-351, 1969.
3) Simpson, D.C. : Gripping surfaces for artificial hands. Hand, 3 : 12, 1971.
4) Spittler, A.W. and Fletcher, M.J. : Technique of cineplastic surgery and prosthetic applications for cineplasty. Am. Acad. Orth. Surg., 10 : 379-354, 1953.
5) Swanson, A.B. : The Krukenberg procedure in the juvenile amputee. J. Bone Joint Surg., 46-A : 1540-1549, 1964.

熱傷の治療

熱 傷

1) Artz, C.P. and Moncrief, J.A. : The treatment of burns. 2nd Ed., Saunders, Philadelphia, 1969.
2) Boswick, J.A. Jr. : Management of the burned hand. Orth. Clin. N. Am., 1 : 311-319, 1970.
3) Cannon, B. and Murray, J.E. : Thermal burns of the hand. Hand Surgery, edited by J.E. Flynn, Williams & Wilking, Baltimore, 1966.
4) Crews, E.R. : A practical manual for the treatment of burns. 2nd Ed., Thomas, Springfield, 1967.
5) Grant, T.D. : The early enzymatic debridement and grafting of deep dermal burn to the hand. Plast. Reconst. Surg., 66 : 185-189, 1980.
6) Huang, T.T., Larson D.L. and Lewis, S.R. : Burned hands. Plast. Reconst. Surg., 56 : 21-28, 1975.
7) Iverson, R.E., Laub, D.R, and Madison, W.S. : Hydrofluoric acid burns. Plast. Reconst. Surg., 48 : 107-112, 1971.
8) Krizek, T.J. and Ariyan, S. : Severe acute radiation injuries of the hands. Plast. Reconst. Surg., 51 : 14-21, 1973.
9) Krizek, T.J., Flagg, S.V., Wolfort, F.G. and Jabaley, M.E. : Delayed primary excision and skin grafting of the burned hand. Plast. Reconst. Surg., 51 : 524-529, 1973
10) Larson, D.L. et al. : Repair of the boutonniere deformity of the burned hand. J. Trauma., 10 : 481-487, 1970.
11) Mahler, D. and Hirshowitz, B. : Tangential excision and grafting for burns of the hand. Br. J. Plast. Surg., 28 : 189-192, 1975.
12) Malfeyt, G.A.M. : Burns of the dorsum of the hand treated by tangential excision. Br. J. Plast. Surg., 29 : 78-81, 1976.
13) Salisbury, R.E. et al. : Management of electrical burns of the upper extremity. Plast. Reconst. Surg., 51 : 648-652, 1973.
14) Shulman, A.G. : Ice water as primary treatment of burns. J.A.M.A 173 : 1916-1919, 1960.
15) Weeder, R.S., Brooks H.W. and Boyer, A.S. : Silicone immersion in the care of burns. Plast. Reconst. Surg., 39 : 256-262, 1967.
16) Wilde, N.J. : A comparison of silver nitrate treatment with other techniques in the treatment of burns. Plast. Reconst. Surg., 40 : 271-276, 1967.
17) Wynn Parry, C.B. : Rehabilitation of the burns hand. Hand, 2 : 140-144, 1970.
18) 難波雄哉：熱傷の治療．形成外科，7：75, 1964.
19) 大森清一：手部熱傷と primary exsion について．整形外科，19：1137, 1968.

放射線熱傷・電撃熱傷・その他

20) Brown, H.G. : Electrical and cold injuries of the hand. Orth. Clin. N. Am., 1 : 321-324, 1970.
21) Brown, K.L. and Moritz, A.R. : Electrical injuries. J. Trauma, 4 : 608-615, 1964.
22) Dibbell, D.G. et al. : Hydrofluoric acid burns of the hand. J. Bone Joint Surg., 52-A : 931-936, 1970.
23) Kolár, J. et al. : Arthropathies after irradiation. J. Bone Joint Surg., 49-A : 1157-1166, 1967.
24) Lewis, G.K. : Electrical burns of the upper extremities. Hand, 2 : 137-139, 1970.
25) Schmidt, G.H. and Jaffe, S. : Restoration of supination in deep electrical burns of the wrist. Plast. Reconst. Surg., 45 : 555-557, 1970.
26) Skoog, T. : Electrical injuries. J. Trauma, 10 : 816-830, 1970.
27) 難波雄哉：電撃傷，熱傷の治療．克誠堂，東京，p.106-117, 1982.

瘢痕拘縮

1) Adamson, J.E. et al. : Treatment of dorsal burn adduction contracture of the hand. Plast. Reconst. Surg., **42** : 355-359, 1968.
2) Atasoy, E. : Reversed cross-finger subcutaneous flap. J. Hand Surg., **7** : 481-483, 1982.
3) Barsky, A.J. : Burns of the dorsum the hand. Hand, **3** : 88-89, 1971.
4) Beasley, R.W. : Local flaps for surgery of the hand. Orth. Clin. N. Am., **1** : 219-228, 1970.
5) Borges, A.F. : The rhombic flap. Plast. Reconst. Surg., **67** : 458-466, 1981.
6) Browne, E.Z. Jr., Teague, M.A. and Snyder, C.C. : Burn syndactyly. Plast. Reconst. Surg., **62** : 92-95, 1978.
7) Chase R.A., Hentz. V.R. and Apfelberg, D. : A dynamic myocutaneous flap for hand reconstruction. J. Hand Surg., **5** : 594-599, 1980.
8) Cobbett, J.R. : The free graft. Hand, **2** : 112-115, 1970.
9) Dolich, B.H., Olshansky, K.J. and Barbar, A.H. : Use of a cross-forearm neurocutaneous flap to provide sensation and coverage in hand reconstruction. Plast. Reconst. Surg., **62** : 550-558, 1978.
10) Fleegler, E.G. and Yetman, R.G. : Rehabilitation after upper extremity burns. Orth. Clin. N. Am., **14** : 699-718, 1983.
11) Foucher, G. et al. : A compound radial artery forearm flap in hand surgery. An original modification of the Chinese forearm flap. Br. J. Plast. Surg., **37** : 139-148, 1984.
12) Gibraiel, E.A. : A local finger flap to treat post-traumatic flexion contractures of the fingers. Br. J. Plast. Surg., **30** : 134-137, 1977.
13) Graham, W.P. III : Incisions, amputations and skin grafting in the hand. Orth. Clin. N. Am., **1** : 213-218, 1970.
14) Green, D.P. and Dominguez, O.J. : Transpositional skin flap for release of volar contractures of a finger at the MP joint. Plast. Reconst. Surg., **64** : 516-520, 1979.
15) Harrison, S.H. : Principles of skin replacement in the hand. Hand, **2** : 106-111, 1970.
16) Hirshowitz, B., Karev. A. and Rousso, M. : Combined double Z-plasty and Y-V advancement for thumb web contracture. Hand, **7** : 291-293, 1975.
17) Iselin, F. : The flag flap. Plast. Reconst. Surg., **52** : 374-377, 1973.
18) Joshi, B.B. : A sensory cross-finger flap for use on the index finger. Plast. Reconst. Surg., **58** : 210-213, 1976.
19) Karkowski, J. and Buncke, H.J. : A simplified technique for free transfer of groin flaps by use of a Doppler prove. Plast. Reconst. Surg., **55** : 682-686, 1975.
20) Littler, J.W. : Principles of reconstructive surgery of the hand. Am. J. Surg., **92** : 88-93, 1956.
21) Lueders, H.W. and Shapiro, R.L. : Rotation finger flaps in reconstruction of burned hands. Plast. Reconst. Surg., **47** : 176-178, 1971.
22) Mühlbauer, W. Herndl, E. and Stock, W. : The forearm flap. Plast. Reconst. Surg. **70** : 336-344, 1982.
23) McGregor, I.A. and Jackson, I.T. : The groin flap. Br. J. Plast. Surg., **25** : 3-16, 1972.
24) McGregor, J.A. : The Z-plasty in hand surgery. J. Bone Joint Surg., **49-B** : 448-457, 1967.
25) Miura, T. : Use of paired abdominal flaps for release of adduction contractures of the thumb. Plast. Reconst. Surg., **63** : 242-244, 1979.
26) Myers, M.B. and Cherry, G. : Causes of necrosis in pedicle flaps. Plast. Reconst. Surg., **42** : 43-50, 1968.
27) Russell, R.C. et al. : Alternative hand flaps for amputations and digital defects. J. Hand Surg., **6** : 399-405, 1981.
28) Sandzén, S.C. : Dorsal pedicle flap for resurfacing a moderate thumb-index web contracture release. J. Hand Surg., **7** : 21-24, 1982.
29) Shaw, D.T., Li, C.S., Richey, D.G. and Nahigian, S.H. : Interdigital butterfly flap in the hand. The double-opposing Z-plasty. J. Bone Joint Surg., **55-A** : 1677-1679, 1973.
30) Tanner, J.C. Jr. et al. : The mesh skin graft. Plast. Reconst. Surg., **34** : 287-292, 1964.
31) Vilain, R.V. and Dupuis, J.F. : Use of the flag flap for coverage of a small area on a finger or the palm. Plast. Reconst. Surg., **51** : 397-401, 1973.
32) Woolf, R.M. and Broadbent, T.R. : The four-flap Z-plasty. Plast. Reconst. Surg., **49** : 48-51, 1972.
33) Zancolli, E.A. and Angrigiani, C. : Posterior interosseous island flap. J. Hand Surg., **13B** : 130-135, 1988.

骨折, 脱臼

1) Agee, J.M. : Unstable fracture dislocations of the proximal interphalangeal joint of the fingers. A preliminary report of a new treatment technique. J. Hand Surg., **3** : 386-389, 1978.
2) Burkhalter, W. and Reyes, F.A. : Closed treatment of fracture of the hand. Bull. Hosp. Jt. Dis. Orth. Inst., **44** : 145-162, 1984.

3) Beckling, F.W. : Unstable fracture-dislocation of the forearm (Monteggia and Galeazzi Lesion). J. Bone Joint Surg., **64-A** : 857-863, 1982.
4) Bishop, A.T. and Beckenbaugh, R.D. : Fracture of the hamate hook. J. Hand Surg., **13A** : 135-139, 1988.
5) Bora, F.W. Jr. and Didizian, N.H. : The treatment of injuries to the carpometacarpal joint of the little finger. J. Bone Joint Surg., **56-A** : 1459-1463, 1974.
6) Bruce, H.E., Harvey, J.P. Jr. and Wilson. J.C. Jr. : Monteggia fractures. J. Bone Joint Surg., **56-A** : 1563-1576, 1974.
7) Cooney, W.P., Dobyns. J.H. and Linscheid, R.L. : Nonunion of the scaphoid. Analysis of the results from bone grafting. J. Hand Surg., **5** : 343-354, 1980.
8) Crawford, G.P. : Screw fixation for certain fractures of the phalanges and metacarpals. J. Bone Joint Surg., **58-A** : 487-492, 1976.
9) Donaldson, W.R. and Millender, L.H. : Chronic fracture-subluxation of the proximal interphalangeal joint. J. Hand Surg., **3** : 149-153, 1978.
10) Eaton, R.G. and Littler, J.W. : Ligament reconstruction for the painful thumb carpometacarpal joint. J. Bone Joint Surg., **55-A** : 1655-1666, 1973.
11) Flatt, A.E. : Fracture-dislocation of an index metacarpophalangeal joint and an ulnar deviating force in the flexors tendons. J. Bone Joint Surg., **48-A** : 100-104, 1966.
12) Fowles, J.V. and Kassab, M.T. : Displaced fractures of the medial humeral condyle in children. J. Bone Joint Surg., **62-A** : 1159-1163, 1980.
13) Froimson, A.I. : Osteotomy for digital deformity. J. Hand Surg., **6** : 585-589, 1981.
14) Gelberman, R.H., Vance, R.M. and Zakaib, G.S. : Fracture at the base of the thumb. Treatment with oblique traction. J. Bone Joint Surg., **61-A** : 260-262, 1979.
15) Gelberman, R.H. and Menon. J. : The vascularity of the scaphoid bone. J. Hand Surg., **5** : 508-513, 1980.
16) Green, D.P. and Terry. G.C. : Complex dislocation of the metacarpophalageal joint. J. Bone Joint Surg., **55-A** : 1480-1486, 1973.
17) Gupta, A. : The treatment of Colle's fracture. Immobilization with the wrist dorsiflexed. J. Bone Joint Surg., **73B** : 312-315, 1991.
18) Herbert, T.J. and Fisher, W.E. : Management of the fractured scaphoid usinga new bone screw. J. Bone Joint Surg., **66B**, 114-123, 1984.
19) Ishiguro, T., Ito, Y., Yabe, Y. and Hashizume, N. : Extension block with Kirshner wire for fracture dislocation of the distal interphalangeal joint. Orthop. Traumatol, **7** : 105-111, 1999.
20) Ikuta, Y. and Tsuge, K. : Micro-bolts and micro-screws for fixation of small bones in the hand. The Hand, **6(3)** : 261-265, 1974.
21) Kaplan, E.B. : Dorsal dislocation of the metacarpophalangeal joint of the index finger. J. Bone Joint Surg., **39-A** : 1081-1086, 1957.
22) Leonard, M.H. : Open reduction of fractures of the neck of proximal phalanx in children. Clin. Orth. Relat. Res., **116** : 176-179, 1976.
23) Linscheid, R.L., Dobyns, J.H., Beabout, J.W. and Bryan, R.S. : Traumatic instability of the wrist. Diagnosis, classification and pathomechanics. J. Bone Joint Surg., **54-A** : 1612-1632, 1972.
24) Lichtmann, D.M. : The wrist and its disorders. Saunders, Philadelphia, 1988.
25) Mayfield, J.K., Johnson, R.P. and Kilcoyne, R.K. : Carpal dislocation. Pathomechanics and progressive perilunar instability. J. Hand Surg., **5** : 226-241, 1980.
26) McElfresh, E.C., Dobyns J.H. and O'Brien, E.T. : Management of fracture dislocation of the proximal interphalangeal joints by extension block splinting. J. Bone Joint Surg., **54-A** : 1705-1711, 1972.
27) Melone, C.P. : Open treatment for displaced articular fracture of the distal radius. Clin. Orth. Relat. Res., **202** : 103-111, 1986.
28) Palmer, A.K., Dobyns, J.H. and Linscheid, R.L. : Management of post traumatic instability of the wrist secondary to ligament rupture. J. Hand Surg., **3** : 507-532, 1978.
29) Nakamura, R., Hori, E. Miura, T. : Reduction of the scaphoid fracture with DISI alighment. J. Hand Surg., **12-A** : 1000-1005, 1987.
30) Russe, O. : Fracture of the carpal navicular. Diagnosis, nonoperative and operative treatment. J. Bone Joint Surg., **42-A** : 759-768, 1960.
31) Sarmiento, A., Pratt, G.W., Berry, N.C. and Sinclair, W.F. : Colles' fractures functional bracing in supination. J. Bone Joint Surg., **57-A** : 311-317, 1975.
32) Saito, H. : Classification and treatment of intraarticular fractures of the distal radius. (ed. by Saffer, P., Cooney WPC), Martin Dunity, London, p.131-142, 1995.
33) Sheetz, K.K., Bishop, A.T. and Berger, R.A. : The arterial blood supply of the distal redius and ulna and its potential use in vascularised pedicled bone grafts. J. Hand Surg., **20A** : 902-914 1995.
34) Spinner, M. and Choi, B.Y. : Anterior dislocation of the proximal interphalangeal joint. J. Bone Joint Surg., **52-A** : 1329-1336, 1970.
35) Stein, F., Grabias. S.L. and Deffer, P.A. : Nerve injuries complicating Monteggia lesions. J. Bone Joint Surg., **53-A** : 1432-1436, 1971.
36) Taleisnik, J. : Post-traumatic carpal instability, Clin. Orth. Relat. Res., **149** : 73-82, 1980.
37) Taleisnik, J. : The wrist. Churchill Livingstone. New York, 1985.

38) Thomas, F.B. : Reduction of Smith's fracture. J. Bone Joint Surg., **39B** : 463-470, 1957.
39) Tsuge, K. and Watari, S. : Dorsal dislocation of the metacarpophalangeal joint of the index finger. Hiroshima J. Med. Sci., **22** : 65-81, 1973.
40) Vance, R.M., Gelberman, R.H. and Evans, E.F. : Scaphocapitate fractures. Patterns of dislocation, mechanisms of injury, and preliminary results of treatment. J. Bone Joint Surg., **62-A** : 271-276, 1980.
41) Watson, H.K., Ashmead, D. IV, and Makhlouf, M.V. : Examination of the scaphoid. J. Hand Surg., **13A** : 657-660, 1988.
42) Woodyard, J.E. : A review of Smith's fractures. J. Bone Joint Surg., **51-B** : 324-329, 1969.
43) 今谷潤也：ONI transcondylar plate を用いた高齢者の上腕骨遠位粉砕拘縮の治療経験. 中部整災誌, **48** : 77-78, 2005.
44) 稲波弘彦, 二ノ宮節夫ほか：PIP 関節内骨折に対する整復力可変型創外固定装置の開発. 日手会誌, **6** : 649-653, 1989.
45) 大野博史, 露口雄一ほか：指関節損傷に対する新しい創外固定法：Dynamic Distraction Apparatus. 日手会誌, **10** : 618-621, 1993.
46) 清重佳郎：掌側進入による condylar stabilizing 法. OS NOW : 21-31, 2004.
47) 木森研治ほか：TFCC 損傷の鏡視下診断と手術. MB Orth., **10** : 75-81, 1997.
48) 土井一輝：鏡視下手術の進歩―基本手技と将来展望. 整形外科特集, **57** : 956-969, 2006.
49) 永田伝重ほか：不安定橈骨遠位端骨折に対する掌側ロッキングプレート固定と術後早期運動療法. 日整会誌, **80** : 422-427, 2006.
50) 斎藤英彦：四肢の骨折と関節外科. 外傷の救急治療. 南山堂, 東京, p.351-433, 1988.
51) 佐々木孝ほか：橈骨遠位端骨折に対する創外固定. 日手会誌, **13** : 13-16, 1995.
52) 須川　勲ほか：PIP 関節背側脱臼骨折の治療. 整形外科, **34** : 1612-1615, 1982.
53) 津下健哉ほか：示指 MP 関節背側脱臼の治療. 整形外科, **24** : 1099, 1973.

指の捻挫

1) Bowers, W.H. and Hurst, I.C. : Gamekeeper's thumb. J. Bone Joint Surg., **59-A** : 519-524, 1977.
2) Browne, E.Z., Dunn, H.K. and Synder, C.C. : Ski pole thumb injury. Plast. Reconst. Surg., **58** : 17-23, 1976.
3) Curtis, R.M. : Treatment of injuries of proximal interphalangeal joints of fingers. Current practice orth. Surg., **23** : 125-139, 1964.
4) Garcia- Elias, M., Lluch A.L., et al. : Three-ligament tenodesis for the treatment of scapholunate dissociation. J. Hand Surg., **31-A** : 125-134 2006.
5) Hui, F.C. and Linscheid, R.L. : Ulnotriquetral augmentation tenodesis : a reconstructive procedure for dorsal subluxation of the distal radioulnar joint. J. Hand Surg., **7** : 230-236, 1982.
6) Ishizuki. M. : Injury to collateral ligament of the melacarpophalangeal joint of a finger. J. Hand Surg., **13-A** : 444-448, 1988.
7) McCue, F.C. et al. : Athletic injuries of the proximal interphalangeal joint requiring surgical treatment. J. Bone Joint Surg., **52-A** : 937-956, 1970.
8) Parikh, M., Nahigian S. and Froimson, A. : Gamekeeper's thumb. Plast. Reconst. Surg., **58** : 24-31, 1976.
9) Saito, H. : Reconstruction of collateral ligament of the thumb MP joint. Am. Soc. Surg. Hand Corresponding NewsLetter No. **78**, 1998.
10) Smith, R.J. : Post-traumatic instability of the metacarpophalangeal joint of the thumb. J. Bone Joint Surg., **59-A** : 14-21, 1977.
11) Tsuge K. and Watari, S. : Locking metacarpophalangeal joint of the thumb. Hand, **6** : 255-260, 1974.
12) 津下健哉ほか：母指 MP 関節 locking の症例について. 整形外科, **25** : 363-367, 1974.

骨, 関節の手術

1) Allende, B.T. and Engelem, J.C. : Tension-band arthrodesis in the finger joints. J. Hand Surg., **5** : 267-271, 1980.
2) Bowers, W.H., Wolf, J.W. Jr., Nehil, J.L. and Bttinger, S. : The proximal interphalangeal joint volar plate. I. An anatomical and biomechanical study. J. Hand Surg., **5** : 79-88, 1980.
3) Bowers, W.H. : The proximal interphalangeal joint volar plate. II. A clinical study of hyperextension injury. J. Hand Surg., **6** : 77-81, 1981.
4) Camp, R.A., Weathefwax. R.J. and Miller, E.B. : Chronic posttraumatic radial instability of the thumb metacarpophalangeal joint. J. Hand Surg., **5** : 221-225, 1980.
5) Clendenin, M.B. and Green. D.P. : Arthrodesis of the wrist- complications and their management. J. Hand Surg., **6** : 253-257, 1981.
6) Curtis, R.M. : Management of the stiff proximal interphalan-

geal joint. Hand, **1** : 32-37, 1969.
7) Dell, P.C., Brushart, T.M. and Smith, R.J. : Treatment of trapeziometacarpal arthritis. Results of resection arthroplasty. J. Hand Surg., **3** : 243-249, 1978.
8) Eaton, R.G. : Replacement of the trapezium for arthritis of the basal articulations. A new technique with stabilization by tenodesis. J. Bone Joint Surg., **61-A** : 76-82, 1979.
9) Eaton, R.G. and Littler, J.W. : Ligament reconstruction for the painful thumb carpometacarpal joint. J. Bone Joint Surg., **55-A** : 1655-1666, 1973.
10) Eaton, R.G. and Malerich, M.M. : Volar plate arthroplasty of the proximal interphalangeal joint. A review of ten years' experience. J. Hand Surg., **5** : 260-268, 1980.
11) Fernandez, D.L. : Correction of post-traumatic wrist deformity in adults by osteotomy, bone-grafting, and internal fixation. J. Bone Joint Surg., **64-A** : 1164-1178, 1982.
12) Field, P.L. and Hueston, J.T. : Articular cartilage loss in long-standing immobilization of interphalangeal joints. Br. J. Plast. Surg., **23** : 186-191, 1970.
13) Gould, J.S. and Nicholson, B.G. : Capsulectomy of the metacarpophangeal and proximal interphalangeal joints. J. Hand Surg., **4** : 482-486, 1979.
14) Grabbe, W.A. : Excision of the proximal row of the carpus. J. Bone Joint Surg., **46-B** : 708-711, 1964.
15) Green, D.P. and Terry, G.C. : Complex dislocation of the metacarpophalangeal joint. J. Bone Joint Surg., **55-A** : 1480-1486, 1973.
16) Jobe, F.W. : Diagnosis and treatment of ulnar collateral ligaments in athletes. (ed. by Morrey, B.F.) : The elbow and its disorders. Saunders, Philadelphia, p.566-575, 1993.
17) Kleinert, H.E. and Kasdan, M.L. : Reconstruction of chronically subluxated proximal interphalangeal finger joint. J. Bone Joint Surg., **47-A** : 958-964, 1965.
18) Kuczynski, K. : The proximal interphalangeal joint. Anatomy and causes of stiffness in the finger. J. Bone Joint Surg., **50-B** : 656-663, 1968.
19) Laseter, G.F. : Management of the stiff hand. A practical approach. Orth. Clin. N. Am., **14** : 749-765, 1983.
20) McCue, F.C. et al. : Athletic injuries of the proximal interphalangeal joint requiring surgical treatment. J. Bone Joint Surg., **52-A** : 937-956, 1970.
21) Madden, J.W., DeVore, G. and Arem, A.J. : A rational postoperative management program for metacarpophalangeal joint implant arthroplasty. J. Hand Surg., **2** : 358-366, 1977.
22) Makin, M. : Wrist arthrodesis in paralyzed arms of children. J. Bone Joint Surg., **59-A** : 312-316, 1977.
23) Mayfield, J.K., Johnson, R.P. and Kilcoyne, R.K. : Carpal dislocations. Pathomechanics and progressive perilunar instability. J. Hand Surg., **5** : 226-241, 1980.
24) Menon, J., Schoene, H.R. and Hohl, J.C. : Trapeziometacarpal arthritis-results of tendon interpositional arthroplasty. J. Hand Surg., **6** : 442-446, 1981.
25) Smith, R.J. : Non-ischemic contractures of the intrinsic muscles of the hand. J. Bone Joint Surg., **53-A** : 1313-1331, 1971.
26) Spraque, B.L. : Proximal interphalangeal joint contractures and their treatment. J. Trauma, **16** : 259-265, 1976.
27) Stark, H.H., Moore, J.F., Ashworth, C.R, and Boyes, J.H. : Fusion of the first metacarpotrapezial joint for degenerative arthritis. J. Bone Joint Surg., **59-A** : 22-26, 1977.
28) Swanson, A.B. : Flexible implant arthroplasty for arthritic finger joints. J. Bone Joint Surg., **54-A** : 435-455, 1972.
29) Swanson, A.B. and Herndon, J.H. : Flexible (silicone) implant arthroplasty of the metacarpophalangeal joint of the thumb. J. Bone Joint Surg., **59-A** : 362-368, 1977.
30) Tsuge, K. and Mizuseki, T. : Debridement arthroplasty for advanced primary osteoarthritis of the elbow. J. Bone Joint Surg., **76-B** : 641-646, 1994.
31) Taleisnik, J. : Wrist, anatomy, function and injury. A.A.O.S. Instructional Course Lectures. Vol. 27, Mosby, St. Louis, p. 61-87, 1978.
32) Watson, H.K. and Hempton, R.F. : Limited wrist arthrodesis. I. The triscaphoid joint. J. Hand Surg., **5** : 320-327, 1980.
33) Watson, H.K. and Ballet, F.L. : The SLAC wrist : Scapho-lunate advanced collapse pattern of degenenerative arthritis. J. Hand Surg., **9A** : 358-365, 1984.
34) Watson, H.K. and Light, T.R. : Checkrein resection for flexin contracture of the middle joint. J. Hand Surg., **4** : 67-71, 1979.
35) Wood, V.E. : Fractures of the hand in children. Orth. Clin. North Am., **7** : 527-542, 1976.
36) Young, V.L., Wray, R.C. Jr. and Weeks, P.M. : The surgical management of stiff joints in the hand. Plast. Reconst. Surg., **62** : 835-841, 1978.
37) Zemel, N.P., Stark, H.H., Ashworth, C.R. and Boyes, J.H. : Chronic fracture dislocation of the proximal interphalangeal joint-treatment by osteotomy and bone graft. J. Hand Surg., **6** : 447-455, 1981.
38) 伊藤恵康：肘内側側副靱帯損傷．外傷の手術的治療．OS NOW：98-103, 1996.
39) 石川淳一ほか：上腕骨外顆炎の手術療法— Nirschl 法を中心に．中部整災誌，**48**：1039-1043, 2005.
40) 薄井正道ほか：手関節および手指の変形性関節症の治療—Heberden 結節の治療．日手の外科会誌，**11**：912-915, 1995.
41) 藤　哲ほか：手根不安定症に対する手術療法．中部整災誌，**46**：708-715, 2003
42) 堀井恵美子：肘関節外側側副靱帯再建のコツ．整形外科治療のコツと落とし穴：中山書店，東京，p.112-113, 1997.
43) 末永直樹ほか：変形性肘関節症に対する extensive debridement arthroplasty. OS NOW, **23**：148-156, 2004.
44) 木野義武：陥没骨折をともなった指 PIP 関節脱臼骨折の治療．日手会誌，**12**：148-153, 1995.

45) 三浪明男ほか：遠位橈尺関節変形性関節症に対するSauve-Kapandji法による治療成績．日手会誌，**13**：202-205, 1996.
46) 武内正典ほか：母指MP関節陳旧性靱帯損傷に対する新しい靱帯再建法の試み．日手会誌，**13**：324-327, 1996.
47) 津下健哉ほか：「吊り上げ」法による肘離断性骨軟骨症の治療．日関外誌，**11**：245-250, 1992.
48) 津下健哉：重度の肘拘縮（含む変形性関節症）に対する我々の関節形成術の長期予後．整形外科別冊，**53**：97-103, 2008.
49) 津下健哉：肘変形性関節症と尺骨プラス変異の発生．日肘関節研会誌，**6**：73-74, 1999.
50) 水関隆也：後側方進入による肘関節形成術後の肘屈伸力の回復調査．日肘会誌，**3**：55-56, 1996.

Volkmann拘縮

1) Bunnell, S. : Ischaemic contracture, local, in the hand. J. Bone Joint Surg., **35-A** : 88-101, 1953.
2) Conner, A.N. : Prolonged external pressure as a cause of ischaemic contracture. J. Bone Joint Surg., **53-B** : 118-122, 1971.
3) Gardner, R.C. : Impending Volkmann's contracture following minor trauma to the palm of the hand. A theory of pathogenesis. Clin. Orth. Relat. Res., **72** : 261-264, 1970.
4) Goldner, J.E. : Volkmann's contracture. Hand Surgery（ed. by Flynn, J.E.）. Williams & Wilkins, Baltimore, p.953-977, 1966.
5) Halpern, A.A. and Nagel, D.A. : Compartment syndromes of the forearm. Early recognition using tissue pressure measurements. J. Hand Surg., **4** : 258-263, 1979.
6) Hargens, A.R. et al. : Peripheral nerve-conduction block by high muscle-compartment pressure. J. Bone Joint Surg., **61-A** : 192-200, 1979.
7) Littler, J.W. : Volkmann's Contracture. J. Bone Joint Surg., **44-B** : 244, 1962.
8) Matsen, F.A. III. Winquist, R.A. and Krugmire, R.B. Jr. : Diagnosis and management of compartmental syndromes. J. Bone Joint Surg., **62-A** : 286-291, 1980.
9) Newmeyer, W.L. and Kilgore, E.S. Jr. : Volkmann's ischemic contracture due to soft tissue injury alone. J. Hand Surg., **1** : 221-227, 1976.
10) Parkes, A. : The treatment of established Volkmann's contracture by tendon transplantation. J. Bone Joint Surg., **33-B** : 359-362, 1951.
11) Seddon, H.J. : Volkmann's contracture. Treatment by excision of the infarct. J. Bone Joint Surg., **38-A** : 152-174, 1956.
12) Seddon, H.J. : Volkmann's contracture. Br. Med. J., **1** : 1587-1592, 1964.
13) Tsuge, K. : Treatment of established Volkmann's contracture of the forearm. J. Japan. Orthop. Ass., **40** : 1569-1584, 1967.
14) Tsuge, K. : Treatment of established Volkman's contracture. J. Bone Joint Surg., **57-A** : 925-929, 1975.
15) Weiner, B. : Ischemic contracture local in the hand. A complication of cardiac catheterization. Clin. Orth. Relat. Res., **90** : 137-139, 1973.
16) Zancolli, E. : Tendon transfers after ischemic contracture of the forearm. Am. J. Surg., **109** : 356-360, 1965.
17) Zancolli, E. : Motor restoration program in Volkmann's contracture in accordance with intrinsic muscular disorders of the hand. Structural and dynamic bases of hand surgery. Lippincott, Philadelphia, p.150-154, 1968.
18) 高杉　仁：Volkmann拘縮の臨床的研究．中部整災誌，**9**：1-22, 1966.
19) 津下健哉：Volkmann拘縮の治療と成績．整形外科，**18**：363, 1967.

Dupuytren拘縮

1) Briedis, J. : Dupuytren's contracture. Lack of complications with the open palm technique. Br. J. Plast Surg., **27** : 218-219, 1974.
2) Bruner, J.M. : The dynamics of Dupuytren's disease. Hand, **2** : 172-177, 1970.
3) Horner, R., Lamb, D.W. and James, J.I. : Dupuytren's contracture, long term result after fasciectomy. J. Bone Joint Surg., **53-A** : 240-246, 1971.
4) Hueston, J.T. : Recurrent Dupuytren's contracture. Plast. Reconst. Surg., **31** : 66-69, 1963.
5) King, E.W., Bass, D.M. and Watson, H.K. : Treatment of Dupuytren's contracture by extensive fasciectomy through multiple Y-V-plasty incisions. Short-term evaluation of 170 consecutive operations. J. Hand Surg., **4** : 234-241, 1979.
6) Larsen, R.D., Takagishi, N. and Posch, J.L. : The pathogenesis of Dupuytren's contracture. Experimental and further clinical observations. J. Bone Joint Surg., **42-A** : 993-1007, 1960.
7) McFarlane, R.M. : Patterns of the diseased fascia in the fingers in Dupuytren's contracture. Displacement of the neurovascular bundle. Plast. Reconst. Surg., **54** : 31-44, 1974.
8) Orlando, J.C., Smith, J.W. and Goulian, D. : Dupuytren's contracture. A review of 100 patients. Br. J. Plast. Surg., **27** : 211-217, 1974.

9) Skoog, T. : Dupuytren's contracture. Pathogensis and surgical treatment. Surg. Clin. N. Am., 47 : 433-444, 1967.
10) Tubiana, R., Michon, J. and Thomine. J.M. : Scheme for assessment of deformities of Dupuytren's disease. Surg. Clin. N. Am., 48 : 979-984, 1968.
11) Tubiana, R., Thomine, J.M, and Brown, S. : Complications in surgery of Dupuytren's contracture. Plast. Reconst. Surg., 39 : 603-612, 1967.
12) Weckesser, E.C. : Results of wide excision of the palmar fascia for Dupuytren's contracture. Ann. Surg., 160 : 1007-1013, 1964
13) Zancolli, E.A. and Cozzi, E.P. : Atlas of Surgical Anatomy of the Hand. Churchill Livingstone, Edinburgh, 1992
14) 堀　司郎ほか：Dupuytren拘縮の治療経験．形成外科，20：385, 1977.

無腐性壊死

1) Almquist, E.E, and Burns, J.F. Jr. : Radial shortening for the treatment of Kienböck's disease. A 5 and 10-year follow-up. J. Hand Surg., 7 : 348-352, 1982.
2) Armistead, R.B., Linscheid, R.L., Dobyns, J.H. and Beckenbaugh, R.D. : Ulnar lengthening in the treatment of Kienböck's Disease, J. Bone Joint Surg., 64-A : 170-177, 1982.
3) Cullen, J.C. : Thiemann's disease. Osteochondrosis juvenilis of the basal epiphyses of the phalanges of the hand. J. Bone Joint Surg., 52-B : 532-534, 1970.
4) Eiken, O. and Necking, L.E. : Lunate implant arthroplasty. Evaluation of 19 patients. Scand. J. Plast. Reconst. Surg., 18 : 247-252, 1984.
5) Ferlic, C.D. and Morin, P. : Idiopathic avascular necrosis of the scaphoid. Preiser's disease? J. Hand Surg., 14-A : 13-16, 1989
6) Gelberman, R.H., Salamon, P.B., Jurist, J.M. and Posch, J.L. : Ulnar variance in Kienböck's disease. J. Bone Joint Surg., 57-A : 674-676, 1975.
7) Gelberman, R.H., Bauman, T.D., Menon, J. and Akeson, W.H. : The vascularity of the lunate bone and Kienböck's disease. J. Hand Surg., 5 : 272-278, 1980.
8) Hori, Y. et al. : Blood vessel transplantation to bones. J. Hand Surg., 4 : 23-33, 1979.
9) Lee, L.H. : The intraosseous arterial pattern of the carpal lunate bone and its relation to avascular necrosis. Acta Orth. Scand., 33 : 43-55, 1963.
10) Lichtman, D.M. et al. : Kienböck's disease. Update on silicone replacement arthroplasty. J. Hand Surg., 7 : 343-347, 1982.
11) Lichtman, D.M. et al. : Kienböck's disease. The role of silicone replacement arthroplasty. J. Bone Joint Surg., 59-A : 899-908, 1977.
12) Stark, H.H., Zemel, N.P. and Ashworth, C.R. : Use of a hand-carved silicone-rubber spacer for advanced Kienböck's disease. J. Bone Joint Surg., 63-A : 1359-1370, 1981.
13) Swanson, A.B. : Silicone rubber implants for the replacement of the carpal scaphoid and lunate bones. Orth. Clin. N. Am., 1 : 299-309, 1970.
14) Sunagawa, T., Bishop, A.T. and Murakami, K. : Role of conventional and vascularised bone grafts in scaphoid nonunion with avascular necrosis. J. Hand Surg., 25-A : 849-859, 2000.
15) 麻生邦一ほか：キーンベック病に対する橈骨楔状骨切り術の予後．日手会誌 7：743-746, 1990
16) 重松浩司ほか：Kienböck病に対する橈骨からの有茎血管柄付き骨移植術．OS NOW, 23：40-45, 2004.
17) 胡　顕宗：橈尺骨遠位端相対長とKienböck病の成因についての検討．日整外会誌，51：15-26, 1977.
18) 毛利知満ほか：虚血性壊死骨の血行再生に関する研究．中部整災誌 20：212-214, 1977.

母指の機能再建

多数指切断時における機能再建

1) Chase, R.A. : The damaged index digit. A source of components to restore the crippled hand. J. Bone Joint Surg., 50-A : 1152-1160, 1968.
2) Chase, R.A. : Functional levels of amputation in the hand. Surg. Clin. N. Am., 40 : 415-423, 1960.
3) Eversmann, W.W. et al. : Transfer of the long flexor tendon of the index finger to the proximal phalanx of the long finger during index-ray amputation. J. Bone Joint Surg., 53-A : 769-773, 1971.
4) Moberg, E. : The treatment of mutilating injuries of the upper limb. Surg. Clin. N. Am., 44 : 1107-1113, 1964.
5) Swanson, A.B. : Multiple finger amputations-concepts of treatment. J. Michigan State Med. Society., 61 : 316-320, 1962.
6) Tubiana, R. : Repair of bilateral hand mutilations. Plast. Reconst. Surg., 44 : 323-330, 1969.
7) Verdan, C. : Basic principles in surgery of the hand. Surg. Clin. N. Am., 47 : 355-377, 1967
8) 三浦隆行：多数指基部切断の機能再建．整形外科，20：37,

1969.

母指再建

9) Buck-Gramcko, D. : Pollicization of the index finger. J. Bone Joint Surg., **53-A** : 1605-1617, 1971.
10) Buck-Gramcko, D. : Thumb reconstruction by digital transposition. Orth. Clin. N. Am., **8** : 329-342, 1977.
11) Butler, B. Jr. : Ring finger pollicization, with transplantation of nail bedand matrix on volar flap. J. Bone Joint Surg., **46-A** : 1069-1076, 1964.
12) Campbell Reid, D.A. : The neurovascular island flap in thumb reconstruction. Br. J. Plast. Surg., **19**, : 234-244, 1966.
13) Chase, R.A. : An alternate to pollicization in subtotal thumb reconstruction. Plast. Recconst. Surg., **44** : 421-430, 1969.
14) Eaton, R.G. and Littler, J.W. : Ligament reconstruction for the painful thumb carpometacarpal joint. J. Bone Joint Surg., **55A** : 1655-1666, 1973.
15) Flatt, A.E. : An indication for shortening of the thumb. Description of technique and brief report of five case. J. Bone Joint Surg., **46-A** : 1534-1539, 1964.
16) Holevich, P.E. and Yankov, E. : A distraction method for lengthening of the finger metacarpals. A preliminary report. J. Hand Surg., **5** : 160-167, 1980.
17) Imaeda, T. et al. : Anatomy of trapeziometacarpal ligaments. J. Hand Surg., **18-A** : 226-231, 1993.
18) Kaplan, I. : Primary pollicization of injured index finger following crush injury. Plast. Reconst. Surg., **37** : 531-535, 1966.
19) Kelleher, J.C. et al. : "On-top plasty" for amputated fingers. Plast. Reconst. Surg., **42** : 242-248, 1968.
20) Kessler, I. : Distraction-lengthening of digital rays in the management of the injured hand. J. Bone Joint Surg., **61-A** : 83-87, 1979.
21) Littler, J.W. : Principles of reconstructive surgery of the hand. Reconstructive plastic surgery. edited by J.M. Converse, **4** : 1613-1673, 1964.
22) Littler, J.W. : On making a thumb. One hundred years of surgical effort. J. Hand Surg., **1** : 35-51, 1976.
23) Littler, J.W. : Neurovascular pedicle method of digital transposition for reconstruction of the thumb. Plast. Reconst. Surg., **12** : 303-319, 1953.
24) Lewin, M.L. : Partial reconstruction of thumb in one-stage operation. J. Bone Joint Surg., **35-A** : 573-576, 1953.
25) Matev, I.B. : Thumb reconstruction after amputation at the metacarpophalangeal joint by bone-lengthening. J. Bone Joint Surg., **52-A** : 957-965, 1970.
26) Matev, I.B. : Thumb reconstruction through metacarpal bone lengthening. J. Hand Surg., **5** : 482-487, 1980.
27) Markley, J.M. Jr. : The preservation of close two-point discrimination in the interdigital transfer of neurovascular island flaps. Plast. Reconst. Surg., **59** : 812-816, 1977.
28) Matev, I.B. : Thumb reconstruction in children through metacarpal lengthening. Plast. Reconst. Surg., **64** : 665-669, 1979.
29) Pagalidis, T., Kuczynski, K. and Lamb, D.W. : Ligamentous stability of the base of the thumb. Hand, **13** : 29-36, 1981.
30) Pohl, A.L., Larson. D.L. and Lewis, S.R. : Thumb reconstruction in the severely burned hand. Plast. Reconst. Surg., **57** : 320-328, 1976.
31) Rybka, F.J. and Pratt, F.E. : Thumb reconstruction with a sensory flap from the dorsum of the index finger. Plast. Reconst. Surg., **63** : 141-144, 1979.
32) Snell, J.A. : A further use for the neurovascular island flap principle in hand surgery. Br. J. Plast. Surg., **22** : 149-151, 1969.
33) Tubiana, R. and Roux, J.P. : Phalangization of the first and fifth metacarpals. J. Bone Joint Surg., **56-A** : 447-457, 1974.
34) Tomaino, M.M., Pellegrini, V.D. Jr. and Burton, R.I. : Arthroplasty of the basal joint of the thumb, Long-term follow-up after ligament reconstruction with tendon interposition. J. Bone Joint Surg., **77A** : 346-355, 1995.
35) Yeschua, R., Wexler, M.R. and Neuman, Z. : Cross-arm triangular flaps for correction of adduction contracture of the first web space in the hand. Plast. Reconst. Surg., **59** : 859-861, 1977.
36) 水関隆也ほか：母指中手骨手根関節に対する関節固定術の成績．整形外科，**38**：33-41, 1987.

知覚再建

37) Gaul, J.S. Jr. : Radial-innervated cross-finger flap from index to provide sensory pulp to injured thumb. J. Bone Joint Surg., **51-A** : 1257-1263, 1969.
38) Holevich, J. : A new method of restoring sensibility to the thumb. J. Bone Joint Surg., **45-B** : 496-502, 1963.
39) Littler, J.W. : Neurovascular skin island transfer in reconstructive hand surgery. Transcations of the international society of plastic surgeons, 175-178, 1960.
40) Moberg, E. : Grip reconstruction of the hand with transfer of small neurovascular island flaps. Acta Orth. Scand., **31** : 241, 1961.
41) Murray, J.F. et al. : The neurovascular island pedicle flap. An assessment of late results in sixteen cases. J. Bone Joint Surg., **49-A** : 1285-1297, 1967.
42) Omer, G.E. Jr. et al. : Neurovascular cutaneous island pedicles for deficient median nerve sensibility. J. Bone Joint Surg., **52-A** : 1181-1192, 1970.

屈筋腱損傷

腱の基礎的研究

1) Caplan, H.S., Hunter, J.M. and Merklin, R.J. : Intrinsic vascularization of flexor tendons in the human. J. Bone Joint Surg., **57-A** : 726, 1975.
2) Carstam, N. : Studies on contracture and growth of tendon grafts. J. Bone Joint Surg., **44-B** : 243, 1962.
3) Colville. J., Callison, J.R, and White, W.L. : Role of mesotenon in tendon blood supply. Plast. Reconst. Surg., **43** : 53-60, 1969.
4) Conway, H., Smith, J.W. and Elliott, M.P. : Studies on the revascularization of tendons grafted by the silicone rod technique. Plast. Reconst. Surg., **46** : 582-587, 1970.
5) Farkas. L.G, and Lindsay. W.K. : Functional return of tendon graft protected entirely by pseudosheath-experimental study. Plast. Reconst. Surg., **65** : 188-194, 1980.
6) Furlow, L.T. Jr. : The role of tendon tissue in tendon healing. Plast. Reconst. Surg., **57** : 39-49, 1976.
7) Gelberman, R.H. et al. : Effects of early intermittent passive mobilization on healing canine flexor tendons. J. Hand Surg., **7-A** : 170-175, 1982.
8) Greenwald, D.P., Hong, H.Z. and May. J.W. Jr. : Mechanical analysis of tendon suture techniques. J. Hand Surg., **19-A** : 641-647, 1994.
9) Hurst. L.N., McCain, W.G. and Lindsay, W.K. : Results of tenolysis. A controlled evaluation in chickens. Plast. Reconst. Surg., **52** : 171-173, 1973.
10) Ketchum, L.D., Martin, N.L. and Kappel, D.A. Experimental evaluation of factors affecting the strength of tendon repairs. Plast Reconst. Surg., **59** : 708-719, 1977.
11) Lin, G.T., An, K.N. and Amadio, P.C. : Biomechanical studies of running suture for flexor tendon repair in dogs. J. Hand Surg., **13-A** : 553-558 1988.
12) Lundborg, G., Myrhage, R. and Rydevik, B. : The vascularization of human flexor tendons within the digital synovial sheath region. Structural and functional aspects. J. Hand Surg., **2** : 417-427, 1977.
13) Lundborg, G. and Rank, F. : Experimental intrinsic healing of flexor tendons based upon synovial fluid nutrition. J. Hand Surg., **3-A** : 21-31, 1978.
14) Matthews, P., and Richards, H. : The repair potential of digital flexor tendons : An experimental study. J. Bone Joint Surg., **56-B** : 618-625, 1974.
15) Manske, P.R. and Lesker. P.A. : Nutrient pathways of flexor tendons in primates J. Hand Surg., **7-A** : 436-444, 1982.
16) Potenza, A.D. : The healing of autogenous tendon grafts within the flexor digital sheath in dogs. J. Bone Joint Surg., **46-A** : 1462-1484, 1964.
17) Smith, J.W. : Blood supply of tendons. Am. J. Surg., **109** : 272-276, 1965.
18) Wray, R.C. and Weeks. P.M. : Experimental comparison of technics of tendon repair. J. Hand Surg., **5** : 144-148, 1980.
19) Wray, R.C. Jr., Moucharafieh, B. and Weeks, P.M. : Experimental study of the optimal time for tenolysis. Plast. Reconst. Surg., **61** : 184-189, 1978.
20) 今田英名:津下法をもちいる multiple strand technique の張力特性.日手会誌 **18** : 626-629, 2001.
21) 林 淳二ほか:腱縫合法の基礎的研究.日手会誌 **1** : 462-467, 1986.
22) 吉津孝衛ほか:早期自動屈曲療法のための新しい屈筋腱損傷縫合の試み.日手会誌 **13** : 1135-1138, 1997
23) 斎藤英彦:Kleinert 法による手指 no man's land 内での Primary flexor repair の実際.整形外科, **28** : 1033-1039, 1977.
24) 鴇田征夫:指屈筋腱損傷の修復と滑走に関する実験的研究(第1報).日整外会誌, **48** : 107-127, 1974.

屈筋腱損傷(臨床)

25) Araico, L.J. and Ortiz, J.M. : Subcutaneous flexor pollicis longus tendon graft technique. Plast. Reconst. Surg., **45** : 578-581, 1970.
26) Boyes, J.H. and Stark, H.H : Flexor-tendon grafts in the fingers and thumb. J. Bone Joint Surg., **53-A** : 1332-1342, 1971.
27) Bruner, J.M. : The zig-zag volar-digital incision for flexor-tendon surgery. Plast. Reconst. Surg., **40** : 571-574, 1967.
28) Doyle, J.R. and Blythe, W.F. : Anatomy of the flexor tendon sheath and pulleys of the thumb. J. Hand Surg., **2** : 149-151, 1977.
29) Gill, R.S. et al. : A comparative analysis of the six-strand double-loop flexor tendon repair and three other techniques. J. Hand Surg. **24-A** : 1315-1322, 1999.
30) Hori, S. : Experimental study on repair of lacerated tendons. Hiroshima J. Med. Sci., **32** : 417-432, 1983.
31) Hunter, J.M., Cook, J.F. and Ochiai, N. : The pulley system. J. Hand Surg., **5** : 283, 1980.
32) Hunter, J.M. and Salisbury, R.E. : Flexor-tendon reconstruction in severely damaged hands. J. Bone Joint Surg., **53-A** : 829-858, 1971.
33) Green, W.L. and Niebauer, J.J. : Results of primary and secondary flexor-tendon repairs in no man's land. J. Bone Joint Surg., **56-A** : 1216-1222, 1974.
34) Ikuta, Y. and Tsuge, K. : Postoperative results of looped nylon suture used in injuries of the digital flexor tendons. J. Hand Surg., **10-B** : 67-72, 1985.
35) Kessler, I. and Nissim, F. : Primary repair without immobilization of flexor tendon divsion within the digital sheath. Acta. Orth. Scand., **40** : 587-601, 1969.

36) Kleinert, H.E., Kutz, J.E. and Ashbell, T.S. : Primary repair of lacerated flexor tendons in "no man's land". J. Bone Joint Surg., **49-A** : 577, 1967.
37) Kleinert, H.E. and Verdan, C. : Report of the committee on the tendon injuries. J. Hand Surg., **8-A** : 794-798, 1983.
38) Lister, G.D. et al. : Primary flexor tendon repair followed by immediate controlled mobillization. J. Hand Surg., **2** : 441-451, 1977.
39) Lister, G.D. : Reconstruction of pulleys employing extensor retinaculum. J. Hand Surg., **4** : 461-464, 1979.
40) Littler, J.W. : The severed flexor tendon. Surg. Clin. N. Am. **39** : 435-437, 1959.
41) Lawrence, T.M. and Davis, T.R.C. : A biomechanical analysis of suture materials and their influence on a four- strand flexor tendon repair. J. Hand Surg., **30-A** : 836-841, 2005.
42) Mahoney, J., Farkas, L.G. and Lindsay, W.K. : Silastic rod pseudosheaths and tendon graft healing. Plast. Reconst. Surg., **66** : 746-750, 1980.
43) Magus, D.J. et al. : Tendon repairs with nylon and a modified pullout technique. Plast. Reconst. Surg., **48** : 32-35, 1971.
44) Matthews, P. : The fate of isolated segments of flexor tendons within the digital sheath. A study in synovial nutrition. Br. J. Plast Surg., **29** : 216-224, 1976.
45) McClinton, M.A., Curtis R.M. and Wilgis E.F : One hundred tendon grafts for isolated flexor digitorum profundus injuries. J. Hand Surg., **7** : 224-229, 1982.
46) Milford, L. : Tendon grafts in children. J. Bone Joint Surg., **39-A** : 716, 1957.
47) Parkes, A. : The "lumbrical plus" finger. J. Bone Joint Surg., **53-B** : 236-239, 1971.
48) Pennington, D.G. : The locking loop tendon suture. Plast. Reconst. Surg., **63** : 648-652, 1979.
49) Schlenker, J.D., Lister, G.D. and Kleinert, H.E. : Three complications of untreated partial laceration of flexor tendon. Entrapment, rupture, and triggering. J. Hand Surg., **6** : 392-398, 1981.
50) Schneider, L.H. et al. : Delayed flexor tendon repair in no man's land. J. Hand Surg., **2** : 452-455, 1977.
51) Silfverskiold, K.L. and May, E.J. : Flexor tendon repair in zone II with a new suture technique and an early mobilization program combining passive and active flexion. J. Hand Surg., **9-A** : 53-60, 1994.
52) Snow, J.W. and Switzer, H. : Method of studying the relationships between the finger joints and flexor and extensor mechanisms. Plast. Reconst. Surg., **55** : 242-243, 1975.
53) Stark, H.H. et al. : Flexor tendon graft through intact superficialis tendon. J. Hand Surg., **2** : 456-461, 1977.
54) Strickland, J.W. : Management of acute flexor tendon injuries. Orth. Clin. N. Am. **14** : 827-849, 1983.
55) Strickland, J.W. and Glogovac S.V. : Digital function following flexor tendon repair in zone II. A comparison of immobilization and controlled passive motion techniques. J. Hand Surg., **5** : 537-543, 1980.
56) Tsuge, K., Ikuta, Y. and Matsuishi, Y. : Repair of flexor tendons by intratendinous tendon suture. J. Hand Surg., **2** : 436-440, 1977.
57) Tsuge, K., Ikuta, Y. and Matsuishi, Y. : Intra-tendinous tendon suture in the hand. Hand, **7** : 250-255, 1975.
58) Urbaniak, J.R. at al. : Vascularization and the gliding mechanism of free flexor-tendon grafts inserted by the silicone-rod method. J. Bone Joint Surg., **56-A** : 473-482, 1974.
59) Urbaniak, J.R., Cahll, J.D. and Mortenson, R.A. : Tendon suturing methods analysis of tensile strengths. AAOS symposium on tendon surgery in the hand. Mosby, St. Louis, p.70-80, 1975.
60) Verdan, C. : Practical considerations for primary and secondary repair in flexor tendon injuries. Surg. Clin. N. Am., **44** : 951-970, 1964.
61) Verdan, C. : Syndrome of the quadriga. Surg. Clin. N. Am. **40** : 425-426, 1960.
62) Weeks, P.M. and Wray, R.C. : Rate and extent of functional recovery after flexor tendon grafting with and without silicone rod preparation. J. Hand Surg., **1** : 174-180, 1976.
63) Whitaker, J.H., Strickland, J.W. and Ellis, R.K. : The role of floxor tenolysis in the palm and digits. J. Hand Surg., **2** : 462-470, 1977.
64) Winspur, I., Phelps, D.B. and Boswick, J.A. Jr. : Staged reconstruction of flexor tendons with a silicone rod a "pedicled" sublimis transfer. Plast. Reconst. Surg., **61** : 756-761, 1978.
65) Wray, R.C. Jr. and Weeks, P.M. : Reconstruction of digital pulleys. Plast. Reconst. Surg., **53** : 534-536, 1974.
66) 今田英明ほか：津下法をもちいた multiple strand technique の張力特性．日手会誌 **18** : 626-629, 2001
67) 草野 望：屈筋腱損傷例に対する吉津法と Triple looped Suture 法．整災誌．**46** : 1025-1033, 2003.
68) 斎藤英彦：治癒機転から見た手指屈筋腱損傷の処置法．整災外，**27** : 1005-1013, 1984.
69) 津下健哉：屈筋腱縫合の適応とその実施．災害医学，**21** : 929-938, 1978.
70) 津下健哉ほか：新しい腱と神経の縫合方法．手術，**29** : 1115-1125, 1975.
71) 津下健哉：腱取り扱いの基本手技「二次修復」．日手会誌，**1** : 872-876, 1985.
72) 吉津孝衛：No man's land における屈筋腱損傷治療法の最近の動向．MB Orth., **38** : 29-44, 1991.
73) 松石頼明：指屈筋腱縫合に関する実験的臨床的研究．広大医誌，**32** : 51-82, 1984.

伸筋腱損傷

1) Bowers, W.H. : Mallet deformity of a finger after phalangeal fracture. J. Bone Joint Surg., **59-A** : 525-526, 1977.
2) Burkhalter, W.E. and Carnerio, R.S. : Correction of the attritional boutonniere deformity in high ulnar-nerve paralysis. J. Bone Joint Surg., **61-A** : 131-134, 1979.
3) Elliott, R.A. Jr. : Splints for mallet and boutonnière deformities. Plast. Reconst. Surg., **52** : 282-285, 1973.
4) Gama, C. : Results of the Matev operation for correction of boutonnière deformity. Plast. Reconst. Surg., **64** : 319-324, 1979.
5) Harris. C. Jr. and Rutledge, G.L. Jr. : The functional anatomy of the extensor mechanism of the finger. J. Bone Joint Surg., **54-A** : 713-726, 1972.
6) Iselin, F., Levame, J. and Gody, J. : A simplified technique for treating mallet fingers. Tenodermodesis. J. Hand Surg., **2** : 118-121, 1977.
7) Kaplan, E.B. : Anatomy, Injuries and treatment of extensor apparatus of the hand and digits. Clin. Orth., **15** : 24-41, 1959.
8) Kerr, C.D. and Burczak, J.R. : Dynamic traction after extensor tendon repair in zones 6, 7, and 8. A retrospective study. J. Hand Surg., **14-B** : 21-22, 1989.
9) Littler, J.W. : The finger extensor mechanism. Surg. Clin. N. Am., **47** : 415-432, 1967.
10) Littler, J.W. and Eaton, R.G. : Redistribution of forces in the correction of the boutonniere deformity. J. Bone Joint Surg., **49-A** : 1267-1274, 1967.
11) Lovett, W.L. and McCalla, M.A. : Management and rehabilitation of extensor tendon injuries. Orth. Clin. N. Am., **14** : 811-826, 1983.
12) Matev, I. : The boutonniere deformity. Hand, **1** : 89-95, 1969.
13) Nummi, P. : Treatment of "mallet finger" deformity by means of skin strip. Acta. Orth. Scand., **38** : 494-500, 1967.
14) Schultz, R.J., Furlong, J. Jr. and Storace, A. : Detailed anatomy of the extensor mechanism at the proximal aspect of the finger. J. Hand Surg., **6** : 493-498, 1981.
15) Snow, J.W. : Surgical repair of mallet finger. Plast. Reconst. Surg., **41** : 89-90, 1968.
16) Souter, W.A. : The boutonnière deformity. J. Bone Joint Surg., **49-B** : 710-721, 1967.
17) Stack, H.G. : Mallet finger. Hand, **1** : 83-89, 1969.
18) Tubiana, R. : Surgical repair of the extensor apparatus of the fingers. Surg., Clin. N. Am., **48** : 1015-1032, 1968.
19) Urbaniak, J.R. and Hayes, M.G. : Chronic boutonniere deformity. An anatomic reconstruction. J. Hand Surg., **6** : 379-383, 1981.
20) Weeks, P.M. : The chronic boutonniere deformity. A method of repair. Plast. Reconst. Surg., **40** : 248-251, 1967.

伸筋腱の脱臼

1) Kettelkamp, D.B. et al. : Traumatic dislocation of the long finger extensor tendon. J. Bone Joint Surg., **53-A** : 229-240, 1971.
2) McCoy, F.J. and Winsky, A.J. : Lumbrical loop operation for luxation of the extensor tendons of the hand. Plast Reconst. Surg., **44** : 142-146, 1969.
3) 生田義和ほか：指伸筋腱脱臼の2例. 整形外科, **21** : 113, 1970.
4) 諸橋政樹ほか：MP関節部における伸筋腱亜脱臼例の経験. 日手会誌, **13** : 189-194, 1996.

弾発指, 腱鞘炎, その他

1) Bruner, J.M. : Optimum skin incisions for the surgical relief of stenosing tenosynovitis in the hand. Plast. Reconst. Surg., **38** : 197-201, 1966.
2) Elliot, B.G. : Finkelstein's test. A descriptive error that can produce a false positive. J. Hand Surg., **17-B** : 481-482, 1992.
3) Faithfull, D.K. and Lamb, D.W. : De Quervain's disease. A clinical review. Hand, **3** : 23-30, 1971.
4) Finkelstein, H. : Stenosing tendovaginitis at the radial styloid process. J. Bone Joint Surg., **12** : 509-540, 1930.
5) Fitton, J.M. et al. : Lesions of the flexor carpi redialis tendon and sheath causing pain at the wrist. J. Bone Joint Surg., **50-B** : 359-363, 1968.
6) Hajj, A.A. and Wood, M.B. : Stenosing tenosynovitis of the extensor carpi ulnaris. J. Hand Surg., **11-A** : 519-520, 1986.
7) Medl, W.T. : Tendonitis, tenosynovitis, "Trigger finger" and Quervain's disease. Orth. Clin. N. Am., **1** : 375-382, 1970.
8) Weeks, P.M. : A cause of wrist pain. Non-specific tenosynovitis involving the flexor carpi radialis. Plast. Reconst. Surg., **62** : 263-266, 1978.
9) Weilby, A. : Trigger finger. Incidence in children and adults

and the possiblity of a predisposition in certain age groups. Acta. Orth. Scand., **41** : 419-427, 1970.
10) Winspur, I. and Wynn Parry, C.B. : The musician's hand. A clinical guide. Martin Dunity, London, 1998.
11) Wood, M.B. and Linscheid, R.L. : Abductor pollicis longus bursitis. Clin. Orth. Relat. Res., **93** : 293-296, 1973.
12) 村山憲太ほか：小児弾発指の発生についての考察．日手会誌，**8** : 480-484, 1991.
13) 根本孝一ほか：小児バネ指の保存的治療．日手会誌，**11** : 151-155, 1994.
14) 南条文昭：狭窄性腱鞘炎の治療．日手会誌，**6** : 937-940, 1990.
15) 酒井直隆：職業ピアニストの手の障害．日手会誌，**23** : 43, 2006.
16) 津下健哉：手指腱の断裂例の経験と考察．整形外科，**30** : 659, 1969.
17) 渡辺 寛ほか：小児弾発指の非手術療法について．日手会誌，**18** : 677-679, 2001.

テニス肘，Intra-articular locking

1) Almquist, E.E. et al. : Epicodylar resections with anconeus muscle transfer for chronic laleral epicondylitis. J. Hand Surg., **23-A** : 723-731, 1998.
2) Bosworth, D.M. : Surgical treatment of tennis elbow. A follow up study. J. Bone Joint Surg., **47-A** : 1533-1536, 1965.
3) Bruner, J.M. : Recurrent locking of the index finger due to internal derangement of the metacarpophalangeal joint. J. Bone Joint Surg., **43-A** : 450-452, 1961.
4) Dibbell, D.G. and Field, J.H. : Locking metacarpal phalangeal joint. Plast. Reconst. Surg., **40** : 562-564, 1967.
5) Meyer, N.J. et al. : Modeled evidence of force reduction at the extensor carpi radialis brevis origin with the forearm support band. J. Hand Surg., **28-A** : 279-287, 2003.
6) Flatt, A.E. : Recurrent locking of an index finger. J. Bone Joint Surg., **40-A** : 1128-1130, 1958.
7) Rayan, M.R. and Coray, S.A. : V-Y slide of the common extensor origin for lateral elbow tendonopathy. J. Hand Surg., **26-A** : 1138-1143, 2001.
8) Sweterlitsch, P.R. et al. : Entrapment of a sesamoid in the index metacarpophalangeal joint. J. Bone Joint Surg., **51-A** : 995-998, 1969.
9) Tsuge, K. and Watari, S. : Locking metacarpophalangeal joint of the thumb. Hand, **6** : 255-260, 1974.
10) 山中健輔ほか：母指MP関節lockingの検討．整形外科，**32** : 1485-1487, 1981.
11) 田中健二ほか：Lockingの成因と治療．整形外科，**27** : 355-360, 1976.

末梢神経損傷

1) Almquist, E. and Eeg-Olofsson,O. : Sensory-nerve-conduction velocity and two-point discrimination in sutured nerves. J. Bone Joint Surg., **52-A** : 791-796, 1970.
2) Bateman, J.E. : Peripheral nerve injuries. Instr. Course Lect., **13** : 85-100, 1956.
3) Bateman, J.E. : Peripheral nerve injuries in the multiply injured patient. Orth. Clin. N. Am. **1** : 115-136. 1970.
4) Bora, F.W., Pleasure D.E. and Didizian N.A. : A study of nerve regeneration and neuroma formation after nerve suture by various techniques. J. Hand Surg., **1** : 138-143, 1976.
5) Bell, J.A. : Eight touch-deep pressure testing using Semmes-Weinstein monofilaments. Rehabilitation of the Hand. Mosby, St. Louis, p.399-406, 1984.
6) Curtis, R.M. and Eversmann, W.W. Jr. : Internal neurolysis as an adjunct to the treatment of the carpal-tunnel syndrome. J. Bone Joint Surg., **55-A** : 733-740, 1973.
7) Dellon, A.L., Curtis, R.M. and Edgerton, M.T. : Reeducation of sensation in the hand after nerve injury and repair. Plast. Reconst. Surg., **53** : 297-305, 1974.
8) Dellon, A.L. : Clinical use of vibratory stimuli to evaluate peripheral nerve injury and compression neuropathy. Plast. Reconst. Surg., **65** : 466-476, 1980.
9) Dobyns, J.H., O'Brien, E.T., Linscheid, R.L. and Farrow, G.M. : Bowler's thumb : diagnosis and treatment. A review of seventeen cases. J. Bone Jojnt Surg., **54-A** : 751-755, 1972.
10) Fetrow, K.O. : Practical and important variations in sensory nerve supply to the hand. Hand, **2** : 178-184, 1970.
11) Frey, M. et al. : An Experimental comparison of the different kinds of muscle reinnervation. Nerve suture, nerve implantation and muscular neurotization. Plast. Reconst. Surg., **69** : 656-667, 1982.
12) Gellis, M. and Pool, R. : Two-point discrimination distances in the normal hand and forearm. Application to various methods of fingertip reconstruction. Plast. Reconst. Surg., **59** : 57-63, 1977.
13) Grabb, W.C. et al. : Comparison of methods of peripheral nerve suturing in monkeys. Plast. Reconst. Surg., **46** : 31-38, 1970.
14) Grabb, W.C. : Management of nerve injuries in the forearm and hand. Orth. Clin. N. Am., **1** : 419-432, 1970.

15) Gruber, H., Holle, F.J. and Mandl, H. : Identification of motor and sensory funiculi in cut nerves and their selective reunion. Br. J. Plast Surg., **29** : 70-73, 1976.
16) Haftek, J. : Stretch injury of peripheral nerve. Acute effects of stretching on rabbit nerve. J. Bone Joint Surg., **52-A** : 354-365, 1970.
17) Hatano, E. : A comparative study on primary and secondary nerve repair. Plast. Reconst. Surg., **68** : 460-767, 1981.
18) Hill, H.L., Vasconez, L.O. and Jurkiewicz, M.J. : Method for obtaining a sural nerve graft. Plast. Reconst. Surg., **62** : 177-179, 1978.
19) Honner, R. et al. : An investigation of the factors affecting the results of digital nerve division. Hand, **2** : 21-30, 1970.
20) Jabaley, M.E., Burns J.E. and Orcutt, B.S. : Comparison of histologic and functional recovery after peripheral nerve repair. J. Hand Surg., **1** : 119-130, 1976.
21) Jabaley, M.E., Wallace, W.H. and Heckler, F.R. : Internal topography of major nerves of the forearm and hand. A current view. J. Hand Surg., **5** : 1-18, 1980.
22) Jewett, D.L. and McCarroll, H.R. : Nerve repair and regeneration. Its clinical and experimental basis. Mosby, St. Louis, 1980.
23) Kuczynski, K. : Functional micro-anatomy of the peripheral nerve trunks. Hand, **6** : 1-10, 1974.
24) Laing, P.G. : The timing of definitive nerve repair. Surg. Clin. N. Am., **40** : 363-366, 1960.
25) Lundborg, G. : Structure and function of the intraneural microvessels as related to trauma. Edema formation and nerve function. J. Bone Joint Surg., **57-A** : 938-948, 1975.
26) Lundborg, G. : The intrinsic vascularization of human peripheral nerves. Structural and functional aspects. J. Hand Surg., **4** : 34-41, 1979.
27) Lundborg, G. : Ischemic nerve injury. Experimental studies on intraneural microvascular pathophysiology and nerve function in a limb subjected to temporary circulatory arrest. Scand. J. Plast. Reconst. Surg., **6** (Suppl.) : 1970.
28) McFarlane R.M. and Mayer, J.R. : Digital nerve grafts with the lateral antebrachial cutaneous nerve. J. Hand Surg., **1** : 169-173, 1976.
29) McQuillan, W.M. et al. : Sensory evaluation after midian nerve repair. Hand, **3** : 101-111, 1971.
30) McQuillan W.M. : Sensory recovery after nerve repair. Hand, **2** : 7-9, 1970.
31) Millesi, H., Meissl, G. and Berger, A. : Further experience with interfascicular grafting of the median, ulnar and radial nerves. J. Bone Joint Surg., **58-A** : 209-218, 1976.
32) Millesi, H., Meissl, G, and Berger, A. : The interfascicular nerve-grafting of the median and ulnar nerves. J. Bone Joint Surg., **54-A** : 727-750 1972.
33) Miyamoto, Y., Watari. S. and, Tsuge, K. : Experimental studies on the effects of tension on intraneural microcirculation in sutured peripheral nerves. Plast. Reconst. Surg., **63** : 398-403, 1979.
34) Miyamoto, Y. : Experimental study of results of nerve suture under tension v.s. nerve grafting. Plast. Reconst. Surg., **64** : 540-549, 1979.
35) Moberg, E. : Relation of touch and deep sensation to hand reconstruction. Am. J. Surg., **109** : 353-355, 1965.
36) Moberg, E. : Nerve repair in hand surgery. An analysis. Surg. Clin. N. Am., **48** : 985-992, 1968.
37) Omer, G.E. Jr. : Injuries to nerves of the upper extremity. J. Bone Joint Surg., **56-A** : 1615-1624, 1974.
38) Omer, G.E. Jr. and Spinner, M. : Management of peripheral nerve problems. Saunders, Philadelphia, 1980.
39) Ochi, M. : Experimental study on orientation of regenerating fibers in the severed peripheral nerve. Hiroshima J. Med. Sci., **32** : 389-406, 1983.
40) Orgel, M.G. and Huser, J.W. : A comparison of light and scanning electron microscopy in nerve regeneration studies. Plast. Reconst. Surg., **65** : 628-634, 1980.
41) Schwager, R.G., Smith, J.W. and Goulian, D. Jr. : Small, deep forearm lacerations. Differential diagnosis of muscle and nerve injuries. Plast. Reconst. Surg., **55** : 190-194, 1975.
42) Seddon, H.J. : Surgical disorders of the peripheral nerves. Williams & Wilkins, Baltimore, 1972.
43) Seddon, H.J. : Peripheral nerve injuries. Medical research council report series. Her Majesty's Stationery Office, London, 1956.
44) Seddon, H.J. : Nerve grafting. J. Bone Joint Surg., **45-B** : 447-461, 1963.
45) Smith, J.W. : Microsurgery of peripheral nerves. Plast. Reconst. Surg., **33** : 317-329, 1964.
46) Spinner, M. : Injuries to the Major Branches of Peripheral Nerves of the Forearm. 2nd Ed, Saurders, Philadelphia, 1978.
47) Strachan, J.C.H. and Ellis, B.W. : Vulnerability of the posterior interosseous nerve during radial head resections. J. Bone Joint Surg., **53-B** : 320-323, 1971.
48) Sunderland, S. : The pros and cons of funicular nerve rapair. J. Hand Surg., **4** : 201-211, 1979.
49) Taylor, G.l. and Ham, F.J. : The free vascularized nerve graft. A further experimental and clinical application of microvascular technique. Plast. Reconst. Surg., **57** : 413-425, 1976.
50) Terzis, J., Faibisoff B. and Williams, B. : The nerve gap. Suture under tension vs graft. Plast. Reconst. Surg., **56** : 166-170, 1975.
51) Terzis, J.K. : Functional aspects of reinnervation of free skin grafts. Plast. Reconst. Surg., **58** : 142-156, 1976.
52) Tsuge, K., Ikuta, Y. and Sakaue, M. : A new technique for nerve suture. The anchoring funicular suture. Plast. Reconst. Surg., **56** : 496-500, 1975.

53) Van Beek, A.L., Jacobs, S.C. and Zook, E.G. : Examination of peripheral nerves with the scanning electron microscope. Plast. Reconst. Surg., **63** : 509-519, 1979.
54) Vásconez, L.O., Mathes, S.J. and Grau, G. : Direct fascicular repair and interfascicular nerve grafting of median and ulnar nerves in the rhesus monkey. Plast. Reconst. Surg., **58** : 482-489, 1976.
55) Wilgis, E.F.S. and Maxwell, G.P. : Distal digital nerve grafts. Clinical and anatomical studies. J. Hand Surg., **4** : 439-443, 1979.
56) Young, L., Wray R.C. and Weeks, P.M. : A randomized prospective comparison of fascicular and epineural digital nerve repairs. Plast. Reconst. Surg., **68** : 89-93, 1981.
57) 石川文彦：神経縫合法ことにFunicula suture法に関する実験的研究．広島大医誌，**141**：359, 1966.
58) 坂上正樹：Anchoring funicular suture法に関する実験的研究．中部整災誌，**23**：683-704, 1980.
59) 伊藤鉄夫ほか：Funicular sutureによる末梢神経損傷の治療．整形外科，**19**：187, 1968.
60) 野村　進：末梢神経外科治療の進歩．外科治療，**24**：322, 1971.
61) 田島達也：神経損傷．整形外科，**14**：660, 1963.
62) 津下健哉ほか：前腕における多数腱，神経同時損傷の治療．整形外科，**19**：1129, 1968.
63) 津山直一ほか：末梢神経損傷の種々相—末梢神経損傷の分類に関するわれわれの考え方—．災害医学，**11**：1, 1968.
64) 矢部　裕：上肢末梢神経麻痺の手術成績．手術，**15**：990, 1961.
65) 山本　潔ほか：Funicular sutureによる末梢神経の治療．手術，**24**：442, 1970.
66) 仲尾保志ほか：末梢神経縫合・移植術．臨床整形外科，**34**：769-783, 1999.

Entrapment neuropathy

1) Adamson, J.E. et al. : The acute carpal tunnel syndrome. Plast. Reconst. Surg., **47** : 332-336, 1971.
2) Apfelberg, D.B. and Larson, S.J. : Dynamic anatomy of the ulnar nerve at the elbow. Plast. Reconst. Surg., **51** : 76-81, 1973.
3) Ariyan, S. and, Watson, H.K. : The palmar approach for the viscualization and release of the carpal tunnel. An analysis of 429 cases. Plast. Reconst. Surg., **60** : 539-547, 1977.
4) Boyd, H.B. and McLeod, A.C. Jr. : Tennis elbow. J. Bone Joint Surg., **55-A** : 1183-1187, 1973.
5) Broudy, A.S., Leffert, R.D. and Smith, R.J. : Technical problems with ulnar nerve transposition at the elbow. Findings and results of reoperation. J. Hand Surg., **3** : 85-89, 1978.
6) Browne, E.Z. Jr. and Snyder, C.C. : Carpal tunnel syndrome caused by hand injuries. Plast. Reconst. Surg., **56** : 41-43, 1975.
7) Capener, N. : The vulnerability of the posterior interosseous nerve of the forearm. J. Bone Joint Surg., **48-B** : 770-773, 1966.
8) Coonrad, R.W. and Hooper, W.R. : Tennis elbow. Its course, natural history, conservative and surgical management. J. Bone Joint Surg., **55-A** : 1177-1182, 1973.
9) Cowen, N.J. : Hypothenar mass and ulnar neuropathy. A case report. Clin. Orth. Relat. Res., **69** : 203-206, 1970.
10) Craven, P.R.Jr. and Green, D.P. : Cubital tunnel syndrome. Treatment by medial epicondylectomy. J. Bone Joint Surg., **62-A** : 986-989, 1980.
11) Dobyns, J.H. et al. : Bowler's thumb. J. Bone Joint Surg., **54-A** : 751-755, 1971.
12) Eaton, R.G. et al. : Anterior transposition of the ulnar nerve using a non-compressing fasciodermal sling. J. Bone Joint Surg., **62-A** : 820-825, 1980.
13) Farber, J.S. and Bryan, R.S. : The anterior interosseous nerve syndrome. J. Bone Joint Surg., **50-A** : 521-523, 1968.
14) Fragiadakis, E.G. and Lamb, D.W. : An unusal cause of ulnar nerve compression. Hand, **2** : 14-16, 1970.
15) Freshwater, M.F. and Arons, M.S. : The effect of various adjuncts on the surgical treatment of carpal tunnel syndrome secondary to chronic tenosynovitis. Plast. Reconst. Surg. **61** : 93-96, 1978.
16) Froimson, A.I. : Treatment of tennis elbow-with forearm support band. J. Bone Joint Surg., **53-A** : 183-184, 1971.
17) Froimson, A.I. and Zahrawi, F. : Treatment of compression neuropathy of the ulnar nerve at the elbow by epicondylectomy and neurolysis. J. Hand Surg., **5** : 391-395, 1980.
18) Godshall, R.W. and Hansen, C.A. : Traumatic ulnar neuropathy in adolescent baseball pitchers. J. Bone Joint Surg, **53-A** : 359-361, 1971.
19) Harris, C.M. et al. : The surgical treatment of the carpal tunnel syndrome co related with preoperative nerve-conduction studies. J. Bone Joint Surg., **61-A** : 93-98, 1979.
20) Hartz, C.R. et al. : The pronator teres syndrome. Compressive neuropathy of the median nerve. J. Bone Joint Surg., **63-A** : 885-890, 1981.
21) Hombal, J.W.R. and Owen, R. : Carpal tunnel decompression and trigger digits. Hand, **2** : 192-196, 1970.
22) Jackson, I.T. and Campbell, J.C. : An usual cause of carpal tunnel syndrome. A case of thrombosis of the median artery. J. Bone Joint Surg., **52-B** : 330-333, 1970.
23) Johnson, R.K. and Shrewsbury, M.M. : Anatomical course of the thenar branch of the median nerve usually in a separate tunnel through the transverse carpal ligament. J. Bone

Joint Surg., **52-A** : 269-273, 1970.
24) Johnson, R.K., Spinner, M. and Shrewsbury, M.M. : Median nerve entrapment syndrome in the proximal forearm. J. Hand Surg., **4** : 48-51, 1979.
25) Kaplan, E.B. and Spinner, M. : The anterior interosseous nerve syndrome. J. Bone Joint Surg., **51-A** : 1677, 1969.
26) King, T. and Morgan, F.P. : Late results of removing the medial humeral epicondyle for traumatic ulnar neuritis. J. Bone Joint Surg., **41-B** : 51-55, 1959.
27) Kleinert, H.E. and Hayes, J.E. : The ulnar tunnel syndrome. Plast. Reconst. Surg., **47** : 21-24, 1971.
28) Lamb, D.W. : Ulnar nerve compression lesions at the wrist and hand. Hand, **2** : 17-18, 1970.
29) Lanz, U. : Anatomical variations of the median nerve in the carpal tunnel. J. Hand Surg., **2** : 44-53, 1977.
30) Learmonth, J. : A technique for transplanting the ulnar nerve. Surg. Gyn. Obst., **75** : 792-793, 1942.
31) Leffert, R.D. : Anterior submuscular transposition of the ulnar nerves by the Learmonth technique. J. Hand Surg., **7** : 147-155, 1982.
32) Linburg, R.M. and Albright, J.A. : An anomalous branch of the median nerve. J. Bone Joint Surg., **52-A** : 182-183, 1970.
33) Lister, G.D., Belsoel, R.B. and Kleinert, H.E. : The radial tunnel syndrome. J. Hand Surg., **4** : 52-59, 1979.
34) Nicholas, G.G., Noone, R.B. and Graham, N.M. : Carpal tunnel syndrome in pregnancy. Hand, **3** : 80-83, 1971.
35) Osborne, G. : Compression neuritis of the ulnar nerve at the elbow. Hand, **2** : 10-13, 1970.
36) Phalen, G.S. et al. : Neuropathy of the median nerve due to compression beneath the transverse carpal ligament. J. Bone Joint Surg., **32-A** : 109, 1950.
37) Phalen, G.S. : The carpal tunnel syndrome. J. Bone Joint Surg., **48-A** : 211-228, 1966.
38) Sharrad, W.J.W. : Anterior interosseous neuritis. J. Bone Joint Surg., **50-B** : 804-805, 1968.
39) Spinner, M. : The anterior interosseous nerve syndrom. With special attention to its variation. J. Bone Joint Surg., **52-A** : 84-94, 1970.
40) Wissinger, H.A. : Resection of the hook of the hamate. Its place in the treatment of median and ulnar nerve entrapment in the hand. Plast. Reconst. Surg., **56** : 501-506, 1975.
41) 生田義和ほか：肘部管症候群に対する手術的治療．災害医学，**20** : 447, 1977.
42) 奥津一郎：手根管症候群の治療．日整外会誌，**65** : 797-804, 1991.
43) 児島忠雄ほか：Pronator syndromeの6例．整形外科，**19** : 1147. 1968.
44) 梶原了治ほか：長期透析患者に発生した手根管症候群に対する皮下手根管開放術．日手会誌，**35** : 422-425, 2009.
45) 長野　昭：図説整形外科の診断治療講座．末梢神経障害，メジカルビュー社，東京，1991
46) 松崎直木ほか：長母指屈筋麻痺．整形外科，**16** : 923, 1965.
47) 津下健哉ほか：肘部管症候群の原因としての変形性肘関節症．日肘関節研会誌，**5** : 55-56, 1998.
48) 津下健哉ほか：肘部管症候群における尺骨神経前方移動．整・災外，**29** : 1753-1757, 1986.
49) 山河　剛：機械的障害による有連続性末梢神経麻痺の研究—特に尺骨神経麻痺について—．広島大医誌，**16** : 709, 1968.
50) 木森研治ほか：手根靱帯切離刀を用いた皮下手根管開放術．整形外科，**50** : 876-879, 1999.

麻痺手に対する腱移行術

1) Albright, J.A. and Linburg, R.M. : Common variations of the radial wrist extensors. J. Hand Surg., **3** : 134-138, 1978.
2) Blacker, G.J., Lister, G.D. and Kleinert, H.E. : The abducted little finger in low ulnar nerve palsy. J. Hand Surg., **1** : 190-196, 1976.
3) Boyes, J.H. : Selection of a donor muscle for tendon transfer. Bull. Hosp. Joint Dis., **23** : 1-4, 1962.
4) Brand, P.W. : Tendon transfers for median and ulnar nerve paralysis. Orth. Clin. N. Am., **1** : 447-454, 1970.
5) Brand, P.W. : Tendon grafting. Illustrated by a new operation for intrinsic paralysis of the fingers. J. Bone Joint Surg., **43-B** : 444-453, 1961.
6) Brown, P.W. : Zancolli capsulorrhaphy for ulnar claw hand. J. Bone Joint Surg., **52-A** : 868-877, 1970.
7) Burkhalter, W.E. and Strait, J.L. : Metacarpophalangeal flexor replacement for intrinsic muscle paralysis. J. Bone Joint Surg., **55-A** : 1667-1676, 1973.
8) Burkalter, W.E., Christensen, R.C. and Brown, P. : Extensor indicis proprius opponensplasty. J. Bone Joint Surg., **55-A** : 725-732, 1973.
9) Burkhalter, W.E. and Carneiro, R.S. : Correction of attritional boutonnière deformity in high ulnar nerve paralysis. J. Bone Joint Surg., **61-A** : 131-134, 1979.
10) Chuinard, R.G. at al. : Tendon transfers for radial nerve palsy. Use of superficialis tendons for digital extension. J. Hand Surg., **3** : 560-570, 1978.
11) Enna, C.D. and Riordan, D.C. : The Fowler procedure for correction of the paralytic claw hand. Plast. Reconst. Surg., **52** : 352-360, 1973.
12) Enna, C.D. : Use of extensor pollicis brevis to restore abduction in the unstable thumb. Plast. Reconst. Surg., **46** : 350-356, 1970.
13) Gosset, J. : The Zancolli operation for ulnar palsy. J. Bone Joint Surg., **45-B** : 424, 1963.

14) Grovers, R.J. and Goldner, J.L. : Restoration of strong opposition after median-nerve or brachial plexus paralysis. J. Bone Joint Surg., **57-A** : 112-115, 1975.
15) Hamlin, C. and Littler, J.W. : Restoration of power pinch. J. Hand Surg., **5** : 396-401, 1980.
16) Henderson, E.D. : Transfer of wrist extensors and brachioradialis to restore opposition of the thumb. J. Bone Joint Surg., **44-A** : 513-522, 1962.
17) Kaplan, I., Dinner, M. and Chait, L. : Use of extensor pollicis longus tendon as a distal extension for an opponens transfer. Plast. Reconst. Surg., **57** : 186-190, 1976.
18) Leddy, J.P., Stark, H.H., Ashworth, C.R. and Boyes, J.H. : Capsulodesis and pulley advancement for the correction of claw-finger deformity. J. Bone Joint Surg., **54-A** : 1465-1471, 1972.
19) Littler, J.W. and Li, C.S. : Primary restoration of thumb opposition with median nerve decompression. Plast. Reconst. Surg., **39** : 74, 1967.
20) Littler, J.W. and Cooley, S.G.E. : Opposition of the thumb and its restoration by abductor digiti quinti transfer. J. Bone Joint Surg., **45-A** : 1389-1396, 1963.
21) Mangus, D.J. : Flexor pollicis longus tendon transfer for restoration of opposition of the thumb. Plast. Reconst. Sung., **52** : 155-159, 1973.
22) Makin, M. : Translocation of the flexor pollicis longus tendon to restore opposition. J. Bone Joint Surg., **49-B** : 458-461, 1967.
23) Neviaser, R.J., Wilson, J.N. and Gardner, M.M. : Abductor pollicis longus transfer for replacement of first dorsal interosseous. J. Hand Surg., **5** : 53-57, 1980.
24) Omer, G.E. Jr. : Tendon transfers in combined nerve lesions. Orth. Clin. N. Am., **5** : 377-387, 1974.
25) Omer, G.E. Jr. : Tendon transfers for reconstruction of the forearm and hand following peripheral nerve injuries. Management of Peripheral Nerve Problems (ed. by Omer, G.E. Jr. and Spinner, M.). Saunders, Philadelphia, p.817-846, 1980.
26) Phalen, G.S. and Miller, R. : The transfer of wrist extensor muscles to restore or reinforce flexion power of the fingers and opposition of the thumb. J. Bone Joint Surg., **29** : 993-997, 1947.
27) Ranney, D.A. : Reconstruction of the transverse metacarpal arch in ulnar palsy by transfer of the extensor digiti minimi. Plast. Reconst. Surg., **52** : 406-412, 1973.
28) Riley, W.B. Jr., Mann, R.J. and Burkhalter, W.E. : Extensor pollicis longus opponens plasty. J. Hand Surg., **5** : 217-220, 1980.
29) Riordan, D.C. : Tendon transplantation in median nerve and ulnar nerve paralysis. J. Bone Joint Surg., **35-A** : 312-320, 1953.
30) Riordan, D.C. : Tendon transfers for median or ulnar palsies. Hand, **1** : 42-46, 1969.
31) Schneider, L.H. : Opponensplasty using the extensor digiti minimi. J. Bone Joint Surg., **51-A** : 1297-1302, 1969.
32) Snow, J.W. and Fink, G.H. : Use of a transverse carpal ligament window for the pulley in tendon transfers for median nerve palsy. Plast. Reconst. Surg., **48** : 233-238, 1971.
33) Srinivasan, H. : Correction of the paralytic claw-thumb by two-tailed transfer of the superficialis tendon through a window in the flexor retinaculum. Plast. Reconst. Surg., **69** : 90-95, 1982.
34) Tsuge, K. : Tendon transfers in median and ulnar nerve paralysis. Hiroshima J. Med. Sci., **16** : 29-48, 1967.
35) Tsuge, K. and Hashizume, C. : Reconstruction of opposition in the paralysed hand. Surgical Rehabilitation in Leprosy (ed. by McDowell, F. and Enna, C.D.). Williams & Wilkins, Baltimore, p.185-198, 1974.
36) Tubiana, R. : Anatomic and physiologic basis for the surgical treatment of paralysis of the hand. J. Bone Joint Surg., **51-A** : 643-660, 1969.
37) Tubiana, R. and Malek, R. : Paralysis of the intrinsic muscles of the fingers. Surg. Clin. N. Am., **48** : 1139-1148, 1968.
38) Zancolli, E.A. : Claw-hand caused by paralysis of the intrinsic muscles. J. Bone Joint Surg., **39-A** : 1076-l080, 1957.
39) Zancolli, E.A. : Paralytic supination contracture of the forearm. J. Bone Joint Surg., **49-A** : 1275-1284, 1967.
40) Zancolli, E.A. : Structural and Dynamic Bases of Hand Surgery. 2nd Ed., Lippincott, Philadgephia, 1979.
41) Zweig, J., Rosenthal, S. and Burns, H. : Transfer of the extensor digiti quinti to restore pinch in ulnar palsy of the hand. J. Bone Joint Surg., **54-A** : 51-59, 1972.
42) 橋爪長三：らいにおける clawed hand の手術経験．整形外科，**18** : 357, 1967.
43) 橋爪長三：らい性高位正中尺骨神経麻痺に対する再建術の経験．整形外科，**20** : 1503, 1969.
44) 斎藤英彦：尺骨神経麻痺に対する機能再建．OS NOW, **9** : 155-165, 2001.
45) 津下健哉：らい性麻痺手とその機能再建について．形成外科，**23** : 1, 1965.
46) 津下健哉ほか：正中尺骨神経麻痺に対する腱移行術．手術，**17** : 81, 193, 295, 1962.
47) 矢部　裕：らい性麻痺手における鷲指の機能再建術術式の比較．整形外科，**18** : 359, 1967.

橈骨神経麻痺に対する腱移行

1) Beasley, R.W. : Tendon transfers for Radial nerve palsy. Orth. Clin. N. Am. **1** : 439-445, 1970.
2) Hass, J. : Zur Frage der Tenodese und zur Techink der Sehnverpflanzung bei Radalislahmung. Zentral-blatt für Chir., **46** : 812-814, 1919.
3) Liu, T.K., Tsuge, K. and Ikuta, Y. : Follow-up study of radial nerve injury. A review of 213 cases. J. Jpn. Orth. Ass., **43** : 69-83, 1969.
4) Tsuge, K. and Adachi, N. : Tendon transfer for extensor palsy of forearm. Hiroshima J. Med. Sci., **18** : 219-232, 1969.
5) Tsuge, K. : Tendon transfers for radial nerve palsy. Aust. N. Z. J. Surg., **50** : 267-272, 1980.
6) 赤堀 治：橈骨神経麻痺治療に関する臨床的研究．中部整災誌，**7** : 324. 1964.
7) 橋爪長三：らい性垂手に対する再建術の経験．整形外科，**19** : 177, 1968.
8) 野村 進：橈骨神経麻痺の遠隔成績．災害医学，**8** : 555, 1965.
9) 劉堂 桂ほか：橈骨神経損傷213例の遠隔成績．整形外科，**19** : 974, 1968.
10) 津下健哉ほか：橈骨神経麻痺に対する腱移行術．災害医学，**12** : 1132, 1969.

腕神経叢麻痺，頸髄損傷と機能再建

1) Axer, A., Segal, D. and Elkon, A. : Partial transposition of the latissimus dorsi. A new operative technique to restore elbow and finger flexion. J.Bone Joint Surg., **55-A** : 1259-1264, 1973.
2) Beasley, R.W. : Surgical treatment of bands for C5-C6 tetraplegia. Orth. Clin. N. Am., **14** : 893-904, 1983.
3) Brones, M.F., Wheeler, E.S. and Lesavoy, M.A. : Restoration of elbow flexion and arm contour with the latissimus dorsi myocutaneous flap. Plast. Reconst. Surg., **9** : 329-332, 1982.
4) Bryan, R.S. : The Moberg deltoid-triceps replacement and key-pinch operation in quadriplegia. Preliminary experiences. Hand, **9** : 207-214, 1977.
5) Carroll, R.E. and Kleinman, W.B. : Pectoralis major transplantation to restore elbow flexion to the paralytic limb. J. Hand Surg., **4** : 501-507, 1979.
6) Carroll, R.E. : Restoration of flexor power to the flail elbow by transplantation of the triceps tendon. Surg. Gyn. Obst., **95** : 685-688, 1952.
7) Carroll, R.E. and Hill, N.A. : Triceps transfer to restore elbow flexion. J. Bone Joint Surg., **52-A** : 239-244, 1970.
8) Clark, J.M.P. : Reconstruction of biceps brachii by pectoral muscle transplantation. Br. J. Surg., **34** : 180, 1946.
9) DeBenedetti, M. : Restoration of elbow extension power in the tetraplegic patient using the Moberg technique. J. Hand Surg., **4** : 86-89, 1979.
10) Doyle, J.R. et al. : Restoration of elbow flexion in arthrogryposis multiplex congenita. J. Hand Surg., **5** : 149-152, 1980.
11) Doi, K. et al. : Double free muscle transfer to restore prehension following complete brachial plexus avulsion. J. Hand Surg., **20-A** : 408-414, 1995.
12) Ewald, F.C. et al. : Capitellocondylar total elbow arthroplasty. J. Bone Joint Surg., **62-A** : 1259-1263, 1980.
13) Freehafer, A., Vonhaam, E. and Allen, V. : Tendon transfers to improve grasp after injuries of the cervical spinal cord. J. Bone Joint Surg., **56-A** : 951-959, 1974.
14) Hashizume, C. : Reconstructive surgery for paralytic hand in quadriplegia. J. Jpn. Soc. Sur. Hand., **5** : 1051-1061, 1989.
15) Hentz, V.R. and Keoshian, L.A. : Changing perspectives in surgical hand rehabilitation in quadriplegic patients. Plast. Reconst. Surg., **64** : 509-515, 1979.
16) House, J.H., Gwathmey, F.W. and Lundsgarad, D.K. : Restoration of strong grasp and lateral pinch in tetraplegia due to cervical spinal cord injury. J. Hand Surg., **1** : 152-159, 1976.
17) House, J.H. : Reconstruction of the thumb in tetraplegia following spinal cord injury. Clin. Orth. Relat. Res., **195** : 117-128, 1985.
18) Hoffer, M.M., Wickenden, R. and Roper, B. : Brachial plexus birth palsies. Results of tendon transfers to the rotator cuff. J. Bone Joint Surg., **60-A** : 691-695, 1978.
19) Inglis, A.E. and Pellicci, P.M. : Total elbow replacement. J. Bone Joint Surg., **62-A** : 1252-1258, 1980.
20) Kettlekamp, D.B. and Larson, C.B. : Evaluation of the Steindler flexorplasty. J. Bone Joint Surg., **45-A** : 513-518, 1963.
21) Kozin, S.H. : Biceps-to-Triceps transfer for restoration of elbow extension in tetraplegia. Tech. Hand Upper Extrem. Surg., **7** : 43-51, 2003.
22) Lamb, DW. and Landry, R.M. : The hand in quadriplegia. Hand, **1** : 31-37, 1971.
23) Lesavoy, M.A. : A new "puppet procedure" for functional movement of totally deanimated tri-nerve paralysis below the elbow. Plast. Reconst. Surg., **67** : 240-245, 1981.
24) Lusskin, R., Campbell, J.B. and Thompson, W.A. : Post-trau-

matic lesions of the brachial plexus. Treatment by transclavicular exploration and neurolysis or autograft reconstruction. J. Bone Joint Surg., **55-A** : 1159-1176, 1973.
25) McDowell, C.L., Moberg, E.A. and Smith, A.G. : International conference on surgical rehabilitation of the upper limb in tetraplegia. J. Hand Surg., **11** : 604-608, 1986.
26) Manktelow, R.T., McKee, N.H. and Vettese, T. : An anatomical study of the pectoralis major muscle as related to functioning free muscle transplantation. Plast. Reconst. Surg., **65** : 610-615, 1980.
27) Manske, P.P., McCarroll, H.R. Jr. and Hale, R. : Biceps tendon rerouting and percutaneous osteoclasis in the treatment of supination deformity in obstetrical palsy. J. Hand Surg., **5** : 153-159, 1980.
28) Mennen, U. and Boozaier, A.C. : An improved technique of posterior deltoid to triceps transfer in tetraplegia. J. Hand Surg., **16-B** : 197-201, 1991.
29) Moberg, E. : Surgical treatment for absent single-hand grip and elbow extension in quadriplegia. Principles and preliminary experience. J. Bone Joint Surg. **A-57** : 196-206, 1975.
30) Mohammed, K.D. et al. : Upper limb surgery for tetraplegia. J. Bone Joint Surg., **74-B** : 873-879, 1992.
31) Narakas, A. : Brachial plexus surgery. Orth. Clin. N. Am., **12** : 303-323, 1981.
32) Nagano, A. et al. : Direct nerve crossing with the intercostal nerve to treat avulsion injuries of the brachial plexus. J. Hand Surg., **14-A** : 980-985, 1989.
33) Oberlin, C. et al. : Nerve transfer to biceps muscle using a part of ulnar nerve for C5-6 avulsion of the brachial plexus. Anatomical study and report of four cases. J. Hand Surg., **19-A** : 232-237, 1994.
34) Owings, R. et al. : Biceps brachii rerouting in treatment of paralytic supination contracture of the forearm. J. Bone Joint Surg., **55-A** : 137-142, 1971.
35) Robert, J.B. and Pankratz, D.G. : The surgical treatment of hetertopic ossification at the elbow following long-term coma. J. Bone Joint Surg., **61-A** : 760-763, 1979.
36) Saito, H. : Evolution of surgery for tetraplegic hands in Japan. Hand Clin., **18** : 535-539, 2002.
37) Stern, P.J., Neale, H.W., Gregory, R.O. and Kreilein, J.G. : Latissimus dorsi musculocutaneous flap for elbow flexion. J. Hand Surg., **7** : 25-30, 1982.
38) Steindler, A. : Operations on the upper extremity. Problems in kinetics end results. J. Bone Joint Surg., **9** : 404-411, 1927.
39) Tsuyama, N. and Hara, T. : Diagnosis and treatment of brachial plexus injury. Orthopeadic Surgery and Traumatology. International Congress Series. No. 291, Excerpta Medica, Amsterdam, 1972.
40) Zancolli, E.A. : Functional restoration of the upper limbs in traumatic quadriplegia. Structural and Dynamic Bases of Hand Surgery. 2nd Ed., Lippincott, Philadelphia, p.229-262, 1979.
41) Zancolli, E.A. and Mitre, H. : Latissimus dorsi transfer to restore elbow flexion. An appraisal of eight cases. J. Bone Joint Surg, **55-A** : 1265-1275, 1973.
42) Zancolli, E.A. : Paralytic supination contracture of the forearm. J. Bone Joint Surg., **49-A** : 1275-1284, 1967.
43) Zancolli, E.A. and Zancolli, E.R. Jr. : Surgical restoration of the upper limb in middle level tetraplegia. The Hand, Vol 4, Tubiana Ed., Saunders, Philadelphia, p.548-563, 1993.
44) 伊藤恵康ほか：上腕三頭筋再建術．Moberg 法の検討．整形外科，**33** : 1367-1369, 1982.
45) 原　徹也ほか：腕神経叢神経根引きぬき損傷に対する肋間N交差吻合術の成績とその将来展望．整災外，**27** : 731-737, 1984.
46) 平山隆三ほか：肘 frexor-plasty. 臨整外，**8** : 280-288, 1973.
47) 平山隆三ほか：広背筋移行による肘屈筋形成術．臨整外，**18** : 193-198, 1983.
48) 橋爪長三：頸損麻痺手の機能再建術—Zancolli 法を中心に—．整災外，**27** : 713-722, 1984.
49) 石黒　隆ほか：頸髄損傷患者における Lateral pinch とその再建．整形外科，**33** : 1370-1372, 1982.
50) 津下健哉ほか：腕神経叢麻痺の手術療法．災害医学，**13** : 810-819, 1970.
51) 津山直一：交通外傷による腕神経叢損傷とその対策．交通医学，**24** : 99-106, 1970.
52) 矢部　裕ほか：頸髄麻痺上肢の損傷高位別分類とその治療法．整形外科，**33** : 1353-1354, 1982.
53) 玉西利範ほか：頸髄損傷患者に対する上肢機能再建術の検討．中部整災誌，**35** : 1297-1298, 1992.

痙性麻痺の手

1) Braun, R.M., Mooney, V. and Nickel, V.L. : Flexor-origin release for pronation-flexion deformity of the forearm and hand in the stroke patient. J. Bone Joint Surg., **52-A** : 907-920, 1970.
2) Barun, R.M., Vise, G.T. and Roper, B. : Preliminary experience with superficialis-to-profundus tendon transfer in the hemiplegic upper extremity. J. Bone Joint Surg., **56-A** : 466-472, 1974.
3) Carroll, R.E. : The treatment of cerebral palsy in the upper extremity. Bull. New York Orth. Hosp., **2** : 3, 1958.
4) Chait, L.A. et al. : Early surgical correction in the cerebral palsied hand. J. Hand Surg., **5** : 122-126, 1980.
5) Filler, B.C., Stark, H.H. and Boyes, J.H. : Capsulodesis of the metacarpophalangeal joint of the thumb in children with

cerebral palsy. J. Bone Joint Surg., **58-A** : 667-670, 1976.
6) Goldner, J.L. : Upper extremity reconstructive surgery in cerebral palsy or similar conditions. Instr. Course Lect., **18** : 169-177, 1961.
7) Greene, M.H. Jr. : Operative procedures in the cerebral-palsied hand. J. Bone Joint Surg., **47-A** : 894, 1965.
8) Green, W.T. and Banks, H.H. : Flexor carpi ulnaris transplant and its use in cerebral palsy. J. Bone Joint Surg., **44-A** : 1343-1352, 1962.
9) House, J.H., Gwathmey, F.W. and Fidler, M.O. : A dynamic approach to the thumb-in palm deformity in cerebral palsy. J. Bone Joint Surg., **63-A** : 216-225, 1981.
10) Inglis, A.E. et al. : Surgical correction of thumb deformities in spastic paralysis. J. Bone Joint Surg., **52-A** : 253-268, 1970.
11) Kaplan, E.B. : Treatment of spastic hand with hyper-extension of the proximal interphalangeal joints. J. Bone Joint Surg., **45-A** : 216, 1963.
12) Matev, I.B. : Surgical treatment of flexion-adduction contracture of the thumb in cerebral palsy. Acta. Orth. Scand., **41** : 439-445, 1970.
13) Matev, I.B. : Surgery of the spastic thumb — in- palm deformity. J. Hand Surg., **16-B** : 127-132, 1991.
14) McCue, F.C. et al. : Transfer of the brachioradialis for hands deformed by cerebral palsy. J. Bone Joint Surg., **52-A** : 1171-1180, 1970.
15) Omer, G.E. and Capen, D.A. : Proximal row carpectomy with muscle transfers for spastic paralysis. J. Hand Surg., **1** : 197-203, 1976
16) Sakellarides, H.T., Mital, M.A. and Lenzi, W.D. Treatment of pronation contractures of the forearm in cerebral palsy by changing the insertion of the pronator radialis. J. Bone Joint Surg., **63-A** : 645-652, 1981.
17) Smith, R.J. : Flexor pollicis longus abductor-plasty for spastic thumb-in-palm deformity. J. Hand Surg., **7** : 327-334, 1982.
18) Swanson, A.B. : Surgery of the hand in cerebral palsy and muscle origin release procedures. Surg. Clin. N. Am., **48** : 1129-1138, 1968.
19) Swanson, A.B. : Treatment of the swan-neck deformity in the cerebral palsied hand. Clin. Orth. Relat. Res., **48** : 167-171, 1966.
20) Zanocolli, E. : Surgery of the hand in infantile spastic hemiplegia. Structural and Dynamic Bases of Hand Surgery. 2nd Ed., Lippincott, Philadelphia, 1968.
21) 田中晴人ほか：痙性片麻痺手における病態評価と関連する再建術（第9報）．特に神経点ブロックに追加する段階的再建術．整形外科，**33** : 1607-1609, 1982.
22) 土井照夫ほか：片麻痺上肢の再建手術．手術，**24** : 432. 1970.
23) 横林宣博ほか：痙性麻痺手治療の検討．整形外科，**20** : 417. 1969.

マイクロサージャリー

1) Acland, R.D. : The free iliac flap. A lateral modification of the free groin flap. Plast. Reconst. Surg., **64** : 30-36, 1979.
2) Alpert, B.S., Buncke H.J. and Brownstein, M. : Replacement of damaged arteries and veins with vein grafts when replanting crushed, amputated fingers. Plast. Reconst. Surg., **61** : 17-22, 1978.
3) Ariyan, S. : Further experiences with the pectoralis major myocutaneous flap for the immediate repair of defects from excisions of head and neck cancers. Plast. Reconst. Surg., **64** : 605-612, 1979.
4) Buncke, H.J. Jr, et al. : Thumb replacement. Great toe transplantation by microvascular anastomosis. Br. J. Plast. Surg., **26** : 194-201, 1973.
5) Buncke, H.J. Jr. et al. : The fate of autogenous whole joints transplanted by microvascular anastomoses. Plast. Reconst. Surg., **39** : 333-341, 1967.
6) Buncke, H.J. Jr. and Schulz, W.P. : Experimental digital amputation and reimplantation. Plast. Reconst. Surg., **36** : 62-70, 1965.
7) Cobbett, J.R. : Free pollicization of the great toe. Hand, **2** : 57, 1970.
8) Foucher, G., Merle, M., Maneaud, M. and Michon, J. : Microsurgical free partial toe transfer in hand reconstruction. A report of 12 cases. Plast. Reconst. Surg., **65** : 616-627, 1980.
9) Given, K.S., Puckett, C.L. and Kleinert, H.E. : Ulnar artery thrombosis. Plast. Reconst. Surg., **61** : 405-411, 1978.
10) Harii, K. et al. : Free groin skin flaps. Br. J. Plast. Surg., **28** : 255-257, 1975.
11) Harii, K., Torii, S. and Sekiguchi, J. : The free lateral thoracic flap. Plast. Reconst. Surg., **62** : 212-222, 1978.
12) Hurwitz, P.J. : Experimental transplantation of small joints by microvascular anastomoses. Plast. Reconst. Surg., **64** : 221-231, 1979.
13) Holle, J. et al. : Grip reconstruction by double-toe transplantation in cases of a fingerless hand and a handless arm. Plast. Reconst. Surg., **69** : 962-968, 1982.
14) Ikuta, Y., Kubo, T. and Tsuge, K. : Free muscle transplantation by microsurgical technique to treat severe Volkmann's contracture. Plast. Reconst. Surg., **58** : 407-411, 1976.
15) Ikuta, Y. : Studies on small vessel anastomosis. Hiroshima J. Med. Sci., **17**(4) : 285-311, 1968.
16) Ikuta, Y. et al. : The reattachment of severed fingers. Hiro-

shima J. Med. Sci., **22** : 131-154, 1973.
17) Ikuta, Y. : Method of bone fixation in reattachment of amputations in the upper extremities. Clin. Orth. Relat. Res., **33** : 169-178, 1978.
18) Ikuta, Y., Yoshioka, K. and Tsuge, K. : Free muscle transfer. Aust. N.Z. J. Surg., **50**(4) : 401-405, 1980.
19) Ikuta, Y. : Microsurgical free muscle transplantation. Management of Peripheral Nerve Problems (ed. by Omer, G.E. and Spinner, M.). Saunders, Philadelphia, p.847-861, 1980.
20) Kleinert, H.E. et al. : Small blood-vessel anastomosis for salvage of severely injured upper extremity. J. Bone Joint Surg., **45-A** : 788-796, 1963.
21) Komatsu, S. and Tamai, S. : Successful replantation of completely cut-off thumb, case report. Plast. Reconst. Surg., **42** : 374-377, 1968.
22) Kubo, T., Ikuta, Y. and Tsuge, K. : Free muscle transplantation in dogs by microneurovascular anastomoses. Plast. Reconst. Surg., **57** : 495-501, 1976.
23) Kutz, J.E. et al. : Upper extremity replantation. Orth. Clin. N. Am., **14** : 873-891, 1983.
24) Manktelow, R.T., Zuker, R.M. and Mckee, N.H. : Functioning free muscle transplantation. J. Hand Surg., **9-A** : 32-39, 1984.
25) Manktelow, R.T. and Mckee, N.H. : Free muscle transplantation to provide active finger flexion. J. Hand Surg., **3** : 416-426, 1978.
26) Maxwell, G.P., Manson, P.N. and Hoopes, J.E. : Experience with thirteen latissimus dorsi myocutaneous free flaps. Plast. Reconst. Surg., **64** : 1-8, 1979.
27) May, J.W. Jr., Smith R.J. and Peimer, C.A. : Toe-to hand free tissue transfer for thumb construction with multiple digit aplasia. Plast. Reconst. Surg., **67** : 205-213, 1981.
28) Morrison, W.A., O'Brien B.M. and MacLeod, A.M. : Thumb reconstruction with a free neurovascular wrap-around flap from the big toe. J. Hand Surg., **5** : 575-583, 1980.
29) Nassif, T.M., Vidal, L., Bovet, J.L. and Baudet, J. : Parascapular flap. A new cutaneous microsurgical free flap. Plast. Reconst. Surg., **69** : 591-600, 1982.
30) O'Brien B.M. and Miller, G.D. : Digital reattachment and revascularization. J. Bone Joint Surg., **55-A** : 714-724, 1973.
31) O'Brien B.M. et al. : Free flap transfers with microvascular anastomoses. Br. J. Plast. Surg., **27** : 220-230, 1974.
32) Olivari, N. : Use of thirty latissimus dorsi flaps. Plast. Reconst. Surg., **64** : 654-661, 1979.
33) Ohmori, K. and Harii, K. : Free groin flaps. Their vascular basis. Br. J. Plast. Surg., **28** : 238-246, 1975.
34) Seidenberg, B., Hurwitt, E.S. and Carton, C.A. : The technique of anastomosing small arteries. Surg. Gyn. Obst., **106** : 743-746, 1958.
35) Sheetz, K.K., Bishop, A.T. and Berger, R.A. : The arterial blood supply of the distal radius and ulna and its potential use in vascularized pedicled bone graft. J. Hand Surg., **20-A** : 902-914, 1995.
36) Strauch, B. and Tsur, H. : Restoration of sensation to the hand by a free nuerovascular flap from the first web space of the foot. Plast. Reconst. Surg., **62** : 361-367, 1978.
37) Sunagawa, T., Bishop, A.T. and Murakami, K. : Role of conventional vascularized bone grafts in scaphoid nonunion with avascular necrosis. A canine experimental study. J. Hand Surg., **25-A** : 849-859, 2000.
38) Tamai, S. et al. : Free muscle transplants in dogs, with microsurgical neurovascular anastomoses. Plast. Reconst. Surg., **46** : 219-225, 1970.
39) Watari, S. et al. : Vascular pedicle fibular transplantation as treatment for bone tumor. Clin. Orth. Relat. Res., **133** : 158-164, 1978.
40) Watson, J.S., Craig, R.D. and Orton, C.I. : The free latissimus dorsi myocutaneous flap. Plast. Reconst. Surg., **64** : 299-305, 1979.
41) Wray, R.C. Jr. et al. : Free vascularized whole-joint transplants with ununited epiphyses. Plast. Reconst. Surg., **67** : 519-525, 1981.
42) Yoshimura, M. : Toe-to-hand transfer. Plast. Reconst. Surg., **66** : 74-83, 1980.
43) Zaidemberg, C. and Angrigini, C. : A new vascularized bone graft for scaphoid nonunion. J. Hand Surg., **16-A** : 474-478, 1991.
44) 生田義和ほか：微小外科．第2版，南江堂，東京，1993．
45) 玉井　進：整形外科領域における血管外科．臨整外，**5**：579, 1970．
46) 玉井　進：切断肢再装着に関する実験外科研究．日整外会誌，**41**：483, 1967．
47) 土井一輝：Wrap around flap法による切断母指再建術．日手会誌，**18**：156, 2001．
48) 中島英親：Wrap around flapによる母指，指再建．整形外科治療のコツと落とし穴．中山書店，東京，p.222-223, 1997．
49) 山野慶樹：指尖切断再接着の成績と適応．日マイクロサージ会誌，**4**：174-183, 1991．
50) 吉津孝衛ほか：母指再建における toe to thumb transfer 法と末節骨付き wrap around flap 法の比較検討．日手会誌，**1**：701-704, 1984．
51) 村上恒二ほか：切断指再接着後の長期経過例の検討．整・災害誌，**26**：267-273, 1983．

血管系疾患

上腕循環系障害，肩・手症候群，疼痛性疾患

1) Ashbell, T.S., Kutz, J.E. and Kleinert, H.E.: The digital Allen test. Plast. Reconst. Surg., **39**: 311-312, 1967.
2) Bonney, G.: The scalenus medius band. J. Bone Joint Surg., **47-B**: 268-272, 1965.
3) Balas, P. et al.: Raynaud's phenomenon. Primary and secondary causes. Arch. Surg., **114**: 1174-1177, 1979.
4) Conn. J. Jr., Bergan, J.J. and Bell, J.L.: Hypothenar hammer syndrome. Posttraumatic digital ischemia. Surgery, **68**: 1122-1128, 1970.
5) Hardy, W.G. et al.: The problem of minor and major causalgias. Am. J. Surg., **95**: 545-551, 1958.
6) Gelberman, R.H. and Goldner, J.L.: Congenital arteriovenous fistulas of the hand. J. Hand Surg., **3**: 451-453, 1982.
7) Kleinert, H.E. and Volianitis, G.J.: Thrombosis of the palmar arterial arch and its tributaries. Etiology and newer concepts in treatment. J. Trauma, **5**: 447-455, 1965.
8) Lankford, L.L. and Thompson, J.E.: Reflex sympathetic syndrome, upper and lower extremity: Diagnosis and management. Am. Acad. Orth. Surg. Instr. Course., **26**: 163-178, 1977.
9) Lord, J.W. Jr.: Post-traumatic vascular disorders and upper extremity sympathectomy. Orth. Clin. N. Am., **1**: 393-398, 1970.
10) Merskey, H. and Bogduk, N.: Classification of chronic pain. IASP Press, Seattle, 1994.
11) Moberg, E.: The shoulder-hand-finger syndrome. Surg. Clin. N. Am., **40**: 367-373, 1960.
12) Schutzer, S.F. and Grossling, H.R.: The treatment of reflex sympathetic dystrophy syndrome. J. Bone Joint Surg., **66-A**: 625-629, 1984.
13) Ross, D.B.: The place for scalenectomy and first-rib resection in thoracic outlet syndrome. Surgery, **92**: 1077-1085, 1982.
14) Zweig, J. et al.: Thrombosis of the ulnar artery following blunt trauma to the hand. J. Bone Joint Surg., **51-A**: 1191-1198, 1969.
15) 兵頭正義：反射性交感神経性萎縮症．ペインクリニック, **10**: 568-574, 1989.
16) 立石昭夫：胸郭出口症候群の診断と治療．日整外会誌, **54**: 817-827, 1980.
17) 関 利明：反射性交感神経性ジストロフィー．整災外, **34**: 957-962, 1991.
18) 高岸直人：前斜角筋症候群．臨床と研究, **39**: 899, 1962.
19) 田島達也ほか：四肢とくに上肢における血行障害の諸型とそれらに対する治療適応の検討．整形外科, **16**: 397-409, 1965.

炎症性疾患

1) Boyes, J.H.: Infection of the hand, with evolution of chemotherapy. Calif. Med., **66**: 1-4, 1947.
2) Carter, S.J. and Mersheimer, W.L.: Infections of the hand. Orth. Clin. N. Am., **1**: 455-466, 1970.
3) Guba, A.M. Jr., Mulliken, J.B. and Hoopes, J.E.: The selection of antibiotics for human bites of the hand. Plast. Reconst. Surg., **56**: 538-541, 1975.
4) Kanavel, A.B.: Infection of the hand. Lea & Febiger, Philadelphia, 1925.
5) Mann, R.L., Hoffeld, T.A. and Farmer, C.B.: Human bites of the hand. Twenty years of experience. J. Hand Surg., **2-A**: 97-104, 1977.
6) Keyser, J.J. and Eaton, R.G.: Surgical cure of chronic paronychia by eponychial marsupialization. Plast. Reconst. Surg., **58**: 66-70, 1976.
7) Ryan, J.J., Hoopes, J.E. and Jabaley, M.E.: Drug injection injuries of the hands and forearms in addicts. Plast. Reconst. Surg., **53**: 445-451, 1974.
8) 根本孝一：手の感染症に対する持続灌流療法．整形外科治療のコツと落とし穴．中山書店, 東京, p.186-187, 1997.

手のリウマチ

1) Albriight, J.A. and Chase, R.A.: Palmar-shelf arthroplasty of the wrist in rheumatoid arthritis. J. Bone Joint Surg., **52-A**: 896-906, 1970.
2) Allende, B.T.: Wrist arthroplasty in rheumatoid arthritis. Clin. Orth. Relat. Res., **90**: 133-136, 1973.
3) Amadio, P.C., Millender, I.H. and Smith, R.J.: Silicone spacer or tendon spacer for trapezium resection arthroplasty. J. Hand Surg., **7**: 237-244, 1982.
4) Bleifeld, C.J. and Inglis, A.E.: The hand in systemic lupus erythematosis. J. Bone Joint Surg., **56-A**: 1207-1215, 1974.
5) Carroll, R.E. and Dick, H.M.: Arthrodesis of the wrist for rheumatoid arthritis. J. Bone Joint Surg., **53-A**: 1365-1369,

1971.
6) Clayton, M.L. : Surgical treatment at the wrist in rheumatoid arthritis. J. Bone Joint Surg., **47-A** : 741-750, 1965.
7) Chantelot, C. et al. : Synovectomy combined with the Sauvé-Kapandji procedure for the rheumatoid wrist. J. Hand Surg., **24-B** : 405-409, 1999.
8) Ellison, M.R., Flatt, A.E. and Kelly, K.J. : Ulnar drift of the fingers in rheumatoid disease. Treatment by crossed intrinsic tendon transfer. J. Bone Joint Surg., **53-A** : 1061-1082, 1971.
9) Ellison, M.R., Kelly, K.J. and Flatt, A.E. : The results of surgical synovectomy of the digital joints in rheumatoid disease. J. Bone Joint Surg., **53-A** : 1041-1060, 1971.
10) Ertel, A.N. et al. : Flexor tendon ruptures in patients with rheumatoid arthritis. J. Hand Surg., **13-A** : 860-866, 1988.
11) Ferlic, D.C. and Clayton, M.L. : Flexor tenosynovectomy in the rheumatoid finger. J. Hand Surg., **3-A** : 364-367, 1978.
12) Harrison, S.H. and Ansell, B.M. : Surgery of the rheumatoid thumb. Br. J. Plast. Surg., **27** : 242-247, 1974.
13) Hastings, D.E. and Evans, J.A. : Rheumatoid wrist deformities and their relation to ulnar drift. J. Bone Joint Surg., **57-A** : 930-934, 1975.
14) Hueston, J.T., Wilson, W.F. : The role of the intrinsic muscles in the production of metacarpophalangeal subluxation in the rheumatoid hand. Plast. Reconst. Surg., **52** : 342-345, 1973.
15) Inglis, A.E., Hamlin C., Sengelmann, R.P and, Straub, L.R. : Reconstruction of the metacarpophalangeal joint of the thumb in rheumatoid arthritis. J. Bone Joint Surg., **54-A** : 704-712, 1972.
16) Ishikawa, H., Murasawa, A. and Hanyu, T. : The effect of activity and type of rheumatoid arthritis on the flexible implant arthroplasty of the metacarpophalangeal joint. J. Hand Surg., **27-B** : 180-183, 2002.
17) Jackson, I.T. and Paton, K.C. : The extended approach to flexor tendon synovitis in rheumatoid arthritis. Br. J. Plast. Surg., **26** : 122-131, 1973.
18) Jolly, S.L. et al. : Swanson silicone arthroplasty of the wrist in rheumatoid arthritis. A long-term follow-up. J. Hand Surg., **17-A** : 142-149, 1992.
19) Kobus, R.J. and Turner, R.H. : Wrist arthrodesis for treatment of rheumatoid arthritis. J. Hand Surg., **15-A** : 541-546, 1990.
20) Kuczynski, K. : The synovial structures of the normal and rheumatoid digital joints. Hand, **3** : 41- 54, 1971.
21) Kulick, R.G. et al. : Long-term results of dorsal stabilization in the rheumatoid wrist. J. Hand Surg., **6** : 272-280, 1981.
22) Mannerfelt, L. and Andersson, K. : Silastic arthroplasty of the metacarpophalangeal joints in rheumatoid arthritis. J. Bone Joint Surg., **57-A** : 484-489, 1975.
23) Marmor, L. et al. : Posterior interosseous nerve palsy due to rheumatoid arthritis. J. Bone Joint Surg., **49-A** : 381-383, 1967.
24) Millender, L.H. et al. : Dorsal tenosynovectomy and tendon transfer in the rheumatoid hand. J. Bone Joint Surg., **56-A** : 601-610, 1974.
25) Millender, L.H. and Nalebuff, E.A. : Arthrodesis of the rheumatoid wrist. An evaluation of sixty patients and a description of a different surgical technique. J. Bone Joint Surg., **55-A** : 1026-1034, 1973.
26) Moore, J.R., Weiland, A.L. and Valdata, L. : Tendon ruptures in rheumatoid hands. Analysis of treatment and functional results in 60 patients. J. Hand Surg., **12-A** : 9-14, 1987.
27) Nalebuff, E.A. and Garrett, J. : Opera-glass hand in rheumatoid arthritis. J. Hand Surg., **1** : 210-220, 1976.
28) Nalebuff, E.A. : Surgical treatment of finger deformities in the rheumatoid hand. Surg. Clin. N. Am., **49** : 833-846, 1969.
29) Shapiro, J.S. : Wrist involvement in rheumatoid swan-neck deformity. J. Hand Surg., **7** : 484-491, 1982.
30) Smith, R.J. and Kaplan, E.B. : Rheumatoid deformities at the metacarpophalangeal joints of the fingers. J. Bone Joint Surg., **49-A** : 31-47, 1967.
31) Smith, E.M. et al. : Role of intrinsic forces in rheumatoid metacarpophalangeal joint deformities. J. Bone Joint Surg., **45-A** : 880-881, 1963.
32) Stack, H.G. and Vaughan-Jackson, O.J. : The zig-zag deformity in the rheumatoid hand. Hand, **3** : 62-67, 1971.
33) Stellbrink, G. : Trigger finger syndrome in rheumatoid arthritis not caused by flexor tendon nodules. Hand, **3** : 76-79, 1971.
34) Straub, L.R. and Ranawat, C.S. : The wrist in rheumatoid arthritis. Surgical treatment and results. J. Bone Joint Surg., **51-A** : 1-20, 1969.
35) Straub, L.R. and Wilson, E.H. Jr. : Spontaneous rupture of extensor tendons in the hand associated with rheumatoid arthritis. J. Bone Joint Surg., **38-A** : 1208-1217, 1956.
36) Swanson, A.B. : Disabling arthritis at the base of the thumb. Treatment by resection of the trapezium and flexible (silicone) implant arthroplasty. J. Bone Joint Surg., **54-A** : 456-471, 1972.
37) Swanson, A.B. : Flexible implant arthroplasty for arthritic finger joints. Rationale, technique, and results of treatment. J. Bone Joint Surg., **54-A** : 435-455, 1972.
38) Terrono, A., Millender, L.H. and Nalebuff, E.A. : Boutonniere rheumatoid thumb deformity. J. Hand Surg., **15-A** : 999-1003, 1990.
39) Tsuge, K. et al. : Surgical treatment of rheumatoid hand. Hiroshima J. Med. Sci., **15** : 103-120, 1966.
40) Vainio, K. : Surgery of the hands in rheumatoid arthritis. J. Bone Joint Surg., **45-A** : 879-880, 1963.
41) Vaughan-Jackson, O.J. : Egg-cup erosion in the rheumatoid hand. Hand, **1** : 9-13, 1969.

42) Wilde, A.H. : Synovectomy of the proximal interphalangeal joint of the finger in rheumatoid arthritis. J. Bone Joint Surg., **56-A** : 71-78, 1974.
43) Zancolli, E. : Structural and Dynamic Basis of Hand Surgery, 2nd Ed., Lippincott, Philadelphia, 1979.
44) 稲垣克記ほか：Kudo type 5 人工肘関節置換術．OS NOW, **23** : 78-85, 2004.
45) 石川淳一ほか：RA 手関節の手術．整災外，**47** : 733-740, 2004.
46) 石川　肇：慢性関節リウマチに対する手関節固定術．整災外，**43** : 443-452, 2000.
47) 石川　肇ほか：RA 手指滑膜切除と変形予防．関節外科，**7** : 295-304, 1998.
48) 石黒　隆：手指伸筋腱皮下断裂に対する減張位超早期運動療法．骨・関節・靱帯，**9** : 915-922, 1996.
49) 森　俊仁ほか：RA 肘に対する工藤式人工関節の成績．整災外，**7** : 741-749, 2004.
50) 村上恒二ほか：肘関節リウマチ滑膜切除後長期観察例の検討．リウマチ外科，**7** : 130-136, 1979.
51) 村上恒二ほか：リウマチ手における伸筋腱断裂の再建．中部整災誌，**32** : 1439-1443, 1979.
52) 津下健哉ほか：晩期肘 RA 滑膜切除後の関節破壊の進行．整形外科，**48** : 661-669, 1997.
53) 増原　愛ほか：Disabilities of the arm, shoulder and hand の上肢疾患における有用性の検討．日手会誌，**27** : 286, 2010.

先天異常

1) Abramowitz, I. : Triphalangeal thumb in a Bantu family. J. Bone Joint Surg., **41-B** : 766-771, 1959.
2) Almquist, E.E. et al. : Congenital dislocation of the head of the radius. J. Bone Joint Surg., **51-A** : 1118-1127, 1969.
3) Albright, J.A. and Linburg, R.M. : Common variations of the radial wrist extensors. J. Hand Surg., **3-A** : 134-138, 1978.
4) Barsky, A.J. : Congenital Anomalies of the Hand and their Surgical Treatment. Thomas, Springfield, 1958.
5) Carroll, R.E. and Bowers, W.H. : Congenital deficiency of the ulna. J. Hand Surg., **2** : 169-174, 1977.
6) Castle, M.E. : One-bone forearm. J. Bone Joint Surg., **56-A** : 1223-1227, 1974.
7) Carstam, N. and Eiken, O. : Kirner's deformity of the little finger. J. Bone Joint Surg., **52-A** : 1663-1665, 1970.
8) Courtemanche, A.D. : Campylodactyly. Etiology and management. Plast. Reconst. Surg., **44** : 451-454, 1969.
9) Curtis, R.M. : Congenital arteriovenous fistulae of the hand. J. Bone Joint Surg., **35-A** : 917-928, 1953.
10) Engber, W.D. and Flatt, A.E. : Camptodactyly. An analysis of sixty-six patients and twenty-four operations. J. Hand Surg., **2** : 216-224, 1977.
11) Exarhou, E.L. and Antoniou, N.K. : Congenital dislocation of the head of the radius. Acta. Orth. Scand., **41** : 551-556, 1970.
12) Flatt, A.E. et al. : Multiple dorsal rotation flaps from the hand for thumb web contractures. Plast. Reconst. Surg., **45** : 258-262, 1970.
13) Franz, C.H. and O'Rahiily, R. : Congenital skeletal limb deficiencies. J. Bone Joint Surg., **43-A** : 1202-1224, 1961.
14) Goldberg, N.H. and Watson, H.K. : Composite toe (phalanx and epiphysis) transfers in the reconstruction of the aphalangic hand. J. Hand Surg., **7-A** : 454-459, 1982.
15) Greene, M.H. : Cryptic problems of arthrogryposis multiplex congenita. J. Bone Joint Surg., **45-A** : 885-886, 1963.
16) Griffin, J.M., Vasconez, L.O. and Schatten, W.E. : Congenital arteriovenous malformations of the upper extremity. Plast. Reconst. Surg., **62** : 49-58, 1978.
17) Green, W.T. and Mital, M.A. : Congenital radioulnar synostosis. surgical treatment. J. Bone Joint Surg., **61-A** : 738-743, 1979.
18) Hall, E.J., Johnson-Giebink, R. and Vasconez, L.O. : Management of the ring constriction syndrome. A reappraisal. Plast. Reconst. Surg., **69** : 532-536, 1982.
19) Hansen, O.H. and Andersen, N.O. : Congenital radioulnar synostosis. Acta. Orth. Scand., **41** : 225-230, 1970.
20) Hartrampf, C.R., Vasconez, L.O. and Mathes, S. : Construction of one good thumb from both parts of a congenitally bifid thumb. Plast. Reconst. Surg., **54** : 148-152, 1974.
21) Hentz, V.R. and Littler, J.W. : Abduction-pronation and recession of the second (index) metacarpal in thumb agenesis. J. Hand Surg., **2** : 113-117, 1977.
22) Henry, A. and Thorburn, M.J. : Madelung's deformity. A clinical and cytogenetic study. J. Bone Joint Surg., **49-B** : 66-73, 1967.
23) Hoover, G.H., Flatt, A.E. and Weiss, M.W. : The hand and Apert's syndrome. J. Bone Joint Surg., **52-A** : 878-895, 1970.
24) Imagawa, S. : Symbracydactyly. Review of 50 cases and definition. Hiroshima J. Med. Sci., **29** : 105-115, 1980.
25) Ireland, D.C.R., Takayama, N. and Flatt, A.E. : Poland's syndrome. A review of forty-three cases. J. Bone Joint Surg., **58-A** : 52-58, 1976.
26) Johnson, H.A. : Formation of a functional thumb post with sensation in phocomelia. J. Bone Joint Surg., **49-A** : 327-332, 1967.
27) Katagiri, N. : Vascular pattern and limb development. Hiroshima J. Med. Sci., **32** : 485-517, 1983.
28) Kanaya, F. and Ibaraki, K. : Mobilization of a congenital proximal radioulnar synostosis with use of a free vascular-

29) Kino, Y. : Clinical and experimental studies of the congenital constriction band syndrome, with an emphasis on its etiology. J. Bone Joint Surg., **57-A** : 636-643, 1975.
30) Lloyd-Roberts, G.C. and Lettin, A.W.F. : Arthrogryposis multiplex congenita. J. Bone Joint Surg., **52-B** : 494-508, 1970.
31) Lamb, D.W. : Radial club hand. A continuing study of 68 patients with 117 club hands. J. Bone Joint Surg., **59-A** : 1-13, 1977.
32) Marks, T.W. and Bayne, L.G. : Polydactyly of the thumb. Abnormal anatomy and treatment. J. Hand Surg., **3** : 107-116, 1978.
33) Marumo, E., Kojima, T. and Suzuki, S. : An operation for syndactyly and its results. Plast. Reconst. Surg., **58** : 561-567, 1976.
34) Miura, T. : Triphalangeal thumb. Plast. Reconst. Surg., **58** : 587-594, 1976.
35) Miura, T. and Komada, T. : Simple method for reconstruction of the cleft hand with an adducted thumb. Plast. Reconst. Surg., **64** : 65-67, 1979.
36) Miura, T. : Duplicated thumb. Plast. Reconst. Surg., **69** : 470-479, 1982.
37) Moses, J.M., Flatt, A.E. and Cooper, R.R. : Annular constricting bands. J. Bone Joint Surg., **61-A** : 562-565, 1979.
38) Ogino, T., Ishii, S. and Kato, H. : Opposable triphalangeal thumb. Clinical feautres and results of treatment. J. Hand Surg. **19-A** : 39-47, 1994.
39) Rank, B.K. : Long-term results in epiphysial transplants in congenital deformities of the hand. Plast. Reconst. Surg., **61** : 321-329, 1978.
40) Ross, J.A. and Troy, C.A. : The clinical significance of the extensor digitorum brevis manus. J. Bone Joint Surg., **51-B** : 473-478, 1969.
41) Senrui, H., Egawa, T. and Horiki, A. : Anatomical findings in the hands of patients with Poland's syndrome. J. Bone Joint Surg., **64-A** : 1079-1082, 1982.
42) Spinner, M. et al. : Management of moderate longitudinal arrest of development of the ulna. Clin. Orth. Relat. Res., **69** : 199-202, 1970.
43) Straub, L.R. : Congenital absence of the ulna. Am. J. Surg., **109** : 300-305, 1965.
44) Swanson, A.B. : A classification for congenital limb malformations. J. Hand Surg., **1** : 8-22, 1976.
45) Swanson, A.B., Barsky, A.J. and Entin, M.A. : Classification of limb malformations on the basis of embryological failures. Surg. Clin. N. Am. **48** : 1169-1179, 1968.
46) Swanson, A.B. : The Krukenberg procedure in the juvenile amputee. J. Bone Joint Surg., **46-A** : 1540-1548, 1964.
47) Szaboky, G.T. et al. : Anomalous fusion between the lunate and triquetrum. J. Bone Joint Surg., **51-A** : 1001-l004, 1969.
48) Tsuge, K. and Watari, S. : Surgical treatment of cleft hand and its associated deformities. Bull. Hosp. Joint Dis., **44** : 532-541, 1984.
49) Tupper, J.W. : Pollex abductus due to congenital malposition of the flexor pollicis longus. J. Bone Joint Surg., **51-A** : 1285-1290, 1969.
50) Tuch, B.A. et al. : A review of supernumerary thumb and its surgrcal management. Clin. Orth. Retal. Res., **125** : 159-167, 1977.
51) Ueba, Y. : Plastic surgery for the cleft hand. J. Hand Surg., **6** : 557-560, 1981.
52) Vichare, N.A. : Anomalous muscle belly of the flexor digitorum superficialis. J. Bone Joint Surg., **52-B** : 757-759, 1970.
53) Walsh, R.J. : Acrosyndactyly. A study of twenty-seven patients. Clin. Orth. Relat. Res., **71** : 99-111, 1970.
54) Watari, S. and Tsuge, K. : A classification of cleft hands, based on clinical findings. Theory of developmental mechanism. Plast. Reconst. Surg., **64** : 381-389, 1979.
55) Wassel, H.D. : The results of surgery for polydactyly of the thumb. Clin. Orth. Relat. Res., **64** : 175-193, 1969.
56) Watson, H.K. and Boyes, J.H. : Congenital angular deformity of the digits. Delta phalanx. J. Bone Joint Surg., **49-A** : 333-338, 1967.
57) Weckesser, E.C. et al. : Congenital clasped thumb. J. Bone Joint Surg., **50-A** : 1417-1428, 1968.
58) Weeks, P.M. : Surgical correction of upper extremity. Deformities in arthrogryposis. Plast. Reconst. Surg., **36** : 459-465, 1965.
59) Wilson, J.S.P. : Some observations on the treatment of congenital abnormalities of the hand. Hand, **1** : 63-66, 1969.
60) Wood, V.E. and Flatt, A.E. : Congenital triangular bones in the hand. J. Hand Surg., **2** : 179-193, 1977.
61) Wood, V.E. : Polydactyly and the triphalangeal thumb. J. Hand Surg., **3** : 436-444, 1978.
62) Wood, V.E. : Treatment of central polydactyly. Clin. Orth. Relal. Res., **74** : 196-205, 1971.
63) 多田浩一ほか：Mirror handの手術．整形外科，**28**：1519-1523, 1977.
64) 三浦隆行ほか：いわゆるArthrogryposis multiplex congenitaについて．整形外科，**13**：519, 1962.
65) 三浦隆行：アトラス手の先天異常．金原出版，東京，1984.
66) 三浦隆行ほか：母指多指症の分類とその治療．整形外科，**27**：177-184, 1984.
67) 三浦隆行ほか：裂手症の治療．整形外科，**33**：545-548, 1982.
68) 丸毛英二ほか：合指症の手術．手術，**24**：1002-1006, 1970.
69) 佐藤舜也ほか：いわゆるArthrogryposis multiplex cogenitaについて．臨整外，**4**：217, 1969.
70) 杉浦保夫ほか：Symbrachydactyly (Pol)について．整形外科，**12**：1128, 1961.
71) 田島達也ほか：母指内転拘縮に対する私たちsliding skin

flap 法について. 整形外科, **16**:935, 1965.
72) 津下健哉ほか:伸筋腱の先天性発育不全について. 整形外科, **20**:1363, 1969.
73) 津下健哉:手奇形へのアプローチ. 日整外会誌, **56**:248-253. 1982.
74) 津下健哉編:整形外科 Mook.35. 手の先天異常. 金原出版, 東京, 1984.
75) 渡 捷一ほか:裂手症手術の実際(その1). 整形外科, **35**:399-407, 1984.
76) 渡 捷一ほか:裂手症手術の実際(その2). 整形外科, **35**:519-530, 1984.
77) 渡 捷一ほか:母指多指症術後変形の病態と治療—手の外科外来23年のまとめ. 日手会誌, **5**:820-839, 1988.
78) 渡 捷一ほか:手の先天奇形発生機序に関する考察. 医のあゆみ, **100**:663-670, 1977.
79) 矢部 裕:先天性橈尺骨癒合症に対する新手術法. 整形外科, **22**:900-903, 1971.
80) 安田峰生:手の正常および異常発生過程. 整災外, **34**:915-921, 1991.
81) 日本手外科学会先天異常委員会:手の先天異常分類マニュアル. 日手会誌, **13**:455-467, 1996.

母指発育不全・内反手

1) Blauth, W.: Der hypoplastische Daumen. Arch. Orth. Unfall-Chir., **62**:225-246, 1967.
2) Blauth, W.: Zur Morphologie und Therapie der radialen Klumphand. Arch. Orth. Unfall-Chir., **65**:97-123, 1969.
3) Bora, F.W. Jr. et al.: Radial club-hand deformity. J. Bone Joint Surg., **63-A**:741-745, 1981.
4) Buck-Gramcko, D.: Pollicization of the index finger. Method and results in aplasia and hypoplasia of the thumb. J. Bone Joint Surg., **53-A**:1605-1617, 1971.
5) Buck-Gramcko, D.: Radialization as a new treatment for radial club hand. J. Hand Surg., **10-A**:964-968, 1985.
6) Edgerton, M.T. et al.: Surgical treatment of congenital thumb deformities. J. Bone Joint Surg., **47-A**:1453-1474, 1965.
7) Harrison, S.H.: Pollicization in cases of radial club hand. Br. J. Plast. Surg., **23**:192-200, 1970.
8) Henkel, L. and Willert, H.G.: A classification and a pattern of malformation in a group of congenital defects of the limbs. J. Bone Joint Surg., **51-B**:399-414, 1969.
9) Lamb, D.W.: Radial club hand. A continuring study of sixty-eight patients with one hundred and seventeen club hands. J. Bone Joint Surg., **59-A**:1-13, 1977.
10) Littler, J.W. and Cooley. S.G.: Congenital dysplasia of the thumb. Reconstruction using the index finger. J. Bone Joint Surg., **46-A**:912, 1964.
11) Makley, J.T. and Heiple, K.G.: Scoliosis associated with congenital deficiencies of the upper extremity. J. Bone Joint Surg., **52-A**:279-287, 1970.
12) Manske, P.R., McCarroll, H.R. and Swanson, K.: Centralization of the radial club hand. An ulnar surgical approach. J. Hand Surg., **6**:423-433, 1981.
13) Manske, P.R. and McCarroll, H.R. Jr.: Abductor digiti minimi opponensplasty in congenital radial dysplasia. J. Hand Surg., **3**:552-559, 1978.
14) Match, R.M.: The use of a skin flap from a floating thumb in pollicization of the index. Plast. Reconst. Surg., **61**:790-792, 1978.
15) Pulvertaft, R.G.: Aplasia and hypoplasia of the radius. Hand., **1**:60-62, 1969.
16) Riordan, D.C.: Congenital absence of the radius. A fift-year follow-up. J Bone Joint Surg., **45-A**:1783, 1963.
17) Rybka, F.J. and Paletta, F.X.: Anomalies associated with congenital deformities of the thumb. Plast. Reconst. Surg., **46**:572-576, 1970.
18) Skerik, S.K. and Flatt, A.E.: The anatomy of congenital radial dysplasia. Clin. Orth. Relat. Res., **66**:125-143, 1969.
19) Strauch, B. and Spinner, M.: Congenital anomaly of the thumb. Absent intrinsics and flexor pollicis longus. J. Bone Joint Surg., **58-A**:115-118, 1976.
20) Su, C.T., Hoopes, J.E. and Daniel, R.: Congenital absence of the thenar muscles innervated by the median nerve. J. Bone Joint Surg., **54-A**:1087-1090, 1972.
21) Tsuge, K. and Watari, S.: New surgical procedure for correction of club hand. J. Hand Surg., **10-B**:90-94, 1985.
22) Zancolli, E.: Transplantation of the index finger in congenital absence of the thumb. J. Bone Joint Surg., **42-A**:658-660, 1960.
23) 藤 哲:上肢における仮骨延長による再建. 日手会誌, **3**:227, 2006.
24) 川端英彦:橈側列形成不全(内反手)に対するイリザロフ法の応用. 日手会誌, **13**:937-940, 1997.
25) 川端英彦:手に先天異常を有する児童およびその家族の心理的社会的側面の推移. 日手会誌, **13**:750-754, 1996.
26) 石黒 隆ほか:橈側手根屈筋の半截腱を用いた母指対立腱固定術. 整形外科, **35**:485-491, 1984.
27) 高見 博ほか:小指外転筋移行による母指対立再腱術の経験. 整形外科, **35**:431-437, 1984.
28) 荻野利彦:母指形成不全例に対する母指化術野長期成績. 日手会誌, **12**:765-767, 1996.
29) 玉井 進ほか:内反手に対する血管柄付腓骨頭移植の経験. 整形外科, **32**:1645-1647, 1981.
30) 津下健哉編集:整形外科 Mook. 35. 手の先天異常. 金原出

版, 東京, 1984.
31) 山野慶樹ほか：Illizarov 法の原理と特徴. 整形外科, 49：878-886, 1998.

32) 矢部　裕ほか：母指先天異常の発生過程とその治療. 整形外科 20：1371, 1969.

巨　指　症

1) Barsky, A.J. : Macrodactyly. J. Bone Joint Surg., **49-A** : 1255-1266, 1967.
2) Frykman, G.K. and Wood, V.E. : Peripheral nerve hamartoma with macrodactyly in the hand. Report of three cases and review of the literature. J. Hand Surg., **3** : 307-312, 1978.
3) Kelikian, H. : Congenital Deformities of the Hand. Saunders, Philadelphia, p.610-660, 1974.
4) Paletta, F.X. and Senay, L.C. Jr. : Lipofibromatous hamartoma of median nerve and ulnar nerve. Surgical treatment. Plast. Reconst. Surg., **68** : 915-921, 1981.
5) Patel, M.E. et al. : Lipofibroma of the median nerve in the palm and digits of hand. J. Bone Joint Surg., **61-A** : 393-397, 1979.
6) Rechnagel, K. : Megalodactylism. Report of 7 cases. Acta. Orth. Scand., **38** : 57-66, 1967.
7) Rowland, S.A. : Lipofibroma of the median nerve in the palm. J. Bone Joint Surg., **46-A** : 1309-1313, 1967.
8) Rudolph, R. and Jaffe, S. : Painless fibro-fatty hamartoma of the median nerve. Br. J. Plast. Surg., **28** : 301-302, 1975.
9) Thorne, F.L., Posch, J.L. and Mladick, R.A. : Megalodactyly. Plast. Reconst. Surg., **41** : 232-239, 1968.
10) Tompkins, D.G. : Median neuropathy in the carpal tunnel caused by tumor-like conditions. J. Bone Joint Surg., **49-A** : 737-740, 1967.
11) Tsuge, K. : Treatment of macrodactyly. Plast. Reconst. Surg., **39** : 590-599, 1967.
12) Tsuge, K. : Macrodatyly and fibro-fatty proliferation of the median nerve. Hiroshima J. Med. Sci., **22** : 83-101, 1973.
13) 津下健哉ほか：整形外科 Mook. 35. 巨指症の病態と治療. 金原出版, 東京, p.323-334, 1984.

手の軟部腫瘍

1) Andrén, L. and Eiken, O. : Arthrographic studies of wrist ganglions. J. Bone Joint Surg., **53-A** : 299-302, 1971.
2) Angelides, A.C. and Wallace P.F. : The dorsal ganglion of the wrist. Its pathogenesis, gross and microscopic anatomy, and surgical treatment. J. Hand Surg., **1** : 228-235, 1976.
3) Artz, T.D. and Posch, J.L. : The carpometacarpal boss. J. Bone Joint Surg., **55-A** : 747-752, 1973.
4) Becker, H and, Chait, L. : Fibromatosis of the upper limb. J. Hand Surg., **4** : 264-269, 1979.
5) Bowers, W.H. and Hurst, L.C. : An intraarticular-intraosseous carpal ganglion. J. Hand Surg., **4** : 375-377, 1979.
6) Burkhalter, W.E., Schroeder, F.C. and Eversmann, W.W. Jr. : Aneurysmal bone cysts occurring in the metacarpals. A report of three cases. J. Hand Surg., **3** : 579-584, 1978.
7) dos Santos Carneiro, R.S. : Aneurysm of the wrist. Case report. Plast. Reconst. Surg., **54** : 483-489, 1974.
8) Carroll, R.E. and Berman, A.T. : Glomus tumors of the hand. Review of the literature and report on twenty-eight cases. J. Bone Joint Surg., **54-A** : 691-703, 1972.
9) Corrado, E.M. at al. : Thermographic diagnosis of glomus tumor. **14** : 21-24, 1982.
10) Cuono, C.B. and Watson, H.K. : The carpal boss. Surgical treatment and etiological considerations. Plast. Reconst. Surg., **63** : 88-93, 1979.
11) DeBenedetti, M.J. and Schwinn, C.P. : Tenosynovial chondromatosis in the hand. J. Bone Joint Surg., **61-A** : 898-903, 1979.
12) Dick, H.M., Francis, K.C. and Johnston, A.D. : Ewing's sarcoma of the hand. J. Bone Joint Surg., **53-A** : 345-348, 1971.
13) Eaton, R.G., Dobranski, A.I. and Littler, J.W. : Marginal osteophyte excision in treatment of mucous cysts. J. Bone Joint Surg., **55-A** : 570-574, 1973.
14) Fleegler, E, J. : Tumors involving the skin of the upper extremity. Hand Clin., **3** : 197-212, 1987.
15) Jokl, P., Albright, J.A. and Goodman, A.H. : Juxtacortical chondrosarcoma of the hand. J. Bone Joint Surg., **53-A** : 1370-1376, 1971.
16) Kleinert, H.E. et al. : Etiology and treatment of the so-called mucous cyst of the finger. J. Bone Joint Surg., **54-A** : 1455-1458, 1972.
17) Landon, G.C., Johnson, K.A. and Dahlin, D.C. : Subungual exostoses. J. Bone Joint Surg., **61-A** : 256-259, 1979.
18) MacCollum, M.S. : Mucous cysts of the fingers. Br. J. Plast. Surg., **28** : 118-120, 1975.
19) Maxwell, G.P., Curtis, R.M. and Wilgis, E.F. : Multiple digital glomus tumors. J. Hand Surg., **4** : 363-367, 1979.
20) Mogan, J.V., Newberg, A.H. and Davis, P.H. : Intraosseous ganglion of the lunate. J. Hand Surg., **6** : 61-63, 1981.

21) Newmeyer, W.L., Kilgore, E.S. Jr. and Graham, W.P. III. : Mucous cysts. The dorsal distal interphalangeal joint ganglion. Plast. Reconst. Surg., 53 : 313-315, 1974.
22) Poppen, N.K. and Niebauer, J.J. : Recurring digital fibrous tumor of childhood. J. Hand Surg., 2 : 253-255, 1977.
23) Rettig, A.C. and Strickland, J.W. : Glomus tumor of the digits. J. Hand Surg., 2 : 261-265, 1977.
24) Schlenker, J.D., Clark,D.D. and Weckesser,E.C. : Calcinosis circumscripta of the hand in scleroderma. J. Bone Joint Surg., 55-A : 1051-1056, 1973.
25) Schenkar, D.L. and Kleinert, H.E. : Desmoplastic fibroma of the hand. Plast. Reconst. Surg., 59 : 128-133, 1977.
26) Specht, E.E. and Staheli, L.T. : Juvenile aponeurotic fibroma. J. Hand Surg., 2 : 256-257, 1977.
27) Stark, H.H., Jones F.E. and Jernstrom, P. : Parosteal osteogenic sarcoma of a metacarpal bone. J. Bone Joint Surg., 53-A : 147-153, 1971.
28) Strickland, J.W. and Steichen, J.B. : Nerve tumors of the hand and forearm. J. Hand Surg., 2 : 285-291 1977.
29) Takigawa, K. : Chondroma of the bones of the hand. J Bone Joint Surg., 53-A : 1591-1600, 1971.
30) Waddell, G.F. : A haemangioma involving tendons. J. Bone Joint Surg., 49-B : 138-141, 1967.
31) 薄井正道ほか：軟部腫瘍に対する広範囲切除術と機能再建術．日手会誌，2 : 239-242, 1985.
32) 西川真史：手関節ガングリオンの鏡視下治療．整災外，7 : 1451-1460, 2009.

手の骨腫瘍

1) Carroll, R.E. : Osteoid osteoma in the hand. J. Bone Joint Surg., 35-A : 888-893, 1953.
2) Dick, H.M. et al. : Ewing's sarcoma of the hand. J. Bone Joint Surg., 53-A : 345-348, 1971.
3) Dunitz, N.L. et al. : Osteoid osteoma of the hand and wrist. Am. J. Surg., 94 : 65-69, 1957.
4) Gottschalk, R.G. and Smith, R.T. : Chondrosarcoma of the hand. J. Bone Joint Surg., 45-A : 141-150, 1963.
5) Greene, M.H. : Metastasis of pulmonary carcinoma to the phalanges of the hand. J. Bone Joint Surg., 39-A : 972-975, 1957.
6) Hundley, J.D. : Osteoid osteoma of the trapezium. First case report of roentgenographically demonstrated progression in the trapezium. Clin. Orth. Relat. Res., 116 : 170-172, 1976.
7) Kendall, T.E. and Robinson, D.W. : Primary malignant tumors of the hand. Plast. Reconst. Surg., 44 : 37-40, 1969.
8) Kotcamp, W.W. and Cesarano, F.L. : Epidermoid cyst of the terminal phalanx of the finger. J. Bone joint Surg., 44-A : 377-379, 1962.
9) Lerner, M.H. and Southwick, W.O. : Keratin cysts in phalangeal bones. J. Bone Joint Surg., 50-A : 365-372, 1968.
10) Stark, H.H. et al. : Parosteal osteogenic sarcoma of a metacarpal bone. J. Bone Joint Surg., 53-A : 147-153, 1971.
11) Straub, L.R. et al. : The surgery of gout in the upper extremity. Bone Joint Surg., 43-A : 731-752, 1961.
12) 加藤恭之ほか：軟骨腫特に軟骨肉腫との鑑別について．臨整外，5 : 801, 1970.
13) 前山　巌ほか：がんの四肢末梢骨転移．整形外科，20 : 1404, 1969.
14) 前山　巌ほか：手の骨腫瘍の2, 3について．整形外科，18 : 384, 1967.
15) 滝川一興ほか：手に発生した内軟骨腫の治療成績．整形外科，20 : 1401, 1969.
16) 山田　浩ほか：手の悪性腫瘍．整形外科，18 : 381, 1967.

索　引

欧文（アルファベット順）と和文（五十音順）に分けてある．

A

abdominal flap 法　122
abnormality of induction of digital rays　578, 620
accessory lig.　20
acheiria　579
acrocephalosyndactyly　643
acrosyndactyly　640
acrosyndactyly の治療　643
Acutrac screw　151
adactylia　579
Adson テスト　523
advancement 法　122, 280, 302
Allen テスト　517
amelanotic type　649
amelia　579
amputation neuroma　527, 656
anchoring suture 法　375
aneurysma　658
angiosarcoma　661
annular ring　640
anterior interosseous nerve syndrome　393
anterior thoracic nerve　441
anterior transposition　390
Apert syndrome　643
apical ectodermal ridge（AER）　578, 620
arc burn　95
arcade of Frohse　397
arrest of development　578
arterial embolism　523
arterial thrombosis　522
arteriosclerosis obliterans　522
arthrogryposis congenita　639
arthrogryposis multiplex congenital　603
articular disc　139
atraumatic の操作　33, 272
atypical cleft hand　584
Avanta MCP　562
avulsion　444
avulsion と rupture の鑑別　445
axillary nerve　443
axonotmesis　359, 444

B

balanced position　131
basal cell carcinoma　648
baseball finger　154, 325
Bateman 手術　449
Bateman 法　461
Bauer, Tondra and Trusler 法　622
benediction attitude　366
benign giant cell tumor　666
benign synovioma　652
Bennett 骨折　172
bicipital tendon rerouting 法　472
bifid type　613
Bilhaut-Cloquet 法　613
bipedicle 法　130
bipolar coagulator　23, 32
bone cyst　664
botulinum toxin A　483
Bouchard 結節　218
boutonnière deformity　297, 327
boutonnière deformity の発生　178
boutonnière 変形　570
bowler's thumb　406
boxer's fracture　169
Boyes 法　278, 433, 440
brace　39
brachydactyly　638
brachymetacarpia　638
Brand による four tailed tendon graft の別法　428
Brand の four tailed graft　426
Brand 型のストリッパー　304
Brand 法　247, 311, 427
bridge graft　331
bromphenol blue 法　356
Buerger テスト　517
Buerger 病　521, 522
bulb suture　379
bulky dressing　35
Bunnell の浅指屈筋腱移行術　425
Bunnell 法　412, 414
Burkhalter and Strait 法　427, 429
Burkhalter らの方法　412
butterfly flap　104
button hole（boutonnière）変形　571

C

cable graft　379, 448
callotasis　252, 595
Camitz 法　403
camptodactyly　608
Capener の coil splint　327
capsulectomy　210
capsuloplasty　411
cardinal line　4
carpal arch　3
carpal height ratio　201
carpal instability　141
carpal tunnel　18
carpal tunnel syndrome　135, 399
carpal ulnardistance ratio　201
carpectomy　145, 242
carpometacarpal boss　218
Carroll 法　328, 471
causalgia　526
central band　13
central polydactyly　618
centralization　592, 593
chair test　195
chemical burn　98
chest-abdominal flap 法　55
chevron 法　215
chiasma　12, 280
Chinese flap　128, 250, 505
chondrosarcoma　670
Clark 法　469
clawfinger　7, 364
clawfinger に対する矯正手術　425
clawfinger に対する腱移行術　409
clawhand　288, 290, 367, 421
Clayton 法　557
clean　45
cleft hand　625
cleft hand complex　620
cleft hand group（complex）　626
cleft hand type　583
Cleland ligament　16, 234, 308
clinodactyly　638
closed method　89
club hand　590
CM 関節の capsulotomy　250
CM 関節の滑膜切除術　574
cocked hat 法　252
cock-up splint　41
coil splint　40, 297, 345, 571
collarbutton abscess　539
collateral lig.　20
Colles 骨折　135
compartment　530
compartment syndrome complex　219
compartments　18
complex regional pain syndrome（CRPS）　527
composite graft　79
compression neuropathy　544
congenital aplasia of the extensors　598
congenital arteriotvenous fistula　521
congenital clasped thumb　606
congenital radioulnar synostosis　601

connect 45
constriction hand syndrome 579, 638
contact burn 95
cord 232, 441
correct 45
costriction band 389
cotton test 354
cover 45
cranioplasty 645
criss cross volar graft 法 179
critical zone 280
cross-arm 法 55
cross bone 626, 632
cross bone を有する裂手 627
crossed intrinsic transfer 法 566, 567
cross-finger 81
cross-finger 法 55
cross-finger flap 118
cubital tunnel syndrome 387

D

dangerous zone 280
Darrach operation 200
Darrach 手術 553
Débridement 49
deep fascia 5
deep palmar arch 7
deep transverse metacarpal 5
deepening 263
degloving injury 63
delayed primary repair 275
delayed ulnar nerve palsy 387
delta bone 626
delta bone に対する処置 627
delta phalanx 611, 618, 638
deltoid to triceps transfer 法 476
demarcation 72
de Quervain disease 341
dermatome 54, 110
diesel fuel injector 障害 66
Dietrich 病 242
digital artery 7
digital nerve block 79
DIP 関節に対する手術 217
DIP 関節の腱固定術 303
DIP 関節のリウマチ変形 571
DIP 関節部における伸筋腱損傷 294
DISI 変形 143
distal interphalangeal 4
distal phalangeal type 613
distal wing 16
distant flap 法 122
distractor 252
divisions 441
dog bite 540
dorsal intercalated segment instability
 （DISI） 141
dorsal scapular nerve 442
dorsal subaponeurotic space 6, 530
dorsal subcutaneous space 6, 530
dorsalis pedis flap 268
dosal Barton fracture 143
double loop suture 277
double muscle 法 455

double threaded screw 149
drop hand 451, 458
drummer boys palsy 336
duplicated type 613
duplication 578, 612
Dupuytren 拘縮 231
Dupuytren 拘縮の分類 234
dynamic splint 39, 101, 222, 291
dysplasia of the radius 584

E

Eaton 法 160, 175
Eden テスト 523
Eichhoff test 341
electrical burn 94
electrodermometry 法 356
electrothermal burn 95
ellipsoid shape infarct 219
enchondroma 665
endoneural neurolysis 384
enemy territory 319
Enna 法 403, 417
entrapment neuropathy 387
enzymic fasciotomy 235
epidermoid cyst 654, 668
epineuro-perineural suture 375
epiphyseal transplantation 581
Erb-Duchenne 型 457
Erb-Duchenne 型麻痺 444
escharotomy 90
Essex-Lopresti 骨折 140, 194
exostosis 665
expansion hood 15, 298
extension block 155, 159
extensor apparatus 13
extensor digitorum brevis manus 599
extensor indicis proprius syndrome
 343
extensor lateral band 13
extensor medial band 13
extensor retinaculum 18
extrinsic muscles 10

F

failure of differentiation of parts
 578, 601
failure of formation of parts 578
Fairbank-Sever 法 465
false aneurysm 518
fan 20
fasciectomy 235
fasciotomy 235
felon 530
fenestrated syndactyly 640, 642
fibro-fatty proliferation of the median
 nerve 635
fibroma 650
fibrosarcoma 671
fillet 67
finger trap 135, 154
finger-palm 法 55
Finkelstein test 341
first web flap 267

flag-flap 267
flash burn 95
flexor hinge splint 474
flexor tendon blockage 287, 334
floating thumb 587
force nucleus 15, 19
forearm flap 505
forearm flap 法 55
four flaps Z-plasty 104
four tailed tendon graft の実施 426
Fowler の tenodesis 法 426
Fowler の切腱術 329
Fowler 法 328, 410, 427, 562
Froment 徴候 365, 388, 422
funicular pattern 375
funicular suture 375

G

Galeazzi 骨折 140
gamekeeper 180
ganglion 651
gap と tension の問題 382
gap の除去と断端の近接 378
generalized skeretal abnormalities 643
giant cell tumor of tendon sheath 652
glomus tumor 661
golden period 46
gout 672
granuloma 655
Grayson ligament 16, 234
grease gun injury 66
groin flap 64, 122, 127, 504
groin flap 法 55
Group Ⅰ 483
Group Ⅱ 483
Group Ⅲ 483
guanethidine 注射 527
Guyon 管 404

H

Heberden 結節 217
hemangioma 658
hemipulp flap 65
Herbert screw 149
high-pressure injection injury 66
hockeystick incision 531
Horner 症候 447
Horner 症候群 445
human bite 540
hydrofluoric acid 100
hypothenar hammer syndrome 523
hypothenar muscles 6

I

ice-water 療法 88
Ilizarov 延長器 595
Ilizarov 固定器 595
IndianaTome 403
infantile digital fibromatosis 650
Ingrown nail 76
initial delay 353
instrument tie 31

interfascicular nerve graft 379
interfascicular の神経移植 448
interlacing 法 311
intermittent compression unit 59
interosseous lateral band 13
intracompartmental supuraretinacular artery 511
intrafocal pinning 136
intraneural neurolysis 403
intraneural topographic atlas 382
intrauterine amputation 640, 642
intravenous regional anesthesia 26
intrinsic healing potential 281
intrinsic minus hand 228
intrinsic muscles 6, 481
intrinsic plus position 118, 228
intrinsic tendon の切離 229
involutional stage 232
IP 関節の腱固定 424
island pedicle 法 127

J

Jobe 法 192
Jobst 43
juvenile aponeurotic fibroma 650

K

Kanavel の 4 主徴 535
Karnovsky 染色法 375
Kienböck 病 239, 511
King 法 389
Kirner 変形 609
Kirschner 鋼線 24, 295
kite flap 127, 267
Klippel-Tréanaunay-Weber 症候群 521, 661
Klumpke 型 457
Klumpke 型麻痺 445
Knife light 403
knuckle bender splint 40
knuckle pad 232
Krukenberg 法 264, 580
Kutler 法 83

L

Landis テスト 517
Larsen の Grade 分類 548
lasso 法 392, 412, 429
lateral cord 441
lateral digital sheath 234
lateral pivot shift test 192
lengthening 252
Leo Mayer 法 461, 467
L'Episcopo 法 458
L'Episcopo-Zachary 法 465
letter test 354, 357
Lichtman 分類 240
life line 37, 132
lig. carpi dorsale 18
lig. carpi transversale 18
lig. carpi volare 18
ligamentous tendon sheath 12
light touch sensation test 354
link system 16
lipoma 650
Littler and Eaton 法 327
Littler, Riordan, Flynn, Brand らの法 414
Littler 法 248
local flap 62
local flap 法 121
localized nodular synovitis 654
long subscapular nerve 443
long thoracic nerve 441
longitudinal arch 3, 4
longitudinal deficiencies 584
lumbrical canal 5
lumbrical plus finger 316
lunatomalacia 239
lymphangioma 663

M

macrodactyly 633
Madelung deformity 612
magnetic resonance angiography (MRA) 517
mallet finger 154, 294, 325, 571
mallet finger splint 295
manus valga 595
many tailed tendon graft 法 567
Matev 法 328
maximal conduction velocity (MCV) 358
Mayo 型の surface replacement 型の人工関節 216
medial cord 441
medial cord での損傷 445
Medicus curat 1
Medomer 43
melanoma 649
mesh graft 110
metacarpal arch 3, 6
metacarpal lengthening 581
metacarpal transfer 69, 207, 257, 627
metacarpal type 615
metastatic tumor 671
Micks の splint 295
microgeodic disease 242
microscrew 163
middle finger extension test 195
mid-palmar space 6, 529
mid-palmar space の炎症 537
mini mitek bone anchor 160
minor causalgia 527
minus variant 239
mirror hand 619
Mitek mini anchor 178
mitten hand 型 643
Moberg による key grip 再建法 478
monodactyly 627
monodactyly type 583
mononeuritis 395
Monteggia 骨折 398
Morley テスト 523
Moszkowicz テスト 517
motor nerve conduction velocity (MCV) 359
moving 2PD 354
MP 関節 19
MP 関節固定術 424, 615
MP 関節における滑膜切除術 560
MP 関節における伸筋腱の尺側脱臼 561
MP 関節のリウマチ変形 559
MP 関節の過伸展拘縮 115
MP 関節の固定性と移行腱の走向 422
MP 関節の採取 514
MP 関節の背側脱臼 165
MP 関節の病的脱臼 559
MP 関節の変形矯正 562
MP 関節屈曲拘縮の除去 229
MP 関節尺側側副靱帯の断裂 179
MP 関節掌側関節囊 411
MP 関節切除術 635
MP 関節囊切除術 210
MP 関節背側および手背部における伸筋腱損傷 330
MP 関節背側における伸筋腱損傷 298
MRI 所見 446
mucous cyst 218
multiple muscle trasplantation 462
muscle sliding operation 224
muscle testing 356
musculocutaneous nerve 443
musician's hand 341, 348
Mycobacterium intracellulare 545
Mycobacterium marinum 545
myocutaneous flap 128, 227
myo-cutaneous 法 55
myofibroblast 232

N

nail dysplasia 599
narrow nail 76
natatory lig. 234
Natura sanat 1
Naviaser 法 392, 413
nerve transfer 379
neuralgic amyotrophy 395
neurapraxia 359, 444
neurilemoma 656
neurofibroma 657
neurofibromatosis 634
neuroma 656
neuromuscular dystrophies 481
neurotmesis 359, 444
neurovascular compression syndrome 523
neurovascular cutaneous island pedicle 法 266
neurovascular island pedicle 256
neurovascular island pedicle transfer 264
neurovascular pedicle flap 法 82
neurovascular skin island pedicle graft 法 254
nidus 669
ninhydrin 法 356
no man's land 274
no man's land での屈筋腱損傷 280

no man's land での陳旧性屈筋腱損傷 306
nodule 232
non-opposable triphalangeal thumb 618
nubbins 579

O

oblique retinacular ligament 16
oblique triangular（法）83, 85
Ollier 病 665
one bone forearm 596
on-top plasty 261
open method 89
opponens splint 42, 246
opposable 618
opposed double Z-plasty 104, 248
opposition 365
oscillating bone saw 24, 204
osteochondritis dissecans 192
osteochondroma 665
osteogenic sarcoma 670
osteoid osteoma 669
over use 341
overgrowth 578, 633

P

paired abdominal flap 法 250
paired flap 587
paired flap 法 64
paired pedicle flap 法 130
palmar Barton fracture 144
palmar crease 4
palmar flap 81
palmar shelf arthroplasty 556, 557
palmophalangeal crease 4
paradoxical phenomenon 311, 316
paratenon 309
Parona space 529, 539
paronychia 532
patency test 497
Penrose ドレーン 32
perforating artery 504
perforating artery flap 504
perilunate dislocation 142
perineural suture 375
peromelia type 583
phalangization 263
phenol 溶液 483
phocomelia 584
pick-up test 357
pigmented type 649
pin and rubber traction system 159
pin prick test 354
PIP 関節 19
PIP 関節拘縮に対する処置 213
PIP 関節掌側脱臼 157
PIP 関節掌側板骨折 158
PIP 関節のリウマチ変形 568
PIP 関節の滑膜切除術 570
PIP 関節の採取 514
PIP 関節背側における伸筋腱損傷 296
PIP 関節背側脱臼 156

PIP 関節背側脱臼骨折 158
PIP 関節部における伸筋腱損傷 327
plantar nodule 232
plus variant 190, 199
Poland 症候群 584
pollicization 256, 257, 587, 589
posterior adductor space の炎症 540
posterior cord 441
posterior cord の損傷 445
posterior interosseous nerve syndrome 396
posterolateral rotatory instability 192
Preiser 病 242
pretendinous band 234
primary excision 89
primary reconstruction 69
primary repair 275
proliferative stage 232
pronator syndrome 394
proximal interphalangeal 4
proximal phalangeal type 613
proximal-row carpectomy 199
proximal wing 16
pseudo-boutonnière deformity 177
pseudoneuroma 402
psoriatic arthritis 575
pull and push 102
pulley 12
pulley の再建 314
pulley の作製 415
pulley の残存 308
Pulvertaft 法 304, 311
pumping mechanism 525

Q

quadrilateral space 459, 529

R

radial bursa 529
radial forearm flap 128, 207, 250
radial hemimelia 590
radialization 595
radiation burn 92
radio active isotope 法 87
radio-lunate fusion 198
Ranvier 絞輪 352
Raynaud 症候群 524
Raynaud 病 524
recessus 19
release operation 224, 487, 561
resection arthroplasty 215
residual stage 232
retinacular ligament 16
retroadductor space 6, 228
revascularization 240
reverse posterior interosseous flap 207
reverse posterior interosseous flap 法 250
reversed cocked hat 法 253
ring sign 142
Riordan の新法 426
Riordan 法 437

Rolando 骨折 172
rotation flap 法 121
rotatory angulatory osteotomy 264
RSD 526
rubber band traction 283
rudimentary type 611
running suture 276
rupture 444

S

safe position 34, 89
sagittal band 14
sand paper test 357
sarcoidosis 576
Sauvé-Kapandji 手術 553
Sauvé-Kapandji 法 202, 555
scalp flap 504
scaphoid shift test 142
scapholunate angle（SL）141, 143
scapho-lunate dissociation 141
schwannoma 656
Schwann 管 352
scleroderma 576
sclerosing angioma 658
screw splint 40, 119, 571
screw 固定 149
second toe transfer 515
secondary repair 275
Semmes-Weinstein テスト 354
sensory cross finger 法 266
sensory cross-finger pedicle graft 82
sensory nerve action potential 400
sensory nerve conduction velocity（SCV）359
septa 5, 286
sesamoid ganglion 652
Shaw flap 64
short finger 638
short finger type 583
short webbed finger type 582
shoulder-hand syndrome 525
side swipe injury 187
silastic implant 562
silastic implant 法 241
silicone implant 175, 566
skin hook 24
skin knife 54
sliding flap 法 587, 589
sliding operation 487
sliding skin flap 法 248
Smith fracture 136
snapping finger 343
Snow 法 326
spina ventosa 542
spindle pseudoneuroma 388
spiral lig. 237
split nail 74
spoon hand 643
spray gun 66
S-P 腱移行術 488
squamous cell carcinoma 648
Steindler 法 485
Steindler 法およびその変法 450, 466
Steindler 法の Green 変法 485

Stener lesion 179
stenosing tenosynovitis 341
stereognosis 354
stress roentgenogram 178
Struthers lig. 398
STT fusion 198
STT 関節固定 142
styloidectomy 152
subclavian nerve 442
subscapular nerve 443
subungual exostosis 665
subungual type 661
Sudeck の骨萎縮 132, 525
sulfamylon 軟膏療法 91
superficial lymph system 7
superficial palmar arch 7
superficial transverse metacarpal lig. 5
superselective digital sympathectomy 524
supinator syndrome 396
supracondylar process 398
suprascapular nerve 442
surgairtome 24, 205
surgical débridement 91
swan neck 変形 425, 561
swan neck 変形の矯正 490
Swanson implant 208
symbrachydactyly 582
symphalangism 603
synostosis 601
synovial sarcoma 671
synovial sheath 529
synovial tendon sheath 12
synovioma 671
systemic lupus erythematosis 575
systemic sclerosis 576

T

2-point discriminator 355
tactile gnosis 354
Taleisnik V 142
tardy palsy 387
tendon or muscle dysplasia 598
tenodermodesis 326
tenodesis 法 303, 411, 473, 491, 568
tenolysis 292
tenosynovial chondromatosis 663
tenovaginitis 341
tensile strength 278
terminal delay 353
terminal extensor tendon 13

tetrahedral Z-plasty 104
TFCC 損傷 139, 153
thenar branch 402
thenar crease 4, 308
thenar muscles 6
thenar space 6, 529
thenar space の炎症 538
thermography 517
Thiemann 病 242
Thomsen test 195
thoracic outlet syndrome (TOS) 523
thoracodorsal nerve 443
thromboangitis obliterans 522
thumb polydatyly 612
tie-over 法 54, 110
Tinel 徴候 357, 388, 399
toe to hand transfer 514, 515
toe to thumb 262
toe transfer 515
tower skull 643
transcutaneous electric nerve stimulation (TENS) 526
transfixation pin 282
transpositional flap 118, 121
transverse arch 3
transverse deficiencies 579
transverse lamina 14
transverse retinacular ligament 16, 570
trapeziectomy 250
traumatic aneurysm 518
traumatic arteriovenous aneurysm 520
triangular fibrocartilage complex (TFCC) 153
triangular fibrocartilage (TFC) 19
trigger digit (finger) 343
triphalangeal type 613, 615
triphalangel thumb 618
true electrical burn 95
trunks 441
tubed pedicle 254
tuberculous tenosynovitis 543
Tupper 法 562
turret exostosis 666
two-point discrimination test 357
two-point discrimination (2PD) test 354

U

ulnar antebrachial cutaneous nerve 390
ulnar bursa 529

ulnar deviation 559
ulnar hemimelia 595
ulnar ray deficiencies 595
ulnar tunnel syndrome 404
ulnocarpal stress test 153
undergrowth 578, 638

V

Vainio 法 562
vascular flap 127
ventral knight's hood 法 83
vertical fibre 5
vincula breva 12, 270
vincula longa 12, 270
VISI 変形 143
volar flap advance 264
volar flap advance 法 82
volar intercalated segment instability (VISI) 141
volar plate 19, 20
volar plate の断裂 177
Volkmann 阻血性拘縮 219
von Recklinghausen 病 657
V-Y-plasty 642
V-Y 法 195

W

Waller 変性 353
wart 647
Wassel 分類 613
web space abscess 538
wide nail 76
W-plasty 642
wrap around flap 65, 77, 254, 267, 505
Wright テスト 524
wringer injury 59
wrist brace 402
wrist crease 4
wrist extension test 195
wrist flexion test 400

Z

Zancolli による機能再建法 452
Zancolli 分類 483
Zancolli 法 479, 562, 565
Zeiss 社手術用双眼顕微鏡 495
zig-zag theory 559
Z-plasty 103, 248, 343, 642

索引

あ
あざらし手　584
与えるリハビリ　132
圧挫創　59, 501
圧迫包帯　35
アテトーゼ型　483
アルカリ　98
アルミニウムホイル被覆法　83
安全肢位　34, 51, 89, 161, 168, 300
安全肢位固定　131
安定肢位　118

い
生田式血管止血固定鉗子　494
生田式微小血管縫合用手術器機　494
井桁状のシェーマ　166
移行腱の固定　415
移行腱の選択と術式の決定　408
石黒法　155, 296
移植関節の固定　514
移植腱の緊張度　312
移植腱の採取　309
移植腱の縫合　311
移植床への筋肉の固定　508
移植皮膚の厚さ　108
移植皮膚の圧迫　110
移植皮膚のデザイン　108
椅子　26
一次腱縫合　275
一次再建術　69
一次手術　435
一次神経縫合の利点　361
一次的, また二次的な腱の移植　285
一次的再建術　502
一次的創閉鎖　49
一段階法による tube 作製　130
遺伝因子　577
遺伝因子と環境因子の相互作用　577
伊藤法　192
医は自然の下僕なり　33
インチング法　359

う
運動支配　8
運動障害　356
運動神経伝導速度　359

え
腋窩神経麻痺　441, 459
腋窩部腕神経叢ブロック　25
壊死組織の切除　90
遠位橈尺関節障害　202
円回内筋の切腱術および移行術　484
延長器　252
延長術　252

お
横隔膜神経麻痺　445
横軸方向の脱臼　199
横支靱帯　16
大きな皮弁　123
温冷交代浴　527

か
回外位拘縮　199
回外位変形　471
下位型麻痺に対する機能再建　452
回帰神経　365
外骨腫　665
外傷性, 炎症性関節破壊　512
外傷性動静脈瘤　520
外傷性動脈瘤　518
外傷との関係　231
開存試験　497
回内位拘縮　199
回内位変形　471
外胚葉性頂堤の異常　578
外反手　595
外反ストレス撮影　192
外反変形　392
開放創処置　45
開放創の清掃　48
外膜切除法　495
海綿状血管腫　658
潰瘍の形成　93
カウザルギー　526
過外転症候群　523
化学薬品　98
かぎ爪手　288, 290, 367, 421
かぎ爪手変形に対する腱移行の選択　434
かぎ爪指　7, 364
各種裂手発生のメカニズム　628
拡大鏡　24
仮骨延長法　595
仮性延長法　252
過成長　578
仮性麻痺　456
家族発生　231
肩, 肘の障害　451
肩手症候群　37
滑車　12
滑車上肘筋　388
滑膜性腱鞘　12
滑膜切除術　536
滑膜肉腫　671
化膿性腱鞘炎の周囲への波及　538
化膿性疾患　529
化膿創の処置　72
化膿の波及と手の解剖　529
顆部剥離骨片　167
カルナー変形　611
陥凹　19
眼球突出　643
環境因子　577
ガングリオン　651
観血的固定術　137
観血的整復　159, 163
観血的整復法　174
観血療法　295, 373
環状爪　601
関節移植　208, 216
関節強直の防止　132
関節形成術　175, 187, 199, 215, 251, 562
関節固定術　152, 176, 196, 214, 241, 303, 424, 490, 543
関節周囲仮骨形成　187
関節授動術　160
関節切除　190
関節内鏡視下診断　153
関節内骨折　187
関節囊切除術　210
関節の開放と脱臼　189
関節の屈曲　378
完全固定　132
感染症に対する持続灌流療法　537
乾癬性関節炎　575
完全切断　80
完全に除去　102
陥入爪　76
簡便法　114
陥没骨片の整復　137

き
器官形成期　577
偽関節に対する screw の使用　151
偽性動脈瘤　518
基節骨頸部の骨折　163
基節骨骨幹部骨折　161
基節骨骨頭顆部骨折　160
基節骨の若年者骨折　163
機能訓練　43
機能再建術　223, 448
機能的把持副子　474
ギプス固定　173
木森法　404, 418
逆 swan neck 変形　572
逆行性後骨間皮弁　330
逆行性有茎皮弁　62
逆行性指動脈島状皮弁　85
救急処置　46
急性化膿性滑膜性腱鞘炎　535
胸郭出口症候群　523
胸筋の欠損　583
狭窄性腱鞘炎　341
鏡視下手術　403
鏡視下手術の実施　154
鏡視下手術の適応　154
鏡手　619
矯正の容易な母指の屈曲, 内転　609
強皮症　576
局所の瘢痕と循環障害　382
局所皮膚の移動　54
局所麻酔　25
巨細胞腫　652
巨指症　633
挙上位保持　37
筋移植術　226, 455
筋腱形成障害　598
筋層下前方移動　391
筋内圧　221
筋肉皮弁移植　128
筋の異常　591
筋膜球挿入　251
筋膜腔の急性化膿性炎症　537
筋膜切開法　221

く

区画　530
屈曲障害　213
屈筋,回内筋群起始部解離術　487
屈筋腱の新鮮損傷　273
屈筋腱の断裂　336
屈筋腱の tenosynovitis　557, 559
屈指症　610
くびれ　396

け

形状記憶合金　76
軽症例に対する処置　223
頸髄損傷と手の機能再建　476
形成障害　578
形成障害による異常　579
痙性麻痺の手　483
痙直型　483
頸椎損傷の手関節背屈可能型に相当した麻痺　452
経皮的神経刺激法　527
茎部裏打ち用の小皮弁　124
茎部の裏打ち　248
頸肋症　523
結核性炎症　542
結核性腱鞘炎　543
血管　7
血管運動系の障害　356
血管柄付き関節移植　512
血管柄付き骨移植　152, 508
血管柄付き神経移植　379
血管柄付き腓骨骨頭移植　592
血管柄付き皮弁移植　127
血管系疾患　517
血管腫　658
血管内の観察　495
血管の異常　591
血管の拡大　496
血管吻合　499
血管吻合と神経縫合　508
血行再建術　240
血行障害の診断　517
血腫　35
楔状骨切り術　251
月状骨周囲脱臼　142
月状骨の血行　239
月状骨の脱臼　145
血栓性動脈炎　405
腱移行術　225, 490
腱移行術の実施　436
腱移行術の実施時期　407
腱移植　316
腱移植術　304
腱移植の意義　306
牽引療法　159
腱間結合再建　629
腱間結合による指独立伸展障害　340
肩関節固定術　450, 462
肩関節の固定と鎖骨の部分切除　465
肩関節の内転・内旋拘縮に対する手術　465
肩関節の変形に対する手術　484
肩関節の麻痺　461

限局性 Volkmann 拘縮　59
肩甲上神経麻痺　441, 459
犬咬創　540
腱固定術　473
腱索　232
腱鞘交差部の異常　345
腱鞘再建　292
腱鞘の解剖　271
腱鞘より発生する血管腫　661
腱鞘を用いての靱帯形成　629
腱ストリッパー　309
健側第7頸椎神経の移行術　455
腱損傷修復とその評価　278
減張切開　60, 90
腱の移植　284
腱の一次縫合　282
腱の栄養　270
肩の挙上障害　449, 450
腱の自然断裂　555
腱の治癒機転　270
腱の縫合方法　276
腱剝離子　24
腱剝離術　292, 333
腱縫合　497
腱縫合の適応決定　274
腱膜構造　15
腱膜切除術　235
腱膜切離術　235

こ

5C（創傷の処置）　45
5P（Volkmann 拘縮の症状）　220
高圧電流障害　96
高位尺骨神経麻痺に対する腱移行術　413
高位正中・尺骨神経麻痺型　452
高位正中・尺骨両神経麻痺に対する腱移行術　435
高位正中神経麻痺型　454
高位正中神経麻痺に対する腱移行術　420
口蓋の逆 V 字型変形　643
交感神経切除　221
厚硬爪　76
後骨間神経の絞扼性神経障害　396
交差部の縫合　277
合指症　620
拘縮原因の除去　189
拘縮の除去　414
後線維束　188
高度な swan neck 変形の矯正　568
高度瘢痕症例における silicone rod の利用　315
高度麻痺時の肩関節固定　465
広背筋（皮）弁　507
広背筋移植法　469
広背筋の移行術　450
広範な掌側瘢痕に対する皮膚移植　114
後方, または後側方からのアプローチ　188
絞扼靱帯の切離　389
絞扼性神経障害　387
絞扼輪　640
絞扼輪症候群　579, 640

後療法　45, 57, 283, 291, 314
鉤弯爪　76
黒色腫　649
五指手　589
五指手の手術　589
骨, 関節の結核　542
骨・関節の手術　187
骨・軟骨移植　193
骨延長器　638
骨化性筋炎　187
骨間筋　6, 15
骨間筋機能再建　629
骨関節サルコイドージス　576
骨幹部の欠損　205
骨間膜　4
骨切り術　466
骨形成性肉腫　670
骨系統疾患　579, 643
骨性合指　625
骨性合指症　627
骨性瘰癧　532
骨折型の分類　133
骨接合　499
骨折時の癒着　335
骨折と脱臼　131
骨折と末梢神経損傷　383
骨端線離開　165
骨端軟骨切除　633, 634
骨端離開　161
骨釘移植法　193, 215
骨内ガングリオン　664
骨の異常　591
骨嚢腫　664
骨の無腐性壊死疾患　239
骨癒合遅延の原因　148
骨よりの腫瘍　662
固定　36
固定期間　37
固定と後療法　416
固定範囲　132, 148
痕跡物　579

さ

再汚染の防止　88
最初の縫合部位　496
再生速度　381
最大伝導速度　358, 400
斎藤の分類　133
索　441
索状物　232
鎖骨上窩腕神経叢麻酔　26
挫滅創　59
サリドマイド　591
サリドマイドの悲劇　577
酸　98
三角指節骨　611
三角線維骨　19, 139
三角線維軟骨複合体　139
三角線維軟骨複合体（TFCC）損傷　202
三指節母指　618
残存筋よりする国際分類　477

し

指関節 19
趾間皮膚の遊離移植 267
指間部膿瘍 538
敷布のかけ方 28
軸索 352
ジグザグ切開 643
指屈筋腱機能評価 279
指屈側の瘢痕拘縮 118
止血 32
止血鉗子 23
止血固定鉗子の調節 496
止血帯 28
指骨延長法 595
指骨骨端炎 242
示指外転運動再建に対する腱移行術 412
四肢形成 577
示指固有伸筋腱の腱移行術 565
四指手 589
示指における MP 関節ロッキング 183
矢状索 14
示指を用いての pollicization 257, 258
持針器 24
指伸筋腱の脱臼 339
支靱帯 16
指節骨癒合症 603
指先部での屈筋腱損傷 280
指先部での陳旧性屈筋腱損傷 302
指先部の切断 79
自動運動 37
指背腱膜構造 13
指背瘢痕 116
脂肪腫 650
尺骨形成不全 594
尺骨神経 8
尺骨神経管症候群 404, 558
尺骨神経高位麻痺の症状 365
尺骨神経低位麻痺の症状 364
尺骨神経の損傷 362
尺骨短縮術 202
尺骨突き上げ症候群 202
尺骨頭ストレステスト 153
尺骨末端切除術 200
尺側アプローチ 188
尺側顆部剥離骨片 167
尺側指形成不全 596
尺側手根屈筋の移行術 485
尺側手根伸筋腱を用いての腱固定 555
尺側列の発育障害 595
しゃくとり虫式短縮法 635
斜指 611
斜視 643
斜指症 638
斜支靱帯 16
習慣性脱臼 387
終止伸筋腱 13
舟状月状骨解離 141
舟状骨偽関節 511
舟状骨骨折の X 線学的分類 148
舟状骨骨折の X 線撮影法 147
舟状骨の骨折 146
舟状骨の単独脱臼 145
舟状骨の無腐性壊死 242

重複 578, 612
手関節 19, 195
手関節および前腕背側における伸筋腱損傷 331
手関節簡易固定装具 402
手関節固定術 556
手関節全固定術 196
手関節造影診断 153
手関節の屈曲変形 486
手関節のリウマチ変化 552
手関節部における滑膜切除術 553
手関節部の構造 18
手関節部ブロック 25
手関節保持用装具 41
手根管症候群 399, 557
手根管症候群症状 636
手根管内癒着 334
手根管部弾発現象 558
手根管部での屈筋腱損傷 287
手根管部での腱・神経損傷 319
手根管中枢列切離術 145
手根骨の先天性癒合症 601
手根骨の他の骨折 152
手根中手関節隆起 218
手根中手骨 CM 関節の脱臼・骨折 170
手根不安定症 141
手指の欠損部位と手術法の選択 515
手術器械 493
手術器具 23
手術時間の半分 189
手術時期 101, 187
手術手技 514
手術台 26
手術台を設計 123
手術適応 101, 483
手術適応の決定 392
手術の順序 431
手術野の拡大 275
手術療法 149, 447, 673
手掌および手根管部における陳旧性屈筋腱損傷 317
手掌および指における神経損傷 362
手掌腱膜 231, 286
手掌腱膜構造 5
受傷と神経修復までの期間 382
手掌部での損傷 317
手掌部における屈筋腱損傷 286
術後管理 500
術後管理と合併症 505, 511
術後循環障害と対策 500
術後処置の重要性 623
術後の固定 380
術後の浮腫 38
術後変形の矯正 617
術後療法 508
術前における拘縮の除去 407
手背部および手関節部における伸筋腱損傷 299
手背部の炎症 540
手板内出血 578
上位型麻痺に対する機能再建 449
小結節 232
硝酸銀療法 91
小指（固有）伸筋腱の解離による障害 341

小指・示指固有伸筋腱の移行術 426
小指および示指固有伸筋の利用 416
小指外転筋を用いての母指対立再建 587
小指球筋群 6
上肢挙上3分間手指屈伸テスト 524
上肢欠損 579
小指固有伸筋腱の移行術 410
小指多指症 618
掌側進入路 166
掌側皮下膿瘍 534
掌側皮膚前進法 264
消毒 26
小児における弾発指 343
静脈系 7
静脈内局所麻酔法 26
逍遙性静脈炎 522
上腕骨外上顆炎 194
上腕骨小頭と橈骨頭関節面の摩滅 190
上腕三頭筋移植 471
上腕三頭筋腱切離 188
上腕三頭筋再建法 476
上腕三頭筋前方移動法 451
食塩水湿布 90
職場早期復帰 57
指列誘導障害 578, 620
伸筋区画間動脈 511
伸筋腱の自然断裂 336
伸筋腱の尺側脱臼 561
伸筋腱の新鮮損傷 293
伸筋腱の靱帯性区画 553
伸筋腱の損傷部位による分類 293
伸筋支帯 18
神経・血管縫合による遊離植皮 267
神経移行術 450
神経移植 448, 501
神経外剥離術 384
神経回復に関与する種々の要素 381
神経回復の評価 357
神経血管圧迫症候群 523
神経血管柄付き島状皮弁植皮 264
神経周膜 351
神経周膜縫合 375
神経鞘 352
神経鞘腫 656
神経上膜 351
神経線維腫 657
神経束縫合 375
神経損傷の処置 500
神経損傷の分類 359
神経損傷のレベル 382
神経断端腫 86
神経伝導速度 389
神経内ガングリオン 658
神経内剥離術 384
神経内膜 352
神経の移行手術 379
神経の異常 591
神経の移植 379
神経の移動 378
神経の解剖 351
神経の剥離 378
神経の部分損傷 377
神経の変性と再生 351
神経剥離と前方移動 390

神経縫合　375, 448, 500, 501
神経縫合の手技　374
神経麻痺による母指内転拘縮　247
人工関節　191
人工関節 Avanta MCP implant　211
人工関節法　562
人工指尖帽　77
進行性筋萎縮症性疾患　481
人咬創　540
人工爪挿入法　77
人工肘関節置換術　551
人工爪貼布法　77
深指　405
深指屈筋腱　12
深指屈筋腱の単独切断　285
浸潤神経ブロック　26
真性動脈瘤　518
真性麻痺　456
靱帯形成　142
靱帯形成術　175, 250
靱帯性腱鞘　12
伸展障害　214
振動工具　524
進入路の選択　188
深部組織修復　51

す

髄鞘　352
髄内固定法の実施　169
砂時計様くびれ　398
スポイド　24

せ

星状神経部のブロック　221
成人における弾発指　344
正中・尺骨神経の同時損傷　367
正中・尺骨両神経麻痺に対する腱移行術　421
正中神経　8
正中神経高位麻痺の症状　366
正中神経低位麻痺の症状　365
正中神経の線維脂肪性肥大　635
正中神経の損傷　365
正中神経麻痺に対する腱移行術　413
正中神経麻痺に対する知覚の再建　266
脊髄造影像所見　445
切開　531
切開線　102
切開と神経の剝離　373
石鹸水中での soak　90
切創　501
切断指再接着手術　498
切断術　635
切断端の処置　499
切断部分の保存方法　499
線維腫　650
線維肉腫　671
線維壁　5
遷延一次縫合　275, 301
浅横走靱帯　234
全関節移植術　211
全関節固定術　242
前鋸筋麻痺　445

全型麻痺に対する機能再建　454
穿孔創　96
前骨間神経枝　365
前骨間神経の絞扼性神経障害　393
浅指　405
浅指屈筋腱　12
浅指屈筋腱が力源として利用できない場合　416
浅指屈筋腱の異常　599, 611
浅指屈筋腱の切除　415
浅指屈筋腱の問題点　334
浅指屈筋腱の利用　412, 434
前斜角筋症候群　523
線状瘢痕　103
全身性エリテマトージス　575
全身性硬化症　576
全身麻酔　26
前線維束　188
全層皮膚の採取　109
穿通動脈　504
穿通動脈皮弁　504
先天異常の五指手の pollicization　261
先天異常の成因　577
先天異常の分類　578
先天性骨癒合症　601
先天性示指爪甲欠損症　600
先天性疾患　512
先天性尺骨欠損　595
先天性伸筋欠損症　598
先天性橈尺骨癒合症　601
先天性動静脈瘻　521, 658
先天性母指屈曲・内転変形　606
全麻痺　445
前腕骨延長術　595
前腕の回外位拘縮　458
前腕の回旋運動障害　199
前腕の麻痺　471
前腕皮弁　505
前腕部屈筋腱損傷の特異性　288
前腕部における屈筋腱損傷　287
前腕部における陳旧性屈筋腱損傷　319

そ

創意工夫　33
創外固定器　163
創外固定器による仮骨延長　595
創外固定法　136
爪下外骨腫　665
爪下血腫形成　73
早期運動　132
早期運動療法　285
早期整復　131
双極電気凝固器　23, 25, 32
爪形成障害　597
総指伸筋腱の自然断裂　339
爪側炎　532
爪側炎とその切開　533
創の観察　47
創の清掃　89
創閉鎖　500
足趾移植　515
足趾－手移植　514
足指の移植　262
足底筋腱　309

足底筋腱の採取　304
足背皮膚遊離移植　268
足背皮弁法　65
側副靱帯　20
側副靱帯の切離　229
側副靱帯の断裂　176
鼠径皮弁　504
鼠径皮弁の利点と欠点　504
損傷血管の処置　502
損傷腱の剝離　308

た

第1度（Volkmann拘縮軽症例）　220
第Ⅰ度（母指発育不全分類）　585
大胸筋移植法　450, 469
第Ⅴ度（母指形成不全）　587
第3度（Volkmann拘縮重症例）　220
第Ⅲ度（母指形成不全）　587
第3針目の刺入部位　497
大小菱形骨・舟状骨（STT）固定術　241
大多角骨摘出術　175, 250, 251
第2足趾の移植　515
第2足趾の採取　515
第2足趾の手への移植　515
第2度（Volkmann拘縮中等症例）　220
第Ⅱ度（母指形成不全）　583
第2針目の刺入部位　496
代表的な各種皮弁の選択　504
第Ⅳ度（母指形成不全）　587
対立位　245
対立運動　365
対立可能な三指節母指　618
対立不能な三指節母指　585, 618
脱屑　93
縦軸欠損　584
縦のアーチ　3
多発性関節拘縮症　603
多発性囊腫性骨結核　542
短基節症　638
短腱ひも　12
短合指型　582
短合指症　582
単指型　584
単指症　627
短指症　638
単純な絞扼輪　641
弾性副子　39
断端の新鮮化　374
断端の被覆　68
端々吻合　495
端々縫合　327
短中節症　638
短橈側手根伸筋起始部　194
弾発指　343, 559
短母指伸筋腱の利用　417, 434
短末節症　638

ち

チームワーク　27
知覚障害　354
知覚神経伝導速度　359
力の介達　3

索引

知識と技術　102
知能　484
遅発性尺骨神経麻痺　387
着床前期　577
着色試験　87
中央手掌腔　529
中央列合指　625
中央列多指症　616, 626, 627
肘滑膜切除の予後　551
中間型麻痺　445
肘関節，前腕の変形に対する手術　484
肘関節　187
肘関節外側側副靱帯損傷　192
肘関節外反傾向　190
肘関節屈曲障害　450
肘関節側副靱帯の再建　192
肘関節内側側副靱帯損傷　192
肘関節の滑膜切除術　549
肘関節の変形症　387
肘関節の麻痺　466
肘関節のリウマチ変化　548
中間挿入膜　190
肘拘縮の原因　187
中指伸展テスト　398
中指の多指化　626
注射麻痺　384
中手骨移行術　207
中手骨延長　581
中手骨基部骨折　168
中手骨頚部骨折　169
中手骨骨幹部骨折　168
中手骨骨端炎　242
中手骨骨頭の欠損　208
中手骨の変形　203
中枢 1/3 での腱損傷　283
中枢側の縫合　311
中枢列の手根骨摘出手術　242
中節骨折　156
中節背面における伸筋腱損傷　296
中等度症例に対する処置　224
中胚葉細胞の壊死　577
肘部管症候群　387
虫様筋　6, 15
虫様筋の異常　611
超音波診断　517
蝶形皮膚移植　620
長腱ひも　12
長軸欠損　584
長軸方向の脱臼　199
長掌筋腱　309
長掌筋の異常　599
長橈側手根伸筋の利用　417
長母指外転筋腱の利用　418
長母指屈筋腱損傷　285
長母指屈筋腱の延長術　490
長母指屈筋腱の利用　419
長母指伸筋腱の自然断裂　336, 556
陳旧症例にみられる変形　458
陳旧性屈筋腱損傷　301
陳旧性伸筋腱損傷　325
陳旧例における拘縮除去　423
陳旧例に対する骨移植　149

つ

痛風　672
槌指骨折　154
爪の形成　77
爪の下の血腫　154
爪の疾患　76
爪の損傷　73
爪の転位　76
爪の変形　75
吊り上げ法　193

て

低圧電流障害　95
低位尺骨神経単独麻痺に対する腱移行術　409
低位正中・尺骨両神経麻痺に対する腱移行術　421
低位正中神経麻痺に対する腱移行術　413
低位麻痺　365
定形的裂手　625
低成長　638
手欠損　579
デザイン　107
手における悪性腫瘍　670
手における麻痺　473
手に限局した Volkmann 拘縮　227, 250
テニス肘　194, 398
テニス肘に対する手術療法　195
手のアーチ　3
手の筋肉　10
手の外科　1
手の外科における腱手術の順序　271
手の腫瘍　647
手の神経障害　406
手の先天異常　575
手のリウマチ　547
てんかん　231
電気生理学的診断法　358, 446
電撃傷　94
電撃創　96
伝達麻酔　25
電流斑　95

と

橈骨・月状骨固定術　555
橈骨遠位端骨切り術　556
橈骨遠位端骨折　133
橈骨遠位端背側からの血管柄付き骨移植術　511
橈骨遠位端よりの血管柄付き骨移植　241
橈骨茎状突起切除術　152
橈骨神経　8
橈骨神経高位麻痺の症状　369
橈骨神経知覚枝の利用　266
橈骨神経低位麻痺の症状　368
橈骨神経の損傷　368
橈骨神経麻痺　451
橈骨神経麻痺に対する腱移行術　436
橈骨神経麻痺に対するわれわれの腱移行　439
橈骨短縮骨切り術　241
橈骨頭（頸部）骨折　193
橈骨有頭靱帯　149
橈・尺関節の脱臼　139
橈・尺関節間に鋼線を刺入　124
豆状骨・三角骨関節症　218
塔状頭蓋　643
動静脈瘤　658
橈側側副靱帯切離　189
橈側側副靱帯の修復　191
橈側列欠損　584
糖尿病　406
動脈血栓症　522
動脈塞栓症　523
動脈瘤　658
特殊感染症　529
特殊な形態をとる裂手関連変形群　627
特発性切断　642
ドプラー血流検出器　517
ドリル　24

な

内上顆縁の切除術　389
内在筋　6
内視鏡　188
内視鏡による滑膜切除　551
内側側副靱帯　188
内軟骨腫　665
内反手　590
内反手の矯正　595
内反手の治療　591
軟骨性外骨腫　665
軟骨性肉腫　670
軟骨は完全に切除　68

に

肉芽腫　655
二次腱縫合　275
二次手術　435
二次神経縫合の利点　361
二次的腱縫合　306
二次的修復　301
二点識別テスト　354

ね

熱意と忍耐　102
熱傷，外傷性瘢痕による母指内転拘縮　248
熱傷程度の分類　87
熱傷の治療　87
粘液性嚢腫　218
年齢　381, 482

は

背・掌側橈尺靱帯　139
背側腱膜下腔　530
背側手根靱帯と滑膜　553
背側進入路　168
背側切開　137
背側皮下腔　530
背側副子　295

薄筋皮弁　508
剝離骨折　294
剝離爪　76
白ろう化　100
鋏　24
8字結節法　276
発育期　577
発育停止　578
発芽　353
発汗テスト　446
発汗の停止　356
バネ型副子　295
針　24
瘢痕拘縮の予防　101
瘢痕切除の範囲　107
反射性交感神経性ジストロフィー　526
半周縫合後の血管の反転　497
反省　33

ひ

皮下前方移動　391
皮下の retinaculum　232
非観血的療法　234
非観血療法　294
引き出すリハビリ　132
腓骨移植の手術手技　509
肘の変形性関節症と尺骨神経　389
微小外科　493
筆者の方法　437
非定型的感染症　545
非定形裂手　625
皮膚性合指症　620
皮膚性合指症の手術法　620
皮膚知覚　8
皮膚とランドマーク　4
皮膚に発生する腫瘍　647
皮膚の乾燥　93
皮膚の採取部位　109
皮膚の切開　30
皮膚の縫合　31
皮弁の挙上手技　504
皮弁の種類と特徴　504
100％の滑膜切除　550
瘭疽　530
瘭疽とその広がり方　531
ひょうたん型　115
ピンセット　23

ふ

不安定骨折とその治療　136
風車翼状指　639
フォーク状変形　135
不完全切断　79
複合裂手　625
副子固定による矯正　607
副神経麻痺　441, 458
浮腫　35, 135
普通筋電図法　358
フッ化水素酸　100
部分の関節固定術　198
部分の関節固定法　152
プラスチック板　39
不良肢位　34

不良肢位固定による母指内転拘縮　246
ブロック療法　527
分化障害　578, 601
分層皮膚の採取　109
分娩麻痺　441, 456
分娩麻痺の新しい分類　458

へ

閉鎖性血栓血管炎　522
閉鎖性動脈硬化症　522
米粒体　544
ペン　24
変形の矯正手術　484
変形の原因　547
変形の予防　547
扁平鉤　23

ほ

母・示指間に合指を合併する裂手　627
母・示指間の deepening　254
縫合腱の治癒過程　269
縫合材料　24, 493
縫合糸の種類　493
縫合手技　382
放射線火傷　92
包帯　35
母指 MP 関節亜脱臼　181
母指 MP 関節の脱臼　171
母指 MP 関節のロッキング　182
母指化手術　256, 587
母指基節骨基部剝離骨折　172
母指球筋群　6
母指形成不全の治療　585
母指 CM 関節の習慣性脱臼　175
母指 CM 関節の脱臼骨折　172
母指，示指屈筋の癒合　599
母指対立位保持　42
母指対立運動再建手術　421
母指多指症　612
母指多指症の手術　615
母指中節骨頸部骨折　172
母指内転筋再建　412
母指内転筋麻痺　422
母指内転筋麻痺に対する腱移行術　432
母指内転拘縮に対する矯正手術　489
母指内転拘縮の治療　245
母指における陳旧性屈筋腱損傷　316
母指における捻挫　179
母指の延長　252
母指の関節固定術　573
母指の key pinch 再建法　477
母指の機能再建　245
母指の形成不全　584
母指の拘縮除去　230
母指の固定術　473
母指の swan neck 変形　573
母指の造指術　254
母指の短縮，欠損　252
母指の知覚再建　264
母指の突き指　171
母指の内転拘縮　489
母指の背側腱膜　18
母指の末節，基節の骨折，脱臼　171

母指のリウマチ変形　572
母指発育不全の分類（Blauth）　585
母指を最大外転位　124
保存療法　148, 373
ボタン穴脱臼　166
ボタン穴変形　116, 297, 327, 568
ポンプ作用　7, 38, 525

ま

マーデルング変形　612
マイクロサージャリー　493
マイクロサージャリーの手技　362
曲り爪　74, 77
巻き爪　76
麻酔方法　499
末梢 1/3 での腱損傷　282
末梢神経損傷の診断　371
末梢神経損傷の治療　373
末梢神経損傷の治療方針　371
末梢神経麻痺に対する腱移行術　407
末梢神経よりの腫瘍　656
末梢端の縫合　311
麻痺の回復　381
麻痺の分類　476

み

幹　441
水かき形成の除去　113

む

無血野　28

め

メス　23

も

猛激矯正　187
毛細管性血管腫　658

や

夜間副子　625
薬物療法　500, 673
やる気　57

ゆ

有茎植皮　120
有茎植皮の適応　120
有茎植皮の利点と欠点　120
有茎皮膚移植　55
有鉤骨鉤の骨折　153
疣腫　647
誘発筋電図法　358
遊離筋肉移植　506
遊離植爪術　77
遊離皮膚移植　54
遊離皮弁移植　504
指欠損　579
指における捻挫　176

指の rotation　161
指の外転　7
指の屈曲を得るための装具　41
指の尺側偏位　565
指の伸展を得るための装具　42
指の切開　307
指の切断　67
指の内・外転運動　365
指の内転　7
指の変形　490
指ブロック　25

よ

容積脈波　520
ヨウ素澱粉法　356
翼状手　606, 639
横軸欠損　579
横のアーチ　3

り

離断性骨軟骨症　192
リハビリテーション　37
菱形筋麻痺　445
良肢位　34, 131
良肢位固定　250
両親の緊密な連絡と忍耐，努力　579
良性巨細胞腫　666
緑膿菌　91
リンパ管　7
リンパ管腫　666
リンパ系　7
リンパ性浮腫　640, 642

る

類骨骨腫　669
類上皮嚢腫　654, 668
ループ状糸付き針を用いての腱縫合　278
ループ状ナイロン糸付き針　276
ループ針　373

れ

裂手型　584
裂手症　625
連続縫合　277

ろ

肋間神経移行術　454
肋鎖症候群　523

わ

割れ爪　74, 76
腕神経叢の解剖　441
腕神経叢の損傷　441
腕神経叢麻痺の治療　446
腕神経叢麻痺の発生　443

著者略歴

- 1945 年　岡山医科大学卒業
- 1954 年　岡山大学医学部整形外科助教授
- 1958 年　アメリカ留学（手の外科専攻）
- 1964 年　広島大学医学部整形外科教授
- 1968 年　日本手の外科学会会長
- 1973 年　アメリカ手の外科学会名誉会員
- 1981 年　南アフリカ手の外科学会名誉会員
- 1983 年　日本リウマチ・関節外科学会会長
- 1985 年　定年退官，広島大学名誉教授
  - 日本整形外科学会名誉会員
  - 日本手の外科学会名誉会員
  - 広島県立身体障害者リハビリテーションセンター所長
- 1987 年　中国文化賞受賞
- 1992 年　国際手の外科連合パイオニヤー賞受賞
- 1994 年　広島県立身体障害者リハビリテーションセンター顧問
- 1996 年　勲三等旭日中綬章受章
- 1998 年　広島手の外科・微小外科研究所所長
- 2003 年　日本肘関節学会名誉会員
- 2007 年　英国手の外科学会名誉会員
- 2008 年　広島手の外科・微小外科研究所顧問
- 2008 年　日本整形外科学会学会賞受賞

手の外科の実際（改訂第 7 版）

1965年11月20日　第 1 版　発　行	著　者　津下健哉
1974年 5 月 1 日　第 5 版　発　行	発行者　小立健太
1985年 7 月20日　第 6 版第 1 刷発行	発行所　株式会社 南江堂
2005年 5 月10日　第 6 版第15刷発行	〒113-8410 東京都文京区本郷三丁目42番6号
2011年12月 1 日　第 7 版第 1 刷発行	☎(出版)03-3811-7236(営業)03-3811-7239
2021年 9 月10日　第 7 版第 3 刷発行	ホームページ https://www.nankodo.co.jp/
	振替口座 00120-1-149

印刷・製本　横山印刷

Principles and Practice of Hand Surgery
© Ken-ya Tsuge, 2011

定価はカバーに表示してあります．
乱丁・落丁の場合はお取り替えいたします．

Printed and Bound in Japan
ISBN978-4-524-26217-5

本書の無断複写を禁じます．

JCOPY 〈出版者著作権管理機構 委託出版物〉

本書の無断複写は，著作権法上での例外を除き，禁じられています．複写される場合は，そのつど事前に，出版者著作権管理機構（TEL 03-5244-5088，FAX 03-5244-5089，e-mail: info@jcopy.or.jp）の許諾を得てください．

本書をスキャン，デジタルデータ化するなどの複製を無許諾で行う行為は，著作権法上での限られた例外（「私的使用のための複製」など）を除き禁じられています．大学，病院，企業などにおいて，内部的に業務上使用する目的で上記の行為を行うことは私的使用には該当せず違法です．また私的使用のためであっても，代行業者等の第三者に依頼して上記の行為を行うことは違法です．